Ⅰ．症状・徴候からのアプローチ	Ⅰ
Ⅱ．疾患・病態の診療	Ⅱ
Ⅲ．小児救急	Ⅲ
Ⅳ．専門科救急	Ⅳ
Ⅴ．外傷	Ⅴ
Ⅵ．中毒	Ⅵ
Ⅶ．環境異常	Ⅶ
Ⅷ．手技	Ⅷ
Ⅸ．検査・画像診断	Ⅸ
Ⅹ．救急医療と社会	Ⅹ
付録	付

今日の救急
治療指針

第2版

監修
前川和彦　東京大学名誉教授・救急医学
相川直樹　慶應義塾大学名誉教授・救急医学

編集
杉本　壽　星ケ丘厚生年金病院長
堀　進悟　慶應義塾大学教授・救急医学
行岡哲男　東京医科大学主任教授・救急医学
山田至康　元順天堂大学教授・救急災害医学
坂本哲也　帝京大学教授・救急医学

医学書院

> ## ご注意
>
> 　本書に記載されている治療法に関しては，出版時点における最新の情報に基づき，正確を期すよう，著者，編集者，監修者ならびに出版社は，それぞれ最善の努力を払っています．しかし，医学，医療の進歩から見て，記載された内容があらゆる点において正確かつ完全であると保証するものではありません．
> 　したがって実際の治療，特に新薬をはじめ，熟知していない，あるいは汎用されていない医薬品の使用にあたっては，まず医薬品添付文書で確認のうえ，常に最新のデータに当たり，本書に記載された内容が正確であるか，読者御自身で細心の注意を払われることを要望いたします．
> 　本書記載の治療法・医薬品がその後の医学研究ならびに医療の進歩により本書発行後に変更された場合，その治療法・医薬品による不測の事故に対して，著者，編集者，監修者ならびに出版社は，その責を負いかねます．
>
> 株式会社　医学書院

【初版編集体制】
総 編 集：前川和彦・相川直樹
責任編集：相川直樹・石田詔治・上松瀬勝男・神野哲夫・島崎修次
　　　　　田中哲郎・房本英之・辺見弘・前川和彦・吉岡敏治

今日の救急治療指針

発　　行	1996年10月 1 日　第 1 版第 1 刷Ⓒ
	2012年 1 月 1 日　第 2 版第 1 刷
監　　修	前川和彦・相川直樹
発 行 者	株式会社　医学書院
	代表取締役　金原　優
	〒113-8719　東京都文京区本郷 1-28-23
	電話 03-3817-5600（社内案内）
印刷・製本	三美印刷

本書の複製権・翻訳権・上映権・譲渡権・公衆送信権（送信可能化権を含む）は㈱医学書院が保有します．

ISBN978-4-260-01218-8

本書を無断で複製する行為（複写，スキャン，デジタルデータ化など）は，「私的使用のための複製」など著作権法上の限られた例外を除き禁じられています．大学，病院，診療所，企業などにおいて，業務上使用する目的（診療，研究活動を含む）で上記の行為を行うことは，その使用範囲が内部的であっても，私的使用には該当せず，違法です．また私的使用に該当する場合であっても，代行業者等の第三者に依頼して上記の行為を行うことは違法となります．

JCOPY　〈（社）出版者著作権管理機構　委託出版物〉
本書の無断複写は著作権法上での例外を除き禁じられています．複写される場合は，そのつど事前に，（社）出版者著作権管理機構（電話 03-3513-6969, FAX 03-3513-6979, info@jcopy.or.jp）の許諾を得てください．

第 2 版 序

　「今日の救急治療指針」の初版が世に出てから 15 年の歳月が過ぎ去りました．この間に救急医療を取り巻く環境は大きく変わりました．画像診断，低侵襲手技，臓器移植，新薬，再生医療など，医学・医療は長足の進歩を遂げました．医療はますます高度化し，国民の医療に対する期待が膨れ上がる一方で，深刻な医療事故が次々と起こりました．医療不信が高まり，安易に訴訟へと進む風潮が生まれました．卒後臨床研修の義務化と病院勤務医師の過酷な勤務状態の顕在化，女性医師比率の増加への未対応，総医療費抑制に伴う病院の疲弊が「医療崩壊」を招きました．これらの歪みを最も鋭敏に反映するのが救急医療です．重症救急患者の「受け入れ不能」が再燃しました．

　他方，人口の少子高齢化，交通安全対策の推進，産業構造の変化に伴い，救急医療の需要は質・量とも大きく変わりました．従来の外因性救急に代わり，脳卒中や急性心筋梗塞などの内因性救急が急増し続けています．また，少子化が進む中で産科や小児救急が大きな社会問題となりました．

　このように周囲環境が急速に変化する中で，従来の救命救急センターを中心とする外因性重症救急に重点を置いた救急医療体制を見直す動きが起こりつつあります．多種多様な病態や重症度を含む救急患者に上手く対応するためには，どのような救急医療体制が良いのか模索が始まっています．いわゆる北米型の ER 方式も候補の一つですが，まだ結論は出ていません．おそらくは答えは，全国一律ではなく，それぞれの地域や病院の実情に応じた救急医療体制を創造することのように思われます．しかし，悠長なことは言っておれません．今この瞬間にも全国で何台もの救急車が救急患者を搬送しています．

　ところで，救急患者の 99% は，救命救急センターの救急科専門医ではなく一般病院の内科医や外科医が診ています．本書は，初療を担当するそれらの内科医や外科医，ER 医，研修医が利用することを想定して編集したものです．対象を急性病態に絞り込み，根治的な治療はそれぞれの領域の医師に委ねることを念頭に，初療時の考え方や対応を示しました．一人で当直している医師の立場になって求められる知識や判断を，緊急度と重症度とをキーワードに整理しました．具体的には，最初に行うべき処置，重症度を見分けるポイント，入院の判断基準，専門医や高次施設への転送基準を明示すると同時に，救急患者の初療は常に緊急度を意識して進められることから時間軸に沿って記載するよ

うに工夫しました．また，入院が必要と判断した患者の病室での管理を担当することを想定し，最長3日間（金曜日夜から月曜日朝まで）の入院後の患者管理のポイントを記載しました．

　このように本書は実用性を最重視しました．当直時に実際に遭遇した患者さんについて，必要な部分を開き読むことをお勧めします．辞書と全く同じです．きっと心強くなるはずです．本書を救急初療室に備えることによって，当直医が安心して救急医療に取り組むことができ，一人でも多くの救急患者さんが救われることを心から願っています．

　2011年10月

監修者・編集者一同

初版 序

　近年，わが国の救急医療体制の整備は着実に進み，新たな救急医学救急医療が展開されつつある．1995年には阪神・淡路大震災や東京地下鉄毒ガス事件など救急医学の領域においてもエポックメイキングな事件が続発し，救急医療に携わる医師の役割により大きな期待が寄せられている．

　今回，わが国で久しく親しまれてきた医学書院出版の「今日の治療指針」各科版シリーズの一つとして『今日の救急治療指針』が企画され，上梓される運びになったことは，この意味でも大変時宜を得たものと考えられる．

　わが国では救急医療のあり様や取り組み方に地域や施設によっていささかの相違がある．しかし，さまざまな悩みを持って受診する救急患者には地域や施設の違いもない．その悩みが何であれ，一刻も早く生命の危機から脱却させ，身体的苦痛を取り除いてあげるのが救急医療に携わる医師のアプリオリに共通する任務である．従って救急医療の領域は限りなく広い．この共通するところをできるだけ1冊の書に網羅し，これらの医師に役立てようとするのが本書の主たる目的である．内容的には幅広く一次から三次までの救急医療の実際に役立つものとした．同時に，最新にして最高の水準の知識と技術を救急医療の裾野まで広げ，わが国の救急医療の標準化を図ることをも企図した．

　本書の編集に当たっては広く人材を求め，現在救急医学の第一線で指導的立場で活躍しておられる方々，そしてそのトピックスに関しては第一人者である他領域の方々にも執筆をお願いした．

　本書が救急医療に携わるすべての医師の座右の書として，末永く利用されんことを編集者一同祈念するものである．

1996年6月

総編集　前川　和彦　　相川　直樹

執筆者一覧 (五十音順)

秋元　寛	大阪府三島救命救急センター・所長
浅井　康文	札幌医科大学附属病院教授・高度救命救急センター部長
安里　満信	前自治医科大学・救急医学
安心院康彦	帝京大学准教授・救急医学
小豆畑丈夫	日本大学講師・救急医学系救急集中治療医学
阿南　英明	藤沢市民病院救命救急センター・副センター長
阿野　正樹	自治医科大学・救急医学
荒木　尚	足利赤十字病院・救命救急センター副部長
有井　麻矢	Brigham and Women's Hospital, Harvard Medical School, Department of Emergency Medicine
有吉　孝一	神戸市立医療センター中央市民病院・救急部長
有賀　徹	昭和大学教授・救急医学/昭和大学病院・病院長
井　清司	熊本赤十字病院・救命救急センター長
池側　均	大阪大学医学部附属病院・高度救命救急センター
池田　弘人	帝京大学准教授・救急医学
伊澤　祥光	自治医科大学・救急医学
石井　太郎	帝京大学講師・内科
石川　雅健	東京女子医科大学八千代医療センター・救急科科長
石川　康朗	千葉労災病院・循環器科部長
石松　伸一	聖路加国際病院・救急部部長
石和田稔彦	千葉大学大学院講師・小児病態学
市川光太郎	北九州市立八幡病院病院長・救命救急センター・小児救急センター
伊藤　壮一	川崎市立川崎病院・救命救急センター
井上　貴昭	順天堂大学救急災害医学先任准教授・浦安病院救急診療科
射場　敏明	順天堂大学医学部附属順天堂病院・救急科科長・教授
伊良部徳次	総合病院国保旭中央病院・救命救急センター長
岩瀬　弘明	山梨県立中央病院・救命救急センター医長
岩瀬　三紀	トヨタ記念病院・副院長
岩田　充永	名古屋掖済会病院・副救命救急センター長
上山　昌史	社会保険中京病院救急科主任部長/救命救急センター長
上山　裕二	医療法人倚山会田岡病院・救急科科長
鵜飼　勲	兵庫県立西宮病院・救命救急センター医長
浮山　越史	杏林大学准教授・小児外科
内田　靖之	帝京大学・救命救急センター
太田　祥一	東京医科大学教授・救急医学
太田　凡	京都府立医科大学教授・救急災害医療システム
太田　康男	帝京大学教授・内科学
大髙　祐一	東京医科大学・救急医学
大槻　穣治	東京慈恵会医科大学准教授・救急医学
大友　康裕	東京医科歯科大学大学院教授・救急災害医学
岡田　保誠	公立昭和病院・救命救急センター長
岡本　健	順天堂大学浦安病院教授・救急災害医学
奥村　彰久	順天堂大学准教授・小児科
奥村　徹	川崎医科大学客員研究教授・救急医学
奥山眞紀子	国立成育医療研究センター・こころの診療部長
小倉　裕司	大阪大学医学部附属病院・高度救命救急センター・講師
長村　敏生	京都第二赤十字病院・小児科副部長
織田　成人	千葉大学大学院教授・救急集中治療医学
小野　一之	獨協医科大学教授・救急医学
甲斐　達朗	済生会千里病院副院長・救命救急センター長
鍵本　聖一	埼玉県立小児医療センター・総合診療科部長
加地　正人	東京医科歯科大学附属病院・救命救急センター副センター長
勝見　敦	武蔵野赤十字病院・第二救急部長
加藤　正哉	和歌山県立医科大学教授・救急集中治療部
加藤　晴久	星ヶ丘厚生年金病院・皮膚科部長
加藤　博之	弘前大学教授・総合診療部
金井　尚之	東京警察病院・救急科副部長
我那覇　仁	沖縄県立南部医療センター・こども医療センター
金子　一郎	(独)国立病院機構京都医療センター・救命救急センター長

執筆者一覧

金子 直之	東京医科大学准教授・救急医学
上條 吉人	北里大学診療准教授・救命救急医学
亀井 聡	日本大学主任教授・内科学系神経内科学
川口 晴菜	大阪府立母子保健総合医療センター・産科
川嶋 隆久	神戸大学大学院准教授・災害・救急医学
川妻 由和	横須賀市立うわまち病院・総合内科科長
川前 金幸	山形大学主任教授・麻酔科学
北沢 貴利	帝京大学講師・内科学(感染症)
北野 光秀	済生会横浜市東部病院・副院長
木野 稔	中野こども病院院長
木村 眞一	きむら訪問クリニック院長
清田 和也	さいたま赤十字病院・救命救急センター長
切田 学	東京警察病院・救急科部長
工藤 喬	大阪大学大学院准教授・精神医学教室
久保 実	石川県立中央病院副院長・いしかわ総合母子医療センター長
久山 泰	帝京大学教授・内科
鍬方 安行	大阪大学大学院准教授・救急医学
源河 朝広	済生会川口総合病院・循環器内科部長
小井土雄一	国立病院機構災害医療センター臨床研究部長・救命救急センター部長
鴻野 公伸	兵庫県立西宮病院・救命救急センター長
河野 陽一	千葉大学大学院教授・小児病態学
古郷 幹彦	大阪大学大学院教授・口腔外科学
輿水 健治	埼玉医科大学総合医療センター教授・救急科(ER)
児玉 貴光	聖マリアンナ医科大学・救急医学
後藤 英昭	杏林大学准教授・救急医学
小畑 仁司	大阪府三島救命救急センター副所長
今 明秀	八戸市立市民病院・救命救急センター副院長
境野 高資	国立成育医療研究センター・総合診療部救急診療科
坂上 憲史	さかがみ眼科・皮膚科科長
坂田 育弘	近畿大学医学部附属病院教授・救命救急センター
櫻井 淳	日本大学・救急医学系救急集中治療医学
佐々木淳一	慶應義塾大学専任講師・救急医学
定光 大海	国立病院機構大阪医療センター・救命救急センター診療部長
佐藤 厚夫	藤沢市民病院こども診療センター・小児救急科医長
佐藤 朝之	市立札幌病院・救命救急センター副医長
佐野 光仁	大阪府立母子保健総合医療センター・耳鼻咽喉科部長
志賀 隆	Attending Physician, Department of Emergency Services, Instructor of Surgery, Harvard Medical School
宍戸 孝明	東京医科大学准教授・整形外科
篠崎 克洋	山形大学講師・救急医学
島崎 淳也	大阪大学医学部附属病院・高度救命救急センター
嶋津 岳士	大阪大学大学院教授・救急医学
清水 直樹	東京都立小児総合医療センター・救命・集中治療部集中治療科医長
下川 智樹	帝京大学主任教授・心臓血管外科学
新藤 正輝	帝京大学外傷センター教授/センター長
須貝 研司	国立精神・神経医療研究センター病院・小児神経科主任医長
杉野 安輝	トヨタ記念病院・呼吸器科部長
杉本 勝彦	国士舘大学大学院教授・救急システム研究科
鈴川 正之	自治医科大学教授・救急医学
鈴木 宏昌	帝京平成大学教授・健康メディカル学部
瀬尾 憲正	美術館北通り診療所・院長
関 啓輔	社会医療法人財団 大樹会 総合病院回生病院 副院長兼救急センター長
関根 信夫	東京厚生年金病院・内科主任部長
相馬 一亥	北里大学教授・救急医学
園生 雅弘	帝京大学附属病院主任教授・神経内科
平 泰彦	聖マリアンナ医科大学教授・救急医学
髙木 厚	東京女子医科大学講師・循環器内科
髙木 純一	宮崎大学医学部小児科病院教授
高田 洋介	神戸大学大学院保健学研究科国際保健領域
髙橋 俊二	公益財団法人有明病院・化学療法科/血液腫瘍科担当部長
高橋 弘	製鉄記念室蘭病院・循環器科科長・透析科長
田川 泰弘	八尾市立病院・整形外科医長
瀧 健治	雪の聖母会聖マリア病院・救急科主幹
瀧野 昌也	長野救命医療専門学校・救急救命士学科長
武居 哲洋	横浜市立みなと赤十字病院・集中治療部部長
武内 巧	関東労災病院・泌尿器科部長
武田 聡	東京慈恵会医科大学講師・救急医学
武田 宗和	東京女子医科大学講師・救急医学

執筆者一覧

武山　直志	藤田保健衛生大学教授・救命救急医学
田崎　修	長崎大学病院・救命救急センター
立石　耕介	星ヶ丘厚生年金病院・整形外科医長
田中　拓	川崎市立多摩病院・救急災害医療センター
田中　博之	JR東京総合病院・救急部長
谷川　攻一	広島大学教授・救急医学
谷崎　真輔	福井県立病院・救命救急センター医長
爲廣　一仁	雪の聖母会聖マリア病院・救急科診療部長
丹正　勝久	日本大学主任教授・救急医学系救急集中治療医学
千代　孝夫	日本赤十字社和歌山医療センター・救急集中治療部部長
堤　晴彦	埼玉医科大学教授・総合医療センター・高度救命救急センター
弦切　純也	東京医科大学病院・脳神経外科
長尾　建	駿河台日本大学病院・循環器・心肺蘇生/救急心血管治療部長
中川　雄公	大阪大学医学部附属病院・高度救命救急センター
中川　儀英	東海大学准教授・救命救急医学
仲田　和正	西伊豆病院院長
永田　高志	姫野病院・救急総合診療科
中野　実	前橋赤十字病院・高度救命救急センター長
中村　郁夫	東京医科大学准教授・消化器内科
中森　知毅	労働者健康福祉機構横浜労災病院・救命救急センター救急科副部長
中山　伸一	兵庫県災害医療センター・副センター長
永山　正雄	国際医療福祉大学教授・熱海病院神経内科
半井　悦朗	順天堂大学医学部附属順天堂病院・救急科
奈良　理	手稲渓仁会病院救急科部長・救命救急センター副センター長
成田　裕介	医療法人　成田内科医院
西村　哲郎	国立病院機構大阪医療センター・救命救急センター
西本　泰久	大阪医科大学准教授・救急医学
根本　学	埼玉医科大学国際医療センター教授・救命救急科
野々木　宏	国立循環器病研究センター・心臓血管内科・中央管理部門長
芳賀　佳之	さいたま市立病院・救急科部長
萩原　章嘉	国立国際医療研究センター・第一救急科医長
萩原　弘一	埼玉医科大学教授・呼吸器内科
萩原　佑亮	川口市立医療センター・救命救急センター
畑中　裕己	帝京大学附属病院・神経内科
花田　裕之	弘前大学准教授・救急災害医学
濱田　雅之	星ヶ丘厚生年金病院・手術部長
林　寛之	福井大学医学部附属病院・総合診療部
林　峰栄	沖縄県立南部医療センター・こども医療センター・救急科部長
林　宗貴	昭和大学藤が丘病院准教授・救急医学科
林　靖之	済生会千里病院千里救命救急センター副センター長
東原　真奈	防衛医学大学校・神経内科
日比野誠恵	ミネソタ大学病院救急医学アシスタントプロフェッサー
廣瀬　保夫	新潟市民病院・救急科部長
廣田龍一郎	星ヶ丘厚生年金病院・形成外科部長
深川　雅史	東海大学教授・腎内分泌代謝内科
藤島清太郎	慶應義塾大学准教授・救急医学
船曳　哲典	藤沢市民病院・こども診療センター長
許　智栄	Family Medicine Resident, Shadyside Program, UPMC
許　勝栄	相澤病院・救命救急センター
堀　進悟	慶應義塾大学教授・救急医学
本多　英喜	横須賀市立うわまち病院・救急総合診療部部長
益子　邦洋	日本医科大学教授・千葉北総病院救命救急センター
松尾　信昭	神戸夙川学院大学教授
松嵜志穂里	杏林大学・救急医学
松園　幸雅	荒尾市民病院・救急科部長兼ICU部長
松田　潔	山梨県立中央病院・救命救急センター科長
真弓　俊彦	一宮市立市民病院・救命救急センター長
水上　創	東京医科大学准教授・法医学
水島　靖明	大阪府立泉州救命救急センター・副所長
光田　信明	大阪府立母子保健総合医療センター・産科主任部長
宮加谷靖介	独立行政法人国立病院機構呉医療センター・救命救急センター部長
宮武　諭	済生会宇都宮病院・救急診療科医長
六車　崇	国立成育医療研究センター病院・集中治療科医長
村尾　佳則	近畿大学准教授・救命救急センター
村田　宣夫	帝京大学教授・医療技術学部
村田　祐二	仙台市立病院・救急部副部長
百瀬　均	星ヶ丘厚生年金病院・病院長補佐

森下 由香	手稲渓仁会病院・救急科副部長
守谷 俊	日本大学講師・救急医学系救急集中治療医学
森脇龍太郎	千葉労災病院・救急・集中治療部部長
安田 冬彦	洛和会音羽病院・京都ER救急救命センター部長
山口 哲生	JR東京総合病院副院長・呼吸器内科部長
山口 芳裕	杏林大学教授・救急医学
山崎 元靖	済生会横浜市東部病院・救命救急センター
山下 雅知	帝京大学ちば総合医療センター・ER部長
山田 京志	順天堂大学・循環器内科
山田 嘉仁	JR東京総合病院・呼吸器内科担当部長
山田 至康	元順天堂大学教授・救急災害医学
山畑 佳篤	京都府立医科大学附属病院・救急医療部副部長
山本 啓雅	大阪市立大学大学院准教授・救急生体管理医学
横田 裕行	日本医科大学教授・救急医学
吉野 友祐	帝京大学・内科学
若生 康一	新潟市民病院・救急科
渡部 誠一	土浦協同病院・小児科部長

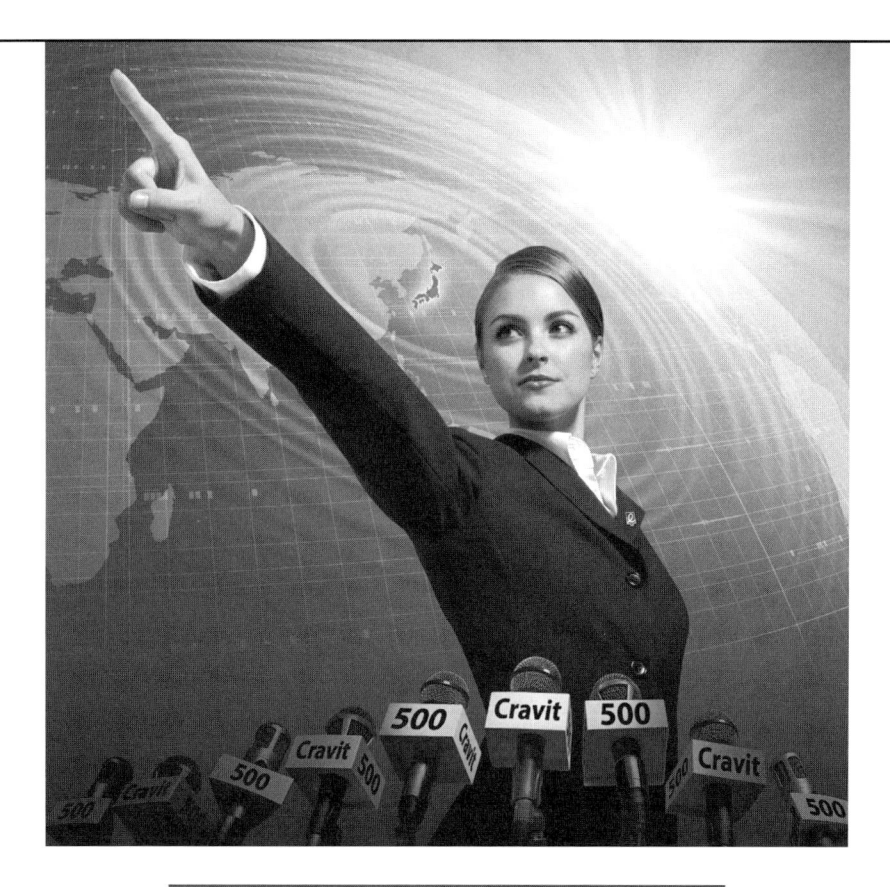

ニューキノロン系注射用抗菌製剤　処方せん医薬品※

クラビット®

点滴静注バッグ **500mg/100mL**
点滴静注　　　**500mg/ 20mL**

CRAVIT® (レボフロキサシン水和物、略名：LVFX)
※注意—医師等の処方せんにより使用すること　〈薬価基準収載〉

効能・効果、用法・用量、禁忌を含む使用上の注意等の詳細につきましては、製品添付文書をご参照ください。

製造販売元（資料請求先）
第一三共株式会社
Daiichi-Sankyo
東京都中央区日本橋本町3-5-1

2011年1月作成(1107)

大日本住友製薬

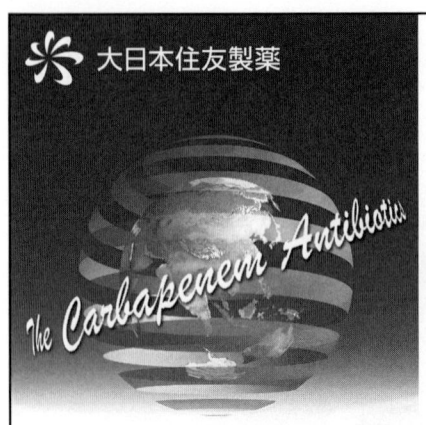

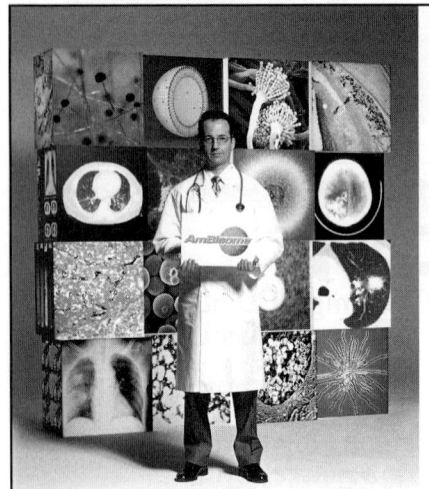

カルバペネム系抗生物質製剤　　　　　　　　　　薬価基準収載
処方せん医薬品（注意—医師等の処方せんにより使用すること）

メロペン® 点滴用
バイアル 0.25g
バイアル 0.5g
キット　　0.5g

Meropen® 日本薬局方 注射用メロペネム　略号：MEPM

効能・効果、用法・用量、禁忌・原則禁忌を含む使用上の注意等については、添付文書をご参照ください。

製造販売元（資料請求先）
大日本住友製薬株式会社
〒541-0045　大阪市中央区道修町 2-6-8

〈製品に関するお問い合わせ先〉
くすり情報センター
TEL 0120-034-389
受付時間／月〜金 9:00〜18:30（祝・祭日を除く）
【医療情報サイト】http://ds-pharma.jp/

2011.6作成

大日本住友製薬

ポリエンマクロライド系抗真菌性抗生物質製剤　　　　　　　薬価基準収載
毒薬・処方せん医薬品（注意—医師等の処方せんにより使用すること）

アムビゾーム® 点滴静注用 50mg

注射用アムホテリシンBリポソーム製剤（略号：L-AMB）　*AmBisome*®

効能・効果、用法・用量、禁忌を含む使用上の注意等については、添付文書をご参照ください。

製造販売元（資料請求先）
大日本住友製薬株式会社
〒541-0045　大阪市中央区道修町 2-6-8

〈製品に関するお問い合わせ先〉
くすり情報センター
TEL 0120-034-389
受付時間／月〜金 9:00〜18:30（祝・祭日を除く）
【医療情報サイト】http://ds-pharma.jp/

提携
GILEAD

2011.6作成

目次

欧文略語 …………………………………………… 15

I 症状・徴候からのアプローチ

責任編集：堀　進悟

1 総論
ER 受診患者の診かた ………… 堀　進悟… 2

2 救命処置を要する致死的病態
心肺停止と二次救命処置（ICLS）
　………………………………… 山崎　元靖… 6
上気道閉塞 …………………… 林　寛之… 11
急性呼吸不全，慢性呼吸不全の急性増悪
　…………………………… 藤島清太郎… 15
循環血液量減少（出血）性ショック
　………………………………… 萩原　章嘉… 21
心不全・心原性ショック ………… 太田　凡… 25
閉塞性ショック ………………… 西本　泰久… 30
敗血症性ショック（感染性ショック）
　………………………………… 嶋津　岳士… 34
アナフィラキシーショック ……… 武居　哲洋… 38
神経原性ショック ……………… 本多　英喜… 41

3 症状・徴候
意識障害 …………………… 芳賀　佳之… 45
運動麻痺 …………………… 永山　正雄… 50
感覚障害 ………………… 安心院康彦… 55
頭痛 ………………………… 安田　冬彦… 62
痙攣 ………………………… 田中　拓… 66
不随意運動 ………………… 山下　雅知… 70
失神 ………………………… 堀　進悟… 74
めまい ……………………… 中森　知毅… 78
鼻出血 ……………………… 川妻　由和… 81
胸背部痛 …………………… 許　勝栄… 84
呼吸困難 …………………… 志賀　隆… 88
動悸 ………………………… 岩田　充永… 94
喀血 ………………………… 瀧野　昌也… 96
咳嗽 ……………… 岩瀬三紀/杉野安輝… 99
腹痛 ………………………… 井　清司… 103
吐血・下血 ………………… 佐藤　朝之… 108
嘔気・嘔吐 ………………… 伊藤　壮一… 111
下痢・便秘 ………………… 阿南　英明… 114
黄疸 ………………………… 山畑　佳篤… 118
乏尿・尿閉 ………… 若生康一/廣瀬保夫… 123
頻尿 ………………………… 木村　眞一… 127
血尿 ………………………… 許　智栄… 129
排尿痛，排尿障害 …………… 上山　裕二… 132
発熱 ………………………… 伊良部徳次… 134
脱水 ………………………… 日比野誠恵… 137
浮腫 ………………………… 森下　由香… 139
皮疹 ………………………… 林　峰栄… 144
出血傾向 …………………… 有井　麻矢… 146
腰痛 ………………………… 輿水　健治… 150
関節痛 ……………………… 永田　高志… 154

II 疾患・病態の診療

責任編集：坂本哲也

1 中枢神経系
脳梗塞 ……………………… 永山　正雄… 160
一過性脳虚血発作 ………… 永山　正雄… 166
脳内出血 …………………… 小畑　仁司… 170
くも膜下出血 ……………… 小畑　仁司… 173
髄膜炎・脳炎 ……………… 亀井　聡… 178
重症筋無力症 ……… 畑中裕己/園生雅弘… 185
ギラン・バレー症候群
　………………… 東原真奈/園生雅弘… 190

2 呼吸器系
かぜ症候群 ………………… 相馬　一亥… 195
市中肺炎 …………………… 相馬　一亥… 197
医療施設関連肺炎 ………… 相馬　一亥… 201
気管支喘息 ………… 山田嘉仁/山口哲生… 204
急性間質性肺炎 …… 成田裕介/山口哲生… 209
肺水腫 ……………………… 森脇龍太郎… 211
肺血栓塞栓症 ……………… 瀬尾　憲正… 214
自然気胸 …………………… 大槻　穣治… 218
CO_2 ナルコーシス ………… 大槻　穣治… 221
過換気症候群 ……………… 勝見　敦… 224

3 循環器系
ST 上昇型急性心筋梗塞 …… 野々木　宏… 228
非 ST 上昇型急性心筋梗塞（NSTEMI）と
　不安定狭心症 …………… 野々木　宏… 231
安定狭心症 ………………… 高木　厚… 233
頻脈性不整脈 ……………… 源河　朝広… 236
徐脈性不整脈 ……………… 花田　裕之… 241
心筋炎 ……………………… 花田　裕之… 244
急性心不全 ………………… 石川　康朗… 248
心タンポナーデ ……………… 武田　聡… 253

心膜炎	武田　聡	256
大動脈解離	下川　智樹	258
大動脈瘤	下川　智樹	262
高血圧性緊急症	山田　京志	266
急性動脈閉塞症	田中　博之	269
深部静脈血栓症	田中　博之	272

4 消化器系

逆流性食道炎	石川　雅健	276
食道静脈瘤	石川　雅健	278
特発性食道破裂	石井太郎/久山　泰	280
急性胃炎，急性胃粘膜病変	金井尚之/切田　学	283
胃・十二指腸潰瘍	金井尚之/切田　学	285
過敏性腸症候群	金子　一郎	289
急性腸炎	金子　一郎	292
食中毒	金子　一郎	294
消化管異物(成人)	平　泰彦	298
イレウス	平　泰彦	301
虚血性腸炎，腸間膜動脈塞栓症	平　泰彦	304
急性虫垂炎	内田　靖之	308
憩室炎	内田　靖之	311
ヘルニア	村田　宣夫	314
痔疾，脱肛	村田　宣夫	317
急性胆嚢炎，胆管炎	真弓　俊彦	322
急性膵炎	真弓　俊彦	326
急性肝炎	中村　郁夫	330
腹膜炎	武田　宗和	334

5 内分泌・代謝，その他

低血糖症	瀧野　昌也	339
糖尿病性ケトアシドーシス，高浸透圧性高血糖状態	瀧野　昌也	342
酸塩基平衡異常	清田　和也	346
電解質異常	清田　和也	349
甲状腺クリーゼ	岡田　保誠	353
急性副腎不全(副腎クリーゼ)	岡田　保誠	356
急性腎不全	織田　成人	359
尿路結石	武内　巧	362
尿路感染症	武内　巧	365
急性中耳炎	林　宗貴	368
蕁麻疹	林　宗貴	373

6 救急で必要な感染症の知識

医療従事者のスタンダード・プリコーション	櫻井　淳/丹正勝久	377
結核・法定伝染病患者の取り扱い	太田　康男	381
消毒法	守谷　俊/丹正勝久	383
HIV感染症	石松　伸一	386
MRSA感染症	石松　伸一	390
インフルエンザ(新型・高病原性を含む)	北沢貴利/太田康男	393
破傷風	鈴木　宏昌	397
壊死性軟部組織感染症(ガス壊疽，壊死性筋膜炎)	鈴木　宏昌	402
SIRS，敗血症	嶋津　岳士	407
嫌気性菌感染症	佐々木淳一	409
結核菌感染症	吉野友祐/太田康男	412

7 慢性疾患の急性増悪

神経・筋疾患	加藤　正哉	416
呼吸器疾患	萩原　弘一	419
循環器疾患	高橋　弘	422
消化器疾患	杉本　勝彦	426
内分泌・代謝疾患	関根　信夫	430
腎疾患，電解質異常	深川　雅史	435
腫瘍	北野　光秀	438
アレルギー疾患	爲廣一仁/瀧　健治	440
血液疾患	高橋　俊二	443
膠原病	爲廣一仁/瀧　健治	447
精神科疾患	上條　吉人	451

III　小児救急

責任編集：山田至康

1 総論

小児の診かた	山田　至康	456

2 各論

CPAOA(SIDSを含む)	市川光太郎	459
ショック	六車　崇	463
意識障害	長村　敏生	467
痙攣(重積症を含む)	須貝　研司	472
急性脳症	奥村　彰久	479
髄膜炎(化膿性，無菌性)	石和田稔彦	483
呼吸障害	清水　直樹	487
腹痛	山田　至康	492
嘔吐・下痢(脱水を含む)	久保　実	496
発熱	鍵本　聖一	502
発疹	佐藤　厚夫	506
気管支喘息発作(重積症を含む)	河野　陽一	511
クループ症候群	船曳　哲典	515
急性喉頭蓋炎	渡部　誠一	518
腸重積症	木野　稔	522
不整脈	高木　純一	526
急性心筋炎	我那覇　仁	529
外傷	浮山　越史	533
異物誤飲	村田　祐二	538

薬物中毒(自殺企図を含む) …… 有吉　孝一… 541
児童虐待 ………… 境野高資/奥山眞紀子… 546

IV　専門科救急

責任編集：杉本　壽

眼科救急 …………………… 坂上　憲史… 550
耳鼻咽喉科救急 …………… 佐野　光仁… 553
歯科・口腔外科救急 ……… 古郷　幹彦… 560
泌尿器科救急 ……………… 百瀬　　均… 562
産婦人科救急(急性腹症，性器出血)
　　　　　　　　…… 川口晴菜/光田信明… 572
皮膚科救急 ………………… 加藤　晴久… 576
精神科救急 ………………… 工藤　　喬… 581

V　外傷

責任編集：行岡哲男

1 総論
JPTEC 概説 ………………… 根本　　学… 588
JATEC 概説 ………………… 今　　明秀… 592
多発外傷 …………………… 武田　宗和… 595
高次医療機関への転送基準… 松園　幸雅… 599
2 各論
頭部外傷 …………………… 弦切　純也… 602
顔面外傷 …………………… 武山　直志… 606
胸部外傷 …………………… 加地　正人… 610
腹部外傷 …………………… 金子　直之… 613
骨盤外傷 …………………… 大友　康裕… 619
脊椎・脊髄外傷 …………… 大槻　穣治… 623
陰部外傷 …………………… 勝見　　敦… 627
広範囲挫滅損傷(クラッシュ症候群)
　　　　　　………………… 中山　伸一… 631
爆傷 ………………………… 小井土雄一… 635
刺創 ………………………… 奈良　　理… 638
銃創 ………………………… 益子　邦洋… 641
刺咬傷 ……………………… 池田　弘人… 644
熱傷の全身管理 …………… 後藤　英昭… 648
熱傷の局所管理 …………… 林　　靖之… 652
凍傷 …………… 西村哲郎/定光大海… 655
電撃傷 ……………………… 上山　昌史… 658
化学損傷 …………………… 関　　啓輔… 662
異物(釣り針，とげなど) … 秋元　　寛… 665
頸腰椎捻挫 ………………… 鴻野　公伸… 668
肩の外傷 …………………… 児玉　貴光… 672
腕の外傷(上腕骨骨折) …… 宍戸　孝明… 675
肘の外傷 …………………… 新藤　正輝… 679

手指・足趾の外傷 ………… 仲田　和正… 683
下肢の外傷 ………………… 山下　雅知… 687
膝の外傷 …………… 岩瀬晃明/松田　潔… 693
爪の外傷 …………………… 谷崎　真輔… 697

VI　中毒

責任編集：行岡哲男

1 総論
中毒患者の診かた ………… 川嶋　隆久… 702
中毒の標準的治療 ………… 谷川　攻一… 706
トキシドローム …… 半井悦朗/射場敏明… 709
2 各論
家庭用品による中毒(化粧品，石鹸，洗浄剤，
　義歯洗浄剤，文具品，保冷剤，他)
　　　　　　　………………… 宮加谷靖介… 714
向精神薬中毒 ……………… 大髙　祐一… 719
解熱鎮痛薬・循環呼吸系薬・外用薬中毒
　　　　　………………… 真弓　俊彦… 722
一般薬中毒 ………………… 萩原　佑亮… 727
酸・アルカリ中毒(強酸，フッ化水素，
　シュウ酸，アルカリ) … 村尾　佳則… 729
急性アルコール中毒 ……… 千代　孝夫… 733
農薬中毒(有機リン，パラコート，他)
　　　　　　………………… 加藤　博之… 737
工業用品による中毒(重金属，石油，
　有機溶剤，砒素，シアン，他)
　　　　　　　………………… 小野　一之… 740
ガス中毒(一酸化炭素，塩素，硫化水素，
　亜硫酸ガス，天然ガスなど)
　　　　　　　………………… 奥村　　徹… 744
自然毒中毒(ハチ，ヘビ，フグ，キノコ，他)
　　　　　　　………………… 林　　峰栄… 748
乱用薬物中毒(催淫薬を含む)・水上　　創… 751
電池(⇨ 538 頁)
タバコ(⇨ 538 頁)

VII　環境異常

責任編集：行岡哲男

熱中症 ……………………… 松尾　信昭… 756
偶発性低体温症 …………… 中野　　実… 759
酸欠症 …………… 田崎　修/小倉裕司… 762
減圧症 ……………………… 中川　儀英… 767
高山病 …………… 篠崎克洋/川前金幸… 771
急性放射線症 …… 松嵜志穂里/山口芳裕… 776

VIII 手技

責任編集：杉本　壽

除細動	太田　祥一	782
緊急ペーシング	太田　祥一	784
気道確保	井上　貴昭	786
輪状甲状間膜(靭帯)穿刺・切開	井上　貴昭	789
酸素療法，器械的換気	井上　貴昭	792
静脈路確保(中心静脈を含む)	岡本　健	795
胸腔穿刺法と胸腔ドレナージ法	浅井　康文	798
心嚢穿刺，心嚢ドレナージ	浅井　康文	801
腹腔穿刺，腹腔洗浄	大友　康裕	804
尿道留置カテーテル挿入	百瀬　均	809
膀胱穿刺，膀胱瘻造設	百瀬　均	810
ダグラス窩穿刺	大友　康裕	812
腰椎穿刺	立石耕介/濱田雅之	814
関節穿刺	田川泰弘/濱田雅之	815
S-Bチューブ挿入留置	坂田　育弘	817
胃管挿入，胃洗浄	坂田　育弘	820
イレウス管挿入	坂田　育弘	823
動脈カニュレーション	岡本　健	826
肺動脈カテーテル挿入	岡本　健	829
皮膚・粘膜消毒法	水島　靖明	833
局所麻酔法	水島　靖明	836
創傷処置	水島　靖明	839
外出血止血	島崎淳也/小倉裕司	842
コンパートメント内圧測定，減張切開	島崎淳也/中川雄公	844
膿瘍排膿(切開，ドレナージ)	廣田龍一郎	847
皮下異物摘出法(釣り針，縫い針)	廣田龍一郎	849
脱臼整復法	山本　啓雅	850
ギプス・副子固定	山本　啓雅	856
四肢骨折牽引法	山本　啓雅	861

IX 検査・画像診断

責任編集：杉本　壽

動脈血ガス分析	阿野正樹/鈴川正之	868
血液型判定，交差適合試験	安里満信/鈴川正之	870
緊急血液・尿検査	伊澤祥光/鈴川正之	873
心電図検査	長尾　建	876
超音波検査(FAST，急性腹症，心エコー，静脈血栓)	池側　均/鍬方安行	880
単純X線撮影	鍬方　安行	883
CT・MRI検査	鵜飼　勲	888
内視鏡検査	小豆畑丈夫/丹正勝久	896

X 救急医療と社会

責任編集：杉本　壽

救急医療体制	有賀　徹	902
救急医療の関連法規	堤　晴彦	906
法律に基づいた脳死判定	横田　裕行	912
臓器移植のシステム	荒木　尚/横田裕行	917
災害医療体制	甲斐　達朗	920
国際災害医療協力体制	高田　洋介	924

付録　救急医薬品リスト

宮武　諭　929

和文索引　941
欧文索引　950

欧文略語

・本文中のおもな欧文略語・記号を邦語訳などで示した.
・収録した略語は本書での記載に基づいたものであり, 必ずしも絶対的なものではない.

A

A-aDO$_2$ (alvolar-arterial O$_2$ difference) 肺胞気・動脈血酸素分圧較差
ABCDE (Airway, Breathing, Circulation, Dysfunction of CNS, Exposure & Environmental Control) 気道・呼吸・循環・中枢神経系障害・脱衣と体温管理
ABCD^2 スコア (age, blood pressure, clinical features, duration of symptoms and Diabates) 年齢, 血圧, 臨床症状, 症状持続時間および糖尿病
ABI (ankle-brachial pressure index) 足関節/上腕血圧比
ABR (auditory brainstem response) 聴性脳幹反応
ACL (anterior cruciate ligament) 前十字靱帯
ACLS (advanced cardiovascular life support) 二次救命処置
ACS (abdominal compartment syndrome) 腹部コンパートメント症候群
ACS (acute coronary syndrome) 急性冠症候群
ACT (activated clotting time) 活性化凝固時間
ACTH (adrenocorticotropic hormone) 副腎皮質刺激ホルモン
ADEM (acute disseminated encephalomyelitis) 急性散在性脳脊髄炎
ADH (antidiuretic hormon) 抗利尿ホルモン
ADL (activity of daily living) 日常生活動作
AED (automated external defibrillator) 自動体外式除細動器
AEP (acute eosinophilic pneumonia) 急性好酸球性肺炎
AF (atrial fibrillation ; atrial flutter) 心房細動；心房粗動
AFL (atrial flutter) 心房粗動
AG (anion gap) アニオンギャップ
AGL (acute gastric lesion) 急性胃病変
AGML (acute gastric mucosal lesion) 急性胃粘膜病変
AHA (American Heart Association) アメリカ心臓協会
AIDS (acquired immunodeficiency syndrome) 後天性免疫不全症候群, エイズ
AIH (autommune hepatitis) 自己免疫性肝炎
AIP (acute interstitial pneumonia) 急性間質性肺炎
AIP (acute intermittent porphyria) 急性間欠性ポルフィリン症
AIS (Abbreviated Injury Scale) 略式傷害尺度
AKA (alchoholic ketoacidosis) アルコール性ケトアシドーシス
AKI (acute kidney injury) 急性腎傷害
ALI (acute lung injury) 急性肺傷害
ALP (alkaline phosphatase) アルカリホスファターゼ
ALS (advanced life support) 二次救命処置
ALS (amyotrophic lateral sclerosis) 筋萎縮性側索硬化症
AMI (acute mesenteric ischemia) 急性腸間膜虚血
AMI (acute myocardial infarction) 急性心筋梗塞
AMPLE (Allergy, Medication, Past history & Pregnancy, Last meal, Events & Environment) アレルギー歴, 服用薬, 既往歴と妊娠, 最終の食事, 受傷機転や現場の状況
AMS (acute mountain sickness) 急性高山病
AOSC (acute obstructive suppurative cholangitis) 急性閉塞性化膿性胆管炎
APTT (activated partial thromboplastin time) 活性化部分トロンボプラスチン時間
AR (aortic regurgitation) 大動脈弁閉鎖不全
ARDS (acute respiratory distress syndrome) 急性呼吸窮迫症候群
ARF (acute renal failure) 急性腎不全
ARVD (arrhythmogenic right ventricular dysplasia) 不整脈原性右室異形成
AS (aortic stenosis) 大動脈弁狭窄症
ATLS (Advanced Trauma Life Support) 外傷二次救命処置

B

BAL (broncho-alveolar lavage) 気管支肺胞洗浄 (法)
BBB (blood brain barrier) 血液脳関門
BCLA (basic cardiac life support) 一次循環救命処置
BE (base excess) 塩基過剰
BEE (basal energy expenditure) 基礎エネルギー消費

BGA（blood gas analysis） 動脈血ガス分析法
BI（burn index） 熱傷指数
BiPAP（biphasic positive airway pressure） 二相性気道陽圧
BLS（basic life support） 一次救命処置
BOOP（bronchiolitis obliterans organizing pneumonia） 閉塞性細気管支炎性器質化肺炎
BP（blood purification） 血液浄化法
BPD（borderline personality disorder） 境界性パーソナリティ障害
BPPV（benign paroxysmal positional vertigo） 良性発作性頭位性めまい
BSA（body surface area） 体表面積
BSA（burn surface area） 熱傷面積
BTLS（Basic Trauma Life Support） 外傷一次救命処置
BUN（blood urea nitrogen） 血中尿素窒素
BW（body weight） 体重

C

CABG（coronary atery bypass grafting） 冠状動脈バイパス術
CAG（coronary arteriography） 冠状動脈血管造影
CaO_2（arterial oxygen content） 動脈血酸素含量
CAP（commynity-acquired pneumonia） 市中肺炎
CAS（carotid antery stenting） 頸動脈ステント留置術
CAVH（continuous arteriovenous hemofiltration） 持続的動静脈血液濾過
CBC（complete blood count） 全血球計算(値)
CBF（cerebral blood flow） 脳血流量
CBP（continuous blood purification） 持続的血液浄化法
Ccr（creatinine clearance） クレアチニンクリアランス
CCU（coronary care unit） 冠疾患集中治療施設
CDC（Centers for Disease Control and Prevention） 米国疾病管理予防センター
CEA（carotid endarterectomy） 頸動脈内膜剥離術
CHDF（continuous hemodiafiltration） 持続的血液透析濾過
CHF（continuous hemofiltration） 持続的血液透析濾過
CI（cardiac index） 心係数
CIDP（critical illness related corticosteroid insufficiency） 慢性炎症性脱髄性多発根神経炎
CKD（chronic kidney disease） 慢性腎臓病
CMS（chronic mountain sickness） 慢性高山病
CMV（control mechanical ventilation） 調節機械呼吸
CNS 中枢神経
CNSDC（chronic non-suppurative destructive cholangitis） 慢性非化膿性破壊性胆管炎
CO（carbon monoxide） 一酸化炭素
CO（cardiac output） 心拍出量
CO-PD（chronic obstructive pulmonary disease） 慢性閉塞性肺疾患
CPA（cardiopulmonary arrest） 心肺停止
CPAOA（cardiopulmonary arrest on arrival） 来院時心肺停止
CPAP（continuous positive airway pressure） 持続的気道陽圧〔呼吸〕法
CPCR（cardiopulmonary cerebral resuscitation） 心肺脳蘇生法
CPE（cytopathic effect） 細胞障害効果
CPP（cerebral perfusion pressure） 脳灌流圧
CPPV（continuous positive pressure ventilation） 持続陽圧換気法
CPR（cardio-pulmonary resuscitation） 心肺蘇生
CPSS（Cincinnati prehospital stroke scale） シンシナティ病院前脳卒中スケール
CRH（corticotrophin-releasing hormone） 副腎皮質刺激ホルモン放出ホルモン
CRRT（continuous renal replacement therapy） 持続的腎代替療法
CRT（capilary refill time） 毛細血管再充満時間
CT（computed tomography） コンピュータ断層撮影
CT（coronary thrombolysis） 血栓溶解療法
CTAS（Canadian Triage Acuity and Scale） 救急患者緊急度判定支援システム
CTZ（chemoreceptor trigger zone） 薬物受容誘発帯
CVA（costo-vertebral angle） 肋骨椎体角部
CVD-IP（connective tissue disease related interstitial pneumonia） 膠原病関連間質性肺炎
CVP（central venous pressure） 中心静脈圧
CVR（cerebral vascular resistance） 脳血管抵抗
CWAP（children, women, aged people, patients） 災害弱者（こども，女性，高齢者，病人）

D

DAD（diffuse alveolar damage） びまん性肺胞障害
DAI（diffuse axonal injury） びまん性軸索損傷
DC（damage control） ダメージコントロール
DCS（damage control surgery） ダメージコントロールサージェリー
DDB（deep dermal burn） 深達性Ⅱ度熱傷
DES（drug eluting stent） 薬剤溶出性ステント
DEPP（double-filtration plasmapheresis） 二重膜濾過血漿交換
DHP（direct hemoperfusion） 直接血液灌流
DI（drug information） 薬品情報

DIC（disseminated intravascular coagulation）播種性血管内凝固症候群
DIHS（drug-induced hypersensitivity syndrome）薬剤過敏症症候群
DIND（delayed ischemic neurological deficits）遅発性虚血神経脱落
DIP（drip infusion pyelography）点滴静注腎盂造影
DKA（diabetic ketoacidosis）糖尿病性ケトアシドーシス
DLV（differential lung ventilation）左右別独立肺換気
DM（dermatomyositis）皮膚筋炎
DMARD（disease-modifying antirheumatic drug）抗リウマチ薬
DMAT（Disaster Medical Assistant Team）災害医療支援チーム
DNAR（do not attempt to resuscitation）心肺蘇生を行わないこと
DOA（dead on arrival）来院時死亡例
DPL（diagnostic peritoneal lavage）診断学的腹腔洗浄法
DV（domestic violence）家庭内暴力
DVT（deep vein thrombosis）深部静脈血栓症

E

EAEC（enteroadherent *Escherichia coli*）腸管付着性大腸菌
ECC（emergency cardiac care）救急心処置
ECG（electrocardiography）心電図検査
ECI（electrocerebral inactivity）平坦脳波
ECMO（extracorporeal membrane oxygenation）体外膜型肺
ECPR（extracorporeal CPR）体外循環式心肺蘇生
ECS（emergency coma scale）意識障害の深度分類
ECUM（extracorporeal ultrafiltration method）体外限外濾過法
ED50（median effective dose）50%有効量
EEG（electroencephalogram；electroencephalography）脳波，脳波検査
EF（ejection fraction）駆出率
EGTA（esophageal gastric tube airway）食道胃チューブ付エアウェイ
EHEC（enterohemorrhagic *Escherichia coli*）腸管出血性大腸菌
EIA（exercise-induced asthma）運動誘発喘息
EIEC（enteroinvasive *Escherichia coli*）侵入型大腸菌
EIS（endoscopic injection sclerotherapy）内視鏡的硬化療法
ELGP（endoluminal gastroplication）経内視鏡的噴門部縫縮術
EMIS（Emergency Medical Information System）広域災害救急医療情報システム
EMS（Emergency Medical Service）救急隊
ENBD（endoscopic naso-biliary drainage）内視鏡的経鼻胆道ドレナージ
EPAP（expiratory positive airway pressure）呼気時の設定気道内圧
EPEC（enteropathogenic *Escherichia coli*）腸管病原性大腸菌
ERBD（endoscopic retrograde biliary drainage）内視鏡的逆行性胆道ドレナージ
ERCP（endoscopic retrograde cholangiopancreatography）内視鏡的逆行性膵胆管造影
ERP（endoscopic retrograde pancreatography）内視鏡的逆行性膵管造影
ERT（emergencyroom thoracotomy）救急室開胸
EST（endoscopic sphincterotomy）内視鏡的乳頭括約筋切開術
ESWL（extracorporeal shock wave lithotripsy）体外衝撃波砕石術
ETEC（enterotoxigenic *Escherichia coli*）毒素原性大腸菌
EV（esophageal varices）食道静脈瘤
EVL（endoscopic variceal ligation）内視鏡的静脈瘤結紮術

F

FAST（focused assessment with sonography for trauma）迅速簡易超音波検査
FBS（fasting blood sugar）空腹時血糖
FD（functional dyspepsia）機能性胃腸症
FENa（fractional excretion rate of sodium）尿ナトリウム排泄分画
FEV（forced expiratory volume）努力性呼気量
FFP（fresh frozen plasma）新鮮凍結血漿
FiO$_2$（fraction of inspired O$_2$ concentration）吸入気酸素濃度
Fr（French）フレンチ式カテーテルのサイズ
FSSG（Frequency Scale for the Symptoms of GERD）Fスケール問診票
FVC 努力肺活量

G

GBS（Guillain-Barré syndrome）ギラン・バレー症候群
GCS（Glasgow Coma Scale）グラスゴー・コーマ・スケール
GERD（gastroesophageal reflux disease）胃食道逆流症
GFR（glomerular filtration rate）糸球体濾過値
GH（growth hormone）成長ホルモン
GNB グラム陰性桿菌

GPC　グラム陽性球菌
GPR　グラム陽性桿菌
GTT（glucose tolerance test）　ブドウ糖負荷試験
GVHD（graft versus host disease）　移植片対宿主病
Gy（gray）　グレイ

H

HA（hepatitis A）　A型肝炎
HACE（high altitude cerebral edema）　高地脳浮腫
HAP（hospital-acquired pneumonia）　院内肺炎
HAPE（high altitude pulmonary edema）　高地肺水腫
HAPH（high altitude pulmonary hypertension）　高地性肺高血圧症
HAV（hepatitis A virus）　A型肝炎ウイルス
HB（hepatitis B）　B型肝炎
HBO（hyperbaric oxygen therapy）　高気圧酸素治療
HCAP（healthcare-associated pneumonia）　医療ケア関連肺炎
hCG（human chorionic gonadotropin）　ヒト絨毛性ゴナドトロピン
HD（hemodialysis）　血液透析
HDA（high density area）　高濃度（吸収）
HDF（hemodiafiltration）　血液濾過透析
HFV（high frequency ventilation）　高頻度人工換気法
HMG（human menopausal gonadotropin）　ヒト閉経後ゴナドトロピン
HHS（hyperosmolar hyperglycemic syndrome）　高浸透圧性高血糖症候群
HIV（human immunodeficiency virus）　ヒト免疫不全ウイルス
HLA（histocompatibility antigen）　組織適合抗原
HLS（hypertonic lactated saline solution）　高張乳酸加食塩水
HOCM（hypertrophic obstructive cardiomyopathy）　閉塞性肥大型心筋症
HP（hypersensitivity pneumonitis）　過敏性肺臓炎
HR（heart rate）　心拍数
HRCT（high-resolution CT）　高分解能CT
HSE（helpes simplex encephalitis）　単純ヘルペス脳炎
HSE（hypertonic saline epinephrine）　高張ナトリウム・エピネフリン液
HuMA（Humanitarium Medical Assistance）　災害人道医療支援会
HUS（hemolytic uremic syndrome）　溶血性尿毒症症候群

I

IABP（intra-aortic balloon pumping）　大動脈内バルーンパンピング法
IAH（intra-abdominal hypertension）　腹腔内高血圧
IAP（intra-abdominal pressure）　腹腔内圧
IAPP（immunoadsorption plasmapheresis）　免疫吸着
IBS（irritable bowel syndrome）　過敏性腸症候群
IC（informed consent）　インフォームドコンセント
ICD（implantable cardioverter difbrillator）　植込み型除細動器
ICD（international classification of diseases）　国際疾病分類
ICH（intracerebral hemorrhage）　脳内出血
ICLS（immediate cardiac life support）　緊急救命処置
ICP（intracranial pressure）　頭蓋内圧
ICRC（International Red Cross Committee）　国際赤十字委員会
ICT（intracoronary thrombolysis）　直接冠動脈内血栓溶解
ICU（intensive care unit）　集中治療室
IE（infective endocarditis）　感染性心内膜炎
IFRC（International Federation of Red Cross and Red Crescent Societies）　国際赤十字・赤新月社連盟
IHD（intermittent hemodialysis）　間欠的血液透析
ILCOR（International Liaison Committee on Resuscitation）　国際蘇生連絡委員会
IM（intramuscular injection）　筋肉注射
IM（involuntary movement）　不随意運動
IMH（intramural hematoma）　壁内血腫
IMP（intramuscular pressure）　筋内圧
IMV（intermittent mandatory ventilation）　間欠的強制換気
IPAP（inspiratory positive airway pressure）　吸気時の設定気道内圧
IPF（idiopathic pulmonary fibrosis）　特発性肺線維症
IPPB（intermittent positive pressure breathing）　間欠的陽圧呼吸
IPPV（intermittent positive pressure ventilation）　間欠的陽圧換気
IRBBB（incomplete right bundle branch block）　不完全右脚ブロック
IRDS（infant respiratory distress syndrome）　小児呼吸窮迫症候群
IRV（inversed ratio ventilation）　呼気吸気比逆転換気
ISS（Injury Severity Score）　外傷重症度スコア

ITP（idiopathic thrombocytopenic purpura） 特発性血小板減少性紫斑病
IV（intravenous injection） 静脈内注射
IVCT（intravenous-coronary thrombolysis） 経静脈的冠動脈血栓溶解療法
IVH（intravenous hyperalimentation） 静脈内高カロリー輸液
IVH（intraventricular hemorrhage） 脳室内出血

J

JATEC（Japan Advanced Trauma Evaluation and Care） 外傷初期診療ガイドライン
JCS（Japan Coma Scale） ジャパン・コーマ・スケール
JICA（Japan International Cooperation Agency） 国際協力機構
JMTDR（Japan Medical Team for Disaster Relief） 国際緊急援助隊医療チーム
JPTEC（Japan Prehospital Trauma Evaluation and Care） 外傷病院前救護ガイドライン
JTAS（Japan Triage Acuity and Scale） 日本版緊急度判定支援システム

K

KUB（kidney, ureter and bladder） 腎尿管膀胱単純撮影

L

LAD（left anterior descending〔artery〕） 左冠動脈前下行枝
LEMA（Local Emergency Management Authority） 現地災害対策本部
LES（lower esophageal sphincter） 下部食道括約筋
LMT（left main trunk〔artery〕） 左冠動脈主幹部
LOHF（late onset hepatic failure） 遅発〔症〕性肝不全

M

MC メディカルコントロール
MCA（middle cerebral artery） 中大脳動脈
MCL（medial collateral ligament） 内側側副靱帯
MDI（metered-dose inhaler） 定量噴霧吸入器
MDS（myelodysplastic syndrome） 骨髄異形成症候群
MES（microembolic signal） 微小塞栓信号
MG（myasthenia gravis） 重症筋無力症
MH（malignant hyperthermia） 悪性高熱症
MIP（maximum intensity projection） 最大値投影画像
MMT（manual muscle testing） 徒手筋力テスト
MNMS（myonephropathic metabolic syndrome） 代謝性筋腎症候群
MODS（multiple organ dysfunction syndrome） 多臓器機能不全症候群
MPGN（membranoproliferative glomerulonephritis） 膜性増殖性糸球体腎炎
MR（mitral regurgitation） 僧帽弁閉鎖不全症
MRA（magnetic resonance angiography） 磁気共鳴血管画像
MRCP（magnetic resonance cholangio-pancreatography） 磁気共鳴胆管膵管造影
MRI（magnetic resonance imaging） 磁気共鳴画像
MRSA（methicilin-resistant *Staphylococcus aureus*） メチシリン耐性黄色ブドウ球菌
MSF（Médecins Sans Frontières） 国境なき医師団
MVO（maximum venous outflow） 最大静脈流量

N

NASH（non-alcoholic steatohepatitis） 非アルコール性脂肪性肝炎
NERD（non erosive reflux disease） 非びらん性胃食道逆流症
NGチューブ（nasogastric tube） 経鼻胃管
NHCAP（nursing and healthcare-associated pneumonia） 医療・介護関連肺炎
NICU（neonatal intensive care unit） 新生児集中治療室
NIHSS（NIH stroke scale） 脳卒中重症度評価スケール
NISS（New Injury Severity Score） 新外傷重症度評価
NOMI（non-occlusive mesenteric ischemia） 非閉塞性腸管虚血症
NPH（normal presure hydrocephalus） 正常圧水頭症
NPPV（non-invasive positive pressure ventilation） 非侵襲的陽圧呼吸
NSAIDs（nonsteroidal anti-inflammatory drugs） 非ステロイド性抗炎症薬
NSAP（non specific abdominal pain） 診断が不明な腹痛患者
NSI（necrotizing soft tissue infections） 壊死性軟部組織感染症
NSIP（fibrosing non-specific interstitial pneumonia） 線維性非特異性間質性肺炎
NSTE-ACS（non-ST evaluation acute colonary syndromes） 非ST上昇型急性冠症候群
NSTEMI（non ST-elevation myocardial infarction） 非ST上昇型急性心筋梗塞

O

OAS（oral allergy syndrome） 口腔アレルギー症候群

OHP（oxygen at hyperbaric pressure） 高圧酸素療法
OHSS（ovarian hyperstimulation syndrome） 卵巣過剰刺激症候群
ORS（oral rehydration solution） 経口補水液
ORT（oral dehydration therapy） 経口補水療法

P

PA（plasma adsorption） 血漿吸着
$PaCO_2$（arterial CO_2 tension） 動脈血二酸化炭素分圧
PAD（public access defibrillation） 一般市民によるAEDを用いた除細動
PALS（pediatnic advanced life support） 小児二次救命処置
PaO_2（arterial O_2 tension） 動脈血酸素分圧
PAP（pulmonary artery pressure） 肺動脈圧
PAT（pediatric assessment triangle） 小児患者評価の3要素
PAT（paroxysmal atrial tacycardia） 発作性心房頻拍
PBC（primary biliary cirrhosis） 原発性胆汁性肝硬変
PBI（prognostic burn index） 熱傷予後指数
PC（pulmonary capillary） 肺毛細血管
PCI（percutaneous coronary intervention） 経皮的冠動脈インターベンション
PCO_2（partial pressure of carbon dioxide） 二酸化炭素分圧
PCPS（percutaneous cardiopulmonary support） 経皮的心肺補助装置
PCWP（pulmonary capillary wedge pressure） 肺動脈楔入圧
PD（peritoneal dialysis） 腹膜透析
PE（plasma exchange） 単純血漿交換
PEA（pulseless electrical activity） 無脈性電気活動
PEEP（positive end-expiratory pressure） 呼気終末陽圧換気
PEF（peak expiratory flow） 最大呼気流量
PEFR（peak expiratory flow rate） 最大呼気速度
PEIT（percutaneous ethanol injection therapy） 経皮的エタノール注入療法
PGL（persistent generalized lymphadenopathy） 持続性全身リンパ節症
PID（pelvic inflammatory disease） 骨盤内感染症
PIP（proximal interphalangeal） 近位指節間
PM（polymyositis） 多発筋炎
pMDI（pressurized metered-dose inhaler） 加圧式定量噴霧吸入器
PN（periarteritis nodosa） 結節性動脈周囲炎
PND（paroxysmal nocturnal dyspnea） 発作性夜間呼吸困難
PNL（percutaneous nephrolithotomy） 経皮的腎結石砕石術
PPE（personal protective equipment） 個人防護具
PR（pulse rate） 脈拍数
Ps（Probability of survival） 予測生存確率
PS（primary survey） 初期調査
PS（pulmonary stenosis） 肺動脈弁狭窄（症）
PSAGN（poststreptococcal acute glomerulonephritis） 連鎖球菌感染後急性糸球体腎炎
PSC（primary sclerosing cholangitis） 原発性硬化性胆管炎
PSI（pneumonia severity index） 肺炎重症度指標
PSLS（prehospital stroke life support） 脳卒中病院前救護
PSS（progressive systemic sclerosis） 進行性全身性硬化症
PSS（Poisoning Severity Score） 中毒重症度スコア
PSV（pressure support ventilation） 従圧式人工呼吸
PSVT（paroxysmal supraventricular tachycardia） 発作性上室頻拍
PTA（percutaneous transluminal angioplasty） 経皮的血管形成術
PTC（percutaneous transhepatic cholangiography） 経皮経肝胆管造影
PTCD（percutaneous transhepatic cholangiodrainage） 経皮経肝胆道ドレナージ
PTCR（percutaneous transluminal coronary recanalization） 経皮的冠動脈内血栓溶解法
PTD（preventable trauma death） 防ぎえた外傷死
PTE（pulmonary thromboembolism） 肺血栓塞栓症
PTGBD（percutaneous transhepatic gallbladder drainage） 経皮経肝胆嚢ドレナージ
PTSD（posttraumatic stress disorder） 外傷後ストレス障害
PV（priming volume） 血液充填量
PVL（periventricular lucency） 脳室周囲低吸収域
PVR（pulmonary vascular resistance） 肺血管抵抗
PVS（pigmented villonodular synovitis） 色素性絨毛結節性滑膜炎

R

RA（refractory anemia） 不応性貧血
RBF（renal blood flow） 腎血流量
RCT（randomized controlled trial） 無作為化比較臨床試験
RFI（renal failure index） 腎不全係数
RI（respiratory index） 呼吸係数
RIND（reversible ischemic neurological deficit） 可逆性脳虚血症状
ROM（range of motion） 関節可動域

ROSC（return of spontaneous circulation） 自己心拍再開
RPGN（rapidly progressive glomerulonephritis） 急速進行性糸球体腎炎
RR（Respiratory Rate） 呼吸数
RS（rewarming shock） 復温ショック
RSD（reflex sympathetic dystrophy） 反射性交感神経ジストロフィー
RTS（Revised Trauma Score） 改訂外傷スコア

S

SAH（subarachnoid hemorrhage） くも膜下出血
SAP（systemic arterial pressure） 全身動脈圧
SARS（severe acute respiratory syndrome） 重症急性呼吸器症候群，サーズ
S-B チューブ（Sengstaken-Blakemore tube） ゼングスターケン・ブレークモアチューブ
SBO（small bowel obstruction） 小腸閉塞
SBP（Systolic blood pressure） 収縮期血圧
SBS（shaken baby syndrome） 揺さぶられっ子症候群
SC（subcutaneous injection） 皮下注射
SCIWORA（spinal cord injury without radiographic abnormalities） 骨傷がない脊髄損傷
SCU（Staging Care Unit） 広域搬送基地
SDB（superficial dermal burn） 浅達性Ⅱ度熱傷
SDD（selective digestive decontamination） 選択的消化管除菌
SEP（somatosensory evoked potential） 体性感覚誘発電位
SFD児（small-for-date infant） 妊娠期間に比して小さい児
SFEMG（single fiber electromyography） 単線維筋電図
SH（serum-hepatitis） 血清肝炎
SHAL（selective hepatic artery ligation） 選択的肝動脈結紮術
SI（splenic index） 脾指数，脾係数
SIADH（syndrome of inappropriate secretion of antidiuretic hormone） 抗利尿ホルモン分泌異常症
SIDS（sudden infant death syrdrome） 乳幼児突然死症候群
SIMV（synchronized intermitlent mandatory ventilation） 同期式間欠的強制換気
SIRS（systemic inflammatory response syndrome） 全身性炎症反応症候群
SJS（Steevens-Johnson syndrome） スティーブンス・ジョンソン症候群
SLE（systemic lupus erythematosus） 全身性エリテマトーデス
SLR（straight leg raising test） 伸展下肢挙上テスト
SMA（superior mesenteric artery） 上腸間膜動脈
SMEI（severe myoclonic epilepsy in infancy） 乳児重症ミオクロニーてんかん
SMI（silent myocardial ischemia） 無症候性心筋虚血
SMV（superior mesenteric vein） 上腸間膜静脈
SNRI（serotonin & norepinephrine reuptake inhibitors） セロトニン-ノルアドレナリン再取り込み阻害薬
SPECT（single photon emission computed tomography） 単一光子放射断層撮影
SpO_2（percutaneous oxygen saturation） 動脈血酸素分圧
SS（secondary survey） 二次的評価
SSPE（subacute sclerosing panencephalitis） 亜急性硬化性全脳炎
SSRI（selective serotonin reuptake inhibitor） 選択的セロトニン再取り込み阻害薬
SSS（sick sinus syndrome） 洞不全症候群
SSSS（Staphylococcal scalded skin syndrome） ブドウ球菌性熱傷様皮膚症候群
STEMI（ST-elevation myocardial infarction） ST上昇型急性心筋梗塞
SV（stroke volume） 1回拍出量
SVR（systemic vascular resistance） 末梢血管抵抗

T

TAE（transcatheter arterial embolization） 経カテーテル動脈塞栓術
TBW（total body water） 体内総水分量
TCD（transcranial doppler ultrasonography） 経頭蓋超音波ドプラ
TCP（transcutaneous pacing） 経皮(経胸壁)ペーシング
Tdp（torsades de points） トルサード・ド・ポアンツ(倒錯型心室頻拍)
TEE（transesophageal echocardiography） 経食道心エコー
TEN（toxic epidermal necrolysis） 中毒性表皮壊死症
TIA（transient ischemic attack） 一過性脳虚血発作
TIG（tetanus immune globulin） 破傷風人免疫グロブリン
TLS（tumor lysis syndrome） 腫瘍崩壊症候群
t-PA（tissue-plasminogen activator） 組織プラスミノーゲン活性化因子
TPR（total peripheral resistance） 末梢血管抵抗
TR（tricuspid regurgitation） 三尖弁閉鎖不全
TRISS（Trauma and Injury Severity Score） 外傷重症度スコア
TSS（toxic shock syndrome） 毒素性ショック症候群

TTP（thrombotic thrombocytopenic purpura） 血栓性血小板減少性紫斑病
TUL（transurethral ureterolithotripsy） 経尿管的尿管結石砕石術

U

UA（unstable angina） 不安定狭心症
UCG（ultrasonic cardiogram） 心エコー
UIP（usual interstitial pneumonia） 通常型間質性肺炎
US（ultrasonography） 超音波検査

V

VALI（ventilator-associated lung injury） 人工呼吸器関連肺傷害
VAP（ventilation associated pneumonia） 人工呼吸器関連肺炎
VATS（video assisted thoracic surgery） 胸腔鏡下肺生検
VC（vital capacity） 肺活量
VF（ventricular fibrillation） 心室細動
VPC（ventricular premature contraction） 心室期外収縮
VRE（vancomysin-resistant enterococcus） バンコマイシン耐性腸球菌
VSD（ventricular septal defect） 心房中隔欠損症
VT（venticular tachycardia） 心室頻拍
VTE（venous thromboembolism） 静脈血栓塞栓症
VUR（vesicoureteral reflux） 膀胱尿管逆流症

W

WPW（Wolff-Parkinson-White syndrome） WPW症候群

X

X-P（X-ray photography） X線撮影(法)

I 症状・徴候からのアプローチ

責任編集：堀　進悟

1 総論

ER 受診患者の診かた
How to examine a patint at ER

堀　進悟　慶應義塾大学教授・救急医学

　本書の読者であるあなた方は，市中病院で当直時間帯に専門外の救急患者を診る内科医，外科医，後期研修医等と想定されている．そして多くの場合，あなた方は勉強中の医師であり，未だ経験が豊富な医師ではない．そこで，あなた方の行う ER 診療のニーズに応えるため，本書の改訂に当たり「症状・徴候からのアプローチ」を新たに加えた．しかしこれとて所詮は各論なので限界がある．本項は各論を補完するため，非常勤の当直医が ER 診療を行ううえでの全般的な注意点について述べることを目的としている．したがって筆者の希望は，「あなた方が当直業務を始める前に本項を読んでほしい」ということに尽きる．以下に，当直先の病院に着いてから始めてほしい事項を順番に書いた．

A. 受診時の連絡方法を知る

- ER 受診患者は救急搬入と walk-in（自力受診）とに分かれる．救急隊あるいは患者（家族）からの連絡を誰が受け，ER の医師に連絡されるかを聞いておく．
- またその病院で対応不可能な病態（検査，緊急手術など）があるか否かも聞いておく．

B. ER の機能を知る

1 備品　電気的除細動器，気管挿管（小児用を含む），輪状甲状間膜切開，多チャンネルモニター，12 誘導心電図，体温測定（低体温用を含む），加温点滴，整形外科用のシーネ，縫合セット，ベンチレーター，内視鏡，バックボードなど，使用頻度の高い備品あるいは緊急用備品を確認しておく．

2 薬剤　ACLS に使用する薬剤のほかに抗痙攣薬，鎮静薬，抗潰瘍薬，抗菌薬などの種類を確認しておく．

3 画像検査　単純 X 線，超音波検査，CT，MRI などの利用の有無について確認しておく．

4 血液生化学検査　緊急時の検査項目を確認する．血糖，末梢血，血液型，クロスマッチ，CRP，肝腎機能，凝固（D ダイマーを含む）などの有無により，診断の戦略が変わる．

5 オンコール体制など　頭部外傷や急性腹症や緊急手術，上部消化管出血で緊急止血が必要になった場合の緊急内視鏡などの医師のオンコール体制，さらに ER から入院した患者の診療体制も聞いておく．当直医が継続して入院診療も行う病院が多い．

6 ER の収容能力　診察ベッドの数，経過観察ベッドの数，看護師人数などを頭に入れておく．患者受診時のトリアージの方法も聞いておく．

7 看護師の熟練度　上記 1〜6 を看護師に質問すれば，自然に救急医療の熟練度を知ることができる．熟練看護師のいる病院では，ER で真のチーム医療が可能となる．

C. スタッフとの協力体制

　ER 診療は個人技ではなくチーム医療なので，スタッフとの良好な協力体制が診療の遂行に不可欠である．仕事を開始する前の挨拶は協力を容易にするし，何よりも仕事をしやすくなる．

D. ER 診療の開始

　ER 診療の最大の目的は受診患者の安定化とスクリーニングである．事前情報から診断

名を推測することはできても，実際に患者を診療しないと"本当の診断"はわからない．たらい回しを防ぐ意味からも，なるべく診療要請を受け入れ，診療後にその病院の機能を超える病態と判断したら早期に他施設に転送する．

1 バイタルサインの異常を認める患者 心肺停止，ショック，呼吸不全，意識障害などを呈する患者では，診断と治療を併行して行う（病態の安定化）．安定化には病態によってルーチンの方法があるが，心肺停止やショックは ACLS，重症外傷では JATEC の手順に則るので，これらの手順を普段から身に付けておきたい．心電図モニター，頸部・胸部・腹部・骨盤 X 線写真，12 誘導心電図，超音波検査（FAST），頭部 CT，体部 CT の基本的読影などの手技を身につけておきたい．

2 バイタルサインが生理的範囲の患者 バイタルサインが変化していない患者でも，重症の場合が少なくないことに注意する．鑑別診断では最重症の病態から除外することを心がける（assume the worst）．例えば頭痛ではくも膜下出血や髄膜炎を，胸痛・背部痛では急性冠症候群や急性大動脈解離から鑑別することが原則である．バイタルサインが生理的範囲の患者の診療に要する知識と手技はきわめて多彩である（本書各項を参照）．

3 患者処遇（disposition） 頭痛，胸痛，腹痛，痙攣，発熱など各々の症候ごとに入院/帰宅の適応がある（本書各項を参照）．たとえばアナフィラキシーでアドレナリンを投与したら，4～8時間の経過観察が必要である．入院適応の場合にも必ずERで初期治療を開始し，治療開始の遅延を防止する．

4 入院帰宅の判断が困難な場合 入院と帰宅の判断が明解に得られない場合には，ERで経過観察を行う．頭痛，痙攣，胸痛，心不全，腹痛などの病態で経過観察が有用であることが示されている．経過観察ベッドがない場合には入院とする．

5 看護師への指示の出し方 ERでは止むを得ず口頭指示が多くなり，不徹底な指示は医療事故の原因となる．指示を明確に行い，看護師に了解を確認するための返事を求める．

6 帰宅時の指示 帰宅時には患者説明を行い，投薬の有無，生活指示（食事，入浴，運動，勤務など），再来の必要の有無などを説明する．必要であれば紹介状を書く．

7 医療以外の患者への支援の配慮 たとえば転倒による minor injury，失神による一過性意識障害は通常は帰宅可能であるが，一人暮らしの後期高齢者では帰宅が不安な場合がある．近親者への連絡，場合により入院などの配慮を忘れないようにする．これを行うと，看護師など医療従事者のあなたを見る目が変わるだろう．

8 患者の迷惑行為への対処 まれではあるが，救急患者が暴言，器物の破壊など迷惑行為を行う場合がある．このような場合には冷静に対処し，看護師，事務職員などを集め，迷惑行為を医師がカルテに記載するのみならず複数の職員が認識したことを記録し，警察を呼ぶ．警察を呼ぶ基準は器物破損，脅迫行為のいずれかである．

9 楽しく診療する 忙しくとも医療従事者の全員が協力して仕事をできるように配慮する．声かけが大切．

10 診断がつかない場合 可能な範囲で別の医師に相談する．電話相談でもよい．

E. 誤診例のパターンを知る

ERを受診する患者の症状は多彩で，いずれも未診断である．したがって医師にとってはERの現場では常に"臨床試験"を受けているといえる．正確な診断を得た後では「あの患者の症状は当たり前であった」と思うだろうが，受診時には診断の難しい場合が少なくない．①診たことがない病態，②画像検査などの評価困難，③非典型的な症状，④まれな病気，など様々な理由で，診断が遅延し，あるいは誤診が発生する．誤診防止には多くの患者を診て勉強することが何よりではある

ものの，初心者が間違いやすいパターンを知っておくことが大事である．誤診のパターンを知り，ポイントを絞って病歴，身体所見の聴取をとるようにしたい．

1 急性喉頭蓋炎に気づかない　呼吸困難の鑑別に急性喉頭蓋炎が浮かばないと，心電図，胸部X線写真，SpO_2 も正常であるため過換気症候群と間違う場合がある．急性喉頭蓋炎を疑ったら，いつ窒息が始まるかわからないので喉頭診察は行わないほうが安全である．また検査のためにER外に出すことは禁忌である．

2 中心性頸髄損傷に気づかない　高齢者の前方転倒で頸部が過伸展した場合に起こりやすい．下肢の機能には問題なく，歩行もできるため，中心性過頸髄損傷が軽度の場合に見落とすことがある．頸部病変では上肢の知覚，筋力(握力測定)を測定する習慣をつけたい．

3 失神に気づかない　転倒して頭頸部外傷を主訴として受診することがある．一過性意識障害が原因であることに気づかないと，外傷のみを診療し(頭部CT，縫合など)，失神を見落として心電図を記録しないこととなる．この間違いは外科医に多い．

4 くも膜下出血と失神　一過性意識障害を主訴として受診するので失神と間違えやすい．受診時に頭痛を訴えないことがあり，失神患者には頭部CTは適応ではないので見落とすことになる．前駆症状に頭痛を認める場合には，くも膜下出血を疑う．

5 めまいと小脳梗塞　救急受診するめまいの大多数は末梢性めまいで，数時間以内に改善する．めまい患者では立位や歩行を含めた神経学的診察が困難であるため，小脳梗塞を見逃すことがある．頭部CTを撮影しても，小脳梗塞はわからない．改善しないめまいでは小脳梗塞を鑑別に含める．

6 敗血症に気づかない　感染巣，発熱はあっても抗菌薬で外来治療が可能と考えて帰宅させる場合がある．尿量減少，行動異常など軽微な敗血症の症状を見逃すことがある．血液ガスで乳酸値上昇を認めたら，敗血症を疑うべきである．

7 心室頻拍の薬物治療　明らかなショックがなく意識清明であると電気的除細動をかけにくく，薬剤を投与して治療することになる．単剤で効果なく，別の抗不整脈薬を試みても効果がなければ，心電図同期による電気的除細動が安全である．

8 拘扼性イレウスに気づかない　拘扼性イレウスの見落としは，永遠の課題である．この間違いは内科医に多い．

9 心筋梗塞に気づかない　悪心・嘔吐，頸部痛，上腹部痛を主訴とする患者では，心電図を記録する習慣をつけたほうが安全である．

10 低血糖患者の帰宅　意識障害の原因が低血糖と診断してグルコースを静注する．意識が回復するので医師は安心してしまう．原因が何であるかを考えることが大切．重症感染症など大きな侵襲が原因の場合がある．長時間作用型のインスリンや血糖降下薬が原因の場合には，薬剤の半減期を考え，ERで経過観察を行うか入院が必要となる．帰宅後に再び低血糖となり重大な事故につながる場合がある．

11 急性大動脈解離に気づかない　急性大動脈解離は，背部痛を訴えない場合に，誤診の多い病態である．腹痛が最も多い．また急性大動脈解離の痛みは間欠性であるから，疼痛が改善したと思って帰宅させることがある．D-ダイマー陰性でも急性大動脈解離を除外できないので注意が必要．

12 過換気症候群で病歴聴取が困難　過換気症候群では初期に過換気発作のために病歴を取れない場合が多い．例えば心電図を記録するとST上昇型心筋梗塞の場合がある．

13 肺塞栓に気づかない　失神を主訴とする場合に，肺塞栓を見逃しやすい．心電図の右心負荷所見が大切である．

14 行動異常患者のX線写真　精神病など行動異常を伴う患者では，腹部単純X線写真に誤飲(?)した異物が撮影され，初めて気づ

く場合がある．筆者はカミソリを飲んでいた例を経験したことがある．

15 高齢者の発熱　高齢者の発熱で原因が明らかでない場合に，頻度が高くはないが，壊死性筋膜炎の可能性を考慮したい．腰や足を痛がらないか否かを診察する．

16 血圧の立位変化　失神患者でルーチンに測定することが勧められているが，低容量の診断に最も有用な検査である．立位とともにめまいを自覚し，心拍数が30%上昇したら間違いなく低容量がある．たとえば消化管出血など．

17 高体温　体温が高くとも感染症とは限らない．熱中症，悪性高熱症，セロトニン症候群など鑑別の難しい病態がある．冷却には脱衣と加温水の噴霧を用いる．より早く39℃以下に冷却する．

18 低体温　通常の体温計では低体温症の体温は測定不能であるから注意する．30℃以下では心室細動の危険があり，電気毛布による加温のみでは危険．

F. ER受診患者の特徴

- まだ診断されていない．
- 受診患者の緊急度，重症度は様々である．
- 対象となる傷病(罹患臓器)も様々である．
- 年齢，性も様々である．
- 傷病が多数の科の診療領域にわたることが少なくない．
- 社会的(福祉など)，法的(警察の関与)な対応を必要とする場合がある．

2 救命処置を要する致死的病態

心肺停止と二次救命処置（ICLS）

cardiopulmonary arrest and advanced life support

山崎元靖　済生会横浜市東部病院・救命救急センター医長

A. ER診療のポイント

1 迅速な処置の必要性
- 心肺停止患者を救命するためには，いわゆる「救命の連鎖（chain of survival）」と呼ばれる，①心停止の予防，②早期認識と通報〔応援や自動体外式除細動器（automated external defibrillator：AED）などの必要資機材の手配〕，③一次救命処置〔cardio-pulmonary resuscitation：CPR, automated external defibrillator：AED〕，④二次救命処置（電気的除細動，薬剤などを使用した高度な治療），の4つの要素が迅速に行われることが必要である．
- たとえば心肺停止の主な原因である心室細動（ventricular fibrillation：VF）や無脈性心室頻拍（無脈性 pulseless ventricular tachycardia：VT）の場合，心停止から除細動までの時間が1分間延びるごとに，生存退院率が7〜10%ずつ低下すると推測されており，院外発生心肺停止例はもちろんのこと，院内発生心肺停止例についても救命のために残されている時間はきわめて短い．
- ERは病院内で最も心肺停止患者に接する機会のある部門であり，様々な状況や原因で発生する心肺停止患者に即応できるように常に備えている必要がある．

2 一次救命処置（basic life support：BLS）から二次救命処置（advanced life support：ALS）へ
- BLSとは，前述の救命の連鎖のうち，はじめの3つの要素を包括する概念である．感染防護具やAEDなどを除いて特殊な装置は必要なく，迅速に開始した後に，薬剤や機器などを用いた高度な医療であるALSに引き継ぐが，患者の救命や社会復帰におけるBLSの重要性はきわめて高い．
- 従来も早期除細動は最重要視されてきたが，2010年に国際蘇生連絡委員会（International Liaison Committee on Resuscitation：ILCOR）から発表された国際コンセンサス（Consensus on Science Treatment Recommendation 2010：CoSTR 2010）では，除細動に加えて"有効な胸骨圧迫"を迅速に行うことが強調されるようになった．「有効な胸骨圧迫」とは，①強く（胸骨が少なくとも5cm沈む程度）・速く（1分間に少なくとも100回のテンポで）圧迫すること，②絶え間なく圧迫すること（他の処置に伴う中断は10秒以内にとどめる），③圧迫解除は胸がしっかり元の高さに戻るまで行い，圧迫と解除の時間がほぼ1：1になるようにすること，とされる．BLSが有効に行われて，はじめてALSが有効になるといえる．

3 標準的教育プログラムの必要性
- CoSTR 2010に基づいて，各国や地域はそれぞれの事情にマッチした独自のガイドラインを定めている．わが国では日本蘇生協議会（Japan Resuscitation

Council：JRC)と日本救急医療財団が合同ガイドライン作成委員会を立ち上げ，米国心臓協会(American Heart Association：AHA)やヨーロッパ蘇生協議会(European Resuscitation Council：ERC)と同様に「JRC(日本版)ガイドライン」をとりまとめている．ガイドラインに基づいた診療を広く普及させるためには，標準的な教育プログラムの開発が有効である．

- ACLS：心血管系危機に対して医療従事者の蘇生スキルを向上させ，チームとしての蘇生を習得するためのシミュレーションなどを通して学ぶプログラムの先駆けとして，AHAが開発したACLS(Advanced Cardiovascular Life Support)コースが1990年代よりわが国でも導入され普及している．
- ICLS：わが国のガイドラインに準拠したプログラムとしては，突然の心停止に対する最初の10分間のチーム蘇生に対象を特化させ，コース構成もより簡素なICLS(Immediate Cardiac Life Support)が，日本救急医学会により開発された．非常に多くの数のコースが開催されており，医師以外にも多くの看護師や救急救命士などが受講している[1](2010年1月末現在，5,512のコースが開催，94,894人が受講)．本項では心肺停止に対するICLSを中心に解説する．なお，小児の心肺停止に関しては「CPAOA(SIDSを含む)」(⇨459頁)を参照していただきたい．

B. 最初の処置

まず，最初に心肺蘇生を行うための準備が重要である．また，患者によっては，そもそも心肺蘇生を始めるべきかどうかを考慮することも必要となる．

1 準備 安全確認，感染防御，器具確認は蘇生の前提として励行する．

① 院外発生心肺停止に対する準備 院外発生の場合，主に救急隊から情報を得て準備を始める．年齢，性別，既往歴などの一般情報以外に，心肺停止発生が目撃(witness)されたか否か(witnessがない場合は健康であったことが確認された最終時刻)，市民によって心肺蘇生(bystander CPR)やAEDを用いた除細動(public access defibrillation：PAD)がなされたか否か，最初に確認された心調律，救急救命士によって施行された特定行為の内容などが必要である．必要に応じ，容態の変化などについての第2報を得る．これらの情報をもとに蘇生を行う場所や人員の確保，必要な機材の準備を行う．施設によっては，この時点で経皮的心肺補助装置(percutaneous cardiopulmonary support：PCPS)などの侵襲的な体外循環装置を用いた蘇生(extracorporeal CPR：ECPR)の準備も検討される．

② 院内発生心肺停止に対する準備 ERには，walk-inの軽症患者から救急搬送される重症患者まで非常に多様な患者が受診する．そのため，当初は軽症と考えられていた患者が急変して突然心肺停止になることもある．待合室も含めてER内での急変を常に察知できるようにしておくとともに，胸痛などの主訴で来院したハイリスク患者はすぐにモニターを装着し，迅速に診察が開始されるようにトリアージがなされる工夫が必要である．

2 DNAR(do not attempt to resuscitation order) 通常，予期しない時期での心肺停止に対しては心肺蘇生が行われるべきであるが，すべての治療を尽くし終えた末期的時期の心肺停止に対しては，担当医師の医学的判断の結果として出されたDNARの指示に従い，蘇生の不開始が選択されるべきである．

3 成人の一次救命処置(BLS) アルゴリズムを図1に示す．

① 反応を確認する 肩を軽く叩きながら大声で呼びかける．何らかの応答や目的のある仕

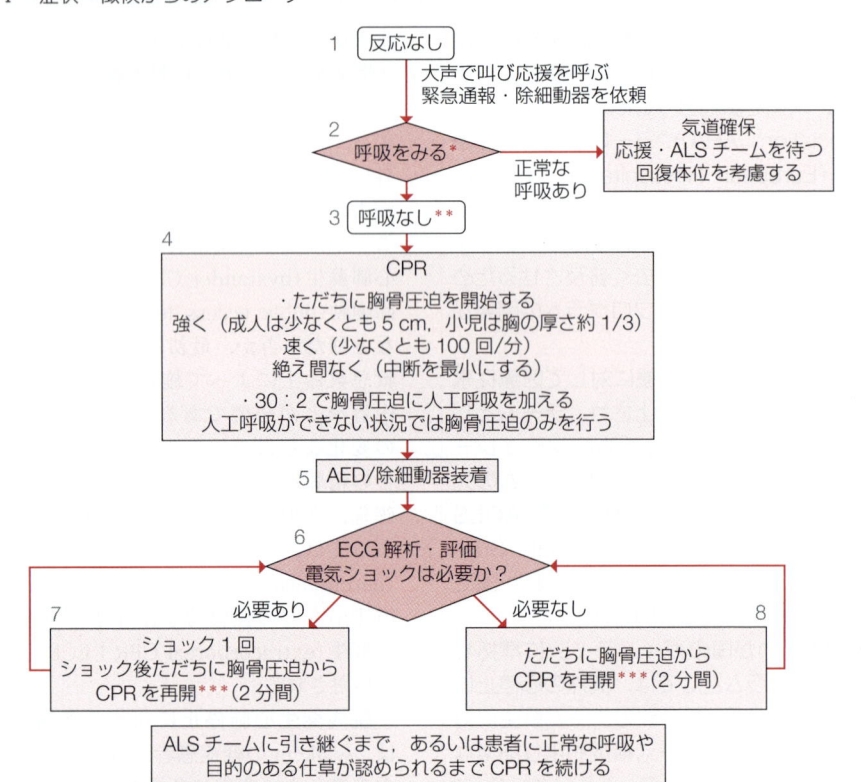

```
                    1  反応なし
                          │
                          │ 大声で叫び応援を呼ぶ
                          │ 緊急通報・除細動器を依頼
                          ▼
                    2  ┌─呼吸をみる*─┐      気道確保
                       │           ├─正常な──応援・ALS チームを待つ
                       └───────────┘ 呼吸あり 回復体位を考慮する
                          │
                          │ 呼吸なし**
                          ▼
                    3
                    4  ┌─────────CPR─────────┐
                       │・ただちに胸骨圧迫を開始する│
                       │ 強く（成人は少なくとも 5 cm，小児は胸の厚さ約 1/3）│
                       │ 速く（少なくとも 100 回/分）│
                       │ 絶え間なく（中断を最小にする）│
                       │・30:2 で胸骨圧迫に人工呼吸を加える│
                       │ 人工呼吸ができない状況では胸骨圧迫のみを行う│
                       └──────────────────────┘
                          │
                    5     │ AED/除細動器装着
                          ▼
                    6  ┌──────────────┐
                    ┌──│ ECG 解析・評価 │──┐
                    │  │ 電気ショックは必要か？│  │
                    │  └──────────────┘  │
                    │ 必要あり         必要なし │
                    ▼                         ▼
             7 ┌──────────┐        ┌──────────┐ 8
               │ ショック1回   │        │ ただちに胸骨圧迫から│
               │ ショック後ただちに胸骨圧迫から│        │ CPR を再開***(2 分間)│
               │ CPR を再開***(2 分間)│        └──────────┘
               └──────────┘

          ALS チームに引き継ぐまで，あるいは患者に正常な呼吸や
          目的のある仕草が認められるまで CPR を続ける
```

図 1　医療用 BLS アルゴリズム
*・気道確保して呼吸の観察を行う
　・熟練者は呼吸と同時に頸動脈の拍動を確保する
**・死戦期呼吸は心停止として扱う
　・「呼吸なし」でも脈拍がある場合は気道確保および人工呼吸を行い，ALS チームを待つ
***強く，速く，絶え間ない胸骨圧迫を！

〔JRC（日本版）ガイドライン 2010 より〕

草が認められない場合は，「反応なし」と判断する．

2 **応援要請と資機材の手配**　患者の反応がない場合は，大声で助けを求める．そして必要な人員と資機材を手配する．院内では「救急コール・救急カート・除細動器（AED）」などを要請する．

3 **心肺停止の判断**　気道を確保し，正常な呼吸の有無を確認する．患者の呼吸を 5～10 秒程度，見て，聞いて，感じて観察し，呼吸がみられない場合，または死戦期呼吸がみられた場合は呼吸停止と判断する．蘇生に熟練したものは，同時に脈拍の有無も頸動脈で確認する．呼吸を観察している 5～10 秒間に脈拍があることを確信できない場合には心肺停止と判断する．脈拍確認に自信がない場合は呼吸観察のみを行い，反応と呼吸がなければ心肺停止と判断する．

4 **胸骨圧迫**　なるべく患者を硬い床や堅牢なストレッチャー上で仰臥位としてただちに胸骨圧迫を開始する．深さは胸が少なくとも 5 cm 沈む程度に，1 分間に少なくとも 100 回

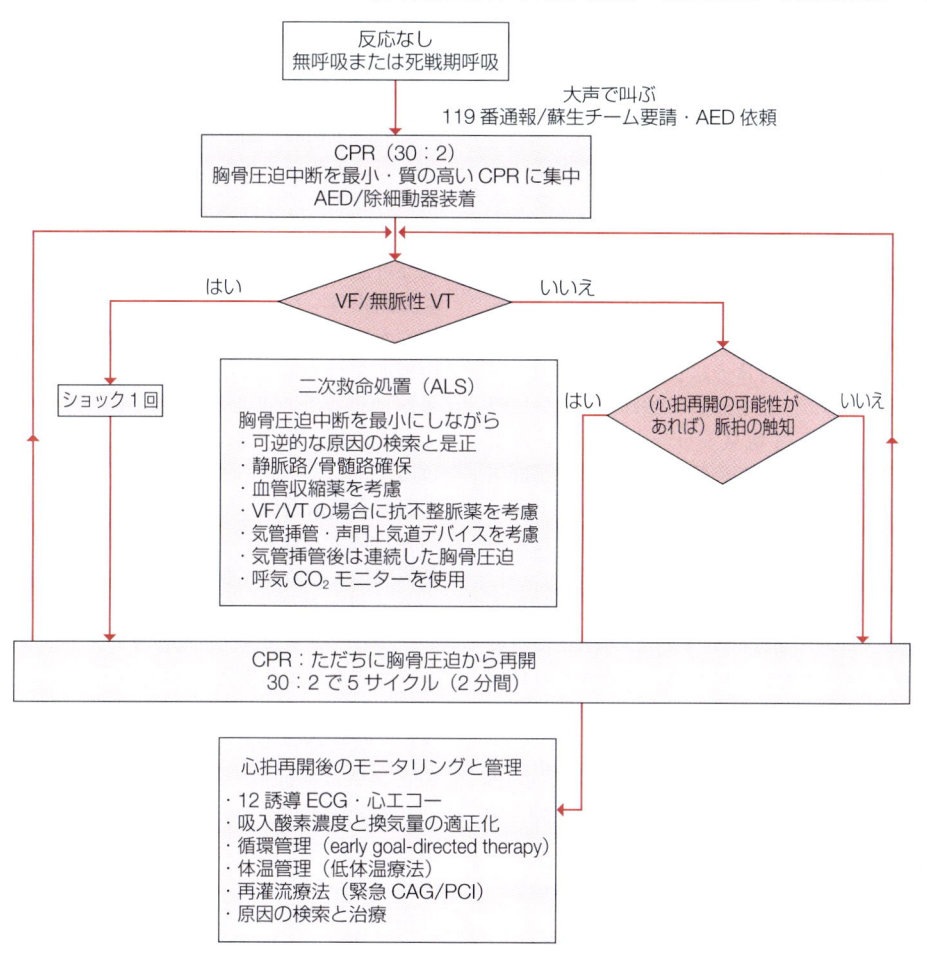

2 救命処置を要する致死的病態—心肺停止と二次救命処置

```
┌─────────────────┐
│   反応なし       │
│ 無呼吸または死戦期呼吸 │
└─────────────────┘
          │      大声で叫ぶ
          │   119番通報/蘇生チーム要請・AED依頼
          ▼
┌─────────────────────────┐
│     CPR (30：2)          │
│ 胸骨圧迫中断を最小・質の高いCPRに集中 │
│      AED/除細動器装着     │
└─────────────────────────┘
          │
          ▼
     ◇ VF/無脈性VT ◇
   はい ←         → いいえ
          │               │
          ▼               ▼
     ┌────────┐    ┌─────────────────┐    ◇(心拍再開の可能性が
     │ショック1回│    │ 二次救命処置 (ALS) │      あれば)脈拍の触知◇
     └────────┘    │ 胸骨圧迫中断を最小にしながら │   はい       いいえ
                    │ ・可逆的な原因の検索と是正 │
                    │ ・静脈路/骨髄路確保      │
                    │ ・血管収縮薬を考慮       │
                    │ ・VF/VTの場合に抗不整脈薬を考慮│
                    │ ・気管挿管・声門上気道デバイスを考慮│
                    │ ・気管挿管後は連続した胸骨圧迫│
                    │ ・呼気CO₂モニターを使用  │
                    └─────────────────┘
          │
          ▼
┌─────────────────────────┐
│ CPR：ただちに胸骨圧迫から再開  │
│    30：2で5サイクル(2分間)    │
└─────────────────────────┘
          │
          ▼
┌─────────────────────────┐
│ 心拍再開後のモニタリングと管理 │
│ ・12誘導ECG・心エコー        │
│ ・吸入酸素濃度と換気量の適正化 │
│ ・循環管理(early goal-directed therapy) │
│ ・体温管理(低体温療法)       │
│ ・再灌流療法(緊急CAG/PCI)    │
│ ・原因の検索と治療           │
└─────────────────────────┘
```

図2 ALSアルゴリズム

〔JRC（日本版）ガイドライン2010より〕

のテンポで行う．圧迫の解除は胸の高さが元に戻るまで行い，圧迫と解除の時間の比は，ほぼ1：1になるようにする．

⑤**人工呼吸**　胸骨圧迫30回が終わったら，気道を確保し人工呼吸を2回行う．送気は1回につき約1秒かける．送気する量は人工呼吸によって患者の胸が上がることが確認できる程度とする．人工呼吸は10秒以内で行う．人工呼吸にはバッグバルブマスクなどの感染防護具を用いるべきであり，準備できるまでは胸骨圧迫のみを続ける．

⑥**胸骨圧迫と人工呼吸の組み合わせ(CPR)**
胸骨圧迫30回と人工呼吸2回のサイクルを繰り返す．胸骨圧迫はできるだけ中断しない．AEDによる解析時などを除いて各処置に伴う中断時間は10秒以内にとどめる．胸骨圧迫者の疲労などにより「有効な胸骨圧迫」ができなくなってくるため，2人以上の救助者がいる場合は，1～2分ごとに，胸骨圧迫の役割を素早く交代する．

7 **AEDの装着**　AEDが到着したら，まず電源を入れる．音声メッセージなどにより操作法が指示されるので，原則としてそれに従う．電極パッドの1枚を胸の右上に，もう1枚を胸の左下側に直接密着させて貼り付ける．AEDが心電図の解析をしている間は患者に触れないようにする．

8 **電気ショックと心肺蘇生の再開**　電気ショックが必要な場合は，メッセージとともに自動的に充電される．充電が完了すると電気ショックを行うように促す音声メッセージが流れるので，誰も患者に触れていないことを再度確認して電気ショックを行う．電気ショック後はただちに胸骨圧迫から心肺蘇生を再開する．解析の結果，電気ショックが不要の場合は，そのメッセージの後に，ただちに心肺蘇生を胸骨圧迫から再開する．

9 **心肺蘇生とAEDの繰り返し**　心肺蘇生を再開してから2分経過すると，AEDは自動的に心電図の解析を始める．適応があれば同様に電気ショックを行い，ただちに胸骨圧迫から心肺蘇生を再開する．

10 BLSはAEDが装着されるまで，ALSチームに引き継ぐまで，または患者が動き始めるまで継続する．

4 成人の二次救命処置（ALS）
アルゴリズムを図2（9頁）に示す．

1 **除細動器または心電図モニター装着**　マニュアル除細動器では蘇生を行う者がリズムチェックを行う（モニター上の波形を確認するとともに必要に応じて脈拍の確認も行う）．VFまたは無脈性VTであれば，電気的除細動を1回行い，ただちに胸骨圧迫を再開する．電気ショックのエネルギー量設定は各機種によって異なる．リズムチェックの結果，心静止（asystole）あるいは無脈性電気活動（pulseless electrical activity：PEA）と判断すれば，電気ショックは行わない．継続的な質の高いCPRと2分ごとのリズムチェックを繰り返しながら以下の処置を行う．

2 **原因検索**　常に病歴や既往歴，身体所見などから迅速に原因検索を行い，原因に対する根本的治療を試みる．

3 **静脈路確保**　胸骨圧迫を中断する必要がないため，末梢静脈路が第一選択となる．輸液としては乳酸リンゲルなどの細胞外液が第一選択．静脈路確保が困難なときは骨髄路を考慮する．静脈路から投与できる薬剤はすべて投与可能である．

4 **薬剤投与**　リズムチェック後，できるだけ速やかに投与する．投与のために胸骨圧迫を中断してはならない．投与後は20 mLの輸液剤で後押し，または輸液剤を全開投与する．その後，投与側の肢を10〜20秒持ち上げる．

5 **高度な気道確保**　気管挿管が最も確実であるが，気管挿管に伴う胸骨圧迫の中止も10秒以内にとどめるべきであり，食道挿管などのリスクも伴うために固執するべきではない．少なくとも最初の除細動まではバッグバルブマスクによる換気を行い，その換気が良好であれば，高度な気道確保を急がなくてもよい．気管挿管が正しく行われた後は胸骨圧迫と換気は非同期で，それぞれ独立して行う．胸骨圧迫は少なくとも100回/分のテンポで，換気は約10回/分とする．

6 **呼気CO_2モニター**　気管挿管のチューブ先端位置の確認として有用であり，胸骨圧迫の質の評価や自己心拍再開のモニターにも役立つ．

C. 病態の把握・診療の進め方

1 **鑑別診断**　突然の心停止をきたす代表的な原因が覚えやすいように4H4Tとして示す〔Hypoxia, Hypovolemia, Hypo/hyperkalemia/Metabolic, Hypothermia：Tension Pneumothorax, Tamponade, cardiac, Toxins, Thrombosis（coronary, pulmonary）〕．

2 **緊急度・重症度の評価**　すべての心肺停止患者の緊急性・重症度は高い．そのなかでもVFや無脈性VTに対する除細動は最も緊急度が高いといえる．しかし，患者や家族の意

思，年齢や原疾患にもよるが，心肺停止が不可逆的な状態である場合もあり，むしろ心肺蘇生をいつ終了するかを検討しなくてはならない場合も多い．終了の時期に関する普遍的な指標は存在せず，総合的に判断し，個別に対応する必要がある．

D. 引き続き行う処置

1 合併症と対策 CPRに伴う胸腹部臓器損傷，除細動による熱傷，食道挿管などに注意が必要である．なお，心原性心停止で初期調律がVFである成人の院外心停止で，心拍再開後の循環動態が安定している昏睡患者には32〜34℃の低体温療法を12〜24時間行うことが望ましい．低体温療法は初期調律がVF以外の場合や院内発生心肺停止例にも考慮される．高体温により転機が不良となることが報告されており，低体温療法の適応外の場合でも高体温は避けるように管理する．

2 専門医へのコンサルテーション 原因疾患の治療を行うためのコンサルテーションを行う．成人における突然の心停止の多くは急性冠症候群によるので，心電図や心エコーで評価し，急性心筋梗塞が疑われれば緊急冠動脈撮影や冠動脈インターベーションを依頼する．なお，心拍再開後1時間程度までは，身体所見や諸検査によって転機を予測できる項目はないため，安易に心拍再開後の治療撤退を決定することは慎む．

3 入院・帰宅の判断 原則として，全例集中治療室での入院管理が必要である．

上気道閉塞
upper airway obstruction

林　寛之　福井大学医学部附属病院・総合診療部

A. ER診療のポイント

救急診療の基本である気道が障害されると，4分で脳の不可逆的変化を生じてしまい生命を脅かされるので，最も緊急を要する病態である．

- 完全上気道閉塞をきたしている場合は，気道 emergency であり，応援を呼んでいる暇はない．すぐに気道を確保しなければ命を失う．
- 上気道異物であれば，異物の除去が必須であるが，短時間に気道開通がかなわなければ外科的気道確保（輪状甲状間膜穿刺，輪状甲状間膜切開）を要する．気管切開は時間を要するため，この場合には禁忌である．
- 不完全閉塞であれば，気管挿管による気道確保を行う．緊急気道確保の方法は様々な方法があり，自分が最も得意とする方法を数手持っておく必要がある．

B. 最初の処置

吸気時の喘鳴（stridor）は上気道閉塞のサインである．窒息の場合は手を喉にあてがうチョークサイン（図1）を呈する．高度ないびきも舌根沈下による上気道閉塞を疑う．上気道閉塞を疑った場合は，SpO_2モニターしつつ，全症例に100%酸素（リザーバーマスクで10L以上の酸素投与）を投与し，応援を呼ぶ．患者から決して目を離してはいけない．

1 意識障害で舌根沈下による上気道閉塞の場合（物理的な上気道閉塞がない場合）

1 気道確保　まず用手的気道確保（頭部後屈あご先挙上法，下顎挙上法）を行う．頸椎損傷を疑う場合は下顎挙上法を選択する．

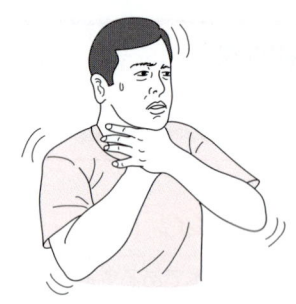

図1　チョークサイン

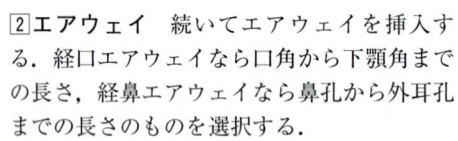

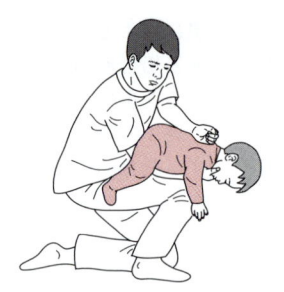

図2　背部叩打法　小児

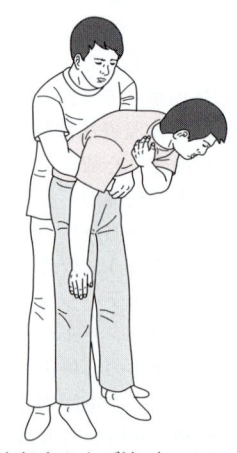

図3　腹部突き上げ法（ハイムリック法）

2 エアウェイ　続いてエアウェイを挿入する．経口エアウェイなら口角から下顎角までの長さ，経鼻エアウェイなら鼻孔から外耳孔までの長さのものを選択する．
① 経口エアウェイは意識障害で自発呼吸があり，嘔吐反射のない者に使用される．エアウェイを逆向きに（凸面を舌に沿わせて）挿入し，先端が咽頭に達したら180°回転させる．舌を押し込まないよう注意する．経口エアウェイで嘔吐反射が起こらない場合は早晩気管挿管を要すると予想される．
② 経鼻エアウェイは鼻粘膜を損傷しないように，血管収縮剤を点鼻し，十分潤滑ゼリーを塗布して挿入する．頭蓋底骨折患者では禁忌である．

3 バッグバルブマスクで換気を補助する
EC法や母指球法でマスクを密着させ，十分下顎を引き上げて気道を開通させておく．

2 異物による上気道閉塞の場合
　異物による気道閉塞の場合は，不完全閉塞と完全閉塞では対応が異なる．

1 不完全閉塞で激しい咳をしている場合，以下の点に注意する．
① 安易に背中を叩かない．異物が重力の影響で落ちて完全気道閉塞になってしまう危険がある．ただし幼児の場合は，頭を下げた状態で抱えて背中を叩くと異物は落ちてくる（図2）．成人を逆さまにして背中を叩くことは可能だが，抱え上げるだけの人数を要する．
② 安易に指を入れない．見えないのに口の中に指を入れると異物をよけい奥に押し込む危険がある．あくまでも口の中に異物が見える場合に取り出す．不完全閉塞で激しい咳をしている場合には，なるべく咳をさせて，目を離さないようにする．

2 完全閉塞になりつつあるか，完全閉塞になった場合　喉頭鏡とマギール鉗子を使って異物を除去する．もし手元にすぐに道具が用意できない時には腹部突き上げ法（ハイムリック法）（図3）を試みる．背後から心窩部に両手をあてがい，勢いよく斜め上に5〜10回引き締める．肺の残気量を利用して異物を押し出す．異物が口の中に見えたときは，異物を取り出す．

③**心肺停止**に陥ったら，そのまま胸骨圧迫を行う．胸骨圧迫で異物が押し出されることがある．

❸その他の上気道閉塞の場合
①不完全閉塞
①100%酸素投与を行い，気道確保の上手な医師の応援を要請する．
②100%酸素投与下でSpO_2が90%をキープできない場合は，気管挿管などを考慮する．
③気管挿管困難が予想される場合は，応援を呼ぶ，または転院搬送に耐えられない場合は，最も慣れた他の方法で気道確保を試みる．
④気道熱傷やアナフィラキシーなど進行性の腫脹による機転では，完全閉塞になる前に気道確保を行う．
②完全閉塞
①まず気管挿管を考慮する．
②気管挿管困難であれば，気道緊急として，外科的気道確保を行う．

C. 病態の把握・診断の進め方

❶**鑑別診断**　病歴から上気道閉塞の診断は比較的容易である．気道異物，気道外傷（下顎骨折，喉頭骨折など），気道熱傷，アナフィラキシーによる喉頭浮腫，急性喉頭蓋炎・口腔底膿瘍などの感染症，重症クループなど．高度意識障害（GCS≦8点）に伴う舌根沈下は気道開通が保てないため，早晩確実な気道確保を要する．

①気道異物の原因
肉，もち，おもちゃ，野菜，入れ歯，豆，アメ，コンニャクゼリー，電池，磁石などがある．特に2歳以下の場合，豆やアメなどは与えてはいけない．気道異物の80%は3歳未満で，1〜2歳の男児に最も多い．多くは気管支に位置する（喉頭3%，気管13%，右気管支以下60%，左主気管支以下23%，両側2%）．気道異物の50〜75%は24時間以内に来院するが，19%は1か月以上経過して来院するので，反復性再発性の肺炎を見たら気道異物を疑う．

②気道異物の3徴
喘鳴，咳嗽，呼吸音消失であるが，すべて揃うのは57%しかない．気道異物の14〜45%は身体所見に異常を認めない．

❷**緊急度・重症度の評価**　急な窒息サイン（チョークサイン⇒図1），突然の咳嗽，呼吸苦，チアノーゼは感度が76〜92%であり，その後，気道異物が末梢に移動すると症状は消失してしまうこともある．突然の窒息症状を呈した場合は，診察時に元気であっても気道異物の存在を疑う．

①嗄声や吸気時喘鳴は上気道閉塞を示唆する．喘鳴そのものの存在は必ずしも緊急性を表さない（仮性クループなど）．吸気時の鎖骨上窩の陥没，胸骨の陥没，呼吸補助筋使用は切迫した呼吸不全を意味する．急速なチアノーゼの出現は致死的である．
②完全上気道閉塞は緊急性が高く処置も明白である．
③不完全上気道閉塞が進行性かどうかを予測して先手をうつことが重要であり，気道熱傷やアナフィラキシー，喉頭骨折などは一見患者が元気そうにみえても，数十分のうちに急速に窒息が進行することがある．SpO_2は不完全閉塞では重症度の指標に役に立たない．状態が許すうちに，気管支鏡や間接鏡で気道閉塞の程度を評価し，必要に応じて確実な気道確保を行う．

　不完全閉塞で気管挿管を試みる前に気管挿管困難であるかどうかを評価する（**表1**）．Mallanpati分類を**図4**に示す．気管挿管困難が予想できる場合は，早期に気道確保の最も上手い医師の応援を呼ぶ．

④病態別の上気道閉塞の戦略を考慮する．
①アナフィラキシーの喉頭浮腫：アドレナリン（ボスミン®）の筋注や吸入
②仮性クループ：アドレナリン（ボスミン®）吸入
③気道熱傷や気道外傷，急性喉頭蓋炎：早期気管挿管を考慮する（**表2**）．

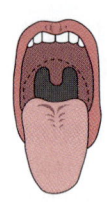

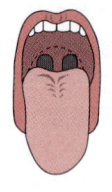

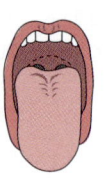

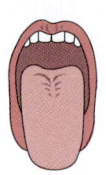

Class 1　　Class 2　　Class 3　　Class 4

図4　Mallampati 分類
Class 1＝開口して舌を突き出した時，口蓋弓，軟口蓋，口蓋垂がみえる．Class 2＝口蓋弓，軟口蓋と一部口蓋垂がみえる．Class 3＝軟口蓋のみみえる．Class 4＝軟口蓋もみえない

表1　気管挿管困難予測（LEMON）

L	Look externally（外表面のチェック） 顔面外傷，大きい門歯，ひげ，巨舌，小顎症，短頸
E	Evaluate the 3-3-2 rule（3-3-2 ルールの評価） 門歯間距離＜3 指 舌骨／オトガイ間距離＜3 横指 甲状腺／舌骨間距離＜2 横指
M	Mallampati 分類（マランパティ分類）⇒図4
O	Obstruction（気道閉塞の有無）
N	Neck mobility（首の可動性）

表2　病態別戦略

病態	戦略
異物	異物除去，ハイムリック法，外科的気道確保
アナフィラキシーの喉頭浮腫	アドレナリン（ボスミン®）0.3 mg の筋注，アドレナリン（ボスミン®）吸入
仮性クループ	アドレナリン（ボスミン®）吸入，ステロイド全身投与
気道熱傷	気管支鏡にて熱傷程度の評価，早期気管挿管
気道外傷	早期気管挿管，気管支ファイバー挿管など
急性喉頭蓋炎	頸部側面 X 線，喉頭鏡による評価，抗菌薬全身投与，早期気管挿管

3 診断がつかない場合の対応
1 気道異物を疑う場合
①気道緊急がなければ，まず胸部 X 線検査を行う．約 90％ の異物は X 線に写らないが，胸部 X 線 2 方向および頸部側面 X 線を撮影する．X 線不透過物であれば，その存在を確認できるが，有機物の場合には X 線検査や CT では写ってこない．最初の 24 時間は胸部 X 線では異常を指摘できないことがある．

②病歴から気管・気管支内の異物か食道の異物かはっきりしないことがある．コインの場合，矢状面になっていれば気管異物，冠状面になっていれば食道異物であると考えられる（図5）．X 線透過性である異物の場合は，X 線には写らないが，無気肺，air trapping，縦隔偏位などの間接所見を呈することがある．吸気時と呼気時で胸部 X 線を撮影することで，気管異物のために肺が呼吸性変動で膨張収縮しないことが確認できる（ホルツクネヒト徴候）．

③気管支鏡で異物を確認し，摘出する．成功率は報告によって異なるが，61〜97％ と良好である．麻酔科，呼吸器内科にコンサルトを行い，原則手術室で行う．

D. 引き続き行う処置（異物以外）
1 完全上気道閉塞で気管挿管が入らない時
気管挿管失敗，マスク換気不能（can not intubate, can not ventilate）は最も緊急性が高く，自分の得意とする気道確保のオプションを必

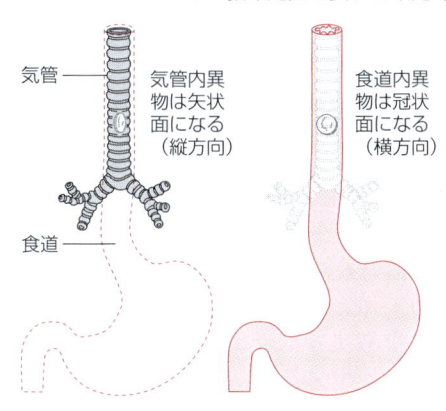

図5 コインの位置鑑別 気管 vs 食道

気管 ― 気管内異物は矢状面になる（縦方向）
食道 ― 食道内異物は冠状面になる（横方向）

ず用意しておかなければ救命はできない.
① 輪状甲状間膜穿刺や輪状甲状間膜切開の外科的気道確保を行う（789頁）．輪状甲状間膜切開は小児では相対的禁忌であり，輪状甲状間膜穿刺を施行する．輪状甲状間膜穿刺では酸素化は可能であるが，約30分で高二酸化炭素血症をきたすために，確実なガス交換のできる気道確保を行う専門医に委ねる．
② 輪状甲状間膜穿刺の代わりにクイックトラック®など緊急気道確保キットが市販されている．

2 不完全上気道閉塞で気管挿管が入らない時

1 異物による不完全上気道閉塞 異物が確実であるなら，全身麻酔下に硬性鏡にて異物を除去する．異物の存在が不確かな場合は，全身麻酔を必要としない軟性鏡で観察してから，異物を除去する．

2 異物以外の不完全上気道閉塞
① ラリンゲアルマスク・コンビチューブ・ラリンジアルチューブ：異物以外による気道閉塞の場合，確実な気道確保の方法として使用してもよい．主に院外における心肺機能停止患者に対して救急救命士が使用される．気管挿管が慣れていない医師の気道確保の代替法にもできるが，進行性に浮腫が生じてくる病態では一時的な処置に過ぎない.
② ラリンゲアルマスクが入らない時：代替挿管手段を試みる．チューブイントロデューサー（ガムエラスティックブジー），逆行性挿管，盲目的経鼻挿管，光源付スタイレット，気管支ファイバー挿管など．自分の最も慣れた方法を獲得しておく．

3 入院・帰宅の判断（disposition）
① 気管挿管や器具のよる気道確保を要した場合は入院して治療を継続する．
② 異物による上気道閉塞は解除されてたとえ元気であったとしても24時間経過観察入院が望ましい．異物の存在がはっきりしない場合には24時間の経過観察入院後，再度検査を行う．
③ 進行性の気道閉塞（気道熱傷，アナフィラキシーなど）を疑う場合は，その重症度にあわせて入院決定を決める．仮性クループは多くは入院を要しないが，アドレナリン（ボスミン®）吸入の場合はリバウンドに注意して最低2時間経過観察を行い，酸素化が悪い場合，高度呼吸困難があった場合は入院加療を行う．

E. 入院3日間のポイント

- 原疾患により対応が異なる．
- 誤嚥性肺炎の進展に注意する．
- 進行性窒息（熱傷，アナフィラキシーなど）に注意する．

急性呼吸不全，慢性呼吸不全の急性増悪

acute respiratory failure, acute exacerbation of chronic respiratory failure

藤島清太郎　慶應義塾大学准教授・救急医学

A. ER診療のポイント

- 呼吸不全の原因となる慢性疾患がない患

者において，呼吸機能が急速に低下し，室内気吸入下で$PaO_2 \leq 60$ Torr（P/F比≤ 300とほぼ同義）を満たす場合に急性呼吸不全と診断する．さらに$PaCO_2 \leq 45$ TorrのI型，$PaCO_2 > 45$ TorrのII型に分類される．狭義には，急性肺損傷（acute lung injury：ALI）/急性呼吸窮迫症候群（acute respiratory distress syndrome：ARDS）とほぼ同義で用いられる場合もある．

- 慢性呼吸不全の急性増悪は，文字どおり慢性呼吸不全状態にある患者の呼吸状態が急速に悪化したもので，基礎疾患を有しない急性呼吸不全とは診断上区別されるが，初期診療はほぼ同じある．ただし後者では治療目標が病態安定時と同程度の酸素化となる点が異なる．
- 呼吸停止など急変し得る病態であり，適宜酸素投与を開始しつつ迅速に診療を進める必要がある．

B. 最初の処置

１ バイタルサイン，呼吸状態，SpO_2，簡単な病歴の確認と気道確保

① 呼吸数が30回/分以上ある場合⇨重症と判断する．
② ショック状態⇨敗血症，緊張性気胸などの重篤な病態を示唆する．
③ 意識障害⇨中枢神経疾患の合併，CO_2ナルコーシスなどを疑う．
④ SpO_2低値を認めた場合⇨迅速に診療する．ただし上気道閉塞は，SpO_2にかかわらず緊急処置が必要である．
⑤ 病歴聴取：低酸素血症の原因となる疾患の既往，咳嗽，膿性痰，呼吸困難，起坐呼吸などの呼吸器症状および胸痛の有無を最低限聴取する．

２ 酸素投与，人工呼吸

１ 呼吸停止やその切迫状態（下顎呼吸など）は気管挿管，人工呼吸管理の適応である．$SpO_2 \leq 90\%$であれば，直ちに酸素投与を開始する．$91 \sim 95\%$の場合は，呼吸困難の訴えが強ければ，適宜酸素を投与する．

２ それぞれの投与器具の特徴をよく理解したうえで選択し，十分な酸素化が得られるよう，高濃度高流量の酸素を投与するのが原則である．

① すなわち，鼻カニュラでは2L/分より始め4〜6L/分まで適宜増量する．
② より確実な酸素化には，ベンチュリー（Venturi）マスクで35〜50%の酸素を投与する．
③ これで不十分な場合は，リザーバーバッグマスクで酸素10L/分以上の投与，さらにNPPV，気管挿管下陽圧人工呼吸を考慮する．

３ 慢性呼吸不全の患者で，特に過去にCO_2ナルコーシスの既往がある場合は，微量酸素流量計を用いて少量から投与する．すなわち，鼻カニューレで0.5〜1L/分，ベンチュリーマスクで24%から開始し，適宜酸素濃度を上げていく．CO_2ナルコーシスには注意が必要であるが，万一発症してもバッグ換気やNPPVで対処できるので，過度に恐れる必要はない．

① 鼻カニューレ：簡便で患者の違和感が少なく，軽度低酸素血症に対し用いられる．通常，酸素1L/分に対し4%の吸入気酸素濃度の増加が期待できるが，過換気状態や，口呼吸を行っている場合は酸素化の効率が悪い．
② ベンチュリーマスク：24〜50%の範囲で酸素濃度を比較的正確に調節可能であり，P/F比により低酸素血症の程度を評価可能である．一方，患者によっては閉塞感が強く，また50%より高濃度の酸素は投与できない．
③ リザーバーバッグマスク：10L/分以上の酸素投与とマスクの顔面密着により，50%より高い濃度の酸素を投与可能である．ただし患者の閉塞感は強く，正確なP/F比

の算出が困難という欠点がある．

3 簡単な身体所見
1 チアノーゼ，ばち指，浮腫
① 口唇，手足のチアノーゼは低酸素血症を示唆するが，貧血を伴う場合は認めにくい．
② 手指のばち指は，慢性心肺疾患の存在を示唆する所見である．
③ 四肢に浮腫を認める場合は，慢性心不全，腎不全を疑う．

2 頸静脈怒張
45°の半坐位で怒張を認める場合は，血管内過剰体液や右心不全を疑う．

3 胸郭運動と胸部打診
① 胸郭運動の左右差を認める場合は，胸郭脊椎の変形以外に緊張性気胸，片側大量胸水貯留，重症肺炎などを疑う．
② また打診を行うことで，中等度以上の胸水貯留や気胸は診断できる場合が多い．

4 胸部聴診
① 乾性ラ音（連続音）：呼気時に強く肺野全体で聴取される楽音様音で，気管支喘息発作，COPDの急性増悪，一部の心原性肺水腫などで認める．時に聴診器を用いずに聴取可能な場合があり，喘鳴と呼ばれる．
② 湿性ラ音（不連続音）：吸気時に強く病変部に限局して聴取される水泡が弾けるような音で，各種の肺炎，肺水腫，間質性肺炎・肺線維症，過敏性肺臓炎などで認める．
③ これ以外に，吸気・呼気ともに聴取される不連続音として胸膜摩擦音があり，胸膜炎で認める．
④ 心音：Ⅲ音やⅣ音の存在によるギャロップ音，弁膜疾患を示唆する心雑音に留意する．

4 一般血液検査，動脈血ガス分析（BGA）
1 血液検査項目
① 肺炎や気道感染が疑われる場合⇨末梢血，CRPに加えてプロカルシトニン，迅速マイコプラズマIgM，さらに尿中肺炎球菌抗原，レジオネラ抗原検査，喀痰の塗抹・培養検査（結核が疑われる場合は抗酸菌染色）を行う．
② 肺血栓塞栓症が疑われる場合⇨Dダイマーを追加
③ 心不全が疑われる場合⇨BNPを追加
④ 急性冠症候群が疑われる場合⇨トロポニンTなどの心筋マーカーを追加

2 動脈血ガス分析
① 目的：低酸素血症（PaO_2），高・低炭酸ガス血症（$PaCO_2$），代謝異常（pH，HCO_3^-，base excess）に加えて，乳酸アシドーシス（乳酸），CO中毒（COHb），メトヘモグロビン血症（Met-Hb）などの診断である．
② 採取部位：橈骨動脈，肘動脈，大腿動脈，足背動脈などの拍動を良好に触知可能な部位を選択する．橈骨動脈では，併走する静脈がないために静脈血の混入頻度が低く，測定値の信頼性が高い．

3 診断
低酸素血症の原因となる慢性疾患がない場合，P/F比＜300で急性呼吸不全と診断する．なおHb解離曲線のシフト，CO中毒，メトヘモグロビン血症などによりPaO_2とSpO_2が解離することに注意する．$PaCO_2$高値を認めた時は，アシドーシスを伴っていれば腎性代償を伴わない急性発症のⅡ型呼吸不全，アシドーシスを認めなければ，腎性代償を伴う慢性のⅡ型呼吸不全と判断する．pHとbase excessまたはHCO_3^-は，代謝障害や前述した腎性代償の評価に必須である．

5 胸部X線
① 歩行可能であれば，立位で正側2方向を撮影する．ポータブル撮影時もできるだけ半坐位で撮影することで，肺野陰影と胸水の鑑別や心拡大の評価が可能である．
② 胸部X線写真により，浸潤影（肺炎，肺水腫，肺挫傷など），心拡大，気胸，胸水・血胸，間質性肺炎・肺線維症，胸部手術歴などが判別可能である．COPD，重症肺血栓塞栓症，淡い陰影（過敏性肺臓炎，ニューモシスチス肺炎など）もわかる場合がある．

6 12誘導心電図
急性冠症候群，頻脈性・徐脈性不整脈など，左心不全をきたしうる疾患や肺塞栓症の鑑別に有用である．

表1 急性呼吸不全,慢性呼吸不全の急性増悪をきたす傷病

I型呼吸不全(高 CO_2 血症なし)
① 気道疾患:軽症〜中等症の気管支喘息発作,慢性閉塞性肺疾患(COPD)の急性増悪,閉塞性細気管支炎,慢性心肺疾患への気道感染の合併
② 肺実質疾患:各種肺炎,急性肺損傷(ALI)/急性呼吸促迫症候群(ARDS),びまん性肺胞出血,特発性器質化肺炎(COP),過敏性肺臓炎(HP),急性好酸球性肺炎(AEP),各種間質性肺炎・肺線維症の急性増悪,急性間質性肺炎(AIP),膠原病肺(CVD-IP),薬剤性肺障害,悪性腫瘍・癌性リンパ管症
③ 肺血管疾患:肺血栓塞栓症(PTE),脂肪塞栓症候群(FES),羊水塞栓症
④ 肺外病変:気胸,胸水
⑤ 心疾患:心原性肺水腫をきたす様々な疾患(冠動脈疾患,心筋症,弁膜疾患)
⑥ 胸郭外傷:肺挫傷,気胸,血胸

II型呼吸不全(高 CO_2 血症あり)
① 気道疾患:上気道閉塞,重症気管支喘息発作,COPDの急性増悪
② 胸郭・脊椎の異常,手術後:肺結核後遺症の急性増悪,重度の脊椎側彎症による慢性呼吸不全の急性増悪
③ 中枢神経機能障害をきたす様々な傷病や薬剤:脳・脊髄の血管疾患・腫瘍,頭部・脊髄の外傷,睡眠導入薬,鎮静薬,麻酔薬
④ 神経筋疾患:Guillain-Barré症候群(急性炎症性脱髄性多発根神経炎:AIDP),重症筋無力症
⑤ I型呼吸不全の原因となるすべての傷病

表2 呼吸困難の進行速度と疾患

進行速度	疾患
突然〜数分	自然気胸,肺血栓塞栓症(大部分),上気道閉塞(食物,異物,喀痰,腫瘍など),アナフィラキシーによる喉頭浮腫,過換気症候群
数10分〜数時間	気管支喘息発作(突発性発作型),過換気症候群,急性左心不全による肺水腫,一部のALI/ARDS(有毒ガス吸入後など),脂肪塞栓症候群,気道熱傷,誤嚥性肺炎
数時間〜1日以上	細菌性・ウイルス性肺炎,急性喉頭蓋炎,胸膜炎・胸水貯留,うっ血性心不全,多くのALI/ARDS,COPDの急性増悪,間質性肺炎・肺線維症の急性増悪,大部分の気管支喘息発作,閉塞性細気管支炎,急性好酸球性肺炎,急性間質性肺炎,肺血栓塞栓症(まれ)

7 断層心エコー図検査 左心不全をきたす様々な心疾患,肺塞栓症などによる右室負荷,血管内過剰体液による下大静脈径の拡張などの評価に有用である.

C. 病態の把握・診断の進め方

1 鑑別診断
① 急性呼吸不全,慢性呼吸不全の急性増悪をきたす傷病を表1に示した.
② 呼吸困難の進行速度は鑑別診断に有用である(表2).図1には,胸部X線写真上の所見の有無と性状から鑑別される疾患を示した.

2 緊急度・重症度の評価
① 急性呼吸不全,慢性呼吸不全の急性増悪ともに緊急性を要する病態であるが,特に緊急度が高いものとして,上気道閉塞,肺血栓塞栓症,高度の気道閉塞を伴う気管支喘息やCOPD,心原性肺水腫などが挙げられる.
② 重症度は原疾患に依存する部分が多いが,一般的にP/F比が疾患重症度の指標として有用である.ALI/ARDSの診断基準に準じ,≦300を中等症,≦200を重症とみなすことができる.

D. 引き続き行う処置

1 十分な酸素化の達成
基礎疾患のない症例では PaO_2 70〜100 Torr,人工呼吸管理時は概ね150 Torr以下に管理する.ただし慢性呼吸不全の患者では,安定時の PaO_2 を目標とする.

❶ NPPV(非侵襲的陽圧換気療法):表3にNPPVの一般的適応を,表4に適応注意・禁忌を列記した.COPDの急性増悪,急性心原性肺水腫,肺結核後遺症の急性増悪など

2 救命処置を要する致死的病態―急性呼吸不全，慢性呼吸不全の急性増悪

```
                    急性発症の呼吸不全          突然の呼吸困難
                              │                食事中の発症
                              ▼                発声不能，吸気時喘鳴
                      病歴，バイタルサイン，      頸部狭窄音
                      身体所見（肺野聴診）  ──────→ 上気道閉塞
                              │
                              ▼
                        胸部単純X線
                        胸部単純CT
          ┌───────────────┼───────────────┬──────────────┐
    肺野異常陰影（＋） 肺野陰影の有無    肺野異常陰影（－）   肺外異常陰影（＋）
                     にかかわらず                        心拡大，胸水
                     心不全リスク（＋）                   気胸，縦隔気腫
                                                        肋骨骨折
```

```
┌─────────┬─────────┬─────────┬─────────┐
│濃い～中等度の│淡いびまん性 │濃い限局性 │淡い限局性 │
│びまん性の陰影│の陰影     │の陰影    │の陰影    │
└─────────┴─────────┴─────────┴─────────┘
```

自覚症状（呼吸困難，咳嗽，膿性痰，血痰）
身体所見（発熱，肺野湿性ラ音）
血液検査（白血球数，CRP，プロカルシトニン，迅速マイコプラズマ IgM）
尿中抗原（肺炎球菌，レジオネラ菌）
喀痰塗抹・培養，抗酸菌染色

細菌性肺炎	異型肺炎	細菌性肺炎	異型肺炎
ALI/ARDS	ウイルス性肺炎	無気肺	各種肺疾患の初期像
肺胞出血	ニューモシスチス肺炎	特発性器質化肺炎	
	過敏性肺臓炎		
	間質性肺炎・肺線維症		
	脂肪塞栓症候群		
	好酸球性肺炎		
	肺胞出血		
	癌性リンパ管症		
	肺胞上皮癌		

中央分岐:
BNP, 腎機能／心電図／心エコー → 心原性肺水腫（呼吸器疾患合併の可能性も考慮）

Dダイマー／心電図／心エコー／胸部 dynamic CT → **肺血管疾患**（肺血栓塞栓症，脂肪塞栓症候群）

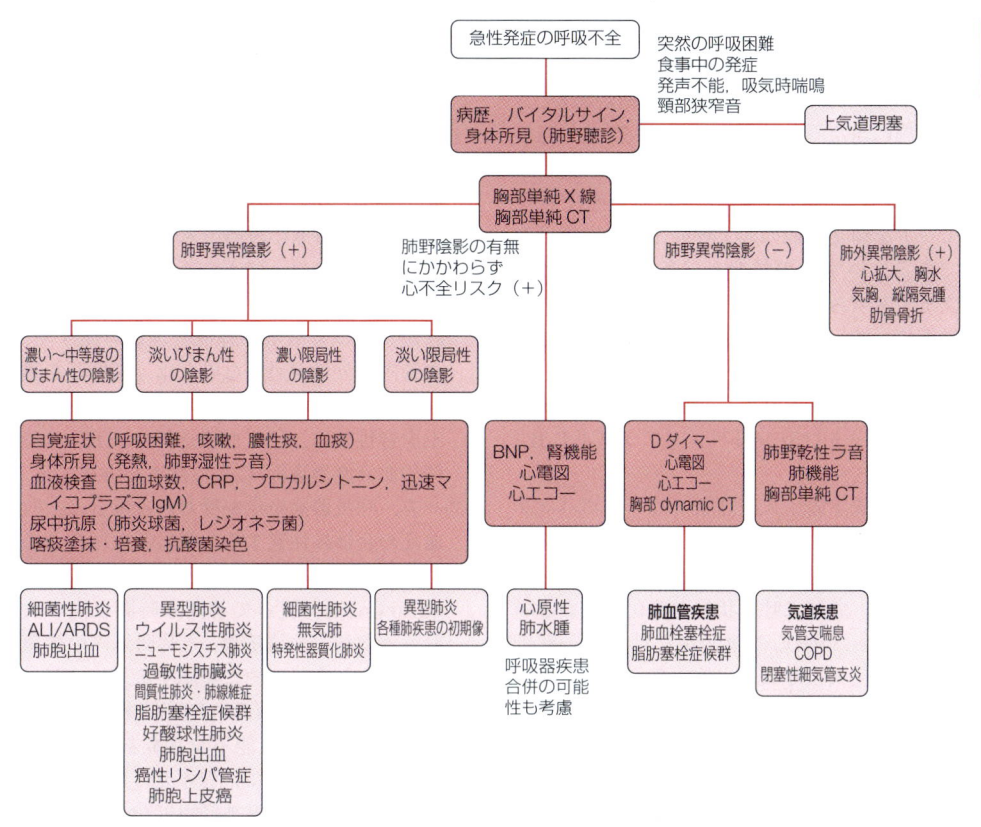

肺野乾性ラ音／肺機能／胸部単純CT → **気道疾患**（気管支喘息，COPD，閉塞性細気管支炎）

図1 急性発症の呼吸不全の鑑別

表3 NPPVの一般的適応（疾患名を除く）

- 意識状態が良く協力的であること
- 循環動態が安定していること
- 気管挿管が必要でないこと（気道が確保できていること，喀痰の排出ができること）
- 顔面の外傷がないこと
- マスク装着が可能なこと
- 消化管が活動している状態であること（閉塞などのないこと）

表4 NPPVの一般的な適応注意・禁忌

- 非協力的で不穏な場合
- 気道が確保できない場合
- 自発呼吸がない場合
- 昏睡，意識状態が悪い場合
- 循環動態が不安定な場合
- 最近の腹部・食道手術後の場合
- 顔面の外傷・熱傷・手術や解剖学的異常でマスクがフィットしない場合
- 2臓器以上の臓器不全がある場合
- 急性冠症候群（心筋梗塞，不安定狭心症）を合併している場合
- 咳反射がない，または弱い場合
- ドレナージされていない気胸がある場合
- 嘔吐や腸管の閉塞，活動性消化管出血がある場合
- 大量の気道分泌物がある，または排痰できない場合

は良い適応とされる．その他，気管支喘息発作，各種間質性肺炎・肺線維症，初期のALI/ARDSなどでも，試みる価値がある．

実施に当たっては，Bilevel PAP（フィリップス・レスピロニクス社製BiPAP Visionなど）がよく用いられるが，非挿管（NPPV）モードを備えた他の人工呼吸器でも実施可能である．いずれの場合も，各機種に応じたフェイスマスクを用いる．初期設定の一例を以下に示す．

　［モード］S/T，EPAP 4〜5 cmH₂O，IPAP 8〜15 cmH₂O，［トリガー］最大感度，［バックアップレート］15/分，［バックアップI:E比］1:3．

❷気管挿管下陽圧人工呼吸：リザーババッグマスクによる酸素投与でもSpO₂≧90%を維持できない場合，進行性の高CO₂血症を認める場合，急速に呼吸状態が悪化している場合などは，NPPVの適応がなければ，気管挿管下陽圧人工呼吸を実施する．

気管挿管は通常経口的に行う．以下に人工呼吸器初期設定の一例を示す．

　［モード］SIMV＋PS，［FIO₂］1.0，［1回換気量］6〜10 mL/kg（500 mL固定でも可），［PEEP］5 cmH₂O，［ピーク気道内圧］40 cmH₂O以下，［呼吸数］15回/分，［吸気時間］1秒（またはI:E比1:3）．

気道抵抗が高く，患者の呼吸とうまく合わない場合は，バッグ換気を行いながら麻酔や集中治療の専門医にコンサルテーションする．

❷胸部CT

①単純CTは，肺野陰影（特に淡い，小病変，縦隔近傍や横隔膜直上などにあり判別しにくい場合），気胸，胸水・血胸，縦隔病変に対する検出感度が高い．また肺野病変の分布と性状（特に空洞の有無），末梢気管支壁の肥厚などの把握に有用である．

②一方，dynamic CTは肺血栓栓塞症の診断を確定するうえで必須の検査である．これら病変（特に肺血栓栓塞症）の診断能は，機器の性能に大きく依存するため，MDCT，ヘリカルCTでの撮影が推奨される．

❸輸液管理

①肺水腫では，心原性・非心原性（ALI/ARDS）にかかわらず，過剰輸液により病態が悪化しないよう注意が必要である．重症例では，外来の段階で水分バランスの計算，断層心エコーによる下大静脈径計測やPiCCO®モニターなどによる血管内水分量評価に基づく厳密な輸液管理を考慮する．血管内水分量が過剰な場合は，利尿薬を適宜投与する．利尿薬に反応しない場合や腎不全合併時には，HD（血液透析），CHDF（持続的血液濾過透析）による除水を考慮する．

②一方，呼吸器感染症が疑われる場合は，敗血症の合併に注意する．特に低血圧を認めた場合は，「Surviving Sepsis Campaign guidelines」に従って初期6時間以内の大量輸液負荷，血液培養，1時間以内の抗菌薬投与などを優先的に実施する．

❹合併症と対策
ALI/ARDS，敗血症などの病態は，多臓器機能不全症候群（MODS）を高率に合併するので，腎不全，DIC，肝不全，消化管出血，中枢神経障害などの診断のための検査を追加で行い，合併を認めた場合は，各々に対する治療を同時に行う．

❺専門医へのコンサルテーション
初期治療により病状が安定し，診断の目処が立った段階で，呼吸器科または循環器科医師に連絡する．

❻入院・帰宅の判断（disposition）
気管支喘息発作で治療反応性が良好な場合などを除き，急性呼吸不全や慢性呼吸不全の急性増悪を呈する多くの病態では，入院加療が必要である．人工呼吸管理は，ICUで行うことが望ましい．

E．入院3日間のポイント

● 診断が確定した基礎疾患がある場合：基礎疾患の治療が基本となる．

● 適切な酸素化の維持：十分な酸素化が保た

れるよう，酸素療法，NPPV，侵襲的人工呼吸を適切に選択する．適応があれば（ウイルス性肺炎などの可逆性病態），ECMOの使用も検討する．
- ALI/ARDS と類似疾患の鑑別：ALI/ARDS が疑われる場合は，各種肺炎，急性好酸球性肺炎などを鑑別するため，積極的に気管支肺胞洗浄を実施する．

循環血液量減少（出血）性ショック

oligemic shock, hypovolemic shock

萩原章嘉　国立国際医療研究センター・第一救急科医長

A．ER 診療のポイント

循環血液量減少性ショックは出血や血漿成分の漏出などにより有効循環血液量が減少することで生じる．

1 原因
- 原因は，①外傷，②消化管からの出血（吐血，下血など），③内因性疾患による腹腔内出血（肝臓癌破裂など），④治療に伴う出血（手術操作など），⑤熱傷（血漿成分の創面や組織間への漏出），⑥腹膜炎，急性膵炎，腸閉塞など（血漿成分の腹腔内，後腹膜腔内，腸管内への漏出）などである．
- 本項では，最も緊急性が高い外傷による循環血液量減少性ショック（出血性ショック）の診断，そして初期治療を中心に述べる．出血性ショックに対応できれば，出血以外の低容量性ショックには十分対処できる．

2 診断　収縮期血圧のみで出血性ショック（以下，ショック）を判断することは，ショックの認知を遅らせる可能性がある．通常，有効循環血液量の 30% 以下の出血では，生体の代償機転が生じることで収縮期血圧の低下は起こらないとされている．したがって，ショックの早期診断には，皮膚所見，末梢循環所見，脈の所見，意識レベルなどが重要となる．

- **皮膚所見**　早期診断には，最も重要な所見である．末梢血管収縮による皮膚の蒼白，皮膚温の低下，冷汗などはショックの早期所見と診断する．
- **末梢循環所見**　災害時のトリアージなどにも使われる簡便なテストとして，capilary refill time（CRT：毛細血管再充満時間）がある．爪床または小指球を 5 秒間白くなるまで圧迫する．そして，圧迫を解除した後，再び赤みが戻るまでの時間を末梢循環の指標とするものである．2 秒以上ならば異常で，末梢循環不全，すなわちショックと診断する．
- **脈の所見**　頻脈はショックの早期の臨床症状である．頻脈は，乳児では 160/分以上，幼児では 140/分以上，学童期では 120/分以上，成人では 100/分以上とされている．高齢者や β ブロッカーを服用している患者は，交感神経に対する反射が抑制されているので頻脈にならないことがあり注意を要する．また，急激な大量出血の時には，迷走神経反射による徐脈を呈することがある．有効循環血液量の減少と頻脈とは必ずしも相関関係にないことを認識する必要がある．脈拍数を収縮期血圧で割った shock index（脈拍/収縮期血圧）は，ショックの指標に有効であるとされている．従来は，shock index が 1 以上の時，ショックと診断することが推奨されていたが，最近はより低い値（0.75～0.8）で，すでにショックが始まっていると考えられている．
- **意識レベル**　重篤な出血性ショックでは，脳血流量の急激な低下より不穏などの意識の変調を認めることがある．しかし，大量な出血をきたしているにもかか

わらず，意識が明瞭なこともあり注意を要する．無反応や昏睡状態は脳血流の破綻を示しており，心停止寸前の所見である．

B．最初の処置

1 静脈路の確保 経の太い(18G以下)2本の末梢ラインを確保する．中心静脈路確保より末梢ラインを優先すべきである．このライン確保は出血性ショックの場合は，治療の根底となる手技である．末梢ライン確保部位は，上肢を第一優先とすべきである．小児の場合は末梢ラインの確保が難しいこともあり，その際は骨髄内注射針による骨髄輸液を行う．

2 初期輸液療法 理学的所見より出血性ショックと判断したならば，必ず行わなければならない治療法である．この治療法は，古くからinitial fluid therapyとして世界的に認められている標準治療でもある．

1 輸液 必ず温めた乳酸もしくは酢酸リンゲル液(ラクテック®，ソルラクト®)を使用する．『Advanced Trauma Life Support, 8 th ed[1]』(以後，ATLS)では，生理食塩水の使用も勧めているが，高クロール性アシドーシスが生じる可能性があり，乳酸もしくは酢酸リンゲル液が使用できるならば，こちらを使用したほうがよい．

2 投与量と投与方法 成人は，1～2Lを全開で滴下(ボーラス投与)する．注意点は，この全開滴下(ボーラス投与)はあくまで16Gで末梢が2本確保された場合である．1～2Lをどのくらいの時間で投与すべきかについては，ATLSの教科書では「可能な限り速やかで」と述べているにすぎない．この点に関して『外傷初期診療ガイドライン[2]』(以下，JATEC)では，蘇生時に確保した太い静脈路で全開滴下した場合，2Lを15～20分で投与できると述べている．この初期輸液療法後の循環動態にて，その後の治療方針が大きく変わってくるので，20分以内が許される時間と考えられる．陥りやすい誤りとして，たとえば細い静脈留置針で全開滴下し，結果として1時間かけて1Lが投与されたとしたら，これは初期輸液療法ではなく，出血性ショックに対して誤った治療法となる．

小児に関しては，20 mL/kgの投与を可能な限り速やかに行う．ATLSでは投与回数に関しての記載はないが，JATECでは3回としている．

3 初期輸液療法の反応に基づいた治療方針の決定 初期輸液療法後，すなわち細胞外液1～2Lの20分以内の投与後の循環動態にて，その後の治療方針を決定する．繰り返すが，正しい初期輸液療法を行わなかったならば，これに基づく治療方針を決定することはできない．循環動態は，血圧，脈拍，shock index，皮膚所見，CRT，意識レベル，酸塩基平衡などを総合して判断する[3]．その後，以下に述べる3つの病態に分けられる(**表1，図1**)．

1 安定しない(non-responder) 初期輸液療法にても循環動態が改善しない．具体的には，初期輸液療法後でも血圧が下がる・上昇しない，頻脈が改善しない，ショックの身体所見の改善がない，アシドーシスが進行するなどである．このような患者群は40%以上の出血がすでにあり，さらに相当量の出血が持続していることを意味する．輸血の開始とともに緊急止血操作を開始しなければならない．

2 一過性の安定が得られる(transient responder) 初期輸液療法後に循環動態は改善するが，点滴投与速度をゆるめると再び循環動態が悪くなる状態をいう．このような患者群は，有効循環血液量の20～40%の出血がすでにあり，さらに出血が持続していることを意味する．輸血が必要であり，早急な止血操作が必要である．

3 初期輸液療法で安定(responder) 初期輸液療法で循環動態が安定し，輸液速度をゆるめても循環動態の悪化がない．このような患者群は，20%以下の出血群であり輸血や緊

表1 初期輸液療法後の治療方針*

	安定しない (non-responder)	一過性の安定が得られる (transient responder)	初期輸液療法で安定 (responder)
循環動態	不安定な状態が続く	一過性の改善を認めるが，再び血圧の低下と脈拍の増加を認める．	正常に戻る
予想出血量	大量(40％以上)	中等量で出血の持続を認める(20～40％)	少量(10～20％)
さらなる細胞外液の必要性	高い	高い	低い
輸血の必要性	緊急に必要	必要性は高い	低い
血液型検査	O型の赤血球の使用 (全血は不可)	血液型判定	血液型判定と交差適合試験 (クロスマッチ)
外科手術の必要性	必要性は極めて高い	必要性は高い	可能性がある
早くからの外科医へのコンサルト	必要	必要	必要

*成人で細胞外液2L，小児では20 mL/kg×3のボーラス投与後
(American College of Surgeons Committee on Trauma：Advanced Trauma Life Support, 8th edition. p 65, American College of Surgeons, Chicago, 2008 より改変)

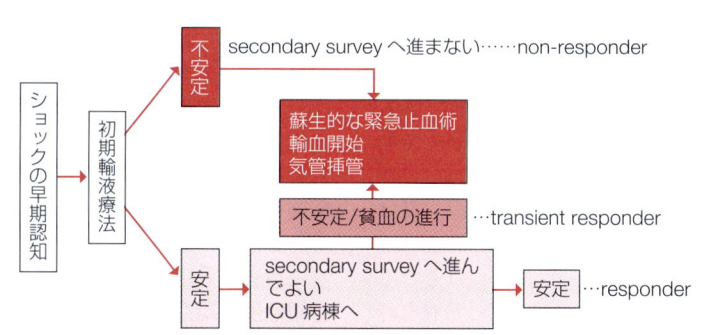

図1 初期診療における循環の反応と治療方針
(外傷初期診療ガイドライン JATEC改訂第3版．p51．へるす出版，2008 より引用)

急止血術の必要性は低い．しかしながら，一時的に止血されているにすぎないこともあり，積極的な出血源の検索は必要である．出血源が判明したならば，外科的止血術にこだわらずIVR(interventional radiology)を応用した，より低侵襲な止血術なども考慮すべきである．

4 解決されていない問題点 上述の初期輸液療法後の3分類，①安定しない(non-responder)，②一過性の安定が得られる(transient responder)，③初期輸液療法で安定(responder)は古くから米国で用いられており，わが国でもJATECの普及に伴いその概念は定着している．しかしながら，これらの分類の鍵となる用語である「循環動態の改善・安定」に関しての客観的な指標は明確とされていない．また，これらの分類の有効性を高いエビデンスレベルで証明した論文は報告されていない．ここに，外傷初期輸液療法に関する混乱があると思われる．

表2 出血量からみた脈拍, 血圧, 意識レベルとショックの重症度

	Class I	Class II	Class III	Class IV
出血量(mL)	<750	750〜1,500	1,500〜2,000	>2,000
出血量(% 循環血液量)	<15%	15〜30%	30〜40%	>40%
脈拍数(/min)	<100	>100	>120	>140 または徐脈
	不変	収縮期圧不変 拡張期圧↑	収縮期圧↓ 拡張期圧↓	収縮期圧↓ 拡張期圧↓
脈圧	不変または上昇	低下	低下	低下
呼吸数(/min)	14〜20	20〜30	30〜40	>40 か無呼吸
意識レベル	軽度の不安	不安	不安, 不穏	不穏, 無気力

体重70 kg を想定.
〔American College of Surgeons Committee on Trauma : Trauma Evaluation and Management(TEAM) : Program for Medical Students : Instructor teaching guide. American College of Surgeons, Chicago 1999 より改変〕

たとえば, ②の一過性の安定が得られる(transient responder)患者群において, 医師が「初期輸液後, 血圧のみならずその他ショックを示唆する徴候の消失が得られた症例で, かつ輸液速度をゆるめても, その状態を維持できていたが時間の経過とともに再び徐々に血圧低下をきたした」(③「初期輸液療法で安定」に近い基準)と考えているか, あるいは「初期輸液によって, 血圧上昇が一時的にだけ認められたもの」(①「安定しない」に近い基準)と考えているかによって治療方針は変わってくる. 前者では, transient responder は responder に近い位置づけとなるので, 外傷診断に関して CT などの精査を行い, 経過中に再び不安定となれば止血治療を選択することになる. 後者では, 「安定しない」患者群に近い位置づけとなるので, この概念を頭に思い描いている医師は, 緊急止血操作の適応と考えてしまう. したがって「一過性の安定が得られる」患者群は, 緊急止血操作がすぐにできない場所, たとえば CT 室などに行くべきでない患者群となる.

これらの問題の解決に関しては今後の研究を待たねばならないが, 外傷初期輸液療法およびその後の治療指針は長年にわたって検証に耐えられた治療法であることは変わらない. 上記のような不明確な点に関する正しい判断は, 各医師の経験に依存するのが実情である. 迷うならば, 専門医へのコンサルテーションが必要である.

C. 病態の把握・診断の進め方

1 鑑別診断 救命処置を要する致死的病態の項目で述べられている, 各ショックすなわち心原性ショック, 閉塞性ショック, 敗血症性ショック, アナフィラキシーショック, 神経原性ショックである. 外傷では, 心外傷による心原性ショック, 心タンポナーデや緊張性気胸による閉塞性ショックの鑑別が重要である. これらの鑑別には中心静脈圧の測定や超音波検査が有用である.

2 緊急度・重症度の評価 出血性ショックの重症度は, American College of Surgeons の分類が普及している(**表2**). この分類は, 初期輸液療法の前あるいは開始すぐに診察された理学的所見に基づき行われる. この分類はショックの病態と臨床所見を理解するために有用であるが, これから輸液量などを決定してはならない. 繰り返すが, 出血性ショックと診断したならば, まず初期輸液療法を行い, 初期輸液療法後の循環動態に基づいた治療方針を行わなければならない.

D. 引き続き行う処置

1 専門医へのコンサルテーション
① ショックの鑑別がつかない場合　ショック

患者の治療は緊急を要するので，ショックの鑑別診断に時間を使ってはならない．鑑別診断がつかない場合は，太い２本の末梢ラインを確保し，出血性ショックに経験のある医師にコンサルテーションする．コンサルテーションする医師がいない場合は，各地域の救命救急センターに勤務する救急科医師に電話にて相談することが望ましい．

2 外傷初期輸液後の治療方針がわからない時
「安定しない（non-responder）」患者群では緊急止血操作が必要となるし，「一過性の安定が得られる（transient responder）」患者群は，上述したように治療方針の決定が難しい．このような患者は救急科専門医に直ちに相談すべきである．病院に相談する医師がいない場合は，各地域の救命救急センターに勤務する救急科医師に搬送を含めて電話にて相談することが望ましい．

3 「初期輸液療法で安定（responder）」の患者の場合 表２の class ⅠかⅡにあたる．ショックを起こした出血源の診断，止血が得られているかの診断，出血以外の合併損傷に対する診断などがつかない場合は，上述したようにコンサルテーションすべきである．診断の確認のためでもコンサルテーションは必要である．

2 入院・帰宅の判断 出血性ショックの患者は，入院の絶対適応である．帰宅させてはならない．入院ができない状況であるならば転送を考えなければならない．

E. 入院３日間のポイント

- 血圧，脈拍，尿量，意識レベルの頻回の観察．
- 腹部超音波検査による腹腔内および胸腔内液体貯留の観察．
- 赤血球数，ヘモグロビン，ヘマトクリットなどの検査．
- CTなどの画像診断による出血源の再評価．

文献

1) American College of Surgeons Committee on Trauma：Advanced Trauma Life Support. 8th edition. American College of Surgeons, Chicago, 2008.
2) 日本外傷学会・日本救急医学会（監）：外傷初期診療ガイドライン―JATEC，改訂３版．へるす出版，2008．
3) Hagiwara A, Kimura A, Kato H, et al：Hemodynamic reactions in patients with hemorrhagic shock from blunt trauma after initial fluid therapy. J Trauma 69：1161-1168, 2010.

心不全・心原性ショック
heart failure・cardiogenic shock

太田 凡　京都府立医科大学教授・救急災害医療システム

A. ER診療のポイント

- 心不全とは，心臓のポンプ機能が低下し，前負荷（静脈還流），後負荷（血管抵抗）の変化に対応できず循環動態が破綻した状態である．肺循環または体循環にうっ血をきたした心不全をうっ血性心不全という．

- 心不全に対し生体は，心拡張，心肥大，交感神経緊張，内分泌機能などで代償をはかる．しかし，その代償機転が破綻すると症状が顕在化する．心原性ショックとは，最も重篤な心不全であり，心拍出量の低下から末梢循環不全に陥った病態である．

- 肺うっ血・肺水腫の程度に応じて，軽度の息切れ（運動耐容能の低下），夜間の発作性呼吸困難，起坐呼吸，ピンク色の泡沫状喀痰，といった症状が出現する．呼吸音の異常は，吸気終末に両下肺野で聴取されるわずかな乾性ラ音から，全肺野で聴取される喘鳴まで様々な程度で認め

- られる．体うっ血による症状としては，顔面や下腿の浮腫が代表的である．
- 原因となる病態としては高血圧症と冠動脈疾患が代表的である．その他，心臓弁膜症，心筋炎，心筋症（特発性，二次性），心膜炎，重症貧血，甲状腺機能亢進症，脚気，動静脈シャントなどが心不全の原因となる．
- 心不全の予後は不良である．症状出現から2年間の死亡率は35%で，その後6年間で，男性の80%，女性の65%が死亡し，特に心原性ショックでは1週間以内に85%が死亡すると報告されている．
- 診療に際しては迅速さが求められる．気道・換気を確保しながら，病態に応じた循環管理を行い，原因治療も並行して行うことが重要である．

B. 最初の処置

1 診療体位の選択 安静が基本である．初めから心不全を疑う場合は，血圧が維持されている限り，起坐位またはファウラー位として前負荷（静脈還流）の軽減をはかる．ショック状態であれば，臥位での診療が原則である．

2 気道確保 肺うっ血による症状として呼吸不全を呈することが多い．意識レベルが低下し気道が確保されていなければ，用手気道確保を行い，改善されない場合は気管挿管も考慮する．

3 換気，酸素化 低酸素症の程度に応じ，鼻カニューラ，酸素マスク（リザーバー付き）を選択し，適切な酸素吸入を行う．酸素吸入のみでは十分な酸素化が得られない場合や，二酸化炭素が貯留する場合は，人工呼吸器管理が必要となる．近年では，気管挿管を行わない人工呼吸器管理（non-invasive positive pressure ventilation：NPPV）の評価が高まっている．

4 モニター装着 状態を把握し変化に迅速に対応するため，心電図モニター・酸素飽和度モニターの装着を行う．血圧も重要な指標であるため，できる限り自動血圧計で繰り返し確認する．

5 静脈路確保 静脈路を確保し必要な採血検査を提出する．輸液製剤としては開始液を選択することが多いが，うっ血症状が強い場合，腎機能低下を伴う場合はナトリウム負荷を避けるため5%ブドウ糖液を選択することもある．うっ血がなく低心拍出によるショックを認める場合は病態に応じ輸液負荷を行う．

例 ソリタT1号（500）IV 20 mL/時（うっ血が中程度までの場合）
5%ブドウ糖液（500）IV 20 mL/時（うっ血が高度の場合，腎機能低下を伴う場合）
ラクテック（500）IV 適量/時（うっ血を認めず心拍出量低下が顕著な場合）

採血検査では，心不全の指標となるBNP（利尿ペプチド）や急性心筋梗塞の補助診断となる心筋マーカー（CK-MB，トロポニンT，トロポニンI，ヒト心臓由来脂肪酸結合蛋白：H-FABP）の同時提出も考慮する．

6 尿道カテーテル留置 尿量は，心不全・心原性ショック治療の重要な指標となる．軽症の心不全を除き，できる限り早期に尿道カテーテルを留置することが望ましい．

7 12誘導心電図 急性心筋梗塞の所見がないか，直ちに治療すべき徐脈性不整脈，頻脈性不整脈がないかを鑑別する．これらが，心不全・心原性ショックの原因となっている場合は，可及的速やかに治療を開始する．

8 病歴聴取 心不全・心原性ショックにおいては，基礎疾患の把握と増悪要因の把握が重要である．表1に示すような，基礎疾患，増悪要因，または，これらを疑う症状があるかどうか，本人または家族に病歴を聴取する．

＊不全を増悪させる可能性の薬剤としては，NSAIDs（非ステロイド系抗炎症薬），抗不整脈薬（Naチャネルブロッカー），βブロッカーなどが知られている．

表1 心不全・心原性ショックの基礎疾患と増悪要因

基礎疾患	増悪要因
陳旧性心筋梗塞 高血圧症 心臓弁膜症 先天性心疾患 心筋症(二次性・特発性) 内分泌疾患	急性心筋梗塞・心筋虚血 不整脈(徐脈性,頻脈性) 感染症・発熱 過労 怠薬 水分の過剰摂取 貧血 肺塞栓 ＊薬剤

C. 病態の把握・診断の進め方

1 鑑別診断

① **心不全** 心不全は,しばしば呼吸器疾患との鑑別が必要となる.心不全,気管支喘息とも,喘鳴,頸静脈怒張が出現しうるため判断を誤ることがある.特に初回の急性心不全は,気管支喘息発作として対応されることがあり注意が必要である.

② **急性心不全** また,急性左心不全では,下腿浮腫,頸静脈怒張といった右心不全症状が認められない場合もある.また,右心不全症状が認められても,肺うっ血(左心不全症状)を認めないこともある.これらの場合に対応を誤ると状態の悪化を招くため,胸部X線,心臓超音波検査(必要があればさらに右心カテーテル)などにより病態を正確に評価しなければならない.

③ 肺炎が先行し,慢性心不全の急性増悪の原因となる場合もしばしば認められる.こうした場合,呼吸器疾患と心疾患の病態を同時に把握し適切に対処する必要がある.

④ **心原性ショック** 心原性ショックにおいては,ショック診療の基本に従う.すなわち,血圧だけに頼らず皮膚の性状や意識状態などから総合的にショックと認識し,循環血液減少性ショック,血管分布性ショック,閉塞性ショックの有無を慎重に鑑別することが大切である.ショックの鑑別については他項に譲る.

2 緊急度・重症度の評価

緊急度・重症度の評価は,まず,自覚症状,バイタルサインが重要である.

① 心原性ショックの急性期死亡率は極めて高く,緊急度・重症度とも高い.心不全においては,利尿薬の内服薬投与で対応可能な軽症から,緊急で気管挿管が必要な重症まで幅広い.

② 鑑別診断および緊急度・重症度の判定のための臨床検査としては,BNP定量,心電図検査,胸部X線検査,心臓超音波検査,右心カテーテル検査が行われる.

①BNP(脳性ナトリウム利尿ペプチド)のうっ血性心不全に対する感度は高い.しかし,特異度は必ずしも高くなく,腎不全など他疾患でも上昇が認められることに注意が必要である.

②12誘導心電図で急性心筋梗塞と診断されれば,緊急の再灌流療法が必要であり急変もありうるため,心不全症状が軽度であっても緊急度・重症度が高いという認識が必要である.なお,急性心筋梗塞の超急性期は正常心電図を示すこともあるため,繰り返しの12誘導心電図が必要な場合もある.また,左房負荷(V1二相性P波),右房負荷(Ⅱ,Ⅲ,aV_FでのP波高位)から,ある程度,心不全の重症度も推測される.

③胸部X線では,心胸比(CTR)の拡大,肺血管陰影の増強,肺小葉隔壁の浮腫(Kerley Bラインなど),上大静脈陰影の拡張,胸水貯留といった所見が一般的な心不全の所見であり重症度とも関連する.しかし,こうした所見のすべてが認められるとは限らず,特に,急性心不全の超早期ではこれらの所見がまったく認められないこともあることに注意が必要である.

④なお,全身性の炎症などに伴うARDS(急性呼吸窮迫症候群)では,肺の血管透過性亢進による肺水腫(非心原性肺水腫)が出現する.

⑤時に,急性左心不全の急性期において,心拡大や肺血管陰影の増強が認められないことがあり,こうした場合は,心臓超音波,

表2 Forrester 分類と治療方針

Forrester 分類		肺動脈楔入圧(mmHg)	
		18 mmHg 未満	18 mmHg 以上
心係数 (L/分/m²)	2.2 以上	Subset I	Subset II
		評価：肺うっ血なし，末梢循環不全なし	評価：肺うっ血あり，末梢循環不全なし
		治療：基礎疾患の治療	治療：血管拡張薬・利尿薬
	2.2 未満	Subset III	Subset IV
		評価：肺うっ血なし，末梢循環不全あり	評価：肺うっ血あり，末梢循環不全あり
		治療：輸液・強心薬	治療：輸液・強心薬・*補助循環装置(血管拡張薬・利尿薬)

＊補助循環装置の種類

右心カテーテル検査で病態の把握に努める必要がある．
⑥心臓超音波検査は，心腔サイズ，心筋の収縮能と拡張能，弁機能不全，血行動態など，心不全の評価および基礎疾患の把握に極めて有用である．心囊液貯留に伴う心タンポナーデの診断，治療にも必須である．しかし検査を行う者の技量に依存するところにやや難点があり，また，心臓超音波にて駆出率(EF：ejection fraction)が正常な心不全もあることにも注意する．
⑦右心カテーテル(Swan-Ganz カテーテル)は，侵襲的検査でありルーティーンに行うものではないが，最も正確に血行動態を評価・モニタリングすることができる．右心カテーテル検査によって心係数および肺動脈楔入圧が得られ，これらの値を利用したForrester 分類(表2)は治療方針の決定に有用である．

3 診断がつかない場合の対応　心臓超音波検査では，下大静脈のコンプライアンスを評価することにより右心不全の程度を推測したり，三尖弁逆流の流速を測定することにより肺動脈圧を推定したりすることができる．中心静脈カテーテル留置による中心静脈圧測定も心不全診療に有用となりうる．最終的に病態の鑑別が困難である場合は，右心カテーテルによる血行動態評価が必要となる．

4 心不全・心原性ショックの治療
1 利尿薬　利尿薬は前負荷軽減を目的として頻用される．その中でもループ利尿薬のフロセミド(ラシックス®)は，安価で利尿作用の他に静脈系の拡張作用も有し，静注後の作用発現まで約15分と短いことから最もよく使用されている．なお，急性心不全に対し利尿薬を使用した際，利尿に伴う血液濃縮のため血栓症(特に脳梗塞)が合併することがある．特に高齢者や心房細動合併例ではそのリスクが高く，病態が重篤でなければ，少量の利尿薬から開始し緩徐な利尿を心がけるほうが無難である．わが国では世界に先駆けて，ヒト心房性ナトリウム利尿ペプチド製剤：カルペリチド(ハンプ®)が発売され，臨床で使用されている．ループ利尿薬にはない血管拡張作用を有し，電解質バランスに影響を与えにくいことが利点とされるが，コスト増となることも指摘されている．

例・ラシックス® 10～20 mg 静注
　・ハンプ® 0.05～0.2 μg/kg/分持続投与

腎機能の低下を合併している場合など利尿薬の効果に乏しい場合に除水を目的として限外濾過，血液透析が行われることもある．

2 硝酸薬　硝酸薬は，静脈系(前負荷)，動脈系(後負荷)とも拡張(軽減)する作用を有し心不全急性期治療に使用される．著しい血圧上昇を伴っている場合は，硝酸薬の舌下や口腔

内噴霧を行うことにより，利尿薬よりも早い効果発現が期待される．

例(血圧が維持されていることが前提)
- ミオコールスプレー®：噴霧
- ミリスロール注®：0.05〜0.1 μg/kg/分より開始．循環動態をモニターしながら，0.1〜0.2 μg/kg/分ずつ増量

③ **塩酸モルヒネ®(外)** 塩酸モルヒネ®は，不安の軽減ばかりでなく，優れた血管拡張薬としても有用である．ただし使用の際には呼吸抑制に注意が必要である．

例 塩酸モルヒネ：2〜5 mgを3分間かけて静注．必要に応じて15分毎に投与を繰り返す．

④ **強心薬** 強心薬としては，カテコールアミン製剤，ホスホジエステラーゼ(PDE)阻害薬が使用される．ジギタリス製剤は頻脈性心房細動が原因となっている場合を除き，急性心不全には適応とならない．心原性ショックの場合は，負荷軽減のみの治療ではショックの増悪をきたす．カテコールアミン製剤であるドパミン，アドレナリンは，主として血圧低下を伴う場合に使用される．ドパミンの合成アナログであるドブタミン(ドブトレックス®)，およびホスホジエステラーゼ(PDE)阻害薬(ミルリノンなど)は心収縮増強作用の他，血管拡張作用も有し，血圧を上昇させずに心拍出量を増加させる強心剤である．

例
- ドブトレックス注®：5 μg/kg/分より開始．20 μg/kg/分まで増量
- ミルリーラ注®：50 μg/kg静注(ローディング)の後，0.125〜0.25 μg/kg/分より開始．20 μg/kg/分まで増量(ローディングは省略されることもあり)
- イノバン注®：5 μg/kg/分より開始．20 μg/kg/分まで増量
- ノルアドリナリン注®：0.03 μg/kg/分より開始．0.3 μg/kg/分まで増量

⑤ 心原性ショックに対しては，補助循環装置の使用も考慮される．大動脈内バルーンパンピング(IABP)が一般的であるが，それでも血行動態が安定しない場合に経皮的心肺補助(PCPS)を使用する場合もある．一部の施設では左室補助人工心臓(LVAD)の使用も許可されている．いずれも出血，血栓症，感染症など合併症や，コストが問題である．

D．引き続き行う処置

① **合併症と対策** 心不全・心原性ショックの診療においては，基礎疾患の治療と感染症など増悪要因となった因子の除去，治療が重要である．時には消化管出血などによる貧血の進行が心不全の増悪要因となっていることもあり全身の評価が重要である．

② **専門医へのコンサルテーション** 酸素投与を必要としない歩行可能な軽症心不全を除き，循環器科領域での入院加療が必要である．心原性ショックはCCU/ICUでの治療が原則である．

③ **入院・帰宅の判断** 軽症心不全であっても，急性冠症候群が疑われる場合や増悪要因の入院治療が必要な場合は帰宅とせず，当該科での入院加療を行う．

E．入院3日間のポイント

① **呼吸循環の管理**
- 安静として呼吸循環管理を行う．病状の軽快に合わせ，酸素や静脈投与薬剤を減量し，徐々に安静度を上げて行く．
- 人工呼吸器，補助循環装置を使用している場合は，できる限り早期の離脱を目標とする．

② **増悪要因の治療**
- 急性心筋梗塞，感染症，貧血など，増悪要因が特定できた場合は，同時に治療を行う．

閉塞性ショック
obstructive shock

西本泰久　大阪医科大学准教授・救急医学

A. ER 診療のポイント

- 閉塞性ショックは，広義の心原性ショックに含められることもあるが，心収縮能の低下が原因ではなく，心臓以外の原因で心臓の拡張が障害された状態である．代表的なものとして，心タンポナーデ，肺血栓塞栓症，緊張性気胸が挙げられる．
- これらの状態に共通した症状の特徴としては，ショック症状以外には，①静脈圧上昇（頸静脈怒張），②血圧低下，③頻脈，④心停止に陥る場合には多くは PEA（pulseless electrical activity，無脈性電気活動）となる，などが挙げられる．
- **心タンポナーデ**…心嚢内の液貯留により起こる心筋の拡張障害によるショックである．急激に起こる心タンポナーデは，約 150 mL の液貯留で症状が出現するといわれている．内因性の原因としては急性大動脈解離（Stanford A 型），心筋梗塞後心破裂が代表的なものである．外傷によるものとしては心損傷などの胸部外傷に伴うものがある．
  緩徐に出現する心タンポナーデでは，液貯留のスピードにより症状の出現する時期や程度も異なる．緩徐に出現してくるものとしては，心外膜炎（ドレスラー症候群など自己免疫性，細菌性，結核性，ウイルス性，癌性），慢性心不全，低蛋白血症などがある．よく似た病態として，収縮性心外膜炎が挙げられる．
- **肺血栓塞栓症**…肺動脈に大きな血栓が詰まることにより，右心系から左心系への血流が障害されるために起こる．肺動脈を閉塞する血栓の量により症状は様々である．血栓の多くは，下肢や骨盤内の静脈内ででき，血流に乗って肺動脈に至るといわれている．血栓形成の原因としては長期臥床や，長時間の座位などが挙げられる．長距離飛行の飛行機内でよく起こる「ロングフライト血栓症」も同様のものである．また，抗リン脂質抗体症候群などの関与が知られている．
- **緊張性気胸**…胸腔内に大量の空気が貯留し，胸腔内の圧が上昇するため，静脈還流が障害され循環が障害された状態である．自然気胸や外傷性気胸が進展して起こる．急激に進行することもある．また，小さな気胸であっても，陽圧換気を行うことで緊張性気胸に進展することもある．

B. 最初の処置

ショックの認知は呼吸と循環の異常により行う．① 10 L/分以上の酸素投与，②モニタリング（心電図，血圧，呼吸数，SpO_2 など），③ルート確保，などを行いながら鑑別と治療を進める．原因不明のショックで，頸静脈の怒張を認めた場合には，心原性ショックとの鑑別が重要である．心原性ショックとの鑑別は，画像診断だけではなく，起坐呼吸の有無，肺野の聴診で水泡音（coarse crackle）の有無などで行う．仰臥位に寝かせ，心原性ショックが否定されれば，細胞外液の急速輸液を開始する．心拍出の維持のためには静脈圧を高く保たなければならない．

1 心タンポナーデ

①心エコーなどで，心タンポナーデの診断がつけば，心嚢ドレナージなどの処置によって心嚢液の減少をはかることが大切である．心嚢穿刺などにより，少量の液を吸引するだけで，血行動態の改善がはかれる．この場合，急激な血圧上昇により，大動脈解離や心破裂部から再出血することもあ

心電図

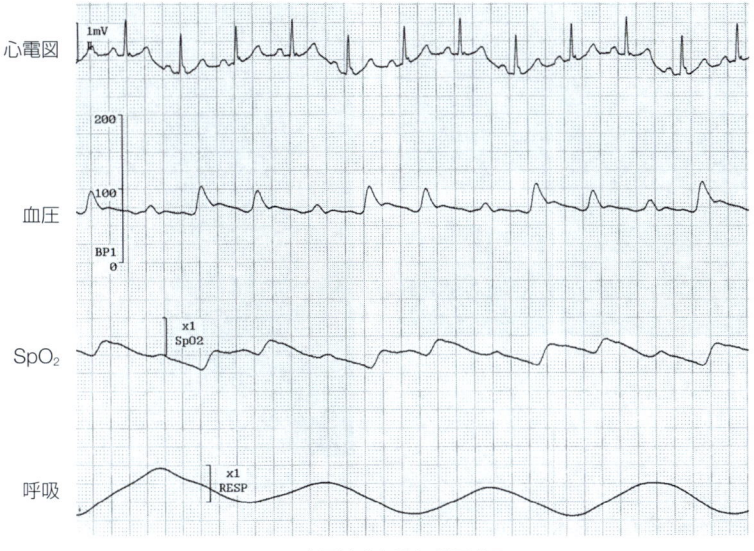

血圧

SpO₂

呼吸

血圧は吸気時に低下する.

図1　奇脈

り，解離では心囊穿刺は禁忌とされている．場合によってはPCPS（percutaneous cardiopulmonary support，経皮的心肺補助装置）のサポートを必要とすることもある．

②急性大動脈解離や心破裂などでは，心囊液中の凝血塊のため穿刺だけでは十分な血行改善がはかれないこともある．

2 肺血栓塞栓症
①血行動態によりPCPSサポート下の治療を考慮する．
②治療は，内科的なt-PA投与，カテーテルによる血栓吸引破砕と外科的な血栓除去術があり，状態や症状により選択される．t-PA投与やヘパリンを投与する場合には，出血傾向に注意し，出血性の合併症に細心の注意を払うことも大切である．
③再発防止のため，下大静脈フィルター留置，抗凝固療法を行う．

3 緊張性気胸　診断がつき次第，胸腔ドレナージを施行する．ドレナージの準備を待つ間に，太めの静脈留置針で緊急胸腔穿刺を行い脱気することで，血行動態の改善をはからなければならないこともある．少量でも脱気することにより血行動態が改善する．

C. 病態の把握・診断の進め方

1 鑑別診断

① 心タンポナーデ
①ベックの3徴：症状としてはベックの3徴（頸静脈怒張，心音減弱，血圧低下）と奇脈（図1）がよく知られているが，徴候すべてがそろうことは少ない．
②画像診断：心エコーが最も有用である．心囊液貯留（echo free space）と，それに伴う心臓の拡張障害を観察する（図2）．心エコーでの拡張障害とは，右心室の虚脱または圧迫，肺静脈や弁の血流量の呼吸による変動である．X線写真での心拡大は明らかでないこともある，また顕著な肺うっ血も認めない．右心カテーテル検査では右心室でのdip and plateau型波形が知られてい

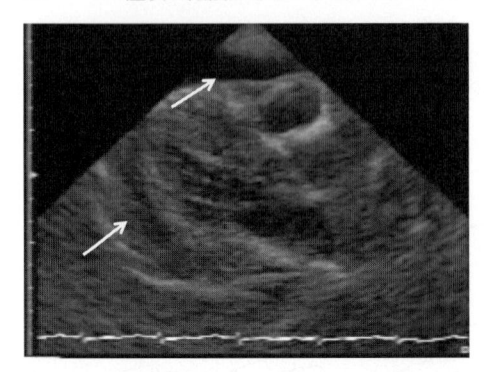

図2 echo free space
心嚢液貯留と拡張障害を認める．

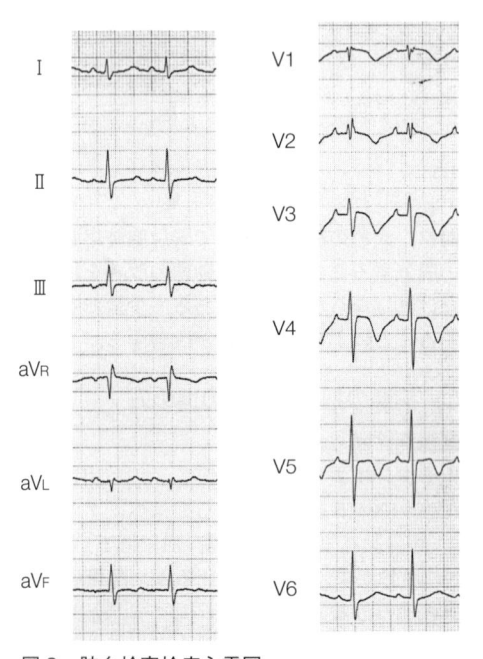

図3 肺血栓塞栓症心電図
この心電図ではⅢ誘導でのQ波は認めない．

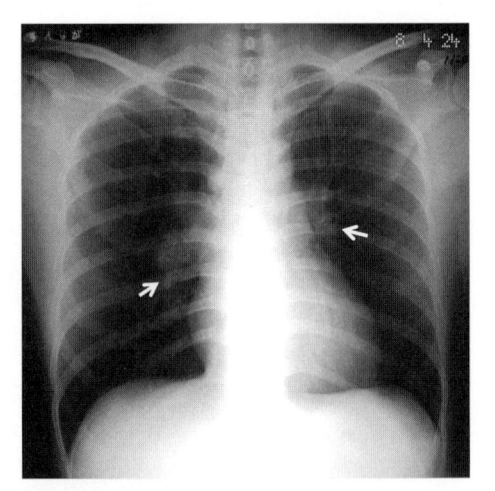

図4 肺血栓塞栓症
肺野は透過性が亢進しており，肺動脈は急激に細くなっている．

Ⅲ誘導で陰性T波）と不完全右脚ブロック（IRBBB），前胸部での陰性T波を認めることがある（図3）．
②血液ガス検査：低酸素血症，代謝性アシドーシスを呈し，$PaCO_2$も低値のことが多い．
③X線写真：軽度の心拡大を認め，呼吸困難に比し肺野の透過性が亢進している．また，肺動脈が急激に細くなり，肺血管陰影が追えなくなる（図4）．
④心エコー：右心系の拡大を認め，時に右心室や右心房内の血栓を観察できることもある．左心系は，通常より小さくなる．
⑤造影CT：直接所見として肺動脈内の血栓を認める（図5）．
⑥血液検査：深部血栓の存在の所見であるD-ダイマーの上昇が有意であるが，肺血栓塞栓症に特異的なものではない．

るが，緊急時の検査としては不向きである．

2 肺血栓塞栓症
①聴診所見：心音の$P_Ⅱ$の亢進を認める．心電図では，急性右心負荷所見として$S_ⅠQ_ⅢT_Ⅲ$（Ⅰ誘導で深いS波，Ⅲ誘導でQ波，

3 緊張性気胸
①視診：患側の膨隆と呼吸運動の低下，頻呼吸を呈する．気管の健側への偏位を認めることもある．外傷性気胸などでは，時に，

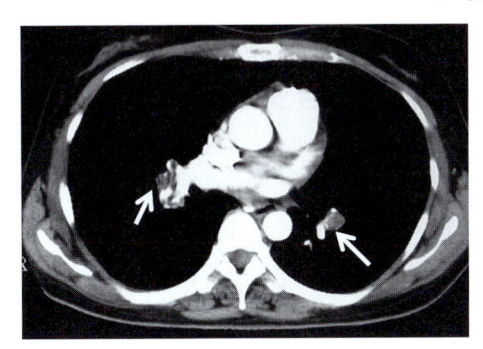

図5　肺血栓塞栓症（CT）
肺動脈内の血栓を認める．

急激な皮下気腫の出現・増強を認める．
②聴診：呼吸音は患側で減弱し，打診で患側の鼓音を認める．
③画像診断：X線写真で，縦隔偏位を伴うような気胸を認めることもある（図6）．そもそも緊張性気胸とは，気胸により呼吸障害だけではなく循環障害が加わった状態であり，X線で診断するものではない．超音波検査は，気胸の診断には有用であるが，緊張性気胸の場合には肺の虚脱が強度のため，有用性は低い．

2 緊急度・重症度の判断　ショック状態であれば，極めて緊急度が高い．閉塞性ショックは急激に進行することがあるので，緊急に治療を進める必要がある．心タンポナーデや肺血栓塞栓症は緊急度・重症度とも極めて高い状態である．

3 診断がつかない場合の対応
①心タンポナーデでは，単なる心嚢液の貯留だけで診断するのではなく，心臓の拡張障害がありショック症状があることで心タンポナーデと診断する．
②肺血栓塞栓症は，緊急時には診断が困難なことが多い．症状から疑いを持って診察し，呼吸困難の症状に比しX線写真の透過性亢進や心電図変化など少しでもこの疾患を疑う所見があれば，躊躇せず造影CTなどで確定診断を行う．肺血流シンチグラ

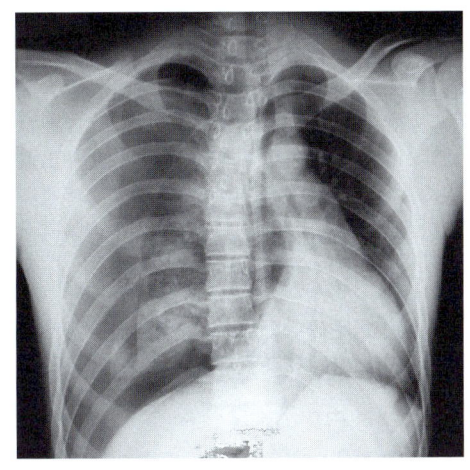

図6　背部刺創による緊張性血気胸
縦隔は大きく左に偏位している．

ムは緊急時には適さない．

D. 引き続き行う処置

1 合併症と対策
①閉塞性ショックに出血性ショックが合併した時には，頸静脈の怒張は明らかではなくなり，重症度・緊急度は高くなる．また，陽圧換気は，胸腔内圧を上昇させることから，閉塞性ショックの状態をより悪化させる可能性があるため注意深く行う必要がある．
②肺血栓塞栓症では下肢の超音波検査で，原因となるヒラメ静脈内の血栓を観察できることもある．まれに，卵円孔が開存している患者では，右心房圧上昇により卵円孔が開き，左心系に血栓が流れ奇異性塞栓症の原因となることがある．

2 専門医へのコンサルテーション
1 心タンポナーデ　ドレナージは血行状態の改善のために行うものであり，心嚢液貯留の原因治療が重要である．急性大動脈解離，心筋梗塞後心破裂，心損傷では，心臓血管外科での緊急手術を要する．心外膜炎などでも専門診療科へのコンサルテーションを行う．
2 肺血栓塞栓症　t-PAによる血栓溶解療法

や外科的血栓除去術，その後の下大静脈フィルター留置，抗凝固療法などは循環器内科，心臓血管外科と親密に連携する必要がある．

3 緊張性気胸 気胸のドレナージにより血行動態が改善した後も，エアリークの量や出血量により，ドレナージの追加を必要とすることがある．また，根治的な治療のため呼吸器外科にコンサルテーションを必要とすることも多い．

4 入院・帰宅の判断（disposition） 基本的には集中治療の対象である．

E. 入院3日間のポイント

- できるだけ早期の閉塞性ショックからの離脱をはかる．
- ショックからの離脱後も各種の臓器不全に注意して厳重な管理が必要である．臓器不全を認めればその治療を行う．
- 心タンポナーデでは心嚢穿刺でショックからの離脱がはかれるが，血行動態の改善は再出血の原因となるため，原因治療をできるだけ早期に行う．
- 緊張性気胸では，緊急ドレナージを行う．肺が十分拡張しない場合にはドレーンを追加挿入する．それでも，肺の拡張が十分でなかったり，大量のエアリークが持続する場合には手術を考慮する．陽圧換気はエアリークを助長するので，緊張性気胸を誘発したり悪化させたりする可能性が高いので慎重に行う．
- 肺血栓塞栓症によるショックでは，t-PAによる血栓溶解療法や外科的血栓除去術を行う．その後はヘパリンやワーファリン®による抗凝固療法を行う．また，下大静脈フィルター留置を早期に行い再発防止に努める．

敗血症性ショック（感染性ショック）

septic shock

嶋津岳士　大阪大学大学院教授・救急医学

A. ER診療のポイント

- 敗血症や重症感染症に起因したショック状態（急性循環不全）を指す．敗血症性ショックが代表的な名称であるが，細菌性ショック，エンドトキシンショックとも呼ばれる．発生機序による近年のショック分類では，血液分布異常性ショックのなかの感染性ショック（septic shock）に該当する（**表1**）．
- わが国では従来，菌血症を伴うものを「敗血症」としてきたが，英語で"sepsis"という場合には，「感染症が原因となって生じる全身性炎症反応症候群（SIRS）」と定義されている（**表2**）．severe sepsis, septic shockなどについても同様に明確な定義がなされているので用語に留意する必要がある（**表3**）．
- ER診療においては，ショック症状（蒼白，虚脱，冷汗，脈拍微弱，呼吸促迫など）や循環不全の所見（乳酸アシドーシス，乏尿，急性意識障害など），あるいは，いわゆるwarm shockの症状（皮膚の紅潮，血圧低下，心拍出量増大）があり，それらが感染に起因すると推測される場合には，敗血症性ショックと判断して直ちに対応を開始する．また，十分な輸液管理を行っても低血圧が持続する場合，血管作動薬を使用することによって血圧が維持されていても臓器障害や循環不全がある場合も同様に判断する．
- 敗血症性ショックの原因としてERで遭遇する可能性の高い感染症には，敗血症（sepsis），脳炎，髄膜炎，縦隔炎，膿

表1 循環障害の発生機序によるショックの分類

Ⅰ．循環血液量減少性ショック（hypovolemic shock）
  A．出血性ショック（hemorrhagic shock）
  B．体液喪失（fluiddepletion）
Ⅱ．心原性ショック（cardiogenic shock）
  A．心筋性（myopathic）
    1．心筋梗塞（myocardial infarction）
    2．拡張型心筋症（dilated cardiomyopathy）
  B．機械性（mechanical）
    1．僧帽弁閉鎖不全症（mitral regurgitation）
    2．心室瘤（ventricular aneurysm）
    3．心房中隔欠損症（ventricular septal defect）
    4．大動脈弁狭窄症（left ventricular outflow obstruction）
  C．不整脈（arrhythmia）
Ⅲ．血液分布異常性ショック
  A．感染性ショック（septic shock）
  B．アナフィラキシーショック（anaphylactic shock）
  C．神経原性ショック（neurogenic shock）
Ⅳ．心外閉塞・拘束性ショック（extracardiac obstructive shock）
  A．心タンポナーデ（pericardial tamponade）
  B．収縮性心膜炎（constictive pericarditis）
  C．重症肺塞栓症（massive pulmonary embolism）
  D．緊張性気胸（tension pneumothorax）

〔Hollenberg SM, Parrillo JE：Pharmacologic circulatory support, In：Barrie PS and Sires GT (eds)：Surgical Jutensive Care. pp417-451, Little, Brown, Boston, 1993 より引用，一部改変〕

表2 コンセンサスカンファレンスにおける用語の定義

1. 感染症（infection）
病原微生物の正常組織への浸潤，もしくはその存在に対する炎症反応
2. 菌血症（bacterimia）
血液中に生菌が存在している状態
3. 全身性炎症反応症候群（systemic inflammatory response syndrome：SIRS）
種々の重篤な病状に対する全身性炎症反応で以下の2項目以上の所見を有するもの
  1）体温＞38.0℃ または＜36.0℃
  2）心拍数＞90 回/分
  3）呼吸数＞20 回または $PaCO_2$＜32 mmHg
  4）白血球数＞12,000/μL または＜4,000/μL，もしくは桿状核好中球が10％以上

(members of the ACP/SCCM Consensus Committee：American College of Chest Physicians/Society of Critical Care Medicine Consensus Conference：Difinitions for sepsis and orgen failure and guideline for the use of innovative therapies in sepsis. Crit Care Med 20：864-874, 1992 より引用，改変)

表3 敗血症（sepsis），敗血症性ショック（septic shock）などの定義

1. sepsis
SIRSの基準を満たして，その原因が感染であるもの
2. severe sepsis
臓器障害，組織低灌流，低血圧の認められるsepsis．灌流異常は乳酸性アシドーシス，乏尿あるいは急激な意識障害を伴うが，伴わない症例も含む
3. septic shock
sepsisによる低血圧を示し，適正は輸液がなされていても灌流異常が続く状態．灌流異常は乳酸性アシドーシス，乏尿あるいは急激は意識障害を伴うが，伴わない症例も含む．また，変力作用を有する循環作動薬や血管収縮薬投与によって低血圧を示さない症例も含む
4. sepsis-induced hypotension
sepsis以外に低血圧をきたす要因がなく，収縮期血圧＜90 mmHgまたはベースラインの血圧から40 mmHg以上の低下を示す状態
5. multiple organ dysfunction syndrome（MODS）
治療なくしては恒常性を維持できない諸臓器機能の異常を認める状態

(members of the ACP/SCCM Consensus Committee：American College of Chest Physicians/Society of Critical Care Medicine Consensus Conference：Difinitions for sepsis and orgen failure and guideline for the use of innovative therapies in sepsis. Crit Care Med 20：864-874, 1992 より引用，改変)

胸，肺炎，心内膜炎，横隔膜下膿瘍，腹膜炎，胆道感染症，肝膿瘍，腎盂腎炎，ガス壊疽，壊死性筋膜炎，トキシックショック症候群などがある．また，カテーテルの挿入されている患者や免疫不全のある患者はリスクが高い．

B．最初の処置

バイタルサイン（意識，血圧，脈拍，呼吸，体温，時間尿量）を確認し，病歴聴取を行う．そのうえで，心肺蘇生を含めた緊急処置を行うとともに，基本的な検査と感染源の検索を行う．また，敗血症性ショックの初期対応に

関するプロトコール（early goal directed therapy）を参考に全身管理を始める．

1 気道確保　最も緊急を要する処置が気道確保である．意識低下による舌根沈下，吐物・痰などによる気道閉塞，喉頭周囲の感染やアレルギー反応による喉頭浮腫・気管支収縮などによって気道の狭窄ないし閉塞をきたしている場合には，気管挿管を行う．

2 酸素投与と換気　自発呼吸がしっかりしていればフェイスマスク（あるいは鼻カニューレ）を用いて酸素を 10 L/分で投与する．呼吸が浅薄あるいは呼吸数が少なくて換気量が不十分な場合には，バッグバルブマスクで換気を行ったうえで気管挿管を実施する．換気補助には人工呼吸器を用いる．

3 静脈路確保と輸液投与　末梢静脈に留置針を挿入し，輸液を開始する．通常，乳酸リンゲル液（ラクテック®，ソルラクト®）を用いて急速投与を行う．目安として，晶質輸液 1,000 mL あるいは膠質輸液であれば 300〜500 mL を最初の 30 分で投与する．しかし，心不全のある場合や電解質異常・腎障害のある場合には輸液の種類，投与量を慎重に選択する．重篤なショックや貧血を伴う場合には，2 本目の末梢輸液路や中心静脈路を確保する．

4 モニタリング　敗血症性ショックが疑われる場合には，ER 診療の最初からモニターを装着し，心電図，血圧（非観血的），脈拍，酸素飽和度（SpO_2），呼吸数，体温などを経時的にチェックする．12 誘導心電図の記録，胸部 X 線撮影，時間尿量の測定も必須である．心機能の評価にはまず心エコー検査を行う．必要に応じて中心静脈圧の測定，観血的動脈圧測定，さらには Swan-Ganz カテーテルを用いた循環動態の評価を行う．

5 基本的な検査　血液では血液ガス検査，末梢血検査（CBC），電解質，血糖，血液生化学，浸透圧，凝固・線溶系などの検査とともに，血液培養を必ず行う．また，尿では定性検査，尿化学，浸透圧，鏡検を行う．

6 感染源の検索と抗菌薬の投与
① 感染源の検索は最も重要な課題である．喀痰，尿，胃液，便，膿やドレーン排液，壊死組織などの検体を採取し鏡検（グラム染色）と細菌培養（嫌気性および好気性培養）を実施する．
② 血液を含む細菌培養検体を採取後，できるだけ速やかに抗菌薬の投与を開始する．当初は経験的に広域の抗菌薬を用い，培養結果などを参考に変更してゆく．

7 輸液・循環管理　循環動態の指標の目標域を設定し，できるだけ早期（6 時間以内）にその値を達成するように輸液・循環管理を行う（early goal directed therapy）．具体的には，中心静脈圧 8〜12 mmHg，平均動脈圧 65 mmHg 以上，中心静脈酸素飽和度 70% 以上，時間尿量 0.5〜1.0 mL/kg/時を目標として，図 1 のプロトコールを参考に輸液と循環管理を行う．

8 アシドーシスの補正　敗血症性ショックでは，循環障害により乳酸が蓄積してアシドーシスを呈する．アシドーシスが高度（pH 7.15 以下）な場合は，炭酸水素ナトリウム溶液を用いて補正を行う．

9 血管作動薬の投与　敗血症性ショックでは末梢血管が拡張し，心拍出量が増大した特異な病態（hyperdynamic state，高循環動態）を呈することがある．ショックの初期ではノルアドレナリン（NA，ノルアドレナリン®）あるいはドパミン（DOA，イノバン®，カコージン®）の持続投与を行い，平均動脈血圧が 65 mmHg 以上を目標とする（図 1）．心収縮力の低下が認められる場合にはドブタミン（DOB，ドブトレックス®）を用いる．

10 その他の薬物療法　敗血症性ショックに対してはステロイド少量療法を考慮する．1 日量としてヒドロコルチゾン（ソル・コーテフ®，ハイドロコートン®）300 mg を上限とし，カテコールアミンの減量に合わせて離脱を行う．ストレス潰瘍の対策として H_2 ブロッカーないしプロトンポンプインヒビター

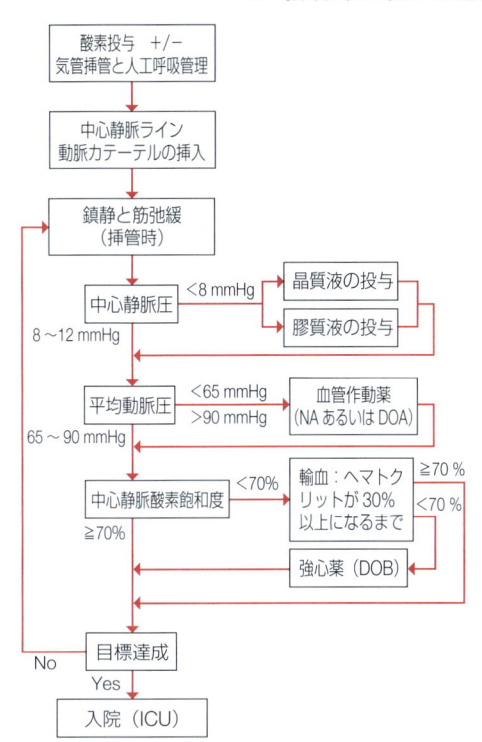

図 1 early goal directed therapy のプロトコール
NA：ノルアドレナリン，DOA：ドパミン，DOB：ドブタミン．(Rivers EP, et al：Early goal-directed therapy in the treatment of severe sepsis and septic shock. N Engl J Med 345：1368-1377, 2001 より引用，一部改変)

を使う．

C．病態の把握・診断の進め方

ER で循環の安定化が得られれば引き続き入院治療へと移行するが，ER で全身管理，重症治療ができない場合には速やかに ICU へ入室させる．

1 鑑別診断

[1] **ショックの鑑別** ショックの原因が本当に敗血症（感染）によるものであるか否かの鑑別が必要である．血行動態，臨床所見や検査所見を参考に，他の機序によるショックとの鑑別を行う（表 1，35 頁）．

[2] **感染源の精査** 敗血症（感染）に起因するショックであることが確認されたならば，次に感染巣の検索と鑑別が必要である．全身状態に配慮しつつ，画像診断（超音波，X 線，CT，MRI），血液検査，試験穿刺などを行って，頻度の高い感染巣を念頭に置きつつ鑑別を進める．

2 緊急度・重症度の評価

① 気道，呼吸，循環，意識，体温などバイタルサインに高度の異常が認められる場合には緊急度が高く，心肺蘇生を含めた緊急処置が必要である．図 1 のプロトコールに従って初期の蘇生を行うが，循環動態の目標値に到達するのが困難であるほど重症である．

② また，敗血症性ショックが遷延した場合には様々な臓器障害をきたす．多臓器不全（MODS）の評価には APACHE Ⅱ (acute physiology and chronic health evaluation Ⅱ) スコアや SOFA (sequential organ failure assessment) スコアなどが用いられる．

3 診断がつきにくい場合の対応

① 治療に反応せず診断が確定しない難治性のショックにおいては，内出血の持続，胸腔内圧の異常上昇（緊張性気胸，心タンポナーデ，縦隔気腫など），心原性ショックの合併，脳死・脳幹障害・高位脊髄障害，一過性の心停止，低体温の有無について検討する．

② 感染源が同定されない場合は，広域の抗菌薬を投与しつつ，菌の感受性を見て抗菌薬を変更する．細菌以外にも真菌，ウイルス，寄生虫の可能性についても考慮する．カテーテル関連の感染，特に心内膜炎や真菌性眼内炎などは盲点となりやすい．

D．引き続き行う処置

全身管理と感染に対する治療を継続する．感染巣が特定されたならば，ドレナージ，壊死組織除去，カテーテルの抜去，外科手術な

どの処置を行う．

1 合併症と対策 ショックが遷延した場合には，ショックを離脱しても種々の臓器障害をきたすことがあり，呼吸不全，腎不全，消化管出血，心機能障害，肝不全，DIC，中枢神経障害などを続発する．これらの臓器障害に対しては人工呼吸器，血液浄化法などの臓器サポートと様々な薬物療法などを組み合わせて対応する．

2 入院・帰宅の判断（disposition） 敗血症性ショックが疑われる患者は必ず入院治療とする．さらにICUでの治療を考慮する必要がある．

E. 入院3日間のポイント

- できるだけ早期に全身状態を安定化させる．
- 起炎菌および感染源の早期同定と治療介入を行う．
- 合併する臓器障害の発生（MODS）を予防・防止する．

アナフィラキシーショック
anaphylactic shock

武居哲洋　横浜市立みなと赤十字病院・集中治療部部長

A. ER診療のポイント

- アナフィラキシーの0.7〜2%が致死的とされ，先進国でも年間0.03〜2/10万人が死亡していると推計される．死亡例の約2/3は初回発症例であり，ほとんどが発症から60分以内に死亡する劇症型である．
- ほとんどに皮膚症状がみられ，呼吸器症状，心血管症状，消化器症状が同時にみられることが多い．なかでも気道症状と低血圧症状が重症例を見分けるポイントである．症状が非特異的で個人差も大きく，喘息発作や神経調節性失神などと誤診されることがしばしばある．
- 原因として小児では食物，成人では薬剤・ハチ刺症が多い．
- 抗原曝露の回避，気道確保，酸素投与，太い静脈路確保と急速輸液を治療の基本とする．気道浮腫，気管支攣縮，ショックのすべてを即時的に治療できる薬剤はアドレナリン（ボスミン®，エピペン®）しか存在しないため，第一選択薬である．0.3 mgを前外側大腿筋に筋注する．

B. 最初の処置

1 バイタルサインの把握と蘇生

① 病歴や所見からアナフィラキシーショックが疑われれば，蘇生の準備，すなわち人を集め救急カートを準備する．
② バイタルサインを素早く把握し，いわゆる蘇生のABCから始める．考えられる原因物質にまだ曝露されている場合（持続静注薬など）は，直ちに原因物質の曝露を避ける（点滴回路を回収するなど）．
③ 気道閉塞があれば，径が細めのチューブで遅延なく気管挿管を行う．
④ できるだけ太い静脈路を確保し，血圧低下があればたとえ呼吸困難があっても足を高くした仰臥位とする．
⑤ アナフィラキシーショックは，血管拡張による血液分布異常性ショック（distributive shock）のみならず，血管透過性亢進に伴う急速な間質浮腫による循環血液量減少性ショック（hypovolemic shock）も合併するため，頭が高い不適切な体位により意識を消失したり心室充満がなくなり心停止となることがある．

2 病歴の把握 患者にはアナフィラキシーの認識がない場合も多いので，失神，突然の気道閉塞，喘鳴などで来院した場合は，まず本症を疑うことが重要である．アナフィラキ

表1 アナフィラキシーの診断基準

以下の3つの基準のうち1つを満たせばアナフィラキシーが強く疑われる

1. 急性発症（数分から数時間）の皮膚（全身発赤），粘膜（口唇・舌・口蓋垂の浮腫）症状があり，かつ下記のいずれかの症状を伴う
   A. 気道症状（呼吸困難，喘鳴，低酸素血症など）
   B. 血圧低下（失神，失禁など）や臓器不全症状
2. アレルゲンと思われる物質の曝露後に下記の2つ以上の症状が急性に（数分から数時間）出現した場合
   A. 皮膚粘膜症状（全身発赤，口唇・舌・口蓋垂の浮腫など）
   B. 気道症状（呼吸困難，喘鳴，低酸素血症など）
   C. 血圧低下症状（低血圧，失神，失禁など）
   D. 持続する消化器症状（腹痛，嘔吐など）
3. 既知のアレルゲン曝露後の急性の（数分から数時間）血圧低下
   A. 小児：収縮期血圧の年齢に比した低下または30％以上の低下
   B. 成人：収縮期血圧90 mmHg未満または普段の30％以上の低下

表2 アナフィラキシーを誘発しやすい原因物質

1. 食物：ナッツ類，果物，魚介類，卵，牛乳，そば，調味料など
2. 医薬品：抗菌薬（特にβラクタム系），非ステロイド系抗炎症薬，造影剤，ワクチン，血液製剤など
3. 虫刺症：ハチ毒など
4. その他：ラテックスなど

表3 アナフィラキシーの症状とその出現頻度

症状	出現頻度（％）
皮膚	90
蕁麻疹・血管浮腫	85～90
潮紅	45～55
呼吸器系	40～60
上気道血管浮腫	50～60
喘鳴・呼吸困難	45～50
心血管系	30～35
めまい・失神などの低血圧症状	
消化器系	23～30
吐気・嘔吐・下痢・腹痛など	

シーを疑うべき基準を**表1**に示した．皮膚症状はほぼ必発であるが，長袖，長丈の衣服により認識しにくいことがある．原因物質の推定と曝露時刻，既往歴（特に喘息，心疾患，肺疾患），内服薬（特にβ遮断薬）を迅速に把握する．すべての物質が原因となりうるが，小児では食物，成人では薬物とハチ刺症が多い．特にアナフィラキシーを起こしやすい原因物質が知られている（**表2**）．

3 症状

主な症状は，皮膚，呼吸器系，心血管系，消化器系の4つである（**表3**）．皮膚症状はほぼ必発であり，蕁麻疹，血管浮腫，潮紅などがみられる．これに加えて喘鳴，呼吸困難，口唇・舌・喉の違和感などの呼吸器系の症状を合併することが多い．低血圧の症状として，めまい，失神，昏迷，意識障害などの中枢神経症状がみられ，診断に苦慮することがある．

4 治療

①酸素投与と輸液が初期の基本的支持療法である．生理食塩水や乳酸リンゲル液などの細胞外液1～2Lを，急速に投与する．4L以上の投与が必要なこともある．

②気道浮腫，気管支攣縮，循環虚脱を同時にかつ迅速に改善させる薬剤はアドレナリンしか存在しないため，これが第1選択薬である．成人ではボスミン®あるいはアドレナリン注シリンジ® 0.3 mgを，前外側大腿筋に筋注する．皮下注は吸収が遅く推奨されない．同量を誤って静注投与する有害事象の報告は多く，著しい高血圧，肺水腫，脳出血，頻脈，心筋虚血，心室細動などを誘発し時に心停止に至るため，投与量と投与経路には細心の注意が必要である．一方，死亡例ではアドレナリン投与の欠落や遅延が指摘されているため，ショックや気道症状がみられれば躊躇なく投与する．

③アドレナリン筋注に抵抗性の場合は静注投与を考慮するが，その使用に習熟した医師が投与すべきである．血圧や心拍数をモニタリングしながら，2～10 μg/分で持続投

与する（例：ボスミン®，すなわち1mg/mLのアドレナリンを10倍希釈し1.2〜6mL/時で持続投与）のが安全である．
④心肺停止に陥った場合は通常の心肺蘇生の投与量に準ずるが，アドレナリン大量投与（例：3mgを3分毎投与）も考慮する．アドレナリン抵抗性のアナフィラキシーショックに対する，バソプレシン（ピトレシン®）の有効性も報告されている（例：2単位の静注投与）．β遮断薬服用患者の治療抵抗性ショックには，グルカゴン1〜2mgを5分かけて静注投与する．

C. 病態の把握・診断の進め方

1 鑑別診断 気管支喘息，神経調節性失神，気道異物（特に小児），急性蕁麻疹，パニック発作などが鑑別診断に挙がる．症状が一過性かつ非特異的なために，見逃されたり誤診されることがしばしばある．

2 緊急度・重症度の評価 致死的アナフィラキシーを早期に認識することが重要である．すなわち皮膚症状に加えてチアノーゼをきたす気道症状（とくに吸気時喘鳴，努力呼吸，陥没呼吸）や心血管症状（とくに低血圧，失神，不整脈）がみられる場合は緊急性が高い．致死的アナフィラキシーの約2/3は初回のアナフィラキシーである．死亡原因として，気道浮腫による窒息や気管支攣縮による低酸素血症が最も多く，循環虚脱によるものはそれより少ないとされる．食物を原因とする致死的アナフィラキシーでは気道症状が多くみられ，薬剤やハチ毒を原因とする場合は循環虚脱が多くみられる．死亡例の多くは劇症であり，60分以内に死亡している．致死的アナフィラキシーとなりやすいリスク因子を**表4**に示した．

3 診断がつかない場合の対応
①確定診断につながる外来検査は特に存在しないため，診断が困難な場合は肥満細胞や好塩基球から放出されるメディエーターである，ヒスタミンやトリプターゼの血中濃度を測定する．
②ヒスタミンは，血漿採血が必須であり，また発症5〜15分後にピーク値をとり30〜60分後までしか増加しない．
③一方トリプターゼは，血漿，血清いずれも測定可能であり，発症60〜90分後にピーク値をとり約6時間後まで増加しているため，実用的である．発症1〜2時間後の測定が最適であり，時間をあけて複数回測定すると診断精度はさらに高まる．ただし食物によるアナフィラキシーでは，増加しないことが多いため解釈に注意を要する．

D. 引き続き行う処置

1 合併症と対策
①アドレナリンの過量投与に伴い，高血圧，肺水腫，脳出血，頻脈，心筋虚血などの合併症が起こりうる．半減期が短いため対症療法を行うが，頻脈性不整脈，急性心筋梗塞，肺水腫，脳出血などを生じた場合はそれぞれの治療指針に準じる．あくまで筋注投与が原則であり，静注投与はアドレナリンに習熟した医師が行うべきである．
②気道浮腫により上気道が閉塞し挿管不能となった場合には，輪状甲状間膜切開や緊急気管切開が必要である（セルジンガー法による気道確保のキットも発売されている）．この場合も気道管理に熟練した医師を招集すべきである．
③気管支攣縮に対しては，喘息治療に準じた$β_2$刺激薬の吸入が，皮膚症状や瘙痒に対しては抗ヒスタミン薬の静注投与（例：クロール・トリメトン®5〜10mg静注）が考

表4 致死的アナフィラキシーのリスク因子

- 喘息の既往
- アドレナリン投与の欠落または遅延
- 心疾患の既往
- 肺疾患の既往
- 発症後の頭高位
- 初期のアナフィラキシーの誤診

慮される．これらの症状抑制とアナフィラキシー症状再燃の予防目的で，ステロイド静注投与〔例：メチルプレドニゾロン（ソル・メドロール®）125 mg 点滴静注〕も考慮される．ただし，気道閉塞や循環虚脱に対するステロイドの即効性はなく，あくまで効果発現に 4～6 時間を要することを銘記する．

2 専門医へのコンサルテーション　潜在的に致死的な疾患であるため，たとえ症状が緩解していても抗原の同定と今後の患者教育について必ず専門医を受診させる．繰り返す致死的アナフィラキシーの場合は，自己注射可能な携帯型アドレナリン（エピペン®）処方の適用となるためこれも依頼する．

3 入院・帰宅の判断（disposition）　ショック合併例や気道症状が出現した場合は，適切な治療により改善していても入院・経過観察の適応である．いったん症状が緩解した患者の 20% 以内に，アナフィラキシー症状の再燃がみられるため注意を要する．入院期間についての指針は特にないが，症状再燃は典型的には 8 時間以内に起こるため，少なくともこの時期が過ぎるまでは入院させるべきである．

- 四肢の末梢血管は拡張していて皮膚の色調も良好で，冷感はみられない．全身状態も比較的安定している．
- 見た目で重篤感があれば，ショックの原因に関係なく患者搬入と同時に初期治療を開始する．
- 腹痛などの疼痛刺激で迷走神経が刺激され脈拍数は低下し，血圧は低めである．意識消失は一過性で，病院到着時は回復していることが多い．
- 本ショックに伴う臨床徴候には，目の前が暗くなり意識が遠のく，気持ちが悪い・ムカムカする，冷汗，顔面蒼白，手足の冷え・しびれ，などが多い．
- 本ショックでは同じ血液再分布異常性ショックの機序であっても，皮膚症状（蕁麻疹，全身発赤，紅斑），顔面の腫れ，気管粘膜浮腫，息苦しいといったアナフィラキシー様症状がみられない．

神経原性ショック

neurogenic shock

本多英喜　横須賀市立うわまち病院・救急総合診療部部長

A. ER 診療のポイント

- 救急外来で「典型的なショック患者と少し違う」と感じたら，神経原性ショックを疑う．収縮期血圧が 60 mmHg 前後でも比較的安定した呼吸，重篤感がみられない患者の表情，採血などの痛み刺激でも脈拍が変化しない，など．

B. 最初の処置

1 ショックの臓器症状　意識状態では意味不明なことを言うなど意識の質の変化にも注意する．自分で名前や年齢をはっきりと言えるかどうか簡単な質問を行う．簡単な指示が入らない，医療者の指示に従わない，不穏状態は，脳灌流低下による軽度の意識障害を示唆する．

2 気道確保と酸素投与　呼吸状態，特に呼吸数の低下に注意する．外傷患者で上位頸髄損傷の合併で中枢性の呼吸障害をきたしている時には，気管挿管による気道確保が必要となる．その際に頸椎保護は必須である．

3 バイタルサイン・心電図モニター　ショック状態では自動血圧計がうまく作動しない場合も多い．手動血圧計による触診法で行い，皮膚の湿潤の有無などを同時に観察できれば有用な情報となる．血圧低下していてモニター上，心拍数 50/分前後の洞調律で安定している状況では，神経原性ショックの合併を疑うきっかけとなる．

4 病歴聴取

① 神経原性ショックは，特異的な病歴よりも，軽微な外傷でも合併することもあるので外傷機転については詳しく聴取する．

② ショック状態で患者本人からの情報が得られなかった場合や，意識朦朧のためその信憑性が低いことも多い．関係者や救急隊から症状の発現状況や，転倒時の状況など外傷の受傷機転について情報や，救急搬送中に徐脈傾向であったという情報は役立つ．

5 静脈路確保

① ショックの原因が搬入直後から判明することは少なく，重度の出血性ショックについては治療の遅れが致命的となる．

② 重症外傷に伴う神経原性ショックであれば，大量出血による循環血液量の減少が併存する可能性があるため，18 G 以上の静脈留置針を用い，2ルート確保できることが望ましい．

6 血圧低下・徐脈への対処

生理食塩水または細胞外液を投与し，収縮期血圧 90〜100 mmHg を目標とする．血管収縮作用として α 作用を期待して，ノルアドレナリン（ノルアドレナリン®）初期投与量 8〜12 μg/分，維持量 2〜4 μg/分（症例により差がみられる），ドパミン（イノバン®，カコージン®）2〜10 μg/kg/分（最大 20 μg/kg/分まで）を使用する．ときに強心作用をもつドブタミン（ドブトレックス®）2.5〜10 μg/kg/分の持続点滴を行う．徐脈に対しては硫酸アトロピン®静注で対応する．高度徐脈で臓器不全症状があれば経静脈ペーシングも考慮する[2]．

7 患者体位

臨床現場では末梢血管内にプールされた血液の移動という目的で下肢挙上，あるいは頭部を下げた Trendelenburg 体位を行うこともある．腹腔臓器圧迫による換気障害や，麻酔薬による血管緊張低下に伴う血圧低下では，脊椎麻酔薬の頭側へ移動に注意する．

表1 ショックの分類

- 循環血液量減少性ショック（hypovolemic shock）：出血，脱水，腹膜炎，熱傷など
- 血液分布異常性ショック（distributive shock）：アナフィラキシー，脊髄損傷，敗血症など
- 心原性ショック（cardiogenic shock）：心筋梗塞，弁膜症，重症不整脈，心筋症，心筋炎など
- 心外閉塞・拘束性ショック（obstructive shock）：肺塞栓，心タンポナーデ，緊張性気胸など

C. 病態の把握・診断の進め方

本症候では，血圧低下に伴う代償性の心拍数の増加がみられない．例えば，救急外来での経過中，モニター上心拍数が 50〜70 回/分程度で一定で変化しない．

1 病態生理

① 神経原性ショックは血液分布異常性ショック（distributive shock）に分類される（表1）．上位胸椎より高位の脊髄に存在する交感神経節前神経細胞レベル以上の障害で，末梢血管弛緩による血圧低下であり，通常は循環血液量の減少を伴わない．血圧低下に加えて徐脈がみられ，四肢末梢の皮膚は暖かく，乾燥している[1]．

② しばしば混乱して用いられる脊髄ショック（spinal shock）は横断性の脊髄損傷に伴う神経症状を指し，傷害レベル以下の筋トーヌスの低下する血圧低下，徐脈，弛緩性麻痺，感覚脱失，尿閉からなる．脊髄反射である深部腱反射，表在反射ともに一過性に消失するが，消失した脊髄反射は数週間後から徐々に回復して筋トーヌスも亢進し，痙性麻痺に移行する．多くの場合，血圧低下は 24〜48 時間で回復することが多いが遷延する時もある．神経原性ショックの原因と分類を表2に示す．

2 疑った場合の画像評価

① 救急外来ではショック状態の患者に遭遇すれば，速やかに胸部単純 X 線写真（ポータブル撮影も可）や超音波検査（心臓，腹部）を実施する．

表2　神経原性ショックの原因と分類

中枢神経系(血管調節系)の障害	脳幹部障害	脳血管障害(脳幹出血，脳幹梗塞，大量くも膜下出血)，外傷，脳ヘルニア
	横断性脊髄損傷	外傷，血管閉塞，出血，腫瘍
末梢血管トーヌスの低下		疼痛(激痛)，生体への過度な侵襲(全身打撲など)，不安，脊椎麻酔，交感神経節遮断薬，血管迷走神経反射，頸動脈洞過敏症候群(hypersensitive carotid sinus syndrome)

②次に閉塞性ショックの有無を評価する．胸部X線写真では上縦隔の拡大(大動脈瘤の有無)，心拡大(心タンポナーデ)など，心・大血管病変や大量血胸の有無を調べる．超音波検査では，心タンポナーデ，大動脈解離，血胸，腹腔内出血の有無などの出血性病変を非侵襲的に調べることができる．

③上記の検査を実施して，循環血液量の減少が存在しない，あるいは閉塞性ショックを示唆する所見がないことを確認する．感染性疾患の存在が否定できる場合は，神経原性ショックの合併を念頭に置く．

3 鑑別疾患

1 脳幹部の障害　脳幹から脊髄に至る交感神経の遠心路の障害である．交感神経機能低下で血管拡張，徐脈，心筋収縮力の低下をきたし，血圧は低下する．臨床上この部位が直接損傷されることは少なく，重症脳卒中患者で頭蓋内圧亢進を合併して大孔ヘルニアを生じた結果，脳幹圧迫による障害で急激な血圧低下がみられる．同時に呼吸中枢も障害されるため，呼吸停止から心肺停止に至る．

2 脊髄の障害(横断性脊髄損傷)　脊髄損傷による神経原性ショックの場合，損傷される部位で重症度が異なる．交感神経はTh1〜L1まで存在しており，心臓を支配する交感神経はTh1〜Th4付近にある．すなわちTh1以上の高位であれば血圧低下や徐脈を生じる．

3 麻酔薬　腰椎麻酔や仙骨ブロックなど脊椎麻酔時に偶発的に合併する．局所麻酔薬が高位のくも膜下腔内へ広がり，交感神経節前線維をブロックして血圧低下をきたす．仙骨ブロックは外来治療で実施されることも多く，急に血圧低下，ショック症状を呈して緊急処置が必要となる．

4 薬剤性　交感神経遮断薬に合併する血圧低下が多い．α遮断薬やβ遮断薬で血圧低下および徐脈がみられ，薬効が切れるまで遷延する．大量に摂取されなければ重症化することは少ない．

5 迷走神経反射・一過性意識消失　意識消失をきたして救急要請され救急隊到着時，すでに意識回復していることも多い．一過性に意識を失ったエピソードであるが，安静臥床で意識は速やかに回復する．徐脈傾向は副交感神経系が優位な状態を示唆しており，過度な緊張状態による失神発作もこれらに相当する．

4 緊急度・重症度の評価

神経原性ショックは血液分布異常性ショックに分類される．この領域は，敗血症性ショック，アナフィラキシーショック，急性副腎不全と多くの疾患を含む．ショック状態は最も緊急度が高い病態であるが，搬入後10分以内に全ての病態を把握することは難しい．

神経原性ショックに循環血液量減少による出血性ショックの合併を忘れないことが重要であり，いくつかのポイントを絞って鑑別していく．救急外来では身体症状からショックの病態を把握することで，迅速な判断と初期治療を開始する(表3)．

D. 引き続き行う処置

1 専門医へのコンサルテーション

①原因に応じて担当する診療科に引き継ぐが，重症患者の全身管理については各医療

表3 身体症状からショックの鑑別

	循環血液量減少性ショック (hypovolemic shock)	血液分布異常性ショック (distributive shock)
皮膚温	冷たい(cold shock)	温かい(warm shock)
血圧	↓	↓
脈拍数	↑(初期)⇨↓(致命的)	↓↑
意識障害	ショックが進行するに伴い低下	一次的脳損傷がなければ清明
末梢血管	末梢血管の虚脱	末梢静脈路穿刺可能
失禁の原因	脳血流低下 意識レベル低下	脊髄損傷による膀胱直腸障害，尿意・便意なし

機関の体制に応じて担当部署に引き継ぐ．
② 脊髄損傷（頸髄損傷，上位胸髄損傷）がショックの原因であり，骨傷を伴う場合には，整形外科専門医へ，緊急に外科的治療が必要かどうかの判断を依頼する．
③ 脊髄損傷急性期治療のステロイド大量療法の詳細は本項では取り上げない．

2 入院・帰宅の判断(disposition)

① ショック患者は入院加療が必要であり，神経原性ショックでも同様である．来院直後は原因検索に時間をかけるのではなく，末梢血管トーヌス低下による低血圧と徐脈による臓器灌流低下による臓器不全を防ぐことである．
② 一過性の血圧低下，失神発作，気分不良で搬送される患者で，迷走神経反射が原因でと判明し，意識清明で血圧が回復し，全身状態が安定して，その他の合併症がないことが明らかであれば帰宅可能である．

E. 入院3日間のポイント

● ショックに対する一般的な治療を行い，原因に対する治療を開始する．一般的にICU管理が望ましく，観血的動脈圧測定モニタも可能であれば実施する．脊髄損傷に伴う低血圧は遷延することが多く，昇圧薬を数週間以上使用する場合もある．
● 神経原性ショックでは，末梢血管拡張で血管床全体が増大しているので大量輸液を行っても十分な血圧上昇が得られない．そのため少量の血管収縮薬投与を行うこともある．
● 高齢者や心疾患の既往などで心機能低下が予測される患者では，輸液負荷，Na負荷に注意する．急性肺水腫の合併をみることもあるので過剰輸液に注意する．
● 肺動脈留置カテーテル(Swan-Ganzカテーテル)は，血管収縮薬の投与量調節指標に役立つ．また，経胸壁心臓超音波検査で心機能の評価も必要である．

文献

1) Kim E, Barrett, SusanMB, Scott B, Heddwen LB (eds)：Cardiovascular Regulatory Mechanisms, Ganong's Review of Medical Physiology, 23rd Edition (LANGE Basic Science)：pp 555-568, McGraw Hill, New York, 2010.
2) Euerle B, Scala TM：Neurogenic Shock, Emergency Medicine, a comprehensive study guide, 6th edition, Tintinalli JE, Kelen GD, Stapczynski JS (eds) pp 247-249, McGraw Hill, New York, 2004.

3 症状・徴候

意識障害
consciousness disturbance

芳賀佳之　さいたま市立病院・救急科部長

A. ER診療のポイント

- 意識障害は，意識の明瞭度（覚醒）の障害と，意識内容（刺激の認知や反応性）の障害の2つの面から評価を行い，失神，傾眠，昏迷，せん妄，昏睡などの用語を正確に使用して表現する（表1）．
- 意識障害の原因は，頭蓋内病変ばかりでなく，内因・外因双方の非常に広範囲に及ぶ病態が含まれることに注意を要する．
- ERにおける治療では，①重症度を判定して致死的な病態の改善を図ること（例：呼吸循環不全など），②病因を検索して改善しうる原因は速やかに除去すること（例：低血糖など）を最優先とする．
- 意識障害の原因検索の過程で，最も情報量が多いのは病歴聴取，次いで身体所見である．いたずらに検査所見に頼るべきではない．
- 意識障害は時間とともに増悪したり寛解したりするので，意識レベルの評価は1回にとどまらず，随時行うべきである．

B. 最初の処置

①呼吸循環の維持　意識障害は重篤な病態の一部であることが多く，気管挿管を含む気道確保，呼吸管理，循環管理（ABCs）を最優先とし，まず呼吸循環機能を維持する（⇨詳細は「心肺停止と二次救命処置（ICLS）」，6頁

表1　意識障害を表現する用語

> **昏睡（coma）**：いかなる刺激にも脊髄反射以外の反応を示さない状態．強い痛み刺激に対して四肢を動かしたり，顔をしかめたりする状態を半昏睡（semicoma）と呼ぶ．
> **傾眠（somnolence），嗜眠（lethargy）**：痛みや強い刺激で一時的に覚醒するが，刺激がなくなると眠ってしまう状態．嗜眠はより重度の傾眠状態を指す．
> **昏迷（stupor）**：意識は失われていないが，周囲の状況への関心，認識が狭小化して外界からの刺激に対し反応が鈍くなり，意思の表出がなくなった状態．刺激を続けると簡単な質問や指示に応じることもある．
> **せん妄（dellirium）**：失見当など意識レベルの低下に加えて幻覚・妄想が見られ，精神運動興奮を呈する状態．被害的な妄想や恐怖感から大声をあげて暴れることがある．急性錯乱（acute confusion）とも呼ばれる．
> **無動性無言（akinetic mutism），失外套症候群（apallic syndrome），閉じこめ症候群（locked-in syndrome）**：いずれも開眼しているが眼球運動を除いて自発的な運動がない状態．意識障害の程度は病態により様々であるが，睡眠のリズムは保たれている．橋・延髄腹側部の病変による閉じこめ症候群では上行性網様体賦活系が障害されていないため，意識は清明である．
> **失神（syncope）**：中枢神経系の一過性虚血による意識障害で，虚血の解除により速やかに消失し，神経学的後遺症を残さない．
> **脳死（brain death）**：脳幹を含めた脳機能のすべてが不可逆的に失われた状態で，昏睡となり脳波は平坦化，脳幹反射・自発呼吸は完全に消失する．大脳機能は障害されているが脳幹・小脳機能が維持されている植物状態とは厳密に区別される．

参照）．

②酸素投与　状況からガス中毒が疑われる場合，直ちに高流量酸素（5 L/分以上）を投与．

③バイタルサイン・意識レベルの評価　血圧，脈拍数，呼吸数，酸素飽和度，体温（腋窩，鼓膜で測定不能であれば直腸温）を測定

表2　JCS（Japan Coma Scale）

Ⅰ．覚醒している（1桁の点数で表現）	
0	意識清明
1	見当識は保たれているが，いまひとつはっきりしない
2	見当識障害を認める
3	自分の名前・生年月日が言えない
Ⅱ．刺激に反応し一時的に覚醒する（2桁の点数で表現）	
10	普通の呼びかけで開眼する
20	大声で呼びかけたり，強く揺すったりすると開眼する
30	痛み刺激を加えながら呼び続けると辛うじて開眼する
Ⅲ．刺激しても覚醒しない（3桁の点数で表現）	
100	痛みに対して払いのけるなどの動作をする
200	痛み刺激で手足を動かしたり，顔をしかめたりする
300	痛み刺激に対し全く反応しない

上記の点数にさらに R（Restless：不隠），I（Incontinence：失禁），A（Akinetic mutism：無動無言）を付け加え，3-R，20-I などと表現する．

表3　GCS（Glasgow Coma Scale）

E：開眼（eye opening response）	
自発的に（spontaneous）	4
音声により（to speech and sound）	3
疼痛により（to pain）	2
開眼せず（none）	1
V：発語（best verbal response）	
見当識あり（orientated）	5
混乱した会話（incoherent conversation）	4
混乱した言語（inappropriate words）	3
理解不能の発声（incomprehensible sounds）	2
発語なし（none）	1
M：運動機能（best motor response）	
命令に従う（obeys commands）	6
疼痛刺激を払いのける（localizes pain）	5
疼痛刺激からの逃避反応（withdrawal）	4
疼痛刺激への四肢屈曲反応（abnormal flexion）	3
疼痛刺激への四肢伸展反応（extensor response）	2
全く動かず（none）	1

E＋V＋M の合計点で表す．最重症は3点，正常は15点となる．

し，できれば連続モニターする．意識レベルの判定には一般に Japan Coma Scale（JCS）（表2）もしくは Glasgow Coma Scale（GCS）（表3）が用いられる．近年 JCS, GCS に代わるものとして日本 ECS 学会から Emergency Coma Scale（ECS）が提唱されている（表4）．

④静脈ルート確保と採血（血液検査），血糖測定（簡易測定キット）

⑤是正可能な病態の治療　低血糖症（339頁），痙攣（66頁），高血圧性緊急症（266頁）などの緊急治療を行う．低血糖は高頻度にみられ緊急性も高いため，直ちに血糖測定ができない場合，20〜50％ブドウ糖液を静注して反応をみることも許容される[*1]．

　*1：米国では原因不明の意識障害患者に対し，低血糖，Wernicke 脳症，麻薬中毒を想定した緊急処置としてブドウ糖，ビタミン B₁（塩酸チアミン注®，メタボリン®注），ナロキソン塩酸塩の静注（coma cocktail）が行われるが，これについては賛否両論がある．

表4　ECS（Emergency Coma Scale）

1桁	覚醒している（自発的な開眼，発語，または合目的な動作をみる）	
	1	見当識あり
	2	見当識なし
2桁	覚醒できる（刺激による開眼，発語または従命をみる）	
	10	呼びかけにより
	20	痛み刺激により
3桁	覚醒しない（痛み刺激でも開眼・発語および従命なく運動反射のみをみる）	
	100L	痛みの部位に四肢を持っていく，払いのける
	100W	引っ込める（脇を開けて）または顔をしかめる
	200F	屈曲する（脇を閉めて）
	200E	伸展する
	300	動きが全くない

L：Localize（局所），W：Withdraw（逃避），F：Flexion（屈曲），E：Extension（伸展）を表す

⑥12誘導心電図　急性冠動脈症候群，重症不整脈などを迅速に鑑別するため，ベッドサ

イドで心電図を記録する．

7 病歴聴取　上記1～6と並行して病歴聴取を行う．意識障害の患者から正確な情報を得ることは困難で，関係者(家族，救急隊員など)から以下の諸点を中心として病歴を聴取する．
① 発症の場所と時刻，症状の持続時間
② 突然発症したか，慢性的に増悪したか
③ 意識障害の質や程度に時間的な変化がみられるか
④ 具体的な症状(前兆，頭痛，嘔吐，痙攣，健忘，転倒，動悸，胸痛，腹痛，尿・便失禁などの有無)
⑤ 既往歴(同様の症状の既往や精神疾患の既往にも注意)
⑥ 服薬歴(怠薬や過量服薬についても確認する)
⑦ 直近の食事の時刻と内容，アルコール摂取の有無
⑧ アレルギーの有無

8 身体所見　脱衣させ身体所見をとる．一般的な身体所見に加え，全身の外傷の有無についても入念に調べる(例：舌咬傷は痙攣発作による意識障害を示唆)．Kussmaul 大呼吸など呼吸のパターン，呼気のアセトン臭やアンモニア臭，頸部の血管雑音，四肢の脈拍の左右差なども病因の鑑別診断上重要である．

9 神経学的所見　病変の局在をみるため神経学的所見をとる．重篤な意識障害の場合，脳幹部の機能評価のために対光反射，共同偏視，人形の目徴候，角膜反射などの有無を確認することが重要．覚醒し意識障害が軽いと思われても，見当識障害や順行性・逆行性健忘の有無に注意する．

10 動脈血ガス分析　酸素分圧，CO_2 分圧だけでなく pH にも注意する．過換気で CO_2 分圧が低下していても心因性とは限らず，代謝性アシドーシス代償のための過換気とも考えられる．一酸化炭素中毒が疑われる場合は COHb の測定が重要である．

11 胸部 X 線撮影，胸腹部超音波検査

12 CT，MRI　これらの画像検査は全身状態の安定を得てから行うのが原則である．

13 髄液検査　意識障害の原因として脳炎・髄膜炎，脱髄性疾患，くも膜下出血などを鑑別するために髄液検査(腰椎穿刺)を行う．脳圧亢進がある場合，腰椎穿刺は禁忌となるので，施行前にうっ血乳頭がないことを確認する．

C. 病態の把握

1 鑑別診断[*2](表5)

 *2：意識障害の鑑別診断の記憶法として AEIOUTIPS(Carpenter 分類)が広く用いられる．いろいろなバージョンがあるが，代表的なものを以下に挙げる．

> A：Alcoholism(アルコール中毒)
> E：Endocrine(内分泌疾患)
> I：Insulin(インスリン　低血糖・高血糖)
> O：Oxygen(低酸素血症)，Opiate(麻薬[薬物])
> U：Uremia(尿毒症)
> T：Trauma(外傷)，Temperature(体温異常)
> I：Infection(感染症)
> P：Psychiatric(精神疾患)，Porphyria(ポルフィリン症)
> S：Syncope(失神)，Stroke(脳卒中)，SAH(くも膜下出血)

1 内因性の病態

❶ 頭蓋内病変

① CT，MRI などの画像所見が有用であるが，脳幹部の障害は角膜反射や人形の目徴候などの消失から推定可能である．
② 一過性意識障害の原因として一過性脳虚血発作(TIA)はまれである．
③ てんかんが疑われる場合，痙攣発作の有無や発症時の様子，また前兆の有無につき関係者，可能であれば本人に確認する．
④ アルツハイマー病などの認知症患者は，しばしば服薬したことや受傷したことを忘れており，意識障害の原因検索上，注意を要する．

表5 意識障害の鑑別診断

内因性	頭蓋内病変	脳血管障害	脳出血，くも膜下出血，脳梗塞，脳幹梗塞
		占拠性病変	脳腫瘍(原発性，転移性)，慢性硬膜下血腫，脳動静脈奇形，脳膿瘍
		感染症	髄膜炎(細菌性，ウイルス性，結核性，真菌性)，流行性脳炎(日本脳炎など)，続発性脳炎(水痘，インフルエンザ，麻疹)
		てんかん	強直間代発作(大発作)，欠神発作(小発作)，複雑部分発作(側頭葉てんかん)
		変性疾患・脱髄疾患	アルツハイマー病，ADEM(acute disseminated encephalo-myelitis)
	全身疾患	循環器疾患	心不全，Adams-Stokes 症候群，致死性不整脈(VT, VF)，大動脈疾患(急性大動脈解離，大動脈瘤破裂)，神経起因性失神(血管迷走神経性失神，頸動脈洞過敏症候群，状況失神)，起立性低血圧
		呼吸器疾患	低酸素血症(気管支喘息，慢性閉塞性肺疾患，肺炎)，CO_2 ナルコーシス
		代謝性疾患	糖尿病性ケトアシドーシス，低血糖，乳酸アシドーシス，Wernicke 脳症
		消化器疾患	消化管出血，肝性脳症
		腎疾患	腎不全(腎性，腎前性，腎後性)
		内分泌疾患	甲状腺機能亢進症・低下症，副甲状腺機能亢進症，アジソン病
		感染症	敗血症，マラリア，トキソプラズマ
		水・電解質異常	脱水症，低 Na 血症，高 Na 血症，低 K 血症，高 Ca 血症
		高血圧性脳症	子癇，悪性腎硬化症，糸球体腎炎
		その他	アナフィラキシー，ポルフィリン症(ポルフィリア)，Rye 症候群(小児)，全身性エリテマトーデス(SLE)など
外因性	外傷	頭部外傷	脳挫傷，DAI(diffuse axonal injury：びまん性軸索損傷)，外傷性くも膜下出血，急性硬膜外血腫
		頭部以外の外傷	心タンポナーデ，気道閉塞，フレイルチェスト(動揺胸郭)，外傷性血気胸，緊張性気胸，腹腔内出血などによる出血性ショックや低酸素血症
	中毒	薬物乱用・過量服用	向精神薬，麻薬，大麻，農薬，シンナー，血糖降下薬，降圧薬
		アルコール中毒	エタノール，メタノール，エチレングリコール
		ガス中毒	一酸化炭素(CO)，塩素(Cl_2)，硫化水素(H_2S)
		毒物	ヒ素，青酸化合物，サリンなど
		自然毒	キノコ(ムスカリンなど)，ジャガイモの芽(ソラニン)
	体温異常		熱射病，偶発性低体温
	窒息・溺水		―
精神疾患		解離性障害	解離性健忘，解離性もうろう状態
		統合失調症	―
		うつ病	うつ病性昏迷
		その他	器質性精神病，てんかん性精神病

❷全身疾患

①失神は一過性の低血圧による意識障害であり，多くは血管迷走神経性失神など神経反射によるものだが，不整脈が疑われる場合には Adams-Stokes 発作のほか，VT(心室頻拍)など致死的不整脈の鑑別を要する．

②急性大動脈解離は多彩な症状を呈するが，弓部分枝閉塞による脳虚血，心タンポナーデ，破裂による出血などで 10% 以上に意識障害を認める．

③慢性閉塞性肺疾患では低酸素血症のほかCO_2ナルコーシスの可能性を考慮する．

④肝性脳症は見当識障害から昏睡に至るまで様々な意識障害を呈し，羽ばたき振戦(asterixis)を認めるが，羽ばたき振戦は肝性脳症だけでなく腎不全，呼吸不全による代謝性脳症にもみられる．

⑤海外渡航歴のある患者ではマラリアなど輸入感染症を念頭に置く．

⑥妊婦の意識障害が麻痺を伴う場合，子癇よりも脳血管障害や外傷〔家庭内暴力(DV)にも注意〕などを考慮すべきである．

② 外因性の病態
❶ 外傷
①直達外力による一次性脳損傷のうち，DAI(diffuse axonal injury：びまん性軸索損傷)は意識障害を呈するがCT，MRIなどの画像所見に乏しく診断が困難である．発症後6時間は進行するといわれる．

②頭蓋内血腫など占拠性病変や虚血による脳浮腫は脳圧亢進をきたし，脳ヘルニア，脳幹損傷，二次性DAIなど二次性脳損傷の原因となる．

③外傷性のショック，呼吸障害，低体温も意識障害の原因となる．

❷ 中毒(薬物，アルコール，毒物など)
①原因が特定できない意識障害は中毒を疑う．ベンゾジアゼピン，三環系抗うつ薬，麻薬，大麻などの検出には薬物中毒検出キット(トライエージDOA®)による尿検査が有効である．

②自殺企図患者では，薬物中毒だけでなく一酸化炭素による自殺企図の可能性もあるため，発症時の状況を詳しく聴取する．

③患者が集団発生している場合は一酸化炭素などガス中毒だけでなく，サリンなどによるBCテロも考慮の対象となる．

④高齢者は通常量の睡眠薬を服用していても，作用が遷延して普通に起床できず，意識障害として来院することがある．

⑤アルコールには血糖降下作用があるため，飲酒後の意識障害は低血糖によることがある．

❸ 体温異常(熱中症，異常低体温など)
①一般に意識障害をきたす体温異常は重症である．

②寒冷や炎熱など環境因子によるだけでなく，薬物やアルコールの過量摂取が原因であることが多い．

❸ 精神疾患
①解離性障害(ヒステリー)の患者は，意識障害があるようにみえても精神医学的には意識障害とはいえず，医療者の言動など周囲の状況を理解し，それを記憶している場合も多いので注意を要する．

②統合失調症は多彩な精神症状を呈し，しばしば昏迷状態となる．

③まれではあるが，うつ病でも昏迷となることがある(うつ病性昏迷)．

② 緊急度・重症度の評価
① 緊急度の高い病態
意識障害の原因のうち，致死性不整脈(VT，VFなど)，呼吸障害，低血糖，高血圧緊急症，頭蓋内圧上昇などは緊急度が高い．

② 意識障害と重症度
意識障害の程度と病態の重症度は必ずしも相関しないため，原因疾患の精査と評価を確実に行う(例：急性硬膜下血腫における，lucid intervalと呼ばれる一時的な意識の清明化)．

③ 診断がつかない場合の対応
① 意識が回復している場合
来院時，すでに意識障害が消退している場合，神経起因性失神(血管迷走神経性失神など)だけでなく，不整脈発作やてんかんなどの可能性もあるため，ホルター心電図や脳波検査を考慮する．

② 原因不明の意識障害が遷延する場合
身体所見だけでなく血液検査や画像検査を再検し，その変化を追う．

③ 原因が特定できない中毒
原因薬物が特定できない薬物中毒の場合，自然排泄により症状が消退し，検査所見が正常化するまで経過観察入院を継続する．鎮痛解熱薬など一般的

な薬剤でも意識障害が起こることがあるため，服薬歴を再検証する．

4 詐病 詐病の可能性を考慮し，身体所見と意識レベルを注意深く観察する．

D. 引き続き行う処置

1 合併症と対策
① 頭部外傷が常に意識障害の原因とは限らず，別の原因による意識障害が先行して転倒，負傷した可能性も考慮する．
② アルコールによる意識障害（酩酊）は，アルコール依存症の合併に注意する．アルコール依存症の患者は覚醒すると飲酒を繰り返すため，精神科医の介入が必要である．
③ せん妄が強い時は，患者の安全を図る目的で薬物〔レボメプロマジン（レボトミン®，ヒルナミン®）など〕による鎮静化を行う．

2 専門医へのコンサルテーション
① 器質的疾患を認めたら，当該科の専門医にコンサルテーションする．
② GCS 8 点以下の頭部外傷は，重症頭部外傷として救急処置を施行後，直ちに専門医へコンサルテーションする．
③ 器質性疾患が否定され精神疾患を疑う場合や，背景に精神疾患があると考えられる場合は精神科医にコンサルテーションする．

3 入院・帰宅の判断（disposition）
① 原則として意識障害のある患者は全例入院治療の適応と考える．
② 救急外来での治療により意識障害が消退した場合は，原因疾患によって帰宅の可否を判断する．
③ 症状が消退しても，不整脈，肝性脳症など再発時に重篤化が懸念される場合は，経過観察，原因疾患の治療目的での入院適応を考慮する．

E. 入院 3 日間のポイント
- 呼吸・循環の維持と意識レベルの評価．
- 原因疾患の検索と緊急度の高い病態（致死的不整脈など）の改善．
- 病態に応じた全身管理と治療．
- 専門医へのコンサルテーション（器質的疾患，外傷，精神疾患）．

運動麻痺
motor palsy

永山正雄　国際医療福祉大学教授・熱海病院神経内科

A. ER 診療のポイント

- 主に神経所見から病変部位を推測（局在診断）し，主に病歴や運動麻痺の分布から血管障害，感染症などの原因診断（質的診断）を行い，総合診断に至る．
- 緊急を要する病態，特に頸髄損傷や Guillain-Barré 症候群など呼吸筋麻痺を合併しうる疾患，重症脳血管障害，血栓溶解療法適応の超急性期脳梗塞，単純ヘルペス脳炎など，生命に関わる状態，重症化を回避しうる治療がある状態の評価と治療を優先する．

B. 最初の処置

1 病歴
① 発症様式（急性，亜急性，慢性，反復性），症状の推移（悪化，改善），前駆症状や随伴症状，既往歴，手術歴，職歴，服薬状況など問診による病歴評価が重要である．
② 運動麻痺は個人により表現の仕方が様々であり，「しびれた，重い」と表現される状態が運動麻痺であったり，「歩けなくなった」のが麻痺ではなく感覚障害によることもある．

2 身体所見
全身状態の評価の後，意識，言語，脳神経（眼底，視野，瞳孔，眼位，眼球運動），運動系（錐体路，錐体外路，協調運動），感覚系，反射（深部反射，病的反射），髄膜刺激徴候，自律神経系について簡潔に神経所見の評価を行う．特に運動麻痺の有無と分布の評価が重要である．

①運動系については，筋力の客観的で経時的な評価のために徒手筋力テスト（manual muscle testing：MMT）を用い，0〜5の6段階で表す（**表1**）．麻痺の分布（左右差・上下肢差，片麻痺・四肢麻痺・単麻痺，呼吸・嚥下障害，近位筋・遠位筋優位）を評価し，中枢（脳，脊髄），末梢（末梢神経，神経筋接合部，筋）などの障害部位診断を迅速に行うことが重要であり，個々の筋力の評価に固執し，いたずらに時間が経過することは避ける．なお重力に対する反応により区別されるMMT3とMMT2の判定は客観性が比較的高いが，その他は検者の主観により影響される．

②脳梗塞超急性期における血栓溶解療法の適応評価や経時的評価には，NIH stroke scale（NIHSS，**表2**）が国際的に使われる．

③運動麻痺が高度であれば非医療者によってもしばしば気づかれる．しかし軽度の運動麻痺の場合，その検出が診断への第一歩の手掛かりとなることもあり，その検出方法について認識しておく必要がある．上肢については上肢のBarré徴候（正確にはMingazzini徴候，両腕を手掌を上に前方に水平挙上し閉眼させると麻痺側が落下）と第5指徴候（両腕を手背を上に前方に水平挙上し手指を揃えさせると麻痺側第5指が第4指から離れる），下肢についてはHoover徴候（仰臥位で麻痺側挙上時に健側踵（かかと）の下に入れた検者の手に力が加わる）と片足立ちが有用である．

④一方，意識障害例では運動麻痺の有無や分布が診断への重要な手掛かりとなる．顔面については眼裂や鼻唇溝の左右差，刺激に対する反応の左右差（両眼瞼を持ち上げ急に離すと麻痺側ではゆっくり下降し完全に閉じない，痛み刺激に対する顔面のしかめ方の左右差）により評価する．四肢については自発運動の左右差，麻痺側下肢でみられる外旋位，痛み刺激に対する反応の左右差，arm-droppingテスト（仰臥位で上肢を垂直に持ち上げ急に離すと，麻痺側では崩れるように落ち，顔を打ちそうになる），leg-droppingテスト（膝を立て検者の手を離すと麻痺側は直ちに外側に倒れる）により評価する．

表1　徒手筋力テスト

5	normal	強い抵抗を加えても，完全に運動しうるもの
4	good	ある程度の抵抗に打ち勝って，正常可動域いっぱいに運動できる
3	fair	抵抗を加えなければ，重力に抗して正常可動域いっぱいに運動できる
2	poor	重力を除外してやれば，正常可動域いっぱいに運動できる
1	trace	筋のわずかな収縮は起こるが，関節は動かない
0	zero	筋の収縮がまったくみられない

3 スクリーニング検査と補助検査

1 臨床検査
諸種血液検査から糖尿病，電解質異常，感染症，炎症性疾患，膠原病・自己免疫疾患，内分泌疾患，悪性腫瘍の関与を評価する．

①CKは筋疾患（ミオパチー）では一般に高値であるが，すべてのミオパチーで増加するとは限らない．CKは筋障害の広がりと強さを反映する．

②Guillain-Barré症候群では，抗ガングリオシド抗体が一部の例で検出される．

③重症筋無力症では血中抗アセチルコリン受容体抗体などの抗体が陽性になることが多い．

④ビタミン欠乏や重金属中毒，薬物中毒が疑われる場合は，コリンエステラーゼ活性定量，重金属や薬物の血中濃度定量，検体保存を行う．

⑤悪性貧血や巨赤芽球性貧血を疑わせる大球性高色素性貧血がみられれば亜急性連合性脊髄変性症を疑うが，貧血を伴わない例もある．

2 髄液検査
Guillain-Barré症候群，脊髄炎

表2 modified NIH Stroke Scale(NIHSS)(2001)

項目	スコア	検査	項目	スコア	検査
意識レベル質問	0＝2問とも正答 1＝1問に正答 2＝2問とも誤答	「今月の月名」および「年齢」を尋ねる	左脚	0＝下垂なし(5秒間保持可能) 1＝5秒以内に下垂 2＝重力に抗するが5秒以内に落下 3＝重力に抗する動きがみられない 4＝全く動きがみられない	5秒数える間，下肢を挙上させる(臥位30°)
意識レベル従命	0＝両方の指示動作が正確に行える 1＝片方の指示動作のみ正確に行える 2＝いずれの指示動作も行えない	「開眼と閉眼」および「離握手」を指示する	右脚	0＝下垂なし(5秒間保持可能) 1＝5秒以内に下垂 2＝重力に抗するが5秒以内に落下 3＝重力に抗する動きがみられない 4＝全く動きがみられない	同上
注視	0＝正常 1＝部分的注視麻痺 2＝完全注視麻痺	左右への眼球運動(追視)を指示する	感覚	0＝正常 1＝異常	四肢近位部に痛覚(pin)刺激を加える
視野	0＝視野欠損なし 1＝部分的半盲(四分盲を含む) 2＝完全半盲(同名半盲を含む) 3＝両側性半盲(皮質盲を含む全盲)	片眼ずつ対坐法により，四分視野の指数を尋ねる	言語	0＝正常 1＝軽度の失語 2＝高度の失語 3＝無言または全失語	(呼称カードにある)物の名前を尋ね，(文章カードから)少なくとも3つの文章を読ませる
左腕	0＝下垂なし(10秒間保持可能) 1＝10秒以内に下垂 2＝重力に抗するが10秒以内に落下 3＝重力に抗する動きがみられない 4＝全く動きがみられない	10秒数える間，腕を挙上させる(坐位90°，臥位45°)	無視	0＝正常 1＝軽度の無視 2＝高度の無視	両側の2点同時の(皮膚)刺激，および視覚刺激(絵カード)を与える
右腕	0＝下垂なし(10秒間保持可能) 1＝10秒以内に下垂 2＝重力に抗するが10秒以内に落下 3＝重力に抗する動きがみられない 4＝全く動きがみられない	同上			

(Lyden PD, Lu M, Levine SR, Brott TG, Broderick J : NINDS rtPA Stroke Study Group. A modified National Institutes of Health Stroke Scale for use in stroke clinical trials : preliminary reliability and validity. Stroke 2001 ; 32 : 1310-1317, 2001 を一部改変)

や脱髄性疾患の診断に有用である．Guillain-Barré症候群でみられる髄液蛋白細胞解離は，急性期にはしばしばみられない．

③ **画像診断** 頭部や脊髄のCT・MRI・単純X線などを適宜行う．

④ **筋電図検査**

①筋原性と神経原性病態の鑑別上，針筋電図で筋原性パターン(持続時間が短く低振幅電位)，神経原性パターン(持続時間延長，振幅増大，筋線維束性攣縮)の有無を適宜，評価する．また神経筋接合部障害の評価のためには反復誘発筋電図を行う．

②末梢神経伝導速度検査により，Guillain-Barré症候群ほかの脱髄性病態を評価する．

C. 病態の把握・診断の進め方

① **鑑別診断**

①運動麻痺あるいは筋力低下は，大脳皮質運

表3 運動障害の障害部位鑑別診断

		上位運動ニューロン(脳〜脊髄)	脊髄前角細胞	末梢神経・神経根	神経筋接合部	筋肉
神経症候	筋力低下・麻痺	あり	あり(髄節分布)[*1]	通常あり(主に遠位筋[*2]、神経支配分布)	あり(主に易疲労性)(眼筋,球筋,呼吸筋ほか)	あり(主に近位筋)[*3]
	腱反射	通常亢進	減弱	減弱	疾患による	減弱
	病的反射	通常あり	疾患による	なし	なし	なし
	筋萎縮	あっても軽度	高度	ありうる	あっても軽度	あり
	筋線維束性攣縮	なし	通常あり	神経根病変であり得る	なし	なし
検査	血清CK	正常	正常〜軽度増加	正常〜軽度増加	正常	増加
	針筋電図	正常	主に神経原性変化	主に神経原性変化	主に電気的疲労現象	主に筋原性変化
	神経伝導速度	正常	正常or軽度遅延	しばしば遅延	正常	正常
	筋生検	正常	主に神経原性変化	主に神経原性変化	通常正常	主に筋原性変化
	有用な検査	CT・MRI		髄液：根病変で蛋白細胞解離(急性期はしばしば欠如)	テンシロンテスト	
代表的な疾患		脳血管障害 頭部外傷 脳腫瘍 多発性硬化症 ミエロパチー 運動ニューロン疾患	運動ニューロン疾患 ポリオ	多発ニューロパチー Guillain-Barré症候群 フグ中毒	重症筋無力症 Lambert-Eaton症候群 有機リン中毒	筋ジストロフィー症 多発筋炎

[*1]: Werdnig-Hoffmann病, Kugelberg-Welander病では近位筋障害. [*2]: 神経痛性筋萎縮症では近位筋障害.
[*3]: 筋緊張性ジストロフィー症, 遠位型ミオパチーでは遠位筋障害

動野から体の随意運動筋までの運動系のいずれが障害されても生じる．障害部位の鑑別診断は，上位運動ニューロン障害(中枢性麻痺：大脳皮質運動野から内包，脳幹，脊髄を経て脊髄前角細胞にシナプスするまでの経路の障害)，下位運動ニューロン障害(脊髄前角細胞，あるいは末梢神経の障害)，神経筋接合部障害，筋肉障害に大別して考えるとわかりやすい(表3).
②さらに病歴や運動麻痺の分布(片麻痺，対麻痺，四肢麻痺，単麻痺，特定の末梢神経障害による特徴的な麻痺)を評価することで原因診断を進め，総合診断に至る．

1 病歴からの鑑別診断

①急性発症であれば，脳や脊髄の血管障害を疑う．
②感冒様症状前駆の後に，両下肢末梢から始まる四肢筋力低下が出現した場合はGuillain-Barré症候群を考える．
③急性の経過で両側近位筋優位の場合は周期性四肢麻痺や低K血性ミオパチー，亜急性の経過で筋痛がある場合には多発性筋炎や皮膚筋炎を疑う．
④悪性腫瘍，脊椎外傷，脊椎症・椎間板病変がある場合は，脊髄圧迫性病変を含めたspinal emergencyを疑う．
⑤手袋靴下型麻痺の感覚障害を伴う場合は，

多発性ニューロパチーを疑う．
⑥複数の病変が血管支配領域に関係なく存在し，緩解増悪を示す場合（時間的空間的多発性）は多発性硬化症を疑う．
⑦易疲労性で日内変動がある場合は重症筋無力症やLambert-Eaton症候群などの筋無力症候群を疑う．
⑧緩徐進行性の場合は腫瘍性疾患や変性疾患を疑う．

2 運動麻痺の分布からの鑑別診断

①片麻痺：最も多くみられ，大脳皮質から延髄〜頸髄上部に至る部位の障害で生じる．顔面と手足の麻痺側が異なる場合（交代性片麻痺）は脳幹中部〜下部の病変を疑う．片麻痺の原因のほとんどは脳血管障害で，外傷，腫瘍がこれに次ぐ．片麻痺は病変の対側にみられるが，まれに延髄下部から頸髄上部病変により同側にみられることがある（Opalski症候群）．
②対麻痺：両下肢の麻痺を指し，脊髄障害によるものが多いが，末梢神経障害や頭蓋内傍正中部髄膜腫による両側大脳半球の下肢運動中枢の障害などでも生じる．脊髄障害ではほとんどの場合に感覚障害を伴い，その部位が障害レベルの診断に役立つ．糖尿病性多発根神経障害ではしばしば痛みを伴う（有痛性対麻痺）．
③両上肢麻痺：上肢対麻痺，頸部対麻痺とも呼ばれ，頸髄膨大部前角細胞以下の両側末梢神経障害のほか，低（無）酸素・虚血後脳症（心停止後脳損傷）でもみられうる（man-in-the-barrel症候群）．
④四肢麻痺：片麻痺が両側性に生じた場合と対麻痺が下肢から上肢に及んだ場合があり，運動麻痺を生じるいずれの障害でも起こりうる．完全麻痺は両側大脳障害，脳幹障害，頸髄障害，多発根神経障害（Guillain-Barré症候群ほか）などで生じうる．
⑤単麻痺：一肢にのみ麻痺がみられるもので，末梢神経障害のほか，脊髄や大脳皮質の障害でもみられる．
⑥局所の運動麻痺：末梢神経障害による特徴的な麻痺がある．たとえば橈骨神経麻痺では下垂手，正中神経麻痺では猿手，尺骨神経麻痺では鷲手を呈し，それぞれ支配領域の感覚障害を通常伴う．外傷に起因するものが多い．大脳皮質病変でも類似症候を呈する場合があり，注意を要する．

3 神経所見の組合せからの鑑別診断

①上肢の腱反射が減弱しているにもかかわらず下肢の腱反射が亢進している場合は，頸椎症性脊髄症を疑う．
②錐体路障害による運動麻痺に深部感覚障害（後索障害）を伴う場合は，亜急性連合性脊髄変性症，神経梅毒（脊髄癆），Friedreich失調症が鑑別対象となる．

2 緊急度・重症度の評価

①頸髄損傷やGuillain-Barré症候群など呼吸筋麻痺を合併しうる疾患，重症脳血管障害，血栓溶解療法適応の超急性期脳梗塞，単純ヘルペス脳炎など生命に関わる状態，重症化を回避しうる状態の評価と治療を優先する．
②急性発症の筋力低下に伴い呼吸筋麻痺まで生じうる疾患に，有機リン中毒，フグ中毒，ボツリヌス中毒，Guillain-Barré症候群，重症筋無力症クリーゼ，Lambert-Eaton症候群，急性間欠性ポルフィリア，筋萎縮性側索硬化症などがある．

3 診断がつかない場合の対応

①Guillain-Barré症候群でみられる髄液蛋白細胞解離は，急性期にはしばしばみられない．したがって，急性期には病歴，神経所見と筋電図検査から本症候群の診断をつけざるを得ないことが多い．また高齢者は脳血管障害を発症する割合が高いが，その他様々な要因でも脱力を生じ，たとえば全身疾患や内服薬の影響により若年成人と異なる症状を呈しうる．肺炎による発熱で脱力を生じたり，糖尿病治療薬による低血糖症に伴い片麻痺が出現する例もある．
②確定診断に至らない場合は，発症前の病歴

や薬剤歴，低(無)酸素・虚血のエピソードを再確認するとともに，適宜，神経内科医，脳神経外科医，整形外科医，精神科医への依頼を行う．

D. 引き続き行う処置

1 合併症と対策

①Guillain-Barré症候群のように呼吸筋麻痺を伴いうる疾患では，急激な進行により急性呼吸不全を合併しうる．また有機リン中毒では，いったん症候が改善した2〜3日後に呼吸筋麻痺などの再増悪が生じうる(中間期症候群)．

②疾患を問わず，寝たきり状態や体動が低下した場合は，誤嚥性肺炎，尿路感染症，褥瘡，深部静脈血栓症に由来する突然死などを合併しうるため，これらの予防と早期治療開始を心掛ける．

2 専門医へのコンサルテーション

①脳血管障害，Guillain-Barré症候群，単純ヘルペス脳炎，spinal emergency などのように，全身管理とともに専門的医療を要する場合は，早期に専門医にコンサルテーションを行う．

②薬物中毒，フグ中毒，熱中症，悪性症候群などでは，救急医と専門医が協力して救急集中治療を継続する．

3 入院・帰宅の判断(disposition)
たとえ意識がクリアであっても運動麻痺が進行しつつある場合，生命に関わる状態が否定しきれない場合は入院とする．

E. 入院3日間のポイント

- 運動麻痺を呈する疾患は，たとえ軽度の運動麻痺を呈していても，急激な病勢進行により呼吸筋麻痺から急性呼吸不全，生命の危険に至る可能性があることをチーム全員が認識し，厳重な呼吸監視を続ける必要がある．

感覚障害
sensory disturbance

安心院康彦　帝京大学准教授・救急医学

A. ER診療のポイント

感覚障害でERを訪れた患者の初期診療には，先ず緊急度の高い疾患を除外し，その後に神経学に忠実な診療を行う．確定診断に至らずとも感覚障害のレベルや種類を知ることが病態の把握につながる．

1 バイタルサイン・意識レベルに関わる感覚障害の鑑別

- 脳卒中における感覚障害の発症頻度は運動麻痺に比べて低く，Japan Stroke Standard Registry Study(JSSRS)は最も多いラクナ梗塞でも19.5％であったと報告している．しかし突然発症した感覚障害では，常に脳卒中を鑑別に挙げる必要がある．

- 感覚障害を呈する病態の中で，急性冠症候群と大動脈解離は最も緊急性が高い．典型的な前胸部や胸背部の自発痛ではなく，同部位の違和感など非典型的な異常感覚や大動脈解離では前脊髄動脈閉塞による下半身の感覚低下でERを受診する患者も存在するため鑑別を要する．

- 中毒にも感覚障害を初期症状とする危険な病態が存在する．

2 安定していても生命予後・機能予後に影響する感覚障害の鑑別

- 緊急性は高くなくとも見逃しにより重大な結果を招く疾患が存在する．痙攣発作の前兆としての感覚障害である場合には，帰宅後発作を生じて生命に危険を生じる可能性も存在する．

- 脊髄疾患で，虚血によるものの頻度は少ないが，感覚解離や皮膚分節に沿った感覚障害が突然生じたら鑑別を要する．外

傷では，頸椎症に軽度の外力で生じる頸髄損傷に注意が必要である．
- 外傷では圧挫症候群，コンパートメント症候群における感覚障害に注意が必要である．

3 問診と詳細な神経学的診察
- 感覚障害は自覚症状であるため，病歴と本人の訴えが頼りである．フグの生食などによる口唇・舌のしびれや，精神疾患や過換気症候群での感覚障害など，問診により鑑別が可能な場合も多い．
- 「しびれ」を訴える患者については，感覚低下，感覚過敏，異常感覚，脱力などのうちで何を意味しているかを明確にする．また詳細な神経学的検査は必須であり，①感覚低下または脱失，②感覚過敏，③しびれなどの異常感覚，④神経痛などの自発痛について，末梢から中枢へと系統的に診断を進める．

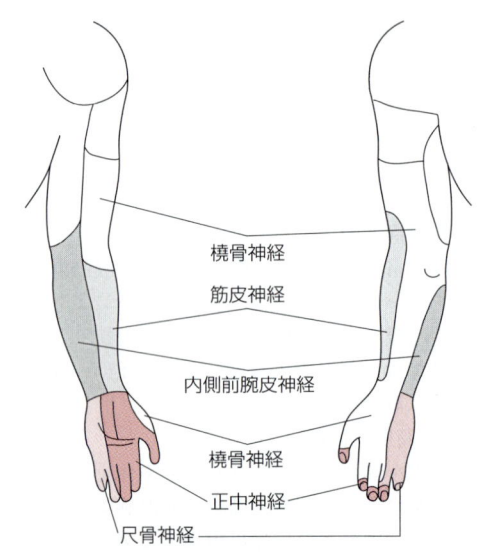

図1 上肢の末梢神経支配

B. 最初の処置

① 患者が感覚障害を訴えて ER を訪れた場合には，初めにバイタルサインと意識レベルを確認し，必要に応じて静脈ラインの確保と血液検査，酸素投与，12 誘導心電図，胸部単純 X 線などを実施する．

② バイタルサインの安定後，簡単な神経学的所見と問診により脳卒中や大血管疾患が疑われたら，頭部単純 CT，体部造影 CT などを適宜行い，生命に危険を生じる疾患を鑑別する．

③ 上記諸検査にて明らかな異常所見を認めない，またはさらに詳細な診断を必要とする場合には，詳細な病歴聴取，神経学的診察，全身観察を行い，必要に応じて救急外来検査を追加する．

C. 病態の把握・診断の進め方

1 鑑別診断のための知識
感覚障害の原因となっている病変部位や病巣の性質を診断するには，感覚障害の分布，範囲，性質についてよく検討し，さらに他の神経学的所見と合わせて総合判断することが大切である．以下，感覚障害をきたす主な疾患について説明する．

1 末梢神経性感覚障害

❶ 単一末梢神経障害（モノニューロパチー）：モノニューロパチーは，末梢神経の血管障害や外傷によることが多い．感覚障害の分布が，ある末梢神経の支配領域に一致しているときはモノニューロパチーを考える．モノニューロパチーの背景因子として糖尿病，膠原病，甲状腺機能低下症，アミロイドーシスなどがある．上肢の末梢神経支配を図1に示す．

❷ ポリニューロパチー：ポリニューロパチーの感覚障害は四肢末端に強く，健常部との移行ははっきりしない．障害部位は手袋や靴下をはいたような分布（glove and stocking type）を示し，上肢よりも下肢が先に侵される．ポリニューロパチーは疾患により運動，感覚，自律神経のいずれかに優位な障害を呈する．

【感覚障害を主とするニューロパチー】

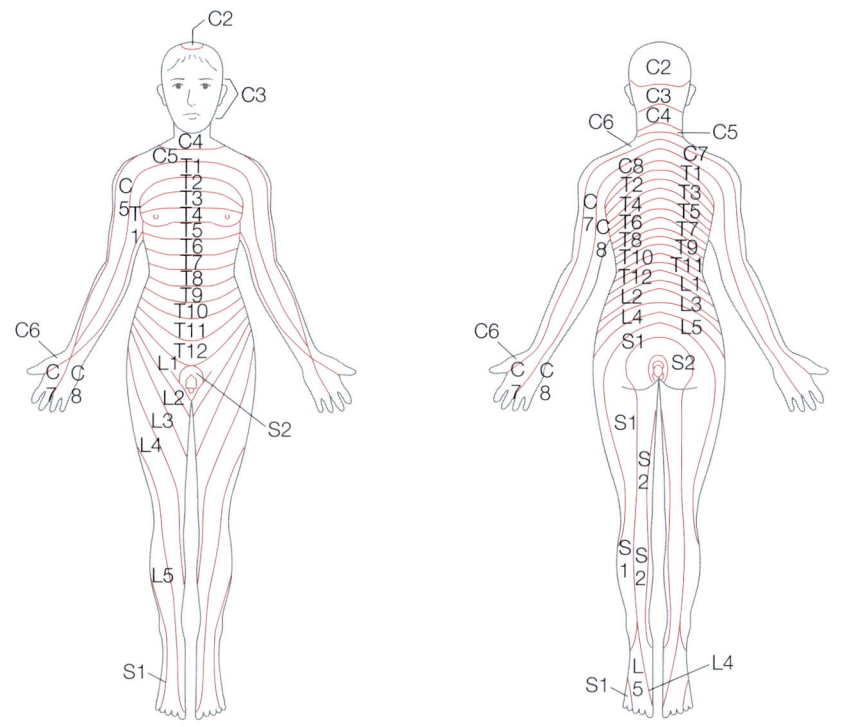

図2 デルマトーム
(Keegan JJ, et al : The segmental distribution of cutaneous nerves in the limbs of man. Anatomical Record 102 : 409 - 437, 1948 より)

① 糖尿病性ニューロパチー：多様な型が存在するが，感覚多発ニューロパチーの典型例では対称性に下肢の感覚が障害される．足趾のしびれ感，痛みといった異常感覚で発症し，徐々に上行する．
② ビタミン B_1 欠乏症（脚気）によるニューロパチー：アルコール多飲者や偏食をする若者にみられる．
③ 癌性ニューロパチー：感覚運動性ニューロパチーが主体であるが，肺小細胞癌などでは深部感覚が強く障害される亜急性感覚性ニューロパチーを示す場合がある．
④ 帯状疱疹によるニューロパチー：デルマトームに一致して疼痛や異常感覚を残すことがある．
⑤ 薬剤によるニューロパチー

・イソニアジド（NIH，イスコンテン®）：ビタミン B_6 の代謝異常で四肢の異常感覚を生じる．
・シスプラチン（ランダ®，ブリプラスチン®）：四肢の異常感覚に深部感覚障害による運動失調を伴う．

❸ 腕神経叢障害：上部腕神経叢障害（Erb 麻痺）と下部腕神経叢障害（Klumpke 麻痺）があり，胸郭出口症候群，外傷，炎症，腫瘍などで生じる．

❹ 脊髄後根の障害：脊髄後根の障害による感覚障害はデルマトーム（dermatome）に一致した形をとる．図2に成人のデルマトームを示す．障害されたデルマトームに特有な放散痛があり，感覚鈍麻や異常感覚を認める．特有な痛みは根性痛（radicular pain）と呼ば

れる．また坐骨神経痛でのLasegue徴候のように，神経枝を伸展させるような力を加えると痛みが惹起される．原因として，変形性頸椎症，椎間板ヘルニア，脊髄腫瘍，帯状疱疹などがある．

2 脊髄性感覚障害 脊髄障害による感覚障害には，横断性障害型以外は感覚解離が認められる．感覚解離とは，表在感覚または深部感覚いずれか一方のみが障害される現象をいう．また脊髄視床路は身体の下部からの線維ほど表層に位置し，これをlaminationとよぶ．図3に脊髄の解剖を示す．

❶横断性障害型：障害部位以下両側性に全感覚の低下をきたす．デルマトームに沿って障害部位を決定する．横断性脊髄炎，多発性硬化症，脊髄出血，血管奇形，脊髄腫瘍，硬膜外膿瘍，脊髄梅毒，脊髄外傷などでみられる．

❷前方障害型：脊髄視床路の障害により障害部位以下の温痛覚は低下し，深部感覚と触覚は保たれる．脊髄視床路が髄外腫瘍で圧迫されると，下肢の温・痛覚障害が次第に体幹を上行する．前脊髄動脈症候群，脊髄腫瘍，変形性頸椎症，椎間板ヘルニア，後縦靱帯骨化症，肉芽腫（結核，梅毒），多発性硬化症，HAM（HTLV1-associated myelopathy）などで認められる．

❸後方障害型：後索の障害により振動覚，位置覚，運動覚などの深部感覚が障害され（Romberg現象陽性），表在感覚は保たれる．脊髄癆，変形性脊椎症，連合変性症，肝性脊髄症，Friedreich失調症，Roussy-Lévy症候群，脊髄腫瘍，Chiari奇形，Foix-Alajouanine症候群（亜急性壊死性脊髄炎），多発性硬化症，HAMなどで認められる．

❹半側障害型：Brown-Séquard症候群を呈し，障害側では障害部以下の深部感覚低下，障害の対側には温痛覚の低下をきたす．触覚はいずれの側でも保たれる．脊髄腫瘍，肉芽腫（結核，梅毒），変形性頸椎症，椎間板ヘルニア，梗塞，脊髄外傷，多発性硬化症，HAMなどで認められる．

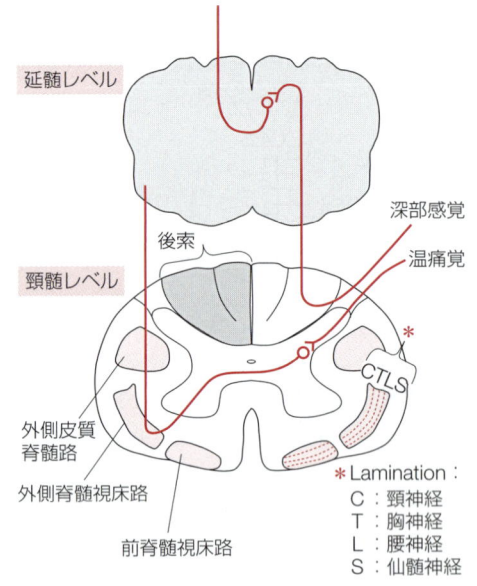

図3 脊髄の解剖

❺中心部障害型：脊髄視床路が交叉する中心管の腹側の灰白交連の障害は，髄節性に温痛覚の低下をきたし，深部覚と触覚は保たれる．脊髄空洞症が下位頸髄から上位胸髄に生じた場合には，両側上肢，胸上部に宙吊り型の温痛覚障害を認める．他に脊髄髄内腫瘍，中心性脊髄損傷などが原因となる．運動，感覚障害ともに下肢に比べて上肢に強い．

❻円錐・馬尾障害：円錐は第3～5仙髄および尾髄よりなり，L2～3以下の神経根（馬尾）で囲まれている．円錐・馬尾は同時に障害されることが多く，下肢遠位部麻痺，膀胱直腸障害，勃起不全，肛門周囲・会陰部を主としたサドル状感覚消失を認める．第一腰椎以下の骨折，腫瘍などで起こる．

3 大脳および脳幹性の感覚障害

❶脳幹障害：脳幹障害では感覚障害に様々の脳神経症状や運動障害を伴う．

①上位頸髄から橋中部までの障害：障害側の顔面と対側半身の温痛覚低下（交叉性感覚低下）を生じる．大部分は延髄外側梗塞が

原因となる（Wallenberg症候群）．
②橋上部より中枢側：橋上部以上の病変では，障害側と反対側の顔面を含めた半身の全感覚障害を示す．
❷視床障害：視床障害では反対側のすべての感覚が侵され，特に深部感覚が障害される．視床の外側核の障害では視床症候群を呈し，反対側の疼痛刺激で不快感を伴う激痛を訴える．また反対側に激しい自発痛-中枢性疼痛（視床痛）を伴うことがある．
❸頭頂葉皮質・皮質下障害：視床より高位の障害では温痛覚と振動覚は保たれ，位置覚や運動覚は障害される．頭頂葉障害では，①触覚による形態や性状の判断，②触覚による物体の認識，③二点識別，④触覚による体部位の認知，⑤二点同時刺激の認知，⑥触覚による文字・数字の判断などを生じる．

④ **特殊な異常感覚**　以下に疼痛を主体とした異常感覚について代表例を簡単に記載する．
❶視床痛：視床痛は，①耐え難い持続的な異常感覚，②痛覚低下と一定の閾値以上で生じる耐え難い強い痛み，の2つを特徴とする．視床出血または梗塞の後遺症として，障害の対側に生じる．
❷神経痛：神経痛は神経の走行と分布に一致して出現し，痛みは間欠的で発作性に起こり，有害刺激なし，またはわずかな刺激で痛みが生じる．
①三叉神経痛・舌咽神経痛：各々の支配領域に起こる神経痛で，鋭い痛みが十数秒程度の短い持続時間で繰り返す．三叉神経痛では第2枝，第3枝領域，舌咽神経痛では舌の奥，咽頭部，口蓋部などに生じる．
②後頭神経痛：後頭から側頭部の一側第二頸髄神経C2領域に走るような間欠性の痛みが起こる．
③坐骨神経痛・肋間神経痛：持続性の痛みのことが多い．坐骨神経痛は坐骨神経や大腿神経の走行に沿い，下肢背面へ放散する．肋間神経痛は半環状に広がる．
❸meralgia paresthetica：外側大腿皮神経領域のピリピリまたはキリキリ，ヒリヒリとした異常感覚を主症状とする症候群．
❹複合性局所疼痛症候群：軟部組織か骨の損傷後に発生するⅠ型の反射性交感神経性ジストロフィーと神経損傷後に発生するⅡ型のカウザルギーに分けられる．両型とも若年成人に最も好発し，女性のほうが2〜3倍多い．
①Ⅰ型：反射性交感神経ジストロフィー（reflex sympathetic dystrophy：RSD）：痛みが急性期を過ぎても継続し，受傷初期の腫脹が減少しない．その後，関節の拘縮や骨萎縮が進行する．皮膚温は高く，発赤，発汗，患肢先端の冷感などでRSDを疑う．RSDが疑われたら早期に専門医に相談する．
②Ⅱ型：灼熱痛（causalgia）：末梢神経の走行に沿い，灼けるような熱感を伴った痛みを間欠的に生じる．上肢では正中神経，下肢では坐骨神経の領域に，外傷を契機として生じることが多い．血管運動障害や皮膚の栄養障害などの自律神経症状を伴う．
❺電撃痛：脊髄癆にみられる特徴的な痛み発作で，自発的に生じ，下肢に多く，焼けるような，刺すような鋭い痛みで，急激に生じて数分〜十数分持続する．
❻関連痛と放散痛：痛みとなる原因が生じた部位から離れた場所に感じる痛みを関連痛とよぶ．関連痛はしばしば，内臓，筋肉，関節の損傷によって起こり，関連痛の領域を調べることが診断の手がかりになる．関連痛は損傷した深部組織と同じデルマトームに限局して生じるが，それ以外の離れた関連部位に起こる関連痛を放散痛と呼ぶ（例：内臓疾患に対する腰痛や肩の痛み，急性心筋梗塞に対する肩や歯などの痛み）．**表1**に内臓疾患によって起こる関連痛の部位を示す．
❼過換気症候群：精神的ストレスなどを契機に過換気が生じて低二酸化炭素血症および呼吸性アルカローシスとなり，筋痙攣や助産婦手位，手足のしびれ感などの症状が生じる．器質的疾患の有無が否定できればジアゼパム

表1　内臓疾患によって起こる関連痛の部位

臓器	関連痛の部位・皮膚分節
横隔膜	同側の肩部の皮膚
心臓	T1〜T5：左腕と手
食道	T5〜T6
胃	T6〜T9：胸部と胸骨下領域
膵臓	T6〜T10
肝臓，胆嚢	T7〜T9
小腸	T9〜T10
大腸（脾彎曲部まで）	T11〜T12
卵巣	T10〜T11：臍周囲
子宮	S1〜S2：腰部
前立腺	T10〜T12：臍周囲と鼠径部，陰茎先端と陰嚢
腎臓	T10〜L1：腰部と臍部
直腸	S2〜S4：仙骨下部と坐骨神経（大腿上部や下腿後面）

〔ウイリアム・サイレン著／小関一英（監訳）：急性腹症の早期診断．p11，メディカル・サイエンス・インターナショナル，2007より一部改変〕

（セルシン®）などの投与を考慮する．ペーパーバッグ法は推奨されない．

❽焦点感覚発作：中心後・前回の病変が原因となる．主な症状は，しびれ感，ピリピリ感により高次の複合的な感覚が加わる．症状の好発部位は片側の上腕，手，顔面，下肢，足先であり，全汎化して意識を失うこともある．

② ERにおける検査　以下に考慮すべき検査を示す．

1️⃣ 血液・尿・髄液検査　一般血液検査，動脈血ガス分析，一般尿検査，尿中薬物迅速検査，髄液検査

2️⃣ 生理学的検査　12誘導心電図，筋電図・神経伝導速度測定，聴性脳幹誘発反応（BAEP），体性感覚誘発電位（SEP），脳波

3️⃣ 画像検査　超音波検査（胸腹部，頸部，四肢），X線撮影（胸腹部，四肢，脊椎），頭部CT・MRI

4️⃣ 細菌学的検査

③緊急度・重症度の評価　種々の疾患で感覚障害は，運動障害，自律神経障害などの他の症状に伴うことが多いが，感覚障害を主訴にERを来院する患者もまれではない．まずは緊急性の高い疾患を鑑別して迅速に対応し，次に重症化する可能性のある軽症例の見落としを防ぐ．以下，ERで経験する感覚障害を主訴とした緊急度の高い疾患について簡単にまとめる．

1️⃣ 中毒

❶フグ生食によるtetrodotoxin中毒：初期症状として口唇，舌，手指のしびれ感をしばしば訴える．病歴と症状により疑った場合は，呼吸管理を第一に治療を開始する．

❷水銀蒸気吸引：金属水銀は飲んでも吸収が悪いため毒性を発揮しないが，水銀蒸気を吸引すると肺で40〜80%吸収され，咳嗽，胸痛，呼吸困難，四肢末端のしびれ，頭重感，血圧低下，腎障害などを呈する．治療にはD-ペニシラミン（メタルカプターゼ®）などのキレート剤を用いる．

2️⃣ 心・大血管疾患

❶急性冠症候群：下顎から上腹部，両肩の範囲の疼痛，不快感などを訴えて来院する．急性冠症候群を疑ったら，直ちに冠症候群のアルゴリズムに従い，静脈ライン確保，早期に12誘導心電図などを施行し循環器科にコンサルトする．高齢者，糖尿病患者，女性では非典型的な症状で発症する頻度が比較的高く，注意を要する．

❷大動脈解離：突然の胸痛・腰背部痛以外にも，まれであるが前脊髄動脈症候群を合併することがある．疑ったら腎機能を確認して胸腹部造影CTを行い，循環器科または心臓血管外科にコンサルトする．

3️⃣ 脳・脊髄疾患

❶脳卒中：神経所見を参考に早期にCTを施行し，頭蓋内出血またはその他の頭蓋内占拠性病変，早期虚血性変化などを認めれば脳卒中の専門医にコンサルトする．虚血性卒中に対する組織プラスミノゲンアクチベーター（rt-PA）投与は発症から3時間以内が適応となる．

❷前脊髄動脈症候群：脊髄の前2/3への主要な栄養動脈である前脊髄動脈の閉塞により生

じる．第 2〜4 胸髄節の付近が虚血に陥りやすい．発症すると緊張を伴う突発的な背部痛が周囲に広がり，続いて髄節性の両側性弛緩性対麻痺および解離性感覚障害を生じる．診断は MRI により行う．大動脈解離や結節性多発動脈炎が原因となることがある．

④ 四肢外傷，他

❶ 圧挫症候群：上下肢，臀部の骨格筋が長時間にわたり圧迫され，その圧迫解除後に生じる全身的な症候群で致死的である．早期には圧痕，熱傷様の表皮剝離，四肢の感覚運動障害などを呈するのみであり，身体所見に乏しい．疑ったら高カリウム血症対応および，急激な循環血液量減少の補正と急性腎不全回避のための大量輸液を行う．

❷ コンパートメント（筋区画）症候群：筋膜および骨膜に囲まれた筋区画内の圧が上昇し，筋および神経の末梢循環が障害されて重篤な四肢機能障害が生じる．疼痛の増強の後，遅れて知覚異常と運動麻痺が出現する．脈の触知不能は末期症状を意味する．激しい痛みとしびれの段階での対応が重要である．外傷によるものが多い．

❸ 急性末梢動脈閉塞：血栓症，塞栓症，大動脈解離などで起こる．5 つの P，四肢の激痛 (severe pain)，極地感覚 (polar sensation)，感覚異常 (paresthesias または感覚消失)，皮膚蒼白 (pallor)，無脈 (pulselessness) を確認する．治療には，塞栓摘出術，血栓溶解療法，またはバイパス術を行う．

❹ 反射性交感神経ジストロフィー（RSD）：上記参照．早期に整形外科受診を勧める．

D. 引き続き行う処置

　感覚障害を主訴に来院した後，原因疾患により多彩な症状を随伴している可能性があり，また ER において短時間で改善・悪化をきたす場合も少なくないため，繰り返しの病歴聴取，全身観察，神経学的評価が重要となる．

E. 入院・帰宅の判断（disposition）

　感覚障害は多様で，強い疼痛を除いては意識障害や運動障害に比し軽視されがちであるため，潜在する原因疾患の見逃しには厳重な注意が必要である．また神経系の器質的疾患では末梢神経障害であっても，いったん発症すると回復困難な場合が少なくない．したがって入院・帰宅の判断にはまず疾患を疑うことが重要で，そのためにはより多くの鑑別疾患を念頭に置き，生命予後だけでなく機能予後も十分に配慮した ER 診療にあたる必要がある．

F. 入院 3 日間のポイント

- 感覚障害および関連する神経所見と身体所見を繰り返し観察する．
- 感覚障害に隠れた生命および機能予後に関わる病態を見落とさず，必要に応じて適切に各科専門医にコンサルトする．

文献

1) Beers MH. 他（著）/福島雅典（監）：メルクマニュアル，改訂第 18 版，日本語版．日経 BP 社，2006.
2) 水野美邦（編）：神経内科診断ハンドブック，第 3 版．医学書院，2003.
3) 日本外傷学会・日本救急学会（監）/日本外傷学会外傷研修コース開発委員会（編）：改訂第 3 版，外傷初期診療ガイドライン JATEC．へるす出版，2008.
4) Duus P（著）/半田肇（監訳）・花北順哉（訳）：神経局在診断，第 3 版．文光堂，1989.
5) ウイリアム・サイレン（著）/小関一英（監訳）：急性腹症の早期診断．メディカル・サイエンス・インターナショナル，2007.

頭痛
headache

安田冬彦　洛和会音羽病院・京都 ER 救急救命センター部長

A. ER 診療のポイント

- 頭痛を訴えて ER を受診する患者は全患者の約 3% に及ぶ．頭痛で受診する患者は，放置しておくと重篤な状態になるのではないかという不安を抱いている場合と，とにかく痛みを何とかしてほしいと願って受診する場合の 2 つに集約される．
- 国際頭痛学会の頭痛分類は，一次性頭痛（機能性頭痛）と二次性頭痛（症候性頭痛）に分けている．二次性頭痛の中で重症度の高い疾患としては，くも膜下出血（SAH），頭蓋内出血，虚血性脳血管障害，動脈解離，髄膜炎・脳炎，脳膿瘍，慢性硬膜下血腫，脳静脈洞血栓症，側頭動脈炎，特発性頭蓋内圧亢進症などがあり，初期診療医はこれらの疾患の中で優先順位をつけながら診療を進めていく．
- ER 医は診断がついてから，その患者の病態を最適な状態に維持し，専門的な治療へ円滑に移行できるよう管理しなければならない．

以上のことから頭痛診療の ER のポイントは，①重症度の高い疾患を見逃さないこと，②初期診療が終了するまで患者の病態を最適に維持すること，③的確な問診に基づく鎮痛処置である．

B. 最初の処置

頭痛の診療では，二次性頭痛を見落とさないことに意識を集中するあまり，事細かに病歴聴取を行っていると，診療途中に痙攣を起こしたり，最悪の場合，心停止に陥ることもある．正確な診断よりも，まず最悪のシナリオを常に意識して行動できるように心掛ける．

1 救急車で来院した患者

①救急車で搬送された患者の場合には，救急車から降車させ ER 内へ搬送する間に救急隊から病状・病歴を聴取する．

②患者に呼びかけて，バイタルサイン（血圧，心電図モニター，酸素飽和度，体温，呼吸数）を確認しつつ，意識レベル，呼吸状態，四肢の脱力の有無，瞳孔の左右差などを観察し，呼吸の補助が必要かを判断する．

③次に，簡潔な問診を行い，精査が必要と判断すれば，問診を切り上げて静脈ライン，採血指示を行い（その際には発熱や感染などの徴候があれば，血液培養も同時に採取する），ABC（Airway, Breathing, Circulation）を安定させた後に，頭部 CT などの検査に向かう．

④頭部 CT などで異常が判明した時点で，すぐに降圧などの加療が開始できるような薬剤や急変時の換気補助のためのバッグバルブマスク（BVM）などを携帯して患者に付き添うことが必要である．

2 walk in の患者

①患者の表情や歩き方などを観察することから開始する．顔をしかめて，歩きにくそうにしているような患者，歩けずに車椅子で入ってくるような場合には，すぐにバイタルサインを測定し，致死的疾患の疑いが濃厚と判断した時点で，ベッドへ誘導してから診察を始める．

②二次性頭痛の見逃しの多くは walk in 患者の診療で発生している．頭痛を訴える患者の大半は一次性頭痛であり，こうした一次性頭痛の患者の診療を経験してはじめて，二次性頭痛の症状の特異性と一次性頭痛との類似性を知ることができる．

③バイタルサインと発症時の詳細な病歴聴取などから，その患者に頭部 CT などの精査が必要か，あるいは対症的な治療でいいのかを判断する．

④初期診療の重要な点は，二次性頭痛を中心とする急ぐべき症例と，時間をかけて病歴を聴取し適切な鎮痛処置を行う症例とを早期に選り分け，臨機応変に診療手順を変えることである．

C. 病態の把握・診断の進め方

1 鑑別診断 頭痛診療の注意点として，症状が軽いからといって重症ではないとはいえず，過去に同様の頭痛があったからという理由のみで，安易に慢性頭痛と片付けてはならない．頭痛の鑑別診断で重要なのは SAH，脳血管障害，髄膜炎などの致死的疾患の否定を行いつつ，他の重症度の高い疾患をも鑑別していき，最終的に二次性頭痛の可能性が否定された時点で，初めて一次性頭痛の診断を下す意識をもつことである．

1 鑑別のためのキーワード

①頭痛の鑑別診断を行う際の，初めのキーワードは突然発症の頭痛，発症は突然でなくても痛みのピークまでの時間が短い場合（5分以内は要注意），だんだん増悪する頭痛，今まで経験したことのない頭痛，嘔気を伴う頭痛などである．「突然発症」「増強」「最悪」のすべてがなければ，緊急度は下がる．逆に上記のキーワードのどれかに合致した時点で重症度の高い疾患による頭痛と考える．

②こうしたキーワード以外に二次性頭痛を疑うポイントは，いつもと様子の異なる頭痛，頻度と程度が次第に増している頭痛，50歳以降に初発した頭痛，神経脱落症状を有する頭痛，癌や免疫不全の病態を有する患者の頭痛，精神症状を有する患者の頭痛，発熱・項部硬直・髄膜刺激症状を有する頭痛である．一次性頭痛と二次性頭痛を鑑別する病歴ポイントとして Dodick により考案された SNOOP（**表1**）を紹介しておく．

2 重症度および緊急度に応じた対応

①二次性頭痛のなかでもおよそ重症度および緊急度の高い順に，鑑別すべき疾患（**図1**）

表1 二次性頭痛を疑う病歴ポイントの頭文字：SNOOP

Systemic symptoms/signs
　全身性の症状徴候：発熱，筋痛，体重減少
Systemic disease
　全身性疾患；悪性疾患，AIDS など
Neurologic symptoms or signs
　神経学的症状や徴候
Onset sudden
　突然の発症：雷鳴頭痛，急速に悪化
Onset after age 40 years
　40歳以降の発症
Pattern change
　パターンの変化，頭痛発作間隔が次第に狭くなる
　進行性の頭痛，頭痛の種類の変化

高	くも膜下出血（多くは CT で診断可能，頭部 MRI および髄液検査）
	脳内出血（頭部 CT）
	動脈解離（頭部 MRA，心エコー）
	急性期脳梗塞（神経学的異常所見，頭部 CT および MRI）
	髄膜炎，脳炎（発熱，項部硬直，jolt accentuation，髄液検査）
	脳静脈血栓症（MRV，頭部 CT，MRI）
	下垂体卒中（視力視野障害，頭部 CT および MRI）
	脳膿瘍（発熱，頭部 CT および MRI）
	特発性頭蓋内圧亢進症（視力障害，髄液検査）
重症度	側頭動脈炎（側頭部圧痛，血沈上昇）
緊急度	急性緑内障（視野障害，眼圧測定）
	低酸素血症，高二酸化炭素血症（モニターおよび血液ガス検査）
	高血圧性脳症，褐色細胞腫（異常高血圧，頻脈）
	脳腫瘍（進行性頭痛，頭部 MRI）
	第三脳室コロイド嚢胞（頭部 MRI）
	髄液漏（頭部 CT および MRI）
	一酸化炭素，鉛，硝酸などの中毒によるもの（病歴，血液ガス）
	歯髄炎，副鼻腔炎，中耳炎（副鼻腔の圧痛，顔面 CT，鼓膜所見）
	妊娠（妊娠反応陽性）
	薬剤によるもの（NSAIDs，ステロイド，トリプタン，末梢血管拡張薬）
低	精神疾患に伴うもの（うつ病の既往）

図1 二次性頭痛で鑑別の必要な疾患
（　）内は診断手技

を示す．（　）内に主な診断手技を示した．重症度の高い疾患の可能性があれば，採血，ライン確保を行い急変に備える．情報の多くは患者に直接問診することにより得

られることが多いが，それ以外に外傷の可能性や内服薬，既往歴，環境なども鑑別に重要な情報が含まれていることがある．そのため病歴聴取は採血，鎮痛処置，画像検査などを進めつつ検査や手技の流れを止めないよう細切れに行う．
② 2004年に国際頭痛学会が示した国際頭痛分類第2版が頭痛の鑑別疾患の基礎となるが，ERでの診療は時間の制約もあり重症度の低い疾患はあえて正確な診断にこだわらず，対症的な加療に留める．

3 身体・神経学的所見 病歴聴取および画像診断を行いつつ，頭部から順に上記の重症度の高い疾患を意識しつつ身体学的所見をとっていく．すなわち，バイタルサインの再確認と頭皮の膨隆，瞳孔所見，角膜の充血，眼球運動，視野障害，口角の左右差，側頭部の圧痛，副鼻腔の圧痛，鼓膜の観察，項部硬直の有無，頸動静脈の拍動および拡大，血圧の左右差，手足の脱力，呼吸音，心雑音の有無，不整脈，腹部の膨隆，下腿の浮腫などである．

4 画像所見による鑑別 頭部の画像による鑑別手技として頭部CTが最も優先される．危険なキーワードが1つでもあれば頭部CTは最低でも行う．くも膜下出血がCTにて診断される感度は24時間以内であれば95%であり，近年の画像進歩によりさらに感度は上がってきているとの報告もある．また頭部MRI画像の精度もよくなっており，CTではっきりしない出血病変がMRIのFLAIR画像でとらえられることも多く，筆者らのERではくも膜下出血の鑑別に髄液精査を行うことは少なくなっている．

2 緊急度・重症度の診断 初期診療医は緊急性あるいは重症度の高い疾患を早期に診断するために，日々修練しているといっても過言ではない．いかにして，くも膜下出血や頭蓋内出血，大動脈解離，急性期脳梗塞，髄膜炎などに優先順位をつけて診断を行うべきかについては，あまり述べられていない．
①初療に際しては，まずは最も危険度の高いSAHを考える．
②次に頭蓋内出血，急性期脳梗塞を鑑別していく過程で，解離の有無を迅速エコーで確認する（上行大動脈の拡大と心嚢水の有無まで）．
③頭痛に関連するバイタルサインの異常については，意識レベルの低下による舌根沈下，ショック，酸素飽和度の低下，血圧高値（230 mmHg以上）の順に優先度が高く，即刻治療を開始する．その他に体温や脈拍，呼吸回数の異常などが存在した場合には，注意深く観察しつつ，検査や問診を並行して行う．
④意識障害を伴った頭痛の場合には，脳血管障害の可能性が低いと考えた時点で，発熱がなくても採血時に血液培養を採取する．一般的には頭部CTを施行した後に腰椎穿刺などの手技を行う．

3 診断がつかない場合の対応 致死的疾患を疑ってもなお，診断がつかない場合には患者に必要性を説明したうえで，ERにて数時間経過観察を行う．症状が持続する，あるいは歩行できないなどの症状があれば，帰宅させずに観察入院させる．

D. 引き続き行う処置

1 出血性病変に対する降圧療法 くも膜下出血ではペルジピン®，ヘルベッサー®などで可及的早期に収縮期血圧を120〜130 mmHgまで下げる．脳内出血では収縮期血圧を130〜140 mmHg程度まで30分以内に降圧させる．ペルジピン® 1 mLのone shotで収縮期血圧は20〜30 mmHg下がるため，過度の血圧低下をきたさないように注意する．徐脈傾向のある患者にはヘルベッサー®は使用しない．頭痛を訴える場合にはソセゴン® 15 mg IVを施行する．

2 合併症と対策 疾患により様々な合併症が起こりうるが，ERでは正確な診断がなされる前から，危険なサインがあれば治療を開始する．

① 最も注意すべき合併症はくも膜下出血の再破裂である．安静，降圧を迅速に行い，疼痛緩和，不安軽減などにも注意し，こうした合併症を最小限に抑える．
② また脳内出血と判明した患者では，検査の途中で嘔吐し窒息状態になるなどの危険性を考慮し，患者に付き添って，気道確保，酸素投与などの必要な処置は怠らないように心掛ける．
③ 合併症として注意すべきものとしては，上記の他に，脳出血後の痙攣・舌根沈下，脳梗塞，脳炎，髄膜炎での重積痙攣や嘔吐による窒息・誤嚥，解離例での心タンポナーデ，脳血栓塞栓症での不整脈などによる心機能低下などがある．

いずれの疾患でも合併症はあり，初期診療医はいつも最悪の事態を予想して，予防処置および治療を開始することが肝要である．

3 専門医へのコンサルテーション
専門医へのコンサルテーションは重症度により異なる．
① 脳ヘルニア徴候が疑われるような状態であれば，診断がなされる前に専門医をコールする場合もあり，診断がつかなければコールできないという意識では治療が遅れる可能性がある．
② 病態が比較的安定していれば，正確な診断をつけた後に，投薬，既往歴を確認し，家族への連絡をつけたうえで，専門医をコールする．
③ 専門医へのコンサルテーションで重要な点は，相手の聞きたい情報を短時間で話すことであり，年齢，性別，診断，発症時間，発症機転，既往歴の順で最期にICUや手術場の空き状況まで30秒程度で話すことができるようにする．

4 入院・帰宅の判断（disposition）
① 一次性頭痛であれば多くの場合は帰宅可能である．その際にも，少なくとも鎮痛は行い，頭痛の軽減をある程度確認したほうがよい．一次性頭痛は不安が強いため，十分に患者への説明を行っておくことと，どういった症状があれば再受診するように話しておくことが必要である．
② 重症度の高い疾患の可能性が否定できなければ，帰宅はさせずに，専門医へのコンサルトをするか，あるいは，患者へ説明し経過観察が必要となる．

5 一次性頭痛への対応
① 一次性頭痛の患者の診察に際しては，初期診療の限られた時間内で患者が満足できるレベルにまで頭痛を軽減させることが要求される．その場限りで診療するER医が一次性頭痛の鑑別を正確に行うことは困難であり，その患者が何を期待して診療に来たのかを早期に把握する．
② 患者の年齢，性別，頭痛の発症期，前駆症状の有無，疼痛部位，持続時間などからどのタイプの頭痛か，およその見当をつけ，有効な鎮痛を試みる．
③ 最も頻度の高い片頭痛では，トリプタンが使用されるが，劇的に頭痛が軽減する症例がある一方で，ほとんど効果がなく，坐薬や注射薬なども併用して何とか帰宅できるレベルまで到達できることもある．
④ 一般的に内服より坐薬のほうが鎮痛効果を期待しやすい．アセトアミノフェン（カロナール®）は小児や妊婦に使用する．NSAIDsは軽度の頭痛には効果があるが，副作用も多い．群発頭痛にはイミグラン®や純酸素投与で対処する．筋緊張性頭痛には鎮痛薬を処方するが，鎮静薬も併用すると効果が期待できる．

以下に鑑別すべき1次性頭痛とその一般的な処方例を記載しておく．

1 片頭痛
トリプタン（イミグラン®，ゾーミック®）1T，イミグラン®点鼻薬もあり．
　カロナール®2〜4T，ロキソニン®1〜2T，ボルタレン®1〜2T いずれも頓用
　メチロン/スルピリン®1A筋注（症状がきつい場合使用）
　トリプタンと鎮痛薬の併用は可能
　# トリプタン投与では1T服用して効果が

ない場合にはさらに1T内服可能
　頓服のタイミングは前駆症状ではなく, 頭痛が始まってから服用させる.
　トリプタンは多用を避け, 狭心症既往には使用しない.

2 頭部神経痛（三叉神経痛と後頭神経痛）　メチコバール®1A＋生食100mLでDIV, 内服でメコバラミン®2T頓服, テグレトール®100mg　3T　分3

3 緊張型頭痛　カロナール®2〜4T, ロキソニン®1〜2T, ボルタレン®1〜2T いずれも頓用
　ミオナール®3T, デパス(0.5)®3T, 分3 も併用可能

4 低髄圧性頭痛　輸液500〜1,000mLと鎮痛薬（カロナール®2T, ロキソニン®1T）

5 群発頭痛　イミグラン®1T（点鼻のほうが有効とされている）, 純酸素(10Lマスク)投与, ベラパミル（ワソラン®）6T 分3

　# 群発頭痛では, 飲酒は禁. トリプタンは前駆症状出現時から開始する. ベラパミルは, ブロックの既往や徐脈傾向の患者には使用しない

E. 入院3日間のポイント
- 積極的な降圧と絶対安静.
- 意識レベルと身体所見の変化に注意する.
- 再破裂や急変に備え24時間モニター管理.

痙攣
convulsion

田中　拓　川崎市立多摩病院・救急災害医療センター

A. ER診療のポイント
- 痙攣とは脳の異常な放電によって体の一部もしくは全身の筋肉の不随意な収縮を示す臨床症状である. いわゆるてんかんは痙攣の原因の一つであるが, 必ずしも痙攣を伴わないこともある. ERでの診療に際して, 最も注意を要するのは全身の痙攣が持続する痙攣重積である.
- 以前は30分以上痙攣が持続するものを痙攣重積と定義していたが, 最近では, 5分以上痙攣が持続するものを痙攣重積と呼ぶ. これは多くの痙攣は数分で止まり, また数分以上持続する場合, 神経損傷をきす可能性があることから変更された. 痙攣重積では30日死亡率が19〜27%と高率であるため, 迅速に処置を要する[1].
- 多くの痙攣は発症後数分で自然に止まる. すなわちERを受診する時点において止まっていることもある. このような場合, 患者の訴えが本当に痙攣であったのか否かの判断が重要である.
- 痙攣と混同しがちな症状として失神が挙げられる. 失神では一過性に意識が消失するがすぐに完全に回復し, 痙攣では回復後にしばらく意識障害が残り (post-ictal confusion period), 尿や便の失禁を伴うことが多い. また不整脈によって一過性に脳の低酸素状態が起こり, 実は心室細動が痙攣と判断されることがあり注意が必要である.
- 痙攣重積はてんかんの患者において治療薬剤の濃度が不十分である場合に起こりやすい. その他の原因として外傷や感染, 電解質異常や外傷, 薬物中毒などで発症する.
- てんかんの病歴を有する患者では痙攣開始前に知覚の変化や嗅覚, 視覚の変化などの前兆を感じていることがある.

B. 最初の処置
1 バイタルサインと静脈路確保　痙攣重積状態で搬入された患者ではバイタルサインの測定が困難である. しかし, 一般的に用手的に気道を確保し十分量の酸素(10Lをリザー

バー付きマスクで)を投与し，すぐに静脈路確保を行う．また，すぐに心電図モニターとパルスオキシメータを装着する．

2 迅速血糖測定 静脈路確保時に最低限迅速血糖値を測定する．低血糖はまれではあるが，痙攣重積の原因となりうるものであり，また多くの施設で簡易に測定することができる．血糖値が 50 mg/dL 以下であれば 50% ブドウ糖 40 mL を静注する．慢性アルコール中毒が疑われる場合にはビタミン B_1(塩酸チアミン®，メタボリン®)の投与も行う．

3 簡単な病歴聴取 これまでの痙攣の既往と今回の痙攣発症時の様子，持続時間を発症時に一緒にいた家族などから聴取する．診察時も持続している痙攣重積ではまず治療を優先し，その後，詳細な病歴を聴取する．

4 薬物治療 痙攣重積は重篤な状態であり，緊急に治療する必要がある．日本で主に用いられる薬剤は，ベンゾジアゼピン，フェニトイン，バルビツール，プロポフォールの4種類が代表的である[2])．

1 ジアゼパム静注 日本において痙攣重積に対するファーストラインはジアゼパム(ホリゾン®，セルシン®)の静注である．ジアゼパムは脂溶性であり，血液脳関門を通過し GABA レセプターに働き神経の興奮を鎮める．5～10 mg を静注する．

2 フェニトイン点滴静注 フェニトイン(アレビアチン®)はナトリウムチャンネルを安定化することにより痙攣を抑制する薬剤であり，一度落ち着いた痙攣重積の再発の予防に使用される．日本ではフェニトインの添付文書には，125～250 mg を1分間1 mL を超えない速度で徐々に静脈内注射することとなっているが，海外では 20 mg/kg を 50 mg/分を超えない速度で点滴静注することとなっている．日本の濃度では効果がなく，筆者は 500～750 mg を緩徐に点滴している．投与速度が速いと血圧低下や不整脈をきたすことがあり注意が必要である．静脈炎を起こしやすく，またブドウ糖と混ざると沈殿するため，他の薬剤との混合を避け，生理食塩水でフェニトイン用に別に1ルート取り，そこから点滴する．

3 フェノバルビタール フェノバルビタールも GABA レセプターを介して作用する．これまで日本には筋注用の製剤(フェノバール®)しかなかったが，2008 年 10 月に静注用の製剤(ノーベルバール®)が発売された．抗痙攣薬としての効果は高いが，呼吸抑制や血圧低下をきたすことがあり，気管挿管や輸液，昇圧薬の投与が十分可能な状態で使用されるべきである．

4 プロポフォール プロポフォール(ディプリバン®)も GABA レセプターを介して作用する．治療抵抗性の痙攣重積に効果があるという報告もあり，痙攣が持続する場合には考慮する．まれではあるが propofol infusion syndrome と呼ばれる代謝性アシドーシス，横紋筋融解，腎不全，心機能障害などを呈することがあり，高用量の持続投与には十分注意を要する．

5 詳細な病歴 痙攣が停止したら病歴を聴取する．

1 既往歴 痙攣の既往について聴取する．これまでてんかんの診断を受けており，同様の痙攣であれば経過を見ながら今回の痙攣の誘因を検討する．しかし初発の痙攣，もしくは経過がこれまでと異なる痙攣であれば頭部 CT をはじめとした原因の検査を行う．脳神経の異常活動を原因としないで起こった痙攣を検索すべきであり，表1に主な痙攣を起こす基礎疾患を示す．

2 家族歴 痙攣の家族歴はてんかんを示唆する．

3 内服歴
①定期的な内服歴，最近の内服の変更，コンプライアンスを聴取する．抗痙攣薬は内服量まで確認する．
②また薬物によっては抗痙攣薬の効果に影響するものもあるため，すべての内服を確認する．漢方薬やサプリメント，健康食品な

表1 原因

・電解質異常(低Na, 高Na, 低Mg, 低Ca)	・甲状腺機能亢進
・低血糖，高血糖	・肝性脳症
・感染症(脳炎，髄膜炎)	・外傷
・尿毒症	・薬物
・低酸素	・アルコール離脱
	・子癇

表2 痙攣の誘因

・発熱	・興奮
・生理	・過度の運動
・睡眠不足	・大音量
・ストレス	

ども聴取する．

③痙攣を誘発する薬剤は多岐にわたる．イミペネム(チエナム®)をはじめ，アンピシリン(ビクシリン®)やセファロスポリンなどの抗菌薬，アミトリプチリン(トリプタノール®)などの抗うつ薬，ハロペリドール(セレネース®)などの抗精神病薬，テオフィリンやβ刺激薬，さらにアンフェタミンやコカイン，抗コリン薬，抗ヒスタミン薬などの特殊な薬物中毒でも痙攣が起こるため注意が必要である[3]．

④ **前兆** てんかん患者ではその発作のごく初期，すなわち脳の限局した部位の異常を反映する症状として前兆を有することがある．前兆としては異臭や味覚異常，幻覚や発作の起こりそうな感覚など，個々特有の様々な症状を訴える．

⑤ **誘因** 痙攣の発症に関して誘因があったかどうかを確認する．誘因が何も存在しないことも多いが，てんかんを有した患者では表2に示すような誘因が知られている．

光刺激による痙攣の誘発は1997年にポケモンショックと呼ばれた光過敏性てんかんの報告例が有名である．

⑥ **発症時の状況** 先述した内服内容や定期的な内服ができていたかどうか，また最近発熱など体調の変化がなかったか，外傷を受傷しなかったかを聴取する．痙攣発症時に目撃していたかどうかも重要である．発症の様式が局所から徐々に始まったものか，突然全身の強直で始まったのかを確認する．

⑦ **臨床経過** 痙攣停止後に片麻痺が残ることがあり，Todd麻痺と呼ばれる．通常数時間の経過で改善するが，麻痺側に一致した大脳の器質的病変を有することがある．

6 身体所見

1 **意識状態** 多くの場合ベンゾジアゼピンなどの鎮静薬を投与するため意識レベルは低下する．このため注意すべきは呼吸抑制，誤嚥などの呼吸のトラブルである．舌根の沈下や咽頭反射の消失など気道が確保されない状況であれば気管挿管を考慮する．

2 **神経所見** 意識状態の変化に加え，痙攣時には体の姿位を観察する．一般的に痙攣重積では四肢，頸部，体幹を硬直させて意識を失い，その後手足を屈曲伸展させる強直間代痙攣を起こすが，局所の異常運動だけが止まらない場合もある．左右非対象的な動きは，頭蓋内の器質的な病変を示唆する．

3 **外傷** 痙攣を起こした時に転倒し，頭部やその他に外傷を受傷している可能性を想定し，全身の診察を行う．また脳血管疾患が契機となって痙攣を発症していることもあり，特に成人で誘因の不明な初発痙攣では頭部CTもしくはMRI検査を行う．

4 **舌咬傷** 一過性意識消失発作を起こして受診した患者において，舌基部外縁を噛んでいる所見は痙攣を強く示唆する．

7 採血・検体検査

①血算，血糖，肝機能，腎機能，電解質(ナトリウム，カリウム，カルシウム，マグネシウム)，血液ガスを検査する．血液ガス検査では痙攣が持続し嫌気性代謝が起こり代謝性アシドーシスを呈する．このため短期間(1時間以内)のアニオンギャップ増加の代謝性アシドーシスは有力な証拠となる．この判断のために異常値は経過を追っ

て再検する必要がある．
② また病歴から疑われたらアルコール血中濃度を測定する．抗痙攣薬の内服歴がある患者では抗痙攣薬血中濃度を検査する．
③ 発熱のある患者では腰椎穿刺を行い，髄液検査を行う．痙攣後であり，意識状態の評価も困難なことが多く，まずは頭部CT検査によって頭蓋内の病変を除外した後で実施する．
④ また，患者の様子や現場の状況から疑われるようであれば，トライエージ®などの薬物検査も考慮しなくてはならない．トライエージ®はコカイン，覚醒剤，三環系抗うつ薬などの見逃したくない中毒薬物をスクリーニングすることができる．

8 その他の検査
1 頭部 CT・MRI 検査
① 初回の痙攣発作であれば頭部CTを行う．痙攣患者に対する頭部CT検査によってその後の診療方針に変化を与えるという報告もあり，痙攣停止後に検査を行う．CTは出血性病変の診断と，痙攣に合併した外傷の評価において有用である．何よりも，発作直後であっても十分な監視下に実施可能である点は大きな利点である．
② MRIは脳の梗塞巣や腫瘍など器質的な病変を診断するために，より感度の高い検査であり，自施設において緊急の実施が可能であり，検査時間が許容でき，禁忌のない状態であれば考慮する．
2 脳波　痙攣発作後の脳波検査は診断のためと痙攣再発のリスクを評価する目的で実施されるが，緊急ではない．

C. 病態の把握・診断の進め方
1 鑑別診断　痙攣と混同しやすい疾患を**表3**に示す．高齢者や心疾患のリスクを有する患者では特に心原性失神は常に鑑別に挙げるべきであり，急性冠症候群，不整脈，大動脈弁狭窄症，大動脈解離，心筋症などの心血管系の疾患は必ず念頭に置いた診察を行う．その

表3　痙攣と混同しやすい疾患

・失神	・一過性脳虚血発作
・ナルコレプシー	・せん妄
・ジスキネジア	・過換気状態
・チック	・偽性てんかん
・偏頭痛	

他にも失神の原因となる貧血や迷走神経刺激などの誘因を探す．

D. 引き続き行う処置
1 専門医へのコンサルテーション
① 新たな頭蓋内器質的病変が発見されたら，神経内科医へのコンサルテーションを行う．
② またその他の痙攣の原因となる電解質異常，血糖値異常，肝機能障害，腎機能障害，感染症，薬物多飲などが否定できたら，その後は痙攣の原因精査目的に神経内科医にコンサルテーションを行う．
③ 特に神経学的な巣症状を有した患者や，てんかんの診断で抗痙攣薬を内服中の患者では，薬物のコントロール目的にコンサルテーションを行う．

2 入院・帰宅の判断（disposition）
1 以下の患者は入院適応
① 痙攣重積後
② 持続する意識障害
③ 中枢神経感染症
④ 新たな頭蓋内器質的疾患
⑤ 基礎疾患（低酸素血症，低血糖，電解質異常，不整脈などの心原性疾患，アルコール離脱症状）
⑥ 子癇

2 帰宅時の判断・指導
① 初回の痙攣発作で意識状態，血液検査，画像検査，心電図検査のいずれでも明らかな異常がなければ帰宅可能と考えられる．ただし，再び痙攣を起こした際にはすぐに受診できることを確約し，帰宅後の様子を観察できる家族などがいることを確認する．

また，後日神経内科の専門医へ受診することを指導する．
② また診断が確定していない状態において，帰宅後に危険な場所での仕事や車の運転などは避けるよう指導する．
③ 救急外来において初回の発作に対して抗痙攣薬の投与は行わない．もともと抗痙攣薬を内服中である患者については内服薬の変更や量の調整はかかりつけ医や神経内科医を介して行う．

E. 入院3日間のポイント

1 痙攣が持続する難治性の場合 ベンゾジアゼピンにても痙攣重積状態が持続する場合はフェノバルビタール（フェノバール®，ノーベルバール®）またはチオペンタール（ラボナール®）の麻酔量を使用し，人工呼吸器を装着する．チオペンタールは痙攣に対して有効であるという報告もあるが，一方で血圧低下を起こしやすい．

2 抗痙攣薬の開始 抗痙攣薬は神経内科医と相談のうえ開始すべきと考える．特に誘因が明らかな場合，その除去をまず行う．一般的には1回だけの痙攣発作では，内服開始の適応にならないことが多い．繰り返す痙攣発作，または脳波異常などの痙攣再発が予想される場合に開始される．

文献

1) Perera P：Taxing the Brain：What's New in Seizure Management 2009. ACEP Scientific Assembly 2009.
2) Mark MS：Status epilepticus in adults. Up To Date 18.1.
3) Steven CS：Evaluation of the first seizure in adults. Up To Date 18.1.

不随意運動
involuntary movement

山下雅知　帝京大学ちば総合医療センター・ER部長

A. ER診療のポイント

- 自分の意思とは関係なく現れる異常運動のことを不随意運動という．神経変性疾患や脳血管障害による錐体外路障害や，肝疾患・甲状腺疾患・代謝性疾患・薬物中毒など種々の病態により起こりうるが，原因がはっきりしないこともある．一般に，致死的な不随意運動は少ないが，激しい不随意運動では呼吸筋を障害することもあり，また軽症であっても患者や家族からみれば非常に気になる症状であると同時に，転倒や転落を引き起こすこともあるので，適切な処置や対応が必要となる．小児や高齢者では，特に服用薬物の影響を考慮しなければならない．

- 薬物性の不随意運動は，ドーパミンの受容体や伝達をブロックする薬物が原因で発症することが多く，ほとんどが精神科で使用される薬物に起因するが，消化器領域で使用される薬物〔メトクロプラミド（プリンペラン®），プロクロルペラジン（ノバミン®）など〕のこともあるので，十分な注意が必要である．

- なお，救急外来を受診する不随意運動患者のピットフォールとして，心因性の不随意運動がある．この場合，身体表現性，ときには虚偽性の運動障害として，様々なタイプの不随意運動を呈する．発症は急性で女性に多くみられ，既知の運動障害とは一致しない異常な運動パターンを呈することが多いが，一般に呼吸は障害されない．

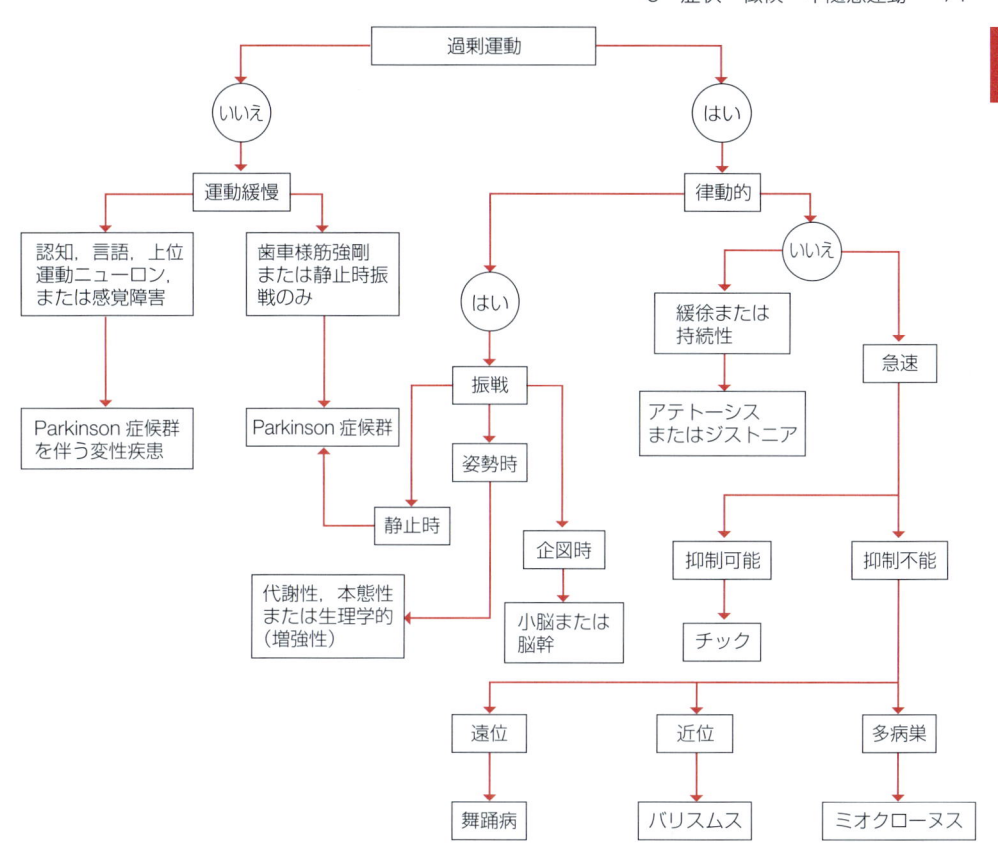

図1 異常運動解釈のアルゴリズム
〔福井次矢, 黒川清（監訳）：ハリソン内科学. p2464, メディカル・サイエンス・インターナショナル, 2003〕

B. 最初の処置

① まず，バイタルサインをチェックし，特に酸素飽和度に注意して呼吸障害がないことを確認する．
② 万一，呼吸障害があれば，気道確保・酸素投与・呼吸補助を行う．
③ バイタルサインが安定している症例では，神経所見を丁寧に取り，必要に応じて血液検査（血算，生化学），CT検査，MRI検査，脳波検査などを施行する．
④ 後述のように不随意運動には様々なものが含まれるので，それぞれの病態や処置は個別に述べる．

C. 病態の把握・診断の進め方

1 鑑別診断 図1に異常運動解釈のためのアルゴリズムを示す．遅くて不規則な多動性運動異常にはアテトーシス，ジストニアなどが，急速で不規則な多動性運動異常には舞踏運動，バリスムス，ミオクローヌスなどが，律動性運動異常には振戦などが含まれる．

1 振戦 振戦とは，律動的に四肢や頭部が細かく振動するような運動で，安静時振戦と姿勢時振戦に分けられる．

① 安静時振戦の代表的疾患はパーキンソン病

```
パーキンソン症候群 ┬─ 特発性 ──── パーキンソン病（振戦麻痺）
                  │
                  ├─ 続発性 ┬─ 感染性 ┬─ 脳炎後パーキンソン症候群
                  │        │         └─ 梅毒性パーキンソン症候群
                  │        │
                  │        ├─ 中毒性 ┬─ CO中毒
                  │        │         ├─ マンガン中毒
                  │        │         └─ 薬物中毒（フェノチアジン，レセルピン，α−メチルドパ）
                  │        │
                  │        └─ 血管性 ┬─ 動脈硬化症パーキンソン症候群
                  │                  └─ 脳梗塞によるもの
                  │
                  ┆‥‥ 関連疾患
                        1）線条体黒質変性症
                        2）オリーブ橋小脳萎縮症
                        3）シャイ・ドレーガー症候群
                        4）進行性核上性麻痺
                        5）パーキンソン症候群痴呆複合
                        6）ウィルソン病
                        7）クロイツフェルト・ヤコブ病
                        8）正常圧水頭症
```

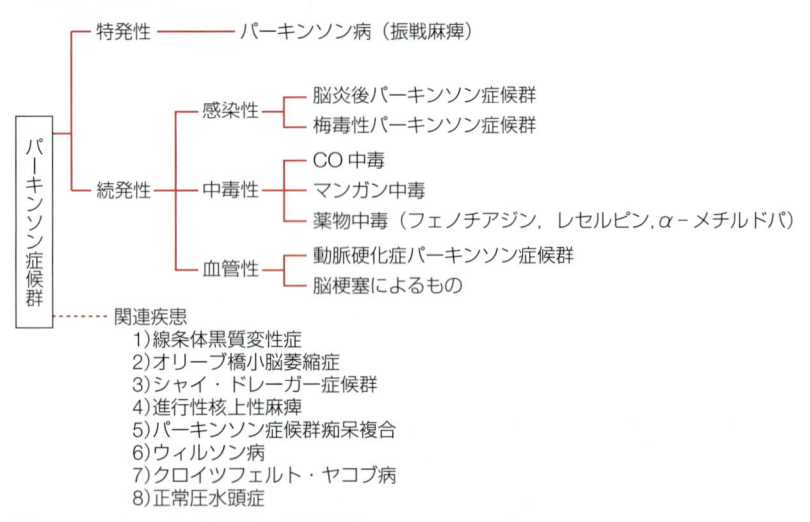

図2 パーキンソン症候群の主要病型
（田崎義昭，斉藤佳雄：ベッドサイドの神経の診かた 改訂第17版．p184，南山堂，2010）

で，脳内のドーパミン不足とアセチルコリンの相対的増加を病態とする．振戦，寡動，筋固縮などを主要症状とする．二次性にパーキンソン病と似た症状をきたすものを総称してパーキンソン症候群といい，多発性脳梗塞，脳炎，薬剤（メトクロプラミド，抗精神薬，カルシウムブロッカーなど）などで起こりうる（図2）．

② 一方，本態性振戦とは，書字や物を持ったりする時にみられる姿勢時振戦で，原因がはっきりしないものを呼ぶ．主に上肢に，まれに頭部に振戦がみられるが，それ以外には異常がなく良性の疾患で，家族性のものと老人性のものがある．

③ 振戦は，軽症例では治療を必要としないが，日常生活に支障が出る場合にはクロナゼパム（リボトリール®）などの投与を行う．パーキンソン病を疑う場合には，神経内科専門医受診後，必要があれば抗パーキンソン薬による治療が必要となる．

2 舞踏運動 四肢遠位部優位に出現する，比較的速い不規則な非対称性の運動で，あたかも踊っているかのようにみえる．睡眠時にも出現し，身体の各部に現れる．変性疾患（小舞踏病，ハンチントン病），血管障害（線条体，視床下部），薬物性（抗パーキンソン薬，抗精神病薬），妊娠，自己免疫疾患などによるものがある．基礎疾患の治療が第一選択である．舞踏運動が軽く局在性ならば，治療は不要である．重症例に対しては，ハロペリドール（セレネース®）やチアプリド塩酸塩（グラマリール®）が有効である．

3 アテトーシス 四肢遠位部や頭をゆっくりとくねらせるような動きをする不随意運動で，筋緊張は亢進し異常な肢位をとる．感覚刺激や精神的緊張により増強し，睡眠時には消失する．脳性麻痺，被殻の脳血管障害，ウィルソン病，薬物の影響などでみられる．薬物投与が原因の場合には，起因薬物の減量・中止を行う．アテトーシス自体は，薬物療法による治療効果は乏しいが，強い筋肉の緊張を伴う場合にはジアゼパム（セルシン®）やセレネース®などで筋肉の緊張軽減を試みる．定位脳手術が考慮されることもある．

4 ジストニア
① 筋緊張亢進を伴う異常肢位とゆっくりとし

た捻転運動をいう．頸部の異常姿勢を呈する痙性斜頸，字を書く時にだけ手に力が入る書痙，目の周囲がピクピク動く眼瞼攣縮なども局所性ジストニアである．

②本態性，薬物性(抗パーキンソン薬，抗精神病薬，メトクロプラミド)，副甲状腺機能低下症，脳血管障害，脳炎によるものなどがある．セルシン®や抗コリン薬のトリヘキシフェニジル塩酸塩(アーテン®)などが効果をもつ．経口摂取できない時は，ジフェンヒドラミン(レスミン®)の筋注も有効である．

③眼瞼攣縮では，ボツリヌス療法〔ごく微量のボツリヌストキシン(ボトックス®)を眼瞼部・眼窩部の数か所に注射する〕も試みられている．

④ジストニアの既往歴のある患者が手術などのストレスに反応して，全身性・持続性のジストニアを発症することがある(急性ジストニア発作)．この場合には，声帯や喉頭筋の収縮のため気道閉塞が起こることもあるので，迅速な救命処置が必要となる．横紋筋融解症の危険性もあり，ICU での管理が必要となる．

⑤**バリスムス**　一側の上下肢全体を投げ出すような粗大で激しい不随意運動で，随意的に止めることのできない非律動的運動である．視床下核の脳梗塞や脳出血による障害により，反対側の上下肢に起こるものがほとんどである．自然に消える場合が多いが，持続例ではセレネース®投与が比較的有効である．

⑥**ミオクローヌス**

①ミオクローヌスは，四肢のビクッとする素早い不規則な筋収縮で，単発の場合と反復する場合がある．通常，同方向へ動き，ねじれはみられない．てんかん性，症候性(脳炎，肝不全，腎不全など)，薬物性，本態性のものがある．

②てんかん性ミオクローヌスでは，てんかん症候群の治療が必要となる．

③症候性ミオクローヌスの治療は原疾患の治療が第一で，リボトリール®も有効である．

④全身性のミオクローヌスが重積した場合には，セルシン®の静注が必要となる場合もある．

⑦**口舌ジスキネジア**

①中年以降の女性に多く，口をもぐもぐしたり舌をペチャペチャしたりするような不随意運動を特徴とする．特発性，薬物性(抗パーキンソン薬や抗精神病薬)，神経疾患〔脳梗塞やパーキンソン病や Meige(メージュ)症候群など〕によるものに分類される．本人があまり気にしていない場合には治療する必要はない．

②薬物性では原因薬物の中止や減量を考慮．

③特発性の場合にはスルピリド(ドグマチール®)などが有効である．

2 緊急度・重症度の評価　神経変性疾患，脳血管障害，脳炎，代謝性疾患などに伴う不随意運動では，現疾患の重症度に応じて判断する．不随意運動のみで呼吸障害などを伴わなければ緊急度は低く，対症療法や原因薬物の中止で十分なことが多い．酸素飽和度などバイタルサインに異常があるものは，蘇生処置が必要となる．パーキンソン病の重症度分類を表1に示す．

D. 引き続き行う処置

1 専門医へのコンサルテーション　上記のように原因は様々なので，原因が特定できないようであれば，神経内科専門医にコンサルテーションする必要がある．表2に不随意運動を生じる代表的な薬物を示す．

2 入院・帰宅の判断　現疾患が重症な場合，呼吸障害などバイタルサインに異常がみられる場合，不随意運動がどうしてもコントロールできずセレネース®の筋注などが必要な場合などには入院経過観察としたほうがよい．

E. 入院3日間のポイント

● 重症例に対しては，モニターを装着し，A(気道)，B(呼吸)，C(循環)の管理を行う．

表1 パーキンソン病の重症度分類（Hoehn-Yahr分類）

1) 一側性障害のみで，機能障害はないか，軽度．
2) 両側性障害があるが，体のバランスは保たれている．
3) 歩行時の方向変換は不安定となり，立位で押せば突進し，姿勢反射障害はあるが，身体機能の障害は軽ないし中等度．
4) 機能障害高度であるが，介助なしで起立，歩行がかろうじて可能．
5) 介助がない限り寝たきり，または車椅子の生活．

（田崎義昭，斉藤佳雄：ベッドサイドの神経の診かた．p184, 南山堂，1998より）

表2 不随意運動を生じる代表的な薬物

ハロペリドール	コカイン
メトクロプラミド	ケタミン
フェノチアジン系薬	L-ドーパ
アンフェタミン	リチウム
抗コリン薬	セロトニン再取り込み阻害薬（SSRI）
抗ヒスタミン薬	三環系抗うつ薬
カフェイン	など
カルバマゼピン	

- 脳血管障害や脳変性疾患を疑う症例に対しては，CTやMRIなどの画像検査を施行する．
- 入院中は，不随意運動による転倒に十分に注意する．
- 薬物性の不随意運動に対しては，原因と考えられる内服薬の服用を中止し，過量摂取の場合には活性炭投与などの消化管除染を行う．
- 早期に神経内科医にコンサルテーションし，専門的治療を進めていく．薬物治療で十分な効果が得られない場合には，外科的治療も考慮していく必要がある．

失神
syncope

堀　進悟　慶應義塾大学教授・救急医学

A. ER診療のポイント

- 失神は全脳虚血，すなわち血圧低下による一過性の意識障害である．発作時に筋緊張低下を伴うので，立位で発症すると意識を失ったまま転倒し，頭部や顔面に受傷することが多い．頭部・顔面外傷や転倒の患者をみたら，原因の一つとして失神を疑うべきである．
- 一過性意識障害の原因には，失神の他にてんかん，転倒と脳震盪（逆行性健忘），くも膜下出血，一過性脳虚血発作，低血糖，過換気症候群，ヒステリーなどがあり鑑別を要する．
- 失神の原因検索には，①12誘導心電図，②血圧の立位変化の評価，が必須の検査である．
- 心原性失神は急死の前兆であるから見落としてはならない．
- 失神は救急搬送患者の3%以上を占める．大部分は血管迷走神経性失神[*1]など神経反射による一過性血圧低下が原因（神経起因性失神[*2]）で，予後はよい．
- 坐位で発症する失神が30%以上ある．坐位で椅子の背もたれに寄りかかったまま失神すると，重力負荷が解除されないので低血圧・徐脈が遷延して致死的となることがある．

[*1]：血管迷走神経性失神：失神の最も多い原因．睡眠不足，過労，空腹，精神刺激，痛み，医療行為（採血など）に誘発され，徐脈と低血圧のために失神する．悪心，眼前暗黒感など失神の一般的な前兆のほかに，身体が温かくなる感覚（筋血流増加）を伴う．

[*2]：神経起因性失神：血管迷走神経性失

神，頸動脈洞過敏症候群，状況失神の3つを併せて神経起因性失神と称し，いずれも神経反射による失神である．

B. 最初の処置

1 バイタルサインと簡単な病歴聴取 一過性意識障害があったこと，その原因が失神か否かを判断する．意識を失ったかと聞いても患者にはわからないことが多く，誤診の原因となる．意識が一瞬でも途切れたか否か，ハッと気がついた感じがあったかを聞くとよい．

2 12誘導心電図 心原性失神を疑う心電図所見を**表1**に示す．不整脈，急性心筋梗塞，QT延長，Brugada（ブルガダ）症候群などに注意．ただし，心電図が正常でも心原性失神を除外できない．

3 病歴 心電図記録の後に詳細な病歴を本人および目撃者から聴く．受診時の症状のみならず，前駆症状，発作時の状況に関しても病歴を聴取する．

①**失神時の顔色** 失神では蒼白となり，冷汗を伴うことが多い．

②**前駆症状としての不快感** 嘔気，眼前暗黒感，脱力感，血の気の引いた感じなどを認めることが多い．

③**頭痛** 前駆症状に頭痛を認めれば，くも膜下出血の疑いがある．くも膜下出血による一過性意識障害では，痙攣，脳血管血管攣縮などが機序と考えられている．

④**胸痛** 前駆症状に胸痛を認めれば急性冠症候群など，心原性の可能性が高い．強い動悸も不整脈を疑う根拠となる．

⑤**痙攣** 失神による痙攣は30秒以内，それ以上では他の痙攣性疾患を疑う．

⑥**発作直前の行動（状況失神）** 排尿，排便，嚥下などに伴い失神することがある（排尿失神，排便失神，嚥下失神）．咳嗽に伴う胸腔内圧が心拍出量を低下させて失神することがある（咳嗽失神）．運動に伴う失神は，心原性，血管迷走神経性失神の可能性を考える．

⑦**体位** 失神は立位で発症するとは限らず，

表1 心原性失神を疑う心電図所見

- 心筋梗塞（急性，陳旧性）
- QT延長症候群
- 急性右室負荷（肺塞栓）
- 右室肥大（肺高血圧）
- Brugada症候群（右脚ブロックとV1-3のST上昇）
- 2枝ブロック
- 心室内伝導障害
- 2度房室ブロック（Mobitz Ⅰ）
- 洞徐脈（<50回/分），洞房ブロックあるいは洞停止（>3秒）
- WPW症候群
- 不整脈原性右室異形成（右前胸部のT波陰転，ε波）

坐位発症の失神が30～40%存在する．坐位失神は高齢者に多く，会議中，自宅居室，レストラン，トイレなどで発症する．

⑧**吐血，黒色便** 低容量血症による失神で，わが国では多い．

⑨**アルコール** 高齢者で普段飲酒習慣のない人が少量のアルコールを摂取して失神することがある．機序は，血管拡張による．

⑩**服薬（降圧薬，心臓病薬）** 降圧薬は血管拡張を介して失神を誘発しうる．抗不整脈薬の服用は，副作用としての不整脈誘発作用，あるいは原疾患による失神の可能性を示唆する．

⑪**ヒステリー** 意識障害ではなく，意識の変容によって一過性意識障害と思われる発作を呈する．一般に失神患者は「医師に問われると，ようやく話す」反応（静かな雰囲気）であるが，ヒステリー患者はベラベラ喋ることが多い（能弁）．

4 身体・神経学的所見 全身を診察する．

①**意識は清明か** 失神では意識障害が遷延せず，転倒するとすぐに意識清明となる．受診時に軽度の意識障害（病歴聴取の会話で評価可能）を認めれば，てんかん，脳震盪の可能性を考慮する．

②**頭部・顔面の外傷** 失神では受傷時の痛みがない．一見して傷がなくとも，頭部触診を行うと血腫を認めることがある．

3 舌咬傷　舌・側縁の咬傷は全身痙攣によるもので，てんかんを疑う．失神による前方転倒では舌先端に咬傷を認める．

4 心臓触診・聴診　大動脈弁狭窄症（重症），肥大型閉塞性心筋症（重症）は失神の原因となるので収縮期雑音に注意．肺塞栓，肺高血圧症も失神の原因となるので parasternal heave, 第Ⅱ音肺動脈成分（Ⅱp）の亢進に注意する．

5 四肢の血管触診　急性大動脈解離が失神の原因となるので両側上腕動脈，大腿動脈を触診する．

6 体温　発熱は失神の原因となる（血管拡張）．

5 血圧の起立性変化　失神患者では必ず立位で血圧を測定する．その理由は，①原因の評価，②入院・帰宅の判定，の両方に役立つためである．筆者の施設で行っている方法を表2に示した．この方法では立位を10分間継続し，陽性基準は収縮期血圧の低下幅>50 mmHg を基本としている．多くのガイドラインでは，立位3分までの血圧測定で収縮期血圧 20 mmHg, 拡張期血圧 10 mmHg の低下とともに失神あるいは失神前駆症状が出現することを起立性低血圧による失神の診断根拠としているが，本来は失神と直接の因果関係がない起立性低血圧の診断基準を流用したものである．軽度の血圧低下が起立性低血圧の診断を満たしても，失神の原因とするには根拠が薄いと考えている．

6 採血　救急受診した失神患者では血液検査が有用な場合が少なくない．ヘモグロビン，CRP, BUN, クレアチニン，D ダイマーなどから器質的疾患が判明することがある．心筋特異的トロポニンなど心筋マーカーの測定は有用ではない．

7 頭部 CT　失神の原因検索には有用ではない．失神による頭部外傷に対して，適応を考慮して施行する．

8 断層心エコー図検査　心疾患の疑いがあれば施行する．大動脈弁狭窄症，心房粘液腫

表2　立位負荷試験

- 心電図モニターと自動血圧計を装着し，安静仰臥位で1分ごとに血圧と心拍数を測定する．立位をとらせ1分ごとに血圧と心拍数を測定する．立位負荷中に患者が失神，転倒する場合があるので，必ず医療従事者が付き添って施行する．陽性基準は以下のいずれかである．
  ①収縮期血圧の低下幅>50 mmHg
  ②収縮期血圧の低下幅>30 mmHg と低血圧による症状の出現（失神あるいは前駆症状）
  ③心電図 RR 間隔>3秒
- 陽性所見が得られた場合の評価は，以下のいずれかである．
  ①立位直後に低血圧と頻脈（増加幅>30%）が誘発されれば低容量血症（消化管出血，脱水など）があり，入院適応．
  ②立位直後に低血圧（心拍数不変）が誘発されれば慢性の起立性低血圧．
  ③立位から数分以内に低血圧と徐脈が誘発されれば，血管迷走神経性失神，血管拡張性薬物投与（硝酸薬など）．

は，心エコー図検査によってのみ診断を確定できる．

C. 病態の把握・診断の進め方

1 鑑別診断　失神の原因となる傷病を表3に示した．器質的疾患（急性）を見逃すと致死的となるので注意する．

2 緊急度・重症度の評価　急性の器質的疾患による失神は重症である．

3 診断がつかない場合の対応　一般に，系統的に診療しても診断がつかない失神の予後は良好である．すなわち，診断がつかない失神を入院させる方針は適切ではないと考えられている．系統的診療で腑に落ちない部分があれば，以下の対応を行う．

1 失神か否かがわからない場合　失神による転倒か，転倒して脳震盪を起こしたか判定できない場合には，両者の可能性を考えて対処する．すなわちルーチンの診療に加え，12誘導心電図，立位負荷，頭部 CT を実施する．

2 心原性失神を除外できない場合　前駆症状に胸痛や呼吸困難を認めず，身体所見や心電

表3 失神の分類

1) 器質的疾患(急性)
   心原性：急性冠症候群，不整脈，大動脈弁狭窄症，肥大型閉塞性心筋症，急性大動脈解離など
   肺疾患：肺塞栓，肺高血圧症，喘息など
   消化器：消化管出血
   その他：感染症，脱水，脳血管障害，アナフィラキシーなど
2) 変性疾患(慢性)
   パーキンソン症候群，特発性慢性起立性低血圧など
3) 神経起因性失神
   血管迷走神経性失神，頸動脈洞過敏症候群，状況失神
4) 薬物，物理的要因など
   降圧薬，硝酸薬，アルコール，入浴
5) 原因不明

図が正常な心原性失神は，冠動脈攣縮による不整脈である．筆者の経験では，ホルター心電図を記録しなければ，診断は困難である．

3 一過性脳虚血 まれであるが，たとえば意識消失の時間が不明(長い可能性)な場合，電話中に構語障害を呈して，その後に意識を失う場合など，一過性脳虚血が失神様の症状を呈することがある．受診時の神経所見が正常であれば，頭部MRIを施行しないと診断は困難．

4 他の器質的疾患の誤診 心疾患以外にも，急性大動脈解離，肺塞栓，その他の頻度の高くない重症疾患が，失神の中に紛れ込んでくる．病歴，身体所見，検査を慎重に評価し，腑に落ちない部分があれば積極的に検査を追加する．

D. 引き続き行う処置

1 合併症と対策 失神の合併症は外傷で，特に頭頸部外傷が多い．重症頭部外傷の原因が失神である場合は，まれではない．駅ホームからの転落や，運転中に失神して交通事故の原因となる場合がある．

2 専門医へのコンサルテーション 器質的疾患と診断したら，入院適応が原則．該当する診療科の医師に連絡する．器質的疾患を疑うが確定できない場合，専門医の判断を仰ぐために診療を依頼する．

3 入院・帰宅の判断(disposition)

1 以下の患者は入院適応
①心疾患・消化管出血など器質的疾患
②失神による重症外傷
③失神前の胸痛：心疾患と考える
④頻回の失神：器質的疾患が隠されている可能性を考慮
⑤立位負荷試験が陽性(血管迷走神経性失神)で，予後良好と判断されるが立位保持が困難で帰宅できない場合．
⑥社会的背景：独居の高齢者など．高齢者は心疾患の除外が困難．

2 失神は再発することがあるので帰宅時には以下を説明，指導する
①失神の病態の説明：血圧低下が一過性意識障害の原因であること．器質的疾患によらない失神では予後がよいが再発の可能性があること．
②前駆症状を認めた場合の処置：しゃがむこと．
③投薬治療：通常，薬物治療は行わない．再発が頻発する場合に，原因精査とともに薬物治療を考慮する場合があること．
④帰宅後に飲酒，入浴を避けること．

E. 入院3日間のポイント

● 診断の確定している器質的疾患：診断に応じた入院治療を行う(心疾患，消化管出血，外傷など)．
● 立位負荷検査が陽性で帰宅困難であった患者：翌日に心電図，立位負荷検査，血液検査を行う．ほとんどの場合立位負荷検査も陰性になるので，他の検査が問題なければ帰宅とする．
● 胸痛の前駆症状など，心疾患を疑うが確定できない患者：心エコー図検査，心電図モニター装着，ホルター心電図，受診翌日の12誘導心電図，受診翌日の心筋マーカー測定を施行．ホルター心電図の解析が判明

するまでは入院とする．ホルター心電図で失神の原因となる不整脈，有意なST変化などが判明したら，循環器専門医に依頼．ホルター心電図に異常を認めなければ，トレッドミル試験などを施行して帰宅．
- 頻回の失神：12誘導心電図，心電図モニター装着，ホルター心電図，トレッドミル試験を施行し，異常を認めなければ帰宅．入院中あるいは外来でチルト試験（tilt table test），頸動脈洞圧迫試験など神経起因性失神の検査を施行する．

めまい
dizziness/vertigo

中森知毅　労働者健康福祉機構横浜労災病院・救命救急センター救急科副部長

表1　めまいとして訴える症状

Blackout	眼前暗黒感	失神性めまい
Faintness	気が遠くなる	
Lightheadness	頭が（ふわふわっと）軽くなる	
Dizziness	ふらつく	浮動性めまい
Vertigo	まわりがまわってみえる	回転性めまい

A．ER診療のポイント

- めまいを主訴にERを受診する患者には，多彩な症状が含まれる．
- めまいをきたす疾患として，末梢前庭障害や中枢神経系の障害によるもの，失神性めまいなどがあるが，その鑑別には病歴聴取，随伴症状の確認と神経学的診察が必要である．特にFrenzel眼鏡をかけて眼振の有無とその性状を確認することは重要である．
- 急性心血管障害による失神性めまいと，急性脳血管障害を含む中枢性のめまいを見逃さないことがERでの診療のポイントとなる．

B．最初の処置

1 バイタルサインと簡単な病歴聴取　失神性めまい，浮動性めまい，回転性めまいのいずれに近いめまいであるのかを簡単に確認する（表1）．低血圧，徐脈の有無に注意する．
2 12誘導心電図・モニター心電図観察　失神性めまいを疑う場合には，急性冠症候群や不整脈発作の可能性を考慮し，12誘導心電図をとり，心電図モニター監視を行う．
3 病歴
1 誘因の有無とめまいの性状
①長時間の起立後に，顔色が蒼白となって冷汗を伴うものは，失神性めまいの可能性がある．
②頭位や姿勢の変換に伴う回転性めまいを訴えるものには，末梢前庭障害によるめまいや，前庭神経核やその入出力系を含む脳幹，小脳の疾患がある．
2 前駆症状
①胸痛を伴って発症しためまいでは，急性冠症候群や胸部大血管疾患などによる失神性めまいを疑う．
②頭痛・頸部痛を伴って発症しためまいでは，出血性脳卒中のほか内頸動脈や椎骨脳底動脈の血管解離による中枢性めまいの可能性を疑う．
3 その他の随伴症状の有無　めまい時に悪心や嘔吐を伴うことは多いが，さらに耳鳴りや難聴などの蝸牛症状の随伴は，内耳から脳幹までの障害である可能性が高い．もし一過性であっても神経学的異常所見を疑わせる症状（視野欠損，複視，構音障害，四肢の脱力感や使いづらさ）があった場合には，急性期脳血管障害を疑う．
4 精神疾患の有無　パニック障害の一症状として，めまいを訴える場合がある．
4 身体・神経学的所見　急性心血管障害によ

る失神性めまいや，急性脳血管障害による中枢性めまいである可能性を否定できるまでは，仰臥位を保ち，以下の確認を行う．

1 意識障害の有無 意識障害を伴っている場合には，急性脳血管障害などの中枢性めまいを疑い，全身状態の安定化と速やかな頭部CT検査の施行が必要である．

2 血圧 著明な低血圧は心血管障害の可能性を，また著明な高血圧は脳出血などの可能性を疑う．

3 血管雑音の有無 頸部血管雑音の有無を聴診し，雑音が聴取される場合には，頸部血管疾患に関連しためまいが疑われるため，頭位を回旋させるような診察を控える．

4 眼振の有無（懸垂位や坐位での検査は，この時点では控える）

① まず注視眼振の有無をみる．患側を注視した際に振幅の大きな遅い水平性眼振があり，健側を注視した際には振幅の小さな早い水平性眼振が出現するBruns眼振は，小脳橋角部腫瘍を疑わせる所見である．

② 続いてFrenzel眼鏡下で自発眼振の有無，頭位性（頭位変換性）眼振の有無を診る．一般に末梢前庭性めまいによる眼振と中枢性めまいの眼振には，表2のような特徴があるといわれている．しかし，この両者の鑑別はしばしば困難であり，表3に示した特徴が確認された場合のみ，眼振所見から後半規管型の良性発作性頭位性めまい（BPPV）と診断できる．

5 蝸牛症状（耳鳴りや難聴）の有無 問診および音叉を使った簡易聴力検査（Rinneテスト，Weberテスト）を行う．回転性めまいを呈する疾患のなかで，最も頻度の高いBPPVは，通常蝸牛症状を伴わない．

6 神経学的所見 瞳孔不同，眼球運動障害，顔面神経麻痺，構音障害，四肢の麻痺や失調，Babinski徴候の有無など，仰臥位を保った状態で可能な限りの神経学的診察を行う．

5 採血 一般採血検査を行い，貧血や電解質異常，低血糖，脱水所見の有無などをチェッ

クする．

6 頭部CT検査 急性脳血管障害や脳腫瘍（小脳橋角部腫瘍も含め）の有無を精査する．CT検査は，出血性脳卒中の検出には優れているが，急性虚血性脳卒中や小脳脳幹の疾患の検出に関しては限界がある．

7 超音波検査

① 急性心血管障害が疑われる失神性めまいでは，前述のように12誘導心電図やモニター心電図が優先されるが，これらに続けて心臓超音波検査を行う．

② また，急性脳血管障害によるめまいを否定しきれない場合には頸部血管超音波検査を行い，特に椎骨動脈の血流や血管狭窄についてを精査する．

③ 以上のステップを経て，急性心血管障害や急性脳血管障害を否定できる場合には，**8** を省略し **9** の項目へ進む．

表2 末梢前庭性めまいと中枢性めまいの眼振の比較

		末梢前庭性めまい	中枢性めまい
眼振	眼振の性状	回旋性がほとんど	回旋性，垂直性，水平性など様々
	持続性	寛解することもあるが再発あり	慢性
蝸牛症状の随伴		ありうる	ありうるがまれ
中枢神経症候の随伴		伴わない	伴うことが多い

表3 後半規管型BPPVの特徴的眼振（日本めまい平衡医学会のガイドラインより）

1. 特定の頭位をとることによって誘発される回転性めい．
2. 頭位変換から眼振出現まで数秒間の潜時あり．
3. 眼振の持続時間は短い（数十秒以内が多い）．
4. 引き続き同じ頭位をとることを繰り返すと，眼振は減衰する．
5. 患側へ45°頭部を捻転させ，さらに懸垂頭位をとると眼振が誘発されるが，この捻転頭位を保ったまま坐位にすると，眼振の向きが変わる．
6. 耳鳴り，難聴を伴わない．

8 頭部 MRI，頭頸部 MRA 検査
①これまでのステップで中枢性のめまいが疑われるにもかかわらず，頭部 CT 検査ではその病巣がとらえられない場合には，仰臥位を保ち，速やかに頭部 MRI，頭頸部 MRA 検査を行う必要がある．
②脳幹や小脳に虚血性変化の有無，椎骨動脈や脳底動脈に狭窄や閉塞，さらには血管解離などの異常所見がないことを確認する．また脳幹や小脳に腫瘍性病変や脱髄性病変がないか確認する．

9 坐位時の眼振の有無や立位での神経学的診察・血圧の起立性変化
これまでの診察や検査で中性性めまいが否定的である場合，坐位にして以下の3項目，①坐位で Frenzel 眼鏡下での眼振の確認，② Romberg 徴候の有無，継ぎ足歩行や Mann 姿位保持の可否といった体幹失調や平衡機能障害の有無，③姿勢変換による血圧の変化などを調べる．

C．病態の把握・診断の進め方
1 鑑別診断
表4に示した．
2 緊急度・重症度
急性心血管障害や急性脳血管障害によるめまいは，緊急性と重症度が高い．

D．引き続き行う処置
1 回転性めまいについての対応
①眼振によって悪心や嘔吐が強い場合，メトクロプラミド（プリンペラン®）（10 mg）を静脈内投与．
②末梢前庭性めまいで BPPV の場合には，安静と補液で軽快することも少なくない．細胞外液（ヴィーン F®，ソリューゲン F® など）を投与する．
③外リンパ漏やメニエール病では，7% 炭酸水素ナトリウム（メイロン®）（40〜250 mL）の点滴静注や，イソソルビド（イソバイド®）（1日あたり 90〜120 mL 分3）を内服すると効果がみられることがある．
④その他内服薬として，抗ヒスタミン薬（ジフェンヒドラミン 3T 分3）やジアゼパム（6 mg 分3）の投与が有効なことがある．

2 専門医へのコンサルテーション
①急性心血管障害による失神性めまいが疑われる場合や，急性脳血管障害を含めた中枢性めまいが疑われる場合には，直ちに循環器科医や神経内科医，脳卒中科医に相談する．
②メニエール病や BPPV と診断がつけば耳鼻科医師への相談が望ましいが，緊急性はない．〔BPPV では，迷入した耳石を元へ戻す方法として Epley（エプリー）法などが知られているが，実施にあたっては，良性

表4 めまいをきたす疾患

末梢前庭（神経）障害によるめまい	前庭機能障害	メニエール病，良性発作性頭位めまい症，前庭神経炎，突発性難聴など
	腫瘍	小脳橋角部腫瘍（髄膜腫，聴神経腫瘍など）
	薬剤	アミノグリコシド，シスプラチンなど
	血管障害	迷路動脈の障害など
中枢神経系の障害によるめまい	炎症性疾患	多発性硬化症など
	変性疾患	多系統萎縮症，脊髄小脳変性症など
	薬剤	アルコール，フェニトイン，カルバマゼピンなど
	血管障害	脳梗塞，脳出血，脳血管奇形など 脳主幹動脈の閉塞・狭窄，血管解離など
	その他	てんかん，片頭痛
失神性めまい	起立性低血圧	脱水，自律神経障害など
	心血管疾患	心不全，急性冠症候群，不整脈発作，心弁膜症など
体性感覚障害によるめまい	末梢神経障害	糖尿病性末梢神経障害，アミロイドーシスなど
	脊髄障害	脊髄症，多発性硬化症など
内分泌・代謝疾患によるめまい		低血糖，甲状腺機能障害など
心因性		パニック障害，ヒステリーなど

発作性頭位めまい症診療ガイドライン（医師用）日本めまい平衡医学会診断基準化委員会編（Equilibrium Res Vol. 68（4）218～225, 2009）を参照すること〕．

3 入院・帰宅の判断（disposition）
1 以下の患者は入院適応
① 急性心血管障害による失神性めまいや，急性脳血管障害を含めた中枢性めまいを否定できない症例．
② 末梢前庭性めまいの可能性が高いと考えられても，立位での神経学的診察を行って，体幹失調や平衡機能障害のないことを確認できなければ入院が必要である．神経内科や脳卒中科と相談をする．

2 以下の患者は帰宅可能なことが多い
① 独歩で来院し，病歴上，発症から一度も神経学的異常所見を疑わせる症状（頭痛，頸部痛，視野欠損，複視，構音障害，四肢の脱力感や使いづらさ）を伴わず，来院後もFrenzel眼鏡での検査を含め，神経学的診察で異常を認めず，頭部CT検査，採血，頸部血管超音波検査でも異常を指摘できない症例．
② 回旋性眼振が出現していても，末梢前庭性めまいと確定診断がつき，仰臥位での神経学的所見に異常がなく，さらに立位で体幹失調や平衡機能障害がみられない症例．

3 帰宅時に以下を説明，指導する．
❶ 帰宅後数日は疲労を避け，飲酒や入浴をしないよう説明する．
❷ ①めまいの増悪，②頭痛や頸部痛の随伴，③視野の障害，④構音障害，⑤四肢の麻痺や失調，⑥歩行障害などが出現するようであれば，即時再来することを説明する．

E. 入院3日間のポイント
● 末梢前庭障害によるめまいが疑われていても，確定診断をつけられない患者では，耳鼻科医に診療を依頼し，聴力テスト，カロリックテスト（温度刺激検査）などを行う．
● また，神経内科や脳卒中科の医師にも診察を依頼し，急性脳血管障害を含めた中枢性めまいの可能性について検討することが必要である．

鼻出血
epistaxis

川妻由和　横須賀市立うわまち病院・総合内科科長

A. ER診療のポイント
● バイタルサインを確認し，気道（A）・呼吸（B）・循環（C）に異常がある場合には迅速な蘇生措置を行う．
● 約90％は鼻中隔前方いわゆるキーゼルバッハ部位からの出血で，両鼻翼の圧迫およびガーゼパッキングにより止血可能である．
● 後方からの出血は止血困難な場合が少なくない．止血困難な場合，速やかに専門医へのコンサルテーションを行う．

B. 最初の処置
① 気道（A）・呼吸（B）・循環（C）・意識（D）・体温（E）を短時間で評価し，緊急度を第一印象として把握する．いずれかに異常を認めた場合，緊急度が高いと判断する．
② 気道閉塞の疑いがある場合，直ちに用手的気道確保を行う．
③ 出血が続いている場合，両鼻翼を母指と示指でつまみ，圧迫止血する．可能であれば患者自身につまんでもらう．
④ 血液誤嚥予防のため坐位とする．坐位が取れない場合は側臥位とする．
⑤ 出血量推定のため，血液は飲み込まず膿盆などに吐出するよう指示する．

C. 病態の把握・診断の進め方
1 バイタルサインの確認と蘇生処置
1 気道　用手的気道確保，口腔内吸引後も気

道確保が困難な場合，気管挿管など確実な気道確保を考慮する．

2 呼吸
① 呼吸状態を観察するとともに，呼吸数を記録する．
② 緊急度が高いと判断した場合，頻呼吸や低酸素血症の疑いがある場合，SpO₂ をモニタリングし，血液ガス分析や酸素投与を検討する．

3 循環
① 血圧・脈拍数を測定する．
② 以下の場合，静脈路を確保し生理食塩液または細胞外液の急速輸液を開始するとともに，血算・凝固・血液型検査をオーダーし，心電図をモニタリングする．
- ・緊急度が高いと判断した場合
- ・ショックや大量出血が疑われる場合
- ・頻脈・低血圧・四肢末梢の冷感を認める場合

③ 出血が続いている場合，圧迫止血を継続する．準備ができ次第，局所処置を開始する．
④ 1,000～2,000 mL の初期輸液でバイタルサインが安定しない場合，輸血および専門医による治療を考慮する．速やかに耳鼻科医にコンサルトする．

4 意識
鼻出血では通常意識障害は認めない．気道・呼吸・循環の安定化後も意識障害が持続する場合には原因検索を行う．

5 体温
低体温は止血を阻害するので保温に努める．鼻出血では通常発熱は認められないので，発熱がある場合には原因検索を行う．

2 病歴聴取
バイタルサインが安定していれば，病歴聴取を開始する．以下の点に注意する．
① 鼻出血の既往，頻度，程度
② 易出血性：腫瘍，凝固異常，肝硬変，HIV 感染症，最近の外傷や手術
③ 薬剤歴：ワルファリン(ワーファリン®)，アスピリン，点鼻薬など
④ 出血により増悪する合併疾患：虚血性心疾患，慢性閉塞性肺疾患など

3 出血部位の確認
① 鼻鏡で鼻腔を拡大し出血点を確認する．額帯式ヘッドライト・ルーペがあれば容易である．
② いったんガーゼパッキングで止血を図った後，出血部位を再確認してもよい．

4 局所処置

1 ガーゼパッキング
① リボン状(幅 1～2 cm，長さ 30～40 cm)のガーゼを，0.1% アドレナリン(ボスミン®)外用液〔2% または 4% リドカイン(キシロカイン®)液を等量加えてもよい〕に浸しておく．
② 鼻鏡で鼻腔を拡大しつつ，先端が細長いピンセット(バヨネット摂子，ルーチェ耳鼻科用摂子など)でガーゼの一端を把持し，できる限り鼻腔後方まで挿入する．鼻咽頭壁に触れないよう注意する．鼻腔内にしっかりとガーゼを充填し，確実に止血する．止血が困難な場合には両側鼻孔にパッキングし，さらに両鼻翼の圧迫止血を加える．
③ 約 30 分後，いったんパッキングしたガーゼを慎重に除去し，出血点を再確認後，抗菌薬含有ワセリン軟膏を塗布したガーゼに詰め替えておくと，ガーゼの癒着やパッキング抜去時の再出血が少ない．出血点が確認できた場合には，吸収性局所止血剤を貼付してもよい．

2 局所止血剤貼付
吸収性局所止血剤(コラーゲン・酸化セルロース・ゼラチンなど)を，適切なサイズにトリミングし，出血点に直接貼付し，約 1 分間しっかり押さえて固着させる．

3 経鼻バルーンカテーテル留置
① ガーゼパッキングで止血できない場合に考慮する．苦痛が強い場合，十分な粘膜麻酔に加え，鎮痛薬や鎮静薬の静注も考慮する．
② ゼリーを塗布した 14 Fr 尿道バルーンカテーテルを前鼻孔より挿入し，口腔咽頭に先端が見えるまで慎重に進める．
③ 空気 10 cc を注入しバルーンを膨張させた

後，カテーテルを牽引しバルーンで後鼻孔を圧迫閉鎖する．
④カテーテルを牽引しつつ，前鼻孔よりガーゼパッキングを行う．
⑤カテーテルは，緊張をかけた状態で，前鼻孔にクリップ・止血鉗子などで固定する．鼻翼壊死を避けるため，時々固定位置を変え，張力を調節する．
⑥耳鼻科用バルーン（後鼻孔用・鼻腔用バルーン，エピスタットキット®など）があれば使用してもよい．
⑦経鼻バルーンカテーテル留置で止血できない場合，速やかに耳鼻科医にコンサルテーションする．

5 検査
①血算・凝固検査をルーチンにオーダーする必要はない．
②抗凝固療法中の患者ではPT/PT-INRをオーダーすべきである．
③大量出血および持続出血患者ではヘマトクリット，血液型，交差適合試験をオーダーすべきである．

D. 引き続き行う処置

1 合併症と対策
①誤嚥，虚血性心疾患，循環血液量減少，鼻内癒着などの合併症が報告されている．「最初の処置」「病態の把握・診断の進め方」において述べた点に留意して全身管理，局所処置を行う．
②毒素性ショック症候群(toxic shock syndrome)は，耳鼻科手術後鼻内パッキング症例の約0.016%に合併する重篤かつまれな合併症である．鼻出血パッキング後の発生頻度は明らかではないが，ルーチンでの抗菌薬予防投与は，効果不明かつ副作用や耐性菌誘導のリスクが高いため推奨されない．感染リスクが高い糖尿病，高齢，免疫抑制状態患者などには，起炎菌である黄色ブドウ球菌に十分な抗菌力を持つ抗菌薬投与を考慮する．
③72時間以上のガーゼパッキング，バルーン留置は，毒素性ショック症候群，壊死，副鼻腔炎，鼻涙管炎などの合併症のリスクが増加するので，24〜48時間以内に耳鼻科医にコンサルテーションし，抜去を依頼する．

2 専門医へのコンサルテーション
①初期輸液でバイタルサインが安定しない場合，経鼻バルーン留置後も止血が困難な場合は，速やかに耳鼻科医へのコンサルテーションを行う．
②ガーゼパッキング，バルーン留置後は，24〜48時間以内に耳鼻科医へのコンサルテーションを行う．

3 入院・帰宅の判断
①大量または持続出血，輸血や経鼻バルーンカテーテル留置を行った場合は，入院の適応である．
②バイタルサインが安定し，止血されていれば帰宅可能である．必ず後鼻腔からの出血がないことを確認する．できれば翌日，遅くとも48時間以内に耳鼻科を受診させる．

4 専門医による治療の概略
1 粘膜焼灼および凝固止血　止血が困難な場合や繰り返し出血する場合には，粘膜焼灼および凝固止血が行われる．硝酸銀棒，バイポーラー，レーザー，アルゴンプラズマなどが使用される．
2 内視鏡下鼻内手術　内視鏡下に良好な視野を得て，粘膜焼灼，凝固，ヘモクリップによる血管結紮などが行われる．
3 血管内手術　出血血管に対して選択的に塞栓術が行われる．
4 外科的手術　他の方法では止血が困難な場合，全身麻酔下に顎動脈結紮術や外頸動脈結紮術が行われる．

E. 入院3日間のポイント
● バイタルサインが安定していることを確認する．
● 止血を確認する．

- ガーゼパッキングは 24～48 時間以内に抜去する．耳鼻科医へのコンサルテーションが望ましい．

胸背部痛
chest and back pain

許　勝栄　相澤病院・救命救急センター

A. ER 診療のポイント

- 胸背部痛患者の診察では，状態が安定しているという確証が得られるまでは，常に緊急性のある患者として対応する．
- 不安定な要素が少しでもある患者では，簡潔な病歴聴取と身体所見に続いて，必要な検査を速やかに行うことを心がける．詳細な病歴聴取と身体所見は後回しでよい．
- 胸背部痛患者の診療にあたり，思い浮かべるべき救急疾患は次の 5 つである．これらを忘れない姿勢を常にとること．①急性冠症候群，②急性大動脈解離・胸部大動脈瘤（切迫破裂），③肺塞栓，④気胸，⑤特発性食道破裂
- 鑑別疾患には緊急性の高いものが多いため，病歴，身体所見，心電図や X 線などで少しでも疑いがあれば，さらなる検査や治療をためらわない．

B. 最初の処置

1 気道の確保・酸素投与と輸液　酸素投与開始．気道の開通に不安があるようであれば，気管挿管を行う．並行して心電図モニターと酸素飽和度のモニターを開始し，末梢静脈ライン確保のうえ輸液を開始する．

2 簡単な病歴聴取と身体所見

1 急性冠症候群が疑われる所見

① 前胸部絞扼感・圧迫感は急性冠症候群に典型的な症状である．しかし，そうでない痛みであってもを鑑別から除外しない．

② 一般的に左肩や頸部，下顎に放散する痛みは急性冠症候群による可能性が高いといわれているが，右肩への放散も関連が強いことが指摘されており，注意が必要である．

③ 心原性肺水腫の合併を示唆する呼吸苦や起坐呼吸，身体所見で頸静脈怒張，湿性ラ音が聴取されうる．

2 急性大動脈解離が疑われる所見

① 裂けるような激痛は急性大動脈解離の 90％ 以上の患者にみられる．

② 移動する痛みは急性大動脈解離にみられる症状としてよく知られているが，陽性尤度比が 1.1～7.6 と報告にバラつきがみられ，病歴として診断への有用性に疑問もある．

③ 脈拍欠損，20 mmHg 以上の両上肢血圧の左右差，神経学的異常所見が胸背部痛に伴えば，大動脈解離の可能性が有意に上がる．大動脈解離 1,500 例のうち，31％ に脈拍欠損を認めたという．

④ Stanford A 型の大動脈解離に最も多くみられる心臓合併症は大動脈弁逆流であり，41～76％ の症例にみられる．ゆえに，大動脈弁逆流性雑音にも注意する．

3 肺塞栓が疑われる所見

① 深呼吸で痛みが増強する胸膜痛や呼吸苦がみられることがあるが，非特異的な症状を呈することが多い．

② 危険因子の評価を考慮する．深部静脈血栓症の既往，長期臥床，長時間のドライブやフライト，最近の骨折や手術，妊娠，ピル内服中など．

③ 片側下肢の腫脹や下腿の圧痛など深部静脈血栓症を示唆する所見．

4 気胸が疑われる所見

① 皮下気腫や患側呼吸音の減弱など．

② 気管の偏位・血圧低下を伴えば緊張性気胸を疑う．

5 その他

① 激しい嘔吐中に発症する激痛では特発性食道破裂を疑う．この場合，皮下気腫や胸骨

左縁で捻髪音(Hamman's crunch)が聴取されることがある．

② 臥位で増悪し，坐位で軽快する痛みは心外膜炎を示唆するが，認められる症例は50％という．また，心膜摩擦音は一過性に聴取することが多く，聴取すれば心外膜炎の診断に寄与するが，聴取しなくても心外膜炎を否定できない．

③ Beckの3徴(低血圧，頸静脈の怒張，心音減弱)は心タンポナーデにみられる所見だが，早期にはみられないことに注意．

④ 免疫抑制・糖尿病・アルコール中毒患者の胸背部痛では，硬膜外膿瘍も考慮する．

⑤ 痛みの部位に一致して皮疹がみられれば，帯状疱疹を考えるが，皮疹が出現する前に痛みが先行することもあり注意を要する．

3 12誘導心電図 胸背部痛患者の評価に必須の検査である．以下に若干のポイントを述べる．

① 急性冠症候群の診断に極めて重要な検査であるが，正常心電図でも急性冠症候群が完全に除外されるわけではないことを肝に銘じる．

② 下壁梗塞の25％に右室梗塞を合併するといわれる．他の下壁誘導に比してⅢ誘導でのST上昇が不釣合いに大きい場合など右室梗塞の合併が示唆されるが，V_{4R}などの右側胸部誘導が右室梗塞に対する感度・特異度ともに高い．

③ 大動脈解離による冠動脈閉塞はよく知られているが，頻度はStanford A型の5〜7％といわれており，実際の急性冠症候群に伴う心電図変化に比べ頻度は明らかに少ない．

④ 有名なS1Q3T3パターンや右軸偏位・右脚ブロック・左胸部誘導での深いS波などの右室負荷所見は肺塞栓の際にみられることがあるが，肺塞栓で最もよくみられる心電図変化は洞性頻脈である．

⑤ 古典的に，急性心外膜炎では広範なST上昇を認めるとされるが，時に急性心筋梗塞との鑑別が難しい．aV_Rで1.5 mm以上のST上昇があれば心外膜炎を強く疑い，逆にreciprocal changesと上に凸のST上昇は心外膜炎を強く否定する所見である．

4 胸部X線 心電図と並び，胸背部痛患者の評価に必須の検査である．以下に若干のポイントを述べる．

① 縦隔の拡大，calcification sign(血管壁の石灰化を5 mm以上超えて，大動脈の陰影がみえる)は大動脈解離の所見．しかし，大動脈解離のハイリスク患者では，胸部X線が正常でも，さらなる検索を止めるべきではない．

② 臥位胸部X線で患側横隔膜が下方へ偏位し肋骨横隔膜角が深く切れ込む所見をみた場合，deep sulcus signとして気胸を疑う．

③ 心原性肺水腫は，肺静脈圧上昇の程度により，cephalization(肺野上部の血管が下部の血管よりも太くみえる)，カーリーBライン，蝶形陰影を呈する．

④ 左側胸水，縦隔気腫は特発性食道破裂でみられる可能性あり．

C．病態の把握・診断の進め方

① これまでの簡単な病歴・身体所見・心電図・胸部X線検査のすべて，あるいは一部をもとに，診断の手がかりを得ているはずであり，ここから先はさらに診断を絞っていくこととなる．胸背部痛の鑑別診断を**表1**に示す．

② 診断を進めていくにあたり，十分な鎮痛を考慮する．時間を要する検査結果を待つ間，患者の強い痛みを放置することは原疾患の治療に対しても好ましくない．強い痛みに対しては，モルヒネを静注する．

　モルヒネ2〜4 mg 15分毎(最大10 mgまで)

1 急性冠症候群が疑われる場合

① アレルギーの既往がない限り，アスピリン(バイアスピリン®，バファリン®)の投与を速やかに行う．また，血圧が保たれていることを前提として，ニトログリセリン

表1 胸背部痛の鑑別診断

1) 循環器
   急性冠症候群，大動脈解離・胸部大動脈瘤破裂，肺塞栓，急性心外膜炎
2) 呼吸器
   気胸，肺炎，胸膜炎
3) 縦隔
   特発性食道破裂，縦隔炎
4) 骨・筋肉・神経
   硬膜外膿瘍，脊椎炎，脊椎圧迫骨折，脊髄腫瘍，帯状疱疹，肋間神経痛

（ニトロペン®）の舌下投与を行う．症状に改善がみられない場合は点滴静注．
a．アスピリン162～325 mg咀嚼内服
b．ニトログリセリン0.3 mg舌下
効果なければ5分後にさらに0.3 mg舌下
ただし，収縮期血圧≧100 mmHgであること．
c．ニトログリセリン（ミオコール®）0.5～2.0 μg/kg/分
血圧が低めの場合はニコランジル（シグマート®）2～6 mg/時
②心電図変化などから診断がすでに明白である場合，速やかに循環器内科コンサルトを行う．明らかな心電図変化がない場合，トロポニンなどの心筋酵素を調べるが，結果の解釈には発症からの時間を十分に考慮する．発症後数時間足らずの場合，心筋酵素が陰性であっても急性冠症候群を否定すべきではない．この場合，心エコーを行う，あるいは時間をおいて心電図と心筋酵素を再検する方法が勧められる．

2 大動脈解離の可能性が濃厚な場合 速やかに心臓血管外科コンサルトを行い，次の画像検査へ進む．
①造影CTは解離や瘤の存在診断，形態と進展範囲，破裂の有無，心周囲の液体貯留の有無，分枝動脈と解離腔との関係などを評価するうえで有用であり，確定診断に選択されることが多い．
②経食道心エコーは腎機能障害や造影剤アレルギーなどで造影剤の使用困難な場合にも施行可能で，心タンポナーデ・大動脈弁逆流・心筋の局所壁運動異常・胸水の評価も同時に可能である．
③切迫していない状況では，CTや心エコーなどの確定的画像診断までの参考として，血液検査でDダイマーを考慮してもよい．11の臨床試験のメタアナリシスによると，349人の大動脈解離患者におけるDダイマーの感度は94%で，特異度は40～100%であったという．したがって，一般的には病歴や所見からすでにハイリスクと考えられる患者に対しては，たとえDダイマーが陰性であっても大動脈解離を否定するには十分ではない．

3 肺塞栓が疑われる場合
①特にリスク評価が不可欠である．その評価法として有効といわれている臨床予測指標として，Wells criteria, Revised Geneva scoreなどがあるが，ここでは後者を**表2**に示す．
②リスク評価により低リスクとなれば，Dダイマーが陰性の場合，肺塞栓は否定的である．しかし，中等度リスク以上ではDダイマーが陰性の場合でも，肺塞栓を十分に否定できるものではない．
③画像検査として，胸部造影CTによる肺動脈内の血栓，あるいは経胸壁心エコーによる右室負荷所見の有無を調べる．

4 気胸が疑われる場合 気管の偏位や低血圧などで緊張性が示唆されるなら，第2肋間鎖骨中線から16あるいは18G針で迷わずに胸腔穿刺を行う．その後，ドレーン留置を行う．

5 特発性食道破裂 通常，激しい嘔吐が原因となることが多く，胸部CTで縦隔気腫や皮下気腫，縦隔内や胸腔内の液体貯留などがみられる．また，ガストログラフイン®による食道造影で漏出が確認される．

6 硬膜外膿瘍 古典的3徴は発熱・背部痛・神経脱落所見であるが，リスクファクターの

表2 Revised Geneva score

・65歳以上	1
・深部静脈血栓症(DVT)や肺血栓塞栓症(PE)の既往	3
・1か月以内の手術や骨折	2
・悪性腫瘍(active)	2
・片側下肢の痛み	3
・喀血	2
・心拍数:	
75〜94/分	3
95/分以上	5
・下肢の圧痛と片側浮腫	4

0〜3点:低リスク,4〜10点:中等度リスク,11点以上:高リスク

表3 TIMIリスクスコア

①年齢(65歳以上)
②3つ以上の冠危険因子(家族歴,高血圧,高脂血症,糖尿病,喫煙)
③既知の冠動脈有意(>50%)狭窄
④心電図における0.5 mm以上のST偏位の存在
⑤24時間以内に2回以上の狭心症状
⑥7日間以内のアスピリンの服用
⑦心筋障害マーカーの上昇
各項目につき1点(0〜7点)

評価が重要.疑えばMRIへ.

D. 引き続き行う処置

1 急性冠症候群

1 未分画ヘパリン(ヘパリンナトリウム® など)

①60単位/kg(最高4,000単位)静注後,12単位/kg/時(最高1,000単位/時)で持続静注.
②APTTが50〜70秒となるように調節する.

2 PCI (percutaneous coronary intervention)

①ST上昇型に対して手配をする.door-to-balloon timeは90分以内.PCIへ向けて,loading doseとしてクロピドグレル(プラビックス®)300 mg内服.
②PCI可能な施設への患者移送でPCI治療が60分以上遅れる場合,血栓溶解療法を考慮する.
　アルテプラーゼ(アクチバシン®)0.5〜0.75 mg/kg静注
　あるいは
　モンテプラーゼ(クリアクター®)27,500 IU/kg静注
③不安定狭心症/非ST上昇型心筋梗塞(UA/NSTEMI)でも,専門医の判断でPCIが適用される場合にはクロピドグレル(プラビックス®)300 mgを内服.

3 入院が必要

①UA/NSTEMIに対して緊急PCIを行わない場合,これまでの薬剤を投与しながらCCUあるいはそれに準ずる病室でベッド上安静とする.
②中等度以上のリスクを有する患者〔TIMIリスクスコア(表3)3点以上など〕については,状態が安定していても早期の冠動脈造影とPCIが必要となる可能性があり,自施設で行えない場合はこれらが可能な施設へ可及的速やかに転送する.

2 急性大動脈解離

1 血圧と心拍数の管理

①心拍数を60/分前後にコントロール.プロプラノロール(インデラル®)2〜10 mg(1 mg/分)静注.
②心拍数コントロールでも収縮期血圧が120 mmHg以上の場合,ニカルジピン(ペルジピン®)5〜15 mg/時持続静注.
③βブロッカーが投与できない場合(重症心不全の合併や気管支喘息の既往),ニカルジピン(ペルジピン®)のみ投与.

2 心嚢穿刺 解離に伴う血性心嚢水への心嚢穿刺は推奨されない.心嚢水への再出血に伴う死亡率の増加が報告されている.しかし,心停止あるいは切迫する状態では心嚢穿刺を行うべきである.

3 入院が必要

3 肺塞栓

1 循環器内科コンサルトのうえ入院.
2 ショック状態の場合は血栓溶解薬の投与を

考慮する．
　モンテプラーゼ（クリアクター®）13,750〜27,500 IU/kg 静注
③**抗凝固薬**：未分画ヘパリン（ヘパリンナトリウム®など）
①80 単位/kg，あるいは 5,000 単位静注後に．
　18 単位/kg/時，あるいは 1,300 単位/時で持続静注
②APTT が 1.5〜2.5 倍となるよう調節する．

④**自然気胸**
①軽症（肺尖部が鎖骨より上）で胸痛や呼吸苦がない場合，経過観察で外来フォローも可能．
②上記以外では胸腔ドレナージを行う．第 4〜6 肋間の前あるいは中腋窩線上から 16〜24 Fr の胸腔ドレーンを挿入し，吸引器につなぎ 12〜15 cmH₂O で持続吸引する．

⑤**特発性食道破裂**
①直ちに外科コンサルトのうえ入院．
②広範囲スペクトラムの抗菌薬：カルバペネム系など

⑥**急性心外膜炎**
①心タンポナーデ合併例では心囊穿刺．
②NSAIDs 投与．
③以下のいずれの項目もなければ，低リスクとして外来治療可能．
①38℃以上の発熱
②亜急性の発症：1〜2 週間の経過
③大量の心囊水：拡張期エコーフリースペース＞20 mm
④心タンポナーデ
⑤1 週間の NSAIDs による治療に反応しない

⑦**硬膜外膿瘍**
①整形外科コンサルトのうえ入院．
②抗菌薬投与
　バンコマイシン＋第 3 世代あるいは第 4 世代セファロスポリン

⑧**帯状疱疹**
①抗ウイルス薬投与．
　アシクロビル（ゾビラックス®）
　4,000 mg　分 5　7 日間
　あるいは
　バラシクロビル（バルトレックス®）
　3,000 mg　分 3　7 日間
②重篤な基礎疾患や合併症がない限り帰宅可能．

E. 入院 3 日間のポイント

● 診断が確定している場合：診断に応じた入院治療を行う．
● 診断が確定していない場合：モニター管理のもと，注意深く状態を観察する．急性冠症候群が疑われる場合には，心電図と心筋酵素の継時的なフォローや心エコーを行う．その他にも緊急性が高い疾患が多いので，診断確定へ必要な精査と専門医へのコンサルトをためらわない．

呼吸困難
dyspnea

志賀　隆　Attending Physician, Department of Emergency Services, Instructor of Surgery, Harvard Medical School

A. ER 診療のポイント

● 呼吸困難は，多数のシステムの異常の結果として生じる症状である．それらのシステムとは，ガス交換，肺循環，吸気呼気のフローなどの物理的側面，血流の酸素運搬能，そして心肺機能などである．呼吸困難は，体の呼吸能以上の換気の需要が起こることで生じる．酸素の需要と供給の不一致，二酸化炭素の排出能と産出の不一致で呼吸困難の感覚が生じる．
● 以上より，気道・肺・心原性だけでなく敗血症，貧血や神経疾患，そして中毒など，広い鑑別診断のリストを持っていることが必要となる．

- 緊張性気胸は外傷だけでなく，内因性でも起こり，COPD（chronic obstructive pulmonary disease）の既往のある患者もおり，緊張性気胸があるかないかを常に考えて初期のアセスメントをすることが必須である．
- 気道に問題があると初期のアセスメントでわかった場合には，気道確保がいつでもできるように素早く準備をすることが必要である．
- 急性のCO_2増加に対して酸素投与することで呼吸が止まることはあまりない．もし慢性的にCO_2が溜まっている患者が低酸素状態になっている場合にはBiPAPもしくは気管挿管をして人工呼吸管理下で治療することが望ましい．
- 重症の喘息やCOPDでは換気が少なくなり喘鳴が聞こえなくなってくる．喘鳴の有無だけでは重症度は判断できない．
- 初発の過換気症候群の場合は，糖尿病性ケトアシドーシスがないか，Guillain-Barré症候群ではないか，敗血症はないか，など慎重を期すことが望まれる．ペーパーバッグは低酸素血症を起こす可能性があり勧められない．

B. 最初の処置

1 バイタルサインと簡単な病歴聴取　モニター装着し，静脈確保をした後，前述のように気道の異常がなく，酸素化が保たれていることが確認できれば，病歴聴取に移ることができる．気道や酸素化・呼吸パターンに明らかな問題があれば，それを先に解決すべきである．発症が急激であったかどうか，運動による影響や夜間の呼吸困難，起坐呼吸の有無，発熱・咳・痰・胸痛の有無，などは参考になる．もちろん，既往歴で喫煙・COPD・喘息・うっ血性心不全・喘息・冠動脈疾患・弁膜症があるかを問診することが望ましい．皮下気腫の有無，頸部気管の偏位，頸静脈怒張，ショックの有無などである．緊張性気胸がある場合はX線の前に鎖骨中線上の第2肋間腔へカテーテル付14Gまたは16Gの針を挿入し，直ちに治療すべきである．

2 胸部X線
①喘鳴を伴う呼吸困難のある患者では，ポータブル胸部X線にて肺疾患と心不全の鑑別をすることは有用である．
②COPDの患者では癒着によって気胸がわかりにくい場合があり，注意が必要．
③気管支喘息の患者の典型的な症状で，両側で喘鳴が聴取されβ刺激薬吸入にて改善する場合は，必ずしもX線は必要ない．

3 血液ガス分析　血液ガス分析における動脈穿刺の痛みは強いので，高二酸化炭素血症を強く疑う場合を除きSpO_2で代用することも考えるべきである．

4 12誘導心電図
①労作時の呼吸困難の原因が狭心症や心不全であることはよくあり，呼吸困難の患者において12誘導心電図は有用である．
②高齢の患者の初発の喘鳴が心筋梗塞による心不全によることもある．
③肺塞栓症における$S_1Q_3T_3$は有名であるが，右室負荷を示す所見であり肺塞栓症に特異的なものではなく感度も低い．肺塞栓症によって前胸部誘導にV_1～V_3において陰性T派とST低下の所見がみられることがあり，心筋虚血だけでなく肺塞栓症もこのような場合には考える必要がある．

5 病歴　初期のアセスメントと検査をオーダーし，すぐに詳細な病歴を本人および家族から聴く．受診時の症状のみならず，前駆症状，増悪因子に関しても病歴を聴取する．

1 気道閉塞
①発熱，嚥下困難，前傾での起坐呼吸や声の変化・嗄声など，喉頭蓋炎や咽頭後膿瘍などを疑う病歴がないか聴取する．
②喉頭蓋炎では，魚骨という病歴で患者が来院することもあるので，全身状態が魚骨と合わない場合は注意が必要である．

③また，血管浮腫を疑う場合はアンジオテンシン変換酵素阻害薬を服用していないか，家族歴がないかも問診する．
④小児では異物の可能性はないか，クループを疑うようなアザラシの吠え声様の咳がないか，も重要である．

2 気胸
①自然気胸は若い痩せた背の高い男性に起きやすい．喫煙はリスクを上げる．
② COPD や気管支喘息の患者や結核，AIDS でのニューモシスチス肺炎でも気胸はみられる．
③外傷では穿通性でも鈍的外傷でも気胸は起こりうる．主に，呼吸困難と胸膜性の胸痛を訴えて受診することが多い

3 うっ血性心不全　増悪因子は，塩分摂取の増加，内服薬の服用コンプライアンスの問題，急性冠動脈虚血，貧血，もしくは不整脈などであり，これらを念頭に問診する．労作による増悪があるか，胸痛を伴うかを確かめる．起坐呼吸や発作性夜間呼吸困難(paroxysmal nocturnal dyspnea：PND)の有無，体重増加，下腿浮腫なども重要である．起坐呼吸もしくは PND の感度は 53％ であることに注意されたい．

4 COPD　COPD の増悪は通常，気管支痙攣・気道感染による痰の増加・急性冠動脈虚血・たばこなどによる分泌物増加などによるため，これらの因子の問診が必要である．

5 気管支喘息　最後の救急外来受診，最後の入院，以前に喘息によって ICU 入室もしくは挿管の既往があるか，β刺激薬の日中・夜間の使用頻度，ステロイド内服中であるかどうか，などは入院治療か外来治療を決めるうえで参考になる．

6 肺塞栓症　肺塞栓症では疫学的研究が多くなされており，50 歳以上では Wells 基準(表1)に基づいて低リスク，中等度リスク，高リスクかを判断する．50 歳未満では表2の PERC (pulmonary embolism rule out criteria：肺塞栓除外)ルールに基づいて問診する．

表1　Wells 基準(肺塞栓の臨床診断ルール)

以下の点数に従って計算する	
・深部静脈血栓症の症状がある	3.0
・他の疾患より肺塞栓が疑わしい	3.0
・心拍数 100 以上	1.5
・4 週間以内の手術か安静(3 日以上)	1.5
・肺塞栓や深部静脈血栓の既往	1.5
・血痰なし	1.0
・癌(6 か月以内に治療か終末期)	1.0
総点数が	
>6.0―高確率	
2.0 to 6.0―中等度	
<2.0―低確率	

(Wells PS, Anderson DR, Rodger M, et al：Derivation of a simple clinical model to categorize patients probability of pulmonary embolism：increasing the models utility with the SimpliRED D-dimer. Thromb Haemost 83：416-420, 2000)

表2　PERC(肺塞栓除外)ルール

以下のすべてに当てはまれば感度 97～98％
・年齢 50 歳未満
・心拍数 100/分未満
・SpO_2>94％
・片側の下肢腫脹なし
・血痰なし
・最近の手術もしくは外傷なし
・肺塞栓や深部静脈血栓の既往なし
・経口避妊薬の使用なし

〔Kline JA, et al：Prospective multicenter evaluation of the pulmonary embolism rule-out criteria. J Thromb Haemost 6(5)：772-780, 2008 より引用，筆者訳〕

7 肺炎　頭痛，乾性咳嗽，筋肉痛，関節痛，倦怠感，などが前駆症状になることがある．3 か月以内に入院があれば，医療ケア関連肺炎 (healthcare-associated pneumonia：HCAP)の可能性があり，耐性菌による肺炎を考慮する必要がある．鳥などのペットなどとの接触(オウム病：psittacosis)，呼吸器症状に加えて下痢などがある(レジオネラ)，長引く乾性咳嗽と発熱などは(マイコプラズマなどの)非定型肺炎にみられる．

8 アナフィラキシー　既知のアレルゲンに接種後の，呼吸困難，皮疹，めまい，頻呼吸，

頻脈，腹痛があればアナフィラキシーを考慮する．

9 心因性　以前に過換気症候群と診断されていることがあるか，今回の発作は前回と近似しているかなどが有用である．初発の過換気症候群の場合は，アスピリン中毒，Guillain-Barré症候群，糖尿病性ケトアシドーシスがないかなどを除外することを心がける．

6 身体・神経学的所見　全身を診察する．

1 気道

① 喘鳴などがなく会話が成立している場合は，気道は開通していると考えられる．呼吸パターンが悪く，喘鳴もあり，低酸素血症を認める場合は，人手を集めて外科的気道確保，意識下挿管を準備する．

② 気道閉塞のある患者は前傾姿勢で三脚のように起坐呼吸をする．吸気時の高ピッチ音である喘鳴の有無に注意する．喉頭蓋炎では舌骨・甲状軟骨間の圧痛があることがある．上気道の問題があり，喉頭ファイバーの使用に慣れていれば気道確保の準備をしたうえで経鼻喉頭ファイバーで評価をすることもオプションである．

2 頸部　気胸でも縦隔気腫でも，頸部に皮下気腫を認めることがある．頸静脈怒張は，心タンポナーデの際のベックの三徴（血圧低下，心音微弱，頸静脈の怒張）の一部である．内頸静脈と外頸静脈では静脈圧の差はなく双方に弁があるため，どちらを診察してもよいという報告がある．首の伸展が制限されている場合で意識状態が清明な場合は，髄膜炎だけでなく咽頭後部膿瘍の可能性も考える必要がある．

3 心臓触診・聴診　S_3ギャロップ，心尖拍動が鎖骨中線より外側にある場合には，X線で心拡大を認める陽性尤度比は3.4である．収縮期雑音を認める場合には大動脈弁狭窄症・僧帽弁閉鎖不全，拡張期雑音を認める場合は大動脈弁閉鎖不全を心不全の原因として考慮する．

4 胸部聴診　喘鳴は気管支喘息・COPDだけでなく心不全でも聴取される．中年・高齢者での初発の喘息という場合は，心不全を常に除外せねばならない．喘息の既往がなく心不全が除外された場合，長期の喫煙歴があればCOPDが喘鳴の原因であることが考えられる．

5 四肢の触診　上腕や鼠径のカテーテル血栓の原因になる．そのためにカテーテルのある患者では血栓がないか注意深い診察が必要である．片側の腫脹は深部静脈血栓症の可能性がある．Hommans徴候（足関節背屈でのふくらはぎ・膝窩の疼痛）は感度も特異度も十分でない．

6 その他　舌，眼瞼，手掌，顔面などの色を貧血の有無を考慮し確認する．

7 歩行時のSpO_2　SpO_2が一見正常であっても労作時にSpO_2が下がる患者もおり，これらの場合はCOPD・心不全・肺炎・ニューモシスチス肺炎・肺塞栓症などを再考する必要がある．特に高齢者の場合は日常動作をさせてみて，SpO_2を再評価することが望まれる．

8 採血

① 救急受診した呼吸困難の患者では，血液検査が有用な場合が少なくない．ヘモグロビン，BUN，クレアチニン，Dダイマーなどから器質的疾患が判明することがある．心筋特異的トロポニンなど心筋マーカーの測定も有用である．

② 貧血は酸素運搬能の低下から呼吸困難・心不全の原因となりうる．腎機能評価も体液貯留の原因として必要である．浮腫と呼吸困難がある場合，心不全だけでなくネフローゼも鑑別に入れることが望ましい．

③ 心不全の患者におけるBNPの価値には賛否両論の分かれるところである．救急外来で測定された場合，心不全感度が90%であり，COPDや喘息の既往のある患者において心不全の診断が20%増加したというデータもあるが，後の論文ではBNPの使用による治療方針の変更，入院率の違

い，病院滞在日数の違いはなかったという報告も出ている[2]．日本では総合診療科が少なく，どの科の入院になるのかということが大事になるため，この文献の各施設への応用性(外的妥当性)は別の角度から検討することも必要であろう．

④Dダイマーの問題点は，偽陽性になる場合が少なからずあることであり，Dダイマーによって CT を少なくしようとしたにもかかわらず，本来ならば必要なかった症例にも CT がオーダーされているという報告もある[3]．一生における CT の回数が癌の発生率と関連するという報告もあり，現在は救急部での CT をオーダーしすぎないようにする傾向がみられる．そのための一つの方法として 50 歳未満では PERC(表2，90頁)を使ってDダイマーをオーダーしないようにすることが望ましい．施設ごとに D ダイマーの測定方法とカットオフ値が違うので，自施設の情報を把握することが望ましい．

9 胸部造影 CT 前述のように中等度リスク以上の場合，造影剤アレルギーや腎機能異常がなければ肺塞栓症の評価に行われる．かつて VQ スキャンが PIOPED I (Prospective Investigation of Pulmonary Embolism Diagnosis) の頃には推奨されていたが，マルチディテクター CT の進化により PIOPED II では CT が第一選択となっている．しかし CT も完全ではなく，検査前確率が高い場合に CT が塞栓がみつからなければ，血管造影も考慮しなければならない．

10 断層心エコー図検査 心疾患の疑いがあれば施行する．収縮障害だけでなく拡張障害も心不全の原因として考慮すべきである．他に心タンポナーデにおける右心房の拡張期虚脱，肺塞栓における右室拡大(右室と左室の直径の比が 1 以上)，下大静脈(IVC)による循環血液量の評価などベッドサイドのエコーがもたらす情報は多い．

C. 病態の把握・診断の進め方

1 鑑別診断 呼吸困難の原因となる傷病を表3に示す．よくある疾患だけでなく，頻度は少なくとも致死的となる疾患を常に念頭に置いて患者にアプローチすることが望まれる．

2 緊急度・重症度の評価

①窒息の患者で自発呼吸が保たれている場合にはハイムリック法での解除を考慮する．

②喘鳴やストライダーがある場合呼吸パターンが悪く酸素投与にても酸素化が改善しない場合は，人手を集めて外科的気道確保の可能な体制で意識下の気道確保をすることが望ましい．

③緊張性気胸を疑う低血圧・低酸素血症・皮下気腫・呼吸音低下がある場合には，X 線検査より前に気胸を解除せねばならない．

3 診断がつかない場合の対応

①高齢者の呼吸困難で診断がつかない場合，歩行時の SpO_2 を含めて慎重な対応が必要である．

②既往のない若い患者で初期評価で特に問題がみつからず，呼吸困難の増悪がなく歩行時も可能であれば帰宅を考慮してもよい．

③一般に，診断のつかない呼吸困難の帰宅時には，肺塞栓はないか，心筋炎はないか，Guillain-Barré 症候群のような神経筋疾患はないかなど，もう一度鑑別診断をしっかり確認し，外来フォローのプランを説明した方がよい．

D. 引き続き行う処置

1 合併症と対策 COPD や喘息の発作で胸腔内圧が上がり，気胸が起きることがある．また気管挿管後に急激に低血圧や低酸素血症が起きた場合は，食道挿管に加えて，

DOPE：Displacement of tracheal tube(気管内チューブの位置のずれ)，Obstruction of tracheal tube (気管内チューブの閉塞)，Pneumothorax (気胸)，Equipment failure〔物品の問題(ボンベの酸素不足，バッグに穴

表3 呼吸困難の鑑別診断

1) **気道閉塞**
   - 血管浮腫
   - 喉頭蓋炎
   - 気道異物
   - 声帯麻痺もしくはスパスム
2) **心血管系**
   - うっ血性心不全
   - 肺水腫
   - 心タンポナーデ
   - 急性冠動脈虚血
   - 不整脈
   - 肺塞栓症
3) **肺疾患**
   - 嚥下性肺炎
   - 気管支喘息
   - COPD増悪
   - 肺炎
   - 気胸
   - 胸水
   - ARDS(急性呼吸促窮症候群)
   - 毒物吸引(toxic inhalation)
4) **神経筋疾患**
   - Guillain-Barré症候群
   - 重症筋無力症
5) **代謝性・全身性**
   - アナフィラキシー
   - 貧血
   - 甲状腺機能亢進症
   - 敗血症
   - アシドーシス
   - サリチル酸(アスピリン)中毒
   - 病的肥満
6) **心因性**
   - 過換気症候群

〔Wolfson AB (ed):Harwood-Nuss' Clinical Practice of Emergency Medicine, 4th ed. Lippincott Williams & Wilkins, 2005 より引用,筆者訳〕

など)〕,に従ってチェックをすることが望ましい.

2 専門医へのコンサルテーション

①喉頭蓋炎など外科的気道確保の可能性が高い疾患の場合には麻酔科と外科医(耳鼻科でも一般外科でも)にすぐに連絡し,手術室で外科的気道確保がすぐに可能な状況で意識下の気道確保の準備をすることが望ましい.

②癒着の激しいCOPDの気胸ではCTを撮影後,外科医と挿入部位の相談をすることが望ましい.

③心不全の原因が急性冠動脈虚血である場合は,心不全の治療をするとともに循環器科医へのコンサルテーションが必要である.

3 入院・帰宅の判断(disposition)

1 入院　以下の患者は入院適応となる.

①バイタルサインに異常がある.
②治療にもかかわらず呼吸困難が持続する.
③心不全で原因に心筋虚血が考えられ,何度か心筋酵素や心電図を取る必要がある.
④肺炎の患者では肺炎の重症度を表すPORTスコアを計算し,それに従って入院と帰宅を判断することが勧められる.
⑤社会的背景:独居の高齢者など.高齢者は心疾患の除外が困難.

2 帰宅　呼吸困難で来院した患者が帰宅することは多くはないが,気管支喘息や過換気症候群の患者の帰宅時には以下を説明,指導する.

帰宅時には通常時の呼吸状態に戻っていることを確認する.特に独歩来院した患者は,歩行時に呼吸困難を認めないことを確認する.

❶気管支喘息:患者の自宅での悪化時の行動計画(アクションプラン)があればその確認.なければピークフローメータと推定値から暫定の行動計画を作り,吸入薬ステロイド,気管支拡張薬,再悪化時のための1回分の経口ステロイドを処方する.

❷COPD:増悪の背景に上気道感染があることが多く,特に痰が認められる時には抗菌薬によって予後が改善するということが報告されている.

❸アナフィラキシー:通常4～6時間経過観察.アナフィラキシーには第2次波がある.ステロイドには予防のエビデンスはないが経

験的に多く処方されている．アナフィラキシーと診断されたケースには全例エピペン®の処方を考慮する．まれに自身の指にエピペン®の針を刺してしまう患者がいるので，使い方を指導する．

❹**過換気症候群**：「救急外来で注射薬を打たない」と治らないと患者が解釈すると頻回来院の原因となるため，経口薬を投与し，限られた回数分処方する（ベンゾジアゼピンには依存性があるため）．

E. 入院3日間のポイント

1 診断の確定している器質的疾患 診断に応じた入院治療を行う（気道関連疾患，心疾患，肺疾患など）．

2 歩行時のSpO₂低下が認められた患者
① 正式に6分間歩行時のSpO₂を測定する．拡張障害による心不全を考えて詳細な心エコーや肺塞栓症などの可能性を考慮し，造影CTなどを考慮する．
② 免疫不全が考えられる患者には，ニューモシスチス肺炎の可能性を考慮し評価する．

3 入院時診断に沿って治療をしているにかかわらず改善を認めない場合 肺塞栓，神経筋疾患（Guillain-Barré症候群や重症筋無力症など），アスピリン中毒など再度鑑別診断を幅広く考慮し，追加の検査をすることが望ましい．

文献

1) Kline JA, et al：Epub 2008 Mar 3. Prospective multicenter evaluation of the pulmonary embolism rule-out criteria. J Thromb Haemost 66(5)：772-780, 2008.
2) Schneider HG, et al：B-type natriuretic peptide testing, clinical outcomes, and health services use in emergency department patients with dyspnea：a randomized trial. Ann Intern Med 150(6)：365-371, 2009.
3) Stalnikowicz R, et al：Computed tomographic pulmonary angiography and D-dimer testing for pulmonary embolism：time for reappraisal. Am J Emerg Med 24(2)：252-253, 2006.

動悸
palpitation

岩田充永　名古屋掖済会病院・副救命救急センター長

A. ER診療のポイント

- 動悸とは，心臓の鼓動を不快感を伴って自覚する状態である．
- 病歴聴取で動悸の起こり方や持続を確認する．
- バイタルサインを確認し循環動態を把握する．
- 原因検索のためには12誘導心電図が必須である．
- 動悸の原因として，不整脈が重要であるが，非不整脈性の心疾患や非心原性疾患が原因であることも多い．
- 洞性頻脈の場合は原因検索が重要である．
- 不整脈を認めた場合は，不整脈による症状なのか，基礎疾患によって不整脈をきたしているのかを考える．

B. 最初の処置

1 病歴聴取

1 動悸の性状 動悸について性状を聴取し，「たまにドキンとする」という場合は期外収縮を，「ずっとドキドキした」という場合は頻脈を示唆する．

2 発症状況 頻脈を疑う場合は発症様式を聴取して，「突然発症」の場合は何らかの不整脈（心房細動，心房粗動，発作性上室性頻拍，心室頻拍など）が示唆され，「発症時がはっきりしない（いつの間にか出現）」の場合は洞性頻脈が示唆される．

③**随伴症状** 呼吸困難，胸痛，失神を合併する場合は緊急性が高い．

④**内服薬** すべての薬剤について使用状況を確認する．頻用される薬剤としてテオフィリン（テオドール®，テオロング®，スロービット®，ユニコン®）やβ刺激薬などは頻脈による動悸をきたすことがあり，β遮断薬やジギタリス製剤ジゴキシン（ジゴシン®），メチルジゴキシン（ラニラピッド®），ドネペジル（アリセプト®）などは徐脈をきたすことがある．頻度は高くないが，アンフェタミン中毒，抗精神病薬による悪性症候群，セロトニン症候群などは重症化する危険が高く，疑わないと診断できないため要注意である．

2 バイタルサイン確認と身体診察

①頻脈か徐脈か，規則正しいか，血圧低下はないか，体温異常などを念頭にバイタルサインを迅速に確認する．循環動態の把握を目的に，迅速な身体診察を行う．

②呼吸数増加（呼吸困難），ショック，胸痛，心不全徴候，肺水腫などの合併を認める場合は循環動態が不安定であることを示唆するため，初期対応を施行しつつ救急医・循環器医への相談もしくは高次医療機関への転送を考慮する．

3 初期対応
バイタルサイン異常や不安定な循環動態の場合は，直ちに酸素投与，静脈路確保，心電図モニター，SpO$_2$モニター，12誘導心電図，胸部X線（可能であればポータブル撮影），心エコー検査といった処置・検査を診察と並行して迅速に施行する

C. 病態の把握・診断の進め方

1 鑑別診断
ERにおける動悸の鑑別診断を示す（表1）．

これらの疾患を念頭に鑑別診断を進めるが，12誘導心電図で不整脈かそれ以外が原因かをまず判断する．不整脈以外が原因の動悸も頻度が高いことに留意する必要がある．洞性頻脈の場合は原因検索が重要である．

表1 ERにおける動悸の鑑別診断

見逃してはいけない重篤な疾患	頻度の高い疾患
頻脈 ・心室性頻拍 ・WPW症候群に合併した発作性心房細動 ・心筋梗塞 ・貧血 ・心不全 ・低酸素血症 ・低血糖 ・甲状腺クリーゼ ・薬剤（悪性症候群，セロトニン症候群も含む） ・熱中症 **徐脈** ・心筋梗塞（下壁） ・徐脈性不整脈（高度房室ブロック） ・高カリウム血症 ・低体温 ・薬剤	**頻脈** ・発作性上室性頻拍 ・発作性心房細動 ・感染症 ・疼痛 ・不安 **徐脈** ・血管迷走神経反射

2 緊急度・重症度の評価

①頻脈，徐脈の原因として重篤な基礎疾患が考えられる場合は，原疾患に対する迅速な治療が必要である．

②不整脈を認める場合は，循環動態の評価を行う．循環動態が不安定な場合は緊急治療が必要である．

D. 引き続き行う処置

①不整脈を認めた場合は，不整脈治療を行う前に不整脈による症状なのか，基礎疾患によって不整脈をきたしているのかを考える．不整脈の治療の詳細は，「頻脈性不整脈」（236頁）および「徐脈性不整脈」（241頁）の項を参照．

②重篤な基礎疾患による動悸，循環動態が不安定な不整脈を認める場合は入院を考慮する．病歴から頻脈性不整脈が示唆される場合は，診察時に症状が消失していても後日循環器内科でホルター心電図などの評価を勧める．

E. 入院3日間のポイント

- 必ず心電図モニターによる監視を行う．

喀血
hemoptysis

瀧野昌也　長野救命医療専門学校・救急救命士学科長

A. ER診療のポイント

- 喀血とは，下気道からの出血を喀出したものである．痰に血液がからむ程度の軽度のものを血痰と呼んで区別する場合もあるが，本質的な差はない．鼻腔・口腔・咽頭からの出血（いわゆるpseudo-hemoptysis），吐血，吐血の誤嚥との鑑別が必要である．
- 救急外来で遭遇する症候としての頻度はそれほど高くないが，大量喀血は緊急性，死亡率ともに高い．また，肺塞栓症，肺結核，肺癌，うっ血性心不全などの緊急性または重症度の高い原因疾患もある．
- 原因では，各種の肺感染症，気管支拡張症，肺腫瘍を始めとする呼吸器疾患が主であり，うっ血性心不全，僧帽弁狭窄症などの心疾患，出血性素因などもある．大量喀血の原因としては，気管支拡張症と空洞を形成した肺結核が多い．
- 大量喀血では検査の前に気道確保と輸液を行い，呼吸・循環の安定化を図る．
- 診断には胸部X線撮影が基本となる．精査にはCTを第1選択とし，気管支鏡，種々の検体検査を適宜追加する．
- 積極的な止血処置としては，経カテーテル動脈塞栓術，気管支鏡を利用した止血処置，開胸手術が行われるが，いずれも外来診療の範囲を超える．

B. 最初の処置

1 喀血であることの確認　「血を吐いた」という訴えには，喀血以外に吐血，吐血の誤嚥，鼻腔・口腔・咽頭からの出血が含まれる．気管以下の気道からの出血を咳とともに口から出したものが喀血であり，その性状は鮮紅色，泡沫状でpHは中性ないしアルカリ性である．吐血は暗赤色で酸性のpHを示す．口腔内，鼻腔内の出血源の有無を確認する．

2 大量喀血の処置

①気道確保と酸素化の維持を優先する．まず心電図モニターとパルスオキシメータを装着し，高流量酸素を投与する．太めのカテーテルで末梢静脈路を確保し，循環動態に応じた速度で乳酸リンゲルの投与を開始する．出血側がわかればそれを下にした側臥位にして，健側への血液の流れ込みを防止する．

②血液または凝血塊による窒息のおそれがある場合，およびSpO_2の著しい低下を認める場合は，太め（成人男性で内径8 mm）の通常の気管チューブを用いて気管挿管を行い，純酸素を投与してチューブ内を吸引する．大量出血のため気管挿管のみで十分な酸素化が得られない場合には，出血側が特定できればチューブを健側の主気管支内に進めて留置し，健側肺を保護する．気管内のチューブをブラインドで進めた場合，成人では通常右主気管支に入り，左主気管支への挿管には気管支鏡のガイドが必要である．

③左右の気管支を分離できるダブルルーメンチューブを用いる場合もあるが，内径が小さいため気管支ファイバースコープを通しにくく，凝血塊で閉塞しやすい欠点がある．ブロッカーバルーン付きシングルルーメンチューブ（ユニベント気管内チューブ™）を推奨する意見もある．このような特殊なチューブの使用には経験を必要とし，特に大量喀血中の留置は容易でないため，使用を考慮する際には麻酔科医などに

相談する．
④胸部 X 線撮影を行い，凝固機能を含む血液検査一般を提出する．大量喀血では早い時点で専門医への連絡または治療可能な高次施設への転送を考慮すべきである．

C. 病態の把握・診断の進め方

大量喀血は喀血全体の 1.5% を占めるにすぎないが，その死亡率は高い．大量喀血の出血源の 90% は高圧の気管支動脈系であり，5% は肺動脈系，5% は大動脈など気管支動脈以外の体循環系動脈である．

喀血の大部分は軽症または中等症であり，ある程度まで原因を検索する余裕がある．既往歴と現病歴を聴取して身体所見をとる．喀血患者はもともと慢性呼吸器疾患を有することが多いので，普段の状態を把握しておく．

検査でまず知るべきは，左右どちらの肺から出血しているかであり，次に出血のある肺葉と原因疾患の特定である．最初に胸部 X 線撮影を行うが，胸部 X 線写真が診断的であるのは約半数にすぎず，より詳しい検査に CT と気管支鏡が用いられる．最近では CT の高性能化により，きわめて短時間に高解像画像が得られ，病的血管など治療上有用な情報も入手できるため，CT 撮影を先に行うことを勧める意見が多い．一方，気管支鏡は出血側の判断，気管支挿管，中等量以下の出血の止血などに有用である．患者の状態と疑われる疾患により，血算，血液生化学，動脈血ガス分析，血液凝固能検査，血液型，心電図，喀痰検査などの検査を行う．

1 鑑別診断 喀血をきたす疾患は多岐にわたる（表1）．主な原因による喀血の特徴について簡単に述べる．

1 結核 結核患者の 28% に喀血が認められ，喀血が受診のきっかけとなることも多い．気管支動脈系，肺動脈系ともに出血源となりうる．喀血量は様々であり，結核病巣による肺実質の破壊（空洞形成）や新生血管の破綻は大量喀血を起こす．

表 1 喀血の主な原因

感染	**結核** 肺炎 肺化膿症 アスペルギローマ 気管支炎（急性および慢性）
気管支拡張症	
肺腫瘍	**肺癌** 気管支腺癌
心血管疾患	うっ血性心不全 僧帽弁狭窄症 肺梗塞 肺動静脈瘻
自己免疫疾患等	Goodpasture 症候群 全身性エリテマトーデス Wegener 肉芽腫
外因性	肺挫傷 気管・気管支損傷 気道異物
出血性素因	

（太字は頻度の高いもの）

2 肺炎，気管支炎 walk-in の喀血患者での頻度は高いが，通常は血痰程度にとどまる．慢性疾患の既往がなく，発熱と急性に始まった湿性咳嗽とともに血痰を喀出した患者では，胸部 X 線撮影で浸潤影があれば肺炎，異常を認めない場合は気管支炎を考える．

3 肺化膿症 肺炎の重症型で肺組織が壊死融解に陥って膿瘍を形成したものである．血管壁の破壊により大量喀血を起こすことがある．画像上，浸潤影中に空洞形成または腫瘤状陰影を認める．

4 気管支拡張症 慢性的な膿性痰がある wet type と，ときおり血痰を認めるだけの dry type がある．肺動脈系と気管支動脈系の吻合が生じ，怒張した粘膜下の血管が出血源となる．血痰から大量喀血まで出血量は様々である．CT が診断的である．

5 肺癌 典型的には少量の喀血が 1 週間以上続く．進行した肺癌は大量喀血を起こすことがある．転移性肺腫瘍による喀血は少ない．胸部 X 線撮影で異常を認めなくても肺癌は

否定できない．

6 うっ血性心不全　心疾患による喀血の75％を占める．肺毛細血管・静脈系が静水圧の上昇によって破綻する．

7 僧帽弁狭窄　圧の上昇した肺静脈と吻合して高圧となった気管支静脈が破綻して大量喀血を起こすことがある．心エコー検査で診断できる．

8 肺梗塞　肺塞栓の10〜15％が肺梗塞を起こす．肺塞栓全体でみれば喀血を認める率は低く，呼吸困難，胸痛など他の症状に隠れて目立たないことも多い．

9 胸部外傷　肺挫傷，気管・気管支損傷からの大量喀血がときに問題となる．アプローチは外傷診療の一環として行われる．

2 緊急度・重症度の評価

① 重症度は喀血量，呼吸・循環の予備能，原因疾患の3因子で決まり，なかでも喀血量が最も重要である．大量喀血の死因として失血死はまれであり，通常は気道閉塞または肺胞換気障害による低酸素血症である．喀血の程度を分類する具体的な量については諸説があって一定しない．24時間で20 mL以下を少量，20〜600 mLを中等量，600 mL以上を大量とする意見もあるが，評価に時間がかかりすぎて救急外来では非実用的である．痰に軽く血がからむ程度を少量，明らかな血痰のあるものを中等量，呼吸状態に悪影響をきたす量を大量とする意見もある．軽症と思われる例で観察時間が短すぎると出血量を過小評価することがある．

② 呼吸・循環の予備能が低い患者では，より少量の喀血で全身状態が悪化する．

③ 原因疾患が肺の重症感染症，うっ血性心不全，僧帽弁狭窄症，肺塞栓症などのときは喀血の量にかかわらず重症度が高い．

3 診断がつかない場合の対応

① 喀血の10〜34％は検査を行っても原因がわからないとされてきたが，今日の発達した画像診断を利用すれば原因不明例は減ると期待される．このような例の予後はおおむね良好であるが，後日肺癌が発見されることがあるため，フォローアップは必要である．

② 大量喀血が続き緊急性の高い場合は，診断がついていなくても早期に専門医または高次施設での診療に委ねることになる．転院に際しては気道確保と静脈確保を確実に行っておく．

D. 引き続き行う処置

1 合併症と対策　凝血塊で気管チューブが閉塞することがあるので，気管挿管例ではチューブ内の吸引を十分に行う．激しい咳嗽が出血を助長していると考えられる時は，塩酸モルヒネ® 2 mg静注で鎮咳する．

2 専門医へのコンサルテーション　喀血は大部分の例で専門医へのコンサルテーションが必要となる．その時期は病状により異なる．

① 大量喀血では，気道・静脈路の確保と胸部X線撮影の後ただちに．

② 中等量以下の喀血では，ある程度のワークアップが済んだ時点で．

③ 帰宅可能な少量喀血では，近日中の専門外来に．

④ 喀血の原因疾患が専門治療を要する時は，緊急性の程度に応じて適当な時期に．

　40歳以上の喫煙男性にみられた喀血では肺癌のリスクがあるため，胸部X線撮影で異常を認めなくても専門外来の受診を指示する．明らかな気管支炎が原因と考えられる例では処方のうえ数日間様子をみてよいが，喀血が消失しない場合には受診を指導しておく．

3 積極的な止血処置　通常は呼吸器科，呼吸器外科，放射線科などの専門医によって行われる．

① 大量喀血に対して，最近では気管支動脈または気管支動脈以外の体循環系動脈の経カテーテル塞栓術を勧める意見が多い．

② 中等量以下の喀血には気管支鏡を用いた止血操作も使用される．かつては硬性気管支

鏡が標準であったが，最近では気管挿管下の気管支ファイバースコープの使用が増えている．
③開胸手術は，非手術的手段で止血を行ったのち切除を要する病変に対して行われる．非手術的に止血ができないときは緊急手術が行われるが，死亡率が高い．

4 入院・帰宅の判断 少量の喀血で胸部 X 線撮影上異常を認めず，入院を必要とする原因が見あたらず，全身状態に問題のない患者は，確実なフォローアップを前提に帰宅が可能である．気管支炎に対しては治療薬を処方しておく．

咳嗽
cough

岩瀬三紀　　トヨタ記念病院・副院長
杉野安輝　　トヨタ記念病院・呼吸器科部長

A. ER 診療のポイント

- 咳嗽は爆発的に生じる呼気現象であり，気管および気管支の分泌物や異物を排泄するための防御反応でもある．咳は随意的にも反射的にも生じ，防御的な反射路の求心路は三叉神経，舌咽神経，上喉頭神経，迷走神経の知覚枝である．一方，遠心路は反回神経，脊髄神経である．
- 咳嗽や痰などの呼吸器症状で救急受診する患者は多く，特に冬季には多い．大多数はウイルス性の上気道炎や気管支炎などの軽症患者であるが，急性肺炎（結核も含む）などの重症患者を見逃すことは避けなければならない．
- 咳嗽の持続期間が問診上では重要となる．8 週以上持続する慢性咳嗽および 3 週以上の遷延性咳嗽と 3 週未満の急性咳嗽に分けて，鑑別診断を進めることは非常に有用である．発熱を伴い発症して時間があまり経ってない場合は，急性感染症の可能性が高い．一方，咳が 1 か月以上持続している場合には感染症以外の疾患を鑑別診断に挙げる．ただし，慢性および遷延性咳嗽が初期には急性咳嗽として発症することは留意すべきである．
- 湿性咳嗽か乾性咳嗽の鑑別も重要な情報．
- 小児では気道異物の可能性を念頭に置く．

B. 最初の処置

1 バイタルサインと病歴聴取のコツ

①バイタルサインは重症者の選別に有用であるが，75 歳以上の市中肺炎の患者においては，38℃ 以上の発熱はわずか 30%，脈拍が 100/分以上は 37% であったとの報告もあり，バイタルサインだけでは高齢者の急性呼吸器症状の評価は困難である．
②「いつもと違う」「いつもより元気がない」などの家族からの言葉が参考になるし，寝汗や筋肉痛などの呼吸器以外の症状の有無が重要であり，Heckerling スコア（**表1**）や Diehr のスコア（**表2**）合計数が高ければ胸部 X 線を撮るべきである．
③一般的にはインフルエンザ，RS ウイルスは冬季に流行がある．特に高齢者においては持続する湿性咳嗽の頻度が高い．
④オウム病における鳥との接触歴，レジオネラ肺炎における温泉歴は重要な情報となる．

2 胸部 X 線
肺炎をはじめ呼吸器疾患の診断および鑑別診断に胸部 X 線写真は非常に有用である．肺炎の診断において胸部 CT 写真をゴールデンスタンダードとした場合には，胸部単純 X 線写真の感度は低いことが報告されている．脱水症の患者では胸部 X 線写真では陰影が出にくいとの報告もあり，老人では両者の合併も多く留意する必要がある．肺野の結節影と気道散布影があれば肺結核や非結核性抗酸菌症を疑う．この際には空

表1 Heckerling スコアのポイント数と肺炎の可能性（Heckerling スコア）

以下のそれぞれを1点と定める．
・体温＞37.8℃
・心拍数＞100拍/分
・肺雑音を聴取する
・肺の聴診において呼吸音低下部位がある
・喘息がない

合計ポイント数	肺炎の可能性(%)
0	＜1
1	1
2	3
3	10
4	25
5	50

＊5%のベースライン有病率（検査前確率）に基づく．
(Heckerling PS, Tape TG, Wigton RS, et al : Clinical prediction rule for pulmonary infiltrates. Annals of Internal Medicine 113 : 664-670, 1990)

表2 Diehr のルールでのポイント数と肺炎の可能性（Diehr のルール）

症状	ポイント
鼻水	−2
咽頭痛	−1
筋肉痛	1
寝汗	1
一日中痰が出る	1
呼吸数＞25/分	2
体温＞37.8℃	2

合計ポイント数	肺炎の可能性(%)
−3	0
−2	0.7
−1	1.6
0	2.2
1	8.8
2	10.3
3	25
4	29.4

〔Diehr P et al. J Chronic Dis 37(3)：215-225, 1984 を改変〕

洞の有無の確認も含め胸部 CT を施行すべきである．

3 検査所見

① 炎症所見の指標として末梢白血球数，CRP，血沈が用いられる．白血球数や好中球は一般に細菌感染では上昇し，非細菌性感染（ウイルスなど）では正常あるいは低下するが，重症の細菌感染症や菌血症では高度に低下することがある．CRP は病初期には上昇が乏しく，初期の重症度判定には不向きである．

② 肺炎患者（特に重症例）においては，肺炎球菌とレジオネラ菌を対象に尿中抗原検査が迅速にできる検査として有用である．ただし，特異度は高いが感度は比較的低いことには注意が必要で，陰性であったとしても検査前確率が高ければ偽陰性の可能性が高いと解釈する．インフルエンザウイルス，アデノウイルス，RS ウイルス，A 群溶血性連鎖球菌では咽頭または鼻腔のぬぐい液検体を用いた迅速診断キットがあり有用である．

③ わが国では，マクロライド系抗生物質に耐性の肺炎球菌が多いので，細菌性肺炎と非定型肺炎の鑑別が望まれる．(1) 60 歳未満，(2) 基礎疾患がないか軽微，(3) 頑固な咳，(4) 聴診上所見に乏しい，(5) 喀痰がない，あるいは迅速診断で原因菌不明，(6) 白血球数＜10,000/μL の 6 項目中 4 項目以上あれば非定型肺炎の疑いが強い．（日本呼吸器学会：呼吸器感染症に関するガイドラインより抜粋）

④ 喀痰がある場合の迅速診断検査として，喀痰グラム染色は有用である．ブドウ球菌，肺炎球菌，モラクセラ・カタラーリス，インフルエンザ菌はその形態や染色性から菌種の推定も可能である．

⑤ 喀痰培養の場合には，通常 10^6〜10^7 CFU/mL 以上存在する場合に原因菌とみなすが，グラム染色所見などの他の臨床所見も考慮して決定する．呼吸器感染症の場合には口腔内嫌気性菌が原因菌となる場合も多く，嫌気性培養を併用することが望ましい．

⑥ 強い急性咳嗽を主訴とする肺炎や気管支炎を惹起するマイコプラズマやオウム病クラ

ミジアでは，白血球は正常か軽度増加を示し，ASTやALTの上昇を伴う肝機能障害を一過性に認めることが多いことに留意する．マイコプラズマでは，マイコプラズマ抗体やCHAも有用である．

C. 病態の把握・診断の進め方

1 鑑別診断
1 急性咳嗽
①原因：上気道感染(感冒，副鼻腔炎も含む)，下気道感染(肺炎)，間質性肺炎，慢性呼吸不全の急性増悪，心疾患(特に急性左心不全)，肺結核，肺塞栓症，気胸，鼻炎(刺激物やアレルギー)，化学物質吸引(タバコなど)

②急性咳嗽症状を呈する重篤な疾患として，肺塞栓症，心不全，肺炎，肺癌，肺結核，各種間質性肺炎，気胸がある．これらの疾患は，典型的症状や胸部X線所見があれば診断は容易であるが，非特異的な症状の場合には，診断が困難となる．

③例えば，肺塞栓症の約半数の患者では，咳嗽を訴え，長期臥床，担癌患者などの危険因子を有する患者では肺塞栓症を疑って検査を進めることが重要である．

④また高齢者の肺炎では，発熱や炎症所見が欠如することも多い．特に嚥下性肺炎の場合には，初期には誤嚥自体による咳嗽のみで，胸部X線写真では明らかな浸潤影が認められないこともしばしばである．

2 慢性および遷延性咳嗽
①原因：喘息，咳喘息，百日咳，後鼻漏症候群，胃食道逆流，喫煙者，COPD(慢性閉塞性肺疾患)や気管支拡張症などの慢性肺疾患，肺癌，薬剤性(特にACE阻害薬)

②咳喘息は，呼吸機能はほぼ正常だが気道過敏性が亢進し，気管支拡張薬治療で改善する咳のみを症状とする喘息の亜型であるが，欧米のみならずわが国でも頻度の高い慢性咳嗽の原因疾患である．就寝時，深夜あるいは早朝に悪化しやすく，上気道炎，冷気，喫煙，雨天が増悪因子となり，成人では女性に多く，喘息へ移行する症例も30%に及ぶ．

③気管支拡張薬(β_2刺激薬やテオフィリン製剤)は咳喘息以外の慢性咳嗽では無効であり，診断的治療によって臨床診断がなされる．

④アトピー咳嗽は，わが国で提唱されている疾患であり，咳喘息に似るが気道過敏性を欠き，気管支拡張薬に反応せずに抗ヒスタミン薬が奏効する．

⑤百日咳は，通常2歳以下の幼児に頻発する疾患ではあるが，成人における急性咳嗽あるいは慢性咳嗽の原因として注目を浴びている．ただし，小児例におけるカタル期，痙咳期，回復期という特徴的な臨床経過を呈さず注意を要す．

⑥後鼻漏による咳嗽は湿性であり，その原因疾患としては副鼻腔炎，急性鼻炎，アレルギー性鼻炎，血管運動性鼻炎などがある．

⑦心因性咳嗽は習慣性咳嗽とも呼ばれ，音が大きな割に重症感に乏しく，睡眠時に消失する特徴がある．小児期や思春期は男性に多いが，成人では女性に多い．

⑧胃食道逆流により種々の呼吸器合併症が生じ，慢性咳嗽の一因となる．胸焼けなどの逆流性食道炎症状が先行し，その後に咳嗽が出現する場合と，逆流性食道炎症状を伴わずに咳嗽のみが出現する場合もある．H_2受容体拮抗薬やプロトンポンプ阻害薬による治療の有効率は80～100%と報告されている．症状の改善には時間を要することが多く，4週以上の投与が推奨される．

⑨ACE阻害薬は高血圧治療の第1選択薬として広く用いられているが，副作用として乾性咳嗽がある．この咳嗽には用量依存性はない．その発生頻度は10～30%と報告されており，中年女性に多い傾向がある．

3 乾性咳嗽の原因
①急性上気道炎，マイコプラズマ肺炎，胸膜炎
②肺結核(初期)，肺癌(浸潤が主気管支，分

岐部，リンパ節に及べば，激しい乾性咳がみられ，感染の合併があれば湿性咳となる）
③化学物質の吸入：タバコや刺激性ガス
④咽頭，喉頭，気管の腫瘍
⑤気道異物：乳幼児ではピーナッツなどの豆類，成人では義歯，歯冠が多い．まれに気管支結石の報告がある．
⑥誤嚥：パーキンソン症候群では咳嗽反射が高度に低下する．
⑦ACE阻害薬：高血圧患者では注意を要す．

4 湿性咳嗽の原因
①黄色または緑色痰：化膿性の細菌感染による肺炎，気管支炎
②赤錆色の痰：肺炎球菌肺炎
③粘液性の痰：気管支喘息，ウイルス肺炎，放射性肺臓炎
④血痰：肺癌，気管支拡張症，肺結核，肺梗塞
⑤3層形成痰，膿性：肺化膿症
⑥喘鳴を伴う，ピンク色の泡沫痰：急性左心不全
⑦喫煙者の慢性痰：COPD
⑧鼻炎症状を伴う痰：副鼻腔気管支症候群，後鼻漏症候群

2 緊急度・重症度の評価

1
重症度の判断はCRPですべきではない．なぜならば，たとえば市中肺炎発症後にCRP上昇までに6〜48時間かかり，発症早期にERに来院した場合にはどんな重症者でも低値であることがしばしばである．その一方，レジオネラ肺炎や肺炎球菌肺炎の場合には高値という報告もある．

2
バイタルサインを用いた判断は重要であるが，特に全身性炎症反応症候群（SIRS）を的確に認識することは重要であり，スピードを要求される敗血症診療への速やかな移行に必須である．SIRSの定義は，①体温＞38℃または＜36℃，②呼吸数＞20/分またはPCO$_2$＜32 Torr，③心拍数＞90/分，④白血球数＞12,000/µLまたは＜4,000/µLまたは幼若好中球（桿状核球）＞10％の4項目中2項目以上を満たすものである．

3 入院・帰宅の判断（disposition）
科学的根拠に基づくCURB-65は肺炎の重症度を示す簡便な指標である．
①意識障害の有無，②BUN＞20 mg/dL，③呼吸数＞30/分，④収縮期血圧＜90 mmHgまたは拡張期血圧＜60 mmHg，⑤年齢65歳以上の5項目からなる．1項目1点であり，1点以下ならば死亡率は1.5％と低く，外来診療も可であり，2点ならば死亡率は9.2％であり，入院治療または通院治療の適応であり，3点以上なら死亡率は22％と高く，重症肺炎として入院治療適応であり，特に4点以上は集中治療室を検討すべきである．

BUNを省いたCRB-65は採血なしでも判断可能である．2点で死亡率18.7％，3点で43.5％，4点で54.6％の予測となり，2点以上では入院が望ましい．さらに詳細な指標として，PSI（pneumonia severity index）がある．

D. 引き続き行う処置

1 合併症
①咳に関する主な合併症として，胸壁，腹壁の痛み，尿失禁，疲弊がある．時に激しい咳発作により胸腔内圧および肺胞内圧が上昇することで静脈還流が低下し，最終的に心拍出量の低下が惹起され咳失神となる．
②また咳による肋骨骨折の場合には，多発性骨髄腫，骨粗鬆症や悪性腫瘍の骨転移などの病的骨折の可能性を考慮すべきである．

E. 入院3日間のポイント
● 結核が疑われる場合には，積極的に抗酸菌塗抹・培養検査を速やかに施行すべきである．
● また，確定診断には抗酸菌PCR検査が有用である．

腹痛
abdominal pain

井 清司　熊本赤十字病院・救命救急センター長

A. ER 診療のポイント

- 頭痛や胸痛と同じように，腹痛の患者の場合も緊急度の高い疾患から考える．
- 重症度・緊急度が高い場合は，緊急処置が診察に優先する（⇒本項 B 参照）．
- 患者を見たときの第一印象が重要である．たとえば，一人で歩けず家族に支えられ，顔色不良（蒼白，土気色，冷汗），頻呼吸，意識低下や不穏状態，などは緊急のサインである．
- 腹痛をきたす疾患は腹腔内の臓器だけとは限らない．腹部に隣接する部位（後腹膜，胸部）や全身の疾患でも患者は「腹痛」と訴える場合もある（図 1，2）．
- 腹腔内の疾患でも，時に肩や背中，大腿部などに放散痛や関連痛をきたすことがある（図 3，105 頁）．
- 手術や入院，内視鏡的検査や処置が必要なら各科専門医へ確実にコンサルテーションする（本項 D-2 を参照）．
- 痛みの場所を上下，左右の 4 分割にして考えるとすると鑑別すべき疾患を考えやすい（図 1，2）．
- 年齢と性別を意識し，腹痛をきたす疾患を重要なものから考えていく．小児，高齢者，女性などは特に注意を要する．それぞれのグループに重要な疾患を頭にいれて診察に当たる（図 4，105 頁）．
- 妊娠可能な年齢の女性については，詳しい月経歴の聴取と妊娠反応がポイントである（図 5，105 頁）．
- ER に来院する腹痛患者は NSAP（non specific abdominal pain；診断が不明な腹痛患者）が 40 % 前後あるので，帰宅

ⓐ 右上腹部痛の原因となる疾患

肺梗塞／肺炎，胸膜炎／肝炎／肝膿瘍／横隔膜下膿瘍／十二指腸潰瘍　その穿孔・穿通／胆囊炎／胆石疝痛／小児の腸重積／Fitz-Hugh & Curtis 症候群／心筋梗塞／狭心症／心筋炎／胃炎／胃潰瘍とその穿孔／膵臓炎／腎臓結石／腎盂炎

ⓑ 右下腹部痛の原因となる疾患

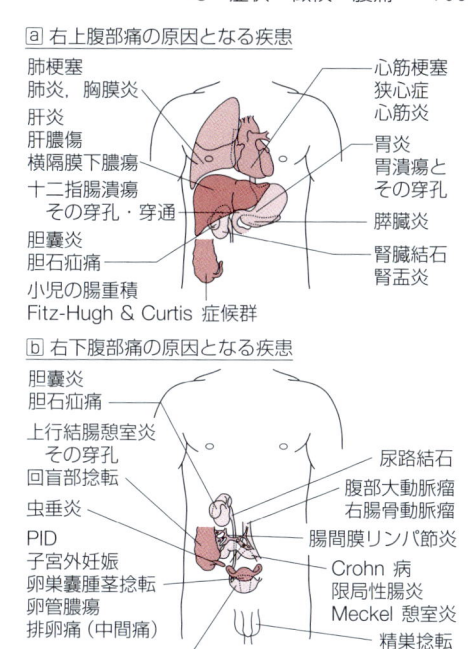

胆囊炎／胆石疝痛／上行結腸憩室炎　その穿孔／回盲部捻転／虫垂炎／PID／子宮外妊娠／卵巣囊腫茎捻転／卵管膿瘍／排卵痛（中間痛）／膀胱炎／前立腺炎／尿路結石／腹部大動脈瘤／右腸骨動脈瘤／腸間膜リンパ節炎／Crohn 病／限局性腸炎／Meckel 憩室炎／精巣捻転／精巣上体炎

図 1　右上腹部と右下腹部に痛みを訴える場合の腹痛の原因

上腹部の痛みの原因には，腹部の臓器以外にも心筋梗塞・狭心症・心筋炎などの循環器系疾患や胸膜炎・肺炎・肺梗塞などの呼吸器系の緊急性や重症度の高い疾患が含まれることに注意

(Peter Rosen, et al：Emergency Medicine Fourth Edition，p1898 - 1899，Mosby，1998．より改変)

させるか，入院させるか判断することは重要である（⇒本項 D-3 参照）．

B. 最初の処置

① 緊急を要する患者の場合は，医療スタッフを呼び集め，緊急処置室にて，バイタルサインを測定し，心電図・酸素飽和度モニターを開始し，酸素投与を開始，静脈路を確保し輸液を開始する．低酸素やショック状態なら，酸素をリザーバー付マスクで 5〜10 L 投与開始する．

□c 左上腹部痛の原因となる疾患

急性胃炎
胃潰瘍
　その穿孔
胃捻転
膵臓炎
膵嚢胞
腎臓結石
腎盂炎
腎梗塞

心筋梗塞
狭心症
心筋炎
肺梗塞
肺炎・胸膜炎
食道炎，アカラシア，横隔膜ヘルニア
脾臓梗塞
外傷・動脈瘤による脾出血
大腸憩室炎
特発性大腸穿孔
大腸癌

□d 左下腹部痛の原因となる疾患

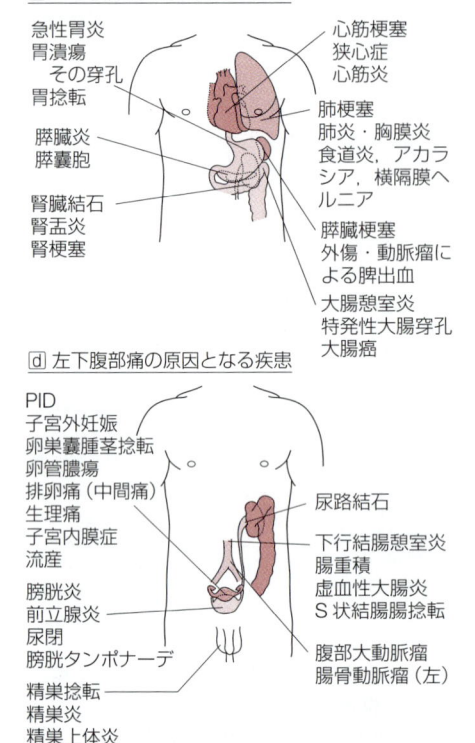

PID
子宮外妊娠
卵巣嚢腫茎捻転
卵管膿瘍
排卵痛(中間痛)
生理痛
子宮内膜症
流産
膀胱炎
前立腺炎
尿閉
膀胱タンポナーデ
精巣捻転
精巣炎
精巣上体炎

尿路結石
下行結腸憩室炎
腸重積
虚血性大腸炎
S状結腸腸捻転
腹部大動脈瘤
腸骨動脈瘤(左)

図2　左上腹部と左下腹部に痛みを訴える場合の腹痛の原因

腰背部の痛みには，大動脈瘤破裂や解離などの血管系疾患，腎尿路結石や腎梗塞などの泌尿器科的疾患が含まれる．
下腹部痛には，泌尿器科疾患や産婦人科疾患の重要な緊急性の高い疾患が含まれることに注意．
(Rosen p, et al : Emergency Medicine Fourth Edition, p.1898-1899, Mosby, 1998. より改変)

②ショック状態なら輸液路を全開にして1～2L投与開始する(小児の場合は20mL/kg)．採血・採尿を行って，出血性ショックが疑われれば血液型や交差試験などを提出し輸血の準備を指示する．
③緊急の場合であっても，基本的なSAMPLEヒストリー(S：Symptom症状，A：Allergyアレルギーの有無，M：Medicine服用中の薬，P：Past history病歴・既歴，Pregnancy妊娠の有無，L：Last meal最終の食事と時間，E：Event発症と経過の概略)，は必ず聴取する．
④腹部の視診・聴診・触診などを行って，ヘルニアの有無，手術創の有無，腹膜刺激症状(腹部板状硬，反跳痛)や腸管閉塞の徴候(腸雑音の亢進，腹部膨隆)を見逃さず確実に診察する．
⑤腹部エコーでは，少なくとも腹腔内の液体貯留(腹水もしくは腹腔内出血を意味する場合が多い)を見極めるFASTのスキルを身につけたい．(「JATEC概説」の項参照，592頁)
⑥心筋梗塞を否定するためにも，必ず12誘導心電図をとり，胸部X線も忘れずにとっておく．
⑦腹部CTの撮影は，バイタルサインが安定してからである．その際は情報量が多く診断的な価値が高い造影CTも撮影する．

1 画像診断の適応

1 胸部・腹部X線　腹腔内のフリーエアを見つけるためには，胸部正面立位で撮影するほうが見つけやすい．腹部は臥位と立位で，患者が立てない場合は，左側臥位で撮影すると右横隔膜下のフリーエアーをみつけやすい．イレウスの患者ではniveauを認める．一般には胸部腹部のX線撮影で原因が診断できる割合は，10～38%といわれている．

2 超音波検査　繰り返しベッドサイドで検査することができる．特に腹腔内液体貯留(腹水や血液など)や胆道系，下腹部痛(尿路系や婦人科疾患)，イレウス，腹部大動脈瘤などが疑われる場合には選択すべきである．

3 腹部CT　腹腔内臓器(実質臓器：肝臓・膵臓・脾臓・胆道系：胆管・胆嚢，消化管系：食道・胃・十二指腸・小腸・大腸)，後腹膜臓器(腎・尿路・膀胱)，婦人科疾患，血管系(腹部大血管・腸間膜動脈)，骨盤，筋骨格系などの疾患や外傷など広範な疾患に威力を発揮する．単純CTだけでなく造影CTを加える方が情報量は大きい．急性腹症の原因

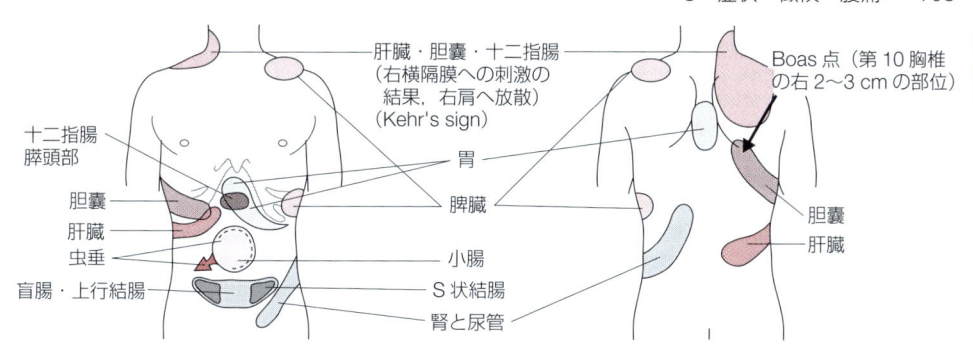

図3 放散痛・関連痛
（Moore KL, et al：Clincally Oriented Anatomy 5th edition. p258, Lippincott Williams & Wilkins, 2006 より改変）

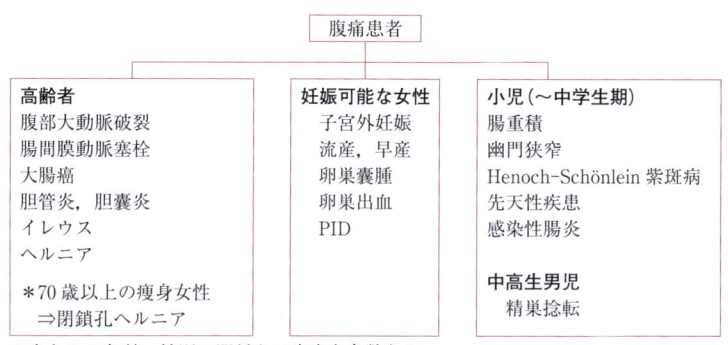

腹痛患者

高齢者
腹部大動脈破裂
腸間膜動脈塞栓
大腸癌
胆管炎, 胆囊炎
イレウス
ヘルニア

＊70歳以上の痩身女性
⇒閉鎖孔ヘルニア

妊娠可能な女性
子宮外妊娠
流産, 早産
卵巣囊腫
卵巣出血
PID

小児（～中学生期）
腸重積
幽門狭窄
Henoch-Schönlein 紫斑病
先天性疾患
感染性腸炎

中高生男児
精巣捻転

＊もちろん年齢・性別に関係ない疾患も多数ある
（たとえば虫垂炎・尿路感染症など）

図4 ある年齢や性に高頻度に発症する代表的な腹痛をきたす疾患

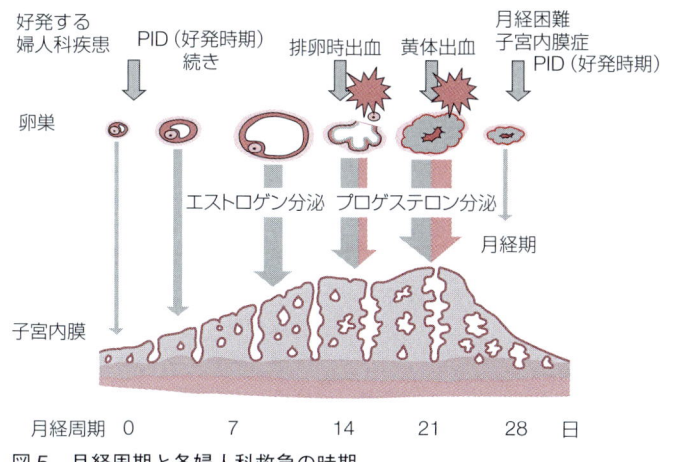

図5 月経周期と各婦人科救急の時期

表1 病歴聴取の仕方

- **急**：痛みは急にきたか，ゆっくりきたか？
- **性**：痛みの性質は　鋭い，鈍い，漠然としている？
- **は**：吐き気，嘔吐，下痢，便秘，発熱，悪寒，黄疸，下血，吐血などの随伴症状は？
- **ら**：**radiation**(放散痛や関連痛)．肩や首，背部や大腿部への放散痛はあるか？
- **い**：**因子**．痛みを強くした(軽くした)因子は？姿勢，排便・排尿，食物，便秘，月経歴
- **位置**．痛い場所は？
- **た**：**Time**．時間経過，間欠的か持続的か？　増悪しているか，不変か，改善しているか？痛みの場所が変化しているか？

表2 腹痛の場所がはっきりしない疾患
（内科的・全身疾患が多く含まれている）

腹腔内	虫垂炎の初期，胃腸炎，腹膜炎，膵炎，腹部大動脈瘤，腸間膜動脈虚血と梗塞(血栓・塞栓など)，腸捻転，潰瘍性大腸炎
代謝疾患	糖尿病性ケトアシドーシス，ポルフィリア，甲状腺機能亢進または機能低下症，高Ca血症，低K血症，尿毒症，高脂血症，上皮小体(副甲状腺)機能亢進症
血液疾患	鎌状貧血，白血病，リンパ腫，Henoch-Schönlein 紫斑病
感染症	伝染性単核症，HIV感染，帯状ヘルペス，溶連菌による咽頭炎
薬物・中毒	重金属，セアカゴケグモ咬傷，禁断症状，キノコ中毒
機能的	染色体異常，hypochondriasis, Münchausen syndrome

をおおよそ90〜95%診断できると報告されている．ただし，バイタルサインが不安定な患者の場合，CT室で急変するリスクが高いので，応急処置(輸液や気道確保)して安定化させてからCT室へ移送するのが原則である．

C. 病態の把握・診断の進め方

1 鑑別診断

①患者が訴えている腹痛を「急性はらいた」の順に沿って病歴を詳しく聴取して特徴を把握する(表1)．

②間欠的な痛みであれば，消化管の狭窄や閉塞が原因の場合が多く，持続的であれば腹膜炎のことが多いが，必ずしも当てはまるわけではない．

③腹痛を訴える場所がはっきりしていれば，上下，左右に腹部を4つの区域に分けてその部位の原因になる疾患から考える〔図1(103頁)，2(104頁)〕．

④腹痛を訴える場所がはっきりせず，腹部全体を痛がる場合は，汎発性腹膜炎や腹部の血管，全身性の疾患による腹痛(糖尿病ケトアシドーシスなど)も考えなければならない(表2)．

2 緊急度・重症度の評価

①最も緊急度が高い疾患は，ショックの患者で，出血性ショック(腹部大動脈破裂，腹部外傷，子宮外妊娠など)や敗血症性ショック(大腸穿孔，閉塞性化膿性胆管炎，結石性腎盂腎炎)などはバイタルサインで評価する．

②重症膵炎や上腸間膜動脈血栓症の患者は，早期にはバイタルサインに異常を認めない場合もあるが中期から後期にかけて，重症度が増してバイタルサインも異常を示していく．その前に診断を下して治療を始めることが必要である．

3 診断がつかない場合の対応
腹痛の診断は難しいことも少なくない．診断に迷った場合は次のように考える．

①基本に帰って頻度の高い疾患を見過ごしていないかと考える．

②高齢者はNSAPの割合は少なく外科手術の適応となる疾患が多い．憩室炎やイレウス，癌や血管系の疾患などが多い．治療のタイミングが遅れると重大な結果を招くので確実に診断する．

③小児や，女性(妊娠の可能性のある年齢)は，それぞれの特有な疾患を見落としていないか再度チェックする．

④特に10〜50代の妊娠可能な年齢の女性は，産科・婦人科疾患を除外する．

⑤先天性，炎症，通過障害，血管系，腫瘍性病変など系統的に疾患をあげて検討するのも見逃し防止の方法である．
⑥外科医に相談するべき状態であるか否かを検討する．腹部手術の既往歴，悪性腫瘍の既往歴などがある場合や，腹部が膨隆している，腹部が硬い（板状硬），腸雑音が聴取できない，腹膜刺激症状がある，限局する痛みがあり発熱を伴っている（胆囊炎，虫垂炎と穿孔性膿瘍形成，腹腔内膿瘍形成），圧痛のある腫瘤を触知する，拍動のある腫瘤，嘔吐が激しい，イレウスが疑われる，消化管出血（吐血，下血，コーヒー残渣様嘔吐，タール便）がある，高齢者＋高血圧＋心房細動がある，超音波検査で腹水が貯留している，などの徴候がみられれば，診断がはっきりついていなくても外科医に相談するか，外科医のいる施設へ紹介する．

D. 引き続き行う処置

1 合併症と対策

①嘔吐が強ければ，経鼻胃管を挿入する．手術の可能性がある場合，絶飲食を指示する．
②下痢・嘔吐，食事が摂れていない場合は十分に輸液を行い，電解質補正を行う．痛みが強ければ，鎮痛薬を投与する．

2 専門医へのコンサルテーション
専門医へコンサルテーションすべき例をあげる（自施設に専門医がいない場合や不在の場合は，他施設へ連絡し依頼して搬送する）．
①閉塞性化膿性胆管炎⇨消化器内視鏡医にERBDを相談するか外科医に相談
②汎発性腹膜炎，絞扼性イレウス，ヘルニア，急性虫垂炎⇨外科医
③腹部大動脈破裂⇨心臓血管外科医
④結石性腎盂腎炎＋敗血症性ショックの疑い⇨泌尿器科医
⑤子宮外妊娠，PIDなど⇨産婦人科医

3 入院・帰宅の判断（disposition）

1 帰宅可能な条件
①診断が確定済か，確定診断できないとしても帰宅を許容できる病態と判断できる．
②バイタルサインが正常範囲か著しい異常な値ではない．
③食事摂取や，少なくとも必要十分な水分摂取が可能な状態である．
④痛みが残っていても，がまんできる範囲内である．
⑤患者本人と家族が帰宅の説明と方針に納得し了解している．または希望している．
⑥立ち歩きができ，日常生活（食事・用便など）が自立している．

2 帰宅させない方がよいと考えられる場合
①診断が未確定，苦痛が軽快してない．
②バイタルサイン，酸素飽和度，気道・呼吸状態・意識状態などに問題があり，原因が未確定．
③急変し致死的になる可能性がある疾患が否定できない．
④外来通院中の慢性疾患の急性増悪，または再発や合併症などで，担当科に連絡しコンサルテーションする必要がある（慢性腎不全，急性心不全，糖尿病，甲状腺機能亢進症など）．
⑤嘔気・嘔吐・下痢などが強くて，経口摂取，特に水分摂取ができない（特に小児科患者で嘔吐・下痢・脱水がひどい場合）．

3 帰宅時に本人と家族にアドバイスすること
①帰宅させる場合は懇切丁寧に説明し，増悪する場合は救急外来へ来院するように，もしくは翌日（または週明け）に各科の外来を受診するように説明する．
②食事は24時間は水分だけか，残渣の少ないものを摂るように（緊急手術に対する準備と消化管の安静）説明し，再度来院して緊急手術が必要な場合にすぐに手術できるように説明しておく．

E. 入院3日間のポイント

● 腹痛が続いている場合，経過観察目的だけで24時間以上入院させるのは薦めない．
● 6時間以上観察を続けるのであれば入院か

吐血・下血
hematemesis and melena

佐藤朝之　市立札幌病院・救命救急センター副医長

A. 診療のポイント

- バイタルサインが不安定な場合は，出血性ショックの病態と捉えて，OMI．
  O：酸素投与（足りなくないことがわかるまでは最大限投与）
  M：モニター装着（動脈血酸素飽和度：SpO_2，血圧：BP，心電図：ECG）
  I：静脈路確保
  ショックの治療を直ちに開始する．
- 静脈路確保の際に，血液交差適合試験（クロスマッチ），ヘモグロビン（Hb），ヘマトクリット（Ht），血小板数（Plt），プロトロンビン時間（PT）の採血を行う．
- 解剖学的にどの部位の，どのような病変から，どのくらい出血したか把握する．
- 既往歴では，特に肝硬変，食道静脈瘤に注意する
- 食道静脈瘤からの出血，新鮮吐血，挿入した胃管から血液が引かれた場合は，緊急内視鏡を行う．
- 上部消化管出血の可能性がある場合は proton pump inhibitor（PPI）を静注する．
- 最終的に患者の診療を担当する診療科とよく相談し，disposition を決定する．可能な限り，普段の診療の流れ，適応判断に沿った診療を行う方が誤りが少ない．

B. 最初の処置

バイタルサインを測定し，不安定な場合は出血性ショック状態と認識し，ショックの治療を開始しつつ，病歴聴取を行い，出血源を推定する．

1 バイタルサインの確認とショックの認識

①general appearance，意識レベル，精神状態（生命の危機が迫っているが故に不穏になる場合がある），呼吸回数，SpO_2，脈拍，血圧を確認し，顔色，皮膚の色調，紫斑などの凝固障害の徴候がないか観察する．皮膚の色が悪く，発汗し，冷感がある場合は，交感神経が緊張し，末梢血管抵抗が亢進している症状であり，血圧の低下がみられなくとも，ショックと認識する．

②血圧に関して，特に若年者の場合，十分な代償機転が働くため，収縮期血圧は病態が進行しないと低下しないことに注意し，高齢者の場合は，普段の血圧が高い可能性があり，比較して判断する必要がある．

③バイタルサインは，経時的に観察し，患者の状態が変化した時は，改めて評価する．意識，呼吸，血行動態などのバイタルサインに異常がある場合，OMIを行う．
ルート確保の際に，クロスマッチ，Hb，Ht，Plt，PT をチェックする．

2 バイタルサインが不安定なとき

①バイタルサインが不安定な場合は，出血性ショックと捉え，ショックに対する蘇生を直ちに開始する．必要に応じて他の医師の応援を請う．

②バイタルサインが不安定な場合，食道静脈瘤などで多量の吐血をきたしている場合は，気管挿管を考慮する．気道確保に自信がなければ，施設の救急医，麻酔科医などと連絡を取ることを考慮する．複数の，広径の末梢ルート（18G 以上）を確保するのが望ましいが，広径の末梢ルートに拘って時間がかかったり失敗したりするよりは，まず細いルートでも，短時間に確実に確保されたものがある方がよい．ただし，輸血を行う際は口径による滴下速度の違いが目立つようになる．

③輸血：37〜39℃の温かい晶質液を成人であれば2L程度（小児は20 mL/kg），全開投与する．血行動態の安定，40 mL/kg（小児は60 mL/kg）程度を目安にする．投与後も血行動態が不安定であれば，輸血を考慮する．クロスマッチが済んでいるのが望ましいが，時間がない場合は，血液型一致，さらに時間がない場合は，O型（Rh＋）赤血球の輸血を行う．短時間に多量の輸血を行う場合は，輸血の加温器を使用する．加温器の効率が追いつかない可能性があり，工夫して他の保温の方法も併用すること．妊娠可能年齢の女性で，Rh抗原が不明の場合，O型（Rh−）を使用する．施設毎に，輸血が届くまでの時間は異なるので，確認をしておくのがよい．

患者背景に腎不全，心不全など，通常補液がためらわれる疾患があったとしても，出血性ショックの際は，必要な量の補液，輸血の投与を躊躇してはならない．

3 病歴聴取　鑑別診断を念頭に，病歴聴取を行う（**表1**）．

①現病歴：（発症）時間，性状，量，先行する症状，随伴症状（出血による循環血漿量の低下の症状として，特に起立時に，めまい，脱力，意識障害など呈することがある．その他，呼吸苦，混乱，腹痛など非特異的なものが多い）．吐血の場合は，タール便はなかったか，便の性状も聴取．

②既往歴：既往歴，肝硬変の有無（食道静脈瘤を検索），嚥下困難，手術歴（消化管の手術の場合は，吻合の形態も把握，腹部大動脈瘤，あるいは，腹部の人工血管置換），アレルギー．

③生活歴：喫煙，アルコール．

④薬剤歴：消化性潰瘍を惹起するNSAIDs，ステロイド，出血を遷延させる抗凝固薬，抗血小板薬，潰瘍の既往を伺わせるH_2ブロッカー，PPIなどに注意．

表1　消化管出血の鑑別診断

【上部消化管】
潰瘍（50%）：食道，胃，十二指腸
びらん（20%）：下部食道，胃，十二指腸
血管病変（10%）：食道静脈瘤，胃静脈瘤，虚血性腸炎，血管異形成，動静脈奇形，血管炎（Henoch-Schönlein purpura，溶血性尿毒症症候群，SLE，PN，リウマチ性血管炎）
Mallowly-Weiss症候群（5%）
悪性腫瘍（3%）
感染：ヘリコバクターピロリ，CMV，ヘルペス
その他：鼻出血，Osler病，尿毒症，異物，腸捻転
【下部消化管】
小腸出血：炎症性腸疾患，感染（サルモネラ，シゲラ，カンピロバクター，ビブリオ，アメーバ，偽膜性腸炎），腫瘍，血管異常（血管異型性，血管腫，毛細血管拡張症，静脈瘤，腸間膜梗塞），大動脈腸管瘻，絞扼性イレウス，腸重積，Meckel憩室，外傷，異物，術後
大腸出血：憩室炎，炎症性腸疾患（潰瘍性大腸炎，Crohn病，Behçet病，放射線腸炎），大動脈腸管瘻，悪性腫瘍，ポリープ
直腸出血：痔核，肛門裂肛，肛門直腸損傷，二次性出血（ポリペクトミー，生検，痔核の硬化療法），悪性腫瘍，直腸炎，放射線直腸炎，進行性腎不全に伴う直腸潰瘍，脱腸

C. 病態の把握・診断の進め方

吐血に，下血（黒色便，もしくはタール便）を伴う場合は，上部消化管出血を疑い，血便を主訴とする場合は，下部消化管出血を疑う．左側結腸由来の出血は鮮紅色，右側結腸由来の出血は暗赤色で，便と混じっているのが一般的だが，出血量が多く腸管の通過時間が短い場合は，上部消化管出血でも鮮紅色を呈する場合がある．

1 鑑別診断　⇨表1

2 緊急度・重症度の評価　バイタルサインが不安定なもの，食道静脈瘤からの出血，新鮮吐血／下血，胃管から血液が引かれた場合，緊急止血を要する病態として緊急内視鏡を行う．

3 身体所見，胃洗浄

①腹部理学所見：腹膜刺激症状がある場合は，消化管穿孔の可能性がある．消化管穿

孔がある場合，胃洗浄は禁忌．
② 直腸診：便の性状，および，指の届く範囲に出血の病変がないか確認する．所見がなくても消化管出血を否定できない．そのような場合は，便潜血の検査を行う．
③ 便潜血：出血後 14 日は，陽性に出る．胃内容物の潜血反応は，信頼性が低い
④ 胃洗浄：吐血が明らかではない場合，特に適応となる．水道水でよい，冷水は用いない．回収液にコーヒー残渣様の排液，もしくは血液がみられた場合，上部消化管出血の診断を確定できる．陰性でも，十二指腸の出血を否定できない．胆汁が引かれた上で，血液がみられぬ場合は，上部消化管出血は否定的．内視鏡を行う場合は前処置として，胃洗浄を行うと，病変が確認しやすくなる．

4 血液検査 Hb, Ht, Plt, PT, クロスマッチおよび，必要な検査を行う．
① 初療時の Hb, Ht は，もともと貧血(腎不全など)，多血(多血症，慢性呼吸不全など)のある患者では慎重な判断を要する．補液による希釈でも，見かけ上，経時的に貧血が進行する．酸素の運搬能や，血球の物理的な運動性の効率から，Ht は 30〜33% 程度がよいとされている．
② 一般に，急激に $Hb<8\,g/dL$，もしくは $Ht<25\%$ まで低下した場合には，輸血を要する．出血が治まっていれば，一単位の輸血あたり，Hb で 1，Ht で 3 程度の上昇を見込める．
③ PT は，もともとの凝固障害があったか否かの判断になる．延長している場合は，ビタミン K 欠乏，肝機能異常，ワーファリン®治療，あるいは出血による消耗での延長が考えられる．血小板 $<5\times10^4$ であれば，輸血を考慮する．
④ 電解質は，下痢や嘔吐が頻回であった場合，異常値を示す可能性がある．ショックを呈する患者は組織の嫌気性代謝の結果，乳酸によるアシドーシスを呈することがある．血液の消化管からの吸収で，血清尿素窒素(BUN)の上昇がみられる

5 画像診断 立位胸部 X 線写真で，横隔膜下のフリーエアがあれば，消化管穿孔の可能性がある．上部消化管穿孔の場合，フリーエアが出現しない場合があり否定はできない．

D. 引き続き行う処置

1 合併症と対策
① 虚血性心疾患：もともと虚血性心疾患の既往のある者が消化管出血をきたした場合，心筋虚血が増悪する可能性がある．息切れ，胸苦を訴える者，低血圧が遷延する者は心電図を確認し，必要に応じモニタリングする．貧血を補い，循環器科にもコンサルテーションする．
② 誤嚥性肺炎：多量吐血がみられる場合，虚脱や，意識障害を伴う場合は，誤嚥性肺炎のリスクがある．その後の止血操作のためにも，気管挿管を考慮する．
③ 感染：肝硬変患者が消化管出血をきたした場合，20% で細菌感染をきたす．加えて 50% が入院中に感染症を発症する．内視鏡前に予防的抗菌薬(キノロン系 CTX などが推奨されている)を投与する．ローカルファクターを考慮に入れる．

2 専門医へのコンサルテーション 確実に帰宅可能な患者以外，最終的にその疾患のフォローアップを行う診療科医師と合意の上で，治療方針をたてる．上部消化管出血が否定された場合を除き，消化管出血は上部消化管内視鏡の適応になる．専門医へのコンサルテーションの例を，表2に示す

3 入院帰宅の判断(disposition) 消化管出血は，以下の帰宅可能と思われる場合を除き，入院の適応となる．

バイタルサイン正常で，合併症がなく，便潜血陰性〜±，胃洗浄で所見なく，Hb, Ht 値正常の患者で，出血の徴候や症状を正しく理解しており，退院後，すぐに適切な医療機

表2 コンサルテーションの実例

- コンサルテーションの目的(例:「吐血/下血/消化管出血のコンサルテーションです」)
- 患者の年齢,性別
- 発症時刻と経過(例:「○○時,自宅で吐血し,来院後も新鮮血吐血が見られました」)
- バイタルサインと治療的介入の経過(例:来院時の収縮期血圧は90でしたが,補液を行い100まで回復しました)
- データ(例:来院時のHb,血小板,プロトロンビン時間)
- 既往歴(特に肝硬変),内服薬
  (例:肝硬変は指摘されていません,脳梗塞の既往があり,バイアスピリン®内服中です)
- 輸血の用意と,専門医よりの指示を仰ぐ
  (例:「現在RCC 8Uオーダーしています.他に行っておくこと,必要な情報はありますか)

関に受診することができる場合は,帰宅させてもよいと考える.専門診療科と相談し,24~36時間以内に,外来受診を予約.

4 S-B tube 食道静脈瘤に対して緊急内視鏡ができない場合,Sengstaken-Blakemore tube(もしくはMinnesota tube, Linton tube)を挿入し,一時的な圧迫止血を試みてもよい.口腔の分泌物,吐物の嚥下ができなくなるので,気道確保を併用すべきと考える.24~48時間留置できる.

5 エリスロマイシン full stomachの患者の前処置として,エリスロマイシン(エリスロシン®)を使用する場合がある(内視鏡の30~90分前に,3 mg/kg 20~30分で静注).術者と相談の上使用.

E. 入院3日間のポイント

- 上部消化管出血が疑われるものは,24時間以内に内視鏡を行う.
- 内視鏡の際に活動性出血がみられたもの(90%),露出血管がみられたもの(50%),大きな潰瘍病変,十二指腸後壁の潰瘍,胃小彎の潰瘍,血行動態が不安定なもの,合併症をもつものは,再出血のリスクが高い.
- 緊急内視鏡を行った後の,24時間以内の内視鏡の再検,いわゆる2nd look GIFは食道静脈瘤からの出血,その他のリスクの高いもの以外は推奨されない.
- 局所病変がハイリスクの患者(活動性の出血,露出血管,病変に凝血塊が付着しているもの)に,静注でPPIを用いることが推奨される.
  高用量PPI療法(オメプラゾール80 mg初回+8 mg/時持続投与)を考慮
- 食事開始のタイミング,抗凝固薬,NSAIDs,ステロイドなどの薬剤の内服につき,消化器科と相談する.

嘔気・嘔吐
nausea・vomittitng

伊藤壮一　川崎市立川崎病院・救命救急センター

A. ER診療のポイント

- 嘔気(悪心)は吐きたいという意識された知覚であり,その感覚は大脳皮質を介している.しかし,嘔気の発生機序に関してはあまりわかっていない.一方,嘔吐は腸管や胸腹壁筋の収縮により上部消化管内容物が口腔などより圧出されることである.
- 嘔気・嘔吐をきたす原因疾患は多彩であり,致死的疾患を念頭にした系統だった診察が必要である.
- 嘔吐反射を誘発させるメカニズムには4つの経路(図1)があり,それらのメカニズムを理解し初期治療にあたることが大切である.

B. 最初の処置と問診

1 バイタルサインと意識確認

1 気道(Airway) 嘔吐をしている患者は,吐物により誤嚥を起こしている可能性があるため,気道の確保は非常に重要である.来院

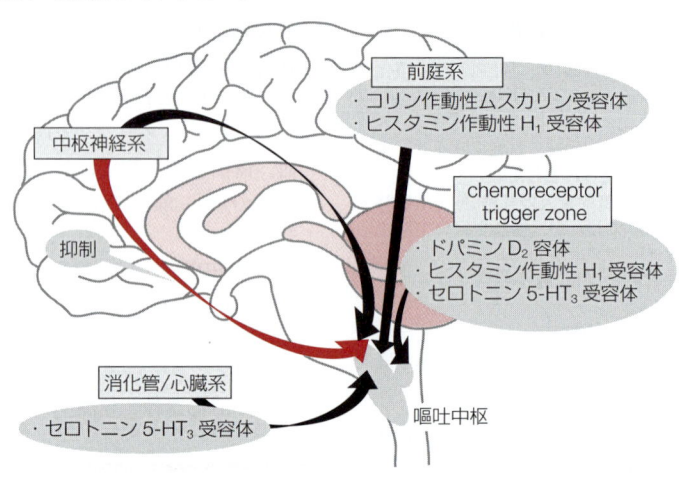

図1 嘔吐のメカニズム

前庭系
- コリン作動性ムスカリン受容体
- ヒスタミン作動性 H_1 受容体

中枢神経系
抑制

chemoreceptor trigger zone
- ドパミン D_2 受容体
- ヒスタミン作動性 H_1 受容体
- セロトニン 5-HT_3 受容体

消化管/心臓系
- セロトニン 5-HT_3 受容体

嘔吐中枢

時に誤嚥が存在していなくても，来院後に急に，意識レベルが低下し気道確保を必要とする症例も少なくない．ERでは常に気道確保が速やかに実行できる準備が必要である．

2 呼吸(Breathing)　呼吸の異常は嘔吐の鑑別疾患として手掛かりになる場合がある．脳ヘルニア徴候を伴う頭蓋内病変や，まれではあるが代謝性疾患や中毒などが原因で呼吸様式や呼吸回数などは異常を生じる．

3 循環(Circuration)　嘔気・嘔吐を主訴に来院した患者が，血圧・脈拍においてCushing現象(高血圧＋徐脈)を認めた場合，頭蓋内病変(脳卒中)を強く疑う．この徴候を認めた際には速やかな脳卒中のアルゴリズムへの移行が求められる．

4 意識，中枢神経　上記ABCに異常をきたした場合およびその他の疾患が原因で，嘔気・嘔吐と合併して意識障害をきたすことがある．GCS(Glasgow Coma Scale)で重症度を判断し，瞳孔不同や対抗反射などの理学的所見が頭蓋内病変を示唆させる所見となる．

2 静脈路確保　嘔吐で来院した患者は，内服ができない．坐薬・筋肉内注射などの選択肢はあるが，内服できない嘔吐患者に対しては全例に静脈路確保を施行してよい．

3 モニター装着　嘔気・嘔吐を主訴に救急車で来院した患者は，致死的疾患の可能性が高いため，全例モニター装着を推奨する．また，歩いて来院した患者も，前述したバイタルサインや意識状態に異常を認める場合は，致死的疾患の可能性が強い．そのような患者は体位を臥位にし，モニター装着を行う．

4 問診および病歴

1 現病歴　嘔気・嘔吐の患者の大多数は消化器系疾患が原因である．その際，持続時間や頻度はもちろんであるが，①24時間以内に摂取した食物，②旅行歴，③随伴症状(下痢・腹痛・便秘・冷汗など)などは聴取すべきである．

2 既往歴　手術歴，心疾患，高血圧，糖尿病など．女性であれば産婦人科歴(妊娠の可能性の有無を含む)も聴取する．

3 家族歴　同様の症状の人は家族内に発生しているか．家族内のみならず，同じ食事を摂取した人の中で同様の症状の人はいるか．

4 社会歴　アルコールや薬物摂取歴を聴取．

C. 病態の把握・診断の進め方

1 病態　嘔吐をきたす病態は，4つのメカニズム(図1)に起因する．4つのメカニズムが

脳幹にある嘔吐中枢を刺激し嘔吐反射を引き起こす．4つのメカニズムを理解しておくことは，系統だった鑑別診断へとつながる．
① 消化管/心臓系：消化管および心臓の刺激がトリガー．脳神経Ⅸ・Ⅹが求心路となり嘔吐中枢が刺激される経路．また，胃以外の小腸や大腸の閉塞や腸間膜の虚血で賦活され，求心性内臓神経が求心路となり嘔吐中枢を刺激する．
② 中枢神経系：変な臭いや感じに誘発される嘔吐はこの中枢系（大脳皮質）が源である．大脳皮質の刺激（心因的，髄膜炎など）は嘔吐中枢を刺激する．一方，中枢神経は嘔吐中枢を抑制する働きも持ち合わせている．
③ 前庭系：前庭系の疾患（耳性めまい，乗り物酔いなど）による嘔吐．
④ chemoreceptor trigger zone：第4脳室近傍に存在する．このzoneには血液脳関門が存在しないため，血液由来の嘔吐刺激物質に直接反応している．細菌毒素，尿毒素，アルコール，ケトアシドーシス，頭蓋内圧亢進症，催吐性薬物などが関与し嘔吐を誘発させる．

それぞれの経路での神経伝達物質は異なり，神経伝達物質を理解することは治療の薬剤選択に重要である．①消化管/心臓系はセロトニン5-HT$_3$受容体が活性化され，③前庭系はコリン作動性ムスカリンM$_1$受容体やヒスタミン作動性H$_1$受容体を介している．また④chemoreceptor trigger zoneはセロトニン5-HT$_3$受容体・コリン作動性ムスカリンM$_1$受容体・ヒスタミン作動性H$_1$受容体・ドパミンD$_2$受容体など様々な神経線維が豊富に関与している．

2 鑑別疾患 嘔気・嘔吐をきたす原因疾患は（表1）に示すように多彩である．ERでの初療においてバイタルサインの安定を図った後に，嘔吐に対して致死的疾患を否定しなくてはいけない．常に致死的疾患を考慮しながら，問診・血液検査・画像診断を行わなくてはいけない一方，嘔気・嘔吐の原因疾患のほ

表1　嘔気・嘔吐の鑑別疾患

1) 消化器系疾患
   A. 閉塞性疾患：イレウス，便秘など
   B. 非閉塞性疾患：急性胃炎，急性胃腸炎，消化管穿孔，急性膵炎，急性胆嚢炎，悪性腫瘍など
2) 神経疾患：脳卒中，頭蓋内圧亢進症など
3) 心血管系疾患：急性冠症候群，急性大動脈解離など
4) 感染症：敗血症，髄膜炎など
5) 代謝性疾患：糖尿病性ケトアシドーシス，アルコール性ケトアシドーシス，尿毒症など
6) 眼疾患：緑内障など
7) 耳鼻咽喉科疾患：耳性めまい症〔メニエール病，BPPV（良性発作性頭位めまい症）など〕
8) 泌尿器系：尿路結石症，腎盂腎炎など
9) 産科系疾患：悪阻など
10) アレルギー疾患：アナフィラキシーショックなど
11) 中毒：抗癌薬，ジゴキシン（ジゴシン®），テオフィリン（テオドール®，テオロング®，スロービッド®，ユニコン®），各種違法薬物
12) 精神的要因
13) その他

とんどが消化器系疾患である．そのためERでは，バイタルサインが安定した状態であれば，嘔吐が消化器系疾患に起因するものか否かを判断すべきである．
① 消化器系疾患：消化器系疾患と判断された後に，外科的処置を必要とするか否かを判断する．各種画像検査（腹部超音波，腹部造影CT）は，必要不可欠な補助診断となりうる．主として消化管に原因を見出した場合，閉塞性か非閉塞性の疾患かの判断を要する．
② 非消化器系疾患：消化器系疾患による嘔吐に比しまれである．しかしながら疑わないと診断できない致死的疾病もある．特に嘔気・嘔吐で発症する循環器系疾患（急性冠症候群，急性大動脈解離）や代謝性疾患〔糖尿病性ケトアシドーシス（DKA）やアルコール性ケトアシドーシス（AKA）〕，神経系（脳卒中など）は，嘔気・嘔吐のみの理学的所見で来院する場合もある．

3 診断がつかない場合の対応 症状が遷延し

ている場合や診断がつかない場合は，診断に有用な検査の選択が治療に直接結びつく．4つのメカニズムを考慮した薬剤を投与した後に，詳細な検査を行う．

①腹部超音波や腹部CTは，腹腔内の炎症性変化の有無の評価に適している．
②頭部CTやMRIは，頭蓋内病変の有無を描出することができる．
③動脈血液ガス分析は，代謝性疾患の有無を検索できる．
④各種検査は医療施設によって使用できる資源が異なる．時間外や夜間の補助的診断が困難な場合は，積極的に入院経過観察を行い，致死的疾患を回避することを推奨する．

D. 引き続き行う処置について

1 治療 嘔気・嘔吐の患者の治療の原則は，原因疾患に対しての治療である．例として心筋梗塞による嘔気に対しては心臓カテーテルが治療となる．原因疾患の治療と並行して嘔気・嘔吐が継続する場合，対症療法が必要となる．嘔気が継続する限り経口内服が困難であるため，静脈路確保を行い薬剤の静注が望ましい．それぞれの神経伝達物質からメカニズムに応じた薬剤選択が望まれる．

①消化器系疾患（非閉塞性消化管疾患）：消化管運動促進薬（抗ドパミン作動薬）：メトクロプラミド（プリンペラン®）(10 mg/mL) 10 mg (1A) 静注，あるいはドンペリドン（ナウゼリン®）30 mg 坐薬．
②前庭系疾患（乗り物酔い，内耳系疾患）：制吐薬（抗ヒスタミン薬）：ヒドロキシジン塩酸塩（アタラックスP®）(25 mg/mL) 25 mg (1A) 静注．
③特殊な嘔気・嘔吐（抗癌薬による副作用）
急性嘔気・嘔吐：セロトニン受容体拮抗薬オンダンセトロン（ゾフラン®），グラニセトロン（カイトリル®）などやステロイド：シスプラチンのような抗癌薬は強力な催吐作用がある．予防的にセロトニン受容体拮抗薬とステロイドを投与することで，急性嘔吐症を回避できる．
予測性嘔気・嘔吐：ベンゾジアゼピン：化学療法後数日で発症が予測される嘔吐に対して有効である．

2 入院・帰宅の判断（disposition）
①原因疾患にかかわらず，嘔気・嘔吐が継続している限り経口内服および経口摂取が不可能なために全例入院となる．
②原因疾患が判明せず，嘔気・嘔吐が消失した場合は帰宅の判断で構わないが，症状が再出現する可能性とその際の来院の指示は本人・ご家族に了承を得る．

E. 入院3日間のポイント

● 確定診断がついていない場合は，積極的に精査し診断をつける．
● 症状を上手に表現できない患者，特に高齢者や精神疾患を合併している患者では，十分な画像診断を行う．
● 原因として非消化器系疾患による嘔気・嘔吐を常に意識する．

下痢・便秘
diarrhea and constipation

阿南英明　藤沢市民病院救命救急センター・副センター長

I．下痢

A. ER診療のポイント

● 定義上は「成人が1日に200 mL/日を超えるまたは3回/日以上の排便」とされるが，通常腹痛を伴って複数回水分の多い排便をした場合に患者が受診する．
● 結果として，脱水，電解質失調を伴うことがあるので注意が必要である．特に高齢者では循環障害を生じて血圧低下や意

- 識障害を呈している場合もある.
- 急性発症なのか慢性経過の病態かを問診して,原因疾患の鑑別をする.
- 感染性の病態か非感染性かの判別を意識する.感染性では発熱を伴うことが多い.
- 便の性状,特に血液の混入の有無に注意する.
- 食中毒は食品衛生法や感染症法上の届け出疾患のことがあるので,数日前からの食物摂取歴を問診する.
- 海外からの輸入感染症であることを考え,海外渡航歴を問診する.

B. 最初の処置

1 バイタルサインや簡便な生理学的評価
高度の脱水によって呼吸・循環障害が生じている場合には,基本的な処置として酸素投与と静脈路確保の上,点滴を開始する.

2 病歴
① 症状の経過⇨慢性疾患か急性疾患か
② 腹痛を伴うか,発熱を伴うか⇨炎症性,感染性腸炎
③ 便の性状は(水様,軟便,色調,回数,脂肪滴の浮遊,出血,粘血便)
④ 最近数日間の摂取食物,同じものを摂取した人の症状出現の有無⇨食中毒
⑤ 海外渡航歴の有無⇨輸入感染症

3 身体所見
① 脱水の確認:舌など口腔粘膜所見を観察して,脱水の有無を観察する.
② 腹部視診,触診,聴診:腹部膨隆や腹膜刺激症状の有無を確認する.一般に下痢をしている患者は腸蠕動音が亢進している.

4 検査
発熱を伴い感染性の病態を疑う場合には採血によって炎症所見の有無を確認することがあるが,頻回の下痢や腹痛の刺激だけで白血球数は上昇するのでその解釈には注意が必要である.

1 便検査
① 便培養:必要なケース,実際に有意細菌が検出される可能性は高くない.食事歴や多発例であることなどから食中毒を疑う場合や,海外渡航歴からコレラ,チフスなど輸入感染症を疑う場合には必要である.C. difficile 大腸炎(偽膜性腸炎)を疑った場合には培養での検出頻度が低いので,Toxin A の定性検査を行う.
② 顕鏡検査:海外渡航歴からランブル鞭毛虫,クロストスポリジウム感染やアメーバ症を疑う場合,虫体検出を目的に直接検鏡する.

2 特殊検査
① 海外渡航歴(近年国内発症もあるが)有する血便を伴う下痢はアメーバ症を疑う⇨アメーバ抗体
② 慢性の下痢の場合,内分泌疾患や腫瘍の存在を念頭におく⇨甲状腺機能,VIP(VIPoma),ガストリン(Zollinger-Ellison 症候群),セロトニン/尿中 5-HIAA(カルチノイド症候群)が診断のため必要になるが,救急外来で施行すべきか,また可能かは施設の考え方による.

3 画像検査(図 1)
① 腹部単純 X 線検査は有用性が乏しいが,潰瘍性大腸炎の中毒性巨大結腸症は有名.
② 腹部 CT 検査:一般に下痢患者の小腸~大腸の内腔は軽度に拡張して液体貯留を認めるが,診断の絞り込みにはあまり役立たない.虚血性腸炎において病変部位の大腸粘膜腫脹と造影効果の増強を認めることがある.クローン病において回盲部の狭窄と口側の拡張がみられることがある.膵臓腫瘍や巨大な腸管腫瘍(進行性大腸癌など)を指摘できる場合がまれながらある.

C. 病態の把握・診断の進め方

1 鑑別診断
1 感染性腸炎
① ノロウイルスやロタウイルスなどのウイル

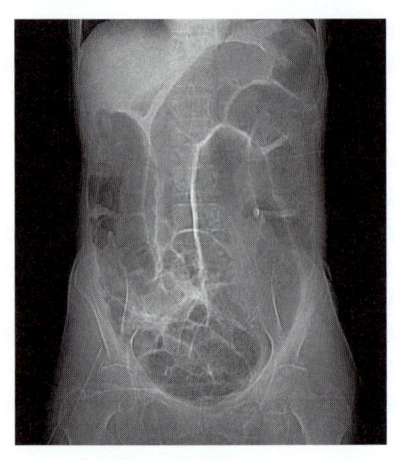

図1　中毒性巨大結腸症

ス性感染症が多いが，食事摂取歴や同一食を摂取した集団の発生状況を聞いて食中毒菌（腸管出血性大腸菌，サルモネラ，エルシニア，キャンピロバクターなど）を見逃さないように注意する．
②輸入感染症：海外渡航歴がある場合に疑う．
　出血を伴う⇨細菌性赤痢，アメーバ症
　発熱を伴う⇨腸チフス，パラチフス
　下痢が激しい⇨コレラ，ランブル鞭毛虫症，クリプトスポリジア症

2 虚血性腸炎　左結腸の発生が多く，突然の腹痛と血便，高齢者が多いが，便秘に伴う若年発症もある．

3 過敏性腸症候群　腹痛と便通異常が慢性に持続し，便通異常は下痢と便秘が様々に組み合わさったり，両者が繰り返したりする．

4 慢性病態
①大腸腫瘍による狭窄に対する生理的反応
②ホルモン産生（VIPoma, Zollinger-Ellison症候群，カルチノイド症候群など）に伴う病態
③潰瘍性大腸炎やクローン病などの炎症性腸疾患

5 吸収不良　慢性膵炎患者の場合，脂肪分の吸収が悪く，脂肪分を多く含む下痢を生じて脂肪滴が水様便に浮遊することがある．

6 薬剤関連　抗菌薬を先行使用している場合に C. difficile 大腸炎（偽膜性腸炎）を特に疑う必要があるが，C. difficile に関連しない薬剤性出血性腸炎も存在する．

2 緊急度・重症度の評価
①急激に激しい（頻回の）下痢は脱水や電解質失調を生じるので緊急度，重症度が高くなる．特に高齢者ではその傾向が強い．
②慢性に経過した場合には，大きな電解質の異常を生じていることがあったり，腫瘍に伴う症状であったりすることを見逃さないようにする必要がある．

3 診断がつかない場合の対応
①救急外来を受診する患者は下痢を止めてほしいと思って受診するが，安易に止痢薬を用いてはならない．特に感染性の下痢が疑われる場合は使用しない．過敏性腸症候群のような機能性の下痢と判断した場合のみ用いるようにする．
②感染性腸炎の場合も抗菌薬が有効な細菌性感染は決して多くはないので安易に抗菌薬を処方しない．

D. 引き続き行う処置

1 合併症と対策　脱水によって急性腎不全を合併することがある．可能な限り経口で水分補給を行う．

2 専門医へのコンサルテーション
①輸入感染症のような感染性の下痢の場合，トイレや患者との接触に関するアドバイスを求めたい．
②潰瘍性大腸炎やクローン病などの特殊疾患の場合，緊急治療が必要な場合もあるので相談する．

3 入院帰宅の判断　基本的に水分の摂取が可能で著明な脱水や電解質失調を生じていない場合には，ORT〔oral dehydration therapy 経口補水療法（OS-1® など）〕を指示して帰宅可能である．ただし，高齢者，基礎疾患を有

する，著明な脱水，電解質失調の場合は入院加療を考慮する．
4 基本治療
① 安易な止痢薬使用は慎み，整腸薬(ラックビー®やミヤBM®など)などでゆっくり下痢を収める方針を患者にもよく説明して実施する．
② 脱水の補正は基本的に経口で行う．OS-1®などNaと糖分を多く含んだものは吸収が良く勧められる．ただし，嘔吐などの上部消化管症状が高度の場合は，点滴による水分，電解質補充も考える．
③ 感染性腸炎であり，細菌が検出された場合には適切な抗菌薬を処方するが，安易な抗菌薬使用は腸内細菌叢の破綻をきたして，かえって病態を悪化させる．しかし，粘血便や海外渡航歴，全身状態が悪い場合には結果を待たず抗菌薬(ニューキノロン系が第1選択)を考慮せざるを得ない．

II．便秘

A. ER診療のポイント

- 一般に便秘は「週2日以下の排便回数」と定義されるが，回数にかかわらず，便の水分量が少なく硬便となって排便が困難になったり腹痛を伴う場合も含まれる．
- 便秘患者は腹痛を伴うことが多いが，腹痛を生じる他の疾患の結果として便秘様の症状をきたしている場合もある．原因なのか結果なのかをよく考える必要がある．
- 便秘の分類として以下のものがある．分類を進めることで対処法が決定される．
① 特発性便秘：他の原因があるわけでない，いわゆる一次性の便秘
  - 単純性：食事など生活習慣から便が硬く，排便回数が少なくなる．
  - 痙攣性：腸管が過剰緊張を生じて便の通過障害を生じるもの
  - 弛緩性：腸管が過剰に緩んで運動機能低下のために生じるもの
② 続発性便秘：腸閉塞や腹膜炎など他の器質的疾患のために，結果的に排便が不十分になるもの．

B. 最初の処置

特発性なのか続発性なのかを見極めることを意識する．
1 バイタルサインや簡便な生理学的評価
高度の便秘患者は激しい腹痛のために救急車で搬送されることもある．重篤な病態の拾い上げが重要である．例えば腸穿孔など腹膜炎を併発している場合には，敗血症性ショックに陥り，呼吸・循環障害が生じていることがある．その場合には基本的な処置として酸素投与と静脈路確保の上，点滴を開始する．
2 病歴
①症状の経過(急な発症か以前から同様症状を繰り返しているか)⇒慢性疾患か急性疾患か
②便の性状(通常硬便である色調)排便頻度
③食習慣⇒習慣的に繊維質の少ない食事が中心で，野菜類を摂取しない患者や，不規則な食生活の患者が多い．
④基礎疾患を有し，その治療薬が便秘を生じさせている場合もある．例えば，癌患者の麻薬使用，精神疾患患者の向精神薬使用など．
3 身体所見
①腹部視診・触診・聴診　機能性障害(腸の蠕動が低下することで排便が行われない)の場合には腹部の腸蠕動音が低下するが，器質的障害(腸管の狭窄などによる通過障害)の場合には腸蠕動音が亢進する．腹膜炎の場合に圧痛，反跳痛，筋性防御などの腹膜刺激症状を認める．
②直腸診　通常硬い便が直腸に停滞している

ことがわかる．直腸癌が判明することもある．

4 検査
1 血液検査
腹膜炎を生じている場合に白血球や CRP などの上昇を認めることがあるが，単に便が停滞して腹痛が強い場合もその刺激によって白血球上昇を認めることもあるので注意して判断する．

2 画像検査
① 腹部単純 X 線検査や腹部 CT 検査では，大腸内に便塊が詰まっている像がみられる．
② 腸閉塞症例ではニボー像や腸管の拡張像がみられる．
③ 器質的狭窄病変が発見されることもある．

C. 病態の把握・診断の進め方

1 鑑別診断
1 腸閉塞
排便困難の原因として腸閉塞を生じていることがある．一方単純性便秘の結果，便が詰まって腸閉塞を生じることもある．
2 腹膜炎
炎症によって腸管運動が妨げられて便秘を生じることがある．腹部の身体所見や血液データの炎症所見などを参考に判断する．
3 過敏性腸症候群
便秘と下痢が様々な程度で混在して，両者が交代性に出現する場合もある．
4 大腸腫瘍
直腸診にて，腸を塞ぐほどの腫瘍を発見することもまれにある．便秘や下痢が交代性に出現する患者もいる．高齢者では一度は疑って診療に当たるべきである．
5 薬剤性
向精神薬や担癌患者の使用する麻薬によって便秘を生じるケースは，よくみられる．

2 緊急度・重症度の評価
腹膜炎を伴っている場合には緊急性が高い．高齢者においては便秘の結果，大腸（特に S 状結腸）が穿孔して腹膜炎を生じることがある．

3 診断がつかない場合の対応
● 腹膜炎の否定をまず行う．
● 排便をうながすことはよいが，腸閉塞が否定できない段階では安易に経口下剤を使用することは注意が必要．経肛門的方法（レシカルボン坐薬®，浣腸）をまず試みる．

D. 引き続き行う処置

1 合併症と対策
1 大腸穿孔
便秘の結果，大腸が穿孔する．高齢者の S 状結腸穿孔が多い．
2 虚血性腸炎
若年者でも便秘が引き金となって虚血性腸炎を生じることがある．

2 基本的治療
① 直腸診によって硬便を触知した場合，通常はグリセリン浣腸で排便を促す．
② 長期間の便秘では非常に大きくかつ硬い便塊を形成し自力では排泄できないこともあるので，用手的に便を掻きだす（摘便）ことが必要になる．
③ 慢性的な便秘患者には，生活指導と必要に応じて緩下剤の処方が必要である．

E. 入院 3 日間のポイント
● 時間経過とともに腹膜炎徴候が出現することがある．
● 便秘から腸閉塞を発症することがある．
● 原因となる病態の検索（腫瘍など）．

文献
財団法人日本消化器病学会（監修）：便通異常，消化器病診療，pp12-15, 2004.

黄疸
jaundice

山畑佳篤　京都府立医科大学附属病院・救急医療部副部長

A. ER 診療のポイント

● 黄疸とは，ヘムの代謝により産生される色素であるビリルビンが血中に増えたことにより，皮膚や眼球結膜が染色される

ことで顕在化する症候である．黄疸をみたら緊急処置が必要な致死的な疾患が含まれると心得る．

- ビリルビンはヘム分解により生成された非包合型(間接型)ビリルビンと，肝臓でグルクロン酸包合を受けて胆汁に排泄される包合型(直接型)ビリルビンに分けられる．間接型-直接型の分画検査は障害レベルを鑑別するため有用．
- 黄疸は発生機序により以下の5つに分類される．①溶血性，②肝細胞性，③閉塞性(肝内，肝外)，④肝内胆汁うっ滞性，⑤体質性．特に閉塞性のものは緊急ドレナージが必要となる可能性を考える．
- 閉塞+細菌感染は敗血症が急速進展するため超緊急，肝外閉塞で膵障害を合併すれば重症度が高い，広範囲の肝細胞障害による肝不全は致死的，と肝に銘じる．1に感染，2に膵炎，3・4がなくて5に肝不全(に至るような肝炎)．
- 閉塞による胆道系の拡張，胆嚢周囲への炎症の波及の有無など，緊急処置を要する病態を見抜くには腹部超音波検査が有用．黄疸を見たらまず超音波．

B．最初の処置

1 第1印象

①患者との接触時にまず第1印象を把握する．皮膚黄染はあるか，ある場合はどれくらいの濃さを認識する．血清総ビリルビン値が3 mg/dLを超えると皮膚黄染として認識できる．眼球結膜の黄染のみの場合は血清総ビリルビン値は2〜3 mg/dLレベルである．

②同時に，意識障害はないか，SIRS(全身性炎症性反応症候群：systemic inflammatory response syndrome)を疑わせる頻呼吸などの徴候はないか，腹痛などの随伴症状による身体運動の障害(体幹部を前屈させている，歩行時に振動が腹部に伝わり跛

表1　SIRSの診断基準

以下の4項目のうち2項目以上を満たせばSIRSと診断できる．
①体温：＜36℃もしくは38℃＜
②心拍数：90回/分＜
③呼吸数：20回/分＜もしくは＜$PaCO_2$ 32 Torr未満
④白血球：12,000/μL＜もしくは＜4,000/μL
　(もしくは10%＜の幼若白血球)

(Chest 101：1644-1655, 1992)

行を生じる，など)がないか，など緊急性のある徴候を把握するよう努め，おかしい，と思ったら以後の診療のスピードアップを図る．

2 バイタルサインと簡単な病歴聴取

①バイタルサインを測定し，SIRSの診断基準(表1)を満たしていれば感染を合併している可能性を考える．

②緊急性を把握するための病歴聴取として，発症様式および時間経過について聞くとよい．急性に起こったものは閉塞性や急性肝炎・肝不全が考えられ，ドレナージや血液浄化，血漿交換などの侵襲的処置も念頭に置く必要がある．

③急性発症かつ高度意識障害や羽ばたき振戦を伴えば劇症肝炎の可能性があり，早期の肝庇護療法が望まれる．

④慢性進行性であれば薬剤性や悪性腫瘍などが想起できる．

3 検査と安定化のための初期治療

①高度意識障害が存在する場合やSIRSの診断基準を満たしている場合は，ただちに酸素投与，モニタリング，静脈路確保を行い，安定化を図る必要がある．

②肉眼的に黄疸が明らかであれば，血清総ビリルビン値のレベル確認および間接型-直接型分画の確認のため早期に採血検査を行う．採血には血算，ALT，AST，LDH，アルカリフォスファターゼ，γ-GTP，コリンエステラーゼ，BUN，クレアチニン，膵酵素，CRPを含み，凝固系と尿所見も

あわせて検査することが望ましい．

4 より具体的な病歴聴取
続けて，より詳細に病歴を聴取する．一般的な OPQRST（発症様式，増悪・緩解因子，症状の強さと質，症状の場所，随伴症状，時間経過）に従って聴取することを基本とするが，黄疸の場合，特に以下の項目に留意する．

1 随伴症状
① 症候としての黄疸は様々な随伴症状を伴うことがある．腹痛・背部痛を伴う場合や発熱を伴う場合は要注意である．
② 胆管内の物理的閉塞を伴う場合，物理的刺激によって疼痛が生じる．物理的閉塞による胆汁うっ滞が高度であれば緊急ドレナージを要する．
③ 総胆管下部の閉塞では膵炎を合併する可能性がある．炎症を合併した場合，炎症そのものによる疼痛と炎症による胆管の通過障害による疼痛が生じる可能性がある．発熱も感染症の合併を示唆する．
④ 閉塞性化膿性胆管炎は致死的な感染症の1つである．
⑤ 逆に腹痛，背部痛，発熱などを主訴に来院した患者の診察時に，黄疸の所見がないか留意する必要もある．

2 既往歴，家族歴
① 既往歴にウイルス性肝炎があれば，感染の急性増悪の可能性を考える．
② 肝硬変の診断がついている場合に黄疸が出現すれば，肝不全への進行や肝細胞癌の合併を疑う．
③ 肉親に肝炎ウイルスキャリアがいて本人が未検査であれば，緊急ではないが肝炎ウイルスについての検索が必要となる．近親者や行動を共にしていた知人に同時に症状が発現していれば，何らかの感染の急性症状を念頭に置く必要がある．ウイルス性肝炎の黄疸は肝細胞性である．

3 薬剤歴
薬剤性肝障害は持続性・進行性に肝細胞性黄疸もしくは肝内胆汁うっ滞性黄疸を生じさせる．医療機関からの処方薬はもちろん，漢方薬，栄養剤，サプリメント，健康茶なども薬剤性肝障害の原因となるので必ず聴取する．

4 生活歴
❶ 摂食歴：魚介類，特に貝類の生食では A 型肝炎感染に留意する必要がある．
❷ 渡航歴：肝炎ウイルス汚染地域への渡航時には感染に留意する必要がある．マラリアが重症化した場合も黄疸がみられ，致死的である．渡航歴がある場合，渡航先での感染症の流行情報を参照する必要がある．海外の感染症現況についてはインターネットで情報を手に入れることができる（検疫所ホームページ：http://www.forth.go.jp/）．
❸ 性交歴：不特定の相手との性交では感染のリスクが高くなる．B 型肝炎，C 型肝炎の新規感染に加え，HIV 感染に伴う既感染の肝炎ウイルス再燃の可能性も念頭に置く．
❹ 飲酒習慣，社会歴：飲酒習慣がある場合，摂取するアルコールの種類，1日量や飲酒期間を聴取する．継続して大量の飲酒をしている場合，アルコール性肝炎や肝硬変を念頭に置く．日常的に高濃度の有機溶媒に曝露される職場環境である場合，中毒性肝障害が起こることがある．
❺ その他：特殊な原因として過去の寄生虫感染なども考慮にいれる．エキノコックス，日本住血吸虫は致死的な肝障害を，肝吸虫は肝内胆管の閉塞を起こすことがある．

5 身体所見
全身を診察する．緊急度が高い病態であれば急激に病勢が進むことがあるため，特にバイタルサインの変化には留意し，腹部所見の合併にも注意する．

1 意識は清明か
肝細胞性黄疸では肝細胞の活動が障害されているため，肝性脳症を起こすことがある．肝炎の既往がなく急性発症で意識障害があれば，劇症肝炎の可能性を念頭に置く必要があり緊急度が高い．

2 眼球結膜
眼球結膜には脂肪が少なくエラスチンが豊富であり，エラスチンと親和性の高いビリルビンを観察するのに適している．

皮膚の黄染は高カロチン血症でもみられるがカロチンは脂肪との親和性が高いため眼球結膜を黄染しない．また溶血性貧血ではビリルビンが産生しても排泄経路は正常に維持されるため高度の上昇はきたさず，黄染の色調も強くなることは少ない．

3 皮膚黄染 強度の黄染はビリルビンの排泄経路に問題がある場合に生じる．肝細胞性，閉塞性，肝内胆汁うっ滞性がこれにあたる．持続性に胆汁うっ滞がある場合はビリルビンが酸化されてビリベルジンとなり，緑色を帯びた黄疸となる．

4 腹部所見(図1) 腹部症状が黄疸に合併する場合，何らかの炎症や閉塞などの解剖学的な異常が存在する可能性が高い．

①胆嚢への炎症の波及を評価するために右季肋部でマーフィー徴候(Murphy sign)を確認する．

②膵炎の合併を評価するために背部痛や高山の圧痛点を確認する．腹壁緊張(defense)や反跳痛(rebound tenderness)などの腹膜刺激症状が存在すれば，すでに炎症が腹腔内に広がっていることが示唆され，緊急処置が必要になる可能性が高いため診察をさらにスピードアップする必要がある．

③腫瘍〔膵頭部癌，ファーター(Vater)乳頭部腫瘍など〕による胆道の通過障害では，腹痛などの自覚症状に乏しいことが多い．

6 採血・採尿・腹部超音波検査 黄疸の原因の鑑別のためには，採血，採尿，腹部超音波検査が有用である．

1 採血

①採血では総ビリルビン値の高値を確認し，同時に直接型ビリルビン値を確認する．総ビリルビン値のレベル，間接型ビリルビン優位か直接型ビリルビン優位かを確認することで，ビリルビン排泄経路のどの段階での障害かを想定することができる．間接型ビリルビンの上昇では，溶血性黄疸と体質性黄疸を疑う．直接型ビリルビンの上昇では肝細胞性黄疸，閉塞性黄疸，肝内胆汁

マーフィー徴候 右季肋部に頭側に向けて指先を添え，深呼吸させる．痛みで呼吸が途中で止まれば陽性．

高山の圧痛 臍左方頭側に手の指先を添えて押し込む．圧痛があれば陽性．

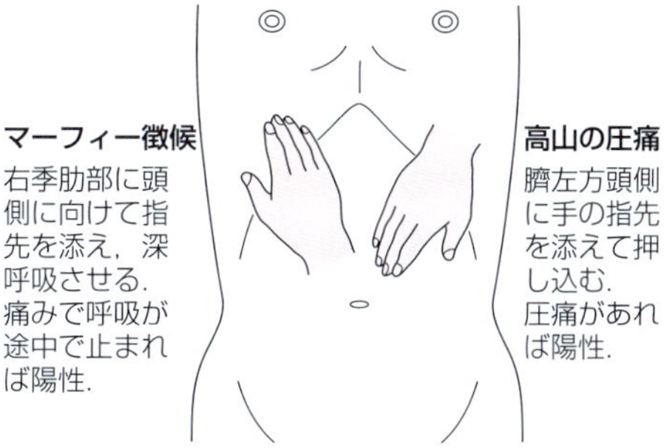

図1　腹部所見のポイント

うっ滞性黄疸を疑う．

②溶血性黄疸では肝酵素および胆道系酵素の値は異常ない．肝細胞性黄疸では肝酵素は上昇するが胆道系酵素の上昇は軽度に留まる．

③閉塞性黄疸や肝内胆汁うっ滞性黄疸では肝酵素胆道系酵素共に上昇し，コレステロールが増加する．閉塞性黄疸では閉塞が総胆管下部であった場合，急性膵炎を合併することがあるため，膵酵素も測定する．

④劇症肝炎の診断にはプロトロンビン時間の測定が必要であり，細菌感染に伴うDICスコア算出のためにも凝固系，血算も検査する．

⑤急性ウイルス性肝炎が疑われる時は，血清学的診断が重要であるため，原因として考え得るウイルスについての検査を早期にオーダーする．A型肝炎，B型肝炎，C型肝炎の他に，サイトメガロウイルス，EBウイルスなども考慮する．

2 尿検査

①胆汁内に分泌された直接型ビリルビンは一度腸内に排出されると腸内細菌の働きでウロビリノゲンに変えられ，腸で再吸収される．再吸収されたウロビリノゲンの一部は尿中に排泄され，一部は腸肝循環に回る．

②溶血性黄疸ではアルブミンに結合した間接型ビリルビンが増加するため，尿中ビリルビンは検出されない．腸内に排出される直

図2 黄疸の鑑別診断

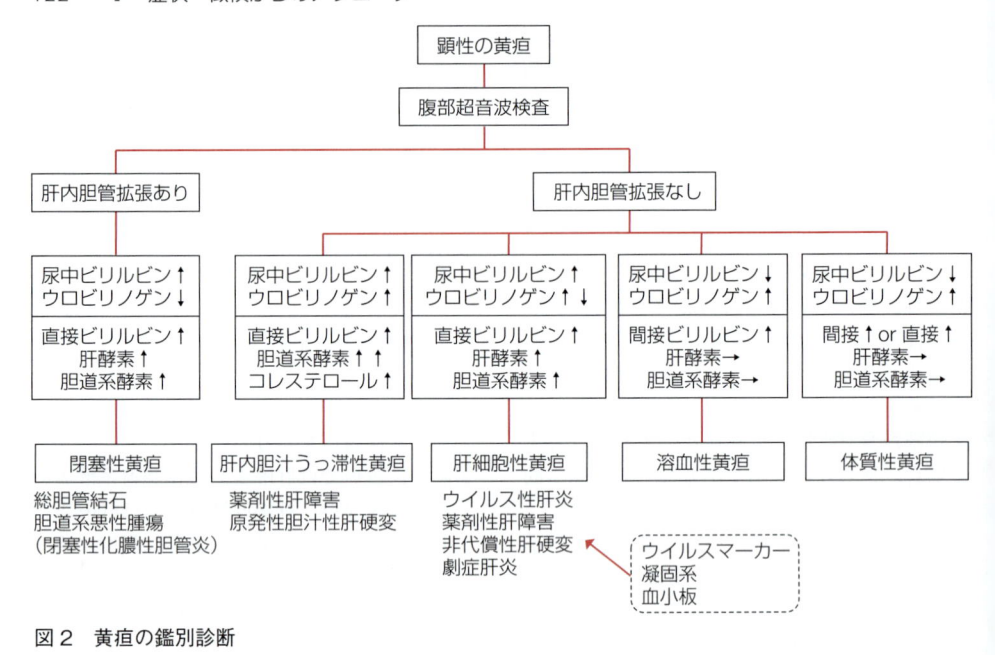

```
                           顕性の黄疸
                              │
                         腹部超音波検査
                              │
            ┌─────────────────┴─────────────────┐
       肝内胆管拡張あり                    肝内胆管拡張なし
            │                ┌──────────┬──────────┬──────────┐
    尿中ビリルビン↑      尿中ビリルビン↑   尿中ビリルビン↑   尿中ビリルビン↓   尿中ビリルビン↓
    ウロビリノゲン↓      ウロビリノゲン↓   ウロビリノゲン↑↓  ウロビリノゲン↑   ウロビリノゲン↑
    直接ビリルビン↑      直接ビリルビン↑   直接ビリルビン↑   間接ビリルビン↑   間接↑or 直接↑
    肝酵素↑            胆道系酵素↑↑     肝酵素↑         肝酵素→          肝酵素→
    胆道系酵素↑         コレステロール↑   胆道系酵素↑     胆道系酵素→       胆道系酵素→

    閉塞性黄疸         肝内胆汁うっ滞性黄疸  肝細胞性黄疸     溶血性黄疸        体質性黄疸
    総胆管結石         薬剤性肝障害       ウイルス性肝炎
    胆道系悪性腫瘍      原発性胆汁性肝硬変   薬剤性肝障害
    (閉塞性化膿性胆管炎)                 非代償性肝硬変    ←─ ウイルスマーカー
                                    劇症肝炎              凝固系
                                                        血小板
```

図2 黄疸の鑑別診断

接型ビリルビンも増えるため尿中ウロビリノゲンは増加する.
③閉塞性黄疸や肝内胆汁うっ滞性黄疸では尿中に直接型ビリルビンは排出されるが,腸管への直接型ビリルビン排出が低下するため尿中ウロビリノゲン排出は低下する.
④肝細胞性黄疸では肝臓はウロビリノゲンの腸肝循環を制御できず,初期には尿中ウロビリノゲンが増加するが,肝障害が進めばビリルビン排出が低下するために尿中ウロビリノゲンは低下する.

3 腹部超音波検査

①肝外性の閉塞性黄疸を検知するのに適している.黄疸を見た時は早期に腹部超音波検査を施行し,肝内胆管や総胆管の拡張の有無を確認する.胆石が原因の場合は閉塞部位を確認し,診断できる可能性がある.
②他に脾腫の有無,肝硬変の有無,腹水の有無などを短時間で確認できるため,救急初療室内ですぐに行える初期の検査として有用である.

7 腹部CT,腹部MRI

より客観的な画像データとして,腹部CTや腹部MRIも有用である.腹腔内への炎症の波及のレベルを確認することができ,管外性の胆道閉塞機転も診断できる.急性膵炎を合併している場合は重症度分類のためにCTは必須である.MRCP(磁気共鳴胆管膵管造影)によって閉塞機転をより正確に診断できる.

C. 病態の把握・診断の進め方

1 鑑別診断

黄疸の鑑別の進めかたを図2に示した.

2 緊急度・重症度の評価

①急性発症の閉塞性黄疸は緊急ドレナージが必要となる場合があり,緊急度が高い.中でも局所の感染を伴うもの(閉塞性化膿性胆管炎など)や急性膵炎を合併するものは,重症度も高い.
②まれではあるが劇症肝炎や遅発性肝不全は

致死率が高く，血漿交換や重症度が高い場合には肝移植の適応となるため，診断が遅れてはならない．
③非常にまれなものではあるが，熱帯熱マラリアも致死率が高いので渡航歴は必ず聞く．

3 診断がつかない場合の対応 救急初期対応では診断名にこだわることなく，安定化のための初期対応(酸素投与，モニタリング，静脈路確保)を速やかに行い，侵襲的処置の要否の判断を優先する．ウイルスの血清学的診断は遅れて結果が出るため，結果を待たず治療を考慮する．

D. 引き続き行う処置

1 合併症と対策
①特に急性閉塞性黄疸と急性膵炎の合併時には，細菌感染のコントロールが重要．
②劇症肝炎では肝壊死進展防止の目的で抗凝固療法を実施する．
③肝細胞障害が強くなれば高アンモニア血症や意識障害が出現するため，分枝鎖アミノ酸製剤を投与する．

2 専門医へのコンサルテーション 閉塞性黄疸では内視鏡的乳頭切開，経皮経肝胆道ドレナージ，内視鏡的経鼻胆管ドレナージなどを当該診療科(消化器内科，消化器外科，放射線科など)にコンサルトする．劇症肝炎では集中治療管理を要するため，集中治療部に入院させる．

3 入院・帰宅の判断 初診の顕性黄疸症例は全例入院と考えてよい．特に急性閉塞性黄疸は緊急処置を要する可能性があるため，肝内胆管が拡張していれば入院適応．病歴から急性ウイルス性肝炎が疑われるものも入院対象．慢性経過のものは外来通院でも診ることができる．

E. 入院3日間のポイント

● 入院初期は基本的に絶食対応．感染コントロールを重視し，想定される細菌感染に対して培養検体をとった後にエンピリックに抗菌薬投与を開始する．
● 入院後も急速に病勢が進行することがあり，密な観察と時宜を得た侵襲的処置(ドレナージ，血液浄化，抗凝固療法，手術など)の導入がポイントとなる．

乏尿・尿閉
oliguria and urinary retention

若生康一　新潟市民病院・救急科
廣瀬保夫　新潟市民病院・救急科部長

A. ER診療のポイント

● 乏尿とは，様々な原因により尿の産生が著しく低下して1日尿量が400 mL以下となった状態である．乏尿は大きく腎前性，腎性，腎後性に分類される．乏尿状態が継続すると体内老廃物の排泄が低下し，水分・電解質のバランスが崩れ，いわゆる腎不全の状態に陥る．
● 尿閉とは，膀胱内に貯留した尿を排出できない状態である．尿意切迫感や下腹部の膨隆などの症状を訴えて救急外来を受診することが多い．原因として下部尿路の閉塞があり，この状態が継続すると尿路感染症や腎不全に陥る．
● 乏尿と尿閉では救急外来での処置やその後の治療が全く異なるため，最初に鑑別を行うことが重要である．鑑別は病歴聴取や身体所見，超音波検査などにより非専門医でも比較的容易に行うことができる．
● 乏尿の中でも上部尿路が両側性に閉塞しかつ膀胱内に尿の貯留がない場合は，腎後性乏尿と診断される．尿閉の場合と同様に泌尿器科的な処置が必要となることが多く，腎前性乏尿や腎性乏尿とは区別して考える必要がある．

B. 最初の処置

1 病歴聴取

①発熱や疼痛，浮腫の有無などの乏尿・尿閉以外の症状を確認するとともに，発症時間，持続時間の確認を行う．

②また家族歴の聴取に加え，高血圧や糖尿病などの腎機能障害を起こしうる全身疾患の既往がないか，前立腺肥大症や前立腺癌，尿路結石などの泌尿器科疾患の既往がないかの聴取も診断の助けとなる．既往歴として脳卒中や糖尿病，脊髄損傷がある患者は，神経因性膀胱により尿閉をきたすことが多い．

③薬剤服用歴の聴取も重要であり，腎毒性を有する薬剤投与の有無を確認する．副交感神経遮断薬や感冒薬，抗不整脈薬，向精神薬を内服している患者は薬剤性の尿閉を起こしうることにも注意が必要である．

2 身体所見

①意識状態，血圧，脈拍，体温などのバイタルサインの把握は，緊急度・重症度を判断するためにも欠かせない．

②さらに皮膚の張りや頸静脈怒張，浮腫の有無，体重の変化を確認する．

③聴診による肺うっ血を示す呼吸音の異常の有無の確認は重要である．

④下腹部の触診にて弾性軟な膨隆を認めれば，膀胱内の尿貯留が示唆される．

⑤前立腺肥大症，前立腺癌，急性前立腺炎の鑑別には直腸診も有用である．

3 画像診断

①腹部超音波検査は非侵襲的で簡便に実施可能で有用である．水腎症（腎盂の拡張）や膀胱内の尿貯留の有無を確認できる．

②CT検査は，腎尿路系の病態をより総合的に把握することが可能で，原因となっている病態の判断にも有用である．肺水腫や胸水の有無についての診断も可能である．ただし乏尿や尿閉の患者は腎機能障害を伴っていることが多いため，CT検査時に造影剤を使用するべきかの判断は慎重に行う必要がある．

③腹部X線写真〔特にKUB（腎尿管膀胱部単純撮影）〕では尿路結石の有無を確認できるが，X線透過性の尿路結石も少なくないため判断には注意が必要である．

4 血液生化学的検査
血液検査にて貧血や腎機能障害（BUN, Cr, K上昇）の有無を確認することができる．

5 尿検査
血尿や膿尿の有無を確認するとともに，尿浸透圧や尿中電解質を測定することができれば診断の助けとなる．

C. 病態の把握・診断の進め方

1 鑑別診断

① 乏尿・尿閉の患者の診察，治療を行う上でその病態を把握する必要がある．乏尿を臨床的に分類したものを表1に示した．乏尿の原因が腎前性か，腎性か，腎後性かを明確にすることが重要である．

② 図1に乏尿・尿閉の診断の流れをフローチャートにして示した．基本的に尿閉と腎後性乏尿を最初に鑑別する必要がある．

①まずは的確な病歴聴取，身体診察を行う．

②膀胱内の尿貯留の所見は腹部超音波検査にて容易に確認することができる．カテーテルを挿入し尿の流出を認めれば，尿閉の確定診断とともに治療ができる．

③続いて腹部超音波検査にて左右の腎を観察し，両側の水腎症を認めれば腎後性乏尿であると診断できる．尿閉と腎後性乏尿は泌尿器科疾患であり，これらの尿路閉塞が否定されればあとは腎前性乏尿と腎性乏尿の鑑別に移ることができる．

④身体診察にて体重減少や皮膚のツルゴール低下，粘膜の乾燥所見を認め，さらに血圧低下，頻脈を認めれば腎前性乏尿の可能性が高くなる．

⑤また血液検査にてBUN/Cr比の上昇や，HbやHtの上昇による血液濃縮所見，腹部超音波検査にて下大静脈の狭小化も腎前

表1　乏尿の臨床的分類

- **腎前性乏尿**
  腎機能自体は正常であるが腎血流量が不十分であるため，糸球体濾過量が減少し発症する．大量出血や外傷，下痢，嘔吐，経口摂取低下などによる循環不全や脱水が原因である．
- **腎性乏尿**
  種々の腎炎や尿細管障害などで腎実質に障害をきたし，糸球体濾過量が減少し発症する．薬剤性の急性尿細管壊死や糸球体腎炎の急性増悪などが原因である．
- **腎後性乏尿**
  尿路の狭窄および閉塞により発症する．両側性の尿管狭窄・閉塞や前立腺肥大症などの泌尿器科疾患以外にも，骨盤内および後腹膜腫瘍や他臓器よりの転移性腫瘍による上部尿路の通過障害も原因となる．

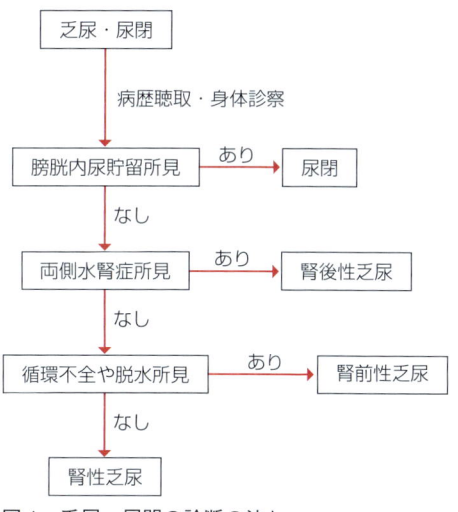

図1　乏尿・尿閉の診断の流れ

2 緊急度・重症度の評価

① 乏尿・尿閉の中には生命にかかわる病態が隠れている可能性もあり，意識状態，血圧，脈拍，体温などのバイタルサインにより緊急度・重症度を把握する．

② 菌血症，敗血症性ショックなどの重症の尿路感染症をきたしている場合や，腎不全により溢水，肺うっ血や高カリウム血症をきたしている場合は緊急性が高いと判断．

D. 引き続き行う処置

1 合併症と対策，専門医へのコンサルテーション

1 尿閉および腎後性乏尿の場合

① 膀胱内に尿が貯留した尿閉であれば，尿道留置カテーテル挿入により尿閉が解除されるが，特に高齢の男性では前立腺肥大症や尿道狭窄によりカテーテル挿入困難例に少なからず出くわす可能性がある．尿道留置カテーテルにスタイレットを挿入の上留置を試みる方法があるが，経験の少ない者が行うと医原的尿道損傷をきたし，その後の処置を困難にすることがあるため，泌尿器科専門医にコンサルトするべきである．

② また両側尿管結石や周囲よりの両側尿管圧迫による両側水腎症といった上部尿路閉塞による腎後性乏尿の場合には，尿管ステント留置術や経皮的腎瘻造設術のような泌尿器科的ドレナージ処置が必要となるため，泌尿器科専門医にコンサルトする．

③ また膀胱内に尿が長期間貯留した状態が継続すると，膀胱より尿管への逆流防止弁が破綻して膀胱内の尿が腎盂まで逆流し，水腎症に陥る．この水腎症が存在すると元来無菌である尿中に細菌感染が起こり，腎盂腎炎を発症するリスクが高くなる．腎盂腎炎より菌血症，敗血症性ショックも起こりうるので，全身状態にも注意を払わねばならない．

2 腎前性乏尿の場合

① 循環不全や脱水が背景にあるため，意識状

性乏尿を示唆する所見である．

⑥ さらに尿検査にて高浸透圧尿や尿中ナトリウム濃度の低下があれば，腎前性乏尿を裏づける所見となる．腎前性乏尿が否定されたならば腎性乏尿と考え，その原因の検索に入ることができる．

態や血圧，脈拍などのバイタルサイン，尿量，皮膚のツルゴール，粘膜の乾燥所見などより早急に緊急度・重症度を判断する．
② 重症の循環不全や脱水では，痙攣やせん妄，ショックを伴うことがあるため注意する．
③ ショック状態であれば，電解質などの結果が出る前でも細胞外液または生理食塩水を急速に輸液して，バイタルサインの安定を計ることが最優先される．利尿薬の投与は，有効循環血漿量を低下させ病態を悪化させるので慎むべきである．
④ 循環不全の原因として大量出血や外傷が考えられる場合には，輸血を考慮するとともに，病態把握や原因検索を行う必要がある．

3 腎性乏尿の場合
① 腎前性乏尿の場合と同様に意識状態や血圧，脈拍などのバイタルサインより緊急度・重症度を判断する必要がある．
② 溢水による肺水腫，高カリウム血症を伴う場合には，ただちに血液透析が必要となることもあり，腎臓専門医へのコンサルトが必要である．
③ 高カリウム血症は致死的な不整脈を発症しうるため，心電図モニターを装着し心電図波形の変化がないか注意する．血中カリウム 7.0 mEq/L 以上は，緊急処置で血中カリウム値を低下させる必要がある．過度な輸液負荷は肺水腫を増悪させ，カリウムを含む輸液の投与は高カリウム血症を増悪させるので注意すべきである．

2 入院・帰宅の判断（disposition）
① 乏尿・尿閉はいずれも放置されると腎不全に陥る病態であり，原因の除去をせず帰宅させることはできない．
② 下部尿路閉塞による尿閉の診断が明らかであり尿閉状態が解除された場合には帰宅も可能と考えるが，発熱や全身状態より尿路感染症の併発が考えられる患者は入院治療の適応となる．
③ 腎後性乏尿や腎前性乏尿，腎性乏尿の場合には，軽症の場合を除き基本的に入院治療が必要となる．

E. 入院3日間のポイント
1 尿閉・腎後性乏尿の場合
● 適切な泌尿器科的処置がなされていれば尿路の閉塞は解除されているはずなので，入院後全身状態は改善していくと考える．ただし尿路感染症の発症には注意を要する．
● 前立腺肥大症や尿道狭窄などの下部尿路閉塞や両側尿管結石による両側水腎症が原因であれば泌尿器科へ引き継げばよいが，泌尿器科疾患以外による両側水腎症が原因であれば，さらなる病態把握や原因検索を行う必要がある．

2 腎前性乏尿の場合
● 原因として循環不全や脱水があるので，入院後も血圧や脈拍などのバイタルの変動に注意しながら水分と塩分の補給を行っていく．循環動態の安定を目標とし 1 mL/kg/時以上の尿量を目標に輸液を行う必要がある．
● 血液検査にて貧血の進行を認めれば輸血も考慮し，電解質異常や臓器障害の有無に注意を払い全身管理していく必要がある．

3 腎性乏尿の場合
● 腎実質の障害により発症する病態なのでその原因検索を行う．電解質異常やバイタルに留意して輸液や利尿剤投与を行う必要がある．
● また前述したように溢水に伴う肺水腫による低酸素血症や，高カリウム血症による致死的不整脈には十分な注意が必要である．

頻尿
pollakisuria

木村眞一　きむら訪問クリニック院長

A. ER診療のポイント

- 頻尿とは異常に短い間隔（2時間以下）で排尿がある症状を意味する．通常は日中覚醒時で8回以上，就寝後に3回以上の尿意を自覚する．しばしば尿意切迫（排尿が我慢できなくなる切迫感），時に尿失禁を併発する．
- 最多の原因は下部尿路感染症（膀胱炎，尿道炎）なので，尿路感染症を仮定し，問診で確認をしていく．
- 上行感染（腎盂腎炎）の除外診断を意識して診察を行う．
- 多くは抗菌薬の内服で順調に治癒するが，合併症のあるハイリスク例では治療が奏効しないことがある．

B. 緊急性の判断と最優先の処置

1 全身状態としての緊急性を判断　大半は全身状態良好で発熱を伴わない．逆に発熱や悪寒，頻脈，頻呼吸，舌乾燥（いずれも脱水症，炎症の進行を意味する）といった異常が一つでも確認できれば，すでに帰宅・外来治療では危険と考える．

2 腎盂腎炎をまず除外　緊急性の高い疾患はまず腎盂腎炎である．通常，発熱悪寒を伴うが，ときには最初の主訴（診察前情報）が，腰痛，背部痛（片側，両側）だけのことがあったり，腰痛の自覚すらはっきりしないことがある．骨，筋肉由来の腰痛症との思い込みが先行し，意外にも発熱や悪寒が見落とされていることもある．高齢，認知症，介護受益者に特にその傾向が強い．重症化や診断の遅れを回避するためには，腎盂腎炎の除外を意識した診察を行わねばならない．

3 肋骨脊椎角（costo-vertebral angle）の叩打痛（CVA tenderness, knock pain）
① 腎盂腎炎で典型的にみられる．軽い肩たたき程度の力で強い痛みが生じ，明らかに左右差がみられ診断に有力な手掛かりとなる．
② もしも肋骨脊椎角の叩打痛，発熱，脱水所見のいずれもが否定できれば，腎盂腎炎を仮診断から除外してよい．

4 合併症からハイリスク例を区別　合併症を持たない（uncomplicated）尿路感染症ならば，通常数日のうちに抗菌薬が奏効し安全に管理ができる．しかし次のような合併症をもつ例では治療が奏効しない危険性があるため，ハイリスク例として別に捉えて，周到な治療管理を計画する．尿道形態異常（尿道狭窄症，尿道憩室炎），多発性腎嚢胞，腎結石症，神経因性膀胱，糖尿病，免疫抑制状態，肝硬変，妊娠中，尿道カテーテル留置（またはその既往がある）などがハイリスクの合併症に該当する．

5 救急外来での処置の優先順序
① 尿路感染症を仮定し確認することが最も効率的であるので，救急外来入室後短時間のうちに尿路感染の有無を判定したい．
② 尿沈渣において有意な白血球増多を確認すればなおさらよいが，尿沈渣が実施不可能な環境では，尿テステープの白血球反応検査が簡便かつかなり有力な方法であることが証明されている．

6 抗菌薬の内服処方と経過観察　大半を占める尿路感染症を標的に狙うこと，診断がつかない場合に投薬による反応を見ると言う意味で，抗菌薬による経験的治療が勧められる．今日までしばしばニューキノロン系抗菌薬（クラビット®）が処方されてきた．しかし耐性菌の発生を懸念すれば，ペニシリン系，セフェム系薬剤を優先選択すべきともいわれる．ただし元来健康な若年者ならともかく，上記のハイリスク例では疾患の長期化は望ましくないため，ニューキノロン系抗菌薬の内服，抗菌薬の静脈投与を早期に考慮すべきで

あろう．いずれにせよ，初診後数日間は外来または病棟での経過観察は必須である．

C．診断の進め方

1 問診の簡略化

1 簡単な疫学知識　尿路感染症は女性に多い（米国統計：成人女性の25％が毎年頻尿を発症）．男性の尿路感染症は加齢とともに増加する．

2 過去に経験した症状との比較—「以前に同じような症状を経験しましたか？」

（膀胱，尿道，前立腺などの）尿路の感染症が，頻尿の最多の原因である．まず尿路感染症は多くの患者で再発する疾患である．過去に良く似た症状を経験したかどうかがわかれば問診を簡略化できる．いつも（以前）とは違う症状であるとすれば，尿路感染症以外の疾患（後述）を想起せねばならない．

3 頻尿？　多尿？　排尿不全？—「毎回の排尿は多いですか，少ないですか？」

①頻尿の元々の定義では1回の尿量がごく少ないことを意味する．多尿であれば排尿の回数も増えるので，頻尿かつ多尿という状態が生ずる．そのため尿量の多寡の確認が可能なかぎり必要である．

②多尿は，糖尿病，尿崩症，利尿薬の作用，水分摂取の過剰で起こり，全く別の疾患に由来する．

③また排尿不全は，前立腺肥大症で顕著であり，尿勢の低下，排尿時痛，尿が出にくいという症状が典型的であるが，頻尿症状も多くみられる．

④しかし，尿意がない（訴えができない），自立排尿ができない（オムツや導尿使用）例では，現実に頻尿と多尿の区別は容易ではないことがある．

4 性交渉との関連—「腟（尿道）の分泌物，瘙痒感はありますか？」

①女性の場合：尿路感染症は性交渉活発な女性に多いとのエビデンスがある．腟分泌物を併発する場合，むしろ外陰部腟炎（クラミジア，淋菌感染など），子宮頸管炎が圧倒的に多い．性交時（特に挿入初期）の痛みは外陰部腟炎をさらに強く示唆する所見である．逆に腟症状がない場合は尿路感染症が大半を占める．

②男性の場合：同時に尿道分泌物があれば，淋菌またはクラミジア尿道炎を考慮．

5 悪性新生物？　その他？—「血尿，体重減少といった他の症状はありますか？」

頻尿に随伴する症状として一応確認しておく必要がある．考えられる疾患は，悪性新生物（膀胱癌，前立腺癌，腟癌，陰茎癌など），前立腺肥大症，膀胱脱，過活動膀胱である．尿路感染がありさえすれば抗菌薬投与を開始し，その経過を見た上で，これら疾患の精査を計画すればよい．ただし血尿の原因として出血性膀胱炎が比較的多いことに注意する．

6 尿臭，尿混濁—「尿臭，尿混濁がありますか？」

オムツ使用，介護受益者では聴取しやすい情報である．尿路感染は尿沈渣，尿培養，尿テステープにより診断できるが，有用な事前情報といえる．

2 診断がつかない場合の対応

①前述のB項の緊急性が否定され，なおかつ尿沈渣（または尿テステープ検査）にて白血球が陰性の場合は，感染症以外の可能性が出てくる．

②抗菌薬の既使用などで尿中白血球が証明できない，検査精度の問題なども否定できないため，一応尿培養検査を提出しておく．

③または綿密なフォローアップ，内診を計画し，適切なコンサルテーションを手配．

D．引き続き行う処置

1 専門医へのコンサルテーション　上述の通り外陰部腟炎，非感染性疾患，たとえば悪性新生物（膀胱癌，前立腺癌，腟癌，陰茎癌など），前立腺肥大症，膀胱脱，過活動膀胱などによる頻尿症が考えられる場合は，救急外来での確定診断は困難である．一部の手技（直

腸指診による前立腺観察程度)を除き，無理な処置により患者に無用の苦痛や負担を与えるべきではない．これらの疾患に緊急性はないので，各専門科への後日受診を手配する．

2 入院・帰宅の判断(disposition)
1 入院の適応
① 前述の B-11②項の通り，全身状態不良，腎盂腎炎の例．
② 食事摂取，飲水不良の例．感染症の原因かつ結果である脱水症が進行し，一層の重症化が懸念されるためである．
③ 前述の B-4項の通り，ハイリスク例では短期観察入院の適応と考える．

2 帰宅時の指導
① ハイリスク例では重症化の危険性を説明し，外来再診など綿密なフォローアップを指示する．
② 十分な水分栄養の摂取を心がけるように指導する．頻尿の患者はできるだけ排尿を減らそうと望み，時として水分摂取を制限するきらいがあるためである．
③ 外陰部腟炎では，性交渉による伝染の可能性を説明する．
④ 中高年以上の患者の場合は，非感染性疾患(上述 C-1)の可能性も否定できない旨，念のため説明をしておく．

E. 入院 3 日間のポイント
- 血液検査，尿検査により感染症，脱水症の軽快を確認し，全身状態の改善(食事，飲水量の回復など)を目処に退院を決める．
- 腎盂腎炎，重症化例では，腹部骨盤 CT 検査を行っておくことが望ましい．腎盂腎炎の局所状況，腎周囲膿瘍といった感染症の追跡はもとより，思いがけずハイリスクの合併症(B-3項)が見つかることがある．
- 専門家でのフォローアップ，再発の可能性を説明し退院を手配する．

血尿
hematuria

許 智栄　Family Medicine Resident, Shadyside Program, UPMC

A. ER 診療のポイント

- 血尿の定義：赤血球の尿中への異常な排出(>3 RBC/HPF)．
- 血尿で緊急性が問われることはまれである．例外はバイタルサインの変動を伴う場合，急性腎不全，多発外傷に伴う血尿である．
- わずか 1 cc の血液が 1 L の尿に混入しただけで変色するものであり，出血量を肉眼的に推測することは不可能．逆に色の程度で焦る必要もなし．
- 診断には糸球体性，非糸球体性，それぞれの特徴を知る必要がある．
- 非外傷性では感染が 25%，結石 20%，診断つかず 10% というデータあり．
- 50 歳以上の血尿では，悪性疾患のリスクが高い．勝負はいかにして専門医に診療をつなげるかにあると考えよ．
- 最後に，ヘモグロビン尿，ミオグロビン尿や薬剤性といった red-pigmenturia に惑わされない．

B. 最初の処置

1 バイタルサインの確認　トリアージ段階で注意するべきである．
① 血尿で出血性ショック徴候を示すことはまれであるが，注意する．
② もっと注意すべきは，SIRS 項目を満たす発熱・低体温．この場合は尿路感染敗血症を即座に考える．
③ 呼吸数上昇や酸素飽和度の低下を伴う場合は，急性腎不全に伴う肺水腫を考慮する．
④ 急性腎不全，高カリウム血症，徐脈・

ショックというシナリオも忘れずに．これらを認める場合は高次ベッドでの即時緊急対応を．

2 病歴
❶血尿をまずは3つのポイントで分類
①肉眼的か顕微鏡的か？ 肉眼的な場合は凝血塊を伴うか？ 顕微鏡的血尿はここでは範疇外のため割愛する．凝血塊を伴う場合はほぼ，下部尿路つまり非糸球体性である．
②排尿時のどの段階で血尿を認めるか？ 初期の場合は前部尿道（尿道炎，尿道狭窄など），終期の場合は後部尿道や膀胱，全血尿は膀胱，尿管や腎を考える．
③痛みを伴うか？ 排尿時痛は感染・結石，側腹部痛の場合は結石や腎盂腎炎，恥骨部の違和感は膀胱炎を考慮する．逆に痛みのない場合，高齢者では悪性疾患を考える．
❷発熱，悪寒の有無：ある場合は感染を考慮．
❸その他の部位からの出血はないか？ あれば凝固異常を考える．
❹呼吸困難や浮腫はあるか？ あれば急性腎不全，特に糸球体性を考える．
❺最近の上気道感染や皮膚感染は？ あればIgA腎症や肺炎球菌性糸球体腎炎を．
❻最近の運動や背部/尿道への外傷の有無．
❼内服薬の確認．ワルファリン（ワーファリン®）は注意すべきであるが，そのものによって血尿となることは少ない．隠れた原因検索を忘れずに．
❽血尿の既往歴は？ 以前にある場合は同じようなエピソードかどうかを確認する．結石の場合は繰り返すことが多く，多くの場合「前と同じ」と教えてくれる．

3 身体所見 役立つ情報を得られることは少ない．以下，特徴的な所見を列記する．
①高血圧：糸球体性腎炎に伴うことが多い．
②浮腫：腎不全を考慮．
③呼吸音：低下ないしcoarse crackleを認める場合は，腎不全に伴う肺水腫・胸水を考慮．喀血を認める場合は，まれではあるがGoodpasture's syndromeを考慮する．
④腹部：例外は尿管結石，腎盂腎炎など水腎症をきたす疾患における，CVA tenderness．この場合，腹部圧痛を伴うことも多いが，多くの患者はCVA tendernessの方がより痛いと表現する．恥骨上部の膨満では尿路閉塞による膀胱緊満を，恥骨上部の軽度の圧痛ないし違和感では膀胱炎を考慮する．
⑤泌尿生殖器：男女にかかわらず，必ず診察を行う．特に女性の場合はpelvic examによって，血尿か性器出血をしっかりと区別する．
⑥まれではあるが，心房細動を認める場合は腎動脈塞栓の可能性を，重度の脱水では腎静脈塞栓の可能性を考える．

4 検査 尿検査が鍵となるが，末梢血一般検査（CBC with diff），Cre，BUN，および感染を疑う場合は尿培養，ワルファリン（ワーファリン®）内服の場合はINRのチェックを忘れない．また，超音波検査をうまく利用する．もちろん，尿路感染敗血症や腎不全を疑う場合は，血液培養および電解質の評価は必須である．

[1] **尿検査** 尿道で汚染を防ぐために中間尿を採取し，試験紙のみでなく，必ず顕微鏡で観察する．観察項目は以下の通り．
①遠心分析：真の血尿では沈渣のみが赤くなる．逆に上澄みが赤くなる場合はred-pigmenturiaを疑う．
②試験紙：白血球の有無，nitrateおよびleukocyte esteraseをチェック．蛋白の感度は低いが，おおまかに＋2以上は500 mg/日以上の蛋白尿と考え，糸球体性を考慮する．
③顕微鏡：最低限，赤血球円柱が見分けられるように．これを認める場合は糸球体性を考慮する．

[2] **超音波** 腎臓および骨盤臓器を素早く，簡単に評価できる．最低限，水腎症および膀胱内の異常エコー像，女性の場合は子宮・卵巣の評価を行う．

C. 病態の把握・診断の進め方

1 鑑別診断 表1に鑑別診断を，表2に血尿と間違われやすい鑑別診断をまとめた．

2 緊急度・重症度の判断 表3に絶対入院適応となる状態をまとめた．

3 診断がつかない場合の対応 救急室での診療で確定診断がつかなくとも，上記の緊急疾患を認めなければ，まず安心して帰宅させることが可能である（例外は「入院・帰宅の判断」を参照）．その場合，救急室で得た情報により，糸球体性か非糸球体性かの区別を最低限つけることにより，腎臓内科か泌尿器科へのバトンタッチを行う．また，患者の心理的不安を取り除くことを忘れない．

D. 引き続き行う処置

1 合併症と対策

① 重度の肉眼的血尿では凝血塊による閉塞を予防するため膀胱洗浄を行う．もし帰宅させることになっても，フォローアップまでは尿道カテーテルを留置して閉塞を防ぐことが望ましい．

② 凝固異常を認める場合は，さらなる出血を防ぐために可能であれば中和処置を行う．

2 専門医へのコンサルテーション

表3の条件では，必ず専門医にコンサルトを行い，入院させる．特に尿管結石があり，かつ腎盂腎炎を併発して敗血症の状態である場合や，腎障害が急速に進行している場合は，その場で泌尿器科にコンサルトを行い，適切な処置を依頼する．その病院でできない場合は，高次医療機関への転送を行う．その他の場合，翌日以降のコンサルトでよい．糸球体性が疑われれば腎臓内科，非糸球体性であれば泌尿器科へ誘導する．

3 入院・帰宅の判断

① 表3に該当する場合は絶対入院適応となる．

② その他，痛みがコントロールできない結石，他の部位からの出血はないが著しい凝

表1 血尿の鑑別診断

1. 糸球体性
   IgA腎症
   感染症関係：肺炎球菌性糸球体腎炎，心内膜炎，ウイルス性
   全身疾患関係：血管炎，紫斑病（HSP, TTP），溶血性尿毒症
   家族性：アルポート症候群，ファブリー病
   糸球体腎炎：急速進行性，膜増殖性
   運動誘発性
2. 非糸球体性
   感染：腎盂腎炎，結核感染，膀胱炎，前立腺炎，尿道炎
   腫瘍：腎臓癌，膀胱癌
   間質性腎炎：薬剤性（抗菌薬，NSAIDsなど），感染ないし全身疾患
   結石
   その他，腎動脈梗塞，腎静脈塞栓，動静脈奇形，悪性高血圧など
3. 凝固異常
   薬剤性：ワルファリン，ヘパリン
   全身疾患に付随する凝固異常
4. 外傷

表2 red-pigmenturiaの鑑別診断

1. ヘモグロビン尿，ミオグロビン尿
2. ビリルビン尿
3. 食物：パプリカ，ブルーベリー，ブラックベリーなど
4. 薬剤性：抗菌薬（リファンピシン，メトロニダゾール，サルファ剤），解熱薬（サリチル酸，イブプロフェン），抗痙攣薬（フェニトイン），その他（レボドパ，メチルドーパなど）
5. 染色物
6. 慢性鉛ないし水銀中毒
7. ポルフィリン症

表3 emergent diagnosis（絶対入院適応）

1. バイタルサインの変動や貧血を伴う肉眼的血尿
2. 尿路感染性敗血症
3. 感染徴候ないし急性腎機能障害を伴う尿管結石
4. 急速進行性の腎不全
5. 心不全，高血圧緊急症，腎不全，感染を伴う糸球体腎炎疾患群
6. 凝固障害があり，出血が持続する場合
7. 多発外傷

固異常を認める場合，外来フォローが困難な症例(高齢独居，認知症，指示に従わない可能性の高い症例など)でも，入院を考慮する．

E. 入院3日間のポイント

- 表3の場合は全身管理が必要となる．
- それ以外で入院となった場合，診断がある場合は，その疾患に応じての治療を行う．診断がない場合は，専門医と相談の上，今後の精査(画像診断および各種生検など)を行う．

表1 排尿障害の原因

見逃してはならない排尿障害の原因
・急性腎盂腎炎(尿路閉塞を伴うもの：複雑性尿路感染症)
・急性前立腺炎
・骨盤内炎症性疾患(妊娠，性行為感染症，などを含む)
・悪性腫瘍(尿路：膀胱癌，前立腺癌，骨盤内：婦人科悪性腫瘍，消化管悪性腫瘍)
・急性腎後性腎不全
・脊髄圧迫(馬尾症候群など)
その他の疾患
・薬剤性，膀胱炎，尿道炎，膣炎，精巣・精巣上体炎，尿失禁

〔松村理司(編著)：排尿障害(排尿困難・尿失禁)，診察エッセンシャルズ．pp 305-315，日経メディカル開発，2006 より改変〕

排尿痛，排尿障害
micturition pain and urinary disturbance

上山裕二　医療法人倚山会田岡病院・救急科科長

A. ER診療のポイント

- 排尿痛・排尿障害の患者を訴える患者を診た場合，随伴症状や全身症状を伴う排尿障害なのかどうかの判断が最も重要である．
- また，高齢者などでは他の主訴で来院されて詳細な病歴聴取をする過程で排尿障害が判明することがあるので，この患者に排尿障害はないのか，と積極的に聞き出す姿勢が大切である．
- 尿閉の患者は「尿が出そうで出ない」「お腹が張ってつらい」といった訴えで来院されるので，原因を検索しつつ速やかに患者の苦痛を取り除くようにしたい．

B. 最初の処置

1 バイタルサインの確認と簡単な病歴聴取

①まずバイタルサインが安定しているかどうかの確認をする．排尿障害で見逃してはならない疾患は表1のとおりである．具体的には，ショックの恐れはないか，特に起立性低血圧はないか，頻脈や徐脈になっていないか，発熱はないか，呼吸数は多くないか，酸素飽和度は低くなっていないか，などに注目する．

②病歴聴取では，排尿障害の特徴について聴取する．排尿時痛，頻尿，尿意切迫感といった刺激症状はあるか，排尿困難や尿線減少，尿閉といった閉塞症状はあるか，急性なのか慢性なのかといった症状の時間経過，血尿の有無，発症時の誘因，排尿障害前後の排尿習慣はどうか，1回の尿量，排尿の回数，尿意の有無，水分摂取量を聞く．また服用歴にも注意が必要である(表2)．

2 身体診察

①身体診察では，意識障害の有無，チアノーゼ，貧血，下肢の浮腫などをみる．

②下腹部の視診・触診では，緊満した膀胱を下腹部正中の膨隆した硬い腫瘤として触れるかどうかを確認する．

③また外尿道口の視診では，排膿があるか，女性では膀胱脱，男性では精巣・精巣上体の腫脹・発赤がないか確認する．

④直腸診では前立腺の硬さや不整に注意．

⑤神経因性膀胱や神経疾患に伴う排尿障害を疑う場合は，積極的に神経学的所見をと

表2 排尿障害を起こしやすい薬剤

系統	商品名など	系統	商品名など
頻尿・尿失禁治療薬	ポラキス，バップフォー，など	向精神薬	フェノチアジン系薬，ブチロフェノン系薬
鎮痙薬	アトロピン，ブスコパン，など	抗不整脈薬	リスモダン，など
抗ヒスタミン薬	ポララミン，など	気管支拡張薬	エフェドリン，抗コリン吸入薬
潰瘍治療薬	コランチル，タガメット，など	筋緊張治療薬	ダントリウム，ミオナール，など
総合感冒薬	ダンリッチ，など	鎮痛薬	塩酸モルヒネ，リン酸コデイン，オスピタン，レペタン，など
パーキンソン病治療薬	抗コリン系薬，ドパミン系薬		
抗うつ薬	三環系抗うつ薬		

(魚住二郎：薬剤による尿閉とその対応．JIM 11：421-423，2001 より改変)

る．脳神経障害の有無，四肢の運動や感覚障害の有無，深部腱反射・バビンスキー反射・小脳失調の有無などを確認する．

3 超音波検査 尿閉の診断には非常に有用である．下部正中にプローブを当て，拡張した膀胱と充満した尿を確認する．同時に膀胱内に突出した前立腺を見れば前立腺肥大も確認でき，また膀胱内の隆起性病変があれば膀胱腫瘍を診断することもできる．また必ず両側の腎を描出し，腎盂の拡張がないか確認し，あれば上部尿路の閉塞や慢性尿閉を考える．

C. 病態の把握・診断の進め方

1 鑑別診断 排尿痛・排尿障害の鑑別診断を表1に示す．見逃してはならない疾患はもちろんのこと，比較的頻度の高い疾患を確実に鑑別疾患に挙げることが重要である．

2 緊急度・重症度の評価

①前述の見逃してはならない疾患をきちんと見極めることが必要で，バイタルサインや病歴・身体診察とともに，随伴症状などから，緊急度・重症度を評価する．

②特に急性腎盂腎炎では，排尿障害以外に，発熱・血尿・悪寒戦慄・側腹部痛などがある場合に疑い，急速に敗血症ショックに陥ることを念頭におき全身状態を見極めつつ，緊急外科的ドレナージの必要性の有無につき専門医と相談する．

③急性前立腺炎では直腸診で前立腺の腫脹と熱感，著明な圧痛を認める．前立腺マッサージを行うと高率に敗血症となるため，急性前立腺炎を疑えば速やかに直腸診を終了すべきである．また高齢者の高熱では尿路症状を訴えないことがあるので，直腸診は必ず行いたい．

D. 引き続き行う処置

1 導尿カテーテルの挿入 最も簡単で安全な処置だが，合併症として尿道損傷がある．乱暴な処置で偽尿道を作ってはならない．うまく入らなかった場合のコツを以下に示す．

①陰茎を頭側に引き上げ尿道を直線化する．

②キシロカインゼリーを外尿道口から 15 mL ほど注入し，潤滑剤と局所麻酔の効果を得る．

③カテーテルの先が前立腺の手前にある膨大部に達したら，陰茎を尾側に倒し，挿入の角度を変える．この時，直腸診の要領で前立腺を背側から押し上げると直線化されうまくいくことがある．

カテーテル挿入を何度も試みているうちに，尿道損傷を起こし出血させてしまうと，周囲の腫脹と相まって，ますます挿入が困難となる．何度か試みてうまくいかない場合は，いくつかある「次の手段」へ移行する．

2 透視下ガイドワイヤー 外尿道口からのカテーテル挿入が困難であれば，透視下でガイドワイヤーを膀胱まで通してからチューブを挿入する方法がある．挿入するチューブはアトムチューブでもよいし，先端が開口しているカテーテルなら何でもよい．先の硬いガイ

ドワイヤーでは尿道を貫く恐れがあるので，先の軟らかいものを使い，慎重に行う．

3 外科的導尿 経皮的膀胱瘻を置く方法は，注意して行えば安全に行える手技である．禁忌は下腹部外科手術の既往，骨盤放射線照射による皮膚瘢痕を伴う，既知の膀胱腫瘍があるなどである．穿刺部位は正中線の恥骨結合上 1～2 cm で，超音波で緊満した膀胱と，腸管が腹壁と膀胱の間にないことを確認する．

① 皮膚をポビドンヨード（イソジン®）で消毒し局所麻酔を行う．
② 18 G 程度の長めの留置針を腹壁に対して垂直に刺す．
③ 排尿が確認できたら延長チューブを接続し，自然排出を待つ．

ある程度排尿がみられたら，膀胱が収縮して腹壁から離れていくので抜けないような長い針が安心である．3回以内に成功しなければ手技を中止する．

合併症には血尿，血腫，腹腔内感染，膿瘍形成，腹膜穿孔，腸管穿孔，カテーテル周囲からの尿の漏出，などがある．

4 専門医へのコンサルテーション チーマンカテーテル，ブジー，膀胱鏡などは，泌尿器科に任せたほうが無難である．尿道損傷を作るまえに紹介したほうがよい．

5 入院・帰宅の判断（disposition） 基本的に導尿することで尿閉が改善すれば帰宅可能である．ただし慢性に起こった尿閉は導尿後大量の利尿が起こることがあることである．この場合は入院し輸液を行ったほうがよい．

E. 入院3日間のポイント

- 初回発作で原因がわからない場合は翌日の泌尿器科受診．
- 腎盂腎炎の合併を疑えば，血液培養，尿グラム染色，抗菌薬投与開始．
- バイタルサインに異常があれば集中治療の準備を始める．

発熱
fever

伊良部徳次　総合病院 国保旭中央病院・救命救急センター長

A. ER診療のポイント

- 問診：発熱を訴えて救急外来を受診する患者はきわめて多いが，発熱のみのことはまれであるので詳細な問診が重要である．いつ頃からの発症か，発熱の程度，悪寒戦慄の有無，随伴症状（頭痛，呼吸器症状，腹部症状，尿路症状，関節痛など），家族歴，渡航歴などを聴取する．特に以下の問診は重要である．
① 呼吸器症状や下痢・腹痛を伴う場合は，家族あるいは会社・学校など生活を共有する者で同様症状を呈する者がいるか否か
② 下痢，腹痛などを伴う場合は最近の海外渡航歴（特に途上国）の有無
③ 皮疹を伴う場合は，最近の薬剤服用歴
④ 単に熱っぽいとの訴えでは体温の日内変動（朝と夕方の体温）
- 理学所見：皮疹の有無，表在リンパ節，咽頭視診，呼吸音聴診，腹部触診などをおろそかにしてはならない．
- 麻疹，風疹，水痘など伝染力の高い疾患が疑われた場合は，他の患者への感染予防に配慮した診察を行う．

B. 最初の処置

1 伝染性疾患 伝染力の高い疾患が疑われた場合，救急診察室の状況に応じて時間的あるいは空間的な隔離を考慮する．

2 バイタルサインのチェック
① 発熱患者に限らないが救急患者では血圧，脈拍などのバイタルサインは必ずチェックして記録する．
② 入院後あるいは後日の一般外来受診時のバ

イタルサインと ER 受診時の状況との比較で，病態変化が把握しやすくなる．

3 問診と理学所見 詳細な問診と理学所見の評価の後に，治療計画，入院計画に反映させる必要があると判断した場合は，白血球，CRP，画像検査などが行われる．

4 ER での血液培養について 感染巣によって起因菌を予測して抗菌薬を投与することがあるが，抗菌薬を投与する前には必ず血液培養を行う．起因菌の検出と感受性検査は治療方針の決定と今後の予後を大きく左右するので抗菌薬を投与する必要性がある場合は血液培養が必須である．重症感が強い場合は異なる 2 か所から採取して菌の検出率を高める．

C. 病態の把握・診断の進め方

1 鑑別診断

1 呼吸器系疾患 呼吸器症状を伴っている患者が最も多い．

① 若年者と高齢者では疾患分布が異なる．若年者では上気道疾患が多く，重症度も当然ながら軽いが，高齢者や糖尿病などの基礎疾患を有する者は肺炎の頻度が高くなる．
② 経過が長く，膿性痰，血痰を有する場合は胸部 X 線写真を撮影して肺炎の有無を評価すべきであろう．肺癌，肺結核の鑑別も求められる．
③ 激しい咽頭痛，嚥下障害，開口制限を伴う発熱は，扁桃周囲膿瘍の疑いがあるので咽頭の観察は重要である．

2 腹部疾患

① 下痢，嘔吐などを伴う発熱の高齢者施設での集団発生はウイルス性感染症（ノロウイルスなど）が強く疑われるので，同伴者への確認が必要である．途上国への旅行歴がある場合は赤痢，腸チフス，コレラを鑑別疾患に考慮する．
② 胆道系感染症では胆道系疾患の症状を伴うことが多いので，その際は腹部エコー検査による評価が鑑別に大いに役立つ．

3 循環器系疾患 長期にわたる発熱に加えて胸痛，動悸，呼吸困難を訴える場合は感染性心膜炎を念頭において，心雑音，心不全症状，塞栓症状（腎臓，脾臓，脳）などの有無をチェックする．

4 尿路系疾患 尿路症状（尿混濁，排尿痛，残尿感など）の随伴は尿路疾患を強く疑わせる．

① 若い女性では急性膀胱炎の頻度が高い．
② 悪寒戦慄を伴う高熱があり cost-vertebral angle（CVA）叩打痛があれば，急性腎盂腎炎の疑いが強くなる．
③ 恥骨へ放散する激しい痛みを伴う発熱では急性前立腺の疑いが濃厚である．
④ また糖尿病に合併した激しい腰痛，高熱では気腫性腎盂腎炎・腎乳頭壊死を考慮する．血圧低下を伴うことが多い．
⑤ 尿路感染症ではいずれも尿検査で膿尿を認めるが，尿白血球が 5 個/HPF 以上で膿尿と判断する．

5 自己免疫性疾患 SLE や皮膚筋炎などはその特徴的な皮疹などから疑われる．最近，高齢者で増加傾向にあるのが血管炎症候群である．高熱を呈することは少なく，倦怠感，易疲労感，体重減少，関節痛，感覚異常・しびれ感（多発性単神経炎）を訴えることが多い．しばしば肺線維症を伴い，顕微鏡的血尿や腎不全を合併していることが多い．

6 （熱っぽくて何となくだるい）と発熱を訴える患者 体温は日内変動があり，通常早朝が最も低く夕方が最も高くなる．その変動幅は 0.5～1.0℃ とされる．変動幅が 1℃ 以内で常に午前中よりも夕方が高いのであれば発熱ではなく，日内変動の範囲内である可能性が高い．CRP の陰性をもって患者に説明することが可能である．

7 不明熱 「38.3℃ 以上の発熱が 3 週間以上持続して，3 度の外来受診または 3 日以上の入院精査でも診断がつかない場合を不明熱とする」との定義からすれば，ER 外来では安易に不明熱の判断はできない．ER で診断ができなくても外来で原因検索を継続するか，入院精査・治療が必要かは患者の全身状態か

ら判断すべきである．

2 緊急度・重症度の評価と入院・帰宅の判断
① ER で緊急度・重症度を判断することは，すなわち入院させるべきか帰宅でもよいかを判断することである．一般に水分や食事の摂取ができない場合は，入院を考慮すべきである．
② CRP の値は炎症の程度を反映すると考えられるので緊急度・重症度を判断する指標の一つにはなるが，全身状態が比較的良くて CRP もそれほど高値でなくても熱源が敗血症進展のリスクが高い場合は入院の適応となる（例：感染性心内膜炎，男性の尿路感染症など）．
③ 外来治療が可能と判断された場合でも，病態変化の可能性とともに平日の外来受診の必要性を必ず説明する．

3 診断がつかない場合の対応 ER は発熱の確定診断をつける場所ではない．ER で確定診断に至るために，いたずらに時間を浪費すべきではない．診断がつかなくても，入院か帰宅かの判断こそが優先される．外来での経過観察および治療は，病態変化のリスクが高いとなれば入院適応と判断してよい．

4 高齢者の入院適応 高齢者では発熱性疾患であっても必ずしも高体温を呈しないことが多く，体温が病態の指標になりにくい．発熱あるいは白血球増多がみられなくても CRP 高値であれば感染症の可能性を考慮して入院が望ましいが，経口摂取の低下と ADL の低下が高齢者の入院指標としては最も重要．

D. 引き続き行う処置

1 合併症と対策
① 発熱患者でよくみられる合併症は脱水症であり，特に悪心，嘔吐，下痢を伴う場合は顕著である．口唇，皮膚乾燥，尿量減少があれば乳酸リンゲル液（ラクテック®，ソルラクト® など）1,000 mL の補液を行い，野菜スープや味噌汁の摂取を勧める．有熱の旅行者下痢症患者は 2 類感染症の可能性があるので，便培養などの結果が判明するまで外出を控え，手洗いの励行を指示．

2 専門医へのコンサルテーション 発熱患者で専門医へのコンサルテーションが必要になる場合は，① 診断によって入院か帰宅かの判断が分かれる場合，② ER から引き続いて専門的処置を要する場合である．すなわち循環器内科医へのコンサルテーションで，心エコー検査などで感染性心内膜炎が診断されれば入院適応となる．化膿性胆嚢炎であればドレナージの後に，閉塞性尿路感染症であれば泌尿器科処置の後に入院となる．コンサルテーションは，専門医の診察でその後の方針が左右され，決定される場合である．

E. 入院 3 日間のポイント

1 検査について

1 発熱患者で共通して行われる検査 ① 胸部 X 線写真，② 末梢血液一般検査，③ CRP，肝機能，腎機能，④ 検尿，⑤ 腹部エコーがある．これらの検査は全身状態の評価と治療による病態改善の指標として有用である．

2 必要に応じて行われる検査 ① 細菌培養検査（喀痰，尿，血液），② ウイルス検査，③ 免疫系検査．感染症が確定あるいは強く疑われる場合，自己免疫疾患が強く疑われる場合．

3 CT による感染源精査 理学所見や尿・血液検査で感染症による発熱が疑われたら，並行して X 線検査や超音波検査によって感染源の検索が進められる．しかし最近増加している腸腰筋膿瘍などの深部膿瘍，あるいは椎体炎は CT などによる検索を必要とする．適切な抗菌薬の早期かつ長期投与が必要になるのでこれらの疾患が疑われたら CT 検査を躊躇すべきではない．

4 発熱の原因が全く不明の場合 免疫検査全般（特に血管炎）．

2 治療について 感染症の診断が確定している場合は起因菌に対応した抗菌薬投与がなされるが，体液管理はきわめて重要である．3 日間で治療方針の再検討が必要．自己免疫性

疾患の場合は，診断に時間がかかること，治療も専門的な観点からなされるので専門医との密接なコンサルテーションが必要となる．

F．おわりに

ERでは発熱を訴えて受診する患者が最も多い．その中でも入院の必要がない上気道感染が圧倒的に多いが，重症肺炎，胆道感染症，重症尿路感染症，細菌性心内膜炎など入院治療が必要な患者も少なくない．発熱以外の随伴症状を念頭に入れた診療が求められる．

脱水
dehydration

日比野誠恵　ミネソタ大学病院救急医学アシスタントプロフェッサー

A．ER診療のポイント

- 脱水は様々な要因で起こるが，重篤な場合ショックとなり，意識障害も起こり，さらには呼吸不全となり致死的となる可能性がある．ABC・安定化から入る．
- 低容量性以外のショックを起こす病態の鑑別も重要である．
- 消化器系の疾患が原因としての頻度が多いが，消化器疾患以外で心血管系，神経系，婦人科系，耳鼻科，眼科，中毒，内分泌代謝系などに様々な疾患の可能性もある．
- 中枢神経疾患（アルツハイマー病・認知症，脳炎・髄膜炎，薬物摂取を含む代謝性疾患も含む）で意識低下のため，口渇中枢の刺激に対応して適切に水分摂取ができない場合や，筋末梢神経疾患などで口渇中枢の刺激には対応しても物理的に水分摂取ができない場合でも重篤となることがある．
- 両極端の年齢層では，上記を合併すること

もある上に，生理的に，より脱水となりやすく重症化しやすい．

B．最初の処置

1 安定化，ABC
① 意識障害があるか，バイタルサインが異常，toxic appearing（外観上，重篤にみえる）の場合，即座にABCに始まる安定化に入る．
② 酸素，モニターそして心電図，静脈ラインを確保する．
③ 2度以上末梢静脈ラインの確保に失敗した場合，即座に骨髄（intra osseous）ラインを確保し蘇生を始める．

2 輸液蘇生　等張輸液（生食あるいは乳酸リンゲル液）大人なら2L，小児なら20 mL/kgのボーラス．ただし，心臓，腎臓の基礎疾患がある場合注意が必要．

3 簡単な病歴聴取　頻度が高い主訴は嘔吐，下痢，腹痛，発熱，めまい，全身倦怠感である．救急隊，家族からの情報も参考になる．脱水による低容量性以外のショックの鑑別診断も考える．その後，原因疾患の鑑別を行う．

4 病歴　現病歴だけでなく，既往歴の基礎疾患，家族歴，社会歴も重要である．
① 現病歴：嘔吐，下痢，腹痛が多いが消化器系以外の原因も可能性として考える．また，高体温，低体温の有無も役立つ．多尿，頻尿，乏尿にも気をつける．外傷歴，旅行歴，飲食歴，周囲の者の状態も参考になる．
② 既往歴：心血管系，神経系，糖尿病を含む内分泌代謝系の基礎疾患に特に注意する．
③ 家族歴：マルファン症候群（大動脈解離の合併）などの心血管系，筋ジストロフィー（拡張性心筋症の合併）などの神経系疾患にも留意する．
④ 社会歴：海外旅行歴，アルコールや覚醒剤を含む薬物使用歴も重要である．
⑤ 薬剤，アレルギー：利尿薬，下剤，抗菌薬，化学療法剤，健康食品などにも留意が

必要である．

5 身体・神経学的所見

①頭頸部：外傷のないことを確認．瞳孔の大きさは薬物摂取の際の鑑別に役立つ．乳児では，大泉門の陥没は脱水の徴候である．

②心血管：起立時の血圧低下と頻脈は時に有用であるが，転倒による外傷を誘発しないよう注意が必要である．心不全の所見のないことを確認．Kussmaul sign/pulsus paradoxus のないことも確認．

③呼吸・胸部：外傷，心不全の所見のないことを確認．Kussmaul 呼吸は糖尿病性ケトアシドーシス(DKA)あるいは他の代謝性アシドーシスの徴候である．

④腹部・背部：外傷，腹部大動脈瘤の所見のないことの確認．

⑤四肢：毛細血管充満時間，浮腫，紫斑の所見の確認．

⑥皮膚，粘膜：皮疹，褥瘡の確認．乾燥した粘膜の確認．

⑦神経：意識障害の確認だけでなく，髄膜炎症状の確認．

6 採血，採尿
血液検査は重要な情報を提供する．

①血算(顆粒球減少症，貧血，血小板減少)，腎機能，電解質異常は見逃せない．

②血液ガス(静脈血でも pH, CO_2, HCO_2 のモニターには十分である)，乳酸値は有用である．

③また血清浸透圧やケトン体も時に有用である．

④LDH と末梢血像は溶血性尿毒症症候群(HUS)，血栓性血小板減少性紫斑病(TTP)に有用である．

⑤トロポニンや BNP も心血管系疾患を疑えば必要である．

⑥尿の糖，ケトン体，細菌，血球，薬物の検出も時に有用である．

7 心電図
心筋虚血や心筋炎が疑われる場合だけでなく，電解質異常，特に高カリウム血症の疑いのある場合重要である．

表1 脱水による低容量性以外のショックの鑑別診断

1. **出血性ショック**
   妊娠可能年齢女性の子宮外妊娠破裂やリスクファクターのある患者の大動脈瘤破裂・解離は見逃せない．まれに，見逃された外傷(肝脾裂傷，血胸など)や伝染性単核球症に合併した脾腫の破裂もある．

2. **心原性ショック**
   まれに，急性心筋炎や拡張型心筋症で全身倦怠感の他に腹痛や嘔吐を伴うことがあり，注意を要する．

3. **閉塞性ショック**
   癌性心嚢炎より心タンポナーデが合併することもあり，この場合呼吸困難が主訴のことが多いが，めまい，全身倦怠感が主訴のこともある．同じような主訴で肺梗塞のこともある．

4. **敗血症性ショック**
   感染症は脱水となる原因疾患の主なものの一つであるが，ときに重症となり敗血症が合併することがある．その場合，抗菌薬，early goal directed therapy を適切に開始する．

5. **アナフィラキシー，アナフィラクトイド性ショック**
   薬剤，虫刺され直後に起こり，全身の紅潮を伴うことが多いので，鑑別は通常容易である．

8 画像診断

①感染症，外傷そのほかの病態の疑いに応じて，単純 X 線や CT の適応を考える．

②ベッドサイド超音波検査は腹部大動脈瘤，腹腔内出血，心嚢液貯留の確認だけでなく，気がつかれていない妊娠(子宮内でも外でも)の診断にも有用である．

C. 病態の把握・診断の進め方

1 鑑別診断 脱水による低容量性以外のショックの鑑別診断を表1に，脱水になる原因疾患の鑑別診断を表2(139頁)に示した．

2 緊急度・重症度の評価 低容量性ショックの程度を，バイタルサイン，身体所見，血液検査より評価する．

3 診断がつかない場合の対応 とりあえず安定化に努め，上記1の鑑別に戻り最終診断に努める．予測される合併症に注意する．

表2 脱水になる原因疾患の鑑別診断

1. 排液量の増加
a. 消化管由来：下痢をきたす疾患であり，頻度の高いものにノロやロタウイルスに代表されるウイルス性，食中毒，細菌性，原虫性，炎症性腸疾患（inflammatory bowel disease）がある．やや特殊な病態では，臓器移植のCMVや骨髄移植のGVHD（graft versus host disease）が挙げられる．またまれにHUS/TTPもある．中毒関連では，除草剤（organophosphate）などのcholinergic toxidromeを含む様々な病態が挙げられる．医原性のものでは，放射線療法，化学療法，抗菌薬や下剤がある．
b. 腎尿路由来：多尿をきたす疾患であり，糖尿病，尿崩症，高カルシウム血症，低カリウム血症などがある．医原性の利尿薬も忘れてはならない．
c. 不感蒸泄由来：皮膚の脱落の起こる疾患であり，重度熱傷，紅皮症がある．また高熱の起こる疾患では熱中症や悪性高熱症が挙げられる．

2. 摂取量の減少
a. 消化管由来：嘔吐をきたす疾患であり，上記の下痢をきたす感染症，中毒，医原性のほかに，メカニカルな病態で様々な疾患より起こる閉塞，捻転などがある．食道，胃，小腸，大腸，虫垂，肝，膵，胆囊・道という消化器系の病態だけでなく，婦人科系の病態，腎尿路系の病態も挙げられる．心筋虚血，心筋炎，心筋症あるいは大動脈瘤破裂・解離などの心血管疾患も忘れてはならない．様々な疾患より起こる頭圧亢進や眼圧亢進でも考えられる．また内耳の病態や副腎皮質機能低下や甲状腺機能低下を含む内分泌疾患，そのほか様々な病態でもある．
b. 中枢神経由来：意識低下のために口渇中枢の刺激に適切に対応できない疾患であり，アルツハイマー病・認知症，脳炎・髄膜炎・脳症，中毒，代謝異常などがある．
c. 筋末梢神経由来：末梢機能の低下のために口渇中枢の刺激に適切に対応できない病態であり，乳児（生理的にまだ機能が未熟）や一部の高齢者（ADLの低下）でも同様の状態である．

D. 引き続き行う処置

1 合併症と対策 電解質異常，急性腎不全，酸塩基平衡異常また意識障害が合併することがあるので適切に対応する．心電図，酸素飽和度モニターは有用であるが，カプノメータがあればより安全である．

2 専門医へのコンサルテーション 重症のショック，電解質異常，急性腎不全，重度の酸塩基平衡異常のある場合，集中医療の専門医のコンサルトが有用である．原因疾患によりそれぞれの専門医のコンサルトが有用となることもある．

3 入院・帰宅の判断（disposition）
① 低容量性ショックがなく明らかに合併症のない脱水で，脱水の原因疾患の予後が良好と考えられ，さらに経口摂取が可能な場合，帰宅が考えられる．
② 小児，老人，基礎疾患のある患者では家族などがモニターできることが望ましく，また2〜3日以内の外来フォローが肝要である．

E. 入院3日間のポイント

- 安定化の継続と，合併症の予測と適切な対応．
- 原因疾患の適切な治療．
- タイムリーかつ適切な専門医へのコンサルト．

浮腫
edema

森下由香　手稲渓仁会病院救命・救急科副部長

A. ER診療のポイント

浮腫とは細胞間隙に過剰に液体が貯留した状態のことで，皮膚や粘膜のような体表組織のみならず，生体のほとんどの部位や臓器組織にも発生する．ER診療の視点から浮腫を考える場合，患者側から観察できる皮膚・皮下組織や体表近くの粘膜組織に生じる浮腫で，急性に（通常は数日以内に）発症したり最近悪化してきたものが問題になる．

浮腫そのもので緊急性の高いものは気道の浮腫をきたす病態のみである．その他の緊急を要する病態は，浮腫の原因となっている全身疾患などにより意識の異常や呼吸不全，循環不全がみられる場合で，全身状態の安定に加え原疾患の治療が必要となる．また，全身状態に異常はないが，救急受診時に見落としてはならない病態もあり，注意深く鑑別する．

❶上気道閉塞に至るような浮腫　顔面，口腔内，咽喉頭の浮腫症状を訴える患者では，数時間以内に上気道閉塞に至るような重篤な浮腫をきたす場合があるため，緊急の気道確保（気管挿管，外科的気道確保）を考慮に入れる．

❷循環不全症状　特に，急速に進行する全身性の浮腫がみられる患者はアナフィラキシーなどに伴いショック症状をきたしている場合がある．

❸呼吸不全症状　心不全や腎不全，肝硬変が背景にある患者などは，全身性の浮腫に伴い，肺水腫をきたしている場合がある．

❹浮腫の背景にある全身的な病態　浮腫自体は緊急治療を要する症状ではなく，安易な利尿薬の投与はかえって全身病態を増悪させることもあるため，「むくみ軽減処置」としての対症療法の開始を急ぐ必要はない．ER 診療では，背景にある全身病態を鑑別し，適切な専門的治療へと導くことを意識する．

❺ER で見逃してはいけない疾患　上記 1〜3 に当てはまるような病態はもちろんだが，心不全・腎不全・肝不全の悪化，敗血症や深部静脈血栓症が浮腫の原因となっている場合もある．

B. 最初の処置

まず，バイタルサインの異常を察知し，これらの安定化に努める．特に緊急性を要する病態は，アナフィラキシーや血管性浮腫などによる上気道閉塞である．

❶全身状態（呼吸，循環，意識）の異常に対処
会話困難，努力様呼吸，息切れ，発汗，顔色不良，脱力症状などがみられる場合には，呼吸不全や循環不全，気道の異常を考えてアプローチする．酸素投与，輸液路を確保し，気管挿管や人工呼吸の必要性を評価し，対応する．

❷重篤なアナフィラキシーではないか迅速に評価
①明確な呼吸・循環不全をきたしていない場合も，比較的重症のアナフィラキシーが進行している場合がある．
②浮腫の進行や，引き金となるような刺激，アレルギー反応の既往について手早く問診し，浮腫の範囲や皮膚症状や全身の身体所見を取る．
③全身性のアレルギー反応には，アドレナリン（エピペン注射液®）0.3 mg（小児は 0.01 mg/kg, 最大 0.3 mg）を筋肉注射し，輸液路を確保，必要に応じ抗ヒスタミン薬，ステロイドを投与する．

❸上気道閉塞に至るような上気道浮腫の有無を評価
①急速に進行した顔面や口腔内の浮腫で来院した患者は，上気道浮腫に注意して評価を進める．
②呼吸困難感，発声困難や嗄声，嚥下困難，上気道部の吸気性喘鳴などを認めれば，喉頭ファイバーなどによる喉頭浮腫の評価および緊急時の気道確保の準備をする．
③上気道の評価，気道確保に関しては，必要に応じ，耳鼻科医や麻酔科医へコンサルテーションする．

C. 病態の把握・診断の進め方

浮腫の原因を能率的に鑑別するためには，浮腫の発生機序を理解した上でのアプローチが重要である（**表1**）．

❶鑑別診断　発生機序や分布などから分類した浮腫の原因病態を**表2**（142 頁）に示した．浮腫の原因疾患は様々であるが，身体所見，

表1 浮腫の発生機序と特徴

毛細血管圧の上昇	毛細血管から液体成分が間質へ漏出して生じる浮腫．中心静脈圧上昇，循環血液量増加，静脈閉塞，静脈うっ滞（下肢に多い）
血漿膠質浸透圧の低下	低アルブミン血症などにより，血漿浸透圧が低下し，液体成分が血管外へ漏出して生じる．
毛細血管透過性亢進	血管透過性亢進作用により，血漿成分が細胞間隙に滲み出ることによって生じる浮腫．アナフィラキシー，敗血症などでは全身性の浮腫，血管性浮腫では，真皮深層，皮下・粘膜下組織に非対称性の局所性の浮腫を生じる．
リンパ管閉塞	リンパ管の閉塞により，リンパ液の静脈への回収が妨げられて生じる浮腫．リンパ浮腫と定義される状態で，蛋白成分の多い液体が細胞間隙に貯留する．
細胞間質液の膠質浸透圧の上昇	橋本病，Graves病，強皮症などの自己免疫性疾患にみられる全身性の浮腫．甲状腺機能低下症のものを粘液水腫と呼ぶこともある．アルブミン，ヒアルロン酸やムコ多糖類が細胞間隙に沈着し，細胞間質液の膠質浸透圧が上昇して生じる浮腫．粘液水腫のものは，下腿前面の浮腫が顕著にみられる．

既往や内服歴などの情報や血液検査や画像所見から，原因病態を鑑別できるものが多い．

1 **詳細な観察** 全身性のものか局所性のものか，局所性なら浮腫の分布している部位，指圧痕の残る浮腫（pitting edema）なのか，残らない浮腫（non-pitting edema）なのか，浮腫に伴う皮膚の発赤・熱感，瘙痒感・疼痛の有無などを観察する．

2 **内服歴，基礎疾患，全身所見などの情報収集** 浮腫には様々な全身疾患が関与している場合が多い．

① 病歴聴取の際には心・肝・腎疾患，悪性腫瘍治療歴，アレルギーなどの既往歴のほか，内服薬剤などの情報収集も重要．
② 身体所見では，心不全・肺うっ血徴候（頸静脈怒張，湿性ラ音，心雑音），肝硬変・肝不全徴候（黄疸，腹水，羽ばたき振戦など），腎不全徴候（尿量減少など），甲状腺機能異常に伴う症状など，全身疾患の鑑別を念頭に置く．

3 **病態鑑別に必要な血液・尿検査，画像診断などの実施**

4 **鑑別診断時に注意すべき病態**

❶ 血管性浮腫：血管性浮腫[1]とは真皮深層，皮下，粘膜下層に起きる，毛細血管透過性亢進による浮腫で，口唇，頬，眼瞼，四肢，会陰部など，結合織が疎な部位に好発する．急激に発症，進行し（数分〜数時間の経過），1〜3日程度で自然に軽快するが，口腔，舌，咽喉頭粘膜の浮腫の場合には上気道閉塞の危険性が高く，消化管粘膜に生じると外科的急性腹症と誤認されるような腸管浮腫をきたすこともある．アレルギー反応に伴う発症と，アレルギーとは無関係の機序（ブラジキニンや補体系の異常の関与が示唆されている）による発症があり，アレルギー性のものでは蕁麻疹や瘙痒感が同時に存在するが，非アレルギー性のものでは皮疹や瘙痒感はみられない．遺伝性と非遺伝性があるが，非遺伝性の血管性浮腫としては薬剤が関与する場合が多い．

❷ 薬剤性浮腫：浮腫の発生に薬剤が関連することも多く，最近の処方変更にも十分注意して薬剤服用歴を詳細に聴取する．薬剤服用開始のタイミングと浮腫の発生の関係は，薬剤や症例によってかなりの個体差がある．たとえば，ACE阻害薬による血管性浮腫では，服用開始後1週間以内の発症が多いが，服用開始数年後発症の報告例もある[2]．薬剤性浮腫を疑った場合には，被疑薬の中止・変更が治療の原則である．薬剤性浮腫の機序と関連する薬剤としては，以下のようなものが知られているほか，利尿薬の濫用も浮腫の原因となる．

① アレルギー反応と関連して血管性浮腫を生じる薬剤：抗菌薬，造影剤，NSAIDs 他
② 非アレルギー性の血管性浮腫を生じる薬剤：ACE阻害薬，線溶系薬剤（アルテプラーゼ，ストレプトキナーゼ），エストロゲン製剤，アミオダロン，リスペリドン

表2 浮腫の特徴と原因病態

浮腫の分布	機序		浮腫の性状	原因病態
全身性	毛細血管圧上昇	右心機能低下	・pitting edema ・重力の影響を受けやすい ・下肢から始まり,全身へ広がる浮腫	心不全
		循環血液量増加,Na過剰		腎不全,肝硬変
	血漿膠質浸透圧の低下		・pitting edema	肝硬変,ネフローゼ症候群,栄養障害
	間質液の膠質浸透圧上昇		・non-pitting edema(brawny edema*ともいう)	自己免疫性疾患(橋本病,Graves病,強皮症など)
	毛細血管透過性亢進		・non-pitting edema	アナフィラキシー,敗血症
局所性	毛細血管静水圧上昇(静脈閉塞)		・pitting edema ・閉塞部位末梢側の四肢(通常は片側)の全周性の浮腫	深部静脈血栓症,下肢静脈瘤,静脈うっ滞
	リンパ管閉塞,リンパ排液不良		・non-pitting edema ・閉塞部位末梢側の四肢(通常は片側)などの全周性の浮腫	悪性腫瘍,術後浮腫(乳癌,子宮癌など),フィラリア
	毛細血管透過性亢進		・non-pitting edema ・アレルギー反応を伴うものは発赤,熱感,瘙痒感,蕁麻疹	蜂窩織炎,熱傷,虫刺症 血管性浮腫(薬剤性浮腫,遺伝性浮腫,アレルギー反応)

*弾力性のある特有の手触りからこのように表現されることもある

表3 浮腫の程度

浮腫の程度	下半身浮腫の場合の浮腫の分布範囲	圧痕の深さと回復の速さ
1+	足首以下の浮腫	わずかな指圧痕(2 mm),すぐに消える
2+	下腿以下の浮腫	やや深い指圧痕(4 mm),10〜15秒程度で消える
3+	大腿以下の浮腫	深い指圧痕(6 mm),1分以上消えない,四肢全体が腫脹
4+	腹部まで達する浮腫	非常に深い指圧痕(8 mm),2〜5分消えない,四肢が腫脹で変形している

③Na貯留作用による浮腫を生じる薬剤:NSAIDs
④血管拡張作用による浮腫を生じる薬剤:Ca拮抗薬[3]

2 緊急度・重症度の評価 浮腫の程度を浮腫の分布範囲や指圧痕の深さと回復の程度で段階的に表す方法があるが,これは浮腫の状態をある程度定量的に表現したものであり(表3),病態の重症度を反映するものではない.ER診療時における重症度は,浮腫の原因となっている病態の重症度であり,緊急度は意識・気道・呼吸・循環などの全身状態の異常や,悪化傾向の速さなどから判断されるべきである.表4は緊急度の高い状態と,それぞれに関連のある病態である.

1 重症度を評価する際に注意すべき病態
❶深部静脈血栓症:深部静脈血栓症(deep vein thrombosis:DVT)は,受診時は全身状態に異常がないが,特に注意を要する病態である.通常,急性に発症した四肢(通常は片側で,左下肢に多い)の全周性浮腫を主訴に

表4 緊急度・重症度の高い症状や病態

症状	考慮すべき病態
上気道閉塞	・アナフィラキシー ・血管性浮腫による舌浮腫，口腔粘膜浮腫，咽喉頭浮腫
意識の異常	・痙攣 ・腎不全→尿毒症 ・急性腎不全→異常高血圧→高血圧性脳症 ・肝硬変→肝性脳症
呼吸不全	・アナフィラキシー ・心不全・腎不全→肺水腫 ・深部静脈血栓症→肺塞栓症
循環不全	・アナフィラキシー ・敗血症 ・心不全 ・腎不全→高K血症，代謝性アシドーシス ・深部静脈血栓症→肺塞栓症
下肢に限局する全周性浮腫*	・急性深部静脈血栓症（膝窩静脈よりも近位側のもの）

*緊急度は低いものの，見逃してはいけない病態

受診する．浮腫は pitting edema であり，他に患肢の重だるさや鈍痛，把握痛を認める場合もある．下肢の DVT で，膝窩静脈より中枢側の血栓は致死的な肺塞栓症を起こす確率が高いため，近位部の DVT の診断がついたらただちに抗凝固療法を開始する必要がある．DVT の鑑別診断と治療の詳細については，別項の記載を参照．

3 診断がつかない場合の対応

① 全身状態に異常があれば，全身状態の安定化が優先する．

② 全身的には安定した状態であれば，確定診断や治療を急ぐ必要はないため，内科外来などでの経過観察とする．

③ 下肢の浮腫が主症状の場合には，下肢挙上や弾性ストッキングの着用が，症状緩和につながる場合が多いが，中枢側の DVT が否定できない場合には DVT と考えて治療プランを立てる．

D. 引き続き行う処置

1 入院・帰宅の判断，専門医へのコンサルテーション

① 浮腫の治療は原因病態を治療することであり，入院，帰宅は原因病態の緊急度，重症度から判断する．

② 絶対的な入院適応は，前項の**表4**に挙げたような，喉頭浮腫，重篤なアナフィラキシー，深部静脈血栓症，敗血症と，心不全・腎不全・肝硬変の増悪により，全身状態の異常を生じている症例である．入院後の治療については，疾患に応じた各専門科医師と連携しながら行うのが望ましい．

③ アナフィラキシーは症状が比較的軽く，短時間で軽快したものについては，数時間の経過観察後，二相性反応などについて十分説明を行った後，帰宅を考えてもよい．

④ 心不全・腎不全・肝硬変に関しては，慢性的な病態で，原疾患自体の増悪でないと判断される場合には，必ずしも入院は必要ないが，その場合は数日以内にかかりつけ医または専門医を受診させる．

⑤ その他の病態についてもほとんどは帰宅が可能で，疾患に応じた専門科の外来を近日中に受診させる．

文献

1) Bingham Co, III：An overview of angiodema：Pathogenesis and causes. www.uptodate.com/online version 18.2：May 2010.
2) Sabroe RA, Black AK：Angiotensin-converting enzyme(ACE)inhibitors and angio-oedema. Br J Dermatol 136 (2)：153-158, 1997.
3) Ciccone M, Di Noia D, Di Michele L, et al：Effects of lacidipine and nifedipine on the lower limb veins of nonphlebopathic patients. J Cardiovasc Pharmacol 23：S111-112, 1994.

皮疹
eruption

林　峰栄　沖縄県立南部医療センター・こども医療センター・救急科部長

A. ER診療のポイント

- 皮疹（**表1**）の原因は非常に多岐にわたるが，まずは全身性のものか局所性ものかで分け，それぞれ緊急性があるかないかを考える．
- 全身性の皮疹では，薬剤性のものが問題になるが，特にアナフィラキシーを見逃さない．疑ったら，ただちに処置にとりかかることが大切である．
- 局所性の皮疹で注意するべきものは，壊死性筋膜炎である．皮疹の割に痛みが強い場合や重篤感がある場合には鑑別に挙げる．外科的処置を必要とするので，早々に外科医を呼ぶ．

表1　皮疹の種類

- 紅斑（erythema）
  血管拡張や充血が真皮内に起こり赤くなった状態．圧迫すると消失する．
- 紫斑（purpura）
  血管炎，血管の危弱性，血管の閉塞などの原因で赤血球が皮内に漏出した状態．圧迫しても消失しない．
- 丘疹（papule）
  直径1cm以下の皮膚の隆起．表皮のみ，真皮のみあるいはその両方が肥厚する場合がある．
- 結節（nodule）
  直径1cm以上の充実性の隆起．丘疹より深く真皮あるいは皮下組織に及ぶ．炎症性細胞，腫瘍細胞の浸潤，代謝産物の蓄積により形成される．
- 水疱（blister）
  直径5mm以上のもの．
- 小水疱（vesicle）
  直径5mmm以下のもの．

B. 全身性皮疹

1 アナフィラキシー　全身性の皮疹のうち，最も緊急度が高いのはアナフィラキシーである．ハチ毒，食事（＋運動），薬剤などによる即時型アレルギーによって引き起こされる．原因薬剤としては，造影剤，抗癌剤，NSAIDs，抗菌薬，血液製剤などが多い．

　医薬品の投与後5〜30分以内に，蕁麻疹や瘙痒感，紅斑・皮膚の発赤などの全身的な皮膚症状がみられることが多い．皮膚症状以外には，消化器症状（嘔吐，下痢，心窩部痛など），眼症状（視覚異常，視野狭窄など），呼吸器症状（呼吸苦，咽頭部違和感，犬吠様咳嗽，喘鳴など），循環器症状（頻脈，血圧低下など），神経関連症状（不安，恐怖感，意識混濁など）をきたすこともある．

　アナフィラキシーを疑ったら，ただちに当該薬品の投与を中止し，酸素投与，モニター装着，静脈ラインの確保を行う．

1 皮膚症状のみの場合　H_1受容体拮抗薬〔クロルフェニラミン（ポララミン®，クロール・トリメトン®）など〕を内服もしくは静注し，1時間ほど経過観察する．症状が軽快するようであれば，2〜3日分のH_1受容体拮抗薬を処方し帰宅とする．

2 消化器症状がある場合　H_1とH_2受容体拮抗薬の静注後1時間ほど経過観察する．症状が軽快するようであれば，2〜3日分のH_1，H_2受容体拮抗薬を処方し帰宅とする．

3 呼吸器症状を呈している場合

①犬吠様咳嗽，喉頭浮腫による呼吸困難，喘鳴，チアノーゼなどを認めれば，β_2刺激薬のネブライザー吸入をしつつ，0.1%アドレナリン0.3〜0.5mL（小児：0.01mL/kg，最大0.3mL）を大腿筋に筋注する．症状の改善を認めない場合は，30分ごとに同様の手順を繰り返す．なお，β遮断薬を使用中の患者では，アドレナリンの効果は期待できないので，代わりにグルカゴン1〜5mg（20〜30μg/kg）を5分以上かけて静注後，5〜15μg/kgで持続点滴する．

② さらに，ステロイド薬としてヒドロコルチゾン（ソル・コーテフ®）100〜200 mg（小児5 mg/kg）またはメチルプレドニゾロン（ソル・メドロール®）40 mg（小児1 mg/kg）を6〜8時間ごとに点滴静注する．それでも気道が保てない場合には，気管挿管もしくは，気管切開を行う．

4 ショックの場合　上記治療に加え，生理食塩水5〜10 mL/kgを急速輸液する．改善がなければ5分後にアドレナリンを追加投与し，輸液負荷を継続，ドパミン（イノバン®，カコージン®）2〜20μg/kg/分を併用する．遷延予防のためステロイド薬を6〜8時間ごとに点滴静注する．H_1，H_2受容体拮抗薬の投与も行う（「アナフィラキシーショック」，38頁参照）．

2 蕁麻疹

① 全身に膨隆疹が自然に出たり消えたりする．蕁麻疹だと思ってもアナフィラキシーでないかどうかの確認はすること．原因として，食べ物や薬，動物との接触や住居，衣類，布団，洗剤といった環境の変化などが考えられる．

② 通常は抗アレルギー薬の内服で治療するが，瘙痒感が強い時や皮疹がひどい時はクロルフェニラミン（ポララミン®やアタラックスP®）といったH_1受容体拮抗薬や，場合によってはステロイドの注射を行う．

③ 経口抗アレルギー薬やステロイド軟膏を処方して帰宅させる場合にも，呼吸苦が出現する場合は急いで来院するよう説明する．

3 薬疹（SJS，TEN）

① 薬疹で重症な場合は，熱傷のように全身の皮膚が赤くなり，水疱を形成し擦っただけで剝離するようになる．水疱とびらんの範囲が体表面積の10％以内のものをスティーブンス・ジョンソン症候群（Stevens-Johnson syndrome：SJS）といい，30％以上のものを中毒性表皮壊死症（toxic epidermal necrosis：TEN）という．10〜30％は，SJSからTENへの移行型と判定する．表皮だけでなく，眼，口腔，会陰部の粘膜も障害され，発熱を伴う．致死率は，SJSで9％，TENで44％と非常に高い．発熱（38℃以上），粘膜症状（結膜充血，口唇びらん，咽頭痛），多発する紅斑（進行すると水疱・びらんを形成）を伴う皮疹の3つが主要症状である．

② 原因と疑われる薬剤をとにかく早く中止し，熱傷に準じた治療を行う．急性期には，ステロイドの全身投与を行う〔プレドニゾロン換算で，中等例は0.5〜1 mg/kg/日，重症例は1〜2 mg/kg/日，最重症例でメチルプレドニゾロン（ソル・メドロール®）1 g/日×3日間〕．高用量ヒト免疫グロブリン静注（IVIG）療法（5〜20 g/日×3日間）や血漿交換療法なども考慮する．重傷な薬疹が疑われる場合には，速やかに皮膚科医へコンサルテーションする．

4 その他　その他の全身性皮疹は，伝染性単核球症や，麻疹，水痘といったウイルス性感染症か膠原病の可能性を考える．

C. 局所性皮疹

1 蜂窩織炎
皮膚および一部皮下組織に細菌感染が及んだ状態である．起因菌は連鎖球菌やブドウ球菌が多い．紅斑は境界不明瞭で，腫脹，圧痛，熱感を伴う．通常，第1世代セフェム系の抗菌薬（セファゾリン）で治療する．蜂窩織炎のうち，顔面に好発し，より浅在性で境界明瞭な紅斑をきたすものを丹毒という．

2 壊死性筋膜炎

① 救急領域の皮膚疾患で致死率の高いものといえば，壊死性筋膜炎，通称「人喰いバクテリア」である．A群連鎖球菌によって起こることが多いが，蜂窩織炎よりも深い層にある筋膜や皮下脂肪の壊死を起こし広がっていくため，初期には皮疹が出なかったり，紅斑の範囲を超えて圧痛を認めたりすることもある．

② 感染は急速に進行し，多臓器不全から死に

至ることもあるため，迅速な診断が必要である．皮膚所見の割に発熱や頻脈，低血圧など全身の重症感が強かったり，説明のつかない急速な痛みの増悪を認めたりした時には，壊死性筋膜炎を疑う．

③治療は，外科的デブリドマンと抗菌薬の投与を行う．A 群連鎖球菌に対してはペニシリンとクリンダマイシン（ダラシン®）を投与する．会陰部に発生した壊死性筋膜炎をとくにフルニエ症候群と呼ぶ．

3 帯状疱疹

①痛みが強い水疱疹は帯状疱疹の可能性が高い．帯状疱疹は片側の一定神経領域（デルマトーム）に一致して出現する．

②通常は，バラシクロビル（バルトレックス®）1日6錠を分3と，軟膏と鎮痛薬を処方し，数日以内に皮膚科を受診してもらう．

③1つのデルマトームを超えて発疹が発生している場合や，三叉神経領域に発生している場合（眼球や髄膜に及ぶことがある），また，免疫不全患者には，アシクロビル（ゾビラックス®）の点滴を行う．

4 昆虫刺咬傷

①very strong 以上のステロイド軟膏（マイザー®軟膏やデルモベート®軟膏など）に加え，ダニなどによる瘙痒性丘疹に対してはクロルフェニラミン（ポララミン®錠）を，ムカデやハチといった痛みや腫脹が強い場合には，チアプロフェン（スルガム®錠）やベタメタゾン/クロルフェニラミン（セレスタミン®錠）を処方する．

②ドクガの幼虫による場合は，かなり広い範囲で派手な丘疹となることもある．

5 日焼け

局所の冷却と十分な水分摂取を促す．ベタメタゾン（リンデロン®V 軟膏）やベタメタゾン/ゲンタマイシン（デルモゾールG®軟膏）に加え，痛みに対してはチアプロフェン（スルガム®）などの鎮痛薬を，痒みに対してはクロルフェニラミン（ポララミン®）などの抗ヒスタミン薬を処方する．

6 Schönlein-Henoch（シェーンライン・ヘノッホ）紫斑病

小児に多い全身性の小血管炎で，原因はよくわかっていない．下腿の紫斑，関節炎，腹部症状を3主症状とする．紫斑は，かなり派手な赤～紫色で，左右対称性に存在し，触れることができ押さえても消退しない．まれに腸閉塞を起こすこともある．治療は対症療法であるが，遅れて腎症を起こすことがあるので，小児科を受診させる．

出血傾向
bleeding tendency

有井麻矢　Brigham and Women's Hospital, Harvard Medical School, Department of Emergency Medicine

A. ER 診療のポイント

- ポイントを絞った病歴聴取，診察，スクリーニング検査により，二次止血異常による深部の致死的な出血（気道の血腫，頭蓋内出血，血腫によるコンパートメント症候群，後腹膜血腫）を早期に診断し，適切な治療を行うことが重要である．
- 外傷を伴わない出血や，外傷の程度に見合わない出血，外傷後の遅発性の出血，関節出血や軟部組織深部の出血を認めた場合は，出血傾向を疑い，ER での処置後，必要に応じて血液内科医による精査，フォローを依頼する．
- 外傷患者を診察する際は，必ず出血傾向のリスク評価を行う．
- 出血傾向は，主に血小板血栓形成による一次止血と，それを強化する凝固系を介したフィブリン架橋による2次止血の異常に分けられる．それぞれのおおまかな特徴を表1に記す．

B. 最初の処置

1 バイタルサイン　ショック徴候に注意しながらバイタルサインを測定する．また，低体

表1　出血傾向

	一次止血	二次止血
原因・異常	血管，血小板（数・機能），vWF[注1]，フィブリノゲン	凝固カスケード
出血箇所・症状	皮膚・粘膜の紫斑（点状出血，斑状出血），鼻出血，口腔内出血，消化管出血，月経過多，不正子宮出血	軟部組織深部の血腫，コンパートメント症候群，関節出血，頭蓋内血腫
外傷後の出血	直後，軽度	遅発性，大量

注1）vWFは血小板の粘着に必要な補因子であると同時に，第Ⅷ因子を運ぶキャリア蛋白の役割も果たすため，二次止血にも関与する．

温は出血傾向の原因となるので，特に外傷患者では注意する．

2 病歴聴取のポイント
① 外傷や術後，抜歯後の出血傾向，あざができやすい，繰り返す鼻出血，月経過多，不正出血
② 既往歴：肝機能障害と腎機能障害（特に透析患者）はともに凝固因子の異常および血小板の数および機能低下の原因となる
③ 社会歴：アルコール過剰摂取による肝機能障害，血小板減少
④ 家族歴：血縁者の出血傾向（特に血友病，von Willebrand病）
⑤ 内服歴
　・抗血小板薬，抗炎症薬
　・ワルファリン，特に抗菌薬を併用（ニューキノロン系，マクロライド系，アモキシシリンなど）している場合，PT-INR延長に注意する．
　・抗菌薬は血小板減少や，長期投与ではビタミンK欠乏の原因になる

3 身体所見
① 気道閉塞をきたす可能性のある頸部，舌，咽頭，後咽頭の血腫を除外する．
② 口腔内，皮膚の紫斑や，皮下組織，筋肉の血腫，関節出血に加え，頭蓋内出血を示唆するような神経学的所見に注意しながら全身の診察を行う．
③ 外傷を伴う場合は，FASTを含め，JA-TECに従った評価を行う．ただし，FASTで後腹膜血腫は診断困難であり，出血傾向のある患者において側腹部や背部に打撲痕がある場合や，血行動態の悪化やヘモグロビン値低下を認め，他に出血源が特定できない場合は，後腹膜血腫を疑い，腹部CTを行う．

4 血液検査
① 血算（±血液塗抹標本），PT，PT-INR，APTTに加え，輸血が必要になることが予測される場合は，血液型検査，抗体スクリーニング，クロスマッチをオーダーする．
② DICを疑う場合は，フィブリノゲン↓，FDP↑，Dダイマー↑もチェックする．ただしフィブリノゲンは非特異的な急性期反応物質なので，必ずしも低下しているとは限らない．

C. 病態の把握・診断の進め方

1 鑑別診断
1 血小板減少（一次止血異常）
① 血小板産生低下：骨髄増殖性疾患，再生不良性貧血，薬剤性（サイアザイド系利尿薬，抗癌剤など），アルコール，感染症
② 血小板破壊亢進：idiopathic thrombocytopenic purpura (ITP), thrombotic thrombocytopenic purpura (TTP), hemolytic uremic syndrome (HUS), DIC, 薬剤性（ヘパリン，サルファ剤，インドメタシン，抗痙攣薬，抗ヒスタミン薬），HIVなどの感染症，血管炎，HELLP (hemolysis, ele-

vated liver enzymes, and low platelets)症候群，子癇前症
③血小板の分布，貯留異常：肝硬変などに伴う脾腫，脾機能亢進，低体温

2血小板機能異常（一次止血異常）：DIC，ITP，尿毒症，肝機能異常，アスピリン，骨髄増殖性疾患

3凝固系の異常（二次止血異常）（表2）

表2　凝固異常の鑑別診断

	PT	aPTT
血友病A（第Ⅷ因子欠乏）	↔	↑
血友病B（第Ⅸ因子欠乏）	↔	↑
von Willebrand病	↔	↔・↑
ビタミンK欠乏（抗凝固，腸管吸収不良）	↑	↔
肝機能異常	↑	↔・↑
DIC	↑	↑
ヘパリン	↔	↑
ワルファリン	↑	↔

D. 引き続き行う処置

1 診断別対策

1 血小板減少症

① 1～2万/μL以下で自然出血，特に頭蓋内出血のリスクが高くなるため，明らかな出血傾向が認められなくても，1万/μL以下（他に出血リスクがあれば2万/μL以下）で6単位血小板輸血を行う．出血や重症外傷を伴っていたり，術前の場合は5万/μL以下で輸血の適応となる．

② ただし，TTP/HUSに血小板輸血は禁忌であり，血液内科医と相談のうえ，早急な血漿交換±ステロイド投与を行う．

③ ITP患者における致死的出血に対しては，大量ステロイド〔メチルプレドニゾロン（ソル・メドロール®）30 mg/kg〕静脈内投与，IVIG（1 g/kg）投与を行ったうえで，必要な場合のみ血小板輸血を行う．また，血小板数が2～3万/μL以下，あるいは5万/μL以下で出血を伴う場合は，血液内科医と相談のうえ，プレドニゾロン0.5～1 mg/kg/日を内服開始するが，ピロリ菌保菌者の場合は，まず除菌療法を行うことが多い．

2 DIC

① 急性型と慢性型があり，出血傾向，血栓形成，多臓器不全を生じる．診断はDIC診断基準に基づいて行う．最も重要なのは，原因疾患の特定と治療である．鑑別として，感染症（敗血症），悪性腫瘍，外傷，術後，熱傷，産科合併症（常位胎盤早期剥離，羊水塞栓，子宮内胎児死亡，HELLP症候群），急性膵炎，肝不全，血管炎や大動脈瘤などの血管病変，ショック，薬物やヘビ毒，輸血反応，熱中症などが挙げられ，これらを早期に診断し，治療することがDICの改善につながる．

② まず，輸液や赤血球輸血を行い，循環動態を安定化させながら，原因疾患の治療を同時に行う．著明な出血を伴う場合は血小板輸血や新鮮凍結血漿（FFP）で補充療法を行う．血栓傾向が強い場合は慎重な少量ヘパリン製剤投与を考慮するが，明らかな効果は証明されていない．

③ その他の治療に関しては，日米でアプローチがやや異なる．わが国では，合成プロテアーゼ阻害薬〔ガベキサートメシル酸塩（エフオーワイ®），ナファモスタットメシル酸塩（フサン®）〕，生理的プロテアーゼ阻害薬〔アンチトロンビン（ノンスロン®，アンスロビン®，ノイアート®）など〕がDICの治療に用いられることがある．この他にも，活性化プロテインC，遺伝子組換え型トロンボモジュリン，遺伝子組換え活性型第Ⅶa因子や組織因子経路インヒビターなどが現在研究されている．

3 血友病A，血友病B

① 伴性劣性遺伝性疾患であるが，30％は遺伝子突然変異のため家族歴がない．

② 致死的な出血・血腫（頭蓋内出血，気道閉塞，コンパートメント症候群，後腹膜血

表3 ワルファリンの投与方法

PT-INR・症状	対応
INR<5, 出血なし	・内服量を減らす　または ・内服を1回休み，INR が目標範囲に戻ったら，低量で内服再開　または ・軽度の INR 延長であれば，減量必要なし
9>INR≧5, 出血なし	・内服を1～2回分休み，INR が目標範囲内に戻ったら，低量で内服再開する　または ・内服を1回休み，ビタミン K（カチーフ N®，ケーワン®）1～2.5 mg を経口投与
INR≧9, 出血なし	・内服中止，ビタミン K（カチーフ N®，ケーワン®）2.5～5 mg を経口投与し，INR が目標範囲内に戻ったら，低量で内服再開
重篤・致死的出血	・内服中止，ビタミン K（カチーフ N®，ケーワン®）10 mg ゆっくり静注＋新鮮凍結血漿（FFP）4～6単位　または prothrombin complex concentrate（PCC）（PPSB-HT®），recombinant factor Ⅶa（ノボセブン®）投与

(American College of Chest Physicians Evidence-Based Clinical Practice Guidelines 8th Edition. Chest 2008)

腫）の原因となる．
③治療：血友病 A には第Ⅷ因子（クロスエイト M® など），血友病 B には第Ⅸ因子（ノバクト M® など）を投与する．
・軽度出血：第Ⅷ因子 12.5 単位/kg，第Ⅸ因子 25 単位/kg
・中等度出血：第Ⅷ因子 25 単位/kg，第Ⅸ因子 50 単位/kg
・致死的出血：第Ⅷ因子 50 単位/kg，第Ⅸ因子 100 単位/kg
・凝固因子が手に入らない場合は，代わりに FFP を投与．血友病 A であれば，第Ⅷ因子を運ぶ von Willebrand 因子を増加させるデスモプレシン（DDAVP）投与を考慮する．

4 von Willebrand 病
①von Willebrand 因子（vWF）の量または質的異常が原因の遺伝性出血性疾患．主に皮膚粘膜出血など一次止血の異常を生じるが，完全欠損の場合は二次止血にも影響し，深部の血腫を生じることもある．
②治療
・デスモプレシン（DDAVP）を 0.3～0.4 mcg/kg を静脈内投与する．12 時間おきに4回まで投与可能．この場合血清ナトリウム値を注意深くモニターする．効果がない場合は，第Ⅷ因子や FFP 投与を考慮する．
・局所治療としてはフィブリン糊，トロンビン，酸化セルロース（サージセル®）を使用する．

5 透析患者における出血　デスモプレシン（DDAVP）投与．透析直後であれば，プロタミン硫酸塩投与も考慮．

6 医原性出血傾向
①ヘパリン投与中の患者で，致死的出血傾向を認めた場合は，ただちにヘパリン投与を中止すると同時に，プロタミン硫酸塩をヘパリン 100 単位に対して 1 mg，1～3 分かけて，ゆっくり静脈内投与．この場合アナフィラキシーに注意する．
②ワルファリンにおいては，表3 を参照．また，致死的出血の場合は迷わず INR を迅速に補正するが，その他のケースについては，出血の程度と，補正することによる血栓形成のリスクをバランスしながら考える．例えば心房細動，深部静脈血栓における血栓のリスクは比較的低いが，僧帽弁の機械弁，弁疾患を伴う心房細動の場合血栓のリスクは高く，血液内科もしくは循環器内科と相談したうえで治療方針を決定することが望ましい．
③血栓溶解療法に合併した脳出血に対しては，血栓溶解療法をただちに中止すると同時に，濃厚赤血球および血小板輸血，新鮮凍結血漿 FFP，ε-アミノカプロン酸，ト

ラネキサム酸（トランサミン®）を投与し，緊急脳外科コンサルト．

2 入院・帰宅の判断（disposition）

①入院適応は，全身状態と出血の程度によって決める．出血が止まらない場合や，頭蓋内，頸部，咽頭，後咽頭，後腹膜の血腫，あるいはコンパートメント症候群を認める場合や，原因不明の出血傾向は入院適応となる．

②帰宅させる場合は，再出血したり，状態が悪化した場合は，すぐに来院できることを確認する．特に高齢者の場合は，自宅での安全性，家族のサポート状況などを確認する必要がある．多くの場合は，血液内科による外来フォローアップが必要となるので，早期にコンサルテーションを行う．

E. 入院3日間のポイント

- 入院後の対応は，原因疾患や出血程度にもよるが，循環動態を安定化させ，注意深くモニターすることが原則となる．
- 血液内科医と相談のうえ，上記スクリーニング検査に加え，鑑別診断に必要な検査を行って行く．
  - 凝固因子の低下・欠損や凝固因子インヒビターによるAPTT延長を疑う場合は，クロスミキシング試験を行う．
  - von Willebrand病を疑う場合は，第Ⅷ因子活性，vWF抗原，リストセチン補助因子活性などを測定する．
  - 血友病を疑う場合は，第Ⅷ因子活性を測定する．
- 血液内科医と容易に連絡がとれない場合は，転送も考慮するが，血友病など凝固系異常の場合は，遅発性の出血による転送の危険性と，転送によって得られる利点を十分に考慮し，長距離の搬送は可能な限り避ける必要がある．

腰痛
lumber pain

輿水健治 埼玉医科大学総合医療センター教授・救急科（ER）

A. ER診療のポイント

- 腰痛はERで遭遇するありふれた症状で，多くの場合，筋・筋膜あるいは骨格系に由来し，対症療法で対応可能なことが大半である．
- しかし，内科的疾患が原因のこともあり，整形外科領域の疾患も含め，ERでの緊急処置や速やかな専門医へのコンサルテーションを必要とする疾患が紛れ込んでいることもある．
- したがって，まず緊急度が高い疾患や命にかかわる疾患を除外することが大切．以下に注意すべき疾患を列記する．
  ①大動脈疾患
  ②炎症性疾患（感染症，化学性炎症）
  ③神経症状（下肢の筋力低下，知覚障害など）を呈するもの
  ④悪性腫瘍

B. 最初の処置

1 蘇生処置の必要性 大動脈瘤の破裂では，分単位で急激なショック状態に陥ることも多い．腰痛だけの訴えで腹部大動脈切迫破裂の症例もあり，またwalk-inの患者が来院後に急変することもある．蘇生処置が必要になることもあり，救急カートは常に整備しておく必要がある．

2 静脈路確保の必要性 すべての腰痛患者に静脈路を確保することは現実的ではない．以下に静脈路を確保すべき徴候を示す．
  ①第一印象で重篤感（苦悶様表情，冷汗，顔面蒼白など）
  ②ショック状態

③意識レベルの低下
④四肢の血圧較差
⑤収縮期血圧が 200 mmHg 以上
⑥発熱(採血と同時に実施)

①から⑤の場合は,できれば 18 G 以上の太い静脈留置針で静脈路を確保し,特にショック状態では 2 ルート確保することが望ましい.⑥の場合でも造影 CT 実施の可能性があり,20 G 以上の太さで確保する.

3 採血の必要性 血液検査もすべての患者に実施する必要はない.静脈路確保すべき徴候と同様に,上記①から⑤に該当するときは,通常の血液検査とともに血液型と輸血用交差血も含めて採血する.⑥の場合は白血球数(できれば分画),CRP など炎症反応,筋・骨格系の逸脱酵素などをチェックするが,後に造影 CT が必要になることもあり,腎機能のチェックも行う.検体検査は結果が出るまでに時間を要するので,早い段階に検査の必要性を評価し検体を提出しておく.

4 検尿 発熱を認める場合は尿路感染症を考慮して必ず尿検査を実施する(白血球,細菌).

5 病歴の聴取 蘇生処置,静脈路確保,採血・尿検査についての評価・実施が終了したら,緊急性の高い疾患,内臓に由来する疾患を見逃さないための病歴を簡潔に聴取する.

①外傷の有無
②急激な症状の出現
③安静時の痛み
④発熱
⑤既往歴:特に免疫抑制状態(糖尿病,ステロイドの使用など),悪性腫瘍,体重減少

C. 病態の把握・診断の進め方

1 病態の把握 腰痛の原因となる主な疾患を表 1 に示す.まず緊急性の高い疾患,内臓に由来する疾患から除外していく(1〜4).内臓に由来する疾患を除外したら,整形外科領域の鑑別診断を進めていく(5).

1 大動脈瘤 切迫破裂は最も緊急性が高い疾

表 1 腰痛の原因となる主な疾患

急性	慢性
機械的機序	**機械的機序**
・筋・筋膜性腰痛 ・脊椎骨折 ・椎間板ヘルニア ・椎間関節症	・椎間板変性 ・脊椎分離・すべり症 ・変形性脊椎症 ・骨粗鬆症 ・重度な脊椎側彎・前彎症
非機械的機序	**非機械的機序**
・大動脈瘤 ・子宮内膜症 ・前立腺炎 ・骨盤腹膜炎 　(付属器炎など) ・尿管結石 ・腎盂腎炎 ・膵炎・胆嚢炎 ・十二指腸潰瘍穿孔 ・硬膜外血腫 ・帯状疱疹	1) 悪性腫瘍 　・多発性骨髄腫 　・転移性腫瘍 　・脊髄腫瘍 　・悪性リンパ腫・白血病 　・骨腫瘍 2) 感染症 　・骨髄炎 　・化膿性椎間板炎 　・化膿性脊椎炎 　・脊椎周囲膿瘍 　　(腸腰筋膿瘍) 3) 強直性脊椎炎 4) Paget(パジェット)病

患の 1 つである.破裂しなければ特異的症状はないことが多いが,急な腰痛で発症した場合は切迫破裂の可能性があり,大量出血となれば短時間にショックや心停止に移行する.切迫破裂でも腰痛のみの訴えのことがあり,急激な発症の腰痛であればまず本疾患を念頭におく.腹部触診や超音波検査で診断が可能なこともあるが,所見がない場合でも否定はできない.急激な強い腰痛,重篤感,ショック,異常高血圧,四肢の血圧較差などを認めれば切迫破裂を疑う.また,運動や力仕事を契機に発症した腰痛であっても,単に筋・骨格系の疾患と決めつけてはいけない.運動時の急激な血圧上昇によって,既存の動脈瘤が破裂にいたることもある.どうしても疑いが晴れなければ造影 CT を実施する.

2 消化器疾患 腰痛以外に腹部症状を伴うことが多い.触診による腹部圧痛の有無,反跳痛や筋性防御などの腹膜刺激症状,血液検

査，超音波検査が参考になる．肝・胆道系疾患，膵炎，消化管穿孔など，消化器疾患を疑う所見があれば造影CTを実施する．

3 骨盤内臓器疾患 前立腺炎，骨盤腹膜炎の診断には直腸指診が有用である．触診による前立腺の腫大や圧痛，ダグラス窩腹膜刺激症状は有力な所見であり，血液検査も参考になる．超音波検査によりダグラス窩の腹水を確認できることもある．

4 泌尿器疾患 尿管結石は急な腰背部痛で発症することが多く，痛みの程度には波がある．腎盂腎炎では発症は緩徐で，発熱や全身倦怠感など全身症状を伴うことが多い．ともに背部叩打痛がみられることが多く，超音波検査による水腎症の確認や，尿検査所見が有力な診断根拠となる．

5 脊椎・脊髄疾患 これらの疾患についても，その日のうちに専門医にコンサルテーションすべき疾患，生命にかかわる疾患が含まれる．それらを見逃さないための徴候を以下に示す(腰痛の red flag sign)．

①発熱
②神経症状
③安静時の痛み
④1か月以上続く痛み
⑤体重減少，衰弱感
⑥悪性腫瘍の既往
⑦免疫抑制状態(糖尿病，ステロイドの使用，HIVなど)

これらの徴候に注意しながら鑑別診断を進めていく．

2 鑑別診断

1 病歴聴取 契機となる外傷，過重労働，姿勢異常などの有無，発症の経過(急激 or 緩徐)，継続性や動きとの関連，痺れや脱力感などの神経症状，生活習慣や既往歴など詳細に聴取する．

2 神経所見 腰痛に伴う腰・仙髄の神経所見をチェックする．客観的所見として膝蓋腱反射，アキレス腱反射を観察する．脊髄疾患急性期や神経根(末梢神経)の障害では反射が低下ないし消失する．ラセグ徴候あるいはSRLテストにより坐骨神経の障害を判断する．運動は膝関節の伸展・屈曲，足関節の背屈・底屈，拇趾の背屈・底屈などで観察し，知覚はピンプリック法による痛覚あるいはアルコール綿による温覚を観察するが，左右差をみることが大切である．いずれも客観性に欠けることがあるので注意を要する．馬尾神経領域の障害では，排尿障害や肛門括約筋の弛緩がみられ，客観的所見として重要である．

3 脊椎単純X線 胸腰椎移行部に所見を認めることも多いので，腰椎のみではなく，胸椎あるいは胸腰椎移行部の撮影も加える．骨折の有無(外傷，悪性腫瘍による病的骨折，骨粗鬆症に伴う骨折など)，脊椎の加齢的変化(棘形成，椎間関節の変形など)，彎曲異常(亀背，側彎)，椎間狭小化，椎体上縁・下縁の侵食像，骨破壊像について評価する．X線検査が可能な施設であれば必須の検査と考える．

4 CT CTを必要とする徴候を以下に示す．
①単純X線で骨折が疑われるが確定できない．
②単純X線で骨侵食像・破壊像が認められる．
③発熱，血液検査所見で感染性疾患が疑われる．
④神経症状を認める．

③④に該当するとき，CT実施不可能な施設であれば転院を考慮する．

単純な骨折を疑うときは造影を必要としないが，悪性腫瘍，感染性疾患(図1に腸腰筋膿瘍のCT画像を示す)あるいは神経症状を認めるときは，禁忌事項がなければ造影CTを実施する．

5 MRI 骨折の新旧の評価，脊髄や椎間板など軟部組織の評価，出血や梗塞の評価など診断価値の高い検査だが，常に実施可能な施設ばかりではない．CTの適応と同じく，可能であれば実施する．

6 血液検査 最初の処置で必要時に実施して

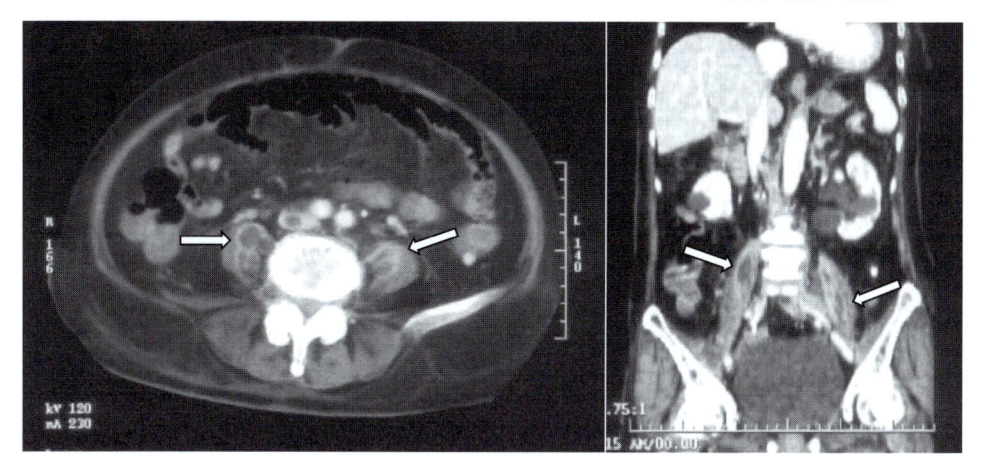

図1 腸腰筋膿瘍の造影CT　左：冠状断，右：前額断．
左右の腸腰筋に，中心が低吸収域で周囲がリング状に造影される囊状の陰影を認める(矢印)．

いるが，悪性腫瘍が疑われる場合など，必要に応じて項目など追加する．

3 緊急度・重症度の評価

1 緊急度　急性発症の疾患ほどその場で何か処置が必要になることが多く，緊急性が高いと評価する．以下に緊急性の度合いに応じて疾患を列記する．

①ERでの蘇生処置あるいは速やかに手術室へ直行：大動脈瘤切迫破裂
②ICUでの集中治療：敗血症性ショック(肝・胆道系感染，腸腰筋膿瘍，化膿性脊椎・椎間板炎，消化管穿孔など)，重症膵炎など
③緊急手術の可能性：消化管穿孔，胆道系疾患，進行する運動麻痺(椎間板ヘルニア，化膿性脊椎・椎間板炎，脊椎骨折，脊椎・脊髄腫瘍など)，硬膜外血腫，腸腰筋膿瘍など

2 重症度　見逃すと生命にかかわる，あるいは重大な障害を残す可能性があるものを重症と評価する．

①大動脈疾患(大動脈瘤，急性大動脈解離)
②感染性疾患(胆道系感染症，腎盂腎炎，骨盤腹膜炎，化膿性脊椎・椎間板炎，腸腰筋膿瘍，骨髄炎など)
③悪性腫瘍(多発性骨髄腫，転移性腫瘍，脊椎・脊髄腫瘍，悪性リンパ腫，白血病など)
④神経症状(椎間板ヘルニア，化膿性脊椎・椎間板炎，脊椎骨折，脊椎・脊髄腫瘍など)
⑤脊椎骨折

4 診断がつかない場合の対応

①ショック状態，意識レベル低下など重篤感があれば，救急医あるいは集中治療医にコンサルテーションする．
②急激な発症，発熱，あるいは安静時の痛みに該当する場合は救急医にコンサルテーションする．
③整形外科疾患が疑われ，発熱，あるいは神経症状がある場合は整形外科医にコンサルテーションする．

D. 引き続き行う処置

1 合併症と対策

1 意識障害　気管挿管による気道確保，人工呼吸

2 ショック　18G以上の太い静脈路を2ルート確保して，輸液，PPF(プラズマプロテインフラクション®)，5%アルブミン，あ

るいは輸血を行う．緊急時には血液型の表試験の判定のみ確認して，ノンクロスで輸血を実施しなければならない時もある．また，中心静脈カテーテルを挿入し，必要に応じてノルアドレナリンなどカテコラミンを投与する．

2 専門医へのコンサルテーション
1 直ちにコンサルテーションが必要　緊急度が高い疾患の場合は，直ちに専門医へのコンサルテーションが必要である．院内に不在の場合は呼び出しするか，転院を考慮する．
2 その日のうちにコンサルテーションが必要
発熱を有する場合，神経症状がある場合，骨折を認める場合，あるいは症状が改善しない場合はその日のうちにコンサルテーションする．
3 上記以外では，数日中に専門医を受診するように紹介する（情報提供書は必要）．
3 入院・帰宅の判断
①緊急度・重症度の項目に該当しないときでも，診断がつかない場合も含めて，症状が改善しなければ入院させて経過をみる．
②それ以外では帰宅可能であるが，「発熱，症状の悪化，神経症状」について十分説明をして（文書にして渡すことが望ましい），これらの症状がみられたら速やかに再診するよう説明しておく．

E. 入院3日間のポイント

- 経過観察入院中は，発熱，安静時の痛み，神経症状，症状悪化に留意し，これらの徴候がみられたら直ちに専門医にコンサルテーションする．
- red flag sign があるが，やむを得ず ER で入院加療となった場合は病状の変化に細心の注意を払い，少しでも悪化する場合は専門医へのコンサルテーションあるいは転院を試みる．

関節痛
arthralgia

永田高志　姫野病院・救急総合診療科

A. ER 診療のポイント

- 関節炎を訴えて整形外科の外来を受診する患者は多い．その多くが外傷または慢性疾患であり，必ずしも緊急性が高いものではない．
- しかし関節痛を訴えて救急搬入する患者に対しては，①外傷，②急性化膿性関節炎，③関節リウマチや SLE，悪性腫瘍などの全身性疾患，を念頭に置いた注意深い診療が求められる．

B. 最初の処置

1 バイタルサインと簡単な病歴聴取　意識レベルや血圧，体温などのバイタルサインよりトリアージを行い，出血性ショックや敗血症の有無を評価する．関節痛が慢性の経過によるものか否かを確認する．
2 病歴と身体所見
1 最初に注意するべき症状を列記する．
①関節痛：単関節痛あるいは多関節痛
②炎症性関節痛あるいは感染性関節痛
③発熱，悪寒，発赤，食欲不振，体重減少などの全身症状を伴った関節痛
④多臓器症状を伴った関節痛
2 関節痛は自覚症状であるため，丁寧に病歴をとることが大切である．疼痛の7項目（部位，質，重症度，発症時期・持続時間・頻度，発症した時の状況，増悪因子，関連症状）をまず押さえるべきである．加えて以下3つの診察を行いたい．
①患者に，痛む場所を指さしてもらう
②外傷機転を確認する
③痛みが，限局性か広範囲にわたるのか，急性か慢性か，炎症性か非炎症性かについて

表1　関節痛の鑑別疾患

外傷疾患（骨折，打撲，捻挫，脱臼その他）	血液病
急性感染性（化膿性）関節炎	薬疹
	Reiter 症候群
	風疹
非感染性関節炎（滑液胞炎，腱・腱滑膜炎）	肥大性骨関節症
	Behçet 病
骨髄炎	潰瘍性大腸炎
リウマチ熱	限局性腸炎
関節リウマチ	強皮症
線維性筋痛症	進行性疾患
SLE	（変形性関節症）
痛風	腫瘍（滑膜腫，軟部腫瘍，白血病）
淋菌性関節炎	
偽痛風	その他（骨無腐性壊死）
乾癬性関節炎	
Lyme（ライム）病	

表2　皮膚所見からの鑑別

皮膚所見	疾患名
頰部の蝶形紅斑	SLE
乾癬による鱗屑状発疹や爪甲の点状陥没	乾癬性関節炎
四肢末梢の発赤した丘疹・膿疱	淋菌性関節炎
拡大傾向の斑状紅斑	ライム病
蕁麻疹	血清病，薬疹
陰茎のびらん，鱗屑，足底部・手掌部の鱗屑丘疹に加え関節炎，尿道炎，ぶどう膜炎を認めた時	Reiter 症候群
風疹の斑丘疹	風疹による関節炎
ばち指	肥大性骨関節症

判断する．

3 本項で扱う関節は滑膜性関節で，上肢では肩関節・肘関節・手関節・手指関節，下肢では股関節・膝関節・足関節・足趾関節を指す．関節痛の鑑別疾患を表1に示す

① 最終的には画像検査と血液検査の結果をもとに確定診断となるが，関節痛に関連した疾患は問診と身体所見で，絞り込むことが可能である．関節の診察法であるが，まず各関節の腫脹・変形・発赤・自発痛の有無を確認する．そして各関節の可動域（診察に自身がなければ他動運動，つまり患者自らでやってもらう）を確認する．各種ストレステストは非整形外科医は無理に実施する必要はない．

② 関節痛が単一関節に限る限局性であれば，外傷や単関節炎，腱炎，滑液胞炎，退行性疾患（変形性関節症）であることが多い．

③ 多関節に及ぶびまん性，全身性であれば，リウマチ熱や関節リウマチなどの自己免疫疾患あるいは内因性疾患に関連した関節痛が考えられる．

④ 関節痛の慢性度，性質や重症度を評価する．痛みのタイミングは重要な情報であり，外傷の既往がない腫脹した関節の急速な疼痛は急性感染性（化膿性）関節炎，骨髄炎または痛風で認められる．発熱・悪寒・熱感・発赤は感染性疾患を疑う．

⑤ 全身症状（発熱・悪寒・熱感・発赤に加え，食欲不振・体重減少・脱力など）を認める場合は，関節リウマチ，SLE などの自己免疫疾患を疑う，また皮膚所見と合わせることも重要である（表2）．

⑥ 変形性関節症などの進行性疾患は，救急診療においては生命予後に関わることが少なく，緊急性・重症度は低いと思われる．痛風および偽痛風は生命予後には関わらないが，その疼痛の訴えにより鎮痛処置を急がなければならないことがある．

3 単純 X 線写真　整形外科領域におけるルーチンワークである．読影のポイントは，①骨折，②変形性関節症の所見，③インプラント，④関節面の破壊像（関節リウマチ），⑤関節腔内結晶（痛風，偽痛風など），⑥腫瘍性変化，を確認することである．人工関節術後のインプラント感染に伴う急性化膿性関節炎も時々救急搬入される．単純 X 線写真で骨折線が見られなくても，関節痛があれば不顕性骨折の可能性を念頭に入れて MRI 検査の実施も考えなければならない時もある．

4 関節穿刺　触診で関節水腫が確認できれば，可能であれば関節穿刺を実施したい．一

般に膝関節で関節水腫を触れることが多いが，肩関節・肘関節・足関節でも起こりうる．
① 少量の関節液は生理的に存在するが，膝関節の関節水腫を起こす疾患として，変形性膝関節症，外傷，そして急性化膿性関節炎が挙げられる．関節の診察方であるが，まず各関節の腫脹・変形・発赤・自発痛の有無を確認する．そして各関節の可動域（診察に自信がなければ他動運動，つまり患者自らでやってもらう）を確認する．各種ストレステストは非整形外科は無理に実施する必要はない．
② 変形性膝関節症から吸引された関節液は一般に黄色であり，外傷では血性（前十字靱帯損傷であれば新鮮血，骨折があれば骨髄脂肪滴が見られる），感染性関節炎ではコーンポタージュのような膿性であることが多い．
③ 関節液の混濁は，白血球によるもので，関節の炎症の程度を反映する．外傷性関節症や変形性関節症の関節液の細胞数は1 mm^3 中，数百以下であるが，関節リウマチでは数千〜数万となる．急性化膿性関節炎で吸引した関節液は，グラム染色，細菌検査培養に提出しなければならない．

5 **血液検査** 炎症，感染の指標としてWBC，CRPはルーチンである．また関節リウマチをはじめとする膠原病の確定診断のためには各種抗体検査が必要となるが，これらの多くは時間を要する．従って救急診療の段階で，自己免疫疾患や内因性疾患を確定診断することは不可能であり，専門各科に引き継ぐことになる．急性化膿性関節炎を疑うときは血液培養を実施する（陽性率50％）．

6 **CT，MRI** 急性化膿性関節炎・骨髄炎の補助診断となりうる．

C. 病態の把握・診断の進め方

1 **鑑別診断** 関節痛と混同されやすい症状として四肢痛がある．
　四肢痛を起こす疾患で，救急診療において注意しなければならないものは，四肢特に下肢の末梢循環障害で見られる四肢痛（Raynaud病，Buerger病，末梢動脈閉塞症）である．

2 **緊急度・重症度の評価**
① 繰り返しになるが，関節痛を起こす病態で，必ず除外するべき疾患は，1）外傷，2）急性化膿性関節炎，3）関節リウマチなどの全身性疾患である．
② 一方，緊急性が低く，生命予後に関わらない疾患として，変形性膝関節症，痛風，偽痛風，滑液胞炎，腱炎，腱滑膜炎などの非感染性関節炎が挙げられる．

3 **診断がつかない場合の対応**
① 現実問題として，関節痛に関連した疾患の誤診は患者の機能予後に大きな影響を与えるため，原則整形外科医あるいは専門各科へのコンサルトが望ましい．痛風や変形性膝関節症も病態は比較的単純で生命予後には必ずしも大きな影響を与えないが，診断・治療に経験がなければ，迷わずにコンサルテーションするべきである．
② 一方で骨折などの外傷や急性化膿性関節炎が除外され，全身性疾患の可能性が否定されれば，生命予後に関わる重篤な疾患である可能性は低い．局所の疼痛が強ければ，局所の安静目的でシーネ固定を施行してもよい．消炎鎮痛薬を処方し，近日中に整形外科受診を勧める．

D. 引き続き行う処置

1 **合併症と対策** 急性化膿性膝関節炎の見落としは，敗血症による全身状態の悪化に加え，関節の破壊による四肢の拘縮によりADLに大きな支障をきたす．

2 **専門医へのコンサルテーション**
① 急性化膿性関節炎などの骨軟部組織感染症は整形外科にコンサルト
② 関節リウマチ，SLEなどの自己免疫疾患はリウマチ膠原病内科にコンサルト
③ 内因性疾患に関連した関節痛の場合は，専

門各科にコンサルト

ただし，関節痛が内因性疾患に関連したことを証明することは容易でないため，救急診療の段階で確定診断が得られず診療方針の決定が容易ではないことが多い

3 入院・帰宅の判断(disposition)　外傷，急性化膿性関節炎，関節リウマチなどの全身性疾患が除外されれば，入院の必要はないと考える．ただし，下肢の関節痛により荷重・歩行困難であれば，入院せざるを得ない状況もありうる．

E. 入院3日間のポイント
（急性化膿性関節炎を中心に）

- 急性化膿性関節炎は原則入院での加療が必要となる．
- 局所の安静（シーネ固定，患肢挙上）
- 敗血症の治療，起因菌の同定（グラム染色，血液培養，組織培養，結核検査）
- 糖尿病・高血圧などの併存疾患のコントロール
- 外科治療（洗浄掻爬，デブリドマン，インプラント抜去）
- 敗血症を合併した急性化膿性関節炎は骨髄炎と同じ病態であり，長期の入院加療が必要となる．急性期における感染のコントロールと患肢機能の温存からリハビリテーション・社会復帰のための慢性期治療までの長い治療が必要となる．

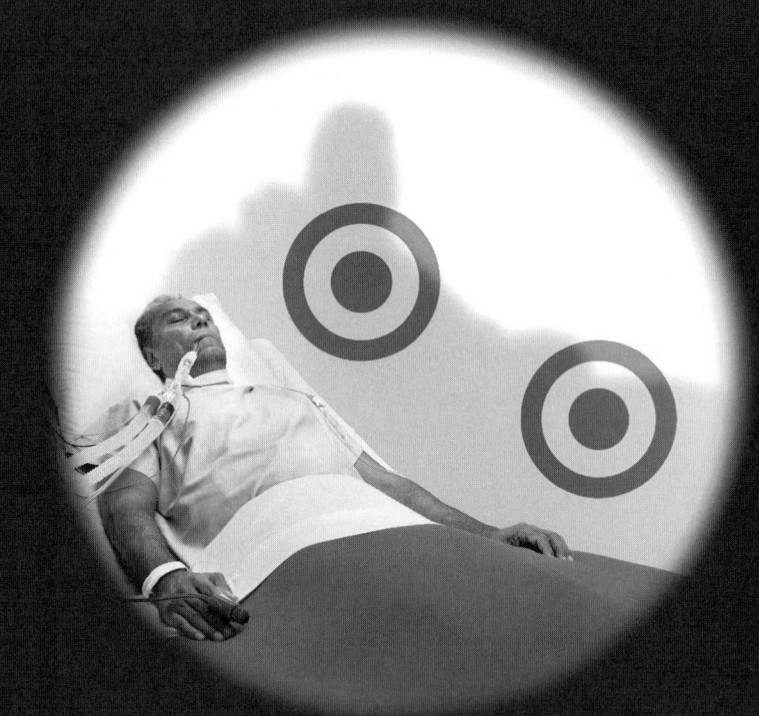

オキサゾリジノン系合成抗菌剤

処方せん医薬品 注意—医師等の処方せんにより使用すること

ザイボックス® 注射液600mg / 錠600mg

ZYVOX® （一般名:リネゾリド） 略号:LZD 薬価基準収載

製造販売
ファイザー株式会社
〒151-8589 東京都渋谷区代々木3-22-7
資料請求先：製品情報センター

■効能・効果、用法・用量、警告、禁忌を含む使用上の注意等につきましては添付文書をご参照ください。

作成：2011年7月

II 疾患・病態の診療

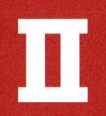

責任編集：坂本哲也

1 中枢神経系

脳梗塞
cerebral infarction

永山正雄　国際医療福祉大学教授・熱海病院神経内科

A. 疾患・病態の概要

- 脳卒中は代表的な国民病であり死亡率，発症率は単一臓器疾患として最も高い．
- 最も多い脳梗塞は，ラクナ梗塞，アテローム血栓性脳梗塞，心原性脳塞栓症が各々約1/3を占める．近年，アテローム血栓性脳梗塞が増加している．
- 脳塞栓症には，心房細動に伴う左房内血栓などによる心原性脳塞栓症と，頸動脈や大動脈弓から遊離した壁在血栓やアテロームなどに由来する動脈原性脳塞栓症がある（後者はアテローム血栓性脳梗塞に分類）．
- 血栓溶解薬である遺伝子組み換え組織プラスミノゲンアクチベーター〔rt-PA，アルテプラーゼ（アクチバシン®）〕投与例は脳梗塞の約2％に過ぎない．

B. 最初の処置

以下，「脳卒中治療ガイドライン2009」（事務局；筆者）を踏まえて概説する．

① Japan Coma Scale（JCS）で3桁の意識障害例や高度誤嚥合併例には，昏睡位（右側臥位），吐物除去，用手的気道確保，気管挿管，人工呼吸管理を適宜行う．
② 必要に応じて適量酸素を投与する．低酸素血症が明らかでない場合，ルーチンに投与する必要はない．
③ 高血圧の処置は，高血圧性脳症，くも膜下出血が強く疑われる例以外は病型診断確定後に行う．また痛み，嘔気，膀胱充満による血圧上昇の可能性を検討する．
④ 明らかに脳浮腫や頭蓋内圧亢進が疑われる例では，高血糖，高浸透圧や心不全合併がなければ高張グリセリン（グリセオール®）（10％，1日400〜800 mL）を点滴静注する．高張グリセリンは脳卒中の急性期死亡を減らすが，長期予後や機能予後への効果は明らかでない．重症例では緊急避難的な過換気（$PaCO_2$ 25〜35 Torr），ベッド挙上やマンニトール（マンニットール®）投与が有効な場合があるが，マンニトールが脳血管障害急性期に有効とする明確な根拠はまだない．
⑤ 重症例や誤嚥例は禁食とし，症候安定後に栄養サポートチームの関与のもと，早期に経管または経口栄養を開始する．高血糖や低血糖は虚血脳損傷を増悪しうるので，ただちに是正する．

C. 病態の把握・診断の進め方

1 確定診断に近づくための観察・検査

① **脳卒中を疑うべき病歴と症候**　まず脳卒中か否かを鑑別する．突然の激しい頭痛，意識障害，構音障害，片麻痺，複視は脳卒中を疑わせる．急な感覚障害，めまい，運動失調，失語症や認知障害のみの例もあり注意を要する．意識，発語，運動麻痺，病的反射（特にBabinski反射，Chaddock反射）や髄膜刺激徴候に注意し，頭部CT（適宜，1〜2日後再検）やMRI所見に注目する．脳卒中と間違えうる状態を以下にまとめる．

前庭機能障害（内耳性めまいなど），感染症，てんかん，全身痙攣後，代謝性脳症（高浸透圧性非ケトン性昏睡，低血糖症，低Na血症，肝性脳症，Wernicke脳症），硬膜下血腫，硬膜下水腫，急性心筋梗塞な

などによる脳循環不全，薬物中毒（アルコール中毒ほか），脳腫瘍，中枢神経系感染症，橋中心あるいは橋外髄鞘崩壊症，脳静脈（洞）閉塞症，高血圧性脳症，その他（頭部外傷，片頭痛，失神，肺塞栓症，末梢神経障害，ミトコンドリア脳筋症，多発性硬化症，頸椎病変，心因性，ほか）．

2 脳梗塞各臨床病型の特徴

❶ アテローム血栓性脳梗塞

血栓性，塞栓性（動脈原性），血行力学性の3種類がある．塞栓例を除く本病型の特徴は，①動脈硬化促進因子を有し，②睡眠中や安静時に発症しやすく，③症候が段階的に進行したり動揺する場合が多く，④症候は病巣，大きさ，側副血行により様々なことである．内頸動脈系の本症では症候は一側性で片麻痺，半身感覚障害に失語症などの高次脳機能障害，半盲，痙攣が加わりうる．椎骨脳底動脈系の本症では症候は時に両側性で，運動・感覚障害に小脳・脳神経・意識・呼吸などの障害が加わりうる．

動脈原性塞栓例では症候は心原性脳塞栓症同様に突発完成する．同一の血管支配領域の一過性脳虚血発作（transient ischemic attack：TIA）が先行したり，同側または同一の血管支配領域に再発を繰返す例や頸動脈病変合併例では，本病態を疑う．

頭蓋内外の狭窄性動脈病変がある例に血圧低下や脱水が加わると，脳灌流圧低下により血行力学性に脳梗塞が生じる．発症時血圧が低い例，頸動脈病変合併例や（脳血流支配）境界領域の梗塞例ではこの病態を疑う．

❷ ラクナ梗塞

特徴は，①基底核，脳幹など脳深部の直径15 mmまでの小梗塞，②多くは高血圧症に基づく小動脈血栓によるが，まれに塞栓や分岐部アテローム血栓により，③各種ラクナ症候群を呈するが，約2/3は無症状である．

ラクナ症候群を呈していても，病態的にはアテローム血栓性脳梗塞に位置づけられる例がある．これらは branch atheromatous disease と呼ばれ，中大脳動脈（MCA）や脳底動脈などのアテローム硬化により，穿通動脈起始部が狭窄・閉塞した結果生じる．画像上，径15 mm以上の giant lacune を呈する．

❸ 心原性脳塞栓症

特徴は，①心房細動ほかの心疾患を基礎とし，②通常，完成し，③血管支配領域に合致する比較的大きな脳梗塞を呈し，④（80％以上の例が数日以内に再開通するために）出血性梗塞となりやすく（CT上，出血は梗塞巣内部の等あるいは高吸収域），⑤左右両側に再発しやすく予後不良なことである．塞栓源として最も多い左房内（特に左心耳内）血栓の検出には，経胸壁心エコーに比べて経食道心エコーが優れているが，心内血栓が検出されなくても，臨床像から本病型と診断して治療開始することも多い．逆に，心房細動や心内血栓を合併していても，必ずしも本病型とは限らない．

3 若年・非定型・原因不明・家族性の例の原因鑑別

若年発症例，経過や病変部位が非定型的な例，危険因子を欠く例，血縁者に脳梗塞が多発している例では以下の広範な病態の原因鑑別を要する．

　　心原性・動脈原性脳塞栓症，動脈解離（交通事故，スポーツ，頸の急激・過剰な回旋・伸展による頸部外傷），Willis動脈輪閉塞症，血栓性素因，多血症，膠原病，避妊薬・覚醒剤・麻薬，睡眠時無呼吸症候群，妊娠ほか．

2 画像検査による評価

脳梗塞と脳出血の鑑別は病歴と症候のみからでは実際にはしばしば困難である．脳卒中を疑う場合は，可能な限り全例で早急にCT，MRIも行う．梗塞巣は，MRIのT_1強調像では低信号域，T_2強調像とFLAIR像では高信号域，責任病巣を最も早く描出する拡散強調像では高信号域に描出される．CTでは脳梗塞発症後6時間以内でもしばしば異常を観察する．超急性期異常所見を見逃さないための読影ポイントを，表1，図1にまとめる．

表1 脳梗塞超急性期CT所見読影のポイント

1) 隅々まで，左右差がないか
    - 脳実質の淡い低吸収域，脳回の腫脹
    - 脳浮腫による脳溝やくも膜下腔の狭小化
    - 脳室の変形
2) 灰白質と白質のコントラストは保たれているか
    - 基底核や視床辺縁の不明瞭化
    - 脳実質の淡い低吸収域
    - 皮髄境界の不明瞭化；島部リボン消失など
3) 主幹動脈に異常はないか
    - dense artery sign, dot sign
    - 脳動脈瘤様所見⇒脳動脈瘤に伴う脳梗塞
4) 見落としやすい部位に病変がないか
    - 脳梁，島皮質，頭頂葉上部，側頭葉，海綿静脈洞部，脳幹部，小脳など
5) 経時変化はないか
    - 発症24〜48時間後の梗塞巣描出
    - dense artery sign
6) 本当にアーチファクトか

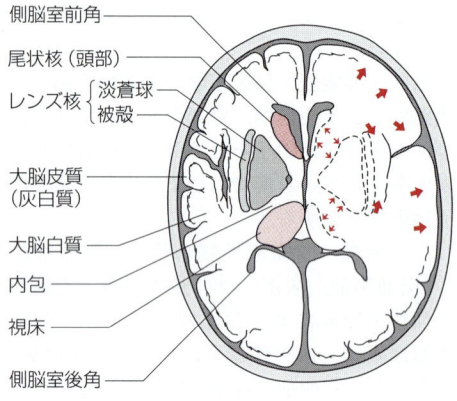

図1 脳梗塞超急性期CT所見
〔永山正雄，濱田潤一（編集）：神経救急・集中治療ハンドブック．p118，医学書院，2006〕

D. 引き続き行う処置

表2に臨床病型，機序，責任血管などを考慮した治療指針(私案)を示す．

1 治療指針

1 血圧管理 収縮期血圧＞220 mmHgまたは拡張期血圧＞120 mmHgの持続例や大動脈解離・急性心筋梗塞・心不全・腎不全合併例では慎重に降圧する．血栓溶解療法予定例では，収縮期血圧＞185 mmHgまたは拡張期血圧＞110 mmHgの場合に，静脈投与による降圧療法を行う．血行力学性機序による例では，原則として降圧やベッド挙上を行うべきではない．

2 脳浮腫管理 心原性脳塞栓症，アテローム血栓性脳梗塞による頭蓋内圧亢進や脳ヘルニアを伴う大梗塞例では，脳浮腫改善，脳血流増加，脳代謝改善作用を有する高張グリセリン（グリセオール®）（10％，400〜800 mL/日）を点滴静注する．心不全合併など全身状態によっては，200 mL当たり2時間以上かけるか投与を控える．

3 血栓溶解療法

① rt-PA投与は脳梗塞の臨床病型を問わず可能であるが，頭蓋内出血などの出血性合併症のリスクを軽減するために，日本脳卒中学会の「rt-PA静注療法適正治療指針(2005)」を遵守する(表3，164頁)．なお大動脈解離合併例では，rt-PA投与は禁忌である．血栓溶解療法に関するよくみられる誤解には，(1) rt-PAは副作用がなく血管を再開通させる，(2) rt-PAは脳梗塞になった多くの人に投与されている(実際は約2％)，(3) rt-PA療法は命を助ける，がある．

② 経動脈的選択的局所血栓溶解療法は，神経脱落症候があるMCAの塞栓性閉塞例のうち，来院時症候が中等症以下，CT上梗塞巣を認めないか軽微，発症後6時間以内に治療開始可能な例で推奨されるが，発症後3時間以内に薬剤投与が可能な例に対しては，rt-PA静注療法が第一選択である．

4 抗凝固療法

① わが国では急性期脳梗塞例，特に心原性脳塞栓症例に対して，しばしばヘパリンが用いられる．しかし大規模試験やメタ解析ではヘパリンの有効性はまだ証明されておらず，欧米ガイドラインも早期からの抗凝固療法に対して以前よりも否定的である．脳

表2 臨床病型，機序，責任血管を考慮した脳梗塞急性期の治療

臨床病型	ラクナ梗塞	branch atheromatous disease	アテローム血栓性脳梗塞			心原性脳塞栓症	備考
機序	細動脈硬化・微小粥腫・微小塞栓	穿通動脈起始部の粥状硬化	血栓性（粥状硬化）	血行力学性（hemodynamic）	塞栓性（artery-to-artery）	塞栓性（多くは心内血栓）	
頻度	多い	比較的多い？	多い	高齢者では多い	比較的少ない	多い	
リスクファクター	高血圧症・糖尿病・脂質異常症・喫煙・メタボリックシンドローム・睡眠時無呼吸症候群ほか	同左	同左	狭窄性動脈病変・血圧低下・脱水など	頸動脈・大動脈弓病変	心房細動・心筋梗塞ほか	
血圧の管理	SBP>220 または MBP>120 持続時は適宜慎重に降圧	同左	同左 脳底動脈閉塞例では原則として降圧しない	血圧低下の是正 原則として降圧しない	SBP>220 または MBP>120 持続時は適宜慎重に降圧 出血性梗塞ではやや降圧閾値を下げる	同左	大動脈解離・急性心筋梗塞・心不全・腎不全などの合併症に応じ適宜修飾
脳浮腫の管理	適応なし？	適宜 10% グリセリン	適宜 10% グリセリン	同左	同左	同左	心・腎不全では減量・中止 脳ヘルニア例ではマンニトール考慮
血栓溶解療法	厳密に条件をみたせば適宜経静脈的 rt-PA（症候軽微な例を除く）	同左	厳密に条件をみたせば経静脈的 rt-PA MCA や脳底動脈閉塞症例の一部で rt-PA 動注	理論的には不要？	厳密に条件をみたせば経静脈的 rt-PA MCA や脳底動脈閉塞症例の一部で rt-PA 動注	同左 MCA や脳底動脈閉塞症例の一部で rt-PA 動注	rt-PA 条件：熟練専門医・適切な設備・発症後3時間以内ほか ウロキナーゼ適応：一部の脳血栓症例のみ
抗凝固療法	適応なし	アルガトロバン；発症48時間以内の例は適応 ヘパリン；発症48時間以内の使用考慮可であるが十分な科学的根拠なし	同左	通常不要？	症例によりヘパリン考慮	ヘパリン；発症48時間以内の使用考慮可であるが十分な科学的根拠なし ヘパリンまたはワルファリン；発症48時間以降に慎重に考慮	ヘパリン；進行性脳梗塞例で考慮
抗血小板療法	オザグレル；発症5日以内の例は適応 アスピリン；発症後48時間以内の例で有効	同左	同左	同左	内頸動脈病変例ではオザグレルまたはアスピリン	適応なし	特にアスピリンによる消化管出血に留意
脳保護薬	エダラボン；発症後24時間以内の例は適応	同左	同左	同左	同左	同左	禁忌：重篤腎障害例 感染症・高度意識障害・脱水合併例で複数臓器障害
スタチン系薬	しばしば使用	同左	同左	通常不要？	しばしば使用	通常不要？	
手術適応	適応なし	同左	一側大脳半球梗塞例と小脳梗塞例の一部	通常適応なし	一側大脳半球梗塞例と小脳梗塞例の一部	一側大脳半球梗塞例と小脳梗塞例の一部	
留意事項ほか		しばしば giant lacune. 事実上アテローム血栓性脳梗塞		ベッド挙上を避ける	分類に難あり		

SBP：収縮期血圧(mmHg)，MBP：平均血圧(mmHg)，rt-PA：遺伝子組み換え組織プラスミノゲンアクチベーター，MCA：中大脳動脈

表3 rt-PA〔アルテプラーゼ(アクチバシン®)〕静注療法適正治療指針の概要

1. **対象症例**：発症3時間以内に治療可能な虚血性脳血管障害
2. **除外項目**
   ①既往歴：頭蓋内出血，3か月以内の脳梗塞(TIAは含まない)，3か月以内の重篤な頭部脊髄外傷あるいは手術，21日以内の消化管あるいは尿路出血，14日以内の大手術あるいは頭部以外の重篤な外傷
   ②臨床所見：痙攣，くも膜下出血(疑)，出血の合併(頭蓋内，消化管，尿路，後腹膜，喀血)，頭蓋内腫瘍・脳動脈瘤・脳動静脈奇形・もやもや病，収縮期血圧≧185 mmHg，拡張期血圧≧110 mmHg
   ③血液所見：血糖異常(<50 mg/dL，または>400 mg/dL)，血小板10万/mm³以下，ワーファリン®内服中でPT-INR>1.7，ヘパリン投与中でAPTTの延長，重篤な肝障害，急性膵炎
   ④画像所見：CTで広汎な早期虚血性変化，CT/MRI上の圧排所見(正中構造偏位)
3. **適応を慎重に考慮すべき項目**
   年齢75歳以上，NIHSSスコア23以上，JCS 100以上，10日以内の生検・外傷・分娩・流早産，3か月以上経過した脳梗塞，蛋白製剤アレルギー，消化管潰瘍・憩室炎・大腸炎，活動性結核，糖尿病性出血性網膜症・出血性眼症，血栓溶解薬，抗血栓薬投与中，月経期間中，重篤な腎障害，コントロール不良の糖尿病，感染性心内膜炎
4. **治療の実際**
   a. 診療体制の整備：24時間画像診断，ストロークチーム，集中治療が可能な設備
   b. インフォームドコンセント：治療開始前に，予想される効果と危険性を本人，家族に十分説明する．
   c. 投与方法：アルテプラーゼ(アクチバシン®)0.6 mg/kg(34.8万国際単位/kg)の10%をボーラス投与し(1～2分かけて)，残りを1時間で点滴静注．
   d. 治療後の管理：
      ①SCUあるいはそれに準じた病棟での厳密な管理(治療後36時間以上)．
      ②収縮期血圧>180 mmHg，拡張期血圧>105 mmHg時には積極的な降圧療法の開始．
      ③治療後24時間以内の抗血栓療法の禁止．
      ④経鼻胃管，膀胱カテーテル，動脈圧モニタカテーテルの挿入は遅らせる．
      ⑤症状増悪時には迅速な診断(CT，MRI)を行い，必要があれば可及的速やかに脳外科的処置(開頭血腫除去など)を実施する．
   e. 治療開始後の神経学的評価
      ①投与開始～1時間(アルテプラーゼ投与中)：15分毎
      ②1～7時間：30分毎
      ③7～24時間：1時間毎
   f. 治療開始後の血圧モニタリング
      ①投与開始～2時間：15分毎
      ②2～8時間：30分毎
      ③8～24時間：1時間毎
      収縮期血圧が180 mmHgまたは拡張期血圧が105 mmHgを超えた場合，測定回数を増やし，これ以下の血圧値を維持するため降圧療法を開始する．降圧薬の選択については，米国ではラベタロールが推奨されているが，国内では未承認のため，日本高血圧学会高血圧治療ガイドライン作成委員会による『高血圧治療ガイドライン』の高血圧緊急症の項を参照すること．
   g. 頭蓋内出血への対応
      ①血圧管理：出血の増大を防ぐために正常範囲まで下降させる．
      ②呼吸管理：呼吸・換気障害があれば，気道確保し補助呼吸を行う．
      ③脳浮腫・頭蓋内圧管理：抗脳浮腫薬を投与する．
      ④消化性潰瘍の予防：抗潰瘍薬を投与する．
      ⑤神経徴候の進行性増悪がある場合には外科的処置を考慮する．

NIHSS：National Institutes of Health Stroke Scale，米国国立衛生研究所脳卒中スケール
〔日本脳卒中学会医療向上・社会保険委員会rt-PA(アルテプラーゼ)静注療法指針部会．rt-PA(アルテプラーゼ)静注療法適正治療指針 2005年10月．脳卒中 27：327-354，2005〕

卒中治療GL2009では，「発症48時間以内の脳梗塞ではヘパリンを使用することを考慮してもよいが，十分な科学的根拠はない」とした．したがってヘパリンが投与される場合は，十分な知識と経験ある医師の判断の元で行われる必要がある．発症48時間以降に関する明確なエビデンスもないが，再発リスクが高い心原性脳塞栓症例や段階的に増悪する進行性脳梗塞例で投与を考慮する．

②発症48時間以内で病変最大径が1.5 cmを超す脳梗塞(心原性脳塞栓症を除く)例に

は，選択的抗トロンビン薬であるアルガトロバン（スロンノン®）が有用である．したがってアテローム血栓性脳梗塞例に対して用いられうる抗血栓薬はアルガトロバンあるいは後述のオザグレル（カタクロット®）である．

5 **抗血小板療法**　発症後5日以内の脳血栓症例には，抗血小板薬オザグレル（カタクロット®）160 mg/日 点滴静注の有効性が示されており推奨される．またアスピリン160〜300 mg/日の発症後48時間以内の経口投与は転帰を改善するが，特に重症例では消化管出血のリスクが高まると考えられるので留意を要する．

6 **脳保護療法**　現段階では脳梗塞急性期の治療として正当化され得る脳保護薬は抗酸化薬エダラボン（ラジカット®）のみである．エダラボンは発症後24時間以内の脳梗塞例に使用が認可されている（適応となる臨床病型の指定はない）．しかし重篤な腎機能障害例には禁忌で，投与中は腎・肝機能検査，血液検査を頻回に実施する必要がある．

7 **スタチン系薬**　脂質異常症に用いるスタチン系薬には，脳血液関門安定化，抗脳浮腫，側副血行促進の作用が示されており，非心原性脳梗塞急性期からしばしば用いられる．

2 **合併症と対策**

① 急性期脳梗塞例では呼吸不全，消化管出血，痙攣など多彩な合併症がみられ，発症後3か月までの死亡の半数は合併症に起因する．

② 一方，誤嚥性肺炎，尿路感染症，褥瘡や深部静脈血栓症は，病期を問わず高頻度である．

3 **入院・帰宅の判断（disposition）**　脳梗塞確診例はもとより，脳梗塞疑いのある例は，入院にて精査加療を行う．

4 **専門医による治療の概略**

1 **開頭外減圧療法**　脳卒中に対する開頭手術施行例は徐々に減少しつつあるが以下の2つの手術適応について熟知しておく必要がある．

① MCA灌流域を含む一側大脳半球梗塞例では，次の適応を満たせば，発症48時間以内に硬膜形成を伴う外減圧術が推奨される．
- 18〜60歳
- NIHSS scoreが15より高い
- NIHSS scoreの1aが1以上
- CTにてMCA領域の脳梗塞が少なくとも50%以上あるか，MRI拡散強調像にて脳梗塞が145 cm³以上
- 症状発現後48時間以内

② 小脳梗塞例では，CTで水頭症がありこれにより中等度意識障害をきたしている例には脳室ドレナージ術が推奨される．またCTで脳幹部圧迫がありこれにより重度意識障害をきたしている例には減圧開頭術が推奨されるが，いずれも十分な科学的根拠はない．

2 **脳血管内治療**　発症時刻が明確であり，発症より6時間以内に治療の開始が可能で，画像診断上の早期虚血所見が軽微なMCA閉塞症例に対しては，ウロキナーゼを用いた局所線溶療法を行うことが推奨される．ただし，発症後3時間以内に治療開始が可能な患者に対してはrt-PA静脈内投与が第一選択であること，ならびにウロキナーゼは動脈内投与には薬事認可されていないことに留意する．

E. 入院3日間のポイント

- 脳梗塞急性期には，臨床病型に応じた治療，全身管理，早期からのリハビリテーションが肝要である．特に塞栓性病態の評価は治療の選択に直結するので，心電図モニターや超音波検査による塞栓源（心，大動脈，頸動脈，下肢深部静脈ほか）の評価を早急に行う．

一過性脳虚血発作
transient ischemic attack (TIA)

永山正雄　国際医療福祉大学教授・熱海病院神経内科

A. 疾患・病態の概要

- 脳梗塞の前兆である一過性脳虚血発作（TIA）の定義は，欧米では2002年以降見直され，発作持続時間よりも画像上，急性期脳梗塞所見がないという脳組織の状態を重視した定義に公式に変わった．
- 最新の定義は米国心臓病学会（AHA）/米国脳卒中学会（ASA）共同声明（2009）による「脳，脊髄，あるいは網膜の局所性虚血による一過性の神経機能障害で急性期脳梗塞を伴わないもの」であり，神経症候の持続時間を全く問わないものとなった．
- わが国のTIAの定義は，1990年の厚生省研究班の診断基準「神経症状持続時間が24時間以内で，画像上脳梗塞病巣を認めない」が最終である．
- TIAを脳梗塞やRIND（reversible ischemic neurological deficit）と区別するために1960年代半ばに規定された24時間という発作持続時間は過去のものであり，TIAと急性期脳梗塞を同一のスペクトラムでとらえ，直ちに入院急性期治療を開始する．
- メタ解析ではTIA発症後90日以内の脳卒中発症率は15～20%．TIA発症後90日以内の脳梗塞発症例の半数は48時間以内に発症．発症後1日以内の治療開始例は，20日後の治療開始例よりも90日以内の大きな脳卒中の発症率が80%少ない．

B. 最初の処置

① 一過性の神経機能障害を呈した患者には，緊急に頭部MRI（特に急性期脳梗塞描出に最も優れる拡散強調像）を行い，急性期脳梗塞所見があれば脳梗塞としての入院治療を開始する．MRI上，急性期脳梗塞所見がなくともTIAが疑われれば，入院のうえ，治療を開始する．
② 緊急MRI施行が困難な場合は，CTを行い出血性病変がなければ急性期脳梗塞あるいはTIAとしての治療を開始のうえ，可能であれば脳卒中急性期に対応可能な施設に移す．
③ 緊急MRI・CTともに施行困難な場合は，早急に脳卒中急性期に対応可能な施設に移す（「脳梗塞」参照，160頁）．
④ 高血圧に対しては，脳梗塞急性期に準じて降圧は慎重に行うべきであろう．すなわち収縮期血圧＞220 mmHgまたは拡張期血圧＞120 mmHgの持続例や，大動脈解離・急性心筋梗塞・心不全・腎不全の合併があれば慎重に降圧する．

C. 病態の把握・診断の進め方

1 確定診断に近づくための観察・検査

① 診察時には神経症候は完全に消失していることが多く，またTIA発作時の状態を医師が直接観察できることは少なく，十分な問診と病歴評価が重要である．
② 発作持続時間は2～15分程度が多い．発作回数は1日数回から数年に1回まで多様である．一般に内頸動脈系TIAは切迫脳卒中（近日中に脳梗塞発症の可能性大）として重要である．椎骨脳底動脈系TIAは，TIA発作のみを反復することが比較的多い．crescendo TIA（進行性TIA）は，症状持続が長くなり間欠期が短くなりつつ発作反復するもので，脳梗塞発症が近いことを示唆する．
③ 症候は責任血管により異なる．内頸動脈系TIAでは，症候は一側性で片麻痺，単麻痺，半身感覚障害に失語症などの高次脳機能障害，半盲，痙攣，一側眼の失明（一過性黒内障）が加わりうる．約25%の例が頭痛を訴える．椎骨脳底動脈系TIAでは症候は多彩である．めまい，特に回転性めまいが多く，両側性視力消失，半盲，複視，

表1 非定型的TIA症候およびTIAと考えられない症候（NINDS-Ⅲ分類，1990）

1. TIA症候として特徴的でないもの
   a. 他の椎骨脳底動脈系の虚血症状を伴わない意識障害
   b. 強直・間代性痙攣
   c. 身体の数か所にマーチして遷延する症状
   d. 閃輝性暗点
2. TIAと考えられない症候
   a. 感覚障害のマーチ
   b. 回転性めまい（vertigo）のみ
   c. ふらつき（dizziness）のみ
   d. 嚥下障害のみ
   e. 構音障害のみ
   f. 複視のみ
   g. 尿失禁
   h. 意識レベルの変化を伴う視力消失
   i. 片頭痛に伴う局所症状
   j. 錯乱のみ
   k. 健忘のみ
   l. 転倒発作（drop attack）のみ

構音障害，嚥下障害，半身または両側の筋力低下，失調性歩行，一側へのよろめき，半身または両側の異常感覚がみられる．また脳神経，意識，呼吸の障害などが加わりうる．TIA発作として非定型的な症候とTIAと考えられない症候を表1に示す．

④診察上，不整脈，心雑音，血管雑音（bruit）聴取，血圧・脈拍の左右差，頸部や咽頭部での内頸動脈拍動減弱，眼底所見（網膜血管閉塞），患側網膜中心動脈血圧低下に留意する．血管雑音に関しては，頸部bruitでは内頸and/or総頸動脈狭窄，鎖骨上窩では椎骨動脈起始部狭窄，眼窩では内頸動脈サイフォン部狭窄，内頸動脈海綿静脈洞瘻の可能性がある．高度動脈硬化例や高安病ではより末梢の動脈でもbruitを聴取しうる．Valsalva法などの増強法も有用である．しかしbruit聴取が必ずしも器質的狭窄や血管屈曲を意味せず，たとえば血液透析，血圧上昇，血流増加に伴う機能的bruitがある．

⑤鑑別すべき疾患として，脳梗塞，失神（血管迷走神経反射，Adams-Stokes症候群ほか），頸動脈洞過敏症，良性発作性頭位眩暈症ほかの前庭機能障害（内耳性めまい），起立性低血圧症，片頭痛の前兆である閃輝性暗点，てんかん発作（痙攣性，非痙攣性），鎖骨下動脈盗血症候群，一過性全健忘症，低血糖発作，過換気症候群，パニック障害，外傷後頸部症候群，くも膜下出血，脳出血，硬膜下血腫などがある．

2 画像検査による評価

①一過性の神経機能障害を呈した患者には，緊急に頭部MRIおよびMRA検査を行い，急性期脳梗塞や責任血管病変の有無を確認する．緊急MRI検査が困難な場合は，CT上，出血性病変がなければ急性期脳梗塞あるいはTIAとしての治療を開始する．
②病歴からTIAが疑われ，MRI拡散強調像上，急性期脳梗塞所見を欠き，原因が脳血管病変と考えられればTIAと診断するが（definite TIA），これらの条件を満たさずprobable TIA，possible TIAにとどまる例もある．
③TIA発症機序の評価が重要である．塞栓源検索のために心電図持続モニター，頸動脈エコー，経胸壁心エコー，下肢深部静脈エコーを緊急に行うことが望ましい．可能であれば経頭蓋超音波ドプラによる微小塞栓信号（microembolic signal：MES）検出，経食道心エコーを行う．また微小脳出血（microbleeds）がTIA様あるいは小梗塞様の症候を呈しうるので，CTやMRI拡散強調像のみならずMRI T_2^* 像も撮像することが望ましい．血管外からの脳血管圧迫の有無も検討する．

D. 引き続き行う処置

1 発症機序 治療法選択には発症機序の評価が重要である．微小塞栓によるTIAは，頸部動脈，脳動脈のアテローム血栓あるいは心腔内塞栓源などからの微小栓子による．TIA発作を反復する場合，病側が固定され典型的

であれば動脈原性機序を疑う．微小血栓によるTIAは，側副血行や血栓融解により短時間で血流が回復して症候が消失するものと考えられる．血行力学性TIAは，脳主幹動脈に高度の狭窄や閉塞がある例に全身血圧低下などにより脳灌流圧がさらに低下して生じる．大動脈解離，脳動脈解離，脳アミロイド血管症，先天性血栓性素因などもTIAの原因となりうる．

1 非心原性TIA　発症48時間以内の非心原性TIA発作時には，脳梗塞との治療的区別は事実上困難なため，非心原性脳梗塞急性期に準じて抗血小板薬オザグレル（カタクロット®）160 mg/日 点滴静注あるいは選択的抗トロンビン薬アルガトロバン（スロンノン®）を投与することが多い．頸動脈病変に伴うTIA例に対しては，早期からアスピリン内服を開始する．

2 心原性TIA　非弁膜症性心房細動などに伴う心原性TIA発作時には，早期からのヘパリン持続点滴静注を考慮する．具体的には，ヘパリン1日5,000～10,000単位を持続静注し活性化部分トロンボプラスチン時間（APTT）が1.5～2.0倍になるように用量を調節する．ヘパリン投与困難な場合，および再発防止には，ワルファリン内服による抗凝固療法（目標PT-INR：70歳未満では2.0～3.0，70歳以上では1.6～2.6）を開始する．大動脈病変，深部静脈血栓症に伴うTIAに対しても心原性TIAに準じて治療を行う．

3 血行動態性TIA　降圧やベッド挙上を避け，血管内脱水があれば早急に補正しつつ，非心原性TIAに準じて治療する．

4 crescendo TIA　ヘパリン4,000～6,000単位を静注，次いでヘパリン1日8,000～20,000単位を持続静注しAPTTが1.5～2.0倍になるように用量を調節する．ヘパリン投与困難な場合はワルファリン内服による抗凝固療法（目標PT-INR：70歳未満では2.0～3.0，70歳以上では1.6～2.6），あるいはアスピリン300 mg/日を3日，またはクロピドグレル（プラビックス®）300 mgを1日投与する．

5 合併症と対策　脳梗塞の15～50%，内頸動脈狭窄・閉塞症の60～80%にTIA前駆を認める．アテローム血栓性脳梗塞はTIA前駆率が最も高く，TIA後の脳梗塞発症率も高い．

表2a　ABCDスコア
一過性脳虚血発作（TIA）発症後7日以内の脳卒中発症リスクを予測するスコア（6点満点）

		ハザード比 （95%信頼区間）	スコア
年齢 age	≧60歳	2.57 （0.75～8.81）	1
血圧 blood pressure	収縮期血圧 >140 mmHg or 拡張期血圧 ≧90 mmHg	9.67 （2.23～41.94）	1
臨床的特徴 clinical features	片麻痺	6.61 （1.53～28.50）	2
	言語障害	2.59 （0.50～13.56）	1
症状持続時間 duration of symptoms	≧60分	6.17 （1.43～26.62）	2
	10～59分	3.08 （0.64～14.77）	1

表2b　TIA発症後7日以内の脳卒中発症リスク

スコア	患者	発症率	ハザード比 （95%信頼区間）
≦1	7%	0	0
2	20%	0	0
3	22%	0	0
4	24%	5%	1.1%（0～3.3%）
5	18%	40%	12.1%（4.2～20.0%）
6	9%	55%	31.4%（16.0～46.8%）

〔Rothwell PM, et al：A simple score (ABCD) to identify individuals at high early risk of stroke after transient ischaemic attack. Lancet 366：29-36, 2005〕

表3a　ABCD^{2}スコア
一過性脳虚血発作(TIA)発症後2日以内の脳梗塞発症リスクを予測するスコア

A	年齢	60歳以上	1点
B	血圧	収縮期血圧>140 mmHgかつ/または 拡張期血圧≧90 mmHg	1点
C	臨床的特徴	一側の脱力 脱力を伴わない言語障害 その他	2点 1点 0点
D	症状持続時間	60分以上 10〜59分 10分未満	2点 1点 0点
D	糖尿病	糖尿病	1点

(Johnston SC, et al：Validation and refinement of scores to predict very early stroke risk after transient ischameic attack. Lancet 369：283-292, 2007)

表3b　TIA発症後2日以内の脳梗塞発症リスク

TIA後2日以内の脳梗塞発症率		
低リスク	0〜3点	1.0%
中リスク	4〜5点	4.1%
高リスク	6〜7点	8.1%

3 入院・帰宅の判断(disposition)

①急性期TIAを疑う場合，緊急に頭部MRIを行い急性期脳梗塞所見の有無を検討するが，いずれであっても入院精査加療を開始する．

②脳梗塞発症の危険度予測には，ABCDスコア(A=age, B=blood pressure, C=clinical features, D=duration of symptoms)(**表2**)，ABCDスコアに糖尿病を追加したABCD^{2}スコア(**表3**)，さらにMRI所見を追加したABCD^2+MRIスコアがあり，後者ほど精度が少しずつ高い．

4 専門医による治療の概略
頸動脈エコーなどにより，狭窄率70%以上の頸動脈病変によるTIAに対しては，頸動脈内膜剝離術(carotid endarterectomy：CEA)が推奨される．狭窄率50〜69%の場合は年齢，性，症候などを勘案しCEAを考慮する．狭窄率50%未満の場合は，積極的にCEAを勧める科学的根拠に乏しい．CEA適応症例ではあるが，心臓疾患合併，高齢などCEAハイリスクの場合は，適切な術者による頸動脈ステント留置術(carotid artery stenting：CAS)を行ってもよい．

E. 入院3日間のポイント

● 非心原性TIA発作時は，抗血小板薬や抗凝固薬の点滴静注を数日〜2週間行った後に，抗血小板薬内服を開始する．わが国で使用可能なものはアスピリン75〜150 mg/日，クロピドグレル(プラビックス®)75 mg/日，あるいはシロスタゾール(プレタール®)200 mg/日，チクロピジン(パナルジン®)200 mg/日である．必要に応じて降圧薬(アンジオテンシン変換酵素阻害薬など)，スタチンを投与する．

● 心原性TIA発作時は，数日〜2週間のヘパリン点滴静注を行った後に，ワルファリン内服による抗凝固療法(目標PT-INR：70歳未満では2.0〜3.0, 70歳以上では1.6〜2.6)を開始する．ヘパリンとワルファリンには，2〜5日間の重複期間を設ける．

● 脳梗塞の再発予防に準じて，諸種動脈硬化危険因子の管理を的確に行う．

脳内出血
intracerebral hemorrhage(ICH)

小畑仁司　大阪府三島救命救急センター副所長

A. 疾患・病態の概要

- 脳実質に生じる出血である．高血圧性が大半を占める．慢性の高血圧により脳内の穿通枝に血管壊死，小脳動脈瘤が発生し，これが破綻して血腫をきたす．その他の原因として，脳動脈瘤，動静脈奇形，硬膜動静脈瘻，もやもや病，海綿状血管腫，静脈性血管腫，アミロイドアンギオパチーなどの血管病変，薬剤や疾病による血液凝固異常，脳腫瘍，出血性脳梗塞，外傷などがある．
- 脳卒中の17.8%を占め，好発部位は，被殻(31.1%)，視床(28.5%)，皮質下(19.2%)，脳幹(9.0%)，小脳(8.3%)，尾状核(1.4%)の順である(脳卒中データバンク)．出血部位に一致した神経局在徴候を呈し，血腫が大きければ頭蓋内圧亢進症状，脳室内穿破をきたした場合は髄膜刺激症状を伴う．
- 早期診断，止血の完成と再出血予防，血腫周辺帯(penumbra)の機能温存が診療の要である．発症3時間以内に38%の患者が33%以上の血腫量の増大をきたしたとの報告がある．患者は血圧の異常高値を呈していることが多いが，脳循環の自動調節能が障害されているため，過度の降圧は血腫周辺部の脳虚血を悪化させる．

B. 最初の処置

① A(気道)，B(呼吸)，C(循環)およびD(神経学的所見)の評価を行う．舌根沈下，嘔吐，呼吸パターンの異常など，A，Bに問題があれば気道確保を行い，低酸素血症による二次的脳障害を回避した上で，早期に頭部CTを施行し脳内出血か否か診断を確定する．
② 脳内出血と診断されれば血圧管理は必須と

表1　脳内出血の局在診断

部位	神経所見
皮質下もしくは被殻	失語(優位側)，失行・失認(非優位側) 反対側の運動障害もしくは感覚障害 病巣方向への共同偏視，半盲
視床	失語(優位側)，失行・失認(非優位側) 反対側の感覚障害±運動障害(内包障害の有無による) 眼球下方偏位，鼻先をにらむ 病巣と反対方向への共同偏視をきたすことあり 部分的視野欠損 小さいが反応のある瞳孔
脳幹	昏睡 四肢麻痺 閉じ込め症候群 水平性眼球運動障害(橋) ocular bobbing(眼球浮き運動)(橋) ピンポイント瞳孔(橋) 斜偏視 瞳孔正中固定，瞳孔動揺(中脳) 眼振 高体温 異常呼吸
小脳	四肢・体幹の失調 めまい，眼振 嘔吐，頭痛 病巣と反対方向への共同偏視，斜偏視 圧迫による脳幹症状 第4脳室圧迫による水頭症と脳圧亢進

〔Frontera JA (ed): Decision Making in Neurocritical Care. Thieme Medical Publishers, New York, 2009 より p.38, Table 3-1 を邦訳一部改変，追補あり〕

なる．降圧目標は，①収縮期血圧180 mmHg未満，②平均血圧130 mmHg未満，③前値の20%の降圧，とされるが，収縮期血圧140〜160 mmHgまで降圧する施設も多い．脳動脈瘤や脳動静脈奇形，造影剤の血管外漏出や出血傾向のある患者にはさらに厳格に降圧する．降圧には，ニカルジピン(ペルジピン®)，ジルチアゼム(ヘルベッサー®)の点滴静注を行う．血圧など患者の状態に細心の注意を払う．血小板や血液凝固系の異常を合併し出血傾向が認められる場合は，血小板，プロトロンビ

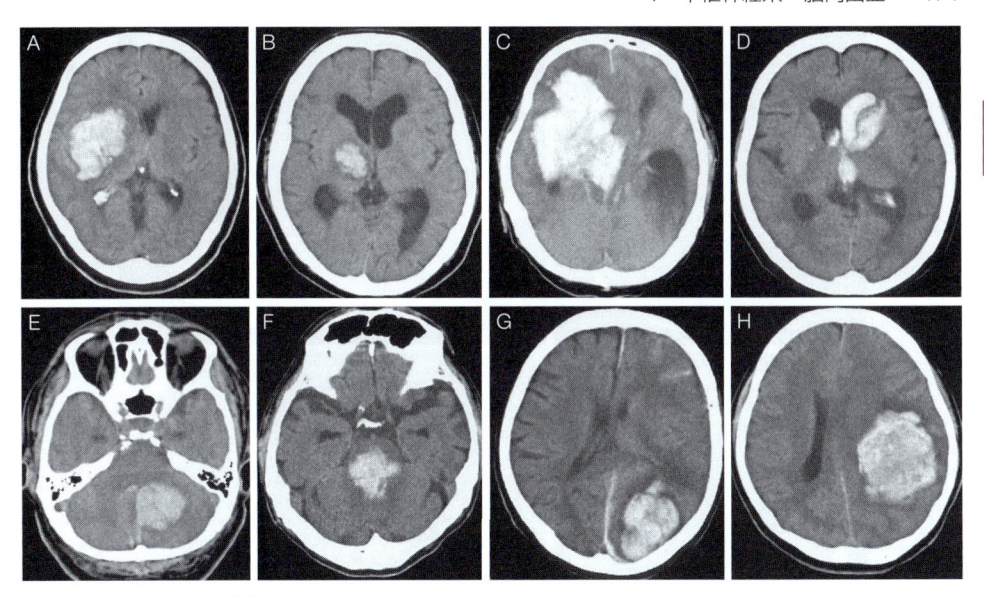

図1　様々な部位の脳内出血
A：被殻出血，B：視床出血，C：混合型出血，D：尾状核出血，E：小脳出血，F：橋出血，G：皮質下出血（アミロイドアンギオパチー），H：皮質下出血（脳動静脈奇形破裂）

ン複合体，新鮮凍結血漿などの血液製剤の投与を考慮する．制吐にはドロペリドール（ドロレプタン®）が有用である（麻酔作用に注意する）．瞳孔不同など切迫脳ヘルニア所見があればマンニトールを急速点滴静注する．

C. 病態の把握・診断の進め方

1 確定診断に近づくための観察・検査

①**病歴**　症状は数分から数時間で進行・完成する．既往歴，内服中の薬剤，特に抗血小板薬，抗凝固薬内服の有無を聴取する．

②**神経学的検査**　意識レベル，麻痺の有無，眼位・瞳孔所見を迅速に評価する（表1）．脳梗塞に比べ嘔吐を伴うことが多く重篤感がある．NIHSS の評価は，頭部 CT 施行後でよい．

③**頭部 CT**　脳出血の部位，体積（水平断の最大径×直交する径×高さ/2 で概算）を評価する（図1）．高齢者の皮質下出血はアミロイドアンギオパチーの頻度が高く，再発，多発が多い．高血圧既往のない若年者の皮質下出血など，高血圧性として非典型的な場合は，原因検索に 3-D CTA が有用である．3-D CTA は血管病変のみならず，高血圧性脳内出血でも造影剤の血管外漏出の描出が可能である（図2）．CT 再検は原則 3 時間後とするが，症状が悪化すれば直ちに行う（図3）．

④**血液検査**　特に肝，腎，止血凝固機能に異常がないか確認する．

⑤**心電図**　左室肥大など慢性高血圧を示す所見に注意する．

D. 引き続き行う処置

1 合併症と対策

①血腫周辺帯の障害：血腫周辺では脳浮腫を生じ頭蓋内圧が亢進するとともに，虚血性，生化学的な細胞障害が進行する．高張脱水製剤は脳容積を縮小させ頭蓋内圧を低下させる．10% グリセオール注® 200～300 mL もしくは 20% マンニトール注射液®

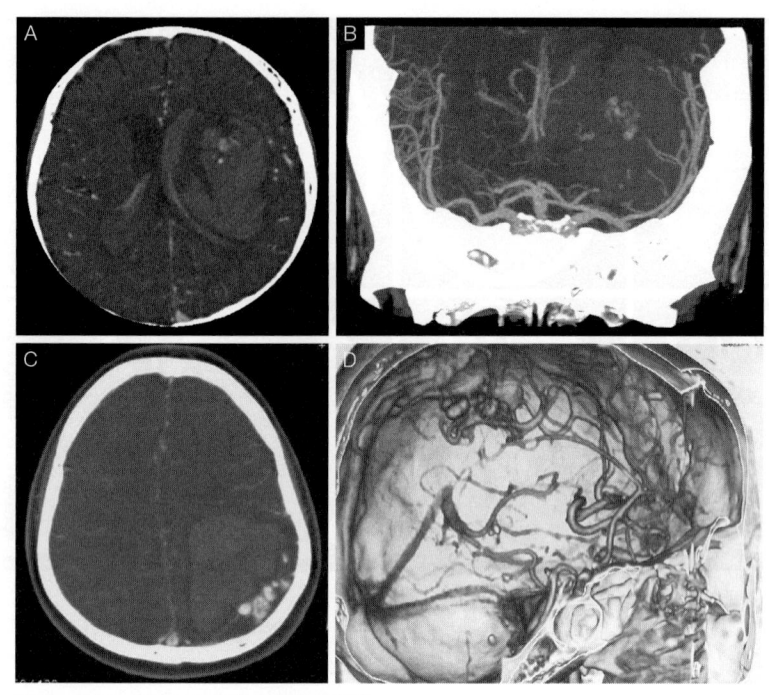

図2 3-D CTA による脳内出血の評価
混合型出血，造影剤の血管外漏出　A：原画像，B：MIP 画像
皮質下出血，脳動静脈奇形の描出　C：原画像，D：3-D CTA 画像（図 1-H と同一症例）

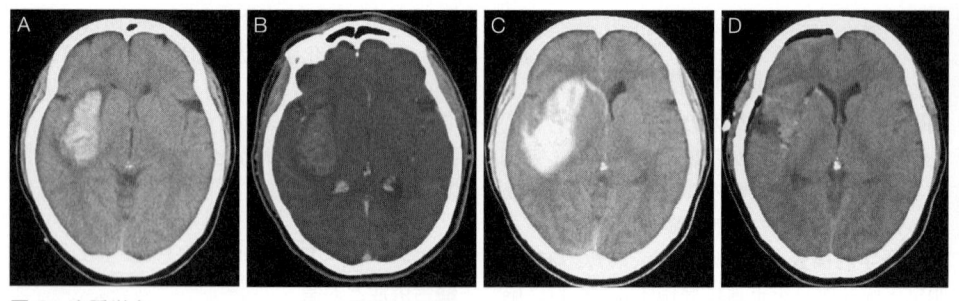

図3 血腫増大
A：右被殻出血，意識レベル　JCS 10，GCS 14（E3, V5, M6）
B：3-D CTA 原画像にて血腫腔内に点状の増強箇所を認める．
C：1 時間 40 分後，JCS 20，GCS 10（E3, V1, M6），血腫増大と漏出した造影剤を認める．
D：開頭（経 Sylvius 裂法）による血腫除去，止血術後

表2 高血圧性脳内出血の手術適応

原則(脳出血の部位によらない)	血腫量10 mL未満の小出血または神経学的所見が軽度な症例は非適応 意識レベルが深昏睡(JCS 300)の症例に血腫除去を勧める根拠はない
被殻	神経学的所見が中等症,血腫量31 mL以上でかつ圧迫所見が高度なとき考慮.特にJCS 20~30程度の意識障害を伴う場合は,定位的脳内血腫除去手術を推奨
視床	脳室穿破を伴う場合,脳室拡大が強いものに脳室ドレナージ術を考慮
尾状核	脳室穿破により脳室拡大が強いものに脳室ドレナージ術を考慮
皮質下	脳表からの深さが1 cm以下のものに考慮.開頭血腫除去術を推奨
小脳	最大径3 cm以上で神経学的症状が増悪している場合,血腫が脳幹を圧迫し脳室閉塞による水頭症をきたした場合に適応
脳幹	適応はない.脳室内穿破が主体で脳室拡大の強いものに脳室ドレナージを考慮
成人の脳内出血	脳血管の異常による可能性が高く血管撮影などにて出血源を検索することが望ましい.急性水頭症が疑われるものは脳室ドレナージを考慮

〔篠原幸人,小川 彰,鈴木則宏,他(編):脳卒中治療ガイドライン2009.協和企画.4.高血圧性脳内出血に手術適応.p.152の記載をもとに作成〕

150~200 mLを30分から1時間かけて1日3~6回点滴静注する.過度の脱水は全身の臓器障害をきたすため漫然と投与しない.
②てんかん発作:痙攣発作に対しジアゼパム(セルシン®,ホリゾン®)静注に続いてフェニトイン(アレビアチン®)点滴静注を行う.非痙攣性てんかんにも注意する.
③肺炎:仮性球麻痺,球麻痺により誤嚥性肺炎をきたしやすい.体位変換と頻回の吸引,肺理学療法を行う.
④上部消化管出血:H_2ブロッカーもしくはプロトンポンプ阻害薬を投与する.
2 入院・帰宅の判断 全例入院治療の対象である.

3 専門医による治療の概略 適応があれば,開頭,定位的,もしくは内視鏡下の血腫除去・吸引術,あるいは水頭症に対する脳室ドレナージ術を行う(表2).出血源となる病変があれば病態に応じて脳血管撮影,手術適応を考慮する.高血圧の原因精査(腎実質性,腎血管性,原発性アルドステロン症,褐色細胞腫など)を行い,透析が必要であれば専門医に連絡する.

E. 入院3日間のポイント

- ストロークケアユニットでの管理が望ましい.
- 高血糖や高体温は脳卒中患者の転帰を悪化させる.体温は少なくとも平温に管理し,スライディングスケールにより血糖を150~200 mg/dL以下に管理する.原則として頭位を30°挙上し頭蓋内圧亢進を予防する.
- 深部静脈血栓症の予防,早期栄養補給,早期リハビリテーションを心がける.

くも膜下出血
subarachnoid hemorrhage(SAH)

小畑仁司　大阪府三島救命救急センター副所長

A. 疾患・病態の概要

- くも膜と軟膜間にある髄液腔への出血である.内因性くも膜下出血の80~90%までが脳動脈瘤破裂による.その他様々な原因によるが,脳動脈解離,脳・脊髄動静脈奇形が特に緊急性が高い.脳内出血,脳室内出血,硬膜下出血を合併することもある.
- 最も致命率が高く突然死をきたしうる脳卒中である.来院時心肺停止,あるいは脳幹反射消失のため根治術の対象とならないことも多く,全症例の約半数が死亡する.一方で,治療により神経脱落症状をきたさず

社会復帰も期待しうる．転帰を決定づける最大の要因は神経学的重症度であり，初回出血もしくは再出血による脳損傷の関与が大きい．救急搬送症例の 50% 以上が血圧 160 mmHg を超え，再破裂の危険が高い．再破裂は救急搬送途上や救急外来でも頻繁にみられ，重症例ほど，初回出血からの時間が短いほど頻度が高い．初療医の役割は，いかにして再破裂をきたさず良い状態で患者を専門医に引き継ぐかに集約される．

● 脳動脈瘤が破裂すると急激な頭蓋内圧亢進をきたし，脳灌流圧の低下から意識を消失する．平均体血圧と頭蓋内圧の圧較差が低下すると，破裂部は血栓閉鎖の方向に向かう．いったん止血されると髄液の緩衝作用により頭蓋内圧が低下し，脳循環が改善して意識の回復をみる．破裂部位に形成された血栓はきわめて脆弱で再破裂をきたしやすい．

● くも膜下出血発症に伴い過剰な交感神経緊張（カテコールアミンサージ）が生じ心筋運動障害，不整脈や肺水腫をきたすことがある．延髄の虚血から突然の呼吸停止をきたしうる．くも膜下出血は全身疾患であることを銘記する．

● くも膜下出血は脳卒中全体の 6.8% を占める（脳卒中データバンク）．日本における年間発症率は 10 万人あたり約 20 人で，発症のピークは 60 歳代にあり男女比は 1：2 で女性に多い．多発性脳動脈瘤は約 20% にみられる．危険因子として家族歴，習慣喫煙，高血圧，過度の飲酒が挙げられる．

B．最初の処置（図 1）

① A（気道），B（呼吸），C（循環）の確保・維持が重要である．低酸素性脳障害をきたすと回復は期待できない．重症例では，舌根沈下や嘔吐（A の障害），呼吸パターンの異常（B の障害），異常高血圧もしくは低血圧（C の障害）をきたしている．直ちにマスクによる 100% 酸素投与と血圧，心電図，酸素飽和度のモニターを開始する．ABC に問題があれば，気道確保と循環の安定化を優先する．再破裂予防に細心の注意を払いつつ，並行して神経学的重症度を迅速に評価する．繰り返し疼痛刺激を加えてはならない．末梢静脈路を確保して採血し，鎮痛，鎮静，血圧コントロールを行う．挿管時の急激な血圧上昇やバッキングはなんとしても避けねばならない．

② 例えばブプレノルフィン（レペタン®）1〜2 A，ミダゾラム（ドルミカム®）1 A，ベクロニウム（マスキュラックス®）1 V 静注後，プロポフォール（ディプリバン®）を適宜加えながら，収縮期血圧 120 mmHg 以下を指標に気管挿管を行う．降圧が困難であればチアミラール（チトゾール®）を追加する．挿管後，血圧 80 mmHg 以下が続くようであればエチレフリン（エホチール®）もしくはフェニレフリン（ネオシネジン®）静注にて対応する．痙攣発症時はジアゼパム（セルシン®）静注にて速やかに止め，フェニトイン（アレビアチン®）250 mg を蒸留水 100 mL に溶解し 10 分以上かけて点滴静注する．発症直後に瞳孔散大を認めても，上記処置中に縮瞳すれば回復の可能性がある．瞳孔散大が続けばマンニトール 300 mL を急速滴下し反応をみる．

③ 意識レベルが良好で ABC に問題がない場合も，鎮痛，鎮静，降圧が重要である．酸素投与，モニター装着と迅速な診察を行い，例えばペンタゾシン（ペンタジン®）1 A 静注にて鎮痛を図る．ドロペリドール（ドロレプタン®）は鎮静作用のほか制吐作用が強く有用である．血圧は 140 mmHg 以下を指標とし，ニカルジピン（ペルジピン®）の静脈内投与を行う．薬剤投与後は呼吸抑制に注意する．

④ 頭部 CT は上記処置後に施行する．移送時に再破裂をきたしやすく，バイタルサインと意識レベルの変動に注意を払う．本人へのインフォームドコンセントは動揺を与え

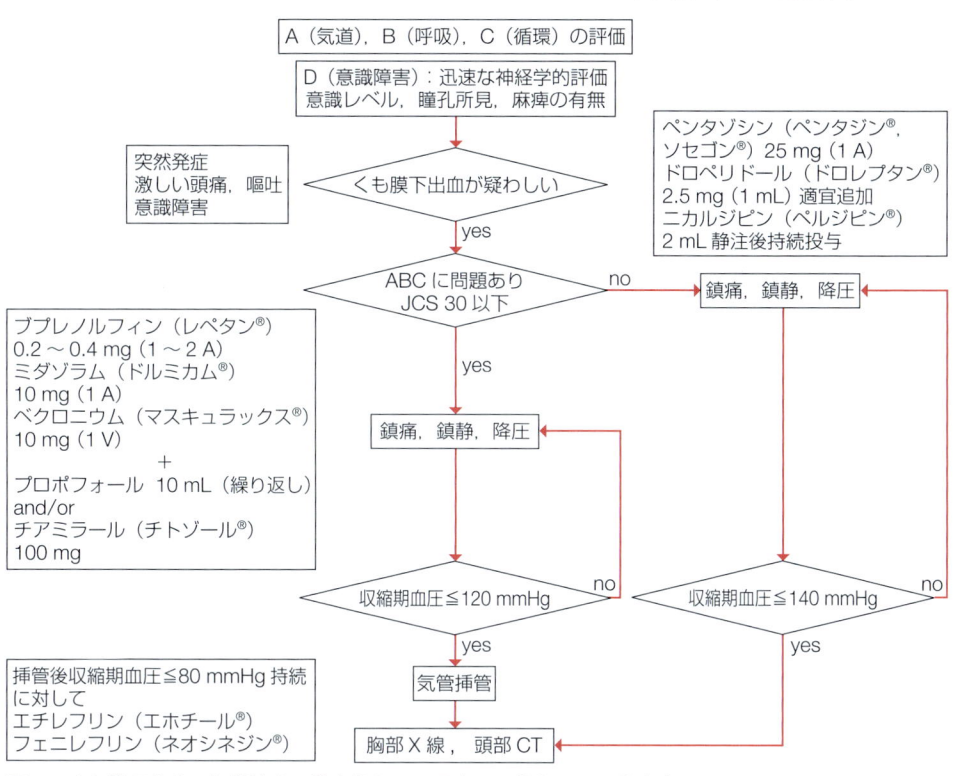

図1 くも膜下出血の初期治療．救急搬入から頭部 CT 施行までの注意点

ないよう留意する．

C. 病態の把握・診断の進め方

1 確定診断に近づくための観察・検査

1 病歴聴取 発症時刻を「何時何分」まで特定できる「突然の激しい頭痛」が典型的である．頭痛は「雷が落ちたような」「ハンマーで殴られたような」人生最悪の頭痛と表現されることが多い．発症直後に意識消失をきたすことも多い．いったん昏睡状態に陥った患者が意識回復し頭痛を訴えた場合にはくも膜下出血が強く疑われる．意識障害があれば，目撃者から情報を集める．頭痛は時に軽微なことがあり誤診の原因となる．嘔気，嘔吐を伴うことが多く，頭痛はすぐに消失することはない．少量の出血による警告症状がまれではな

い．「まず疑うこと」が，くも膜下出血診断の第一歩である．

2 理学的所見 意識レベル（JCS，GCS），瞳孔所見，麻痺の有無，を迅速に評価する．項部硬直が有名であるが，発症数時間以内にはみられない．脳内出血を伴わなければ片麻痺など神経局所症状を呈さないのが普通である．例外として，内頸動脈瘤における同側動眼神経麻痺（眼瞼下垂，瞳孔散大）がある．重症度の評価は Hunt and Hess あるいは WFNS 分類が一般に用いられる（**表1**）．WFNS 分類は GCS に基づき客観性に優れる．

3 CT 検査 くも膜下出血診断のゴールドスタンダードである．Fisher 分類が広く使用される．脳血管攣縮はくも膜下出血量の多寡と相関し，Group 3 に高頻度にみられる（**図**

表1 くも膜下出血の神経学的重症度

Hunt and Hess グレード		WFNS 分類		
分類	基準	WFNS	GCS	神経症状（片麻痺もしくは失語）
Grade I	無症状か，最小限の頭痛および軽度の項部硬直をみる	I	15	なし
Grade II	中等度から強度の頭痛，項部硬直をみるが，脳神経麻痺以外の神経脱落症状なし	II	14〜13	なし
Grade III	傾眠，錯乱，もしくは軽度の巣症状を呈する	III	14〜13	あり
Grade IV	昏迷，中等度から重度の片麻痺を呈する．早期除脳硬直や自律神経症状を伴うこともある	IV	12〜7	有無は不問
Grade V	深昏睡，除脳硬直，瀕死の様相を呈する	V	6〜3	有無は不問

〔Hunt and Hess グレードの出典．Hunt WE, Hess RM：Surgical risk as related to time of intervention in the repair of intracranial aneurysm. J Neurosurg 28：14, 1968 より〕
〔WFNS 分類の出典．Report of World Federation of Neurological Surgeons committee on a universal subarachnoid hemorrhage grading scale. J Neurosurg 68：985, 1988 より〕

Group 1 くも膜下腔に血腫を認めない
Group 2 びまん性にくも膜下出血を認めるが，凝結塊や大脳半球間裂，島槽，迂回槽に1 mm 以上の厚さのくも膜下出血を認めない
Group 3 くも膜下腔に限局した凝結塊を認めるか，大脳半球間裂，島槽，迂回槽に1 mm 以上の厚さの血腫を認める
Group 4 テント状くも膜下腔に有意の出血はみられないが，脳内もしくは脳室内に血腫を認める

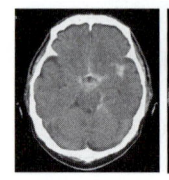

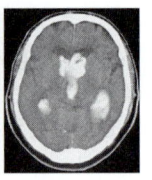

図2 Fisher の CT 分類
(Fisher CM, Kistler JP, Davis JM：Relation of Cerebral Vasospasm to Subarachnoid Hemorrhage Visualized by Computerized Tomographic Scanning. Neurosurgery 6：1, 1980 より)

2)．脳底槽を中心に血腫をみることが多いが，側頭葉先端部の脳内出血，前頭葉底部の紡錘状血腫があれば脳動脈瘤を疑う．血腫は時に等吸収域として描出される．脳槽が低吸収域でなければ，くも膜下出血と考える．脳室内に逆流した血液が鏡面像を呈する所見も見逃してはならない．中脳周囲型の出血の場合も否定されるまでは脳動脈瘤破裂として扱う．外傷のない急性硬膜下血腫は脳動脈瘤破裂によることがある（図3）．引き続き3-D CTA を行う際は血圧上昇に注意する．最近は 3-D CTA で出血源が判明すれば脳血管撮影を省略して手術に臨む施設も多い．

④髄液検査 CT でくも膜下出血の診断がつかない場合に推奨．traumatic tap では血性髄液が次第に薄くなること，遠心により上清が水様透明であることから鑑別できる．

⑤MRI 検査 FLAIR 画像では CT で検出できない出血が描出可能である．血管に壁在血栓を認めれば動脈解離が考えられる．MRA は出血源そのものの検索に有用である．

⑥脳血管撮影 脳動脈瘤診断のゴールドスタンダードであるが，最近は 3-D CTA や MRA のみで手術を行う施設も増えている．引き続き脳血管内治療に移行することが可能である．

⑦胸部 X 線検査 肺水腫の有無に注意する．肺水腫は呼気終末陽圧換気（PEEP）にて対処する．

⑧12 誘導心電図検査，心エコー検査 心電図では不整脈，ST 変化，QTc 時間，心エ

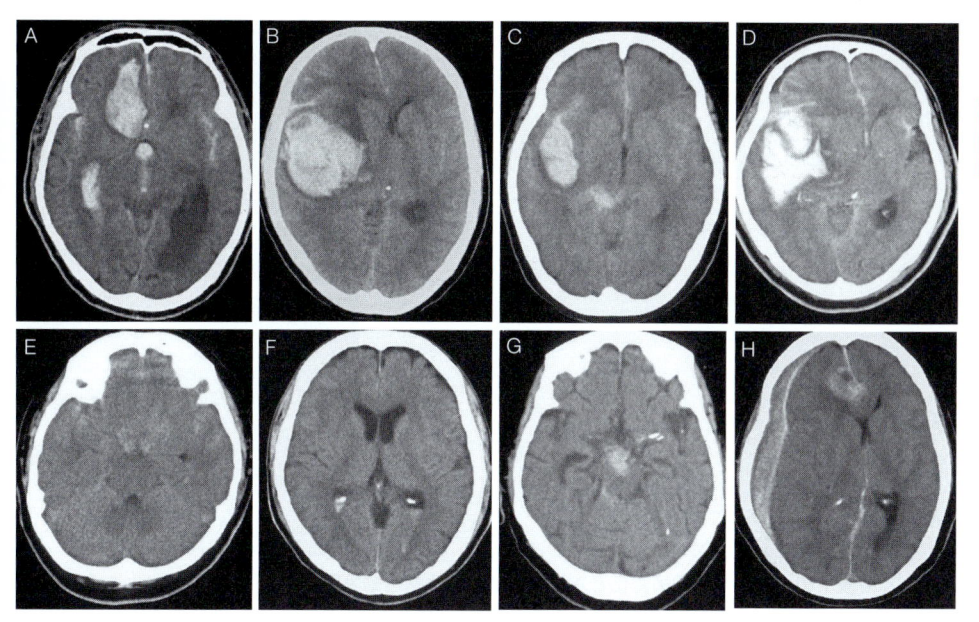

図3 脳動脈瘤破裂による脳内出血と非典型的な CT 所見
A：前頭葉底部の紡錘状血腫（前交通動脈瘤），B：側頭葉先端部の血腫（中大脳動脈瘤），C：Sylvius 裂血腫（中大脳動脈瘤），D：側頭葉と Sylvius 裂血腫の合併（中大脳動脈瘤）E：脳底槽が等吸収域のくも膜下出血，F：脳室内の鏡面像，G：中脳周囲型のくも膜下出血（非動脈瘤性），H：大脳半球間裂から連続する急性硬膜下血腫（前大脳動脈末梢部動脈瘤）

コーでは左室壁運動を観察する．

D. 引き続き行う処置

1 合併症と対策

1 気絶心筋（stunned myocardium）（図 4） たこつぼ心筋症に代表される心筋運動障害である．心筋運動障害は全周性低下から局所異常まで程度は様々である．ST 上昇は V_4，V_5 に大きく，通常，鏡像変化がみられない．数日後に T 波が陰転する．カテコールアミンが原因とされ可逆的である．

2 Terson（テルソン）症候群 くも膜下出血に伴い硝子体出血を併発し，視力障害をきたすことがある．

2 入院・帰宅の判断
必ず入院させ，早急に専門医に連絡を取る．転院が必要であれば，鎮痛，鎮静，降圧に留意して救急車に同乗する．

3 専門医による治療の概略
原則 Grade Ⅳ までが根治術（開頭クリッピング術もしくは瘤内コイル塞栓術）の適応である．発症 3 日以内の急性期に根治術を行い，術後は脳血管攣縮の予防，治療を中心に脳指向型の全身管理を継続する．脳血管攣縮時期の手術はなるべく避ける．

E. 入院 3 日間のポイント

- 脳圧亢進を避けるため頭位を 15〜30° 挙上する．高体温，高血糖は脳障害を助長するため，体温 37℃ 以下，血糖 150〜200 mg/dL 以下に保つ．
- 尿崩症や中枢性塩分喪失性低ナトリウム血症に注意し，脱水を避けて血清電解質を正常範囲内に保つ．

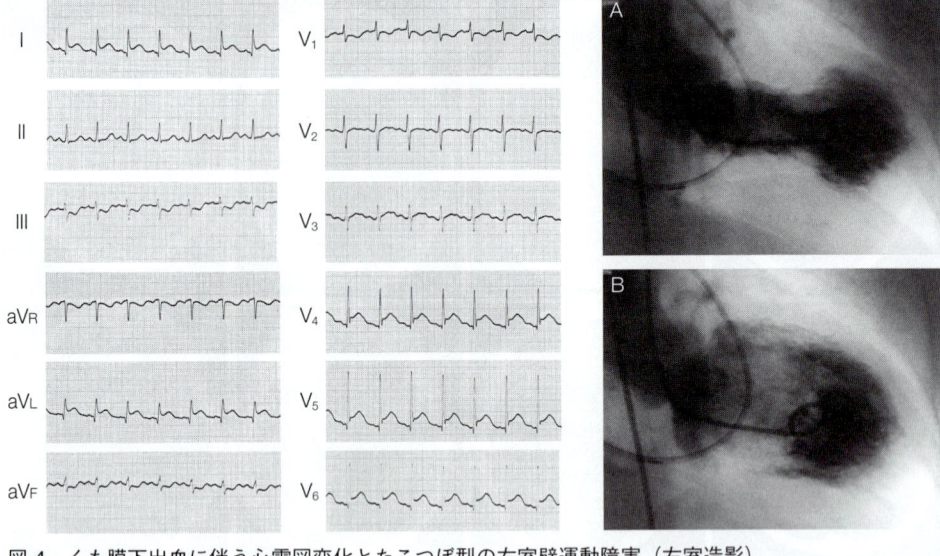

図4　くも膜下出血に伴う心電図変化とたこつぼ型の左室壁運動障害（左室造影）
aV$_L$, V$_3$-V$_6$ に ST 上昇がみられ，心筋梗塞にみられる鏡面性変化がない．QTc 時間の延長にも注意．収縮末期（A）と拡張末期（B）．心尖部の無収縮と心基部の過収縮が特徴的．

髄膜炎・脳炎
meningitis and encephalitis

亀井　聡　日本大学主任教授・内科学系神経内科学

A. 疾患・病態の概要

- 中枢神経系感染症には，くも膜・軟膜の炎症である髄膜炎と，脳実質の炎症である脳炎とが挙げられる．これら髄膜炎・脳炎は，迅速かつ適切な治療開始が患者の予後の上から極めて重要であり，時間単位の緊急対応を要する neurological emergency である．治療が遅れると死亡したり，後遺症を残すことになる．代表的疾患として，細菌性髄膜炎や結核性髄膜炎，および単純ヘルペス脳炎が挙げられる．
- 細菌性髄膜炎は年間約 1,500 人が発症する．急性の頭痛・発熱で発症し，髄液で多形核球優位の細胞増多を示す．主要起炎菌は年齢で異なる．病態は，細菌の侵襲だけではなく，細菌の微小構造物や産生物質による宿主免疫応答を介した炎症過程の亢進が大きく関与する．患者の年齢やリスクに従い，適切な抗菌薬と副腎皮質ステロイド薬を直ちに開始する．
- 結核性髄膜炎は，年間約 260 例が発症する．感染経路は肺結核，結核性脊椎骨髄炎，腎結核からの血行性播種によるが，原発巣不明も多い．亜急性の頭痛・発熱で発症し，髄液にてリンパ球優位の細胞増多，糖濃度低下を示す．本症を疑ったら直ちに多剤による抗結核薬の治療を開始する．
- 単純ヘルペス脳炎は，小児や成人では三叉神経節などに潜伏していたウイルスが再活性化し，神経を上向し脳炎を起こす．一方，新生児は全身感染によるウイルス血症を基盤として脳炎を起こす．年間約 350 人発症するが，散発性脳炎の中で最も頻度が

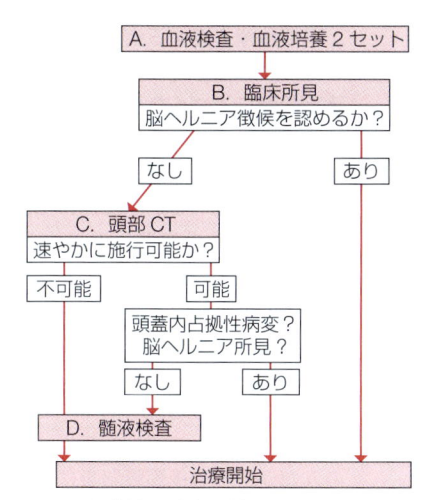

```
A. 血液検査・血液培養2セット
    ↓
B. 臨床所見
   脳ヘルニア徴候を認めるか？
   なし ↓         ↓ あり
C. 頭部CT
   速やかに施行可能か？
   不可能 ↓    ↓ 可能
           頭蓋内占拠性病変？
           脳ヘルニア所見？
           なし ↓   ↓ あり
D. 髄液検査
    ↓
   治療開始
```

◎髄液検査

1. 必須項目
   (1) 初圧
   (2) 細胞数と分画
   (3) 髄液糖/血糖比
   (4) 蛋白量
   (5) 塗抹
   (6) 培養
2. 可能なら施行すべき検査
   (7) 抗原検査
   (8) PCR
3. 施行が考慮される検査
   (9) 髄液CRP
   (10) 髄液乳酸値
   (11) 髄液サイトカイン

図1 細菌性髄膜炎の検査手順
〔細菌性髄膜炎の診療ガイドライン作成委員会（糸山泰人，亀井 聡，他）：細菌性髄膜炎の診療ガイドライン．神経治療学24：71-132, 2007〕

高く，かつ急速に重症化することも多い重篤な疾患である．早期のアシクロビル（ゾビラックス®）投与を要する．

B. 最初の処置

まずバイタルサインを確認し，敗血症からdisseminated intravascular coagulation (DIC)やショック，また呼吸障害を伴っている場合は救急処置を直ちに開始する．それと同時に髄膜炎・脳炎の病因を想定し，それに沿った抗菌薬・抗ウイルス薬・副腎皮質ステロイド薬の投与を直ちに開始する．

バイタルサインが比較的安定している場合には，病歴をとり（意識障害を伴う場合には患者の近親者から），全身所見および神経所見を診察する．

1 最初の処置における留意点
①脳ヘルニアを疑う症候を認めた場合：腰椎穿刺は行わず，直ちに治療を開始する．脳ヘルニアを疑う症候としては，うっ血乳頭，一側/両側の瞳孔固定や散大，除脳/除皮質肢位，Cheyne-Stokes呼吸および固定した眼球偏位が挙げられる．
②放射線学的検査（頭部CTやMRI）が迅速に施行できない場合：まず，治療を開始してから検査を行う．

例えば，細菌性髄膜炎では，病院到着から適切な治療開始までに平均4時間かかり，6時間を超えると有意に死亡率が高値になることが知られている．以上を踏まえた，日本神経治療学会・日本神経学会・日本神経感染症学会の3学会合同による細菌性髄膜炎の診療ガイドラインにおける検査手順を図1に示す．

2 最初の処置時で病因を想定するポイント
1 臨床症候の相違 例えば，同じウイルス性でも，ウイルス性髄膜炎とウイルス性脳炎とでは初期対応に相違がある．一般に，前者は補液などで軽快することが多いのに対し，後者では単純ヘルペス脳炎を想定し救急対応を要する．したがって，髄膜炎と脳炎の臨床症候の鑑別は重要である．
①髄膜炎：発熱＋髄膜刺激症状（頭痛，悪心，嘔吐）．髄膜刺激症候である項部硬直やKernig徴候を呈する．

表1 髄膜炎・脳炎における発症経過の違い

発症経過	代表的な疾患
急性 （通常1週間以内）	細菌性髄膜炎 ウイルス性髄膜炎 ウイルス性脳炎
亜急性 （通常2週間～ 1か月）	結核性髄膜炎 真菌性髄膜炎 癌性髄膜炎 HIV関連認知/運動コンプレックス
慢性 （通常1か月以上）	神経梅毒 真菌性髄膜炎の一部 HIV関連認知/運動コンプレックス 遅発性ウイルス感染症 プリオン病

②脳炎：発熱＋脳症状．脳症状としては，精神症状，意識障害，痙攣，不随意運動などが挙げられる．なお，髄膜脳炎の場合には，脳炎として対応をとる．

②発症経過による病因の推定　表1に示すように，疾患により発症経過が異なる．急性または亜急性であるかは，病歴から把握する．

C. 病態の把握・診断の進め方

神経学的診断と病因確定診断に分けられる．これらは，別々ではなく初診時より並行して行う．

①神経学的診断：髄液一般所見，頭部CT，頭部MRI，脳波検査などから，疾患に比較的特徴のある所見を検索することにある．病因確定診断は，結果がすぐに得られるとは限らず神経学的診断は臨床上極めて重要である．

②病因確定診断：髄液からの塗抹・培養，ウイル分離，髄液を用いたPCR法，ウイルス抗体価の測定などが挙げられる．しかし，病因確定診断は結果がでるまでに時間を要することが多い．

治療方針は神経学的診断から病因診断を疑い，早期治療を要する疾患については病因確定を待たずに治療を開始する．

1 確定診断に近づくための観察・検査
1 臨床症候

①細菌性髄膜炎：発症初期は，髄膜炎の症状・症候を認めるが，急速に意識障害を呈し，髄膜脳炎の病型に進展する場合もある．半数以上の症例で意識障害を呈し，髄膜脳炎の病型になる頻度は少なくない．一方，乳幼児や老齢者では典型的な症状・症候を認めず，易刺激性やせん妄などの意識混濁で発症する場合もあるので留意する．

②結核性髄膜炎：初期は髄膜炎の症状・症候のみだが，その後髄膜脳炎に進展する．この時期，脳底髄膜炎に起因した動眼神経や外転神経など脳神経麻痺を呈するのが特徴である．さらに増悪すると，血管炎による脳梗塞や閉塞性水頭症により，片麻痺，意識障害の増悪を示す．

③単純ヘルペス脳炎：比較的急速に発熱・頭痛・痙攣・精神症状などの症状を呈し，その後に意識障害に陥る．重症例では数時間で昏睡になる場合もある．注意することは，これら症状が最初からすべて現れるとは限らず，最初は発熱がなく精神症状のみで発症し，その後に発熱や意識障害を呈する場合がある．

2 髄液検査

①髄膜炎・脳炎の病因診断上最も重要な検査である．髄液所見からみた髄膜炎・脳炎の鑑別と治療のフローチャートを図2に示す．

②細菌性髄膜炎では近医にて抗菌薬が処方されたような部分的治療を受けている場合には，多形核優位の細胞増多を示さずリンパ球優位になる場合があること，リステリア菌性髄膜炎では約1/3はリンパ球優位の細胞増多を示すことに留意する．

③髄液による病原確定検査として，髄膜炎では細菌・結核菌・真菌などの塗抹・培養，PCR検査や迅速抗原検査などは，初診時の採取髄液で行い，逐次その結果に基づき

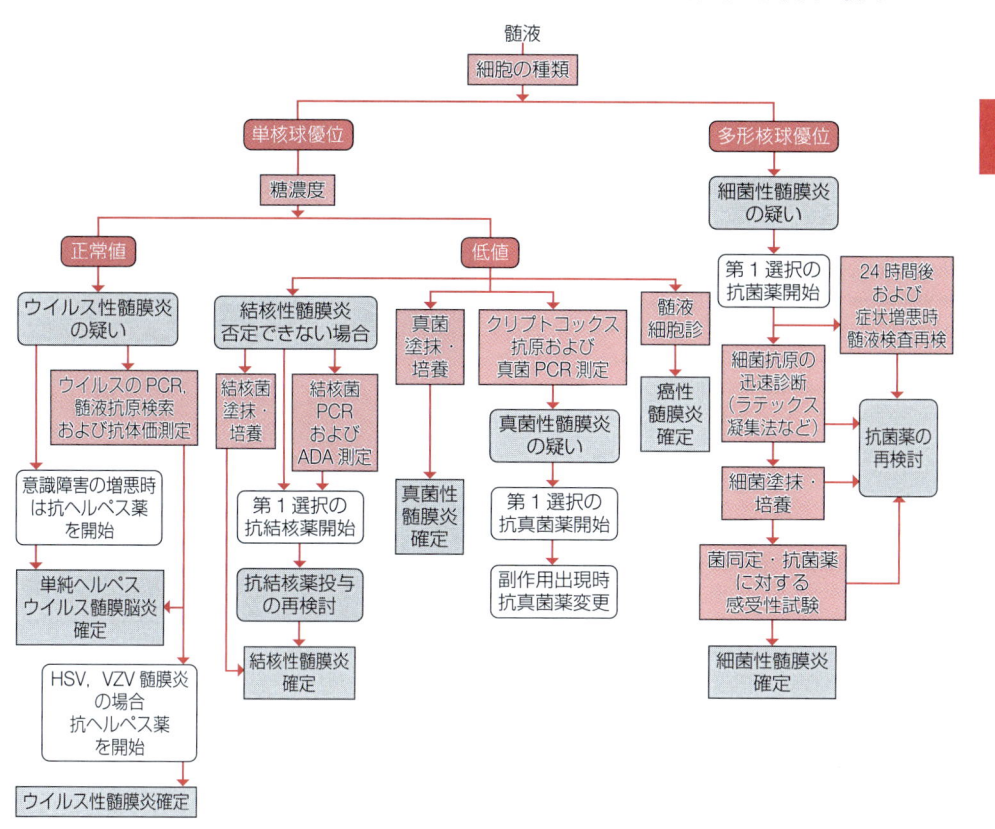

□：施行する検査の内容，●：施行した検査の結果，□：髄膜炎の病因別確定診断，○：検査結果から想定すべきこと，○：各種髄膜炎の病因別治療．

図2　髄液所見からみた髄膜炎の鑑別と治療のフローチャート

髄液の一般所見からどのような病因の髄膜炎を推定し，初期治療を開始し，さらに病因確定診断へ導くのかについてのフローチャートを示した．

PCR：polymerase chain reaction 法，HSV：herpes simplex virus，VZV：varicella zoster virus，ADA：アデノシン・デアミナーゼ測定

〔亀井　聡：髄膜炎．ダイナミックメディシン 5（18）：103-109，2003 より改変〕

治療を再検討する．また，脳炎においては，単純ヘルペスウイルスの PCR やウイルス抗体の検査を行う．

④単純ヘルペス脳炎では急性期 PCR やウイルス抗体が陰性でも，本症を否定できない場合は再検することが必要である．

3 神経放射線学的検査および脳波検査

①髄液検査をする前に頭部 CT を施行すべき場合として，意識障害，乳頭浮腫，巣症状（片麻痺など），痙攣，年齢が60歳以上，免疫不全患者，および中枢神経疾患の既往が挙げられる．これら神経放射線学的検査や脳波において，疾患に比較的特異的な所見を見出し，病因推定を行う．ただし，検査のために治療開始が遅れてはならない．

②単純ヘルペス脳炎の典型的な所見を図3

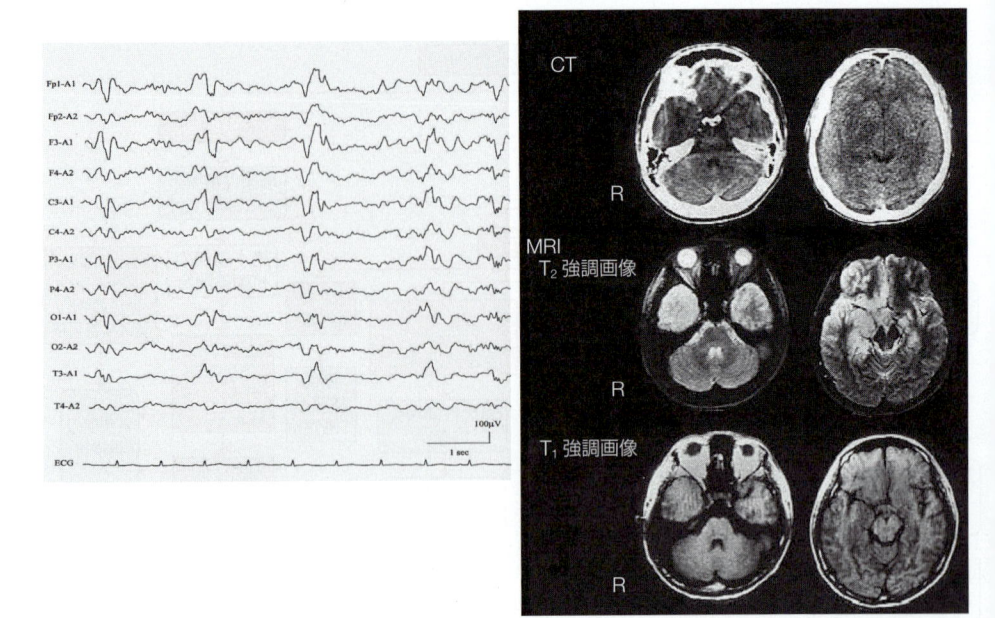

図3 単純ヘルペス脳炎の入院時の脳波および頭部 CT・MRI 画像
左：脳波にて周期性一側性てんかん型放電を認める．右：入院時（第10病日）の CT および MRI 所見．MRI では海馬を含む側頭葉内側面を中心に病巣が検出されている．CT では明らかな異常を認めない．

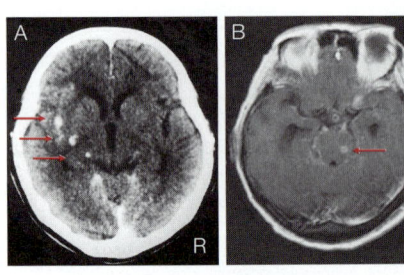

図4 結核性髄膜炎の神経放射線学的所見
A：造影 CT において結核腫（矢印）が造影されている．
B：造影 MRI で確認された脳幹部の結核腫（矢印）．

に，結核性髄膜炎の典型的な所見を図4に示す．

2 想定疾患に対する迅速な治療開始 想定された疾患に対し，確定診断を待つことなく直ちに初診時より治療を開始する．

以下に疾患別に治療指針を示す．

1 細菌性髄膜炎 抗菌薬選択は，患者の持っているリスクと年齢階層別の起炎菌頻度，予想される起因菌の抗菌薬に対する耐性化率を考慮して選択される．わが国での市中感染における年齢階層別の起炎菌の割合を図5に，治療指針を図6(184頁)に示す．なお，副腎皮質ステロイド薬は抗菌薬開始の直前または同時に開始する．

2 結核性髄膜炎 イソニアジド(INH)（イスコチン®），リファンピシン(RFP)（リファジン®など），エタンブトール(EB)（エサンブトール®）およびピラジナミド(PZA)（ピラマイド®）の4剤併用を推奨する．

3 単純ヘルペス脳炎
①神経感染症学会の治療指針では本症を疑った段階（病原が確定する前）で，できるだけ早くアシクロビル(ACV)（ゾビラックス®）の治療を始めることが勧められており，ア

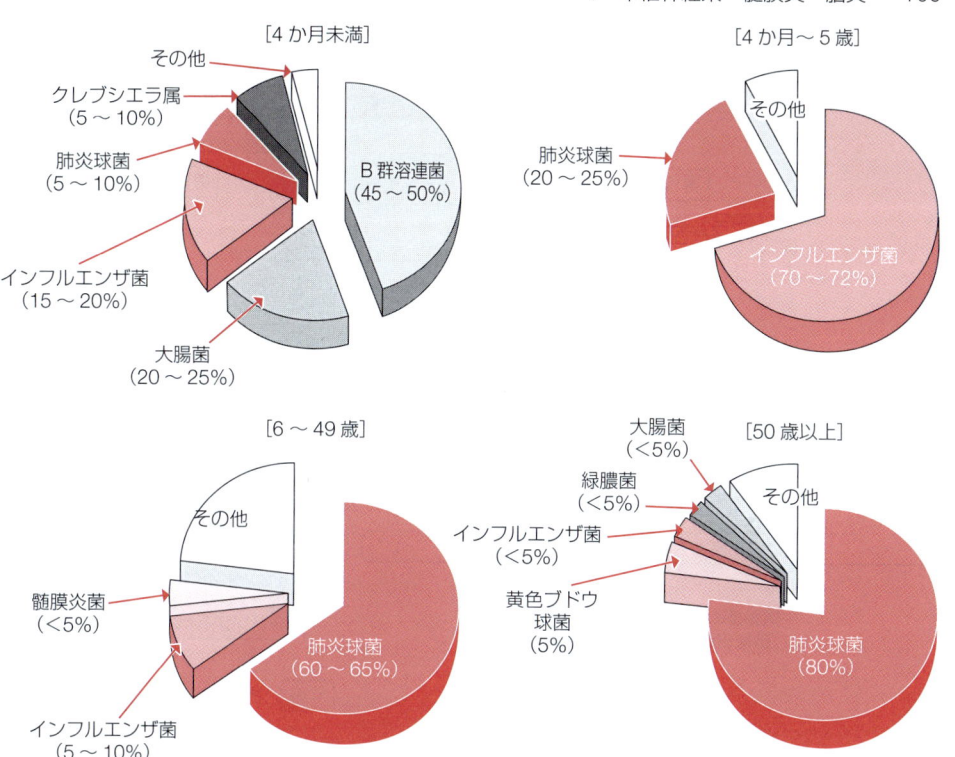

図5 わが国における市中感染による細菌性髄膜炎の年齢階層別の起炎菌の割合
〔細菌性髄膜炎の診療ガイドライン作成委員会（糸山泰人，亀井　聡，他）：細菌性髄膜炎の診療ガイドライン．神経治療学 24：71-132，2007〕

[4か月未満]
- B群溶連菌（45〜50％）
- 大腸菌（20〜25％）
- インフルエンザ菌（15〜20％）
- 肺炎球菌（5〜10％）
- クレブシエラ属（5〜10％）
- その他

[4か月〜5歳]
- インフルエンザ菌（70〜72％）
- 肺炎球菌（20〜25％）
- その他

[6〜49歳]
- 肺炎球菌（60〜65％）
- インフルエンザ菌（5〜10％）
- 髄膜炎菌（<5％）
- その他

[50歳以上]
- 肺炎球菌（80％）
- 黄色ブドウ球菌（5％）
- インフルエンザ菌（<5％）
- 緑膿菌（<5％）
- 大腸菌（<5％）
- その他

シクロビルの投与量は1日あたり10 mg/kg，1日3回で14日間とし，アシクロビル不応例にはビダラビン（アラセナ-A®）の使用が勧められている．アシクロビルにより，死亡率は低下したが，転帰不良率は未だ高く，さらなる治療成績の向上が望まれる．
②最近の米国感染症学会のガイドラインでは，新生児におけるアシクロビルの用量が20 mg/kg，1日3回と従来の倍の用量が推奨され，また投与期間も2〜3週間に延長している．一方，小児や成人の推奨投与期間も従来の2週間から，2〜3週間へ延長している．
③また，本症の急性期にアシクロビルと副腎皮質ステロイド薬の併用療法が本症の予後の点から良いとする報告を筆者らは行った．最近の欧米のガイドラインでは，その併用を考慮してもよいとされている．

D. 引き続き行う処置

1 合併症と対策

①中枢神経系感染症では，経過中に中枢性低換気から人工呼吸器の装着，敗血症や重症肺炎，DICやショック，自律神経障害に基づく血圧の急激な変動，腎不全に対する透析療法の導入，髄膜炎による動脈瘤からのくも膜下出血，臥床による深部静脈血栓の併発など多くの重篤な併発症や合併症を

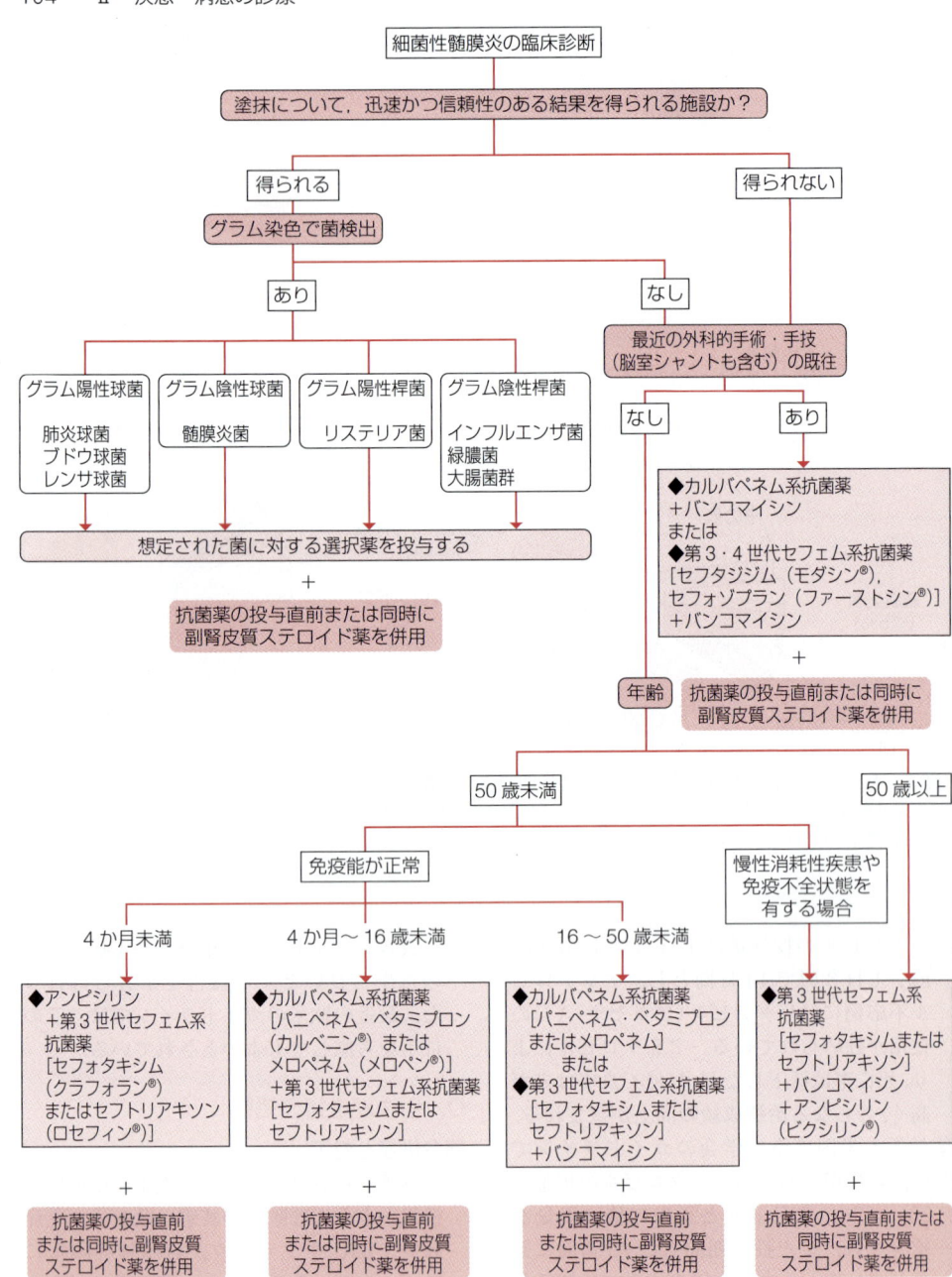

図6 細菌性髄膜炎における治療のフローチャート

```
細菌性髄膜炎の臨床診断
  │
  ▼
塗抹について，迅速かつ信頼性のある結果を得られる施設か？
  │
  ├─ 得られる ──► グラム染色で菌検出
  │                  │
  │                  ├─ あり
  │                  │   ├─ グラム陽性球菌：肺炎球菌，ブドウ球菌，レンサ球菌
  │                  │   ├─ グラム陰性球菌：髄膜炎菌
  │                  │   ├─ グラム陽性桿菌：リステリア菌
  │                  │   └─ グラム陰性桿菌：インフルエンザ菌，緑膿菌，大腸菌群
  │                  │        │
  │                  │        ▼
  │                  │   想定された菌に対する選択薬を投与する
  │                  │        ＋
  │                  │   抗菌薬の投与直前または同時に副腎皮質ステロイド薬を併用
  │                  │
  │                  └─ なし
  │
  └─ 得られない ──► 最近の外科的手術・手技（脳室シャントも含む）の既往
                       │
                       ├─ なし（→年齢による分岐へ）
                       │
                       └─ あり
                            ◆カルバペネム系抗菌薬＋バンコマイシン
                            または
                            ◆第3・4世代セフェム系抗菌薬
                            ［セフタジジム（モダシン®），セフォゾプラン（ファーストシン®）］
                            ＋バンコマイシン
                            ＋
                            抗菌薬の投与直前または同時に副腎皮質ステロイド薬を併用
```

年齢による分岐：

- **50歳未満（免疫能が正常）**
  - **4か月未満**
    ◆アンピシリン＋第3世代セフェム系抗菌薬［セフォタキシム（クラフォラン®）またはセフトリアキソン（ロセフィン®）］
    ＋抗菌薬の投与直前または同時に副腎皮質ステロイド薬を併用
  - **4か月～16歳未満**
    ◆カルバペネム系抗菌薬［パニペネム・ベタミプロン（カルベニン®）またはメロペネム（メロペン®）］＋第3世代セフェム系抗菌薬［セフォタキシムまたはセフトリアキソン］
    ＋抗菌薬の投与直前または同時に副腎皮質ステロイド薬を併用
  - **16～50歳未満**
    ◆カルバペネム系抗菌薬［パニペネム・ベタミプロンまたはメロペネム］
    または
    ◆第3世代セフェム系抗菌薬［セフォタキシムまたはセフトリアキソン］＋バンコマイシン
    ＋抗菌薬の投与直前または同時に副腎皮質ステロイド薬を併用

- **50歳以上（慢性消耗性疾患や免疫不全状態を有する場合）**
  ◆第3世代セフェム系抗菌薬［セフォタキシムまたはセフトリアキソン］＋バンコマイシン＋アンピシリン（ビクシリン®）
  ＋抗菌薬の投与直前または同時に副腎皮質ステロイド薬を併用

〔細菌性髄膜炎の診療ガイドライン作成委員会（糸山泰人，亀井 聡，他）：細菌性髄膜炎の診療ガイドライン．神経治療学 24：71-132，2007〕

認める．したがって，これら併発症や合併症に対する迅速な治療や高度の全身管理が大切である．
②さらに，例えば，深昏睡で人工呼吸器管理の患者でも将来改善し，独歩で退院する場合もあり，下肢の尖足予防やベッド上でのリハビリの実施にも留意する．

2 入院の判断 髄膜炎・脳炎は，基本的に入院対応となる．

3 専門医による治療の概略 上述の診断・治療指針に従う．

E．入院 3 日間のポイント

- 入院後 24 時間時点で髄液検査を再検し，細胞数および蛋白濃度の値が改善しているかを確認する．増悪していれば，入院時点から開始している治療および診断を再検討する．
- 24 時間を待たずに意識障害の増悪や新たな神経局所症候が出現してきた場合には，直ちに髄液検査を再検して評価し，治療の再検討を行う．中枢神経系感染症は，肺炎などの他の感染症と異なり，脳の再生能が極めて乏しいため，増悪を認めた場合には躊躇せず，高次の救急医療機関や専門病院へ直ちに転院させることが重要である．

重症筋無力症
myasthenia gravis(MG)

畑中裕己　帝京大学附属病院・神経内科
園生雅弘　帝京大学附属病院主任教授・神経内科

A．疾患・病態の概要

- 重症筋無力症（myasthenia gravis：MG）は，神経筋接合部疾患であり，特定疾患に指定されている．不可逆的な経過をたどる神経内科疾患の中で，MG は治療戦略が整っており社会復帰が十分可能であるため，筋力低下，誤嚥性肺炎を起こし救急外来に来た患者に対して，頻度は多いとはいえないが鑑別診断の 1 つに挙げる価値は大いにある疾患である．MG は自己免疫疾患と考えられておりまだ不明な点は多いが，胸腺との関連が知られている．
- 血清学的には 3 型に分類され，7 割が抗 AChR 抗体陽性 MG，1 割未満が抗 MuSK 抗体陽性 MG，残り 2 割強が double sero-negative MG（抗 AChR 抗体陰性および抗 MuSK 抗体陰性）である．
- 臨床病型は眼筋型が 2 割程度，全身型が 8 割程度である．全身型の中には，四肢筋力低下だけにとどまらず，嚥下障害，構音障害などの球麻痺症状や呼吸症状が急激に増悪し，全身の筋力低下，呼吸不全に陥ることがあり，この状態をクリーゼ（crisis）と呼ぶ．全身型 MG の 2 割近くが 1 度は経験するとされており，本項ではクリーゼの治療指針を述べる．
- 一般に MG の初発症状は複視，眼瞼下垂と眼科関連症状が多く，通常は救急外来に来ることなく，眼科を経由して神経内科に紹介されることが多い．
- 一方，クリーゼの場合は 9 割以上が呼吸困難，嚥下障害，頸部筋力低下を主訴として来院する．救急外来が MG 初診という患者もいるが，すでに MG 治療が施されていて，感染や体調の悪化を契機に調子を崩してクリーゼに陥り，救急外来に駆け込む患者も多い．
- MG の治療は救急病棟で完結することがなく，月単位の治療が必要であるため神経内科医にコンサルトが必要である．

B．最初の処置

①まず大事なことは，クリーゼ状態を想起し処置することである．患者は**表 1** のように多様な症状を訴えて来院するので参照されたい．クリーゼで来院した時の主訴は，頸部や呼吸症状がメインで，四肢筋力低下のみは主訴とならないことが多い．

表1 重症筋無力症クリーゼを疑う時キーワードとなる病歴/症状

嚥下,咀嚼	・イカ,はんぺん,シイタケ,サトイモなどを飲みこみにくい(ゼリー,チーズなどは食べやすい) ・パンが食べにくい.うどん,おかゆなど温かいものがのどにつまるようだ ・食事が飲みこめないので冷たいアイスだけ食べていた ・ガムや固い肉を噛まなくなってきて顎を手で補助しないと疲れる ・間違えて頬粘膜を噛んでしまう ・口元がゆるく,よだれが垂れやすい ・つばをうまく飲みこめなく,ティッシュの山
声	・電話や長話をすると声がかすれ,長くできない ・息継ぎをしないと会話できない.1から20まで一息で数えられない
呼吸	・のどに何かがはりついたような感覚になり臥位をとることが怖く,座ると楽 ・深く息を吸えなくて,吸気時に腹部がへこむ(奇異性呼吸) ・呼吸補助筋を使った呼吸を呈する(吸気:胸鎖乳突筋・斜角筋,呼気:内肋間筋・腹直筋・腹斜筋)
頸部筋力	・首を支えているのがつらく,壁に首をもたれかけると楽 ・自然に首が下がり地面を見てしまい,前が見えない

②クリーゼで最も重要なことは気道の確保である.即座に楽な体勢をとらせて安静を図りたいが,すでに起坐呼吸が始まっている場合は臥位をとらせると,かえって気道閉塞,誤嚥が進むこともあり,即座に挿管できるよう準備をしておく.来院時はまだ大丈夫でも,時間経過とともに呼吸筋が疲弊してしまうこともあるのでモニター装着が必要である.

③クリーゼには2種類あり,①MG自体が悪化した筋無力性クリーゼ(myasthenic crisis)と,②コリンエステラーゼ阻害薬の過剰投与により生ずるコリン作動性クリーゼ(cholinergic crisis)がある.後者は,MG治療としてピリドスチグミン(メスチノン®),アンベノニウム(マイテラーゼ®)服用中,もしくは膀胱の治療にジスグミン臭化物(ウブレチド®)を服用している患者にのみ生ずる.わが国の以前の報告での発症率はそれぞれmyasthenic crisisが約11%,cholinergic crisisが約15%とされているが,現在はMG治療にコリンエステラーゼ阻害薬単独での使用頻度が減少してきたため,後者の頻度が減ってきている.どちらも治療可能な病態であり,鑑別は難しいため,まずは挿管,人工呼吸器などの安全確保を優先すべきで,診断は挿管後に行ってもよい.

C. 病態の把握・診断の進め方

1 確定診断に近づくための観察・検査

1 病歴聴取 病歴聴取が重要となる.睡眠をとれた朝の起床時は調子がよいが,時間経過で筋力が悪化するなど,日内変動が特徴的である.鑑別診断については他項を参照されたいが,救急外来に複視,嚥下・呼吸障害で来院する症例の多くは,最初に脳幹梗塞,脳幹に生じた血管炎,もしくは脳炎,髄膜炎,脳神経炎,Guillain-Barré症候群(GBS),Fisher症候群,Wernicke脳症などを疑うべきである.複視がなければ急速進行の筋萎縮性側索硬化症(ALS)も同様の症状を呈することがある.MG全体の初発症状は眼球症状が9割を超すが,クリーゼでは眼球症状を伴わない場合もあり,抗MuSK抗体陽性MGは呼吸筋や声帯のみの症状で発症することがあるため注意が必要である.

2 画像検査 胸部X線は必須であるが,胸部CTも可能ならば撮影する.誤嚥性肺炎の把握と,2割の患者ではこの時胸腺腫が発見されるので,できれば造影剤でコントラストをつけて評価したい.しかし造影剤でクリーゼを悪化させる可能性もあるので,強くは勧められない.

表2 重症筋無力症クリーゼの年齢別特徴

特徴	若年発症（50歳以前発症）	高齢発症（50歳以降発症）
男女比	F：M＝2：1	F：M＝1：1
クリーゼ発症率	15〜20%	50%まで
MG初発からの平均期間	8か月	長い
トリガー	感染	重症筋無力症自体の増悪
治療への反応	良好（3/4が4週間以内に改善）	やや遅い（1/2が4週間以内に改善）
再燃率	10%以下	おそらく高い（3割程度）

(Chaudhuri A, Behan PO : Myasthenic crisis. QJ Med 102：100, 2009 より)

誤嚥性肺炎で増悪して来院することも多いが，インフルエンザや蜂窩織炎を契機としたり，甲状腺クリーゼと合併する症例もある．感染徴候の把握や喀痰培養もルーチンに施行する．

③**クリーゼ** クリーゼに陥るMGには**表2**のごとく感染により増悪したパターン（50歳未満に多い）と疾患自体が悪化してクリーゼに陥るパターン（50歳以降に多い）に分けられる．前者は年齢からは考えられないような誤嚥性肺炎を発症し，人工呼吸器を付けたところ急激に回復して抜管したところ，再び悪化し再挿管してから初めてMGに気づかれた経験もある．

④**呼吸機能の評価** 注意すべきは，呼吸機能の評価として経皮酸素飽和度で正常であった場合や血液ガス$PaCO_2$，PaO_2ともに正常値の場合でも，MGの除外や，夜間疲弊してからの呼吸の安全を保証したことにはならない．クリーゼで挿管を要する患者の動脈血は，おおよそ8割が高CO_2血症であるが，2割弱の低CO_2血症症例も存在する．肺活量（VC）は15 mL/kg未満（60 kgの成人だと900 mL）になると挿管適応といわれる．簡易肺活量の評価として，喘息に用いるスパイロメータを使用するとよいが，口輪筋が弱いため，くわえることができなかったり，測定の体勢をとることが難しいことも多い．簡易スパイロメータでVC，FVC（努力肺活量）を測れると，現時点での呼吸能の把握に役立つが，これも同様に夜間の呼吸の安全を保証するものではない．

⑤**血液検査** 血液検査は長期的治療方針を決めるうえで大変有用であるが，抗AChR抗体の検査結果が出るまで残念ながら1週間を要し，さらに抗MuSK抗体の測定は保険上まだ認可されておらず，商業化されていない．血清保存をしておき，抗体を測定してくれる研究機関にコンタクトをとり，準備交渉をする．

⑥**専門家によるテンシロン試験**
①エドロホニウム塩化物（アンチレクス®）1A（10 mg）を生理食塩水10 mLに溶解して，まずは2 mLを15秒かけてゆっくり静注し，筋力が改善するか様子をみる．30秒以内で効果がなく，副作用（一過性の流涙，顔面紅潮，悪心，腸運動の亢進）が重篤でなければ，残りを静注する．徐脈，呼吸促進，失神が生じたときは用意したアトロピン硫酸塩0.5〜1 mgを速やかに静注する．
②クリーゼ時のテンシロン試験と挿管を行う時は人工呼吸器の準備をしてから行うべきである．myasthenic crisisでは劇的に改善したとしても，薬剤の効果は数分で，その後唾液分泌が亢進，唾液を口内に処理しきれなくなり挿管になることがよくある．cholinergic crisisの場合は症状改善を認めず，むしろ悪化し挿管になることが多い．myasthenic crisisとcholinergic crisisの鑑別点を**表3**に挙げる．
③テンシロン試験は，MGに100%特異性があるとはいえない．例えば，GBS，ALS

表3 筋無力性クリーゼとコリン作動性クリーゼの鑑別点

	筋無力性クリーゼ	コリン作動性クリーゼ
外眼筋麻痺	あり	なし
瞳孔	正常	縮瞳傾向
顔面筋	眼瞼下垂あり 顔面麻痺あり	眼瞼下垂なし 顔面麻痺軽度
四肢筋力	低下あり	低下なし
Fasciculations	なし	あり
腱反射	保たれる	保たれる
自律神経症状	±	あり(流涎,悪心,下痢,徐脈,発汗)
MG 初発からの平均期間	8 か月	長い
トリガー	感染	抗コリンエステラーゼ薬の体内過剰状態
治療への反応	良好(3/4 が 4 週間以内に改善)	やや遅い(1/2 が 4 週間以内に改善)
本邦での発症率	10.9%	14.8%
再燃率	10% 以下	おそらく高い(3 割程度)

症例でも一過性にテンシロンにより筋力改善を認めることがある．また抗 MuSK 抗体陽性 MG の症例の中ではテンシロン静注後にクリーゼを発症した報告，メスチノン®投与後に逆に症状が増悪する報告もされているため，コリンエステラーゼ阻害薬投与が万能で安全な検査法でないことを留意されたい．安全なアイスパックテストはゴム手袋に氷をいっぱいに詰めて2分ほど患部を冷やすと，筋力の回復現象が認められる．

7 専門家による電気生理学的検査

① 一般的な手法は神経反復刺激試験(RNS)であり，myasthenic crisis の時は筋力低下のある筋に漸減現象を認める．抗 MuSK 抗体 MG の場合は顔面筋のみに異常が出ることがポイントである．

② 四肢筋で反復刺激異常所見を認めても GBS，ALS の可能性も残されており，またまれにクリーゼでも RNS 正常のことがあるので，クリーゼにおいても RNS の特異性，感受性ともに 100% とはいえない．

③ RNS 正常の場合には単線維筋電図(SFEMG)施行を考慮するが，検査可能な施設は少ない．

④ また RNS も技術的ピットフォールの多い検査法であり，電気診断に十分な経験をもつ医師・技師による施行が必須である．

⑤ cholinergic crisis の時は単発刺激では M 波のあとに遅発電位(反復複合筋活動電位)を認め有用な所見である．

D. 引き続き行う処置

人工呼吸器を付けたあとは，cholinergic crisis の場合はコリンエステラーゼ阻害薬を最低3日間はすべて中止する．1つの理由は過剰投与により治療域が狭くなっているため薬剤への反応性を回復させること，もう1つは唾液の分泌過剰状態を改善させ，抜管の妨げになる因子を避けるためである．コリンエステラーゼ阻害薬の再投与は行わないことが多いが，行うとしてもごく少量からの再開とする．

他疾患(たとえば癌など)合併 85 歳以上の超高齢者の myasthenic crisis で挿管治療は望まれていない場合などは，経鼻チューブより少量のメスチノン®を砕き(メスチノン®の用法では粉砕は推奨されないが)投与し急場を乗り切れることもあるが，このような場合は神経内科医コンサルトが望まれる．

1 併用薬剤投与

① キニーネ，キニジン，プロカインアミド(アミサリン®)，リドカイン(キシロカイン®)，アミノグリコシド系抗菌薬，ポリ

ペプチド系抗菌薬，モルヒネ，バルビツール酸，精神安定剤，睡眠導入薬，D-ペニシラミン，ボツリヌス毒素，ヨード剤，抗てんかん薬〔フェニトイン（アレビアチン®），カルバマゼピン（テグレトール®）〕，インターフェロンなどは重症筋無力症を増悪させることが知られている．
② よく話題になるのは，MGにベンゾジアゼピン系薬剤や静注麻酔薬は禁忌であるかということであるが，人工呼吸器につながれている場合は，安静・睡眠をとるほうが疾患の回復に重要なため，経鼻チューブからの投与，静脈麻酔も使用してかまわない．
③ 人工呼吸管理下における肺炎などの感染症治療，静脈麻酔，ステロイド投与中は他疾患同様critical illness polyneuropathy発症のリスクも考慮しておくべきである．

2 対症療法（専門家による）
① 患者には必ず良くなる病気であると，元気づけ，安心させ闘病意欲を維持するのも重要である．
② わが国の治療ガイドラインも作成されており（日本神経治療学会，インターネット閲覧可），血液浄化療法は保険で月7回まで，3か月間認められており，早期より治療効果が期待される．しかし治療効果は一過性であり，免疫抑制療法（主にステロイド）と併用することがほとんどである．
③ 一方で，血行動態や全身状態の悪い超高齢者などには施行しにくく，免疫グロブリン大量静注療法の適応が待たれるが本邦においての保険適用はない．

3 合併症と対策
① クリーゼの時は気管支炎，肺炎などを合併することが多いが，安静と抗菌薬の投与で症状は改善する．環境変化による不眠・不安などは症状の増悪因子となるので，できるだけ患者を安心させ，不安を取り除くように努める．呼吸器の条件としてはSIMV（synchronized intermittent mandatory ventilation, 同期式間欠的強制換気）で1回換気量を10 mL/kg近くとり，pressure supportを8〜15 cmH$_2$Oかけて無気肺を予防すべきである．気道内圧は45 cmH$_2$O以下に心がけ，F$_IO_2$は30%程度で十分である．人工呼吸器下では鎮静し，睡眠を確保し，コリンエステラーゼ阻害薬を休薬する．この時深部静脈血栓の予防も重要である．
② MGは一般に約3割が胸腺腫瘍を合併するといわれる．また胸腺腫に伴う赤芽球癆にも留意する．甲状腺機能異常も約1割合併するといわれ，機能亢進症が悪化すると筋無力症状も悪化する．妊娠中のクリーゼも報告されており，出産後の産褥や育児の疲労にてMGは一般に悪化する．

4 入院・帰宅の判断（disposition） 初回クリーゼは原則入院適応の状態である．声が出ない，首が垂れ下がって呼吸が苦しいなどと訴える患者をそのまま帰宅させると，明け方に疲弊し，呼吸停止や誤嚥によりそのまま亡くなることもありうるため，入院安静，観察が必要となる．状態が良くとも夜間悪化することを念頭に置き，SpO$_2$モニター，心電図は装着しておいたほうが無難である．

E. 入院3日間のポイント

- 抜管後，再挿管になる可能性は3割弱である．気管切開は1週間以上の挿管が長引けば検討すべきであるが，2週間以内にかなり改善し抜管できる症例が多い．
- 意識が清明であれば，人工呼吸器自体がストレスになることもあるため，徐々に呼吸器の設定の数字を下げるのはかえって疲れやすくすることもあるので．人手さえあれば早めに抜管したほうが患者のストレスも少ない．あとはステロイドパルス療法，血漿交換療法などを併用していくことが多い．

ギラン・バレー症候群
Guillain-Barré syndrome(GBS)

東原真奈　防衛医科大学校・神経内科
園生雅弘　帝京大学附属病院主任教授・神経内科

A. 疾患・病態の概要

- ギラン・バレー症候群は，最も頻度の高い急性の多発末梢神経障害であり，発症頻度は人口10万人あたり年間0.6～1.9人程度である．
- 感染など何らかの刺激を契機に，末梢神経に対する自己免疫反応が一過性に惹起されることにより生じる，急性・単相性の末梢神経疾患である．軸索型と脱髄型の二大病型に大別される．
- 急性・進行性の四肢麻痺に加え，呼吸不全や自律神経障害による不整脈・心停止で死亡に至ることもある．
- 急性期からの合併症対策・予防も重要である．

B. 最初の処置

1 バイタルサイン　来院時すでに呼吸不全や，自律神経障害による循環動態の異常(血圧異常，不整脈など)をきたしている場合があり，まずバイタルサインの確認をする必要がある．

2 気管内挿管　呼吸筋麻痺による呼吸不全が疑われる例や，嚥下障害により気道閉塞の危険が高い例では速やかに気管内挿管により気道を確保し，必要に応じて人工呼吸を開始する．わが国のガイドライン(神経免疫疾患治療ガイドライン/日本神経治療学会)では，VC<20 mL/kgあるいは$PaCO_2$>50 Torrの場合には速やかに気管内挿管を行い，VC<15 mL/kgで人工換気を開始することが推奨されている．

3 血圧異常，脈拍異常　血圧異常(異常な高血圧，低血圧，著明な血圧変動)や脈拍異常(頻脈，徐脈，不整脈)など重篤な自律神経障害はGBSの死因として重要である．

① 重篤な徐脈性不整脈は，重篤な筋力低下を認める患者だけでなく，歩行可能な患者でもみることがある．経皮的ペーシングやアトロピン投与が必要となることもある．

② 洞性頻脈や危険な不整脈はGBS患者の約4%でみられると報告されており，急性期に完全房室ブロックや心静止をきたした報告も多数あり，注意が必要である．

③ 挿管手技や吸引など迷走神経刺激から著明な血圧低下を生じたり，各種薬剤(血管作用薬やオピオイド誘導体など)に対し過剰反応を呈することがあるので十分に注意して使用しなくてはならない．

④ 高血圧はしばしば重篤で，高血圧性脳症やくも膜下出血をきたしたという報告例もあり，重症患者ではラベタロール〔わが国では内服のみ(トランデート®)〕やニトロプルシド(ニトプロ®)などの経静脈投与を開始する必要がある．

⑤ 低血圧と高血圧が交互に生じる場合には低血圧を悪化させる可能性があるため，短時間作用型の薬剤を選択するのがよい．

C. 病態の把握・診断の進め方

1 確定診断に近づくための観察・検査

病歴と神経学的所見が診断に重要である．典型的には急速に進行する，左右対称性の筋力低下と腱反射低下を認める．定義上は，神経症状は4週間以内にピークに到達するとされるが，ほとんどの患者では2週間以内に筋力低下は最大となり，数日～数か月の後に徐々に改善する．症状は約2/3の患者で，筋力低下が出現する3週以内に感冒様症状(発熱，咳嗽，咽頭痛など)や下痢などの感染症状が認められるため，先行感染症状や予防接種の有無について確認することが重要である．

臨床像が一見GBSに紛らわしい急性の麻痺を呈する疾患は多くあり，その中には緊急の処置が必要な他疾患もあること，また，最

も効果の高い免疫グロブリン（IVIg）大量静注療法などの治療は早く始める程予後改善効果が高いことからも，治療開始前に可及的速やかに神経内科専門医のコンサルトを得るべきである．

1 神経学的所見（表1）

① 二肢以上の進行性の筋力低下：典型的には症状は両側性で，下肢から始まることが多く，左右対称に認められる．呼吸筋麻痺や脳神経麻痺を伴うこともある．左右非対称性の筋力低下を認める例や，初期に上肢に限局した筋力低下を呈する例など非典型的な患者では診断が困難なことがある．

② 四肢の腱反射低下～消失：ただし，急性運動性軸索型ニューロパチーのタイプの一部の症例では，急性期に腱反射亢進を呈することもある．

③ 軽度の感覚障害，異常感覚

④ 自律神経障害：自律神経障害は GBS 患者のおよそ 2/3 で認められるとされるが，その多くは臨床的に大きな問題とはならない．しかし，「B．最初の処置」で述べたような，血圧異常や脈拍異常といった重篤な心血管系の変化を呈する症例がまれではあるが存在するので，注意を怠ってはならない．

2 一般身体所見

① 呼吸状態：球麻痺による嚥下障害・誤嚥や呼吸筋麻痺により約3割の患者が呼吸不全をきたすとされている．患者の呼吸状態の観察は重要である．

② 血圧・脈拍：前述の急性自律神経障害の徴候としての血圧・脈拍異常に注意を払う．

③ 麻痺性イレウスの有無：2～9％の患者において，自律神経障害により麻痺性イレウスを発症すると報告されている．麻痺性イレウスは経鼻栄養を妨げ，重篤だと腸管破裂をきたすことがあるので，念頭に置いておく必要がある．

④ 排尿障害の有無：自律神経障害により約15％で尿閉を認めることがあるが，永続的なカテーテル留置が必要となる例は多く

表1 ギラン・バレー症候群の診断

必須項目
1) 進行性の四肢筋力低下（下肢のみの筋力低下で始まることもある）
2) 四肢の腱反射低下～消失

診断を強く支持する神経所見
1) 症状は4週間以内にピークに到達する
2) 症状は比較的対称性である
3) 軽度の感覚障害
4) 脳神経麻痺（特に両側顔面麻痺，その他，外眼筋麻痺，球麻痺など）
5) 自律神経障害
6) しばしば疼痛を伴う

診断を強く支持する検査所見
1) 髄液検査での蛋白細胞解離（発症1週間以降）
2) 末梢神経伝導検査での異常
3) 急性期血性における抗ガングリオシド抗体価の上昇

診断を疑うべき所見
1) 発症時からの高度の呼吸不全と軽微な筋力低下
2) 発症時からの高度の感覚障害と軽微な筋力低下
3) 発症時からの膀胱直腸障害
4) 発症時からの熱発
5) 境界明瞭なレベルのある感覚障害
6) 緩徐な経過
7) 筋力低下の著明な非対称性
8) 膀胱直腸障害の遷延
9) $50/\mu L$ を超える髄液細胞増多
10) 髄液中の多核球増多

局在別鑑別診断
1) 頭蓋内・脊髄病変：脳幹脳炎，癌性髄膜炎，悪性リンパ腫，横断性脊髄炎，脊髄圧迫病変など
2) 前角細胞病変：ポリオ，ウエストナイルウイルス感染症
3) 脊髄神経病変：圧迫，炎症，悪性腫瘍浸潤
4) 末梢神経疾患：慢性炎症性脱髄性多発根神経炎（CIDP），薬剤性ニューロパチー，ポルフィリン代謝異常，critical illness polyneuropathy，血管炎，ジフテリア，脚気，重金属中毒，有機溶媒中毒（n-ヘキサン・メチル n-ブチルケトン），ダニ咬傷，低K血症，低P血症，高Mg血症，低血糖
5) 神経筋接合部疾患：重症筋無力症，ボツリヌス，有機リン中毒，貝毒
6) 筋疾患：critical illness polyneuromyopathy，多発筋炎，皮膚筋炎，横紋筋融解
7) 精神疾患：解離性障害

(Asbury AK, Cornblath DR: Assessment of current diagnostic criteria for Guillain-Barré syndrome. Ann Neurol 27: S21-S24, 1990)

ない．

2 検査所見による評価

① 専門家による神経伝導検査　神経伝導検査は，GBSであることの早期診断（他疾患との鑑別），脱髄型と軸索型の鑑別，予後判定などにおいて診療に貢献する．ごく初期には異常が出ないこともあるが，詳細に検討すると次述の所見がすでにみられていることも多く，電気診断専門の医師・技師と連絡がついた時点で検査を依頼することが望ましい．急性期にみられる所見として伝導ブロックや複合筋活動電位振幅の低下，F波の消失・遅延などが挙げられる．また脊髄病変や脳幹病変など中枢神経病変との鑑別に針筋電図検査も有用なことがある．

② 抗ガングリオシド抗体　GBSでは，先行感染病原体に含まれる糖鎖抗原に対して産生された抗体が，末梢神経細胞膜上のガングリオシド糖鎖抗原に反応して神経障害が生じると考えられている．このガングリオシドに対する自己抗体は疾患・病態特異性の高い診断マーカーである．陽性率は約2/3程度であるが，抗体陽性例では発症時にはすでに陽性となっているため，早期診断の点でもメリットがある．また抗体の種類とGBS臨床像には相関も認められる．

③ 髄液検査　蛋白細胞解離（蛋白上昇，細胞数 $10/\mu L$ 以下）がよく知られる所見だが，この所見が明瞭となるのは通常発症後一週間以降であり，本疾患に特異的な所見ではない．むしろ発症早期における本検査の意義としては，他疾患による細胞数増多がないことの確認が重要である．まれに本疾患でも $50/\mu L$ 程度までの増加を認めることがある．

④ 他疾患との鑑別が必要な場合に追加する検査　周期性四肢麻痺はGBSと鑑別が必要な代表的疾患だが，ルーチンの採血に含まれる血清K値で診断できる．横紋筋融解症，急性多発筋炎との鑑別には血清CK値が役立つが，GBSでもCK値の軽度上昇を見ることは多い．その他必要に応じて，急性間欠性ポルフィリン症，脚気，血管炎症候群，重症筋無力症などとの鑑別のための検査を追加する．急性散在性脳脊髄炎（ADEM）や急性脊髄圧迫などの中枢疾患が疑われる場合には，専門医のコンサルトの元で脊髄・脳MRIなどの検査を進める．

D. 引き続き行う処置

1 合併症と対策

① 誤嚥性肺炎　口腔ケアを十分に行い，無気肺の発生予防に努める．嚥下障害を認める例では経鼻経管栄養を検討する．肺炎を発症した場合は，速やかに抗菌薬による治療を開始する．

② 麻痺性イレウス　経時的に腸雑音を聴取し，定期的に腹部X線検査により評価する．麻痺性イレウスが疑われた場合，経口摂取・経管栄養は中止し，パントテン酸（パントール®）の投与などを試みる．

③ 深部静脈血栓症　GBSでは下肢の運動麻痺をきたすため，静脈血栓症の高リスク〜最高リスク群である．わが国のガイドライン（肺血栓塞栓症/深部静脈血栓症予防ガイドライン）では，最高リスク群に対しては低用量未分画ヘパリン（ヘパリンナトリウム®など）の皮下注と間欠的空気圧迫法あるいは弾性ストッキングとの併用が推奨されている．

④ 疼痛　疼痛はGBS患者でよくみられ，しばしば重篤である．特に，挿管呼吸管理中で十分なコミュニケーションをとれない患者において，疼痛の存在を念頭に置いておくことが重要である．急性期の疼痛は，皮膚の小径線維や侵害受容器が炎症により障害されることに起因する侵害受容性疼痛であり，より慢性期には感覚神経の変性および再生に伴う神経痛であるとされる．前者には非麻薬系鎮痛薬を用いて対処するが，改善されない場合は麻薬系鎮痛薬を用いてコントロールを図る．後者にはアミトリプチリン（トリプタノール®）や抗てんかん薬〔ガバペンチン（ガバペン®），カルバマゼピン（テグレトール®）〕な

どを使用するが，十分な効果を得られないことが多い．

5 その他 関節拘縮予防のため，早期から理学療法を開始する．褥瘡の発生に十分注意する．顔面麻痺が強く，十分閉眼できない患者では角膜障害の発生に注意する．眼帯の装着や点眼薬〔ヒアルロン酸ナトリウムなど（ヒアレイン®）〕を使用するとよい．

2 入院・帰宅の判断(disposition)

①臨床的に GBS が疑われ，症状がピークに達していなければ入院の上，速やかに治療を始める必要がある．発症から日数が経っていて，すでに改善し始めていることが明らかで，ADL も保たれていて患者が治療を希望しない場合には，まれに外来での観察とする場合もあるが，十分な経過観察が保証されねばならない．

②急速に高度の筋力低下をきたしている患者（しばしば呼吸障害を伴う），呼吸不全を認め人工呼吸が必要な患者，誤嚥の危険が高い患者，重篤な自律神経障害による循環動態の異常を認める患者は集中治療室への入室を検討すべきである．

3 専門医による治療の概略

わが国の治療ガイドライン（神経免疫疾患治療ガイドライン／日本神経治療学会）に基づいた治療方針は以下のとおりだが，重症患者では治療方針について個別に検討する必要がある．

1 免疫グロブリン大量静注療法(IVIg)

①単純血漿交換と同等の治療効果があることが知られている．メチルプレドニゾロン（ソル・メドロール®）との併用療法は，短期効果においては IVIg 単独治療より有効である可能性がある．実際には献血ベニロン-I® を 0.4 g/kg 体重/日×5 日間で投与する．初回のみ 0.01 mL/kg 体重/分で開始し，副作用がなければ徐々に投与速度をあげる．循環動態が不安定な患者では，単純血漿交換より安全に行うことができる．次の血漿交換共々，歩行困難・呼吸不全を呈する例が適応となっているが，早期に治療開始する程予後が良いことが知られているので，実際には明確な進行を示す例では診断がつき次第，投与開始することが多い．

②副作用として，投与初期の頭痛，悪感，筋肉痛，胸部苦悶感がみられることがあり，また血栓塞栓症，無菌性髄膜炎，尿細管壊死，皮疹の報告もある．免疫グロブリン製剤によるショック，過敏症の既往のある患者には禁忌である．特に IgA 欠損症患者に投与すると重篤なアナフィラキシー反応を引き起こすことがあるので，病歴でIgA 欠損症について確認するとともに，可能なら治療前に血中 IgA 値を測定することが望ましい．腎機能障害，脳・心血管障害，血栓塞栓症のリスクの高い患者では慎重に投与しなくてはならない．

2 単純血漿交換(plasma exchange：PE)

過去の無作為対照化試験で有効性が示されている．置換液は新鮮凍結血漿でより多くの合併症の報告があるため，アルブミン液の使用が推奨されている．軽症患者では隔日で 2 回，中等度患者および重症患者では隔日で 4 回の PE が有効とされている．実際には，1 回の血漿交換につき 40 mL/kg 体重の血漿を処理し，同量の 5% ヒト血清アルブミン溶液で置換する．低血圧，発熱，悪心・嘔吐，頭痛，蕁麻疹，呼吸困難，不整脈，出血傾向，血栓症，ショック，感染症に注意する．小児，高齢者，体重 40 kg 未満の患者，自律神経障害や循環不全，腎障害を認める患者には適さない．

3 二重膜濾過血漿交換(double-filtration plasmapheresis：DFPP)および免疫吸着(immunoadsorption plasmapheresis：IAPP)

PE と比較し，大規模な無作為対照化試験による有効性の検討は少ないが，有効性を示唆する報告がある．

E. 入院 3 日間のポイント

● 治療開始後も，繰り返し診察し，筋力低下

など症状の変化を注意深く観察する．特に急性期には心電図モニター，SpO_2モニターを装着し，呼吸状態，循環動態の変化には十分注意しなくてはならない．呼吸不全や自律神経障害を伴う重患者や急速な進行が疑われる例では集中治療室管理とする．急性期には2～4時間ごと，安定しても6～12時間ごとに呼吸機能(肺活量，呼吸数)，循環動態(血圧，心拍数)を評価する．

- 嚥下障害や呼吸筋麻痺による呼吸不全の危険が高い患者では挿管・人工呼吸のタイミングを逸しないようにする．GBSに対する治療としてはIVIgもしくはPEのいずれかを選択し，開始する．
- 弾性ストッキングや間欠的空気圧迫法，低用量ヘパリンを使用し，深部静脈血栓症の発生予防に努める．嚥下障害による誤嚥性肺炎，自律神経障害による尿閉や麻痺性イレウスの発生に注意し，適宜対応する．
- 顔面神経麻痺例での角膜障害の発生，褥瘡や拘縮の発生にも注意する．

2　呼吸器系

かぜ症候群
cold syndrome

相馬一亥　北里大学教授・救命救急医学

A. 疾患・病態の概念

- かぜ症候群は急性の上気道における炎症性疾患と定義されている．病因はウイルスが大部分を占めるが非感染性因子として寒冷，化学物質吸入，アレルギーによるものがある．
- かぜ症候群は，一般的には軽症で，自然治癒傾向が強い予後良好な疾患であるため，臨床医はこの疾患を軽視しがちである．しかし，有病率から考えると非常に頻度の高いこの疾患は，「風邪は万病のもと」という言葉に象徴されるように，そのマネージメントが不十分であると合併症による重症化をひき起こしたり，またかぜ症状を訴える感冒症候群以外の疾患を見逃すことにつながり，決して軽視することのできない疾患である．
- かぜ症状を訴えるかぜ以外の疾患のなかには，最近報告されている激症型溶連菌感染症など生命をも脅かす疾患のあることを忘れてはならない．またある報告では，かぜ症状を訴えて来院した患者の約50%が他疾患によるものであったという．大切なのは100あるいは1,000人のかぜ症状を主訴とする患者のなかから，見逃してはならない疾患をもつ1人の患者を見つけ出し，適切なマネージメントを行うことである．
- かぜ患者の訴えは様々である．列記すると，くしゃみ・鼻水・鼻閉・咽頭痛・嚥下痛などの上気道症状，咳・痰などの下気道症状のほか，発熱・全身倦怠感・筋肉痛・腰痛・頭痛・食欲不振などの全身症状，また悪心・嘔吐・下痢・腹痛などの消化器症状もみられる．

B. 最初の処置

① 詳細な現病歴聴取，適切な身体的検査の後，症状が軽微の上気道感染のみで高熱もなく，全身状態が良好で明らかに初発の感冒症候群と考えられる場合は，確定診断のための検査は不要であり，対症的な投薬を行う．

② 一方，現病歴聴取が不可能なくらいの全身倦怠感・軽度の意識障害・まったく食事がとれない・急激な体重の減少などの症状を伴うかぜ症状，激症型溶連菌感染症ハイリスク群の下肢痛などは他疾患を合併している場合には重症化する場合が多く，呼吸循環管理を最優先し，入院対応とする．

C. 病態の把握・診断の進め方

1 確定診断に近づくための観察・検査

① かぜ症候群による喉頭痛，鼻汁，咳嗽，発熱などの上気道粘膜の炎症に伴う臨床症状は少なくとも1週間以内に自然治癒する．発熱が3日以上持続することは少なく，38℃を超えることも少ない．

② かぜ症候群の原因はウイルスが80〜90%を占め，残りが呼吸器親和性病原細菌，マイコプラズマ，クラミジアなどが考えられている．インフルエンザウイルス，アデノウイルス，RSウイルスなどでは鼻腔・咽頭ぬぐい液やうがい液の抗原検査，通常のウイルス病原検査としてペア血清で4倍以上の抗体価上昇で診断する．

③ 肺炎のハイリスク群にはルーチンの血液検

表1 かぜ症候群を呈する疾患

感染症
伝染性単核球症
急性ウイルス性肝炎
亜急性甲状腺炎
髄膜炎
マイコプラズマ感染症
急性心膜炎・心筋炎
尿路感染症
小児科疾患(流行性耳下腺炎, 溶連菌感染症, 麻疹など)
呼吸器疾患
COPD
気管支喘息
肺癌
アレルギー性鼻炎
血液疾患
悪性リンパ腫
白血病
消化器疾患
急性虫垂炎
潰瘍性大腸炎
細菌性腸炎
膠原病
その他
急性糸球体腎炎
リウマチ熱
Guillain-Barré 症候群
1型糖尿病発症期

(田中雅子, 市川洋一郎：いわゆる「かぜ症候群」. medicina 29：574-576, 1992)

査とともに胸部単純X線撮影, 喀痰検査(塗抹, 培養)を行う. また, 神経学的所見陽性の患者には脳脊髄液採取, 前頸部腫瘤の患者にはTSH, T3, T4など, 他疾患の存在が考えられた場合には感度・特異度の高い検査を積極的に行い, その除外および確定診断を行う. かぜ症状を呈する疾患を表1に示した.

D. 引き続き行う処置

1 基本的に安静・保温・水分補給を指導

①治療＝薬物療法は, 症状をマスクするだけではなく, 副作用による病態の複雑化を招き, また費用便益(cost-benefit)の面からも避ける. 発熱に対する解熱薬の絶対的適応は組織の変化が起こりうる41℃以上の発熱で, 相対的な適応は本人の自覚症状, 食欲, 活動度などを指標にして決定する. 感冒症候群における抗菌薬, 抗ヒスタミン薬, 鎮痛解熱薬などの投与に関しては一定の見解がない. 単に発熱しているからといった理由での抗菌薬・解熱薬の投与は一考を要する. 細菌(溶連菌)による咽頭炎は38℃以上の発熱, 咽頭の滲出物, 頸部リンパ節腫脹の三徴候がそろうと50～60％の確率で診断される. 咳・発熱を伴う気管炎, 気管支炎はウイルスかマイコプラズマ, クラミジアによってひき起こされる. 上気道感染症の治療において, 抗菌薬の選択は溶連菌, マイコプラズマ, クラミジアに有効なマクロライド系が第1選択となる. また, 抗菌薬投与時にはできれば咽頭培養も行い, 後の治療指針決定に備える.

②その他, 随伴症状に対する対症療法としては去痰・鎮咳薬があるが, これも高齢者などでは, 安易に投与すると逆に痰の増加による呼吸困難などを起こす危険があることを注意する. 下痢に対する止痢薬は, 感染性腸炎が疑われる場合は禁忌となる. まずは整腸薬の投与が安全である. また, 局所療法[ポビドンヨード(イソジンガーグル®)によるうがい, 咳に対して喉を冷やす]なども有効である場合が多い.

2 抗菌薬の適応

表2に示した症状や所見が認められる場合には適応と考えられる.

3 入院・帰宅の判断

①症状が軽微の上気道感染のみで高熱もなく, 全身状態が良好で明らかに初発の感冒症候群と考えられる場合には, 確定診断のために検査は不要であり, 対症的な処方のみで2～3日経過を観察する. 初治療の投薬は3日程度にしておき, それで改善しない場合には再度受診するように説明する.

②高度な全身倦怠感・意識障害・食事摂取不可・急激な体重の減少などの症状を伴うか

表2 抗菌薬の適応になると考えられる徴候と所見

1) 高熱の持続（3日間以上）
2) 膿性の喀痰、鼻汁
3) 扁桃腫大と膿栓・白苔付着
4) 中耳炎・副鼻腔炎の合併
5) 強い炎症反応（白血球増多，CRP陽性，赤沈値の亢進）
6) ハイリスクの患者

（日本呼吸器学会呼吸器感染症に関するガイドライン作成委員会編：成人気道感染症診療の基本的考え方. p32, 2003 より）

ぜ症状，激症型溶連菌感染症ハイリスク群の下肢痛など他疾患を合併している場合には入院対応とする．

4 専門医による治療の概略 治療に抵抗するかぜ症状に対して表1に示した疾患の鑑別診断のための検索が行われる．上気道感染症の中で特に扁桃周囲膿瘍，喉頭蓋炎，侵襲性副鼻腔アスペルギルス症は生命の危機をきたしうる．

E. 入院3日間のポイント

- 入院後積極的な鑑別診断を行う．一般にかぜ症候群の予後は良好である．
- 前述の治療に抵抗するかぜ症状の患者では他疾患の存在，二次感染などの合併症が考えられ，その際の予後はその状態にいかに早く対処するかにかかってくる．

市中肺炎
community-acquired pneumonia（CAP）

相馬一亥　北里大学教授・救命救急医学

A. 疾患・病態の概念

- 市中肺炎とは病院外で一般社会生活をしていた人に発症した肺炎をいう．2010年の日本の人口動態統計によると，肺炎による死亡率は死因の第4位であり，年々増加傾向にあり，全死亡に占める割合は9.9％である．肺結核，院内肺炎，日和見肺炎，閉塞性肺炎，誤嚥性肺炎，慢性下気道感染症の急性増悪などを鑑別することが治療上重要である．
- 細菌性肺炎と非定型肺炎の鑑別：諸外国のガイドラインでは記載されていないが，この鑑別は治療上きわめて有用である．典型的な非定型肺炎を診断し，適切な抗菌薬投与が推奨される．また，臨床現場では混合感染も念頭に置かなければならない．
- 市中肺炎でのウイルス性肺炎はインフルエンザ，麻疹，水痘，RSウイルスなどによる．この中で迅速診断と特効的治療が可能な肺炎はインフルエンザ肺炎である．さらにインフルエンザ罹患後に発症する細菌性肺炎ならびにインフルエンザ肺炎と細菌性肺炎の合併も知られている．インフルエンザウイルスによるウイルス肺炎の頻度は確定診断が困難であることから明らかではないが，インフルエンザ流行時の肺炎の約20％といわれている．症状は進行性の呼吸困難で，胸部X線上すりガラス陰影を呈する．診断はインフルエンザウイルスの分離，抗原陽性あるいは血清抗体値の上昇でなされる．
- レジオネラ肺炎は，臨床的には非定型肺炎に含まれるが，自然界に広く分布する好気性ブドウ糖非発酵グラム陰性桿菌による細菌性肺炎である．しかし，グラム染色で染色されずβラクタム系抗菌薬が無効であることから非定型肺炎に含まれている．肺炎球菌性肺炎とともに急速に進展し，重症化するので治療上重要であり，迅速診断に尿中抗原検査が推奨される．

B. 最初の処置

① 意識状態，バイタルサインの確認とともに，パルスオキシメータによる酸素飽和度の測定を行う．バイタルサインに異常がある場合には直ちに呼吸循環の改善・維持の

表1　CAP の重症度（A-DROP）

- **A**ge
  男性 70 歳以上，女性 75 歳以上
- **D**ehydration
  BUN≧21 mg/dL または脱水あり
- **R**espiration
  $PaO_2<60$ Torr または $SpO_2<90\%$
- **O**rientation
  意識障害
- **B**lood **P**ressure
  収縮期血圧<90 mmHg

（日本呼吸器学会市中肺炎診療ガイドライン作成委員会編：成人市中肺炎診療ガイドライン．p8，日本呼吸器学会，2007 より）

表2　細菌性肺炎と非定型肺炎の鑑別

1. 年齢 60 歳未満
2. 基礎疾患がない，あるいは軽微
3. 頑固な咳嗽がある
4. 胸部聴診上所見が乏しい
5. 喀痰がない，あるいは迅速診断で原因菌が証明されない
6. 末梢血白血球数が 10,000/μL 未満である

1〜6 の 6 項目中 4 項目以上陽性	非定型肺炎疑い
1〜6 の 6 項目中 3 項目以下陽性	細菌性肺炎疑い
1〜5 の 5 項目中 3 項目以上陽性	非定型肺炎疑い
1〜5 の 5 項目中 2 項目以下陽性	細菌性肺炎疑い

（日本呼吸器学会市中肺炎診療ガイドライン作成委員会編：成人市中肺炎診療ガイドライン．p16，日本呼吸器学会，2007 より）

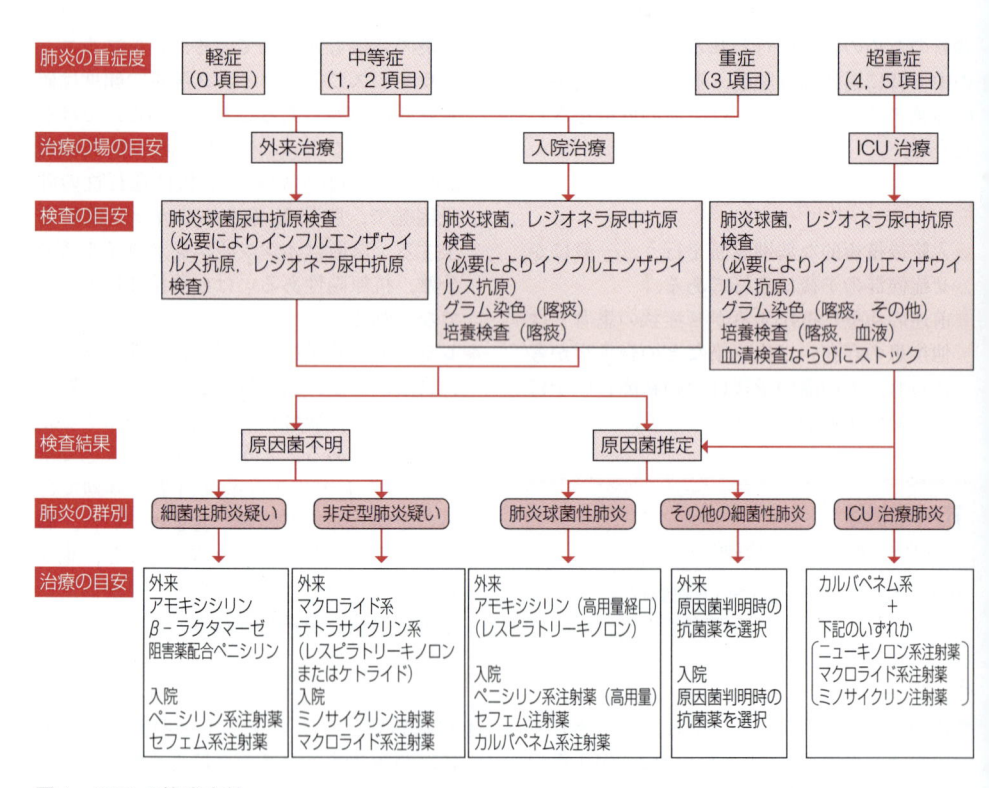

肺炎の重症度	軽症 （0 項目）	中等症 （1, 2 項目）	重症 （3 項目）	超重症 （4, 5 項目）
治療の場の目安	外来治療	入院治療		ICU 治療
検査の目安	肺炎球菌尿中抗原検査 （必要によりインフルエンザウイルス抗原，レジオネラ尿中抗原検査）	肺炎球菌，レジオネラ尿中抗原検査 （必要によりインフルエンザウイルス抗原） グラム染色（喀痰） 培養検査（喀痰）		肺炎球菌，レジオネラ尿中抗原検査 （必要によりインフルエンザウイルス抗原） グラム染色（喀痰，その他） 培養検査（喀痰，血液） 血清検査ならびにストック
検査結果	原因菌不明	原因菌推定		
肺炎の群別	細菌性肺炎疑い / 非定型肺炎疑い	肺炎球菌性肺炎	その他の細菌性肺炎	ICU 治療肺炎
治療の目安	外来 アモキシシリン β-ラクタマーゼ 阻害薬配合ペニシリン 入院 ペニシリン系注射薬 セフェム系注射薬 ／ 外来 マクロライド系 テトラサイクリン系 （レスピラトリーキノロンまたはケトライド） 入院 ミノサイクリン注射薬 マクロライド系注射薬	外来 アモキシシリン（高用量経口） （レスピラトリーキノロン） 入院 ペニシリン系注射薬（高用量） セフェム注射薬 カルバペネム系注射薬	外来 原因菌判明時の抗菌薬を選択 入院 原因菌判明時の抗菌薬を選択	カルバペネム系 ＋ 下記のいずれか ニューキノロン系注射薬 マクロライド系注射薬 ミノサイクリン注射薬

図1　CAP の治療方針
（日本呼吸器学会市中肺炎診療ガイドライン作成委員会編：成人市中肺炎診療ガイドライン．pp4-5，2007 より）

ために，気道に問題がなければ，酸素投与を行い，酸素化能（SpO$_2$≧90%）の改善を図る．呼吸不全の改善が得られない場合には，人工呼吸器管理の適応を検討する．ショックや気道に問題がある場合，直ちに気道確保を施行する．静脈路の確保も行う．循環不全の存在では原因によるが急速輸液，昇圧薬投与などが直ちに可能となるように対応する．

②敗血性ショックが最も疑われる場合には，来院後4時間以内に最初の抗菌薬を投与すべきである．

C. 病態の把握・診断の進め方

臨床症状として発熱，咳，痰，胸痛，呼吸困難などが挙げられる．また，高齢者の肺炎は初発症状として呼吸器系の症状は必ずしも認められず，むしろ消化器症状，意識障害，脱水など非定型的な症状を呈することが一つの特徴として挙げられる．また，高齢者肺炎の予後に及ぼす宿主側因子に発症時の呼吸困難は死亡例で多く認められたとの検討結果もあり，臨床上注意すべきポイントの1つである．

重症度評価が大切であり，生命予後の観点から日本呼吸器学会では2005年にA-DROPシステムを提唱している（表1）．

1 確定診断に近づくための観察・検査
① 臨床症状と理学所見ならびに胸部X線写真から臨床診断する．

①一般に頻呼吸，頻脈を認めるが，比較的除脈を認める場合にはウイルス性肺炎や非定型肺炎を考慮する必要がある．胸部では湿性ラ音を聴取する．細菌性肺炎と非定型肺炎の鑑別は抗菌薬の選択上重要である．**表2に鑑別の基準を示した．**尿中抗原検査，ルーチンの血液検査，2セットの血液培養検査，胸水の存在では胸腔穿刺による膿胸の有無の検索が望まれる．また，重症度で中等症以上では喀痰のグラム染色・喀痰培養を行う．

②胸部X線写真は肺炎の診断上不可欠であ

表3 原因菌別抗菌薬

原因菌	選択薬	
	経口薬	注射薬
肺炎球菌	ペニシリン系(高用量) ペネム系 　ペニシリン耐性菌疑いのとき 　レスピラトリーキノロン 　ケトライド系	ペニシリン系(高用量) セフトリアキソン 第4世代セフェム系 カルバペネム系 バンコマイシン
インフルエンザ菌	βラクタマーゼ阻害薬配合ペニシリン 第2,3世代セフェム系 ニューキノロン系	βラクタマーゼ阻害薬配合ペニシリン ピペラシリン 第2,3世代セフェム系 ニューキノロン系
クレブシエラ菌	βラクタマーゼ阻害薬配合ペニシリン 第2,3セフェム系 ニューキノロン系	βラクタマーゼ阻害薬配合ペニシリン 第2,3,4世代セフェム系 カルバペネム系 ニューキノロン系
黄色ブドウ球菌	βラクタマーゼ阻害薬配合ペニシリン	βラクタマーゼ阻害薬配合ペニシリン 第1,2世代セフェム系 第4世代セフェム系 カルバペネム系 グリコペプチド系 （MRSA）
モラクセラ・カタラーリス	マクロライド系 βラクタマーゼ阻害薬配合ペニシリン 第2,3世代セフェム系	βラクタマーゼ阻害薬配合ペニシリン 第2,3世代セフェム系
溶血性連鎖球菌	ペニシリン系 マクロライド系	ペニシリン系
緑膿菌	ニューキノロン系	抗緑膿菌用ペニシリン系 抗緑膿菌様第3,4世代セフェム系 カルバペネム系 ニューキノロン系 アミノグリコシド系を上記に併用
嫌気性菌	ペニシリン系 βラクタマーゼ阻害薬配合ペニシリン ペネム系	ペニシリン系 クリンダマイシン βラクタマーゼ阻害薬配合ペニシリン カルバペネム系
レジオネラ	ニューキノロン系 マクロライド系 ケトライド系	ニューキノロン系 マクロライド系＋リファンピシン

（日本呼吸器学会市中肺炎診療ガイドライン作成委員会編：成人市中肺炎診療ガイドライン．pp46-48, 2007より）

表4 各種肺炎に対するステロイド，免疫グロブリン，G-CSFの使用

Ⅰ：細胞外増殖菌(肺炎球菌，黄色ブドウ球菌，インフルエンザ菌，クレブシエラ菌，緑膿菌など)による細菌性肺炎の場合
　　ステロイド：抗炎症作用により，重症肺炎に対する有効性が期待される*．
　　免疫グロブリン：オプソニン化による重症肺炎への有効性の期待
　　G-CSF：好中球減少時(500/μL)に適応
Ⅱ：細胞内増殖菌(レジオネラなど)による細菌性肺炎の場合
　　ステロイド：抗炎症作用によるガス交換能の改善を期待
　　免疫グロブリン：有効性は期待できない
Ⅲ：マイコプラズマ，クラミジア肺炎の場合
　　ステロイド：重症例で有効性を期待
　　免疫グロブリン：有効性は期待できない
Ⅳ：ウイルス性肺炎の場合
　　ステロイド：重症例に対し短期間使用
　　免疫グロブリン：重症例に有効性を期待．ただし，サイトメガロウイルス肺炎では有効性が証明されている．

*：細菌性肺炎にステロイドを使用する場合の注意点
1. 推定原因菌に有効な抗菌薬が使用されていること
2. 肺炎発症4日以内に使用開始のこと
3. PaO_2 60 Torr 以下の場合
4. 7日間以内の使用に限ること

(日本呼吸器学会市中肺炎診療ガイドライン作成委員会編：成人市中肺炎診療ガイドライン．pp.56-57，2007 より改変)

るが，免疫不全の存在や高度の脱水などがある場合には臨床症状の存在にもかかわらず異常陰影を呈さないこともあるので注意する．CT検査の適応は胸部X線上異常陰影が非定型的，抗菌薬の効果が疑わしい，閉塞性肺炎などが疑われる場合である．

② 一般臨床検査では炎症反応の高値を呈する．臓器機能や凝固線溶系の評価を行う．

③ 胸部X線写真からのポイント　古典的には大葉性肺炎は肺炎球菌，bulging fissureは肺炎桿菌，pneumotocele は黄色ブドウ球菌，空洞形成は黄色ブドウ球菌やGNB，結核，肺膿瘍は嫌気性菌の関与(単独40〜65%，好気性菌との混合40〜45%)などが知られているが，胸部X線写真のみでの原因菌の診断は困難である．

D. 引き続き行う処置

① 合併症と対策　呼吸不全に対する人工呼吸器管理を含む呼吸管理による肺酸素化能の改善，膿胸例では胸腔ドレナージを行う．

② 入院・帰宅の判断

① 重症度を参考にして決定するが，医学的のみならず環境要因も考慮する．外来・入院別の日本呼吸器学会ガイドラインによる治療方針を図1(198頁)に示した．

② 入院症例では原因菌判明時の抗菌薬変更としてデエスカレーションを積極的に行う．

③ 専門医による治療の概略

① 感染症の治療の原則は原因菌を同定し，治療するべきであるが，原因菌判明率は高くない．原因菌が判明したときにガイドラインで推奨されている抗菌薬を表3(199頁)に示した．補助療法にはステロイド，免疫グロブリン，G-CSFなどが挙げられる．

② 重症市中肺炎例で少量ステロイド投与の効果を検証した報告では，ヒドロコルチゾン(サクシゾン®，ソル・コーテフ®)200 mg静注後，240 mg/日を持続点滴し，期間は1週間で，結果は治療群では有意に酸素化能，臓器障害スコア，遅発性敗血症性ショックの出現，人工呼吸器管理期間，死亡率すべてにおいて改善が認められた．

表5 抗菌薬に反応しない状況

- 非感染性病態
- PK/PD(薬物動態/薬力学)
- 菌交代症
- 重複感染症
- 膿胸の合併
- ALI/ARDS(急性肺損傷/急性呼吸窮迫症候群)

③さらに急性呼吸促迫症候群(ARDS),人工呼吸器関連肺炎(VAP),急性腎不全,不整脈など主たる合併症についても治療群で少ない結果であった.免疫グロブリン,G-CSFについては明確な指針はないが,指針を表に示した(**表4**).

E. 入院3日間のポイント

- 意識状態,呼吸数・様式,酸素化能の注意深い観察が重要である.
- 胸部X線写真は抗菌薬が有効であっても増悪することがある.炎症反応を併せて評価する.
- 抗菌薬の効果が認められない場合には宿主,抗菌薬,原因菌からの検討を行う(**表5**).

医療施設関連肺炎
Health care associated pneumonia(HCAP)

相馬一亥　北里大学教授・救命救急医学

A. 疾患・病態の概念

- 肺炎分類としてこれまでは市中肺炎(CAP),院内肺炎(HAP),人工呼吸器関連肺炎(VAP)に分類されていたが,4つ目のカテゴリーとしてHCAPが認識された(**図1**).
- HCAPが公式に登場したのは2005年のATS(米国胸部学会)/IDSA(米国感染症学会)の院内肺炎(HAP)ガイドラインであり,特に多剤耐性菌が原因菌となりうるリスクファクターを有する肺炎群として,そ

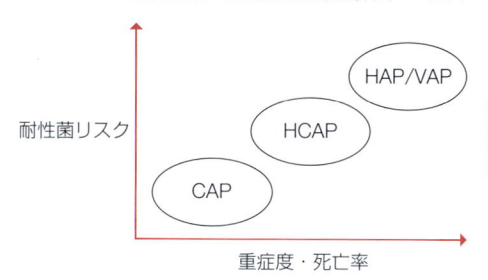

図1　HCAPの位置付け

表1　HCAPの定義(ATS/IDSAによる)

- ナーシングホーム,介護・リハビリテーション施設,介護型病床に居住(入所後48時間以上経過)
- 90日以内に2日以上の入院歴
- 在宅での輸液療法中(抗菌薬を含む)
- 在宅での創傷加療
- 発症前30日以内の慢性透析
- 多剤耐性菌感染をしている家族がいる

(ATS and IDSA: Guidelines for the management of adults with Hospital-acquired, Ventilator associated, and Healthcare-associated pneumonia. AJRCCM 171: 388-416, 2005)

の概念が提唱された.定義は,90日以内に2日以上の入院歴,90日以内にナーシングホームや長期療養型施設(特別養護老人ホーム老人保健施設療養型病院有料老人ホームなど)での居住歴,30日以内での化学療法(抗癌剤を含む)の既往,30日以内の透析歴,在宅における創傷治療,家族内の多剤耐性菌感染などである(**表1**).この点から,HCAPは市中肺炎(CAP)と入院中に発症した肺炎(HAP)のほぼ中間に位置づけられる.

- HCAPは,患者背景,原因微生物,薬剤耐性度,重症度,転帰いずれにおいてもheterogenousな広いスペクトルをもった疾患概念であり,CAPに近いものからHAP同等のものまでが含まれると考えられる(**表2,図2**).特にわが国では,入院の基準が欧米より比較的ゆるいために,直

表2　各種肺炎の原因菌の比較

起因菌	CAP(n=2,221)	HCAP(n=988)	HAP(n=835)	VAP(n=499)
グラム陽性菌, %				
S. aureus	25.5†	46.7	47.1	42.5
S. pneumoniae	16.6†	5.5	3.1‡	5.8
他のグラム陽性菌	7.1	7.7	8.1	8.6
グラム陰性菌, %				
Pseudomonas sp	17.1†	25.3	18.4†	21.2
Haemophilus sp	16.6†	5.8	5.6	12.2†
Klebsiella sp	9.5	7.6	7.1	8.4
Escherichia sp	4.8	5.2	4.7	6.4
Enterobacter sp	2.9	3.5	4.3	5.6
Acinetobacter sp	1.6‡	2.6	2.0	3.0
他のグラム陰性菌	4.1†	9.5	3.7†	6.2‡

† $p<0.01$, HCAPと比較
‡ $p<0.05$, HCAPと比較

(Kollef MH, et al：Epidemiology and outcomes of Healthcare-assocleted preumonia：Resclts from a large US datahase of Cultmic-positive preumoma. Chest 128：3854-3862, 2005)

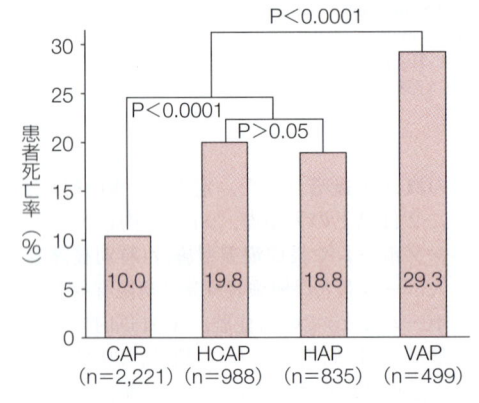

図2　CAP, HCAP, HAP, VAPの死亡率の比較
(Kollef MH, et al：Epidemiology and outcomes of Healthcare-associated pneumonia：Results from a large US database of Culture-positive pneumonia. Chest 128：3854-3862, 2005)

表3　医療・介護関連肺炎(NHCAP)の定義

1. 療養型病床群もしくは介護施設に入所している.
2. 90日以内に病院を退院した
3. 介護を必要とする高齢者，身障者
4. 通院にて継続的に血管内治療(透析，抗菌薬，抗癌剤，免疫抑制剤治療)を受けている．

介護の基準
PS3：限られた自分の身の回りのことしかできない，日中の50％以上をベッドか椅子で過ごす，以上を目安とする．
1. には精神病床も含む．

〔日本呼吸器学会　医療・介護関連肺炎ガイドライン2011素案(JRS HPより)〕

近の入院歴を有することによってHCAPの範疇に入る症例の割合がより多くなるものと思われる．そのため，ATS/IDSAのガイドラインのように，HCAPすべてを薬剤耐性菌のリスクありとして対処するこ とは問題がある．HCAPのなかでもリスクや重症度による分類を行うことが必要と思われる．わが国に特徴的な医療制度(介護保険や国民皆保険など)を考慮し，2011年8月に日本呼吸器学会より介護(nursing)を加えた医療・介護関連肺炎(Nursing and Healthcare-Associated Pneumonia)のガイドラインが出された(表3)．

B. 最初の処置

意識状態，バイタルサインの確認ととも

に，パルスオキシメータによる酸素飽和度の測定を行う．バイタルサインに異常がある場合には直ちに呼吸循環の改善・維持のために気道に問題がなければ，酸素投与を行い，酸素化能（$SpO_2 \geqq 90\%$）の改善を計る．呼吸不全の改善が得られない場合には人工呼吸器管理の適応を検討する．気道に問題がある場合，直ちに気道確保を施行する．静脈路の確保も行う．循環不全の存在では原因によるが輸液療法，昇圧薬投与などが直ちに可能となるように対応する．

C. 病態の把握・診断の進め方

1 確定診断に近づくための観察・検査

① HCAPを疑う根拠として寝たきり，著しく日常生活の制限，失禁，低栄養，膀胱留置カテーテル，拘縮，嚥下障害，経鼻胃管・胃瘻造設などが挙げられる．そのためにHCAP患者はCAP患者に比較して臓器機能不全スコアが高く，誤嚥の頻度も高い．

② 検査ではルーチンの血液検査とともにパルスオキシメータによる酸素飽和度の測定，動脈血ガス分析，喀痰のグラム染色，喀痰培養，尿中抗原検査，2セットの血液培養検査，胸水の存在では胸腔穿刺による膿胸の有無の検索，重症例では乳酸値，Dダイマー，BNP，心筋逸脱酵素などを施行する．

③ 胸部X線写真ではCAPとHCAPに差はないが，両側性や多葉性で肺炎の範囲が広い傾向がある．また，胸部X線で異常がなくても，肺炎の臨床症状があればCTを行う．

④ 原因菌検索のために細菌学的検査として重症度により気道分泌物の培養の依頼を行うが，治療方針の変更がありうると予測される場合にも積極的に施行する．なお，グラム染色で種々の細菌が混在している場合には誤嚥の可能性が極めて高い．

D. 引き続き行う処置

1 合併症と対策

① 呼吸不全に対する人工呼吸器管理を含む呼吸管理による肺酸素化能の改善，膿胸例では胸腔ドレナージを行う．

② CAPの重症度評価からICU入室の適応，外来治療かの判断をする．

③ 呼吸循環の維持と安定化を行い，血液培養など細菌学的検索のための検体の提出とともに抗菌薬の投与を迅速に行う．

2 治療
抗菌薬の選択にあたって現状ではCAPに準じるが，耐性菌のリスク因子が高いと考えられる場合にはHAP，VAPに準じた抗菌薬の投与を検討する．なお，3か月以内に抗菌薬を使用しているならば，別の系統を選択する．

3 入院・帰宅の判断
CAPの重症度から判断するが，社会的事情を考慮して判断する．

4 専門医による治療の概略
HCAPは，CAPとHAP/VAPの中間に位置するがその背景には幅があることから耐性菌のリスク因子を考慮して抗菌薬が具体的に検討される．

E. 入院3日間のポイント

● 意識状態，呼吸数・様式の変化に注意する．適切な抗菌薬が投与されているかの指標として肺酸素化能の改善，炎症反応としてCRPの改善が認められれば有効と考えられる．喀痰培養検査の結果からデエスカレーションとして抗菌薬の変更を行う．

● 経験的には広域抗菌薬から開始し，培養結果で狭域抗菌薬へのデエスカレーションを実施する．

気管支喘息
bronchial asthma

山田嘉仁　JR東京総合病院・呼吸器内科担当部長
山口哲生　JR東京総合病院副院長・呼吸器内科部長

A. 疾患・病態の概要

●病態の特徴

① hyperreactivity（各種の刺激に対する気道の反応性の亢進），② brochospasm（攣縮による気道狭窄，気管支粘膜の浮腫，気道内の粘液貯留），③ reversibility〔気道狭窄は可逆性（自然にまたは治療にて改善可能）〕の3点に集約される．

気管支喘息は気道の慢性炎症と種々の程度の気道狭窄と気道過敏性の亢進，そして臨床的には繰り返し起こる咳，喘鳴，呼吸困難によって特徴づけられる．気道狭窄は，自然に，あるいは治療により可逆性を示す．気道炎症には好酸球，T細胞，マスト細胞などの炎症細胞，気道上皮細胞，線維芽細胞をはじめとする気道構成細胞，および種々の液性因子が関与する．持続する気道炎症は，気道傷害とそれに引き続く気道構造の変化（リモデリング）を惹起し，非可逆性の気流制限をもたらし，気道過敏性を亢進させる．

●発症因子

喘息の発症因子には，①素因，②抗原物質（アレルゲン），③増悪因子があるが，喘息の増加の理由は素因よりも②③の環境因子の影響が大きいと考えられる．

●疫学

食生活の変化，大気汚染物質の増加，呼吸器感染の増加，心理的ストレスの増加などにより喘息患者数は近年増加傾向にあるとされる．

●喘息発作

喘息発作とは呼吸困難，喘鳴，咳などの喘息症状が急速進行性に悪化することをいう．自覚症状の程度は増悪の指標になるが，時に症状と比較して肺機能が極端に低下していることもあり注意が必要である．増悪は数日から数時間かけて起こることが多いが，数分の間に急激な悪化をきたす場合もある．

B. 最初の処置

喘鳴，呼吸困難を呈する喘息以外の疾患を鑑別しつつ，処置を進めることになる．

①バイタルサインと発作強度の判定

①バイタルサイン　意識レベル，血圧，脈拍，呼吸数，体温をチェックする．さらにパルスオキシメータを用いて酸素飽和度（SpO$_2$）を測定し低酸素血症の有無を評価する．SpO$_2$＜90％の場合，血液ガスをチェックしCO$_2$に注意しつつ酸素吸入を開始する．

②発作強度の判定　喘息発作の強度は**表1**に示すとおり，①苦しいが横になれる軽度（小発作），②苦しくて横になれず，会話や日常的な動作に困難を感じる中等度（中発作），③苦しくて動けず，話すことも歩くこともできない高度（大発作）に大きく分類される．④意識障害やチアノーゼがみられ，さらには呼吸が減弱または停止している場合，は重篤症状となる．

②問診および診察

発作強度を考慮して要領よく問診することが重要だが，問診のために治療が遅滞しないよう心がける必要がある．

①病歴聴取のポイント

❶喘息既往がある場合：発症時期，通院歴，治療内容，入院歴，挿管歴などを確認する．また短時間作動型β刺激吸入薬の使用や，ステロイド，テオフィリン製剤の内服の有無など自宅での当日の処置内容を聴取する．

❷発作状況：最近の発作の状況から喘息の管理状態を評価し，同様の症状がこれまでなかったかを確認する．また感冒，引越し，天候・気圧の変化，薬の内服など今回の症状発現の状況を見極める．発作前はまったく平常どおりであったのに，突然大きな発作が生じ

表1 喘息症状・発作強度分類

発作強度	呼吸困難	動作	検査値			
			%PEF	SpO$_2$	PaO$_2$	PaCO$_2$
軽度 (小発作)	苦しいが横になれる	やや困難	80% 以上	96% 以上	正常	45 Torr 未満
中等度 (中発作)	苦しくて横になれない	かなり困難 かろうじて動ける	60〜80%	91〜95%	60 Torr 超	45 Torr 未満
高度 (大発作)	苦しくて動けない	歩行困難 会話困難	60% 未満	90% 以下	60 Torr 以下	45 Torr 以上
重篤	呼吸減弱 チアノーゼ 呼吸停止	会話不能 体動不能 錯乱, 意識障害	測定不能	90% 以下	60 Torr 以下	45 Torr 以上

〔社団法人日本アレルギー学会 喘息ガイドライン専門部会(監):喘息予防・管理ガイドライン2009. p118, 協和企画, 2009 より一部改変〕

表2 喘息発作の強度と動脈血液ガス所見, 呼吸機能変化

喘息発作	FEV1.0% (%)	動脈血			換気血流 不均等	肺胞 低換気
		PaO$_2$	PaCO$_2$	pH		
軽度	80 以上	正常	45 Torr 未満	正常	(−)か(+)	(−)
中等度	60〜80	60 Torr 超	45 Torr 未満	正常か↑	(+)	(−)
高度	60 未満	60 Torr 以下	45 Torr 以上	正常か↓	(+)	(+)
重篤	測定不能	60 Torr 以下	45 Torr 以上	↓	(+)	(++)

〔Fahy JV, Flemming HE, Wong HH, et al: The effect of an anti-IgE monoclonal antibody on the early- and late-phase responses to allergen inhalation in asthmatic subjects. Am J Respir Crit Care Med 155(6): 1828-1834, 1997 より〕

たのなら薬や食事による喘息発作である可能性が高い.

❸生活歴, 既往歴:生活歴で重要なのは喫煙歴とペットの有無(時期, 種類, 室内/外など)である. またアレルギー性疾患の確認も大切である. 悪化時に喘息様症状を呈する心疾患の有無, 肺気腫や肺線維症などの既往歴の有無や, アスピリン喘息の可能性を示唆する解熱鎮痛薬や市販感冒薬などでの症状悪化の有無を確認する.

2診察のポイント 喘息発作強度を判定したうえで理学所見を的確に把握する. 高度症状では呼吸困難のため動けず起坐位をとり, 会話が困難になっている. そのような際には問診にこだわらず身体所見をとる必要がある.

①喘鳴:呼吸は呼気延長し呼気性喘鳴を認め

る. 重症になると吸気性喘鳴も加わる.
②呼気時乾性ラ音:喀痰が増えれば湿性ラ音も加わる. 呼吸音左右差が明らかな場合には, 異物誤嚥などの閉塞機転が働いている可能性がある.
③silent chest:換気不全が進行するにつれて喘鳴は逆に次第に弱くなり, 呼吸音を聴取できなくなる.
④胸骨上窩陥凹:強い努力呼吸の現れで, 吸補助筋が働いている状態である.
⑤頸静脈怒張, 両下肢浮腫:循環動態に異常があり, 強い心負荷がかかっている状態である.

❸血液ガスとピークフロー(PEF)(表2)
喘息発作の初期には過換気からPaCO$_2$は低下する. またPaO$_2$は肺の換気・血流比不

均等のため軽度から中等度の低下を示す．気道狭窄が高度になると低換気からPaO_2の高度の低下とともに$PaCO_2$は増加する．PEFは一般に気道狭窄の程度に並行し，その値は1秒量とよく相関することが確認されている．測定する機器の種類によっても測定値が異なるが，簡便でどこでも測定可能なので喘息発作の強度判定にも有用である．

C. 病態の把握・診断の進め方

喘息の状態を評価するため胸部聴診などの身体所見をとり，喘息以外の理由で呼吸困難を起こしている可能性の有無を迅速に評価していく．

1 病態の把握 気管支喘息の既往あるいは治療中の症例であるなら，基本的には喘息発作と想定して対処治療を行う．上記項目を総合評価して喘息発作の強度を判定して治療指針へ結びつける．重要な点は禁忌薬の確認で，アスピリン喘息の可能性が少しでもあれば使用選択薬剤がかなり制限される．

2 鑑別診断 気管支喘息の既往がない場合には，喘息発作と同様の症状を起こす病態を的確に鑑別しなければならない．

①**左心不全などによる肺うっ血** 喘鳴を伴う呼吸困難を認めることがある（心臓喘息：cardiac asthma）．発作の出現時期は気管支喘息の場合が夜半より明け方に多いのに対し，心臓喘息では就寝後2～3時間に起こることが多い．肺の聴診では，心臓喘息の場合には笛声音に加えて水泡音を聴取することもある．

②**ウイルスや細菌による気管支炎・肺炎** 気道炎症から気道過敏性状態に陥り，喘息様症状を呈しうる．感染による喘息発作との鑑別が困難になるが，喘息症状の既往などを参考に病態の把握に努める．

③**COPD（慢性閉塞性肺疾患）の感染合併時** 喘鳴，呼吸困難をきたすことがある．気管支喘息よりも気管支拡張薬に対する反応が悪い．肺気腫例で喘息症状を伴う例では，喘息との鑑別が容易でないことも多い．

④**喉頭から下気道の異物** 誤嚥の直後に異物の刺激により，激しい発作性咳嗽，喘鳴，チアノーゼといった初期痙攣症状を呈する．気管支喘息が呼気相喘鳴を呈するのに対し，気管，気管支異物では吸気相喘鳴を呈することが多い．また下気道異物では患側の呼吸音減弱を認めることが多く，患側の吸気時の運動低下を認めることもある．

⑤**腫瘍性病変による気道狭窄** 主に吸気相あるいは両呼吸相で非発作性の喘鳴を呈する．体位を変換すると性状や強さが変化することもある．

3 検査オーダー 胸部X線写真，心電図，血液検査では喘息発作特有の所見は認められず，検査の意義は他の喘息様症状を呈する疾患との鑑別目的になる．

D. 引き続き行う処置

小発作程度の際にはネブライザー吸入にて比較的早急に症状が改善するが，中等度発作以上の場合には点滴治療を要するケースがほとんどであり，診断を進めながら並行してルート確保を行う．重篤な状態では挿管準備，NPPV（非侵襲的陽圧換気療法）準備なども必要になる．

1 小発作時 β_2刺激剤をpMDI（加圧式定量噴霧吸入器），DPI（ドライパウダー吸入器）またはネブライザーで吸入．症状が消失して再燃が認められなければ必要に応じて内服処方して帰宅．症状が改善せず，気道狭窄が持続するなら中発作以上に準じて治療をステップアップする．

2 中発作時 中発作で自宅にて短時間作用型β刺激薬の吸入をしていない場合はネブライザー吸入から開始し，すでに自宅にて吸入を繰り返して受診した場合はステロイド点滴を施行する．各処置終了後には必ず診察をして効果を確認する．

①β_2刺激剤0.3～0.5 mLを生理食塩水で希釈してネブライザー吸入．心拍数<130/分を

維持しつつ，20～30分毎に繰り返す．
②ステロイド点滴：アスピリン喘息に注意しつつ以下のステロイド点滴を約1時間で施行する．
・アスピリン喘息がない場合：ヒドロコルチゾン（ソル・コーテフ®）200～500 mgまたはメチルプレドニゾロン（ソル・メドロール®）40～125 mg 点滴静注．
・アスピリン喘息があるか，不明の場合：デキサメタゾン（デカドロン®）あるいはベタメタゾン（リンデロン®）4～8 mg 点滴静注．
③アミノフィリン（ネオフィリン®）（250 mg/筒）6 mg/kg＋等張補液200～250 mL 点滴静注．半分を15分程度の早めの速度で投与し，残り半分を1時間弱で投与する．頭痛，悪心，嘔吐，不整脈などの副作用が出現するなら直ちに中止する．これらの副作用は血中テオフィリン濃度が低くとも出現するケースもあるので注意する．
④0.1% アドレナリン（ボスミン®）0.1～0.3 mL 皮下注：①～③の処置にもかかわらず症状が増悪していく場合は，虚血性心疾患，緑内障，甲状腺機能亢進症がないことを確認し，使用を考慮する．妊婦には極力避ける．

3 大発作あるいは中等度症状の持続時

1 初期治療　身動きができず会話も困難な際には，直ちに点滴ラインを確保する．処置・治療のステップは基本的に中発作と同様であるが，呼吸困難が高度のためネブライザーが不可能な場合が多く，点滴治療から開始し，状況をみて可能ならネブライザーを並行する．

2 継続治療　大発作以上になると初期治療のみでは症状が消失しがたく，初期治療の後，継続治療に移行する．
①ヒドロコルチゾン（ソル・コーテフ®）100～200 mg またはメチルプレドニゾロン（ソル・メドロール®）40～80 mg を4～6時間ごとに点滴静注．またはデキサメタゾンあるいはベタメタゾン（リンデロン®）4～8 mg を6時間ごとに点滴静注．
②アミノフィリン（ネオフィリン®）0.6～0.8 mg/kg/時で持続点滴．

4 重篤発作時
来院時，高度の換気障害や呼吸停止がみられる場合や，上記治療に反応せずに最大限の酸素投与を行っても PaO_2 が50 Torr 未満あるいは急激な $PaCO_2$ の上昇と意識障害を認める場合には気管挿管および人工呼吸管理の適応となる．

5 合併症と対策

1 縦隔気腫　縦隔に遊離ガスが貯留する病態で胸部X線撮影やCT検査で発見される．原因としては強い咳嗽による気管気管支損傷が考えられ，治療は安静のみの保存的治療が基本で重症になれば外科的処置が必要になる．

2 皮下気腫および気胸　気管気管支損傷が皮下あるいは胸腔へ及べば，皮下気腫あるいは気胸を併発する．皮下気腫の場合，皮膚の滑らかな隆起として認められ，触診で握雪感（snowgrasping sense）を得る．喘息発作に伴う気胸では呼吸困難が高度となり，患側の呼吸音が減弱する．高度になると胸郭運動の左右差を認める．気胸が中等度以上の場合には脱気が必要になる．

6 入院・帰宅の判断（disposition）

1 救急外来からの帰宅条件
①ネブライザー吸入・点滴治療にて気道狭窄が改善して喘鳴が消失し，最後に気管支拡張薬を使用してから60分経っても安定しており，会話や体動で呼吸困難や SpO_2 の低下がなければ帰宅可能である．
②帰宅時には患者・家族の病気に対する認識度および吸入薬を正確に使用できるかの確認が必要である．
③さらに必要に応じて経口ステロイド薬を含めた3～5日分の薬剤を投与して，できる限り早い時期にかかりつけ医を受診するよう指導する．

2 救急外来からの入院適応
①治療開始から1～2時間以内に症状の改善が認められない場合，精神障害が認められ

たり，意思の疎通が不十分の場合，心不全・肺炎・気胸・縦隔皮下気腫・無気肺などを合併している場合には入院を考慮する．

②喘息発作で挿管の既往がある場合や救急外来受診まで数日間以上の長期間症状が持続している場合には，重症化する危険性があり慎重に判断する．

3 高次救急病院転送あるいは人工呼吸管理が必要となる場合

①初期治療で反応がなく，昏迷やもうろう状態など呼吸停止や意識喪失などの危険を示す症状がある場合には，救急病院転送あるいは ICU での管理が必要になる．

②心停止・呼吸停止のほか，著明な努力呼吸で高濃度酸素吸入下でも $PaO_2 < 50$ Torr の場合や，$PaCO_2$ が 1 時間に 5 Torr 以上上昇して意識障害を呈する場合には人工呼吸管理が必要となる．

③NPPV は PSV（従圧式人工呼吸）による圧補助と PEEP（呼気終末陽圧換気）による呼気終末での気道開存の維持により呼吸を改善する可能性がある．ただし意識障害のある場合や気道分泌物が多い場合は，挿管のうえ人工呼吸器管理が望ましい．

④重症喘息発作では呼気終末気道内圧が上昇して auto-PEEP の状態にあるので，圧外傷の危険を考慮して PEEP をかけることは基本的には避ける．

⑤自発呼吸で最大気道内圧が 20 mmHg 以下となり，意識レベルが沈静解除で正常化していれば抜管可能である．

7 専門医による治療の概略

①気管支喘息に対する治療指針として JGL 2009，GINA 2006，EPR3 がある．EPR3 のガイドラインでは喘息発作に推奨されない治療薬として，①アミノフィリン製剤の点滴静注，②抗菌薬の安易な使用，③積極的な補液，④肺の理学療法，⑤去痰薬，⑥鎮静薬の使用をあげている．基本的に β_2 刺激薬の反復吸入と全身ステロイド薬の併用により発作の治療は可能とされている．

②日本のガイドラインでは中発作以上ではアミノフィリン（ネオフィリン®）の点滴静注を併用するように記載されているが，その追加効果は否定的ともされ近年の日本の喘息専門家も使用しない傾向にある．去痰薬吸入は発作時には無効であり，発作を誘発するとされる．

③喘息発作の管理において適切な初期評価と初期治療が求められる．初期評価ではほかの呼吸困難を起こす病気と的確に鑑別することや，発作の程度を把握すること，初期治療では低酸素状態と気流制限を早急に改善することが重要である．そして，客観的指標である呼吸機能（PEF，FEV1.0），SpO_2，PaO_2 をみながら治療方針を立てていく．

E. 入院 3 日間のポイント

● 入院後は安静のうえ β_2 刺激薬を定期的および発作時に反復吸入する．ステロイド薬の全身投与はメチルプレドニゾロン（ソル・メドロール®）60〜80 mg/日（中等症なら 40 mg/日）をめどに入院後も継続する．気管支拡張薬の吸入を 4 時間以内の間隔には必要とせずに 12〜24 時間以上症状悪化がなく，PaO_2 が正常値化し，身体所見に異常がなく歩行の際に息切れがなくなれば退院可能である．

● 夜間，早朝の発作で目を覚まさず，PEF または 1 秒量が予測値の 70〜80％ 以上，日内変動もできれば 20％ 以下であることが望ましい．退院に際しては患者が吸入器がうまく使え，発作への対応が適切にできることを確認しておく必要がある．なお入院を要する大発作経験者は喘息死の危険性が高いことを教育し，退院後の治療および管理指導を徹底することが重要である．

急性間質性肺炎
acute interstitial pneumonia(AIP)

成田裕介　医療法人 成田内科医院
山口哲生　JR東京総合病院副院長・呼吸器内科部長

A. 疾患・病態の概要

- 急性間質性肺炎は，特発性間質性肺炎のなかで進行が速く，かつ死亡率は 60～100% と予後不良な疾患として知られている．しかし，呼吸不全を乗り切った症例では完全回復例もある．
- 臨床像は原因不明の急性呼吸窮迫症候群[*1,2] (acute respiratory distress syndrome：ARDS)の病態を呈する．平均発症年齢は 50 歳代で性別による差はない．喫煙との関連も報告されていない．
- 多くの症例では感冒症状が初発症状である．発症から入院までの期間は，平均 2～3 週間である．入院時には頻呼吸，低酸素血症を呈し，ARDSの診断基準を満たす症例がほとんどである．
- 病理学的にはびまん性肺胞傷害の所見で，時間経過で滲出期，器質化期，線維化期に分けられ，この順で進行する．病変の時相は一様である．

  [*1] 急性呼吸窮迫症候群
  ①先行する基礎疾患をもち急速に発症する，②胸部 X 線にて両側性びまん性浸潤影，③動脈血酸素分圧(PaO_2)と吸入気酸素濃度(FIO_2)の比(PaO_2/FIO_2)<200 Torr，④左心不全所見がない，の 4 つの基準を満たす場合に診断される．

  [*2] AIP は ARDS 様の病態を呈するが，AIP は ARDS に含まれるものではない．むしろ ARDS から鑑別すべきものとしてあげられる[1]．

B. 最初の処置

1 バイタルサインと病歴聴取

①入院時には ARDS の診断基準を満たす症例がほとんどであり，意識・呼吸・循環状態の安定をまず図る．呼吸状態では特に呼吸数，リズム，呼吸体位，酸素飽和度(SpO_2)に留意する．動脈血液ガス分析を行い直ちに酸素投与を開始する．酸素投与のみの管理で管理が不可能と判断した場合は，経口気管挿管や非侵襲的陽圧人工呼吸(non-invasive positive pressure ventilation：NPPV)を行う．

②多くの症例では感冒症状が初発症状であるため，数週間前に感冒症状が起こっていないか聞くことが病歴聴取で特に重要である．ただし患者の状態が不安定であれば病歴聴取ができないこともあるので，家族に聴取することも必要となる．

③AIP は，①明らかな基礎疾患のない比較的健康人に発症する，②発症誘因が同定できない，という点から基礎疾患，原因疾患を把握するため詳細な病歴聴取が重要となる．

C. 病態の把握・診断の進め方

1 確定診断に近づくための観察・検査
急性の呼吸困難をきたす疾患を短時間に鑑別する上で問診・身体所見を補うものが，基本検査である胸部単純 X 線写真，心電図，血液検査，動脈血液ガス分析である．また左心不全を否定するために，心電図以外にも心臓超音波検査も有用である．

1 身体所見
胸部聴診所見上，約70%の症例に crackles が聴取される．ばち指は認められないことは，特発性肺線維症(idiopathic pulmonary fibrosis：IPF)の急性増悪との鑑別上重要である．

2 血液検査
①血液検査所見：一般的に白血球増多を示し，赤沈は亢進する．CRP，LDH は上昇することが一般的である．また，間質性肺炎のマーカーとして知られている KL-6，SP-A，SP-D なども上昇が認められ病勢の評価として有用であるが非特異的である．

②動脈血液ガス所見：動脈血液ガス所見では

表1　急性に発症するびまん性肺疾患の鑑別

・感染症	・急性好酸球性肺炎
・膠原病	・肺胞出血
・薬剤性肺障害	・癌性リンパ管症
・特発性肺線維症の急性増悪	

PaO_2 60 Torr 以下で $PaCO_2$ 45 Torr 以下のⅠ型呼吸不全を呈するが，病勢が進行すれば $PaCO_2$ 45 Torr を超えるⅡ型呼吸不全を呈している．

3 胸部単純 X 線写真

① 両側肺野にびまん性に広がるすりガラス陰影や浸潤影が特徴的である．低酸素血症によって浅い頻呼吸となるために容積減少を認めることがある．

② 上肺野優位または下肺野有意の分布をとる場合も認められる．これは気腔内の硝子膜形成や滲出物によって含気が減少するとともに肺野の透過性が低下し，含気の程度に応じてすりガラス陰影や浸潤影を呈するためである．

この段階で ARDS の診断基準を満たすかどうかおおまかに判断できる．次のステップとして ARDS を呈する疾患の鑑別を行う．急性に発症するびまん性肺疾患の鑑別を示す（表1）．

4 胸部 CT 写真

① AIP の高分解能 CT（high-resolution CT：HRCT）所見は両肺野にびまん性にすりガラス状の濃度上昇域を認め，病変の時相が一様である．典型的な蜂巣肺は通常みられない．

② HRCT 所見の臨床的意義として治療反応性・予後の予測として使われることがある．

③ AIP では病理学的な経過に対応した CT 像を呈すると言われる．AIP の生存例と非生存例を比較して，非生存例では牽引性気管支拡張像を伴う濃度上昇域が優位に広範に分布していることがあり，線維化の指標とされている．牽引性気管支拡張像を伴う濃度上昇域が乏しい比較的早期の症例は治療反応性が期待されると考えられる．

5 気管支肺胞洗浄（bronchoalveolar lavage：BAL）

総細胞数の増加と細胞分画にて好中球増加，出血，リンパ球増加がみられる．鏡検や培養では起炎病原体の検出はみられない．AIP における BAL の臨床的な意義は肺感染症に基づく ARDS との鑑別にある．BAL は ARDS の原因となる細菌性肺炎，ウイルス性肺炎，肺真菌症，粟粒結核，ニューモシスチス肺炎などの肺感染症の診断に有用である．症例によっては検査後呼吸不全が悪化することがあるため適応には十分留意する必要がある．

6 肺生検

確定診断には外科的肺生検による組織所見の確認が必要であるが，重篤な呼吸不全のため検査が困難な場合が多い．経気管支鏡的肺生検で急性滲出期に硝子膜の存在が確認できれば参考所見として重要である．それ以外は臨床像や剖検肺で診断されることが多い．

D. 引き続き行う処置

1 入院・帰宅の判断

原則，集中治療管理となる．食事による誤嚥で呼吸状態がさらに悪化することもあるため絶食とし輸液を行う．

2 専門医による治療の概略

1 呼吸管理

① 臨床病理所見が ARDS に類似することから基本的には ARDS に対応した呼吸管理を行う．1回換気量を 10 mL/kg 以下に，気道内圧は 30 cmH$_2$O 以下になるように設定することを推奨している．ただし1回換気量を設定する場合の体重は，実測体重ではなく予測体重を用いる．

② 適切な呼気終末陽圧（PEEP）を用い，PaO_2 >60 Torr（SpO_2＝88～90％）を保つようにこころがける．高炭酸ガスは許容する．高濃度酸素投与は肺胞の虚脱や組織障害の原因となることから FIO_2 は可及的速やかに 0.6 まで下げる必要がある．

2 薬物療法 副腎皮質ステロイドが行われるが，生存率の改善を評価項目とした効果は証明されていない．実際にはステロイドパルス療法を行ってその後にステロイドの維持療法ならびに免疫抑制剤〔アザチオプリン(イムラン®)，シクロホスファミド(エンドキサン®)，シクロスポリン(サンディミュン®，ネオーラル®)〕の投与を行うことが一般的である．最近は好中球エラスターゼ阻害薬やPMX（polymyxin B-immobilized fiber column）療法を併用することもある．

E. 入院3日間のポイント

- 夜間や休日に発症したARDSを酸素吸入のみで放置するようなことはしない．入院後数時間で呼吸状態が悪化する場合もあるため，必要であれば動脈血液ガス検査や胸部単純X線検査（多くがポータブル撮影）を行う．
- ARDSを発症し酸素吸入のみでの管理が不可能と判断した場合には，速やかに経口気管挿管かNPPVを行う．急速に呼吸状態が悪化する可能性も入院時に事前に十分説明しておく必要がある．
- 感染症の合併がある場合には，喀痰や気管内吸引痰の培養検査を行ってから抗菌薬を投与するほうが望ましい．

文献

1) 日本呼吸器学会（編）：ALI/ARDS診療のためのガイドライン．秀潤社，2005．

肺水腫
ALI/ARDS（acute lung injury/ acute respiratory distress syndrome）

森脇龍太郎　千葉労災病院・救急・集中治療部部長

A. 疾患・病態の概要

- 肺水腫は肺胞における間質と肺胞腔へ血液成分が移動した状態である．肺においては

表1　頻度が高いALI/ARDSの原因

直接的侵襲	間接的侵襲
・肺炎 ・誤嚥性肺炎 ・有毒ガスの吸入 ・鈍的胸部外傷 ・溺水	・敗血症 ・多発外傷 ・大量輸血（>15単位） ・急性膵炎 ・急性薬物中毒 ・心肺バイパスの再灌流後 ・肺移植後

血管床と間質との間で液体成分の移動が絶え間なく行われているが，健常状態では間質に移動した液体成分とほぼ同量の液体成分がドレナージされている．しかし，肺毛細血管の静水圧が上昇したり，毛細血管膜に傷害があると，間質や肺胞腔に液体成分が貯留する．これによって酸素交換に支障をきたし，呼吸困難を中心とする臨床症状を呈した状態が肺水腫である．

- したがって肺水腫の原因として，肺毛細血管の静水圧が上昇することによる心原性肺水腫と毛細血管膜の透過性の亢進による非心原性肺水腫とに大別される．そして後者の病態をALI（acute lung injury：急性肺傷害），ARDS（acute respiratory distress syndrome：急性呼吸窮迫症候群）と呼んでいる．1994年に発表されたAmerican-European Consensus Conference（AECC）による診断基準が広く用いられているが，①急性発症，②胸部X線上両側性の浸潤影，③低酸素症（ALI：$F_IO_2/PaO_2≦300$，ARDS：$F_IO_2/PaO_2≦200$），④心原性肺水腫の否定，などによって診断される．

- ALI/ARDSは，肺に対する直接的あるいは間接的な侵襲（表1）によって起こるが，末梢血液中の好中球が速やかに肺内に集積し，その好中球から放出される活性酸素や蛋白分解酵素などによって肺血管内皮細胞や肺胞上皮細胞が傷害されて，肺毛細血管の透過性亢進が惹起されて発症する（図1）が，ALIとARDSは同一の病態であり，

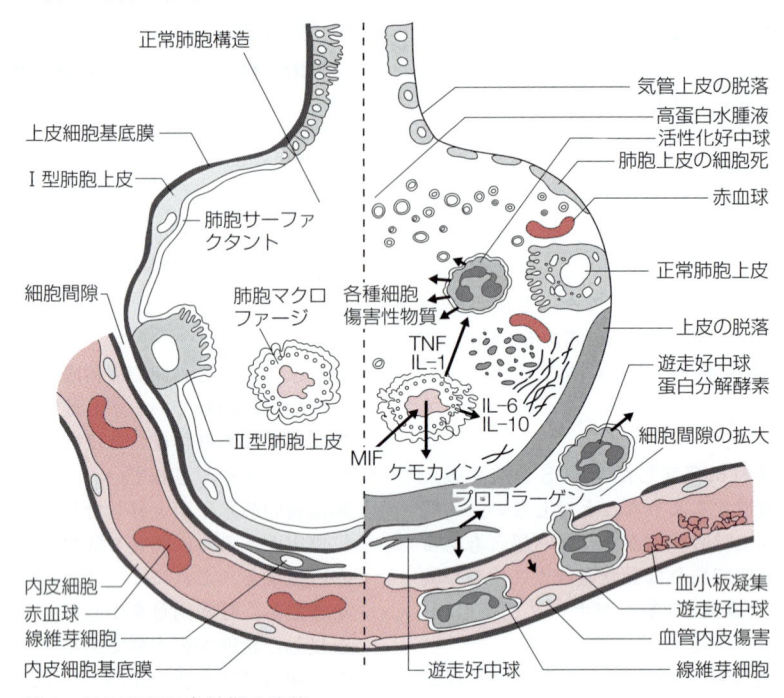

図1 ALI/ARDS 急性期の病態
〔田坂定智,他:病因と病態.THE LUNG perspectives 16(3):332-337,メディカルビュー社,2008より〕

重症度が異なっているに過ぎない.
- ALI/ARDS の死亡率は,ここ 20 年で 50〜60% 程度から 25〜30% 程度に減少しているが,その死亡の大部分は多臓器不全であり,特に敗血症に合併した ARDS の予後は不良である.一方で,各種原因疾患が発症してから ALI/ARDS 発症までに,12〜48 時間のずれがあることがわかっており(図2),早期診断,早期治療によって死亡率を低下させることが重要と考えられている.
- ALI/ARDS の経過は臨床的に重要な 3 段階に分けて考えるとわかりやすい.

1 滲出期 発症後ただちに起こり,3〜7 日に及ぶ.肺内に過剰に集積した好中球による組織破壊が主たる病態であり,好中球による活性酸素やプロテアーゼなどにより透過性が亢

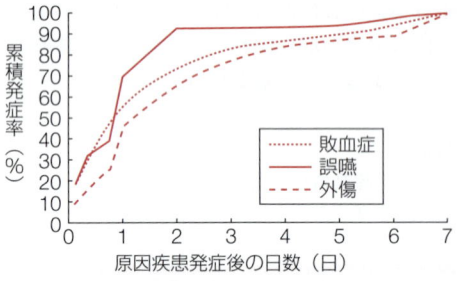

図2 各種原因疾患が発症してから ALI/ARDS 発症までの時間
〔Hudson LD, et al:Epidemiology of acute lung injury and ARDS. Chest 116(suppl 1):74S-82S, 1999 より〕

進する.病理学的にはびまん性肺胞傷害を特徴とし,ⓐ間質や肺胞腔内への水分・蛋白質・好中球などの炎症細胞の蓄積と,その結

果として起こる肺胞内の硝子膜の形成，ⓑⅠ型肺胞上皮細胞の壊死，ⓒ肺胞内出血である．その結果，生理学的には肺胞換気量が減少し，肺内シャントが生じ，肺コンプライアンスが低下して呼吸仕事量が増大する．

2 増殖期 滲出期後期に重複するように始まり，通常2～3週間継続する．Ⅱ型肺胞上皮細胞が増殖し，肺内浮腫が徐々に改善する．

3 線維化期 最終的にその後，肺胞や間質の線維化に進展し，気腫性囊胞を形成する場合もあり，人工呼吸器の離脱に困難を極める例も少ないながら存在する．

B. 最初の処置

① まず，意識，バイタルサイン，パルスオキシメータなどによって生理学的重症度を評価する．同時に肺野の聴診によってcracklesやwheezeの有無をチェックする．

② 意識やバイタルサインに異常が認められたら，必要に応じて，気道確保や気管挿管による気道・呼吸管理，適切な輸液や血管作動薬を用いた循環管理などを適切に行う．

C. 病態の把握・診断の進め方

1 確定診断に近づくための観察・検査

① coarse crackles（wheezeを伴うことも多い）が認められ，低酸素症（$SpO_2 < 90\%$）があれば，上述した循環・呼吸管理を適切に行った後，胸部X線を用いて肺水腫の有無を評価する．中心性肺水腫に心拡大を合併していれば，次いで心臓超音波検査を行い，心機能に明らかな異常を認める場合は心原性肺水腫に伴う肺水腫の可能性が高い．しかし一見，心機能が正常にみえても，左室拡張障害などもあり，心原性肺水腫を否定できるというわけではない．心機能に異常がなくとも，採血で腎機能に異常があれば溢水による肺水腫であろう．

② 両側の均等なすりガラス陰影や斑状陰影を呈し，心機能に明らかな異常が認められない場合は，ALI/ARDSによる非心原性肺

表2 びまん性肺浸潤をきたす疾患・病態

・びまん性肺胞出血	・粟粒結核
・急性間質性肺炎（Hamman-Rich症候群）	・特発性器質化肺炎
・急性好酸球性肺炎	・播種性の癌

水腫の可能性が高い．さらに胸部CTを行って，背側を中心とする両側の散布性陰影が認められる場合はALI/ARDSによる非心原性肺水腫と診断される．

③ それでも判別不能であれば，Swan-Ganzカテーテルを用いた血行動態モニタリングによる鑑別も考慮する．血行動態モニタリング機器としては，最近，心拍出量，拡張末期心臓血液容量，肺血管外水分量などを定量できるPiCCOモニターも有用性が報告されている．

④ 心原性肺水腫が除外できたら，ALI/ARDSであると診断できるわけではない．びまん性肺浸潤をきたす病態との鑑別が困難な場合も少なからず存在する（**表2**）．CT画像や生理学的にはALI/ARDSに類似するが，病理学的にはびまん性肺胞損傷が顕著ではないという特徴がある．判断に迷う場合は呼吸器専門医にコンサルトし，必要に応じて気管支肺胞洗浄なども行う．

⑤ ALI/ARDSと診断後も原因疾患の治療を並行して強力に行うことはいうまでもない．

D. 引き続き行う処置

1 合併症と対策
呼吸仕事量を軽減し，動脈血酸素分圧を維持し，また肺胞換気を改善するために人工呼吸療法が必要となることが多い．人工呼吸に伴う合併症としては，臨床的には心拍出量の低下に伴う様々な臓器障害，間質性気腫，縦隔気腫，気胸などの圧外傷（barotrauma），肺傷害や臓器障害の助長を引き起こす量外傷（volutrauma）などが代表的である．これらを臨床的には人工呼吸器関連肺傷害（ventilator-associated lung injury：VALI）と総称するが，これを防止するため，

人工呼吸管理は，A/C（assist-control）モード，1回換気量は6mL/kg×予想体重，PEEP（positive end-expiratory pressure）5 cmH_2O，呼吸数≦35回/分の初期設定で開始するが，その後 PaO_2：55～80 Torr（あるいは SaO_2≧88％），プラトー圧≦30 cmH_2O，FiO_2＜0.6，pH 7.30～7.45を目標として調整することが推奨されている．なお上記の目標を達成するために筋弛緩薬を使用することは原則的に避ける．

2 入院・帰宅の診断（disposition） ALI/ARDSが疑われる状況では，原則として入院治療が原則である．

3 専門医による治療の選択

① 原因疾患の治療と関係なく ALI/ARDS そのものの死亡率を低下させる薬物としては，ステロイド以外には知られていない．急性期のメチルプレドニゾロン（ソル・メドロール®）大量投与療法が悪影響を及ぼすことは，1980年代の臨床研究ですでに判明している．メチルプレドニゾロンの中等量投与（1 mg/kg，2週間⇨その後2週間かけて減量）は有効性があるとされるが，筋弛緩薬を投与している場合は，併用が必要なくなるまでステロイドの投与を控える．このようなステロイドの投与は，72時間以内の投与開始が理想的とされる．

② わが国で開発された特異的好中球エラスターゼ阻害薬であるシベレスタット（sivelestat sodium hydrate，エラスポール®）は病態生理学的には有望な薬剤であるが，欧米で行われた ARDS 患者に対する多施設 RCT（randomized controlled trial）では，予後改善が認められず，この治験自体が中途で中止されている．現在わが国と韓国のみで使用されている薬剤であり，この両国でのしっかりした RCT の構築が必要と思われる．また，ポリミキシン固定化ファイバーによる血液浄化療法（PMX-DHP）もわが国を中心として限られた施設で行われているが，一定の有用性は証明されていない．

③ ALI/ARDS の死因として最も多いのは併存する多臓器不全であることは前述したが，その予防策として十分な臓器血流を保つことが必要である．血行動態を安定化し，適切な臓器血流を維持することが重要となってくる．過度の輸液は肺水腫の増悪につながり，輸液を制限すれば臓器障害が起こる可能性が高くなる．言葉で表現すると簡単ではあるが，臓器血流を低下させることなく肺血管内水分量を最小限に保つことが重要であり，Swan-Ganz カテーテルや PiCCO モニターが有用な場合がある．

④ 原因疾患の治療，通常の人工呼吸器による適切な治療，厳重な水分管理，早期中等量ステロイド治療などが奏効しない場合に，「レスキュー治療」として，腹臥位，呼気吸気比逆転換気（inversed ratio ventilation：IRV），高頻度換気（high-frequency ventilation：HFV），体外膜型肺（extracorporeal membrane oxygenation：ECMO），一酸化窒素（NO）吸入などを考慮する．

肺血栓塞栓症
pulmonary thromboembolism

瀬尾憲正　美術館北通り診療所・院長（高松市）

A. 疾患・病態の概要（図1）

● 肺血栓塞栓症（pulmonary thromboembolism：PTE）は主に下肢の深部静脈に形成された深部静脈血栓症（deep venous thrombosis：DVT）が何らかの刺激で剥がれて血流に乗り，塞栓子として肺動脈で閉塞して発症する疾患である．DVT と PTE は一連の疾患であり，これらの2つを総称して静脈血栓塞栓症（venous thromboembolism：VTE）と呼ぶ．

● DVT の形成機序は，古くからウィルヒョー（Virchow）3徴（血流うっ滞，血管内皮損傷，凝固能亢進）と呼ばれ，これら

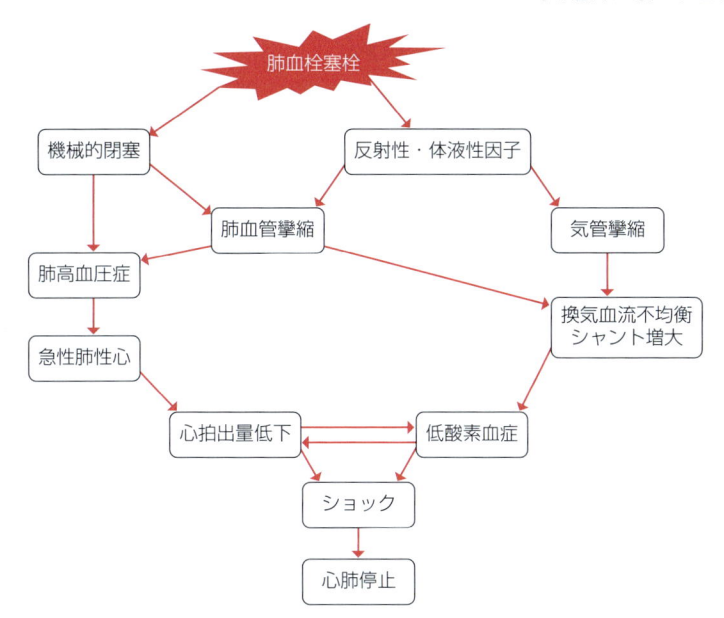

図1　急性肺血栓塞栓症の病態生理

の3徴が揃いやすい周術期，妊娠や外傷後に発生しやすい（「深部静脈血栓症」参照，272頁）．また，付加的な因子として，肥満，高齢，長期臥床，呼吸不全，悪性疾患，重症感染症，静脈血栓塞栓症既往，血栓性素因，下肢麻痺，下肢ギプス包帯固定などが挙げられる．
- 急性PTEの主たる病態は，肺血流が遮断されることによる肺高血圧症と低酸素血症である．肺血流の遮断程度により，まったく無症状なものから突然死をきたす重篤なものまである．
- 血栓塞栓は繰り返し発生することが多く，急性期の画像は刻々と変化する．
- わが国では本格的な疫学的調査はないが，佐久間らの2006年の疫学調査では，人口100万人当たり62人と推定され，米国の約1/8である．わが国での救急領域での疫学的調査はない．
- 急性PTEの死亡率は14％，心原性ショックを呈した症例は20％程度である．確定診断の遅れは本症による死亡率を上げる．
- 救急外来においても，心肺停止例やショック例においては，迅速な診断と治療が必要な重篤疾患の1つである．

B. 最初の処置（図2）

①外来受診時の徴候・所見：心肺停止，ショック，意識消失，呼吸困難，胸痛，動悸，咳嗽，発熱，冷汗などが挙げられる．他覚所見では，チアノーゼ，冷汗，頻脈，頻呼吸などがある．いずれも本症に特異的なものはない．

②心肺停止状態であれば，心肺蘇生を行いながら，確定診断を進める．心停止直後で心拍再開が困難な場合やショック状態が持続する場合，経皮的心肺補助装置（percutaneos cardiopulmonary support：PCPS）の適応を考慮する．

③心肺停止状態でなければ，まず，酸素投

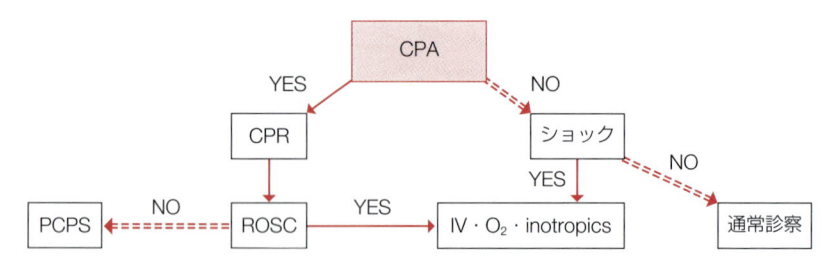

```
             CPA
        YES /    \ NO
          CPR    ショック ----NO----> 通常診察
       NO /  \ YES    | YES
   PCPS <-- ROSC --YES--> IV・O₂・inotropics
```

ベッドサイド検査：12誘導心電図，SpO₂，胸部X線，動脈血ガス分析，血液検査（血算，CK，CKアイソザイム，トロポニンT，Dダイマーなど）

図2　最初の処置
CPA：cardiopulmonary arrest（心肺機能停止），CPR：cardiopulmonary resuscitation（心肺蘇生），ROSC：return of spontaneous circulation（自己心拍再開），PCPS：percutaneous cardiopulmonary support（経皮的心肺補助）

与，静脈路確保を行い，強心薬や輸液などにより，バイタルサインの安定化を図る．
④病歴聴取：同様の症候を呈する致命的疾患（急性冠症候群，急性心筋梗塞，肺炎，大動脈瘤/大動脈解離，うっ血性心不全，気胸など）との鑑別診断を進める．病歴聴取で，本症の付加的危険因子である長期臥床，手術後，静脈血栓塞栓症の既往，麻痺があれば，本症を強く疑う．
⑤ベッドサイド検査（経皮的酸素飽和度測定，12誘導心電図，胸部単純X線撮影）を行う．これらの検査で，急性冠症候群，急性心筋梗塞，肺炎，大動脈瘤/大動脈解離，うっ血性心不全，気胸が診断できれば，本症を否定する．

　本症では経皮的酸素飽和度の低下がある．心電図では，超急性期は右脚ブロック，ST部上昇/低下や各種不整脈が，急性期は右軸偏位，S I，Q III，T III，V_1〜V_4陰性T波が認められる．胸部X線写真では，急性心不全や肺炎との鑑別が重要である．本症は胸部X線所見に乏しいのが特徴である．心胸比の拡大，肺動脈の局所的拡大（knuckle sign），血管陰影の減少（Westermark sign），楔状肺浸潤像（Hampton hump sign）などがみられることがある．
⑥本症を強く疑った場合，循環器専門医を速やかに呼ぶ．

C. 病態の把握・診断の進め方
1 確定診断に近づくための観察・検査
①**心臓超音波・ドプラ検査**　右室負荷の所見や，右房・右室に血栓の検索を行う．この検査結果により，造影CTを行うのか，肺動脈造影を行うのかを判断する．
②**高速・高解像度造影CT**　造影CT検査で大静脈-右房/右室-肺動脈に造影欠損像があれば，本症と診断する．下肢深部静脈血栓の検索も可能である．（「深部静脈血栓症」参照，272頁）
③**肺動脈造影検査**　本症診断のゴールドスタンダードで，カテーテルによる肺動脈造影で血栓が描出される．確定診断に引き続き血栓溶解療法や血栓吸引療法を行うことができる．
④**肺換気血流シンチグラフィ**　従来は肺換気シンチグラムと肺血流シンチグラムの併用が本症診断の基本であった．しかし，救急疾患である本症に迅速に対応できないことから，現在では補助的診断法となっている．
⑤**血液生化学検査**
❶Dダイマー：各施設で使用しているDダ

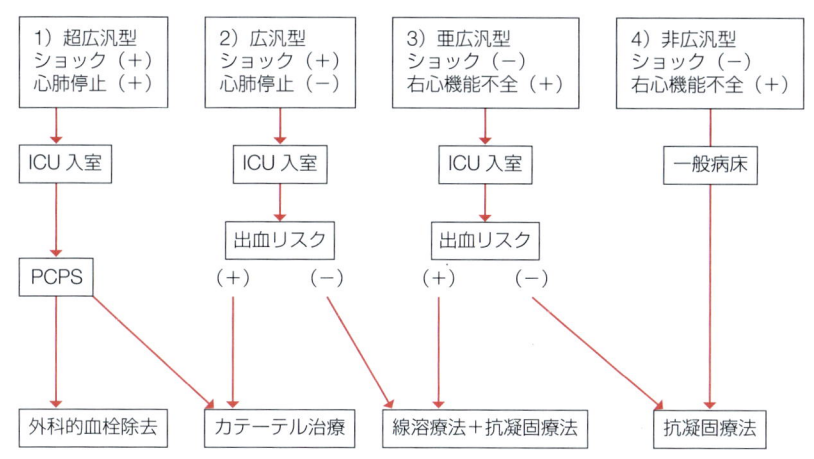

```
1) 超広汎型          2) 広汎型           3) 亜広汎型         4) 非広汎型
   ショック(+)         ショック(+)         ショック(-)         ショック(-)
   心肺停止(+)         心肺停止(-)         右心機能不全(+)     右心機能不全(+)
       ↓                 ↓                 ↓                   ↓
    ICU入室            ICU入室            ICU入室             一般病床
       ↓                 ↓                 ↓
     PCPS            出血リスク          出血リスク
                     (+)    (-)         (+)    (-)
       ↓              ↓      ↓           ↓      ↓
    外科的血栓除去   カテーテル治療   線溶療法+抗凝固療法   抗凝固療法
```

図3 肺血栓塞栓症治療マニュアル
(自治医科大学附属病院 2005/07)

イマー測定法に応じて，各々のカットオフ値に従い判定する．感度が高いのでカットオフ値以下であれば，VTEを否定することができる．高値であっても特異度は高くないので，外傷，感染，炎症などとの鑑別が必要となる．

❷CK, CK-MB, AST, LDH, トロポニンT：急性心筋梗塞との鑑別に有用である．

❸動脈血ガス分析：低 PaO_2 血症，低 PCO_2 血症を呈することが多い．

D. 引き続き行う処置

1 入院・帰宅の判断(disposition)　症候性PTEは重症化することが予見できないため，帰宅させずに，直ちに入院させる．重症度分類(図3)に従って，集中治療室や一般病床に入院する．

2 専門医による治療の概略　循環器内科，救急医，集中治療部，心臓血管外科，放射線科などのそれぞれの専門医が集まり，集学的に治療方針を決定する．

1 薬物療法

❶抗凝固療法(表1)

①急性PTEを疑った場合は，再発防止のた

表1 抗凝固療法のガイドライン：未分画ヘパリン

適応	ガイドライン
静脈血栓塞栓症の疑い診断	・投与前の血算，PT, APTTを測定する ・ヘパリン投与禁忌のチェックをする ・画像診断の指示，ヘパリン5,000単位ボーラス投与を考慮する
静脈血栓塞栓症の確定診断	・ヘパリン80単位/kg再ボーラス投与，維持量18単位/kg/時を開始する ・APTTを6時間ごとにチェックし，治療域内に維持する ・3〜5日間で血小板数をチェックする ・ワルファリン5 mgを初日から開始してINRに基づいて投与量を調節する ・併用療法で投与後4〜5日でINR>2.0になれば，ヘパリン投与を中止する ・ワルファリンの抗凝固療法(INR 2.5：2.0〜3.0)を少なくとも3か月続ける

未分画ヘパリンの皮下注法：12時間ごとに250単位/kg投与し，6〜8時間ごとのAPTTで治療域を維持する．PT：prothrombin time, APTT：activated partial thromboplastin time
(Hyers TM, Hull RD, Morris TA, et al：Antithrombotic therapy for venous thromboembolic disease Sixth ACCP Consensus Conference on Antithrombotic Therapy. Chest 119：176s-193s, 2001)

めに，まず未分画ヘパリン 5,000 単位を静脈内投与する．

② PTE 確定診断後，正常血圧で右心負荷状態ではない症例では，未分画ヘパリン持続投与を第 1 選択とする．活性化部分トロンボプラスチン時間（APTT）がコントロール値の 1.5〜2.5 に維持するように投与量を調節する．

❷血栓溶解療法

① 急性 PTE でショック状態が持続する症例では，禁忌例を除き，血栓溶解療法を選択する．

② 正常血圧であるが右心負荷状態を示す症例では，血栓溶解療法の出血リスクと効果を比較して，投与を検討する．

③ 保険未承認のウロキナーゼ（ウロキナーゼ®）24 万〜96 万単位/kg/日または保険適用の遺伝子組み換え組織プラスミノーゲンアクティベーターであるモンテプラーゼ（クリアクター®）を，13,750〜27,500 単位/kg を約 2 分かけて投与する．

❷カテーテル療法（カテーテル血栓溶解療法，カテーテル血栓破砕・吸引療法）

① 特殊な治療法であり，明確な適応基準はまだない．

② 急性広汎性 PTE で種々の治療にもかかわらず，不安定な循環動態が持続する場合に行う．

❸外科的治療　急性広汎性 PTE で循環不全やショックが内科的治療で改善しない症例に対して，心肺補助下で直視下肺動脈血栓摘出術を行うことがある．

❹下大静脈フィルター

① 下大静脈フィルターの適応や有効性については，まだ確立していない．

② 一般的には，抗凝固療法の禁忌例，抗凝固療法の合併症ないし副作用発現例，十分な抗凝固療法中の VTE 再発例，抗凝固療法の維持不能例などが適応となる．

③ 永久留置型と一時留置型の 2 種類がある．短期間の使用でよい場合には，一時留置型

が選択されるが，詳細については専門医の判断に委ねる．

E. 入院 3 日間のポイント

❶呼吸循環管理　PTE の再発としての呼吸循環動態の変化に注意する．

❷抗凝固療法および血栓溶解療法に対する出血性合併症および副作用対策

① 抗凝固療法および血栓溶解療法の合併症としての出血（創部出血，消化管出血，肺出血など）のチェックを行う．

② ヘパリン投与中のヘパリン起因性血小板減少症の発現のチェックのため，血小板数の推移をみる．ヘパリン起因性血小板減少症の詳細については成書を参考すること．

自然気胸
spontaneous pneumothorax

大槻穣治　東京慈恵会医科大学准教授・救急医学

A. 疾患・病態の概要

- 気胸とは壁側胸膜と臓側胸膜で囲まれた陰圧の胸腔内に空気が入り込んだ状態のことであり，放置すると流入した空気により患側の胸腔内が陽圧となり，縦隔を健側に圧排，肺が虚脱し，さらには静脈環流障害から心拍出量が低下して閉塞性ショック（obstructive shock）をきたす（＝緊張性気胸：tension pneumothorax）．

- 気胸は外傷性気胸（「胸部外傷」の項参照，610 頁）と外傷以外の原因で臓側胸膜が損傷し肺から空気が漏出する自然気胸に分類され，さらに自然気胸は基礎疾患をもたない特発性自然気胸（idiopathic pneumothorax）と原因となる何らかの疾患を有する続発性自然気胸（secondary pneumothorax）に分類される．

- 特発性自然気胸の多くは bleb や bulla* が破裂することにより発症する．体型的に長

身，やせ型の若年男性に多く，喫煙は発症率を高める．

*肺胞は限界弾力板で覆われ，さらに胸膜弾力板，臓側胸膜で覆われている．bullaとは肺胞壁が破壊され融合した肺嚢胞であり，blebとは臓側胸膜内の胸膜弾力板と限界弾力板の間の含気空間で，bullaが増大し限界弾力板を破りblebに進展すると考えられ，さらに胸膜弾力板，臓側胸膜が破れると気胸となる．

● 続発性自然気胸の原因となる基礎疾患としては肺気腫などの慢性閉塞性肺疾患の他，膠原病，Marfan症候群，月経随伴性気胸*などがある．

*月経随伴性気胸：異所性の子宮内膜が胸膜や横隔膜に存在し，月経時にこれが剥がれ落ちることにより発症する気胸．90％以上は右側に発生し典型例では月経開始3日前から5日後までの間に発症．

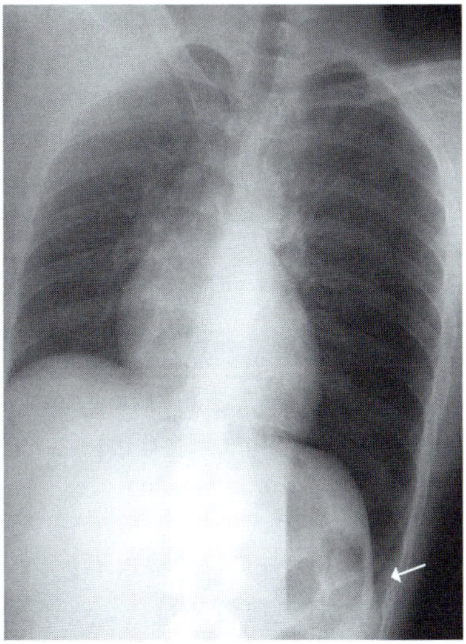

図1　左自然気胸におけるdeep sulcus sign
左肋横角に深い切れ込みを認める．

B. 最初の処置

①バイタルサインに異常をきたしているもの（緊張性気胸）は胸部X線の結果を待たず理学的所見から診断し，ただちに胸腔ドレナージを施行する（「胸腔穿刺法と胸腔ドレナージ法」の項参照，798頁）．胸腔ドレーン（8～20 Fr，胸水貯留例では20 Fr以上）は第5肋間中腋窩線（胸水を伴わない例では前腋窩線）で，肋骨下縁を走る肋間動・静脈を避け肋骨上縁より肺尖部を目指し挿入する．

②緊張性気胸に対してすぐに胸腔ドレナージの準備ができない場合には，第2肋間鎖骨中線より静脈留置針（18 G以上）を穿刺し脱気する．

③人工呼吸など陽圧換気時には小さな気胸が短時間に緊張性気胸となるため，慎重な観察が必要である．

C. 病態の把握・診断の進め方

①症状（突然の胸痛，咳，呼吸困難など），理学的所見（視診：胸郭の挙上の左右差・頸静脈の怒張，聴診：患側呼吸音の低下，打診：患側の鼓音など）から診断し，バイタルサインから緊急度を判断する．緊急性がなければ胸部X線，CT検査を施行する．

②胸部X線検査では肺の虚脱，縦隔陰影の健側への偏位，deep sulcus sign（肋横角の深い切れ込み：図1）などが認められる．立位では胸腔内の空気は肺尖から上肺野外側に貯留して診断が容易となるので，可能なら立位で撮影することが望ましい．臥位では腹側に貯まるためdeep sulcus signに注目するが300 mL以下の小さな気胸では診断が困難となることがある．

③胸部CTでは胸部X線写真では診断が困難な小さな気胸（図2）や，原因となるblebやbullaの有無の診断が可能である．

D. 引き続き行う処置

1 軽症（肺尖が鎖骨より頭側）

①安静にて保存的に経過を観察し，胸膜損傷部が自然閉鎖し胸腔内の空気が吸収される

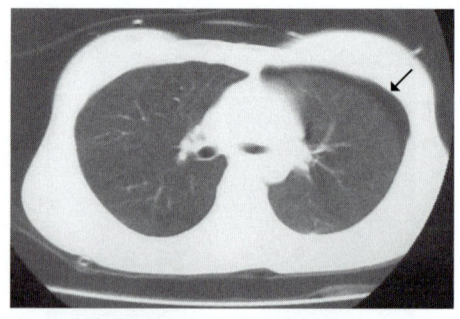

図2 仰臥位における小さな腹側気胸
漏れた空気は腹側に貯まり単純X線ではわかりにくい.

のを待つ.注意深い症状やバイタルサインの観察と毎日の胸部X線による経過観察が必要である.
② 軽症であっても症状が進行する症例や危険因子(高齢,低肺機能など)がある場合は胸腔ドレナージを施行する.

2 中等症以上(肺尖が鎖骨より足側)

① aspiration kit または胸腔ドレーンを挿入し水封(water seal)とする.必要があれば持続低圧吸引($-10 \sim -15 \mathrm{cmH_2O}$)を施行するが,急激に吸引し肺を再膨張させると肺水腫*をきたすことがあるので注意が必要である.
② ドレーン挿入後は胸部X線にてドレーンの位置や肺の再膨張を確認し,経時的に空気のもれ(air leak)や排液の有無,性状を観察する.

* 再膨張性肺水腫:虚脱していた肺を急激に再膨張させると肺血流の再環流や血管透過性の亢進から肺水腫が発生する.肺の虚脱時間が長く虚脱率が高いほど発症しやすく重症化しやすい.

3 再発・難治症例

① 初発気胸の再発率は30%前後であるが,再発を繰り返す症例や肺の再膨張を認めない症例,ドレーンからの空気のもれが5日以上続く症例に対しては開胸または胸腔鏡下(video assisted thoracic surgery:VATS)で肺部分切除術や縫縮術などの外科的手術を行う.
② ハイリスク症例など外科的手術適応外の症例に対しては炎症を惹起するピシバニールやテトラサイクリン,自己血などをドレーンより胸腔内に注入し肺と胸膜を癒着させる胸膜癒着術や破裂した bleb, bulla に通じる気管支をフィブリン糊などで塞栓する気管支塞栓術が行われることがある.

4 合併症と対策

① ドレーン挿入時の合併症の多くはドレーン内筒の先端による肺損傷であり,挿入時には内筒を用いずペアン鉗子で先端を把持し胸腔内に誘導することが望ましい.
② ドレーン挿入部の疼痛から呼吸が抑制され,肺炎や無気肺を合併することがあり十分な鎮痛が必要である.

5 入院・帰宅の判断(disposition)
原則として入院が必要となるが,軽症例で症状が乏しく経過観察とした症例や,aspiration kit などを挿入しハイムリッヒ弁(逆流防止弁)を装着した症例は危険因子がなければ帰宅とし外来通院も可能である.その場合でも数時間外来で経過観察し悪化がないことを確認してから帰宅させることが必要である.

6 専門医による治療の概略
自然気胸はVATS の良い適応で,早期退院,社会復帰が可能であり,再発も少ないため初発例からVATS による外科的手術を行う施設も増加している.

E. 入院3日間のポイント

● air leak が持続する場合は,まず接続部などのチューブトラブルがないかを確認する.
● 胸部X線上で肺の再膨張が認められない場合は吸引圧を上げることを考慮する.
● 肺の再膨張が認められ air leak が消失した後ドレーンをクランプし12時間後の胸部X線で再虚脱を認めなければドレーンの抜去が可能であり,抜去後12時間後の胸部X線で再虚脱のないことを確認すれば

- 特発性自然気胸を保存的に治療した場合の再発率は30～50%, 手術治療した場合は5%前後といわれており退院後も再発の可能性を念頭に置く.

CO_2 ナルコーシス
CO_2 narcosis

大槻穣治　東京慈恵会医科大学准教授・救急医学

A. 疾患・病態の概要

- 一般的に PaO_2 が80 Torr以下の状態を低酸素血症(hypoxia), $PaCO_2$ が45 Torr以上の状態を高二酸化炭素血症(hypercapnia)と定義する.
- 呼吸の化学的調節は中枢性化学受容器と末梢性化学受容器により調節されている. 中枢性化学受容器は延髄にあり脳脊髄液に接し, そのpHの低下(水素イオン濃度の上昇)を感知すると呼吸を促進する. 末梢性化学受容器は頸動脈洞にある頸動脈小体(carotid body)と大動脈弓にある大動脈小体(aortic body)があり, 動脈血酸素分圧(PaO_2)の低下を感知して換気を増大させる. 通常, 呼吸は末梢性化学受容器より中枢性化学受容器の影響をより大きく受ける. すなわち, 動脈血二酸化炭素分圧($PaCO_2$)が上昇するとその CO_2 が脳脊髄液に溶解し脳血液関門を通過する. この CO_2 が水と反応し水素イオンと重炭酸イオンとなり($CO_2 + H_2O \Rightarrow H_2CO_3 \Rightarrow H^+ + HCO_3^-$), この水素イオン増加により脳脊髄液のpHが低下, 中枢性化学受容器がこれを感知し呼吸が促進される. しかし, 慢性呼吸不全など常に $PaCO_2$ が高い状態の患者ではこの中枢性化学受容器が高 $PaCO_2$ の状態に慣れてしまい, $PaCO_2$ が上昇しても呼吸が促進されない. この状態では末梢性化学受容器が PaO_2 の低下を感知し刺激されることにより呼吸は促進される. この様な患者に高濃度の酸素を投与すると PaO_2 が上昇し呼吸は抑制され肺胞低換気となるため, $PaCO_2$ はさらに上昇し重度の呼吸性アシドーシスとなり意識障害をきたす. これを CO_2 ナルコーシス(narcosis:麻酔)と呼ぶ.
- 意識障害の原因は従来 CO_2 の中枢神経への直接作用によると言われていたが, 詳細な機序は明らかでない.

B. 最初の処置

① 慢性呼吸不全をきたす既往歴を持つ意識障害患者ではまず CO_2 ナルコーシスを疑う. すでに高濃度の酸素を投与している状態で酸素飽和度が十分であれば, ベンチュリーマスクで24～28%, 鼻カニューラで0.5～1 L/分まで酸素流量を減らして呼吸の促進をはかる.
② 著しい低酸素血症を認めた場合は躊躇せず高濃度酸素投与を行い, 呼吸抑制や意識障害を認める場合はバッグマスクによる補助換気や気管挿管による人工呼吸を行う.

C. 病態の把握・診断の進め方

1 呼吸不全
① 呼吸不全とはroom air吸入時に $PaO_2 \leq 60$ Torrとなる呼吸障害のことであり, さらにこれを $PaCO_2 < 45$ TorrのⅠ型呼吸不全と $PaCO_2 \geq 45$ TorrのⅡ型呼吸不全に分類し, 呼吸不全の状態が少なくとも1か月以上持続する状態を慢性呼吸不全と呼ぶ.
② CO_2 ナルコーシスはⅡ型の慢性呼吸不全を呈する肺気腫などの慢性閉塞性肺疾患(COPD), 気管支喘息, 気管支拡張症, 間質性肺炎などの基礎疾患を有する患者が呼吸器感染や心不全などを合併した際に不用意に高濃度の酸素を投与し発症することが多い.

2 主症状
①意識障害, ②高度の呼吸性アシドーシス, ③自発呼吸減弱であるが, $PaCO_2$

表1 意識障害をきたす疾患と確定診断に近づくための観察・検査

頭蓋内病変	脳血管疾患：外傷の既往，頭部CT 髄膜炎・脳炎：項部硬直，腰椎穿刺 てんかん：てんかんの既往，脳波
循環器系	不整脈：心電図 心不全：心臓超音波検査
呼吸器系	低酸素血症：動脈血ガス分析，SpO_2 高二酸化炭素血症：動脈血ガス分析，$ETCO_2$
代謝性	肝性脳症：肝疾患の既往，AST，ALT，アンモニアなど 尿毒症：BUN, Crなど 血糖異常：糖尿病の既往，BS 電解質異常：悪性疾患，水中毒の既往，Na, Caなど
中毒	アルコール：飲酒歴，血中エタノール濃度 薬物・農薬：内服薬，精神疾患の既往，簡易薬物検査（トライエージ®） 一酸化炭素：現場の状況，CO-Hb
その他	$VitB_1$欠乏（Wernicke脳症）：飲酒歴

CO-Hb：血中一酸化炭素ヘモグロビン濃度
$ETCO_2$：呼気終末二酸化炭素

が普段の状態より5Torr以上の上昇で末梢血管拡張による顔面紅潮を，10Torr以上の上昇で発汗，血圧上昇，呼吸促迫，頻脈などの神経刺激症状を呈し15Torr以上の上昇でCO_2の血管拡張作用により脳の血管が拡張し頭蓋内圧が亢進するため頭痛やうっ血乳頭をきたし，傾眠となり，30Torr以上の上昇で昏睡となる．

3 確定診断 動脈血ガス分析を行い，$PaCO_2$の上昇（$PaCO_2>80$ Torr）とアシドーシス（$pH<7.30$）を確認するが，頭蓋内の器質的疾患（脳血管疾患，髄膜脳炎など），機能的疾患（てんかんなど）や，代謝性疾患（糖尿病性昏睡，肝性脳症，尿毒症，電解質異常など），中毒（薬物，アルコール，一酸化炭素など）など他の意識障害をきたす疾患との鑑別のためには病歴の聴取や一般的な血液検査，頭部CTなども必要である（**表1**）．

D. 引き続き行う処置

治療の主体は原因の除去と呼吸管理である．

1 原因の除去

① 高濃度酸素：高濃度の酸素を投与している場合は酸素濃度を下げるが，低酸素血症は避ける（詳細は下記「**2** 呼吸管理」の項参照）．

② 肺炎などの呼吸器感染：慢性閉塞性肺疾患における呼吸器感染では喀痰が膿性の場合，多くは細菌性であり，中でもインフルエンザ菌，肺炎球菌，*Moraxella catarrhalis*，肺炎桿菌によるものが多く，重症の場合では緑膿菌も考慮し第3・第4世代セフェム系，カルバペネム系，ニューキノロン系の抗菌薬から開始する．

③ COPDや気管支喘息：COPDや気管支喘息の発作時には気管支拡張薬を投与する
 （例）　$β_2$刺激薬〔テルブタリン（ブリカニール®）0.2 mg/回，皮下注〕
 　　　ステロイド〔メチルプレドニゾロン（ソル・メドロール®）40 mg/日〕

④ 心不全：心不全の増悪も原因となりうるため，病態に応じ利尿薬やジギタリスを投与する．

⑤ 薬剤：鎮静薬や鎮痛薬が誘因となることもあり可能であれば中止する．

2 呼吸管理

① 一般的な呼吸不全ではまず2〜3L/分の流量で酸素投与を開始するが，COPDを強く疑う場合は，ベンチュリーマスクで24〜28％，鼻カニューレで0.5〜1L/分の低酸素流量で開始する．なお，一般的に酸素流量が1L/分増えるごとに吸入気酸素濃度（FiO_2）は4％増加する．

② 目標は$PaO_2≧60$ Torr（$SpO_2≧90$％），$PaCO_2≦70$ Torrとし，30分後に動脈血ガス分析を行いpH，$PaCO_2$を確認し，頻回に意識状態を確認する．

③ 著しい低酸素血症を認める場合は躊躇せず

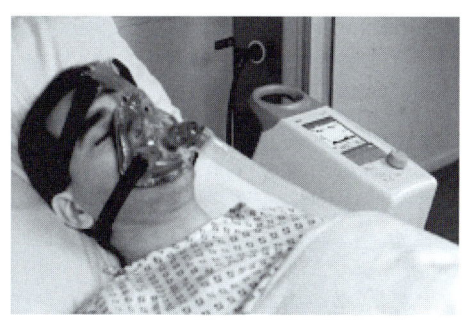

図1　NPPV

高濃度酸素を投与し，自発呼吸でpH，$PaCO_2$の改善が認められない場合は人工呼吸による換気補助を考慮する．

④人工呼吸を行う場合，誤嚥の可能性が少なく，患者の協力が得られる場合には非侵襲的陽圧換気（non invasive positive pressure ventilation：NPPV，図1）が最初に試みるべき換気法である．NPPVは気管挿管を回避し，呼吸筋を疲労させることなく高二酸化炭素血症を改善し，人工呼吸器関連肺炎（ventilation associated pneumonia：VAP）の合併も少なく気管挿管に比し死亡率を減少させるといわれている．NPPVの初期設定は吸気圧（IPAP）＝8～10 cmH$_2$O，呼気圧（EPAP）＝4 cmH$_2$Oとする．陽圧換気時にはNPPVでも気胸の発生に十分注意を払う．

⑤NPPVにて改善の徴候が認められなければ，躊躇せずに気管挿管を施行し人工呼吸を行う．

3 合併症と対策

①当初感染を合併していない例でも人工呼吸器関連肺炎の発症に注意し，予防的な抗菌薬の投与を考慮する．

②様々な電解質異常を伴うことも多く，カリウム，ナトリウムなどの値にも注意する．

4 入院・帰宅の判断（disposition）
一時的な改善が認められても再度増悪する可能性があり，経過観察のため入院が必要となる．

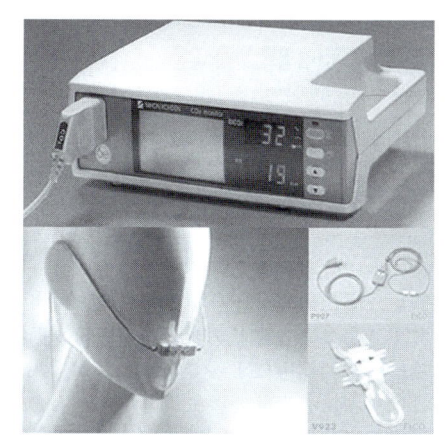

図2　ETCO$_2$モニター

5 専門医による治療の概略

①人工呼吸を行う場合，急激に$PaCO_2$を低下させると，脳血管収縮による脳血流の低下，血圧低下，不整脈，痙攣などをきたすため，1回換気量，呼吸回数を少なめに設定し徐々に$PaCO_2$を低下させる．

②また，1～2日以内の急性の$PaCO_2$上昇時ではCO_2ナルコーシスはきたさない．すなわち普段$PaCO_2$高値を伴わない気管支喘息の発作時などの場合は，高濃度の酸素投与も問題とならない．

E. 入院3日間のポイント

● 動脈血ガス分析以外に，意識状態，呼吸数，心拍数，血圧などを頻回にチェックする．

● また，SpO$_2$，ETCO$_2$（end-tidal carbon dioxide：呼気終末二酸化炭素：図2）は持続的にモニターが可能でありPaO$_2$，PaCO$_2$の指標となるため有用である．

過換気症候群
hyperventilation syndrome

勝見　敦　武蔵野赤十字病院・第二救急部長

表1　過換気症候群にみられる症状

- 呼吸：呼吸困難，空気飢餓感
- 循環：動悸，胸部絞扼感，胸痛
- 神経：手・足のしびれ，テタニー用痙攣発作，めまい，頭痛，意識障害
- 消化器：悪心，腹痛，口渇
- その他：不安感，パニック，全身倦怠感

A. 疾患・病態の概要

- 発作性に呼吸困難を伴った過換気により動脈血二酸化炭素分圧（$PaCO_2$）の低下によって生じる多彩な症状の症候群（表1）．過換気は器質的疾患によっても起こるが，一般には，主に心理的要因により生じたものを過換気症候群と呼んでいる．
- 若い女性に多く発生し，男性の2倍の発生頻度である．過去に何回か同様な発作の既往がある場合が多い．
- 多くは発作の持続時間は30分〜1時間程度である．
- 心理的な要因で肺胞過換気を呈するメカニズムは，大脳皮質から行動性呼吸調節系を介して呼吸筋へ指令が出され，換気を増加させると考えられている．
- 過換気を呈する器質的疾患を鑑別することが重要である．
- 不安により一層，過換気となり症状を悪化させるため，本疾患への理解と不安を解消させることが大切である．
- ペーパーバッグ療法やジアゼパム（セルシン®）などの鎮静薬を使用する際には，低酸素血症の発生に十分に注意をする．

B. 最初の処置

1 バイタルサインの確認と病歴聴取

①「息ができない」と強い呼吸困難を訴え頻呼吸を呈しているが，顔色が良く，チアノーゼがないことで，本症候群を疑うことができる．しかし，器質的な疾患を除外するため，気道・呼吸・循環の評価を確実に行い，バイタルサインをチェックする．

②「突然の呼吸困難」に関しては，特に緊急処置を必要とする窒息などの上気道の閉塞などがないか，ただちに確認する．

2 不安を取り除く

①「息ができない」などの死への不安，「手がしびれる」「体が動かない」「意識がもうろうとする」など急激な症状の出現・進行により，精神的に混乱をきたしていることが多い．まず，不安を取り除くことから始まる．そのためには「呼吸ができないこと」「手がしびれる」などの症状に理解と共感を示したうえで，本症候群が重篤な疾患でないことを説明する．

②呼吸については口をすぼめて呼吸すること，あるいは鼻を通して呼吸をすることによって自分で調節できることを知ってもらう．吸うことができないといった場合には，ゆっくりと我慢できるところまで息を吐かせてから，もう一度吸ってもらうことによって，呼気・吸気とも十分換気できることを話す．

3 paper bag rebreathing（ペーパーバッグ療法）

①過換気によって体内の二酸化炭素が低下しているため，呼気中の二酸化炭素をもう一度，体内へ返すために紙袋を口に当てさせる．過換気症候群だからといって説明もなく口に当ててはいけない．患者は呼吸が苦しいなか，口を覆われ恐怖感を感じ，一層の過換気を生じてしまう場合があるので注意する．

②ペーパーバッグ療法によって低酸素血症をきたすこともあり，さらに死亡例の報告もあることから，その使用には紙袋と口は密着させないように注意する．

C. 病態の把握・診断の進め方

1 確定診断に近づくための観察・検査

1 症状と病態
突然起こった呼吸困難は精神的にパニックを引き起こす．精神的な動揺は一層の頻呼吸・過換気の原因となる．呼気よりも吸気に困難を訴えることが多い．過換気は $PaCO_2$ を低下させ，呼吸性アルカローシスを引き起こす．呼吸性アルカローシスは酸塩基，電解質異常から神経症状などを発症する．低リン酸血症による筋力低下，血清カルシウムイオン濃度が低下することによる四肢のしびれ，特に手・足のしびれ，知覚異常，テタニー様痙攣を呈するようになる．また $PaCO_2$ の低下は，脳血管収縮や冠動脈攣縮などをきたし，脳血流量の低下による意識障害，冠血流の減少に伴う胸痛を引き起こす可能性がある．頻脈，発汗など交感神経症状も伴う．

2 診断
診断基準として定義されたものはない．
① 若年者
② 突然の呼吸困難と過換気・頻呼吸
③ 理学的所見において，呼吸性アルカローシス，過換気による臨床的症状以外の所見がない
④ 血液ガス検査にて動脈血酸素分圧（PaO_2）の低下を認めない．$PaCO_2$ が低下．呼吸性アルカローシスの存在
⑤ ペーパーバッグ療法により症状が改善する
⑥ 器質的疾患の否定

若年者や女性の突然の呼吸困難と過換気・頻呼吸であれば本症候群を疑うことになるが，器質的疾患の可能性を念頭に置くことが重要である．意識障害に関しては失神に至るまでのものはまれであり，会話困難でも，うなずきなどで本人からの問診も可能である．

心理的な要因で発症した過換気であれば，$PaCO_2$，呼吸性アルカローシスが改善したことによって症状は消失する．実際には胸部X線写真，胸部CTなどは発作時にはパニックのため撮影は困難であり，理学的所見より器質的な疾患が疑われない場合にはペーパーバッグ療法を開始することになる．

3 理学的所見
① 顔色不良，チアノーゼが認められる場合は，他の器質的疾患の存在を考える．気道は開通しているか，呼吸については，聴診・呼吸回数・呼吸パターンを観察する．呼吸音の左右差，喘鳴の有無などが重要な所見となる．循環は血圧，脈拍をチェックする．
② 問診も並行して行う．本人から聴取できなければ，発症時に周囲にいた人から状況を聞き取る．息苦しさ・呼吸困難は突然か，どのくらい続いているか，症状は強くなっているか，内服している薬はないか，など．

4 心電図モニター・パルスオキシメータの装着
心電図モニターは不整脈などの監視に有用であるが，患者は著明な発汗をしていることが多く，電極の装着が困難なことがある．このような時パルスオキシメータで酸素飽和度を測定するだけでなく，心調律や心拍数を知ることができる．鎮静薬静注時やペーパーバッグ療法時のモニタリングにも有用である．

5 動脈血ガス分析
$PaCO_2$ は低下，PaO_2 は上昇する．$AaDO_2$（肺胞-動脈血酸素分圧較差）の開大，低酸素血症があれば，器質的疾患の存在を疑う必要がある．

2 鑑別すべき主な疾患（表2）
低酸素血症を伴う器質的疾患を疑ったら，ただちに酸素投与を実施し，元疾患に対する治療を行わなくてはならない．

1 上気道閉塞
異物誤嚥などによる気道閉塞，アナフィラキシーショックや感染などの炎症による喉頭浮腫によって上気道閉塞が起こると急激な呼吸困難をきたす．呼吸パターンの異常（シーソー呼吸：吸気時に胸部が陥没し腹部が膨満，呼気時には腹部が陥没し胸部が膨らむ／陥没呼吸：吸気に胸腔内が陰圧になるために肋間，鎖骨上窩，胸骨上窩など

表2 突然の呼吸困難あるいは過換気を呈する鑑別すべき器質的疾患

- 外因性：窒息，誤嚥
- 呼吸器疾患：肺血栓塞栓症，自然気胸，気管支喘息，肺水腫，肺炎，胸膜炎
- 心疾患：うっ血性心不全
- 代謝性疾患：糖尿病性ケトアシドーシス，肝不全，甲状腺機能亢進症
- 神経系疾患：脳血管障害，脳髄膜炎，腫瘍
- 薬剤性：サリチル酸中毒，メチルキサンチン製剤，プロゲステロン，コカイン，アルコール，カフェイン
- その他：妊娠，疼痛，発熱，敗血症

が陥没する）がみられる．不完全閉塞の場合には「ぜーぜー」「ヒューヒュー」などの喘鳴を伴う．

異物窒息による上気道閉塞と判断した場合には，ただちに背部叩打法あるいは腹部突き上げ法で胸腔内圧を急激に上昇させて異物の除去を試みる．意識障害があれば喉頭鏡を用いて口腔内や咽頭・喉頭を観察し，異物があればマギール鉗子で取り除く．

2 気胸 突然の呼吸困難で発症するが，胸痛を伴うことが多い．身体所見では聴診にて患側の呼吸音の消失，打診では患側の鼓音を認める．緊張性気胸の場合には頸部の所見で頸静脈の怒張を呈する．緊張性気胸が疑われた場合には，ただちに脱気を実施する．

胸部X線撮影にて患側の空気貯留像(肺血管陰影の消失)によって確認できる．

3 気管支喘息 呼吸パターンでは呼気の延長が認められる．聴診では喘鳴が聴取される．重篤になると喘鳴が減弱もしくは消失する．

4 肺血栓塞栓症 突然の呼吸困難と頻呼吸で発症．胸痛や咳を伴うこともある．低二酸化炭素血症，呼吸性アルカローシスになるが，低酸素血症を呈する．胸部X線には特異的な所見はなく，過換気症候群と誤診される危険が高い疾患である．胸部造影CTにて血栓を診断できる．心エコーにて右室の拡大，ドプラ法にて肺高血圧症を診断する．血液凝固検査にてDダイマーが増加する．

5 心不全 うっ血性心不全は喘鳴と労作時の息切れを伴い，起坐呼吸を呈している．ピンクの泡沫状喀痰が特徴的である．聴診にて湿性ラ音を認め，胸部X線にて心拡大を呈している．特に中高年において頻度が高く，鑑別が重要となる．

6 薬剤 問診が大切である．アスピリン®，バファリン®などのアセチルサリチル酸は呼吸中枢への作用によって過換気を引き起こす．カフェイン，ニコチン，アルコール，コカインなどの薬物も過換気を起こす．

7 その他 疼痛による過換気としては，胸膜炎など激しい痛みを伴う疾患などは，突然の痛みのため過換気を呈する場合がある．胸部X線などで所見に乏しい胸膜炎は診断に難渋することがある．

D. 引き続き行う処置

1 対策

① 低二酸化酸素，呼吸性アルカローシスの改善とともに症状も消失し回復する．多くは薬剤投与の必要はなく，通常は30分ぐらいで，1時間以内には回復する．

② 過換気を繰り返す場合には，ジアゼパム5〜10 mgなどの鎮静薬を静脈注射する．これらの鎮静薬は，意識低下，呼吸抑制，血圧低下に十分に注意して慎重に投与する．心電図モニター，パルスオキシメータなどを装着しモニタリングを行う．低酸素血症があれば酸素投与を実施する．

2 入院・帰宅の判断(disposition)
多くは帰宅できる．繰り返し起こす過換気，鎮静薬投与などを実施した場合には，入院を考慮する．

3 専門医による治療の概略

① 呼吸状態が落ち着けば症状も改善するため，多くは薬剤による治療は必要ない．しかし，再発に対する不安が強い場合には，アルプラゾラム(ソラナックス®)0.4 mg 1回1錠などのマイナートランキライザーを内服させる場合もある．

② 心理的要因から繰り返し過換気になる背景には，生活環境・対人関係などの問題や，パニック障害・うつ病・境界型人格障害など精神疾患と関連している場合もあり，精神科・心療内科によるコンサルトが重要である．

3 循環器系

ST上昇型急性心筋梗塞
ST elevation myocardial infarction(STEMI)

野々木宏　国立循環器病研究センター・心臓血管内科・中央管理部門長

A. 疾患・病態の概要

- 急性冠症候群とは，急性心筋梗塞，不安定狭心症，虚血性突然死を含む疾患群である．ともに冠動脈粥腫の破綻から血栓形成が生じて発症する．
- 血栓形成の成因としては，動脈硬化巣の線維性被膜が薄い部分に破綻が生じ，その部分に修復過程として血栓形成が生じるものである．閉塞血栓となればST上昇型となり，非閉塞であれば非ST上昇型心筋梗塞あるいは不安定狭心症にとどまる．
- 梗塞サイズを縮小し予後の改善を目的に，AHA/ACC(American College of Cardiology)ガイドライン勧告にあるように，総虚血時間を2時間以内，すなわち発症から再灌流療法施行までを2時間以内にすることが重要である（図1）．そのためには，119番通報が不可欠であり，救急隊(Emergency Medical Service：EMS)到着から線溶療法開始まで(EMS-to-drug時間)30分以内あるいは救急隊からバルーン拡張まで(EMS-to-balloon時間)90分以内が勧告される．地域救急システムにおいて，短時間で遅延なく再灌流療法を実施可能なネットワークを構築する必要がある．救急隊によりSTEMIが事前に推定できると経皮的冠動脈インターベンション(PCI)が可能な施設への搬送が可能となり，さらに専門医との連携により救急室での時間の浪費を避け，直ちにカテーテル検査室に搬入することも可能となる．

B. 初期診断と最初の処置

急性冠症候群の診断は，症状に加え12誘導心電図と血液検査（トロポニンT）により実施される．ST上昇型急性心筋梗塞については，12誘導心電図診断により比較的診断は容易である(NSTEMIの図参照，231頁)．再灌流療法を可能な限り迅速に実施するため，救急室での診断や初期治療を10分以内に実施し，血栓溶解療法やPCI開始が遅れないようにする．

1 臨床症状　通常30分以上持続する前胸部の強度の胸痛や絞扼感で恐怖や不安感を伴う．多くは典型的な胸痛・絞扼感を主訴とするが，中には心窩部，背部痛，呼吸困難，嘔気，冷汗，失神などの非典型的な症状を訴えることもまれではない．特に高齢者・脳梗塞や糖尿病を有する例では，無痛性に発症することもある．中年以降の症例で，突然の上半身の不快感を訴える時には，必ず急性心筋梗塞を念頭に置く必要がある．

2 12誘導心電図　連続する2誘導以上でST上昇，またはST低下（非ST上昇型）を示し，数時間後にはQ波の出現，あるいは非Q波梗塞ではR波の減高がみられ，数日で冠性T波の出現をみる．再灌流例ではこの時間推移が短縮される．発症初期には典型的な変化を示さないことが多いため，胸痛患者を1回だけの心電図検査で帰宅させないことで肝要である．以前の心電図との比較は，変化をとらえるのに有用である．

3 血液生化学的検査　白血球の増加は特異性がないが発症早期からみられ，その程度は重症度や予後と関連するといわれている．心筋

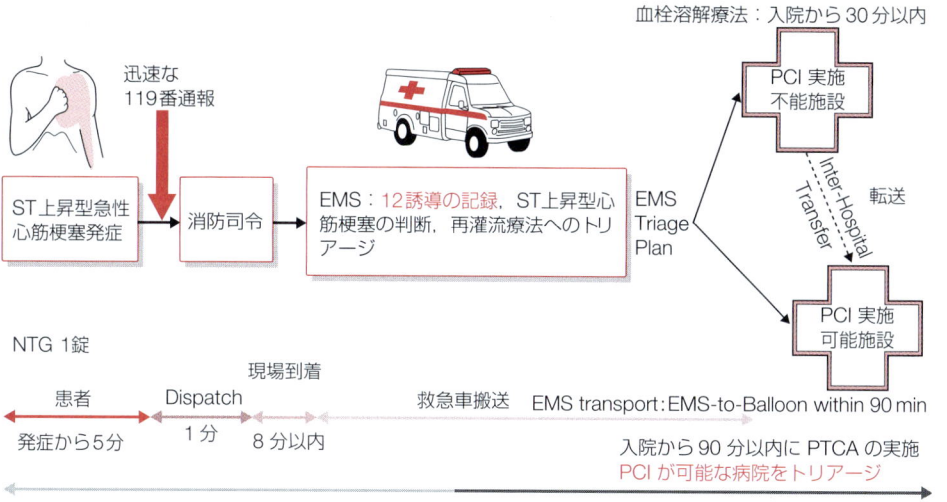

図1 STEMI 早期受診の対策
発症から再灌流療法までを2時間以内とすることが目標となる．
(ACC/AHA ガイドラインから改変．Antman EM, et al：2007 Focused Update of the ACC/AHA 2004 Guidelines for the Management of Patients with ST-Elevation Myocardial Infarction. Circulation 117：296-329, 2008)

逸脱酵素である CPK や CK-MB が正常値の2倍以上の増加を示すことにより診断される．最近では，心筋特異性が高いトロポニンT・トロポニンIを用い，正常上限（99％値）を用いる定義が提唱されている（次項の図1）．これらの酵素を経時的に測定することにより，再灌流の有無，梗塞サイズの推測が可能である．また，全血迅速検査で簡便に測定可能なトロポニンT測定（トロップT®）や心筋型脂肪酸結合蛋白測定（H-FABP，ラピチェック®）がある．

4 心エコー 梗塞部位の収縮低下を確認することで他の疾患との鑑別に有用であり，また梗塞サイズや心機能の評価，合併症の有無を判定可能である．大動脈解離や肺血栓塞栓症の右室負荷の有無を確認できる．

5 冠動脈造影 虚血性心疾患の診断とともに侵襲的治療に不可欠である．緊急冠動脈造影実施にあたっては，禁忌の有無を確認する．特に急性心筋梗塞症を併発することもある大動脈解離の有無は治療方針が大きく異なるため，理学所見で四肢の動脈触知，血管雑音の有無や心エコー図による観察を行うことが重要である．

C. 最初の処置

①救急室では，心電図と症状により10分以内に STEMI の診断を行い，同時にモニター，静脈確保，酸素療法，血液検査を行い，ニトログリセリン，アスピリン，塩酸モルヒネ®の適用を検討する（MONA と覚えるとよい：モルヒネ，O_2，ニトログリセリン，アスピリンの頭文字）．

②アスピリンは，162 mg〔81 mg アスピリン（バファリン A 81®）2錠〕あるいは325 mg〔成人用アスピリン（バファリン A 330®）1

錠〕をかみ砕いて使用する．吸収促進のため初回投与のみ腸溶剤を避けた方が好ましい．

③胸痛に対してニトログリセリン（ニトロペン®）の舌下投与を行うが，血圧・脈拍のバイタルサインのチェック，下壁梗塞（右室梗塞を含む）での使用は血圧低下やショックに注意，バイアグラ®使用例での禁忌に留意する．

④胸痛の鑑別診断で，急性大動脈解離，肺血栓塞栓症，緊張性気胸，食道破裂などの致死的なものを除外する．これには，理学所見に加え心エコー図などの画像診断が短時間で実施でき有用である．

D. 引き続き行う処置

STEMIであれば入院は必須であり，専門医に相談して再灌流療法の適用を決定する．これには，発症からの時間経過，血栓溶解療法による出血リスクの有無，PCI適用までの時間を評価する必要がある．この情報により，発症早期の冠灌流を得るための方法を決定する．血栓溶解療法とPCIのいずれかあるいは併用し，発症早期に確実な再灌流療法を適用する．搬入後，前者であれば30分以内（door-to-needle時間），後者であれば90分以内（door-to-balloon時間）に実施することが勧告されている．

発症早期に確実な再灌流療法を適用することが基本であるため，いかに総虚血時間を2時間以内にするかが課題である．重症例（Killip 3, 4型）や発症から3時間以上経過した例では，PCIが優先される．

1 再灌流療法　発症から1時間以内に治療を開始した場合に死亡率の減少が最も大きい．ST上昇発作で発症から3時間以上経過した場合にはPCIが勧告されるが，3時間以内でPCIの実施に遅れがある場合には血栓溶解療法が勧告される．急性心筋梗塞発症12時間以内までは，死亡率低下に有意差があるが，時間経過とともに有効率は少なくなっている．発症後12～24時間については，胸痛持続例，前壁梗塞例，合併症を有する例に適用する．

1 血栓溶解療法　再灌流療法実施までに待ち時間が必要な場合，すなわち他院へ転送するのに1時間以上必要な場合，カテーテル検査室が使用できないかまたは使用するためには1時間以上必要な場合には，t-PAの静脈内投与が考えられる．

2 Primary PCI　バルーンによる拡張術単独よりもステント使用が急速に普及している．血栓が多量にある場合には，塞栓による微小循環障害の防止を期待し血栓吸引や末梢保護を行うこともある．ステント挿入後には，チクロピジンとアスピリンの併用が必要となる．薬剤溶出性ステントを適用する場合には，半年あるいは1年以上にわたり両薬物の継続投与が必要なことをあらかじめ説明をしておく．出血傾向を有する場合や手術予定である場合には，通常ステントの使用が好ましい．

E. 入院3日間のポイント

● 死亡原因のうち，高率であるのは心原性ショックと心破裂である．これらに対する救命対策が入院後の大きな課題である．補助循環法と再灌流療法適用後には死亡率の減少が得られたがなお高率であり，来院時すでにショックの遷延した症例の予後は極めて不良である．心破裂は，発症直後と1週目に発症のピークがあるため，ST上昇持続例や心囊血貯留例はハイリスク群として注意が必要である．

● 予後の改善には，再発予防が重要であり，その改善薬としてアスピリン，ヘパリンに加え新しい抗血栓療法，β遮断薬，アンジオテンシン変換酵素（ACE）阻害薬，高脂血症薬，糖尿病治療薬などがある．低心機能例に対するβ遮断薬の予後改善効果は明らかであり，二次予防には重要な薬物である．ACE阻害薬の投与対象は，高リスク群（左室機能障害例，心不全例，広範心筋

梗塞症例，梗塞既往例)で予後改善効果が大きいため，これらの症例に対しては禁忌がなければ積極的に使用すべきである．Ca拮抗薬は，二次予防効果を示す大規模試験は少ないが，わが国では梗塞後の冠攣縮発生率が高く汎用され，β遮断薬やACE阻害薬と比較して同等の効果が大規模試験により報告されつつある．

非ST上昇型急性心筋梗塞（NSTEMI）と不安定狭心症

non-ST elevation myocardial infarction (NSTEMI) and unstable angina

野々木宏　国立循環器病研究センター・心臓血管内科・中央管理部門長

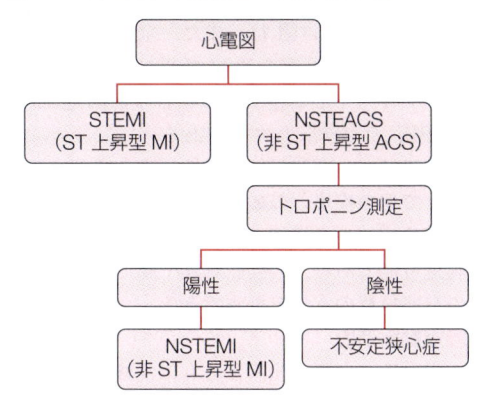

図1　急性冠症候群の新しい診断
心電図のST変化とトロポニン値上昇（心筋壊死を特異的に示す）により分類される．

A. 疾患・病態の概要

- 急性冠症候群（ACS）は冠動脈粥腫の破綻から血栓形成が生じて発症する．閉塞血栓となればST上昇型となり，非閉塞であれば非ST上昇型心筋梗塞（NSTEMI）あるいは不安定狭心症にとどまる．
- 後者は，区別することが難しい場合が多く，非ST上昇型ACSとして，まとめて扱うことが多い．

B. 最初の処置

救急外来における初期10分間の診療についてはSTEMIと共通である（「STEMI」の項を参照，228頁）．

C. 病態の把握・診断の進め方

1 病歴が重要

① 心筋梗塞では通常30分以上持続する前胸部の胸痛や絞扼感である．ただし，STEMIと異なり，非ST上昇型ACSでは一時的に閉塞あるいは高度狭窄で症状は軽度となっていることがあるので注意を要する．
② 不安定狭心症では，20分以内に症状は消失しているので，多くは来院時に症状がない．短時間で病歴聴取を行い，急性冠症候群を疑うことが肝要である．症状がないからとそのまま帰宅させてはならない．

2 12誘導心電図は繰り返して記録

① 胸部誘導のST低下の場合には，後壁梗塞のST上昇を見逃さないようにする．また，四肢誘導は軽微な変化であることが多く，胸部誘導でST低下がある場合には，四肢誘導でST上昇がわずかでもないか確認することが重要である．
② 非ST上昇型ACSの診断は，心電図の変化が乏しい場合には困難な場合が多く，心電図モニターをしながら心筋マーカー再測定や12誘導を再記録することが勧められる．時間経過とともにST変化が明らかになることがある．
③ 胸痛患者を1回だけの心電図検査の確認で帰宅させないことで肝要である．以前の心電図との比較は，変化をとらえるのに有用である．

3 血液生化学的検査
心筋逸脱酵素であるCPKやCK-MBが正常値の2倍以上の増加を示すことにより診断される．最近では，心筋特異性が高いトロポニンT・トロポニンIを用い，正常上限（99%値）を用いる定義が

提唱されている(図1).また,全血迅速検査で簡便に測定可能なトロポニン T 測定(トロップ T®)や心筋型脂肪酸結合蛋白測定(H-FABP,ラピチェック®)がある.

4 心エコー 梗塞部位の収縮低下を確認することで他の疾患との鑑別に有用であり,また梗塞サイズや心機能の評価,合併症の有無を判定可能である.大動脈解離や肺血栓塞栓症の右室負荷の有無を確認できる.

5 冠動脈造影
① 虚血性心疾患の診断とともに侵襲的治療に不可欠である.緊急冠動脈造影実施にあたっては,禁忌の有無を確認する.特に急性心筋梗塞症を併発することもある.
② 大動脈解離の有無は治療方針が大きく異なるため,理学所見で四肢の動脈触知,血管雑音の有無や心エコー図による観察を行うことが重要である.

D. 救急室から引き続き行う処置

非 ST 上昇型 ACS が確定的である場合には,トロポニン測定も加味して重症度を評価し,ハイリスク例は早期侵襲的治療が勧告されている.経過観察で異常所見がない場合には,ACS 軽症例を正常例と選別し無用な入院を避けるため,運動負荷試験や冠動脈 CT,負荷心エコー図,負荷 SPECT などの非侵襲的検査の有用性が推奨されている.施設ごとに,胸痛ユニットなどで短期間で評価ができる体制を構築することが勧められる.

1 重症度判定
① TIMI リスクスコア 65 歳以上,冠危険因子 3 項目以上,50% 以上の冠動脈狭窄の既往,ST 変化,24 時間以内の症状,7 日以内のアスピリン使用,心筋マーカー陽性の 1 点ずつ 7 項目からなり,点数が増えるほど 14 日以内の心事故発生率が高いとされる.
② GRACE スコア 年齢,心不全や心筋梗塞既往,心拍数,収縮期血圧,ST 低下,クレアチニン値,心筋マーカー,PCI 未施行に重み点数をつけ,評価を行うもので,6 か月以内の心事故発生を予測するものである.

2 抗血栓薬
① 高リスク群と判断した場合には,初期治療に加えて,抗血栓薬としてヘパリン静注と引き続き持続点滴を開始し,ACT で 200 秒前後を目標に投与量の調整を行う.
② PCI 適用の可能性がある場合には,初期のアスピリン使用に引き続き,抗血小板薬であるクロピドグレル(プラビックス®)300 mg の初期投与を行う.

3 早期の冠動脈造影と血行再建
① 高リスクと判断した場合には,禁忌がないかぎり冠動脈造影の適用を検討する.その結果で,PCI あるいは冠動脈バイパス術による血行再建をはかる.
② 非 ST 上昇型 ACS では,再開通していることが多いため,入院から 24 時間以内の冠動脈造影の実施と,適応があれば引き続き PCI を実施する.左主幹部病変や 3 枝病変の場合には,大動脈内バルーンポンプを使用し緊急冠動脈バイパス術の適用を検討する.心臓外科医にコンサルトできる体制を確保しておくことも重要である.
PCI の詳細については STEMI を参照.

E. 入院 3 日間のポイント

● ハイリスク例では,運動負荷試験などの施行により増悪することがあるため注意を要する.
● モニター管理下で無症候性心筋虚血の頻発に注意し,悪化傾向があれば薬物治療の強化とともに緊急冠動脈造影の実施や,大動脈内バルーンポンプの併用を考慮する.

安定狭心症
stable angina

高木 厚　東京女子医科大学講師・循環器内科

A. 疾患・病態の概要

- 狭心症は心筋への酸素需要に供給が不足して生じる．冠動脈の器質的な狭窄では，冠動脈造影検査でアメリカ心臓協会（AHA）の分類により狭窄度が 75％ 以上，内腔断面積の狭窄率が 60％ 以上になると心筋虚血を生じる．症状が，①胸骨裏あたりの不快感を，②運動や精神的なストレスで生じ，③安静やニトログリセリン（ニトロペン®）服用により軽快する，の 3 つの特徴を有すれば典型的な狭心症と考える．これらのうち 2 つのみを満たせば，非典型的な狭心症の疑いとなる．
- 安定狭心症の重症度分類は，発作を生じる閾値による Canadian Cardiovascular Society（CCS）の狭心症分類が用いられる（表 1）．冠動脈のトーヌスが亢進する朝にのみ発作を生じる場合は，クラスⅡとなる．また，新規発症でクラスⅢ以上のものが，不安定狭心症に分類される．

B. 最初の処置

病歴から安定狭心症と考えられても，冠動脈の病態が急性冠症候群（acute coronary syndrome：ACS）である場合もある．ACS の鑑別と急変の可能性への対応を 10 分以内に行う．

1バイタルサインや酸素飽和度の評価　酸素飽和度が低下していなくても，ACS が疑われれば鼻カニューレ 4 L/分の酸素を投与する．

2末梢静脈路を確保し心筋障害マーカー，電解質，血算，生化学検査を提出　トロポニンだけでなく CPK，CK-MB，LDH，AST なども提出する．好酸球増多症が冠攣縮の原因

表 1　Canadian Cardiovascular Society（CCS）狭心症分類

クラスⅠ	日常生活（歩行や階段）で症状はない．
クラスⅡ	日常生活に軽度支障がある．早足歩行，坂道歩行，向い風や寒い中での歩行，食後や精神的ストレスと重なった歩行で狭心症を生じる．400 m の平地歩行やビル 1 階分の昇り以上の行動で生じる．
クラスⅢ	日常生活が著しく制限を受ける．400 m 未満の平地歩行やビル 1 階までの運動で生じる．
クラスⅣ	すべての行動もしくは安静で狭心症や不快感を生じる．

である場合もあり，白血球分画も提出する．初回の心筋逸脱酵素が陰性の場合でも，病歴から ACS などが疑われる場合には経時的にフォローする．

3心電図モニター　ST-T 変化だけでなく，非持続性心室頻拍は状態が不安定であることを示唆する．

4病歴聴取と診察

①病歴：既往歴や冠危険因子とともに胸痛症状の部位，性状，発生状況，持続時間，程度，冷汗や嘔気の有無，増悪因子と軽快因子を把握する．また，造影剤などの薬剤アレルギーや抗血小板薬の禁忌も確認する．

②冠攣縮性狭心症（CSA）：CSA は血管内皮機能異常などから，器質的な狭窄のない血管が攣縮して安静時の胸痛を生じる．発作は未明から早朝に多く，喫煙，寒冷刺激や過度の飲酒などで増悪する．「睡眠中に痛みで覚醒する」病歴の特異度は高い．逆流性食道炎との鑑別は，後者は時間帯に関係なく，前屈で増強し，胸痛が飲水で改善することである．

③身体所見：角膜環や耳朶縦皺は動脈硬化を示唆する．頚動脈血管雑音やアレンテストは橈骨動脈穿刺前に重要である．虚血心では拡張障害からⅣ音を聴取することがある．心不全を合併するとⅢ音や肺のラ音を

表2 冠動脈疾患の検査前事前確率(%)

年齢	非心臓性胸痛		非典型的狭心症		典型的狭心症	
	男性	女性	男性	女性	男性	女性
30代	4	2	34	12	76	26
40代	13	3	51	22	87	55
50代	20	7	65	31	93	73
60代	13	3	51	22	67	55

非心臓性胸痛では高齢男性でも事前確率は低いが,典型的狭心症症状では比較的若年でも狭心症である事前確率は高い.
(Diamond GA, Forrester JS: Analysis of probability as an aid in the clinical diagnosis of coronary-artery disease. N Engl J Med 300: 1350-1358, 1979)

表3 運動負荷心電図検査の判定基準

A. 確定基準	1. ST 下降	a) 水平型(horizontal)ないし下降傾斜型(sagging)で 0.1 mV 以上
		b) J 点から 0.06 秒ないし 0, 08 秒後で 0.1 mV 以上
	2. ST 上昇	0.1 mV 以上
	3. 開始前から安静時 ST 下降がある場合は,水平型ないし下降傾斜型で付加的.(additional に)0.2 mV 以上低下	
B. 参考所見	1. 上行傾斜型(up-sloping, J type)で ST 部の傾きが小さく(<1 mV/秒),0.1 mV 以上の ST 下降	
	2. 陽性 U 波の陰転化	
C. 偽陽性を示唆する所見	1. HR-ST ループが反時計方向に回転	
	2. 運動中の上行傾斜型 ST 下降が運動後に徐々に水平型・下降傾斜型に変わり,長く続く場合	

(冠動脈病変の非侵襲的診断法に関するガイドライン.Circulation J 73: Supple Ⅲ,2009 より改変)

聴取することがある.

5 **12誘導心電図** ST 低下や T 波の陰性化や偽正常化などの発作中の心電図を救急外来で捉えられることは少ないが,異常 Q 波,ST 低下,T 波陰性化などを認めることも多い.また微細な変化として陰性 U 波がある.V_5,V_6 誘導での陰性 U 波は非特異的であるが,V_3,V_4 誘導の陰性 U 波は左前下行枝の虚血を示唆する.また,過去の心電図との比較も重要である.

C. 病態の把握・診断の進め方

1 **事前確立の推定** 安定狭心症の検査の適応やその診断精度を考える時に,その患者がどれだけ狭心症らしいかという事前確率を考えるBayes定理は重要である(表2).すなわち,狭心症の可能性が少ない患者に下記の検査を行ってもその価値は少なく,逆に狭心症の可能性が極めて高い患者に感度の低い検査を行った場合に有用性が少ない.

2 **運動負荷心電図** 予想最大心拍(220−年齢)の 85% を目標とするトレッドミル運動負荷試験を行い,ST-T 変化を判定する(表3).その感度は 50〜75% である.WPW 症候群や左脚ブロック,人工ペースメーカなどの心室内変行伝導,ジギタリス製剤内服,左室肥大などで安静時から ST-T 変化がある症例では,運動負荷心電図検査は適さない.

3 **ホルター心電図** 狭心症と同じく心筋が虚血に陥っていながら症状のない場合を無症候

性心筋虚血(silent myocardial ischemia：SMI)という．安定狭心症の場合でも虚血の75％はSMIである．ホルター心電図は，2誘導の心電図を24時間モニターするものであり，SMIの診断やCSAのST変化を見るのに有用である．

4 心エコー 安定狭心症例で発作のない状況で心筋の収縮異常を認めることは少なく，主に冠動脈以外で胸痛を生じえる大動脈弁狭窄症，肥大型心筋症，急性大動脈解離，肺塞栓症などの除外診断に必要である．虚血心筋では収縮の絶対値は変化せずに収縮時間が延長し後収縮期収縮(post-systolic shortening)を生じる．これを心エコーで検出する新しい方法も開発されてきた．

5 心筋シンチグラフィ 安静時と薬剤または運動負荷時の心筋トレーサーの取り込みを比較して心筋虚血を診断する．その感度は80％以上，特異度も80〜90％以上あり，特に多枝病変の治療方針に有用である．

6 冠動脈CT 冠動脈CTを用いると，造影剤を静注することで冠動脈の狭窄だけでなくプラークの有無を診断できる．中等度異常のリスクがある場合や負荷試験に適さない場合に有用である．しかし，被曝による乳癌発生リスクのある50歳までの女性や透析患者のように冠動脈の石灰化が予想される場合，腎機能低下や薬剤アレルギーのある患者，ビグアナイド系薬剤を服用中では慎重に判断する．冠動脈CTでは，「狭窄のなかった場合に予後が良い」という陰性的中率が高い．

D. 引き続き行う処置

1 入院・帰宅の判断 ACSが完全に否定された場合は帰宅してよいが，疑いが残る場合は，入院もしくは救急外来で心電図や心筋逸脱酵素を経時的にフォローする．静脈グラフトによるバイパス術後に狭心症が新規に出現した場合はできるだけ早期に入院させる．

2 専門医へのコンサルト 狭心症患者への対応で最も重要なことはリスクの層別化であり，心電図所見を含めてその判断に迷った場合に，循環器専門医にコンサルトする．

E. 入院3日間のポイント

ACS発症の予防と万一のACS発症時の救急対応に対する患者教育が最も重要である

1 帰宅に際して 安静胸痛の際には速やかにニトログリセリン(ニトロペン®)を使用し，5分以内に救急車を要請するように指導．その際にニトログリセリンが劇薬であるという患者の誤解を必ず解いておく．不安定狭心症の病態を説明し早期の来院を指導する．

2 冠危険因子(喫煙，高血圧，糖尿病，肥満，高脂血症)の改善 特に30分以上の歩行を勧め，発作の閾値が安定しているかを留意させる．

3 抗血小板薬 アスピリン(バイアスピリン® 100 mg，バファリン配合錠A81®)は安定狭心症の心血管イベントを33％低下させる．アスピリン内服が困難な場合にはクロピドグレル(プラビックス® 75 mg×1朝)を使用．

4 スタチン HMG-CoA阻害薬(スタチン)は安定狭心症のイベント抑制に有用である．狭心症の患者の2次予防では，LDLコレステロール値<100 mg/dLを目標とする．

5 抗狭心症薬

①β遮断薬：安静時心拍数50〜60/分を目標と指定する．徐拍と降圧により狭心症の閾値が改善される．気管支喘息，房室ブロック，高度徐脈，非代償性心不全やCSAなどは禁忌である．

②カルシウム拮抗薬：CSAもしくは冠トーヌスの関与が多い場合や，β遮断薬が禁忌の場合には，カルシウム拮抗薬を処方する．ジヒドロピリジン系薬剤(ニフェジピンなど)では短時間作動型は使用せず長時間型を選択する．

③硝酸薬：β遮断薬やカルシウム拮抗薬で発作の管理が困難なときに併用する．硝酸薬併用が予後を悪化させるという発表が以前にあったが，患者背景を標準化すると硝酸薬が予後を悪化させることはない．

6 ステント治療後の抗血小板薬の継続

① 冠動脈のステント治療後には，ステント血栓症を予防するためにアスピリンとチエノピリジン系薬剤〔クロピドグレル（プラビックス®），チクロピジン（パナルジン®）〕の2剤併用が用いられる．通常型の bare metal stent ではチエノピリジン系薬剤は2週間〜1か月で中断できるが，薬剤溶出性ステント（drug eluting stent：DES）では，12か月以上の2剤併用が推奨されている．

② 特に6か月までの薬剤中断は血栓症を生じる可能性がある．観血処置などで抗血小板薬を中止する場合も，可能であればアスピリンのみは継続する．2剤とも中断する際には，入院の上で5日以上前から静注ヘパリンに置換することが望ましい．

頻脈性不整脈
tachyarrhythmia

源河朝広　済生会川口総合病院・循環器内科部長

A. 疾患・病態の概要

- 一般臨床で対応が必要となる主な頻拍性不整脈は，①心室頻拍（VT），②心房細動頻拍（AF tachy），③心房粗動頻拍（AFL tachy），④発作性上室頻拍（PSVT）である．
- 救急現場で頻拍性不整脈に遭遇した場合，心電図での確定診断から治療という通常の流れでは初期対応でつまずくことが多く，むしろ症候としての頻拍への対応というアメリカ心臓協会（AHA）の ACLS アプローチが勧められる．

B. 最初の処置（図1）

① バイタルサインを取りつつ的確な病歴と身体所見で初期状態を判断する．例えば，持続する胸部不快や呼吸困難，苦悶様表情や冷や汗，意識障害や血圧低下を伴うような場合は不安定な状態である．心拍数が 130 拍/分で他のバイタルサインの悪化が認められず，症状も動悸のみで身体所見も特に問題ない場合は，安定していると判断できる．

② 頻拍患者に対する最初の処置として，(1) 心電図・酸素飽和度モニター装着，(2) 酸素投与（考慮），(3) 生理食塩水や乳酸リンゲル液など輸液ラインの確保を行い，除細動器を準備する．

③ 患者の不安定な状態が頻拍によるものと判断できれば，ただちに同期電気ショックを施行する．心拍数が 200 拍/分以上の非常に速い頻拍の場合は VF に移行する危険が高いため，患者の状態にかかわらず不安定頻拍として可及的速やかに電気ショックを施行する．患者の状態が安定していると判断した場合は，12誘導心電図，採血（血算，生化学，血液ガスなど），胸部 X 線，可能であれば心エコーなどを施行し，病態の把握と心電図診断を進める．

C. 病態の把握・診断の進め方

心電図モニター上で頻拍を認めた場合，心停止に至る可能性が高く，ただちにコントロール（治療）する必要がある頻拍かを判断する．心電図モニター上での評価項目は，① QRS 波の幅と形態，② 心拍数とリズムである．

1 QRS 波の幅と形態

① 幅が広い（wide QRS ≧ 0.12 秒）場合，上室性頻拍（脚ブロック＋PSVTなど）の可能性はあるが，一般的には VT であることが多い．不整脈診療に精通していない場合，VT として対応する方が臨床的に安全である．形態には単形性と多形性があり，多形性の場合は VF へ移行する危険性が高い．

② 幅が狭い（narrow QRS ＜ 0.12 秒）場合，上室性頻拍と判断する．QRS 幅が狭い VT は一般臨床上はまれである．

2 心拍数とリズム
QRS 幅と組み合わせて頻拍症の危険度を判定し，患者の不安定度に応じて対応する．

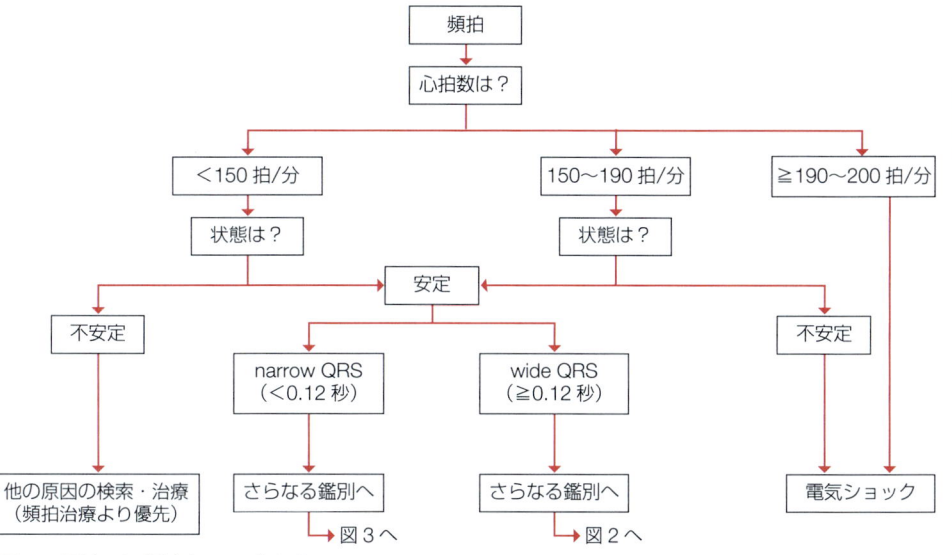

図1 頻拍の初期対応アルゴリズム

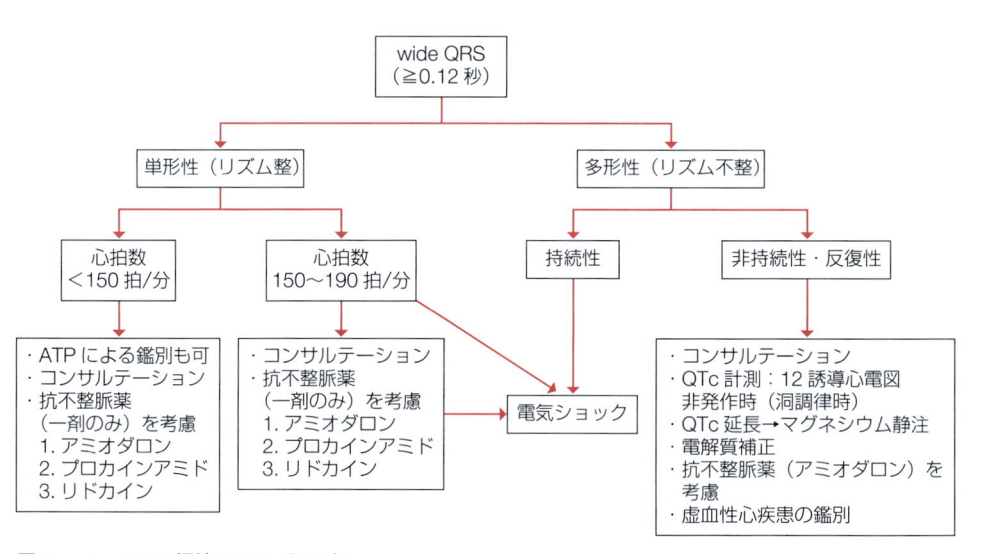

図2 wide QRS 頻拍のアルゴリズム

1 QRS 幅が広い（≧0.12 秒）単形性（リズム整）頻拍（図2）

❶ 心拍数≧150 拍/分：緊急性が最も高い頻拍
・VT が最も疑われ，患者の状態が不安定な場合はその原因と判断する．状態が比較的安定している場合でも，急速な悪化が強く予想される．
・患者の状態が不安定であれば，ただちに電

気ショック(時間的に余裕があれば同期が望ましい)を施行する.
- 状態が安定している場合は,循環器内科医など不整脈診療に精通している専門家が院内にいればただちにコンサルテーションを行う.

❷心拍数＜150拍/分:緊急性が比較的高い頻拍
- 基本的にVTとして対応するが,心機能が正常な場合はこの程度の心拍数で患者の状態が不安定化することは少ない.特に心拍数が100〜120拍/分程度だが患者の状態が不安定であれば,頻拍は脚ブロック(もしくは変行伝導)＋洞性頻拍である可能性もある.頻拍の治療を試みる前に患者状態を悪化させている他の要因を積極的に検索し治療する.
- 心拍数130〜150拍/分の場合はVTの可能性が高くなり,診察時に状態が安定していても短時間で急変する可能性がある.そのため,可及的速やかな治療もしくは除細動器を準備するなどして厳重に経過観察する.
- 可能であれば速やかに専門家へコンサルテーションを行う.それが困難な場合は,抗不整脈薬を1種類のみ使用してもよい.状態が安定していれば,上室性不整脈との鑑別診断のためにATPを使用することも可(使用方法は上室性頻拍と同様).常に除細動器の準備を忘れないこと.

❸幅の広い頻拍に使用可能な薬剤
- 心室頻拍停止効果に対して最も効果が高いのはプロカインアミド(アミサリン®)であり,再発予防効果も含めてアミオダロン(アンカロン®)も第一選択薬として推奨される.
- リドカイン(キシロカイン®)は,プロカインアミドとアミオダロンに比較して劣ることが国内外の臨床研究で示されており,心室頻拍停止効果は高くない.他の薬剤が使用できない場合の代替え薬と考える.

- ニフェカラント(シンビット®)は,副作用としてQT延長を容易に生じtorsades de pointes(TdP)を起こす危険性があるため,原則として使用経験が豊富で副作用への対応が適切に行える場合のみ使用を考慮する.

② QRS幅が広い(≧0.12秒)多形性(リズム不整)頻拍(図2)
緊急性が最も高い頻拍:初期対応をしながら早急に専門医へコンサルテーションする.

❶持続性(30秒以上):通常患者の状態は不安定でありVFに移行する危険性が非常に高いため,ただちに電気ショックを非同期で施行する.推奨エネルギー量は最大量を用い,単相性は360J,二相性は150〜200Jで施行する.VFへ移行した(脈が触れなくなった＝心停止)場合,ACLSのアルゴリズムに従ってCPRを開始する.

❷非持続性・反復性:TdPの可能性が高く,マグネシウム(外マグネゾール®)1〜2g＋5%ブドウ糖10mLの緩徐静注(5〜10分)による発作のコントロールを行う.非発作時(洞調律時)の12誘導心電図でQT延長を確認し,延長していれば原因(薬剤性・電解質異常など)の検索を行い原因薬剤の中止や電解質補正など原因治療を開始するとともに速やかに専門家にコンサルテーションする.QT延長を認めなければ,原因として虚血性心疾患の関与を考慮して専門家にコンサルテーションする.

③ QRS幅が狭い(＜0.12秒)場合(図3)
❶心拍数≧200拍/分:緊急性が比較的高い頻拍
- 上室性頻拍であるが非常に速い頻拍であり,この頻拍が原因で患者の状態が悪くなっている,もしくはその後悪化していく可能性がある.可及的速やかに対応すべきである.
- 特に血圧低下をきたしている場合は,速やかな同期電気ショックを考慮する.使用するエネルギーは単相性でも二相性でも,

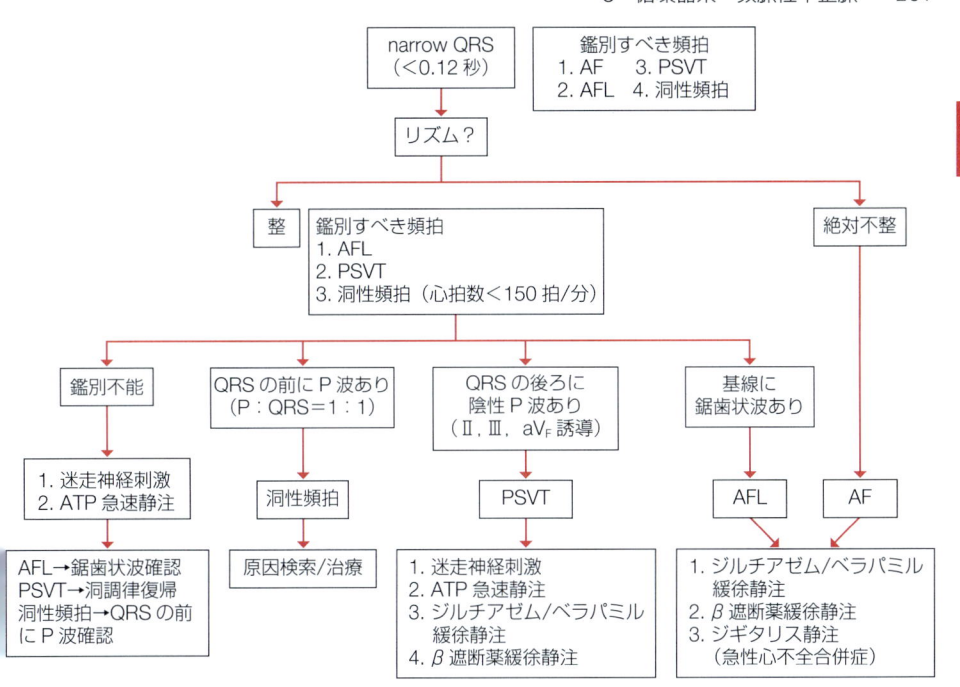

図3 narrow QRS 頻拍のアルゴリズム

```
narrow QRS          鑑別すべき頻拍
（＜0.12秒）         1. AF    3. PSVT
                    2. AFL   4. 洞性頻拍
      ↓
   リズム？
   ↓        ↓
   整                                絶対不整
   鑑別すべき頻拍
   1. AFL
   2. PSVT
   3. 洞性頻拍（心拍数＜150拍/分）
```

- 整の分岐：
  - 鑑別不能 → 1. 迷走神経刺激　2. ATP 急速静注
    - AFL→鋸歯状波確認
    - PSVT→洞調律復帰
    - 洞性頻拍→QRS の前に P 波確認
  - QRS の前に P 波あり（P：QRS＝1：1）→ 洞性頻拍 → 原因検索/治療
  - QRS の後ろに陰性 P 波あり（Ⅱ, Ⅲ, aV_F 誘導）→ PSVT
    - 1. 迷走神経刺激
    - 2. ATP 急速静注
    - 3. ジルチアゼム/ベラパミル緩徐静注
    - 4. β遮断薬緩徐静注
  - 基線に鋸歯状波あり → AFL
- 絶対不整 → AF
  - 1. ジルチアゼム/ベラパミル緩徐静注
  - 2. β遮断薬緩徐静注
  - 3. ジギタリス静注（急性心不全合併症）

PSVT や AFL は 50 J から，AF は 100 J から漸増する．心電図上の診断が不明な場合は，100 J から開始する．

❷ **心拍数 150〜190 拍/分：準緊急的な頻拍**
- 上室性頻拍で比較的速い頻拍だが，これだけで患者が末梢循環不全になることは少ない（例外：NYHA Ⅲ-Ⅳの重度左室機能低下例や重症大動脈弁狭窄症など）．短時間で状態が悪化する危険性も比較的低い．しかし，患者は動悸や胸部不快感などの症状が強く，虚血性心疾患，慢性心不全，重症弁膜症などの基礎心疾患が存在すると長時間の頻拍発作は急性心不全や血行動態の破綻を引き起こすため，薬剤によるコントロールが必要である．患者の状態は安定していることが多く，12誘導心電図を取って不整脈を鑑別する．

- 日常の救急臨床で遭遇することが多い鑑別すべき QRS 幅の狭い頻拍性不整脈は，ほとんどが① AF tachy，② AFL tachy，③ PSVT の3つである．したがってこの3つをまず念頭において鑑別を進めることが，ポイントとなる．
- 絶対不整（リズムが完全に不規則）であれば AF と診断できる．整であれば AF は除外され，鑑別すべき不整脈は AFL か PSVT である．
- リズムが整で QRS 波の前に P 波が 1：1 で存在する場合は洞性頻拍，QRS 波の前に P 波が存在しない場合は AFL または PSVT であり基線に鋸歯状波を認めれば AFL，Ⅱ，Ⅲ，aV_F 誘導で陰性 P 波を QRS 波の後に認めれば PSVT であるが，P 波が同定できない場合も多い．

- この場合は，迷走神経刺激(Valsalva 法や頸動脈洞マッサージ法など)または ATP (アデホス®)急速静注により鑑別を行う．
- AFL では心拍数が一時的に減少し，基線の鋸歯状波が明瞭となる．迷走神経刺激を中止したり，ATP の効果がなくなる(約 10 秒後)と元の頻拍状態に戻る．
- PSVT では数秒のポーズの後(時に補充調律を数拍認めることがある)洞調律に復帰する．したがって，この処置自体が鑑別と同時に治療となる．
- 洞性頻拍では心拍数が一時的に減少し，QRS 波の前に P 波が明瞭となる．迷走神経刺激を中止したり，ATP の効果がなくなる(約 10 秒後)と元の頻拍状態に戻る．
- 洞性頻拍の可能性はないとはいえないが，一般的に坐位または臥位安静時に患者が安定している状態で心拍数 150 拍/分を超えるような洞性頻拍はほとんどないと考えてよい．

❸**心拍数<150 拍/分：緊急性が低い頻拍**
- 上室性頻拍で頻拍としては比較的遅く，これのみで患者の状態を悪化させることはほとんどない．したがって，患者の状態が悪い場合(例：ショックや低酸素血症など)でも，頻拍がそのような状態を引き起こしているのではなく，むしろ状態が悪いことに対する反応(例：血圧低下による末梢循環不全に対して心拍出量を増大させるための代償反応)であると判断できる．この場合，頻拍に対する直接の治療は必要なく，頻拍を引き起こしている原因の検索と治療を行うべきである．
- 症状も軽度で全身状態が安定しており洞性頻拍の原因となるような状態を認めなければ安定している頻拍性不整脈だが，この程度の心拍数であれば一般的には緊急治療は不要である．

D. 引き続き行う処置
１合併症と対策
① 頻拍は合併症として急性心不全をきたしていたり，QRS 幅の広い頻拍や不安定頻拍の場合，虚血性心疾患とくに急性冠症候群によって引き起こされていることも多い．できるだけ早急に循環器内科医にコンサルテーションを行う．
② これらの頻拍への対応中は，常に急変し心停止となる可能性がある．常に心肺蘇生法ができるよう想定し，除細動器を準備しておく．

２入院・帰宅の判断
[1] **入院絶対適応** 幅の広い QRS 波の頻拍症および不安定頻拍症患者は，必ず入院させるか，もしくは速やかに循環器内科施設へ紹介・転送する．頻拍が一度停止した後も数時間後から頻回に再発し，時にはストームとなることも少なくないので，頻拍停止後どんなに安定しているように見えても帰宅させてはならない．帰宅させた場合，頻拍が再発しVF へ移行して突然死となる危険性が高い．
[2] **入院適応** 心不全などの合併症や虚血性心疾患や重症弁膜症などの基礎疾患を有している患者は，原則として入院が必要である．少なくとも循環器内科医の診察を受けずに帰宅させてはならない．
[3] **帰宅可能**
① 安定している AF/AFL，PSVT 患者は，頻拍コントロールもしくは洞調律復帰後 1～2 時間観察し再発しないことを確認後，帰宅させてもよい．
② 帰宅後，できるだけ翌日には循環器内科を受診するよう説明し，受診時の治療前後の心電図のコピーを添えた紹介状を持たせる．

３専門医による治療の概略
① 心エコーや必要に応じて負荷心筋シンチグラムや冠動脈造影検査などで虚血性心疾患など基礎心疾患に対する精査と治療を行いながら，それぞれの頻拍性不整脈の特定的

確定診断をつける．必要に応じて電気生理学的検査を行う．
② 診断が確定した不整脈に対して抗不整脈薬の選択，植込み型除細動器（implantable cardioverter defibrillator：ICD）やアブレーションの適応などを判断または施行する．AF/AFL に対しては，血栓塞栓症のリスクを評価し抗凝固薬〔ワルファリンカリウム（ワーファリン®）〕の導入を検討すると同時に調律コントロールの可否を判断し，必要ならばそのタイミングと方法の検討を行う．

表1 不安定と判断する根拠の例

- 収縮期血圧＜90 mmHg
- 心拍数＜40/分
- 血行動態が保てない心室性不整脈を伴う場合
- 心不全の徴候
- 意識状態の悪化
- 失神
- 持続する胸痛
- 呼吸困難
- 最近の心静止
- Morbitz II型の房室ブロック
- wide QRS の補充収縮を伴う完全房室ブロック
- QRS 間隔3秒以上がドキュメントされている

（ヨーロッパ蘇生協議会の Bradycardia Algorithm から改変．European Resuscitation Council：European Resuscitation Council Guidelines for Resuscitation 2005；Section 4. Adult advanced life support. Resuscitation. 2005；67SI. S67.）

徐脈性不整脈
bradyarrhythmia

花田裕之　弘前大学准教授・救急災害医学

A. 疾患・病態の概要

● 心拍数 60/分未満を徐脈と定義する．しかし，徐脈そのものだけでは病的とはしない．心拍数の低下により，心出量が低下し，臓器低灌流による症状を呈する場合が病的である．心拍出量（CO）＝心拍数（HR）×1回拍出量（SV）である．ある程度の HR の低下には SV を増加させて対応できるが，極度の心拍数低下では CO 低下となって，症状を呈する．持続的な徐脈ではないが，一過性の心停止により失神などの症状を呈する場合も，徐脈性不整脈として扱う．

● 治療が必要な徐脈
① 徐脈により，自覚症状，他覚症状があれば，徐脈の原因となった不整脈の種類を問わず，症候性の徐脈と診断され，治療が求められる（症候性の徐脈）．高齢者では，ただ何となく具合が悪い，最近ぼけが進行したといったぐいの症状もある．症候性の中でも循環動態が不安定となる場合は早急な対応が求められる（表1）[1]．
② 安定しているように見えても急変に備える必要がある場合（Wenckebach 型房室ブロックの原因が下壁の心筋梗塞である時など）．
③ 心電図上重篤な進行性徐脈の徴候が認められる場合（広範前壁梗塞に軸変位と右脚ブロックが合併している時など）．
④ 徐脈が致死的心室性不整脈の誘因となっている場合（QT 延長など）．
⑤ 症状がなくても III 度（完全）・高度あるいは Mobitz 型 II 度房室ブロックの場合．

B. 最初の処置

胸部に関する症状や徴候があって受診した救急外来患者のほぼ全ての患者に共通するが，まず酸素を投与し，静脈ラインを確保して，心電図をモニターする．図1に JRC 2010 ガイドラインによる徐脈治療のアルゴリズムを示す[2]．症状が重篤と判断される場合や，血行動態が破綻している場合（表1）は，治療をまず行う．患者の状態が不安定であるが徐脈自体が原因でない場合，すなわち低酸素，低体温，脳圧亢進など徐脈性 PEA に進展しうる病態の場合はこれら病態の治療が優先される[2]．徐脈に対する治療としては，薬物治療に反応がない時にただちに経胸

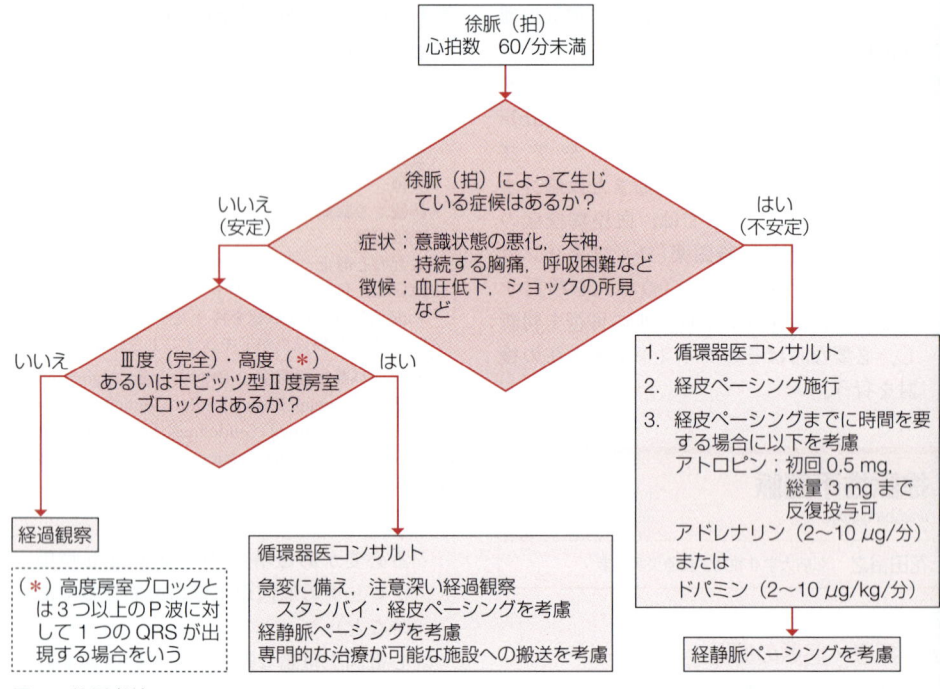

図1 徐脈（拍）

```
徐脈（拍）
心拍数 60/分未満
        ↓
徐脈（拍）によって生じている症候はあるか？
  症状：意識状態の悪化，失神，
       持続する胸痛，呼吸困難など
  徴候：血圧低下，ショックの所見
       など
```

- いいえ（安定） → Ⅲ度（完全）・高度（＊）あるいはモビッツ型Ⅱ度房室ブロックはあるか？
  - いいえ → 経過観察
  - はい → 循環器医コンサルト
    - 急変に備え，注意深い経過観察
    - スタンバイ・経皮ペーシングを考慮
    - 経静脈ペーシングを考慮
    - 専門的な治療が可能な施設への搬送を考慮

- はい（不安定）
  1. 循環器医コンサルト
  2. 経皮ペーシング施行
  3. 経皮ペーシングまでに時間を要する場合に以下を考慮
     アトロピン；初回 0.5 mg，
               総量 3 mg まで
               反復投与可
     アドレナリン（2〜10 µg/分）
     または
     ドパミン（2〜10 µg/kg/分）
     → 経静脈ペーシングを考慮

（＊）高度房室ブロックとは3つ以上のP波に対して1つのQRSが出現する場合をいう

〔JRCガイドライン2010 成人の二次救命処置（ALS）〕

壁（経皮）ペーシングを使用できるように準備する．治療を行いながら，内服薬剤などの病歴を聴取し，12誘導心電図や採血検査などを並行して行っていく．切迫する症状がなければ，病歴を聴取したり，12誘導心電図や採血などを行いながら，ペーシング治療を準備してもよい．経胸壁ペーシングの具体的方法については表2[2)]に示した．ここでは心拍数を80/分としているが，60〜80/分でかまわない．必要に応じて鎮痛や鎮静を行うが，血圧・呼吸などを十分モニターの上で行う．これらの処置を行ったうえで，徐脈の原因について検査を進める．ただし，経皮ペーシングも薬物治療も，あくまで経静脈ペーシングまでのつなぎと考えるべきである．経静脈ペーシングは，専門医に依頼してもかまわない．

薬物治療に用いる薬剤は以下である．

表2 経皮ペーシングの手技

① 2枚のパッチ電極を心臓を挟むように左前胸部と背部に装着する
② ペーシングモードをONにする
③ 心拍数80/分に設定する
④ 心停止の場合には最大出力から漸増してQRSが捕捉される閾値を測定する
⑤ ペーシング出力を捕捉閾値より10％高いレベルに設定する
⑥ ペーシング捕捉中の脈拍，血圧をチェックする
⑦ 意識があれば鎮痛のためのモルヒネ，ペンタゾシン等を投与する
⑧ 心拍数を調整し，自己心拍があればスタンバイモードにする

（日本循環器学会 心肺蘇生・心血管救急に関するガイドライン．Circulation J 73 Supple. Ⅲ：1392, 2009）

・アトロピン[2,3]

薬剤の第1選択として用いられるが，特に迷走神経の過緊張による徐脈の治療に有効で

ある．0.5 mg 静脈内投与し，必要に応じて3〜5分おきに総投与量3 mg まで反復投与を行う．狭隅角緑内障や尿閉に注意する．ただし，アトロピンはⅢ度房室ブロックで広いQRS幅の補充調律を伴う場合，心移植後，脊髄損傷に伴う徐脈には効果が期待できない．下壁梗塞に伴う房室ブロックの場合はアトロピンに反応するものとしないものがあり，反応しない場合やショック例は経皮ペーシンがよい．

・アドレナリンあるいはドパミン（イノバン®，カコージン®）

あらゆるタイプの徐脈性不整脈に有効だが，あくまでペーシング治療までのつなぎである．

C. 病態の把握・診断の進め方

1 確定診断に近づくための観察・検査

1 心電図診断

① 徐脈で，P波がなければ洞機能の不全であり，P波が60/分以上あれば房室ブロックが存在する．房室ブロックの程度はP波とQRSの関係から，徐々に延長してから脱落する場合が Wenckebach 型房室ブロック，延長なく突然QRSが脱落する場合が Mobitz Ⅱ型の房室ブロックで，QRSが完全にP波と関係なく出現していればⅢ度（完全）房室ブロックである．2：1以上の房室ブロックで時々2心拍以上 QRS が脱落したり，一部Ⅲ度になる場合などは，単に高度房室ブロックと呼ばれることもある．心電図ではこれらに補充収縮が加わる形となる．洞機能不全ではほとんどの場合が接合部からの narrow QRS の補充収縮である．

② 完全房室ブロックの場合は補充収縮の QRS 幅に注意が必要である．脚以下からの wide QRS の補充収縮の場合は，補充収縮に保証がないと考え，心停止に至る可能性を常に考慮しながら対応する必要がある．全く P 波が認められずに接合部補充調律による徐脈が認められる場合は洞停止だけでなく，心房細動に房室ブロックが合併している可能性を考慮する．

③ 調律異常のみならず，心電図全体の判読から，心筋梗塞・心筋症や特定の心筋疾患（サルコイドーシスなど）の疑いを持つことが重要である．

2 原因の検索

① 徐脈をきたすものとして迷走神経反射，高カリウム血症，心筋梗塞や心筋炎などの心筋疾患，薬剤（β遮断薬・抗不整脈薬・カルシウム拮抗薬），などがある[2]．採血，心電図の判読，心臓超音波検査などが役立つ．

② ある特定の原因が疑われる場合には，その原因治療も必要である．徐脈の原因として代表的なものには心筋梗塞に伴う房室ブロック，高カリウム血症，β遮断薬・抗不整脈薬・カルシウム拮抗薬などの薬剤によるもの，などがある．下壁梗塞に伴う房室ブロック，広範前壁中隔梗塞に右脚ブロックと軸変位を伴った場合や，Mobitz Ⅱ型の房室ブロックが出ている場合などは，一時的にペーシング可能にしておいて（スタンバイペーシング），再灌流治療が必要である．最近高血圧や心不全治療にレニン-アンジオテンシン系阻害薬とアルドステロン拮抗薬が用いられることが多くなり，高齢者の高カリウム血症が増加している．先天性にせよ薬剤性にせよ QT 延長がある場合は，徐脈自体がさらに QT 延長して torsades de pointes を起こしやすくするため，この場合もペーシング治療の適応となる．原因が特定できない多くの場合は，洞結節や房室結節の変性などによると考えられている．

3 一過性の意識消失に対して
一過性の意識消失についての詳細は「意識障害」の項（45頁）を参照のこと．徐脈性不整脈や頻脈性不整脈が原因のこともあり，できる限りモニターを続ける．

D. 引き続き行う処置

1 経静脈ペーシング 救急外来で薬剤または経皮ペーシングで一時的に心拍数を確保した後は，経静脈ペーシングを行うのが原則である．状況によってはそのまま植込み型ペースメーカーを入れる場合もある．可逆性の原因がある場合は，経静脈ペーシングを行いながら，原因の除去に努める．

2 入院・帰宅の判断
① 迷走神経反射である場合は，アトロピンの効果が切れても徐脈・低血圧がないことを確認して帰宅させてよい．
② 症候性徐脈の場合で薬物治療や経皮ペーシングを行った場合は専門医にコンサルトし，経静脈ペーシングに移行するとともに入院させる．
③ 徐脈による症状がなく，原因となる心疾患も否定された洞徐脈や，Wenckebach型房室ブロックは帰宅させてもよい．
④ MobitzⅡ型以上の房室ブロックの場合は失神などの症状があれば入院させる．症状がない高度房室ブロックは帰宅させる場合でも，専門医にコンサルトしてからにするべきである．

E. 入院3日間のポイント

- 原因が特定できず，洞や房室結節の変性などが原因と考えられる場合は，植込み型のペースメーカ治療を行う．心筋梗塞の場合は責任冠動脈の再灌流が最も重要である．下壁梗塞の場合，多少時間が経過していても再灌流で房室ブロックの改善がはかれることがある．高カリウム血症の場合は経静脈ペーシングを続けながら，透析などで高カリウム血症を補正する．
- 薬剤性の場合も経静脈ペーシングで薬剤が代謝・排泄されるのを待つ．QT延長の場合，薬剤によるものであれば前述の通りであるが，先天性の場合はタイプによってβ遮断薬などで治療される．

文献

1) European Resuscitation Council : European Resuscitation Council Guidelines for Resuscitation 2005 ; Section 4. Adult advanced life support. Resuscitation. 2005 ; 67S1. S36-S86.
2) JRCガイドライン2010 成人の二次救命処置（ALS）．http://jrc.umin.ac.jp/pdf/G2010_02_ALS.pdf
3) 循環器病の診断と治療に関するガイドライン2007-2008年度合同研究班：循環器医のための心肺蘇生・心血管救急に関するガイドライン．Circulation J 73：1361-1456, 2009.

心筋炎
myocarditis

花田裕之　弘前大学准教授・災害医学

A. 疾患・病態の概要

- 心筋炎は心筋を標的器官とする炎症性疾患である．確定診断が難しいことや不顕性のものがあることから発症率，死亡率は不明であるが，発症頻度は少ない疾患である．トロントの小児救急病院1施設5年間の18歳以下を対象としたレトロスペクティブ調査では，236,365人の受診者中，心筋炎または心筋炎の疑いとされたのは31人（0.01％）であったが[1]，若年者における心臓突然死の剖検での検討からは10～42％に心筋炎が認められ，発症頻度は少ないが突然死の原因となる重要な疾患といえる[2]．原因の多くはウイルスなどの感染によって発症する（**表1**）[3]．この原因となるウイルスの多くは上気道炎や下痢などの一般ウイルス感染症の原因ウイルスであるため，いわゆるかぜ症候群とされるものの中から，心筋炎を見逃さないことが重要．
- 心筋炎の一部には数時間のうちに循環が維持できなくなるような劇症型のものから，安静のみで改善するもの，おそらくは不顕

表1　心筋炎の分類

病因分類	組織分類	臨床型分類
ウイルス	リンパ球性	急性
細菌	巨細胞性	劇症性
真菌	好酸球性	慢性（遷延性）
リケッチア	肉芽腫性	（不顕性）
原虫，寄生虫		
その他の感染症		
薬物，化学物質		
アレルギー，自己免疫		
膠原病，川崎病		
サルコイドーシス		
放射線，熱射病		
原因不明，特発性		

（急性および慢性心筋炎の診断・治療に関するガイドライン2008年合同研究班報告より）

性で終っているもの，慢性化して拡張型心筋症として発見されるものまでいろいろなタイプがある．いったん診断したら，循環器専門医に治療はゆだねることになるが，心筋炎を疑って検査まで持っていくことが救急医の役割といえる．

● 特異的な症状はないが致死的になりえる心筋炎は，疑わない限り心電図や，採血検査など心筋炎を示唆する所見を得るには至らない．診察する患者の重篤感に対する感覚と，病歴や聴診といった一般的診察を怠らないことが重要である．

B．最初の処置

頻脈性不整脈や徐脈性不整脈，心不全症状，胸部不快感や胸痛など心疾患を疑わせる心症状は初期の段階ではほとんどなく，初発症状は一般的なかぜ様症状，悪寒・発熱・頭痛・筋肉痛・全身倦怠感などや，食欲不振・悪心・嘔吐，下痢などの消化器症状である．これらの上気道炎様症状や消化器症状から数時間で循環不全に陥り致死的な経過をとる，劇症型の心筋炎が存在するのも事実である．一般的かぜ症状で受診する多くの患者の中から，心筋炎を疑って心電図や採血検査などを行わなくてはならない．

C．病態の把握・診断の進め方

確定診断は心筋生検である．しかし，その前にかぜ症状で受診した患者に心電図をオーダーし，採血に心筋関係の項目を含めるかの判断が重要となる．

1 心筋炎を見逃さないための診察

1 気道炎や消化器感染だけではない重篤感　「かぜです」と自ら訴えたり，かぜ様の症状を訴えて来院する患者は非常に多い．心筋炎を伴う場合は患者自身が普段とは違うだるさや，息切れ感などを自覚していることもある．「いつものかぜと違って」といった症状に注意する．そのような症状がないかを聞き出すことも重要である．

2 必ず聴診すること　Ⅲ音や，Ⅳ音によるギャロップは心筋炎を疑う重要な所見である．発熱患者では，感染性心内膜炎など心臓に関する重要な疾患が隠れていることがあり，肺野だけでなく心臓に関しても所見を探すべく，聴診するべきである．心膜炎合併時には胸痛を訴えるため心疾患の合併を疑いやすいが，この場合は時期により心膜摩擦音を聴取できる．

3 具合が悪くなった場合はすぐに再受診させること　初期症状のみで診断するのは難しいが，繰り返し診察することで変化に気づくこともある．症状が悪化する場合はいつでも再受診するように話すこと．

2 心筋炎を疑うべき徴候

1 脈の異常とそれによると考えられる症状　房室ブロックによる失神や心室性期外収縮頻発による動悸，心室細動による心停止

2 心不全を疑わせる症状・徴候　労作時の息切れ，全身脱力感，肺うっ血によるクラックル（捻髪音）の聴取や胸水などの左心不全徴候．頸静脈怒張や肝腫大，下肢浮腫といった右心不全徴候．

3 心膜炎による症状・徴候　心膜炎を合併す

ると胸痛を訴える．この胸痛は呼吸や体動で増強する．心膜炎では，心膜液により心タンポナーデも起こりえる．

4 **胸痛はむしろまれ**　明らかな胸痛は心膜炎合併がなければ少ないと考えたほうがよい．胸部の不快感は訴えることがある．胸部に関する訴えがないことは，心筋炎の否定にはつながらない．

3 **疑ったらオーダーするべき検査（表2）**

1 **心電図**　心電図は心筋炎を疑った時に不可欠の検査の一つであるが，心筋炎特有の所見があるわけではない．心筋の傷害の程度，傷害される部位により，様々な所見を呈するが，特徴的なのは経時的に変化することである．頻度としてはST-T変化が最も多い．鏡像変化を伴わないST上昇は心外膜炎合併を示唆する．限局性のST上昇は心筋梗塞と酷似し，心電図だけでは鑑別できないことも多い（この場合は壁運動も局所的異常を伴うため心臓超音波検査でも鑑別は難しく，冠動脈造影が鑑別となる）．伝導障害は房室伝導から，脚ブロック，非特異的心室内伝導障害まで頻繁に認められる所見の一つである．QRS幅が徐々に増大する場合や，房室ブロックの程度が進行するのは悪化の兆しである．疑ったら経時的に心電図を記録する．

2 **採血検査**　トロポニン，CK-MBなどの心筋由来蛋白や酵素を確認する．CRPなどの炎症マーカーも確認する．

3 **心臓超音波検査**

① 炎症部位に一致して一過性の壁肥厚と壁運動低下が特徴的で，劇症型の場合はエコー輝度が低いことがある．壁肥厚も時間経過とともに変化する．数時間のうちに壁肥厚が増大する例もある．

② 心膜炎の合併の程度により心膜液貯留が観察されるが，心膜炎の初期，特に心膜摩擦音が聴取される時期にはむしろ心膜液は観察されるほど貯留していないことが多い．

③ 心筋炎を疑った場合には，心電図同様繰り返し検査して，所見の変化を十分観察する

表2　急性心筋炎診断の手引き：その1　主に外来で

1. 心症状に先行して，かぜ様の症状や消化器症状，また皮疹，関節痛，筋肉痛などを発現する．無症状で経過し，突然死にて発見されることもある．
2. 身体所見では，頻脈，徐脈，不整脈，心音微弱，奔馬調律（Ⅲ音やⅣ音），心膜摩擦音，収縮期雑音などがみられる．
3. 通常，心電図は経過中に何らかの異常所見を示す．所見としてはⅠからⅢ度の房室ブロック，心室内伝導障害（QRS幅の増大），R波減高，異常Q波，ST-T波の変化，低電位差，心室性期外収縮の多発，上室頻拍，心房細動，心房粗動，心室頻拍，心室細動，心停止など多彩である．
4. 心エコー図では，局所的あるいはびまん性に壁肥厚や壁運動低下がみられ，心腔狭小化や心膜液貯留を認める．
5. 血清中に心筋構成蛋白（心筋トロポニンTやCK-MB）を検出できる．CRPの上昇，白血球の増多も認める．特に全血を用いたトロポニンTの早期検出は有用である．
6. 上記の2～5の4項目所見は数時間単位で変動する．被疑患者では経時的な観察が必要である．また徐脈の出現，QRS幅の拡大，期外収縮の多発，壁肥厚や壁運動低下の増強，トロポニンTの高値，トロポニンT値が持続亢進する患者は心肺危機の恐れがある．

（急性および慢性心筋炎の診断・治療に関するガイドライン2008年合同研究班報告より）

ことが重要である．

4 **心臓MRI**

① MRIによる非侵襲的な心筋炎の診断が注目されている．心膜液の検出，心筋浮腫が観察でき，ガドリニウム造影により，早期造影効果から組織の充血や毛細血管レベルの血管透過性亢進，遅延造影効果から壊死や線維化の状態が局所的に観察できる．

② 虚血による心筋障害が心内膜下に優位なのに対して，心筋炎では心外膜側に優位である特徴がある．

5 **心臓カテーテル検査（表3）**

① 今のところ確定診断は，心筋生検による組織学的，免疫組織学的，または分子生物学的手法でのウイルス検出による．生検する

表3 急性心筋炎診断の手引き：その1　主に入院後

1. 最終的に心筋梗塞との鑑別診断が不可欠である．
2. 心内膜下心筋生検による組織像の検出は診断を確定する．ただし，組織像が検出されなくても本症を除外できない．
3. 急性期と寛解期に採取したペア血清におけるウイルス抗体価の4倍以上の変動は病因検索にときに有用である．ウイルス感染との証明にはpolymerase chain reaction (PCR)法を用いた心筋からのウイルスゲノム検出が用いられる．加えて，咽頭スワブ，尿，糞便，血液，とりわけ心膜液や心筋組織からのウイルス分離またはウイルス抗原同定は直接的根拠となる．

(急性および慢性心筋炎の診断・治療に関するガイドライン2008年合同研究班報告より)

場所は，超音波で壁肥厚が著しい場所が望ましい．

② 心筋生検のためにはカテーテル検査が必要であるが，冠動脈疾患との鑑別のために，緊急的に冠動脈造影を行うことも多い．冠動脈に異常がなく，トロポニンが陽性で心筋炎が疑われる場合には積極的に心筋生検まで行う．

③ 劇症型の場合は補助循環を用いての循環管理となることが多く，その場合は補助循環そのものによる合併症の可能性もあるため確定診断が重要であり，心筋炎を疑った場合は心筋生検を行う．

D. 引き続き行う処置

1 入院・帰宅の判断(disposition)

① 心筋炎を疑った場合は，入院させて経過を観察する．疑ったら循環器専門医にコンサルトすること．数時間で劇的に変化していく場合があり，常に最悪に対応できる(補助循環による管理)ように対応する．

② 劇症型を疑う場合は，大腿動静脈を血圧がふれるうちに確保して，いつでも部分対外補助(PCPS)や大動脈内バルーンパンピング(IABP)などができるようにしておくのが望ましい．

③ かぜ様の症状だが重篤感を感じて経過観察する場合は，心筋炎かどうかをつねに鑑別診断の一つとして念頭に置くようにしたい．

2 専門医による治療の概略

① 心筋炎は一般的には安静と不整脈，心不全といった合併症に対する治療が主体である．原因に対する介入として巨細胞性心筋炎と好酸球性心筋炎ではステロイドや，免疫抑制剤が有効だが，それ以外の心筋炎では効果は証明されていない．γグロブリンの大量投与や血漿交換などについては検討されているが効果は証明されていない．

② 不整脈は徐脈に対してはペーシング，心室頻拍や心室細動についてはカルディオバージョンや除細動で対応するが，進行性の場合はためらわずにPCPSやIABPを用いて一定期間循環をサポートする．循環が改善しなければ，人工心臓へ移行して心移植待機となる．

文献

1) Freedman SB, Haladyn JK, Floh A, Kirsh JA, Taylor G, Thull-Freedman J : Pediatric myocarditis : emergency department clinical findings and diagnostic evaluation. Pediatrics 120(6) : 1278-1285, 2007.
2) Dennert R, Crijns HJ, Heymans S : Acute viral myocarditis. Eur Heart J 9 : 2073-2082, 2008.
3) 日本循環器病学会：循環器病の診断と治療に関するガイドライン(2008年度合同研究班報告)，急性および慢性心筋炎の診断・治療に関するガイドライン(2009年改訂版)．

急性心不全
acute heart failure

石川康朗　千葉労災病院・循環器科部長

A. 疾患・病態の概要

- 急性心不全とは，種々の心臓病や心臓以外の疾患が原因となり，数時間から数日程度の経過で発症し，最終的に循環器系の破綻を生じ，低心拍出量状態や低酸素状態を惹起し，有効な初期治療が行われないと急速に生命に関わる重篤な状態に陥る疾患群である．主な原因疾患を**表1**に示す．
- 病態としては，主に左心不全または右心不全による分類があるが(**表2**)，最近ではこの病態をさらに，①急性非代償性心不全(新規または慢性心不全の急性増悪)，②高血圧性急性心不全(高血圧を伴う心不全)，③急性肺水腫(著明な自覚症状と低酸素血症で発症)，④心原性ショック(ショックを呈する)，⑤高心拍出量性心不全(甲状腺機能亢進や貧血などに伴う)，⑥急性右心不全(右心不全を全面として発症)に分類することがある．発症のきっかけとなる主要な原因疾患として，急性冠症候群(上記①，③，④)，心房性不整脈(心房細動，心房粗動)(①～⑥)，弁膜症(①，③～⑥)，感染症(①，⑥)，などが挙げられる．感染性心内膜炎以外でも気道感染症などを契機に心不全は増悪する．これらの患者の基礎疾患として，冠動脈疾患，高血圧症，心房細動，糖尿病，弁膜症，腎不全，拡張型心筋症，慢性閉塞性肺疾患，甲状腺機能亢進症，貧血などが認められる．また，各病態の血行動態的特徴を**表3**に示した．

B. 最初の処置

呼吸困難，チアノーゼ，低血圧，ショックを呈する患者の場合，まず急性心不全を疑う．この場合，直ちに以下の対応が重要となる．

表1　急性心不全の原因

- ●一般的な心疾患
  - ①弁膜症，②心膜疾患，③先天性心疾患
  - ④感染症(ウイルス，リケッチア，寄生虫，細菌，真菌)，感染性心内膜炎
  - ⑤中毒(アルコール，コカイン，金属，二酸化炭素，低酸素)
- ●心筋症
  - ①拡張型心筋症：特発性，二次性(膠原病，自己免疫性，神経筋疾患)
  - ②肥大型心筋症，③拘束性心筋症
- ●虚血性心疾患
  - ①心筋梗塞，②狭心症，③虚血性心筋症
- ●高血圧
  - ①体高血圧，②肺高血圧
- ●代謝性疾患
  - ①甲状腺機能障害(亢進症，低下症)，②脚気
- ●薬物
  - ①β遮断薬，②Ca拮抗薬，③抗不整脈薬

表2　心不全の病態と臨床所見のまとめ

		左心不全	右心不全
臨床症状		1) 発作性夜間呼吸困難，起坐呼吸 2) 時に心臓喘息，急性肺水腫に発展する 3) 咳，血痰 4) 倦怠感 5) 冷汗，チアノーゼ	1) 労作性疲労，倦怠感 2) 食欲不振，悪心・嘔吐 3) 浮腫 4) 右季肋部痛(肝腫大による) 5) 腹部膨満感 6) 全身倦怠感 7) 乏尿
血行動態		1) 心拍出量減少 2) 肺毛細血管圧上昇，肺動脈圧上昇	1) 心拍出量減少 2) 末梢静脈圧上昇

1 **体位**　Fowler位(頭部挙上位)を原則とする．起坐呼吸時は，安易に臥位にしない(心不全が増悪し，肺水腫を惹起する)．

2 **酸素投与**　症状が軽度場合は，鼻カニューレ2～3L/分より開始するが，状態により適宜増量．5L/分以上で酸素化が保てない場合は，マスクに切り替え，3～5L/分から開始し，10L/分まで増量可能であるが，酸素化不良，呼吸状態の悪化があれば，NPPV(非

表3 急性心不全の各病態の各血行動態的特徴

	心拍数/分	収縮期血圧 mmHg	心係数	平均肺動脈楔入圧	Killip分類	Forrester分類	利尿	末梢循環不全	脳など重要臓器の血流低下
①急性非代償性心不全	上昇/低下	低下, 正常/上昇	低下, 正常/上昇	軽度上昇	II	II	あり/低下	あり/なし	なし
②高血圧性急性心不全	通常は上昇	上昇	上昇/低下	上昇	II-IV	II-III	あり/低下	あり/なし	あり 中枢神経症状を伴う*
③急性肺水腫	上昇	低下, 正常/上昇	低下	上昇	III	II/IV	あり	あり/なし	なし/あり
④心原性ショック ④-(1)低心拍出量症候群 ④-(2)重症心原性ショック	上昇 >90	低下, 正常 <90	低下 低下	上昇 上昇	III-IV IV	III-IV IV	低下 乏尿	あり 著明	あり あり
⑤高拍出性心不全	上昇	上昇/低下	上昇	上昇あり/上昇なし	II	I-II	あり	なし	なし
⑥急性右心不全	低下が多い	低下	低下	低下	I	I, III	あり/低下	あり/なし	あり/なし

平均肺動脈楔入圧:上昇は18 mmHg以上を目安とする. *:高血圧性緊急症がある場合に認められる.
(日本循環器学会:急性心不全治療ガイドライン2006年改訂版. p6, インターネット公表版)

表4 Killipの分類:心不全の臨床所見による分類

 I群:心不全の徴候なし.
 II群:軽度〜中等度心不全. 肺野の半分以下で肺ラ音を聴取.
 III群:肺浮腫. 全肺野の半分以上で肺ラ音を聴取.
 IV群:心原性ショック. 血圧90 mmHg未満, 尿量減少, チアノーゼ, 冷たく湿った皮膚, 意識障害を伴う.

侵襲的陽圧換気)や気管挿管による人工呼吸器管理を考慮する.

3 静脈路確保 まず末梢静脈に18 G以上の太さの留置針で行う.

4 心電図・SpO₂・血圧(非観血的)モニターを開始

5 薬剤投与 状態が許せば, 血液検査, 胸部X線検査, 心電図検査, 心エコー検査などを行い, 病態を把握してから使用する. しかし, 聴診上全肺野にラ音が著明でチアノーゼを認め(Killip III群), ショック(Killip IV群)となっているなどの場合(表4:Killip分類参照)は, 高度の低酸素状態に陥っており急変

があるので, 早急な改善が必要である. このため, 各検査前に以下の処置を優先することがある.
　①フロセミド(ラシックス®)1 A静注
　②塩酸モルヒネ®5 mg静注
　③低血圧の場合はドパミン(イノバン®), ドブタミン(ドブトレックス®), ノルアドレナリン(ノルアドリナリン®)の使用を考慮(使用の詳細については, 「E. 入院3日間のポイント」を参照).

6 心原性ショックの場合 IABP(大動脈内バルーンパンピング法)やPCPS(経皮的心肺補助)の使用(25頁参照)も考慮する. ただし, この処置は救急専門医や循環器専門医の対応可能な場合に限られる.

C. 病態の把握・診断の進め方

まず臨床症状を把握する. 手順を図1に示す.

1 自覚症状 以下の症状の有無を調べる.
①呼吸困難(安静時, 労作時, 発作性夜間, 起坐呼吸)
②咳嗽,喀痰(ピンク状の泡沫痰が特徴),血痰

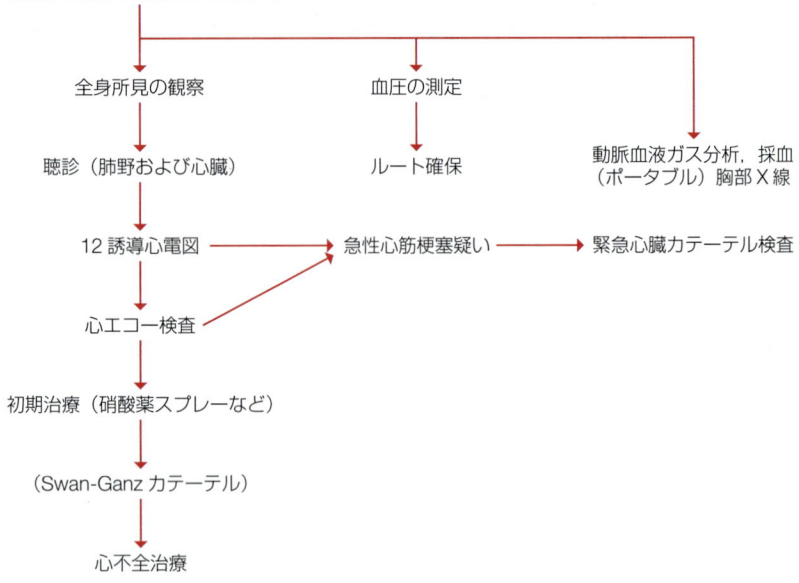

図1 急性心不全の診断手順

自覚症状と病歴（急性心不全疑い）
↓
全身所見の観察 ／ 血圧の測定 ／ 動脈血液ガス分析，採血，（ポータブル）胸部X線
↓
聴診（肺野および心臓） ／ ルート確保
↓
12誘導心電図 → 急性心筋梗塞疑い → 緊急心臓カテーテル検査
↓
心エコー検査
↓
初期治療（硝酸薬スプレーなど）
↓
（Swan-Ganzカテーテル）
↓
心不全治療

（日本循環器学会：急性心不全治療ガイドライン 2006年改訂版．p12，インターネット公表版）

---

③浮腫
④消化器症状（悪心，嘔吐，便秘，食欲不振など）

　重症度による分類として，NYHAの分類（表5）を用いることがある．急性心不全の場合は，通常はⅢ度以上である．

2 身体的所見の把握　以下の項目に注意して診察する．

1 視診　浮腫，腹水，チアノーゼ，顔色不良，冷汗，頻呼吸，頸静脈怒張．

2 触診　四肢冷感，浮腫，肝腫大，腹水，頻脈，脈の不整．

3 聴診　肺湿性ラ音，Ⅲ音，Ⅳ音，心雑音，頻脈，心拍の不整，腸蠕動音の低下．

3 病態の鑑別　症状および身体所見などより，大まかに左心不全によるものか，右心不全主体によるものか鑑別し（表2, 248頁），前述した6種のどの病態に属するかを考える

表5　NYHA（New York Heart Association；ニューヨーク心臓協会）の心機能分類（1964年）

Ⅰ度	心臓病を有するが，自覚的運動能力に制限がないもの．
Ⅱ度	心臓病のため，多少の自覚的運動能力の制限があり，通常の運動によって，疲労・呼吸困難・動悸・狭心痛などの症状を呈するもの．
Ⅲ度	心臓病のため，著しい運動能力の制限があり，通常以下の軽い運動で症状が発現するもの．
Ⅳ度	心臓病のため，安静時でも症状があり，最も軽い運動によっても症状の増悪がみられるもの．

（表3, 249頁）．

4 確定診断に近づくための観察・検査　診察所見から心不全を疑った場合，直ちに以下の検査を行い，病状とその原因疾患の鑑別に移る．

1 **12誘導心電図**　虚血性心疾患(心筋梗塞，狭心症)，不整脈の診断に用いる．

2 **心エコー**　心機能の評価，弁膜疾患の有無，心タンポナーデの可能性などの診断に用いる．

3 **胸部X線**　心拡大，肺うっ血，胸水の有無などを調べる．

4 **採血検査**　心筋逸脱酵素(CPK, AST, LDH)，トロポニンTまたはI，腎機能(BUN, Cr)，貧血の有無，甲状腺機能(TSH, FT_3, FT_4), BNP(これはその後の治療効果を経時的に観察する目的)．

5 **動脈血ガス分析**　酸素化障害の程度，アシドーシスの程度．

D. 引き続き行う処置

1 **主要な疾患の合併症と対策**
1 **急性心筋梗塞**　不整脈，乳頭筋断裂，心破裂，心タンポナーデ．
2 **心筋疾患**　心原性ショック，不整脈，弁逆流．
3 **弁膜症**　ショック，不整脈，弁逆流，弁狭窄．
4 **心筋炎**　心原性ショック，不整脈，弁逆流．
5 **感染性心内膜炎**　脳梗塞，塞栓症，弁膜症，敗血症，ショック．

対策は，その合併疾患によるので，本書の該当項目を参照．

2 **入院・帰宅の判断**　原則入院とする．初期治療で状態が安定したとしても，原因検索，再発予防が重要であり，帰宅させてはならない．

3 **専門医による治療の概略**　(各疾患の詳細については，本書の該当項目を参照)
1 **急性心筋梗塞**(⇒228頁)　冠血流再灌流療法，IABP, PCPS.
2 **重症心筋炎**(⇒244頁)　IABP, PCPS, LVAD(左心補助循環装置)．
3 **感染性心内膜炎**(⇒256頁)　抗菌薬による治療，緊急弁置換術．
4 **甲状腺機能亢進症**(⇒353頁)　抗甲状腺薬の使用，β遮断薬の使用．

E. 入院3日間のポイント

初期治療が重要であるが，入院後も適切な治療が継続されないと，病態は重症化(多臓器不全など)したり，合併症を生じ，その後の対応が困難になる．診断・治療の流れを図2に示した．専門医がすぐに対応できない場合は，その後の専門医の治療につながるように考慮して治療を行うことが重要である．

1 **本人・家族への説明のポイント**　急性心不全の状態であり，原因疾患によっては，急に生命の危機的状態に陥る可能性があることを説明し，書面で病状をまとめて渡しておく．

2 **心不全の管理のポイント**　治療の基本は原因の治療と誘因の除去であるが，3日以降慢性期の治療も参考のために【　】に示した．
1 **安静**　ベッド上安静，心不全が改善してきたら坐位も許可する．
2 **酸素投与**　(酸素吸入；経鼻，マスク，NPPV，必要時気管挿管し，人工呼吸器管理)　状態により酸素吸入量の増減や投与方法の変更を行う．
3 **水分制限**　極めて重症の場合は，飲水禁とする．中等度の場合500 mL/日以内．軽症の場合500〜800 mL/日．
4 **食事管理**　急性期；禁食，ただし状態により全粥食などの食事を開始する．【慢性期；塩分制限食】
5 **薬物療法**　急性期；血管確保を行い，以下の使用を検討する．
❶ループ利尿薬：初回量としてフロセミド〔ラシックス® 10〜20 mg(0.5〜1.0 A)〕を使用し，その後の利尿状態により20〜40 mgの範囲で適宜追加投与する．1日1〜3回の頻度で使用する．
❷血管拡張薬：硝酸イソソルビド(ニトロール®)，ニトログリセリン(ミリスロール®，ミオコール®)の持続投与．血圧が高い時は，ニトログリセリンのスプレー(ミオコールスプレー®)を1プッシュまたは2プッシュすることがある．

図2 急性心不全の各病態の治療方針

```
急性心不全
├─ 診断へのアプローチ
│   ├─ 診断確定
│   └─ 診断に基づく治療
└─ 急性蘇生の必要性
    ├─ あり → BLS, ACLS
    └─ なし
        └─ 不穏状態，疼痛
            ├─ あり → 鎮静，鎮痛緩和
            └─ なし
                └─ 動脈血酸素飽和度＞95％
                    ├─ 低下あり → FiO₂↑（必要により酸素投与，NIPPV, IPPV, 肺うっ血あれば血管拡張薬，利尿薬）
                    └─ 低下なし
                        └─ 正常心拍数および調律
                            ├─ 異常あり → ペーシング，不整脈対策他
                            └─ 異常なし
                                └─ 収縮期血圧（90 mmHg 未満）
                                    ├─ 低下あり → 血管拡張薬および利尿薬
                                    │   （観血的血行動態モニター）
                                    └─ 低下なし
                                        └─ 適切な前負荷条件
                                            ├─ 問題あり → 不十分 → 補液
                                            └─ 問題なし → 過剰 → 利尿薬および血管拡張薬
                                                └─ 心拍出量保持，臓器灌流維持を示す臨床状況 代謝性アシドーシスのあるなし
                                                    ├─ 問題あり → 強心薬，さらなる後負荷の調整
                                                    └─ 問題なし → 経過観察，血行動態の評価を繰り返す
```

（日本循環器学会：急性心不全治療ガイドライン 2006年改訂版．p10，インターネット公表版）

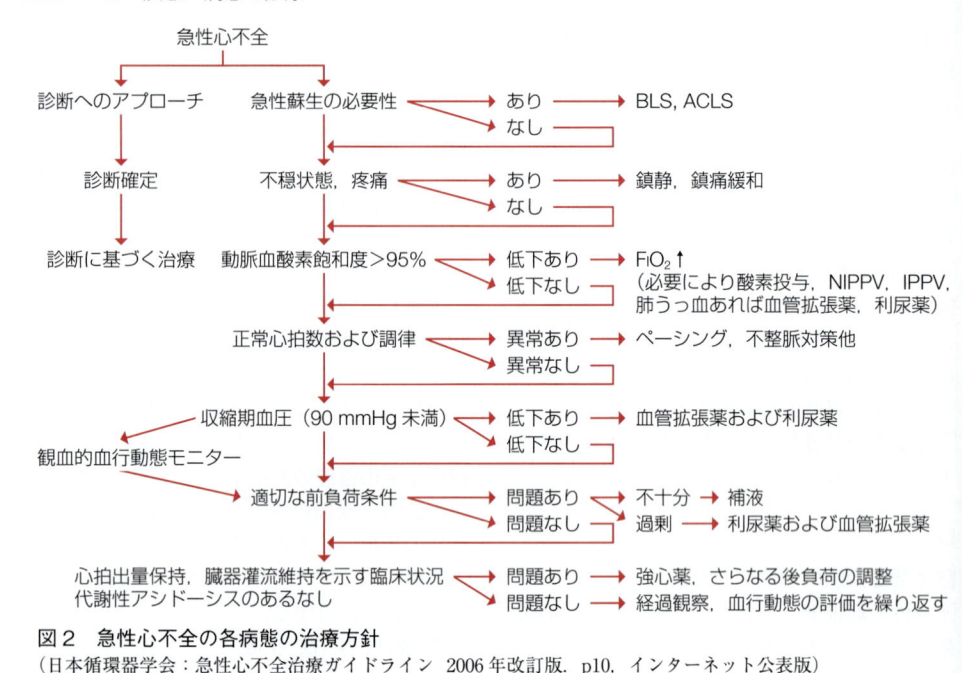

血圧が比較的保たれている場合は，ミリスロール®を使用する．0.3～0.5 μg/kg/分で開始し，1～5 μg/kg/分で維持する．

血圧が低めの場合は，ニトロール®を使用する．0.5 μg/kg/分で開始し，2～5 μg/kg/分で維持する．

❸塩酸モルヒネ®（不安の軽減，鎮静，末梢血管拡張薬による前負荷軽減）：初回は5 mg（0.5 A）を皮下注または静注により使用し，適宜5～10 mgの範囲で追加する．ただし，呼吸抑制があるので使用時の呼吸状態を十分に観察しておく．

❹カテコールアミン製剤
①ドパミン（イノバン®，カタボン®）：心原性ショックや低血圧の場合に用いる．高用量で血管収縮作用が増強される．2～5 μg/kg/分で開始し，10～20 μg/kg/分まで使用可能である．
②ドブタミン（ドブトレックス®）：全身の血管抵抗の低下作用があり，低血圧の場合は控える．心拍数の増加作用は強くないので，虚血性心疾患などには使用しやすい．2～5 μg/kg/分で開始し，15 μg/kg/分まで使用可能である．
③ノルアドレナリン（ノルアドリナリン®）：血管収縮作用が強力であり，低血圧の場合に使用するが，腎血流の低下をきたす．0.03～0.3 μg/kg/分で用いる．ノルアドリナリン®5 A（5 mg）を5％のブドウ糖500 mLに溶解し，60 kgの体重で11 mL/時が0.03 μg/kg/分の開始量となる．

❺その他の心血管薬
①PDE阻害薬：ミルリノン（ミルリーラ®）：血管拡張作用と，β受容体を介さない心収縮力の増強が期待でき，カテコールアミンとの併用が可能である．0.25～0.5 μg/kg/分で使用する．
②心房利尿ホルモン製剤：カルペリチド（ハ

ンプ®）：主に血管拡張作用と利尿作用による．心拍数の増加作用が少ないが，低血圧症例では禁忌である．0.0125〜0.05μg/kg/分で使用する．【慢性期：ループ利尿薬の経口投与，カリウム保持性利尿薬の経口投与，ジギタリス製剤，ACE阻害薬；ARB，硝酸薬】

心タンポナーデ
cardiac tamponade

武田 聡　東京慈恵会医科大学講師・救急医学

A. 疾患・病態の概要

- 心臓は厚さ数mmの心膜に包まれている．心膜は壁側心膜と臓側心膜の2枚からなり，その間の心膜腔内はふつう10〜20mL程度の心囊液で満たされている．この心膜と心囊液により，心臓はその位置や形状を保ち，収縮による摩擦を軽減させ，さらに外部から心筋への病原体などの侵入を防御している．
- 心タンポナーデとは，何らかの原因で心囊液が大量に，あるいは急速に貯留して，心囊内圧が上昇し右房圧や右室拡張期圧と同等になり，右心系の拡張期充満が制限され，全身への循環動態が障害された状態をいう．閉塞性ショックをきたす病態の1つであり，緊急を要する．
- 出血などにより急激に心囊内に液体が貯留した場合，比較的少量の心囊液（100〜200mL程度）でも，急性の心タンポナーデが発生する一方，長い経過を経て慢性的に心囊液が貯留した場合は，多量の心囊液が貯留しても心膜が伸展して心機能への影響は少なく，明らかな臨床症状を呈さないこともある．心タンポナーデは心囊液貯溜により循環動態に障害が生じている病態であり，単なる心囊液貯留とは明確に区別されるべきである．
- 病的な心囊液貯留による心タンポナーデは，心臓や大血管の外傷，心膜炎，心筋梗塞後の心破裂，急性大動脈解離などで起こる．

1 心タンポナーデの原因
① 胸部外傷（交通事故，刺創，銃創などによる心臓大血管損傷）
② 急性大動脈解離，急性心筋梗塞（心破裂）
③ 感染性心外膜炎（ウイルス[*1]，結核菌，細菌など）
④ 医原性（心臓カテーテル治療による穿孔など）
⑤ 特発性
⑥ その他（悪性腫瘍，膠原病，尿毒症，薬物アレルギー[*2]，放射線治療，Dressler症候群，開心術後など）

　＊1：ウイルス性心外膜炎の原因ウイルスとしては，コクサッキーB，エコー，アデノ，ムンプス，EBウイルスなどがある．
　＊2：薬物アレルギーの原因としては，プロカインアミド，ペニシリン，ヒドララジン，INH（イソニアジド）などがある．

2 心タンポナーデの病態
心タンポナーデの病態は，以下のような機序が考えられている．

①心囊液による心囊内圧上昇→②右心房右心室拡張期充満圧障害→③心拍出量低下→④血圧低下→⑤ショック（心囊内圧は通常，心室の拡張期圧より数mmHg低いが，心囊液貯留によりその内圧が右房・右室の拡張期圧と同等まで上昇すると，右房や右室の拡張期充満が障害される．さらに高度に障害されると心拍出量や動脈圧の低下が著明になり，ショックとなる）．

正常では吸気により胸腔内圧が低下し静脈還流量が増加するが，心タンポナーデの場合，心拡張障害により静脈還流量が増加しない．このため，吸気時の収縮期血圧が過度の低下傾向を示すことがある．この低下が10mmHg以上の場合を奇脈と呼ぶ．

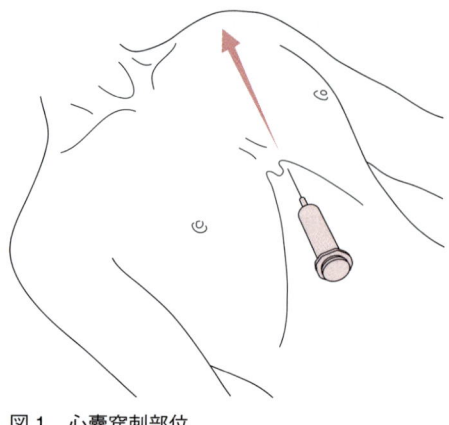

図1 心嚢穿刺部位

図2 心嚢穿刺の解剖学的位置関係

B. 最初の治療

1 症状の把握

① 症状としては，胸痛，胸部不快感（特に吸気時），呼吸困難，起坐呼吸，倦怠感，脱力感，食欲不振などを認める．さらに進行すれば循環動態が障害され，ショック，意識障害，チアノーゼを生じる

② 悪性腫瘍，膠原病，尿毒症などにより，長い経過を経て慢性的に心嚢液が貯留した場合は，多量の心嚢液が貯留しても明らかな臨床症状を呈さないこともあるので，注意を要する．

③ 徴候としては，血圧低下，静脈圧上昇（頸静脈怒張，肝腫大），心音微弱（Beckの3徴）や，頻脈，脈圧減少，心膜摩擦音，奇脈，Kussmaul徴候（吸気時の頸静脈怒張が増強）などが挙げられる．

2 心タンポナーデの治療

① 閉塞性ショックを呈する重症例では直ちに心嚢穿刺（図1，2）や心膜切除術による排液を行う．またその準備を行う間に，心タンポナーデによる閉塞性ショックに対する内科的治療（急速静脈内輸液や昇圧薬投与など）も同時に行う．

② 一刻を争う場合には盲目的に針を進めることもあるが，通常は安全性を高めるために超音波装置使用下で心嚢穿刺を行う．超音波装置は心嚢液の量の評価に有効であり，心臓前面に最低でも10 mm程度以上あることが望ましい．超音波装置により，心臓の位置や心嚢液の貯留部位を確認しながら，手技を行うことができる．心嚢穿刺は，特に心嚢液が中等度（200 mL）以上の時にはよい適応となる．

③ 心嚢穿刺を行う場合は，心電図および血圧をモニターしながら行うべきである．多くの場合，穿刺後はカテーテルが挿入され，心嚢液の再貯留を防ぐ（ドレナージの）ため，数日間心嚢腔に留置されることが多い．

C. 病態の把握・診断の進め方

1 胸部X線写真
心嚢液貯留のため，心陰影の拡大（巾着型心陰影拡大）を認める．また胸膜炎などを合併する症例では胸水の貯留なども伴うことがある．

2 標準12誘導心電図
心嚢液貯留のため，低電位差，電気的交互脈などを認める．急性

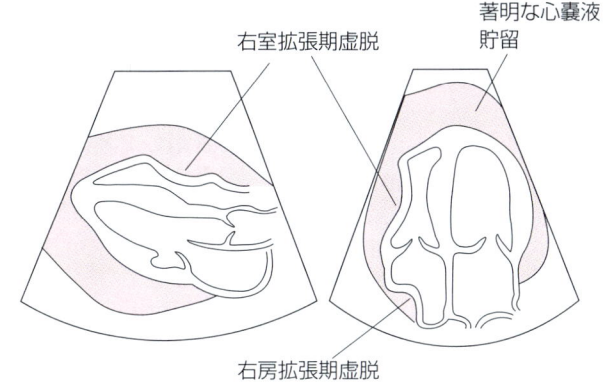

図3 心臓超音波検査所見の模式図
著明な心囊液貯留に加え，右房の虚脱が確認でき，心タンポナーデを示している．

(ラベル：右室拡張期虚脱，著明な心囊液貯留，右房拡張期虚脱)

心膜炎では広範囲の誘導で上に凹のST上昇を認める(「心膜炎」参照，256頁)．

3 心臓超音波検査

① 心囊液貯留を診断するために最も一般的に用いられる検査は，心臓超音波検査である．壁側心膜と臓側心膜の間の心囊腔にあるecho free spaceが心囊液である．これを測定することにより，心囊液貯留のある程度の量を推定できる．特に胸腹部鈍的外傷に対しては，救急外来での超音波検査(focused assessment with sonography for trauma：FAST)の一部として，心囊液のチェックをルーチンに行うべきである．

② さらに心囊内圧が上昇した心タンポナーデの状態を示す心臓超音波所見としては，右房自由壁の収縮期(心房拡張期)虚脱(右房内側にへこむ)や，右室前壁の拡張早期虚脱(右室内側にへこむ)を観察でき，さらに心臓の振子様運動，収縮不全，拡張不全が観察できることもある(図3)．

4 胸部CT検査
心囊液貯留を確認できる．また心囊液のCT値により，ある程度滲出液の性状の判別が可能である．ただ特に心タンポナーデの状態で，心囊液貯留を確認するために胸部CT検査を行うことはまれであり，逆に他の目的で胸部CT検査や胸部MRI検査を行った時に，偶然に心囊液貯留が診断されることもある．

D. 引き続き行う処置

1 心膜切開

① 急性心タンポナーデで，心囊液の貯留量が少なく心囊腔に十分なスペースがない時には，心囊穿刺は避けたほうがよい．この場合，直視下に心膜切開を行うほうが安全である．

② また，いずれの心タンポナーデも何らかの原因があり，心囊穿刺によって原因が解決するとは限らず，その原因となる病気の検索や治療が大切となる．

③ さらに，心囊穿刺やその後の心囊ドレナージのみで排液が不十分な場合や止血できない場合など，緊急開胸手術が必要になることもある．

2 胸骨剣状突起下心膜切開
直視下で剣状突起下縦切開アプローチにより行われるドレナージ法である．心囊穿刺が難しい場合，心膜穿刺にて十分な排液ができない場合，再貯留傾向を示す場合などで適応となる．

3 緊急開胸手術
急性心筋梗塞での心破裂，

急性大動脈解離での心囊腔への破裂，心外傷での心タンポナーデなどはきわめて重篤であり，緊急開胸術以外に救命の手段はない．

E. 入院3日間のポイント

- 心囊穿刺の合併症としては冠動(静)脈損傷，心筋損傷，肺損傷，肝損傷，血胸，気胸，心室細動などがあるが，その頻度は5%以下といわれている．しかし合併症の発生は致死的であるので，細心の注意が必要である．
- また心タンポナーデの患者は，常に急変の可能性を想定しておく必要がある．
- 特に原因が治療されていなければ，再発の危険性を考慮して観察する．

心膜炎
pericarditis

武田 聡　東京慈恵会医科大学講師・救急医学

A. 疾患・病態の概要

- 心膜炎は心臓を包む心膜の炎症であり，急性心膜炎と慢性(収縮性)心膜炎がある．救急領域で診療の対象となるのは急性心膜炎であり，時に急性心筋炎，急性心内膜炎を合併する．
- 急性心膜炎が重篤化すると，心囊内に貯留した心囊液により心タンポナーデを起こすことがあるので，注意が必要である．
- 急性心膜炎は種々の原因によって起こるが，多くは全身性疾患の一部あるいは合併症として生じる．
 ①特発性(原因不明)
 ②感染性(ウイルス，結核菌・細菌，真菌，寄生虫など)
 ③膠原病性(リウマチ，SLEなど)
 ④尿毒素性(腎不全)
 ⑤悪性腫瘍性
 ⑥心筋梗塞後症候群(Dressler症候群)・心膜切開後症候群
 ⑦急性心筋梗塞・急性大動脈解離(発症直後)
 ⑧その他(薬物アレルギー，放射線治療など)
 注)心筋梗塞後10日～2か月後に発症する心膜炎は，心筋梗塞後症候群(Dressler症候群)に合併して起こり，発熱，心囊液，胸膜炎，胸水などを認めることがあるので，注意が必要である．

B. 最初の治療

1 症状　心膜炎の症状としては，全身症状として，発熱，発汗，倦怠感，食欲不振，体重減少などを認める．典型的な症状としては胸痛を認め，胸骨裏面から左前胸部，肩に放散することが多く，数時間～数日間続くこともある．深呼吸，咳嗽，体動，嚥下で増強する．また，体位では仰臥位，特に左側臥位で増強し，坐位，特に前屈で軽減する．胸痛のため，浅く早い呼吸をしていることが多い．さらに心囊膜液貯留による周辺臓器の圧迫症状として，気管支圧迫による呼吸困難や咳嗽，反回神経圧迫による嗄声，食道圧迫による嚥下障害や嚥下痛，横隔膜神経圧迫による吃逆，がみられることがある．

2 徴候　心膜炎の徴候としては，心膜摩擦音と心音減弱，心尖拍動減弱が典型的である．心膜摩擦音は心膜の摩擦により生じるが一過性であり，心囊液貯留に伴い減弱または消失する．胸骨左縁下部に聴取されることが多く，上半身を前屈すると増強し，心拍ごとに変化することがある．心囊液の貯留により，心音減弱，心尖拍動減弱を認める．

C. 病態の把握・診断の進め方

　発熱，胸痛，心膜摩擦音，心音減弱，心尖拍動減弱，心電図変化，心臓超音波検査や胸部心臓CT検査などでの心囊液貯留の所見を認めれば，診断は容易である．さらに心囊穿刺によって貯留液を証明すれば診断は確定する．

1 聴診による心膜摩擦音
2 心電図の変化　初期(数時間～2週間以内)は，V_1およびaV_Rを除くすべての誘導でST上昇が認められ，数日後に上昇したSTが基線に戻り，T波は平低化する．次にほとんどの誘導でT波は陰転化する．経時的に診ても異常Q波は認められない．大量の心囊液が貯留すると低電位差を示す．しばしば電気的交互脈(1拍ごとにQRS波形が変化)を認める．
3 胸部X線写真　多量(300～500 mL以上)の心囊液が貯留すると，心陰影は拡大を示す．通常，肺うっ血は認めない．
4 心臓超音波検査　心囊液貯留によるecho free spaceを収縮期，拡張期を通して認める．心囊液の貯留量を推測する上でも有用である．さらに心タンポナーデに陥ると，右房壁や右室壁の虚脱を認める．
5 胸部心臓CT検査(あるいはMRI検査)
心囊液の貯留を確認でき，その存在部位や貯留量も同定できる．またそのCT値より心囊液性状(血性非血性など)の推測が可能．
6 心囊試験穿刺　細菌性，悪性腫瘍が疑われる場合には，心囊試験穿刺による細菌学的や細胞学的な検査を行う．心膜穿刺によって貯留液を証明すれば診断は確定するが，貯留量が少量である場合には冠動脈や心筋を穿刺してしまい，逆に出血による心タンポナーデを起こす危険が高いので，手技は慎重に行うべきである．

D. 引き続き行う処置

1 治療

1 原因疾患の検索　発熱，胸痛が消退するまでは安静が必要となり，入院治療を原則として，心タンポナーデなどの合併症の経過をみる．発熱，胸痛に対しては非ステロイド性抗炎症薬などの鎮痛薬を使用する．さらに疼痛が強い場合には麻薬を使用する．この間に原因疾患を検索し，それに対する特異的な治療方針を決定する．

2 心タンポナーデの場合　速やかに心膜穿刺や心膜切除術による心囊液の排液(ドレナージ)が必要となる(「心タンポナーデ」参照，253頁)．
3 原因疾患に対する治療
① 細菌性では抗菌薬，抗結核薬などを使用するが，化膿性では難治のことが多く，心膜切開，排膿(ドレナージ)を必要とすることがある．
② 特発性心膜炎，心膜切開後症候群，心筋梗塞後症候群では副腎皮質ステロイド薬が著効を示すことがある．
③ 心膜炎を起こす可能性がある薬を内服している場合は可能な限り服用中止を検討する．
④ 腎不全の患者では，透析の回数を増やすことで症状の改善がみられることがある．
⑤ 悪性腫瘍の患者では，化学療法や放射線療法に反応する場合もあるが，心膜を外科的に切除することもある．

E. 入院3日間のポイント

1 急性心膜炎の経過と予後　心膜炎の経過の予後は，その原因によって異なる．
① ウイルスや原因不明の心膜炎は，回復に1～3週間を必要とする．
② リウマチ性・特発性心膜炎では予後は良好であるが，特発性心膜炎は再発することがある．
③ 結核性心膜炎では慢性収縮性心膜炎を起こす可能性が高く経過の監視が必要である．
④ 合併症を伴う，あるいは再発性の心膜炎は，回復がさらに遅延する．
⑤ 悪性腫瘍が心膜に浸潤している場合，12～18か月以上生存できることはまれである．
2 合併症　心膜炎の一部では，心膜が肥厚硬化してその弾力を失い，慢性収縮性心膜炎を起こすことがある．また心囊液の急速で多量の貯留により，心タンポナーデを起こすことがあり，閉塞性ショックの病態を引き起こすので，注意が必要である．心タンポナーデになると無処置では生命に関わるので，心囊穿

刺などの緊急処置が必要となる．

大動脈解離
aortic dissection

下川智樹　帝京大学主任教授・心臓血管外科学

A. 疾患・病態の概要

- 大動脈解離とは「大動脈壁が中膜のレベルで2層に剝離し，動脈走行に沿って1～2cm以上の長さを持ち二腔になった状態」で，大動脈壁内に血流あるいは血腫が存在し，発症直後から経時的な変化を起こす動的な病態である．慢性期に入ると解離腔の拡大を示し，解離性大動脈瘤としての病態をとるようになる
- 血管の状態を，①拡張または破裂，②狭窄または閉塞に分け，さらに解離の生じている部位との組み合わせることで多様な病態を理解する（図1）．
- 大動脈解離の臨床的病型は，3つの視点から分類されている．①解離の範囲からみた分類，②偽腔の血流状態による分類，③病期による分類である．病態を把握し，治療方針を決定するためには，これら3つの要素を組み込んで病型を表現する必要がある（図2）．
- 大動脈中膜が血腫により剝離しているが内膜亀裂がみられない壁内血腫（intramural hematoma：IMH）や大動脈の粥状硬化性病巣が潰瘍化して中膜以下にまで達するpenetrating atherosclerotic ulcer（PAU）の臨床的な定義と解釈は現在でも混乱しているが，臨床的には急性大動脈解離に準じた対応が必要であり，本項では偽腔閉塞型大動脈解離として扱う．前者は中膜栄養血管出血による局所血液貯留で，後者は内弾性板を越える粥状プラーク破裂，局所的中膜破壊である．
- いまだに急性期の死亡率は高くその予後は

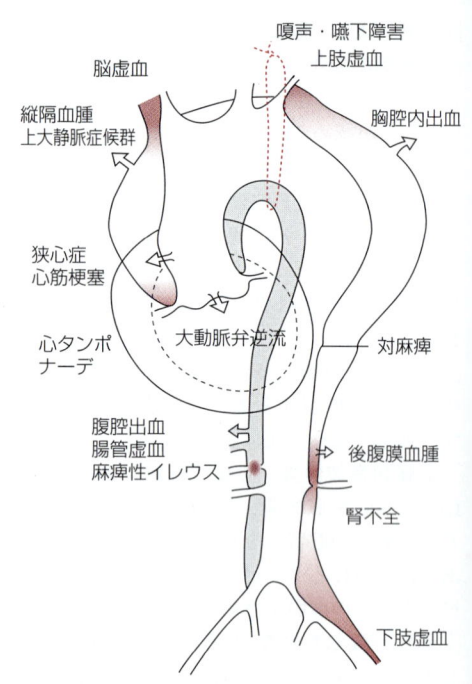

図1　大動脈解離の病態
〔高本眞一, 石丸　新, 上田祐一：大動脈瘤・大動脈解離診療ガイドライン（2006年改訂版）．Circ J 70（Suppl IV）：1577, 2006〕

不良な疾患である．発症直後の死亡率は1～2%/時間といわれており，発症から治療開始までの時間をいかに短縮できるかが重要である．

- 自然予後はきわめて悪く，海外の統計では，累積死亡率は24時間後21%，2週間後74%，1年後93%であった．最近の強力な降圧治療で予後はかなり改善され，わが国での内科治療による予後調査では，A型は急性期死亡35%，1年生存率53%，5年生存率46%，10年生存率35%であり，B型は急性期死亡2.6%，1年生存率90%，5年生存率79%，10年生存率58%であったと報告されている．
- 本症の発生に重要な要因は高齢，高血圧，

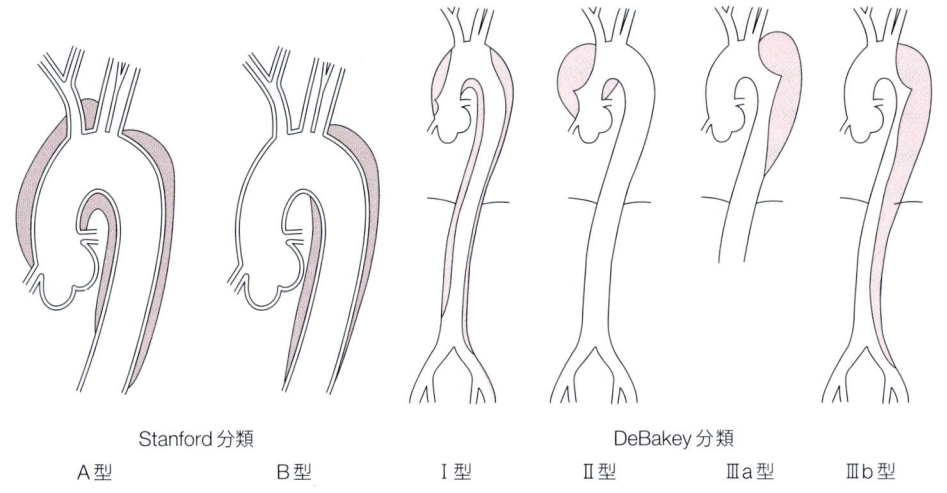

図2 大動脈解離の分類

1. 解離範囲による分類

【Stanford 分類】
A 型：上行大動脈に解離があるもの
B 型：上行大動脈に解離がないもの

【DeBakey 分類】
Ⅰ型：上行大動脈に内膜亀裂があり弓部大動脈より末梢に解離が及ぶもの
Ⅱ型：上行大動脈に解離が限局するもの
Ⅲ型：下行大動脈に内膜亀裂があるもの
　Ⅲa型：腹部大動脈に解離が及ばないもの
　Ⅲb型：腹部大動脈に解離が及ぶもの
逆行性Ⅲ型解離：内膜亀裂が下行大動脈にあり逆行性に解離が弓部から近位に及ぶもの

2. 偽腔の血流状態による分類
偽腔開存型：偽腔に血流があるもの．部分的な血栓の存在はこの中に入れる
偽腔血栓閉塞型：偽腔が血栓で閉塞しているもの

3. 病期による分類
急性期：発症2週間以内．この中で発症48時間以内を超急性期とする
亜急性期：発症後3週目（15日目）から2か月まで
慢性期：発症後2か月を経過したもの

中膜壊死である．若年発症例では嚢胞状中膜壊死が多くみられ，Marfan（マルファン）症候群，大動脈二尖弁や一尖弁，大動脈縮窄，Noonan（ヌーナン）症候群，Turner（ターナー）症候群など，また40歳前の女性では妊娠・出産との関連が指摘されている．大動脈が弓部で固定され心臓の拍動に応じて振動することも，比較的限られた部位で内膜亀裂が発生しやすい一因と考えられる．

● 剖検例での解離性大動脈瘤の頻度は0.37%，男女比はほぼ3：1，40歳代以上の男性に好発する．CTを始めとする診断法の進歩により大動脈の拡大が軽度なDeBakey Ⅲ型や血栓閉塞型の検出感度が向上し，DeBakey Ⅲ型，Stanford B型が半数以上を占めるようになった．DeBakey Ⅱ型はまれで，大動脈弁輪拡張症に合併することが多い．70〜80%の症例で高血圧歴があり，Marfan症候群が10%近くを占める．

B. 最初の処置

① 突然発症した胸背部痛患者を診察する場合，まず急性大動脈解離の疑いを持つことが何よりも重要である．また，症状から急性冠症候群や急性心膜炎，肺梗塞，胆嚢炎などと誤診されやすい．

② 解離の典型的な特徴は，大動脈が裂ける際の突然の急激な胸背部痛で，約70〜80％の症例で認められるが，解離の範囲が少ない症例では胸背部痛のない症例も存在する．典型的な胸背部痛は背中から腰部へと移動することが多い．

③ 救急来院時には，まずバイタルサインをチェックし，鎮痛と血圧コントロールを行い，並行して診断を進める．血圧低下，ショックの場合は，心タンポナーデか大量胸腔内出血を疑い，心タンポナーデにはただちに心膜穿刺・排液を行い，緊急外科手術を行う．胸腔内出血にはドレナージが必要で，呼吸不全があるときは気管挿管する．多くの症例で発症直後は血圧が上昇しており，塩酸モルヒネ®を用いて鎮痛するとともに，降圧薬の点滴静注を用いて収縮期圧を100〜120 mmHgにコントロールする．

④ 約90％が病歴聴取で診断を予測することが可能で，超音波検査およびCT検査を追加することで，ほぼすべての症例で診断をつけることが可能である．CT検査は検査室への移動が必要であり，血行動態が安定していることを確認し行うべき検査である．造影剤を使用するかどうか腎機能によるが，可能な限り造影CTを施行する．

C. 病態の把握・診断の進め方（図3）

1 確定診断に近づくための観察・問診

① 年齢，体型，血圧値（左右差や上下肢差は？），痛みの程度が冷汗を伴うほど強かったかどうか（救急車での受診か？），痛みが移動したかどうか，四肢の脈が触知可能かどうか，聴診では心雑音やラ音はないか，呼吸音はどうかなどを調べる．

② 40歳以下の若年の場合は，何らかの大動脈壁に脆弱性を有することが多く，Marfan体型がないか，家族歴がないかを注意する．

2 確定診断に近づくための検査

1 血液検査
① 白血球数軽度増加，CRP陽性．
② Dダイマーの上昇．

2 心電図
① A型急性大動脈解離の検討において，ST上昇8％，ST低下22％，STとT波の変化16％，T波の変化8％と報告されている．
② ECG所見が正常である割合は約18〜31％とされていて，何らかの非特異的な異常所見を呈することが多いことを認識しておく必要がある．

3 単純胸部X線写真
① 心陰影・縦隔陰影・大動脈陰影の拡大
② 気管また食道の偏位
③ 胸水貯留
④ 無気肺像

4 経胸壁心エコー検査
① 大動脈解離の有無
② 心嚢液の有無
③ 大動脈弁および心機能評価
④ エントリー部位の同定
⑤ 心電図で急性冠症候群が疑われた場合は，採血と同時に経胸壁心エコーにて壁運動異常，心嚢液，大動脈弁逆流の有無を観察し，また上行大動脈の径や剥離内膜の有無を，さらに頸動脈や腹部大動脈に剥離内膜がないかを確認する．

5 CT検査
① 大動脈解離の有無，Stanford分類（A or B），大動脈径について評価する．
② 周囲臓器との関係や血管外の血腫の有無，胸水，心嚢液を評価する．

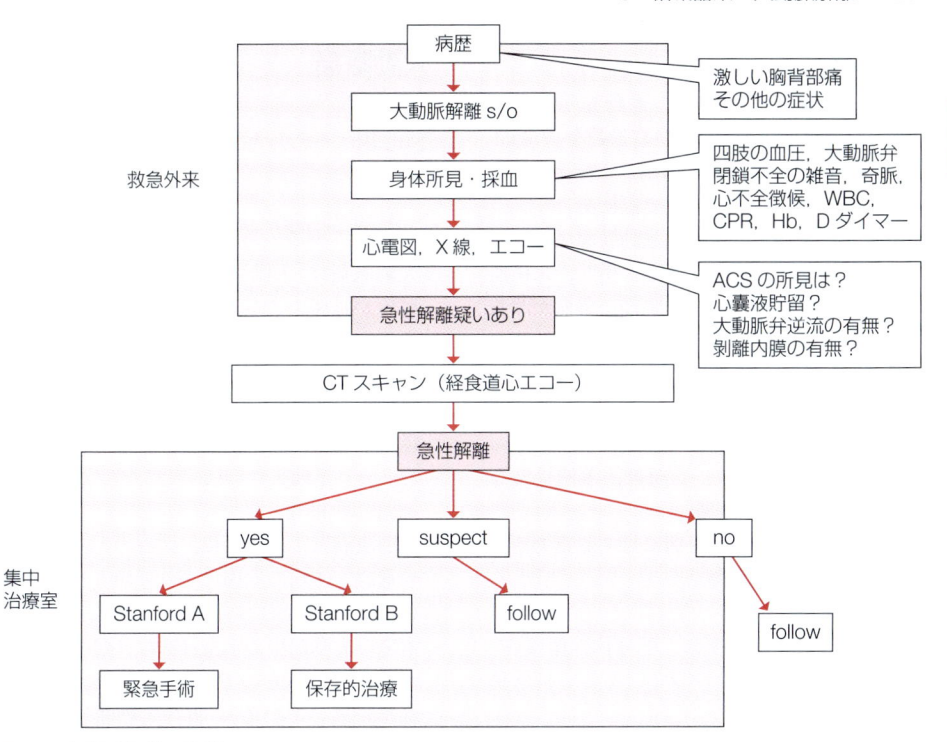

```
                        病歴
                         │
                         ▼
                  大動脈解離 s/o ────── 激しい胸背部痛
                         │              その他の症状
                         ▼
救急外来           身体所見・採血 ────── 四肢の血圧，大動脈弁
                         │              閉鎖不全の雑音，奇脈，
                         ▼              心不全徴候，WBC，
                  心電図，X線，エコー    CPR，Hb，Dダイマー
                         │
                         ▼          ACSの所見は？
                  急性解離疑いあり ── 心嚢液貯留？
                         │          大動脈弁逆流の有無？
                         ▼          剥離内膜の有無？
                CTスキャン（経食道心エコー）
                         │
                         ▼
                      急性解離
                    ┌────┼────┐
                   yes  suspect  no
              ┌───┴───┐    │     │
           Stanford A Stanford B follow follow
              │         │
           緊急手術   保存的治療
集中
治療室
```

図3　大動脈解離の診断
〔高本眞一, 石丸　新, 上田祐一：大動脈瘤・大動脈解離診療ガイドライン（2006年改訂版）．Circ J 70（Suppl IV）：1586, 2006〕

D. 引き続き行う処置

1 合併症と対策
① 心タンポナーデ，ショック
② 灌流異常．自験例でのA型急性解離の灌流異常の発症率は冠動脈4.3%，弓部分枝5.9%，腹部分枝3.7%，下肢5.9%であった．

2 入院・帰宅の判断
急性大動脈解離が疑われた時は，速やかに鑑定診断を行い，手術が可能な病院に移送するか，集中治療室に移動する．

3 専門医による治療の概略

1 A型急性大動脈解離

❶ 手術適応
① 偽腔開存型はすべて緊急手術の適応である．
② 偽腔閉塞型A型解離や上行大動脈の偽腔が血栓閉塞したDeBakey Ⅲ型の逆行性解離に対する内科治療は安定した成績が報告されていて，心タンポナーデのない症例，上行大動脈径が50 mm以下で血栓化した偽腔の径が11 mm以下の症例では内科的治療を先行することも可能である．

❷ 手術術式
① 人工血管置換術．上行大動脈に内膜亀裂があれば上行大動脈置換，弓部に内膜亀裂が

あれば hemiarch 置換術あるいは上行弓部全置換術＋elephant trunk 法を行う．
② 自己弁温存基部置換術，大動脈基部置換術．Marfan（マルファン）症候群や Valsalva（バルサルバ）洞の拡大（>45 mm）がある症例ではより中枢側まで置換を行う．
③ 灌流異常に対する手術．冠動脈虚血に対しては冠状動脈バイパス術を併用し，末梢血管に対しては人工心肺離脱後に虚血が改善しなければ人工血管を用いたバイパス術を行う．

② B 型大動脈解離
❶ 手術適応
① 合併症（偽腔の破裂，再解離，灌流異常など）を有する B 型解離
② 血圧コントロール，疼痛に対する薬物治療に抵抗性の B 型解離

❷ 手術術式
① 弓部下行大動脈置換術．部分体外循環（F-F バイパス，左心バイパス）あるいは低体温体外循環下に行う．
② 灌流異常に対する手術．腹部大動脈から末梢動脈の灌流異常に対しては開窓術か末梢動脈バイパス術を行う．

E. 入院 3 日間のポイント

- A 型は原則として緊急手術である．B 型で手術適応のない症例では，利尿が得られる最低限のレベルに血圧を維持することを目標に降圧治療を行う．収縮期血圧を 120 mmHg 以下にコントロールするが，利尿が得られるならば 100 mmHg 前後にまで低下させる．
- CT 検査で解離の状態に変化がないか観察する．

大動脈瘤
aortic aneurysm

下川智樹　帝京大学主任教授・心臓血管外科学

A. 疾患・病態の概要

- 大動脈瘤は「大動脈壁一部の全周，または局所が拡張した状態」とする．大動脈の正常径としては，一般に胸部で 3 cm，腹部で 2 cm とされており，壁の一部が局所的に拡張する場合（嚢状大動脈瘤），または直径が正常径の 1.5 倍（胸部で 4.5 cm，腹部で 3 cm）を越えた（紡錘状大動脈瘤）場合に「瘤」と称している．

- 大動脈瘤は①存在部位，②瘤の形，③瘤壁の形態，④瘤の原因により分類されている（**表 1**）．真性瘤は病理組織学的にその壁に本来の大動脈壁の構造（内膜，中膜，外膜）が残っているものである（特に中膜の弾性線維が残っている）．仮性大動脈瘤は大動脈壁が破綻したために血管外にできた血腫による瘤状構造物であり，血腫を被覆する線維性構造物に中膜の弾性線維は認められない．

- 大動脈瘤による症候は，①解離発症や瘤破裂によって生じる「疼痛」，②瘤が周囲臓器へ及ぼす「圧迫症状（胸部：嗄声，嚥下障害，顔面浮腫，腹部：腹部膨満など）」，③分枝血管の循環障害による「臓器虚血症状」に分けられる．

- 基本的には無症状であり，胸部 X 線写真や腹部エコー検査で偶然発見されることが多い．腹部大動脈瘤では臍付近で拍動性の腫瘤を触知できる場合がある．持続する腹痛や腰痛を訴える場合には，切迫破裂を疑う必要がある．胸部大動脈瘤では胸背部圧迫感，呼吸障害，嗄声，嚥下障害，咳嗽，血痰などの症状を呈することがある．切迫破裂時には胸背部の激烈な疼痛をきたす．CT，超音波検査，MRI，大動脈造影で診

表1 大動脈瘤の分類

1. 存在部位による分類
    胸部 thoracic
    胸腹部 thoraco-abdominal
    腹部 abdominal
2. 瘤の形による分類
    嚢状 saccular type
    紡錘状 fusiform type
3. 壁の形態による分類
    真性 true
    解離性 dissecting
    仮性 pseudo
4. 瘤の原因による分類
    動脈硬化性 atherosclerotic
    感染性 infected：細菌，真菌，結核菌
    外傷性 traumatic
    炎症性 inflammatory
    先天性 congenital：Marfan 症候群，Ehlers-Danlos 症候群など
    その他：梅毒，高安動脈炎，巨細胞性動脈炎，Behçet 病など

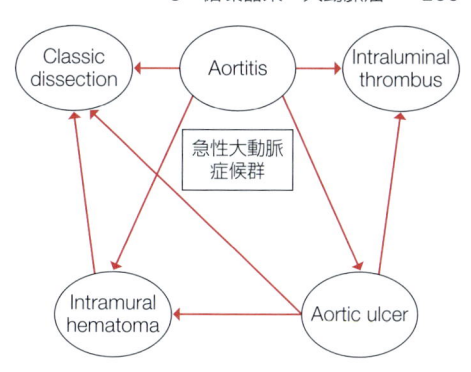

図1 急性大動脈症候群の病態

classic dissection：古典的大動脈解離，aortitis：大動脈炎，intramural hematoma：壁内血腫
〔van der Loo B, Jenni R：Acte aortic syndrome：proposal for a novel classification. Heart 89（8）：928，2003〕

断できる．
- 「急性大動脈症候群」とは，胸痛を主訴として急性に発症する大動脈疾患群と定義され，大動脈解離や大動脈瘤の切迫破裂，intramural hematoma（IMH），penetrating atherosclerotic ulcer（PAU）などが含まれる（図1）．この概念は大動脈疾患を急性疾患または慢性疾患として分けて，診断や治療を進めることが実際の診療の実態に合うことからきている．特に急性疾患は生命の危機が迫っており，急性大動脈症候群の病態を把握し迅速な診断と適切な治療を行うことが重要である．この概念の重要な点は偽腔開存型から偽腔閉鎖型へ，PAU，IMH から偽腔開存型へなどとその病態が変化することにある．しかしながら，非典型的大動脈解離とされてきた偽腔閉塞型大動脈解離，IMH，PAU は臨床的に判別が難しくその関連について不明な点が多い．

B. 最初の処置

① 突然発症した胸背部痛，腹痛患者を診察する場合，まず急性大動脈症候群の疑いを持つことが何よりも重要である．また，症状から急性冠症候群や急性心膜炎，肺梗塞，胆嚢炎などと誤診されやすい．

② 救急来院時には，まずバイタルサインをチェックし，血圧が高い場合は鎮痛と血圧コントロールを行い，並行して診断を進める．血圧低下，ショックの場合は，心タンポナーデか大量胸腔内出血を疑い，心タンポナーデには直ちに心膜穿刺，排液を行い，緊急外科手術を行う．胸腔内出血にはドレナージが必要で，呼吸不全があるときは気管挿管する．救急室での補液量，補液速度は，収縮期血圧が 90 mmHg を維持する程度とする．過度の昇圧は破裂の危険性が増大する．

③ 大動脈瘤の存在が診断されている症例があり，病歴聴取は重要である．胸部大動脈瘤の破裂，切迫破裂では激しい胸痛やショックで来院し，X 線写真による縦隔拡大，血胸などで破裂が強く疑われる．瘤壁が周

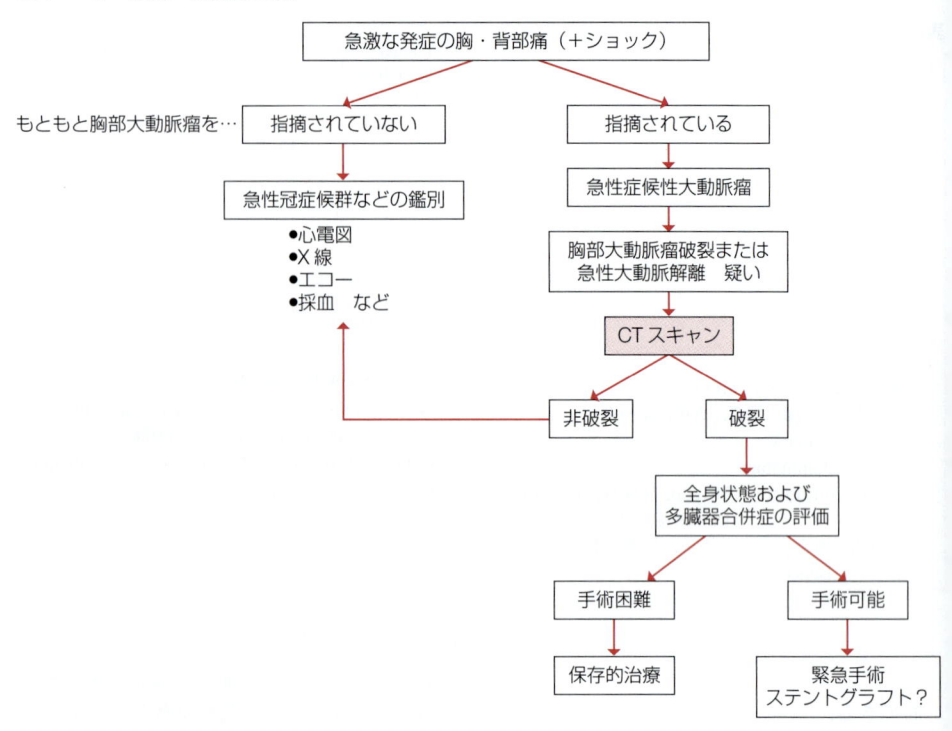

```
急激な発症の胸・背部痛（＋ショック）
                ↓
   ┌────────────┴────────────┐
   指摘されていない          指摘されている
   ↓                         ↓
急性冠症候群などの鑑別     急性症候性大動脈瘤
  ●心電図                   ↓
  ●X線                 胸部大動脈瘤破裂または
  ●エコー               急性大動脈解離　疑い
  ●採血　など               ↓
                         CTスキャン
                            ↓
                    ┌───────┴───────┐
                    非破裂          破裂
                                    ↓
                            全身状態および
                            多臓器合併症の評価
                            ↓         ↓
                        手術困難    手術可能
                          ↓           ↓
                        保存的治療  緊急手術
                                   ステントグラフト？
```

図2　胸部大動脈瘤の診断
〔高本眞一, 石丸　新, 上田祐一：大動脈瘤・大動脈解離診療ガイドライン(2006年改訂版). Circ J 70 (Suppl IV)：1588, 2006〕

辺臓器と癒着している場合は, 食道や肺（左が多い）への出血, すなわち吐血や喀血をきたすこともある. 心膜腔への破裂では心タンポナーデをきたす. 腹部大動脈瘤の切迫破裂は, 激しい腹痛や腰部痛を自覚し前ショック状態で来院する. 80％以上は後腹膜腔へ破裂するため, 後腹膜内血腫により一時的に止血されるが, 腹腔内への破裂では大量出血のためショック死する.
④緊急手術を考慮するならばCT検査は必須であり, 循環動態を維持しながら移動する. 造影剤を使用するかどうか腎機能によるが, 可能な限り造影CTを施行する.

C. 病態の把握・診断の進め方（図2, 3）

1 確定診断に近づくための観察・問診
年齢, 体型, 血圧値（左右差や上下肢差は？）, 痛みの程度が冷汗を伴うほど強かったかどうか（救急車での受診か？）, 胸背部痛の既往があるか, 動脈瘤を指摘されているか, 四肢の脈が触知可能かどうかなどを調べる.

2 確定診断に近づくための検査
1 血液検査
①貧血
②アシドーシス

2 単純胸部X線写真
①胸部大動脈瘤は囊状または紡錘状の拡大として認められることがある.

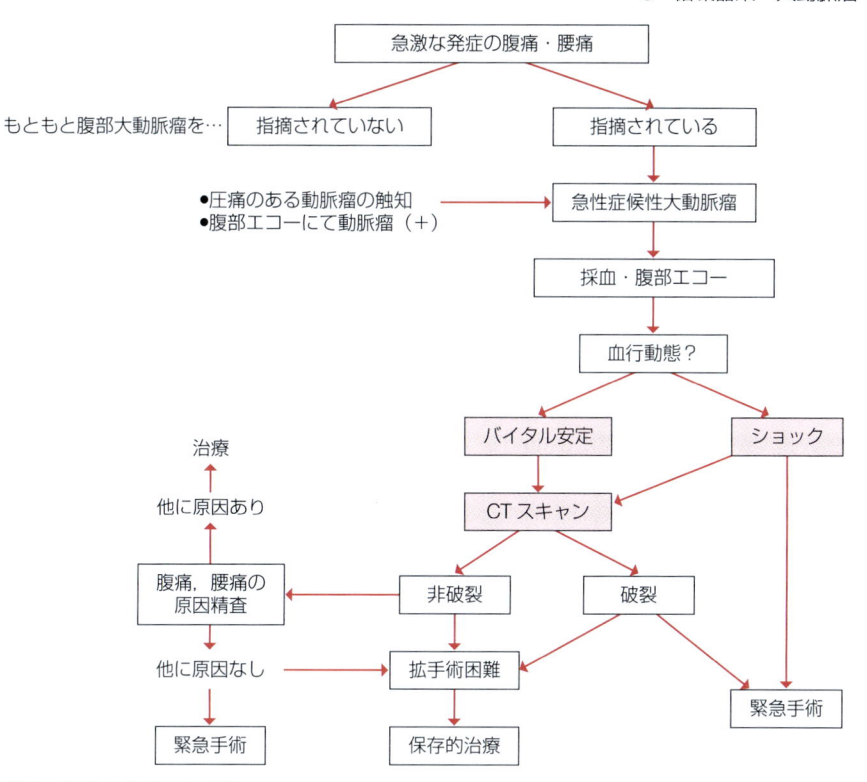

図3　腹部大動脈瘤の診断
〔高本眞一,石丸　新,上田祐一：大動脈瘤・大動脈解離診療ガイドライン(2006年改訂版). Circ J 70 (Suppl IV): 1588, 2006〕

②上行大動脈瘤では右肺野へ，弓部～下行にかかる大動脈瘤では左肺野へ突出する．
3 エコー検査　瘤径,血栓,血管外血腫の有無
4 CT検査
①動脈瘤の存在および瘤径
②血管外血腫の有無
5 血管造影検査

D. 引き続き行う処置
1 合併症と対策
1 ショック
2 臓器虚血
2 入院・帰宅の判断　切迫破裂例，破裂例は静脈ルートの確保，血液型の同定を行い，速やかに緊急手術を行える施設に移送する．
3 専門医による治療の概略
1 胸部大動脈瘤
①手術適応は一般的に瘤径5～6cm以上とされる．囊状形態をとるものは破裂の危険性が高いため，大小にかかわらず手術適応となる．瘤拡大の傾向が強いMarfan症候群，家族に動脈瘤の既往のある患者，径拡大速度がCT上半年間に5mm以上の症例では早期の手術を考慮する．胸痛や臓器圧迫症状を呈するものは切迫破裂の可能性が高く，緊急手術の適応となる．

②外科手術は瘤破裂の防止を目的として行われ，手術手技の向上や補助手段の進歩により，年間一定数の手術を経験する施設における成績は入院死亡5％前後と良好である．しかし，併存症をもつ高齢者や破裂例に対する手術成績はいまだ不良である．近年ステントグラフト内挿術が行われるようになり，低侵襲治療として期待されている．

2 腹部大動脈瘤

①手術適応は一般的に瘤径4～5 cm以上とされる．また，6 cm以上では併存症があっても手術適応とすることが多い．嚢状瘤，径拡大速度がCT上半年間に5 mm以上の症例では早期の手術を考慮する．腹痛を呈するものは切迫破裂の可能性が高く，緊急手術の適応となる．

②外科手術の目的は瘤破裂と瘤内栓子の遊離による末梢塞栓症の防止にある．待機的手術の成績は良好で，入院死亡は1％前後とされている．一方，ショックを伴う破裂例では緊急手術による救命率は60％程度ときわめて不良である．ステントグラフトによる低侵襲治療が導入されていて，今後はその遠隔成績を検証が必要である．

E. 入院3日間のポイント

●破裂，切迫破裂症例は原則として緊急手術である．全身状態および多臓器合併症により手術適応のない症例では，利尿が得られる最低限のレベルに血圧を維持することを目標に降圧治療を行う．収縮期血圧を120 mmHg以下にコントロールするが，利尿が得られるならば100 mmHg前後にまで低下させる．

高血圧性緊急症
hypertensive emergency

山田京志　順天堂大学・循環器内科

A. 疾患・病態の概要

●高血圧性緊急症は，単に血圧が非常に高いだけの状態ではなく，血圧の高度上昇（多くは180/120 mmHg）によって，脳，心臓，腎臓，大血管などの標的臓器に急性の障害を生じ進行している病態である．高血圧性脳症，急性大動脈解離を合併した高血圧，肺水腫を伴う高血圧性左心不全，高度の高血圧を伴う急性冠症候群（急性心筋梗塞，不安定狭心症），褐色細胞腫クリーゼ，子癇などが含まれる（表1）．

●血圧が高度であっても，臓器障害の急速な進行がない場合は「高血圧性切迫症（hypertensive urgencies）」と称される．

B. 最初に行う処置

日常の診療でも遭遇する頻度が多く，時に致死的となるため，迅速な診断と適切な初期治療が不可欠である．高度の高血圧（多くは血圧180/120 mmHg以上）を認め，かつ頭痛や嘔吐を含む脳神経症状を認める場合や，胸背部痛や呼吸困難をはじめとする心血管疾患を想起しうる症候を呈する場合は本疾患を考え，迅速に診療を進める（表2）．

C. 病態の把握・診断の進め方

1 バイタルサイン

①血圧，脈拍数，呼吸数，体温，酸素飽和度などのバイタルサインの評価は，病態の把握だけでなく，原因疾患の鑑別にも有用である．血圧は必ず両側で測定し，明らかな左右差を認める場合は急性大動脈解離の合併を疑う．

②また，心電図モニターにより，不整脈やST-T変化の有無を評価し，心不全や虚血

表1 高血圧性緊急症

- 乳頭浮腫を伴う加速型-悪性高血圧[*1]
- 高血圧性脳症
- 急性の臓器障害を伴う重症高血圧[*2]
    - アテローム血栓性脳梗塞
    - くも膜下出血
    - 頭部外傷
    - 急性大動脈解離
    - 急性左心不全
    - 急性冠症候群(急性心筋梗塞, 不安定狭心症)
    - 急性または進行性の腎不全
- 脳梗塞血栓溶解療法後の重症高血圧[*2]
- カテコールアミンの過剰
    - 褐色細胞腫クリーゼ
    - モノアミン酸化酵素阻害薬と食品・薬物との併用
    - 交感神経作動薬の使用
    - 降圧薬中断による反跳性高血圧
    - 脊髄損傷後の自動性反射亢進
- 子癇
- 手術に関連したもの[*1]
    - 緊急手術が必要な患者の重症高血圧[*2]
    - 術後の高血圧
    - 血管縫合部からの出血
- 冠動脈バイパス術後高血圧
- 重症熱傷[*1]
- 重症鼻出血[*1]

[*1]:加速型-悪性高血圧, 周術期高血圧, 熱傷, 鼻出血などは重症でなければ切迫症の範疇に入りうる.
[*2]:ここでの重症高血圧は, 各病態に応じて緊急降圧が必要な血圧レベルが考慮される.

〔日本高血圧学会高血圧治療GL作成委員会:医療・GL(09年)より〕

表2 緊急性高血圧を疑った場合の病態把握のために必要なチェック

【病歴, 症状】
- 高血圧の診断, 治療歴, 交感神経作動薬ほかの服薬
- 頭痛, 視力障害, 神経系症状, 悪心・嘔吐, 胸・背部痛, 心・呼吸器症状, 乏尿, 体重変化など

【身体所見】
- 血圧:測定を繰り返す(拡張期血圧は120 mmHg以上のことが多い), 左右差
- 脈拍, 呼吸, 体温
- 体液量の評価,:頻脈, 脱水, 浮腫, 立位血圧測定など
- 中枢神経系:意識障害, 痙攣, 片麻痺など
- 眼底:線状-火炎状出血, 軟性白斑, 網膜浮腫, 乳頭浮腫など
- 頸部:頸静脈怒張, 血管雑音など
- 胸部:心拡大, 心雑音, 心不全所見など
- 腹部:肝腫大, 血管雑音, (拍動性)腫瘤など
- 四肢:浮腫, 動脈拍動など

【緊急検査】
- 尿, 血球検査(スメアを含む)
- 血液生化学(尿素窒素, クレアチニン, 電解質, 糖, LDH, CPKなど)
- 心電図, 胸部X線, 必要に応じて動脈血ガス分析
- 必要に応じ, 心・頸部エコー, 頭部CTまたはMRI, 胸部・腹部CT
- 必要に応じ, 血漿レニン活性, アルドステロン, カテコールアミン, BNP濃度測定

〔日本高血圧学会高血圧治療GL作成委員会:医療・GL(09年)より〕

性心疾患合併の有無を鑑別する.

2 現病歴・既往歴の聴取 迅速かつポイントを絞った現病歴および既往歴の聴取は, 診断の有用な手掛かりとなる.

1 脳神経症状 頭痛, 悪心・嘔吐など頭蓋内圧亢進による症状や, 片麻痺, 知覚障害, 構音障害, 視覚障害などの巣症状の有無を確認する. 特に, 発症時間を確認することは脳梗塞患者の血栓溶解療法適応の有無を判断するうえで非常に重要である.

2 胸部症状 胸痛, 背部痛, 呼吸困難などの症状を呈する場合は, 心・大血管疾患の存在を強く疑う. 発症時間, 誘因, 性状, 場所, 程度, 時間経過などポイントを絞って病歴を聴取する. 先行する狭心症状の有無も確認すべきである. また, バットで殴られたような激痛や移動性の胸背部痛は急性大動脈解離を強く疑う.

3 尿量・体重の増減 尿量や体重の増減を評価することは, 腎臓疾患や心疾患の鑑別に有用である.

4 既往歴 高血圧, 糖尿病, 狭心症, 脂質異常症, 腎臓疾患, 妊娠の有無や喫煙歴, 服薬歴を確認する.

3 身体診察

1 意識 意識障害, 痙攣の有無により, 頭蓋

内病変や心・大血管病変を評価する．

2 視診 顔色不良，チアノーゼ，起坐呼吸により急性左不全の有無を評価する．頸静脈怒張を認める場合は，右心不全や大動脈解離による心タンポナーデ合併を疑う．

3 聴診 ギャロップリズム，収縮期・拡張期雑音，湿性ラ音により心不全を疑う．頸部血管雑音の聴取は，脳梗塞や大動脈解離を疑う．

4 触診 四肢動脈拍動の強弱，左右差の有無，脈拍数を確認する．下腿浮腫，肝腫大は体液量増加を示し，腎機能障害や心不全を疑う．腹部に拍動性腫瘤を触知すれば腹部大動脈瘤を疑う．

4 検査 血液検査，胸部 X 線撮影，12 誘導心電図，頭部あるいは大血管 CT 検査などの各種検査は，臓器障害の評価に有用である．

1 血液検査 血算，血液生化学（尿素窒素，クレアチニン，電解質，糖，LDH，CPK など）．必要に応じて血漿レニン活性，アルドステロン，カテコールアミン，BNP．

2 胸部 X 線撮影 心拡大，縦隔陰影拡大，肺うっ血の有無を確認する．

3 12 誘導心電図 不整脈，ST-T 変化の有無を確認する．

4 頭部 CT・MRI 梗塞，出血の有無を確認する．高血圧性脳症の MRI では，頭頂～後頭葉の白質に血管性の浮腫所見を認めることが多い．

5 大血管 CT 大動脈解離，大動脈瘤の有無を確認する．急性大動脈解離の場合，起始部や分枝動脈の閉塞の有無に注意する．

6 眼底検査 線状-火炎状出血，軟性白斑，網膜浮腫，乳頭浮腫などを確認する．

D. 引き続き行う処置

本疾患では集中治療室あるいはそれに類する環境下での入院治療が原則であり，観血的に血圧をモニターしつつ，病態に応じて降圧薬の経静脈的投与により降圧をはかる．ただし，急速で過剰な降圧は，臓器灌流圧の低下により虚血性障害を引き起こすため，降圧薬の投与は低用量から開始し，適宜増量する．一般的な降圧目標は，はじめの 1 時間以内では平均血圧で 25％以上は降圧させず，次の 2～6 時間では 160/100～110 mmHg を目標とする．なお，Ca 拮抗薬ニフェジピン（アダラート®）カプセル内容物舌下やニカルジピン（ペルジピン®）注射薬ワンショット静注は，過度の降圧や反射性頻脈をきたすことがあるため行わない．

切迫症の場合は，必ずしも入院の適応ではなく内服による降圧をはかるが，慢性の臓器障害を有する例や治療抵抗性を示すことが多いため，専門医への紹介が望ましい．高血圧の病歴が長く，慢性の臓器障害により臓器血流の自動調節能の下限が高いことが想定されるため，比較的緩徐に内服治療を行うことが多い．

1 高血圧性脳症 急激または著しい血圧上昇により脳血流の自動調節能が破綻し，必要以上の血流量と圧のために脳浮腫を生じる状態である．悪化する頭痛，悪心・嘔吐，意識障害，痙攣を呈し，適切に治療されなければ脳出血や死に至る．脳卒中では原則として急速降圧が禁忌となるため，その除外は重要である．脳血管自動調節能の破綻により，急激で過度な降圧は脳虚血に陥りやすくなるため，血圧値と神経症状を監視しつつ，最初の 2～3 時間で 25％程度の降圧をはかる．ニカルジピン（ペルジピン®）投与が一般的であり，細胞外液増加を伴う例や耐性を生じた場合にはフロセミド（ラシックス®）を併用する．

2 脳血管障害 脳血管障害超急性期（発症 3 時間以内）から急性期（発症 1～2 週間以内）では，臨床病型によって降圧対象，降圧目標が異なる．一般に，ペナンブラ領域の血流低下や脳内スチール現象を生じるため，積極的な降圧は行わない．ただし，脳梗塞超急性期で血栓溶解療法施行患者では，185/110 mmHg を超える高血圧は禁忌であり，治療中または治療後を含む 24 時間の血圧も 180/105

mmHg 未満にコントロールすることが推奨されている．血栓溶解療法非適応の脳梗塞では，220/120 mmHg を超える高血圧が持続する場合や他臓器障害を合併している場合に限り，慎重に降圧を行う．また，脳出血では収縮期血圧 180 mmHg 以上あるいは平均血圧 130 mmHg の場合は降圧の対象となる．降圧の目標は，脳梗塞では前値の 85〜90％，脳出血では前値の 80％ が目安となる．推奨される降圧薬はニカルジピン，ジルチアゼム（ヘルベッサー®），ニトログリセリン（ミリスロール®）などの微量点滴静注である．

③**高血圧性急性左心不全** 肺水腫を生じた高血圧性急性左心不全に対して，後負荷とともに前負荷も軽減させるニカルジピン，ニトログリセリン，ニトロプルシド（ニトプロ®）とフロセミドの併用が一般的である．肺うっ血が強い場合はカルペリチド（α 型ヒト心房性ナトリウム利尿ポリペプチド製剤，ハンプ®）を併用し，症状を見ながら降圧を行う（通常 10〜15％ 程度の収縮期血圧の低下）．

④**急性冠症候群** 心筋酸素需要軽減と冠血流増加を目的に降圧を行う．まず硝酸薬の舌下・口腔内噴霧投与から開始し，次いで持続静注を行う．シルデナフィル（バイアグラ®）内服例や高度の徐拍・頻拍は禁忌であり，病歴聴取や身体評価に注意を要する．また，著明な徐脈など禁忌がなければ β 遮断薬を併用するが，β 遮断薬禁忌例や降圧不十分の場合はジルチアゼムを用いる．

⑤**急性大動脈解離** 解離の進展を防ぐため，速やかに安静，鎮痛とともに収縮期血圧 120 mmHg 未満まで降圧をはかる．Ca 拮抗薬（ニカルジピン，ジルチアゼム），ニトログリセリンと β 遮断薬の持続静注を行う．解離の部位や形態，分枝動脈の狭窄・閉塞による末梢循環障害の有無について経時的に綿密な観察を行い，必要に応じて手術を考慮する．

⑥**褐色細胞腫クリーゼ** カテコールアミン過剰分泌による急激な血圧上昇に対して，フェントラミン（レギチーン®）2〜5 mg を血圧が落ち着くまで 5 分ごとに投与することが推奨されている（初回投与後は持続静注でも可）．同時に選択的 α 遮断薬ドキサゾシン（カルデナリン®）などの内服を開始する．

⑦**加速型-悪性高血圧** 拡張期血圧が 120〜130 mmHg 以上であり，腎機能障害が急進行し，放置すると心不全，高血圧性脳症，脳出血などを発症する予後不良の病態である．多くは経口薬で治療されるが，病歴の長いことが多く，急速な降圧は重要臓器の虚血をきたすことより，最初の 24 時間の降圧は拡張期血圧 100〜110 mmHg までにとどめるとされている．ナトリウム・水貯留を伴う場合は，ループ利尿薬を併用する．

E. 入院 3 日間のポイント

● 前述のように様々な臓器障害を合併するため，本疾患診断後はただちに降圧を図りつつ，専門医へのコンサルテーションを行う．

文献

1) 日本高血圧学会高血圧治療ガイドライン作成委員会（編）：高血圧治療ガイドライン 2009．ライフサイエンス出版，2009．

急性動脈閉塞症
acute arterial occlusion

田中博之　JR 東京総合病院・救急部長

A. 疾患・病態の概要

● 急性動脈閉塞には脳梗塞，心筋梗塞，腸間膜動脈塞栓症などを含むべきだが，ここでは突然発生した四肢（ことに下肢）主幹動脈の閉塞によって，血流が及ぶ末梢組織を阻血に陥らせる病態を指す．四肢では側副血行路が発達していないため，急激な動脈閉塞をきたすと，末梢組織の阻血は（慢性閉塞とは比較にならないほど）劇症となる．

● 血流再開が得られないと，神経⇨筋肉⇨皮

膚の順で急速な壊死に陥る．閉塞が高位で，広範な場合，大量の筋組織が高度の阻血に陥り，数日のうちに肢の壊死が完成する．また，血流再開に伴う虚血再灌流障害が加わると，筋組織の破壊に伴い諸種の酵素・電解質・ミオグロビン・サイトカイン・活性化白血球などが血中に多量に放出され，腎不全をきたす．より高度な場合にはARDSやショックなど全身諸臓器の障害が現れ，多臓器障害を呈する．これをmyonephropathic metabolic syndrome（MNMS，代謝性筋腎症候群）と呼ぶ．

- 急性閉塞をきたす原因は，おもに次の四つである．
  ① 血栓症（thrombosis）：血栓症は動脈壁の病的変化を原因として血栓形成が発生することが多く，閉塞性動脈硬化症，閉塞性血栓血管炎（Buerger病），血管炎（大動脈炎）などにもみられる．血液濃縮や血液凝固能の亢進による場合もある．
  ② 塞栓症（embolism）：心疾患（弁疾患，心筋梗塞など）に起因することが多く，特に心房細動を呈する場合が多い．時には中枢側の動脈瘤・動脈硬化壁の血栓や粥腫が遊離する場合もある．多発性であることが少なくない．末梢の分岐部にとどまることが多く，ことに腹部大動脈腸骨動脈分岐部を閉塞するsaddle embolismは劇症となりやすい．
  ③ 急性大動脈解離：解離腔（偽腔）が腹部大動脈から総腸骨動脈へ進展することよって生じる．四肢の阻血症状が顕著な場合，それに気をとられてしまい，急性大動脈解離そのものの診断を遅らせてしまうことがあるので注意する．
  ④ 外傷：血管外傷の成因には，刺創，銃創，鈍的外傷（挫傷，挫創）などが挙げられる．交通外傷によるものや骨折に伴う場合も少なくない．比較的に限局した閉塞にとどまることが多い．

B．最初の処置

① 重症度と緊急度の判定のため，まずバイタルサインをチェックする．このとき，呼吸窮迫・頻脈・血圧低下などのショック症状があれば，皮膚の湿潤・冷汗などを確認する．同時に，四肢いずれか，あるいは複数肢の冷感・蒼白に気づけば，その肢の末梢の動脈を触れ，脈拍触知不能を確認できる．

② バイタルサインに大きな異常がなければ，訴えを訊くことから始める．閉塞の部位や範囲によりその程度は異なるが，一般に突然発症する疼痛から始まることが多い．しかし，高齢者など訴えが明確でない場合もあるので，全身をくまなく観察することを忘れてはならない．ことに四肢の観察はなおざりにされがちである．急性動脈閉塞を疑った場合は，発症からの時間経過が重要であるので，十分に観察する．また来院直後から，圧迫壊死・感染などを起こさないようガーゼなどで保護するなどして，患肢の保護に努めるべきである．

③ 急性閉塞の診断がつけば，特に原因が血栓症，塞栓症の場合，速やかに抗凝固療法を開始し，血栓性閉塞の進展を防止する．同時に閉塞原因・部位・虚血範囲・重症度などを評価し，併存疾患を含め全身状態の検索を併せて行う．

C．病態の把握・診断の進め方

1 確定診断に近づくための観察・検査 いわゆるfive "P"sと呼ばれる症状があれば急性動脈閉塞を疑う．肢ごとにその末梢の疼痛（pain），脈拍触知不能（pulselessness），皮膚蒼白（paleness），運動麻痺（paralysis），知覚鈍麻（paresthesia）を確認していく．疼痛は激烈で，筋の圧痛や硬化は阻血による筋壊死の始まりを意味する．閉塞部以下の動脈拍動を触知することができない（ドプラ血流計を用いて，足背動脈や後脛骨動脈の血流が感知できないことを確認すべきである）．阻血肢

の色の変化も特徴的であり，初期には蒼白，のちにチアノーゼ様となる．重症例では浮腫・溢血斑を伴い，水疱形成から壊死に至る．運動麻痺は腓骨神経麻痺から始まり，足・趾の背屈障害をきたす．また知覚鈍麻は足部から始まる．

以上のように臨床所見は本症に特徴的であり，気づけば通常鑑別の困難な疾患ではない．ただ，原因によって治療方針が異なるため，発症原因①～④の検索が重要である．

2 検査所見による評価

① 血液生化学（電解質，特に K^+，LDH，AST，CPK，アルドラーゼ），血液ガス（代謝性アシドーシスか否かを確認する），腎機能（BUN，クレアチニン，尿量，尿の色調）などを調べる．これらは MNMS の発症に留意する上で重要である．特に，高 K^+ 血症は心停止を招くため注意が必要である．患肢静脈血の K^+ 値が参考となる．また，赤色尿はおおむねミオグロビン尿を意味し，腎不全に陥る危険性を示唆する．本症症例は他に合併症を有することが多く，(1)血栓症では冠動脈疾患，腸間膜血管機能不全，脳血管障害などの動脈硬化性病変を，(2)塞栓症では僧帽弁狭窄症，心房細動などの検索を行う必要がある．胸痛・背部痛などを認めた場合，CT・動脈造影などによって，(3)急性大動脈解離も検索しなければならない．器質的な原因を認めない場合は，多血症，凝固・線溶異常の検索も行う．

② 局所の循環状態をみるために，ドプラ血流計などを用いる．可能な限り術前に血管造影を行い，閉塞の位置・範囲を確認しておく．重症例では血管造影を行う余裕がない場合もあるが，その場合は術中評価を行って確認する．

3 重症度・緊急度の評価

① 血流障害の範囲と程度および発症からの時間を知ることが最も大切である．チアノーゼ，筋の把握痛などが1肢の下腿以下に限局するか（限局型），大腿にまで及ぶ，あるいは両下肢を侵すか（広範型）のいずれかを判別する．運動麻痺・知覚鈍麻の存在は阻血が重症であることを示す．

② 上記のすべてから，ショック，MNMS への移行の有無を判定する．発症後12時間を経た広範型では特にこれが起きやすく，致死的である．

D. 引き続き行う処置

1 合併症と対策

① MNMS：血流再開に伴う虚血再灌流障害によって，筋組織の破壊に伴い，諸種の酵素・電解質・ミオグロビン・サイトカイン・活性化白血球などが血中に多量に放出される．これらがより高度になると，腎不全のほか，ARDS・ショックなど，ある種の多臓器障害を発症する．代謝性アシドーシス・高 K^+ 血症などをきたすことによって心停止に陥ることもある．その予後は不良であり，虚血再灌流症候群とも呼ばれる．

② 対策は，虚血時間をなるべく短縮することが基本であるが，すでに時間が経過している場合には，十分な補液など，血行動態の安定化を計った上で，血流を再開する．また，血中に放出されるサイトカインなどの対策として，血液浄化法などを，可能であれば血流を再開させる前から施行することが望ましい．すでに MNMS に陥っている症例では，アシドーシスを補正し，尿量の確保に努める．特に高カリウム血症に注意し要すれば透析などを行う．呼吸・循環の管理は厳重に行うべきである．

2 入院・帰宅の判断（disposition）

① 全例入院が原則となる．

② 診断がつけば，阻血の程度によって多少対応が異なるものの，原則として早期に局所循環の改善を図ることが重要である．このため，原則として血行再建術を行う．

③ 限局型で行われているカテーテルによる局所血栓内注入療法などの保存的療法を行う

症例もある．

3 専門医への相談
保存的治療を行っても良好な予後は望めないので，直ちに血管外科医に連絡する．原則として，血行再建術を行う．適応は以下の通りである．

1 限局型
全例手術適応．可能な限り早期に血行再建手術を行う．予後は良好である．保存的治療として，抗凝固・線溶療法，カテーテルによる局所血管内注入療法なども報告されている．

2 広範型
時間経過などにより対応が異なる．
① 早期：横紋筋融解が現れる前（おおむね発症より12時間以内）なら，可能な限り早期に血行再建手術を行う．血液浄化法などの補助手段を用いなければならない場合もあるが，救肢・救命の可能性が大きいため積極的に手術を行う．
② 発症より12時間以上経過した症例，あるいは経過していなくとも，患肢静脈血のK^+値が6 mEq/L以上の例は血行再建手術の予後が不良である．救肢を目的として，血行再建を試みた成績は芳しくなく，救肢どころか，救命も危うくなりかねない．早期に患肢切断に踏み切り，全身管理を優先させる方が安全策といえる．

interventional techniqueによる経カテーテル的血栓除去，あるいは経カテーテル的線溶療法を試みることもある．controlled reperfusion法は緩徐に再還流を施行していく方法で，経カテーテル的血栓塞栓摘除術後，endovascular surgeryによる血栓・塞栓溶解療法を行う．従来から致命的な合併症とされてきた，MNMSを回避できる可能性があるとされる．

E. 入院3日間のポイント
● 保存的治療すなわち抗凝固・線溶療法の効果は現在のところ非常に限局的である．しかし，何らかの理由で血行再建術が行われない場合，保存的に経過を追わなければならない．

● 抗凝固療法によって，まれに小塞栓などが溶けることもあるが，効果を待っている期間に症状が進行し，前述のMNMSに移行するおそれもある．十分な経過観察が必要であり，必要なら早期に患肢切断に踏み切るべきである．

深部静脈血栓症
deep venous thrombosis（DVT）

田中博之　JR東京総合病院・救急部長

A. 疾患・病態の概要
● 四肢の静脈は動脈よりも血栓症が起りやすい．Virchowの3主徴と呼ばれる，以下の3つのうち，いずれかの機序によって静脈の内腔に血栓が形成されると考えられる．
① 血液凝固性の亢進・線溶能の低下：水分脱失，熱傷，ショック，赤血球増多症，嘔吐，下痢などによって血液が濃縮したり，粘稠になったりすると，血栓（泥状血栓 sludged bloodと呼ばれる）を作りやすい．筋肉の損傷などで組織トロンボプラスチンが大量に遊離する場合や，血液疾患・癌などで血小板の破壊が起る場合も血栓が生じやすい．
② 静脈血流の停滞：心疾患・衰弱・手術後などに右心系のうっ血が原因となって全身的に静脈の還流が遷延する場合，あるいは静脈中枢部を圧迫するような局所的な原因がある場合に血栓をつくりやすい．腸骨静脈は骨盤腔の最も後方に位置しているので，仰臥位では他臓器の圧迫を受けやすい（iliac compression syndrome）．特に左側では下大静脈への流入角度が鈍角になり，右腸骨動脈・S状結腸などがその前面で交差するため，腸骨大腿静脈閉塞は左側に多いとされている．
③ 静脈内皮の障害：静脈内注射・外力などによって静脈壁が損傷した際，内皮が剥離し

たり，粗面となったりすると，その部分から血栓が発生する．筋肉の運動などに際して静脈が圧迫されると血栓性静脈炎をきたす．以上の3つの機序がそれぞれ単独で血栓症の誘因・原因となることは少なく，むしろ複合した形で関与している場合が多い．特に血流の停滞と凝固能の亢進などは相互に関係が深い．

- 米国では静脈血栓症が年間200万人発生し，肺血栓塞栓症(pulmonary thromboembolism：PTE)の合併が20万人，5万人が死亡している．わが国における深部静脈血栓症DVTの発生頻度は欧米に比べて低率とされているが，増加傾向にある．男女比は1：1.3と女性にやや多く，20歳代から増加し，40歳以上の中高年に多い．特発性(原因不明)が最も多く，続発性では腹部手術後，炎症，腫瘍などが挙げられる．

B. 最初の処置

① 訴えを聞く．深部静脈血栓症(DVT)は通常，突然の下肢の腫脹，重苦しい感じ，緊満感，同部位の疼痛，チアノーゼ，などで発症したことに気づくが，PTEになってはじめて診断されることも少なくない．

② そこでバイタルサインを必ずチェックする．ただし，多くの症例でバイタルサインに明らかな異常をきたすことは少ない．呼吸促迫・頻脈・血圧低下などのショック症状があれば，すでに合併症であるPTEをきたしている可能性がある．この場合は，呼吸困難や胸痛を訴えて受診されることもある．

③ DVTは四肢いずれにも発症するが，肺塞栓症の危険が大きいのは下肢の血栓症である．前述した解剖学的特徴などから，左62％，右29％，両側9％と左側に多い．したがって下肢，ことに左側の診察をていねいに行わなければならない．合併症であるPTEをきたしている可能性がある患者はもちろん，訴えがないあるいは無症候であっても少しでもDVTを疑ったら，四肢の観察を行うことが診断への第一歩である．

C. 病態の把握・診断の進め方

1 確定診断に近づくための観察・検査

① 発症初期の主な症状である，浮腫や疼痛を呈する2～3日前から，下肢の違和感や易疲労感に気づくことがある．このような軽微な症状を示す状態を潜在性血栓症といい，実際の血栓発生はこの時とみなされる．患者が潜在性血栓症の存在を訴えることは少ないので，医師らが上手に聞き出さなければならない．潜在性血栓症の存在は，PTEを起こしやすい危険な状態であることを忘れてはならない．

② DVTは深在の主幹静脈が急性に閉塞されるため，疼痛を伴った浮腫が主な症状となる．浮腫は急激に現れ，数時間以内で顕著な状態になる．また圧迫すると，痕跡を残すことが多く，「緊満感のある浮腫性腫脹」が特徴的とされる．

③ 浮腫とともに，同部位の疼痛を訴えることが多い．ことに下肢の場合は，発症早期から大腿部を中心に自発痛を訴える．疼痛は立位で著明である．歩行すると，疼痛のために途中で休み，休むと回復する，いわゆる静脈性跛行(venous claudication)を呈することがある．

④ 足の背屈によって腓腹部に疼痛がある(Homans徴候，陽性率44～92％)，マンシェットによる加圧で腓腹部疼痛が著明である(Lowenberg徴候，陽性率50～70％)，(通常Scarpaの三角で認められるような)圧痛が膝窩部やハンター管(Hunter's canal)に一致してみられる，などの所見がみられることもある．

⑤ DVTの急性期には，急性主幹動脈閉塞，急性リンパ管炎との鑑別が問題となる．通常は肢の腫脹の有無・色調・皮膚温・皮静脈拡張・動脈拍動の有無などを仔細に検討

すれば，さほど困難ではない．
2 検査所見による評価
①気づきさえすれば，視診・触診によって疑うことは可能である．超音波検査による血栓，血流の欠如の確認などにより確定できる．圧迫によっても虚脱しない血栓像の描出（B モード法）や静脈血流の消失（カラードプラ法）がみられる．超音波断層法では膝窩静脈レベルまでの精度は高い．超音波ドプラ法では腓腹部や大腿の milking, Valsalva 法による鼠径部や膝窩部での静脈音の消失は血栓による静脈閉塞を強く示唆する．

②腸骨静脈より中枢では CT が有用である．CT 検査により骨盤・腹腔内の異常の有無や静脈血栓の範囲，さらに高精度の CT では肺動脈内血栓の検出も可能とされる．MR angiography も有用性が高い．

③血液凝固学的検査により，血栓性素因の有無や現在の凝固・線溶状態を調べる．その他，プレチスモグラフィ（脈波法）や 125-I フィブリノーゲン検査，自己血による血小板シンチグラフィなども行われる．

3 重症度・緊急度の評価
①閉塞が主に大腿静脈領域にあって二次的な動脈痙攣を伴う場合には，全肢に及ぶ腫脹がみられるが，皮膚はむしろ蒼白となり，皮下小静脈は拡張して網状を呈し，有痛性白股腫と呼ばれる．

②これに対し，閉塞が腸骨大腿静脈のみならず広範に筋肉枝などにも及ぶ場合は，下肢の浮腫性腫脹が高度となり，うっ血のためにチアノーゼを呈して，有痛性青股腫と呼ばれ，重症である．栄養障害が高度な場合には，静脈性壊疽をみることがある．

D. 引き続き行う処置
1 合併症と対策
①最大の合併症は PTE である．PTE の合併頻度は 10% 未満と，欧米に比して低率とされているが，増加傾向にある．急性期には，呼吸困難などの臨床症状，低酸素血症などの身体所見，発症状況などから，まず本症を疑うことが重要である．心電図・胸部 X 線・動脈血ガス分析（A-aDO$_2$ 開大を伴う低酸素血症）・D ダイマーを鑑別診断のために行う．心エコー上右心負荷（右室拡張や三尖弁逆流）や MDCT で肺動脈内血栓を証明すれば，診断は確定する．「肺血栓塞栓症」参照．

② PTE の治療の基本は，DVT と同じく，抗凝固療法である．それらに加えて，呼吸循環管理（酸素療法，人工呼吸管理，カテコールアミン投与，経皮的心肺補助装置など）が必要となる．さらに，血栓溶解療法，手術治療，下大静脈フィルターの挿入などが必要な症例もある．

2 入院・帰宅の判断（disposition）
急性期は原因検索，PTE 予防，うっ血回避のための入院が原則である．診断がつけば，前に述べた治療の目的にあるように，血栓後遺症を最小限に抑え，PTE の発生を防止するために，原則として早期に抗凝固療法，症例により線溶療法を開始する．

3 専門医による治療の概略
①大腿静脈切開，Fogarty カテーテルによる血栓除去は重症血栓症が適応とされ，早期施行例の成績は良好である．しかし，再閉塞の頻度も高い．このため，速やかに血管外科医に連絡をとり，静脈還流障害が高度な場合には血栓摘出術やカテーテル血栓溶解療法も考慮する．

②下大静脈フィルター留置の適応の有無，一時的動静脈瘻の付加，大腿-大腿静脈バイパス術などの適応も検討する．

E. 入院 3 日間のポイント
● 深部静脈血栓症の治療の目的は，血栓後遺症を最小限に抑え，PTE の発生を防止することにある．急性期には，血栓の遊離を防ぐため床上安静・下肢挙上を基本とする．数日間の安静臥床・下肢挙上だけでも

- 下肢の腫脹は軽減することが多い．また，適切な弾性包帯や弾性ストッキングの着用によって，軽減効果はさらに増大する．
- 血栓の進行を止め，PTEを予防する目的ですみやかに抗凝固療法を開始する．ヘパリンの全身投与を行う．投与量は初回5,000単位を静注後，12,000単位/日を持続点滴静注が目安となる．投与量はAPTT 1.5～2.5倍を目標として調節する．1週間程度でワルファリン(ワーファリン®)経口投与に移行させる．
- 発生した血栓に対する治療法は，保存的治療と外科的治療(前述)に大別される．一般的には保存的治療としての線溶療法が主に行われる．発症後1週間以内の症例に対して，ウロキナーゼ24万単位/日を4日から1週間投与する．全例が対象ではなく，重症例・PTE合併例が主な適応とされている．

4 消化器系

逆流性食道炎
reflux exophagitis

石川雅健　東京女子医科大学八千代医療センター・救急科科長

A. 疾患・病態の概要

- 症状はあっても，内視鏡検査上，食道粘膜に炎症所見が認められないことがあり，胃内容物が食道内に逆流することにより臨床症状や合併症を生じた病態を総称して胃食道逆流症（gastroesophageal reflux disease：GERD）と呼ばれている．GERDは，①胸やけや呑酸などの定型的な自覚症状，②下部食道粘膜のびらん潰瘍などの食道粘膜傷害のいずれか，あるいは両方があるものと定義される．そして，内視鏡検査により食道粘膜傷害が明らかなものを逆流性食道炎（erosive GERD），食道粘膜傷害が明らかでないものを非びらん性胃食道逆流症（non erosive reflux disease；NERD）に分類される．
- GERDの定型的臨床症状は胸やけ症状と逆流感であるが，これら症状は内視鏡検査上の粘膜傷害の重症度，食道内pHモニタリングによる胃酸逆流の程度とは相関しないとの報告が多く，胸やけの発現メカニズムは不明な点が残されている．しかし，逆流性食道炎の食道粘膜傷害の主たる原因は胃酸曝露であり，その症状も胃内容の逆流が関与していると考えられている．
- 食道への胃内容逆流の原因としては下部食道括約筋（lower esophageal sphincter：LES）の逆流防止機能低下と食道運動機能低下があげられる．LES機能低下には大量の食物摂取などによる一過性のLESの弛緩と高齢者で増加する食道裂孔ヘルニアによるLES圧の低下が関与している．さらに胃運動機能低下による胃内容の停滞，食物大量摂取と同様にLES機能の低下に関与する．
- GERDは胸やけ，逆流感といった定型的症状のほかに食道外（非定型的）症状があり，これが診断を遅らせたり，困難にする要因となっている．代表的な食道外症状に胸痛，慢性咳嗽，喘息，咽喉頭違和感，などがある．

B. 最初の処置

　本症の緊急度はあまり高くなく，入院を要することは基本的にはほとんどなく，特別な処置もない．しかし，患者の苦痛は強く，正しい対応が必要される．定型的症状である胸やけは胸骨下に自覚される熱感を伴う不快な感覚を指すが，その解釈は人により様々なため，症状の把握には食事との関係など具体的な表現を加えた注意深い問診が必要である．そのために問診表は有用とされており，わが国で多く用いられているFrequency Scale for the Symptoms of GERD（FSSG）は国際的な問診表であるQUESTと同等の感度，特異度を持つ（**表1**）．

C. 病態の把握・診断の進め方

1 確定診断に近づくための観察・検査

①定型的自覚症状である，心窩部痛から胸骨後方を上方に拡がる「胸やけ」や酸っぱい液体が口まで上がってきてゲップがでる「呑酸」といった「逆流感」が認められれば，本疾患が考えられるが，食道外症状が全面に出る場合や胸やけという症状の自覚に個人

表1 Fスケール問診票 FSSG (Frequency Scale for the Symptoms of GERD)

記入日：平成　年　月　日

質問	ない	まれに	時々	しばしば	いつも
1　胸やけがしますか？	0	1	2	3	4
2　おなかがはることがありますか？	0	1	2	3	4
3　食事をした後に胃が重苦しい(もたれる)ことがありますか？	0	1	2	3	4
4　思わず手のひらで胸をこすってしまうことがありますか？	0	1	2	3	4
5　食べたあと気持ちが悪くなることがありますか？	0	1	2	3	4
6　食後に胸やけが起こりますか？	0	1	2	3	4
7　喉(のど)の違和感(ヒリヒリなど)がありますか？	0	1	2	3	4
8　食事の途中で満腹になってしまいますか？	0	1	2	3	4
9　ものを飲み込むと、つかえることがありますか？	0	1	2	3	4
10　苦い水(胃酸)が上がってくることがありますか？	0	1	2	3	4
11　ゲップがよくでますか？	0	1	2	3	4
12　前かがみをすると胸やけがしますか？	0	1	2	3	4

その他，何か気になる症状があればご遠慮なくご記入ください．　合計点数 □ + □ + □ + □ = □　総合計点数

カットオフ値8点および10点でそれぞれ，感度62：55％，特異度59：69％，一致率60：63％である．
(草野元康，他：GERDに対する新しい問診票，FSSGの開発と評価．臨牀と研究82：175-178, 2005)

差があり，胸やけの訴えが前胸部痛と区別が難しい場合は，救急診療の現場で緊急性の高い狭心症や心筋梗塞を考慮する必要があり，まず心電図検査を行う．しかし，心電図異常を認めない上記病態もあるので，場合によっては循環器専門医の判断を仰ぐ必要がある．

②食道外症状としての慢性咳嗽が主症状の場合は呼吸器疾患の鑑別のため，胸部聴診に加えて，胸部X線写真(正・側2方向)が必要である．

③直ちに内視鏡検査ができなければプロトンポンプ阻害薬(PPI)を第1選択として投薬する．症状の変化をみるPPIテストも有用であるが迅速性には欠ける．

④胸部X線写真で肺野に異常所見がなく，呼吸音も異常なく，虚血性心疾患も否定的であればGERDを疑い，内視鏡検査を行う．食道粘膜傷害程度と食道裂孔ヘルニアの有無および胃内容物逆流を認めれば，確定診断にいたる．内視鏡所見により重症度を分類する(**表2**)．

D．引き続き行う処置

1 合併症と対策　逆流性食道炎の合併症としては食道粘膜傷害部よりの出血，傷害部の治癒過程での瘢痕狭窄，Barrett食道が挙げられる．

①出血は吐血することはまれであり，少量ずつ慢性的に持続すると貧血をきたすことがある．

②瘢痕狭窄も頻度はそれほど高くないとされているが，食道粘膜傷害が高度の場合は胃内容物の逆流によるさらなる悪化を防ぐ意味から，絶食とし入院，輸液療法とする．

③Barrett食道は本来の食道扁平上皮が円柱

表2　逆流性食道炎のロサンゼルス分類（改訂版）

Grade N	内視鏡的に変化を認めないもの
Grade M	色調変化型（minimal change）
Grade A	長径が5mmを超えない粘膜障害のあるもの
Grade B	少なくとも1か所の粘膜傷害の長径が5mm以上あり，それぞれ別の粘膜ひだ上に存在する粘膜傷害が互いに連続していないもの
Grade C	少なくとも1か所の粘膜傷害は2条以上の粘膜ひだに連続して広がっているが，全周の3/4を超えないもの
Grade D	全周の3/4以上にわたる粘膜傷害

＊粘膜障害：より正常に見える周囲粘膜と明確に区分される，白苔ないし発赤を有する領域

上皮化生をきたし，これを母地に特殊腸上皮化生をきたしたBarrett食道からBarrett腺癌が発生するといわれているので，内視鏡下生検によるフォローアップが必要とされている．

2 入院・帰宅の判断　内視鏡検査により食道粘膜傷害が強く，易出血性で食道内逆流がみられる場合を除き，帰宅とし，投薬による通院加療でよい．

3 専門医による治療の概略

① PPI投薬により外来診療にて経過観察し，症状が強く，持続する場合はアルロイドG®，消化管運動改善薬モサプリド（ガスモチン®）を追加使用する．さらに治療に難渋する場合は内視鏡専門医による経内視鏡的噴門部縫縮術（endoluminal gastroplication：ELGP）が考慮される．

② 併存する食道裂孔ヘルニアによる胃内容の食道内逆流軽減策としては外科的治療があり，一般的には噴門形成術が選択される．従来は開腹術であったが，最近では低侵襲の腹腔鏡的アプローチが選択されている．

食道静脈瘤
esophageal varix

石川雅健　東京女子医科大学八千代医療センター・救急科科長

A．疾患・病態の概要

● 食道静脈瘤破裂は致命的となりうる門脈圧亢進症の合併症である
● 緊急治療は出血死の回避が第一目的となるが，門脈圧亢進症の約80％を占める肝硬変に対する対応も同時に必要であり，止血後の予後を左右する．

B．最初の処置

① 吐血を主訴に受診した食道静脈瘤破裂症例に対してはまず，バイタルサインを把握し，ショック例では10L/分の高濃度酸素投与し，太い静脈路（18G以上）を確保し，温輸液を開始する．

② 吐血が持続する場合は誤嚥を防ぐ意味から，気管挿管による気道確保を考慮する．

③ 静脈路確保時の採血により，血算，生化学検査（アルブミン，アンモニアほか肝機能，腎機能，電解質，凝固系検査，さらに血液型）を調べる．

C．病態の把握・診断の進め方

一般に食道静脈瘤破裂は出血量が多く，色調は比較的鮮紅色である．肝硬変患者に特徴的な黄疸，腹壁静脈怒張，女性化乳房などを確認および過去の手術歴，輸血歴，アルコール大量摂取などの情報を問診から捉えられれば，食道静脈瘤破裂が強く疑われる．

1 確定診断に近づくための観察・検査

1 腹部超音波検査　腹部超音波検査により肝硬変の程度，脾腫の有無，腹水の有無およびその程度を確認する．

2 緊急上部消化管内視鏡検査　出血性ショック対策（急速輸液，輸血，気管挿管による気

道確保,酸素吸入など)が優先される.呼吸・循環動態が安定してからの検査では活動出血を捉える頻度は低く,破裂部位の診断には一時出血終止期の赤色栓,白色栓などの所見でなされる.大量出血で視野がとれない場合や全身状態が悪く内視鏡検査ができない場合にはS-Bチューブ(Sengstaken-Blakemore tube)による止血を行い,一時止血後12～24時間以内に再検する.「S-Bチューブ挿入留置」,817頁参照.

D. 引き続き行う処置

内視鏡専門医が不在あるいは全身状態が悪い場合を除き,S-Bチューブが用いられる頻度は限られてきており,食道静脈瘤に対する緊急内視鏡は診断と治療を同時に行うことが一般的である.

食道静脈瘤に対する内視鏡的治療の適応は,①出血静脈瘤,②出血既往のある静脈瘤,③内視鏡所見記載基準のF_2(連珠状の中等度の静脈瘤)以上の静脈瘤またはF因子に関係なく red color sign 陽性(RC_2以上)の静脈瘤(表1).

緊急時内視鏡止血法としては手技の簡便さから内視鏡的静脈瘤結紮術(endoscopic variceal ligation:EVL)(図1)が第一選択として,普及している.

1 合併症と対策 肝予備能が低下している患者の大量の吐血例ではその予後は不良で,迅速な止血が必要であることはいうまでもないが,止血に成功しても,肝不全,腎不全に陥る可能性は高く,ICUにおける循環動態の監視が必要となる.

1 急性肝不全 ICUで循環動態を監視し,血液凝固異常を伴う場合は新鮮凍結血漿(FFP)や血小板輸血などの補充療法を行い,肝不全に陥れば,血漿交換療法を考慮する.

2 急性腎不全 ショックの遷延により腎機能が低下した場合は,CHDFなどによる血液浄化法の導入を検討する.

表1 食道静脈瘤内視鏡所見記載基準

	食道静脈瘤(EV)	
占居部位 (location) [L]	Ls:上部食道にまでに認められる Lm:中部食道にまで及ぶ Li:下部食道のみに限局	
形態 (form) [F]	F_0:治療後に静脈瘤が認められなくなったもの F_1:直線的な比較的細い静脈瘤 F_2:連珠状の中等度の静脈瘤 F_3:結節状あるいは腫瘤状の静脈瘤	
色調 (color) [C]	Cw:白色静脈瘤 Cb:青色静脈瘤	
発赤所見 (red color sign) [RC]	RCにはミミズ腫れ red wale marking [RWM],チェリーレッドスポット [CRS],血マメ hematocystic spot [HCS]の3つがある.	
	RC_0:発赤所見を全く認めない RC_1:限局性に少数認めるもの RC_2:RC_1とRC_3の間 RC_3:全周性に多数認めるもの	

〔日本門脈圧亢進症学会(編):門脈圧亢進症取扱い規約改訂第2版,金原出版,2004より抜粋〕

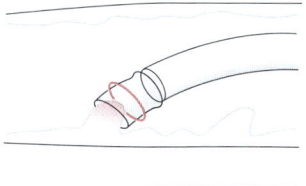

内視鏡の先にキャップをつけて,静脈瘤をその中に吸引で引き込む.

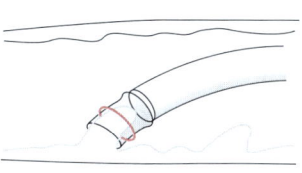

吸引した静脈瘤の根元にゴムの輪(O-リング)をかける.

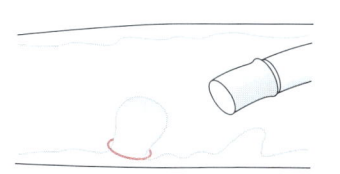

図1 内視鏡的静脈瘤結紮術

2 入院・帰宅の判断

①吐血例で内視鏡的止血術を施行した例，S-Bチューブによる止血例は全例入院経過観察が必要である．特にS-Bチューブ使用例はICUに収容し，誤嚥を防ぐ上でもS-Bチューブ挿入に先立ち気管挿管により気道確保し，本人の苦痛が強いので鎮静下の呼吸管理が安全である．

②吐血を主訴に来院し，緊急内視鏡が実施できない場合は，内視鏡検査による食道静脈瘤の評価がなされるまでは入院が必要．

3 専門医による治療の概略

門脈圧亢進症の合併症である食道静脈瘤と胃静脈瘤とでは治療方針に差異がある．

[1]**胃静脈瘤** 胃静脈瘤では内視鏡治療の他に待機例ではIVR，外科的手術が選択される場合がある．

[2]**食道静脈瘤** 食道静脈瘤は通常出血例，待機・予防例ともに内視鏡治療が選択される．

① 内視鏡的硬化療法（endscopic injection sclerotherapy：EIS）：食道静脈瘤に直接あるいはその周囲に硬化剤を穿刺して注入し，静脈瘤を硬化し，血流を遮断するもの．硬化剤としては血管内に5% ethanolamine oleate（EO）が血管外には1% Aethoxysklerol®（AS）が用いられる．EO，AS併用法を3～4回で下部食道粘膜を全周性潰瘍形成を引き起こし，食道壁の線維化により長期の再発予防する．

② 内視鏡的静脈瘤結紮術（endoscopic variceal ligation：EVL）：静脈瘤をフード内に吸引してその基部にゴムバンド（O-リング）をかけ結紮し，静脈瘤を壊死脱落させるもの．最近では連発式の結紮器具もあり，EISより低侵襲かつ手技が簡単なため急性出血例には第一選択とされている．しかし，持続性が悪く，短期再発があるため，ASの血管外注入やアルゴンプラズマ凝固法（APS）などの地固め法で再発を減らすために追加される．

E. 入院3日間のポイント

● S-Bチューブ使用例，気管挿管施行例，腹水貯留症例はICUに入室させ，循環動態を監視し，肝不全，腎不全に対する集中治療が必要である．

特発性食道破裂
spontaneous esophageal rupture

石井太郎　帝京大学講師・内科
久山　泰　帝京大学教授・内科

A. 疾患・病態の概要

● 特発性食道破裂はBoerhaave syndrome（ブールハーフェ症候群）とも呼ばれ，比較的まれではあるが，死亡率の高い疾患のひとつである．発症から治療までの時間が予後に関わるため早急な診断および治療開始が重要であるが，必ずしも容易ではない．診断の遅れが治療の遅れにつながることが多い．なお，特発性食道破裂とは健常な食道壁に発症したものを指し，炎症，潰瘍，腫瘍などが存在する部位に生じたものは本症から除外する．

● 多くの症例は嘔吐により引き起こされる．飲酒に伴う場合が最も多いが，その他排便時や分娩時に伴うもの，特に誘因を認めない例も報告されている．ほとんどは嘔吐により引き起こされることから，食物残渣が縦隔や胸腔内に流出して汚染される．このため縦隔炎や膿胸を併発し，敗血症となり重篤化しやすい．迅速かつ的確な診断および治療開始が必要であり極めて重要である．

● 悪心，嘔吐を契機に発症した胸痛，背部痛，上腹部痛，吐血，呼吸苦では本症を積極的に疑わなければならない．急性腹症や循環器疾患，呼吸器疾患と誤診されやすい．診断が遅れれば的確な治療開始が遅れ，予後が不良となる．鑑別疾患として

は，急性心筋梗塞，狭心症，大動脈解離，自然気胸，肺梗塞，肺炎，胸膜炎，胃十二指腸潰瘍，急性膵炎などが挙げられる．
● 下部食道左後壁が好発部位である．
● 縦隔内限局型と胸腔内穿破型とに分類されている．治療の基本は外科手術であるが，縦隔内限局型では保存的治療が可能なこともある．

B. 最初の処置

① 本症を疑った場合には，直ちに消化器外科医に連絡をとることが重要である．
② バイタルサインをチェックするとともに，静脈路確保，輸液，血液検査を施行する．敗血症性ショックの状態にあれば，その対策を速やかに行う．
③ 引き続いて，胸腹部X線検査，胸部CT検査を施行し，気胸や胸水貯留のある場合には胸腔ドレーンを留置する．
④ その後，水溶性造影剤による食道造影検査を施行し診断を確定する．外科手術が可能でない施設で特発性食道破裂を疑った場合には，外科手術のできる病院へ速やかに転送しなければならない．

C. 病態の把握・診断の進め方（図1）

1 症状・問診

① 本症が鑑別に挙がるかどうかが迅速的確な本症診断にとって鍵であり，問診が重要である．嘔吐後に胸痛，背部痛，上腹部痛，季肋部痛，吐血，呼吸苦を訴える場合は，特発性食道破裂を疑わなければならない．
② 縦隔内限局型では，食道破裂時の強い胸痛がいったん軽減することがあり，診断が困難な場合があるが，経過とともに症状が再び増強してくる．

2 画像診断

発症機転および臨床症状から本症を疑ったならば画像検査を施行し，診断を確定，局所の状態などを把握する．
① 画像検査は，まず胸部X線検査および胸部CT検査を行う．縦隔気腫，皮下気腫，

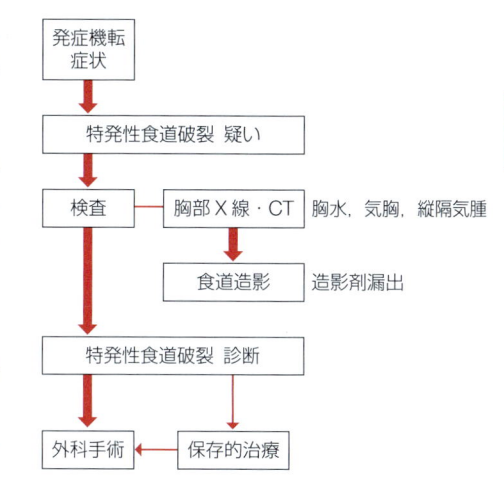

図1 特発性食道破裂の診断から治療への流れ

胸水貯留，気胸などが認められる．胸部X線では，発症直後には異常所見が現れないこともある．軽微な変化の検出には胸部X線より胸部CT検査が優れており，明瞭な所見が得られる．
② 胸部X線および胸部CT検査で特発性食道破裂が疑われたならば，食道造影検査を施行して診断を確定する．造影剤は水溶性造影剤（ガストログラフイン®）を用いる．造影剤の食道外への漏出がみられれば診断は確定され，さらに破裂部位，破裂孔の大きさ，漏出物の進展方向などの情報が得られる．しかしながら，発症早期では造影剤の漏出を認めず，経過観察中に急に状態が悪化して確定診断される症例もあり，注意深い経過観察および総合的な判断が重要である．また，挿入した胸腔ドレーンから消化管内容物が吸引されれば，本症と診断される．
③ 安易な内視鏡検査は厳に慎むべきである．送気により緊張性気胸を引き起こしたり，縦隔気腫や縦隔炎を増悪させたりする可能性があり，不用意な内視鏡検査は危険である．しかし，内視鏡検査が破裂孔の大きさや部位の診断に有用であったとの報告もあ

り，施行されることもある．内視鏡検査を施行する場合には，胸腔ドレーンを挿入後に行うなどの十分な注意を要する．

3 縦隔内限局型と胸腔内穿破型　特発性食道破裂は縦隔内限局型と胸腔内穿破型に分類されている．

①縦隔内限局型：縦隔胸膜が維持され損傷が縦隔内にとどまるもので，発症早期の胸部X線検査や胸部CT検査ではごく軽度の縦隔気腫や皮下気腫および反応性胸水による左横隔膜の不明瞭化を認める程度で，気胸は認めない．食道造影検査でも造影剤の漏出が必ずしも明らかではなく，発症早期の診断は困難なことがあり，注意を要する．破裂時の強い胸痛がいったん軽減し，その後，縦隔炎が増悪して胸痛が増強し，画像検査でも縦隔気腫や胸水が明らかとなる．経過中，胸腔内に遅発性に穿破することもあり，注意深い経過観察が必要である．

②胸腔内穿破型：縦隔胸膜の損傷を伴い，気胸，胸水貯留をきたし，さらに膿胸となる．強い胸痛，呼吸困難を訴え，ショックに陥る．

D．引き続き行う処置

特発性食道破裂と診断されたならば，治療の原則は外科手術である．発症後早期，ことに24時間以内に手術が施行されるか否かが予後を左右するとされている．治療の基本は破裂部の閉鎖と的確なドレナージである．近年では，保存的に治癒した報告もみられるが，原則的には緊急手術が勧められている．

1 合併症と対策

1 膿胸，縦隔膿瘍，敗血症　特発性食道破裂は，嘔吐，特に飲酒後の嘔吐に伴うことが多く，食物残渣が縦隔内や胸腔内に撒布されることとなる．このため，縦隔膿瘍や膿胸を合併し，容易に敗血症となり重篤化する．迅速かつ的確なドレナージが極めて重要である．

2 緊張性気胸　特発性食道破裂患者に内視鏡検査を施行すると，縦隔気腫の増悪や緊張性気胸を発症させる危険がある．安易に内視鏡検査を行うべきではない．

2 入院・帰宅の判断　治療の原則は外科手術であり緊急手術であるから，入院は必須である．本症を疑うならば直ちに消化器外科医へ連絡しなければならい．外科治療が困難な施設の場合には，手術可能な病院へ速やかに転送する必要がある．

3 専門医による治療の概略
1 外科治療

①特発性食道破裂に対する治療の原則は緊急手術である．手術では，破裂孔の閉鎖とドレナージが行われる．一般には開胸術による食道破裂部の縫合閉鎖が施行される．

②発症後24時間以上を経過すると直接縫合閉鎖のみでは縫合不全発生の可能性が高くなるといわれている．さらに，的確なドレナージが治療の成否に大きく関わる．横隔膜上背側に膿瘍が形成されやすく，この部位を含め複数のドレナージチューブ留置が必要と考えられる．

③CTおよび超音波検査による十分な経過観察を行い，膿瘍腔が出現した場合にはドレナージを追加する．

2 保存的治療
保存的治療成功例の報告が近年増加してきている．しかしながら，特発性食道破裂は嘔吐を契機に発症することが多く，食物残渣が縦隔や胸腔内に流出して汚染されるため，治療の原則はあくまで外科手術であり，保存的治療の対象となる症例は限られる．胸腔内穿破型では，緊急手術が原則と考えられる．

E．入院3日間のポイント

● 特発性食道破裂を疑うこと：嘔吐後に発症した胸痛，腹痛，背部痛，呼吸苦などでは特発性食道破裂が鑑別診断に挙げられなければならない．特発性食道破裂は速やかな治療開始が極めて重要であり，診断の遅れは治療の遅れに直結する．

● 保存的治療を選択した場合：絶食とし，十

分な輸液および抗菌薬を投与する．厳重に経過観察を行い，縦隔膿瘍形成など状態が悪化した場合には外科手術を考慮しなければならない．

急性胃炎，急性胃粘膜病変
acute gastritis and acute gastric mucosal lesion

金井尚之　東京警察病院・救急科副部長
切田　学　東京警察病院・救急科部長

A. 疾患・病態の概要

● 急性胃粘膜病変(acute gastric mucosal lesion：AGML)とは，1968年にKatzらにより提唱された概念であり，急激に胃に発生する病変の総称で，胃粘膜に発赤・出血・浮腫・びらん・潰瘍などの異常所見を認める臨床的症候群である．彼らは，①急性びらん性胃炎，②急性胃潰瘍，③急性出血性胃炎の3つに分類し，このいずれかを認めるものをAGMLとした．しかしながら，この病変は炎症が胃壁全層に及ぶこともあることから，川井らは，急性胃病変(acute gastric lesion：AGL)という概念を提唱した．突発する胃症状を伴い，X線か内視鏡検査により胃粘膜に異常所見を認める病変を臨床的立場から一つの症候群としてとりあげたものである．当初は胃のみに限局されていたが，下部食道，十二指腸球部下行脚の一部にも同様の病態が起きることがわかってきており，上部消化管全体に起きる病変としてとらえることが重要である．

● 急性胃炎とは，非常に漠然とした概念であり，様々な要因によって急激な胃粘膜の炎症が起こる疾患と定義され，上記のAGMLとほぼ同じと考えてよい．しかし臨床上症状のみでは，腹痛・悪心・嘔吐など様々な消化器症状を伴う機能性胃腸症(functional dyspepsia：FD)との鑑別がつ

表1　AGMLの原因分類

1. 局所的病変
   1) 腐食性：酸，アルカリなど
   2) 薬物性：NSAIDs，アスピリン，ステロイドなど
   3) 食物性
      ・嗜好品：アルコール，コーヒー，香辛料など
      ・アレルギー性
   4) 機械性：生検
   5) 寄生虫性：アニサキス症
   6) *Helicobacter pylori* 感染
2. 全身性病変
   1) ストレス性
      ・心因性
      ・その他：Cushing潰瘍，Curing潰瘍
   2) 薬剤の全身的影響
   3) 全身疾患性
      ・多臓器不全
      ・重症肝機能障害
      ・循環障害
      ・外傷
   4) その他の病変

かず，確定診断には内視鏡が必要である．以下，AGMLを中心に記述する．

● AGMLは，局所性や全身性など様々な原因によって発症することが知られている．表1にその原因を示す．*Helicobacter pylori* 感染が，一因として重要視されている．

● 急性胃粘膜病変の大部分を出血性びらんが占め(90％)，UL-Ⅱ以上の前庭部対称性病変が8％，体部の帯状潰瘍(trench ulcer)が3％を占めるという．慢性の潰瘍と異なり，深さや大きさが異なる不整形の様々な潰瘍を同時に多発性に認めるのが特徴．

B. 最初の処置

① 突然の強い上腹部痛・悪心・嘔吐などで発症することが多く，腹痛は時に筋性防御を伴うことがある．重症例では，吐血や下血がみられることがある．

② このようにAGMLは急性腹症と消化管出血という2つの異なった病態を示すため，常に手術と緊急内視鏡の適応を念頭に置いて診療にあたらなければならない．そのた

めに，輸液ルートの確保，輸液，血液検査が必要である．

C. 病態の把握・診断の進め方

1 確定診断に近づくための観察・検査

① AGMLの腹痛は比較的強いが，全身状態は安定しており，診断治療を進めていくうえでの時間的余裕はあることが多い．発症は突然であるが，強いストレスなど何らかの誘因があることが多く，病歴の聴取が重要である．

② 基礎疾患の有無，使用中の薬剤，食事内容，特に生ものや刺激物の摂食の有無や，飲酒量などを本人と家族から聴取する．また最近の生活状況を聞いてストレスの有無の確認も必要である．原因と発症との時間的な因果関係が認められれば，臨床的にAGMLを疑う．

D. 引き続き行う処置

1 合併症と対策
AGML自体では，緊急手術や内視鏡的止血術が必要になることは少なく，ほとんどが保存的治療の対象となる．したがって，AGMLと決めつけて消化管穿孔や絞扼性イレウスなどの急性腹症を見落として腹膜炎・敗血症の病態を悪化させないようにすることや，潰瘍からの動脈性の出血を放置して出血性ショックとならないようにすることが重要である．

2 入院・帰宅の判断（disposition）
緊急内視鏡や，緊急での腹部単純X線，CTなどの検査ができる施設とそうでない施設では対応が異なる．

1 腹痛を主訴に来院した場合

① バイタルサインの安定を確認後，詳細な問診を行う．末梢ルート確保後，検査ができる施設であれば，まず血液検査や腹部超音波，腹部単純X線，腹部CTで腹膜炎やイレウスを否定する．問診からAGMLか潰瘍を疑われれば緊急内視鏡を実施し，胃内の多発性のびらんを確認すれば確定診断がつく．薬物治療で痛みが軽快すれば帰宅，痛みが治まらない時は入院とする．入院して薬物治療を開始し，内視鏡検査は翌日に行ってもよい．

② 検査ができない施設で問診からAGMLか潰瘍を疑われれば，まず薬物治療を開始する．痛みが軽快すれば帰宅可能であるが，痛みが治まらない時は入院経過観察か，腹膜炎が否定できない時は，検査と治療が可能な施設への転送を検討する．

2 消化管出血で来院した場合

① バイタルサインの安定を確認後，入院を前提に検査・処置を進める．検査ができる施設であれば，血液検査で貧血の程度を確認する．できるだけ緊急内視鏡を行うことが望ましいが，出血が少量で，貧血がなく，バイタルサインが安定していれば，経鼻胃管を挿入して入院とし，翌日に内視鏡検査を行う場合もある．

② 緊急内視鏡で，胃内の多発性のびらんを確認すれば，AGMLと確定診断がつく（図1）．上部消化管出血の場合，入院が前提であるが，緊急内視鏡でAGMLと確定診断でき，出血の程度が軽く，基礎疾患がなければ帰宅させ，外来で薬物治療を行うことも可能である．

③ 検査ができない施設では，できるだけ入院させることが望ましい．出血が多い場合は，鑑別診断のため緊急内視鏡が可能な施設への転送が必要である．

3 専門医による治療の概略
緊急内視鏡検査でAGMLと診断がついていれば，原因の除去と薬物治療が中心となる．

1 基本的治療
NSAIDsやストレスなどの誘因を除去し，安静・食餌療法を行う．軽傷例では，誘因の除去だけで自然治癒する場合が多い．

2 薬物治療
一般的には消化性潰瘍の治療とほぼ同じであり，酸分泌抑制薬（H_2受容体拮抗薬あるいはプロトンポンプ阻害薬）と，胃粘膜防御因子増強薬〔アルギン酸ナトリウム

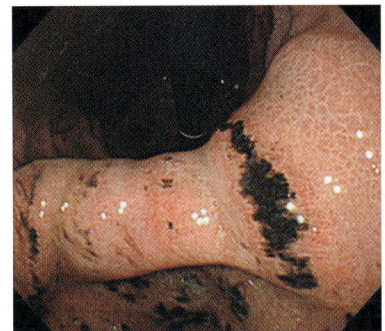

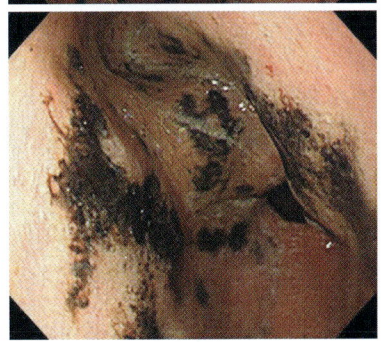

図1　AGMLの内視鏡写真
31歳男性．胃粘膜全体に出血性のびらんを認める．

中心に，症状が軽減し内服が可能になれば経口投与に代えていく．痛みは通常1〜2日で治まることが多く，その時は食事を開始してもかまわない．しかし症状が治まっていても診断の確定・再発の予防のためにも内視鏡検査をしてから退院とすることが望ましい．
- 重要なことは，経過観察中，腹膜炎を見落としたり，動脈性の出血を放置しないことである．AGMLの治療に関しては，原因の除去による再発の防止が必要となる．

胃・十二指腸潰瘍
gastric and duodenal ulcer

金井尚之　東京警察病院・救急科副部長
切田　学　東京警察病院・救急科部長

A. 疾患・病態の概要

1 発症機序

- 胃・十二指腸潰瘍は，昔から「No acid No ulcer」(酸のないところに潰瘍はできない)，といわれていた．胃酸が発症に必須で，かつ中心的役割を果たしており，胃酸による消化作用によって潰瘍が形成されると考えられていたことから，消化性潰瘍(peptic ulcer)といわれてきた．しかし，*Helicobacter pylori* (*H. pylori*) の発見によって，消化性潰瘍の発症に中心的役割を果たしているのは*H. pylori*であって，必ずしも胃酸ではないことが明らかになってきた．
- 現時点では，十二指腸潰瘍においては，*H. pylori*によって幽門部胃炎が生じ，その結果，幽門部粘膜のガストリン産生細胞が刺激されて高ガストリン血症になり胃酸分泌が亢進，さらに*H. pylori*が十二指腸球部の胃上皮化生部に生着し十二指腸の酸分泌抑制機構を障害する，この2つの機序によって潰瘍が発生すると考えられている．

(アルト®)，スクラルファート(アルサルミン®)〕が使用される．痛みに対しては，抗コリン薬や上記H_2受容体拮抗薬，プロトンポンプ阻害薬の静注が効果がある．さらに痛みが強い時は，ペンタゾシン(ソセゴン®，ペンタジン®)やブプレノルフィン(レペタン®)などのオピオイドを用いる．NSAIDsが原因のときは，プロスタグランジン製剤(サイトテック®)を用いることがある．また，*Helicobacter pylori*感染が原因と考えられる場合は，除菌を行う場合がある．

3 特殊治療　内視鏡的治療，血管塞栓術，外科手術が必要になることはまれである．

E. 入院3日間のポイント

- 症状に応じた薬物療法を行う．痛みが強い時や出血が続いている時は，静注内投与を

胃潰瘍では，H. pylori 感染は胃体部に広がって胃粘膜の萎縮が進展し，胃粘膜防御機構が傷害されている．弱くなった胃粘膜にとっては，少量の胃酸でも十分な攻撃因子となり，潰瘍が発生する．非ステロイド性抗炎症薬（NSAIDs）やストレスによって胃粘膜が傷害された場合でも，同様に少量の胃酸でも潰瘍が発生する．したがって，いかなる原因で発症した消化性潰瘍でも，治療の基本は胃酸分泌の抑制である．

2 原因による分類
1 H. pylori 感染 いわゆる消化性潰瘍といわれるものである．慢性の胃・十二指腸潰瘍の形をとることが多い．

2 NSAIDs の内服 NSAIDs の長期投与に伴う潰瘍は，幽門部から前庭部に多発する比較的小さな潰瘍，前庭部の深掘れ潰瘍，不整形の巨大潰瘍などが特徴といわれている．NSAIDs の胃粘膜のプロスタグランジン抑制による胃粘膜障害が基本的な病態である．

3 胃酸の過分泌 Zollinger-Ellison 症候群に代表されるもので，ガストリン産生腫瘍による過剰により胃酸分泌が亢進し，難治性の胃・十二指腸潰瘍を繰り返す．

4 その他 Crohn（クローン）病や潰瘍性大腸炎などの炎症性腸疾患に合併するものや，サイトメガロウイルスなどの感染症に合併することがある．

3 症状
症状としては，心窩部痛，上腹部不快感，胸やけ，おくび，呑酸などと多様であるが，一般的な症状であり，特異的な症状に乏しい．合併症が出現するまで無症状のことも多い．

B. 最初の処置
潰瘍の臨床症状は特異的ではなく，確定診断には内視鏡検査などが必要である．しかし，合併症を伴わない場合は，抗潰瘍薬の投与後，待機的に診断・治療することが可能である．したがって，救急の現場で必要なのは，①出血，②穿孔・穿通，③狭窄などの合併症の診断・治療である．

C. 病態の把握・診断の進め方
1 確定診断に近づくための観察・検査
①胃・十二指腸潰瘍の場合，何らかの誘因があることが多く，病歴の聴取が重要である．基礎疾患の有無，使用中の薬剤，飲酒量や喫煙歴などを本人と家族から聴取する．また最近の生活状況を聞いてストレスの有無の確認も必要である．

②穿孔の場合，発症は突然であるが，出血は，失神，立ちくらみ，運動時の息切れ，黒色便などの症状があることがある．また潰瘍持ちといった何十年という病悩期間があることもある．

D. 引き続き行う処置
1 合併症と対策
1 出血

①出血性ショックに対しての治療が最も優先される．静脈路を確保し，細胞外液を輸液する．重度のショックの場合や意識障害がある場合は，誤嚥の予防のために気管挿管を行う．血液検査を施行し，輸血の準備も検討する．出血量とヘモグロビン値は相関しないことがあり，注意が必要である．また十二指腸潰瘍の場合は吐血ではなく，黒色便または下血で発症することが多い．

②緊急内視鏡は，輸血の準備ができバイタルサインが安定してから行うことが原則である．しかし止血術を含めた緊急内視鏡が常にできる施設は限られている．吐血の量が少なく，色も黒色か茶褐色でバイタルサインが安定している時は，翌日まで内視鏡を待つことが可能な場合が多い．この場合は経鼻胃管を挿入し，冷水で胃洗浄を施行し，新鮮な出血のないことを確認することも有用である．

2 穿孔 一般に十二指腸潰瘍に多いが，胃潰瘍でも起こる．急激な腹痛で発症し，腹部は板状硬を呈する．急性腹症と診断することは

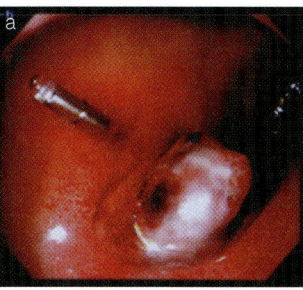

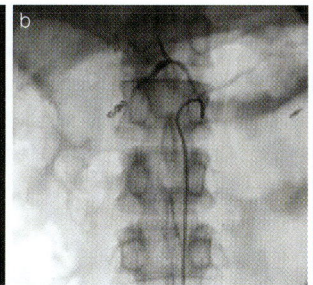

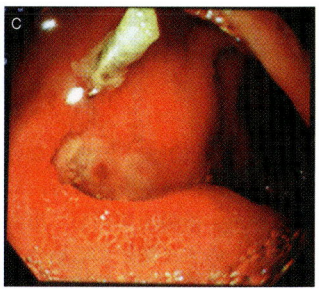

図1 内視鏡写真と血管造影写真（48歳男性）
a：十二指腸球部に巨大な露出血管を伴った潰瘍を認める．b：胃十二指腸動脈をコイルを用いて塞栓．c：2日後の内視鏡写真．露出血管は完全に消失している．

比較的容易である．少量の free air の検出感度は，単純X線より腹部の単純CTのほうがはるかに勝っている．

③ 狭窄 胃潰瘍による幽門狭窄や十二指腸潰瘍の狭窄などでは，嘔吐や上腹部膨満感，上腹部痛などで発症することがある．経鼻胃管を挿入し，減圧をはかることが必要である．この時内容物が血性でなければ，緊急内視鏡の適応はない．

② 入院・帰宅の判断 (disposition) 潰瘍に合併症を伴わない場合は，抗潰瘍薬の投与後帰宅可能である．しかし，上記の合併症が起きた時は，すべて入院加療が必要である．緊急の検査ができない施設では，高次施設へ転送することが望ましい．

③ 専門医による治療の概略

①出血

❶ 内視鏡治療

①内視鏡前に経鼻胃管を挿入し，冷水で洗うことがある．出血の程度を把握することが目的であるが，胃洗浄で凝血塊がなくなり内視鏡がやりやすくなるということはなく，必須の処置ではない．最近の診療ガイドラインでも，胃洗浄は内視鏡前の処置として触れられていない．

②心電図モニター，血圧計，パルスオキシメータ，救急カートなどを準備して内視鏡を始める．

③内視鏡治療には，血管を直接把持して縫縮止血するクリップ法，血管を周囲から圧迫し収縮させて止血する高張Naエピネフリン(HSE)局注法，薬物で血管と周囲の組織を硬化させ止血する無水エタノール局注法，加熱・凝固止血を行うレーザー照射法．ヒートプローブ法，アルゴンプラズマ法などがある．施設により慣れた方法を単独で，あるいは組み合わせて選択すればよい．いずれも90%以上の止血率が得られる．内視鏡操作上重要なことは，露出血管を正面視し，確実に止血することである．内視鏡の先端に透明フードなどのデバイスを装着すると，胃の後壁でも正面視が可能になる．胃内に凝血塊が多く視野の確保ができない時は，仰臥位・右側臥位・頭位挙上など体位変換で凝血塊を動かすことが効果的である．凝血塊が胃粘膜に貼りついて動かない時は，その下に出血源の潰瘍があることが多く，凝血塊を除去して露出血管の有無を確認する必要がある．

④内視鏡治療で止血後も出血を繰り返す場合や露出血管が太い場合は内視鏡治療にこだわらずに，血管塞栓術や手術療法に切り替えるべきである．

❷ interventional radiology (IVR)

①出血している動脈を選択的に直接塞栓する方法である．非常に有効であるが，緊急時

に対応できる施設は限られている．
②十二指腸球部後壁の太い露出血管を塞栓し，止血した症例を示す(図1)．

❸**手術療法**
①最初から選択することはないが，止血困難例には最後の手段となる．
②胃・十二指腸を切開し，出血血管を縫縮する．そのまま閉鎖する場合もあるが，状態や臨床経過に応じて，迷走神経切除，胃部分切除，幽門側胃切除，胃全摘，十二指腸潰瘍空置的胃切除などの潰瘍手術を加えることもある．

2 穿孔
①以前は，潰瘍の穿孔は手術の絶対適応であったが，現在は保存療法が選択される場合もある．合併症のない十二指腸潰瘍穿孔は保存的治療のよい適応であるが，70歳を超える高齢者や合併症のある症例は早期の手術を考慮すべきである．また胃潰瘍穿孔は閉鎖しにくい場合があり，保存的療法の選択には慎重であるべきである．
②術式は大網充填が一般的であるが，悪性腫瘍が否定できない場合や，病悩期間が長い胃潰瘍は広範囲胃切除や胃全摘術の適応となることがある．

3 狭窄　以前は，潰瘍による狭窄も手術の適応であったが，薬物療法の発達した現在では，これのみで手術となることはきわめてまれである．悪性腫瘍が否定できれば，絶食と抗潰瘍薬で改善することが多い．

E. 入院3日間のポイント
1 合併症と対策
1 出血
①入院後，経鼻胃管を挿入し，再出血の早期発見に努める．絶食とし，プロトンポンプ阻害薬(PPI)やヒスタミンH_2受容体拮抗薬(H_2RA)を静脈内投与する．
②露出血管がなく止血術が必要でなかった場合を除き，内視鏡的止血術を行った場合，視野がとれないが状態が悪く止血に至らな

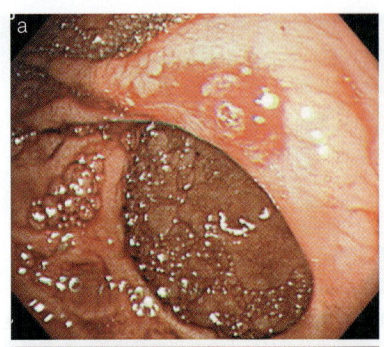

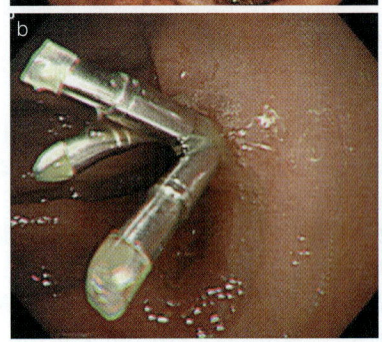

図2　内視鏡写真（61歳男性）
a：胃角部後壁に露出血管を伴った潰瘍を認める．b：翌日の内視鏡写真．潰瘍は軽快し，露出血管は完全に消失している．

かった場合は，翌日再び内視鏡を施行すべきである．胃内の凝血塊が流され，視野がよくなっていることが多い．この時必要に応じて止血術を行う．
③食事開始までの絶食期間は，クリップ止血法が一般的になってから短くなった．クリップによる止血術は組織の破壊が少なく潰瘍を悪化させない(図2)．止血が確認されてから48時間以降に食事を開始し，PPIやH_2RAを経口薬に変更する．粘膜保護薬の併用は，スクラルファート(アルサルミン®)以外に効果を示す報告はない．

2 穿孔
①保存療法を選択した場合，24〜48時間以内に痛みが軽快し，血液検査上も軽快してくれば保存療法を完遂できることが多い．

②痛みが軽快せず，血液検査上の改善がみられず，腹水の増加がみられるような時は，手術療法への移行が必要である．
③状態が安定したら，ガストログラフイン®で穿孔部からの造影剤の漏れがないことを確認し，食事を開始する．1週間程度が目安になるが，明確な基準はない．

過敏性腸症候群
irritable bowel syndrome(IBS)

金子一郎　(独)国立病院機構京都医療センター・救命救急センター長

A. 疾患・病態の概要

- 過敏性腸症候群の発生率は国・地域によって異なるが，欧米では8～20%の成人がその症状を呈しているともいわれている．また，男性より女性の方が多いとされている．小児過敏性腸症候群の患者の発生は，年齢とともに増加する．
- 「炎症や潰瘍など器質的異常がないにもかかわらず，腹痛，便秘・下痢などの症状が慢性的に持続する状態」である．原因は不明であるが，精神的な不安や過度の緊張が引き金になることから，心理的要因が関与することが多い．
- IBSの病態は，消化管運動異常，消化管知覚過敏，心理的異常の3つからなる．消化管運動異常は刺激に対しての小腸，大腸の運動亢進であり下痢がその症状となる．消化管知覚過敏は腹痛や腹部不快感として発症する．心理的異常としては，抑うつ・不安などが代表的症状である．
- 病因として，心理的要素，神経伝達物質，炎症，内臓の過敏，消化管運動の異常，などの複合的要素が考えられる．心理的要因として，医療機関を訪れる患者の40～60%が抑うつ，不安，身体化障害などの心理的症状を持つ．半数以上の患者で，症状の発症前にストレスフルな出来事が先行していると報告されている．ストレスが消化管機能に影響することはよく知られているが，IBSの患者は，正常の場合に比べ大腸の運動性の反応が過敏である．大脳辺縁系が関与していると考えられている．副腎皮質刺激ホルモン放出ホルモン(CRH)の関与が有力視される．神経伝達物質として，IBSに神経伝達物質であるセロトニン(5-HT：5-hydroxytryptamine)の関与も報告されている．セロトニンは中枢神経系に5%，消化器系に95%が存在し，体内に放出されると腸管の外分泌，蠕動反射が起こり，腹痛や悪心・嘔吐が発症する．炎症の関与は，局所の炎症によって引き起こされる炎症性サイトカインが感覚過敏や蠕動異常に関与しているかもしれない．

B. 最初の処置

①多くの患者が，疾患の原因を特定・解決できず，思い悩んだ末に医療機関を受診する．医師は患者の訴えを傾聴し，受容することが基本となる．治療のために患者-医師関係を前向きに築きあげることが重要である．診断とともに，疾患に関する発生機序や臨床経過を十分に説明することがその解決法となる．
②診察に当たっては，注意深い現病歴・既往歴の聴取，身体診察が必要である．また増悪因子として，偏食，食事量のアンバランス，夜食，睡眠不足，社会的ストレスなど聴取する必要がある．
③検査：血算，生化学検査，血沈，便潜血検査を行う．

C. 病態の把握・診断の進め方

1 確定診断に近づくための観察・検査
①身体所見の異常や検査結果の異常がない場合，古典的IBSの症状つまり腹部不快感，腹痛が存在するかどうかを認識することが重要となる．同時に，排便の異常につい

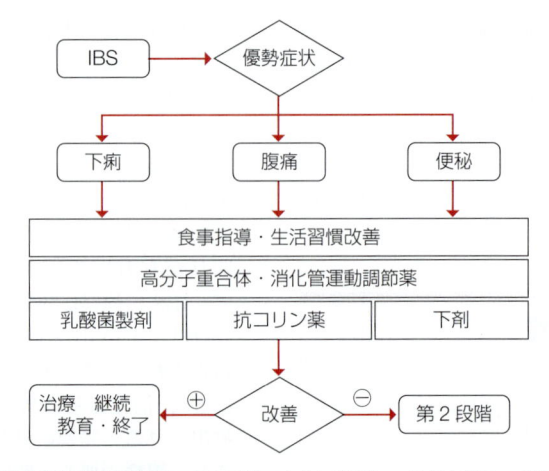

```
IBS → 優勢症状
         ↓    ↓    ↓
        下痢  腹痛  便秘
         ↓    ↓    ↓
      食事指導・生活習慣改善
     高分子重合体・消化管運動調節薬
   乳酸菌製剤 | 抗コリン薬 | 下剤
         ↓
  治療 継続  ←(+)← 改善 →(−)→ 第2段階
  教育・終了
```

IBS の病態生理を患者が理解できる言葉で十分に説明し，納得を得る．優勢症状に基づき，食事と生活習慣改善を指導する．必要に応じ，まず高分子重合体，もしくは，トリメブチン(セレキノン®)を代表とする消化管運動調節薬を投与する．これで改善がなければ，優勢症状に基づき，薬物を追加投与する．下痢には乳酸菌製剤を併用する．腹痛には抗コリン薬を中心に投与する．便秘には少量の下剤を投与する．アントラキノン系下剤の常用は避ける．これを薬物の用量を勘案しながら 4～8 週間続け，改善すれば治療継続あるいは治療終了する．改善がなければ第 2 段階に移る．

図 1a　IBS の治療ガイドライン第 1 段階
〔福土審，他：過敏性腸症候群．小牧元，久保千春，福土審（編）：心身症診断治療ガイドライン 2006．協和企画，pp11-40，2006〕

表 1　IBS の Rome-Ⅲ診断基準

腹痛あるいは腹部不快感が最近 3 か月の中の 1 か月につき，少なくとも 3 日以上を占め，下記の 2 項目以上の特徴を示すもの．
1) それらの症状が排便により軽快する．
2) 症状の発現が排便頻度の変化を伴う．
3) 症状の発現が便性状(外観)の変化を伴う．

*少なくとも診断の 6 か月以上前に症状が出現し，最近 3 か月間は基準を満たす必要がある．
**腹部不快感とは，腹痛とはいえない不愉快な感覚を指す．病態生理研究や臨床研究では，腹痛あるいは腹部不快感が 1 週間につき少なくとも 2 日以上を占める者が対象として望ましい．
　　　　　　(Longstreth et al., Gastroenterology, 2006)

表 2　Rome-Ⅲの IBS 分類

1) 便秘型 IBS(IBS-C)：硬便または兎糞状便が便形状の 25% 以上，かつ，軟便または水様便が便形状の 25% 未満．
2) 下痢型 IBS(IBS-D)：軟便または水様便が便形状の 25% 以上，かつ，硬便または兎糞状便が便形状の 25% 未満．
3) 混合型 IBS(IBS-M)：硬便または兎糞状便が便形状の 25% 以上，かつ，軟便または水様便が便形状の 25% 以上．
4) 分類不能型 IBS(IBS-U)：便形状の異常が不十分であって，上記いずれにも当てはまらないもの

*便形状は止痢薬，下剤を用いない時の糞便で評価する．　　(Longstreth et al., Gastroenterology, 2006)

て，詳細に問診する必要がある．
②基本的検査に加え，大腸造影検査あるいは大腸内視鏡検査が必要になることが多い．50 歳以上，あるいは大腸癌の家族歴がある場合内視鏡検査を行ったほうがよい．内分泌学的検査として甲状腺刺激ホルモンの検査が行われ，異常が見つかる場合もある．
③器質的疾患との鑑別が重要である．器質的な疾患が否定された場合，鑑別診断として，乳糖不耐症，慢性特発性偽性腸閉塞，

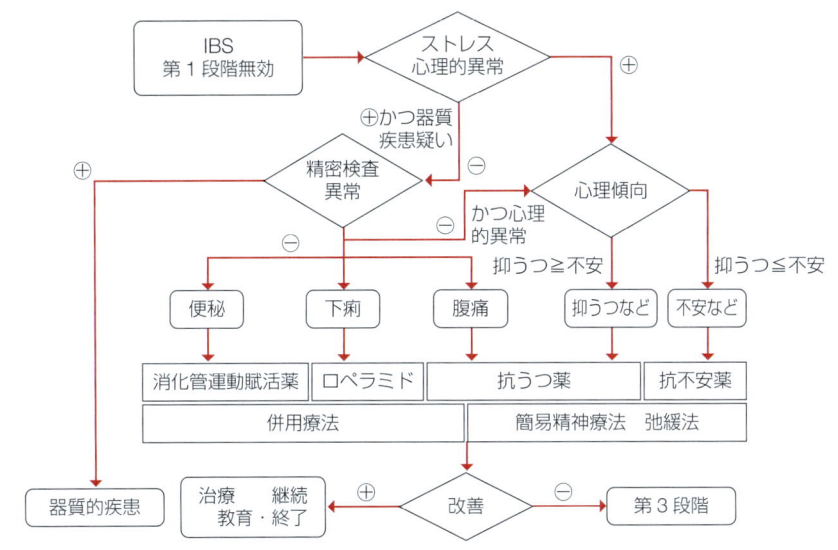

```
                    ┌─────────┐
                    │ ストレス │
┌─────────┐  →  ◇ 心理的異常 ◇ ⊕
│   IBS   │───→  └─────────┘────┐
│第1段階無効│         │              │
└─────────┘    ⊕かつ器質          │
                  疾患疑い            │
     ┌──◇精密検査◇──⊖             ↓
     ⊕  │ 異常 │       ┌─────────┐
     │   └────┘        │ 心理傾向 │
     │    ⊖       かつ心理 └────────┘
     │            的異常    ↓       ↓
     │                  抑うつ≧不安  抑うつ≦不安
     ↓     ↓     ↓         ↓          ↓
  [便秘][下痢][腹痛]    [抑うつなど][不安など]
     ↓     ↓     ↓         ↓          ↓
 [消化管運動賦活薬][ロペラミド][抗うつ薬][抗不安薬]
  ├──── 併用療法 ────┤├─ 簡易精神療法 弛緩法 ─┤
     ↓        ↓           ↓
  [器質的疾患][治療継続  ⊕◇改善◇⊖ [第3段階]
              教育・終了]
```

まず，ストレス・心理的異常の症状への関与の有無を考慮する．これらの関与が大きければ，病態として不安が優勢であるのか，うつが優勢であるのかを判断する．不安が優勢であれば抗不安薬，うつが優勢であれば抗うつ薬を用いる．病態へのストレス・心理的異常の関与は乏しいと判断されれば，小腸造影，乳糖負荷試験などにより器質的疾患を再度除外する．便秘に消化管運動賦活薬，下痢にロペラミド（ロペミン®），腹痛に知覚閾値上昇作用を狙った抗うつ薬を投与する．症例に応じ，第1段階の薬物とこれらの薬物の併用療法，簡易精神療法，自律訓練療法を代表とする弛緩法を試みる．用量を勘案しながら4〜8週間続け，改善すれば治療継続あるいは治療終了する．改善がなければ心身医学的治療を中心とする第3段階に移る．

図1b　IBSの治療ガイドライン第2段階
〔福土審，他：過敏性腸症候群．小牧元，久保千春，福土審（編）：心身症診断治療ガイドライン2006．協和企画，pp11-40, 2006〕

結腸無力症などが挙げられる．
④診断については国際診断基準に沿って行われる．定義は国際的診断基準Rome-Ⅲにより定義され（**表1**），分類も同様にRome-Ⅲ（**表2**）で行う

D. 引き続き行う処置

1 合併症と対策　うつ病，不安障害，胃食道逆流，機能性直腸肛門痛などを高頻度に合併する．重症例は精神科，消化器内科に紹介する．

2 入院・帰宅の判断　原則的に入院加療の適応はない．

3 専門医による治療の概略

1 基本事項　第1段階として，症状や排便習慣をモニターすることから始める．食事指導，生活習慣改善をまず行い，必要に応じ高分子重合体，消化管運動調整薬を投与する（**図1**）．食事指導はまず，医師の指導に基づく食事制限，乳製品の制限，ガスを産生する食品の制限，消化のよい食品の摂取，食物繊維の抱負な食品の摂取などである．

2 薬物療法　抗コリン薬，乳酸菌製剤を消化管運動調整目的で使用する．高分子重合体も腸管内の環境調整目的で使用する．男性における下痢型のIBSについては，5-HT$_3$受容体拮抗薬ラモセトロン（イリボー®）が最近適応となった．便秘型のIBSに対しては，下剤を投与する．消化管を対象とした治療が無効な場合抗うつ薬を用いる．不安が強い場合は抗不安薬を用いる．

3 心理療法および患者教育 IBSの病態生理をわかりやすい言葉で患者に説明する．ストレッサーや疾患に関する不安について患者と十分に話し合う必要がある．特効薬はないが，治療により症状の改善やQOLの改善が得られることを認識させる．患者グループへの参加や日常の運動療法が勧められる．認知行動療法，催眠療法，絶食療法などがある．

急性腸炎
Acute enterocolitis

金子一郎　(独)国立病院機構京都医療センター・救命救急センター長

A. 疾患・病態の概要

急性腸炎は急性感染性腸炎や急性薬剤性腸炎など，腸管に炎症を引き起こす疾患群であり，主な症状は下痢，嘔吐，腹痛，血便，発熱である．

1 急性感染性腸炎

①細菌やウイルスの経口感染による．細菌としては，カンピロバクター，サルモネラ，腸炎ビブリオ，病原性大腸菌，ブドウ球菌などがある．ウイルスとしては，ノロウイルス，ロタウイルスが多い．ノロウイルスは貝類の摂取との関連が指摘されている．夏期には細菌性腸炎，冬期にはウイルス性腸炎が多い．

②感染性腸炎の診断においては，問診が重要である．ウイルス性腸炎では，同様の症状を持つ患者との接触の有無や，施設での集団発症などが参考になる．食事摂取と症状の発症との関連は重要であり，鶏卵摂取やペット(カメなど)との接触後の発症ではサルモネラが，魚介類では腸炎ビブリオが，生肉・鶏肉ではカンピロバクターがその原因としてそれぞれ疑われる．

③ブドウ球菌の感染症では，潜伏期間が3時間ほどで，早期に発症する．組織侵入性の細菌では，12時間から数日間の潜伏期間があり，びらんや潰瘍形成による血便が症状となる．潜伏期後の頻回の水様便，激しい腹痛，血便がある時には，O-157のような腸管出血性大腸菌(enterohemorrhagic *Escherichia coli*：EHEC)による出血性大腸炎を疑う．

2 急性薬剤性腸炎

①薬剤により腸粘膜が傷害され，下痢，腹痛，血便などの症状を呈する疾患群．偽膜性腸炎，急性出血性大腸炎，などがある．偽膜性腸炎は，抗菌薬などの使用によって大腸の細菌群が変化を起こして嫌気性菌である *Clostridium difficile* が増殖して，大腸粘膜に偽膜を作る大腸炎である．高齢者や慢性疾患患者など全身状態不良の患者に起こりやすい．原因となる薬剤として抗菌薬(ペニシリン系，セフェム系，カルバペネム系，リンコマイシン系，リファンピシン，ニューキノロン系，ST合剤など)がある．

②大腸内視鏡検査で，ドーム状の白色の偽膜が認められれば，診断される．急性出血性大腸炎では，右側結腸を中心に発赤，出血，浮腫を主体とする病変を認める．抗菌薬投与から数日間で発症することが多い．便培養で *Krebsiella oxytoca* が検出されることがある．

B. 最初の処置

①重症例ではまず，気道，呼吸，循環管理を優先する．腎不全，脳症をきたしている場合には気道確保が必要となることがある．極端な脱水症状を呈している患者には，急速輸液が必要である．十分な水分補給は本質的であるが，高齢者の場合は，基礎疾患に注意しながら慎重に輸液管理を行う．大量輸液が必要な場合は，ICUでの管理が必要となる場合が多い．

②身体所見の評価と同時に必要があれば，血算，生化学，凝固検査を行う．血小板減

少，電解質異常，肝機能，腎機能をチェックする．必要に応じて細菌培養検査(便)を行う．問診は重要であり，最近の海外渡航歴，食事摂取(特に魚介類・鶏肉・卵など，弁当類)，ペット飼育(ミドリガメ)などについて聴取する必要がある．

③嘔吐症状がない中程度の脱水の患者には，ブドウ糖，電解質を含む経口補液が可能である．

C. 病態の把握・診断の進め方

1 直腸診 直腸の便による閉塞を診断するためには直腸診が必要である．また，出血，血便の有無を確認する．

2 細菌培養(便，生検粘膜) 感染性腸炎が疑われても，全例で行う必要はないが，集団発生が疑われる場合，現病歴より細菌性腸炎が疑われる場合，高度脱水・重症化が懸念される小児・高齢者・免疫不全患者の場合には行う．薬剤性を疑う場合は *Clostridium difficile* 毒素を確認する．

腸管出血性大腸菌は次項「食中毒」を参照．

3 腹部 CT 腸管の浮腫像は診断の参考となる．必要に応じて，下部消化管内視鏡検査を行う．

D. 引き続き行う処置

1 合併症と対策 腸管出血性大腸菌は次頁「食中毒」参照．

2 入院・帰宅の判断 毒素による病態が疑われる場合，経口摂取が不可能な場合，臓器不全が認められる場合は入院が必要となる．判断の際，小児・高齢者・免疫能低下患者では，特に注意深い評価が必要である．

3 専門医による治療の概略
① 水分・糖分・電解質の補給を行い，急性薬剤性腸炎が疑われれば原因薬剤を中止することが原則である．
② ウイルス性感染性腸炎の場合，多くの場合自然軽快するので抗菌薬の投与は行わない．しかしながら感染性腸炎の重症化が懸念される小児・高齢者・免疫能低下患者では，抗菌薬を投与することがあり，第1選択薬としてニューキノロンを投与する．
③ カンピロバクターが原因と疑われる場合にマクロライド系抗菌薬を投与する．
④ サルモネラが原因と考えられる場合はニューキノロン系抗菌薬を用いるが，欧米では耐性菌を誘発する，腸内細菌叢を乱し治癒を遅らせるとして，高齢者や小児を除き抗菌薬は投与すべきではないという考えが主流になっている．

E. 入院3日間のポイント

1 感染性腸炎 輸液管理のうえ，電解質異常や臓器不全の徴候がないか注意する．抗菌薬投与を行う場合は3〜5日間行う．原則，経口摂取による栄養管理を行う．細菌性感染性腸炎が疑われる場合は，強力な止痢薬は原則用いない．ウイルス性腸炎の場合は，生菌整腸薬を用いてもよい．

2 溶血性尿毒症症候群(hemolytic uremic syndrome：HUS) 抗菌薬の投与は，HUSの発症を予防しないが，HUSの発症を誘発することはないとされている．全身管理，支持療法が中心であり，特異的な治療方法で明確な根拠のあるものはない．血小板減少症，溶血性貧血は，毒素の血管内皮細胞傷害に起因するものであり，必要に応じて輸血を行う．急性腎不全は，腎前性腎不全および腎性腎不全の病態であり，比較的早い段階での血液透析が必要となる．循環動態が悪い場合，持続血液透析濾過(continuous hemodiafiltration：CHDF)が選択される．慢性腎不全に移行することもある．脳症に対しては，抗痙攣薬，鎮静薬の投与を行う．

3 偽膜性腸炎 使用抗菌薬の中止，支持療法を行う．バンコマイシン塩酸塩(塩酸バンコマイシン®)，メトロニダゾール(フラジール®)が使用されている．バンコマイシンは，バンコマイシン耐性腸球菌の発生に関与するので，感染対策部門での管理が必要である．

食中毒
food poisoning

金子一郎　(独)国立病院機構京都医療センター・救命救急センター長

A. 疾患・病態の概要

- 食中毒の発生率は年間 1,000～3,000 件程度，患者数は 2 万人から多い年で 5 万人程度，死者は年間数人から 20 人程度である．
- 食中毒は原因となる因子を経口で摂取することによって起こる．原因食品別では，貝類，フグ，肉類，キノコなどが多く原因食品は多岐にわたる．症状は下痢や嘔吐や発熱などであるが原因により様々である．発生件数で見ると，カンピロバクター食中毒・ノロウイルス食中毒，サルモネラ菌属食中毒が多い．腸管出血性大腸菌食中毒は発生頻度が少ないものの，症状が重篤化するものもあり注意を要する食中毒である．
- 食中毒の原因には以下のものがある．
①細菌性食中毒およびウイルス性食中毒，②自然毒食中毒，③化学性食中毒

B. 最初の処置

①細菌性食中毒，ウイルス性食中毒では，急性腸炎の初期治療に準ずる．原因物質により特異的な症状を呈するので注意が必要である．一定の潜伏期後に，悪心，嘔吐，腹痛，下痢などの症状を呈するのが一般的であるが，原因の食材あるいは病因により多彩な症状を呈する．各病因に関する症状は，疾患・病態で述べる．基本的に，バイタルサインの測定，身体所見の把握，血液検査，静脈路確保，必要に応じて心電図検査，体重測定，胸部 X 線撮影など全身管理に必要な検査を行う．
②発熱の有無，神経症状の有無，不整脈，意識障害，凝固異常，臓器不全などについて，その有無を把握し対応する．原則，輸液療法により脱水や電解質を補正，食事制限を行う．止痢薬の投与は，原因物質を腸管内に留める可能性があり，原則使用しない．
③自然毒，化学物質が原因となる場合は原因物質の特定，吐物や，血液の保存などを行う．中毒情報センターなどの情報を活用する必要がある．

C. 鑑別のための知識

1 食中毒の病因の分類
① 細菌性食中毒およびウイルス性食中毒
❶ 細菌性食中毒：食品の製造工程や保存，調理過程において付着した細菌が増殖し毒素を産生する．食品の製造工程で発生するものは社会的に大きな食中毒事件となる可能性がある．細菌性食中毒は毒素型，感染型，中間型に分類される．毒素型中毒の原因で典型的なものは黄色ブドウ球菌，ボツリヌス菌，病原性大腸菌などであり，感染型食中毒原因菌として，腸炎ビブリオ，サルモネラ，カンピロバクターなどが挙げられる．病原性大腸菌は感染型として分類されることもある．

❷ ウイルス性食中毒
① 食物そのものにウイルスが存在する場合と，調理過程でウイルスが付着する場合とがあり，前者は食物がカキなど限定されるが後者の場合，食品が限定されず，高齢者施設や医療関係施設で集団発生することがあり注目される．ノロウイルス，ロタウイルスはカキなどの貝類によるウイルス性食中毒の原因になる．
② A 型肝炎ウイルス，E 型肝炎ウイルスは食物を介して経口感染する．いずれも，感染が流行している海外渡航歴のある患者では注意すべき感染症である．

2 自然毒食中毒
特定の食材を摂取することにより引き起こされる．貝毒による中毒は患者数が多く発生した例もある．自然毒による食中毒は主に植物性自然毒，毒キノコが原因となることが多い．またフグ毒，貝毒などの

動物毒も中毒の原因として注意すべきものである．

③化学性食中毒
食品の腐敗過程で生ずる毒によるものと中毒物質が混入した場合の食中毒がある．食品の製造・販売過程で混入された物質で起こる中毒として，ヒ素，農薬などの化学物質による食中毒は社会体に大きな事件となっている．

❷ 各食中毒の特徴
① 細菌性食中毒およびウイルス性食中毒

①黄色ブドウ球菌：黄色ブドウ球菌の腸炎は，食品に付着した細菌が増殖し毒素を産生することで発症する．潜伏期3～6時間と短く加熱程度で毒素は不活化できない．つまり細菌が増殖して毒素が産生されると，食品が加熱されても中毒が発症する．

②ボツリヌス菌：発酵食品，真空パック食品，ソーセージなどが原因となる．ボツリヌス菌が産生する毒素により発症する．芽胞は高温に耐えうるが，菌の毒素は高温で失活する．ボツリヌス菌による食中毒を防ぐには，食べる直前に食品を加熱することが効果的である．複視，発語障害，嚥下障害などの神経症状がみられる．

③腸炎ビブリオ：海水内の常在菌で，魚介類の生食で起こる．夏期に発生のピークがある．食物の汚染を防ぎ，古い魚，汚染された食物を摂取しないことが重要である．低温に弱い菌であるため，冷蔵保存で感染を防ぐことができる．

④サルモネラ：鶏卵，鶏肉などに付着しているサルモネラ菌属によって発症する．グラム陰性嫌気性桿菌であり，三類感染症に指定されている腸チフスやパラチフスを起こすもの（チフス菌 S. Typhi とパラチフス菌 S. Paratyphi A）と，感染型食中毒を起こすもの（食中毒性サルモネラ：ネズミチフス菌 S. typhimurium や腸炎菌 S. enteritidis など）とに大別される．

⑤カンピロバクター：家畜・家禽類の腸管内常在菌である．牛肉，豚肉，鶏肉，またその生食によって起こる．特に内臓類や内臓と一緒に調理された食品には注意を要する．また，殺菌されていない生牛乳は，汚染の可能性がある．潜伏期間は2～7日である．鳥肉の生食による急性細菌性腸炎が，その後の予後不良の Guillain-Barré 症候群の発症と関連していることが指摘されている．

⑥病原性大腸菌：様々な食品が原因となる可能性があり，特定が困難なことも多い．歴史的に有名なのは，加熱の不十分な牛肉による食中毒の発症の原因菌として病原性大腸菌が特性された例がある．腸管出血性大腸菌 O157（三類感染症）は病原性大腸菌のひとつである．出血性大腸炎，溶血性尿毒症症候群，また脳症の発症などで重篤化する場合がある．

⑦リステリア属菌，ウェルシュ菌，セレウス菌：耐熱性の高い芽胞をつくり，芽胞は100℃でも完全に不活化させることができない．リステリア属菌食中毒は，加工食品，生乳製品などが原因となる．胃腸炎症状，まれにインフルエンザ様症状を呈する．重篤な場合，脳脊髄膜炎などの神経系統症状を呈する．ウェルシュ菌食中毒は学校給食，料理作り置き食品などで，加熱調理・煮込み過程において不活化を免れた芽胞が保冷サイクルにおいても生存し，解凍時の加熱によって食品内で増殖する．潜伏期間8～24時間．セレウス菌中毒で芽胞は100℃10分の条件でも不活化されない．下痢・嘔吐などで発症する．

⑧ノロウイルス：カキの生食，カキの不完全な加熱による調理が原因．原因食品は生カキや魚介類が多く，摂取後1～2日で嘔吐があり，嘔吐や下痢が1～2日くらい続く．頭痛，発熱，咽頭痛などかぜとよく似た症状がみられる場合もある．これらの症状が出ているとき，嘔吐物や糞便中にウイルスが排泄されているので，家族などへの2次感染に注意が必要である．

⑨ ロタウイルス：冬場にみられる乳幼児下痢症の原因ウイルス．ロタウイルスによる下痢症は，栄養状態の悪い熱帯地方の発展途上国では乳幼児の死亡の重要な原因の一つにもなっている．経過は1週間程度で，予後はよいが，脱水症状になりやすいので注意が必要である．

⑩ A型肝炎ウイルス：国内での感染事例は少なく，海外での感染が多い．原因は，A型肝炎に汚染された水や食品の喫食による経口感染で，糞便から二次感染する場合がある．海外での，生水摂取や非加熱食品には注意が必要である．症状は2〜6週間の潜伏期間後，急性肝炎を起こし，下痢，発熱，嘔吐，倦怠感などの風邪に似た症状が続き，黄疸が数週間みられる．

② 自然毒食中毒

❶ 植物性自然毒

① 毒キノコ：日本には数十種類の毒キノコがあるとされているが，キノコ中毒は食用のキノコと間違って食用することで発生する．植物性中毒の90％はキノコを原因とする．一般に腹痛・嘔吐・下痢といった消化器症状で発症する．摂取から消化器症状の発症までの期間が短いほど軽症である．

【胃腸型】ツキヨタケ，カキシメジ，クサウラベニタケなどがある．嘔吐，下痢が主症状である．ツキヨタケ・カキシメジの食中毒では，食後30分〜1時間ほどで嘔吐，下痢，腹痛などの消化器系の中毒症状が現れる．幻覚，痙攣を伴う場合もあるが，数日で回復．幻覚は食後30分〜3時間後に現れ，頭痛を伴い，嘔吐，下痢，腹痛などの症状を起こす．クサウラベニタケ中毒では，発汗などムスカリン中毒の症状も現れる．

【脳症型・神経型】テングダケ，ベニテングダケ中毒では，散瞳，昏睡，筋攣縮がみられる．対症療法で，1日ほどで回復する．ワライタケ，シビレタケ幻覚や運動失調をきたす．

【コレラ型】タマゴテングタケ，シロタマゴテングタケ，ドクツルタケなどの中毒である．毒成分はファロトキシン類，アマトキシン類による．腹痛を伴う嘔吐のほか，激しい下痢を起こす．いったん症状がおさまるものの，肝不全，腎不全，DICなどの臓器不全を起こし，死に至る．キノコ1本程度でも致死的となることがある．治療は対症療法で，呼吸循環管理，持続透析濾過（CHDF），血漿交換などが試みられている．

❷ 動物性自然毒

① フグのテトロドトキシン：神経毒であるテトロドトキシンによる中毒．短時間で進行する，知覚神経・運動神経の麻痺により，呼吸筋麻痺をきたし，呼吸停止に至る．人工呼吸などの対応がないと死に至る．作用は一過性であり，適切な呼吸管理がなされれば回復する．フグ毒の毒力は大変強く，致死量は0.5〜2 mgといわれている．発生頻度は，全国で年間30〜50件，死亡者は年間3〜5例程度である．最近の死亡例は，自分で釣ったフグを調理して食べることにより発生している．

❸ 化学性食中毒

① アレルギー様食中毒はマグロ，カジキ，サバが多く，鮮度の落ちた魚，チーズ，発酵食品，腐敗した食品などが原因となる．腐敗により発生した，ヒスタミンによりアレルギー様の症状が発症する．ヒスタミンは加熱で分解しにくいので加熱調理をした食材でも起こりうる．

② 症状は，重篤化せず対症的治療により軽快する．その他，野菜の残留農薬，ヒ素やカドミウムの混入のような中毒が起こっている．

D. 病態の把握・診断の進め方

以下，腸管出血性大腸菌感染を中心に述べる．

❶ **確定診断に近づくための観察・検査** 腸管出血性大腸菌感染症における，出血性大腸炎と溶血性尿毒症症候群（HUS）の発症には注意を要する．

①腸管出血性大腸菌感染症は，水様性下痢と腹痛で発症する．血便，発熱，悪心，嘔吐，感冒様症状も初発症状の数％にみられる．ほとんどに血便がみられる．重症例では鮮血を多量頻回に排出する（出血性大腸炎）．腸重積，脱肛，虫垂炎などの合併もみられる．

②発症後1週間頃，患者の約10％にHUSが続発する．血小板減少や溶血性貧血（LDHの上昇），尿量減少，血尿，蛋白尿がその症状徴候である．腎不全とともに意識障害を随伴することも多く，重篤例では痙攣，昏睡に陥る．HUSの約3％は死亡する．HUSは乳幼児や高齢者では発生頻度が高い．

2 診断 基本的検査に加え，便培養検査を行う．腸管出血性大腸菌感染が疑われる場合は，大腸菌ベロトキシン検出キット，O157検出試薬を用いる．合わせて，生化学検査，凝固機能の検査などの継続が必要となる．HUSにおける脳症の発生は，神経症状を注意深く観察する．

E. 引き続き行う処置

1 合併症と対策（腸管出血性大腸菌感染症）

1 腸管出血性大腸菌感染症の治療の原則

①腸炎に対しては安静と水分の補給，消化しやすい食事の摂取を勧める．経口摂取が不可能な重症患者には輸液を行い，止痢薬の使用は控える．

②HUS患者は，ICU管理が必要となる．必要に応じ気道確保・人工呼吸器管理を行う．脱水の予防，溢水の管理，血液透析や血圧のコントロールが必須である．

③輸液電解質管理は重要で，体重，時間尿量，中心静脈圧，混合静脈血酸素飽和度，心臓エコー検査などを指標とし十分な輸液を行う必要がある．電解質は，頻回にモニターし血中濃度の低下があれば，補充を行う．

④痙攣重積や脳浮腫に対しては薬物による対症療法を行う．抗菌薬の有効性については，一定の見解が得られていないが，小児に対してホスホマイシン，カナマイシン，ノルフロキサシン，成人に対してはニューキノロン，ホスホマイシンの経口投与を行う．ただし，発症早期に3～5日間の使用とし，漫然とした長期投与は避ける．小児には抗菌薬と乳酸菌製剤の併用が広く行われている．

2 入院・帰宅の判断（腸管出血性大腸菌感染症）

①腸管出血性大腸菌感染が疑われる場合，血便や強い腹痛は入院加療の適応となる．また乏尿・浮腫の徴候があれば入院を検討する．

②また，外来で血算・生化学検査を行い経過観察することが必要であり，悪化の場合入院を考慮する．乳幼児・高齢者は危険因子であり注意を要する．

3 専門医による治療の概略，その他

1 自然毒

①毒性の化学物質で食中毒を起こした人の大部分は，水分と電解質の補給のみで迅速に，そして完全に回復する．

②呼吸循環に問題のある患者，毒性の高い食品の摂取が明らかな患者であれば，ICUでの治療を要する．嘔吐物を少量取っておくと，後で検査をする場合に役立つ．

③フグ毒では呼吸管理が重要である．

④神経毒型の毒キノコでは，特異的な治療が必要になる．タマゴテングダケでは，ファロイジンによる中毒が食後6～24時間で発症，胃腸症状に加え腎不全，肝不全を起こす．臓器不全で死に至ることもある．

2 患者・患者家族への説明 細菌性食中毒，ウイルス性食中毒については，重篤化する可能性があることを説明し検査を行う．手洗いを励行し，患者の吐物，便などを処分する際は十分に注意し処置後に手洗いをすることを指導する．

3 届出について 腸管出血性大腸菌感染は三類感染症として保健所長を経由して都道府県知事に届ける．他の食中毒も保健所に届出を行う．医師は中毒患者の届け出義務がある（食品衛生法第27条）．

4 その他　社会的事件として，食中毒事件を挙げる．原因は様々であるが，2008年に発生した中国製冷凍餃子中毒事件は化学物質の混入で起こったものであり，通常の食中毒からは推定できない物質が原因となっている点が注目される．

- 熊本県のボツリヌス菌集団食中毒(1984年)：辛子蓮根によるボツリヌス菌の集団食中毒事件が発生し，36名が中毒症状に陥り，うち11名が死亡．食材の滅菌が不十分であったことによる．
- 大阪府堺市のO157集団食中毒(1996年)：患者数7,996人，死者3人．最終的な感染源は特定されていない．
- 雪印集団食中毒事件(2000年)：病原性黄色ブドウ球菌が増殖して毒素が発生．認定者数14,780人と多数の中毒者が発生した．工場の停電がその原因とされている．
- 中国製冷凍餃子中毒事件(2008年)：メタミドホスなど有機リン系殺虫剤が検出された．

消化管異物（成人）
gastrointestinal foreign body

平　泰彦　聖マリアンナ医科大学教授・救急医学

A. 疾患・病態の概要

1 消化管異物　誤飲とは，本来嚥下されるべきでない物質が誤って咽頭から食道，胃，上部・下部消化管へ送られることである．誤飲した物質が消化管内で吸収されず消化管内にとどまる場合，これを消化管異物という．これに，大きな食物（特に肉）を嚥下し，食道に停滞する場合も消化管異物に加える．

2 好発年齢　成人より小児に多く，乳児(3歳以下)に好発し，異物はコインが多い．成人では，魚骨，食物塊，義歯，薬剤(PTP)などが多い．そのほか，高齢者，精神神経科患者，老人性認知症また自殺企図者などに多くみられ，常識外の異物をみることがある．食道の生理的狭窄部位に介在する．

3 咽頭異物　魚骨による口蓋扁桃や舌根部への刺入例が多い．

4 食道異物

① 消化管異物で臨床的に重要なのは，食道異物である．食道を通過した消化管異物の多くは下部消化管を障害なく通過して排泄される．

② 食道異物は食道の生理学的狭窄部位に好発する．第1狭窄部(食道入口部)，第2狭窄部(大動脈弓部，左主気管支交差部)，第3狭窄部(食道裂孔)が好発部位である．

③ 生理的食道狭窄以外に，食道の病的状態として，腫瘍(食道原発腫瘍，気道系腫瘍による食道浸潤，圧迫)，好酸球性食道炎，放射線食道狭窄，食道粘膜輪，憩室，食道潰瘍による狭窄などの既往があると食道異物を発症しやすい．

5 食道損傷・破裂をすでにきたした症例　救急初期治療の現場では，本症をまず念頭に置き，緊急の処置，手術を考慮する．緊急度のみならず食道破裂による縦隔洞炎は重症度も高い．その多くは手術治療により縦隔を開放・洗浄し，ドレナージチューブを挿入する．

6 胃内異物　食道を通過して胃内へ落ちた胃内異物による訴えは少ない．しかし，まれではあるが消化管穿孔をきたすので十分な観察は必要である．2週間は自然排泄を待つ．2週間を超えて胃内に停滞する異物や幽門輪を通過できない大きさの異物はファイバースコープにより摘出する．

B. 最初の処置

1 消化管異物と気道異物との鑑別

① 主訴と経過，臨床症状，理学所見から食道異物か気道の異物かを判断する．消化管異物を疑えば，患者の訴えから咽頭，食道，胃内かの鑑別をする．

② 頸部，胸腹部単純X線の2方向撮影が初期診療で有用である．

2 喉頭鏡・咽頭鏡による観察

① 咽頭異物の多くは自然脱落し嚥下されるが，時に組織内へ埋没し咽後膿瘍や扁桃周囲膿瘍をきたす．時間経過が長くなった例では，局所麻酔下に喉頭，咽頭鏡で観察し異物を摘出する．

② 観察部位に発赤，腫脹などの異常所見があり，異物が見えない，または摘出が不可能な症例は耳鼻科などの専門外来の受診を勧める．

3 食道異物
食物による食道完全閉鎖症例は，発症から12時間以内に内視鏡的に緊急に除去する．唾液を含む口腔内分泌物による誤嚥性肺炎を予防するためである．

1 食道異物で緊急に摘出を考慮すべき状態
① 鋭利な異物
② ボタン電池や複数の磁石の食道内嵌在
③ 食道異物による気道閉塞
④ 食道完全閉塞による分泌物の誤嚥などがある
⑤ 強い感染徴候，腸管閉塞症状などがある
⑥ 食道内異物と判断されて24時間以上経過していたり，発症時期が不明である

以上の状態でない食道異物については，24時間の経過観察でよい．それらの多くは胃内，また下部消化管へ自然に移動する．

4 胃内異物

① 2週間は自然排泄を待つ．2週間を超えて胃内に停滞する異物や幽門輪を通過できない大きさの異物はファイバースコープにより摘出する．摘出時に食道損傷を防止することが重要である．

② 一般的に，鋭利でなく，不活性物質の素材で，大きさ5cm以下の胃内異物は，緊急の内視鏡的摘出をせずに，まずは経過観察とする．初診から1〜2日後の単純X線は異物の移動を確認するのに有用である．経過観察中でも腹痛，悪心，嘔吐の増悪や腹膜炎症状の出現には十分に注意する．

5 無症状で異常と認めない患者
消化管異物の疑いとして救急外来(ER)を受診した患者で，バイタルサインに異常がなく，無症状でかつ単純X線写真で異常を認めない症例では，経過観察としてもよい．しかし，症状の突発や増悪する症状などに対して十分な注意を喚起し，再診を勧める．

C. 病態の把握・診断の進め方

1 確定診断に近づくための観察・検査

1 病歴聴取　正確な病歴聴取に努めるが，ADL不良の老人，精神神経系疾患など基礎疾患により病歴聴取が困難なことが多い．病的食道狭窄をきたす既往疾患の有無を聴取することも重要である．

2 主訴　悪心，嘔吐，そして嚥下障害，唾液の嚥下障害，嚥下痛，頸部の疼痛，圧痛，胸骨裏面の疼痛などである．食道，胃を通過した異物による下部消化管穿孔例では腹膜炎による症状を訴える．

3 身体所見　バイタルサインの把握が優先される．

① まず頸部の詳細な観察を行う．頸部発赤，腫脹や皮下気腫は食道破裂を示唆し，緊急度・重症度ともに高く，緊急の外科的処置が必要である．胸部で吸気時狭窄音，呼気時喘鳴は気道異物や食道異物による気道系の圧迫狭窄を示唆する．腹部の膨隆や腹膜炎症状は，まれではあるが異物による消化管穿孔を意味する．

② 一般的に，消化管異物の初期段階に特徴的な異常所見は少ない．合併症として咽後膿瘍，扁桃周囲膿瘍，食道破裂による縦隔洞炎などを併発した場合は強い炎症所見や感染徴候を示す．

4 血液一般生化学検査　血算で左方移動を伴う白血球増加は炎症，感染を示唆するが，本症に特異的なデータはない．

5 画像検査

① 頸部，胸部，腹部単純X線を撮る．いずれの撮影でも正側2方向撮影を行う．食道内異物の約60％は放射線非透過性でありX線で確認されるが，40％はX線透過性物質である．胸部X線側面像は異物の存

在部位が食道か気道かの鑑別に有用である．X線透過性物質については単純X線写真での異常所見がないことで異物を否定することはできない．X線透過性物質の診断にはCTやMRIが有用である．単純X線で異常はないが，なお消化管異物を疑う症例にはCT検査を行う．食道穿孔による縦隔洞炎，咽後膿瘍などを疑えば，CTは必須で，食道壁の肥厚，不整，食道周囲縦隔の液体貯留などは食道穿孔，縦隔洞炎を示唆する．
② 放射線透過性の異物を疑う時，造影剤透視検査を推奨する報告もある．一方，特にバリウムは続く内視鏡検査の妨げとなり，また食道の完全閉塞では造影剤の逆流による誤嚥をきたす可能性もあり結論に至っていない．

6 内視鏡（喉頭鏡，消化管内視鏡）
① 以前は硬性鏡による観察，摘出が汎用されたが，近年は軟性鏡（ファイバースコープ）を用い，食道損傷を避けるために種々の工夫（フードやオーバーチューブ）を加えて摘出する．
② 狭い食道内での異物の把持など技術的に困難な場合には，あえて胃内へ異物を落として広い空間の胃内で異物を把持し摘出操作を行う．

D. 引き続き行う処置

1 治療
1 経過観察　誤飲の既往と消化管異物を懸念し来院した患者で，自覚症状がなく単純X線写真に異常をみない症例の多くは経過観察でよい．これら患者の多くは，食道を通過し胃，十二指腸，それ以降の下部消化管に達している．
2 鋭利な異物
① 輪状咽頭部より口側の魚骨など鋭利異物は咽頭鏡や喉頭鏡で除去する．
② 食道に嵌在して移動しない鋭利な異物は，内視鏡的に除去する．摘出時には食道損傷を避ける工夫をする．
③ 成人の食道異物に対する内視鏡手技の多くは，無麻酔下に軟性ファイバースコープで行われる．食道壁損傷を避けるために，内視鏡先端にフード，オーバーチューブ，手術用手袋などを装着して摘出を行う．

3 緊急の内視鏡的異物除去の適応
① 鋭利な異物が食道や胃内に留まるもの．
② 症状が存続し，口腔内分泌物の対処ができない症例．口腔内分泌物の嚥下が困難な症例は食道の完全閉塞を示唆し，緊急の摘出が適応となる．口腔内分泌物に起因する誤嚥性肺炎を予防する．
③ ボタン電池が食道内に留まる症例．ディスク（ボタン）電池は両側面がプラスとマイナスで構成されており，両側から粘膜面で接着すると容易に通電し，粘膜，壁の電撃傷を起こし食道潰瘍，破裂に至る．
④ 複数の磁石が食道や胃内に留まる症例．磁石同士の接着により壁を圧迫し虚血により穿孔をきたすことがある．

4 緊急手術
① 食道破裂症例の多くは緊急手術の適応となる．特に発症から24時間以上経過した症例は手術治療を積極的に行う．
② 食道を通過して下部消化管へ達しても，鋭利な異物などは時に穿孔して腹膜炎を発症することがあり，これらは緊急手術の適応である．

2 経過観察　上記の緊急内視鏡的異物除去の適応例や，食道破裂症例などを除き，鋭的でない食道異物については，12～24時間の経過観察をしてよい．その多くは食道を通過し胃内へ落ちるからである．時間経過の推定は難しいが，おおむね24時間以上を経過した食道内異物例は，食道壁の圧迫，穿孔を考慮して摘出を行う．

イレウス
ileus

平　泰彦　聖マリアンナ医科大学教授・救急医学

A. 疾患・病態の概要

- イレウスとは腸管が内腔または腸管外の原因により，内腔の狭窄や閉塞をきたした状態で，腸閉塞ともいわれる．イレウスには種々の分類法がある[1,2]．腸管虚血合併率の高さにより，機械的，機能的イレウスを分類し，代表的疾患を**表1**にまとめた．
- 絞扼性イレウスは，腸管内腔の閉塞に続く種々の病態と腸管への血流障害による腸管虚血が特徴である．病態は急激に増悪し，腹膜炎，敗血症(sepsis)/敗血症性ショック(septic shock)，DIC(播種性血管内凝固症候群)，多臓器不全へと容易に進行する．そのため，絞扼性イレウスはもちろん，絞扼へ進行しつつある状態を早期，的確に診断し手術治療を実施することが重要であり，手術時期の遅延は治療成績不良に直結する．しかし，絞扼を示す明確な指標は未確立である．
- イレウスの原因は多岐にわたるが，原因によらず多くの症例で絞扼性イレウスへ進行する可能性があることを念頭に置く．絞扼性イレウスでショック状態など重篤化した症例の診断は臨床所見や検査所見から可能であるが，早期の絞扼例や絞扼へ進行しつつある状態での早期診断は困難を極める．
- 絞扼性イレウスの病態の特徴は，腸管内腔の閉塞と腸管血流の障害である(**図1**)．

1 腸管内腔閉塞

①閉塞部より口側腸管は内容物の通過障害により拡張し，内圧上昇から嘔吐をきたし，体液の体外喪失をきたす．重症化すると非出血性循環血液量減少性ショックに陥る．
②拡張腸管の腸液吸収能は障害され，腸液分泌と相まって腸管内容量はさらに増大し，

表1　イレウスの分類と腸管虚血の合併

機械的イレウス	腸管虚血を伴いにくい	異物や腸管内容物による閉塞，胆石，癌性腹膜炎，放射線腸炎，腸管腫瘍
	腸管虚血を伴いやすい	癒着性イレウス，内外ヘルニア嵌頓，腸管軸捻転，腸重積
機能的イレウス	腸管虚血を伴いにくい	腸炎，腹膜炎，代謝異常，電解質異常，神経障害，薬物による，外傷に伴う一過性腸管麻痺
	腸管虚血を伴いやすい	腸間膜動脈血栓・塞栓症，腸間膜静脈血栓症，大動脈解離

内圧が高まり，腸管粘膜が障害される．体液はサードスペースへ移動し貯留して血管内容量は減少する．いわゆる脱水をきたす．
③閉塞により拡張した腸管内で細菌の異常増殖が起こり，嘔吐物は次第に糞便様となる．腸管粘膜障害も併発し，bacterial translocation をきたす．
④脱水状態に続いて，電解質異常，尿量減少，高窒素血症，頻脈，低血圧をきたす．

2 血流障害

①腸管虚血により腸管壊死，腸管穿孔から腹膜炎を併発する．
②腸管粘膜障害，腸管壊死，腹膜炎から高サイトカイン血症をきたし，全身性炎症反応症候群(SIRS)，敗血症/敗血症性ショックへと病態は悪化する．引き続き DIC，多臓器不全(multiple organ failure：MOF)へ進行し予後不良の経過をとる．

B. 最初の処置

1 鑑別
イレウスは急性腹症(acute abdomen)と総称される疾患群のなかの1つであり，イレウスを他の急性腹症を呈する個々の疾患から鑑別する．

2 初期診療におけるゴール
①循環血液量減少の程度と代謝異常を把握し，これを補正する．
②重症度と閉塞部位を同定する．
③緊急手術の要否を早期に的確に判断する．

図1 イレウスの病態

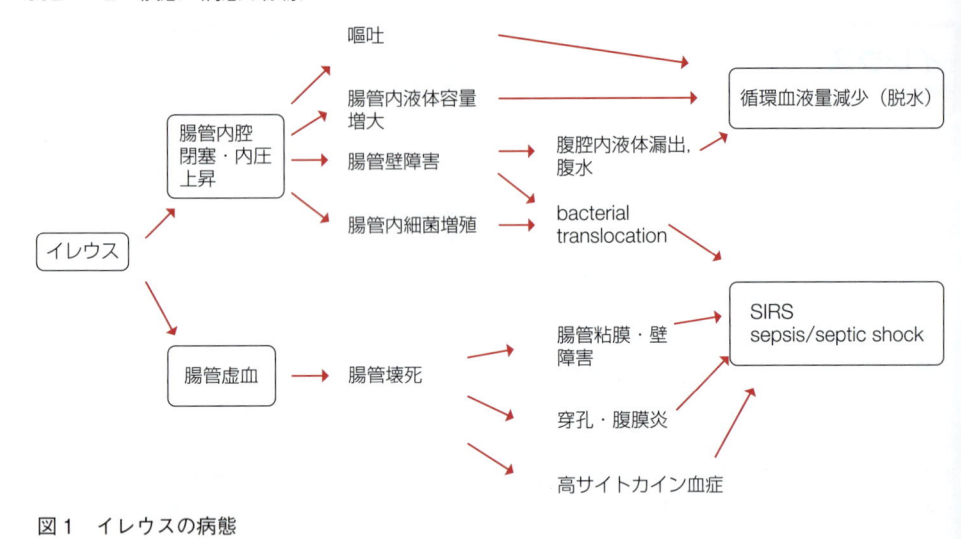

緊急開腹術の適応症例以外は保存的治療を実施する．

3 初療における処置・検査
1 経鼻胃管（short tube）・イレウス管（long tube）の挿入
胃管からの排液の性状と量は正確に把握する．排液量増加はより高度閉塞，完全閉塞を意味し，絞扼性イレウスへの進行を示唆する．胃管からの排液による電解質喪失（Na，K，Cl，Hなど）に対しては適宜これを補正する．嘔吐による誤嚥性肺炎を防止するため胃の減圧はするべきである．近年，イレウス管（Miller-Abbott管など）の適応は減少しつつある．その理由は，イレウス管挿入が胃管と比較して，手術必要性を減少させ得なかったとの報告があること，また手技上，小腸まで到達させることが難しいこと，抜去に難渋することがあげられる．

2 抗菌薬
腹腔内感染症がある場合には抗菌薬投与は妥当である．比較的早期また軽度のイレウスで，bacterial translocation予防の観点からの抗菌薬投与には議論がある．

4 病歴聴取，臨床所見
バイタルサインは正確に頻回にチェックする．ショックの有無，開腹術の既往の有無，腹痛の程度，持続，性質などを詳細に聴取する．身体所見として，腹痛の部位，圧痛，腹膜炎症状の有無を確認する．

5 特殊な治療
① ヘルニア嵌頓の用手的整復．6～8時間以上経過した例や絞扼を示唆する症例には行わない．
② 腸重積に対する，バリウムや空気注入による整復術．
③ S状結腸軸捻転症に対する内視鏡的整復術．

C. 病態の把握・診断の進め方
1 鑑別診断
① 急性腹症を呈する疾患．特に頻度が高く，重要な疾患として種々の原因による腹膜炎，胆石・胆嚢炎，急性虫垂炎，急性膵炎，尿路結石，女性性器関連疾患があり，これらとの鑑別をまず行い，イレウスの診断を得る．
② 次いで，イレウスのなかで絞扼性イレウスと腹膜炎に伴う麻痺性イレウスを検出する

ことが重要であり，両者は手術適応の判断が重要となる．

2 イレウスの診断
臨床所見と画像所見から診断する．

1 臨床所見
① 高体温，頻脈，低血圧などバイタルサイン異常や乏尿は重篤な状態を示唆する．
② 空腸など近位部閉塞では悪心，嘔吐が強く，経口摂取の低下も回腸など遠位部閉塞に比べて顕著である．疝痛性腹痛から持続性腹痛への変化は，腸管虚血すなわち絞扼の徴候であるとする意見もある．腸管ガス移動（放屁）の消失はイレウス（閉塞）発症直後には認めず，12時間以上の後に出現することもある．
③ 腹部膨満，嘔吐，疝痛性腹痛，腸管ガス移動障害（放屁なし）．開腹術の既往は重要であり，術後癒着性イレウスの発症を考える．
④ 時に腸管蠕動音減弱や金属音を聴取するが，特異的所見ではない．

2 検査
① イレウスの診断における血液学的検査の意義は小さく，どの異常値も非特異的である．イレウスの1つの病態である脱水（循環血液量減少）の指標として，窒素血症，クレアチニン，Htなどの高値は脱水の程度をも示唆する．白血球の左方移動を伴う増加は強い炎症を示し，絞扼の存在を示唆する．
② 激しい嘔吐でNa, K, H, Clを喪失し代謝性アルカローシスを呈する．しかし，重症化に伴い循環血液量減少と腸管虚血の進行により代謝性アシドーシスを呈する．血中乳酸値はショックや重症病態の本態である末梢組織酸素代謝異常を反映するので，初期治療の段階での乳酸高値や経時的な上昇は重要な所見である．

3 画像
① 単純X線のイレウスにおける診断は，種々の古典的サインが提唱されている．立位，臥位腹部X線と共にfree airの確認のため立位胸部X線も撮影する．立位撮影が不能なら左側臥位腹部X線を撮影する．ニボー，caterpillar（キャタピラー）sign, pseudo-tumor signなどが有名であり，イレウスの存在は示唆するが，その重症度や絞扼の有無など質的診断における価値は高くない．
② 造影CT：造影CTはイレウスの存在，部位，重症度，閉塞原因など詳細な診断に非常に有用で，また他の疾患との鑑別に有効であり，価値は高い．closed-loop obstructionのCT所見は特に有用で，隣接する円形腸管像，嘴状閉塞腸管（beak sign），腸間膜渦巻状構造（whirl sign），放射状腸間膜血管（radial distribution）などの所見が挙げられる．特に造影CTが有用で，腸管内腔径の突然の相違（caliber change）が閉塞部位を示唆し，腸管壁の造影効果不良，腸管壁肥厚や壁内ガス像，腸間膜肥厚，腸間膜血流の消失，腸間膜のうっ血や出血，そして腹水などは重症イレウス，絞扼の存在を疑う所見である．
③ 超音波検査：イレウス診断における超音波検査は，単純X線より有用であるが，CTには劣る．ただし，ベッドサイドで頻回に無侵襲に実施でき，妊産婦にも実施可能である長所がある．単純性イレウスでは，keyboard sign（小腸Kerckring襞がピアノ鍵盤様にみえる所見）やto-and-fro movement（閉塞，拡張した腸管の内容物が内腔で動く所見）が特徴的である．一方，絞扼性イレウスでは，Kerckring襞不明瞭化やto-and-fro movementの消失が特徴で，腹水の存在や増量は絞扼への移行を強く示唆する．

3 開腹術（試験開腹）の適応
開腹術の適応には，①絞扼性イレウス（腸管虚血）が明らかで緊急手術を要する，②初期治療として保存的治療を行い経過観察中（5〜7日が一般的）に手術治療を選択する，の2種類がある．絞扼の存在が確認されれば絶対的手術適応である

が，絞扼へ移行しつつある，または絞扼のご
く早期の段階での診断は熟練した医師でも極
めて困難であるが，漫然と12～24時間以上
の経過観察をしてはならない．手術適応判断
の妥当性は，開腹手術で腸切除の必要性の有
無により決定される．絞扼の診断のための客
観的指標として，判別式などが検討されてい
る．①②のいずれにしても，以下の項目が開
腹手術適応の判断の助けとなる．

1 臨床症状
①腹痛の増悪，疝痛から持続的腹痛へ変化．
②腹部膨満の増悪，排ガス・排便がない．
③腹膜炎症状の増悪(腹部圧痛増大，反跳痛，
 汎発性腹膜炎症状，腹壁板状硬など)．
④バイタルサインの異常として，発熱，頻脈．
⑤NGチューブからの排液増量．血性様．
2 血液生化学検査　代謝性アシドーシス，白
血球増多，CK値上昇
3 画像所見　CT再検が有用で，腸管壁肥厚
や壁内ガス像，腸間膜肥厚，そして腹腔内液
体貯留が挙げられる．これらの所見の単純
X線写真による検出率は低い．イレウス管
からの造影検査で腸管の完全閉塞が持続．

D. 引き続き行う処置

1 専門医による治療の概略
1 開腹術，試験開腹術
①術後の癒着性イレウスのため試験開腹を行
う際，皮膚切開と開腹は以前の創より頭側
に置くことが癒着臓器の損傷を避ける．腸
管の閉塞原因と閉塞部位を同定し，腸管を
愛護的に扱い，癒着は可能な限り剥離す
る．癒着剥離によって腸管切除範囲を縮小
できる．
②切除範囲腸管の決定が重要である．癒着剥
離後の腸管の色を確認し，温生食ガーゼで
約15分温める．腸管の色が正常に戻り，血
管の拍動を触知すれば回復可能と判断され
る．切除部位の確定のため，通常のドプラや
レーザードプラ検査を用いることもある．
③一期的腸管吻合が危険なときは，小腸瘻を

造設し，二期的に吻合術を再試行すること
もある．開腹術の術式として，通常開腹術
と腹腔鏡下の手術が選択しうる．

文献
1) 松本智司，他：イレウスの原因・分類・病
態．外科治療 94：881，2006．
2) 市倉隆，他：イレウスの初期診治療のポイ
ントとコツ．消化器の臨床 5：526，2002．

虚血性腸炎，腸間膜動脈塞栓症
ischemic enteritis, mesenteric artery embolism

平　泰彦　聖マリアンナ医科大学教授・救急医学

A. 疾患・病態の概要

　本項では消化管への血流障害が原因で消化
管壊死や出血をきたし，救急外来で重要な疾
患である，虚血性腸炎，上腸間膜動脈閉塞症
〔SMA(superior mesenteric artery)閉塞症〕，
非閉塞性腸管虚血症〔NOMI(non-occlusive
mesenteric ischemia)〕，そして上腸間膜静
脈閉塞症(superior mesenteric vein：SMV
閉塞症)について概説する．
● 虚血性腸炎とは，中枢の腸管動脈に閉塞が
ないにもかかわらず，虚血により惹起され
た腸管の炎症である(Marston, 1966)．次
の3型に分類される．
①一過性型：虚血性腸炎の大部分を占め，腹
痛や下血で発症し1～2週間で治癒する．
②狭窄型：発症後，1か月ほどを経た時期に
腸管内腔の狭窄をきたす．
③壊死型：初期から腸管壊死と腹膜炎をきた
すタイプでNOMIとの関連が議論されて
いる．このタイプは緊急手術を必要とし，
腸間膜動脈血栓・塞栓症とともに救急の現
場で緊急性，重症度が高い．
● 腸間膜血管の解剖と生理
① SMAは腹腔動脈の分岐より末梢側，約1
cmの大動脈から分岐する．左側から空・

表1 急性腸管虚血の分類

	病態	部位	特徴	基礎疾患など
SMA閉塞症 SMA血栓症	SMA起始部の粥状動脈硬化による狭窄部に血栓形成	空腸，回腸，横行結腸など広範囲の虚血	AMIの15〜25% 腹痛は突発するが時間，日の単位で持続	高齢者 重症心疾患(AMI，心不全など)
SMA塞栓症	AFなどに起因する血栓がSMA起始部や第1，2分枝を閉塞する	SMA分岐する3〜10 cmの範囲 空腸の中間部分	AMIの50% 突発する激しい腹痛	左房，左室，弁の血栓が塞栓を惹起
非閉塞性腸管虚血症(NOMI)	腸管血液灌流障害と腸管血管の攣縮が病因 血管攣縮には交感神経，バゾプレシン，アンジオテンシンなどが関与	非連続性腸管虚血，壊死	AMIの20〜30% 進行が緩徐で診断の遅れによる腸管壊死の頻度が高く，死亡率も高い 腹痛は突発するが1〜2週にかけて持続，増悪	高齢，重症心疾患 利尿薬(循環血液量減少)，腸間膜動脈収縮作用をもつジギタリス，α作動薬など服用 CABG術後
SMV閉塞症	原因としてSMV血栓や静脈の絞扼が多い		腸管虚血の5%	危険因子として，凝固亢進状態，門脈圧亢進，腹腔内感染症，鈍的腹部外傷，膵炎，脾臓摘出後，門脈系の悪性腫瘍など

SMA：superior mesenteric artery, SMV：superior mesenteric vein, CABG：coronary atery bypass grafting

回腸動脈が，右側から中結腸動脈，回結腸動脈，右結腸動脈が分枝する．SMA本幹の末梢は，自ら分枝した回結腸動脈と吻合して終わる．

②腸管は75%の腸間膜血流の減少に対して，12時間までは酸素摂取率(O_2 extraction)の上昇や側副血行によって耐えられる．しかし，血管の狭窄や閉塞による血流減少に加えて血管攣縮が病態の悪化を加速する．
● 急性腸間膜虚血(acute mesenteric ischemia：AMI)は，SMAに起因する病態(95%)とSMVに起因する病態(5%)に二分される．SMA閉塞症は，SMA血栓症(15〜25%)，SMA塞栓症(50%)と血管閉塞を伴わないNOMI(20〜30%)に分類される(表1).AMIの危険因子は，加齢，動脈硬化，低心拍出量，不整脈，心臓弁疾患，急性心筋梗塞，腹腔内悪性腫瘍などである．

1 **SMA血栓症(SMA thrombosis)** SMA起始部の粥状動脈硬化による狭窄部に血栓が形成され，空腸，回腸，時に横行結腸まで広範な腸管虚血と壊死をきたす．既往に動脈硬化性血管病変による慢性的腸管虚血をもつことが多く，腹部外傷，感染，他の重症病態を契機に発症する．SMA根部の閉塞が多いので腸管虚血は広範に及ぶ．

2 **SMA塞栓症(SMA embolism)** 最も頻度が高く(50%)，左房，左心室や弁で形成された血栓が原因である．SMAは大動脈(Ao)からの分岐角度が小さく，血管径が大なので血流にのった血栓による塞栓を生じやすい．AoからSMAが分岐する3〜10 cmの範囲で，また中結腸動脈の分岐より末梢の血管内腔が細くなる部分で塞栓しやすい．15%はSMAの分岐近傍で塞栓が生じ，20%は多発性塞栓を生じる．空腸の中間部分の虚血が最も生じやすい．

3 **非閉塞性腸管虚血症(NOMI)**
①明瞭なSMA閉塞所見を画像上認めないが，心拍出量低下，循環血液量減少(ショック)，心原性ショック，感染性ショックなどによる腸管血流低下と腸間膜

動脈の攣縮が原因で発症する．SMA塞栓，血栓症などに比して，進行が緩徐で，診断の遅れにより腸管壊死の頻度が高く，致死率も高い．

②SMA血栓症と同様，高齢者で，心筋梗塞や心不全など重症の心疾患の既往を持つものが多い．循環血液量減少をきたす利尿薬服用，大動脈弁不全，敗血症（sepsis），不整脈，またジギタリスやα作動薬服用などが危険因子である．冠動脈バイパス術患者での発症率が高く，長時間の大動脈遮断や術後の心血管作動薬が関与するといわれる．

④**上腸間膜静脈血栓症〔SMV（superior mesenteric vein）血栓症〕**

①危険因子として，凝固亢進状態，門脈圧亢進，腹腔内感染症，鈍的腹部外傷，膵炎，脾臓摘出後，門脈系の悪性腫瘍があげられる．遺伝性凝固亢進として活性化プロテインC抵抗性疾患など，後天性として発作性夜間ヘモグロビン尿症，骨髄増殖性疾患などがある．

②腸間膜静脈系の血流障害により腸間膜浮腫が起こり，体液が腸管内へ流出し結果的に循環血液量が減少する．静脈血流障害は腸管動脈血流の減少，腸管虚血を引き起こす．

B．最初の処置

AMIの治療は，虚血腸管の血流を再開することである．腸管の壊死や梗塞の有無を判断し，緊急開腹手術の適応を決定することが最重要である．腸管壊死への進行を予測して手術に臨むのが理想であるが，その術前診断は困難である．

①バイタルサインを正確に把握し，繰り返し測定すること．

②理学所見の把握と検査を行いつつ，同時に重症病態に応じた蘇生を実施する．ショックであれば，循環血液量減少性ショックの治療とともに，septic shockにおけるSSCG（surviving sepsis campaign guideline）に従った蘇生バンドルとしてのEGDT（early goal-directed therapy）を実施する．

③循環動態の改善が初療の柱である．血圧回復や循環血液量補充など循環動態の安定化と代謝性アシドーシス補正は，腸管血流を補正し，さらなる血栓形成を予防し，血管攣縮を予防する．

④胃内圧減圧のために経鼻胃管を挿入する．

⑤広域抗菌薬の投与．

⑥AMI発症原因である心不全，循環血液量減少，低血圧，不整脈などの治療を上記の重症病態に対する治療と共に実施する．

⑦新たな血栓形成防止のための全身的な抗凝固療法は，出血性疾患のリスクがない例に行う．

⑧腸間膜血管収縮作用のあるジギタリスは中止する．心血管作動薬を要する症例では，腸間膜血流低下をきたしにくいドブタミン（ドブトレックス®）やミルリノン（ミルリーラ®）を選択する．

C．病態の把握・診断の進め方

①主訴，理学所見

①急激，突発する腹痛で，理学所見に比して激しい腹痛が特徴である．悪心，嘔吐はほぼ必発である．高齢者AMIの1/3では精神症状を呈するともいわれる．

②腹痛の経時的変化も重要である．SMA塞栓症では突発する激しい腹痛が特徴で，SMV血栓症は，診断される1～2週間前から腹痛が緩徐に進行する特徴がある．SMA血栓症やNOMIでは腹痛は時間または日の単位で発症し進行する．NOMIでは25％の症例で腹痛は欠如するといわれ，低血圧，心不全，循環血液量減少，不整脈などの重症病態にマスクされて，NOMIの診断が遅れることがある．

③自覚症状の激しい腹痛に比べて，初期の腹部理学所見は一般的に軽い．腸管虚血の進行に伴い，腹部膨満，腸蠕動音は減弱，消失し，腹膜刺激症状として反跳痛，筋性防

御などが出現する．

2 既往歴, 家族歴など　AMI の疑いを持つこと．
① 他部位の血管閉塞症の有無．AMI 症例の 1/3 は他の塞栓症の既往をもつといわれる．
② SMV の 1/2 では肺動脈血栓塞栓症や深部静脈血栓症をもつといわれる．
③ SMA 血栓症では, 食後腹痛のため摂食を嫌うようになり, 体重減少なども発症する．
④ 危険因子：心房細動, 心不全, 末梢血管疾患, 凝固亢進病態の既往や家族歴．

3 画像診断

1 腹部単純 X 線, 腹部 CT
① 腹部単純 X 線は非特異的で, 本症が進行し腸管壊死や梗塞をきたした時に, イレウス, 拡張腸管のループ像, 腸管壁肥厚や腸管壁内ガス像などを呈する．
② 造影 CT は有効で, 比較的中枢枝での閉塞は SMA 血栓, SMA 塞栓, SMV 閉塞において血管の造影欠損として描出される. 進行した状態であれば, 腸管壁肥厚, 虚血腸管の非造影像, 腸管壁内ガス像など腸管壊死や梗塞の像を示す．
③ 近年の multidetector row CT (MDCT) は, より詳細な情報を提供する．
④ 一般に CT 検査で AMI を否定することはできない．しかし, AMI が重症化して腸管壊死に陥った症例の診断や, 他疾患との鑑別に有用である．

2 血管造影
① AMI 診断のゴールドスタンダードは, 血管造影 (interventional radiology：IVR) である．臨床的に強く AMI を疑う症例では, CT 検査をスキップしてでも, IVR を行うべきである．試験開腹術の適応を満たさない症例では, AMI を疑えばより積極的に選択的 SMA 造影を行うべきである．
② 腸管壊死やショック状態が明らかな症例では, 開腹手術が優先される. しかし, 非ショック状態で開腹術を考慮する症例では, 選択的 SMA 造影は閉塞部位を明らかにし,

また AMI の基本病態の 1 つである血管攣縮に対してパパベリン塩酸塩の注入治療ができるなどの観点から適応となることもある．
③ IVR により選択的に閉塞血管へ達し, 血栓吸引や血栓破砕を行い, ウロキナーゼや t-PA を注入する．
④ NOMI では, SMA の中枢狭小化や不整像を示し, また末梢血管像の消失を示す．
⑤ SMV 閉塞症では血管撮影の静脈相で SMA の造影欠損や消失が認められる．

4 血液・生化学検査
① 血算, 生化学検査のデータは非特異的である．これらの異常値は AMI の重症度を示唆するが, これらの正常値により AMI を否定できない．多くの異常検査値について検討されたが, それらの異常は腸管壊死, 梗塞の完成を示すに過ぎず, その予防や早期段階での診断には無効である．
② AMI で特に重要な検査として以下のものがあげられる．(ⅰ) 幼若化を伴う白血球数増多, (ⅱ) Ht 上昇は循環血液量減少を示す, (ⅲ) 代謝性アシドーシスの存在, (ⅳ) アミラーゼ, リン酸値の上昇, (ⅴ) 血中乳酸値上昇は, 腸管虚血, 梗塞で感度 100% を示すが, 特異度は 42% と低い．
③ 近年, 研究段階であるが腸管虚血の新たなマーカーとして, Alpha-glutathione S-transferase (alpha-GST) と intestinal fatty acid-binding protein (I-FABP) とが注目されている．

D. 引き続き行う処置

1 入院・帰宅の判断 (disposition)　腹痛を訴える患者の初期診療に際し, どのタイプであれ AMI を疑えば, 入院下の治療と精査を行う．

2 専門医による治療概略

1 腸管壊死症例
① 緊急開腹手術：壊死した腸管の切除と血行再建を行う．腸管切除と一期的吻合, または人工肛門, 腸瘻造設術を行う．腸管壊死

の判断，切除すべき腸管の範囲の決定は外科医にとって重要課題である．腸管の色，血流の有無を視認し，血流の有無を触診で確認する．
②血行再建術：塞栓除去は閉塞血管の末梢で血管を切開し，塞栓除去を行う．SMAの拍動を確認するとともに，血流支配域の腸管の色，血流の有無を充分に確認する．開腹術中に腸管血流の有無を診断するには，duplex ultrasonography は有用である．Forgarty（フォガティ）ballon catheter による血栓除去や内膜剥離術，または血管バイパス術も行われる．

② 腸管壊死の所見がない症例

①積極的にIVRを行う．血栓溶解療法，血栓除去や血管内ステント留置術を行う．
②IVRにより選択的に閉塞血管へ達し，血栓吸引や血栓破砕を行い，ウロキナーゼやt-PAを注入により血栓溶解療法を行う．SMA塞栓症では，IVRによる血栓溶解療法が腹痛の発症から8時間以内の症例で，腸管壊死のない症例に推奨される．血栓溶解としてウロキナーゼが汎用され，パパベリン塩酸塩との併用が推奨される．t-PAも使用されることがあるが，保険適用ではない．
③SMA血栓・塞栓症やNOMIにおいても，IVR時の血管攣縮に対してパパベリン塩酸塩注入は有効である．

急性虫垂炎
acute appendicitis

内田靖之　帝京大学・救命救急センター

A. 疾患・病態の概要

- 急性虫垂炎は緊急で手術が行われる急性腹症のなかで，最も頻度の高い疾患であり，10〜20歳代で最も罹患率が高い．
- 原因としては，リンパ濾胞の過形成や，糞石・異物などによる虫垂管腔の閉塞が一般的である．虫垂閉塞による内圧上昇によって粘液分泌が亢進し，細菌の増殖が引き起こされると考えられている．
- 炎症が進行すると，浮腫，うっ血，虫垂壁の菲薄化が生じ，血流障害によってやがては壊死や穿孔を引き起こすこともある．
- 病理学的には，炎症の程度により，①カタル性虫垂炎，②蜂窩織炎性（化膿性）虫垂炎，③壊疽性虫垂炎に分類される．

B. 最初の処置

①腹痛患者を診察する場合，まずは緊急性の有無を判断するため，患者全体の外見を評価するとともに，バイタルサインの確認を行う必要がある．
②汎発性腹膜炎の患者は実際に具合が悪そうにみえ，膝を伸ばせず，抱えるような姿勢で横になっている傾向がある．敗血症患者では，ぐったりして傾眠傾向となっている場合もある．
③低血圧や頻脈は脱水による循環血液量減少の可能性がある．発熱や頻呼吸を伴う場合には全身性炎症反応症候群（SIRS）や敗血症に陥っている可能性を考える．
④急性虫垂炎の患者では，初診時よりこのような重篤な状態に陥っている頻度は少ないが，上記のような場合には，確定診断よりもABC（気道，呼吸，循環）の安定化を図るとともに，緊急手術を含めた迅速な対応が必要なため，外科医による診察を急がねばならない．ABCの安定が得られない状態のまま，いたずらに鑑別診断のための検査を進めることは厳に慎まなければならない．
⑤患者の状態が安定している場合には，詳細な病歴聴取を含めた注意深い診察が重要になってくる．

C. 病態の把握・診断の進め方

急性腹症の診察は，病歴と身体所見が重要である．画像検査や血液検査は確定診断に近

づくため，あるいは治療方針の決定のために役に立つ．

　典型的な虫垂炎では，虫垂の閉塞や内圧上昇によって，進行性で持続的な腹部中央の不快感が最初に引き起こされる．これは，臓側腹膜が両側性に自律神経支配を受けているため，炎症・虚血・拡張といった変化が内臓痛として自律神経を刺激するためである．その後，食思不振，微熱，悪心・嘔吐が出現する．炎症が壁側腹膜に及ぶようになると，体性神経が刺激され，疼痛は右下腹部に局在化する．通常，急性虫垂炎を発症して数時間から24時間以内に症状が出現する．

1 確定診断に近づくための観察・検査

1 圧痛点　重要な他覚的所見は右下腹部における圧痛点の存在である．虫垂の存在部位は個人差があるため，Rapp 四角形圧痛領域（図1-A）に圧痛を認める場合には，虫垂炎を疑って詳細な診察を試みるべきである．腹部診察では，圧痛がありそうな部位よりも他の場所をまず診察する．急性虫垂炎では，以下のような圧痛点がある（図1-B）．

❶McBurney（マックバーニー）圧痛点：臍と右上前腸骨棘を結ぶ外側 1/3 の点で，虫垂根部が存在する部位に相当する．

❷Lanz（ランツ）圧痛点：左右上前腸骨棘を結ぶ右側 1/3 の点で，虫垂先端が内下方に向かう部位に相当する．

❸Kümmell（キュンメル）圧痛点：臍より右下方 1〜2 cm の点で，大網が炎症性に引き寄せられた部位に相当する．

❹Rapp（ラップ）四角形圧痛領域：臍・恥骨を結ぶ線，恥骨結合と右上前腸骨棘を結ぶ線，臍を通る水平線，右上前腸骨棘を通る垂直線に囲まれた領域で，虫垂の存在部位や炎症による個人差を考慮に入れても，急性虫垂炎の場合にはおおむねこの範囲に圧痛点が存在する．

2 徴候　圧痛点の存在に加えて，種々の操作を加えることにより疼痛を誘発する以下のような徴候がある．これらは，虫垂炎の診断を

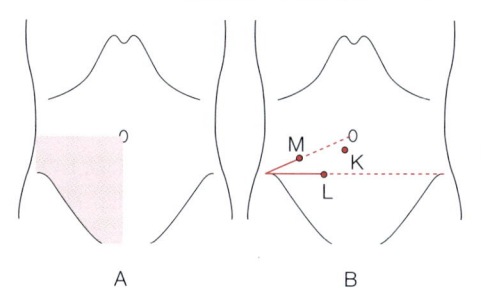

図1　Rapp 四角形圧痛領域（A）と虫垂炎の圧痛点（B）
M：McBurney 圧痛点, L：Lanz 圧痛点, K：Kümmell 圧痛点

確実にするために重要であり，また，限局性の腹膜刺激症状の存在は，蜂窩織炎性または壊疽性虫垂炎の可能性があり，手術適応の決定に重要な所見となる．

❶Blumberg（ブルンベルグ）徴候：腹壁を徐々に圧迫したあと，急に離すと疼痛が著明になる．炎症が前腹壁腹膜に及んでいることを示唆する．

❷Rosenstein（ローゼンシュタイン）徴候：左側臥位で McBurney 点を圧迫すると，圧痛が増強する．虫垂間膜に緊張がかかることに起因する．

❸Rovsing（ローヴシング）徴候：仰臥位で左側腹部を圧迫すると McBurney 圧痛点近傍に痛みを覚える．腸内ガスが回盲部に移動して充満するために疼痛が誘発される．

❹腸腰筋（psoas）徴候：左側臥位で右大腿を屈曲させた後に伸展させると右下腹部痛が増強する．後腹膜に炎症が波及していることを示唆する．

❺筋性防御（defense musculaire）：腹壁を手で圧迫した時に反射的な抵抗を感じる．腹膜刺激症状の一つであり，炎症が虫垂の漿膜から壁側腹膜に及び，右下腹部の腹壁が緊張した状態にあることを示す．

❻腫瘤触知：腹壁近くに存在する虫垂が炎症により腫大した場合や虫垂周囲に膿瘍を形成

した場合に，右下腹部に腫瘤として触知することがある．

2 検査所見による評価
1 血液検査
① 多核白血球増多を伴う 10,000/μL 以上の白血球数上昇が認められる．ただし，高齢者では若年者に比べて白血球数とその分画が正常であることが多い．虫垂穿孔の場合には白血球数がさらに増加する場合が多い．
② 血清電解質，尿素窒素（BUN），血清クレアチニンは，嘔吐や経口摂取不良によって生じた脱水や電解質異常の評価と治療のために必要である．

2 尿検査
① 尿検査は尿管結石や腎盂腎炎との鑑別のために有用である．ただし，急性虫垂炎でも 25〜40％ の患者に膿尿，アルブミン尿，血尿などの異常が認められる．
② 妊娠反応検査は腹痛を訴える妊娠可能な女性には実施すべきである．

3 画像検査による評価
❶ 腹部単純 X 線：腹部単純 X 線はまれに虫垂炎の診断に役立つ．虫垂内腔閉塞の原因となる虫垂結石が認められれば，虫垂炎を疑うことができる．その他に右腸腰筋陰影の消失，虫垂管腔内のガス像，右側彎，限局性の腸閉塞像などが虫垂炎を疑う所見であるが，いずれも虫垂炎に特異的な所見とはいえない．虫垂穿孔で腹腔内遊離ガス像を認めることはまれである．
❷ 腹部超音波検査：腹部超音波検査は妊婦や小児にも使用でき，腹痛をきたす他の疾患との鑑別診断のためにも有用である．超音波検査で腫大した虫垂がみられる感度は 86％，特異度は 81％ である．しかし，超音波検査の質や正確性は施行者に依存する．
❸ 腹部 CT 検査：腹部 CT 検査は現在では最も一般的に行われる画像診断方法となった．虫垂炎の診断では超音波検査より優れており，感度 94％，特異度は 95％ である．虫垂の腫大と周囲脂肪組織の炎症による density 上昇が一般に認められる．虫垂周囲膿瘍の存在や結腸憩室炎との鑑別診断にも CT 検査は有用である．

D. 引き続き行う処置

急性虫垂炎は，早期診断と抗菌薬の投与により保存的治療で軽快する症例の頻度は増加している．しかし，保存的治療は 85％ に成功するものの，その 30％ 以上が短期間に再燃する．したがって，急性虫垂炎の根本治療はあくまでも虫垂切除術であると考えられる．

1 合併症と対策
1 虫垂穿孔
① 乳幼児の虫垂炎罹患率は低いが，小児では虫垂壁が薄いために炎症が急速に進行し穿孔による汎発性腹膜炎に至る症例が多い．
② 高齢者の虫垂炎も発症頻度は低いが重症になりやすい．これは，高齢者では生体反応が弱く，発熱，白血球増加や他覚的所見が軽度であることが多く，病像に比べて腹膜刺激症状もはっきりしない場合があり診断が遅れるためである．
③ 乳幼児や高齢者で虫垂炎を疑って保存的治療を行う場合，手術の時期を逸することのないように，身体所見を繰り返し評価することが特に重要である．

2 妊娠と虫垂炎
① 虫垂炎は妊娠中に起こる最も一般的な非婦人科的急性腹症である．妊娠している子宮によって，虫垂の位置は右上方に移動するため，圧痛点も偏位することと，拡大した子宮のために臓側腹膜と壁側腹膜との距離が離れるため，限局した腹膜刺激症状が明瞭とならない場合がある．
② 妊娠中の開腹手術での胎児死亡率は 3％ なのに対し，虫垂穿孔や汎発性腹膜炎をきたした場合の胎児死亡率は 35％ にもなる．したがって，妊娠中に急性虫垂炎が疑われた場合には虫垂切除術を行うべきである．

2 入院・帰宅の判断（disposition）
① 症状や身体所見，検査所見で虫垂炎を疑う

患者のうち，腹膜刺激症状を伴う場合には入院の適応であり，手術適応について判断できる外科医に相談すべきである．
②乳幼児や高齢者，合併症のある患者についても，穿孔によって，より重篤な状態に陥ることのないよう原則として入院治療を行う．
③乳幼児や高齢者以外で，典型的な虫垂炎の経過を示しているものの，腹膜刺激症状が明確でなく，血液所見でも炎症反応の上昇が軽微であり，画像所見でも虫垂の腫大がなく，他の疾患も除外される症例では，保存的治療とする場合が多くなる．そのような場合でも，症状の変化により手術が必要な状況が起こりうることを十分に説明しておく必要がある．

3 専門医による治療の概略

1 虫垂切除術 汎発性腹膜炎の症例では正中切開で手術を行う．それ以外の症例では通常，傍腹直筋切開や交互切開法により開腹し，虫垂切除を行う．

2 腹腔鏡下虫垂切除術 最近では腹腔鏡下虫垂切除術を積極的に行う施設が増えている．全身麻酔が必要であったり，医療費が高額であるなどの欠点があるものの，腹腔内を広範に観察でき，鑑別診断に有用である点，腹腔内洗浄が十分に行える点，創感染率が低い点，術後の入院期間が短い点などが利点として挙げられる．

3 虫垂周囲膿瘍のドレナージと待期的虫垂切除術 虫垂周囲膿瘍を伴った急性虫垂炎患者に対して直ちに虫垂切除術を施行した場合と抗菌薬投与と膿瘍ドレナージ後，待期的に虫垂切除術を行った場合とを比較した研究で，直ちに虫垂切除術を行ったグループで合併症が多く，入院期間が長かったという報告がある．圧痛が限局しており，抗菌薬投与と膿瘍ドレナージで症状が沈静化する場合には，6〜12週後に待期的に虫垂切除術を行うことも考慮される．

E. 入院3日間のポイント

- 入院による保存的治療を開始した場合は絶食とし，十分な輸液を行いながら，第二世代セファロスポリン系抗菌薬を投与する．
- 繰り返し身体所見（局所の圧痛や腹膜刺激症状の有無）を診察し，症状の悪化を認める場合には，そのつど手術適応に関して検討すべきである．

憩室炎
diverticulitis

内田靖之　帝京大学・救命救急センター

A. 疾患・病態の概要

- 腸管壁の一部が囊状に漿膜側に突出した状態を憩室（diverticulum）という．
- 腸管壁の全層が突出したものを真性憩室，筋層が欠損するものを仮性憩室という．
- 原因としては，腸管内圧の上昇が長期に繰り返された結果，腸管壁の弱い部分で粘膜がヘルニア状に突出するものと考えられている．仮性憩室が多く，部位としては結腸が最も多い．
- 大腸憩室の頻度は40歳以下で10%以下であるが，年齢とともに頻度は上昇し，80歳以上では50%を超える．
- 憩室症の多くは癌の検診などで無症候性に発見されても，治療の対象とはならないが，憩室炎や出血などの合併症を有する場合に診断と治療が必要となる．
- 大腸憩室炎（colonic diverticulitis）は憩室への糞便の貯留や内圧上昇に伴って生じる炎症であり，初期には憩室壁のびらんが生じ，局所の壊死から最終的には穿孔をきたすと考えられている．
- 大腸憩室炎は近年増加傾向にあり，その多くが限局的な感染にとどまる軽症から中等症である．しかしながら，時に膿瘍や瘻孔

を形成したり，汎発性腹膜炎から敗血症性ショックをきたし，致死的な経過をとる場合もある．

B. 最初の処置

①腹痛患者を診察する場合，まずは緊急性の有無を判断するため，患者全体の外見を評価するとともに，バイタルサインの確認を行う必要がある．

②汎発性腹膜炎の患者は実際に具合が悪そうにみえ，膝を伸ばせず，抱えるような姿勢で横になっている傾向がある．敗血症患者では，ぐったりして傾眠傾向となっている場合もある．

③低血圧や頻脈は脱水による循環血液量減少の可能性がある．発熱や頻呼吸を伴う場合には，全身性炎症反応症候群（SIRS）や敗血症に陥っている可能性を考える．

④上記①②③で緊急性が高いと判断した場合には，確定診断よりも ABC（気道，呼吸，循環）の安定化を図ることが優先され，また，緊急手術を含めた迅速な対応のため，外科医による診察を急がねばならない．ABC の安定が得られない状態のまま，いたずらに鑑別診断のための検査を進めることは厳に慎まなければならない．

⑤患者の状態が安定している場合には，詳細な病歴聴取を含めた注意深い診察が重要になってくる．

C. 病態の把握・診断の進め方

急性腹症の診察は，病歴と身体所見が重要である．画像検査や血液検査は確定診断に近づくため，あるいは治療方針の決定のために役に立つ．

1 確定診断に近づくための観察・検査

1 症状と臨床所見

①急性の憩室炎の症状は腹痛と発熱である．

②通常，腹痛は憩室炎の存在部位から突然始まり，移動することはない．憩室は腸管のどこにでも発生するため，憩室炎による腹痛は腹部のどの場所でも起こりうる．

③腹痛の存在部位によって，他疾患との鑑別が困難となる場合がある．上行結腸や盲腸の憩室炎では，右下腹部痛で発症するため，急性虫垂炎との鑑別が困難である．横行結腸の憩室炎は頻度が少ないが，上部消化管疾患や胆嚢炎・膵炎などとの鑑別が必要になる．

④憩室炎を繰り返してきた症例や，膿瘍形成例では，結腸壁の肥厚により，圧痛部位に一致した硬結や腫瘤を触知することがある．

2 検査所見による評価

❶血液検査　多核白血球増多を伴う 10,000/μL 以上の白血球数上昇が認められる．ただし，高齢者や重症例では白血球数が減少することがあり，注意を要する．

❷尿検査　尿検査は尿管結石や腎盂腎炎との鑑別のために有用である．妊娠反応検査は腹痛を訴える妊娠可能な女性には実施すべきである．

❸胸部腹部単純 X 線　胸部腹部 X 線は憩室炎の診断そのものよりも，他の疾患を除外するために，必要である．過去の消化管造影検査によるバリウムが憩室内に残存し，圧痛部位と一致する場合には，憩室炎の存在を疑うことができる．

❹腹部超音波検査　憩室炎の所見として，病変部腸管壁の肥厚を認める．膿瘍形成や腹水の診断に有効であるほか，胆石症・胆嚢炎・虫垂炎などとの鑑別診断としても行われる．

❺腹部 CT 検査　CT 検査では，dirty fat sign（結腸周囲の脂肪織濃度の上昇）や結腸壁の肥厚などの所見により憩室炎の診断，重症度，治療効果判定が可能である．また，膿瘍形成，穿孔による腹腔内遊離ガス，瘻孔形成，結腸壁の肥厚による腸管内腔狭窄などの合併症の有無も評価することができる．

❻注腸 X 線検査　憩室の存在診断としては最も有効であるが，炎症の急性期には症状を悪化させる可能性があり，急性期症状が軽快したのちに行うのが一般的である．

❼内視鏡検査 憩室炎では炎症の急性期には穿孔の可能性があり，通常は行わない．憩室からの出血に対しての診断と治療には必須である．憩室の存在診断としては，注腸検査のほうが有用であるが，結腸壁の肥厚を伴う憩室炎症例では腫瘍性病変の除外のために，炎症所見が軽快したのちに行う．

D. 引き続き行う処置

憩室炎の治療方針は炎症の程度や合併症の有無によって判断される．膿瘍形成や穿孔のない憩室炎の治療は，腸管安静と抗菌薬投与による保存的治療が原則である．

1 合併症と対策

❶膿瘍 憩室炎が進行して周囲の漿膜下に炎症が波及すると，憩室周囲に膿瘍を形成する．限局した膿瘍であれば，保存的治療が選択されるが，膿瘍の大きさや広がりによっては，経皮的ドレナージや外科手術が必要となる．

❷穿孔 結腸憩室は仮性憩室で壁が薄いため，炎症や内圧上昇により容易に穿孔を起こす．小さな穿孔であれば，その多くは周囲の脂肪組織や腸間膜によって被覆されて，限局した感染にとどまるが，穿孔から汎発性腹膜炎に至っている場合には緊急手術と敗血症性ショックに対する集学的治療を急がねばならない．急性憩室炎の20～30％に手術が必要とされる．

❸狭窄，通過障害 憩室が多発している腸管では，憩室炎による結腸壁の肥厚により内腔の狭窄や通過障害をきたすことがある．保存的治療により軽快しない場合には外科的切除を要する．

❹瘻孔 結腸憩室炎は，時に周囲臓器との炎症性癒着を経て瘻孔を形成することがある．最も多いのは結腸膀胱瘻であり，排尿障害，頻尿，気尿，糞尿，尿路感染症などの症状が現れる．

2 入院・帰宅の判断 (disposition)

①症状や身体所見，検査所見で憩室炎を疑う患者は，禁食と抗菌薬の静注を行うため，原則として入院適応とするべきであり，腹膜刺激症状を伴う場合には，手術適応について判断できる外科医に相談するべきである．
②高齢者や合併症のある患者についても，穿孔によって，より重篤な状態に陥ることのないよう入院治療を行う．
③腸管の安静と抗菌薬投与による保存的治療を行う合併症のない憩室炎では，外来治療を選択する場合もある．その場合，憩室炎の病態をよく理解し，状態の悪化時に速やかに受診できる患者であることが前提となる．外来治療が可能かどうかの判断は，症状の強さ，膿瘍形成や穿孔などの有無，消化管通過障害の有無，併存疾患の有無により判断する．

3 専門医による治療の概略

1 穿孔・汎発性腹膜炎合併例に対する手術

①憩室炎の穿孔による下部消化管穿孔では，緊急手術で腸管の空虚化ができない場合がほとんどであり，炎症のある結腸を切除し，近位腸管を人工肛門とする．その場合，炎症が治まったのちに人工肛門を閉鎖する（二期的手術）．
②術前からショックをきたしている症例では，腸管切除をせず，ドレナージと人工肛門造設のみ行い，ショック離脱後に病変部切除と結腸吻合術，最後に人工肛門閉鎖術とする場合もある（三期的手術）．
③炎症が軽度の場合には一期的に病変部切除と吻合を行う．

2 保存的治療後のフォローアップ
保存的治療により改善した症例は，2週間以上経過したのち，憩室の存在診断と悪性腫瘍のスクリーニングのために，注腸検査または内視鏡検査を施行する．

3 繰り返す憩室炎症例に対する治療
短期間に同一部位の憩室炎を繰り返す症例や，高度な壁肥厚による狭窄例では待期的な結腸切除術も考慮する．

E. 入院3日間のポイント

- 入院による保存的治療を開始した場合，絶食とし十分な輸液を行いながら，好気性および嫌気性グラム陰性菌の両方に効果のある抗菌薬を投与する．痛みが強い場合には鎮痛薬を使用する．
- 繰り返し身体所見（局所の圧痛や腹膜刺激症状の有無）を診察し，発熱の有無や血液検査での炎症反応の推移なども参考にして，治療効果を評価する．症状が増悪する場合には膿瘍形成や穿孔による腹膜炎の有無を再評価する必要がある．

ヘルニア
hernia

村田宣夫　帝京大学教授・医療技術学部

A. 疾患・病態の概要

- ヘルニアとは先天的・後天的な原因で生じた組織の間隙から臓器や組織が脱出している状態を指す．生体の様々な部位で発生する．体表から見える外ヘルニアと体表から見えない内ヘルニアに分けられる．内ヘルニアには食道裂孔ヘルニア，網嚢孔ヘルニア，横隔膜ヘルニア，傍十二指腸ヘルニア，盲腸窩ヘルニア，S状結腸間膜ヘルニアなどがあるが，本項では腹部の外ヘルニアについて記述する．
- 腹部でみられる外ヘルニアには鼠径部ヘルニア，閉鎖孔ヘルニア，腹壁ヘルニアがある．鼠径部ヘルニアには外鼠径ヘルニア，内鼠径ヘルニア，大腿ヘルニアがあり，腹壁ヘルニアには腹壁瘢痕ヘルニア，白線ヘルニア，臍ヘルニアがある．
- 腹圧がかかると腸管などヘルニア内容が腹壁から皮下に脱出し，皮下の膨隆として観察される．この際の症状は全くない場合もあるが，軽い不快感，痛みを感じることもある．
- 鼠径ヘルニアは成人でも頻度が高いが，小児では特に頻度の高い疾患の1つである．
- 閉鎖孔ヘルニアは大腿内側に脱出するヘルニアで高齢の女性に発生し，嵌頓をきたしやすい．嵌頓しても体表からは腫瘤を触知できない．大部分がイレウスとして発症する．
- ヘルニアの重篤な合併症はヘルニア嵌頓であり，膨隆部の強い疼痛，さらに悪心，嘔吐などイレウス症状がみられる．腸管壊死に至った場合には，生命に危険を及ぼすこともある．ヘルニア嵌頓は迅速な治療が必要である．

B. 最初の処置

局所の診察の前にヘルニアにおいても全身状態の観察が優先する．ヘルニア嵌頓でイレウスをきたし，頻回の嘔吐などで脱水，あるいはショックに陥っていることがあり，その場合にはショック対策を行いながら診察を進める．以下，病態別に記述する．

① 全身症状がまったくなく，局所症状も軽いケース：腹痛がなく，腹部の限局性膨隆だけを訴えてくる場合には，問診と膨隆局所の観察で診断がつくことが多い．ヘルニアの3要素（ヘルニア門，ヘルニア嚢，ヘルニア内容）を確認する．これは以下のヘルニアの診断で共通している．

② 全身症状がほとんどなく，局所症状を強く訴えるケース：腹部の限局性の膨隆と膨隆部の疼痛を訴える場合にはいくつかの鑑別すべき疾患を念頭に診察する必要がある．例えば，腹壁の皮下膿瘍（アテローム，毛嚢炎など），腫大リンパ節との鑑別である．毛嚢炎やアテロームでは皮膚の炎症の程度が強く，膨隆が皮膚に近い．局所のていねいな観察が重要である．また，腫大リンパ節の場合には腫瘤が腹壁とわずかに離れることで判ることがあり，また一般にリンパ節腫大の場合には膨隆が1個ではなく数個

認めることが多い．疼痛のある膨隆がヘルニアであると診断できれば次のステップに進む．

③膨隆部の痛みが軽く，イレウス症状（嘔吐，腹痛，ショックなど）が主体で来院するヘルニア嵌頓がある．イレウスの原因となっている腹壁ヘルニア，鼠径部ヘルニアを見落とさないように診察する．腹部全体の疼痛や嘔吐の患者でイレウスが疑われる場合は常に鼠径部を含めて腹部全体を診察することが重要である（「イレウス」の項，301頁を参照）．

高齢の女性で腹壁に手術創のないイレウスでは閉鎖孔ヘルニアを疑う．診察時に大腿内側にしびれや疼痛を訴えないか（Howship-Romberg徴候）を確認する．下腹部の超音波検査，CT検査を行えば，診断がつく．

C. 病態の把握・診断の進め方

1 確定診断に近づくための観察　診断には問診，視診，触診が大切であり，これらの後に超音波検査や腹部X線検査が必要なこともある．病態別に記す．

①腹壁あるいは鼠径部の局所的な膨隆のみを主訴として来院した場合：脱出腸管は軟らかく，触診により腸管内容がグズッと触れることが多い．問診で膨隆が時々出現・消失することがあったり，診察時，横臥すると消失したりすればヘルニアの診断は容易である．次に，用手的に整復できるかどうかを判定しなくてはならない．成人では陰嚢水腫との鑑別が必要なことがある．陰嚢水腫は圧痛がなく，透光性がある．超音波検査を行えれば診断は確実である．ただし，陰嚢水腫にヘルニアを合併していることがある．

②腹壁あるいは鼠径部の局所的な膨隆と疼痛を訴えて来院した場合：疼痛の程度は様々であるが，救急外来にはこの段階の患者が数多く来院する．膨隆をよく観察し，ヘルニアが疑われれば，触診でヘルニア門（腸管などの脱出している出口），ヘルニア内容（膨隆部分，多くは腸管）を確認する．激しい疼痛・圧痛がある場合には絞扼されている可能性が高く，手術を前提に診察を進める．疼痛が軽く，圧痛も我慢できる程度であれば，ヘルニアを還納することを考える．

③イレウス症状が主体で来院した場合：膨隆部の痛みを訴えていれば，ヘルニア嵌頓によるイレウスがすぐに疑われる．一方，悪心・嘔吐，腹部膨満感，腹痛などイレウス症状が前面に出た場合にはヘルニアの診断が難しいことがある．腹壁に創痕のないイレウスでは鼠径部ヘルニア嵌頓，閉鎖孔ヘルニアなど嵌頓を念頭に置いて診察することが肝要である．

2 検査所見による評価

1 超音波検査　陰嚢水腫との鑑別に有用である．その他，大腿ヘルニアの場合には膨隆が目立たないことがあり，そのような場合に，超音波検査でヘルニアと診断できたり，あるいはヘルニア内容を確認できたりすることがある．

2 腹部単純X線検査　イレウスの有無，イレウスの程度を知ることができる．脱出腸管内の空気が認められ，ヘルニアという診断ができることもある．立位と仰臥位の2方向撮影が勧められる．

3 腹部CT検査　鼠径ヘルニアという確実な診断がなされていれば必要ないが，診断が不明な場合やイレウスをきたしていて，手術を要すると考えられる場合にはCT検査が行われる．閉鎖孔ヘルニアや内ヘルニアがCT検査で明らかになる場合がある．したがって，これらのヘルニアではきわめて重要な検査である．外ヘルニアでも診察ではわからないヘルニアが映し出されることがあり，また，ヘルニアの存在はわかっていてもCT検査でさらに脱出経路が判明したり，新たな情報（イレウスの程度など）が得られたりすることもある．

4 血液検査　イレウスに至っている場合に

は，白血球数は 10,000/μL 以上に上昇する．C 反応性蛋白質（CRP）などの炎症反応も高値を示す．迅速・適切な処置（手術）が必要である．

D．引き続き行う処置

　ヘルニアと診断されれば還納することを考える．ヘルニアの還納が容易な場合，ヘルニアは還納させてよい．ヘルニア門をしっかり把握して，脱出腸管を全体に包むようにして，内容液を戻しながらヘルニア嚢を腹腔内へ押し戻していく．ゆっくり圧をかける．グズッという音が聞こえ（あるいは触知し）内容液が戻っていくと，ヘルニア嚢は小さくなり，還納していく．腹腔内まで指が入り，ヘルニア門も確認できれば還納終了である．確実に還納されているかの確認は大切である．

　還納に際し，脱出腸管を把持すると患者が強い疼痛を訴え，還納が困難な場合には無理に還納しない．壊死に陥っている場合がある．痛がっているからと，静脈麻酔などで疼痛を緩和して還納を試みるのは勧められない．還納できない場合には緊急手術が必要になる．多くの場合，ヘルニア状態（腸管の脱出した状態）のまま放置してはならない．

1 合併症と対策

1 ヘルニア嵌頓　ヘルニアが用手的に還納できない場合には速やかに手術を行い整復する．放置すれば一つには脱出腸管が壊死に陥り，生命に危険を及ぼすことがある．また，もう一つの理由として，ヘルニアが非還納の状態が続けば，イレウスが悪化する．脱水，ショックなど生命に危険を及ぼす合併症を併発する可能性がある．以上の2つの理由から，ヘルニア非還納の状態があれば，緊急手術を行うことが望ましい．

2 イレウス　前述のようにイレウス状態は危険な病態である．ヘルニアを解除する緊急手術が必要である．ヘルニアの解除と同時に脱出した腸管の切除が必要なことが多い．一方，イレウスであっても外来診察時に用手的にヘルニアを整復できれば手術をしなくても構わない．整復後のヘルニア修復術は時期を見て必要である．

2 入院・帰宅の判断（disposition）

① ヘルニアと診断され，外来で用手的に整復（還納）できれば，帰宅させてよい．ただし，整復は根治的な治療ではないので，再発することはほぼ必至である．後日外科の診察を受け，待機手術を行う必要があることをよく説明して帰宅させる．

② ヘルニアの嵌頓があればイレウスをきたしていることが多く，直ちに緊急手術を要する．入院に際し，麻酔科，外科医を招集し，入院後に緊急手術可能な体制であることを確認する．通常はこの段階の前に，外来で診断を確定する段階で外科医に診察依頼をしているはずであるが，外科医に連絡を取っていない場合にはヘルニア嵌頓の診断後に，手術体制が整っていることを確認しておくことは必須である．

3 専門医による治療の概略

1 腹壁ヘルニア

① 脱出腸管が壊死に陥っている場合には切除する必要がある．整復後に腸管の状態をよく観察することが肝要であり，壊死していないと判断できれば切除しない．

② 次にヘルニア再発を防ぐ手術を行う．腹壁ヘルニアに対する手術として小さいヘルニアでは腹壁を一次縫合する手技でよい．大きな場合，あるいは腹壁が脆弱な箇所が認められる場合には，メッシュで補強してヘルニア門を塞ぐのが勧められる．

③ ヘルニア門が大きく，嵌頓の危険性がない場合には放置されることもあるが，その場合でも次第に脱出腸管が多くなればメッシュを用いた腹壁補強手術が必要である．

2 鼠径部ヘルニア

① 脱出腸管の処置については前項と同様．

② ヘルニア再発を予防する修復術にいくつかの方法がある．小児鼠径ヘルニアでは脱出腹膜の高位結紮と内鼠径輪の縫縮でよい．成人ではそれでは不十分で，何らかの補強

が必要となる．ヘルニア門に人工のメッシュを当てて補強する方法，ヘルニア門に人工のプラグで栓をする方法などが最近考案され，広く実施されている．

E. 入院3日間のポイント

- 手術後に少なくとも2～3日入院する．腸管切除を伴えば1週間程度は必要である．手術当日，術後1日には感染予防のために抗菌薬の投与が行われる．
- 腸管の切除を伴っていない場合には消化管の運動も比較的早く再開するので，手術翌日から，普通の経口摂取が可能である．消化のよい食事から始めてもよいが，常食も可能である．
- 消化管を切除した場合には翌日には水分程度にする．手術翌日には輸液を継続する．術後2日目には消化のよい半流動食を摂取することが可能になる．経口摂取量が十分あれば輸液は不要となる．術後3日目には状態がよければ常食が可能となる．全身状態によるが，このあたりで退院可能のことがある．創部の縫合糸の抜糸には後日外来受診させて行う．埋没縫合の場合には抜糸は不要である．経口摂取の程度，全身状態などによりさらに数日入院管理を必要とする．

痔疾，脱肛
hemorrhoid / prolapse of the anus

村田宣夫　帝京大学教授・医療技術学部

A. 疾患・病態の概要

痔疾には内痔核，外痔核，裂肛，痔瘻がある．脱肛は内痔核の第3度，4度の病態である．それぞれに特色ある症状と合併症があり，治療法は異なる．

- 内痔核は肛門管歯状線より内側粘膜下の肛門静脈叢が静脈瘤化したもので，肛門側から見て3時，7時，9時方向に好発する．出血，疼痛，脱出（脱肛）が主要3症状であるが，疼痛は軽いことが多く，かゆみを訴えることがある．ただし脱出して，肛門括約筋で絞扼され，痔核嵌頓をきたせば血流障害から激しい疼痛を生じる．
- 外痔核は肛門管歯状線より外側粘膜下の肛門静脈叢が静脈瘤化したものである．症状として出血は少なく，血栓を生じた際の疼痛が激しく，肛門痛を主訴に来院する．
- 裂肛は肛門管に生じた裂創で，おそらく大きな便塊が通るときに肛門管を圧迫して外傷（裂肛）をきたしたものと考えられている．したがって硬い便塊で生じることが最も多いが，液状便でも生じることがあり，近年は裂肛の病因として，肛門管静止圧の上昇と肛門管の虚血が考えられている．いずれにせよ裂肛をきたすと激しい疼痛と出血を生じる．
- 痔瘻は直腸下部や肛門管と肛門周囲皮膚との間に後天的に瘻孔が作られた疾患である．肛門陰窩からの感染が肛門周囲皮下に広がると肛門周囲膿瘍をきたす．症状としては同部の疼痛，圧痛，排膿である．

B. 最初の処置

内痔核，外痔核，裂肛，痔瘻の4種の痔疾のどの疾患かをまず特定する．

1 問診　問診は重要である．痔疾患者の救急外来受診の動機としては，大きく分けて疼痛か出血である．現病歴では症状の始まり（特に排便との関連），疼痛の程度，出血の程度，現在の状況（増悪しているか，軽快しているか），排便習慣，過去に指摘された肛門の病気，その他の既往歴などを聞いた後に，身体診察に移る．

2 身体診察

① 身体診察では視診，触診，直腸指診，肛門鏡検査といった肛門診察に最も適した体位を取ってもらう．砕石位や胸膝位でもよいが，筆者が勧めるのは左側臥位（Sims体位）である．ベッドサイドあるいはベッド

上で患者に臀部から大腿上部までを露出させる．左手を後に引き，ややうつむき加減の左側臥位にさせ，肛門を突き出すようにさせる．左下肢は伸ばしたままで，右下肢は股関節，膝関節を90°くらい強く屈曲させる．そうすると自然にうつむき加減になる．その際に，患者に恥ずかしさを感じさせない配慮が必要で，周囲からまったく見えないように診察ベッドをカーテンなどで小さく囲ってあげるようにする．
②女性の場合には，女性の看護師にカーテンの中に入ってもらい体位をとる所まで患者に指示してもらう．適切な体位が取られてから医師が診察を始める．
③肛門を見せることが初めての患者では不安な気持ちになっていることが多い．診察方法やその意義を説明しながら，患者を楽な気持ちにさせて診察を開始する．

3 出血が主体の場合
①排便時，排便後に疼痛なく，出血のみの場合には内痔核が疑われる．この際，大腸ポリープ，大腸癌，肛門管癌などとの鑑別が重要である．「肛門からの新鮮血の出血，たぶん痔だろう，だからたいしたことはない」と考えてはならない．出血は常に危険をはらんでいる．
②肛門出血では問診で出血量が多いようだと考えれば，局所の診察の前に全身状態の観察，バイタルサインのチェックを行う．その後，肛門診に適切な体位（左側臥位）を取らせ，視診，触診，直腸指診，肛門鏡検査を行っていく．

4 主訴が疼痛の場合
①肛門痛，肛門周囲痛を主訴に来院した患者では問診で疼痛の発生状況，部位を明らかにする．
②排便時に肛門に激痛を生じたのであれば裂肛，痔核を疑う．
③排便と関係なく疼痛が始まったのであれば肛門周囲炎を疑う．
④次に肛門部の視診が重要である．視診により肛門周囲膿瘍か，痔核関連疾患かの鑑別がつく．

5 裂肛
①裂肛の場合には来院時には疼痛は軽くなっていることが多い．しかし，患者はすでに排便時に肛門の激痛を経験しており，疼痛に対して不安を抱いている．
②裂肛が疑われれば，肛門周囲の皮膚を引っ張り，6時方向に亀裂が見えてくることが多いので，それがわかれば診断は確定される．それ以上の診察を要しない．

6 内痔核
①問診で疼痛とともに痔核の脱出がある場合や，肛門からの出血の既往や検診での痔核の指摘などがあれば内痔核を疑う．
②視診で裂肛がなければ，直腸指診，肛門鏡を行い，診断を確定させる．

7 外痔核
外痔核では肛門の突然の疼痛を訴えて来院し，患者は椅子に座ることができない場合が多い．左側臥位をとらせ診察する．

8 痔瘻
①肛門周囲膿瘍が疑われた場合，肛門周囲の腫脹した膿瘍の圧痛とともに同部の熱感が特徴である．全身的に炎症が広がり，発熱のみられることもある．
②直腸指診，肛門鏡検査を行い，肛門管の陰窩の病変を確認することも必要であるが，いずれも疼痛を伴うので直腸指診，肛門鏡検査は膿瘍の切開排膿後に疼痛がなくなってから行うことを勧める．

C．病態の把握・診断の進め方

1 内痔核
内痔核は程度により4度に分類される（表1）．
①内痔核の出血の程度は様々で，排便後に紙に血液が付着する程度のものから，排便後に便器に滴り落ちる程度のものまである．後者の場合，便器が真っ赤に染まり，初めての場合には気が動転して来院する．このような出血を慢性的に繰り返していると，貧血を呈していることもある．

表 1　内痔核の進行度

	第1度	第2度	第3度	第4度
痔核の状態	肛門管内で腫脹	排便,努責などで脱出するが,自然に還納	脱出しやすく,自然還納しないが,用手的に還納可	常に肛門外に脱出.還納困難
症状	出血	出血,肛門違和感	出血,脱出,違和感,疼痛	出血,違和感,疼痛

②直腸指診では両手に手袋をして,右手示指にリドカインゼリー(キシロカインゼリー®)を少量塗布し,肛門をよく観察して示指を肛門にゆっくりと挿入する.患者には「排便・排ガスする気持ちになって,肛門を緩めるように」と指導すると肛門括約筋の緊張が緩み示指を挿入しやすい.

③直腸指診で軽度の内痔核を触知することは難しいが,少量の出血後であっても手袋に血液が付着し,出血のあったことを確認できる.直腸指診は鑑別診断のためにも肛門出血の場合には実施すべき診察手技である.直腸指診後には患者によく説明した上で,肛門鏡検査を行う.直腸指診でゼリーが皮膚,粘膜に付着しているが,肛門鏡に改めてゼリーを塗布し,ゆっくりと挿入する.腫脹した内痔核を確認するには必要な検査である.出血のあることも確認できることが多いが,内痔核は歯状線よりも奥なので,しっかりと中のほうまで挿入し,ゆっくり抜去しながら丁寧に観察することを心がける.

④疼痛を訴える内痔核では肛門外へ脱出していること(4度)が多い.急性の痔核嵌頓では疼痛が強い.視診で診断がつけられるが,後述のように直ちに処置を要する.消炎鎮痛薬を使用するのは次善の治療法であるが,やむを得ないこともある.ステロイドや局所麻酔薬を含んだ坐薬が有効である.

2 外痔核

①血栓化して肛門の突然の疼痛を訴えて来院する.患者は椅子に座ることができない場合が多い.肛門を診察すると,肛門管内にある暗赤色の痔核を確認できる場合が多く,ほとんどが視診で診断がつけられる.血栓化した外痔核は触知すると硬く,激痛を訴える.視診,触診で外痔核と診断できればその時点で患者に診断名を告げて治療・処置について説明することになる.皮膚癌,肛門周囲膿瘍との鑑別はしっかりしておく.視診・触診までで診断がつけば,さらに肛門鏡などをすることは好ましくない.

②急性血栓では切開して血栓を摘出するのが第1選択である.出血傾向がないことを確認して,血栓摘出手術の準備に移る.局所麻酔下に行う簡単な手術であるが,経験数が少なく自信がなければ専門医・外科医を呼び,その後の処置を依頼するのがよい.

③血栓性外痔核の場合,保存的治療として消炎鎮痛薬を使用するという次善の治療法が選択されることもある.ステロイドや局所麻酔薬を含んだ坐薬が有効である.

3 裂肛

①前述のように来院時に疼痛が軽減していることが多いが,来院時にも疼痛を訴える場合には,肛門周囲の皮膚を引っ張り,そっと肛門を拡げると6時方向に亀裂を確認する.確認できればそれ以上の検査は疼痛が軽減してから行うべきである.

②慢性化した裂肛では亀裂部位の外側の皮膚が腫脹し,線維性の皮膚垂を認めることがある.「歩哨痔核(sentinel pile)」と呼ばれるが,痔核ではない.

③裂肛が疑われるが確認できない場合,患者に説明し合意を得て,丁寧に直腸指診を行い,次いで肛門鏡で裂肛部を確認する.すばやくやさしく検査するのがよい.疼痛の

ため直腸指診，肛門鏡検査が困難なことがあり，経口の鎮痛薬を投与したり，鎮痛薬を注射したりして行うこともあるが，検査時の疼痛は残るので必要性を十分説明して検査する．

4 痔瘻

① 救急外来には肛門周囲膿瘍をきたし，肛門周囲の疼痛を主訴に来院する．診察体位を取らせ，観察すると，肛門近辺が腫れあがり熱感と疼痛，圧痛がある．同様の症状をもたらす毛嚢炎，アテローム感染などとの鑑別を要する．これらはいずれも皮下に膿瘍を形成するものだが，アテローム感染や毛嚢炎では膿瘍の所在が浅いことより鑑別可能である．

② 時に初診時に痔瘻か否かの診断は難しい場合がある．しかし，いずれの疾患でも膿瘍の診断がつけば局所麻酔下に切開排膿を行う．アテローム感染であれば典型的な脂肪を膿の中に認める．

5 必要な検査
疾患の診断のために血液検査やX線検査を実施することはない．ただし，出血が続いている患者では貧血の程度を知るために血液検査を行うことがある．

D. 引き続き行う処置

1 合併症と対策

1 内痔核脱出・嵌頓

① まず用手的に還納を試みる．手袋に潤滑剤〔リドカインゼリー（キシロカインゼリー®），オリーブ油ほか〕を塗り，全体をゆっくり戻してやる．医師が上手に行えば還納できることが多い．還納後に厚くガーゼを当てて，下着，あるいはT字帯で軽く圧迫する．還納後，腹圧をかけると再度脱出するようなら第4度内痔核である．

② 第4度内痔核では痔核は容易に脱出を繰り返す．脱出し，嵌頓をきたした痔核に対しては根治手術を要するので入院させる．嵌頓痔核を外来で無理に還納させるのは，処置の際の疼痛が激しく，再発しやすいので好ましくない．還納できるものについては還納して，腹圧をかけないようにして入院させる．

③ 第1度，2度の内痔核であれば，診断後に消炎鎮痛薬を含んだ痔疾用坐薬と経口薬を処方して帰宅させてよい．後日専門医を受診するように指示する．

2 血栓性外痔核
急性血栓で疼痛が激しい場合には，血栓摘除が勧められる．痔核の直上皮膚に局所麻酔薬1%リドカイン（キシロカイン®注射液1%）をゆっくり局注する．十分に麻酔後，血栓で拡張させられた皮膚を紡錘形に切除し，摂子や鋭匙で中の血栓をすべて摘除する．切開創が小さいと血栓を遺残させる原因となる．摘除後，創は解放創とし，縫合しない．止血のためにコメガーゼを挿入し，その上からガーゼを当てて手術を終える．帰宅後，排便時にガーゼは邪魔になるので，排便時にはガーゼを除去し，排便後に温水で十分汚物を除去するように洗浄あるいは坐浴させる．洗浄の際に，コメガーゼも流れ落ちるが，再挿入は医師が清潔操作で行うがよい．患者が自宅で洗浄した場合にはガーゼを当てるだけとして，早い機会に再受診してもらう．

3 裂肛
裂肛の診断がなされれば，除痛のための投薬以外に差し当たりの処置はない．毎日排便する習慣を身に着けるように指導する．また，硬い便にならないように食事指導（食物繊維成分の多いもの）をして，緩下剤を投与する．疼痛が強い場合には鎮痛薬を処方して帰宅させる．排便時の疼痛が強い場合には，排便後に温坐浴をすると疼痛が緩和されることを教えておく．慢性的な裂肛では肛門狭窄を生じていることがある．早めに専門医の診察を受けるように指示する．

4 肛門周囲膿瘍
切開排膿する．膿瘍のほぼ中心部の皮膚に局所麻酔薬1%キシロカインをゆっくり局注する．皮膚がすでに自壊して若干の排膿がみられる場合にはそこを起点として切開できるように麻酔する．小さな切開

孔では十分な排膿がなされないことがあるので，十分な排膿が得られるようにしっかりと切開する．切開排膿後の皮膚は開放とする．コメガーゼを挿入し，その上からガーゼを当てる．帰宅後の処置は前述の外痔核の手術後と同様で，排便後には洗浄・温坐浴をして，早い機会に専門医を再受診してもらう．

2 入院・帰宅の判断基準(disposition)

1 内痔核

① 内痔核脱出で内痔核を還納すれば，疼痛は治まってくる．還納後に鎮痛のための坐薬などを要しないことが多い．入院の必要なことはなく，内痔核に対しての処方をして，帰宅させる．しかし，内痔核からの出血が確認できていない場合には，他の疾患を除外するために，後日下部消化管内視鏡検査を受けるように指導する．

② 第4度の内痔核で痔核の嵌頓している場合には入院治療する．疼痛がなく嵌頓していない場合には，粘膜を保護する目的で軟膏を塗布し，清潔なガーゼを肛門に当てて手術まで待機させる．嵌頓の有無にかかわらず，第4度の内痔核では根治手術が必要である．

2 外痔核
外痔核に対して，血栓除去の手術を外来で行った後は疼痛も軽減し，鎮痛薬を処方して帰宅させる．通院は必要であるが，特に入院させる必要はない．

3 裂肛
裂肛では入院の必要はない．

4 肛門周囲膿瘍
肛門周囲膿瘍のため外来で切開排膿手術を施行した場合には，鎮痛薬を処方して帰宅させる．手術をしても入院の必要はない．創処置のためにしばらくの通院は必要である．

3 専門医による治療の概略

1 内痔核の手術療法
第3度以上の内痔核で適応となる．手術時の体位は股関節を屈曲させた腹臥位(ジャックナイフ位)を取る．

① 結紮切除術：痔核への流入動脈は3時，7時，11時の3方向にあり，内痔核はこの3方向にできる場合が多い．3本の動脈を結紮し，痔核を切除する術式で，この結紮切除術が最も一般的な術式である．痔核を切除した後に，切開創を縫合しない方法，粘膜部分のみ縫合する方法などがある．

② 環状粘膜切除術：環状自動器械吻合器を用いて，歯状線から口側の直腸膨大部の粘膜，粘膜下組織を幅およそ2cmにわたり環状に切除して，直腸静脈叢と支持組織の脱出を元に戻す術式である．

③ この他，輪ゴム結紮療法，注射療法などがあるが，第3，4度の内痔核の手術療法としては①の結紮切除術を勧める．

2 裂肛の手術
裂肛が慢性化して狭窄をきたしている場合には，手術が行われることがある．内括約筋切開術，皮膚弁移植術などがある．

3 痔瘻の場合
肛門周囲膿瘍治療後に痔瘻が判明することがある．痔瘻は自然治癒傾向がないため，放置すると肛門周囲膿瘍を繰り返す．痔瘻を手術的に除去する必要がある．痔瘻手術では瘻管を切除したり瘻管壁を鋭匙(えいひ)で搔爬(そうは)したりして，内瘻孔から外瘻孔まですべて除去する．肛門機能不全をきたさないように手術を行う必要がある．切開開放術，あるいは括約筋を温存するくりぬき法がある．

E. 入院3日間のポイント

● 肛門の手術後はしばらく鎮痛剤を要する．術後はなるべく早めに排便させる．排便時には疼痛を訴えるが軟便となるように工夫する．

● 手術翌日から普通食を食べさせる．また1日2～3回温坐浴させて創部の清潔を保たせることがポイントである．

急性胆嚢炎，胆管炎
acute cholecystitis and cholangitis

真弓俊彦　一宮市立市民病院・救命救急センター長

I．急性胆嚢炎

A．疾患病態の概要

- 急性胆嚢炎は，胆嚢に生じた急性の炎症性疾患で，多くは胆石に起因するが，胆嚢の血行障害，化学的な傷害，細菌，原虫，寄生虫などの感染，また膠原病，アレルギー反応など発症に関与する要因は多彩である．
- 病理学・病態学的には，浮腫性胆嚢炎，壊疽性胆嚢炎，化膿性胆嚢炎などがあり，急性胆嚢炎に伴う合併症・併存病態として，胆嚢穿孔，胆汁性腹膜炎，胆嚢周囲膿瘍，気腫性胆嚢炎，胆嚢捻転症などがある．

B．最初の処置

急性胆嚢炎は心窩部や右季肋部痛で発症することが多く，これらを訴える場合には，問診，理学所見，血液生化学検査とともに，超音波検査を行う．

C．病態の把握・診断の進め方

1 確定診断に近づくための観察・検査　診断基準(表1)のように右季肋部痛などの腹部所見，炎症反応，特徴的な画像検査で診断できる．

D．引き続き行う処置

急性胆嚢炎と診断した後には，フローチャート(図1)に沿って診療を行う．診断後は，重症度判定(表2)を行い，重症度に応じた輸液，抗菌薬投与などの治療を行う(表3)．
1 合併症と処置　急性胆嚢炎で重篤化することはまれではあるが，胆管炎合併例，高齢者や小児などでは慎重に対処する(表3注参照)．

表1　急性胆嚢炎の診断基準

| A：右季肋部痛(心窩部痛)，圧痛，筋性防御，Murphy徴候 |
| B：発熱，白血球数または CRP の上昇 |
| C：急性胆嚢炎の特徴的画像検査所見 |
| 疑診：A のいずれか，ならびに，B のいずれかを認めるもの |
| 確診：上記疑診に加え，C を確認したもの |

ただし，急性肝炎や他の急性腹症，慢性胆嚢炎が除外できるものとする
〔急性胆道炎の診療ガイドライン作成出版委員会(編)：科学的根拠に基づく急性胆管炎・胆嚢炎の診療ガイドライン．p164，医学図書出版，2005〕

2 入院・帰宅の判断　急性胆嚢炎を疑えば，入院治療が必要である．特に超音波プローベを胆嚢に押し当てて行った際の Murphy 徴候は sonographic Murphy 徴候と呼ばれ，診断に有用である．
3 専門医による治療の概略
① 急性胆嚢炎では，原則として緊急～早期の胆嚢摘出術(腹腔鏡下の胆嚢摘出術が多く行われている)を前提とした初期治療(全身状態の改善)を行う．
② 全身状態不良例では，緊急胆嚢ドレナージを行うこともある．

E．入院3日間のポイント

- 急性胆嚢炎発症早期の手術は容易で合併症も少なく，入院期間も短い．
- 急性胆嚢炎では，絶食，十分な輸液，電解質の補正，鎮痛薬，抗菌薬投与を行いながら(図1，表3)，専門施設へ早期に搬送することが肝要である．

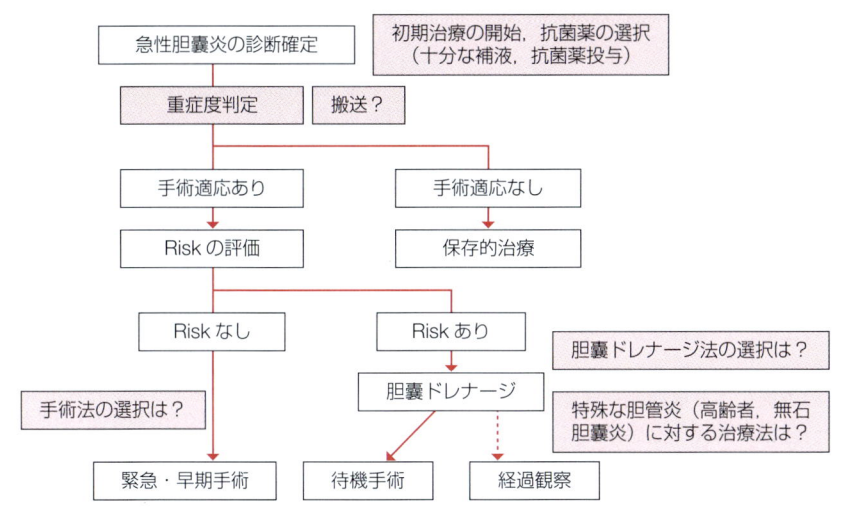

図1 急性胆嚢炎の診療フローチャート
〔急性胆道炎の診療ガイドライン作成出版委員会（編）：科学的根拠に基づく急性胆管炎・胆嚢炎の診療ガイドライン．p40，医学図書出版，2005〕

表2 急性胆嚢炎の重症度判定基準

重症急性胆嚢炎
　急性胆嚢炎のうち，以下のいずれかを伴う場合は「重症」である．
　　①黄疸＊
　　②重篤な局所合併症：胆汁性腹膜炎，胆嚢周囲膿瘍，肝膿瘍
　　③胆嚢捻転症，気腫性胆嚢炎，壊疽性胆嚢炎，化膿性胆嚢炎
中等症急性胆嚢炎
　急性胆嚢炎のうち，以下のいずれかを伴う場合は「中等症」である．
　　①高度の炎症反応（白血球数>14,000/mm^3または CRP>10 mg/dL）
　　②胆嚢周囲液体貯留
　　③胆嚢壁の高度炎症性変化：胆嚢壁不整像，高度の胆嚢壁肥厚
軽症急性胆嚢炎
　急性胆嚢炎のうち，「中等症」，「重症」の基準を満たさないものを「軽症」とする．

＊胆嚢炎そのものによって上昇する黄疸は特にビリルビン>5 mg/dL では重症化の可能性が高い（胆汁感染率が高い）．
〔急性胆道炎の診療ガイドライン作成出版委員会（編）：科学的根拠に基づく急性胆管炎・胆嚢炎の診療ガイドライン．p104，医学図書出版，2005〕

表3 急性胆嚢炎の診療指針

①急性胆嚢炎では，原則として胆嚢摘出術（腹腔鏡下の胆嚢摘出術が多く行われている）を前提とした初期治療（全身状態の改善）を行う．
②黄疸例や，全身状態の不良な症例では，一時的な胆嚢ドレナージも考慮．
③重篤な局所合併症（胆汁性腹膜炎，胆嚢周囲膿瘍，肝膿瘍）を伴った症例，あるいは，胆嚢捻転症，気腫性胆嚢炎，壊疽性胆嚢炎，化膿性胆嚢炎では，全身状態の管理を十分にしつつ緊急手術を行う．
④中等症では初期治療とともに迅速に手術（腹腔鏡下胆嚢摘出術が望ましい）や胆嚢ドレナージの適応を検討する．
⑤軽症でも初期治療に反応しない例では手術（腹腔鏡下胆嚢摘出術が望ましい）や胆嚢ドレナージの適応を検討する．
⑥急性期に胆嚢摘出術を行わなかった症例でも胆嚢結石合併例では，再発防止のために炎症消退後に胆嚢摘出術を行うことが望ましい．

注：「無石胆嚢炎」「併存疾患がある場合」「急性胆管炎を合併した場合」「高齢者」「小児」では，重症化しやすい，あるいは病態が特殊であるため，軽症であっても慎重に対応する必要がある．
〔急性胆道炎の診療ガイドライン作成出版委員会（編）：科学的根拠に基づく急性胆管炎・胆嚢炎の診療ガイドライン．p105，医学図書出版，2005〕

Ⅱ. 急性胆管炎

A. 疾患病態の概要

- 急性胆管炎は胆管内に急性炎症が生じた病態であり，その発生には，①胆管内に著明に増加した細菌の存在，②細菌またはエンドトキシンが血流内に逆流するような胆管内圧の上昇，の2因子が不可欠とされている．
- 炎症の進展により敗血症や肝膿瘍などの重篤かつ急激で致死的な感染症に進展しやすいため迅速な対応が必要である．時に緊急胆道ドレナージを必要とする．

B. 最初の処置

急性胆管炎は心窩部痛などの腹痛で発症することもあるが，突然の熱発，意識レベルの低下などをきたすことも少なくない．呼吸循環管理とともに，バイタルサインのモニタリングを行う必要がある．これらとともに，問診，理学所見，血液生化学検査，超音波検査などを行う．

C. 病態の把握・診断の進め方

1 確定診断に近づくための観察・検査 診断基準（**表4**）のように発熱，黄疸，腹痛〔Charcot（シャルコー）3徴〕を認めれば容易であるが，わが国では血液検査による炎症所見，肝胆道系酵素の上昇，画像所見などから早期に診断できる場合が多い．

D. 引き続き行う処置

急性胆管炎と診断した後には，フローチャート（**図2**）に沿って診療を行う．診断後は，重症度判定（**表5**）を行い，重症度に応じた輸液，抗菌薬投与などの治療を行う（**表6**）．

1 合併症と処置 急性胆管炎では急激にショックをきたし，死に至る場合もある．呼吸循環管理，モニタリング，抗菌薬投与を行いながら，早期の胆道ドレナージを行う．

2 入院・帰宅の判断 診断基準（**表4**）で疑診以上であれば入院加療が必要である．

3 専門医による治療の概略

①重症例では適切な臓器サポートや呼吸循環管理とともに緊急に胆道ドレナージを行う．
②中等症例では初期治療とともに速やかに胆道ドレナージを行う．
③一方，軽症例では緊急胆道ドレナージを必要としないことが多いが，総胆管結石が存在する場合や初期治療（24時間以内）に反応しない場合には胆道ドレナージを行う．

E. 入院3日間のポイント

- 急性胆管炎では，原則として，胆道ドレナージ術の施行を前提として，絶食の上で十分な量の輸液，電解質の補正，抗菌薬投与を行う（**図2**，**表6**）．
- 緊急ドレナージが必要な場合や初期治療に反応しない場合には専門施設へ搬送する．

表4 急性胆管炎の診断基準

A.	1. 発熱*
	2. 腹痛（右季肋部または上腹部）
B.	3. 黄疸
	4. ALP，γ-GTP の上昇
	5. 白血球数，CRP の上昇
	6. 画像所見（胆管拡張，狭窄，結石）

疑診：Aのいずれか＋Bの2項目を満たすもの
確診：① Aのすべてを満たすもの（Charcot 3徴）
　　　② Aのいずれか＋Bのすべてを満たすもの

ただし，急性肝炎や他の急性腹症が除外できることとする．
＊悪寒・戦慄を伴う場合もある．
〔急性胆道炎の診療ガイドライン作成出版委員会（編）：科学的根拠に基づく急性胆管炎・胆嚢炎の診療ガイドライン．p11，医学図書出版，2005〕

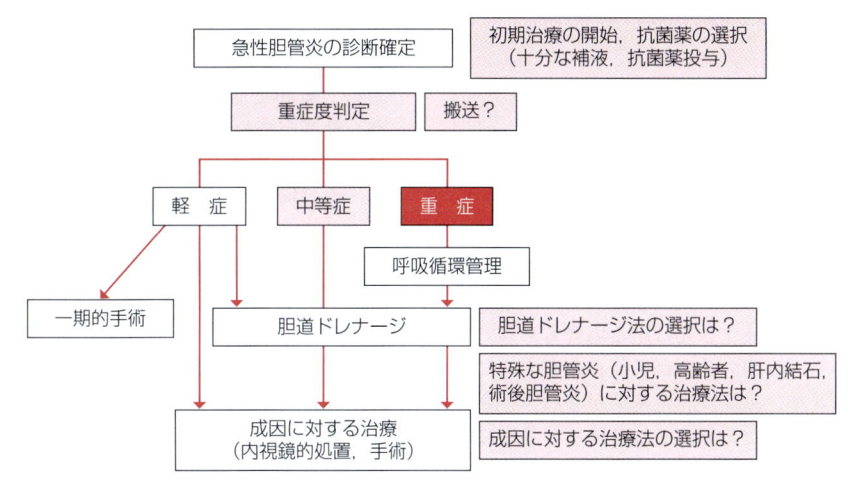

図2　急性胆管炎の診療フローチャート
〔急性胆道炎の診療ガイドライン作成出版委員会（編）：科学的根拠に基づく急性胆管炎・胆嚢炎の診療ガイドライン．p38，医学図書出版，2005〕

フローチャートの内容：
- 急性胆管炎の診断確定 → 初期治療の開始，抗菌薬の選択（十分な補液，抗菌薬投与）
- 重症度判定，搬送？
- 軽症 → 一期的手術 → 成因に対する治療（内視鏡的処置，手術）
- 中等症 → 胆道ドレナージ → 成因に対する治療
- 重症 → 呼吸循環管理 → 胆道ドレナージ → 成因に対する治療
- 胆道ドレナージ法の選択は？
- 特殊な胆管炎（小児，高齢者，肝内結石，術後胆管炎）に対する治療法は？
- 成因に対する治療法の選択は？

表5　急性胆管炎の重症度判定基準

重症急性胆管炎
急性胆管炎のうち，以下のいずれかを伴う場合は「重症」である．
①ショック
②菌血症
③意識障害
④急性腎不全

中等症急性胆管炎
急性胆管炎のうち，以下のいずれかを伴う場合は「中等症」とする．
①黄疸（ビリルビン>2.0 mg/dL）
②低アルブミン血症（アルブミン<3.0 g/dL）
③腎機能障害（クレアチニン>1.5 mg/dL，尿素窒素>20 mg/dL）
④血小板数減少*（<12万/mm³）
⑤39℃以上の高熱

軽症急性胆管炎
急性胆管炎のうち，「重症」，「中等症」の基準を満たさないものを「軽症」とする．

＊肝硬変などの基礎疾患でも血小板減少をきたすことがあり注意する．
付記：重症例では急性呼吸不全の合併を考慮する必要がある．
〔急性胆道炎の診療ガイドライン作成出版委員会（編）：科学的根拠に基づく急性胆管炎・胆嚢炎の診療ガイドライン．p12，医学図書出版，2005〕

表6　急性胆管炎の診療指針

・急性胆管炎を疑った場合には診断基準を用いて診断し，さらに重症度判定を行い，重症度に応じた治療を行う．頻回に再評価を行う．
・急性胆管炎では，原則として，胆道ドレナージ術の施行を前提とした初期治療（全身状態の改善，感染治療）を行うが，その際，急変時に備え，呼吸循環のモニタリング下に，全身状態の管理を心がけることが大切である．
①重症例（ショック，菌血症，意識障害，急性腎不全，血小板数減少のいずれかを認める場合）：適切な臓器サポート（十分な輸液，抗菌薬投与，DICに準じた治療など）や呼吸循環管理（気管挿管，人工呼吸管理，昇圧剤の使用など）とともに緊急に胆道ドレナージを行う．
②中等症例：初期治療とともに速やかに胆道ドレナージを行う．
③軽症例：緊急胆道ドレナージを必要としないことが多い．しかし，総胆管結石が存在する場合や初期治療（24時間以内）に反応しない場合には胆道ドレナージを行う．

注：「併存疾患がある場合」「急性膵炎が併存する場合」「原疾患が悪性疾患である場合」「高齢者」「小児」では，軽症，中等症であっても重症化しやすいため，慎重に対応する必要がある．
〔急性胆道炎の診療ガイドライン作成出版委員会（編）：科学的根拠に基づく急性胆管炎・胆嚢炎の診療ガイドライン．p39，医学図書出版，2005〕

急性膵炎
acute pancreatitis

真弓俊彦　一宮市立市民病院・救命救急センター長

A. 疾患病態の概要

- 最重症の急性膵炎は現在でも50％を超える死亡率を示す急性疾患．初期には軽症でも急激に重症化し死に至る場合もあり，発症から3日間の治療が予後を左右する．
- 診断基準，重症度判定基準が2008年10月に改訂されたので，それに従って診療にあたる．急性膵炎に対する基本的治療方針を表1，図1に示す．

B. 最初の処置

①重症例ではバイタルサインをチェックするとともに直ちに呼吸循環管理を行う．

②腹痛を訴えてwalk-inで来院した患者の場合，特に，背部痛や胆嚢・胆管結石を伴う場合，激痛で腹部を曲げて坐位をとる場合，飲酒家や急性膵炎の既往がある場合には，急性膵炎も念頭に置いて診察にあたる．血球検査，血液生化学検査を行うとともに輸液を開始し，腹部などの理学所見をとる．

C. 病態の把握・診断の進め方

1 確定診断に近づくための観察・検査

①診断基準（表2）に基づき診断を行うが，採血では可能であれば，より感度，特異度が高いリパーゼを測定する．リパーゼが測定できない場合にはアミラーゼを測定するが，アミラーゼは感度，特異度ともに劣ることを念頭に置く．

②腹部超音波検査で胆嚢・胆管結石の有無を確認する．これらが認められ，胆道系酵素

表1　急性膵炎に対する基本的治療方針

1) 急性膵炎を疑った場合には，診断基準に基づいて判定を行うとともに，血液検査や画像診断により成因を検索する．
2) 急性膵炎と診断した場合は入院治療を行うが，入室（搬送）前から呼吸・循環モニタリングと初期治療を速やかに開始する． ・この場合のモニタリングとは意識状態・体温・脈拍数・血圧・尿量・呼吸数・酸素飽和度などのモニタリングである． ・急性膵炎に対する初期治療は，絶食による膵の安静（膵外分泌刺激の回避），十分な初期輸液，十分な除痛が基本となる． ・胆石性膵炎では指針に従い，診療を進める．
3) 重症度判定を行い，重症度に応じたモニタリング，治療を行う．初診時に予後因子スコア2点以下であっても後に重症化することがあり，経時的に繰り返し重症度判定を行うことが重要である． ・予後因子スコア2点以下では，上記モニタリングを行い慎重に経過観察する．臨床症状が軽度で臓器不全傾向もない場合には，一般病棟での管理が可能であり，末梢静脈路を確保し十分に輸液を行う必要がある．しかし，予後因子スコア2点以下であっても臨床症状が強く臓器不全傾向がある場合には，より厳密な呼吸循環管理が可能な病棟で，十分な輸液を行いながら注意深く経過観察する必要がある． ・重症例では，厳密な呼吸・循環管理が必要であり，重症急性膵炎患者に対応可能な施設への搬送を考慮しなければならない．末梢静脈路・中心静脈路を確保するとともに，意識状態・体温・脈拍数・血圧・尿量・呼吸数・酸素飽和度・CVP*・酸塩基平衡・電解質などをモニタリングし，呼吸・循環の維持，酸塩基平衡・電解質バランスの補正に努める必要があり，抗菌薬の予防投与を考慮する．
4) 急性膵炎の病態は病期により異なる．重症例の発症後期には感染性合併症対策が重要なポイントとなる． ・体温，白血球数，CRP**の定期的モニタリングに加え，腹部超音波やCTなどの画像検査によるフォローアップが必要である．また，カテーテル感染，肺炎，尿路感染にも注意が必要である．

*CVP：中心静脈圧（central venous pressure），**CRP：C反応性蛋白 C-reactive protein
〔急性膵炎ガイドライン2010改訂出版委員会（編）：急性膵炎ガイドライン2010 第3版．p102，金原出版，2010〕

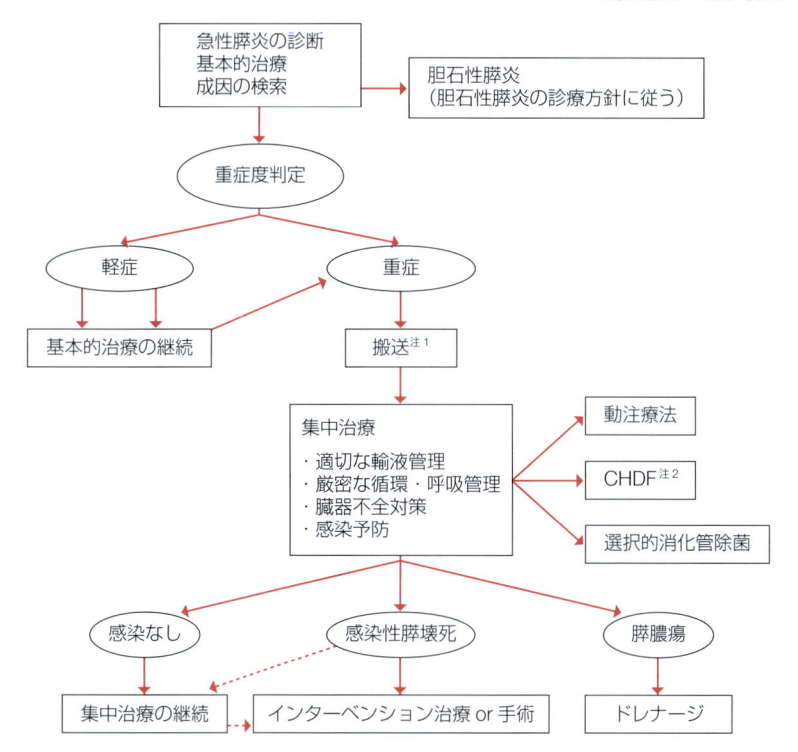

```
                    ┌─────────────┐
                    │ 急性膵炎の診断 │          ┌──────────────────┐
                    │ 基本的治療   │─────────→│ 胆石性膵炎        │
                    │ 成因の検索   │          │(胆石性膵炎の診療方針に従う)│
                    └──────┬──────┘          └──────────────────┘
                           ↓
                      重症度判定
                     ↙       ↘
                   軽症       重症
                    ↓          ↓
              ┌──────────┐  搬送注1
              │基本的治療 │     ↓
              │の継続    │  ┌─────────────┐
              └──────────┘  │ 集中治療     │──→ 動注療法
                            │・適切な輸液管理│
                            │・厳密な循環・呼吸管理│──→ CHDF注2
                            │・臓器不全対策│
                            │・感染予防    │──→ 選択的消化管除菌
                            └──────┬──────┘
                           ↙       ↓        ↘
                       感染なし  感染性膵壊死  膵膿瘍
                         ↓         ↓          ↓
                   集中治療の継続 インターベンション ドレナージ
                                治療 or 手術
```

注1) 急性膵炎と診断された場合は入院加療が原則であり，直ちにモニタリング，基本的治療（十分な輸液など）を開始する．急性膵炎は急速に病状が変化することがあるため，初期に軽症であっても経時的に重症度判定を行い，重症度スコア 3 点以上（厚生労働省基準 2008 年）となった場合は重症急性膵炎に対応可能な施設に搬送を考慮する

注2) CHDF : continuous hemodiafiltration

図 1　急性膵炎診療フローチャート
〔急性膵炎ガイドライン 2010 改訂出版委員会（編）：急性膵炎ガイドライン 2010 第 3 版．p42，金原出版，2010〕

表 2　急性膵炎臨床診断基準

1. 上腹部に急性腹痛発作と圧痛がある．
2. 血中または尿中に膵酵素の上昇がある．
3. 超音波，CT あるいは MRI で膵に急性膵炎を示す所見がある．

上記 3 項目中 2 項目以上を満たし，他の膵疾患および急性腹症を除外したものを急性膵炎と診断する．ただし，慢性膵炎の急性増悪は急性膵炎に含める．
注：膵酵素は膵特異性の高いもの（膵アミラーゼ，リパーゼなど）を測定することが望ましい．

〔厚生労働省難治性膵疾患に関する調査研究班：難治性膵疾患に関する調査研究　平成 17 年度　総括・分担研究報告書．pp 27-34，2006〕

の上昇を伴う場合には，胆石性膵炎を念頭に置く．また，膵の腫大や腹水，胸水貯留の有無も可能な範囲で確認しておく．他の急性腹症の除外や胸水の有無の検索のため，胸部/腹部 X 線を撮影する．

③急性膵炎が確診できない場合や重症度判定のためには，造影 CT を施行するが，重症患者に対応できない施設では造影 CT は施行せず，重症度を予後因子スコア（**表 3**）のみで判定し，重症例であれば直ちに搬送を検討する．

表3 急性膵炎の新重症度判定基準

Ⓐ 予後因子(予後因子は各1点とする.)

1	Base Excess≦−3 mEq/L またはショック(収縮期血圧≦80 mmHg)
2	PaO₂≦60 Torr(room air)または呼吸不全(人工呼吸管理を必要とする)
3	BUN≧40 mg/dL, Cr≧2 mg/dL), 乏尿(輸液後も1日尿量が400 mL 以下)のいずれか
4	LDH≧基準値上限の2倍
5	血小板数≦10万/mm³
6	総 Ca 値≦7.5 mg/dL
7	CRP≧15 mg/dL
8	SIRS 診断基準*の陽性項目数3以上 *(1) 体温>38℃ または<36℃, (2) 脈拍数>90 回/分, (3) 呼吸数>20 回/分または PaCO₂<32 Torr, (4) 白血球数>12,000/mm³ もしくは<4,000/mm³ または 10% 超の幼若球出現
9	年齢≧70歳

Ⓑ 造影 CT Grade

1 炎症の膵外進展度

前腎傍腔	0点
結腸間膜根部	1点
腎下極以遠	2点

2 膵の造影不良域

各区域に限局している場合, または膵の周辺のみの場合	0点
2つの区域にかかる場合	1点
2つの区域全体をしめる, またはそれ以上の場合	2点

膵を便宜的に3つの区域(膵頭部, 膵体部, 膵尾部)に分け, 判定する.

1 2 スコア合計　1点以下：Grade 1
　　　　　　　2点　　：Grade 2
　　　　　　　3点以上：Grade 3

重症の判定
Ⓐ 予後因子が3点以上または
Ⓑ CT Grade 2 以上

(厚生労働省難治性膵疾患に関する調査研究班：難治性膵疾患に関する調査研究　平成17年度　総括・分担研究報告書. pp 27-34, 2006)

D. 引き続き行う処置

急性膵炎の早期死亡原因は, 血管透過性の亢進に伴う循環不全である. 急性膵炎を疑った段階から輸液を早め, 診断した場合には早期から十分な輸液やモニタリングを行う.

診断後, 次いで成因を検索し, 胆石性膵炎(図2)で, 胆管炎や胆道通過障害を認める場合には, 緊急内視鏡的逆行性胆管造影/乳頭切開術(ERC/ES)が可能な施設へ転送する.

次に, 重症度判定基準(表3)を用いて重症度を判定する. 造影 CT を行えない場合でも予後因子スコアのみでも判定が可能である. 発症早期には軽症でもその後急速に重症化する症例もあるため, 発症48時間までは重症度評価を繰り返す. 重症化した場合には対応可能な施設での管理が必要である.

1 合併症と処置

①循環血液減少性ショック：初期には血管透過性の亢進に伴う循環不全を呈する.

②多臓器不全：血管透過性亢進, これに伴う循環不全, メディエーターストームから肺水腫, ARDS, 心, 腎, 肝機能障害, DIC, 麻痺性イレウス, 腸管壊死などを併発することがある.

2 入院・帰宅の判断

急性膵炎と診断したら, 入院治療が原則である. また, 重症例では重症膵炎に対応可能な施設へ搬送する.

3 専門医による治療の概略

①モニタリング, 十分な輸液, 呼吸循環管理：全身状態のモニタリングとともに早期から十分な輸液を行うが, 重症例では人工呼吸管理なども必要となる場合がある.

②大量蛋白分解酵素阻害薬持続投与：大量蛋白分解酵素阻害薬の持続投与によって, 臓器不全を軽減できる可能性がある.

③蛋白分解酵素阻害薬, 抗菌薬の持続動注投与：総肝動脈, 脾動脈, 上腸間膜動脈などにカテーテルを留置し, 蛋白分解酵素阻害薬と抗菌薬を持続動注することによって膵

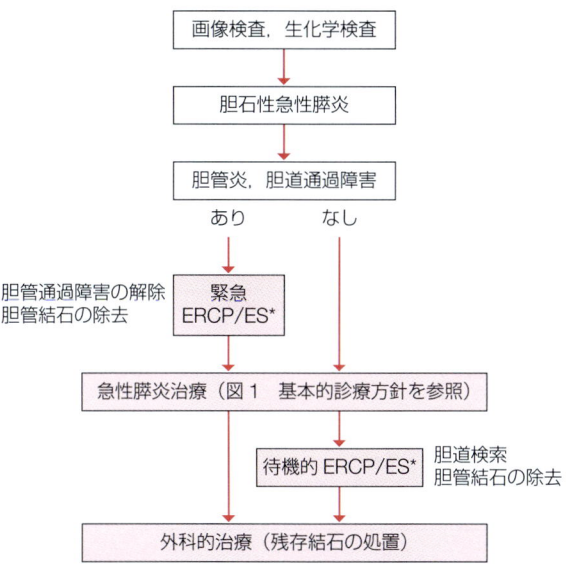

```
画像検査,生化学検査
      ↓
   胆石性急性膵炎
      ↓
   胆管炎,胆道通過障害
   あり ↓     ↓ なし
胆管通過障害の解除  緊急
胆管結石の除去    ERCP/ES*
      ↓
   急性膵炎治療(図1 基本的診療方針を参照)
          ↓
        待機的 ERCP/ES*  ─ 胆道検索
                          胆管結石の除去
      ↓
   外科的治療(残存結石の処置)
```

軽症膵炎例では症状軽快後速やかに,また,重症例でも膵炎鎮静後速やかに胆嚢摘出術(必要に応じて胆管切開術)を行うことが望ましい

＊ERCP/ES: endpscopic retrograde cholangiopancreatography with or without endoscopic sphincterotomy

注：胆石性膵炎に対して ERCP/ES を行う際には,膵管造影を可能な限り回避することが望ましい.

図2 胆石性膵炎の診療方針
〔急性膵炎ガイドライン 2010 改訂出版委員会（編）：急性膵炎ガイドライン 2010 第3版. p43, 金原出版, 2010〕

表4 pancreatitis bundle

急性膵炎では特殊な状況以外では原則的にすべての項が実施されることが望ましく,実施の有無を診療録に記載する.

1. 急性膵炎診断時,診断から 24 時間以内,および,24〜48 時間の各々の時間帯で,厚生労働省重症度判定基準を用いて重症度を繰り返し評価する.
2. 重症急性膵炎では,診断後 3 時間以内に,適切な施設への搬送を検討する.
3. 急性膵炎では,診断後 3 時間以内に,病歴,血液検査,画像検査などを用いて,膵炎の成因を鑑別する.
4. 胆石性膵炎のうち,胆管炎合併例,黄疸の出現または増悪などの胆道通過障害の遷延を疑う症例には,早期の ERC＋ES の施行を検討する.
5. 重症急性膵炎の治療を行う施設では,造影可能な重症膵炎症例では,初療後 3 時間以内に,造影 CT を行い,膵不染域や病変の広がりなどを検討し,CT grade による重症度判定を行う.
6. 急性膵炎では発症後 48 時間以内は,十分な輸液とモニタリングを行い,平均血圧：拡張期血圧＋(収縮期血圧－拡張期血圧)/3：65 mmHg 以上,尿量 0.5 mL/kg/時以上を維持する.
7. 急性膵炎では疼痛のコントロールを行う.
8. 重症急性膵炎では 24 時間以内に広域スペクトラムの抗菌薬を予防的に投与する.
9. 重症急性膵炎では,重症膵炎と診断後可及的速やかに(2 日以内に)公費負担の申請書類を患者の代諾者に渡す.
10. 胆石性膵炎で胆嚢結石を有する場合には,膵炎鎮静化後,胆嚢摘出術を行う.

〔急性膵炎ガイドライン 2010 改訂出版委員会(編)：急性膵炎ガイドライン 2010 第3版. p157, 金原出版, 2010〕

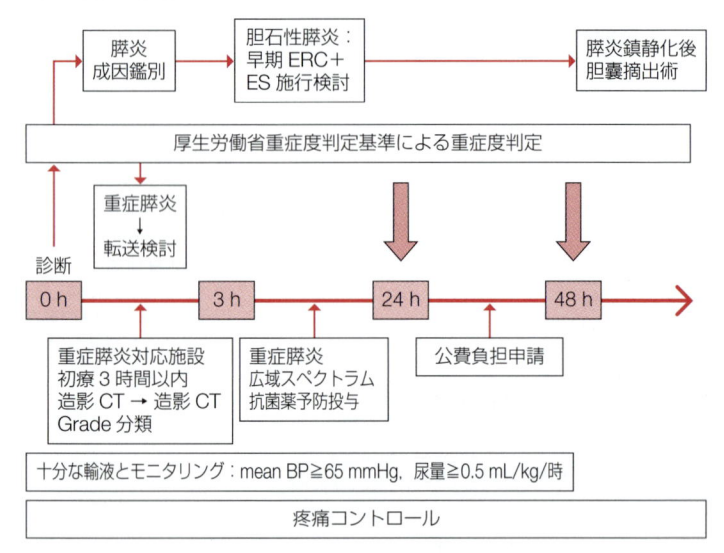

図3 時間経過と pancreatitis bundle
pancreatitis bundle の項目と時間経過を示す．各項目について時間内に行うことが必要である．
(真弓俊彦,山本尚範,鈴木秀一,他:重症急性膵炎．レジデント4:83-90, 2011)

器不全を軽減できる可能性がある．
④早期からの経腸栄養：以前は禁忌と考えられていたが，近年，多数のRCT(無作為比較対照試験)によって，軽症のみならず重症膵炎でも，可能であれば診断48時間以内など早期から経空腸チューブを用いた経腸栄養を行うことによる臓器不全の軽減などが示されている．

E. 入院3日間のポイント

- 急性膵炎での各々の時間内に行うべき処置が明記された pancreatitis bundle を表4 (329頁)，図3に示す．ポイントは，膵炎を疑った段階から十分な輸液を開始する．診断後は，成因検索，重症度判定を行い，成因や重症度に応じた治療を行う．
- 発症早期には軽症でもその後急速に重症化する症例もあるため，発症48時間までは重症度評価を繰り返す．重症化した場合には対応可能な施設へ搬送する．

急性肝炎
acute hepatitis

中村郁夫　東京医科大学准教授・消化器内科

A. 疾患・病態の概要

- 急性の肝機能障害を呈する肝疾患の病因(図1)は，大きくウイルス性と非ウイルス性に分けられる．ウイルス性には，A型・B型・C型・D型・E型肝炎ウイルス(HAV, HBV, HCV, HDV, HEV)のほか，EBウイルス(EBV)，サイトメガロウイルス(CMV)，単純ヘルペスウイルス(HSV)などによるものがある．非ウイルス性には，アルコール性，脂肪性〔非アルコール性脂肪性肝炎(NASH)〕，薬物性，自己免疫性〔自己免疫性肝炎(AIH)，原発性胆汁性肝硬変(PBC)〕などがある．
- 急性肝炎とは，肝炎ウイルスの初感染で肝

```
肝疾患 ─┬─ ウイルス性 ─── A型肝炎ウイルス
        │                  B型肝炎ウイルス
        │                  C型肝炎ウイルス
        │                  D型肝炎ウイルス
        │                  E型肝炎ウイルス
        │                  その他のウイルス
        │                  (EBV, CMV, HSV)
        │
        └─ 非ウイルス性 ─ 非アルコール性脂肪
                          肝（NASH）
                          薬物性
                          自己免疫性肝疾患
                          〔自己免疫性肝炎
                          （AIH），原発性胆汁
                          性肝硬変（PBC）〕
                          その他
```

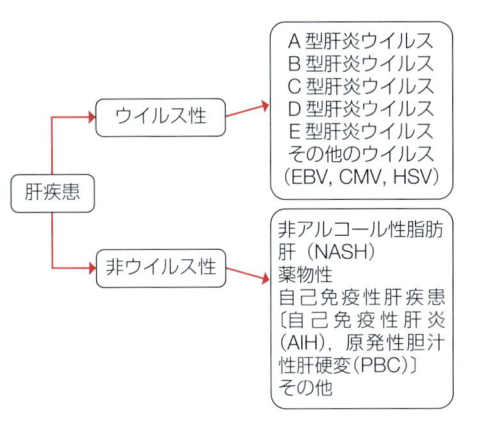

図1　肝疾患の病因

障害を生じ，黄疸などの症候を呈する疾患群である．HAV・HBV・HCV および HEV の急性感染がその原因である．また，EBV・CMV・HSV など肝炎ウイルス以外のウイルス感染による急性肝障害も急性肝炎に加えるのが一般的であるが，自己免疫性肝炎，薬物性肝障害は除外する．

● 急性肝炎の大部分は経過観察のみで自然に治癒する．ごく一部の症例が重症化し，肝性脳症を併発して劇症肝炎，遅発性肝不全（late onset hepatic failure：LOHF）へと至る．したがって，重症化するリスクのある症例を的確に診断し，肝壊死の進展を抑制するために肝障害の成因に応じた治療を実施することが重要である．

● 劇症肝炎とは，ウイルスに対する生体の過剰な免疫応答が生じたため，急激かつ広範囲に肝細胞が壊死し，肝臓の予備能が著しく低下した状態であり，意識障害と肝不全を主徴とする．肝炎のうち，病状発現後8週間以内に，高度の肝機能障害によって肝性昏睡Ⅱ度以上の脳症をきたし，プロトロンビン時間（PT）40％以下を示すものと定義される．

B．最初の処置

1 病歴聴取

① まず，病歴を聴取することが第一歩である．急性肝炎に特異的な症状は少ないので，(他院の血液検査で肝機能障害を指摘された上で紹介受診となった場合は別として）初診の際に「急性肝炎」と診断するにはいくつかのステップを踏むことが必要となる．

② 病歴を聴取し，感冒様症状・消化器症状・全身倦怠感を有する場合には，鑑別診断に急性肝炎を加える必要がある．

③ また，黄疸・尿濃染（褐色尿）を呈した症例では，急性肝炎は重要な鑑別診断のひとつであることは言うまでもないが，血液検査・腹部超音波検査により閉塞性黄疸の鑑別を行うことが早急に必要である．

④ 表1に「ウイルス肝炎診療における問診（医療面接）のポイント」をまとめた．ただし，初回の問診ですべての項目を聞く必要はなく，以後の診察・検査により，肝機能障害が明らかになったあとで聴取する項目も含まれているので，その際のチェックリストとして活用してほしい．

2 身体所見

① 診察により，全身の身体所見を系統的にとる．表2に，「ウイルス肝炎診療における身体所見のとりかたのポイント」を示した．

② ただし，急性肝炎が疑われた場合には，バイタルサイン（意識レベルの評価を含む），黄疸の有無（眼球結膜），頸部リンパ節腫脹の有無の評価に引き続き，腹部の診察（肝脾腫の評価，叩打痛の有無，腹水の有無）を優先して行い，他の項目は後回しにすることも可能である．

C．疾患の把握・診断の進め方

1 確定診断に近づくための観察・検査

1 血液検査所見（肝機能障害の評価）　肝機能障害の評価には血液検査（血算，生化学，凝固）が重要である．項目としては，血算（白血

表1 ウイルス肝炎診療における問診(医療面接)のポイント

Ⅰ．既往歴・生活歴について：
- 生カキ・生の魚介類の摂取歴，性交渉歴，手術歴，輸血歴，鍼の施行歴，(医療従事者では針事故歴)，麻薬の使用歴，刺青歴，飲酒歴，薬物歴，栄養食品・サプリメントの摂取歴，生肉(イノシシ，シカ，ブタなど)の摂取歴，
- 健康診断の受診歴およびその結果

Ⅱ．家族歴について：
- 肝疾患の有無，特にHBV・HCVによる慢性肝炎・肝硬変，自己免疫性肝疾患(自己免疫性肝炎，原発性胆汁性肝硬変，原発性硬化性胆管炎など)

Ⅲ．現病歴について：
- ウイルス肝炎の症候を念頭において聴取する．

〔中村郁夫：肝疾患患者の診療の進め方．medicina 47(3)：375, 2010〕

表2 ウイルス肝炎診療における身体所見のとりかたのポイント

全身所見
- 身長・体重(BMI)
- 体温
- 脈拍
- 意識レベル
- 浮腫

皮膚所見
- turgor
- 黄疸
- くも状血管腫，手掌紅斑，女性化乳房〈肝硬変症例〉
- 腹壁静脈怒張(メドゥーサの頭：caput medusae)〈門脈圧亢進例〉

眼所見(結膜)
- 眼球結膜：黄疸
- 眼瞼結膜：貧血

頭頸部所見：
- リンパ節
- 咽頭，喉頭，扁桃
- 甲状腺

腹部所見(視診→聴診→打診→触診の順で行う)
- 肝(腫大の有無，叩打痛の有無，辺縁の鋭鈍・硬さ・性状)
- 脾(腫大の有無)
- 腹水

四肢所見
- 浮腫
- ばち状指
- 羽ばたき振戦

神経学的所見

〔中村郁夫：肝疾患患者の診療の進め方．Medicina 47(3)：376, 2010〕

球分画を含む)，凝固〔プロトロンビン時間(PT)〕，生化学(AST/ALT，γ-GTP，ALP，T. bil./D. bil，Alb，ChE，総コレステロール)，CRP，血中アンモニアなどを測定する．AST/ALTは肝炎の程度(活動性)の指標，γ-GTP，ALPは胆汁うっ滞，T. bil，D. bilはビリルビン代謝・排泄，PT，Alb，ChE，総コレステロールは合成能の指標である．

②画像所見 腹部超音波検査により下記の項目の評価を行う．急性肝炎では，肝腫大，肝縁の裏面突出，脾腫(軽度)，胆囊内腔の虚脱・壁肥厚などを呈する．劇症肝炎では，肝の萎縮，肝実質不規則エコー，腹水などを呈する．

③血液検査所見(病因の診断)

①肝機能障害が認められた場合には，病因の検索として，ウイルスマーカーなどの検査を追加する．HBVに関しては，HBs抗原，HBs抗体，IgM HBc抗体，HAVに関してはIgM HA抗体，HCVに関してはHCV抗体をチェックする(ただし，ウイルスの初感染による急性肝炎ではウイルスマーカーにwindow期が存在することを念頭に置く必要がある．検査結果が陰性であってもウイルス感染は完全には否定できないので，患者・家族への説明の際には注意を要する)．

②HAV，HBV，HCV以外のウイルス感染に関しては，ワンポイントでの血液検査により(通常の医療機関で)診断を確定するのは難しい．病歴・臨床症状などから疑う段階にとどめ，さらなる検査は専門医にまかせたほうがよい．

③一般に，HAVの初感染例ではHBV・HCVの初感染例に比べて発熱の頻度が高

いとされている．また，HSV-1 は口唇ヘルペス，HSV-2 は性器ヘルペス，EBV は全身リンパ節腫脹・伝染性単核球症，CMV は巨細胞性核内封入体など，特徴づける病態を有する．

D. 引き続き行う処置

1 入院・帰宅の判断　入院の適応は，血液検査所見(AST，ALT，T. bil 値の上昇の程度と PT，Alb の低下の程度)および自覚症状の強さ，身体所見を総合的に勘案して決める．検査所見のめやすとして，ALT 200 以上，T bil 3.0 以上，PT 60% 以下の場合，入院が望ましい．劇症肝炎の診断基準を満たしていれば，専門医のいる医療施設への搬送をすみやかに行う．

2 専門医による治療の概略
① 急性肝疾患の治療体系で重要なのは，その成因に応じて根治的な治療を実施し，肝壊死の進展を防止することである．病因・病期・重症度，および，患者の特性に応じて，治療の適応，治療方針を決定する．治療薬として，抗ウイルス薬(核酸アナログ，インターフェロン)，副腎皮質ステロイド，抗凝固薬などが用いられる．
② 劇症化した症例に対しては，内科的集学的治療を実施する．救命が難しい場合には，血漿交換・血液濾過透析を組み合わせた人工肝補助療法を実施し，各種の合併症(感染症，DIC，腎不全，消化管出血など)を予防した上で，肝再生による肝機能の回復を待つ．死亡が予測される症例では，生体部分肝移植を検討する．

なお，慢性感染への進展，必要な治療に関しては，本書の主旨から外れるので他書に譲る．

E. 入院3日間のポイント

● 急性肝炎の大部分は経過観察のみで自然に治癒する．ごく一部の症例が，重症化，劇症化するので，そのリスクを評価しながら

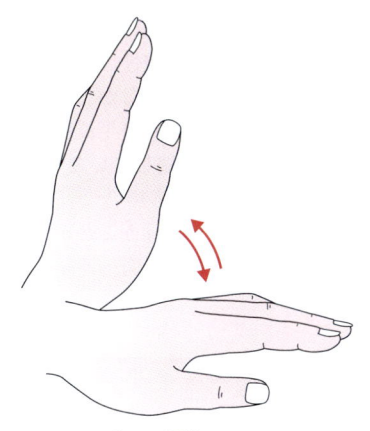

図2　羽ばたき振戦

フォローし，専門的な治療を必要とする症例を的確に診断することが重要である．劇症化の頻度は，HAV 感染で 0.1～0.3%，HBV 感染で 1～2% とされている．

● 肝不全症状として，意識障害(肝性脳症)がひとつのポイントとなる．肝性昏睡Ⅱ度に進行すると，見当識(時間，場所)の低下，物のとりちがえ，異常行動(お金をばらまく，化粧品をゴミ箱に捨てる)などの症状が出現し，また，羽ばたき振戦(flapping tremor)を認める(図2)．羽ばたき振戦とは，手首と手指，高度なときは前腕・上腕が上下に不規則に羽ばたくような運動で，振幅は大きく，左右の周期は一致しない．随意運動時に強くなり，完全弛緩時には消失する．手の指を開き，手関節を強く背屈させ両手を前方に上げさせるときに著明に認める．

● 血液検査では，合成能の指標である PT とともに血清トランスアミナーゼ(AST/ACT)値の評価が重要である．トランスアミナーゼの血中半減期は，AST が約 18 時間，ALT が約 42 時間である．急性肝炎で血清トランスアミナーゼ値が半減期にしたがって低下している場合はすでに肝壊死は終息していると判断される．その時点で肝

不全の症候が認められなければ，その後に肝予備能が低下する可能性は少なく，治療を開始する必要はない．しかし，血清トランスアミナーゼ値の低下が半減期より遅い症例では肝壊死が持続しているので，PTが60%以下に低下する場合には，成因に対する治療を速やかに行うことが必要である．専門医のいる医療機関へ連絡し，転院を依頼する．

腹膜炎
peritonitis

武田宗和　東京女子医科大学講師・救急医学

A. 疾病・病態の概要

- 原因として原発性と続発性に大別される．原発性腹膜炎は腹腔内に感染源がないもの．特発性腹膜炎ともいう．臨床的にはまれであるが，腹水を伴った肝硬変患者に合併して発症すると予後不良である．治療は抗菌薬による保存的治療が中心となる．
- 続発性腹膜炎は，腹腔内臓器から細菌，消化液が流出して腹腔内を汚染することによって発症する．二次性腹膜炎ともいう．基本的に化学的刺激や細菌感染によって発生する．発生頻度は圧倒的に続発性が多い（表1）
- 腹膜へ炎症が波及すると腹膜表面の毛細血管が拡張し，血漿成分が腹腔内に滲み出し腹水の増加をきたす．
- 炎症がさらにびまん性に拡がると，腸管の浮腫・麻痺が生じ，腸内容の停滞と腸管壁から腸管内への細胞外液の漏出が起こり，腸管内に大量の水分が貯留する．
- 上記に腹膜の浮腫が加わって，体液喪失が著しくなると循環血液量減少性ショックに陥る．穿孔により腸内細菌などグラム陰性桿菌による細菌感染を合併すれば，敗血症性ショックに陥る．
- 炎症が腹腔全体に広がると急性汎発性腹膜炎となり，局所にとどまれば限局性腹膜炎となる．その場合は，腹腔内膿瘍を形成することもある．

B. 最初の処置

腹膜炎の多くは外科的急性腹症である．急激に発症し全身状態が増悪する傾向にある患者にあっては，診断を確定するよりも手術を含めた緊急処置を要する病態かどうかを判断することが重要である．

①診察開始時から視診に基づいた第一印象を大事にして全身状態を把握する．まずは，生命を脅かす生理学的徴候の異常の把握を行う．蘇生のABCに従って，「A：気道」，「B：呼吸」，「C：循環」の評価を血圧，脈拍，呼吸数，体温，酸素飽和度の確認とともに行う．続いて，意識状態や体位（膝を曲げてじっとして動かされるのを嫌がるなど），顔貌（顔面蒼白）・表情を確認する．

②意識レベルが悪い時（JCS 30もしくはGCS 8以下）は，確実な気道確保を行ってから，身体診察および検査を進めるほうが安全である．常に，現状を悪化させないことに気を配りつつ診察，処置を進める．

③ABCに異常が認められたなら，気道確保，人工呼吸を含めた酸素投与，採血と同時に静脈路確保を行い，輸液を開始する．採血は手術，緊急輸血を考慮し動脈血ガス分析，血液型，クロスマッチ，各種感染症検査をオーダーする．

④ショック状態の場合，輸液は2本以上の末梢静脈路を確保し，細胞外液1～2Lの急速輸液（30～60分）を行う．必要に応じて昇圧薬・血管作働薬も投与する．その際は中心静脈路を確保したほうが有利である．

⑤気管挿管にあたっては，事前にできるだけ多くの情報〔AMPLE：アレルギー，服薬歴，既往歴，妊娠の可能性，（最終月経），最終飲食時間と内容・量，発症時の状況〕を収集して，実施の際の合併症を最小限に

表1　腹膜炎症状を呈する疾患

消化管穿孔 ・外傷(鈍的または穿通性) ・虫垂炎破裂 ・憩室炎穿孔，被覆穿孔 ・消化性潰瘍穿孔 ・内視鏡による穿孔 ・カテーテルによる穿孔 ・医原性，吻合部からの漏出 ・腫瘍(腫瘍部，腫瘍の口側) ・異物による穿孔 血行障害 ・血管性(急性腸間膜血行不全：塞栓，虚血，うっ血) ・非閉塞性腸管虚血(NOMI) ・絞扼性イレウス ・ヘルニア嵌頓 ・腸捻転 ・腸重積 腸炎 炎症性腸疾患(巨大結腸症を含む)	癒着性イレウス クラミジア感染症 その他の臓器の穿孔または漏出 ・膵臓：急性(壊死性)膵炎 ・胆嚢・胆管：胆嚢炎，胆管炎，胆汁性腹膜炎 ・膀胱：外傷，破裂 ・肝臓：生検後の胆汁漏出，肝破裂(腫瘍，膿瘍) ・脾臓：脾(膿瘍)破裂 ・卵管・卵巣：卵管炎，卵巣嚢腫軸捻転 ・子宮外妊娠 ・腹腔内出血：腹部大動脈瘤・内臓動脈瘤破裂 ・腹壁の損傷 ・外傷 ・CAPD(カテーテル留置) 腹腔内臓器以外が原因(代表的疾患名) ・糖尿病性ケトアシドーシス ・アルコール性ケトアシドーシス ・全身性エリテマトーデス(SLE)

する．呼吸・循環評価のために心電図，酸素飽和度モニターを装着し，ショックの原因を検索するとともにその解除に努める．

⑥重症例では，早い段階から専門医と情報を共有し，呼吸・循環状態の悪化に注意を払い続け，治療法を決定するための最低限の検査に基づいた診断にとどめ根治治療に引き継ぐ．

C. 病態の把握・診断の進め方

■1■**確定診断に近づくための観察・検査**　問診が非常に重要である．強い疼痛や意識障害により患者から十分な問診をとるのが困難な場合は，家族や関係者から聴取する．

①**病歴聴取のポイント**　腹膜炎もしくは腹膜炎症状を呈している場合でも，心・肺・大血管疾患を除外することを念頭に置いて，表2に示したことを順に確認していく．

②**身体所見とその解釈**

①病歴に基づき，鑑別診断を思い浮かべながら身体診察を進める．腹部だけでなく鼠径部の診察も怠らない．

②「板状硬」とは筋性防御が起こり続け，腹筋が持続的に収縮した状態である．消化管穿孔による汎発性腹膜炎の可能性が高い．消化管穿孔でも限局性腹膜炎では腹部所見は局所に限局する．膿瘍形成を伴う場合には，体表面から圧痛を伴う腫瘤として触知することがある．

③高齢者では腹直筋の萎縮により腹膜刺激症状が出にくい場合があるので注意が必要である．

④急性腸間膜血行不全では本人の自覚症状と比較して，腹部理学所見に乏しいことがある．発症早期には腹膜に炎症が及んでいないため，体性痛をとらえにくいためと考えられる．治療開始時期が遅れると腹膜刺激症状が顕著となり，それに伴い全身状態も悪化するので慎重に診察を進める．

⑤表2にあげた考えられる疾患はそのごく一部ではあるが，可能性が否定されるまでは鑑別から外さない．

■2■**検査所見による評価**　治療経過の中で適切な間隔で繰り返し検査を行い，評価することが病状悪化の早期発見につながる．

①**血液検査**　一般的に腹膜炎では，白血球数

表2 病歴聴取のポイント

問診内容	内容	考えられる疾患
1. 疼痛の発症様式と経過（発症時期，「突然」だったか，「徐々に」増悪したか）	突然⇒消化管穿孔，血管破裂	消化管穿孔，内蔵動脈瘤破裂
	徐々⇒炎症性疾患	感染を伴う腹膜炎
2. 疼痛部位（限局か，腹部全体か）	全体	穿孔に起因する汎発性腹膜炎
3. 疼痛の強さ（自制内か，耐えられない痛みか）		
4. 疼痛の持続時間	間欠的⇒平滑筋攣縮による管腔臓器の疾患	単純性イレウス，感染性腸炎
	持続的⇒体性痛	管腔臓器破裂，血管狭窄・収縮，実質臓器炎症，炎症性腸疾患
5. 放散痛の有無		胆嚢炎，脾破裂
6. 時間経過による疼痛の性状・強度と部位の変化	痛みの移動	急性虫垂炎
7. 疼痛の誘発因子	飲酒の有無	急性膵炎
8. 随伴症状（嘔吐，便秘，下痢，吐下血，発熱，黄疸）	食事内容	虚血性腸炎
9. 既往歴	腹部手術歴，急性冠症候群，気管支喘息，慢性閉塞性肺疾患など	
10. 服薬歴	ステロイド，免疫抑制薬，抗血小板薬，抗凝固薬	

（佐藤信博，遠藤重厚：急性腹症の診断の"Dos & Don'ts!"．治療増刊号 85：938-941，南山堂，2003 より一部改変）

の増多，好中球左方移動，CRP上昇がみられる．高齢者，免疫抑制薬やステロイド服用患者では，重症であってもCRPの上昇の程度が低い場合があるので注意する．白血球数の著しい減少は敗血症の可能性がある．乳酸値の上昇，base excessの低下は組織循環障害を示唆する．

②尿検査 妊娠可能な女性においては，常に妊娠の可能性を念頭に置く．避妊具を装着した女性患者で，妊娠反応が陽性の場合は子宮外妊娠を考える．

③腹部超音波検査 虫垂，胆嚢，卵巣の腫大などが観察可能である．繰り返しベッドサイドで施行し，腹腔内液体貯留，腸管蠕動，腸管壁の肥厚・菲薄化およびその経時的変化を観察する．欠点は腸管ガスが多いと検索範囲が限られてしまうことである．腹部以外の情報として，手術前評価として心囊液貯留や心筋壁運動の確認も可能である．

④腹部CT検査
①超音波検査より多くの情報が得られる．合併症が問題になる場合を除いて単純＋造影CTを腹部，骨盤の範囲で撮像する．血管，もしくは血行不全が原因と考えられる場合は，必ず早期相と遅延相を撮影し，臓器，血管の造影効果を確認する．

②検査に立ち会い，その場でCT画像をページング（モニター上で画像を紙送りの要領で操作し読影する）しながら，絞扼性イレウスの絞扼部位の推定や，airレベル（脂肪強調）を利用し消化管穿孔における遊離ガス像の確認や穿孔部位を同定することもできる．

③自施設でCTが不可能な場合は，CT検査が可能な医療機関への転送も考慮する．

5 胸腹部単純X線検査
① 消化管穿孔の所見である遊離ガス像や，イレウスに伴う腸管内ガス・液体貯留，胸水の有無を評価する．遊離ガス像の検出には立位胸部単純X線が有用であるが，全身状態が悪い患者では撮影できない場合もあり，その際はCTを活用する．
② 造影CT後の腹部単純X線の尿路造影画像では，腎，尿管，膀胱の評価も可能である．

3 診断確定のための経過観察
① 初期段階で診断がつかずに，経過を観察することは決して悪いことではない．その場合は，緊急処置（手術，interventional radiology）が必要となるタイミングを逃さないために，細心の注意が払われるべきである．治療開始後も，「痛み」が変わらず持続する（おおむね2時間以上），増悪する，鎮痙薬・鎮痛薬が無効の場合は，バイタルサインを含めた身体所見，症状の変化や前述の検査（血液，画像）を患者の状態に応じて繰り返し行い，所見や結果の動向を評価する必要がある．
② 特に，以下の所見がみられた場合，これまでの治療を継続するかどうかの判断を外科医にも相談する．
・呼吸数，心拍数の増加，体温の上昇，血圧の低下
・腹水の増加（エコーで評価可能）
・イレウス症状の悪化（腸管皺襞の消失をエコーで評価，腹部膨満の悪化）
・血液検査の変化：白血球数の増多・著明な減少，CRPの上昇，血小板数減少，凝固機能障害の進行，貧血の進行，乳酸値の上昇，base excessの低下，肝障害指標の上昇，アミラーゼ・リパーゼの上昇，組織障害を示唆する酵素（AST，LDH，CK）の上昇

D. 引き続き行う処置
1 合併症と対策
① 腹膜炎の多くは腸管蠕動が低下しており，嘔吐の予防や消化管の減圧を目的に経鼻胃管を挿入し消化管内容を除去する．
② 下部消化管穿孔では敗血症性ショックになりうるため術前・術後の全身管理が必要となる場合があり，ICUでの集中治療医の関与も検討する．
③ すでに敗血症〔感染に起因したSIRS〕を合併している場合は，抗菌薬を投与する前に2セットの血液培養検査を提出しておく．
・急性呼吸窮迫症候群（ARDS）：気管挿管＋人工呼吸器による呼吸管理が必要となる．
・播種性血管内凝固症候群（DIC）：急性期DIC診断基準で診断する．トロンボモジュリン，ATⅢ製剤の投与や出血傾向が見られた場合，補充療法として凝固因子や血小板輸血も行う．
・急性腎傷害（acute kidney injury：AKI）：持続性腎置換療法（continuous renal replacement therapy：CRRT）で対応することもある．
・肝不全：原因除去のために減黄術や肝庇護療法，血漿交換療法が適応される．
・敗血症性ショック：エンドトキシン吸着療法を併用した抗ショック対策を行う．

2 入院・帰宅の判断
基本的にはすべて禁飲食で入院加療とする．SIRSを合併しない軽症の骨盤腹膜炎，大腸憩室炎，腸間膜リンパ節炎などでは通院加療が可能な症例もある．

3 専門医による治療の概略
① 腹膜炎の治療は脱水や電解質異常の補正，抗菌薬の投与と原疾患に対する外科的治療が中心となる．十二指腸潰瘍穿孔，壊死を伴っていない急性膵炎，急性胆嚢炎では施設で適応を決めて保存的治療を試みることもある．
② 重症敗血症，敗血症性ショックを合併した患者に対する循環管理は「Surviving sepsis campaign guidelines 2008」をもとに早期にショックからの離脱を図る．
③ 低血圧もしくは乳酸値＞4 mmol/Lの場

合,最初の6時間で平均動脈圧≧65 mmHg,尿量≧0.5 mL/kg/時を目標に急速輸液(晶質液1,000 mL/30分,あるいは膠質液300〜500 mL/30分)を行う.初期輸液に反応がなく,低血圧が持続する時には,ノルアドレナリンまたはドパミン(イノバン®,カコージン®)を中心静脈から動脈圧モニタリング下に投与し,中心静脈圧≧8 mmHg(人工呼吸器下では≧12 mmHg)を目標に輸液を負荷する.

5 内分泌・代謝，その他

低血糖症
hypoglycemia

瀧野昌也　長野救命医療専門学校・救急救命士学科長

A. 疾患・病態の概要

- 脳がエネルギー基質としてただちに利用できるのはブドウ糖のみである．低血糖症は，血中ブドウ糖の減少によりカテコールアミン過剰症状と中枢神経系の機能障害をきたした状態であり，救急外来ではしばしば遭遇する．血糖値は 50 mg/dL 以下のことが多い．
- 原因としては，インスリンまたは経口血糖降下薬を使用中の糖尿病患者に発生する医原性のものが大部分を占める．低血糖は，糖尿病治療中にみられる頻度の高い重大な合併症である．
- 症候は，反応性に分泌されるカテコールアミンによる顔面蒼白，冷汗，動悸，振戦などと，脳機能低下に由来する種々の神経症候や意識障害からなる．時に片麻痺で搬入され，脳卒中との鑑別が必要になる．
- 多くの例ではブドウ糖の投与に反応して迅速に回復し，外来診療のみで帰宅できる．低血糖が遷延する時などは入院が必要である．重篤な低血糖が遷延した後には，不可逆的な脳障害を残すことがある．重篤な低血糖発作の反復は認知障害をきたす．

B. 最初の処置

① ただちに血糖値を測定して診断を確定する．意識障害のある時は，静脈路を確保して 50% ブドウ糖液 40 mL を静注する．小児では高浸透圧による血管障害を防ぐために，10～20% ブドウ糖液を使用し，ブドウ糖として 0.5～1 g/kg を投与する．いずれでも，引き続き 10% のブドウ糖を含む輸液製剤を持続点滴する．頻回に血糖値を再検し，血糖値が 100 mg/dL 以上に保たれるように輸液速度を調節する．再び低血糖に陥る場合には，ブドウ糖のボーラス投与を繰り返す．ブドウ糖の持続点滴は食事が可能になるまで続ける．静脈路が確保できないときはグルカゴン 1 mg（小児では 0.5 mg）を筋肉注射する．血糖値の改善後も意識障害が続くときは他の原因を検索する．

② 意識がしっかりしていればジュース，コーヒー飲料，砂糖水などの血糖上昇効果の速い二糖類を含む飲料を摂取させる．チョコレート，アイスクリームは脂質を含むため吸収が遅い．α-グルコシダーゼ阻害薬〔ボグリボース（ベイスン®），アカルボース（グルコバイ®）など〕を服用中の患者は，ブドウ糖製品（錠剤，ゼリー，キャンディー）でブドウ糖そのものを摂取する必要がある．いずれの場合も，引き続き炭水化物，脂質，蛋白質を含む食物を摂取させて血糖値の持続的な安定化を図る．

C. 病態の把握・診断の進め方

1 確定診断に近づくための観察　糖尿病患者の意識障害ではまず血糖値を測定する．意識障害，痙攣，片麻痺などの神経症候を示す患者の診断過程では，一度は低血糖の可能性を考える．

1 原因の検索

① 低血糖の原因としては，**表 1** に示すように多くが知られている．意識を回復したら，綿密な病歴聴取を中心に原因を突き止め，再発の防止に努める．経口血糖降下薬

表1 低血糖の原因

・糖尿病治療薬	インスリン 経口血糖降下薬
・その他の医薬品	ACE阻害薬 β遮断薬 アスピリン ジソピラミド(リスモダン®) シベンゾリン(シベノール®) テトラサイクリン(レダマイシン®) フルオロキノロン(クラビット®など) ミコナゾール(フロリード®) その他多数
・敗血症 ・アルコール ・肝障害	
・内分泌疾患	インスリノーマ 下垂体機能不全 副腎皮質機能不全
・反応性(食後性) ・飢餓 ・うっ血性心不全	

ではスルホニル尿素薬〔グリベンクラミド(オイグルコン®,ダオニール®),グリクラジド(グリミクロン®),グリメピリド(アマリール®)などによる場合〕が多い.救急外来でみられる低血糖の原因には,圧倒的に多い医原性のほかに,敗血症,アルコール,肝障害などがある.原因不明のショックと血清電解質異常を伴う低血糖では,内分泌疾患を疑う.

②インスリンや経口血糖降下薬による偶発例では,食事を摂らなかったにもかかわらず,常用量を使用してしまった時に多い.食事の摂取量と時刻,投与量,運動量のバランスの崩れを慎重な問診によって探る.普段よりも運動量が多いことも低血糖の原因となる.故意の過量使用は自殺未遂への対応が必要なので見逃さないように留意する.小児ではスルホニル尿素薬1~2錠でも遅発性,遷延性の低血糖を生じうる.スルホニル尿素薬と速効性インスリン分泌促進薬〔ミチグリニド(グルファスト®),ナテグリニド(ファスティック®,スターシス®)〕以外の経口血糖降下薬が単独で低血糖を起こすことはまれであるが,他剤との併用では低血糖をきたすことがある.その他にも低血糖をきたす,あるいは低血糖を助長する医薬品は数多いため,内服中の薬剤はすべて把握し,それぞれの副作用を確認する.

③アルコールは単独で低血糖を起こしうる.肝硬変などの肝障害があれば,糖新生の低下,肝グリコーゲンの枯渇のため,低血糖をより起こしやすくなる.感染症では通常,血糖値は上昇するが,敗血症になると糖新生の抑制とブドウ糖消費のため,しばしば低血糖がみられる.

2 症候

①血糖値を上げるホルモンにはグルカゴン,カテコールアミン,コルチゾール,成長ホルモンがあり,急性の低血糖に対する反応には前二者が関与する.一般的には血糖値が60 mg/dL以下になればカテコールアミン分泌による交感神経緊張症候,すなわち顔面蒼白,冷汗,動悸,振戦,神経過敏などがみられ,血糖値50 mg/dL以下では,脳細胞のエネルギー欠乏による倦怠感,目のかすみ,判断力の低下,生あくび,30 mg/dL以下で意識障害,痙攣などが出現する.一部で片麻痺などの神経徴候を認め,脳の器質的疾患と誤ることがある.痙攣をきたした例で血糖値が40 mg/dL以上あれば,低血糖以外の原因を疑うべきとされる.

②実際には,普段の血糖値,血糖値の低下速度,年齢,性別によって症候の出る閾値に個人差がある.血糖値の低下が緩徐な時はカテコールアミン過剰の症候が目立たない.一方,個々の患者における低血糖症状の出方はおおむね一定であり,低血糖発作を反復する場合には患者自身が経験的に知っていることが多い.糖尿病性ニューロパチー,β遮断薬の服用,重篤な低血糖発

作の既往，厳格な血糖コントロールなどの因子がある場合にはカテコールアミン過剰症候が出にくく，自覚症状なしに意識障害に陥る無自覚低血糖をきたしやすい．

2 検査
1 血糖値の測定 不可欠である．通常は外来での簡易血糖測定器による測定で十分である．
2 その他 一般状態の評価，誘因の検索，鑑別診断に必要な検査があれば適宜行う．

D. 引き続き行う処置

1 経過観察
① 低血糖症候の軽快後も，すぐには帰宅させず一定時間外来で経過を観察する．血糖値は安定するまで頻回に測定する．外来で必要な経過観察時間は状況により異なる．食事摂取量が少ないにもかかわらず，常用量の速効型インスリンを注射したような場合には，比較的短時間での軽快が期待できる．しかし，速効型インスリンでも大量注射後には低血糖が遷延する．持続型インスリンないしスルホニル尿素薬による低血糖は遷延することが多い．スルホニル尿素薬はインスリンの分泌を促進するため，作用時間（通常は 6～24 時間）の間は低血糖再発の危険がある．肝障害，腎障害は糖尿病治療薬の代謝・排泄を遅らせて作用を遷延させることがある．
② 海外では，スルホニル尿素薬による遷延性低血糖に対するオクトレオチド（サンドスタチン®）50～125 μg 皮下注射の有効性，安全性が報告されているが，わが国では保険適用がない．

2 合併症と対策
① ブドウ糖，グルカゴンによる治療後はともに反応性の低血糖をきたす可能性がある．グルカゴン投与後の嘔吐は頻度の高い副作用である．
② 長時間の低血糖の結果生じた器質的脳障害に対する特効薬はなく，一般的な全身管理で対処する．

3 原因・基礎疾患の治療 個々の患者に応じて適宜行う．

4 入院・帰宅の判断 しばらく外来で経過を観察し，以下の条件が揃えば帰宅可能である．
① 低血糖の症候が消失している．
② 食事摂取が可能であり，ブドウ糖注射なしで血糖値が安定している．
③ 原因が解明され再発防止の対策がなされている．
④ 入院を要する基礎疾患がない．
⑤ 故意の大量自己投与でない．
⑥ 重篤な症状のあった例では信頼できる家族らがいる．

　速効型インスリンによる低血糖例は帰宅可能なことが多い．意識障害，痙攣などの重篤な症状をきたした例で，最近低血糖症状が頻繁にみられていた場合には，インスリンの投与量を 25% 減らし，なるべく早い時期に主治医の外来を受診するように手配する．

　スルホニル尿素薬または持続型インスリンによる低血糖，および故意の大量自己投与例は入院が必要である．小児のスルホニル尿素薬誤飲例は 1 錠でも入院の適応となる．重篤な肝障害または腎障害で低血糖が遷延する場合にも入院とする．

5 専門医による治療の概略 低血糖に対する処置は救急外来での処置と変わるところはない．糖尿病治療薬による場合では，低血糖症を契機に治療内容の見直しが行われることがある．

E. 入院 3 日間のポイント
● 意識がはっきりしたら食事を開始し，低血糖がみられなくなれば点滴を終了する．高齢者では血糖値が改善しても意識の回復が遅れる場合がある．
● 意識障害が長かった例では誤嚥性肺炎などの合併症を検索する．
● インスリンまたは経口血糖降下薬を故意に大量使用した患者は，精神科に紹介する．

表 1　DKA と HHS の特徴

	DKA	HHS
好発年齢層	若年〜中年	中年〜高齢
糖尿病の病型	1型，2型とも	2型
誘因	インスリンの中断	高カロリー輸液
誘因（共通）	感染症（肺炎，尿路感染症） 各種急性疾患（脳卒中，急性心筋梗塞，膵炎など） その他各種のストレス	
発症から受診まで	3日以内	平均12日
前駆症状（共通）	多飲，多尿，倦怠感	
特徴的症候	腹痛，嘔吐，目のかすみ 深大性呼吸，呼気アセトン臭	脳卒中様の症候（片麻痺，失語，半盲など），痙攣
意識障害	1/3の例で認めない	ほぼ必発（昏睡は10%のみ）
血糖値	300 mg/dL 以上	600 mg/dL 以上
血中ケトン体	陽性	陰性〜弱陽性

DKA：diabetic ketoacidosis，糖尿病性ケトアシドーシス
HHS：hyperosmolar hyperglycemic state，高浸透圧性高血糖状態

糖尿病性ケトアシドーシス，高浸透圧性高血糖状態

diabetic ketoacidosis (DKA) and hyperosmolar hyperglycemic state (HHS)

瀧野昌也　長野救命医療専門学校・救急救命士学科長

A. 疾患の概要

- 概観：糖尿病性ケトアシドーシス（DKA）と高浸透圧性非ケトン性昏睡〔この名称は病態を正確に表現していないため，最近では高浸透圧性高血糖状態（HHS）と呼ばれる．ここでは後者を用いる〕は，ともに糖尿病の重篤な合併症である．発生頻度はDKAの方が高い．インスリンの発見前には100%に近かった死亡率は，治療法の進歩によりDKAでは数％にまで低下したが，基礎疾患を有する高齢者が多いHHSでは依然20%弱を示している．

- 病態：インスリンの不足が根底にある．ブドウ糖利用障害，糖新生亢進，グリコーゲン分解亢進による高血糖と，血漿浸透圧上昇がみられる．DKAではグルカゴンなどのいわゆる counterregulatory hormone の過剰が明らかである．HHSでは高ナトリウム血症と高窒素血症が加わり，血漿浸透圧の上昇が特に著しい．浸透圧利尿と経口水分摂取困難，嘔吐により水分と電解質の著しい喪失をきたす．この脱水が最大の問題となる．DKAでは脂肪酸の酸化に伴って発生するケトン体，とくにアセト酢酸とβ-ヒドロキシ酪酸の蓄積による代謝性アシドーシスが加わる．

- DKAとHHSの特徴を表1に示す．DKAとHHSの病態には類似点が多く，どちらとも判断し難い例もあるが，緊急治療は同じなので，両者の厳密な鑑別よりも迅速な処置を心がける．

B. 最初の処置

1 一般的処置　静脈路確保は必須である．意識障害が高度な例では気管挿管で気道を確保する．心電図モニターを装着し，尿量測定のために膀胱カテーテルを留置する．血糖値，血清電解質を含む血液検査と，尿一般検査を

緊急で提出する．HHSでみられる痙攣にフェニトイン（アレビアチン®）は禁忌であり，通常の抗痙攣薬も無効とされる．

2 脱水の補正　ショック状態なら生理食塩水を全開で投与し，まずショックからの離脱を図る．ショックでない例には生理食塩水500 mL/時の点滴静注を開始する．これらの際に低張液を投与してはならない．この脱水の補正はインスリンの投与よりも重要であり，先に行うべきである．

3 インスリン投与

①ある程度の量の生理食塩水が投与され，血清カリウム値が低くないことが確認されたら，レギュラーインスリン100 Uを生理食塩水100 mLに溶解し0.1 U/kg/時をシリンジポンプで持続的に静脈内投与する．

②回路のチューブにインスリンが吸着されるので，チューブ内にあった分のインスリン溶液は接続直前に破棄する．かつて行われたインスリン溶液へのアルブミン添加，およびプライミングとしてのインスリンのボーラス投与は，ともに不要である．

③生理食塩水を投与する前にインスリンを投与すると循環動態を悪化させる危険がある．また低カリウム血症の状態でインスリンを投与すると致死的不整脈を招く恐れがある．

4 誘因の検索　発症の誘因として急性心筋梗塞，脳卒中などの緊急性のある疾患がないか検索する．

C. 病態の把握・診断の進め方

糖尿病の既往，誘因，典型的症状が揃えば，疑いを持つことは容易である．通常はDKAで1～2日間，HHSで数日間～数週間の多飲，多尿，倦怠感がみられる．ただし，典型的な病歴や所見を示さない例も多い．糖尿病の約25%はDKAをきっかけに発見される．HHSの20～30%では糖尿病の既往歴を欠く．誘因が不明である例は少なくない．DKAの1/3には意識障害を認めず，HHSにおける昏睡は10%にみられるのみである．DKAとHHSの両方の特徴を備えてどちらとも判断し難い例もある．

バイタルサインでは頻脈を認めることが多い．血圧の低下は通常，高度の脱水を意味するが，誘因として感染性ショック，急性心筋梗塞などが存在する可能性も考える．DKAでは深大性の呼吸〔Kussmaul（クスマウル）大呼吸〕と呼気のアセトン臭を認めることがある．発熱は感染症の合併を示唆する．低体温，ショック，昏睡は死亡率を高くする因子である．

1 確定診断に近づくための検査

1 DKA

①診断は，一般には(1)動脈血ガス分析でpH 7.3未満かつHCO_3^- 15 mEq/L未満，(2)血中ケトン体陽性，(3)血糖値250 mg/dL以上，の3つが揃えば確定される．しかし，厳密にすべてを満たさなくてもDKAと診断して治療すべき場合がある．

②アシデミアは大部分の例で認められるが，それ自体はDKAの診断に必須ではない．頻回の嘔吐による代謝性アルカローシスが同時に存在すればアシデミアやHCO_3^-の減少を認めないこともある．この場合でもanion gap（血清ナトリウム値からクロール値とHCO_3^-値を減じたもの．基準範囲は8～16 mEq/L）は増大している．乳酸アシドーシスを伴うことがあるので，アシデミアのみを根拠にケトアシドーシスと診断すべきでなく，ケトン体の存在を確認する必要がある．血液ガス測定に静脈血を用いることもできる．その場合はpHなら0.03を加え，またHCO_3^-なら1.8 mEq/Lを減らせば，動脈血値の代用にできる．

③血中ケトン体の測定は試験紙を用いた尿中ケトン体の定性反応で代用される．試験紙によるニトロプルシド反応を利用した検査が検出するのはアセト酢酸のみであるため，反応の強弱は血中ケトン体の総量を反映しない．しかし，この検査で陰性であれ

ばDKAはほぼ確実に否定できる．

2 HHS (1)血糖値600 mg/dL以上，(2)血漿浸透圧320 mOsm/L以上，(3)強いケトアシドーシスの欠如，の3項目を満たせば診断される．弱いケトアシドーシスはあってもよい．代謝性アシドーシス自体は半数に認められる．血糖値が非常に高い時には試験紙による簡易測定が不正確となるため，検査室での検査結果を採用する．

2 一般的な検査 胸部X線撮影，12誘導心電図，一般的な血液検査(マグネシウム，リン，カルシウム，ケトン体を含む)などの検査を行う．意識障害の鑑別に頭部CTを撮影する．

3 誘因の検索 誘因には急性心筋梗塞，脳卒中，感染症など緊急度，重症度の高いものが含まれる．これらはDKAやHHS自体よりも直接の死因になりやすいので，診療の初期から積極的に検索する．

D. 引き続き行う処置

脱水の補正，血糖値の制御，電解質の補充，誘因への対処を4本の柱とする．血清電解質(ナトリウム，カリウム)と血糖値を主体とした検査を，最初の3～4時間は1時間ごと，以後は状態に応じて適宜繰り返す．DKAではanion gap(アニオンギャップ)の推移が病態の改善度を反映する．典型的な治療内容を**表2**に示す．実際には症例に応じて輸液の内容と速度を加減することになる．

1 脱水の補正 平均の水分欠乏量はDKAで5 L，HHSでは8 L前後に達する．しかしこの全量を急いで補正する必要はない．前述のように，まず生理食塩水500 mL/時の点滴静注を開始する．生理食塩水を1～2 L投与したら，バイタルサインと検査結果(血清電解質，血糖値)を参考に次の輸液内容と速度を組み立てる．

表2 DKA/HHSの治療の要点

モニタリングなど	静脈路，膀胱カテーテル，心電図
脱水の補正	最初に行う 0～2～4時間 生理食塩水500 mL/時(計1～2 L) 2～4時間以降 循環動態，尿量，血清電解質値に応じて内容と量を調節*
血糖の調節	レギュラーインスリン100 U＋生理食塩水100 mLを0.1 U/kg/時で持続静注 シリンジポンプ使用 血糖値が300 mg/dL以下になればブドウ糖投与を開始しインスリン投与速度を半分にする
カリウム補給	血清カリウム値5.0 mEq/L以下になれば輸液内にカリウムを添加 輸液のカリウム濃度40 mEq/L，投与速度40 mEq/時を超えないこと
マグネシウム補給	低マグネシウム血症があれば最初の4時間で1～2 gを点滴内に添加
リン酸の補給	ルーチンには行わない
重炭酸ナトリウム	投与しない
血液検査	血糖値とカリウム値は必須 最初の3～4時間は1時間ごと，以後は状態に応じて適宜

*2～4時間以降の輸液例
 ①維持輸液製剤500 mL(ナトリウム35 mEq/L，カリウム20 mEq/L，ブドウ糖4.3%)＋塩化カリウム10 mEq
 ②生理食塩水500 mL
  ①250 mL/時＋②100 mL/時の同時滴下で開始し，尿量に応じて②を加減する

DKA：diabetic ketoacidosis 糖尿病性ケトアシドーシス
HHS：hyperosmolar hyperglycemic state 高浸透圧性高血糖状態

2 血糖値の制御

①インスリンの投与は必須である．投与を開始するのは輸液が開始され血清カリウム値が確認されてからにする．血糖値を下げることを急ぎすぎてはならない．循環動態の悪化や低カリウム血症の増悪をきたす可能性があるほか，急激な血糖値の降下は脳浮

腫の危険因子と考えられている.
② 血糖値の低下速度は毎時 50〜100 mg/dL を目標とし，当初は1時間ごとに検査を反復して低血糖の発生を防ぐ．血糖値が 300 mg/dL 以下になればブドウ糖を含む輸液に変更し，インスリンの投与量を半分に減らす．
③ インスリンの持続投与は，DKA では尿中ケトン体が消失し anion gap が正常化するまで，HHS では血漿浸透圧が 310 mOsm/L 以下になるまで続ける．インスリン投与にもかかわらず血糖値が低下しない時は，まず輸液量不足がないかを検討した上で，インスリンの増量を考慮する．

③電解質の補充 検査で示される血清電解質の値は体内の電解質総量を反映しない．実際にはほとんどすべての電解質が欠乏していると考えてよい．

①ナトリウム
① 補充は脱水の補正に伴って行われる．高血糖の存在下での血清ナトリウム値は実際よりも低く出る．血糖値 100 mg/dL の上昇につき血清ナトリウムの測定値は 1.6〜2.4 mEq/L 低下する．血清ナトリウム値は DKA では正常範囲内の低め，HHS では高値を示す．
② 初期輸液として，かつては half saline（0.45％ の食塩水）を勧める意見もあったが，高浸透圧状態における低張液の急速な投与は，細胞外液の浸透圧を急激に低下させて脳浮腫を招くおそれがあるため，たとえ著しい高ナトリウム血症があっても最初の輸液としては使用すべきでない．

②カリウム 体内のカリウム喪失量は莫大であるにもかかわらず，特に DKA ではアシデミアによる細胞内カリウムの細胞外シフトにより高カリウム血症を呈しやすい．血液 pH が 0.1 低下すると血清カリウムは 0.6 mEq/L 上昇する．血清カリウム値は，脱水の補正とインスリン投与に伴って 1〜2 時間で急激に低下する．血清カリウム値が 5 mEq/L を切ったら，尿量が得られているのを確認したうえ，ただちにカリウムの補充を開始する．カリウム製剤を輸液製剤のバッグ内に添加し，毎時 10〜20 mEq の速度で投与する．最大でも毎時 40 mEq を超えてはならない．また輸液製剤中のカリウム濃度は 40 mEq/L 以下とする．当初から血清カリウム値が低いときには，最初からカリウムを添加する．

③マグネシウム 最初の数時間で 1〜2 g を輸液製剤に添加して投与する．

④リン酸 ルーチンのリン酸投与には低カルシウム血症などの弊害があり最初から積極的にリン酸を補充する意義は認められていない．

④代謝性アシドーシスへの対処
① 重炭酸ナトリウム投与によるアシデミア補正の有効性は確認されていない．逆に理論上の弊害は多い．代謝性アシドーシスは治療に伴って自然に改善し，DKA による高度のアシデミアからの回復も可能である．したがって積極的なアシデミアの補正は行うべきでない．
② 治療にもかかわらず代謝性アシドーシスが改善しない時は，発症の誘因として重大な病態を見落としていないか，よく考える必要がある．DKA の治療経過中にみられる尿中ケトン体反応の増強は，β-ヒドロキシ酪酸のアセト酢酸への代謝によるものであり，anion gap など他の指標が改善されていれば様子を見てよい．

⑤誘因の検索と治療
① 誘因に対する処置の成否は時に生命予後を左右するため，DKA や HHS 自体の治療に劣らない努力を払うべきである．ただし明確な誘因の見い出せない例が DKA の 25％ 前後にみられる．
② DKA でしばしばみられる腹痛は治療に伴って消失する．腹痛が持続するときは誘因としての腹部疾患を念頭に置く．
③ DKA では白血球数が増加するが，25,000/μL を超える時，または桿状核好中球が増加している時は，感染巣が見つから

なくても細菌感染を疑って広域性抗生物質を投与する．

6 合併症と対策

1 低カリウム血症　治療開始後早期には特に留意する．頻回の血液検査とともに心電図モニターの波形も参考にする．カリウム補給時に用いられる塩化カリウム液は，浸透圧が高いため血管炎を起こしやすい．添加の際には定められた濃度を越えないように留意する．

2 低血糖　かつて行われたインスリンの大量投与法に比べて，現在の少量持続静注法は低血糖をきたしにくい．治療の初期には頻回に血糖値をチェックし，血糖値が下がってきたら早めにブドウ糖の投与を開始する．

3 脳浮腫　多くは小児の DKA に発生し，発生機序は不明である．死亡率が非常に高く，小児 DKA の死亡原因で最多である．輸液量の過剰，血糖値の急激な低下などを危険因子とする考えもある．検査値の改善に意識状態の改善が伴わない時，またはいったん改善した意識状態が再び悪化したときは脳浮腫の合併を疑い，直ちに頭部 CT での確認とマンニトール（マンニット®）1 g/kg の点滴，気管挿管下の過換気を行う．副腎皮質ステロイド薬は使わない．

7 入院・帰宅の判断

① HHS の全例，および DKA の大部分の例に入院治療が必要である．軽度の DKA で外来治療に反応して安定し，誘因に対して有効な処置が行われ，糖尿病の治療方針が確立されており，近日中のフォローアップが確実に行える場合は，数時間の観察後に帰宅させてもよい．

② 入院は ICU への収容が原則であるが，比較的軽症で状態が安定している患者は，糖尿病の管理に慣れた病棟への入院も可能である．

8 専門医による治療の概略　DKA，HHS の治療は上述の処置に準じる．DKA，HHS の状態から脱した後は，糖尿病に対する従来の治療計画の見直しが，また今回初めて糖尿病

と診断された例では評価の上，治療が開始される．

E. 入院 3 日間のポイント

● 脱水と電解質の補正がおおむね完了し，血糖値が 250〜300 mg/dL にコントロールできるようになり，経口摂取が可能になれば徐々に食事を開始する．インスリン投与法を持続静注から間欠皮下注射に移行し，レギュラーインスリンを血糖値に応じて sliding scale で 4〜6 時間ごとに投与する．以前に確立していたインスリン投与法があれば，それに準じて投与する．

● 治療開始後 24 時間前後から低リン酸血症が目立ってくる．リン酸の血中濃度が 1 mg/dL 以下のときは経口薬を処方する．リン酸製剤の静注は慎重に行う．誘因の治療を継続し，積極的に離床を進める．

酸塩基平衡異常
acid-base balance disturbance

清田和也　さいたま赤十字病院・救命救急センター長

A. 疾患・病態の概要

● 動脈血液ガス分析において，血液の酸性・アルカリ性を規定する因子は呼吸性と代謝性に分かれる．

● 呼吸性因子は主として，気道や肺，中枢性の因子により規定される．

● 代謝性因子はショックなどの全身の代謝状態や腎機能の問題などにより規定される．具体的には血中の二酸化炭素分圧（$PaCO_2$）と重炭酸イオン濃度（HCO_3^-）により規定される（図1）．この項では代謝性の因子について述べる．

● 血液ガスの基準値は表1の通りである．

● 見た目の異常値を補正することも必要であるが，その背景にある原因を検索することがなお重要である．

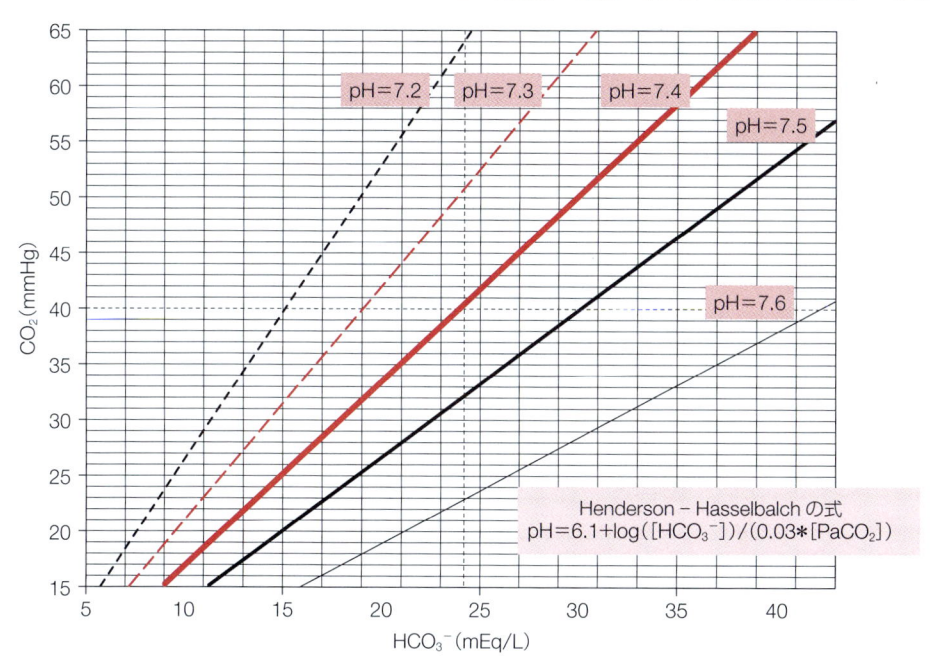

図1 酸塩基平衡

グラフ内注記:
- pH=7.2, pH=7.3, pH=7.4, pH=7.5, pH=7.6
- Henderson–Hasselbalch の式
  $pH = 6.1 + \log([HCO_3^-])/(0.03 * [PaCO_2])$
- 縦軸: CO_2 (mmHg)
- 横軸: HCO_3^- (mEq/L)

表1 動脈血液ガス分析の基準値

pH	7.35〜7.45
PaO_2(Torr)	80〜100
HCO_3^- (mEq/L)	22〜26
base excess (mEq/L)	−2〜2
アニオンギャップ (AG) (mEq/L)	10〜14

B. 最初の処置

① 血液ガス分析は重症の救急患者には必ず行うべき検査である．
② 穿刺部位をよく消毒し，ヘパリン加されたシリンジに22〜23Gの針をつけ穿刺する．
③ 頻回の検査が必要な場合には動脈ラインを留置する．

C. 病態の把握・診断の進め方

1 アシデミア，アルカレミア まず，pHが正常に比べ低ければ（＜7.35）アシデミアである．高ければ（＞7.45）アルカレミアである．pHが正常であっても，酸塩基平衡が正常であるとは限らないことに注意する．

2 呼吸性，代謝性 呼吸性，代謝性の鑑別は$PaCO_2$と，HCO_3^-の増減により判断する．

3 代謝性アシドーシス（図2）

① **アニオンギャップ（陰イオンギャップ）（AG）** 酸性になる原因となる酸があるかどうかを鑑別するために，陰イオンギャップを計算する．$[Na^+]-[Cl^-]-[HCO_3^-]$により計算される（図3）．

② **乳酸，リン酸，ケトン体** 臨床で頻度の高い異常酸はこの3つである．血液ガス分析装置によって乳酸が測定できる．ショック・循環不全や痙攣重積後には乳酸上昇を見ることが多い．腎不全によりリン酸の排泄が減少すると血清リン酸値が上昇する．ケトン体上昇（ケトアシドーシス）は糖尿病や飢餓，アル

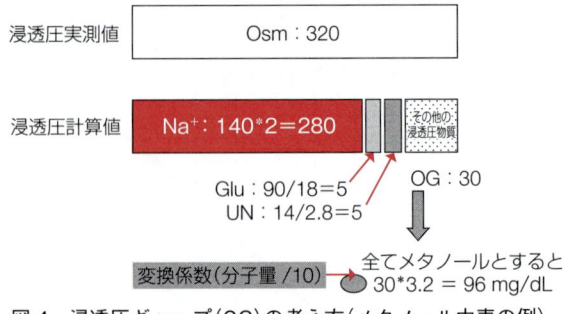

図4 浸透圧ギャップ(OG)の考え方(メタノール中毒の例)
Glu：ブドウ糖，UN：尿素窒素．

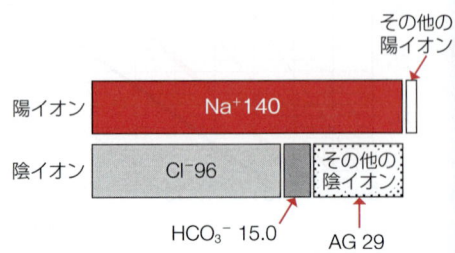

浸透圧実測値 Osm：320

浸透圧計算値 Na⁺：140*2=280
Glu：90/18=5
UN：14/2.8=5
OG：30

変換係数(分子量/10) → 全てメタノールとすると
30*3.2 = 96 mg/dL

図3 アニオンギャップ(AG)の考え方
その他の陽イオン(Ca, Mg など)は小さいので無視．

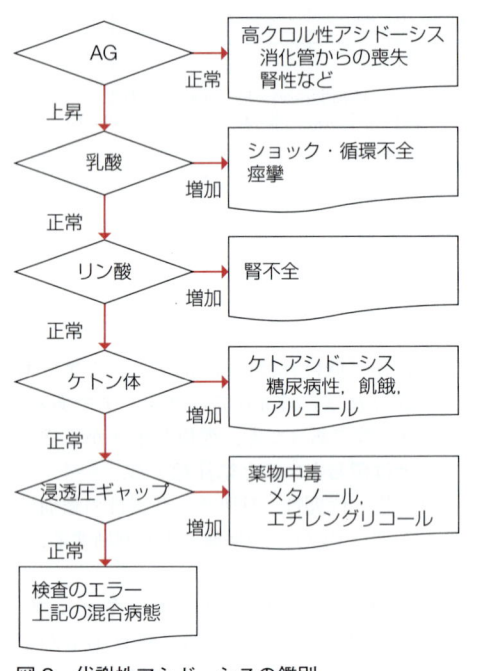

陽イオン：Na⁺ 140、その他の陽イオン
陰イオン：Cl⁻ 96、HCO₃⁻ 15.0、その他の陰イオン、AG 29

図2 代謝性アシドーシスの鑑別

- AG 上昇 → 高クロル性アシドーシス、消化管からの喪失、腎性など
- 乳酸 増加 → ショック・循環不全、痙攣
- リン酸 増加 → 腎不全
- ケトン体 増加 → ケトアシドーシス(糖尿病性，飢餓，アルコール)
- 浸透圧ギャップ 増加 → 薬物中毒(メタノール，エチレングリコール)
- 正常 → 検査のエラー、上記の混合病態

コール多飲により起こる．通常行われている試験紙法による尿中ケトン体の検出はニトロプルシド反応を利用して，ケトン体のうちアセト酢酸は検出されるが，βハイドロキシ酪酸は検出されないことに留意する．病歴も十分参考にする必要がある．

3 浸透圧ギャップ メタノールやエチレングリコールなどのアルコール類は代謝され，ギ酸やシュウ酸などになり代謝性アシドーシスを呈する．アニオンギャップも増加するが，代謝される前のアルコール類は浸透圧物資であるため，計算値と実測値の浸透圧に較差が生じ，この値から血中濃度を推定できる(図4)．

4 アニオンギャップ正常(高クロル)性アシドーシス AGが正常の代謝性アシドーシスでは[HCO₃⁻]が低下していることから，塩素イオン濃度が上昇している．この病態には次のようなものがある．

①消化管などからの重炭酸の喪失(下痢，消化管からのドレナージ)
②尿細管性アシドーシス
③薬物(脱炭酸水素酵素阻害薬，カリウム保持性利尿薬，高カロリー輸液)

表2 代謝性アルカローシスの原因

- 酸・Cl⁻の体外への喪失
    胃液の喪失：嘔吐，ドレナージ
    利尿薬：腎からのClの喪失
- 腎からの重炭酸再吸収増加
    原発性・二次性アルドステロン症
    Cushing症候群
    Barter症候群
    甘草・グリチルリチンの服用
- 体外からのアルカリ負荷
    重炭酸(炭酸水素)ナトリウムの過剰投与
    大量輸血(クエン酸)

④低アルドステロン血症

4 代謝性アルカローシス

①代謝性アルカローシスの原因は大きく，クロル(Cl)の喪失と腎からの重炭酸再吸収増加に分けられる(表2).

②体液量の減少があるかどうかを，病歴や中心静脈圧・エコーによる下大静脈径の計測などを行い判断する.

③胃液の喪失によるアルカローシスの場合，生理食塩液の投与によりアルカローシスが改善する(Cl反応型アルカローシス).

D. 引き続き行う処置

1 合併症と対策

①鑑別診断に従い，原因疾患の治療を並行して行う.

②特に，ショック状態では，代謝性アシドーシスを代償するために頻呼吸を呈している場合がある．気道確保を行い，人工呼吸管理を行う.

③高度の代謝性アシドーシス(pH＜7.2)では，循環動態への影響(カテコラミンの反応性の低下)や高カリウム血症をきたすので，重炭酸による補正を行う.

④重炭酸による補正はあくまでも対症療法であり，原因疾患が改善しなければアシドーシスも再燃することを銘記する.

2 入院・帰宅の判断(disposition)

基本的には入院加療を原則とする．原因疾患が不明であったり，治療がその施設で困難であると考えられた場合には，生命維持の最低限の処置を行い，転送を考慮する.

E. 入院3日間のポイント

- 酸塩基平衡異常は全身状態の変化の一環としての症候であるので，生命の危機を生じる病態であると考える.
- 病態はめまぐるしく変化し，時に分の単位で変化する．このため，治療と並行して繰り返し，病態の把握に努める.

電解質異常
electrolyte disturbance

清田和也　さいたま赤十字病院・救命救急センター長

A. 疾患・病態の概要

- 見た目の異常値を補正することも必要であるが，その背景にある原因を検索することがなお重要である.
- 主要な電解質として，ナトリウム(Na)，カリウム(K)，カルシウム(Ca)が挙げられ，それぞれの高値・低値が問題となる．他にマグネシウム(Mg)やリン(P)の異常もみられる.
- 特に高カリウム血症は不整脈の危険が高く，生命に関わる緊急病態である.
- 各電解質の基準値は表1のとおりである.

B. 最初の処置

①電解質検査は重症の救急患者では必ず行うべき検査である.

②Na・K・Caは血液ガス分析装置により同時に測定されることが多い.

C. 病態の把握・診断の進め方

1 低ナトリウム血症

1 症候

①自覚症状としては，悪心，倦怠感，頭痛・

表1 電解質の基準値

Na	136〜144 mEq/L
K	3.5〜4.9 mEq/L
Ca	8.6〜10.6 mg/dL

記銘力低下などがある．身体所見としては，見当識障害，意識レベル低下，腱反射亢進，痙攣などがある．通常，血清ナトリウムが120 mEq/L以下になると何らかの意識障害を呈すると言われているが，その絶対値よりその低下速度に左右される．長期にわたり，ゆっくり進行した低ナトリウム血症では，無症状のこともある．後述する原因により異なるが，体内水分量の変化によって皮膚所見や浮腫などの所見を認める．

②脳神経疾患の治療経過中に低ナトリウム血症を合併することは比較的頻度が高く，元々ある意識障害のために見逃されたり，脳疾患の増悪と見紛うことがあり，注意が必要である．

2 鑑別へのアプローチ　低ナトリウム血症に限らず，電解質異常に対してどのような検査を行うかは，次の6ステップになる．

①真の低ナトリウム血症かどうか血漿浸透圧を測定する．
②尿中の濃度と排泄量を調べる．
③排泄率を計算する．
④バランスを計算し，イン・アウト・シフト（移動）の3因子の関与を明らかにする．
⑤体液状態(脱水の有無)を評価する．
⑥鑑別した原因が実際に存在するか否か検討する．

排泄率はナトリウムの尿中排泄量とナトリウムのクリアランスとの比であり，fractional excretion(FE)といわれる．

$$FE_{Na}(\%) = Na 排泄量/Na 濾過量$$
$$= (U_{Na} \times V)/(P_{Na} \times GFR)$$

U_{Na}：尿中Na濃度，V：尿量，P_{Na}：血清Na濃度

GFRをクレアチニンクリアランスで代用すると，

$$FE_{Na}(\%) = (U_{Na} \times P_{Cr})/(P_{Na} \times U_{Cr})$$

U_{Cr}：尿中Cr濃度，P_{Cr}：血清Cr濃度

排泄率は尿細管での再吸収・分泌の変化を知るうえで重要な指標である．排泄率が上昇していれば，それは尿への排泄が増加していることを示唆する．ナトリウムの1日排泄量の目安は150〜200 mEq(食塩換算で8.8〜11.7 g)であり，FE_{Na}は1〜2%である．バランスは経口摂取，尿排泄の分はもちろん，輸液からの投与分，尿以外の体液の喪失も計算に入れる必要がある．

体液状態の評価は，細胞外液量の増減を評価することであるが，臨床上は困難なことも多い．脈，血圧などのバイタルサイン，皮膚のツルゴールなどの身体所見，口渇などの自覚症状に加え，中心静脈圧，腹部超音波検査による下大静脈径の測定など，様々な指標を総合して判断する必要がある．具体的なフローチャートを図1に示す．

下垂体周辺の術後や，頭部外傷後に中枢性尿崩症となり，ADH(antidiuretic hormone)を投与することがある．当初の病態はADHの欠乏による水分の喪失により高ナトリウム血症となるが，ADHの投与量が相対的に多くなると，低ナトリウム血症となる．

2 高ナトリウム血症

1 症候　脱水によることが多く，口渇，めまい，頭痛や，重症であれば意識障害，痙攣などを伴う．高齢者や意識障害などがある患者では脱水に伴う口渇感が乏しく，容易に高ナトリウム血症となることがある．

2 鑑別へのアプローチ　低ナトリウム血症の場合と同様に摂取，排泄量の評価，体内水分量の評価を元に行う．水分摂取の低下に伴う高張性脱水，塩分の過剰摂取，尿崩症に分類される．表2に検査からの鑑別診断を示す．

3 低カリウム血症

1 症候　筋力低下，不整脈，呼吸筋麻痺，腸管運動麻痺などがみられる．

2 鑑別へのアプローチ　ナトリウムと同様に

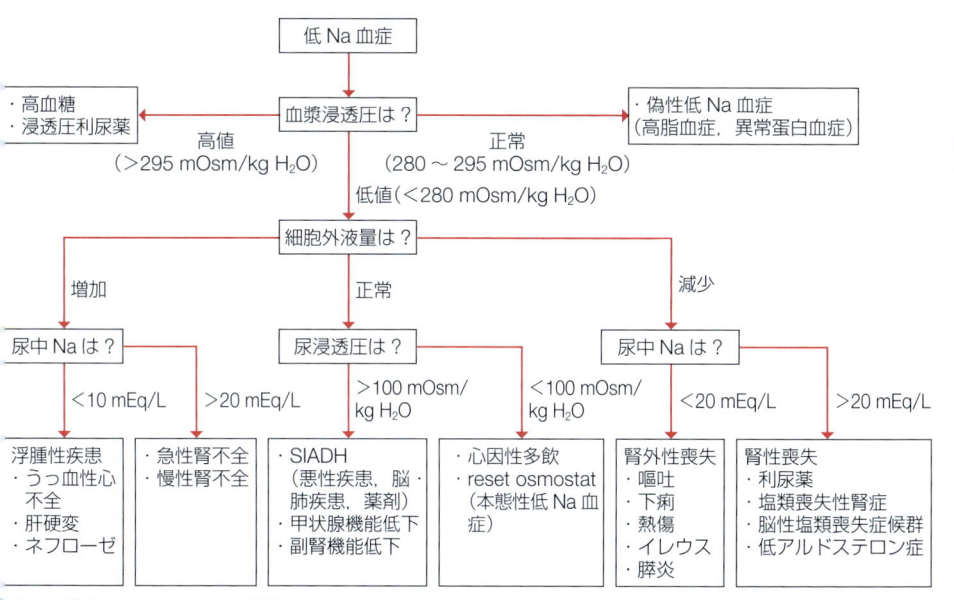

5 内分泌・代謝，その他―電解質異常 351

図1 低ナトリウム血症の鑑別

```
                           低 Na 血症
                              ↓
・高血糖          ←―――  血漿浸透圧は？  ―――→  ・偽性低 Na 血症
・浸透圧利尿薬      高値                正常              (高脂血症，異常蛋白血症)
              (>295 mOsm/kg H₂O)  (280～295 mOsm/kg H₂O)
                              ↓
                        低値(<280 mOsm/kg H₂O)
                              ↓
                         細胞外液量は？
          ↙増加              ↓正常              ↘減少
       尿中 Na は？         尿浸透圧は？           尿中 Na は？
      <10     >20        >100 mOsm/  <100 mOsm/   <20     >20
      mEq/L   mEq/L      kg H₂O      kg H₂O       mEq/L   mEq/L
```

浮腫性疾患	急性腎不全	SIADH	心因性多飲	腎外性喪失	腎性喪失
・うっ血性心不全	・慢性腎不全	(悪性疾患，脳・肺疾患，薬剤)	・reset osmostat (本態性低 Na 血症)	・嘔吐	・利尿薬
・肝硬変		・甲状腺機能低下		・下痢	・塩類喪失性腎症
・ネフローゼ		・副腎機能低下		・熱傷	・脳性塩類喪失症候群
				・イレウス	・低アルドステロン症
				・膵炎	

表2 高ナトリウム血症の鑑別

病態	体内の Na	原因疾患	尿浸透圧と尿中 Na
Na 欠乏とそれを上回る水の欠乏	低下	腎からの喪失 (高血糖，浸透圧利尿薬)	等張～高張尿 尿 Na>20 mEq/L
		腎以外からの喪失 (発汗)	高張尿 尿 Na<10 mEq/L
水の欠乏	正常	腎からの喪失 (尿崩症)	等張～低張尿 (尿 Na：不定)
		腎以外からの喪失 (不感蒸泄増加)	高張尿 (尿 Na：不定)
水の増加を上回る Na の過剰摂取	増加	食塩大量摂取 重炭酸 Na 投与	等張～高張尿 尿 Na>20 mEq/L

摂取量，排泄量を判断する．利尿薬や下痢，嘔吐などの排泄増加の因子は病歴などで確認する．インスリン投与下では細胞内への移動により血中のカリウムが低下する．尿中カリウム<15 mEq/L または，<20 mEq/日であるなら，腎外性の喪失を考える．

4 高カリウム血症

1 症候 心室性期外収縮，心室細動をはじめとする重篤な不整脈を生じうる．

2 鑑別へのアプローチ 採血時や採血後の溶血による偽性の高カリウム血症でないことを確認する．腎不全(急性，慢性)，薬剤(カリウム保持性利尿薬，アルドステロン拮抗薬)，

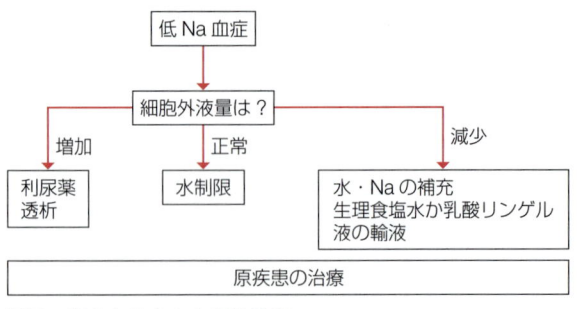

```
低Na血症
    │
細胞外液量は？
 ├─増加─────┼─正常───┼─減少──────────┐
利尿薬        水制限    水・Naの補充
透析                    生理食塩水か乳酸リンゲル
                        液の輸液
    │
原疾患の治療
```

図2　低ナトリウム血症の治療

代謝性アシドーシス，急激なカリウム負荷（筋肉の挫滅，大量輸血），副腎不全などが原因となる．

5 低カルシウム血症

①症候　テタニー，痙攣，頭痛，精神不安，凝固障害などがみられる．

②鑑別へのアプローチ

①血中カルシウムは約50%がアルブミンと結合している．このため，低アルブミン血症がある場合にはアルブミン値による補正を行う．

補正 Ca 値＝実測 Ca 値＋4.0－血中アルブミン値

②原因としては，慢性腎不全，副甲状腺機能低下症，骨軟化症・くる病，薬剤性などがある．

6 高カルシウム血症

①症候　脱力，倦怠感，頭痛，意識障害，痙攣，高血圧，不整脈，口渇，悪心，嘔吐，多尿，尿路結石，異所性石灰化などがみられる．

②鑑別へのアプローチ

①同様にアルブミン値による補正が必要なことがある．

②原因としては悪性腫瘍の骨転移に伴うもの，腎不全に伴う二次性副甲状腺機能亢進症，原発性副甲状腺機能亢進症，ビタミンDの過剰摂取などがある．

D. 引き続き行う処置

1 心電図モニタリング　低カリウム血症，高カリウム血症では重篤な不整脈が出現する可能性があるので，モニタリングを行う．

2 低ナトリウム血症の治療

①前項の鑑別診断に従い，病態に応じた治療を行う（図2）．ナトリウム欠乏があり，補充を行う際には目標ナトリウム値を130 mEq/L とし，ナトリウム欠乏量を以下の式で推定することができる．

Na 欠乏量(mEq)＝TBW×$(130-P_{Na})$

ここで TBW は total body water であり，男性では体重の60%，女性では50%として計算する．

②ナトリウム値を補正する際に正常化のスピードにも注意を払う．低ナトリウム血症を急激に補正すると意識障害，麻痺などの症状を呈する橋中心髄鞘融解症（central pontine myelinolysis）を起こすことがある．脳症の発生リスクを下げるためには，ナトリウム濃度の上昇率が 0.5 mEq/時を，かつ最終的なナトリウム濃度が 130 mEq/L を超えないようにすることがよいとされている．

3 高ナトリウム血症の治療

①高張性脱水の場合は等張液の輸液療法を行う．

②過剰なナトリウム摂取の場合には透析療法

を必要とすることもある.

③尿崩症の場合には，ADHの皮下注射や点鼻を行う．

④**低カリウム血症の治療**　経静脈的にカリウムの補充を行うが，点滴にて行い，20 mEq/時以下の速度で，かつ溶液濃度は40 mEq/L以下にとどめる．

⑤**高カリウム血症の治療**

心電図異常を認める場合には以下の処置を行う．①カルシウム製剤静注〔8.5%グルコン酸カルシウム（カルチコール®）〕，②重炭酸ナトリウム（メイロン®）投与，③ブドウ糖・インスリン療法（即効型インスリン1単位に対して，ブドウ糖5gの割合で混合し点滴静注），④イオン交換樹脂製剤の注腸．

これらの療法にても改善しない，増悪する場合には血液浄化療法（透析，持続血液濾過透析）を考慮する．

⑥**低カルシウム血症の治療**　心電図モニター下にカルシウム製剤静注（8.5%グルコン酸カルシウム）．その後，持続点滴を行う．

⑦**高カルシウム血症の治療**　脱水の補正，カルシウムの強制利尿を図るため，生理食塩水を1,500〜2,000 mL（100〜200 mL/時の速度で）点滴静注し，適宜利尿薬を併用する．原因疾患に対応した薬剤を投与する．

E. 入院3日間のポイント

- 電解質異常は全身状態の変化の一環としての症候であるので，生命の危機を生じる病態であると考える．
- 病態はめまぐるしく変化し，時に分の単位で変化する．このため，治療と並行して繰り返し，病態の把握に努める．

甲状腺クリーゼ
thyrotoxic crisis

岡田保誠　公立昭和病院・救命救急センター長

A. 疾患・病態の概要

- 甲状腺クリーゼとは，甲状腺中毒症の原因となる未治療ないしコントロール不良の甲状腺基礎疾患が存在し，これになんらかの誘因が加わった時に，甲状腺ホルモン作用過剰に対する生体の代償機構の破綻により複数臓器が機能不全に陥り，重篤な全身状態に至ったものをいう．

- 一般に，甲状腺からは主としてT_4が分泌され，分泌されたT_4は脱ヨード反応でT_3にかわる．T_4もT_3もそのほとんどが蛋白と結合しており不活性であり，ごく一部が遊離してFT_4とFT_3となりホルモン活性を発揮している．ここでいうところの甲状腺中毒症とは，FT_3，FT_4が高値である状態をいう．甲状腺クリーゼの原因となる甲状腺基礎疾患としては，破壊性甲状腺中毒症などの報告もあるものの，ほとんどはBasedow病である．甲状腺クリーゼの誘因には，甲状腺疾患と直接関連した誘因と全身的な誘因の2種類がある．前者としては，抗甲状腺薬の服用不規則や中断などがある．後者としては，感染症，手術，外傷，妊娠・分娩などがある．

B. 病態の把握・診断の進め方

①甲状腺クリーゼの臨床徴候としては，中枢神経症状（意識障害，不穏など），発熱，頻脈，心不全症状（呼吸困難など），消化器症状（嘔吐，下痢，黄疸など）があるが，非特異的である．

②Basedow病の患者あるいはBasedow病を疑わせる臨床徴候を持った患者，甲状腺腫のある患者が重篤な状態で救急搬送されてきたら，甲状腺クリーゼを念頭に置くこ

とが大切である．それらの徴候をもたらす他の原因は考えられないか，甲状腺クリーゼに臨床症状は合致するか，甲状腺クリーゼをもたらす誘因はあったのか，至急検討．

③ FT_3 や FT_4 の測定結果はすぐには判明しないことも多いので，臨床症状や身体所見から甲状腺クリーゼを疑ったら，次に甲状腺の超音波検査を行う．Basedow病による甲状腺クリーゼであれば，甲状腺のカラードプラ像で甲状腺全体に著明な血流増加を認め，火焔状(thyroid inferno)とも表現される所見がみられる．甲状腺の超音波検査に慣れていない時は，患者と自分の甲状腺のカラードプラ像を対照してみれば異常かどうかの判断を迷わない．

④甲状腺機能亢進症では一般血液検査で血清コレステロール低値と血清アルカリフォスファターゼ高値がみられることが多いので，診断の一助になる．ただし，甲状腺クリーゼの場合，心不全や肝機能障害など全身的な問題を生じていることも多いため，血清コレステロールと血清アルカリフォスファターゼのみならず他にも多くの異常値がみられることが多い．

C．最初の対応

①上記の診断プロセスから甲状腺クリーゼを強く疑ったら，FT_3，FT_4の結果がまだ入手できず診断確定できなくても，治療を開始することが必要である（甲状腺基礎疾患がBasedow病でよいか確認するため，FT_3，FT_4，TSHだけでなく，抗TSH受容体抗体（TRAb，TBⅡ），甲状腺刺激抗体（TSAb）の測定も必ず行う）．

②治療は甲状腺機能亢進症に対する対応と全身状態の評価・全身管理を同時並行的に行う．

1 甲状腺機能亢進症に対する対応

1 抗甲状腺薬　甲状腺ホルモンの合成を抑制するため抗甲状腺薬の投与を行う．抗甲状腺薬としては，チアマゾール（MMI，メルカゾール®）を静注で20～30mgを8時間毎に用いる．静注製剤がない時は，同量を胃管から投与してもよい．プロピルチオウラシル（PTU，チウラジール®，プロパジール®）は，効力についてMMIと同等以下であり，重症肝機能障害やANCA関連血管炎などの重篤な副作用が多いことが知られているため，第一選択とはならない．ただし，妊娠が誘因になった場合には，MMIに催奇形性があることが知られているため，PTUの使用を考慮する．

2 無機ヨード剤　大量の無機ヨードは甲状腺ホルモンの合成を抑制するとともに，すでに甲状腺内に存在する甲状腺ホルモンの放出も抑制する．ただし少量の無機ヨード剤の投与ではかえって甲状腺機能亢進症を悪化させる可能性がある．また，無機ヨード剤の投与を抗甲状腺薬に先行すると，甲状腺内のホルモン貯蔵量が増加して症状が増悪する可能性がある．したがって，無機ヨード剤の投与はMMIの投与後1時間してから十分量の投与を行うほうがよい．無機ヨード剤としてはヨウ化カリウム（ヨウ化カリウム®丸）を用い，50mgを6時間毎に胃管から投与する．

3 副腎皮質ステロイド　甲状腺クリーゼでは相対的副腎不全（CIRCI，「急性腎不全」，359頁参照）に陥っていると考えられるとともに，副腎皮質ステロイドが T_4 から T_3 への変換を抑制する効果を持つため，副腎皮質ステロイドの投与を行う．副腎皮質ステロイドとしてはヒドロコルチゾン（ソル・コーテフ®）100mgを静注し，その後1日量240～300mgを持続静注する．

4 その他の薬剤

❶炭酸リチウム（リーマス®）：リチウムは甲状腺ホルモンの放出を抑制する効果を持つため，ヨード過敏症があり無機ヨード剤が使用できない場合に用いられる．用いる時は，MMIと併用することで，より迅速な甲状腺機能の正常化が可能となる．投与開始時には300mgを8時間毎に胃管から投与する．そ

の後リチウム血中濃度の測定を行い，0.6～
.0 mEq/L に維持する．

❷コレスチラミン(クエストラン®)：甲状腺
ホルモンは肝代謝を受けたのち，胆汁排泄さ
れ腸肝循環する．甲状腺クリーゼでは腸肝循
環するホルモン量も増加するため，MMI な
どの投与にコレスチラミン(レジン：陰イオ
ン交換樹脂)の胃内投与を同時に行うことで
甲状腺ホルモンレベルをより急速に低下させ
ることができる．1回4gを1日2回胃管か
ら投与する．他の薬剤を胃管から投与する場
合，投与時間をずらす必要がある．

❺**血漿交換** 甲状腺クリーゼによる全身状態
の急速な悪化があり，上記の対応の反応を待
つことができない場合であって，なおかつ
T_3，FT_4 が非常に高値である時には，血漿
交換療法の施行を考慮する．甲状腺クリーゼ
に対する血漿交換療法は通常，血漿処理量
1,500～3,000 mL/回で行う．置換液としてア
ルブミンを置換液とするのがよいか，新鮮凍
結血漿(FFP)を置換液とするのがよいか，結
論が出ていない．肝不全を併発している場合
には，FFP を置換液とする．

❷**全身状態の評価，全身管理**

①患者は必ず ICU に収容し全身管理を開始
する．全身管理をする上で，甲状腺クリー
ゼに陥る誘因となった病態の評価を欠かす
ことはできない．誘因に対する評価・対応
が十分できてこそ，全身管理が成り立つ．
たとえば誘因が感染症なのであれば，感染
症の評価〔何の感染症なのか，外科的処置
(ドレナージなど)は必要か，など〕を行い
つつ感染症に対する抗菌薬投与を含めた管
理が必須である．

②甲状腺クリーゼでは循環管理が大きな問題
になる．まず，循環状態の評価として，超
音波検査を行い，心機能と血管内容量を評
価する．通常，甲状腺機能亢進症では高心
拍出量に至っているが，それだけであれば
循環状態が破綻することは少ない．甲状腺
クリーゼで頻脈があっても心不全症状が強

くないなら，β遮断薬を用いる．β遮断薬
としてはプロプラノロール(インデラル®)
を用いてもよいが，エスモロール(ブレビ
ブロック®)やランジオロール(オノアク
ト®)を用いたほうが管理しやすく，また
半減期も短いため安全である．甲状腺ク
リーゼの患者で心不全症状が明らかなら
ば，心機能を悪化させるプラスアルファの
因子(頻脈性心房細動への移行など)が加
わったために，心不全症状が出現した可能
性が高い．したがってその場合には，ジゴ
キシンで初期対応を開始すべきであり，β
遮断薬を安易に行うべきではない．判断が
難しいケースでは，必要に応じジギタリス
を使用した上で，β遮断薬は用いるとして
も少量から用いるのが安全である．循環状
態のモニターとして中心静脈ラインを挿入
し CVP モニターを行う．Swan-Ganz カ
テーテルを挿入するか否かは循環管理が困
難かどうか(心機能の低下が顕著かどうか)
で決める．

③呼吸状態の評価もすばやく行い，人工呼吸
が必要か検討する．単に血液酸素化だけで
なく，意識レベル，心不全の程度，肺炎の
有無など総合的に評価して，どのような呼
吸管理を行うのがよいか判断することが必
要である．

④甲状腺クリーゼでは心不全からうっ血肝を
起こし肝機能障害が生じていることも多
く，まれには肝不全に至っている場合もあ
る．そのような場合には循環呼吸管理に加
えて，肝不全に対する管理が必要になるこ
ともある．

⑤甲状腺クリーゼでは発熱がみられることが
多く，体温管理も重要になる．非ステロイ
ド性抗炎症薬(NSAIDs)は，蛋白と結合し
ている T_4 と T_3 を遊離させ，FT_4 と FT_3
の濃度を上げ，ホルモン活性を発揮させて
しまうため，用いるべきでない．副腎皮質
ステロイドの投与と体表クーリングで対応
しきれない時は，アセトアミノフェンの投

与を行う．甲状腺の存在する頸部前面には冷却シートを貼るなどして局所的にも冷やすとよい．

D. 引き続き行う処置と対応

①甲状腺クリーゼの原因が Basedow 病であれば，上記の対応の結果，全身状態が快方に向かい ICU を退室できるようになるまでは，MMI の投与を 60 mg/日で続ける．全身状態改善後，MMI の投与量を 30 mg/日まで下げ，しばらくは 30 mg/日で維持する．

②病勢評価のために，急性期は少なくとも 2 週間毎に FT_3，FT_4，TSH の再測定を行い，特に FT_4 の値を参考に MMI の投与量の漸減を検討する．一般には FT_4 が正常化するまでは 30 mg/日の投与量で維持し，血中 FT_2，FT_3 の正常化を確認できた後，半量に減量する．TSH は数か月間抑制されていることが多く目安にならないことが多い．また，一般に甲状腺機能は治療開始後 6〜8 週間しないと正常化しないことが多い．

③無機ヨード剤の投与は 2 週間以内にとどめる．無機ヨード剤の大量投与を続けて血中ヨード濃度を高く維持しても，生体の適合反応によって無機ヨード剤の甲状腺ホルモン合成抑制効果は失われてしまうので，全身状態が改善したら無機ヨード剤の投与は中止する．

④副腎皮質ホルモンの投与も，甲状腺クリーゼから離脱し全身状態が改善した時点で減量し，ICU 退室までに中止する．

急性副腎不全（副腎クリーゼ）
acute adrenal crisis

岡田保誠　公立昭和病院・救命救急センター長

A. 疾患・病態の概要

●副腎不全は，内因性の副腎皮質ホルモン分泌が生体の必要量以下に低下した状態である．副腎不全は原発性副腎不全と二次性副腎不全に分類される．原発性副腎不全においては副腎皮質が障害されており，グルココルチコイドもミネラルコルチコイドもともに分泌不全に陥っている．一方，二次性副腎不全においては視床下部-下垂体系の障害によって CRH または ACTH の分泌不全が生じている．レニン-アンギオテンシン-アルドステロン系は正常なので，二次性副腎不全においてはグルココルチコイド産生のみが低下している．このように副腎不全は，生体の生存にとって欠かすことのできない副腎皮質ホルモンが絶対的ないし相対的に不足している状態であるが，その程度や重篤度は病態によってまちまちである．

●急性の経過で副腎不全に陥ることを急性副腎不全といい，その多くはショックなど重篤な状態に至ることから副腎クリーゼともいう．グルココルチコイドは血管平滑筋の緊張性維持に関与しており，これの欠乏は血管抵抗低下をもたらす．またグルココルチコイドは炎症性サイトカインに対しネガティブフィードバック作用を持つので，これが欠乏すると高サイトカイン血症が不当に持続することになり，血管抵抗低下は助長される．さらに副腎髄質でのコルチゾール濃度の低下はカテコールアミン合成障害の原因にもなる．これらの機序により二次性急性副腎不全でもショックが生じる．グルココルチコイドは ADH 分泌阻害作用を有しているため，二次性急性副腎不

全では SIADH（抗利尿ホルモン分泌異常症）に近い病態となり，低ナトリウム血症はあっても脱水は顕著でないことが多い．一方，原発性急性副腎不全においてはミネラルコルチコイド欠乏も伴うために，ナトリウム喪失と脱水も著明に生じている．したがって原発性急性副腎不全においては，より重篤な循環不全がみられることが多い．

● 急性副腎不全の患者の来院の仕方として，最も多いのは，もともと慢性副腎不全の状態にある患者あるいは副腎皮質予備能が低下している患者が何らかのストレスを契機に急速に副腎皮質ホルモン不足状態となり，危機的な全身状態となって救急搬送されるというものである．たとえば，合成グルココルチコイド長期内服中の患者では，CRH または ACTH 分泌が抑制され，副腎皮質の萎縮が生じ，副腎皮質予備能が低下している．そのような患者が感染症や外傷など大きなストレスを受けると，本来ならばそれに応じて副腎皮質ホルモンの分泌量が増加するところが増加せず，急速に相対的な副腎皮質ホルモン不足状態に陥り急性副腎不全を発症する．また，合成グルココルチコイド長期内服中の患者が内服を自己中断する（あるいは，何らかの理由があって内服ができなくなる）と，急速にグルココルチコイド濃度が低下し，急性副腎不全を発症する．

● まれではあるが，もともと慢性副腎不全とはいわれていない患者が急性副腎不全で来院することもある．たとえば全身倦怠感，腹痛，低血圧で救急搬送されてきた患者が副腎原発悪性リンパ腫であったというような場合である．同様に，肺癌の両側副腎転移や副腎結核などでもまれには急性の経過をとりうるので，注意が必要である．

● 副腎機能に異常がなかった患者でも，敗血症などの重篤な状態に陥った時に急性副腎不全を発症することがある．そのような急性副腎不全は critical illness related corticosteroid insufficiency（CIRCI）と呼称されており，輸液負荷とカテコールアミン投与に反応しない敗血症性ショックの病態に関与している．CIRCI の発生機序としては，視床下部-下垂体-副腎皮質系の機能不全が生じ CRH，ACTH，グルココルチコイドの分泌不全が生じていることや，それらホルモンに対するレセプターの機能不全が生じていることが考えられている．

B. 最初の処置

原病歴および臨床徴候や血液検査から急性副腎不全が疑われれば，確定診断が得られていなくても治療を開始することが必要である．治療は副腎不全に対する対応と全身状態の評価・全身管理を同時並行的に行う．

1 ホルモンの補充

①一般に非ストレス下の内因性コルチゾールの1日分泌量は約 $8\,mg/m^2/$日（約 15 mg/日）であるが，最大ストレス時には 150～300 mg/日の分泌量になるといわれる．そのため，急性副腎不全（副腎クリーゼ）においてはヒドロコルチゾン（＝コルチゾール）（水溶性ハイドロコートン®またはソル・コーテフ®）を 100 mg 静注したのち1日量で 240～300 mg 投与するのが基本である．数時間毎に静注すると半減期の関係で血中濃度が増減するため，持続投与が勧められる．使用するステロイドとしては，ミネラルコルチコイド作用とグルココルチコイド作用を併せ持つヒドロコルチゾンがよい．100 mg 以上のヒドロコルチゾンを投与するのであればミネラルコルチコイドを補充する必要はない．

② CIRCI に対するヒドロコルチゾン投与についても同様で，American College of Critical Care Medicine の推奨によれば，最初にヒドロコルチゾン 100 mg 静注したのち1日 240 mg の持続静注（または 50 mg を 6 時間毎に静注）とされている．

③頭蓋内腫瘍術後などで汎下垂体機能低下症

があり，種々のホルモン補充を行っている患者が感染などを契機として急性副腎不全を発症する場合には，特別の注意が必要である．ステロイド補充を開始することで潜在化していた尿崩症が急速に出現することがあるからである．尿崩症の顕在化によって体液管理などの全身管理が難しくなるので，デスモプレシン®の点鼻も開始して尿崩症のコントロールもすぐに行わなければならない．

2 全身状態の評価，全身管理

① 患者は必ずICUに収容し全身管理を開始する．急性副腎不全の原因となった病態（感染症など）が存在する場合には，その病態の評価を欠かすことはできない．原因病態に対する評価・対応が十分できてこそ，全身管理が成り立つ．たとえば原因が感染症なのであれば，感染症の評価〔何の感染症なのか，外科的処置（ドレナージなど）は必要か，など〕を行いつつ感染症に対する抗菌薬投与を含めた管理が必須である．

② 血糖チェックは最初に行い，急性副腎不全によると思われる低血糖があれば，これを補正する．

③ 循環状態の評価として，超音波検査を行い，心機能と血管内容量を評価する．一般に，急性副腎不全では脱水によって循環血液量が減少している．原発性急性副腎不全はもちろんのこと，たとえ二次性急性副腎不全であっても消化器症状や全身状態の悪化のために経口摂取ができていないことが多いため，実際には血管内水分量は減少していることが多い．

④ 発症の原因となった病態（感染症など）が存在する場合には，血管内容量はより減少するので急速に大量輸液を行うことが必要である．低血糖および高カリウム血症を伴うため，初期輸液は生理食塩水にブドウ糖を加え5%程度の濃度に調整したものを用いる．血管抵抗の低下に対してカテコールアミンの投与が必要になることもある．高カリウム血症についてはヒドロコルチゾンの投与を行い，カリウムを含有しない輸液で容量負荷を行っていくだけで改善することが多く，特別な対応を必要とすることは少ない．

⑤ CIRCIを伴う敗血症性ショックに対する全身管理については，「敗血症性ショック」（34頁）を参照されたい．

C．病態の把握・診断の進め方

① 急性副腎不全の臨床症状や徴候としては，全身倦怠感，食欲不振，体重減少，消化器症状，脱水症，低血圧，ショック，低血糖症状，意識障害などがある．消化器症状としては悪心，嘔吐以外に腹痛が認められることに注意する．これらの症状は非特異的であるので，症状だけから急性副腎不全を正しく診断することは困難である．合成グルココルチコイド長期内服中の患者が重篤な状態で救急搬送されてきたら，急性副腎不全を念頭に置くことが大切である．頻度的に多く，特に注意すべきは，下垂体疾患術後やSheehan（シーハン）症候群などによる下垂体機能低下症の患者，Cushing（クッシング）症候群術後の患者であるが，合成グルココルチコイド投与は，膠原病など多くの疾患に対して行われており，患者の内服薬の確認，内服状況のチェックが適切な診断に欠かせない．皮膚疾患に対して処方されるセレスタミン®にも合成グルココルチコイドが含有されており，注意が必要である．前記したように，合成グルココルチコイド長期内服中の患者でなくても急性副腎不全で来院することがまれにはあるので，原因不明のショックの患者の鑑別診断時には頭の片隅に急性副腎不全を置くことが望ましい．

② 急性副腎不全で特徴的な血液検査異常は，低ナトリウム血症，高カリウム血症，低血糖である．頻度は下がるが，高カルシウム血症，好酸球増加が認められることもあ

る．ただし，血液検査値は，急性副腎不全をもたらす原因になった感染症などによって修飾されるため，注意が必要である．
③確定診断のためにはコルチゾールとACTHの測定が必要であり，血漿分離用にEDTA採血を行っておくべきである．コルチゾールの値が（ストレス下において）20 μg/dL以上であれば副腎不全は否定的であり，10 μg/dL以下であれば副腎不全である可能性があり，3 μg/dL以下であれば副腎不全である．ここでACTHが上昇していれば原発性副腎不全であり，ACTHも低ければ二次性副腎不全である．時間があれば迅速ACTH負荷試験〔ACTH（コートロシン®）250 μgを静注し，投与前，30分後，60分後のコルチゾールを測定する〕を行って副腎機能を確認する．実際には，迅速ACTH負荷試験を行う時間的ゆとりはないことが多い．

D. 引き続き行う処置と対応

①全身状態が改善したタイミングで，ヒドロコルチゾンを減量することを考慮する．急性副腎不全をもたらした原因病態がある場合，それに対する対応が奏効しなければ，全身状態は改善しない．原因病態の病勢がコントロールされてきて，なおかつ急性副腎不全によると考えられる症状・徴候がコントロールできてくれば，ヒドロコルチゾンを減量する．原因病態によっては1～2日でヒドロコルチゾンを減量できる場合もあるが，減量できるまで長期間かかる場合もある．100 mg以上のヒドロコルチゾンを投与している時にはミネラルコルチコイドの補充は余分であるが，さらに減量していく時には必要に応じてミネラルコルチコイドを補充する．
②CIRCIに対して用いたヒドロコルチゾンについては，7日間以上は投与し，症状の再燃がないことを確認したのち減量を考慮したほうがよい．また2～3日毎に少量ずつ減量するべきであり，突然中断してはならない．

急性腎不全
acute renal failure（ARF）

織田成人　千葉大学大学院教授・救急集中治療医学

A. 疾患・病態の概要

- 急性腎不全は，数時間～数週間の間に腎機能が急激に低下して生体恒常性を維持できなくなった状態であり，尿毒症状や溢水，電解質異常などを呈する症候群である．
- 急性腎不全による高カリウム血症，肺水腫，高度のアシドーシス，意識障害などは致死的な病態であり，緊急の処置を必要とする．
- 多くの場合，急性呼吸不全や急性循環不全などを伴い，多臓器不全の一分症として発症する．原因としては，出血性ショックや外傷，敗血症などが多い．
- 慢性腎不全と異なり，原因に対する適切な治療が行われ，腎不全の状態を血液透析などの腎補助療法で乗り切れば，多くの場合は腎機能が回復し腎補助療法から離脱できる．
- 一般に急性腎不全は腎前性，腎性，腎後性に分類される．
- 腎前性は循環血液量減少や心拍出量の低下などによって尿量減少をきたした状態であり，脱水，出血，心不全，敗血症性ショック，腹部コンパートメント症候群などが原因となる．
- 腎性の原因として，急速進行性腎炎などの糸球体疾患，腎動脈の閉塞，薬剤性（造影剤を含む），溶血，横紋筋融解症（ミオグロビン）などがある．腎前性であっても，早期に適切な治療がなされないと急性尿細管壊死を起こし，腎補助療法を必要とする腎性へ進展する．
- 腎後性は，尿管や尿道など尿路の閉塞によ

表1 AKIの分類

Stage	S-Cre	尿量
1	≥0.3 mg/dLの上昇またはベースラインから1.5〜2倍の上昇	≤0.5 mL/kg/時が6時間以上
2	ベースラインから2〜3倍の上昇	≤0.5 mL/kg/時が12時間以上
3	ベースラインから>3倍の上昇またはS-Cre≥4.0 mg/dLで少なくとも0.5 mg/dLの急増を伴う	≤0.3 mL/kg/時が24時間または12時間の無尿

＊腎補助療法施行例はstage 3とする．
〔Mehta RL, Kellum JA, Shah SV, et al：Acute Kidney Injury Network：report of an initiative to improve outcomes in acute kidney injury. Crit Care 11(2)：R31, 2007〕

るものである．

● これまで急性腎不全の統一された診断基準はなかったが，急性腎不全を軽微な腎機能異常から腎補助を必要とする腎不全までの連続した病態としてとらえ，できるだけ早期に診断して腎不全への進展を防止することを企図して，急性腎障害（acute kidney injury：AKI）の概念が導入され一般に認められつつある．

● AKIは，「48時間以内に血清クレアチニン（Cr）が0.3 mg/dL以上あるいはベースラインから1.5倍以上の上昇，または尿量が0.5 mL/kg/時以下が6時間以上持続する状態」と定義される．表1に示すように，血清Crまたは尿量によってstage 1〜3に分類される．一般にstage 3では腎補助療法が必要となる．

B. 最初の処置

バイタルサインをチェックし，まず致死的な病態である高カリウム血症，溢水による肺水腫，高度のアシドーシスを診断し，それに対する処置を行う．

1 高カリウム血症 心電図モニターで，T波の増高（高尖性T），QRS幅の拡大，P波の消失，サインカーブ様変化，心室細動などをチェックするとともに，動脈血ガス分析または生化学検査で血清カリウム値をチェックする．

処置 血清K値>6.5 mEq/Lまたは心電図変化が認められる場合

① カルシウムの投与：塩化カルシウムまたはグルコン酸カルシウム（カルチコール®）1Aを10分程度で静脈投与．

② ブドウ糖・インスリン療法：即効性インスリン10U＋50%ブドウ糖50 mLをゆっくり静脈投与（低血糖に注意）．

③ アシドーシスの補正：重炭酸ナトリウム（メイロン®）点滴静注（ただし溢水がある場合は注意して投与）．

④ $β_2$刺激薬[*1]：サルブタモール（ベネトリン®）10〜20 mgを15分以上かけてネブライザーで投与（保険適用外，心拍数増加，血圧上昇に注意）．

⑤ イオン交換樹脂：ポリスチレンスルホン酸カルシウム（カリメート®），ポリスチレンスルホン酸ナトリウム（ケイキサレート®）15〜30gを経口または注腸投与．

[*1] $β_2$刺激薬：ブドウ糖・インスリン療法と同様に，カリウムの細胞内取り込みを促進することで血清カリウムを低下させる．30分程度で効果が発現し，数時間持続する．わが国ではあまり行われていないが，欧米ではガイドラインにも記載されている．輸液路を確保する必要がないため簡便な方法であるが，心拍数の増加や血圧上昇に注意が必要である．

2 肺水腫 パルスオキシメータでSpO_2の低下，血液ガス分析で低酸素血症をチェック．胸部X線写真で両側浸潤影，心胸郭比（CTR）の拡大の有無をチェックする．また可能なら心エコーで循環血液量の評価と右心負荷所見の有無をチェックする．

処置

① O_2投与，必要なら気管挿管，人工呼吸管理（positive end-expiratory pressure

PEEP，呼気終末陽圧換気）．
②ループ利尿薬投与（腎不全が進展していれば無効）．
③瀉血：抗凝固薬入り採血用バッグに200〜400 mL採血（貧血に注意）．

3 高度の代謝性アシドーシス 動脈血ガス分析でpH，ベース・デフィシット（−BE）をチェック．

処置 pH<7.25の場合
①重炭酸ナトリウム（炭酸水素ナトリウム：メイロン®）の点滴静注．
②脱水を伴う場合，カリウムを含有しない輸液製剤の投与．

以上の緊急処置を行ったうえで，引き続き血液透析（hemodialysis：HD）や持続的血液濾過透析（continuous hemodiafiltration：CHDF）などの腎補助療法を行う．腎補助療法を行えない施設の場合，施行可能な施設へ直ちに転送する．

C. 病態の把握・診断の進め方

①上記のような危機的状況が否定された場合，尿道カテーテルを留置して時間尿の計測を開始する．次に腎後性腎不全を鑑別するために，腹部エコーやCTで腎盂，尿管の拡張の有無や，膀胱内の尿貯留状況を確認する．

②血液一般，生化学，血液ガス分析，一般尿，尿沈渣，尿化学検査，各種培養，画像検査などを行い，腎障害の程度を評価するとともにその原因を検索する．腎前性と腎性の鑑別にはFENa〔尿ナトリウム排泄分画=（尿Na×血清Cr）÷（血清Na×尿Cr）×100が1%以下の場合，腎前性〕やUN/Cr比（20>は腎前性）などが用いられる．CKの上昇は，横紋筋融解症による腎不全を示唆する．

③胸部X線撮影，心エコーを行い，心機能および循環血液量を評価する．できれば中心静脈ラインを確保して中心静脈圧（central venous pressure：CVP）を測定する．

④その他，腹部が膨満し腹部コンパートメント症候群[*2]が疑われる場合は，膀胱内圧を測定する．

> [*2] 腹部コンパートメント症候群：腹腔内圧の上昇によって呼吸不全（CO_2貯留）や腎不全，低血圧などの多臓器障害をきたす病態であり，腹部外傷術後や大量輸液後にしばしば発症する．腹腔内圧は，通常膀胱内に20 mLの生理食塩水を注入して尿道カテーテルをクランプし，膀胱内圧を測定することで代用する．腹腔内圧>25 mmHg以上で新たな臓器障害を呈した場合には，速やかに減圧のための開腹術を行うことが推奨されている．

D. 引き続き行う処置

1 検査と処置

①腎エコーやCTで，腎後性と診断された場合，泌尿器科にコンサルトし腎瘻や膀胱瘻造設を施行する．

②腎前性急性腎不全の場合，循環血液量の減少や腎灌流圧の低下が原因となっていることが多い．胸部X線写真や心エコー検査で溢水，心不全が否定されれば，静脈路を確保し循環血液量増加のための輸液（fluid resuscitation）を開始する．

③溢水を回避するため，および昇圧薬投与のための中心静脈ライン（CV）を確保し，血圧や中心静脈圧（CVP）をモニターしながら輸液負荷（fluid challenge）を行う．輸液製剤としては通常生理食塩水を用いるが，敗血症性ショックなどの場合は5%アルブミン液などの膠質液を用いてもよい．しかし浸透圧の高い膠質液は，かえって腎機能を悪化させる可能性があるため推奨されない．敗血症性ショックにおける初期輸液では，20 mL/kgの晶質液を30分程度で投与し，その反応性をみながら追加投与することが推奨されている．輸液を行っても平均血圧<65 mmHgの場合，腎灌流圧の上昇を目的に昇圧薬を投与する．

④従来腎機能改善に効果があるとされていた

低用量ドパミン（＜5μg/kg/分）は，大規模臨床試験でその効果が否定され推奨されなくなった．
⑤循環血液量の増加，腎灌流圧の上昇がある程度達成できた段階で，フロセミド（ラシックス®）投与を試みる．反応（尿量増加）があれば，引き続き適正な循環血液量と腎灌流圧を維持するような循環管理を継続するが，反応がない場合は輸液速度を減じ，腎補助療法の導入を考慮する．
⑥ヒト心房性ナトリウム利尿ポリペプチド：hANP（ハンプ®）は，心血管外科術後の腎機能低下を改善する効果が認められているが，他の疾患についての明確なエビデンスは得られていない．
⑦これらの処置を行っても腎機能の改善（尿量増加，血清Crの低下）が認められない場合は，原因に対する治療を行いながら腎補助療法を導入する．

2 腎補助療法の適応

①急性腎不全から高カリウム血症や，溢水による肺水腫，高度のアシドーシス，意識障害などに陥った場合は，腎補助療法の絶対適応である．前述した緊急処置を行った後，腎補助療法を開始するか，もし腎補助療法ができない場合は直ちに実施可能な施設へ転送する．
②それ以外の場合，いつ腎補助療法を開始するかについての明確な基準はない．しかし，慢性腎不全のように尿毒症状が現れてからでは遅いとされており，一般に早期の腎補助療法の導入が，救命率改善や腎機能の回復に有用であると考えられている．最近では，上記のような内科的治療を行っても十分な尿量が得られず，治療や栄養管理に必要な輸液量を制限せざるを得ない場合（たとえば1日尿量1,000 mL以下）は，腎補助療法を導入するのが一般的である．
③最近救急領域では，腎補助療法としてCHDFなどの持続的腎代替療法（continuous renal replacement therapy：CRRT）が広く普及しているが，欧米での研究報告では現在までのところ急性腎不全に対する腎補助療法としての効果は，間欠的血液透析（intermittent hemodialysis：IHD）でもCRRTでも同等とされている．ただし，ショックを伴うような循環動態不安定な症例や，頭蓋内病変を伴う場合はCRRTが推奨されている．

E. 入院3日間のポイント

●急性腎不全は，多くが多臓器不全の一分症として発症するため，早期にその原因となった疾患，病態の治療を行うことが重要である．加えて，適切な腎補助療法を施行できること，循環管理・呼吸管理を行えることが必要になる．したがって，急性腎不全と診断した時点で，ICU管理とすることが望ましい．
●もし，これらの治療を行えない場合は，施行可能な高次医療機関へ早期に搬送する．

尿路結石
urinary tract stone

武内 巧　関東労災病院・泌尿器科部長

A. 疾患・病態の概要

●尿路結石は腎尿管結石といった上部尿路結石と膀胱結石，尿道結石といった下部尿路結石に大別される．上部尿路結石はまず腎乳頭にて結石成分の結晶化，つまり結石の核となるものが形成され，腎盂腎杯において，その周囲にさらに結石を構成する成分が結晶化して沈着し増大する．結晶化した無機成分の間は細胞外マトリックスであるデルマトポンチンに代表される有機物質によって石垣の漆喰のように埋められる．水腎症といった尿流停滞があれば結石の成長は促進される．腎で増大した結石が尿管に落下したものが尿管結石である．尿管の閉

塞の度合いによって様々な程度の水腎症が出現する.
- 膀胱結石は上部尿路結石が膀胱内に落下したまま体外に排石されずにいるものと，膀胱内で形成された結石がある．後者では前立腺肥大症などによる多量の残尿の存在が原因となっていることが多い．

B. 最初の処置

① 尿路結石以外の，より重篤な急性腹症を鑑別することが極めて重要である．尿路結石は痛みは強いものの，これが生死にかかわる病態である場合は例外を除いて少ない．生死にかかわる可能性があるのは，重篤な尿路感染症を併発して敗血症性ショックを起こしている場合と，物理的・機能的単腎症例に発生した尿管結石によって水腎症をきたし，尿毒症を起こす場合である．

② 救急室における尿路結石患者は強い痛みを訴えることが多い．病歴，身体所見から尿路結石の可能性が高い場合には種々の検査を施行する前に，まず鎮痛処置を行うことも必要である．

C. 病態の把握・診断の進め方

1 確定診断に近づくための観察・検査

1 腹部所見 背部痛，側腹痛，下腹痛を示す．筋性防御はないことを確認する．急速に腎盂内圧が上昇した際に生じる腎部叩打痛 (costovertebral angle tenderness) は特徴的な所見である．

2 排尿症状 尿管膀胱吻合部付近に尿管結石が下降すると，頻尿，残尿感といった膀胱刺激症状を呈する．

3 血尿 肉眼的血尿があれば尿路結石の診断を支持するが，尿路悪性腫瘍の存在にも留意する必要がある．

2 検査所見による評価

1 尿検査 特に尿管結石では尿沈渣にて多数の赤血球がみられることが多いが，必ずしも血尿が存在するとは限らないことに留意する．逆に非泌尿器科専門医によって，尿潜血や毎視野5個以下程度の赤血球の存在のみで安易に尿路結石と判断される場合も散見されるので注意が必要である．尿路結石において膿尿が認められることもあるが，必ずしも尿培養が陽性とはならない (aseptic pyruria)．

2 血算，血液生化学 血液白血球数，血清CRPは軽度に上昇することが多い．これらの増加が著しい場合は急性腎盂腎炎，敗血症の合併を考える．腎機能の評価のために血清クレアチニン値，eGFRに注意する．その患者のベースラインの値と比較することが重要である．結石形成の素因の有無を評価するためには血清カルシウム・リン・尿酸の値に留意する．

3 画像検査による評価

① KUB (腎尿管膀胱単純撮影)：KUBにて腎尿管結石の数，大きさ，部位を確認する．単純X線撮影では尿酸結石は写らず，シスチン結石は淡くしか写らないことを認識しておくべきである．シュウ酸カルシウム結石やリン酸カルシウム結石は，はっきりと写る．骨盤内にしばしば認められる静脈結石 (phlebolithiasis) を下部尿管結石と混同しない．典型的な静脈結石はきれいな円形をしており，中心が同心円状に淡くなっているのが特徴である．

② DIP (点滴腎盂造影)：KUBにおいて尿路結石を疑う石灰化が存在しても静脈結石をはじめ，実は尿路外の石灰化であることも多い．それを確認評価するためには，DIPを施行し尿路に一致すること，また結石による水腎・水尿管症の有無を確認する．腎盂外尿溢流を認めることもある．

③ 腹部超音波検査：腎臓あるいはそれに連続する尿管に acoustic shadow を引く結石陰影が認められる．また水腎・水尿管の存在，程度の評価を行う．膀胱近傍の下部尿管もスキャンして結石陰影の有無を確認する．この場合は膀胱に尿がある程度充満している方が確認しやすい．症状を引き起こ

している結石があるのと反対側の腎臓が存在するかどうか，また対側腎に水腎症がないかを確認しておくのは極めて重要である．もしそうであれば急性腎不全になる可能性を念頭に置く．

④腹部 CT 検査：尿酸結石のような単純撮影では X 線透過性の結石であっても，単純 CT 撮影では白く確認される．水腎・水尿管の程度もわかる．造影 CT にて，しばしば尿の腎盂外溢流が認められる．尿路結石と断定できない時には，他の急性腹症を鑑別する意味でも CT 撮影を行う場合も増加している．

D. 引き続き行う処置

1 合併症と対策

1 尿管閉塞による感染症　尿管閉塞が原因で急性腎盂腎炎，さらに SIRS（全身性炎症反応症候群）を起こしている場合には抗菌薬投与を行う．また血圧低下など敗血症性ショック症状があれば十分な補液や昇圧薬投与も必要となる．抗菌薬にて SIRS の改善傾向がみられなければ，緊急に経尿道的尿管ステント留置術を施行する．もし尿管ステントの留置が困難であれば，出血傾向がなければエコーガイド下に経皮的腎瘻造設術を試みる．グラム陰性桿菌による敗血症では血液浄化療法によるエンドトキシン吸着を試みることもある．

2 尿管閉塞による急性腎不全　物理的・機能的単腎において尿管閉塞により，急性腎不全，尿毒症を起こしている場合は，やはり経尿道的尿管ステント留置術，エコーガイド下経皮的腎瘻造設術を施行する．尿管閉塞を解除した後には大量の利尿が生じる（post-obstructive diuresis）ので十分な補液を行い，喪失した水分と電解質を補充する．

3 尿管閉塞による腎盂外尿溢流　画像診断によって尿管結石による腎盂外尿溢流が認められた場合，軽度であれば保存的療法で十分であるが，尿貯留腫の程度がはなはだしければ経尿道的尿管ステント留置術を行う．

2 入院・帰宅の判断（disposition）

①SIRS の診断基準に合致する場合と尿毒症の場合は，入院の適応がある．また坐薬や鎮痛薬注射にて改善しない疼痛に対しても，疼痛処置のために入院の適応がある．結石の位置，大きさは入院を決定する要素にはならない．

②自排石が見込める 7〜8 mm までの尿管結石では自排石を促すために，尿管平滑筋に作用し拡張させるフロプロピオン（例：コスパノン®）や結石溶解作用を持つウラジロガシエキス（ウロカルン®），および経口または坐薬の鎮痛薬を処方して帰宅させる．最近は自排石を促すために，尿管平滑筋を弛緩させる α_1 遮断薬が処方される場合もある．

③37℃台までの発熱では帰宅させてもよいが，抗菌薬の投与を行う．尿路結石の診断がついた患者を帰宅させる場合は，次回泌尿器科外来の受診を勧める．

3 専門医による治療の概略

1 腎尿管結石の保存的治療

①尿管結石に対しては 2〜3 か月程度までは水腎症の程度を評価しながら自排石を待ってもよいが，排石がみられない場合は外科的治療を検討する．いたずらに経過観察を続けると腎皮質の萎縮が著明となり，患側腎機能の改善が見込めなくなる．水腎のない腎結石では治療の緊急性はない．

②患者と相談の上，ESWL（下記）などの外科治療の適否を決定する．小さな腎結石ではそのまま経過観察することも多い．

2 腎尿管結石の外科的治療

①体外衝撃波砕石術（ESWL）：患者の体外から尿路結石に収束する衝撃波を加えて結石を粉砕する治療である．腎・上部尿管での砕石成功率は高いが下部尿管ではやや劣る．

②経尿管的腎尿管結石砕石術（TUL）：経尿道的に硬性，軟性尿管鏡を膀胱内の尿管口から尿管に挿入し，内視鏡下に腎・尿管結石を破砕する手技である．結石を破砕する

装置は，ホルミウムレーザーが標準的であるが，その他圧縮空気による金属棒の振動，静電気，超音波などが用いられている．下部尿管結石やESWLにて砕石できない結石に適応がある．

③経皮的腎結石砕石術（PNL）：エコーガイド下，透視下に経皮的に腎瘻を造設して腎結石に到達し，ホルミウムレーザー，超音波，静電気などで砕石する手術である．砕石効率に優れ，サンゴ状腎結石など容積の大きい腎結石に適応がある．

④開放性腎尿管結石手術：1980年代におけるESWLやTUL，PNLといった内視鏡結石手術の導入以来，開放性の尿路結石手術は激減している．しかしながら，いまだにそれらの治療にて処理しきれなかったり，トラブルに至ったりした症例では腎切石術，腎盂切石術，尿管切石術といった開放性手術が施行される．

③ 腎尿管結石患者に対する内科的治療

①上部尿路結石の再発率は50％以上とされている．結石の治療後も特に再発症例では，できるだけ結石再発の予防に努めるのが望ましい．一番簡便な再発予防は，特に春から夏にかけて飲水に努めることである．また上部尿路結石は栄養過多が原因となっていることもあり，肥満症例では食事量の制限，体重減量を勧めることもよい．

②反復する尿路結石患者では尿路結石素因の評価のために，血清カルシウム，リン，尿酸だけでなく24時間尿を蓄尿・採取して尿中カルシウム，リン，尿酸，クエン酸，シュウ酸などを定量する．また副甲状腺機能の評価のためにiPTHの測定も行う．排石された結石が入手できたら，その成分を分析しておくことも重要である．

③高尿酸血症，高尿酸尿症症例ではアロプリノール（ザイロリック®）を投与する．もしプロベネシド（ベネシッド®）が投与されていればアロプリノールに切り替える．カルシウム結石，尿酸結石患者ではウラリット®を投与する．頻度は少ないがシスチン結石患者ではチオラ®，ウラリット®が投与される．

E. 入院3日間のポイント

- 入院の適応のある上部尿路結石患者に対しては，必要に応じて疼痛処置と抗菌薬投与を行う．敗血症性ショックを起こしている場合は，緊急に経尿道的尿管ステント留置術またはエコーガイド下経皮的腎瘻造設術を施行する必要がある．泌尿器科専門医と連絡を取りその手配をすすめる．
- 尿管結石嵌頓によって尿毒症を起こしている場合も同様である．

尿路感染症
urinary tract infection

武内 巧　関東労災病院・泌尿器科部長

A. 疾患・病態の概要

- 尿路感染症は通常は尿路，つまり腎・尿管・膀胱・尿道に発生する細菌感染症をいう．やや広義にとらえれば尿路における非細菌性，例えばウイルス性，真菌性，結核菌の感染症や精巣，精巣上体，精管，前立腺といった性器に生じる感染症を含んで考えてよい．
- 大まかにいえば尿路性器感染症の対応は，発熱しているか否か，また尿路性器に基礎疾患が存在するか否かで決定していけばよいであろう．

B. 最初の処置

①発熱があり感染症を疑う患者が来院した場合には感染源の検索を行う．一般に尿路は呼吸器と並んで感染症の原因となりやすい．まず尿路性器感染症が病態の主因であるかどうかの見極めをする．

②特に高齢者では膿尿など軽度の尿所見は元

来存在しやすいが，それだけで尿路感染症が主体となる病態であると即断するのは早計である．肺炎など他の重篤な感染症が実は症状の本態であったということはしばしば経験されることである．軽度の尿所見だけで尿路感染症が第一の問題点であると決めつけないことが重要である．
③尿路感染症に起因する敗血症（urosepsis）の死亡率は，呼吸器や消化器系に起因する敗血症の場合よりも低い．また何らかの理由により膀胱カテーテルを留置されている患者は尿路性器感染症を起こしやすい．敗血症を起こしている尿路性器感染症は致死的となる可能性があるので血圧，脈拍，呼吸数などバイタルサインに注意する．
④近年は高齢者あるいは糖尿病や免疫疾患，腎疾患，肝疾患など感染に対する抵抗力の低下した患者も増加しているので，尿路性器感染症の予想外の重篤化の可能性に注意する必要がある．

C．病態の把握・診断の進め方

有熱性の尿路性器感染症は急性腎盂腎炎，急性前立腺炎，急性精巣上体炎である．膀胱炎，尿道炎では発熱しないことに注意する．尿路性器感染症を疑う場合は身体所見，検査所見，画像所見から炎症の局在部位を診断する．

1 確定診断に近づくための観察・検査

1 下部尿路症状 排尿痛，頻尿，残尿感，尿意切迫感，排尿困難，尿道分泌物（男性）の有無を聞く．下部尿路症状があり熱発していない場合は膀胱炎，尿道炎を疑い，熱発がある場合は急性前立腺炎を疑う．男性患者では積極的に直腸診を施行する．急性前立腺炎においては直腸診にて緊満した有痛性の前立腺を触れる．男性で尿道炎を起こしている場合は性行為感染症の可能性についても患者に問う．

2 上部尿路症状 側腹痛，腎部叩打痛の有無を聞く．急性腎盂腎炎，水腎症を疑う所見である．

3 男性器症状 精巣上体，精巣の腫大，圧痛の有無を聞く．急性精巣上体炎では精巣上体の腫大，圧痛があるが，触診では精巣と判別できなくなることもある．また疼痛がはっきりしない場合もあり，こういった時は精巣腫瘍，精巣上体腫瘍との鑑別も重要である．下部尿路症状と男性器症状は併発している場合も多い．両側精巣の有痛性腫大に耳下腺の腫脹を伴っていれば流行性耳下腺炎（mumps）を疑う．

2 検査所見による評価

1 尿検査，尿沈渣 膿尿，細菌尿の存在が尿路感染症の診断に極めて重要である．血尿の程度の強い血膿尿の場合は膀胱癌などの悪性疾患の鑑別に留意する．

2 血算，血液生化学検査 有熱性の尿路性器感染症では一般に血液WBC，CRPの著明な上昇が認められるが，発熱しない膀胱炎，尿道炎ではそれらはみられないか，ごく軽度である．敗血症に至っている場合は，腎機能，肝機能障害，凝固系異常所見など多臓器不全の徴候をきたしていないかに注意する．

3 尿培養，血液培養など

①抗菌薬を開始する前に尿培養，有熱性の場合は血液培養を提出しておく．敗血症の診断に血液培養陽性は必須ではない．敗血症患者ではエンドトキシン測定を提出しておくことも有用である．

②一般細菌の尿培養が陰性である場合，結核菌による尿路感染症を念頭におく必要があり，尿を検体とした結核菌の塗抹検査，結核菌培養，結核菌PCR検査を提出する．

③性行為感染症の疑いがある尿道炎では，尿道分泌物，尿を材料にして淋菌，クラミジアトラコマティスのPCR法診断などを提出する．

④尿路真菌症を疑う場合は補助的診断ではあるが，(1→3)-β-D-グルカンの血清中濃度を測定する．

3 画像検査による評価

1 腹部超音波検査 尿路感染症の患者では尿

路にさしたる問題のない単純性尿路感染症と，何か基礎疾患のある複雑性尿路感染症を鑑別するために尿路超音波検査を施行すべきである．急性腎盂腎炎の患者では腎結石，尿管結石，水腎症がないか，また下部尿路感染症では膀胱内の結石，腫瘍，前立腺腫大，残尿の有無に注意する．比較的若い女性膀胱炎患者では画像診断は施行しなくてよい．

2 DIP（点滴腎盂造影），腹部CT検査など
これらの画像検査を施行する意義は超音波検査と同様である．急速な水腎症の発生に伴う腎盂外尿溢流の診断に有効である．単純腹部CTはKUB（腎尿管膀胱単純撮影）で写らないX線透過性の尿路結石（尿酸結石など）の診断によい．緊急性はないが膀胱尿管逆流症（VUR）を疑う患者では膀胱造影において尿管，腎盂への造影剤の逆流の有無を検討する（VURテスト）．

3 逆行性尿道造影 尿道狭窄によって排尿障害・残尿が生じ，尿路性器感染症を引き起こすことがある．尿道狭窄は逆行性尿道造影か尿道内視鏡によって診断されるので，必要に応じてこれらを施行する．

D. 引き続き行う処置

1 抗菌薬の投与

① 尿路感染症に対する抗菌薬の選択の原則は，病原微生物の同定や抗生物質感受性の結果が出るまではスペクトルの広い薬剤を選択し，その結果がわかっている場合は耐性菌や日和見感染を防ぐために感受性の狭いスペクトルの抗菌薬に変更する．また腎排泄型の抗菌薬がより有効である．

② 膀胱炎に対する経口薬であれば，わが国では一般にはニューキノロン系または第3世代セフェム系抗菌薬を3〜7日間処方する．単純性急性腎盂腎炎，急性前立腺炎，急性精巣上体炎を経口薬で治療する時は，これらを10〜14日間程度処方する．淋菌性尿道炎ではニューキノロン耐性菌が増加しており，ニューキノロン系以外の抗菌薬

表1 尿路感染症に対する静注抗菌薬選択の例

- 静注ニューキノロン：地域での大腸菌のニューキノロン耐性が＜10％の場合
- 第3世代セフェム系：地域でのESBL産生大腸菌が＜10％の場合
- アンピシリン＋βラクタマーゼ阻害薬：ユナシン®，グラム陽性球菌の場合
- アミノグリコシド系／カルバペネム系：地域での大腸菌のニューキノロン耐性／ESBL産生が＞10％の場合

ESBL：extended-spectrum β-lactamase
〔EAU（European Association of Urology）ガイドライン 2010〕

（セフェム系，ミノマイシンなど）を選択した方がよい．

③ 敗血症を起こしていれば1〜2週間の抗菌薬静注投与の適応になる．この場合の抗菌薬の選択の例としてEAUガイドラインの例を示しておく（**表1**）．グラム陰性桿菌による敗血症では，血液浄化療法によるエンドトキシン吸着を試みることもある．

2 合併症と対策

① 尿路性器感染症が重篤化すれば，SIRS，敗血症性ショックから多臓器不全に至り致死的になることもある．こういった場合はICU管理を行う方がよい．

② 敗血症性ショックとは適切な補液を行っても血圧低下（収縮期血圧＜90 mmHgまたは平時の収縮期血圧より40 mmHg以上の血圧低下）が持続する．あるいは血管作動薬使用により血圧が維持されている場合でも，臓器機能障害・循環不全（乳酸アシドーシス，乏尿，意識障害など）があることをいう．

3 入院・帰宅の判断（disposition）

① SIRS診断基準に合致する症例，高齢者の発熱性尿路性器感染症の症例では原則的に入院治療を行う必要がある．比較的若年者でも38℃以上に発熱していれば入院治療のほうが望ましいが，複雑性尿路感染症を

除外できれば帰宅させることもある．
②発熱のみられない尿路性器感染症ではバイタルサインに問題がなければ帰宅させ，外来的に治療を継続することでよい．

4 専門医による治療の概略
1 水腎症を伴う尿路感染症 閉塞性腎症によって水腎のある腎臓に急性腎盂腎炎を併発した場合は抗菌薬による保存的治療のみでは十分な改善がみられない，あるいは感染症のさらなる進行が認められることがある．この場合には経尿道的尿管ステント留置術，またはエコーガイド下経皮的腎瘻造設術を施行し尿管の閉塞を解除する．

2 膿腎症 尿路感染が進行して腎に膿瘍が形成されている場合，抗菌薬による保存的治療に抵抗性であることがある．この場合はエコー，CT 上膿瘍が明確であれば，経皮的にエコーガイド下に膿瘍穿刺ドレナージを試みることもある．これらの治療に抵抗し，生命の危険がある時は腎摘出術を余儀なくされる．腎膿瘍は血行性に形成される場合もある．

3 下部尿路閉塞症状，残尿のある場合 前立腺肥大症が元来存在する，また急性前立腺炎による前立腺腫大によって下部尿路閉塞症状が強く，残尿が発生している場合には膀胱カテーテルを留置して下部尿路の閉塞を解除した上で抗菌薬投与などの保存的治療を施行する．逆に不必要に膀胱カテーテルが留置されている場合には早期に抜去する．

E. 入院 3 日間のポイント
- 基礎疾患のない単純性尿路感染症では例え発熱していても通常は補液，抗菌薬投与といった通常の保存療法にて改善する．
- 残尿が多く下部尿路の閉塞が存在する場合は，専門医以外であっても膀胱カテーテルを留置の上で尿路感染症に対する保存療法を行えば大抵は改善する．
- 尿管閉塞による水腎症が存在する場合は尿管カテーテル留置や経皮的腎瘻造設を施行して水腎症を解除する．特に SIRS が遷延

するなど感染症が重篤化する場合は早急にこれらを行うこともあり，泌尿器科専門医にコンサルトする必要があろう．

急性中耳炎
acute otitis media

林　宗貴　昭和大学藤が丘病院准教授・救急医学科

A. 疾患・病態の概要
1 急性中耳炎の定義と概要
- 小児急性中耳炎診療ガイドライン（2009 年版）では，「急性に発症した中耳の感染症で，耳痛，発熱，耳漏を伴うことがある」と定義し，急性とは発症から 48 時間以内に受診し，3 週間を超えないと規定している．
- 急性中耳炎は 15 歳以下の小児，特に乳幼児に多い．80% 以上が小児期に罹患し，40% の幼児が 3 歳までに 3 回以上罹患する．また，0 歳児で，38℃以上の熱が 3 日以上続いて小児科を受診した児の約 70% が急性中耳炎だった．

2 感染経路と原因菌，急性中耳炎の分類
- 急性中耳炎は，中耳，主に鼓室の感染症で，上気道の急性炎症（鼻炎，咽頭炎）が耳管経由で鼓室に達することが多い．細菌性が多く，ウイルス性の中耳炎は，5～16% である．
- 細菌性では，肺炎球菌（*Streptococcus pneumoniae*），インフルエンザ桿菌（*Haemophilus influenzae*）が 2 大起炎菌で，ペニシリン耐性菌が半数以上を占める．他に，モラキセラ・カタラーリス（*Moraxella catarrhalis*）も検出される．

3 症状
❶ 鼻汁，咳，発熱などの上気道炎症状．
❷ 耳痛（乳・幼児の場合は耳を触る，不機嫌，突然の啼泣）：成人の耳痛は小児に比べて比較的軽度だが，航空機に乗るなど気圧の変化を受けると耳痛が激しくなることがある．耳

該当の箇所に○，あるいは年齢疾患名などを記入する

家族歴：
慢性中耳炎　　　　　（あり―父方祖父，父方祖母，母方祖父，母方祖母，父，母，兄，姉，弟，妹，他，なし，不明）
慢性鼻副鼻腔炎　　　（あり―父方祖父，父方祖母，母方祖父，母方祖母，父，母，兄，姉，弟，妹，他，なし，不明）
アレルギー性鼻炎　　（あり―父方祖父，父方祖母，母方祖父，母方祖母，父，母，兄，姉，弟，妹，他，なし，不明）
気管支喘息　　　　　（あり―父方祖父，父方祖母，母方祖父，母方祖母，父，母，兄，姉，弟，妹，他，なし，不明）
アトピー性皮膚炎　　（あり―父方祖父，父方祖母，母方祖父，母方祖母，父，母，兄，姉，弟，妹，他，なし，不明）
その他の疾患　　　　（あり―父方祖父，父方祖母，母方祖父，母方祖母，父，母，兄，姉，弟，妹，他，なし，不明）
　　　　　　　　　　疾患名

既往歴：
急性中耳炎　　　　　（あり―初回　　　歳　　か月，今までに　　　回，なし，不明）
気管支肺炎　　　　　（あり―初回　　　歳　　か月，今までに　　　回，なし，不明）
滲出性中耳炎　　　　（あり―初回　　　歳　　か月，今までに　　　回，なし，不明）
鼻副鼻腔炎　　　　　（あり―初回　　　歳　　か月，今までに　　　回，なし，不明）
アレルギー性疾患：　気管支喘息　　　（あり―初発　　歳　　か月，なし，不明）
　　　　　　　　　　アトピー性皮膚炎（あり―初発　　歳　　か月，なし，不明）
　　　　　　　　　　アレルギー性鼻炎（あり―初発　　歳　　か月，なし，不明）
　　　　　　　　　　食物アレルギー　（あり―食品名　　　　　　　　なし，不明）
薬剤アレルギー：　　（あり―薬剤名　　　　　　　　　　　　，なし，不明）
先天性疾患　　　　　（あり―疾患名　　　　　　　　　　　　，なし，不明）
その他の疾患　　　　（あり―疾患名　　　　　　　　歳　　か月，なし，不明）
入院歴　（あり―疾患名　　　　　　　　　　　歳　　か月，なし，不明）
よく熱を出す・熱を出しやすい（あり，なし，不明）

生育・生活歴：
出生について―出生時体重　　　g，　　週で出生〔満期産(37～42週)予定日より　　日(週)早い，遅い〕
新生児から乳児期の栄養―ミルクが主，母乳が主，ミルクと母乳が混合
保育園などの集団保育参加（あり　　歳　　か月から　　歳　　か月まで，なし，不明）
兄弟姉妹の有無（兄2名なら2名分を記載）（あり―兄，　歳，姉　　歳，妹　　歳，弟　　歳，なし）
同居家族（父，母，兄，弟，姉，妹，父方祖父，父方祖母，母方祖父，母方祖母，その他　　　　　　）
家族の喫煙（あり，なし）

症状
①耳症状
耳が痛い・耳を痛がる　　　　（あり，なし，不明）　　乳幼児の場合　耳をよく触る（あり，なし，不明）
年長児以上の場合　耳閉感　　（あり，なし，不明）　　　　　　　　きこえが悪い（あり，なし，不明）
　　　　　　　　　音がひびく（あり，なし，不明）　　　　　　　　拍動性耳鳴　（あり，なし，不明）
耳漏の有無　　　　　　　　　（あり，なし，不明）　　　　　　　　ふらつき　　（あり，なし，不明）
②全身状態
かぜ症状（上気道炎症状）　　（あり，なし，不明）　　　　熱　　　　　　　（あり，なし，不明）
咳　　　　　　　　　　　　　（あり，なし，不明）　　　　鼻汁・鼻閉　　　（あり，なし，不明）
嘔吐・吐き気　　　　　　　　（あり，なし，不明）　　　　下痢　　　　　　（あり，なし，不明）
機嫌が悪い・だるい・元気がない（あり，なし，不明）

図1　急性中耳炎ガイドライン問診票
〔日本耳科学会，日本小児耳鼻咽喉科学会，日本耳鼻咽喉科感染症研究会（編）：小児急性中耳炎診療ガイドライン　2009年版．p31，金原出版，2009〕

痛を訴えることができるのは，一般に2歳以上である．
❸耳漏：耳漏が起こると，耳痛は軽減する．
❹耳閉感，耳鳴，難聴：幼児の場合，わかりづらい症状である．特に難聴が片側性の場合は気づかない可能性がある．

B．最初の処置

1 問診するべきこと
①集団保育を受けている患児は，ペニシリン耐性菌に感染している可能性が高く，重症化しやすい．患児自身が集団保育を受けていなくても，兄弟がその環境にあればペニシリン耐性菌による感染の可能性がある．したがって，兄弟の有無と集団保育の有無を確認する．
②図1に小児急性中耳炎ガイドライン問診票を示す．この問診票は詳細であるが，いくつかの項目を施設なりに選択して，小児の問診票に加えておくとよい．

2 臨床所見 乳幼児の場合，上述の症状を患児の訴えとして聞くことは困難である．鼻汁や咳，発熱などの上気道炎症状を呈する乳幼児については，「耳をよく触る」などの症状を見逃さないことも大切である．

C．病態の把握・診断の進め方

1 確定診断に近づくための観察・検査 鼓膜所見が，急性中耳炎の診断に最も重要である．急性中耳炎では，鼓膜の発赤，膨隆，耳漏の有無，光錐の減弱が重要である．耳鏡などを用いて観察する．図2に正常の鼓膜（左耳）を示す．

2 急性中耳炎診療スコアと治療アルゴリズム
上記の臨床所見と鼓膜所見から，小児急性中耳炎診療スコアシート（表1）によって重症度を軽症，中等症，重症に分類する．小児急性中耳炎診療ガイドラインは，この重症度分類によって，図3（372頁）のアルゴリズムで治療することを推奨している．ただし，反復する中耳炎，滲出性中耳炎や鼓膜換気チュー

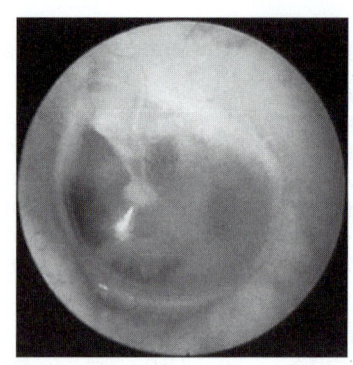

図2 鼓膜所見　正常（左耳）
（昭和大学藤が丘病院耳鼻咽喉科・小林斉先生提供）

ブが留置されている場合は対象とならない．
　a．軽症（スコア0〜9点）の治療（図3左を参照）
　多くの軽症急性中耳炎は，抗菌薬を服用せずとも軽快する．発熱（37.5℃以上），不穏，嘔吐などを認める場合，直ちに抗菌薬を服用した群が優位に不穏や睡眠障害が軽快したものの，直ちに服用した群と72時間後に耳痛，発熱などが軽快しない場合に服用を開始する群との間で，3か月後と1年後の耳痛および耳の機能予後には有意差がなかった．
　b．中等症（スコア10〜15点）の治療（図3中を参照）
　c．重症（スコア16点以上）の治療（図3右を参照）

3 その他の検査
①難聴について音叉を用いた聴力検査は簡便である．しかし未就学児に対しては検査が難しい．
②感染症治療の基本として，上気道の細菌学的検査として，上咽頭（鼻腔）の培養検査を行う．

D．引き続き行う処置

1 合併症と対策 乳様突起炎，顔面神経麻痺，迷路炎，髄膜・脳炎などがある．特に，

表1 小児急性中耳炎診療スコアシート

〈点数表〉

年齢(24か月齢未満)	3		
耳痛	0	1(痛みあり)	2(持続性高度)
発熱	0(temp＜37.5℃)	1(37.5℃≦temp＜38.5℃)	2(38.5℃≦temp)
啼泣・不機嫌	0	1	
鼓膜発赤	0	2(ツチ骨柄,鼓膜一部)	4(鼓膜全体)
鼓膜膨隆	0	4(部分的な膨隆)	8(鼓膜全体の膨隆)
耳漏	0	4(鼓膜観察可)	8(鼓膜観察不可)
光錐	0	4(減弱,鼓膜混濁)	
合計点数	点		

※鼓膜膨隆と耳漏のスコアは,2006年版では加算しないとしたが,2009年版では加算可とする.

〈評価〉軽症:0～9　　　　中等症:10～15　　　　重症:16以上

〔日本耳科学会,日本小児耳鼻咽喉科学会,日本耳鼻咽喉科感染症研究会(編):小児急性中耳炎診療ガイドライン 2009年版.p31,金原出版,2009〕

乳様突起炎は乳様突起に炎症が波及したもので,強い痛みを伴う.乳様突起開放術の適応となる可能性もあり,耳介聳立(図4)を看過しないことが必要となる.

2 入院・帰宅の判断(disposition),処方

入院治療を要することは,急性中耳炎ではまれである.

1 抗菌薬の処方

①救急室の診療で,軽症と判断できれば抗菌薬の処方を控えることも考慮する.また,軽症に限り3日間の症状経過を観察して抗菌薬の服用を開始するように指導することも推奨されている.

②抗菌薬の第一選択薬は,AMPC(アモキシシリン)であり,次いでその高用量,CDTR-PI〔セフジトレンピボキシル(メイラックス®)〕とその高用量,AMPC/CVA〔アモキシシリン・クラブラン酸カリウム(クラバモックス®)〕が推奨されている.

2 その他の処方　耳痛,発熱に対しては,アセトアミノフェン10 mg/kgを頓用として処方する.その他,急性上気道炎に必要な処方を行う.〔「かぜ症候群」(195頁),「発熱(小児)」(502頁)などを参照〕

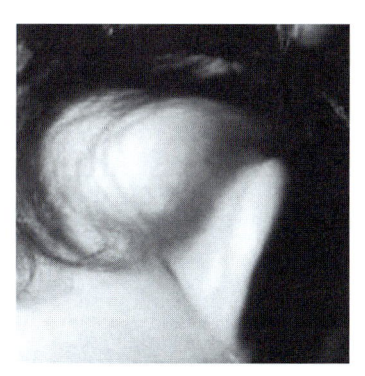

図4　乳様突起炎の耳介聳立
乳様突起部の腫脹により,耳介が立ってみえることを耳介聳立という.
(昭和大学藤が丘病院耳鼻咽喉科・小林斉先生提供)

3 専門医による治療の概略　正確な鼓膜所見により重症度分類が確定する.必要に応じて鼓膜切開や鼓膜チューブの留置が行われる.

軽症（スコア 0～9 点）

* 耳痛，発熱（38.5℃以上）
  → Acetaminophen 10 mg/kg（頓用）
* 鼻所見あり
  → 鼻処置
* 上咽頭（鼻咽腔）細菌検査

```
        抗菌薬非投与　3日間経過観察
           │            │
      3日後改善なし   3日後改善あり
           │            │
           │         経過観察
           ↓
      AMPC 常用量　5日間投与
           │            │
        改善なし      改善あり
           │            │
           │         経過観察
           ↓
```

AMPC 高用量投与あるいは AMPC/CVA（14：1 製剤）投与
あるいは CDTR-PI 常用量を 5 日間投与

中等症（スコア 10～15 点）

* 耳痛，発熱（38.5℃以上）
  → Acetaminophen 10 mg/kg（頓用）
* 鼻所見あり → 鼻処置
* 上咽頭（鼻咽腔）細菌検査

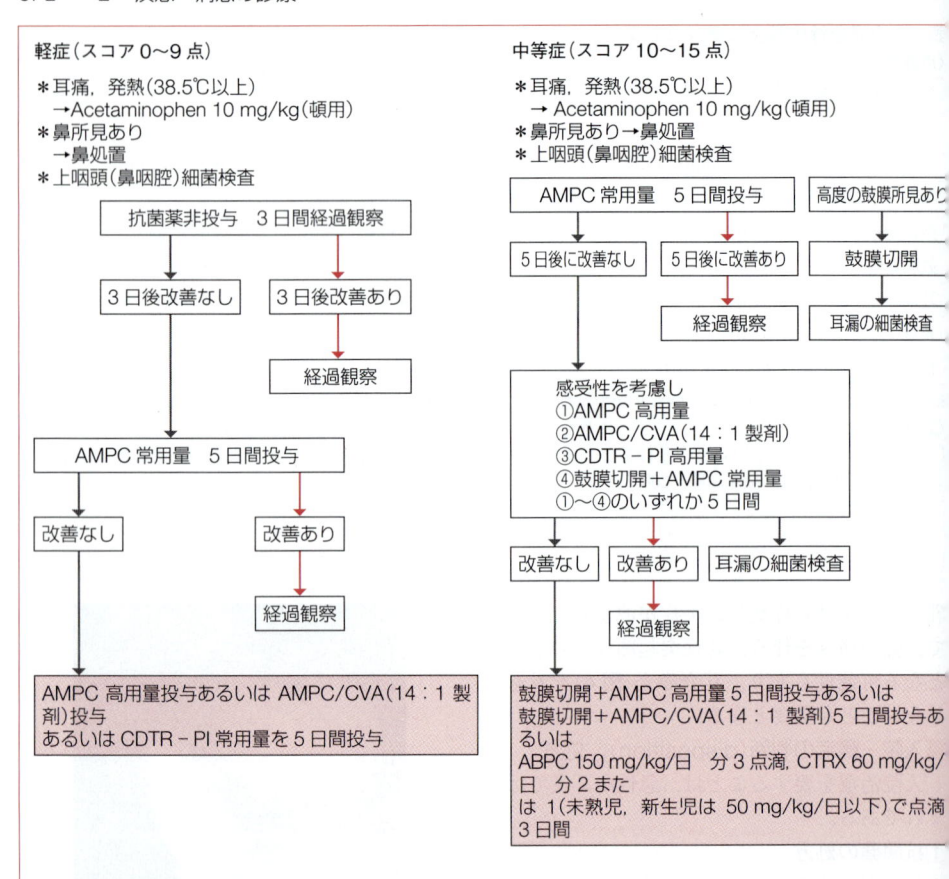

```
   AMPC 常用量　5日間投与       高度の鼓膜所見あり
        │        │                   │
  5日後に改善なし  5日後に改善あり      鼓膜切開
        │        │                   │
        │      経過観察           耳漏の細菌検査
        ↓
   感受性を考慮し
   ①AMPC 高用量
   ②AMPC/CVA（14：1 製剤）
   ③CDTR-PI 高用量
   ④鼓膜切開＋AMPC 常用量
   ①～④のいずれか 5 日間
        │        │          │
     改善なし  改善あり   耳漏の細菌検査
        │        │
        │     経過観察
        ↓
```

鼓膜切開＋AMPC 高用量 5 日間投与あるいは
鼓膜切開＋AMPC/CVA（14：1 製剤）5 日間投与あるいは
ABPC 150 mg/kg/日　分 3 点滴，CTRX 60 mg/kg/日　分 2 または 1（未熟児，新生児は 50 mg/kg/日以下）で点滴 3 日間

図3　小児中耳炎の治療アルゴリズム
注：内服薬投与時にはビフィズス菌製剤，耐性乳酸菌製剤を加える．
　　：成人の常用量を超えない．
　　：経過観察は初診時より 3 週までとする．
・AMPC：アモキシシリン（ペニシリン系抗菌薬）
　　常用量　40 mg/kg/日，高用量　60～80 mg/kg/日，3～4 回に分割
・AMPC/CVA：アモキシシリン／クラブラン酸カリウム（βラクタマーゼ阻害薬配合ペニシリン系抗菌薬：クラノモックス®）
　　常用量　96.4 mg（力価）/kg/日，2 回に分割
・CDTR-PI：セフジトレンピボキシル（セフェム系抗菌薬メイラックス®）
　　常用量　8 mg/kg/日，高用量　12 mg/kg/日，2 回に分割
・ABPC：アミノベンジルペニシリン（ペニシリン系抗菌薬）
・CTRX：セフトリアキソン（セフェム系抗菌薬）
〔日本耳科学会，日本小児耳鼻咽喉科学会，日本耳鼻咽喉科感染症研究会（編）：小児急性中耳炎診療ガイドライン　2009 年版．巻末カラー　小児急性中耳炎症例の治療アルゴリズム，金原出版，2009〕

重症(スコア16点以上)

＊耳痛，発熱(38.5℃以上)
　→ Acetaminophen 10 mg/kg(頓用)
＊鼻所見あり→鼻処置
＊上咽頭(鼻咽腔)あるいは耳漏の細菌検査

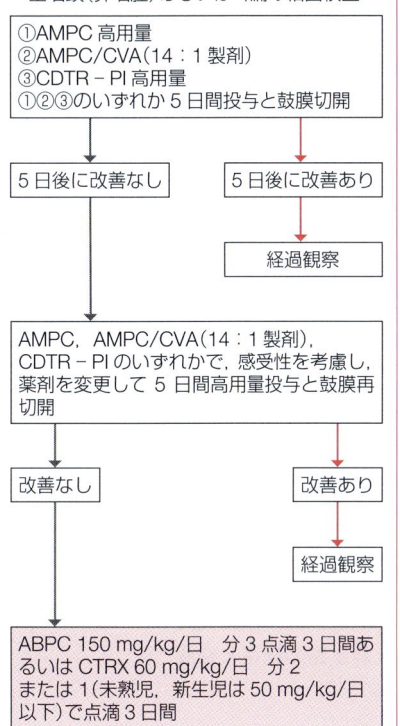

①AMPC 高用量
②AMPC/CVA(14：1製剤)
③CDTR – PI 高用量
①②③のいずれか5日間投与と鼓膜切開

5日後に改善なし　　5日後に改善あり
　　　　　　　　　　経過観察

AMPC，AMPC/CVA(14：1製剤)，
CDTR – PI のいずれかで，感受性を考慮し，
薬剤を変更して5日間高用量投与と鼓膜再
切開

改善なし　　　　　改善あり
　　　　　　　　　経過観察

ABPC 150 mg/kg/日　分3点滴3日間あ
るいは CTRX 60 mg/kg/日　分2
または1(未熟児，新生児は50 mg/kg/日
以下)で点滴3日間

蕁麻疹
Urticaria

林　宗貴　昭和大学藤が丘病院准教授・救急医学科

A. 疾患・病態の概要

1 蕁麻疹の定義[1])

- 膨疹，すなわち紅斑を伴う一過性，限局性の皮膚の浮腫が病的に出没する疾患である．
- 多くは瘙痒を伴う．
- 通常の蕁麻疹に合併して，あるいは単独に，皮膚ないし粘膜の深部に限局性浮腫を生じるものがあり，それらは特に血管性浮腫と呼ぶ．
- 通常，個々の皮疹は24時間以内に消退し，色素沈着，落屑などを伴わない．

2 病態

- 何らかの機序によって，皮膚マスト細胞(肥満細胞：皮膚・漿膜・血管周囲・粘膜周辺に広く分布する)が脱顆粒して，ヒスタミンなどの化学伝達物質が細胞内に放出されることによる．特に，皮膚組織内にその化学伝達物質が放出され，皮膚微小血管の拡張と血漿成分の漏出が生じ，紅斑や局所的な浮腫(膨疹)が形成され，知覚神経が刺激されて痒みを生じる．
- マスト細胞が活性化する機序としてⅠ型アレルギーが有名であるが，その頻度は数％以下とされる．自己抗体による抗原非依存的な活性機序も知られているが，直接的原因が特定できないことが多い．

B. 最初の処置

　蕁麻疹の診断は，視診と問診により確定することが可能で，その治療は原因・悪化因子(表1)の除去とヒスタミン H_1 受容体拮抗剤(抗ヒスタミン薬)の内服が基本である．しかし，原因について明らかにできないことも多いため，救急医療の現場では症状の軽減を速やかに行い，専門医への受診を勧める．

表1 蕁麻疹の分類と各病型の特徴

1. 感染（細菌，ウイルス，寄生虫など）
2. 疲労
3. 時刻（日内変動：夕方から明け方にかけて増悪）
4. ストレス
5. IgEまたは高親和性IgE受容体に対する自己免疫（慢性蕁麻疹）
6. アトピー性皮膚炎（コリン性蕁麻疹に対して）
7. 食物中の防腐剤，人工色素，サリチル酸（不耐症に対して）
8. 食物中のヒスタミン（サバ，マグロなど）
9. 仮性アレルゲンを含む食品（豚肉，タケノコ，もち，香辛料など）
10. 薬剤　NSAIDs，防腐剤，コハク酸エステルなど→不耐症
　　　　 ACE阻害薬，ARB→血管性浮腫
　　　　 造影剤など
11. 膠原病および類縁疾患（全身性エリテマトーデス，Sjögren症候群など）
12. 寒冷凝集素（寒冷蕁麻疹に対して）
13. 蕁麻疹を伴う症候群
14. その他の内臓病変

これらの因子は各々単独で蕁麻疹の原因となる他，複数の因子が複合的に病態形成に関与することもある．特に急性蕁麻疹では感冒などの急性感染症，慢性蕁麻疹ではヘリコバクター・ピロリ菌感染などが蕁麻疹の病態に関与し得ることが知られているが，それだけでは説明できないことも多い．従って実際の診療に当たっては，症例毎の病歴と蕁麻疹以外の身体症状などに留意し，もしこれらの因子の関与が疑われる場合にはその程度についても併せて判断し，適宜必要な検査および対策を講ずることが大切である．

（平成17・18年度厚生労働省免疫アレルギー疾患予防・治療研究推進事業：プライマリケア版 蕁麻疹・血管性浮腫の治療ガイドライン．p 2, 厚生労働科学研究, 2007）

　救急診療においては，受診の問い合わせも多い．以下のような点に注意して蕁麻疹を主訴とした病態の緊急度を推測して，受診の要否を判断する．
①呼吸困難または喘鳴
②咽頭，喉頭の浮腫（嚥下障害，嗄声など），咳
③顔面，特に口唇・眼瞼の浮腫
　また，出血斑や紫斑を疑う場合は，緊急的な対処が必要なため，受診を促す．

1 バイタルサインの確認　皮膚症状よりもバイタルサインの異常を重視する．

① 呼吸困難や血圧低下が認められる場合
　気道確保や呼吸管理，循環管理が優先される．気道閉塞や低容量性ショックの病態を認知し，蘇生することが優先される．ショックに付随する蕁麻疹を看過しないことも，初期治療で重要になる．処置の手順は，以下のようになる（「アナフィラキシーショック」，38頁参照）．

①気道確保，酸素吸入
②静脈路の確保と輸液
③アドレナリン（ボスミン®）0.3～0.5 mg皮下注射
④抗ヒスタミン薬の点滴静注
⑤ステロイドの点滴静注
　β遮断薬を内服していると，アドレナリンが無効の場合もある．そのような場合は，グルカゴンを筋注または静注する．

2 呼吸や循環は安定しているが，皮疹が全身性で痒みが強い（耐え難いほど）場合
①抗ヒスタミン薬の点滴静注
②①で改善が得られない場合は，ステロイドの静注を考慮する

3 その他
❶日常生活に支障がない程度の痒みの場合：抗ヒスタミン薬の内服で経過をみる．再診は皮膚科受診を指示する．
❷妊婦に対する薬物療法：抗ヒスタミン薬に

よる催奇形性は報告されていないが，安全上の視点から，使用しないほうが好ましいとされている．治療が必要な場合，妊婦に対する使用経験から，クロルフェニラミン（ポララミン®）が推奨されている．

❸局所療法：外用薬が症状の出現を予防することはないが，症状の軽減のため，フェノール亜鉛化リニメント，抗ヒスタミン薬含有軟膏，クロタミトン軟膏（オイラックス®）などを使用し，局所の冷却を併用することがある．

2 病歴の聴取

①原因を明らかにできない場合が多いが，食物・薬品・植物・昆虫の毒などの外来抗原によるアレルギー性の蕁麻疹などは，病歴から推定できることがある．

②非ステロイド性抗炎症薬（NSAIDs）やアンギオテンシン変換酵素阻害薬などが，蕁麻疹の原因・増悪因子として作用することもあり，服用中の薬剤を聴取することも重要である（表1）．

病歴聴取のポイントを以下に記す．
(1) いつから発疹が出現したか？
(2) 痒みはあるか？ その程度，進行の程度
(3) 既往：以前，同様の症状があったか？
(4) 24時間以内に薬を服用したか？ それは常用薬か？

C．病態の把握・診断の進め方

1 病態の把握

病歴と蕁麻疹以外の身体症状に留意して，病態を把握することが必要である．受診時の症状を確認する．膨疹の出現範囲，浮腫（深在性膨疹）の有無に注意する．

2 確定診断に近づくための観察・検査

抗ヒスタミン薬により，症状の軽減を図りながら，病型診断を試みる．膨疹以外に身体所見がある場合，それが基礎疾患であることもあるため，看過しないことが重要である．バイタルサインに異常があったり，蕁麻疹が広範な場合などは当然ながら，原因究明のために，緊急検査で可能な程度の血液検査（血液ガス分析，血算，CRP，生化学検査）を行う．

1 深在性の膨疹

深在性，すなわち真皮から皮下組織に浮腫が出現する場合には，その出現部位に着目する．

❶主に顔面，特に眼瞼や口唇であれば，血管性浮腫と考えられる．これに，表在性の蕁麻疹が合併するものは，特発性蕁麻疹などと同様に対処してよい．表在性の蕁麻疹を合併しない場合は，遺伝性，自己免疫性などC1-INH（C1-inhibitor）不全による可能性があり，C3，C4，C1-INHの活性の検査を考慮する．

❷肩・腰・手掌・足底に浮腫がみられる場合で，圧迫から2時間以上たって出現し，持続時間が長い場合は，遅延性圧蕁麻疹の可能性がある．

2 表在性の膨疹

❶特定刺激ないし負荷により皮疹を誘発することができる蕁麻疹：皮疹の誘発テストは専門医に委ねることになるが，アレルギー性蕁麻疹を疑う場合は，推定される抗原についてRAST法（radioallergosorbent test）などを行うことで専門医の診断の一助となる可能性がある．

❷皮疹の誘発が不可能な蕁麻疹：特発性蕁麻疹や蕁麻疹様血管炎などが考えられる．特発性の蕁麻疹ではその背景に感染，食物，疲労，特定の薬剤，日内変動などの関与することが多いとされ，急性蕁麻疹では感冒などの感染症が関与することも知られている．そのような病歴聴取も必要となる．

D．引き続き行う処置

1 合併症と対策

ステロイドの点滴または静注については，コハク酸エステル型のものは過敏性によってかえって症状を悪化させることがあるため，注意が必要である．また，原則として小児に対してステロイド治療は行わない．

2 入院・帰宅の判断（disposition）

蕁麻疹の重症度は，症状，治療の必要性による．日常生活ができない場合は，入院治療を考慮する．日常生活の可否が入院・帰宅の境界にあ

るものの，抗ヒスタミン薬の点滴を要する場合は，入院を勧めることになる．

3 専門医による治療の概略 専門医は，抗ヒスタミン薬・抗アレルギー薬の追加・変更・増量や補助的治療薬，ステロイドの内服などによる症状の沈静化を図りながら，RASTなどの補助検査やプリックテストなどの誘発テストで原因を追究することになる．しかし，原因が明らかでない特発性蕁麻疹の頻度も多いとされる．

E. 入院3日間のポイント

● 蕁麻疹の消失と，痒みを主体とした症状の消退と日常生活の可否が退院指標となる．

参考文献

1) 秀道広，他：蕁麻疹・血管性浮腫の治療ガイドライン．日皮会誌 115(5)：703-715, 2005.

6 救急で必要な感染症の知識

医療従事者のスタンダード・プリコーション
standard precautions for healthcare workers

櫻井 淳　日本大学・救急医学系救急集中治療医学
丹正勝久　日本大学主任教授・救急医学系救急集中治療医学

A. スタンダード・プリコーションとは

- 米国疾病管理予防センター(CDC)は，血液媒介感染から医療従事者を防御するための「普遍的予防策：universal precaution」と，潜在的感染性がある全ての分泌物や排泄物等を扱う際に手袋を着用する「生体物質隔離：body substance isolation」という2つの感染対策の考え方を統合・発展させた考え方をスタンダード・プリコーションとして勧告を出した．この内容は「医療現場での感染性病原体の伝播予防のための隔離予防策ガイドライン2007」に述べられている．
- 血液，体液，分泌液，汗以外の排泄物，無傷ではない皮膚や粘膜は，伝播しうる感染性病原体をもっている可能性がある．したがってスタンダード・プリコーションは感染状況にかかわらず，あらゆる医療現場で全ての症例に対し行うべきである．
- スタンダード・プリコーションを医療現場で行うために必要なのは，手指の消毒，個人防護具(personal protective equipment：PPE)の装着，汚染された患者治療器具の取り扱い，環境管理，布類や洗濯物の扱い，針や他の鋭利なものの取り扱い，患者の蘇生，患者の配置，呼吸衛生/咳エチケット，安全な注射の手技，特殊な腰椎穿刺時の感染制御の実施である(表1)．
- スタンダード・プリコーションのみで病原体の伝播を防ぐことができない場合は，感染経路別予防策，即ち接触感染予防策，飛沫感染予防策，空気感染予防策をとる必要がある．

B. 手指の消毒

① 手指の消毒は感染性病原体の伝達を明らかに減少させる．石鹸で洗ったり，アルコール入りのジェルなどを使用して手指の消毒を行う．明らかに手に汚れがみられない場合は，アルコール入りジェルなどのほうが石鹸で水洗いするより便利で有用である．

② 血液・体液・分泌物・排泄物・汚染された物品に触れた時，手袋を外した直後，患者の接触した後には手指の消毒を行う必要がある．

C. 個人防護具

① 個人防護具は手袋，ガウン，マスク，目の防護(ゴーグル)，フェイスシールドを単独，または組み合わせて使用し，医療従事者の粘膜，気道，皮膚，衣服を感染性病原体から保護することができる．個人防護具は着脱する時にも手順があるため，そのトレーニングを受けるべきである．

② 手袋：血液，体液，粘膜，汚染された物品に直接触れる予定がある時，MRSAやVREなど接触ルートで伝播する病原体を保有する患者と直接接触する時，汚染している可能性のある治療器具などに接触する時には手袋をする．手袋は原材料がゴム，ビニール，ニトリル製があるが，ビニール製よりゴム，ニトリル製のほうが感染防護としては優れている．患者ごとに手袋は取

表1 全ての医療現場で全ての患者にスタンダード・プリコーションを行うための勧告

構成要素	勧告
手の消毒	血液・体液・分泌液・排泄物・汚染された器具を触った後,手袋を外したすぐ後,患者と患者の接触の間
個人防護具	
手袋	血液・体液・分泌液・排泄物・汚染された器具を触った後,粘膜,無傷ではない皮膚を触る時
ガウン	手技や患者ケア時に衣服や表面に出ている皮膚に血液・体液・分泌液・排泄物が接触すると予測される時
マスク,目の保護(ゴーグル),フェイスシールド	手技や患者ケア時に血液,体液,分泌液物(特に気管挿管患者のサクション時)がまき散らされたり,噴霧されたりするような時
患者ケア器具の汚染	微生物が他者や環境に移るのを防ぐような方法で取り扱う,目で見て汚れていたら手袋をする,手の消毒をする
環境管理	環境の表層部分の日常のケア,清掃,消毒を行うこと,特に患者のケアを行う場所でよく触る表層部分
布類や洗濯物	微生物が他者や環境に移るのを防ぐような方法で取り扱う
針や他の鋭利なもの	使用後の針のリキャップ,屈曲,破壊,手で取り扱うことをしない,もしリキャップが必要なら片手ですくい上げる方法のみを行う,できるなら安全に設計された物を使う,使用後の鋭利な物は穿通しない箱に捨てる
患者の蘇生	口や口腔の分泌物との接触を防ぐためマウスピース,蘇生用バッグ,その他換気器具を使用する
患者の配置	もし患者の伝染の危険が高い時,環境を汚染しそうである時,適切な消毒ができない時,感染にさらされる危険が高い時,感染により転帰が悪化すると考えられる時には個室管理を優先させる
呼吸の衛生/咳エチケット(救急外来の待合室などの最初に患者に遭遇するところから始める,有症状患者の感染性の呼吸分泌物の発生源を封じ込める方法)	有症状患者にくしゃみや咳をする時に口と鼻を覆うように指導する,ティッシュを使いそのまま捨てる,呼吸器分泌物のついて汚れた手が清潔となるか観察する,耐えられるならサージカルマスクをして,できれば患者からは1m距離をとる

(CDCの医療現場での感染性病原体の伝播予防のための隔離予防策ガイドライン2007,Table 4より)

り替え,病室間を移動するコンピュータのキーボードなどの器具を触った時にも手袋は取り替えるべきである.手袋を外した後には必ず手指の消毒を行う.

③ガウン:ガウンは医療従事者の腕や体幹を覆って,服に血液や体液やその他感染の疑いがある物質に汚染されるのを防いでいる.ガウンは血液や体液に接触することが予測される場合のみに着用するが,汚染環境の部屋に入るときには不用意に汚染された部屋の表層域に接触して感染しないように着用が必要である.集中治療室などに入室する際のルーチンのガウン着用は感染制御にはならない.ガウンの着脱にもやり方があるため練習が必要である.脱ぐ時には,表面の汚染された側を内側にして丸めて束にして破棄する.

④顔面の保護・マスク:医療現場でのマスクの役割は,装着することにより呼吸器系の分泌液,血液や体液の噴霧といった患者からの感染性物質が接触することを防ぐこと,清潔操作が必要な手技を行う時,医療従事者の鼻や口から出てくる感染性物質に患者が曝露されるのを防ぐこと,患者が咳

をした時に感染性呼吸分泌物が飛び散るのを制限する効果があることである．マスクに関しては，一般的に上記の目的で用いられるサージカルマスクなどと，空気伝播の感染性微粒子（5μm以下のサイズ）を防ぐために用いるレスピレーター（N95などのマスクをこのように呼称する）と混同しないこと．口，鼻，目などの粘膜部分は感染性病原体が入る入り口ではないかと考えられている．面皰や皮膚炎に罹患している皮膚も同様に入り口となりうる．よって，この部分を個人防護具で防御することはスタンダード・プリコーションとしてとても大切である．血液，体液，分泌物，排泄物が飛び散ったり噴霧状になる時には（例えば気管吸引，侵襲的血管処置），フェイスシールドかマスク・ゴーグルが必要である．

⑤顔面の保護・ゴーグル：作業環境によってはゴーグルやフェイスシールドといった，目の保護が必要となる．個人用の眼鏡やコンタクトレンズは適切な目の保護にはならないことに注意が必要である．いろいろな器具があるが，曇止めのコーティングがあり非直接的な通気口が付いたゴーグルがよい．ゴーグルは目の保護にはよいが，他の部位の保護はできない．

⑥顔面の保護・フェイスシールド：フェイスシールドはゴーグルの代わりに使用できる可能性がある．ゴーグルに比してフェイスシールドは目のみではなく他の顔面の部分も保護できる可能性がある．あご先から頭まで覆っているフェイスシールドが理想である．

D. 汚染された患者治療器具の取り扱い

感染性病原体に汚染されたと考えられる治療環境にある器具や物品は，感染性病原体が伝播するのを防ぐやり方で取り扱うべきである（例えば，取り扱う時に手袋をする，ひどく汚れた器具は適切に清潔にして感染しないようにする，再利用する器具は他の患者に使う前に滅菌消毒するなど）．救急室にあるエコーや心電図などの器具も，汚染がないかのチェックが必要である．

E. 環境管理

①患者を治療するエリアでの治療上重大ではない部分の表面の清掃や消毒はスタンダード・プリコーションの一環である．頻繁に接触する部分が汚染されるためその部分の清掃や消毒は大切である．すべての状況で伝染の恐れのある表面の適切な清掃と消毒は優先的に行う必要がある．救急室で汚染されやすい場所を考え，適切な清掃や消毒がされているかチェックする必要がある．

②アウトブレイクがあった場合で環境より感染源が疑われた場合はいつもの清掃方法を一通り考えてみて，さらなる清掃が必要かを評価する．環境からの感染源より生じるアウトブレイクは，多くの場合，清掃や消毒が推奨されたやり方に従っていないことによって起きている．

F. 布類と洗濯

①寝具類，タオル，患者の衣服といった汚れた布類は病原性微生物で汚染されている．しかし，これらの布類が正しく取り扱われ，輸送され，洗濯されたらその危険はなくなる．これらの布類を振らない，感染病原がエアロゾルになるようには扱わない，汚れた布類を取り扱う際に体や衣服に触れないようにする，ランドリーバッグや指定された箱に入れるといったことが必要である．

②救急診療の現場でも，患者に脱衣させた後の衣服は感染性の物であると考え，上記の原則を守ることが大切である．

G. 針や他の鋭利なものの取り扱い

①針やその他鋭利な物による傷によって医療従事者がHBV，HCV，HIVに感染してきた．これらの刺創を防ぐことがスタンダード・プリコーションの本質的な要素の1つ

である．
② 針や他の鋭利な物を取り扱う時に，使用者やその後偶発的にその器具に触れることのある人が傷を負わないような基準を考える必要がある．救急診療の現場においては混乱した状況が考えられるため，針や他の鋭利な物の日常診療上の取り扱いを決めておくことが大切である．
③ 使用後の針のリキャップ，屈曲，破壊，針先を手で取り扱うことをしない．もしリキャップが必要なら片手ですくい上げる方法のみを行う．できるなら工業的に安全に設計された物（例えば使用後に針が引っ込んで刺さらない留置針など）を使う．使用後の鋭利な物は，穿通しないようにつくられた箱に捨てる．

H. 患者の蘇生

蘇生は，いつどこで行われるかあらかじめ予測することができない．蘇生時の口対口人工呼吸の代わりにに鼻や口などの呼吸器の分泌液からの曝露を防ぐために，マウスピース，一方弁つき蘇生用ポケットマスク，バッグバルブマスクなどが使用される．

I. 患者の配置

患者が伝染の危険が高い時，環境を汚染する可能性がある時，消毒ができない時，患者自身が感染にさらされるリスクが高い，または感染すると転帰が悪化すると考えられる時には個室管理とする．

J. 呼吸の衛生/咳エチケット

① 2003年のSARSのアウトブレイクの経験から，初療時の患者や家族の協力により感染が広がるのを防ぐための新たなスタンダード・プレコーションとして，呼吸器衛生，咳エチケットが提唱された．
② この戦略は未診断の患者や，家族，友人が対象であり，医療機関ご受診時に咳，うっ血，鼻水，呼吸器からの分泌物の産生が増加しているような病気の徴候がある人を対象としている．
③ 実際には(1)医療従事者，患者，来院者の教育，(2)患者やその家族や友人にどうすればよいかを公示する，(3)感染源を管理する方法をとる（咳をする時に口や鼻をティッシュで覆う，使ったティッシュはすぐ捨てる，患者の状態が許せば咳をする患者にはサージカルマスクを着用させる），(4)呼吸分泌物に触れたらすぐに手洗いをする，(5)できるなら待合室では，呼吸器感染の患者からは1mぐらいの距離をとること，が挙げられる．

K. 安全な注射手技

HBVやHCVのアウトブレイクを起こした原因のなかには，使用した針を何回も使うバイアルなどに再刺入していたり，一つのシリンジや針を複数の患者に使用したりしていたことがある．シリンジや針は消毒されて，1回のみの使用でディスポーザブルのものを使用し，注入も一人の症例に一つだけとする．バイアルの製品もできれば1回使用のものにした方がよい．

L. 特殊な腰椎穿刺手技時の感染対策

腰椎穿刺にかかわる手技（腰椎穿刺，脊髄麻酔，硬膜外麻酔，ミエログラム）の後に髄膜炎となった報告があり，術者より患者への感染が疑われた．このため，上記のように腰椎穿刺にかかわる手技の際には必ずマスクをするべきである．

M. おわりに

本項はCDCの「医療現場での感染性病原体の伝播予防のための隔離予防策ガイドライン2007」の救急に関連した部分のダイジェスト版である．詳細な部分は原著〔ホームページ（http://www.cdc.gov/hicpac/pdf/isolation/Isolation2007.pdf）より取得可能〕，または成書を参照いただきたい．

結核・法定伝染病患者の取り扱い
regulations of notifiable infections diseases and tuberculosis

太田康男　帝京大学教授・内科学

A. 概念

- わが国では，感染症法，すなわち「感染症の予防および感染症の患者に対する医療に関する法律」に基づいて，感染症患者を取り扱うことが義務づけられている．
- 感染症法は，感染症の患者等の人権を尊重しつつ，これらの者に対する良質かつ適切な医療の提供を確保し，感染症に迅速かつ適確に対応するため，従来の伝染病予防法，性病予防法，後天性免疫不全症候群の予防に関する法律を発展的に解消して制定され，平成11(1999)年4月1日から施行されている．
- その後，平成19(2007)年4月の改訂では結核予防法が廃止され，結核が二類感染症に位置づけられた．
- 感染症法において，医師等の責務として以下のことが述べられている．医師その他の医療関係者は，感染症の予防に関し国および地方公共団体が講ずる施策に協力し，その予防に寄与するよう努めるとともに，感染症の患者等が置かれている状況を深く認識し，良質かつ適切な医療を行うとともに，当該医療について適切な説明を行い，当該患者等の理解を得るよう努めなければならない．

B. 感染症法の要点

1 分類　感染症の感染力の強さや疾患の重篤性などに基づいて，感染症を一類感染症から五類感染症までに分類している（「C. 感染症法における感染症分類」参照）．

2 届出義務期間　各感染症にはそれぞれの届出義務期間と患者の取り扱い方が規定されている．すなわち，一類感染症から五類全数把握感染症までは届け出が必要である．すなわち，一類感染症から四類感染症までの患者は直ちに，その者の氏名，年齢，性別その他厚生労働省令で定める事項を，全数把握五類感染症の患者については7日以内にその者の年齢，性別その他厚生労働省令で定める事項を最寄りの保健所長を経由して都道府県知事に届け出なければならない．

3 その他の感染症　一類感染症から五類感染症以外に，新型インフルエンザ等感染症，指定感染症，新感染症が定められている．

① 新型インフルエンザ等感染症　新型インフルエンザ（新たに人から人に伝染する能力を有することとなったウイルスを病原体とするインフルエンザ）および再興型インフルエンザ（かつて世界的規模で流行したインフルエンザであって，その後流行することなく長期間が経過しているもの）で当該感染症の全国的かつ急速な蔓延により国民の生命および健康に重大な影響を与えるおそれがあると認められるものをいう．

② 指定感染症　すでに知られている感染性の疾病（一類感染症，二類感染症，三類感染症および新型インフルエンザ等感染症を除く）であって，当該疾病の蔓延により国民の生命および健康に重大な影響を与えるおそれがあるものをいう．

③ 新感染症　すでに知られている感染性の疾病とその病状または治療の結果が明らかに異なるもので，当該疾病にかかった場合の病状の程度が重篤であり，かつ当該疾病の蔓延により国民の生命および健康に重大な影響を与えるおそれがあると認められるものをいう．

④ 感染症指定医療機関　感染症指定医療機関が以下のように分類されている．すなわち一類感染症，二類感染症（結核を含む），新型インフルエンザ等感染症および新感染症の場合は，それぞれの指定医療機関（表1）に転送することが必要となる．

**① 特定感染症指定医療機関（厚生労働大臣指

表1 感染症指定医療機関の指定状況(2011年4月末現在)

特定感染症指定医療機関:3医療機関(8床)

病院名	病床数	都道府県名
成田赤十字病院	2床	千葉県
国立国際医療研究センター病院	4床	東京都
りんくう総合医療センター(旧市立泉佐野病院)	2床	大阪府

第一種感染症指定医療機関:38医療機関(73床)

病院名	病床数	都道府県名
市立札幌病院	2床	北海道
盛岡市立病院	2床	岩手県
山形県立中央病院	2床	山形県
公立大学法人福島県立医科大学附属病院	2床	福島県
JAとりで総合医療センター	2床	茨城県
群馬大学医学部附属病院	2床	群馬県
埼玉医科大学病院	2床	埼玉県
成田赤十字病院	1床	千葉県
東京都立墨東病院	2床	東京都
東京都立駒込病院	2床	東京都
財団法人東京都保健医療公社荏原病院	2床	東京都
横浜市立市民病院	2床	神奈川県
新潟市民病院	2床	新潟県
福井県立病院	2床	福井県
山梨県立中央病院	2床	山梨県
長野県立須坂病院	2床	長野県
岐阜赤十字病院	2床	岐阜県
市立静岡病院	2床	静岡県
名古屋第二赤十字病院	2床	愛知県
大津市民病院	2床	滋賀県
京都府立医科大学附属病院	2床	京都府
大阪市立総合医療センター	1床	大阪府
市立堺病院	1床	大阪府
りんくう総合医療センター(旧市立泉佐野病院)	2床	大阪府
神戸市立医療センター中央市民病院	2床	兵庫県
兵庫県立加古川医療センター	2床	兵庫県
奈良県立医科大学附属病院	2床	奈良県
鳥取県立厚生病院	2床	鳥取県
松江赤十字病院	2床	島根県
岡山大学病院	2床	岡山県
広島大学病院	2床	広島県
山口県立総合医療センター	2床	山口県
徳島大学病院	2床	徳島県
高知県・高知市病院企業団立高知医療センター	2床	高知県
福岡市立こども病院・感染症センター	2床	福岡県
熊本市立熊本市民病院	2床	熊本県
沖縄県立南部医療センター・こども医療センター	2床	沖縄県
琉球大学医学部附属病院	2床	沖縄県

(厚生労働省ホームページより)

定) 一類・二類感染症, 新型インフルエンザ等感染症の患者および新感染症の所見がある者に対する医療機関.
②**第一種感染症指定医療機関(都道府県知事が指定)** 一類・二類感染症, 新型インフルエンザ等感染症の患者に対する医療機関.
③**第二種感染症指定医療機関(都道府県知事が指定)** 二類感染症, 新型インフルエンザ等感染症の患者に対する医療機関.
④**結核指定医療機関(都道府県知事が指定)**

C. 感染症法における感染症分類

①「一類感染症」 エボラ出血熱, クリミア・コンゴ出血熱, 痘瘡, 南米出血熱, ペスト, マールブルグ病, ラッサ熱.
②「二類感染症」 急性灰白髄炎, 結核, ジフテリア, 重症急性呼吸器症候群(病原体がコロナウイルス属SARSコロナウイルス), 鳥インフルエンザ(病原体がインフルエンザAウイルスH5N1).

③「三類感染症」 コレラ，細菌性赤痢，腸管出血性大腸菌感染症，腸チフス，パラチフス．
④「四類感染症」 E型肝炎，ウエストナイル熱，A型肝炎，エキノコックス症，黄熱，オウム病，オムスク出血熱，回帰熱，キャサヌル森林病，Q熱，狂犬病，コクシジオイデス症，サル痘，腎症候性出血熱，西部ウマ脳炎，ダニ媒介脳炎，炭疽，つつが虫病，デング熱，東部ウマ脳炎，鳥インフルエンザ（インフルエンザA H5N1を除く），ニパウイルス感染症，日本紅斑熱，日本脳炎，ハンタウイルス肺症候群，Bウイルス病，鼻疽，ブルセラ症，ベネズエラウマ脳炎，ヘンドラウイルス感染症，発疹チフス，ボツリヌス症，マラリア，野兎病，ライム病，リッサウイルス感染症，リフトバレー熱，類鼻疽，レジオネラ症，レプトスピラ症，ロッキー山紅斑熱
⑤「五類感染症」
❶全数把握：アメーバ赤痢，ウイルス性肝炎（E型およびA型肝炎を除く），急性脳炎（ウエストナイル脳炎，西部ウマ脳炎，ダニ媒介性脳炎，東部ウマ脳炎，日本脳炎，ベネズエラウマ脳炎，リフトバレー熱を除く），クリプトスポリジウム症，クロイツフェルト・ヤコブ病，劇症型溶血性連鎖球菌感染症，後天性免疫不全症候群，ジアルジア症，髄膜炎菌性髄膜炎，先天性風疹症候群，梅毒，破傷風，バンコマイシン耐性黄色ブドウ球菌感染症，バンコマイシン耐性腸球菌感染症，風疹，麻疹．
❷定点把握：RSウイルス感染症，咽頭結膜熱，A群溶血性連鎖球菌咽頭炎，感染性胃腸炎，水痘，手足口病，伝染性紅斑，突発性発疹，百日咳，ヘルパンギーナ，流行性耳下腺炎，インフルエンザ（鳥インフルエンザおよび新型インフルエンザを除く），急性出血性結膜炎，流行性角結膜炎，性器クラミジア感染症，性器ヘルペスウイルス感染症，尖圭コンジローマ，淋菌感染症，クラミジア肺炎（オウム病を除く），細菌性髄膜炎（髄膜炎菌性髄膜炎は除く），ペニシリン耐性肺炎球菌感染症，マイコプラズマ肺炎，無菌性髄膜炎，メチシリン耐性黄色ブドウ球菌感染症，薬剤耐性緑膿菌感染症．

注）平成20(2008)年1月の施行規則改定により，麻疹および風疹が定点把握から全数把握に変更され，発生届けの提出が必要となった．

消毒法
disinfection

守谷　俊　日本大学講師・救急医学系救急集中治療医学
丹正勝久　日本大学主任教授・救急医学系救急集中治療医学

A. 救急領域における消毒法とその特徴

- 院内感染を考慮する上で消毒法は，最も基本的な手技の一つである．
- 病原体あるいは対象となる器物により方法が多少異なるので基本原則が重要である．
- 救急における消毒法で重要なことは，実践で使える知識と禁忌を整理しておくことである．
- 救急処置時の消毒や手洗いにおける消毒に関する知識が重要である．
- 消毒薬を選択するにおいては，対象とする微生物，対象物，消毒薬の濃度，作用時間，作用温度（低いと殺菌力低下）などを考慮した有効な使い方が求められる．
- 本項で提示した消毒薬は，それぞれのカテゴリーの中心であってそれ以外についても参考にされたい（表1，2）．

B. 消毒法に関係する用語説明

1 消毒　人畜に有害な微生物または目的の微生物のみ殺菌すること．滅菌のような無菌状態とは異なる．消毒範囲に該当しない微生物においては増殖している可能性がある．

2 滅菌　完全な無菌状態にする行為そのもので，すべての微生物を殺すか除菌した状態にすること．

表1 消毒対象物についての消毒薬の効力

消毒薬名	手・皮膚	粘膜	環境	器具
強酸性水	○	○	○	○
ベンザルコニウム塩化物	○	○	○	○
ベンゼトニウム塩化物	○	○	○	○
両性界面活性剤	○	○	○	○
ポビドンヨード	○	○	×	×
クロルヘキシジン	○	×	○	○
消毒用エタノール	○	×	△	○
ウエルパス®	○	×	×	×
イソプロパノール	○	×	△	○
希ヨードチンキ	○	×	×	×
次亜塩素酸ナトリウム	△	△	△	○
クレゾール石鹸液	△	△	△	△
グルタルアルデヒド	×	×	○	○

(○:有効, △:効果が得られないことがある, ×:無効)

3 **殺菌** 微生物を死滅させること.
4 **抗菌** 微生物の増殖を阻止すること.
5 **静菌** 微生物の増殖を薬剤がある時だけ阻止することを示す.臨床的には反復する複雑性膀胱炎に対する抗菌薬投与時に静菌作用を期待することがある.
6 **除菌** 微生物を物理的に分別して取り除くことを示す.

C. 消毒薬の注意点

① 消毒薬選択にはその効力を把握しておく.
② 消毒薬を正しく調整する.部屋や希釈水の温度,精製水調整,無菌的希釈などに注意する.
③ 血液などの有機物付着時は,あらかじめ洗浄を徹底する(血液の場合は,消毒薬の蛋白凝固作用により消毒薬が浸透しない).
④ 消毒薬の保管や管理に配慮する.特に,管理温度,火気厳禁,排水の規制あり.

表2 病原性微生物を殺菌する消毒薬の効力

消毒薬名	一般細菌	耐性黄色ブドウ球菌	結核菌	真菌	芽胞	エイズウイルス	B型肝炎ウイルス
強酸性水	○	○	○	○	○	○	○
グルタルアルデヒド	○	○	○	○	○	○	○
ホルマリン	○	○	○	○	△	○	○
次亜塩素酸ナトリウム	○	○	△	○	△	○	×
消毒用エタノール	○	○	○	○	×	○	×
ウエルパス®	○	○	○	○	×	○	×
イソプロパノール	○	○	○	○	×	○	×
ポビドンヨード	○	○	○	○	△	○	×
希ヨードチンキ	○	○	○	○	△	○	×
フェノール	○	○	○	○	×	×	×
クレゾール石鹸液	○	○	○	△	×	×	×
ベンザルコニウム塩化物	○	△	×	△	×	×	×
ベンゼトニウム塩化物	○	△	×	△	×	×	×
クロルヘキシジン	○	△	×	△	×	×	×
両性界面活性剤	○	△	△	△	×	×	×

(○:有効, △:効果が得られないことがある, ×:無効)

⑤消毒薬の副作用・毒性に注意．特にガス発生，急性循環不全，皮膚炎，中枢神経作用など．

D. 手術野を含む救急処置時の部位別の消毒

1 健常正常皮膚

① 0.5% クロルヘキシジングルコン酸塩（ヒビテン®・グルコネート）水溶液を用いる．その他の消毒では医療器材や床などに使用する．適用濃度に注意（0.02，0.05，0.1～0.5% の 3 種類があり，創傷部位に 0.5% を使用すると血圧低下，チアノーゼなどの急性循環不全が発生する）．

② 結膜囊に対する濃度は 0.02% 無色クロルヘキシジン（マスキン®）となっている．創傷部位粘膜には使用できない．

2 手術野皮膚の消毒

① 10% ポビドンヨード（イソジン®）では，手術部位の皮膚および粘膜，創傷部位，熱傷皮膚面，感染皮膚面に使用する．腹腔内や胸腔内へはショックの可能性があり使用しない．体表面積 20～25% 以上の熱傷の場合には，大量吸収による副作用があるので注意する．低出生体重児への広範囲の皮膚使用にも同様に注意する．術野消毒において大量に使用し消毒液が溜まった場合，湿潤状態により長時間接触で化学損傷をきたす可能性がある．

② 0.5% クロルヘキシジングルコン酸塩・エタノール（ステリクロン B エタノール®，マスキン W エタノール®）を直接塗布することもある．その他の消毒として医療器材などで使用する．粘膜や損傷皮膚には使用禁忌で，頭部の術野消毒には通常使用しない．もし誤って眼や耳に入った場合，クロルヘキシジンまたは消毒用エタノールが毒性を示すことがある．

③ 汚れがひどい時にはクロルヘキシジングルコン酸塩（ヒビスクラブ®）で洗浄後消毒を行う．必要以上の使用で皮膚，特に手が荒れるので注意する．必要に応じて剃毛を行う．頭部皮膚は散髪，剃毛，洗頭し，さらに 0.1% ベンザルコニウム塩化物（オスバン®）液でブラッシング洗頭し，滅菌三角巾で覆う．適用濃度は幅広く，0.01，0.01～0.025，0.02～0.05，0.1% などがある．0.1% は眼に，1% は粘膜に，5% は皮膚に毒性を示す．経口での毒性が強いことから誤飲に注意する．手術時にはさらにポビドンヨード（イソジン®），クロルヘキシジングルコン酸塩（ヒビテン®）などで消毒する．

3 粘膜の消毒

① 口腔内，眼の周囲，乳房には 0.2% クロルヘキシジングルコン酸塩（ヒビテン® グルコネート）液を使用する（授乳の場合にはさらに滅菌蒸留水で拭く）．

② 眼，汚染創，腟・体腔内の消毒には 0.02% ベンザルコニウム塩化物（オスバン®）液を使用する．

4 粘膜面または粘膜面に連なる皮膚の消毒

① 眼科領域では，皮膚には 10% ポビドンヨード（イソジン®），洗眼には 16 倍希釈イソジン® 液を用いる．

② いずれの領域でもポビドンヨード（イソジン®）は常時または随時使用してよい．

5 小さい切開創・擦過傷の消毒

① ポビドンヨード（イソジン®），0.05% クロルヘキシジングルコン酸塩（ヒビテン® グルコネート）水溶液のいずれかを使用する．

② 腟・膀胱洗浄用として使用してはいけない．

6 産婦人科・泌尿器科における外陰・外性器の皮膚消毒

① 0.02% ベンザルコニウム塩化物（オスバン®）水溶液を使用する．

② 導尿時については 0.02% ベンザルコニウム塩化物（オスバン®）水溶液，ポビドンヨード（イソジン®）のいずれかを使用する．

7 気道吸引チューブの消毒

0.05% クロルヘキシジングルコン酸塩（ヒビテン®）水溶液を使用する．使用時に蒸留水で洗浄する．

E. 手指衛生の方法

1ベイスン法(baisin method)　洗面器に消毒液を入れて手指を消毒する方法．使用者が増えると手指の細菌や落屑により消毒液の効能が低下してくる．次第に消毒液中に細菌が増殖する．現在，医療現場では行われていない．

2スワブ法(swab method)　あらかじめ浸漬したガーゼや綿球で手を消毒する方法．消毒薬の揮発による成分変化に注意する．皮膚表面を拭き取る効果もあり．想定される細菌を考慮して二度拭きを行い効果が高まる．

3スクラブ法(scrub method)　ブラシを使用したブラッシングによる衛生法．手術時の手洗いとして普及した．一過性に皮膚の細菌のみならず常在菌を減少させることが可能．ブラシによる物理的刺激による皮膚の手荒れによる細菌増殖が問題．ブラッシングは指先爪部分のみで揉み洗いを行うことが多くなっている．

4ラビング法(rubbing method)　速乾性擦り込み式アルコール製剤(ウエルパス®)を手に取り乾燥するまで擦り合せる方法．消毒部位に対して乾燥するまで行う．手掌に消毒薬が残っている時期に指先を丁寧に消毒する．乾燥するまで擦り込むことが重要．

F. 手指衛生の分類

■手洗いの清浄度による分類(表2, 384頁)

1日常的手洗い(social hand washing)　食事の配膳や介護の世話の前後に行う手洗い行為が該当する．流水と石鹸を使用．抗菌性石鹸や速乾性擦り込み式アルコール製剤(ウエルパス®)を使用することもある．患者介護の前後に行う．

2衛生学的手洗い(hygienic hand washing)　医療行為を行う前の手洗い行為が該当する．消毒薬を使用する．60秒程度時間をかけて流水と石鹸で対応することもあり．

3手術時手洗い(surgical hand washing)　ブラシを用いたスクラブ法により行われていた(ブラシでは皮膚に損傷を負ってしまうため最近では使用していない施設が増えている)．最近ブラッシングは指先のみに適応されている．一過性に皮膚の細菌のみならず常在菌も減少させることが目的．流水および石鹸の手洗い後に速乾性擦り込み式アルコール製剤(ウエルパス®)を使用することも最近認められてきた．

G. 手指衛生を行うタイミング

患者に接触する前後に行う(滅菌手技操作を行う前に行う)．

①汚染部位の処置，身体の別の部位の処置，ベッド・テーブル・蓄尿バッグ・輸液バッグ・ドレナージ，創部の洗浄，口腔内・鼻腔内・気道吸引，カテーテル〔中心静脈，血管内(静脈，動脈，尿道など)〕処置時の前後に行う．

②臨床的に芽胞形成性細菌やウイルスが疑われている場合(通常の手指衛生に使用する消毒薬に抵抗性を示す微生物の場合)は，物理的に洗浄する必要がある．

HIV 感染症
human immunodeficiency virus(HIV)

石松伸一　　聖路加国際病院・救急部部長

A. 疾患・病態の概要

- AIDS (acquired immunodeficiency syndrome, 後天性免疫不全症候群)は，1981年にアメリカのロサンゼルスに住む同性愛男性(ゲイ)に初めて発見され，症例報告された．ウイルスの分類上は，一本鎖RNAウイルスであるレトロウイルス科レンチウイルス属に属し，HIV-1とHIV-2の2つのタイプがある．

- わが国では1985年，初めてAIDS患者が確認され，当初は大半が凝固因子製剤による感染症例(薬害エイズ事件)であった．日

本の新規HIV感染者数は世界でも特に少ない水準にあるが，先進国の中で唯一増加傾向にある．日本人は，同性間性的接触（男性同性愛）による感染が多く，ついで異性間性行為による感染が多い．一方，静注薬物濫用や母子感染によるものは少ない．
● 2008年に新たに報告されたわが国のHIV感染者は1,126（男性1,059，女性67），AIDS患者は431（男性391，女性40）で，ともに過去最高であった

B. 最初の処理

① 救急外来を受診するHIV感染症には，HIV急性感染の症状で受診する場合や，HIV感染に合併した感染症を主訴に受診する場合，すでに診断されて治療中の患者が処方中の薬剤の副作用で受診する可能性などがある．

② また一方で24時間医療対応という点では院内や救急現場などで発生した針刺しなどの感染事故に対して対応するという場面も考えられる．

C. 病態の把握・診断の進め方

1 確定診断に近づくための観察・検査

① 救急を受診した症状や問診内容だけでHIV感染を疑うかが最もポイントであるが，急性感染症でない限り，肉腫や慢性感染症，皮膚症状だけで救急外来を受診する可能性は高くない．HIV急性感染の症状で頻度が高いものは，発熱（90％），リンパ節腫脹（74％），咽頭炎（70％），発疹（70％），筋肉痛あるいは関節痛（54％）がある．HIVに感染した患者の40～90％が急性感染の症状を訴えるといわれている．

② また，HIVウイルス感染者が，23種類のHIV指標疾患（表1）を発症した時，HIV発症とされており，この指標疾患の診断された場合にはHIV感染症を疑い，抗体検査の必要性を検討するべきである．

2 HIV検査
HIV検査にはスクリーニング検査（抗体検査，抗原抗体同時検査）と確認検査（抗原検査，核酸増幅検査）があり，スクリーニング検査陰性の場合には「感染はなし」と判断され，陽性の場合，確認検査を行った上で陽性の場合を「HIV感染」と判断する．ただし感染の初期の場合，抗体検査では1～3か月は検出されない時期があり「ウィンドウ期」と呼ばれる．このため感染が疑わしくても陰性であった場合は，3か月以降の再

表1 HIV指標疾患

A. 真菌症	1.	カンジダ症（食道，気管，気管支，肺）
	2.	クリプトコッカス症（肺以外）
	3.	コクシジオイデス症
	4.	ヒストプラズマ症
	5.	ニューモシスチス肺炎
B. 原虫感染症	6.	トキソプラズマ脳症（生後1か月以後）
	7.	クリプトスポリジウム症（1か月以上続く下痢を伴ったもの）
	8.	イソスポラ症（1か月以上続く下痢を伴ったもの）
C. 細菌感染症	9.	化膿性細菌感染症
	10.	サルモネラ菌血症（再発を繰り返すもので，チフス菌によるものを除く）
	11.	活動性結核（肺結核または肺外結核）
	12.	非定型抗酸菌症
D. ウイルス感染症	13.	サイトメガロウイルス感染症（生後1か月以後で，肝，脾，リンパ節以外）
	14.	単純ヘルペスウイルス感染症
	15.	進行性多巣性白質脳症
E. 腫瘍	16.	カポジ肉腫
	17.	原発性脳リンパ腫
	18.	非ホジキンリンパ腫（a. 大細胞型・免疫芽球型，b. Burkitt型）
	19.	浸潤性子宮頸癌
F. その他	20.	反復性肺炎
	21.	リンパ性間質性肺炎/肺リンパ過形成：LIP/PLH complex（13歳未満）
	22.	HIV脳症（痴呆または亜急性脳炎）
	23.	HIV消耗性症候群（全身衰弱またはスリム病）

（厚生労働科学研究費補助金エイズ対策研究事業 HIV感染症の医療体制の整備に関する研究：HIV感染症とその合併症 診断と治療ハンドブック 第2版．p8，国立国際医療センターエイズ治療・研究開発センター，2006）

表2 医療事故後のHIV感染防止のための予防服用マニュアル

質問「曝露した部位はどこですか?」
1) 針刺し:切創事故で部位は皮下組織
　　⇨「針刺し・切創チャート」(チャートA)へ進む
2) 粘膜
3) 傷(損傷のある)皮膚 ｝⇨「粘膜・皮膚チャート」(チャートB)へ進む
4) 正常な皮膚
　　⇨予防内服必要なし

A. 針刺し・切創チャート

「曝露源の状態」を以下のどれかに区別する.

1) 曝露源患者のHIV抗体陽性が確認されている.
　　⇨この場合は以下のclass 1, class 2に区別する.
　　class 1:「無症候性HIV感染症者」や「血中HIV RNA量が1,500コピー/mL未満」
　　class 2:「AIDS発症者」や「急性感染者」や「血中HIV RNA量が高値」
2) 曝露源患者のHIV抗体の状態が不明または未確定
3) 曝露源検体の由来患者が不明(誰の検体かわからない).
4) 曝露源患者のHIV抗体陰性が確認されている.

「曝露の軽傷,重傷」を区別する.

曝露が軽傷とは,以下などの例である.
・非中空針による浅い傷
曝露が重傷とは,以下などの例である.
・太い中空針による針刺し
・肉眼で血液付着が確認できる針・器具による針刺し・切創
・血管に刺入された針による針刺し
・深い針刺し

経皮的HIV曝露時の感染予防

	軽傷	重傷
HIV感染者(class 1)	2剤併用を勧める	3剤併用を勧める
HIV感染者(class 2)	3剤併用を勧める	
曝露源患者のHIV抗体不明	通常予防内服は不必要	
曝露源患者が不明	通常予防内服は不必要	
HIV抗体陰性	予防不要	

B. 粘膜・皮膚チャート

皮膚曝露に関しては,正常でない皮膚(皮膚炎,擦過傷,開放創など)への曝露の場合のみ,予防内服の検討が必要であり,フォローアップが必要です.

「曝露源の状態」を以下のどれかに区別する.

1) 曝露源患者のHIV抗体陽性が確認されている.
　　⇨この場合は以下のclass 1, class 2に区別する.
　　class 1:「無症候性HIV感染症者」や「血中HIV RNA量が1,500コピー/mL未満」
　　class 2:「AIDS発症者」や「急性感染者」や「血中HIV RNA量が高値」
2) 曝露源患者のHIV抗体の状態が不明または未確定
3) 曝露源検体の由来患者が不明(誰の検体かわからない).
4) 曝露源患者のHIV抗体陰性が確認されている.

「曝露検体量の少量,多量」を区別する.

・曝露検体量が少量とは「2〜3滴の体液」などの例である.
・曝露検体量が多量とは「噴き出した体液」などの例である.

「曝露源の状態」と「曝露検体量の少量・多量」で以下の表(粘膜および正常でない皮膚へのHIV曝露時の感染予防)に従い判断する.

	少量	多量
HIV感染者(class 1)	2剤併用を考慮	2剤併用を勧める
HIV感染者(class 2)	2剤併用を勧める	3剤併用を勧める
曝露源患者のHIV抗体不明	通常予防内服は不必要	
曝露源患者が不明	通常予防内服は不必要	
HIV抗体陰性	予防不要	

(厚生労働科学研究費補助金エイズ対策研究事業HIV感染症の医療体制の整備に関する研究:HIV感染症とその合併症 診断と治療ハンドブック 第2版. pp 9-11, 国立国際医療センターエイズ治療・研究開発センター,2006)

検査を勧める.
　スクリーニング検査に関しては簡易キットなども開発されており,簡便かつ短時間で結果が判定できるものが市販されている.

①末梢血検査:HIV感染の急激な進行によって汎血球減少や,治療薬の副作用によ

表3 予防内服薬決定チャート

このチャートは「針刺し・切創チャート」または「粘膜・皮膚チャート」で予防内服を勧められた，または考慮された場合の早見指針である。
皮膚曝露に関しては，正常ではない皮膚（皮膚炎，擦過傷，開放創など）への曝露の場合のみ，予防内服の検討が必要であり，フォローアップが必要である。

■ 2剤併用を勧められた，または考慮された場合
- 2剤併用は核酸系逆転写酵素阻害薬を2種類併用する。
- 以前の選択はAZT/3TCまはたd4T/3TCであったが，最近のガイドライン（米国DHHS 2006年10月）で推奨される2剤の組み合わせは以下の組み合わせである。
  AZT/3TC（レトロビル＋エピビルまたはコンビビル）
  TDF/FTC（ツルバダ）またはTDF/3TC（ビリアード＋エピビル）
  AZT/3TC（レトロビル＋エピビルまたはコンビビル）の内服は吐き気・全身倦怠感が強く，内服継続は難しい場合もあり，下記の条件に問題がなければ，TDF/FTC（ツルバダ）またはTDF/3TC（ビリアード＋エピビル）の選択がよい。

- TDF/FTC（ツルバダ）またはTDF/3TC（ビリアード＋エピビル）において注意すべき条件
① 1つは曝露をうけた医療者のB型肝炎の有無である。TDF（ビリアード），FTC（エムトリバ），3TC（エピビル）には抗B型肝炎ウイルス効果がある。しかし，B型肝炎治療においてTDF（ビリアード），FTC（エムトリバ），3TC（エピビル）の使用方法はまだ不確定である。
HBs抗体が陽性である職業的曝露者ではこれらの薬剤は使用可能である。慢性B型肝炎や急性B型肝炎やB型肝炎ウイルス肝硬変の職業的曝露者では，これらの薬剤の使用は専門家と十分な相談が必要と考えられる。ただしこの問題はAZT/3TC（レトロビル＋エピビルまたはコンビビル）の組み合わせにおいても存在する。3TCに抗B型肝炎ウイルス効果があるためである。
② 他にはTDFによる腎障害の問題がある。通常の腎機能の患者では問題にはならないと考えられるが，すでに腎機能低下が存在する場合には，TDFにより腎機能障害が出現する可能性がある。職業的曝露前に腎機能低下や糖尿病が考慮される場合には専門家と十分な相談が必要と考えられる。

■ 3剤併用を勧められた，または考慮された場合
- 3剤併用は核酸系逆転写酵素阻害薬を2種類（＝基本治療）にプロテアーゼ阻害薬を追加する。
  以前の選択，AZT/3TC＋NFV（ビラセプト）まはたd4T/3TC＋NFV（ビラセプト）であったが，最近のガイドライン（米国DHHS 2006年10月）で推奨される3剤の組み合わせは以下の組み合わせである。
  LPVrtv（カレトラ錠）＋上記2剤
  ATV（レイアタッツ）＋RTV（ノービア＋上記2剤
  FPV（レクシヴァ）＋RTV（ノービア）＋上記2剤
  EFV（ストックリン）＋上記2剤

  注：EFV（ストックリン）は非核酸系逆転写酵素阻害薬に属する。職業的曝露において選択される場合はまれと考えられる。
  薬剤の抗HIV効果，室温保存の可能性，食事と無関係に内服可能であるかどうか，を考慮するLPVrtv（カレトラ錠）＋上記2剤とがよい。

- 3剤の薬剤選択については以下の結論になる。
  LPVrtv（カレトラ錠）＋TDF/FTC（ツルバダ）
  LPVrtv（カレトラ錠）＋TDF/3TC（ビリアード＋エピビル）

LPVrtv（カレトラ錠）はlopinavirとritonavir（ノービア）を含む。Lopinavirとritonavir（ノービア）は肝臓で代謝される薬剤である。複数の肝酵素が関与しているが，CYP3A4が代表的な酵素と考えられている。特にritonavir（ノービア）はCYP3A4を強力に阻害する作用がある。臨床で使用される薬剤の多くが肝臓で代謝される薬剤のため肝臓で代謝される薬剤は，LPVrtv（カレトラ錠）を併用することにより，効果が増加するまたは効果が長引く可能性がある。

る骨髄抑制によってHb低下なども認めることがある。
⑩ 生化学検査：テノホビル（TDV；ビリアード®）やインジナビル（IDV；クリキシバン®）では腎障害の発生に注意を要する。

ネビラピン（NVP；ビラミューン®）内服開始から4週間以内は肝機能障害に注意，サニルブジン（d4T；ゼリット®）内服中に肝機能障害が出現した場合には乳酸アシドーシスを合併するので乳酸値も測定が必要。

③細胞性免疫検査：CD4 数．HIV は T 細胞リンパ球のうち CD4 陽性リンパ球に高い親和性をもって感染するため，CD4 リンパ球が破壊され，その数が減少する．CD4 リンパ球数の測定は HIV 感染症の病勢を把握するのに有効な検査．

3 HIV 感染と結核 HIV 感染者では CD4 リンパ球が減少するため抗酸菌に感染しやすくなり，抗酸菌(結核菌)感染を合併することが多い．また起因抗酸菌は多剤耐性であることも多い．

4 救急部における感染事故(職業的曝露)の管理と問題点 職業的曝露後の予防内服に関する最初のガイドラインは 1985 年に公表されている．しかし医療従事者の多くがこのガイドラインに精通していないという問題がある．2002 年に救急部の医師について調べた調査(71 人)では，95% 以上が救急部の仕事に従事する以前に 2002 年のガイドラインを読んでいなかった[4]．一方で対象となった全ての医師が血液や体液への職業的曝露に対する対処を経験していた．以下の 3 項目が頻繁に問題となる事象であった．

1) 由来患者が不明の場合の評価の問題や検査を拒否する患者の問題．

2) HIV に対する職業的曝露に不慣れである問題．

3) 曝露を受けた救急部スタッフへの忙しい職場でのカウンセリングの問題．

医療従事者が HIV 陽性患者の針などを刺した事故が発生した場合の対応の流れを，**表 2**(388 頁)に，予防薬内服薬決定のためのチャートを，**表 3**(389 頁)に示す．

一般的に，HIV 陽性患者の針刺しによって感染する確率は 0.3%，粘膜の血液曝露で感染が起こる確率は 0.09%，健常な皮膚への血液曝露での感染例はないといわれている．

感染の可能性を増大させる因子には①深い傷(オッズ比 15)，②針や鋭利な器具による受傷(オッズ比 6.2)，③静脈や動脈に入っていた針による受傷(オッズ比 4.3)，④患者が AIDS の末期の場合(HIV のウイルス量が多い)，などがある．

参考文献

1) 山崎修道，木原正博(監訳)：エイズ・パンデミック 世界的流行の構造と予防戦略．日本学会事務センター 1998．
2) 佐藤守仁：AIDS/HIV 感染症．救急医学 29(2)：163-167, 2006．
3) HIV 感染症とその合併症 診断と治療ハンドブック 第 2 版．国立国際医療センターエイズ治療・研究開発センター，2006．
4) Panlilio AL, Sinkowitz-Cochran R, Grad MA, Cardo DM：Barriers to and facilitator of implementing U.S. Public Health Service (PHS) guidelines on occupational exposure management by emergency physicians[Abstract]. In：Program and Abstracts of the 13th annual meeting of the Society for Health-care Epidemiology of America, Arlington, Virginia, 2003.

MRSA 感染症
MRSA infection

石松伸一　聖路加国際病院・救急部部長

A. 疾患・病態の概要

● メチシリン耐性黄色ブドウ球菌(methicillin-resistant *Staphylococcus aureus*：MRSA)とは，抗菌薬メチシリンに対する薬剤耐性を獲得した黄色ブドウ球菌の意味であるが，実際は多くの抗菌薬に耐性を示す多剤耐性菌である．なお，生物種としてはあくまで黄色ブドウ球菌である

● 黄色ブドウ球菌感染症に対して 1940 年代初期に開発されたペニシリン G は一時期有効であった．しかし 1950 年代には黄色ブドウ球菌はペニシリンを分解する酵素であるペニシリナーゼ(β ラクタマーゼ)を産生するようになり，耐性を獲得した．今日

でも黄色ブドウ球菌の90%以上はペニシリンGに耐性である.
- 1959年に黄色ブドウ球菌の産生するペニシリナーゼに抵抗性のある半合成ペニシリンであるメチシリンが開発された.その後,同様なペニシリン系のオキサシリン,クロキサシリン,ナフシリンなどが開発され,黄色ブドウ球菌感染症に対してすぐれた治療効果を発揮してきた.また第一世代セファロスポリン系抗菌薬〔セファゾリン(セファメジンα)など〕も黄色ブドウ球菌に対して抗菌力がすぐれ,クリンダマイシン(ダラシン®)やエリスロマイシン(エリスロマイシン®)も抗菌力を発揮した.
- 1961年に初めて英国でメチシリン耐性黄色ブドウ球菌の分離例が報告された.1970年代には世界各国に広がり,免疫力の低下した患者に感染していく院内感染として問題になった.
- わが国においては1980年頃から第3世代セファロスポリン系抗菌薬の導入,使用の増加と期を同じくしてMRSAの分離例の報告がはじまり,現在では全国の大部分の病院でMRSAは分離され,特に大学病院や市中基幹病院で分離頻度が高い.
- 現在,各医療施設において,患者からMRSAが分離される頻度は,患者100人当たり数人程度であるが,喀痰などから臨床分離される黄色ブドウ球菌の過半をMRSAが占めるという状況が一般的である.最近のCDC(米国立疾病管理センター)の調査では,医療関連感染による院内発症は26.6%に留まり,58.4%は医療に関連して感染し,市中で発症していることが明らかになった[3].

B. 最初の処置

救急部門で入院中の重症患者(広範囲熱傷や多臓器不全など)が,経過中にMRSA感染する場合や,救急外来に来院した患者で,医療機関で治療歴や入院歴がある場合に,最初からMRSAが検出される可能性がある.また,我々医療従事者が宿主となって,手指を介して院内感染の仲介になっている場合もある.

C. 病態の把握・診断の進め方

1 病態

① MRSAはMSSA(メチシリン感受性黄色ブドウ球菌)と比較して,臨床的な毒性や侵襲性では明らかな差違は認めていない.MRSAは健常者や基礎疾患の軽症な人では問題になることは少ない.しかし,院内で感染することが多く,重い基礎疾患を持つ患者や抵抗力の減弱した患者,大きな手術後の患者に感染した場合には,ときに難治性になり,重篤化することもある.

② MRSAの病原因子としては,トキシックシンドロームトキシン-1(TSST-1)やエンテロトキシンなどがよく知られているが,溶血毒素(α, δ毒素),エキソフォリアチン(表皮剥離毒素)やコアグラーゼ,スタフィロキナーゼ,ロイコシジン,その他各種の蛋白分解酵素,DNaseなどを産生し,膿瘍や蜂巣炎などでは,感染した組織が強く傷害される.また,MRSA腸炎や敗血症では,TSST-1やエンテロトキシンの作用でトキシックショックが誘発され,死亡することも多い.

③ 疫学マーカーとしてよく用いられるコアグラーゼ型別では,わが国ではII型に分類されるMRSAが主流を占めている.また最近,TSST-1産生株の割合も増加しているとされている.

2 診断

培養で検出された黄色ブドウ球菌がMRSAであるかの診断は,以下の2つの病原診断によって行われる.

1 薬剤感受性試験結果に基づく判定
各医療施設において日常的に実施されている同定試験法により,黄色ブドウ球菌と判定され,かつ,NCCLS(National Committee for Clinical Laboratory Standards:米国臨床検査標準化

表1 抗MRSA治療薬一覧

一般名	バンコマイシン(VCM)	アルベカシン(ABK)	テイコプラニン(TEIC)	リネゾリド(LZD)
商品名	バンコマイシン®	ハベカシン®	タゴシッド®	ザイボックス®
分類	グリコペプチド系	アミノグリコシド系	グリコペプチド系	オキサゾリジノン系
作用機序	細胞壁合成阻害	蛋白合成阻害	細胞壁合成阻害	蛋白合成阻害
殺菌作用	時間依存的,静菌〜殺菌的	濃度依存性,殺菌的	時間依存性,静菌的	時間・濃度依存性,静菌的
通常用量	1日2g,1回0.5g6時間ごと,あるいは1回1g12時間ごと	初日400〜800mg2回に分けて,以後1回200〜400mg1日1回30分で	1日1回,200mgか400mg,30分以上かけて	1回600mg,1日2回,60分以上かけて
血中半減期	4.3〜5.2時間	2.1〜2.8時間	46〜56時間	約5時間
目標TDM	ピーク値20〜50μg/mL トラフ値5〜12μg/mL	ピーク値7〜12μg/mL トラフ値2μg/mL以下	トラフ値5〜10μg/mL	モニタリング不要
蛋白結合率	約34%	約3〜12%	約90%	約31%
副作用	腎毒性,聴神経毒性,red man症候群	腎毒性,聴神経毒性	腎毒性	腎毒性なし,血小板減少症

〔松尾信昭:MRSA感染症.救急医学30(2):148,2006より引用,一部改変〕

委員会)の標準法に従い,オキサシリンのMIC値が4≧μg/mLを示す場合,MRSAと判定する.また,NCCLS仕様のdisk拡散法を用いた場合には,オキサシリンの阻止円の直径が≦10mmの場合にもMRSAと判定される.

2 MRSA特異的遺伝子の検出による判定

遺伝子の検出によるMRSAの判定法としては,PCRによるmecA遺伝子(メチシリン耐性に関与するPBP2′の遺伝子)と黄色ブドウ球菌特異的遺伝子(spa遺伝子=staphylococcal protein A遺伝子)を同時に検出する方法によって判定される.

D. 引き続き行う処置

① MRSAが皮膚や鼻腔,口腔から分離されたのみで,感染症の症状を呈さない,いわゆる「保菌例」「定着例」と判断される症例に対しては,除菌目的の積極的な抗菌薬投与は行わない.しかし,術前患者や医療職員などで「除菌が必要」と判断される場合には,ムピロシン(バクトロバン®)軟膏の鼻腔内塗布,あるいはポビドンヨード(イソジンガーグル®)による含嗽が行われることもある.MRSAによる感染症の場合は,ミノサイクリン(ミノマイシン®)などが有効な場合もあるが,無効例ではグリコペプチド系抗菌薬やアルベカシン(ハベカシン®)などが用いられる場合が多い.MRSAはすでに医療環境では「常在菌」となっており,感染予防や伝播を完全に阻止する有効な手段は見出しにくいが,通常の院内感染対策の方法に従うことで,感染症患者または保菌者から,手術予定の患者や免疫抑制状態の高齢者などハイリスク患者への菌の伝播をある程度防止することは可能であり,実際にMRSA感染症の新規患者数を減少させることが可能とされている.

② MRSA保菌者などの「隔離」については,MRSAが出現した当初は厳格な方式が推奨されていた.しかし現在では,MRSAは医療施設の「常在菌」的な性格が強くなっており,患者隔離の実効性が乏しくなりつつある.したがって,手術予定患者や免疫抑制状態の患者へのMRSAの伝播や感染を防止することに重点を置いた院内感染対

策が推奨されるようになりつつある．
③治療薬にはバンコマイシン（VCM，バンコマイシン®），アルベカシン（ABK，ハベカシン®），テイコプラニン（タゴシッド®），リネゾリド（ザイボックス®）などがあるが，感受性に加え，それぞれの特徴や副作用を考慮して抗菌薬が選択される（表1）．

E. 入院3日間のポイント

- MRSA感染症は感染症法で五類感染症定点把握疾患に定められており，全国約500か所の基幹定点より毎月報告されている．

参考文献
1) 鵜沼直雄，古川恵一：MRSA・肝炎ウイルス必携．日本プランニングセンター，1996．
2) 松尾信昭：MRSA感染症．救急医学 30(2)：146-150, 2006．
3) Klevens RM, et al：Invasive methicillin-resistant *Staphylococcus aureus* infections in the United States. JAMA 298 (15)：1763-1771, 2007．
4) 国立感染症研究所 感染症情報センターホームページ http://idsc.nih.go.jp/idwr/kansen/k00-g45/k00_34.html

---

インフルエンザ（新型・高病原性を含む）
influenza

北沢貴利　帝京大学講師・内科学
太田康男　帝京大学教授・内科学

A. 疾患・病態の概要

- インフルエンザウイルスによる全身感染症である．インフルエンザウイルスは，A型，B型，C型の3つに分類されるが，C型は一般的に季節性の流行や典型的なインフルエンザの症状を呈さないため，通常A型，B型が問題となる．このうちA型インフルエンザウイルスは，表面のHA（hemagglutinin：血球凝集素）とNA（neuraminidase：ノイラミニダーゼ）という2つの蛋白質の抗原性によって，血清亜型が分類される．HAではH1～15，NAではN1～9に分類されている．

- インフルエンザウイルスは変異しやすいウイルスであり，HAとNAは同じ亜型でもわずかな変化が常に起きることで感染し，ヒト-ヒト間の流行が成立する．この変異を「連続抗原変異（antigenic drift）」とよび，例年流行しているウイルスを「季節性インフルエンザ」とよぶ．一方，ヒトやトリのインフルエンザがブタなどに交雑して感染することで，遺伝子再集合により新種のウイルスが誕生し，ヒトへの感染性が獲得された場合，流行が世界的に拡大することがある．この変異を「不連続抗原変異（antigenic shift）」と呼び，ヒトがこれまでに免疫を持っていなかった新たなウイルスを「新型インフルエンザウイルス」と呼ぶ．本項では2009年以降，世界的に流行しているブタ由来インフルエンザH1N1pdmを新型インフルエンザ，それ以前に流行していたヒトインフルエンザを季節性インフルエンザと表記する．ただし，2010-2011シーズンの流行状況から判断すると，新型インフルエンザ（ブタ由来インフルエンザH1N1 pdm）はH1N1インフルエンザ（ソ連型）におきかわって季節性インフルエンザの一つに組み込まれたと考えられる．したがって，今後ブタ由来新型インフルエンザと季節性インフルエンザを厳密に区別する必要はなくなるものと思われる．

- A型インフルエンザウイルスの自然宿主である水鳥（水禽）では，病原性を示すことはほとんどないが，家禽に感染した時に病原性を示す場合がある．大部分は低病原性であるが，伝播の過程でHA遺伝子に変異が起こって，トリの致死性を獲得したものが「高病原性鳥インフルエンザウイルス」である．HA亜型が高病原性と非常に強い関係を持っており，これまでに判明してい

表1 医療従事者の個人用防護具着用基準(季節性・新型インフルエンザ)

	手指衛生	咳エチケット	マスク	手袋	ガウン	ゴーグル/フェイスシールド
問診・診察時	+	+	サージカル	−	−	−
検体採取	+	+	サージカル	+	−	リスクに応じて
ハイリスク手技	+	+	N95	+	+	+

ハイリスク手技：ネブライザー，気管挿管，気管内吸引，気管支鏡検査，剖検などのエアロゾルが発生するリスクのある手技

(国立感染症研究所感染症情報センター：医療機関での新型インフルエンザ感染対策 改訂版2009年より)

る高病原性鳥インフルエンザウイルスは，すべてH5亜型とH7亜型のウイルスに限られている．近年，ヒトへの海外での感染例も報告されている．

B. 最初の処置

1 発症者に対する感染対策
新型インフルエンザの主要な感染経路は，季節性インフルエンザと同様に飛沫感染および接触感染とされる．患者の時間的，空間的な分離が重要であり，流行状況に応じ，診察時に以下のような感染対策を講じておく．

①流行初期においては発症者の来院は少数であるが，施設内での感染リスクが増大する．受診者は入口付近でトリアージされ，1m以上の距離をあける，もしくはパーティションの利用により，他患者と隔てて待機してもらう．受診時間は可能であれば限定化，また優先化により滞在時間の短時間化をはかる．

②蔓延期においては，市中での感染リスクが高く，厳密な時間的・空間的分離は意味をなさないが，免疫不全者など重症リスク患者の感染リスクを高めない空間的分離は配慮すべきである．

③いずれの期間においても手指衛生，咳エチケットは重要であり，入口付近などから徹底をはかる．

④医療従事者の個人用防護具の着用基準は**表1**のようになる．

⑤なお，高病原性鳥インフルエンザ疑い患者に直接接する医療従事者は，空気予防策・飛沫予防策・接触予防策のすべてを講じる．また，ヒトインフルエンザと鳥インフルエンザウイルスの混合感染による遺伝子再集合を予防する意味で，通常のヒトインフルエンザワクチンを接種していないスタッフは原則として患者に接してはならない．

2 保健所への届け出

①インフルエンザは，定点把握五類感染症のため，定点指定病院以外は届け出の義務はない．

②高病原性鳥インフルエンザは，感染症法で二類感染症に指定されており，規定される疑似患者症例の定義に合致していない状態でも，臨床所見から要観察症例の基準を満たす場合は保健所への届け出が必要になる．

C. 病態の把握・診断の進め方

1 確定診断に近づくための観察・検査

1 一般臨床所見　新型インフルエンザは季節性インフルエンザと同様に潜伏期は1〜7日(中央値3〜4日)とされる．定型的には急性に発症する38℃以上の発熱，呼吸器症状(鼻汁もしくは鼻閉，咽頭痛，咳嗽など)を認め，季節性インフルエンザには少ない下痢や嘔吐もみられることがある．基本的には，症状からは季節性インフルエンザと区別できない．臨床症状，家族や学校，職場の罹患状況，接触歴などを考慮し，インフルエンザを疑う．診断は臨床診断に加えて，迅速診断を行うことが望ましい．

2 インフルエンザ迅速抗原検査

① 鼻咽頭を綿棒などで拭い，診断キットに示されている手順に従って解析し，感染の有無の判定を行う．PCR 法と比較して感度が低いものの，安価かつ 10〜15 分で結果が得られる．特異度は比較的高く，感度は季節性インフルエンザの場合 80〜90％とされるが，新型インフルエンザでは 70％程度と低い．特に発病直後に来院した場合には，陰性と判断されることが多い．新型インフルエンザでは，早期の治療開始が重要視されているので，臨床的に疑われる場合は，迅速診断が陰性であっても治療を検討する．

② 高病原性鳥インフルエンザ H5N1 のヒト感染症例のこれまでの知見では，迅速診断キットによる A 型陽性率は低く，診断には基本的に役立たない．

3 RT-PCR 検査

① 迅速抗原検査は A 型もしくは B 型の診断にのみ用いられることから，季節性インフルエンザと新型インフルエンザの鑑別には，RT-PCR や培養検査などの確定検査を行う．現時点では新型インフルエンザの確定検査は，地方衛生研究所などで行われている．すべての新型インフルエンザ疑い患者において行う必要はないが，地域サーベイランスによる流行状況の把握および，学校，社会福祉施設，医療施設などにおける集団感染が疑われる事例，患者が重症化した場合などについて施行を検討する．

② 高病原性鳥インフルエンザでは診断法として重要な検査であり，早期より実施する．

D. 引き続き行う処置

1 合併症と対策

1 二次性の細菌性肺炎 インフルエンザ罹患後には，脱水による予備能の低下や免疫能の変化などから，時に二次性の細菌性感染症の合併がみられる．過去のパンデミックインフルエンザでは，死亡の主要な原因の一つとなっている．喀痰塗抹，培養検査などの細菌学的検査を実施し，肺炎球菌，黄色ブドウ球菌などを想定した抗菌治療を行う．

2 循環不全，呼吸不全 合併症として上記肺炎に加え，まれに心筋炎なども合併することがあり，呼吸状態ならびに循環動態の悪化がみられる場合がある．基礎疾患の増悪への対応，人工呼吸器管理などを含む全身管理を行う．現時点では，新型を含めたインフルエンザによる重症呼吸器不全におけるステロイド薬の有効性については不明である．

3 脳症 インフルエンザに初感染の 1〜3 歳の低年齢層に好発するが，小中学生やまれに成人でも，発症する危険性がある．新型インフルエンザでは入院例の約 2％に発症した．痙攣，意識障害，異常言動がみられた場合は，脳症に十分に注意する．小児の脳症は，発症が早期で，状態の悪化が早い例が多く，オセルタミビル（タミフル®）の早期投与でも防ぐことが困難な例が多い．脳症では，早期入院による集中治療が必要となる．脳症のガイドラインでは支持療法，特異的治療として抗ウイルス薬，メチルプレドニゾロン・パルス療法，ガンマグロブリン大量療法があり，特殊治療として脳低体温療法，血漿交換療法などが示されている．

2 入院・帰宅の判断（disposition）

① 急性期には，発熱の程度や全身倦怠感がきわめて強いが，一般的にはほとんどの症例で外来治療可能な疾患である．基礎疾患がなく合併症を認めない場合は，帰宅可能である．

② しかし，慢性の呼吸器・心疾患を有する高齢者や乳幼児では，入院も考慮される．その他，昇圧薬投与や人工呼吸管理などの全身管理が必要な例，呼吸状態の悪化例，心不全併発例，精神神経症状や意識障害を含むその他の重大な臓器障害例，経口摂取困難や下痢などによる著しい脱水例などでは入院管理が必要とされる．

③ 参考として，日本呼吸器学会では市中肺炎

表2 市中肺炎の重症度分類と治療方針

	使用する指標		使用する指標	推奨される方針
1	男性70歳以上，女性75歳以上		0項目	外来治療
2	BUN 21 mg/dL 以上または脱水あり		1～2項目	外来または入院治療
3	SpO_2 90% 以下（PaO_2 60 Torr 以下）		3項目	入院治療
4	意識障害		4～5項目	ICU入院
5	収縮期血圧 90 mmHg 以下			

※ただし意識障害があれば1項目でもICU入院とする．

（日本呼吸器学会卒中肺炎診療ガイドライン作成委員会：成人市中肺炎診療ガイドライン p8, 2005）

の重症度および入院については**表2**の基準を示している．

④高病原性鳥インフルエンザ感染（疑い）例は，検査結果が判明するまで原則的に空気感染対策をしての入院を考慮する．利用不可能な場合は感染症指定医療機関への転送を考えるか，風通しのよい個室で管理する．

3 専門医による治療の戦略

1 **一般的治療** 総合感冒薬や解熱薬，鎮咳薬などについて臨床症状を評価し適時投与する．持続性の発熱などにより，高齢者，小児などでは脱水がみられることが多く，慢性心不全患者，慢性腎不全患者などの循環動態が不安定な患者では，その後の基礎疾患の増悪がみられることがあるため，十分な経口・経静脈補液を含めて適切な対応を行う．ただし，小児ではインフルエンザ脳症のリスクを考慮し，アセチルサリチル酸（アスピリン），ジクロフェナク（ボルタレン®），メフェナム酸（ポンタール®）の投与は避ける．

2 **抗インフルエンザ薬** 季節性インフルエンザ，新型インフルエンザを問わず，早期にノイラミニダーゼ阻害薬で治療するというのが，現時点での診療の基本であるが，個々の症例で抗インフルエンザ薬の投与の適応を検討するのは，最終的に医師の裁量になる．ただし，各シーズンの季節性インフルエンザ，新型インフルエンザの流行状況，耐性率の変化，新規治療薬の導入に伴い，治療指針は変化していくものと予想される．現時点での各インフルエンザでの治療指針を述べる．なお2010年以降，抗インフルエンザ薬としてイラミニダーゼ阻害薬であるペラミビル（ラピアクタ®静注）およびラニナミビル（イナビル®吸入）が新たに市販された．

❶季節性インフルエンザ：2008/09 シーズンまでのA型インフルエンザ H1N1 の流行ではオセルタミビル（タミフル®）に対する耐性が高頻度に認められていた．各シーズンの流行株により耐性が大きく異なるため，第1選択は流行状況などを参考に選択する．

❷新型インフルエンザ：散発的にオセルタミビル耐性株が確認されたが，基本的にオセルタミビルとザナミビル（リレンザ®）は有効で，アマンタジン（シンメトレル®）には耐性である．

①重症入院例では治療経験が最も多いオセルタミビルの使用を第一に考慮するが，経口投与が困難な場合や確実な投与が求められる場合，静注治療が適当と判断した場合にはペラミビル（ラピアクタ®）の使用を考慮する．1日1回 600 mg を単回投与し，重症度に応じて反復投与を考慮するが，副作用の発現などに十分留意する．吸入投与が可能な例ではザナミビルの投与も考慮する．

②非重症の入院例でも，基本的にオセルタミビルの使用を考慮するが，経静脈補液を行う場合，静注治療が適当と判断した場合にはペラミビルの使用を考慮する．

③外来治療が相当と判断される患者では基本的にオセルタミビル，ザナミビルあるいはラニナミビルの使用を考慮する．

❸高病原性鳥インフルエンザ：オセルタミビル，ザナミビルが推奨されているが，有効性について十分な検証はされていない．他の薬剤についても十分な有効性は示されていない．

E. 入院3日間のポイント

- 流行期であっても，診断根拠が臨床的な所見のみであった場合，同様の病態を示す呼吸器疾患，有熱疾患に対する対応が遅れる危険がある．期間をあけての迅速検査の再実施，RT-PCR検査の実施を検討する．
- 診断確定例においても，健常成人や小児で，発病当初は軽症であっても，その後ウイルス性肺炎を併発して急激に重症化する新型インフルエンザ例が報告されている．治療中は十分な経過観察を行うことが重要である．
- インフルエンザは飛沫，接触感染を起こすため，院内での感染対策，スタッフの健康管理を十分に行う．

破傷風
tetanus

鈴木宏昌　帝京平成大学教授・健康メディカル学部

A. 疾患・病態の概要

- 破傷風は，破傷風菌（*Clostridium tetani*）によって起こる感染症で，主な病態は破傷風菌によって産生される菌体外毒素（神経毒：テタノスパスミン tetanospasmin）により起こる神経症状で，いまだに死亡率の高い疾患として重要である．
- 破傷風菌は偏性嫌気性のグラム陽性桿菌で好気的な環境では生育できないが，熱や乾燥には抵抗性が高く芽胞を形成する．破傷風菌の芽胞は世界中の土壌に広く分布常在しており，誰でもどこでも感染の可能性がある．わが国でも1950年には年間2,000例近い報告患者があり，80%以上という高い死亡率であった．しかし，破傷風トキソイドワクチンによる基礎免疫（発症阻止抗体価0.1 IU/mL以上）の取得により発症は阻止できることが疫学的に示されており，感染症法改定により全数把握の対象である五類感染症に指定されて以降でも年間報告例は100例前後と少なくはなったが，報告例はすべての都道府県からある．一度発症すれば，死亡率は20～50%と依然として高い．不衛生な出産により臍帯から感染する新生児破傷風は，わが国では1995年以降報告がないが，世界的には新生児の主要な死因となっており全世界では年間50万人以上が破傷風で死亡している．
- 破傷風は土壌などに常在する破傷風菌の芽胞が創傷部から体内に侵入し感染するが，破傷風菌は偏性嫌気性菌であるので嫌気的環境でのみ増殖する．異物や挫滅組織，dead spaceを残さない創傷処置が大切なゆえんである．破傷風の死亡率が高いのは，菌体そのものによる傷害ではなく破傷風菌の産生する外毒素（テタノスパスミン）が神経組織に結合して起こる中毒症状のためである．テタノスパスミンは，血行性に神経筋接合部に到達し運動神経軸索内を逆行し脊髄前角や脳神経核で神経シナプスに結合することで，神経終末からの抑制性伝達物質の放出を遮断するとされている．このため，運動神経の易刺激性が亢進し筋緊張性痙縮を起こしたり，自律神経系にも作用し急激な血圧の変動を伴う自律神経過剰反応（autonomic overactivity）を引き起こす．こうした毒素と神経の結合は非可逆的で解毒拮抗する方法はないものの，その作用は一定時間（1か月前後）で回復する．したがって，治療としては，①早期発見により毒素産生を最小限にとどめる，②デブリドマンと抗菌薬により破傷風菌を除去する

表1 外傷時の破傷風の免疫学的予防対策

		破傷風になりやすい創傷		破傷風になりにくい創傷	
		①受傷6時間以上経過，②1 cm以上の深さ，③挫滅・虚血・異物を伴う，④土・唾液・糞尿の汚染		左記の創傷以外(受傷6時間以内，汚染なく，挫滅・異物のない創)	
		トキソイド	TIG	トキソイド	TIG
基礎免疫3回終了，<10年 (12～22歳)		する	不要	不要	不要
免疫不明・不完全，>10年 (22歳～)		する	する	する	不要

TIG：破傷風人免疫グロブリン
(Rhee P, Nunley MK, Demetriades D, et al : Tetanus and trauma : a review and recommendations. J Trauma 58：1084, 2005)

ことで新たな毒素産生を阻止する，③未結合の遊離型毒素の抗体により中和する，④中毒症状回復までの支持療法(呼吸・循環管理)を行う．しかし何よりも重要なのは，破傷風の発症を阻止するために破傷風トキソイドの接種による免疫学的予防を徹底することである(**表1**)．

B. ER診療でのポイント

①破傷風はまれ(年間100例)であるが，どこででも起こりうる感染症であり死亡率が高い(20～50%)重篤な疾患である．
②破傷風の主症状は破傷風菌の産生する神経毒による運動神経の活動亢進による筋緊張性攣縮や強直性痙攣と自律神経過剰反応である．
③感染源は不明なことが多く，破傷風菌の同定は必須でなく，診断は病歴と臨床症状による．
④開口障害から痙攣出現までの onset time が48時間以内の症例は重症化することが多く，集中治療を要する．
⑤破傷風は感染症法の五類感染症で，臨床的特徴から破傷風と診断した医師は7日以内に最寄りの保健所に届け出る義務がある．

C. 最初の処置

1 バイタルサインのチェック

①開口障害や痙攣により気道の異常を伴うことがある．気道確保が困難なら迷わず気管挿管を行う．来院時にショックであることは少ないが，自律神経過剰反応が起こると，突然血圧が<100 mmHgに低下したかと思うと>200 mmHgに上昇するといった激しい変動を伴うことがある．
②破傷風では意識障害が起こることはなく，意識障害があれば呼吸不全，ショックなど，その他の意識障害を起こす原因を検索する．

2 病歴の聴取と病期

①破傷風は病期ごとに特徴的な症状がみられる(**表2**)．破傷風は創傷からの感染が多いが，きわめて軽微な傷でも起こるので，よく聞き出さないと本人が自覚していなかったり，すでに創が治癒していて覚えていないことも少なくない．外傷の既往がなくても否定はできない．歯周囲炎，副鼻腔炎，糖尿病患者のインスリン自己注射，採血，薬物乱用者の注射などでも感染源となりうる．潜伏期は1～2週間のことが多いが，2～50日と幅が広い．
②破傷風発症者の多くは40歳以上で，40歳

表2 破傷風の病期と主な治療

病期	主な症状	主な治療
第1期 (潜伏期)	外傷から1〜2週間が多い(2〜50日). 前駆症状として全身の倦怠感, 微熱, 顎のこわばり, 咽頭痛などがあり, 初期症状としての開口障害[*1]が出現するまでの期間.	診断困難な時期であるが, 感染創の存在, 特徴的な経過・症状から破傷風が強く疑われるなら経過観察のため入院とする.
第2期 (onset time)	開口障害が起こってから全身の強直性痙攣(後弓反張[*2])が起こるまでの期間. 嚥下障害, 顔面筋の攣縮(痙笑[*3])などが起こってくる.	ICUによる強力な呼吸循環管理を要する. ミダゾラム(ドルミカム®)やプロポフォール(ディプリバン®)などによる鎮静, ベクロニウム(マスキュラックス®)など筋弛緩下に人工呼吸管理. 気管切開を要することが多い. 循環動態の変動に対して持続硬膜外麻酔, 持続脊髄麻酔などが試みられる.
第3期 (痙攣持続期)	全身の痙攣が持続して人工呼吸管理を行わなければ呼吸障害により死亡する. 血圧や脈拍など循環動態が急激に変動する自律神経過剰反応[*4]を伴うこともある.	
第4期 (回復期)	痙攣が軽減し回復する.	try & errorで人工呼吸管理からの離脱, 廃用性萎縮に対するリハビリテーションなど.

* 1 開口障害(trismus):口が開きにくい状態で, 破傷風では咬筋などの筋肉の強直で開口できなくなる.
* 2 後弓反張(opisthotonus):全身の強直性痙攣, 特に背筋の強直によって, のけ反った姿勢になる.
* 3 痙笑(risus sardonicus, trismus sardonicus):顔面筋の強直で苦笑いしているかのような顔貌になる.
* 4 自律神経過剰反応(autonomic overactivity):重症な破傷風でみられることがある. 頻脈・高血圧になったり, 徐脈・低血圧になったりといった急激な循環動態の変化が数分おきに起こる. 交感神経の過剰反応によると考えられ, 予後不良である.

表3 年代と基礎免疫取得率

	〜1968年	1968(昭和43)年〜	1975〜78(昭和50〜52)年	1995(平成7)年〜
予防接種	未	DPT+DT開始	DPT副作用で接種控え	義務接種→推奨接種
接種率	40〜60歳:25% 60歳〜:11%	ほぼ100%	10〜40%	不定
2011年現在	44歳以上	44歳未満	34〜36歳	16歳未満
		12(DT後)〜22歳(免疫力維持期間10年) 43歳以上は基礎免疫ない		

DPT:3種混合(ジフテリア・百日咳・破傷風)第1期(4回), 3〜4歳までに終了.
DT:2種混合(ジフテリア・破傷風)第2期, 12歳(小学校6年生)

(IASR Vol.30, pp.65-66, 2009. 記載情報をもとに表にした)

以上では抗破傷風毒素抗体陽性率(下限発症阻止濃度0.01 IU/mL以上)が25%以下と低いことが知られている. 年齢・破傷風トキソイド接種歴も重要な情報である(表3).

3 身体所見

1 破傷風の特徴的な所見の有無 頸部や顔面などの筋肉のこわばりと開口障害(門歯間が3横指以上開かない)があれば, 第1期の可能性がある. 開口障害とともに全身の硬直性痙攣(痙縮)が起こっていれば, 破傷風第2期である可能性が高い. 通常意識障害はなく, したがって痙縮は有痛性で些細な刺激で起こる. 腱反射は亢進している. 限局型では感染(外傷)部位の周囲の筋肉に限局した痙縮が起こることもある.

2 感染源となる創傷の有無 感染源となる創傷が証明できない場合も少なくないが, 見つ

かれば診断的価値が高い．釘を刺したり木片が刺さったいわゆる「トゲ」は，異物が皮下に残存したような汚染創となることが多いので，足底や手など受傷部位を注意深く観察する．本人は外傷を自覚していないこともある．表面が治癒しているようでも異物が残存していた膿瘍を形成していれば感染源となりうる．創傷がなくても破傷風は否定できない．

4 創傷処置・培養 明らかな創傷があれば，創は開放し，異物や壊死組織が残存していればデブリドマンを行う．創傷部から破傷風菌を同定できることはまれであるが，同定できれば診断は確定する．破傷風菌は好気性環境には弱く，検体は速やかに嫌気ポーターに採取して嫌気性培養を行う．

5 採血 鑑別診断のためにも，血算，一般的な生化学的検査を行う．

D. 病態の把握・診断の進め方

1 疑診のためのチェックポイント 早期診断のポイントは，なんといっても「破傷風かもしれない」という疑診を持つことである．1～2週間以内に外傷の既往があり，全身の倦怠感，首や顎などがこわばる，口が開きづらい，飲み込みにくいなどの症状が持続悪化するなら破傷風を疑うべきである．

2 鑑別すべき疾患と検査
① 開口障害や嚥下障害では扁桃周囲炎や咽頭後部膿瘍などを鑑別する必要がある．局所の視診，触診とともに咽頭周囲の解剖学的な異常を鑑別するにはCTやMRIが有効である．
② 項部硬直や痙攣については髄膜脳炎を鑑別する必要がある．破傷風は基本的に意識障害を伴わない．また，髄液検査で異常を認めない．一方，髄膜炎では開口障害は診られない．

3 緊急度・重傷度の判断
① 開口障害が出現してから，全身の痙攣が起こるまでの時間をonset time（第2期）といい，onset timeが短いほど重症化する．特にonset timeが2日以内では致死率が高いことが知られている．わが国ではまれであるが，新生児破傷風の死亡率は80～90％と高い．世界的には破傷風の死亡率は50％程度で，わが国では死亡率は低下しているとはいえ30％前後であり，致死率の高い疾患である．
② 病期が第1期から第3期まで進行するに従い重症であり，第2期以降では人工呼吸管理などの集中治療が必要で，集中治療が可能な施設に転送する必要がある．

4 確定診断に近づくための観察・検査

1 培養，同定 感染部位から破傷風菌が同定されれば診断は確定するが，臨床材料から破傷風菌が分離されることはまれで1％以下である．破傷風の診断に，破傷風菌の同定は必須でなく，臨床症状によって診断し治療を開始すべきである．

2 採血，髄液 鑑別診断と合併症の診断に重要である．破傷風では痙攣（筋の痙縮）が起こるのでCKは上昇する．髄液には通常異常は認められない．開口障害や嚥下障害のため誤嚥性肺炎を伴っていることがあり，肺炎の重症度に応じて炎症反応は上昇する．

3 CT, MRI 鑑別診断のため，特に咽頭喉頭頸部の解剖学的異常による疾患の鑑別には有用である．

E. 引き続き行う処置

1 入院・帰宅の判断
① 第2期以降で開口障害があれば入院が必要．第3期では気管挿管，あるいは気管切開による気道確保と人工呼吸器による呼吸管理が必要になるので，自施設で可能でなければ，こうした集中治療が可能な施設に転送すべきである．
② 第1期でも，開口障害が明らかであるか，症状の経過から破傷風が強く疑われた場合は，入院の上，経過観察を考慮するべきだろう．破傷風の確診が得られず，外来でフォローするのであれば，症状の改善を確

認できるまで連日外来受診を求める．

2 合併症と対策　開口障害や嚥下障害によって誤嚥性肺炎を伴っていることがある．胸部X線により肺炎の合併は検査すべきである．第3期では持続的な鎮静・筋弛緩による人工呼吸管理が必要となる．その期間は3週間以上を要することが多いため，経腸栄養は困難で，中心静脈栄養（TPN）を要することが多い．また，予後を左右する合併症として糖尿病の有無と，その管理が重要である．

3 専門医による治療の概略　第3期にあれば，長期間の人工呼吸器管理，循環管理などの行える集中治療室でなければ治療できない．第3期には，開口障害により気道が保持できず，全身の強直性痙攣が持続する．痙攣の持続期間は，ベンゾジアゼピンやミダゾラム（ドルミカム®），プロポフォール（ディプリバン®）などによる鎮静とベクロニウム（マスキュラックス®）などの筋弛緩薬の持続投与により人工呼吸管理を行う．痙攣の持続期間は予測困難であるが，第3期はおおむね3〜4週間は持続する．長期間の人工呼吸管理を要するので気管切開を要することが多く，中心静脈栄養法による栄養管理が行われる．痙攣は3〜4週間で改善してくるので，鎮静・筋弛緩を切って離脱可能かを検討する．自律神経過剰反応がみられればβ遮断薬やカテコールアミンなどによる循環管理を行うが，調節困難なことが多い．自律神経過剰反応に対しては，持続硬膜外麻酔，持続脊髄麻酔，チアミラール（イソゾール®）大量持続投与などが試みられているが確立された治療法はない．

F. 入院3日間のポイント

1 初期治療の基本　第2期以降であれば，長期人工呼吸管理など集中治療が可能な施設でなければ管理が困難であり，自施設で可能でなければ，転送をすべきである．転送までに行うべき初期治療を以下に記す．

1 創部の処置　感染創が明らかであれば，異物や壊死組織を徹底的に切除して創は開放する．特に，釘やトゲなどの刺創では切開を加え深部までデブリドマンする．逆に，明らかな感染創が見つからなければ比較的軽症な経過なことがある．

2 抗破傷風人免疫グロブリン（TIG），破傷風トキソイド　抗破傷風人免疫グロブリンは，まだ神経組織と結合していない遊離型毒素を中和するために受動免疫として有効である．したがって，できるだけ早期に投与すべきである．また，破傷風は治癒しても破傷風毒素に対する能動免疫は得られないので，破傷風トキソイドによる能動免疫を追加する．

- 抗破傷風人免疫グロブリン：テタノブリンIH® 静注 1,500 単位（静注用）1,500〜4,500 単位
- 破傷風トキソイド：沈降破傷風トキソイド 0.5 mL 皮下注 or 筋注

3 抗菌薬　ベンジルペニシリンカリウム（ペニシリンGカリウム®）が第1選択．ペニシリンが使用できない時には，ドキシサイクリン（ビブラマイシン®）またはエリスロマイシン（エリスロシン®）を用いる．

　注射用ペニシリンGカリウム®（100万単位）：1,000万単位×2/日，or 600万単位を6時間毎

　混合感染や二次感染があれば，それに有効な抗菌薬を追加する．

4 呼吸管理，循環管理　転送までの呼吸管理として，第2期以降で痙攣があれば，鎮静と筋弛緩下に気管挿管を行い人工呼吸管理を開始する．

① 鎮静には，以下を用いる．
　ドルミカム®注射（10 mg/2 mL）：持続静脈内投与，2〜4 mL/時
　ディプリバン1%®静注（20 mL/200 mg）：持続静脈内投与，5〜20 mL/時
② 筋弛緩薬としては以下を用いる．
　マスキュラックス®静注用（4 mg/1 mL）：持続静脈内投与，2〜4 mg/時

表4 破傷風の届出基準(五類感染症)

感染症法に基づく医師及び獣医師の届出について
12 破傷風
　(1) 定義
　　破傷風毒素を産生する破傷風菌(*Clostridium tetani*)が，外傷部位などから組織内に侵入し，嫌気的な環境下で増殖した結果，産生される破傷風毒素により，神経刺激伝達障害を起こす．
　(2) 臨床的特徴
　　外傷部位などで増殖した破傷風菌が産生する毒素により，運動神経終板，脊髄前角細胞，脳幹の抑制性の神経回路が遮断され，感染巣近傍の筋肉のこわばり，顎から頸部のこわばり，開口障害，四肢の強直性痙攣，呼吸困難(痙攣性)，刺激に対する興奮性の亢進，反弓緊張(opisthotonus)などの症状が出現する．
　(3) 届出基準
　　ア　患者(確定例)
　　　医師は，(2)の臨床的特徴を有する者を診察した結果，症状や所見から，破傷風患者と診断した場合には，法第12条第1項の規定による届出を7日以内に行わなければならない．
　　イ　感染症死亡者の死体
　　　医師は，(2)の臨床的特徴を有する死体を検索した結果，症状や所見から，破傷風により死亡したと判断した場合には，法第12条第1項の規定による届出を7日以内に行わなければならない．

(厚生労働省ホームページ http://www.mhlw.go.jp/bunya/kenkou/kekkaku-kansenshou11/01-05-12.html)

筋弛緩薬を開始したら，自発呼吸は消失するので人工呼吸器を調節呼吸モード(SIMV or PCV)にする．

2 届け出　破傷風は，感染症法により5類感染症に指定されている．臨床症状から破傷風と診断した医師は，7日以内に最寄りの保健所に届け出なければならない(**表4**)．

壊死性軟部組織感染症(ガス壊疽，壊死性筋膜炎)

gas gangrene, necrotizing fasciitis

鈴木宏昌　帝京平成大学教授・健康メディカル学部

A. 疾患・病態の概要

● 蜂窩織炎をはじめとする軟部組織感染症は，日常診療で多くみられる疾患で予後も良好なことが多い．しかし，初期には蜂窩織炎に類似した症状でありながら，急速に進行し敗血症となり致死的経過に発展する疾患群として壊死性軟部組織感染症(NSI)がある．治療が遅れると死亡率がきわめて高く，早期に認知し治療を開始することが重要である．

● 筋組織の壊死を主体としてガス産性菌により皮下気腫を伴うガス壊疽(クロストリジウム性ガス壊疽，非クロストリジウム性ガス壊疽)と，筋膜の壊死が主体である壊死性筋膜炎(特殊な壊死性筋膜炎として劇症型A群β溶連菌感染症，敗血症型ビブリオ感染症)がある．非クロストリジウム性ガス壊疽や敗血症型ビブリオ感染症は，特に糖尿病，肝硬変などの免疫能の低下した基礎疾患を持つ患者に起こりやすいが，クロストリジウム性ガス壊疽や劇症型A群β溶連菌感染症は，基礎疾患を持たない健常者でも発症しうることに注意する．それぞれの疾患の特徴を知り，「もしかして…」と疑心を持つことが早期発見につながる(**表1**)．

● 救急診療でのポイントを以下に示す．
　・不相応に強い疼痛，水疱や紫斑を伴う皮膚変化，急激に症状が進行する蜂窩織炎様の病変に注意．
　・全身症状の有無をチェック．
　・高率に敗血症，ショック，多臓器不全に至り死亡率が高い．

表1 主な壊死性軟部組織感染症とその特徴

	ガス壊疽		壊死性筋膜炎	
	クロストリジウム性	非クロストリジウム性	劇症型溶血性連鎖球菌感染症 (toxic shock-like syndrome)	敗血症型ビブリオ感染症
起炎菌	*Clostridium perfringens* が60〜80%，(その他 *C. septicum* など)，グラム陽性桿菌(GPR)．土壌中，下部消化管内に常在偏性嫌気性で芽胞を作る．外毒素により強い全身症状	腸内細菌，嫌気性菌の混合感染（連鎖球菌，大腸菌，腸球菌，黄色ブドウ球菌，*Klebsiella*, *Proteus*, *Bacteroides* など)，グラム陽性球菌(GPC)	*Streptococcus pyogenes*, β溶血性連鎖球菌．A群が最も多いがB群，C群，G群も報告がある．グラム陽性球菌(GPC)．劇症化の機序は不明	*Vibrio vulnificus*, グラム陰性桿菌(GNR)．通性嫌気性．汽水域など塩分濃度2〜3%を好む．水温15℃以上で増殖
基礎疾患	無関係	糖尿病，肝硬変，肝不全，悪性腫瘍など免疫力の低下した患者	無関係．30歳以上が多い	肝硬変，アルコール性肝炎，肝癌，免疫不全，糖尿病．50〜60代男性が多い
感染経路	外傷性(50%)，外科手術後(30%)，非外傷性がある．創傷の不完全な初期治療で異物や挫滅組織の残存，組織の循環障害，宿主免疫の低下で発症	必ずしも外傷を伴わない．糖尿病性壊疽，熱傷，潰瘍，褥瘡，肛囲膿瘍，靴ずれ，齲歯が感染源	感染経路不明が79%．外傷皮膚からの感染は14%	魚介類の生食による経口感染が60〜70%．海での創傷感染が10〜20%．水温の高い6〜10月に多く，西日本(九州)に多い
潜伏期	6〜72時間(数日が多い)	数週間のこともある	不明．突然発症する	数時間〜3日
初期症状	初期から患肢の激痛，著明な浮腫	初期疼痛は軽度で蜂窩織炎様の発赤・浮腫・熱感	患肢の激痛・浮腫，皮膚の紅斑．いきなり悪寒，発熱，ショック(血圧低下)，神経症状(錯乱)	悪寒，発熱，下痢が先行することもある．患肢の疼痛，皮膚症状，血圧低下
局所所見	初期から激痛があり，きわめて急速に進行し患肢全体が緊満，皮膚は蒼白から赤紫色，出血性水疱を形成し皮膚は壊死する．膿汁は漿液性(膿性でない)で猛烈な腐敗臭，腐肉汁様．ガスは筋層内に広がる	疼痛は軽度で皮膚は発赤・浮腫が進行し蜂窩織炎様．膿汁は膿性・腐敗臭があり，ガスは皮下から筋膜まで，進行は緩徐	患肢皮膚は腫脹，圧痛，疼痛，紅斑から水疱壊死へときわめて急速に進行する．数時間〜数十時間でMOF．壊死性軟部組織炎を伴うのは79%で局所症状のないこともある	患肢の疼痛，皮膚は発赤から水疱，紫斑へときわめて急速に進展
全身状態	急速に悪化．頻脈(140〜160/分)が特徴，悪寒戦慄．末期まで意識は清明．急性腎不全，ショック，DIC	原疾患により徐々に全身状態が悪化する	急速に悪化．悪寒発熱，錯乱，好戦的姿勢，昏睡，MOF(腎障害，DIC，肝障害，中枢神経症状，ARDS)	原疾患もあり急速に悪化してMOFに至る
局所治療	早急に開創して徹底的な壊死組織の切除，オキシドールなどによる創内洗浄	軽症でも切断．全身状態不良ならためらわず四肢切断	早急に壊死筋膜をデブリドマンして開放にする	早期のデブリドマン．原疾患により予後は不良．早期の患肢切断で救命例もある
抗菌薬	ペニシリン大量投与＋クリンダマイシン．グラム陰性菌の混合感染ではセファロスポリン系併用	セファロスポリン	ペニシリン＋クリンダマイシン	テトラサイクリン系，第三世代セファロスポリン系，カルバペネム系，ニューキノロン系など
OHP	有効	有効性は明らかでない	有効性は明らかでない	有効性は明らかでない
予後	早期に治療すれば良好だが，死亡率は15〜30%．無治療だと死亡率は100%	原疾患により一般的に不良．死亡率20〜75%	五類(全数把握疾患)届出義務あり．死亡率38%(3日以内が73%)	敗血症型の死亡率60〜70%．72時間以内に抗菌薬を投与しないと死亡率100%

OHP：高圧酸素療法．DIC：播種性血管内凝固．
MOF：多臓器不全．ARDS：急性呼吸窮迫症候群．

・早期にデブリドマンや患肢切断が必要になる.

B. 最初の処置

1 バイタルサインのチェックと蘇生 クロストリジウム性ガス壊疽や劇症型溶連菌感染症,敗血症型ビブリオ感染症などでは,急速にショックに陥ることがある.来院時すでにショックとなり,低血圧で意識レベルの低下が起こっていることもある.ショック状態であれば,蘇生が優先される.酸素投与の開始,気道の確保,静脈路の確保,輸液蘇生の開始が必要なこともある.

2 疑診を持つためのチェックポイント(病歴,進行経過,合併疾患)

① 疑診 まずは壊死性軟部組織感染症かもしれないと疑診を持つことから始まる.軟部組織の炎症という点では蜂窩織炎と共通しているが,①持続的で強い疼痛を訴える,②皮下気腫の存在や水疱・紫斑などの皮膚症状を伴う,③短時間に病変が進行・悪化する,④不穏・腎不全・ショックなど全身症状を伴う,が疑診のカギになる.

② 現病歴 現病歴では,数日以内に縫合処置を受けた汚染されていた創傷や手術創などがあれば,クロストリジウム性ガス壊疽の可能性がある.魚介類の生食や海辺での外傷の病歴があれば,敗血症型ビブリオ感染症を疑うきっかけになる.

③ 合併疾患 基礎疾患として糖尿病や肝硬変,アルコール性肝障害など免疫能の低下を伴う疾患があれば,非クロストリジウム性ガス壊疽や敗血症型ビブリオ感染症のリスクは高い.

3 チェックすべき身体所見と検査

① 急速に全身状態が悪化し,悪寒・戦慄や発熱によるふらつきなどを主訴に来院することもある.発熱の有無をチェックする.クロストリジウム性ガス壊疽では,外毒素のために頻脈(140〜160回/分)になっているのが特徴である.

② 局所の所見としては,病変範囲に不相応な激痛や圧痛を示したり,水疱や紫斑といった皮膚変化を伴っている場合には本症が疑える.もし病変周囲を触診して圧痛や熱感とともに握雪感(crepitation)を触れれば,皮下気腫の存在を意味している.ガス壊疽である可能性が高い.

③ 本疾患はいずれも進行が早いので,皮膚病変の範囲,皮下気腫の触れる範囲などをマーキングしておくと症状の経時的変化を知ることができる.

④ 壊死性軟部組織感染症が疑われるなら,創部の培養と菌の同定が必要になる.本症は急速に病状が進行するので,培養同定結果を待つ猶予はない.菌の培養を出すとともに塗抹グラム染色によって菌種を推定して治療を開始する.

⑤ 皮下気腫がありガス産生でグラム陽性桿菌であれば,クロストリジウム性ガス壊疽として抗菌薬の治療を開始する.クロストリジウム性ガス壊疽では滲出物中に多形核球がほとんどないのが特徴である.ガス産生性でグラム陽性球菌なら非クロストリジウム性ガス壊疽の可能性が高く,腸内細菌や嫌気性菌をターゲットにしたセフェム系抗菌薬を検討する.

⑥ 開放創がなければ試験切開・穿刺によって菌の同定を行う.水疱からの培養でも検出できることがある.また,菌血症・敗血症を伴っていることが多く,血液培養を行う.劇症型溶連菌感染症などでは,血液の塗抹グラム染色でグラム陽性球菌が証明できれば診断的価値は高い.

⑦ 炎症反応の程度(WBC/CRP),臓器障害の程度(肝機能/腎機能),基礎疾患の程度(HbA1cなど)などを知るために採血を行い,血算・生化学検査を行う.

C. 病態の把握・診断の進め方

1 病態を把握するための検査
1 病変部位の広がり
① クロストリジウム性ガス壊疽は筋組織の壊死が進行する．しかし，壊死性筋膜炎，非クロストリジウム性ガス壊疽では壊死の進行は筋膜が主体である．ガス産生の有無は単純X線撮影でもわかるが，病巣の広がりを診断するにはCTやMRIが適している．病巣の広がりを診断してデブリドマンの範囲を決定する．

② 会陰部に生じた壊死性筋膜炎は特にFournier（フルニエ）壊疽（Fournier's gangrene）と呼ばれ，糖尿病（75〜80％に合併）など基礎疾患を持った患者に多く，腸内細菌などの複数菌による混合感染のことが多い．隣接する腹腔内臓器感染症（直腸周囲膿瘍，尿道周囲感染，下部消化管穿孔，後腹膜膿瘍）などから波及することが多く，周辺臓器への広がりの診断にもCTやMRIが必要である．

2 多臓器障害の有無
クロストリジウム性ガス壊疽や劇症型溶連菌感染症では，急速に多臓器不全が進行する．時間尿量やバイタルサインはもとより，腎機能，肝機能，血液凝固系のモニターが必要である．

D. 引き続き行う処置

1 入院・帰宅の判断，転送の判断
本症が疑われたら帰宅させてはならない．病勢は急速に進行することが多く，数時間で多臓器不全（multiple organ failure：MOF）に進展することもある．いずれの病型も外科的処置（創の開放とデブリドマン）と集中治療が必要なので，自施設で両者が行えなければ，処置の可能な施設に転送すべきである．特に，クロストリジウム性ガス壊疽は外科的処置と抗菌薬の投与に加え高圧酸素療法（oxygen at hyperbaric pressure：OHP）によって生命予後および患肢の温存の可能性が期待できるので，24時間以内に搬送可能であれば，外科的処置と抗菌薬の投与を行った後に転送を考慮すべきである．

2 専門医による治療の概略
1 外科的創処置
いずれの疾患も局所の処置の原則は，早急な開創と壊死組織のデブリドマンである．特にクロストリジウム性ガス壊疽では外毒素により筋組織の壊死が進行するため徹底的なデブリドマンが必要で，早期のデブリドマンにより患肢の切断を回避することも可能になる．壊死の進行を見ながら1〜2日ごとに手術をすることもある．非クロストリジウム性ガス壊疽では，基礎疾患により全身状態が不良なことが多く，速やかに患肢の切断を決断しないと救命できないことがある．劇症型溶連菌感染症や敗血症型ビブリオ感染症などでも原則は同じだが，患肢切断の標準的な基準はなく症例ごとに総合的に判断される．

2 抗菌薬・免疫療法
菌種により推奨される抗菌薬はほぼ一致しているが，多くは混合感染を伴っていて培養と感受性によって追加投与される．免疫グロブリンの投与も試みられているが，十分なエビデンスは得られていない．クロストリジウム性ガス壊疽では外毒素による全身症状が強く，抗毒素血清が試みられていたが，致死的な副作用のため現在は用いられていない．

3 全身管理
高率に全身性炎症反応症候群（systemic inflammatory response syndrome：SIRS）からMOFに陥る．呼吸・循環管理など集中治療が欠かせない．腎不全の発症は高率で持続的血液濾過透析（continuous hemodiafiltration：CHDF）を行われる．エンドトキシンの吸着も試みられているが，十分なエビデンスは得られていない．

4 高圧酸素療法（OHP）
クロストリジウム性ガス壊疽の起炎菌であるクロストリジウム族は偏性嫌気性菌であり理論上も高圧酸素療法が有効と思われる．無作為化比較臨床試験（randomized controlled trial：RCT）はない

が，多くの動物実験でクロストリジウムに対する殺菌的作用，外毒素の産生の抑制作用などが示され，臨床例の比較から，外科的処置と抗菌薬の投与を行ったうえでの補助療法としては高い推奨度が認められている．わが国でも OHP の適応症として認められ，発症7日以内であれば算定できる．

E．入院3日間のポイント

1 初期治療の基本（専門医に引き継ぐまでの治療）

1 外科的創処置

①局所の処置の原則はどの病型でも，早急な開創と壊死組織のデブリドマンに変わりはない．診察の結果，壊死性軟部組織感染症が強く疑われたら，菌の培養と同定のためにも試験切開を行い，検体を採取後，筋膜や筋層の壊死があればできるだけデブリドマンを行う．

②クロストリジウム属など嫌気性菌が起炎菌であれば，開創後に創内をオキシドールなど過酸化水素水で洗浄する．創部は開放のままで閉鎖しない．まめに観察しデブリドマンが不十分であれば追加する．

2 抗菌薬

❶ クロストリジウム性ガス壊疽

ペニシリン大量投与＋クリンダマイシン．

①ペニシリン（PCG：ペニシリンGカリウム®）1,000万U 2回/日 or 300〜400万U 4〜6時間毎（静注：保険適用外使用）．

②クリンダマイシン（CLDM：ダラシン®）600〜900 mg 6時間毎．

混合感染があれば＋広域セフェム系 or カルバペネム系．

❷ 非クロストリジウム性ガス壊疽

セファロスポリン，カルバペネム＋アミノグリコシド，イミペネム/シラスタチン（チエナム®）＋ゲンタマイシンなど．

❸ 劇症型溶連菌感染症

①ペニシリン（ペニシリンGカリウム®）400万U 4時間毎（静注：保険適用外使用）．

②クリンダマイシン（ダラシン®）600〜900 mg 8時間毎．

❹ 敗血症型ビブリオ感染症

①テトラサイクリン系

ミノサイクリン（MINO：ミノマイシン®）100 mg×2/日．

②第三世代セファロスポリン系

セフォタキシム（CTX：セフォタックス®，クラフォラン®）2〜4 g/日．

セフトリアキソン（CTRX：ロセフィン®）2〜4 g/日．

セフタジジム（CAZ：モダシン®）2〜4 g/日．

③カルバペネム系

イミペネム/シラスタチン（IPM/CS：チエナム®）250 mg 6時毎．

④ニューキノロン系

シプロフロキサシン（CPFX：シプロキシン®）300 mg×2/日．

❺ 起炎菌不明の時

メロペネム（MEPM：メロペン®）1 g 8時毎 or イミペネム/シラスタチン（チエナム®）250 mg 6時毎．

＋クリンダマイシン（ダラシン®）900 mg 8時毎．

2 届け出
劇症型溶血性連鎖球菌感染症については，感染症法により五類感染症に指定されていて全医師に届け出義務が課せられている．

参考文献

1) 厚生労働省：感染症法に基づく医師及び獣医師の届出について．
http://www.mhlw.go.jp/bunya/kenkou/kekkaku-kansenshou11/01-05-06.html

SIRS，敗血症
SIRS and sepsis

嶋津岳士　大阪大学大学院教授・救急医学

A. 疾患・病態の概要

- SIRS（systemic inflammatory response syndrome，全身性炎症反応症候群）は，米国胸部疾患学会と集中治療医学会が1991年に合同で，敗血症（sepsis）やそれに伴う臓器不全の定義に関するコンセンサス会議を開催した際に提唱された概念である．
- SIRSはもともとsepsisに関係する臨床治験のためのentry criteriaであったが，臨床現場で広く応用され急性疾患の一般的な指標として受け入れられるようになった．
- SIRSの診断基準には体温，脈拍，呼吸数，白血球数の4項目が含まれており，2項目以上で異常を認めたときにSIRSと診断する（表1）．SIRSは侵襲に対する生体反応を反映するものであり，SIRSを引き起こすのは感染症だけではなく，外傷，熱傷，膵炎などさまざまな侵襲や炎症がその原因となる．SIRSの診断基準は緩く，容易に2項目を満たすため特異性は低いが，重症化する可能性を示すearly warning signとしても留意する必要がある
- わが国において用いられてきた「敗血症」という用語は菌血症の状態にあることを前提とすることが多かったが，新しい定義では，感染の結果として生じるSIRSをsepsis（敗血症）と定めた．すなわち，起炎菌が証明され，SIRSの2項目以上が満たされたならば，血液培養が陰性であっても，さらには血中に菌が存在しなくても敗血症と診断される．SIRSと敗血症と感染症の関係を図1に示す．
- SIRSあるいは敗血症においては，様々な液性因子や細胞性因子が関与して複雑な病態を形成しているが，その病態の基本は高

表1　SIRSの診断基準

以下の①，②，③，④のうちの2つ以上を満たす時，SIRSと診断する．
①体温＜36℃，または＞38℃
②脈拍数＞90回/分
③呼吸数＞20回/分，またはPaCO$_2$＜32 torr
④WBC＞12,000/mm^3，またはWBC＜4,000/mm^3，またはWBCの幼若細胞＞10%

（Members of the ACCP/SCCM Consensus Committee：American College of Chest Physicians/Society of Critical Care Medicine Consensus Conference：Difinitions for sepsis and organ failure and guideline for the use of innovative therapies in sepsis. Crit Care Med 20：864-874, 1992より）

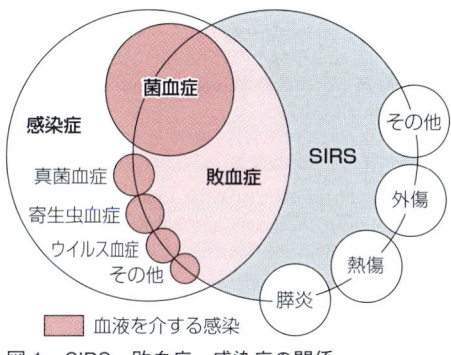

図1　SIRS・敗血症・感染症の関係
SIRSと感染症の合わさる部分が敗血症．
(Bone RC, Balk RA, Cerra FB, et al：Definitions for sepsis and organ failure and guidelines for the use of innovative therapies in sepsis. The ACCP/SCCM Consensus Conference Committee. American College of Chest Physicians/Society of Critical Care Medicine. Chest 101：1644-1655, 1992より）

サイトカイン血症である．敗血症が重篤化すると重症敗血症から敗血症性ショック，臓器障害へと進展し予後不良となる．敗血症に付随するこれらの病態の定義を表2に示す．

B. 最初の処置

敗血症が重篤化してショックに陥り，さら

表2 sepsis(敗血症)とそれに付随する病態の定義

1. 敗血症(sepsis)
   SIRSの基準を満たして、その原因が感染であるもの
2. 重症敗血症(severe sepsis)
   臓器障害、組織低灌流、低血圧の認められるsepsis。灌流異常は乳酸性アシドーシス、乏尿あるいは急激な意識障害を伴うが、伴わない症例も含む
3. 敗血症性ショック(septic shock)
   sepsisによる低血圧を示し、適正な輸液がなされていても灌流異常が続く状態。灌流異常は乳酸性アシドーシス、乏尿あるいは急激な意識障害を伴うが、伴わない場合も含む。また、変力作用を有する循環作動薬や血管収縮薬投与によって低血圧を示さない症例も含む
4. 敗血症起因性低血圧(sepsis-induced hypotension)
   sepsis以外に低血圧をきたす要因がなく、収縮期血圧＜90 mmHgまたはベースラインの血圧から40 mmHg以上の低下を示す状態
5. 多臓器不全症候群(multiple organ dysfunction syndrome(MODS))
   治療なくしては恒常性を維持できない諸臓器機能の異常を認める状態

(Members of the ACCP/SCCM Consensus Committee：American College of Chest Physicians/Society of Critical Care Medicine Consensus Conference：Difinitions for sepsis and organ failure and guideline for the use of innovative therapies in sepsis. Crit Care Med 20：864-874, 1992 より引用・改変)

に臓器障害へと進展するにつれ予後不良となる。SIRSの診断基準は緩く、容易に2項目を満たすため特異性は低いが、SIRSの段階で早期に対応することが重要である。

1 バイタルサインの確認と基本的な検査

①まずは気道、呼吸、循環、体温、意識レベルを確認する。いわゆるwarm shockの症状がある場合には敗血症性ショックを疑う。また、感染の有無にかかわらず、ショック症状や循環不全の所見のある場合には重症と判断して迅速に対応する。(「敗血症性ショック」の項、34頁を参照)

②さらに、SIRSの診断基準に含まれる血液ガスとWBC(末梢血検査)、および血糖、電解質、血液生化学を含む基本的な検査を実施する。これらの項目の異常の有無によってSIRS、敗血症あるいはそれに付随するどの病態(表2)に該当するかを評価する。

2 初期蘇生処置 バイタルサインに応じて、気道確保(A)、換気(B)、末梢輸液路の確保と輸液投与(C)の処置を順次行う。AとBに問題がなければ、循環動態の安定化を最優先する。出血であっても心不全であってもSIRSの診断基準を満たすので、輸液の種類と投与速度は病態を考慮して選択する必要がある。病態が不明の場合はとりあえず開始液(1号液)ないし半生理食塩水(生理食塩水と5%ブドウ糖液の等量混合液)を用いる。

3 SIRSの原因検索 SIRSであると判断した場合には、その原因を追究する。SIRSは感染症だけではなく、外傷、熱傷、膵炎など種々の傷病によって引き起こされる。交通事故にあって精神的な動揺を受けただけで、脈拍や呼吸数の増加をきたしてSIRSの2項目を満たすこともある。正しく評価するには、バイタルサインやSIRSの診断基準の経時的な変化を評価することが有用である。

4 抗菌薬 感染症が原因のSIRS(敗血症)であると判断したならば、できるだけ速やかに抗菌薬の投与を開始することが重要である。当初はempiricalに広域の抗菌薬を用い、培養結果を参考にして変更してゆく。なお、投与前に必ず細菌培養検体を採取する。

C. 病態の把握・診断の進め方

1 確定診断に近づくための観察・検査

①敗血症であると判断した場合には、原因となる感染の部位と起炎菌を検索する。まず、全身をくまなく診察し、感染が疑われる部位がないか調べる。

②次に、血液および感染が疑われる部位(喀痰、尿、胃液、便、膿、ドレーン排液、壊死組織など)の検体を採取し、鏡検(グラム染色)と細菌培養(好気性および嫌気性培養)を行う。血管内カテーテルが留置されている場合は、カテーテルからも培養検体

を採取する．これらの検体は必ず抗菌薬の投与開始前に採取する．細菌以外にも真菌，ウイルス，寄生虫などの可能性を考慮する．PCR，抗原，抗体，種々のメディエーターなどの診断に有用な検査があれば，あわせて実施する．

③感染源とその広がりを検索するために，画像診断（超音波，X線，CT，MRI）を実施する．感染巣の診断には造影検査（造影CTにおける ring enhancement など）が有用な場合がある．

D. 引き続き行う処置

1 入院・帰宅の判断（disposition）

① SIRS は多くの病態においてみられ，また，診断基準の2項目は容易に満たされるので，SIRS というだけでは入院の適応とならない．一方，発熱，頻脈，過呼吸，白血球増多のうち1項目だけしか満たさない場合でも，その程度が著しい場合には，入院を考慮すべきである．重篤な感染症（髄膜炎，脳炎，化膿性胆管炎，汎発性腹膜炎，破傷風，マラリアなど），感染にショックや循環不全の徴候を伴う場合（表2），手術などの侵襲的治療が必要な場合には入院のうえ治療を継続する．

② SIRS の原因となっている傷病を推測し，その重症度，今後の経過，特に増悪の可能性，患者のリスクなどを総合的に評価して，入院の必要性の有無を判断することが重要である．

2 専門医による治療の概略

1 感染巣に対する処置　感染巣が特定されたならば，ドレナージ，壊死組織除去，カテーテルの抜去，外科手術などの根本的治療を行う．

2 全身管理　敗血症に対しては感染源に対する処置と並んで全身管理が重要である．重篤な敗血症に対しては，まず十分な輸液を行い循環動態の安定化を最優先し，必要に応じて様々な抗ショック療法（カテコールアミン，膠質輸液，ステロイド，蛋白分解酵素阻害

薬）や合併症に対する臓器サポート（人工呼吸器，血液浄化法），薬物療法などが行われる．

E. 入院3日間のポイント

- 感染源と起炎菌の同定．
- 全身状態の安定化．
- 抗菌薬投与と感染巣に対する処置．

嫌気性菌感染症
anaerobic bacterial infection

佐々木淳一　慶應義塾大学専任講師・救急医学

A. 疾患・病態の概要

- 嫌気性菌（anaerobe）感染症は，酸素が少なく酸化還元電位が低い環境にある局所（いわゆる嫌気環境）で成立する．たとえば，酸化還元電位の低下は，挫滅組織，異物の存在，血流障害などのある部位で認められるが，好気性菌感染によっても低下する．好気性菌感染により局所の嫌気状態が生じ，ここに嫌気性菌が感染して混合性感染の病態になる．これは嫌気性菌感染に特徴的なパターンである二相性感染と呼ばれている．特に閉鎖腔では膿瘍が形成されることも多い．嫌気性菌のうち，クロストリジウム属（*Clostridium* spp.）やバクテロイデス・フラジリス群（*Bacteroides fragillis* group）などは，酸素存在下でも生存が可能であり局所の無酸素状態は必要ではない．

- 通常，嫌気性菌は芽胞（spore）形成の有無により，有芽胞嫌気性菌と無芽胞嫌気性菌に大別される．有芽胞嫌気性菌の代表は，グラム陽性桿菌のクロストリジウム属で，土壌中，腸管内などに広く存在し，いわゆる外因性感染症の起炎菌となる．ヒトへの病原性が認められるものには，破傷風の原因となる *C. tetani*，ボツリヌス症の原因となる *C. botulinum*，ガス壊疽などの皮膚・軟部組織感染症や食中毒の原因となる *C.*

表1 代表的嫌気性菌と主要常在部位，主要病態・感染部位の関係

起炎病原体（原因菌）		主要常在部位	主要病態・感染部位
有芽胞	グラム陽性桿菌（*Clostridium* spp.）	土壌中，腸管内（大腸）	
	C. tetani		破傷風
	C. botulinum		ボツリヌス症
	C. perfringens		皮膚・軟部組織感染症，胆道感染症，食中毒
	C. novyi		
	C. septicum		
	C. difficile		偽膜性腸炎
無芽胞	グラム陽性球菌		
	Peptostreptococcus spp.	口腔内，上気道，皮膚	呼吸器・腹腔・軟部組織感染症
	グラム陽性桿菌		
	Actinomyces spp.	口腔内，上気道	口腔・頸部感染症，歯周炎，肺化膿症
	Propionibacterium spp.	皮膚，口腔内，上気道	尋常性痤瘡（ニキビ），眼内炎（白内障術後）
	グラム陰性桿菌		
	Bacteroides fragillis group	大腸	腹腔・女性生殖器感染症
	Pigmented *Prevotella* *Porphyromonas* spp.	口腔内，上気道	口腔・頸部感染症，歯周炎，誤嚥性肺炎
	Prevotella bivia *Prevotella disiens*	生殖器，尿道	女性生殖器感染症
	Fusobacterium spp.	口腔内，上気道	口腔・頸部感染症，頭蓋内膿瘍，誤嚥性肺炎

perfringens，菌交代症としての偽膜性腸炎の原因となる *C. difficile* などが，よく知られている．一方，無芽胞嫌気性菌は口腔内，腸管内，女性生殖器内などの粘膜や皮膚などの常在細菌叢の主要な細菌であり，いわゆる内因性感染の原因菌となる．嫌気性菌はヒトの粘膜における常在菌叢の99％以上を占め，大腸では好気性菌の1,000倍，口腔内には10倍の菌量があるといわれている．グラム陽性球菌のペプトストレプトコックス属（*Peptostreptococcus* spp.）は呼吸器・腹腔・軟部組織感染の原因に，グラム陰性桿菌のバクテロイデス・フラジリス群は腹腔・女性生殖器感染の原因になることなどが，よく知られている．このように，嫌気性菌感染症は，破傷風やガス壊疽のように土壌などの外因性環境から感染するものもあるが，日常多く経験するものは，自己の保有する常在菌が感染する内因性感染症として発症する場合である．また，嫌気性菌感染症は，内因性感染症である好気性菌との混合性感染病態をとることが多いため，特に易感染状態の患者では急速に重篤な病態に進展する．

● 臨床検体から分離検出される嫌気性菌は約100種類といわれているが，起炎病原体（原因菌）としてしばしば検出されるものは限られた菌種である．そのうちの1/3をバクテロイデス・フラジリス群，さらに1/3をペプトストレプトコックス属などのグラム陽性球菌，残りの1/3をプレボテラ属（*Prevotella* spp.），フソバクテリウム属（*Fusobacterium* spp.），クロストリジウム属などが占める．表1に代表的嫌気性菌と主要常在部位，主要病態・感染部位の関係を示す．扁桃周囲膿瘍，腹腔内感染症，子宮付属器感染症などは，嫌気性菌の関与する頻度が高い病態であり，嫌気性菌の常

表2 嫌気性菌感染症の特徴

- 慢性/亜急性の経過をとる(二相性感染)
- 粘膜に接した部位(口腔,消化管,腟,尿道)の感染
- 悪臭のある分泌物(膿)が多い
- 組織の壊死を伴う
- 膿瘍形成傾向が強い(特に閉鎖腔)
- ガス産生性である
- 単独感染より混合性(複数菌)感染が多い
- グラム染色では証明されるが,好気培養で陰性
- 咬創,悪性腫瘍,血栓性静脈炎に関連した感染

在部位を理解しておくことは,原因菌の決定や侵入門戸の推定に役立つ.

B. 最初の処置

一般的に,嫌気性菌感染症の多くは混合性(複数菌)感染である.抗菌薬の全身投与のみで治療効果を得られない場合が多く,十分な外科的ドレナージや壊死組織除去(デブリドマン)が必要となり,抗菌薬投与に先行して行うべきである.抗菌薬は,好気性菌との混合感染とを念頭に置いて,両者に抗菌活性のある薬剤を選択する.この際,抗菌薬投与の前提として,適切な培養検体の採取に努める必要がある.

C. 病態の把握・診断の進め方

1 培養検体採取 培養は感染症の診断と治療に欠くことができない重要な検査であるとともに,検体の質により検査結果は大きな影響を受ける.血液,髄液,胸水,腹水などの培養で原因菌の証明ができれば,ほぼ確定診断になる.また,抗菌薬投与を著しく遅らせるのでなければ,抗菌薬の投与開始前に適切な培養検体採取を実施するべきである.特に血液培養は重症感染症の患者に必須の検査であるが,正しい手技に基づくことが重要である.血液培養は常に2セット以上(好気性菌用,嫌気性菌用のために部位を変えて2回採血,合計4本)が原則である.嫌気性菌は環境中の通常の酸素濃度では死滅するため,原因菌として嫌気性菌を疑う場合は,検体採取容器は嫌気ポーターを使用するのが望ましい.嫌気性菌は発育が遅く,特殊な培地や培養環境を必要とするため,検査室での診断に数日〜1週間を要する.さらに,抗菌薬の感受性試験の結果が出るまでに時間を要する.検査室などに,原因菌として嫌気性菌感染を疑っていることを伝えておくことも重要である.

2 嫌気性菌感染症の特徴 嫌気性菌感染症の特徴を表2に示す.特に易感染状態の患者では,好気性菌との混合性感染病態をとることも多いため,急速に病態が重篤化することがある.例えば,糖尿病患者における足壊疽などの皮膚・軟部組織感染症,悪性腫瘍や造血器疾患の患者における血流感染症などが挙げられる.診断の遅れが致命的になることも多く,嫌気性菌の関与を常に意識しておくことが重要である.また,ヒトや動物などに咬創(口腔内常在菌などによる汚染創),閉鎖腔などに悪性腫瘍や血栓性静脈炎などで壊死組織創が存在する場合なども,嫌気性菌感染のリスクが高いと考えるべきである.

D. 引き続き行う処置

1 入院・帰宅の判断(disposition) 抗菌薬の全身投与が必要な場合は,原則入院適応である.また,十分な外科的処置が必要になるため,関連する外科系診療科の連携も重要である.

2 専門医による治療の概略

① 嫌気性菌感染症の抗菌化学療法 嫌気性菌確定のためには長時間を要するので,臨床所見・症状などから嫌気性菌関与を疑うのであれば,速やかに経験的治療(empiric therapy)を開始すべきである.好気性菌との混合性感染が多いため,抗菌薬は広域スペクトラムを有する合成ペニシリン系薬であるアンピシリン/スルバクタム(ABPC/SBT,ユナシン S®),ピペラシリン/タゾバクタム(PIPC/TAZ,ゾシン®),カルバペネム系薬であるドリペネム(DRPM,フィニバックス®),イミペネム/シラスタチン(IPM/CS,

チエナム®），メロペネム（MEPM，メロペン®）などの薬剤が選択されることが多い．クリンダマイシン（CLDM，ダラシン®）も嫌気性菌感染症に対して使用されるが，バクテロイデス・フラジリス群に対する耐性化が進行しており，他の抗菌薬が選択される機会が増えている．さらに，バクテロイデス・フラジリス群などのグラム陰性桿菌は，βラクタマーゼを産生して，βラクタム環を有する抗菌薬に耐性化を起こしやすいことも覚えておくべきである．また，メトロニダゾール（フラジール®）は嫌気性菌全般に対して優れた抗菌活性を示すため，選択肢の一つになり得ることも知っておくべきである（わが国では，嫌気性菌感染症は保険適用外である）．

2 外科的処置 十分な外科的ドレナージやデブリドマンが必要となるため，経時的に臨床症状を綿密にチェックする必要がある．追加でドレナージやデブリドマンが必要になることも多く，外科的処置は躊躇すべきではない．逆に，適切なドレナージなどができた症例では，臨床効果などをみながら，比較的短期間の抗菌薬治療が可能である．

結核菌感染症
Mycobacterium tuberculosis infection

吉野友祐　帝京大学・内科学
太田康男　帝京大学教授・内科学

A. 疾患・病態の概要

● 結核菌感染症とは Mycobacterium tuberculosis による一連の感染症を指す．M. tuberculosis はヒトの肺胞内へ取り込まれ，増殖し，マクロファージに貪食される．次いで，マクロファージ内でさらに増殖し，所属リンパ節へと移行，血中へと移行し，全身，肺や骨髄，髄膜などへ伝播する．免疫の成立により結核菌は抑制されるが，潜在的には生存し続け，なんらかの契機により再活性化し感染症を発症する．一般に感染例の約10%が生涯のうちに臨床的に明らかな結核を発症し，そのうちの約50%が感染後1年以内に発症するといわれている．実際の臨床で遭遇する結核の多くは，潜在していた結核の表面化，再発である．

● 発症した場合，75%程度は肺結核として発症する．症状は胸痛，喀血，喀痰の出現，遷延する咳嗽などの呼吸器症状や，発熱，悪寒，夜間盗汗，食欲低下，体重減少といった全身症状まで多様な症状を示す．一方，残りの約25%は肺外結核と呼ばれ，結核性胸膜炎やリンパ節炎，髄膜炎など多岐にわたる．特に M. tuberculosis が全身に播種した状態である粟粒結核は，非常に重篤な病態として知られている．また肺外結核症例において，肺結核が高率に合併することも知られている．

● 確定診断は，喀痰などの各種検体を用いた抗酸菌塗抹・培養検査を行い，細菌学的判断により行う．

● 結核菌特異マーカー検査として，結核菌特異蛋白刺激性遊離ガンマインターフェロン（γ-IFN）測定（クォンティフェロン検査）が，結核感染の接触者スクリーニングや医療関係者の結核管理に利用されている．しかし，既感染と現行感染の区別が完全にはできず，あくまで補助診断の一つと位置づけられている．なお本検査はBCGワクチン接種の影響を受けない．

● ツベルクリン反応とは，結核菌感染の抗原の代替として精製ツベルクリンを用い，これを皮内投与し，投与後の皮膚変化から，感染の有無を評価する検査である．わが国においては，BCGワクチンが広く接種されており，ツベルクリン反応はBCGワクチン接種後でも陽性となるという問題点がある．そのため以前の反応との変化を確認し，これを補助診断の1つとして利用する．

B. 最初の処置

以下に最も発症様式として多い肺結核についての対応を記す．

1 診察と簡単な病歴聴取　肺結核に特異的な症状はないため，受診時の症状から肺結核と診断することは非常に困難である．ただし，3週間以上継続する咳嗽がある場合は，積極的に結核の可能性を考え，対応することが重要である．また症状がなく，健康診断での胸部異常陰影から外来を受診することもある．どのような受診契機であっても，呼吸器の問題を抱え受診した際は，肺結核の存在を念頭に置き，診療にあたることが肝要である．

2 胸部X線写真　肺結核の診断で最も大きな手がかりとなるのは胸部X線写真である．

肺結核症を疑う胸部X線写真所見の典型的なものに，①上肺野優位，②主陰影周囲に散布巣の存在，③空洞性陰影の存在，がある．しかし，いわゆる細菌性肺炎のような浸潤影や結節・腫瘤様陰影などの非典型例を示すことも多く，どのような陰影もきたしうることを念頭に置くことが必要である．

3 患者側・医療者側の感染防護対策　病歴聴取や胸部X線写真の結果から活動性の肺結核が疑われ，患者本人に咳嗽や喀痰排出などの呼吸器症状がある場合，肺結核は空気感染の様式をとり容易に他者の感染を導くため，診察に当たる医療従事者はN95マスクを着用し，陰圧室（設備がなければ個室）で診察を行う．患者本人にはサージカルマスクを着用させ，菌の拡散を最大限防ぐよう努める．

C. 病態の把握・診断の進め方

1 病歴
①肺結核症が疑われた場合，感染経路を確認するため，周囲の同症状患者の有無や結核の既往歴，家族歴を聴取する．
②また，糖尿病，抗癌剤・免疫抑制薬または副腎皮質ホルモンによる治療，悪性腫瘍，塵肺（珪肺など），慢性腎不全，免疫不全に関連した疾患，極端な低栄養状態，大量飲酒など，結核発症のリスクファクターを確認する．

2 結核菌検査

1 検体

❶喀痰：肺結核症患者の約半数で喀痰中に結核菌が認められる．検痰の際は，早朝うがい後などに奥から出る痰を採取する．痰が出にくい場合，生理食塩水などをネブライザーで吸入後，得られる誘発痰を検体とする．採痰時は，菌の拡散を防ぐためブース内で行うことが望ましい．確定診断のためには，3日間連続，3回の検痰が必要とされる．

❷その他の検体

①胃液：痰が出ない患者では無意識のうちに痰を飲み込んでいる場合があり，早朝に胃内容物を採取し，検体とする．偽陽性が1/3程度あるともされ，結果の評価には慎重を要する．

②気管支肺胞洗浄液：生理食塩水を，気管支鏡を用いて病変部位に経気道的に注入し，その洗浄液を回収，検体とする．患者に対し侵襲を伴うことや採取に技術を要することから，適応は限って行う．

2 塗抹検査　まず，抗酸菌感染の有無を早急に調べるため，各種検体に対し塗抹検査を行う．一般にZiehl-Neelsen染色や蛍光染色が用いられる．菌量は±～3+で表現する．

3 核酸増幅法　*M. tuberculosis*が持つ特異的な核酸を増幅し，検出することで結核菌が検体内に存在することを証明する．多くはDNAを増幅するPCR法を用いる．PCR法は迅速検査として，結核菌存在の有無を評価できるが，死菌やごく少量の菌体混入でも陽性となるため，注意が必要である．

4 培養検査　最終診断として必須の検査である．塗抹や核酸増幅法が陰性でも，本法が陽性となることもある．培養には，従来使用されてきた小川培地のほか，現在ではより短期間で結果が得られる液体培地も使用される．

5 薬剤感受性検査　耐性を獲得した結核菌も

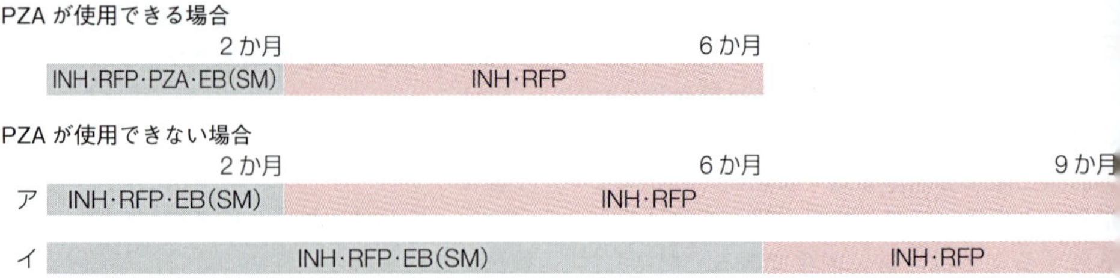

図1 肺結核に対する標準的な治療方法

PZAが使用できる場合
- 2か月：INH・RFP・PZA・EB(SM)
- 6か月：INH・RFP

PZAが使用できない場合
- ア 2か月：INH・RFP・EB(SM)、6か月：INH・RFP
- イ 6か月：INH・RFP・EB(SM)、9か月：INH・RFP

(厚生労働省告示第16号，2009より一部改編)

増加しており，適切な治療選択のために必須な検査である．培養検査陽性後，必ず施行することが重要である．

6 生検法　結核を疑う所見があるにもかかわらず，抗酸菌が喀痰などの検体で証明できない場合，病変部に対し，生検法が行われる．生検法は気管支鏡を用いた経気管支肺生検が肺結核に対し行われることが多いが，リンパ節生検や胸膜生検が行われることもある．培養や核酸増幅法による結核菌の証明のほか，病理学的に肉芽腫性病変を証明し診断を行う場合もある．

3 身体診察　肺結核が診断された場合，肺外結核の合併に注意し身体診察を行う．肺外結核の病態として，多いものに結核性リンパ節炎，結核性胸膜炎，粟粒結核がある．頸部や腋窩，鼠径部リンパ節の腫大の有無や，胸部聴診などによる胸水存在の有無，また粟粒結核の症状として，皮膚などへの播種の有無を確認する．

4 血液検査　血液検査の目的は，一つは粟粒結核に伴う多臓器不全の有無の評価と，基礎疾患として肝腎機能障害の評価である．肝腎機能障害については，治療薬の選択や投与量に影響するため，治療前に必ず評価する．

5 ツベルクリン反応　精製ツベルクリン溶液0.1 mLを，前腕屈側の中央部分に皮内注射し，48時間後に判定を行う．発赤長径と副反応(硬結，二重発赤，水疱，壊死)を測定し記載する．また，その結果より判定．判定は，発赤長径9 mm以下を陰性，10 mm以上を陽性とし，陽性の中で硬結ないものを弱陽性(+)，硬結あるものを中等度陽性(++)，二重発赤・水疱・壊死などの副反応を伴うものを強陽性(+++)とする．

D. 引き続き行う処置

1 入院治療・外来治療の選択　感染症法による入院基準に従い決定する．
❶肺結核，咽頭結核，喉頭結核，気管・気管支結核で，喀痰塗抹陽性の時
❷喀痰塗抹陰性であるが喀痰，胃液，または気管支鏡検体で塗抹または培養または核酸増幅法検査が陽性で，かつ次の①～③のいずれかが該当する時
①呼吸器などの症状があり，感染防止のために入院が必要
②外来治療中に排菌量の増加
③不規則治療や治療中断により再発

結核患者の入院目的は主に，同居者や周囲の健常者に結核を感染させないための隔離である．入院に際して，受診施設が結核病棟を有する病院である場合は入院の対応となるが，結核病棟を有さない施設の場合，速やかに結核患者の受け入れが可能な病院へ患者を転送する．

2 専門医による治療の概略
1 初回治療における標準的化学療法(図1)
2009年に厚生労働省告示による肺結核初回標準治療法は以下の通りである．

① A法　ピラジナミド(PZA, ピラマイド®)を使用できる場合：イソニアジド(INH, イスコチン®)，リファンピシン(RFP, リファジン®)およびPZAにストレプトマイシン(SM)またはエタンブトール(EB, エサンブトール®)を加えた4剤併用療法を2か月間行い，その後INHおよびRFPの2剤併用療法を4剤併用療法開始時から6か月を経過するまで行う．

② B法　PZAを使用できない場合：INHおよびRFPの2剤にSMまたはEBを加えた3剤併用療法を2ないし6か月間行い，その後INHおよびRFPの2剤併用療法を3剤併用療法開始時から9か月を経過するまでに行う．

[2] **治療期間を延長する場合**　INHまたはRFPを使用できない場合，症状が著しく重い場合，治療開始から2か月を経ても結核菌培養検査陽性の場合，糖尿病，塵肺，HIV感染症などの疾患を合併する場合，または副腎皮質ホルモン薬や免疫抑制薬を長期にわたり使用している場合などでは，治療期間を3か月間延長できる．

[3] **標準治療における主要薬剤の基準投与量**
　日本結核予防会の指針に準じて以下の通りとする．

　RFP：標準量 10 mg/kg/日（最大量 600 mg/日）
　INH：標準量 5 mg/kg/日（最大量 300 mg/日）
　PZA：標準量 25 mg/kg/日（最大量 1,500 mg/日）
　EB：標準量 15(25)*mg/kg/日〔最大量 750 (1,000)*mg/日〕

*EBは最初の2か月間は 25 mg/kg/日（最大量 1,00 mg/日）投与してもよい．

参考文献

1) ATS/CDC/IDSA：Treatment of Tuberculosis. MMWR 52(RR-11)：1-88, 2003.
2) ATS：Diagnostic standards and classification of tuberculosis infection in adults and children. Am J Respir Crit Care Med 161：1376-1395, 2002.
3) 日本結核病学会抗酸菌検査法検討委員会(編)：結核菌検査指針 2007．結核予防会，2007．
4) 四元秀毅，山岸文雄(編)：医療者のための結核の知識 第3版．医学書院，2008．

7 慢性疾患の急性増悪

神経・筋疾患
neuromuscular diseases

加藤正哉　和歌山県立医科大学教授・救急集中治療部

A. 疾患・病態の概要

- 神経内科領域で管理されている，**表1**に挙げられるような神経・筋疾患の多くは慢性的で緩徐に進行性の経過をたどることが多い．すでに診断が確定しているこれらの患者は，多くの場合，薬物療法，理学療法に加えて，生活指導や介護計画も通常の外来診療の中で行われているので，救急患者として搬送される機会は少ない．
- しかし，原疾患の進行に伴い気道や呼吸に急性の問題を生じた場合や，何らかの感染症を合併した場合，長期間留置されているチューブ類のトラブル，栄養管理の上で問題が生じた場合，定期的に服用している薬剤の問題，介護環境の変化に伴う情報の錯綜など，様々な状況で救急外来を訪れることがある．

B. 最初の処置

① 初期診療で行うべき内容は，急性病態の患者と変わることはなく，重症度評価と気道・呼吸・循環の維持，および中枢神経系の評価である．
② 慢性神経疾患に罹患している救急患者を受け入れる場合は，搬送の連絡を受けてから，患者が病院に到着する間の情報収集が重要である．自施設に通院中や通院歴のある患者であれば，当該診療科の診療録から病態急変時の対応を確認することに始まり，普段のADLや加療状況，留置されて

表1　急性増悪をきたしうる神経・筋疾患の例

1) 多発性硬化症
2) Parkinson病
3) 脊髄小脳変性症，多系統萎縮症
4) 筋萎縮性側索硬化症
5) 重症筋無力症
6) Alzheimer型認知症

1)～5)は医療費公費負担制度のある特定疾患なので，保険診療上，行われた医療行為が，原疾患による病態の診療であるか否かを判断する必要がある．

いるチューブの有無，その交換のタイミングなどを把握することができる．他院で管理されている患者の場合は，家族や同伴してくる介護者からの情報に頼らざるを得ないので搬送中にも救急隊を通して，できる限り多くの情報を得ることができれば，診察後の治療方針の決定の際の参考となる．
③ 患者が生命の危機に瀕している状況であれば，病態を評価する以前に，バイタルサインを安定化させるための処置が必要となる．気管挿管は確実に気道を確保することができる一般的な救命処置であるが，侵襲的行為であり，慢性的に気道確保が困難となりつつある患者にとっては，救命後に残された生命の質に大きな影響を及ぼすことがある．患者搬送の連絡を受けてから，実際に患者に接触するまでの間に，それまでの外来通院時に，患者本人や家族の救命処置に対する考え方が示されているか否か，を確認する努力をはらうべきである．
④ 急変時の対応に関する情報が明らかでない場合，原則として救急外来ではすべての救命処置を行う．侵襲的処置を行って救命しえた後に，病状や患者背景が明らかとなり，原疾患の終末期であることがわかった場合には，倫理的な配慮を十分にとりなが

ら〔日本救急医学会が提唱している「救急医療における終末期医療に関する提言(ガイドライン)」に基づいて〕，延命措置の継続を検討する．

C. 病態の把握・診断の進め方

神経・筋疾患の急性増悪には，①安定した状態から，なんらかの誘因により急激に悪化した場合(例：重症筋無力症クリーゼ)，②原病が再発・寛解を繰り返す病態の再発期(例：多発性硬化症再発寛解型)，③緩やかに進行する病態に伴い，かろうじて維持されていた全身状態が維持できなくなった場合(筋萎縮性側索硬化症の呼吸筋麻痺，Parkinson病での嚥下障害)，などのように異なる病態が含まれている．救急搬送に至った原因が上記のいずれにあてはまるかを判断するためには，詳細な病歴聴取が有効である．

1 病歴

①普段の状態から逸脱するに至った経過を聴取して，新たなイベントの有無を判断する．すなわち，来院のきっかけとなった異常が，全く初めての出来事なのか，以前にも同様または類似の症状があったのかを聞き取ることと，今回のエピソードが起きる前の呼吸，食事，排泄，日常生活動作などに関する情報を得ることができれば，原疾患の一般的経過と比較することで病態を推測することが可能である．

②外傷，感染症，ストレス，介護者・介護施設の変更，などの外的要因がないかどうかを聞き出すとともに，詳細な服薬状況の確認が必要である．服薬に関する病歴は，お薬手帳で内服薬の種別を確かめるだけでなく，薬剤を誰が管理しているのか，現在の残薬はいくつあるのか，などにも注意をはらうようにする．一例として，長期間のレボドパ療法を受けているParkinson病の合併症であるドパミン調節障害症候群は，薬剤を自己管理している患者にみられることがあり，他病院から重複して処方された同一薬剤を過剰に内服したりしていることがある．

③病歴聴取の一環として，自院に通院している，またはしていた患者であれば，特定疾患認定のための診断書や，介護保険診断書などの書類を参照することで，救急病態に陥る前の状態を知ることができる．

2 診察

1 初期接触
気道・呼吸・循環の第一印象をとらえながら，主にどんな病態が問題なのかを推定する．同時に，一見してわかるチューブ類(気管切開の有無，人工呼吸器やNPPVの使用，経鼻胃管・胃瘻・腸瘻の有無，膀胱留置カテーテルの有無)や，おむつ使用の有無を確認することで，接触前に得られなかった日常生活状況の情報を把握する．

2 気道と呼吸

①口腔内(気管切開されている場合は見える範囲でチューブ内)と胸部の視診・聴診を行う．血液・吐物・異物・舌根沈下の有無を見た後，チアノーゼ，呼吸パターンや呼吸数，呼吸補助筋の使用の有無，胸郭挙上の程度を把握する．聴診はまず，口元または気管切開孔に耳を近づけて，気道開放を確認するとともに，大まかな閉塞音の有無を聴いてから，聴診器を用いて両側肺野の呼吸音や呼吸雑音を確かめる．神経・筋疾患に伴って呼吸あるいは酸素化が不十分になる原因を**表2**に示す．

②普通に口・鼻から呼吸をしていた患者に気道の問題がある場合は，用手的な気道確保を行いながら，バッグバルブマスクや麻酔

表2 不十分な呼吸または酸素化の原因

呼吸応答の抑制	意識低下
呼吸努力の減少	筋力低下，衰弱，胸郭異常，痛み
肺の障害	肺炎，COPD，喘息発作，肺梗塞，感染に伴って生じた急性肺損傷(ALI)や急性呼吸窮迫症候群(ARDS)，肺水腫

回路を用いて，マスク陽圧換気を試みる．気管切開されている患者で，気道・呼吸に異常があれば，まずチューブ内を吸引した後，用手的にバッグによる陽圧換気を行い，胸郭の上がりを確認する．適切な胸郭挙上がみられない場合は，速やかに留置してある気管チューブの入れ替えを考慮する．
③頻呼吸は，痛みや不安でも誘発されるが，肺炎に代表される肺実質疾患や代謝異常，発熱を伴う感染症などのよい指標である．一方，徐呼吸をみた場合は，原疾患の進行により呼吸筋や呼吸努力が低下した結果であることが多く，速やかに意識レベルを評価するとともに，低換気に伴うCO_2の蓄積や低酸素血症の有無を調べる．チアノーゼの有無，呼吸の深さと質・パターンの観察，経皮酸素飽和度モニターなどを観察しながら，可及的早期に血液ガス分析を行う．

③ 循環
①神経・筋疾患の病態を直接の原因としてショックを合併することはまれである．頻脈や血圧の低下がみられ，ショックが疑われる時は，薬物過量，低酸素血症，脱水，貧血，敗血症，電解質異常，急性出血などの合併を鑑別しなければならない．初期輸液を開始しながら，血液検査，胸部X線，12誘導心電図，超音波検査などを行う．
② ADLが制限され，ベッド上や車いすでの生活を送っている患者では，血栓症のリスクも高いので，病態が突然発症の場合には，肺血栓栓塞栓症の可能性も考慮しながら診断を進めなければならない．

④ 中枢神経系の評価（意識レベル）
①急性発症の重症救急病態に対する初期診療では，GCS（Glasgow Coma Scale）で意識レベルを評価し，瞳孔不同・対光反射の有無を観察して，脳ヘルニアが切迫しているか否かを判断する．GCSは，慢性的に異常がある場合や，脳の局在に基づかない意識状態を表現する尺度としては，使いにくいことがある．
②このような場合は普段の状態と，どのように違いがあるのか，を記述して意識状態を評価することも考慮すべきである．
③また，原疾患の増悪を判断するためには，それぞれの病態に応じた神経所見の変化を適切に観察しなければならない．運動・感覚障害の評価と共に，深部腱反射，表在反射，筋トーヌス，平衡機能，小脳症状などの神経学的診察が不可欠である．
④神経学的診察にて，診療録や患者家族から聴取した今回の発病前とは異なる所見が得られた場合，その症状が原疾患の経過の中でどのような位置づけにあるのかを判断しないと，治療の選択は困難である．神経・筋疾患を背景に持つ救急患者の初期診療は，気道・呼吸・循環の安定化を図るところまでが救急担当医に科せられた役割であり，原疾患の治療にかかわる処置は，専門医の判断を待つことも必要である．ただし，専門医への連絡に時間を要し，その間に気道・呼吸・循環状態が危機的になるような状況では，救命に関する処置は遅滞なく行われるべきである．

D. 引き続き行う処置

神経内科専門医に相談した上で，それぞれの病態に対する治療を可及的速やかに開始する．

① 専門医による治療の概略

① 多発性硬化症の急性増悪
炎症の抑制，病変部周囲の浮腫の軽減を目的として，副腎皮質ステロイドの大量療法が行われる．実際にはメチルプレドニゾロン（ソル・メドロール®）1,000 mg/日を3日間投与したのち，後療法として経口プレドニゾロン（プレドニン®）療法を追加する．副腎皮質ステロイドが無効の場合，血漿交換療法が有効のことがある．

② Parkinson病の症状悪化
①発病から数年以上が経過し，進行したParkinson病の患者は，運動合併症の発

症，幻覚・妄想などの精神症状の出現，薬剤の効果の減弱，全身状態の悪化，などで急性増悪様の状態に陥ることがある．原則は入院させた上で，服薬状況を再確認し，新たに出現した症状と治療薬剤の関連を明らかにしなければならない．薬剤の選択や，用法・用量を再検討した上で，日常生活への復帰を目指すが，薬物療法で十分なADLが得られなくなった場合には，脳深部刺激療法などの適応も検討する．

② 薬剤の中止や何らかの誘因による脱水状態により悪性症候群を起こすことがあるので，鑑別を忘れてはならない．

③ Parkinson 病治療下での死亡原因は，呼吸器疾患が最多であり，次いで消化器疾患，心疾患の順である．まれに突然死の報告があるが，その原因は明らかではない．

3 脊髄小脳変性症，多系統萎縮症，筋萎縮性側索硬化症

① 診断確定後に計画的に療養・介護を受けている状態での急変は，誤飲や気道感染などの呼吸器系合併症が多い．前述した気道・呼吸の管理を行った上で，感染症に対しては適切な抗菌薬の選択を行う．

② 急変病態から回復した場合，その後の呼吸管理について，改めて専門医，家庭医，ケアスタッフ，家族らを交えた環境調整が必要となる．

4 重症筋無力症

筋無力症自体の悪化による筋無力性クリーゼでも，治療薬である抗コリンエステラーゼの過剰による抗コリン作動性クリーゼでも，急激な呼吸不全をきたし，臨床症状からの鑑別は困難である．診断にはエドロホニウム静注試験が有効で，陰性であれば，後者と診断して抗コリンエステラーゼ薬を中止するが，陽性で筋無力性クリーゼと判断した場合は，ステロイドパルス療法や免疫グロブリン療法，血液浄化などを考慮する．

5 Alzheimer 型認知症

認知症自体の急性増悪はほとんどないが，介護者や生活環境の変化により，症状が比較的急速に悪化することがある．周囲とのコミュニケーション障害が進行したり，摂食・睡眠状態が悪くなったために，二次的な身体障害が起こり，救急外来を受診することもある．呼吸・循環の評価を行った後に，血液・生化学などの一般採血検査にて，脱水の有無，栄養状態や貧血の有無を確認し，やはり介護者を交えた環境調整に繋げる配慮が必要である．

呼吸器疾患
pulmonary diseases

萩原弘一　埼玉医科大学教授・呼吸器内科

A. 疾患・病態の概要

- 慢性呼吸器疾患の急性増悪で重要なものは，慢性閉塞性肺疾患（chronic obstructive pulmonary disease：COPD）の急性増悪と，特発性肺線維症（idiopathic pulmonary fibrosis：IPF）の急性増悪である．両者はともに急性増悪と命名されているが，病態，疾患概念ともに全く異なる．

- COPDは，主に喫煙を原因とし，気管支拡張薬で完全には回復しない非可逆性気流制限を主徴とする慢性疾患である．COPD患者において，感染，心不全などを契機として急速に呼吸状態が悪化する状態を急性増悪という．特に感染は原因として重要で，COPD急性増悪をみたら，肺炎を主体とした感染の合併を考慮する必要がある．慢性 II 型呼吸不全患者の場合，CO_2 ナルコーシスによる意識障害がみられることも多い．

- IPFは，数年〜十数年の経過をたどる原因不明の慢性疾患である．進行を停止する，または病態を改善させる治療法は存在せず，生存期間中央値が5〜6年という予後不良疾患である．IPF患者では，両肺野の新たな浸潤影の出現とともに急速な呼吸不全の進行がみられることがあり，これを

IPF急性増悪という．肺炎，肺血栓塞栓症，気胸，心不全など，原因の明確なものはIPF急性増悪に含まない．原因不明のもののみがIPF急性増悪であり，具体的には「1か月以内の経過でPaO_2が安定期の10%以上の低下，胸部X線上，両側性すりガラス陰影・浸潤影の出現や増加があり，明らかな肺炎像や心不全を認めない」病態として定義される．過去のPaO_2のデータが不明な場合など診断に十分なデータが得られない場合は，病状を総合的に判断して診断する．

● なんら基礎病変がみられない肺に急速に進行するびまん性肺胞障害を認める急性間質性肺炎(acute interstitial pneumonia：AIP)という病態があるが，特発性肺線維症急性増悪は特発性肺線維症の上にAIPが合併したもの，といってもよい病態を示し，典型的な病理所見は，IPFの典型的な病理所見である通常型間質性肺炎(usual interstitial pneumonia)に，びまん性肺胞障害(diffuse alveolar damage：DAD)が合併したものである．

B. 最初の処置

慢性閉塞性肺疾患，特発性肺線維症で外来管理されている患者が呼吸困難を訴えて来院した場合，それぞれの疾患の急性増悪を疑い，検査を行う．①バイタルサインの確認，②動脈血液ガス，③胸部X線，④心電図，⑤血液検査を行い，呼吸不全のタイプ(高CO_2血症を伴うか否か)，肺が主体となった呼吸不全か，心臓が主体となった呼吸不全かを鑑別する．

C. 病態の把握・診断の進め方

外来管理されていた基礎疾患の重症度，以前の胸部X線，CT写真との比較が重要．
①理学所見では，呼吸の深さ，頻度，補助筋使用の有無，呼吸に伴う肋間陥凹の有無，全身の浮腫の有無を観察する．吸気性呼吸困難が著明な場合は，胸腔外異物などの可能性も考える．
②胸部X線で異常陰影を認める場合は，必ず胸部単純CTを撮影する．胸部単純CTは，基礎疾患の状態，うっ血性心不全の有無，肺炎病原体の種類，基礎となる間質性肺疾患のタイプ，合併した急性間質性病変などの推定に有用かつ重要な補助情報を与える．
③心電図，心臓超音波検査，BNP測定により心機能を観察する．CK-MBを測定し心筋障害の有無を推定する．心臓超音波検査では拡張障害型心不全の診断は難しいため，心臓超音波検査のみで心不全を除外しない．他の検査を併用して心不全の見逃しを防ぐ．
④喀痰の細菌・抗酸菌検査を提出するとともに，肺炎球菌尿中抗原，レジオネラ尿中抗原検査を提出する．肺炎球菌尿中抗原は偽陰性がかなりあるため，陰性でも肺炎球菌肺炎を否定できない．レジオネラ尿中抗原はレジオネラ血清群1のみを検出可能であり，また感染後数か月間陽性を示すこともあるため，レジオネラの鑑別診断は他の所見も総合して行う．
⑤胸部CTで，肺気腫病変の上に新たに出現した肺胞性陰影，区域性陰影を認めた場合，感染によるCOPD急性増悪を疑う．蜂巣肺病変を有する肺病変に，新たに出現したびまん性・非区域性陰影を認めた場合，IPF急性増悪を疑う．びまん性すりガラス陰影に両側胸水を認めた場合，うっ血性心不全を疑う．片側性胸水の場合でも心不全は否定できないため，胸水がある場合は必ずうっ血性心不全を鑑別に入れ，慎重に診断を進める．
⑥CT所見は，蜂巣肺，牽引性気管支拡張などのIPF病変に加え，両側びまん性のすりガラス陰影，その上にびまん性肺胞障害を示唆する浸潤影を加えた陰影など，多彩な像を示す．急性増悪発症の契機として

は，感染，手術，気管支肺胞洗浄，抗癌薬投与，放射線被曝など様々で，明確な契機が不明なものも多い．

⑦ IPF急性増悪のCT画像所見は，薬剤性肺障害，ニューモシスチス肺炎，うっ血性心不全の画像と重なる部分が多く，それらの病態との鑑別に苦慮することがしばしばである．薬剤性肺障害の原因となる薬剤の投与歴，免疫抑制作用のある薬剤の投与歴，血中β-D-グルカン値，血清BNP値などの情報が重要である．なお，IPFのみならず，線維性非特異性間質性肺炎(fibrosing non-specific interstitial pneumonia：NSIP)，膠原病関連間質性肺炎(connective tissue disease related interstitial pneumonia：CVD-IP)など，IPF以外の間質性肺疾患でも，慢性経過の病変の上に，急速に進行する両側性すりガラス陰影・浸潤影の出現を認めることがしばしばある．IPF急性増悪と，これらの病態が相互に関連のあるものなのか否か，現時点では明らかになっていない．

D. 引き続き行う処置

1 入院・帰宅の判断(disposition)

① COPD急性増悪では，喘息様病態が呼吸困難に関与している場合があるため，気管支喘息発作治療に準じて短時間作用型β_2刺激薬の吸入，抗コリン薬吸入，副腎皮質ステロイドの静脈内投与を行う．抗コリン薬を投与する場合は，緑内障，前立腺肥大がないことを確認する．

② CO_2貯留のないCOPD急性増悪では，通常の肺炎の治療に準じて治療を行うが，患者は低肺機能状態にあることを考慮し，原則入院管理とする．CO_2貯留のあるCOPD急性増悪でCO_2貯留が著明な場合(たとえば$PaCO_2$が60以上の場合)，肺炎の治療を開始するとともに，非侵襲的陽圧呼吸(non-invasive positive pressure ventilation：NPPV)を開始する．COPD急性増悪では，時に自然気胸を合併することがあるため，NPPVを開始する時には自然気胸を否定してから行う．CO_2貯留が著明で，CO_2ナルコーシスが懸念される場合には気管挿管し人工呼吸器を装着する．

③ IPF急性増悪では，鑑別診断が難しく，さらに重篤化する可能性が非常に高いため，PaO_2レベルにかかわらず，救急処置が終了したら速やかに呼吸器内科への転科，または呼吸器内科を有する施設への転送を計画する．

④ COPD急性増悪でPaO_2が正常，CO_2貯留がなく，気管支拡張薬などの薬剤に反応し，全身状態が安定している場合は外来管理も可能であるが，原則，入院管理とする．

⑤ IPF急性増悪は入院管理が必須である．

2 専門医による治療の概略

① COPD急性増悪は，通常の肺炎治療に準じて治療する．CO_2貯留がない場合は，十分量の酸素投与により低酸素血症を是正し，70 Torr以上のPaO_2を確保する．CO_2貯留がある場合は低流量(0.5～1.0 L/分：鼻カニューレ)から酸素投与より開始し，CO_2ナルコーシスの発症を避ける．努力性呼吸が著しく，呼吸筋疲労が蓄積すると考えられる場合は，NPPVを行う．NPPVにもかかわらず$PaCO_2$が上昇する場合，NPPVでは低酸素血症の十分な改善がみられない場合は，気管挿管を行い人工呼吸器管理とする．

② IPF急性増悪では，速やかにステロイドパルス療法〔メチルプレドニゾロン(ソル・メドロール®)1g/日×3日〕を開始する．その後はプレドニゾロン1 mg/kg体重で維持療法を行い，症状の改善がみられたら慎重に漸減する．病態が改善しない，または増悪する場合はステロイドパルス療法を繰り返す．現時点で，IPF急性増悪に明確な有効性が確立されている治療法は存在しない．IPF急性増悪患者の予後は極めて不良である．

循環器疾患
cardiac diseases

高橋　弘　製鉄記念室蘭病院・循環器科科長・透析科長

A. 疾患・病態の概要

- 慢性心不全とは，慢性的な心筋障害(表1)により心臓のポンプ機能が低下し主要臓器に十分な血液を供給できない状態で，その多くが肺うっ血や体静脈系のうっ血をきたし，労作性呼吸困難や浮腫などにより生活の質を低下させる．また致死的不整脈も高頻度にみられ，すべての心疾患の終末的病態であり生命予後が極めて不良である．
- 慢性心不全の加療中においても過度の塩分摂取などの増悪因子(表1)により心不全の代償機転が短時間に破綻し急速に病態が悪化した場合は，迅速かつ適切な治療を施すことができるかが生命予後を左右する．

B. 最初の処置

いち早く低酸素血症を改善することが最優先で，観察，評価，治療を同時進行に行い少しでも早く呼吸困難を軽減することが大切である．

1 バイタルサインのチェックと簡単な病歴聴取
① primary ABCD を確認，診察をしながら，可能であれば簡単な病歴聴取を行う．同時にモニター(血圧，心電図，酸素飽和度)を装着しバイタルサインのチェックを行う．
② 必要があれば，即座に応援を要請し BLS，ACLS をためらわず開始する．

2 楽な体位の確保
① 基本的に Fowler 位であるが，一番楽になると自覚する体位を確保する．楽な体位の確保によりバイタルサイン(酸素飽和度，心拍数，血圧)の改善傾向がみられることもある．
② 右心不全や心タンポナーデの場合は，Fowler 位による血圧低下に注意する．

3 酸素投与，ルート確保，採血，検査の提出
① 酸素投与(リザーバーマスク 5～6 L/分)開始する．末梢静脈路を確保し採血(CBC，肝機能，腎機能，電解質，CPK，トロポニン T，甲状腺機能，BNP，FDP，D ダイマー)を行い，生理食塩水で補液開始する．
② 動脈血の血液ガス分析で電解質，血糖値，代謝性アシドーシスなども同時に評価．
③ 酸素投与後またはすでに酸素投与されている場合には，経皮的動脈血酸素飽和度(SpO_2)>95%〔動脈血酸素分圧(PaO_2)>80 Torr〕を目標に吸入気酸素濃度を調節．

4 尿量確認　尿量確認(治療効果確認)のための膀胱留置カテーテルを挿入する．

5 不穏，痛みのコントロール　塩酸モルヒ

表1　慢性心不全の原因と増悪因子

1. 慢性心不全の主な原因
   a) 虚血性心疾患：陳旧性心筋梗塞，多枝病変を有する狭心症
   b) 心筋症：拡張型心筋症，肥大型心筋症など
   c) 弁膜症：大動脈弁狭窄症，大動脈弁閉鎖不全症　僧帽弁狭窄症，僧帽弁閉鎖不全症など
   d) 高血圧性心疾患
   e) 先天性心疾患：心房中隔欠損症など
   f) 代謝性心筋障害：甲状腺機能亢進症，褐色細胞腫など
   g) 心サルコイドーシス
   h) 心アミロイドーシス
   i) 収縮性心膜炎
2. 慢性心不全の主な増悪因子
   a) 服薬アドヒアランスの欠如
   b) 過度な水分，塩分摂取
   c) 過度な運動
   d) 感染症：特に肺炎
   e) 貧血症
   f) 腎機能障害増悪
   g) 薬物(β遮断薬，抗不整脈薬，NSAIDs など)
   h) 過労，不眠
   i) ストレス
   j) 過剰な輸液，輸血
   k) 甲状腺機能障害
   l) 不整脈

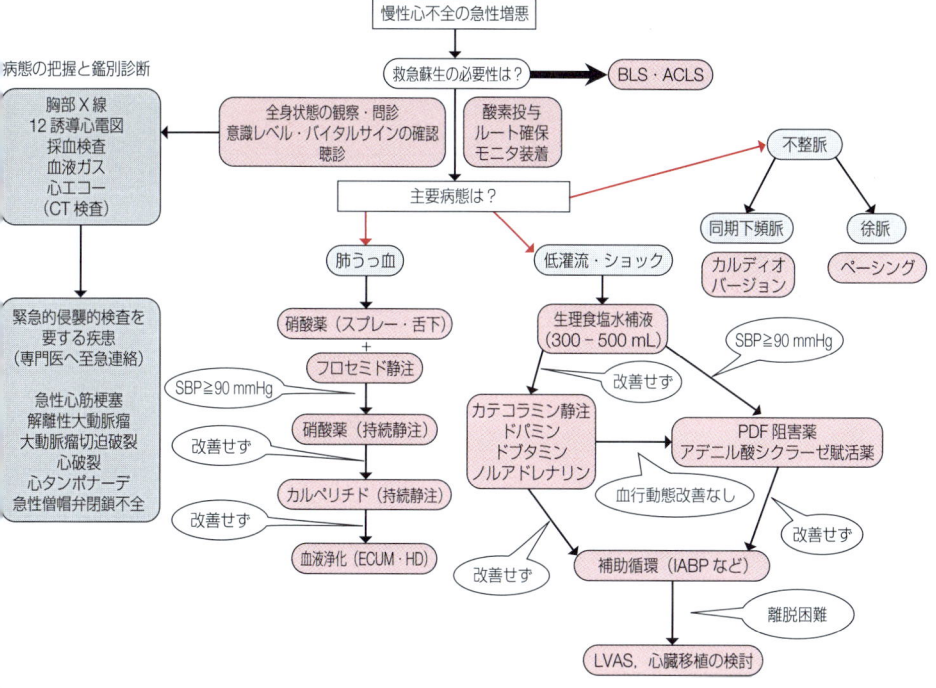

図1 慢性心不全急性増悪の治療・診断

```
慢性心不全の急性増悪
        ↓
    救急蘇生の必要性は？ → BLS・ACLS
        ↓
全身状態の観察・問診     酸素投与
意識レベル・バイタルサインの確認   ルート確保
    聴診             モニタ装着
        ↓
    主要病態は？ ─────→ 不整脈
     ↓       ↓         ↓        ↓
   肺うっ血  低灌流・ショック  同期下頻脈  徐脈
                         カルディオ   ペーシング
                         バージョン
```

病態の把握と鑑別診断
- 胸部X線
- 12誘導心電図
- 採血検査
- 血液ガス
- 心エコー
- (CT検査)

緊急的侵襲的検査を要する疾患（専門医へ至急連絡）
- 急性心筋梗塞
- 解離性大動脈瘤
- 大動脈瘤切迫破裂
- 心破裂
- 心タンポナーデ
- 急性僧帽弁閉鎖不全

肺うっ血経路：
硝酸薬（スプレー・舌下）＋フロセミド静注 → （SBP≧90 mmHg／改善せず）→ 硝酸薬（持続静注）→ 改善せず → カルペリチド（持続静注）→ 改善せず → 血液浄化（ECUM・HD）

低灌流・ショック経路：
生理食塩水補液（300-500 mL）→ 改善せず → カテコラミン静注（ドパミン、ドブタミン、ノルアドレナリン）→ 血行動態改善なし → 補助循環（IABPなど）→ 離脱困難 → LVAS、心臓移植の検討

SBP≧90 mmHg → PDE阻害薬、アデニル酸シクラーゼ賦活薬 → 改善せず → 補助循環（IABPなど）

〔1）日本循環器学会：急性心不全治療ガイドライン（2006年改訂版）．pp9-11, 2）日本循環器学会：急性心不全治療ガイドライン（2006年改訂版）．pp57-58, 3）ACLS Resource Text pp253-256〕

ネ®を使用する．ただし意識障害や呼吸抑制に注意する．塩酸モルヒネ®10 mgを生食で10 mLに希釈し，2 mLをゆっくり静注する．

C. 病態の把握と診断・治療の進め方（図1）

1 心不全の病態の把握と治療　臨床症状と身体所見より心不全の病態を大きく把握し，Noriaのプロフィール（図2）を参考に治療方針を立てる．病態と原因をより正確に把握するために12誘導心電図，胸部X線写真，心エコーを施行する．

❶うっ血性心不全・急性肺水腫による心不全の場合（プロフィールB）

① SBP＞100 mmHgならニトログリセリン（ミオコールスプレー®1pushまたはニトロペン®1錠）を使用し，フロセミド（ラシックス®）を静注する．フロセミドを外来診療で投薬されている場合はその2倍の静注量を目安にする．

② バイタルサインをチェックし評価する．

③ 適宜硝酸薬〔イソソルビド（ニトロール®），ニトログリセリン（ミリスロール®）〕やニコランジル（シグマート注®）持続静注を開始する．血圧の下げ幅は30 mmHgを超えないよう注意する．降圧効果は，シグマート注®＜ニトロール®＜ミリスロール®である．

❷低灌流のみでうっ血のない心不全の場合（プロフィールL）：心エコーより血管内ボリュームの減少，右心不全がみられる場合には，生理食塩水300～500 mLを全開で補液

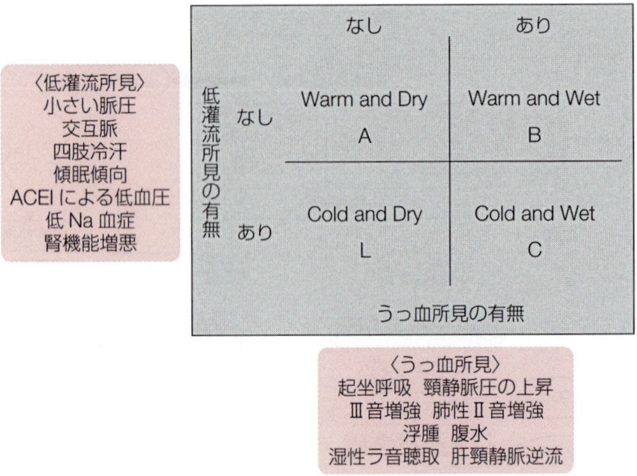

	なし	あり
低灌流所見の有無 なし	Warm and Dry A	Warm and Wet B
低灌流所見の有無 あり	Cold and Dry L	Cold and Wet C

うっ血所見の有無

〈低灌流所見〉
小さい脈圧
交互脈
四肢冷汗
傾眠傾向
ACEIによる低血圧
低Na血症
腎機能増悪

〈うっ血所見〉
起坐呼吸　頸静脈圧の上昇
Ⅲ音増強　肺性Ⅱ音増強
浮腫　腹水
湿性ラ音聴取　肝頸静脈逆流

図2　Noriaのプロフィール
(Nohria A, Tsang SW, Fang JC, et al：Clinical assessment identifies hemodynamic profiles that predict outcomes in patients admitted with heart failure. J Am Coll Cardiol 41：1797-1804, 2003)

する．
① SBP（収縮期血圧）≧90 mmHg ならニトロール®やシグマート注®持続静注開始
② SBP 70〜90 mmHgでショックの自他覚症状がなければドブタミン持続静注開始
③ SBP 70〜90 mmHgでショックの自他覚症状があればドパミン持続静注開始
④ SBP＜70 mmHgなら，ノルアドレナリン持続静注開始．
❸低灌流＋うっ血性心不全の場合（プロフィールC）：酸素化と血圧の確保を同時に行う．
①循環動態安定化のため，状況に応じてカテコールアミンを使用する．
②血圧が上昇し安定化したことを確認（SBP＞100 mmHg）したら，シグマート注®やニトロール®持続静注，フロセミド静注を行う．
❹低灌流もうっ血のない心不全の場合（プロフィールA）
①安静時には，症状がわかりにくい場合があ

るので注意する．
②モニター監視下で安静を保ちつつ，病歴聴取，採血検査，12誘導心電図，胸部X線写真，心エコーの結果を確認し心不全の増悪の原因を探り対応する．
③適宜，循環器専門医のアドバイスを受ける．
❺これらの治療で酸素化の改善がなければ即座に酸素化への対応をためらわない．これが予後を左右することを忘れてはいけない．
① SpO_2＜95％（PaO_2＜80 Torr）または $PaCO_2$≧50 Torr
②頻呼吸，努力呼吸，起坐呼吸などに改善がなく，悪化する．
⇨バッグバルブマスクによる補助換気を行いながら，非侵襲的陽圧呼吸（noninvasive positive pressure ventilation：NPPV）や気管挿管の準備，人工呼吸器による呼吸管理を開始する．不要な鎮静は避けることが大切である．
❷緊急的に侵襲的検査が必要な疾患の検討
症状，モニター，12誘導心電図，胸部X線

写真，心エコーなどより検討する
① 急性冠症候群：カテーテル検査，経皮的冠動脈インターベンション，手術
② 急性動脈解離，大動脈瘤切迫破裂：造影CT検査にて確定診断し，降圧療法（SBP 100〜120 mmHg），手術
③ 心タンポナーデ，心破裂（oozing type）：エコー下で心嚢穿刺，手術
④ 不整脈
　① 徐脈の場合：体外式ペーシングの用意と施行，準備の間に硫酸アトロピン 0.5 mg 静注を考慮する．経静脈ペーシングの用意を行う（循環器専門医に連絡）．
　② 頻脈の場合：抗不整脈ガイドラインを参照（抗不整脈薬の使用は慎重に）．
　（1）心房細動の場合は発症時間を確認し，まずはジギタリス製剤静注で心拍数のコントロールを行う．
　（2）心機能低下例，致死的不整脈に移行する可能性が高い場合やショック状態の時には，循環器専門医に相談し同期下カルディオバージョン（100 J）を積極的に考慮する．

C. 引き続き行う処置

1 入院の判断 以下の所見のいずれかにあてはまる場合に適応となる．
① 外来治療に抵抗性の慢性心不全（NYHA Ⅲ度，Ⅳ度）．
② 最近発症した心筋虚血あるいは梗塞，急性肺水腫あるいは高度の呼吸困難，症候性低血圧あるいは失神，肺塞栓症，末梢塞栓症，症候性不整脈（高度の徐脈および頻脈性不整脈）肺炎や腎不全の合併など，生命の危機の迫った状況や基礎疾患を合併する場合．
③ β遮断薬開始時．
④ 軽度〜中等度の臨床症状をもつ慢性心不全．
⑤ 初めて軽度の心不全が発症した患者．
⑥ 一人暮らしなど安全な外来管理が不可能と考えられる社会的要因がある場合．

2 さらなるうっ血・肺水腫に対する対応
① フロセミド（ラシックス®）の静注の効果がない場合（尿量 1 mL/kg/時未満）は，持続静注も考慮
② カルペリチド（ハンプ®）持続静注開始（場合により 0.0125 μg/kg/分より開始）
③ 薬物による反応が悪く改善しない場合は，ECUM（対外限外濾過法，extracorporeal ultrafiltration method），CHDF（持続的血液濾過透析療法，contionuous hemodiafiltration）を施行する．

3 さらなる末梢循環障害・低灌流に対する対応
① SBP≧90 mmHg の場合は，PDE 阻害薬〔ミルリノン（ミルリーラ®）〕やアデニル酸シクラーゼ賦活薬〔コルホルシンダロパート（アデール®）〕の使用を考慮する．β遮断薬服薬者は，カテコラミンの効果が制限されるため，PDE 阻害薬やアデニル酸シクラーゼ賦活薬の使用は有効である．
② 補液やカテコラミン製剤など使用してもSBP＜90 mmHg の場合は，早急に IABP（大動脈内バルーンパンピング法，intra-aortic balloon pumping）や PCPS（経皮的心肺補助，percutaneous cardiopulmonary support）などの機械的補助循環の使用を考慮する．

E. 入院 3 日間のポイント

● 尿量：超急性期には尿量を 1 mL/kg/時の確保を目安とするが，改善傾向がみられた場合，40 mL/時以上，1,000 mL/日以上が望ましい．血圧の急激な低下や脱水や電解質異常に注意．
● 動脈血酸素飽和度：95% 以上を目標（最低でも 90% 以上）とする．安定しない場合は，BiPAP や人工呼吸器による管理を常に考える．
① 鼻カニューレ（0.5〜5 L/分，1 L = F_1O_2 21%，1 L 増量 = F_1O_2 4% 上昇）
② 酸素マスク（6〜10 L/分，F_1O_2 35〜60%）
③ リザーバー付き酸素マスク（6〜15 L/分，

F_1O_2 60%～100%）
- 血圧：著明な高血圧を認める場合は，さらに Ca 拮抗薬やニトロプルシド（ニトロプロ®）を用いて降圧する．血圧の安定が確保されたら，硝酸薬は適宜減量し中止，もしくは経口薬に変更する（耐性が問題）．また，腎機能障害患者や高齢者では急激な降圧は控え，高めに血圧管理をする．慢性心不全の急性増悪症例で β 遮断薬が使用されている場合には，副作用である著しい徐脈や血圧低下がある場合は中止し，それ以外は減量（半量）継続とする．
- 安静度：初期は絶対安静（Fowler 体位）が原則であるが，治療が軌道に乗った際には早期リハビリテーションなどにより安静度をあげる．
- 栄養管理
① 循環，利尿，呼吸の安定が確保されるまで経口摂取は控える．鼻カニューレで酸素化に問題なければ早期より経口摂取を開始をする（ただし高齢者は誤嚥に注意）．
② 摂取カロリーは，500 kcal/日程度より開始し，徐々に増量し 25 kcal/kg を目標とする．適宜，制酸剤，インスリンによる血糖管理を行う．
- 血栓症に注意：急性期の血栓症のエビデンスはないものの，心房細動を呈する症例，心機能低下例は，脳塞栓，深部静脈血栓形成のリスクが高いと考え，早期より抗凝固療法を考慮する．

消化器疾患
gastroenteropathy

杉本勝彦　国士舘大学大学院教授・救急システム研究科

A. 疾患・病態の概要
- 消化器は，口腔から肛門までの消化管と肝臓，胆嚢胆管などの胆道系，あるいは膵臓と多くの臓器が生理学的に密接に関与している臓器系であり，個々の臓器は解剖学的・生理学的に異なるために，それぞれの慢性疾患の病態・症状は当然異なる．
- 消化管の慢性疾患では特別な病態を除いて，炎症性疾患，潰瘍性疾患，腫瘍などがあるが，これらの急性増悪では消化吸収機能障害が主要症状となる．日常の臨床で遭遇する機会が多いのは，腹痛，嘔吐，下痢，発熱，消化管出血（吐下血），通過障害症状などが挙げられる．
- 肝臓疾患では全身倦怠感や食思不振，肝機能障害・黄疸などの色素異常や出血傾向，あるいは意識障害などが挙げられる．
- 膵臓で主に問題となるのは膵炎の再燃（慢性再発性膵炎）と急性増悪から急性壊死性膵炎の発症である．消化管疾患では潰瘍疾患に特徴的な出血症状と穿孔による腹膜炎（胸膜炎）の徴候を見過ごしてはならない．

B. 最初の処置

すべての疾患，病態に共通する対応として，まずはその病態の重症度と緊急度を判断する．重症度と緊急度を判断するには，バイタルサインの確認がまず行われる．バイタルサインの確認では，血圧，脈拍数，体温の測定と共に，呼吸数，意識状態の確認も忘れずに行う．循環動態の把握では，血圧，脈拍数以外に簡易に判断できる指標として capillary refilling time（CRT：毛細血管再充満時間，blanch test）も切迫している状況では利用できる．

重症度と緊急度の判断に従って原疾患の処置が行われるが，バイタルサインの確認と同様に，原疾患の処置に取りかかる前に，バイタルサインの致命的な異常に対して蘇生を行っておく．緊急時には原疾患の処置を急ぐあまり，救命に必須である呼吸・循環管理が行われていないことがまれでないからである．

バイタルサインによる重症度と緊急度の確認，輸液路の確保を行う．輸液路の確保が遅

れると, 著しい脱水状態, ショックあるいは幼小児では表在静脈が虚脱し, 適時的に有効な循環補助が難しくなる場合もある. また静脈路確保の時に, 補助診断に必要な末梢血・生化学検査などのための採血も行えるとよい.

1 緊急度と重症度が高い場合

1 蘇生・輸液路の確保と輸液
生命に危機的な状況であると判断されたら, 致命的な状況に陥る前に蘇生が行われていることを再確認した後に, 消化器疾患に合併する可能性のある重篤な病態を考慮してその対応を行う.

① 慢性消化器疾患の急性増悪で致命的な状態に陥るのは, 潰瘍性病変などによる出血と通過障害に伴う著明な嘔吐, イレウスや炎症性疾患に伴うサードスペースに移行する循環血液量の減少(浮腫)や, 下痢症などに基づく脱水が挙げられる.

② 輸液には細胞外液補充液を用い, 糖分については各病態によりその適応は分かれるが, 一般的に重篤な病態下では糖分は十分に生体内で使用されないので過剰な投与は特別な場合(低血糖や肝不全など)以外には控える. また糖類は単糖類であるブドウ糖を用いる.

③ 適切な輸液量の目安は, 循環動態と酸素搬能によって判断されるが, 臨床的に容易なのは皮膚のツルゴール, 血圧であり, 最も循環血液量を反映するのは時間尿量とその比重である. ショックに陥った出血や炎症性疾患による脱水の場合には, 血管透過性の亢進により輸液は(理論的には晶質液も膠質液も)有効な循環血液として留まらずサードスペースに移行するので輸液量は大量になることがある.

④ 出血の場合にも, まずは有効循環血液量を確保する意味で細胞外液補充液が用いられ, 次いで酸素運搬能を維持するために輸血が行われる. 輸血量は出血の程度に応じるが, 急性期の Hb 濃度は指標にならない. また Hb 濃度を正常値にまでするほど輸血量を増やすことは戒めるべきである.

⑤ 出血や脱水で循環状態が安定していないのは, 有効循環血液量の不足が原因であることがほとんどのため, 最初から血管作働薬を使用すべきではない. 血管作働薬が適応となるのは, 有効循環血液量が充足している傍証があるか, また心機能の低下などが明らかにある場合である.

⑥ 重篤な汎発性腹膜炎や急性壊死性膵炎では, 想像以上にサードスペースへの体液の移行が起こり, 著しい低容量性血症による血圧低下をきたすことがあり血圧維持のために血管作働薬を使用しがちであるが, あくまでも循環血液量が十分に補充されることが大切である.

2 体液・酸塩基平衡の補正
消化器疾患で, 嘔吐・下痢・通過障害(イレウス)がある場合には, 水分以外にも電解質(特に Na, Cl, K)が失われることによって脱水に伴う電解質異常と酸塩基平衡異常がもたらされるので, 上記の水分補正と同時に電解質異常と酸塩基の補正も同時に行う必要がある. モニターすべきは血清電解質, 動脈血中 pH, BE (塩基過剰)であるが, 尿中電解質の測定も行っておく.

3 輸血

① 潰瘍性疾患や胃静脈瘤破裂など出血が明らかな場合で, 循環動態・酸素運搬能に異常がある場合には積極的に濃厚赤血球液による輸血療法を行う. 輸血の目的は酸素運搬能を維持するためであり, 通常は 7～8 g/dL 程度が目標値で必ずしも Hb 濃度を正常値にまで戻す必要はない.

② 肝不全や大量輸血(24 時間以内に循環血量相当量以上の輸血が行われた場合)には, 凝固因子の欠乏による出血傾向が懸念されるために新鮮凍結血漿の使用も行う必要がある. 有効な新鮮凍結血漿の使用は, 「凝固因子を正常の 20～30% に維持する必要がある」とされ「成人体重 60 kg の場合, 約 9 単位が必要となる」とされる.

2 緊急度と重症度が高くない場合

①バイタルサインも安定し，他覚的所見の増悪も大きな変化がなく，主として自覚症状の変化が中心の場合には，緊急度と重症度はそれほど高くない可能性もあり，そのような場合にはまず，主訴の変化から現病歴を詳細に確認することが肝要．病悩期間が長い場合には軽微な自覚症状の変化に敏感に反応する場合もあり，特に精神的な不安を抱えている場合が多いので，現病歴の聴取を時間をかけて行い，また身体所見の変化を詳細に確認しておく必要がある．

②消化器疾患の従来の自覚症状とは異なった症状（発熱や頭痛あるいは倦怠感など）の発現が，急性増悪の徴候である可能性もあるため，緊急度と重症度が高くないと判断された場合にも慎重な観察が必要とされることが多い．

C. 病態の把握・診断のための観察・検査

消化器疾患の病態把握では，主に消化器症状・腹部症状の把握が診断の手がかりとなるが，肝疾患ではそれ以外に意識状態や全身所見（特に皮膚病状や皮下出血など）も重要である．消化器症状としては，食思不振，嚥下障害，通過障害，嘔吐，下痢，便秘の変化に注意する．消化器の通過障害ではイレウスが最も問題となる病態であり，嘔吐の回数や内容物（便臭のある吐物の有無），便通・排ガスの有無を確認する．

消化管出血では，吐・下血の履歴以外にも最近の黒色便の有無も確認しておく．

肝疾患では，腹部症状では特異的な症状が乏しい場合があり，全身倦怠感，食思不振，黄疸の増悪，皮膚病変などの変化を確認する．

胆道系疾患では，黄疸の消長以外に疝痛発作の有無が特徴的である．

膵疾患では後腹膜腔臓器であるために腹部の他覚的所見が乏しいわりに，腹痛などの自覚症状が強かったり，腰背部痛を認めることがある．

1 単純X線検査
消化器疾患の増悪では，胸部・腹部単純X線撮影は必須であり，腸管ガスの分布異常，遊離ガス像の有無，腸管内での鏡面像，直腸内のガス像，傍結腸溝の開大，胸腔・腹腔内での液体貯留の有無の傍証などの確認が行われる．消化管の通過障害では，異常小腸内のガス像などの存在に気をつける．

2 腹部超音波検査
肝臓，胆嚢，膵臓の一部の形態学的な変化などは腹部超音波検査の最もよい適応でありベッドサイドでも簡単に行えることから，肝胆膵疾患の増悪が疑わる場合には積極的に腹部超音波検査でその変化を確認しておく．また合併症として腹膜炎が併発した場合には腹腔内の液体貯留も描出できることがある．

3 腹部CT検査
最新のCT検査では，腹部に留まらず胸部も含めて短時間でのスキャンが可能になり，再構築による各臓器の形態学的変化も確認できるため，肝胆膵などの実質臓器に限らずに消化器疾患全般の急性増悪に対して適応となることが多い．腎機能などのモニターが可能であれば可能な限り造影剤の使用による造影CTによる検査が望ましい．CT検査が短時間でできるようになってきているが，バイタルサインの不安定な患者に対しては適応は限られる．

4 内視鏡検査
消化管疾患の増悪で，消化管出血は内視鏡検査の最もよい適応となる．病変の確認ができるだけでなく，出血病変に対する止血操作も行えるために，上部消化管出血，特に食道静脈瘤の出血や胃・十二指腸潰瘍からの出血では，他に積極的に行える止血方法が限られるため積極的に行う．

5 末梢血検査
末梢血の検査では，消化管出血に伴う貧血の有無・進行，血小板数の減少などが重要な所見となる．肝疾患では，肝硬変や脾機能更新に伴う，汎血球減少症の有無の確認も重要である．

6 血清生化学検査
AST，ALT，LDH，γ-GTPなど肝細胞・胆管細胞由来の酵素系の

変動，ビリルビン値変動による色素代謝のなど肝機能障害の指標は必ず確認する．血清アミラーゼは膵機能のモニター以外にも消化管穿孔の合併症の指標ともなる．

D. 引き続き行う処置

1 合併症と対策

1 消化管出血

① 消化器疾患の合併症としては，まず原疾患による合併症として，消化管出血による貧血，循環血液量の減少，ショックが挙げられる．基本的には出血に対する根本的な止血手技が第1選択であるが，内科的手技での止血が早期にできない場合には外科的な手技も考慮する．

② 貧血と循環血液量の減少に対しての補助的な処置としては輸液・輸血があるが，あくまでも補助的なものであることを改めて認識しておくと同時に，飲水を含めて経口摂取が不可能であれば，輸液による循環血液量を最低限行う必要がある．止血薬の投与による効果は通常期待できない．

2 脱水
消化器の炎症性疾患あるいは通過障害では，嘔吐や下痢あるいは腸管浮腫などが起こり，有効循環血液量の不足に伴う脱水が二次的な病態を惹起する可能性が大きいので，適正な輸液による循環血液量と電解質の補正は重要である．電解質の補正とともに酸塩基平衡の確認も重要であるが，このような場合の酸塩基平衡の障害はほとんどが嘔吐や下痢などによって失われる電解質や重炭酸に起因する．

3 腹膜炎

① 消化管疾患で特記すべき合併症は，消化管穿孔による感染性腹膜炎あるいは炎症性疾患の進展に伴う腹膜炎の併発である．

② 腹膜炎をきたすと，それまでの消化器症状とは異なった自覚症状や他覚的所見を示すことが多い．腹膜炎の併発の診断は，まずは腹膜刺激症状の確認であり，自発痛以外に，局所の圧痛，反跳痛，筋性防御の有無に注意する．また汎発性腹膜炎では板状硬となることもある．小児や高齢者ではこの腹部症状が明らかにならない場合もあるので注意を要する．

③ 腹膜炎の補助診断としては，腹部単純X線撮影や腹部超音波で，それまでは存在しなかった腹腔内液体貯留が重要である．また腹膜炎の経過が長くなるにつれ，腸管蠕動の低下による異常小腸ガス像，あるいは麻痺性イレウスの出現が診断の手がかりとなることもある．

④ 腹膜炎も，原発性腹膜炎を除き，基本的には外科的治療の適応となるので外科医へのコンサルトの機会を逃さないようにする．

2 入院・帰宅の判断（disposition）

① 入院・帰宅は，まずは一般的な重症度によって判断する．上述してきたような消化器の原疾患あるいは合併症の病態からもたらされる重篤な症状を把握する．特にバイタルサインの確認と致命的な異常に対する蘇生は重要で，軽症にみえても確認しておく必要がある．

② 絶対的な入院治療の適応は，ショック，呼吸循環動態の不安定性，意識障害，著明な脱水，外科的治療の適応（出血・穿孔による腹膜炎）が挙げられる．また膵炎など治療上，絶飲食の適応になるものも絶対的な入院適応となる．

③ 重症度は高くなくとも，消化器系の慢性疾患の急性増悪で入院の適応となるのは，嘔吐・下痢などで十分な経口摂取による脱水の補正が行えない場合である．極端な食思不振，通過障害，頻回の嘔吐・下痢がその適応になる．

④ 肝疾患では，肝機能障害，黄疸の進行，肝不全徴候の出現，他の臓器機能障害の合併は入院適応となる．

3 専門医による治療の概要
消化器・肝臓疾患，胆道系疾患，膵疾患など専門医による治療は多岐にわたる．

E. 入院3日間のポイント

- 入院の適応となり，外来から積極的な治療を継続する場合には，さらに根本的な治療が必要かどうかについての早急な判断が求められる．特に特殊な治療については早期にその適応を判断する必要がある．特殊な治療とは，観血的な手技（胆道ドレナージや外科的治療あるいはinterventional radiology），体外循環補助を必要とするような手技などである．また早急に止血手技が必要な消化管出血なども上記に含まれる．
- 早急な外科的な手技や特殊な手技が必要とされない場合には，まず，その病態をそれ以上悪化させないように各臓器機能の維持を行うことである．具体的には，脱水・貧血・酸塩基平衡の補正，とvital organの機能維持である．特に脱水による循環血液量減少症の持続は腎機能障害などの臓器障害をもたらす危険性があるために注意を要する．
- 入院の適応となり，その後専門医の治療が行われるまでの間にすべきこととしては，まず原疾患による直近の病歴から入院に至る時点の病態の変化とその誘因（あるいは原因）を明らかにしておく，あるいは検討しておく必要がある．特に急性増悪の誘因となる可能性として挙げられるのは，原疾患に対して投与・処置されている薬剤への患者自身のコンプライアンス（薬剤の服用を正当な理由なく中止する，過剰に薬剤を服用しているなど）の問題，かぜ・発熱などのために他の薬剤を服用しはじめた（NSAIDs，あるいは副腎皮質ホルモン剤など），生活習慣の変化，大きな精神的・肉体的ストレスの増加などである．
- 消化器疾患は，消化管と肝臓，胆道系，あるいは膵臓と解剖学的にも異なり，またその生理学的な機能も多岐にわたるため，慢性疾患の急性増悪の症状，病態は一様ではない．
- 根本的な治療は原疾患に対して行われるが，その前に緊急度と重症度を把握し，補助的な臓器機能保護を行いながら急性増悪の原因に対してアプローチしていくことが重要である．

内分泌・代謝疾患
acute exacerbation of endocrine and metabolic diseases

関根信夫　東京厚生年金病院・内科主任部長

A. 疾患・病態の概要

- 内分泌・代謝疾患は診断確定後，順調に治療が行われていれば，比較的安定した状態を維持できるが，治療の中断や変更，様々な外的要因により容易に増悪をきたす．
- 急性増悪の契機となる外的要因としては，様々な身体的・精神的ストレス，急性疾患の併発，薬剤の副作用，生活環境の変化などがある．
- 内分泌・代謝疾患において急性失調症をきたすと，昏睡やショックなど重篤な病態を生じ，生命の危険に陥ることもあるので注意を要する．
- 急性増悪時の病態把握のためには，各疾患における臨床的パラメータと，その調節ホルモンとの関係性（例：糖尿病におけるインスリン，電解質調節に関与する副腎皮質ステロイドなど）において評価を行うことが重要である．

B. 最初の処置

1 治療状況の確認

① あらゆる可能な手段を用いて，診断名（診断時期や診断根拠も）と，現行の治療内容について把握する．他院で加療中あるいは意識障害を伴う場合などは，しかるべく情報提供を求め，家族の話や薬手帳なども参考にして判断する．

② 次に治療の遵守状況を確認する．コンプラ

イアンス不良の患者では，通院の中断や不規則な服薬，あるいは自己判断で治療を変更している場合もある．

2 緊急性の判断

① 最も重篤な病態は昏睡やショックなどであり，バイタルサインの確認・モニターを怠らず，重症度判定の鍵となる検査所見に着目する．検査所見においては，特に感染・炎症の徴候，電解質・水バランス，代謝指標，酸塩基平衡・呼吸機能，心電図などのチェックが重要である．

② 内分泌機能の直接評価（血中・尿中ホルモン測定）には時間がかかることが多く，むしろ身体所見や一般検査所見から判断することになる．

3 補液

しばしば水・電解質・血糖値などの体液異常が認められ，その補正・管理が必要となることが多い．内分泌・代謝失調が根本的に（当該ホルモンの分泌・作用のレベルで）解決されることが最も有効な治療法であるが，必ずしも迅速な効果を期待できるわけでなく，臨機応変な対応が求められる．

4 特異的治療

① 下垂体前葉機能低下症（ACTH単独欠損症を含む）　最優先されるべき治療はACTH-コルチゾール系の機能不全に対して糖質コルチコイドの補充を十分に行う（後述）ことである．一方，TSH-甲状腺系の機能低下については副腎皮質ステロイドの補充が十分であることを確認した上で補正を行うべきである．

② 甲状腺中毒症（血中甲状腺ホルモン過剰）　原因の如何を問わず，安静，水分摂取（補液）の他，β遮断薬が症状緩和に有効である．

③ 甲状腺機能低下症　甲状腺ホルモンの補充は少量より漸増が基本であり，破壊性甲状腺炎など機能異常が一過性の場合もあるので，病態の鑑別を慎重に行い，治療に関して早急にしすぎないことが肝要である．Basedow（バセドウ）病患者で抗甲状腺薬過剰となった場合には減量（または中止）する．

④ 副腎不全　ヒドロコルチゾンを経口（コートリル®錠）または経静脈的（ソル・コーテフ®など）に補充するが，ストレスに対応すべく維持量の2～3倍の投与が必要となる．重症例では水溶性ヒドロコルチゾン（水溶性ハイドロコートン®）の点滴静注（200～300 mg/日）を行う．

⑤ 糖尿病（高血糖）　原因の如何を問わず，急激に生じた高血糖に対して最も確実にコントロールできる方法はインスリン治療である．原則として，経口摂取可能であれば（超）速効型（＋必要に応じて中間型または持効型）インスリンの皮下注，補液による栄養補給の場合にはブドウ糖に対し一定の割合（ブドウ糖4～10 gに対し1単位より開始）で速効型インスリンを持続静注する．頻回（1～3時間ごと）の血糖値モニターが必要となる．

C. 病態の把握・診断の進め方

1 確定診断に近づくための観察・検査

各疾患の急性増悪をもたらす原因を表1に，観察・検査項目を表2に示す．

① 下垂体前葉機能低下症　主として副腎不全による症候が問題となる．各種ストレスによる副腎皮質ステロイドの需要増大が大部分であるが，下垂体機能が（後葉も含め）全般的に低下する場合には下垂体部に物理的要因が加わった可能性があるので，画像検査による検索が必要となる．

② 甲状腺機能亢進症（Basedow病）とその鑑別

① Basedow病の増悪因子としては精神的・身体的ストレス以外に過剰なヨード摂取や喫煙，花粉症などが挙げられている．病勢の判定にはTSH受容体抗体（TRAb, TSAb）が有用であるが，必ずしも甲状腺ホルモン値と一定の関係にあるわけではない．

② Basedow病と鑑別すべき病態としては，特に破壊性甲状腺炎（無痛性甲状腺炎，亜急性甲状腺炎）の合併や妊娠・出産に関連する甲状腺機能異常がある．破壊性甲状腺炎ではTRAbの上昇を伴わず，エコー所見が参考になる．

表1 内分泌・代謝疾患の急性増悪をきたす要因

疾患の治療に関する要因
治療の中断：コンプライアンス不良（通院中断，病識不足など），他疾患の罹患など
不適切な治療：治療薬過剰または不足（コンプライアンス不良も含む），患者の自己判断による用量変更など
疾患の病勢の変化
Basedow病の病勢悪化（出産後，喫煙，花粉症など）
橋本病の急性増悪
糖尿病におけるインスリン分泌能／インスリン抵抗性の増悪など
外的要因（ストレス増大，内分泌器官への直接傷害）
感染（特に発熱を伴う場合）
炎症
外傷
その他の身体的・精神的ストレス
各種急性疾患の発症
薬剤〔副腎皮質ステロイド・利尿薬などによる血糖コントロール悪化，インターフェロンによる血糖上昇・甲状腺機能異常，ヨード製剤・アミオダロン（アンカロン®）による甲状腺機能異常，リファンピシン（リファジン®）によるステロイド需要増加など〕
悪性腫瘍の合併（膵癌などによる血糖コントロール悪化）
生活環境の変化
食事（過食・清涼飲料水の多飲・運動量減少による血糖コントロール悪化，ヨード摂取過剰による甲状腺機能異常など）

③また，亜急性甲状腺炎は炎症部の触診所見（硬く圧痛あり，移動性あり）や発熱，CRP強陽性・血沈亢進などが特徴である．

④妊娠初期（8〜13週）には絨毛性ゴナドトロピン（hCG）のTSH様作用により甲状腺が刺激され，甲状腺中毒症を呈することがある（妊娠期一過性亢進症）．一般に妊娠後期にはBasedow病の病勢は安定・軽快することが多いが，出産後には活動性が高まり，無痛性甲状腺炎を生じるなど，悪化をきたしやすい．

3 甲状腺機能低下症（橋本病，他）

①通常，橋本病による甲状腺機能低下は緩徐に進行するが，まれに甲状腺腫に疼痛を伴い，発熱・炎症所見を呈して甲状腺ホルモン高値となることがあり，橋本病の急性増悪と称される．また，ヨード過剰摂取により甲状腺機能の低下をきたすことがある．さらにBasedow病同様，出産後には破壊性甲状腺炎や低下症の増悪など，甲状腺機能異常をきたすリスクが高い．

②急性疾患・ストレス・低栄養などでは低T_3症候群（low T_3 syndrome, nonthyroidal illness）を呈することが多く，これを甲状腺機能低下症と見誤らないことも大切．

4 副腎不全　各種ストレスをもたらす病態のうち，特に感染・敗血症など，ショック・昏睡を誘発しうる病態の鑑別が優先される．すでに維持量の副腎皮質ステロイドが補充されている場合，内因性糖質コルチコイド産生・分泌は負のフィードバックにより抑制されているため，治療の中断や不十分な治療で容易に副腎不全をきたす．

5 糖尿病　血糖コントロールの悪化要因は様々であり，詳細な問診や検査結果から判断する．病態把握のためには，①病因：1型か2型か，続発性（膵疾患，肝疾患，内分泌疾患など）か，②血糖コントロール増悪因子（表1），③インスリン分泌不全／抵抗性，の3つの観点から考えるのがよい．原因を問わず，病態の把握には内因性インスリン分泌能の評価がポイントとなる．すなわちインスリン分泌不全の進行によるのか，インスリン抵抗性の増大によるのかを判断し，それが悪化要因の鑑別や治療方針決定に有用となる．インスリン分泌能の簡便な指標として血清Cペプチドが用いられるが，空腹時1.0 ng/mL未満，随時（高血糖時）2.0 ng/mL未満は顕著なインスリン分泌不全と判定される（各々0.5 ng/mL未満，1.0 ng/mL未満は「インスリン依存状態」と考えられインスリンの絶対適応）．

D. 引き続き行う処置

1 合併症と対策　最も重篤な病態は昏睡あるいはショック，高度の水・電解質異常など，

表2 内分泌・代謝疾患の急性増悪時における観察項目・検査所見

疾患	症状・観察項目	一般検査	画像	特殊検査
(汎)下垂体機能低下症 (ACTH単独欠損症も含む)	意識障害 全身倦怠感, 易疲労感 発熱 消化器症状(悪心, 嘔吐, 腹痛) 低血圧, 脱水, 体重減少 腋毛・恥毛脱落	血糖値, HbA1c 電解質(Na, K) 血算(貧血, 好酸球) 血清コレステロール LDH, CPK 心電図	脳CT/MRI	血漿ACTH/血清コルチゾール 甲状腺機能(FT3, FT4, TSH) 副腎皮質刺激試験(迅速ACTH負荷試験) 下垂体前葉ホルモン刺激(4者負荷)試験 血中GH, PRL, LH, FSH
甲状腺機能亢進症	甲状腺腫 (血管雑音・振え(thrill)・圧痛の有無) 頻脈, 不整脈 発汗 (手指)振戦 体重減少 眼症状(眼球突出, 眼裂狭小など) 筋力低下 精神症状(いらいら, 易刺激性)	血算 CRP, 血沈 血清コレステロール, ALP 肝機能 血糖値 電解質(K) 心電図(頻脈, 心房細動など)	胸部X線 心エコー 甲状腺エコー	甲状腺機能(FT3, FT4, TSH) 抗TSH受容体抗体(TRAb) 抗TSH受容体刺激抗体(TSAb) サイログロブリン 甲状腺ヨード摂取率
甲状腺機能低下症	甲状腺腫 粘液水腫 皮膚乾燥・黄染(カロチン症) 徐脈 脱毛 体重増加	血算 CRP, 血沈 血清コレステロール LDH, CPK 心電図(徐脈など)	胸部X線 心エコー(心嚢水) 甲状腺エコー	甲状腺機能(FT3, FT4, TSH) 抗サイログロブリン抗体 抗甲状腺ペルオキシダーゼ(TPO)抗体 サイログロブリン
副腎不全	意識障害 全身倦怠感, 易疲労感 発熱 消化器症状(悪心, 嘔吐, 腹痛) 低血圧, 脱水, 体重減少 皮膚・粘膜色素沈着	血糖値, HbA1c 電解質(Na, K) 血算(貧血, 好酸球)		血中ACTH, コルチゾール 血漿レニン活性, 血中アルドステロン 副腎皮質刺激試験(迅速ACTH負荷試験)
糖尿病(高血糖)	口渇, 多飲, 多尿, 全身倦怠感 脱水 意識障害	血糖値, HbA1c 腎機能, 電解質 肝機能 血中・尿中ケトン体 乳酸	腹部エコー 胸腹部CT	血中インスリン, Cペプチド(空腹時, 食後) グルカゴン負荷試験 抗GAD抗体 抗インスリン抗体

生命の危険をもたらすものであり，早急に適切な処置を施す必要がある．

1️⃣**下垂体前葉機能低下症**　急性副腎不全(後述，「急性副腎不全」，356頁参照)．

2️⃣**甲状腺疾患**　甲状腺クリーゼ(353頁)，脱水⇨補液，血圧上昇・不整脈(心房細動，期外収縮)⇨β遮断薬またはジギタリス製剤．心不全，周期性四肢麻痺⇨カリウム補給，血糖上昇．

3️⃣**副腎不全**　ショック・昏睡，低Na血症，高K血症(下垂体性では通常みられない)，低血糖⇨ブドウ糖補給．

4️⃣**糖尿病**　高血糖昏睡(ケトアシドーシス，高浸透圧高血糖症候群)，脱水⇨生食補液

2 入院・帰宅の判断（disposition）

①まずは急性増悪の原因となった病態について入院の必要性を判断する．内分泌・代謝異常の観点からは，甲状腺クリーゼ，急性副腎不全および糖尿病昏睡は入院の絶対適応である．治療中断例では，その再開により改善が見込まれるが，長期中断の場合には回復に時間を要することも多く，身体・検査所見をもとに入院の適応を判断すべきである．特に経口摂取不能(嘔吐，下痢など)，脱水・電解質異常などの体液バランスの破綻，感染徴候などに留意する．また，急性増悪の原因がマスクされている場合も多く，安易な判断は慎みたい．

②血糖コントロール急性増悪の重症度判定には，高血糖症状(口渇，倦怠感など)・脱水・ケトーシス(尿ケトン体強陽性，血中ケトン体3mM以上)・インスリン分泌不全の程度が重要である．顕著な高血糖であっても，過食や清涼飲料水の多飲など原因が明らか，かつ脱水が軽微で全身状態が良好であれば，外来で生活の是正（＋経口薬）により経過をみることも可能であるが，多くの場合，速やかな代謝是正のためにはインスリン投与が必要であり，入院して強化インスリン治療を行うことになる．すでにインスリン治療・血糖自己測定を行って

表3　糖尿病におけるシックデイ対応の原則(外来での対応も含む)

①シックデイでは主治医に連絡し指示を受けるよう，平素より指導しておく．
②インスリン治療中の患者は，食事がとれなくてもインスリン投与を中断してはならない．
③発熱・消化器症状が強いときは必ず医療機関を受診するよう指導する．
④十分な水分摂取により脱水を防ぐ(受診者では生理食塩水1～1.5Lを点滴投与する)．
⑤自宅で食欲がないときは，日頃食べ慣れていて口当たりがよく消化のよい食物(お粥，ジュース，アイスクリームなど，特に糖質と水)を摂取するよう指示する．
⑥血糖(自己)測定を3～4時間毎に行い，血糖値が200mg/dLを超えて上昇する傾向が認められたら，そのつど，(超)速効型インスリンを2～4単位追加投与する．
⑦尿中または血中ケトン体をチェックする．

〔日本糖尿病学会(編)：糖尿病治療ガイド2008-2009．文光堂，2008より一部改変〕

いる場合には，ひとまずシックデイ・ルール(表3)で対応することも可能である．

3 専門医による治療の概略

1️⃣**下垂体疾患**　急性期には比較的多量(維持量の2～3倍以上)のヒドロコルチゾンを投与し，病状が安定したら維持量の副腎皮質ステロイド(ヒドロコルチゾン10～15mg/日またはプレドニゾロン5mg/日)および甲状腺ホルモン〔合成レボチロキシン(チラーヂンS®)50～100μg/日〕の内服(場合により女性ホルモンや成長ホルモンを投与することもある)を継続する．

2️⃣**甲状腺疾患**

①甲状腺中毒症の増悪に対しては，安静，補液(水分補給)，β遮断薬の投与を行う．バセドウ病の病勢悪化が確認されれば抗甲状腺薬を増量するが，効果発現に時間を要する．より即効性を求める場合，無機ヨードによる甲状腺ホルモン分泌の抑制(ヨード・ブロック，ヨウ化カリウム液10～20mg/日)が短期的には有効である．

②甲状腺ホルモンの補充にはレボチロキシン

（チラーヂン S®）（合成 T_4 製剤）の経口投与を行うが，甲状腺機能を速やかに是正したい場合，活性型甲状腺ホルモンである T_3 製剤で補充することもある．

3 副腎疾患 下垂体疾患の項（前頁）参照．

4 糖尿病 高血糖昏睡またはそれに準ずる状態や経口摂取不能の場合には，経静脈的に速効型インスリンを持続投与する．経口摂取可能であれば各食前に速効型インスリン（または超速効型インスリンアナログ）および就寝前に持効型インスリンアナログを皮下注する，いわゆる強化療法で対応する．基本的なシックデイ対応の原則を表3に示す．感染症の合併や手術が予想される場合には特に厳格な管理が要求されるが，一般に急激な正常化を図ると低血糖の誘発やいくつかの合併症（網膜症，末梢神経障害など）の増悪をきたすことがあり，要注意である．

E. 入院3日間のポイント

- 急性増悪の原因を確定し，速やかに加療を行うことが最重要課題である．内分泌・代謝疾患自体の治療は原則として継続するが，その方法・薬剤投与量については適宜，変更を要する．
- 血中・尿中のホルモン測定は結果が出るまで時間を要するものも多いので，身体および一般検査所見を指標として全身管理を行い，ホルモンバランスや代謝失調の是正に努める．

腎疾患，電解質異常
nephropathy and electrolyte disturbance

深川雅史　東海大学教授・腎内分泌代謝内科

A. 疾患・病態の概要

- 腎疾患の急性増悪の概念に含まれるのは，以下の病態が考えられる．いずれも，以前の病歴がわからないと，新規発生なのか，急性増悪なのかを鑑別するのは，初診では難しいことも多い．ただし，急性増悪の場合は，早期にその原因を解決すれば，元の状態まで回復することもあるので，鑑別は重要である．

① 腎臓そのものの病変（糸球体病変，間質病変），もしくはその原因疾患が増悪した場合．

② もともと腎障害のある患者（慢性腎臓病，chronic kidney disease：CKD）の腎機能が急に低下するような病態の場合：当初は，新たに発生した急性腎傷害（acute kidney injury：AKI，広義の急性腎不全）として対応せざるを得ないことが多い．したがって，AKI の原因となりうるすべての原因は，診断の経過を通じて除外診断する（「急性腎不全」，359頁参照）．

③ 急性増悪したと考えられる場合：原因が何かを早急に判断する必要がある．急性増悪の原因としては，原病の増悪以外に，脱水（循環血漿量減少）が最も重要であり（その他，高齢者，糖尿病など），薬剤や造影剤によるものでも，脱水状態ではリスクがさらに高くなる．したがって，最初の段階で，腎前性の要素を徹底的に除外する必要がある．

④ 電解質異常：腎機能の低下などによる一時的なものではなく，以前から存在していた軽度な異常やその原因になる病態が，何らかの条件で増悪した可能性があり，当座の対応でコントロールできた後に，根本的な原因を検索する必要がある．

B. 最初の処置

① 当座の対応は，急性腎障害を疑う場合に準ずる．心原性に腎血流量が落ちる原因として，うっ血性心不全，虚血性心疾患などを最初に除外したうえで，循環状態を確保する．

② バイタルサイン，尿量のモニターを開始する．必要があればバルーンカテーテルを留

表1 尿所見による鑑別

	腎前性	腎性1 急性尿細管性壊死	腎性2 急性間質性腎炎	腎性3 急速進行性腎炎	腎後性
尿蛋白	0ないし少量	0ないし少量	少(NSAIDsでは多い)	少〜多	0ないし少量
尿沈渣	異常なし	顆粒円柱 幅広円柱	白血球，好酸球，細胞円柱	赤血球(変形率高い)，細胞円柱	異常なし，もしくは赤血球(変形なし)
FENa	<0.1〜1%	1%<	—	—	—
FEUN	<35%	35%<	—	—	—

ただし，もともとあった腎障害が腎前性に増悪した場合は，その程度に応じて，必ずしもこれらの検査結果の傾向は一定ではなく，診断的価値は低下する．この他，尿比重，浸透圧なども参考になる．FEUNは，利尿薬使用下でも影響を受けにくいとされる．

置し，鑑別診断のために最初の尿の検体を採取する(表1)．
③初診時の身体所見，血液検査(Ht，TP，Alb，UN，UN/Cr比，UAなど)の変化，尿検査(比重，浸透圧，UN，Cr，Naなど)で，腎前性の要素がないかを徹底的に除外する．循環血漿量減少が疑われる場合は，ただちに細胞外液(生理食塩水ないしリンゲル液)の点滴を開始する．
④超音波検査を行い，下大静脈径により循環血漿量を評価するとともに，早期に腎後性の因子を除外しておく．また腎臓の形態も同時に評価する．
⑤電解質異常に対する緊急処置については，それぞれの項を参照のこと(「電解質異常」，349頁参照)．それが，腎機能低下の結果であれば，緊急処置とともに，その評価と対処を並行して行う．

C. 病態の把握・診断の進め方

1 確定診断に近づくための観察・検査

①腎疾患，高血圧，糖尿病，高脂血症などの既往歴を可能な限り確認する．直前の運動の有無や家族歴も重要である．また，直前に造影剤を使った検査，カテーテル検査を受けていなかったかを聴取する．
②薬剤歴も，市販薬，サプリメントも含めて広く聴取することが望ましい．複数の医師にかかっている場合は特に注意する．もとは問題のなかった薬剤でも，腎機能低下による排泄遅延によって血中濃度が上昇することがある．また，腎糸球体のhemodynamicsに影響を及ぼす薬剤(アンジオテンシン変換酵素阻害薬，アンジオテンシンⅡ受容体拮抗薬，非ステロイド系消炎鎮痛薬など)が，腎血流量が低下した際に腎機能の急速な低下をきたすことがある．
③脱水の誘発や，腎血流低下をもたらす著明な高カルシウム血症を最初に除外する．この原因としては，悪性腫瘍，原発性副甲状腺機能亢進症のほか，カルシウム製剤，活性型ビタミンD製剤などが重要である．
④超音波検査上，腎の萎縮，辺縁の不正，実質の輝度上昇は，ベースに慢性の腎病変があることを示唆する．また，左右差がないかもチェックする．
⑤過去のデータが入手できる場合には，推定糸球体濾過量eGFRの変化もしくは，血清クレアチニンの逆数の変化を時系列でプロットする(図1)．一直線の下降から逸脱した低下の場合は，急性増悪の可能性があり，その原因をさかのぼって追求することができるし，回復がどこまで可能かを推定することができる．
⑥急速進行性腎炎や急性間質性腎炎を疑う場合には，診断のために腎生検が必要になることもあるため，腎臓内科医にコンサルトする．

表2 AKIの血清クレアチニン変化と尿量による分類

RIFLE分類	AKIN分類	血清クレアチニン(Cr)による基準	尿量による基準
risk	stage 1	Crの0.3 mg/dL以上増加 Crの1.5〜2倍上昇 GFRの25〜50%低下	0.5 mL/kg/時以下が6時間以上
injury	stage 2	Crの2〜3倍上昇 GFRの50〜75%低下	0.5 mL/kg/時以下が12時間以上
failure	stage 3	Crの2〜3倍上昇 GFRの50〜75低下	0.3 mL/kg/時以下が24時間以上 もしくは,無尿が12時間以上

AKIの場合は,血清クレアチニンの絶対値やeGFRでは腎機能は評価できない.

(Crit Care 11:R31, 2007を改変)

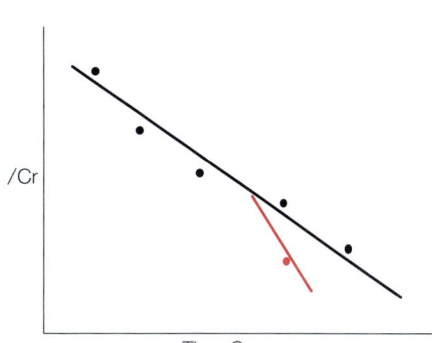

図1 腎機能の自然経過と急性増悪

Creatinine Clearance = UcrV/Scr の式で計算されるので,同じ患者について1/Crをプロットすると腎機能の変化を表す.この低下が一直線からずれると,急性憎悪が示唆される.同様の評価には,過去のデータに基づくeGFRを用いてもよい.

・eGFR (mL/min/1.73m^2) = 194×Cr$^{-1.094}$×age$^{-0.287}$ (女性はこれに ×0.739)
・もしくは,Ccr = (140 − age)×weight/72×Scr (女性はこれに ×0.85)

⑦電解質異常は,応急の処置が終わった後には,そのまま帰さずに,腎臓内科医ないし内分泌医に必ずコンサルトする.

D. 引き続き行う処置

①循環状態,循環血漿量の回復にさらに努めるとともに,腎毒性物質の中止ないし回避を徹底する.
②輸液に対する反応をみて,乏尿が続く場合はフロセミド(ラシックス®)を使用するが,多量のフロセミド(最大200 mg)ボーラス投与に反応しなければ,効果がないと判断する.漫然と続けることは,予後改善や透析回避効果はないことが示されている.また,低用量ドパミン(イノバン®,カコージン®)も,少なくとも腎保護効果の面ではその効用は否定されている.
③血液浄化法の適応は,通常の慢性腎臓病の末期の適応とは全く異なり,タイミングを逸しないように,循環動態が不安定な症例も含めて,比較的早期から行うことが多い(「急性腎不全」,359頁参照).施設によって可能な血液浄化法が異なるので,事前に専門家と適応基準について取り決めておいたほうがよい.離脱の方法についても同様である.

E. 入院3日間のポイント

● 腎前性も含めて腎循環を保てるかどうか.
● AKIならびに急性増悪では,血清クレアチニン濃度,eGFRでは,その時点の腎機能の評価は不可能である.むしろ,血清クレアチニンの上昇スピードのほうが重要である(完全に無機能でも血清クレアチニンの上昇は2 mg/dL/日以下).
● 従来の腎前性,腎性,腎後性の分類(表1)は,最初の鑑別には有用であるが,その後の経過と予後のためには,血清クレアチニンの変化と尿量に立脚したRIFLE (AKIN)分類(表2)のほうが重要である.

腫瘍
tumors

北野光秀　済生会横浜市東部病院・副院長

進行癌や再発癌では，癌そのものの進行は緩やかであっても，癌の部位によっては，急性症状を発症し緊急の処置が必要となることがある (oncologic emergency)．本項ではそのなかでも頻度の高い癌性消化管閉塞，癌性気道閉塞，脊椎転移，脳転移の救急診療を述べ，さらに救急外来でときおり遭遇する抗癌薬の副作用による発熱性好中球減少と癌性疼痛にふれる．

A. 疾患・病態の概要

- 進行消化器癌や術後再発のなかでも腹膜転移・再発では，腹水が腹腔内に貯留し進行すると癌性の腸閉塞に陥る．慢性的に腹部膨満が進み消化管閉塞になると嘔吐が出現する．強い腹痛を訴える場合は，癌性イレウスよりむしろ術後の癒着性イレウスの可能性が高い．このときは絞扼性イレウスの鑑別がポイントとなる
- 肺癌では腫瘍が増大し気管内に増殖すると，腫瘍そのものにより，あるいは腫瘍からの出血や分泌液により気道狭窄や無気肺をきたすことがある．また腫瘍や転移リンパ節が気管を圧排することにより呼吸困難が引き起こされることがある．
- 脊椎転移に起因する脊髄神経麻痺は，転移の起こった椎体から腫瘍が進展し脊髄圧迫により起こる．椎体への転移を起こす癌では乳癌，肺癌，前立腺癌が多い．神経症状が出現した場合，迅速な診療を行わないと脊髄神経症状は不可逆性となる．
- 脳転移の原発巣としては肺癌，乳癌が多い．転移性腫瘍によって巣症状が出現し，腫瘍が増大したり多発性腫瘍の場合，頭蓋内圧亢進症状が出現する
- 各種癌に対して外来抗癌剤治療を行っている患者は多い．抗癌剤の副作用として悪心・嘔吐など各種認められるが，そのうち白血球減少は重大な副作用である．患者は白血球減少から敗血症をきたし発熱を主訴 (発熱性好中球減少) に来院する．

B. 最初の処置

① まず気道や循環などのバイタルサインを評価する．気道に問題のある場合は用手気道確保を行い，酸素投与を行う．輸液ラインはまず末梢静脈で確保する．

② その後の器具を用いた治療に関しては癌患者の現在おかれている状況から判定する．末期癌患者の場合，蘇生処置を拒否 (DNAR) している場合が多い．DNAR が患者または家族から確認できた場合はこれ以上の救急蘇生は行わない．DNAR が確認できない場合は，救急担当医としては気管挿管や心マッサージなどの蘇生処置を含めた適切な初期診療を行う．

C. 病態の把握・診断の進め方

1 確定診断に近づくための観察・検査

① 消化器癌の術後患者で腸閉塞の場合，通常の腸閉塞患者と同様に，まず絞扼性イレウスかどうかを判定する．腹部理学的所見や造影 CT 検査が有用である．絞扼でないときは保存的治療の適応となるが，癒着に起因するものか癌に起因するものか診断する．腹部 CT 検査で腫瘤陰影が認められれば癌に起因するものと診断できるが，CT の精度が低い場合や腫瘍が小さいときは鑑別できない．腫瘍マーカーが高値のときは癌性が疑われる．術後腸閉塞で癌性か癒着性か鑑別できない時は癒着性として診療を進める．

② 肺癌に伴う気管支狭窄では呼吸困難と咳を訴える．無気肺から肺炎を合併すると発熱などの感染症状をきたす．胸部単純 X 線，胸部 CT で診断できることが多い．気管狭窄の原因を確定するには気管支ファイ

バースコープが必要であるが，救急の場面で施行する必要はない．

③脊椎転移ではほとんどの患者が局所的な背部痛を訴える．背部痛は慢性的に持続しており，急速に根症状から脊髄神経麻痺に進行する．診断は背部痛を自覚した時点で，脊椎転移を疑って検査を進める．通常，脊椎単純X線撮影，MRI検査，CT検査が行われる．

④脳転移：臨床症状としては，単発性転移の場合，麻痺，感覚障害，失語などの巣症状を呈する．頭蓋内圧亢進を合併すると，頭痛，嘔吐などを呈する．脳CT，MRIで診断できる．

⑤抗癌剤に起因する好中球減少の最も多い症状は，38.0℃以上の発熱である．特に白血球数が500/μLより少ない場合，発熱がなくとも感染（特に細菌感染症）の危険性が高くなるので緊急の対策が必要である．必要な検査として，血算，白血球分画，検尿，生化学検査，C-reactive protein（CRP），胸部単純X線写真，血液培養が挙げられる．これらの検査を施行しても感染巣を発見できない場合もある．また中心静脈ラインが入っている場合，カテーテル感染を疑い抜去する．起因菌の同定結果を待つまでもなく，速やかに経験的な抗菌薬の投与を行うべきである．

D. 引き続き行う処置

1 消化管閉塞の患者　通常の腸閉塞と同様の治療を開始する．禁飲食・補液のもと減圧目的に経鼻胃管チューブを挿入する．輸液で脱水と電解質異常を是正する．保存的治療を開始して，1週間以上経過しても改善を認めない場合は手術も考慮する．ただし癌性腸閉塞の場合，手術は癌性腹水がなく，術後3か月以上の生存が期待される症例が望ましい．

2 癌性気道狭窄の患者　SpO_2が低いときは酸素投与を行う．低酸素血症が酸素投与で是正されない場合や呼吸困難が高度な場合，

表1　発熱性好中球減少のリスクを判定するためのスコアリング

評価すべき項目	点数
症状	
症状なし	5
軽度の症状	5
中等度の症状	3
低血圧なし	5
慢性閉塞性肺疾患なし	4
固形腫瘍/真菌感染症の既往なし	4
脱水症状なし	3
発熱時に外来管理下	3
年齢が60歳未満（16歳以下には対応しない）	2
合計点数が20点以下は高リスク群，21点以上は低リスク群	

〔高橋威洋，市川度，荒木和浩，他：白血球減少（特集：外科医が知っておきたい抗癌剤の副作用）．消化器外科 30(8)：1161-1168, 2007〕

DNARでない時は通常，気管挿管を行う．癌性気管狭窄の場合や腫瘍の位置や気道変位で，適切に気道の確保できないこともある．気管挿管の前に，家族にその旨をよく説明することが肝要である．

3 脊椎転移から脊髄神経症状がある場合　ステロイドの投与を考慮する．ステロイドは浮腫を軽減し，疼痛，神経症状の緩和に有効である．デキサメタゾン（デカドロン®）10～16 mg静注し，その後4 mgを6時間ごとに投与するのが一般的である．

4 脳転移　頭蓋内圧亢進症状のある時の緊急処置は，グリセオール®のような浸透圧利尿薬とステロイドを使用する．グリセオール® 1回200～300 mLを1日2～3回点滴静注する．ステロイドはリンデロン®注4 mgを1日2～3回静脈注射する．

5 抗癌剤に起因する白血球減少症と発熱　発熱性好中球減少をきたした患者の重症化スコアリングが提唱されている[1]（**表1**）．20点以下は重篤な感染症を発症する可能性がある高リスク群，21点以上は低リスク群に分類される．低リスクの場合には，外来での経口抗菌薬による治療が可能とされている．経口キ

ノロン薬（シプロキサン®，クラビット®）とアモキシシリン/クラブラン酸の合剤（オーグメンチン®）を併用する．高リスクの場合には，静注用抗菌薬が第1選択となる．第3あるいは第4世代セフェム系あるいはカルバペネム注射薬を投与する．アミノグリコシドを併用することもある．

6 癌性疼痛

①すでに非オピオイド鎮痛薬（アセトアミノフェン，非ステロイド系鎮痛薬）やオピオイド系鎮痛薬を投与されている患者が急に痛みが強くなり救急外来を訪れることがある．非ステロイド系鎮痛薬を内服している進行癌患者の強い痛みに対してコデインリン酸塩20mg錠の投与が行われる．

②すでにオピオイドを経口投与されている場合，レスキュー用量として，現在投与されているオピオイド1日投与量の1/6を投与する．また速効性のモルヒネ塩酸塩水溶液（オプソ®）がありモルヒネ使用時のレスキューとして推奨される．

E. 専門医による治療の概略

①癌性消化管閉塞に対する手術適応は，手術に耐えうる全身状態であること，3か月以上の延命が期待できること，通過障害の部位が1～2か所のみであることが挙げられる．大量の腹水のある症例や腹膜播種で複数部位の狭窄のある症例には手術適応はなく，抗癌剤による治療の適応となる．

②癌性の気道狭窄に対して，放射線治療，化学療法，レーザー治療，ステント挿入などが行われる．小細胞肺癌やリンパ腫には化学療法が行われる．気管支鏡下レーザー治療は出血や穿孔の危険性もあり，本方法に慣れた医師が施行すべきである．気道狭窄に対するステント挿入には，expandable metallicステントなどが使用されている．

③脊椎転移に対して，放射線治療，手術療法，化学療法が選択される．このなかで放射線治療が第1選択とされる．痛みはあるが麻痺のない状態で放射線治療が適切に行われれば，脊髄麻痺は90%以上の症例で回避できるといわれている[2]．手術は椎体が後方へ脊髄を圧排している時に，減圧を目的として行われることがある．完全脊髄麻痺となっている場合，いかなる治療を行っても麻痺が回復することはない．化学療法はリンパ腫や白血病のように抗癌薬の感受性のよい腫瘍に使われることがあるが，固形癌によるものの場合には一般的には用いられない．

④脳転移[3]：化学療法がいままで行われておらず，感受性が期待できる時は化学療法を行う．腫瘍が3cm以上で単発なら摘出術の適応となる．多発性腫瘍なら定位手術的照射などが行われる．手術，定位手術的照射，全脳照射は適切に組み合わせて施行されている．

文献

1) 高橋威洋，市川度，荒木和浩，他：骨髄障害 白血球減少．消化器外科30(8)：1161-1168, 2007.
2) Katagiri H, Takahashi M, Inagaki J, et al : Clinical results of nonsurgical treatment for spinal metastases. Int J Radiat Oncol Biol Phys 42(5)：1127-32, 1998.
3) 糟谷英俊：転移性脳腫瘍に対する治療戦略．臨床外科64(12)：1489-1496, 2009.

アレルギー疾患
allergic disease

爲廣一仁　雪の聖母会 聖マリア病院・救急科診療部長
瀧　健治　雪の聖母会 聖マリア病院・救急科主幹

A. 疾患・病態の概要

● アレルギー疾患の治療指針として，小児気管支喘息治療・管理，アトピー性皮膚炎診療，鼻アレルギー診療，喘息予防・管理と種々のガイドラインがあり，喘息患者の約

60％は非専門医により加療され，喘息治療ガイドラインや喘息カードにより正確な重症度判定と適切な治療が喘息死を減らしている[1]．食物依存性運動誘発アナフィラキシーでは，患児，保護者だけでなく学校・園においても食物アレルギーの認識が大切で[2]，食物アレルギーの初期対応の啓発とアレルギー専門医との診療連携の強化が必要である[3]．また，急速にアナフィラキシーをきたすラテックスアレルギー（LA）や口腔アレルギー症候群（OAS）も近年増加して，接触部位の蕁麻疹やかゆみの初発症状の認識が大切である[4]．

● 生体が抗原物質に曝露されると，遺伝的体質（アトピー体質）で作り出されたIgE抗体が特異的な受容体を介して肥満細胞や好塩基球と結合する．この状態で再度抗原に曝露されると，抗原抗体反応によってヒスタミンやロイコトリエンなどの化学伝達物質が細胞表面で放出され，蕁麻疹，紅斑，鼻炎，下痢などが発生し，数秒〜30分以内に急激なショック状態に陥る（アナフィラキシーショック）．一般に，IgE抗体を介さずに化学伝達物質が放出されるアナフィラキシー様反応によるショックも含めて称されている．解熱鎮痛薬，抗菌薬などの薬物，食物などが原因の場合が多く，それ以外にハムスター咬傷のように原因が多様化する傾向にある．

● ヘルパーT細胞は産生するサイトカインの違いからT_{H1}とT_{H2}の2種類に分類され，T_{H1}細胞から産生されるサイトカインでIgE産生を抑制し，T_{H2}細胞から産生されるサイトカインで促進されている．好酸球の活性はIL-5により制御され，好酸球の活性化ならびに局所への浸潤もT細胞（特にT_{H1}）により抑制されている．好酸球とT細胞浸潤による炎症が病態の中心とアレルギー反応を捉える傾向にあり，炎症性メディエーターを産出する好酸球を制御する因子がアレルギーの治療法と考えら

れている．

● 今日，話題となっているアレルギー疾患は以下のようである．

① 花粉症：季節的な花粉によるアレルギー疾患で，鼻症状（くしゃみ，水性鼻汁，鼻閉），結膜炎症状（結膜のかゆみ・充血，流涙），および喘息症状などで，咽頭や耳の症状を伴うこともある．治療によって軽減することはあるが，花粉シーズンごとに繰り返す．スギ，イネ科植物，ブタクサ，ヨモギ，シラカバ，ヒノキなどが主な原因植物である．

② アレルギー性鼻炎：通年性に起こるアレルギー性の鼻炎で，鼻汁，鼻閉などの鼻粘膜症状を伴う．ハウスダスト，真菌，動物の毛やふけなどによる．

③ 蕁麻疹：「蕁麻疹」，373頁参照．

④ アトピー性皮膚炎：種々の外的刺激に反応して，アトピー性素因による遺伝性にみられる皮膚炎である．乳児では顔面頭部を中心に紅斑，丘疹，落屑が，成人では肘窩，膝窩，頸部，腕関節などで丘疹が苔癬化して肥厚した慢性湿疹としてみられる．食物，ダニなどが原因であったり，原因不明のことも多い．

⑤ アナフィラキシー：「アナフィラキシーショック」，38頁参照．

⑥ その他のアレルギー疾患：気管支喘息，過敏性肺炎，血清病，薬剤アレルギーなどがある．

B. 最初の処置

発症のしかたと特徴的な膨疹から容易に疑われ，原因がなくなると多くは自然に軽快するので，応急対応と同時に，疑われる原因物質を取り除くことも重要である．重篤なアナフィラキシーショックは声門浮腫による窒息やショックで死亡するので，その場合に緊急処置として必要な初療は酸素，アドレナリン，大量輸液の3つを含む集中治療となる．

1 **酸素投与** 中等症から重症では，リザーバ

バッグ付きマスクで10〜15L/分の高濃度酸素を投与する．意識障害を伴う呼吸・循環不全がある場合には，気管挿管を行う．

2 アドレナリン

① アドレナリンはα作用で末梢血管を収縮して蕁麻疹，上気道浮腫を軽減し，β作用で気管支痙攣，心機能低下を軽減する．アナフィラキシーをきたす恐れを感じたら，成人ではアドレナリン0.3 mg（ボスミン®0.3 mL），小児では0.01 mg/kgを筋注してから，全身の評価を行うとよい．

② ショック状態や口腔内の血管性浮腫で重度の上気道狭窄〔吸気時喘鳴（stridor）〕では，アドレナリンの静注が必要である．成人ではアドレナリン0.1 mgを生理食塩液10 mLに薄めて5〜10分でゆっくり静注する．それでも血圧が安定しない場合は，アドレナリン1 mgを5%ブドウ糖液250 mLに混ぜて（4 μg/mLの濃度）持続点滴（1〜4 μg/分）する．

3 大量輸液 中等症・重症では血管拡張と血管透過性亢進による血漿漏出が起こるので，大量輸液が必要である．収縮期血圧が80 mmHg以下のショック状態では成人で1,000 mL，小児で20 mL/kgの生理食塩液か乳酸または酢酸リンゲル液を15分で急速に点滴静注し，反応をみて輸液の速度を調節する．

4 その他の薬剤 抗ヒスタミン薬として，重症例で6時間毎にジフェンヒドラミン（レスタミン®）（25〜50 mg），シメチジン（タガメット®）（200 mg），ファモチジン（ガスター®）（20 mg）の静注が勧められる．

速効性のステロイドでも効果が1〜2時間後に出るので，4〜8時間後に遅れて現われる後期のショック症状に有効である．成人ではメチルプレドニゾロン（ソル・メドロール®）125〜250 mgを，小児では1 mg/kgを静注し，重症例では6時間毎に繰り返す．なお，NSAIDs過敏喘息（アスピリン喘息）の既往のある患者には防腐剤などが混じっていないステロイド薬を使用する．

C. 病態の把握・診断の進め方

1 確定診断に近づくための観察・検査

① 抗原が体内に入った直後には，手掌や足底のかゆみ，口や舌のチクチクした感じ，全身の熱感，胸部不快感，いいようのない不安感，胸の張った感じ，くしゃみ，咳，喘鳴，便意などの前兆が認められる．1〜数分以内に本格的なアレルギー症状が現れることが多く，重症例では呼吸器系（嗄声，吸気時喘鳴，陥没呼吸，気管支痙攣による呼気時喘鳴）と循環器系の症状（血圧低下，頻脈）が同時または続いて起こる．

② 起因物質が体内に入ってから症状が早く出るほど重症で，悪化のスピードも速い．また，抗原の入った部位に症状が最初に現れやすく，食物では消化管（悪心，嘔吐，腹痛，下痢）から，ハチ刺症では皮膚（蕁麻疹，紅斑）からみられる．アナフィラキシーを起こしやすい薬剤を使用する時には，アレルギーの有無について十分に問診することが大切である．

D. 引き続き行う処置

1 合併症と対策

① アレルギーとのことで慌ててアドレナリンを投与して，使用量が多すぎたり，投与スピードが速すぎると，致死的な急性心筋梗塞や心室細動を発生させる恐れがある．50歳以上，高血圧や虚血性心疾患の患者，妊婦，βブロッカー服用中の患者では，グルカゴン1〜2 mgを5分以上かけて静注するか，5〜15 μg/分で持続点滴する．

② 喘息発作時の合併症として自然気胸，皮下気腫，縦郭気腫，肋骨骨折，無気肺などがあり，長期間ステロイドを使用している患者や重症発作時に呼吸苦や胸痛の観察と胸部X線検査が大切である．

③ ショックの遷延は，重症患者にステロイド投与だけの対処や不十分な急速輸液でみられることに注意しなければならない．

鼻閉の強い症例に鼻中隔彎曲, 代償性鼻甲介骨肥厚, 副鼻腔炎, 鼻茸を合併していることがあり, 鑑別にX線検査, 鼻腔通気度検査などが必要である. 咽頭炎や喉頭炎では強い鼻閉から口呼吸のため咽頭乾燥感, 咽頭痛, 嗄声などを呈するので, 視診, 喉頭ファイバースコピーなどの検査が必要となる.

腎炎の合併には, 蛋白尿, 血尿, 円柱尿を確認し, 生検組織で免疫複合体の沈着を証明して治療する.

■ 入院・帰宅の判断(disposition)
重症ではいったん軽快しても遅れて悪化する二相性の経過をたどるため, 初期治療で軽快したからと帰宅させず, 軽快しても必ず最低8時間の経過観察が必要である.

また, ショックを離脱せず血圧が不安定だったり, 全身の浮腫が認められている場合には, 入院を継続する.

ERから帰宅させられる場合には, 抗ヒスタミン薬〔ジフェンヒドラミン(レスタミン®)75〜100 mg/日, シメチジン(タガメット®)600 mg/時〕とステロイド〔プレドニゾロン(プレドニン®)30〜40 mg/日〕の3日分の処方を考慮する.

■ 専門医による治療の概略
■ 免疫療法 アレルゲンを皮下に注射することで免疫異常を是正する. 本法はアレルギー疾患の根本的な治療であるが, 効果発現まで時間がかかり, アナフィラキシーをはじめとするリスクもある. そこで, 新しい治療法として舌下免疫療法やBCGワクチン療法などが試みられ, 自然免疫で重要な役割をはたすtoll-like receptor(TLR)のリガンドをアレルゲンと結合させた製剤も用いられている. 一方, 除去食療法の6か月から1年後には誘発試験を行い, 症状の発現を確認する. 耐性が獲得されていれば除去食療法は解除する.

■ 生物学的製剤 喘息患者のピークフロー値の増加, 喘息増悪頻度の減少, QOLの改善などに, 新たな治療法としてIgEを標的と

したモノクローナル抗体を2〜4週に1回皮下注射する. そのほかIL-5の抗体は好酸球増多症候群での有効性や気道リモデリングの改善に, TNF-αに対する生物学的製剤も難治性喘息に有用である.

E. 入院3日間のポイント
- 食物アレルギーの症例は, 食物に耐性が獲得されてもダニなどの吸入アレルゲンに過敏性を示すことが多いので, 食物の指導に併せてダニ対策などの環境整備についての指導も大切である.
- 免疫療法を行うには, 幼稚園や学校側, 保護者, 主治医間とで密接な連絡が大切で, その連携関係を構築する.

文献
1) 池田賢次, 鶴田良介：プライマリーケアーとしての気管支喘息治療 喘息カードによる病診連携. Progress in Medicine 27(7)：1717-1722, 2007.
2) 吉田晃, 小倉一将, 田中里江子：食物によるアナフィラキシーショック症例の検討. 日本小児アレルギー学会誌 22(1)：108-115, 2008.
3) 磯崎淳, 小川倫史, 野間剛, 他：小児救急(時間外)診療における即時型食物アレルギー患児の臨床的検討. 日本小児アレルギー学会誌 21(5)：679-684, 2007.
4) 尾藤利憲, 堀川達弥：ラテックスアレルギーとOAS. 皮膚アレルギーフロンティア 5(3)：157-161, 2007.

血液疾患
hematological diseases

髙橋俊二　公益財団法人有明病院・化学療法科/血液腫瘍科担当部長

A. 疾患と病態の概要
- 血液疾患の病態は主として血球異常, 凝固

異常，血漿蛋白異常，免疫異常の4種類に分類される．
●救急治療が必要になる主な症状としては出血傾向(血小板減少，凝固異常)，発熱(感染症，腫瘍熱)，貧血の増悪(出血，溶血発作)，意識障害(頭蓋内出血，腫瘍浸潤，髄膜炎，過粘稠症候群，高カルシウム血症，低ナトリウム血症)，腫瘍崩壊症候群，脊髄圧迫，心タンポナーデなどが挙げられる．

B. 出血傾向の診断・治療

1 診察 出血部位，程度に気をつける．患者の訴えのみでなく，気が付きにくい出血傾向(関節腫大，下血，月経過多など)にも気を配る．皮膚/粘膜出血は血小板減少，筋肉内・関節内出血は凝固異常によることが多いが，断定はできない．患者の全身状態，使用薬剤(特に抗凝固薬，アスピリンなど)を確認する．

2 検査 末梢血液検査，凝固検査(PT，APTT，フィブリノゲン，FDP)は必須である．

3 治療 原因が明らかな場合は，それに対する処置を開始する(例えば，抗凝固薬による出血の場合は薬剤の中止)．出血に応じて局所の処置と，原因に対する救急処置を行う．さらに，専門医と相談しながら現疾患の治療を進める．

[1] 血小板減少
① 特発性血小板減少性紫斑病(ITP)など血小板抗体による血小板減少の場合は，原則として血小板輸血の適応はない．それ以外の骨髄抑制による血小板減少の場合は10～20単位を投与する．
② 大出血がある場合は血小板が急速に消費されるため，輸血直後，さらにその後も経時的に血小板値を測定する必要がある．なお，出血傾向がない場合は血小板が10,000/μL以下の場合に輸血を考える．

[2] 凝固異常
① 血友病：濃縮血液凝固第Ⅷ因子(コンファクトF®，クロスエイトM®)(血友病A)または第Ⅸ因子(ノバクトM®)(血友病B)を投与する．投与量は通常の出血の場合20～40%，消化管出血などで40～80%，頭蓋内出血では80%の血中濃度を目標とし，目標血中濃度×体重(kg)×1/2(血友病Bでは×1)を投与する．
② von Willebrand病：濃縮血液凝固第Ⅷ因子を血友病Aと同様に投与する．
③ 他の凝固因子異常：新鮮凍結血漿を10～15 mL/kg投与する．

[3] DIC(播種性血管内凝固症候群)
① DICを疑う場合はスクリーニング検査以外にDダイマー，アンチトロンビンⅢ(ATⅢ)，トロンビン・アンチトロンビン複合体(TAT)，プラスミノゲン，プラスミン・インヒビター複合体(PIC)などを測定する．診断は通常，厚生労働省DIC診断基準(1988年)を用いて行うが，急性期の診断には適当でない場合がある．診断された場合，まず原因疾患(白血病，悪性リンパ腫など)の治療が重要である．同時に対症的にDICの治療を行うが，過凝固状態の抑制と欠乏している凝固因子/抗凝固因子の補充が中心となる．
② 凝固抑制：ヘパリン100～150単位/kg/日の持続静脈注射が使われてきたが，最近は出血が少ない低分子ヘパリン(フラグミン®，クレキサン®)やダナパロイドナトリウム(オルガラン®)，トロンボモデュリン(リコモジュリン®)がよく用いられる．また線溶亢進型DICに対してはセリンプロテアーゼ阻害薬であるナファモスタットメシル酸塩(フサン®)が有効とされる．
③ 凝固因子，抗凝固因子の補充：ATⅢが減少しているとヘパリンが作用しないので，ATⅢ製剤を3,000単位/日で補充する．血小板，凝固因子の欠乏に対しては血小板輸血，新鮮凍結血漿輸血を行う．

C. 発熱・感染症の診断・治療

1 診察 感染症状(咽頭痛，咳嗽，嘔気・嘔吐，腹痛，下痢，背部痛・腰痛，頻尿/排

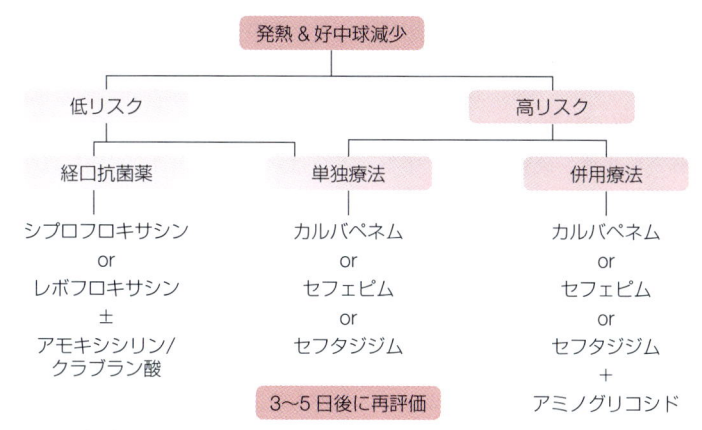

```
              発熱 & 好中球減少
              ┌──────────┴──────────┐
           低リスク                 高リスク
              │              ┌──────┴──────┐
          経口抗菌薬         単独療法      併用療法
         シプロフロキサシン  カルバペネム   カルバペネム
            or                 or            or
         レボフロキサシン    セフェピム     セフェピム
            ±                 or            or
         アモキシシリン/     セフタジジム   セフタジジム
         クラブラン酸                        +
                            3～5日後に再評価  アミノグリコシド
```

図1 好中球減少性発熱の初期管理

時痛, 発疹など)に注意して問診する. 薬歴, 特に抗悪性腫瘍薬(分子標的薬なども含む)・免疫抑制薬, ステロイドの治療歴を詳細に問診する.

2 検査 末梢血液検査(血算, 血液像), CRPを含めた血液生化学検査, 胸部X線, 尿検査は必須である. 状況に応じて血液, 咽頭, 痰, 尿, 便などの培養, 動脈血ガス検査, CTなどを行う.

3 治療
① 原因が明らかであれば, その治療を行う.
② 原因が明らかでない時, 特に血液疾患患者では何らかの免疫抑制が存在する可能性が高いので, 感染症の存在を前提として抗菌薬の投与を開始する. 特に好中球減少が高度の場合(好中球減少性発熱)は緊急事態と考えられるので, すぐに抗菌薬投与を開始する. リスクが低いときは外来にて経口抗菌薬投与を開始するが, 血液疾患では高リスクのことが多いので, 通常は入院にて培養提出後, 直ちに広域抗菌薬1剤または2剤を開始する(図1).
③ 専門医に相談しながら真菌感染症, ニューモシスチス肺炎, ウイルス感染症などの可能性を検討し, 必要なら治療を開始する.

D. 貧血の診断・治療

1 診察 貧血による全身症状(息切れ, 浮腫, ふらつきなど)をチェックする. 急速に貧血が進行した場合, まず出血源について, 外傷, 鼻出血, 肛門出血, 吐血, 下血, 喀血, 血尿などに注意して問診するとともに, 胸腔内, 腹腔内, 消化管, 頭蓋内出血などの可能性について所見をとる. 急激な出血がなさそうな場合は溶血所見(発熱, 黄疸, 褐色尿), 骨髄抑制を伴うような悪性疾患の進行所見(腫瘍熱, リンパ節腫大, 肝脾腫大)について注意する.

2 検査 末梢血液検査(血算, 血液像, 網状赤血球), 鉄・フェリチン・ビタミンB_{12}・葉酸・ハプトグロビンを含む血液生化学検査は必須である. 状況に応じて出血源の精査(消化管内視鏡, CTなど), 骨髄検査を行う.

3 治療
① 通常Hbが6 g/dL以下あるいは出血による急速な貧血の場合は輸血の適応になる. Hbが6 g/dL以上であっても臨床症状が強ければ輸血の適応を考える.
② ただし急性溶血発作による貧血の場合は, 輸血によってさらに溶血が進行し全身状態

E. 意識障害の診断・治療

出血傾向に伴う脳出血，硬膜下血腫，中枢神経浸潤，髄膜炎，過粘稠度症候群，高カルシウム血症などが考えられる．

1 診察 通常の神経学的病歴・理学所見を取るとともに，悪性疾患の進行の可能性，過粘稠（粘膜出血，視力低下など）や高カルシウム血症（悪心，食欲低下，多尿など）の症状の有無についてチェックする．また，ビンカアルカロイド，アルキル化薬，プラチナ製剤などの抗癌剤に伴う低ナトリウム血症（SIADH）も考える必要がある．

2 検査 末梢血液検査（血算，血液像，網状赤血球），血清総蛋白，蛋白分画，電解質を含む血液生化学検査，造影の頭部CTまたはMRI（腎機能障害，M蛋白があるときは造影を避ける）は必須である．髄膜浸潤が疑われるときは髄液検査を行う．過粘稠度症候群はほとんどIgM増加（マクログロブリン血症）で起こり，IgM>5 g/dLで症状が出やすく，≧4 g/dLでスクリーニング必要とされる．

3 治療

1 脳出血 まず脳外科医に手術の適応について相談する．手術適応がなければ出血傾向を改善する措置とともに，脳圧低下のためにステロイド薬，グリセオール投与を行う．

2 中枢神経浸潤 専門医に相談して抗癌剤の髄液投与あるいは全脳照射の適応について検討する．必要なら脳圧低下のためのステロイド薬，グリセオール®投与を行う．

3 過粘稠度症候群 専門医に相談して抗癌剤の投与あるいは血漿交換について検討する．血漿交換1回でM蛋白は平均35%減少，粘稠度は半分以下に低下する．

4 高カルシウム血症 生理食塩水によるhydration（2～3 L/日）と利尿薬投与に加えてビスホスホネート（ゾメタ®4 mg点滴）を投与する．早急に低下させる必要がある場合はカルシトニン（40単位点滴2回/日），リンパ性腫瘍ならステロイド投与（プレドニゾロン20～50 mg/日）が有効である．

5 低ナトリウム血症（SIADH） 無症状の場合は水制限（1日1,000 mL以下）のみ．症状のある場合，軽症患者では0.9%生理食塩水＋フロセミド（ラシックス®），重症患者では3%食塩水＋フロセミドをはじめの数時間は1.5～2 mEq/L/時，24時では12～15 mEq/L以下の速度で補正する．速すぎると脱髄症（central potine myelinolysis）をきたすおそれがある．慢性で水制限，フロセミドでコントロールできない場合はデメチルクロルテトラサイクリン（レダマイシン®）（600～1,200 mg/日）投与，異所性ADH産生腫瘍に伴うSIADHではモザバプタン塩酸塩（バソプレシンV_2受容体阻害薬，フィズリン®30 mg/日）投与を行う．

F. 腫瘍崩壊症候群（tumor lysis syndrome：TLS）の診断・治療

1 病態，症状 腫瘍が急激に崩壊するため細胞内物質が血液中に大量に放出され，生命に関わる危険な状態をきたす．化学療法が多いが，放射線療法，ホルモン療法，分子標的療法でも起こりうる．高尿酸血症⇨腎不全，高カリウム血症⇨心不整脈，高リン血症・低カルシウム血症⇨筋痙攣・テタニー・心不整脈などの可能性がある．

2 診断 高リスク患者として，①腫瘍の増殖速度が急速，治療に対する感受性が高い（急性白血病や高悪性度リンパ腫），② tumor mass が大きい，③腎不全の合併，④治療前より血清尿酸，LDH値が高い，⑤脱水状態，などが挙げられ，このような患者への治療開始後，血清尿酸・電解質異常が生じた場合にTLSと診断される．

3 治療 治療開始前にリスクの高い患者を認識し，予防することが重要である．

①輸液（hydration）：可能であれば治療開始前24～48時間から開始⇨十分な利尿，②尿

のアルカリ化，アロプリノール(ザイロリック®)投与，③治療開始後数日は毎日電解質，尿酸をチェック，④カリウム，カルシウム異常⇒心電図モニター，⑤低カルシウム血症⇒グルコン酸カルシウム(カルチコール®)点滴で補正，⑥高カリウム血症⇒ケイキサレート®15 mg po/6時間毎を投与，⑦腎不全が起こったら早めに透析を行い電解質を補正．ラスブリカーゼ(ラスリテック®)：尿酸代謝酵素で0.2 mg/kg/日を3〜7日間(day 0 or day 1〜)投与する．アロプリノールに比較し著明に尿酸値を抑制し，またアロプリノールと異なりキサンチンを増加させないので尿アルカリ化が不要である．副作用として頭痛，発疹，アナフィラキシー(1%以下)が挙げられる．

G. 脊髄圧迫の診断・治療

1 症状

①原因疾患は固形癌(乳癌，肺癌，前立腺癌が各20%前後)が多いが，骨髄腫，リンパ腫でも起こりうる．
②背部痛が初発症状として多い(88%)．他に歩行障害，感覚障害，自律神経障害など．
③リスク因子として歩行不能，腱反射亢進，椎体圧迫骨折(X線)，骨転移あり，骨転移診断後1年以上，年齢60未満が挙げられ，因子が0では4%，6以上では87%とされる．

2 検査，診断

現在はMRIが必須で，診断の感受性44〜93%，特異性90〜98%とされる〔脊髄腔造影(myelography)は71〜97%，38〜100%〕．

3 治療

まずは局所の浮腫を軽減するためにステロイドとグリセオール®を投与し，専門医と相談して治療方針を決定する．

1 放射線照射

固形癌では不全麻痺で43%，完全麻痺で14%が回復するとされるが，多くの血液疾患では放射線感受性が良好なのでまず適応となる．照射容量/分割回数(dose/fraction)に標準はない．

2 手術

照射既往・照射中の悪化，圧迫骨折などで適応となる可能性がある．

H. 心囊液貯留(心タンポナーデ)の診断・治療

1 症状

呼吸困難，起坐呼吸，動悸，疲労，めまい，頻脈，気脈，頸部静脈怒張，脈圧低下など．

2 検査，診断

心エコー，CTで100%診断される．

3 治療

タンポナーデ症状がある場合，出血傾向に気を付けながら心囊穿刺，心膜開窓を行う．再発を抑制するために心囊内注入〔テトラサイクリン(アクロマイシン®)，ブレオマイシン(ブレオ®)，チオテパ(テスパミン®)，シスプラチン(ランダ®)，ピシバニール®(OK432)など〕を行う．

膠原病
collagen disease

| 爲廣一仁 | 雪の聖母会 聖マリア病院・救急科診療部長 |
| 瀧 健治 | 雪の聖母会 聖マリア病院・救急科主幹 |

A. 病態の概要

● 膠原病の代表的な特徴は出産年齢の女性に多く発症することで，女性ホルモンと膠原病との関連が示唆されている多彩な臓器障害の症状がみられ，全身性エリテマトーデス(systemic lupus erythematosus：SLE)，関節リウマチ(RA)，結節性多発動脈炎などの多様な疾患がある．

● 膠原病はかつては原因不明の「不治の病」であったが，免疫学や分子生物学の進歩により，リンパ球や抗体が自己の組織を攻撃して結合組織に慢性炎症を生じる自己免疫疾患群とわかり，アポトーシス，自己抗体，サイトカイン・接着分子との関連から，抗TNFα抗体，抗IL-6抗体，抗IL-6レセプター抗体，抗ICAM-1抗体などの生物製剤

が膠原病の新たな治療戦略となっている．

B. 最初の処置

①各疾患が急に増悪した場合に，急性期症状の改善と不可逆性病変を作らずに寛解させるのを目的に，関節炎や発熱にNSAIDsを中心に初療が行われる．すでに診断がついている患者では，主治医との相談下に抗菌薬やステロイドの投薬を開始し，安易な増量はしない．

②増悪時の急性間質性肺炎や中枢神経病変（CNSループス）を併発したSLEでは，ステロイドパルス療法を含む強力な抗免疫療法が行われ[1]，心炎合併例の活動期にもプレドニゾロン60mgが投与される．

C. 診断の進め方

1 確定診断に近づくための観察・検査

①まずこの症候群を疑うことが診断に重要である．膠原病の初発症状には皮膚関節症状がもっとも多く，頻度が高く特異性も高い特徴的な皮疹，日光過敏，口腔・鼻咽頭内潰瘍，関節炎，胸膜炎，腎炎，神経障害，血液異常（貧血，白血球減少，血小板減少），抗核抗体，LE細胞，抗DNA抗体などが診断に重要で，多臓器にわたる病変の確認が診断の手がかりとなる．それらの特長をみたら，専門医へコンサルトして，診断を含む治療計画をたてるが，救急室には急な増悪や合併症で来院するので，急性炎症の所見と検査が大切である．

②血小板減少，血栓症，習慣流産などを呈する患者では，膠原病特異性の高い抗リン脂質抗体が認められ，Wegener（ウェゲナー）肉芽腫症，顕微鏡的多発血管炎，急速進行型腎炎，アレルギー性肉芽腫性血管炎，薬剤誘発SLE，古典的結節性多発動脈炎，潰瘍性大腸炎に特異的な抗好中球細胞質抗体（ANCA）の検査へ進めて確定診断を行う（**表1**）．

③血管炎症候群は血管の炎症を主病変とする

表1 疾患に特有な検査

疾患	検査
・動脈硬化症，Buerger病	病歴聴取，動脈造影検査，生検など
・血栓性血小板減少性紫斑病	破砕赤血球の検査，（劇症型抗リン脂質抗体症候群との鑑別が難しい）
・特発性血小板減少性紫斑病	抗血小板抗体の検査
・SLE	・動・静脈血栓症の既往歴聴取（原因が明らかでない習慣流産・子宮内胎児発育遅延を認める） ・免疫血清学的検査（抗核抗体陽性，梅毒血清反応の生物学的偽陽性など） ・特徴的な症状と多臓器症状
・抗リン脂質抗体症候群	・抗リン脂質抗体の検査（β_2-GPI依存性抗カルジオリピン抗体，ループスアンチコアグラントなど）
・多発性筋炎・皮膚筋炎（PM・DM）	・筋原性筋力低下 ・筋電図検査（筋原性変化と脱神経電位） ・筋生検（炎症細胞浸潤の所見） ・特徴的な皮膚所見の視診（皮疹）

疾患の総称で，障害されている血管のサイズによって大・中・小血管に分かれるので，出現している臨床症状で障害されている血管の診断がつくことがある[2]．

④進行性全身性硬化症（強皮症）の診断では皮膚硬化を把握することがポイントで，毛細血管拡張，色素沈着，手指尖端の陥凹性瘢痕の皮膚所見が重要で，四肢末梢，顔に強い皮膚硬化が対称性に認められ，皮膚血管病変と肺線維症などがあれば診断される．

⑤関節リウマチでは，特徴的な多発性・対称性の関節症状をすべての患者に認め，病気が進行すると典型的なものでは手足の3個以上の末梢関節に変形と関節周囲の筋萎縮などを認める．朝のこわばりは，ほとんどの患者の手指に多く認められる．関節外症状の発熱，全身倦怠感，貧血，さらに肺線

表2 2010年改訂関節リウマチ診断基準(米国リウマチ学会と欧州リウマチ連盟の共同提唱)

1. 関節浸潤(0～5点)
2. 抗体検査(RFまたは抗CCP抗体)(0～8点)
3. 炎症反応(CRPまたはESR)(0～1点)
4. 症状持続時間が6週間未満か(0～1点)

6点以上で関節リウマチと診断する

〔Aletaha D, Neogi T, Silman AJ, et al : 2010 rheumatoid arthritis classification criteria : an American College of Rheumatology/European League Against Rheumatism collaborative initiative. Ann Rheum Dis 69(9) : 1580-1588, 2010.〕

維症や間質性肺炎を有する例で,臨床経過と75～80%に陽性となるリウマチ因子の高値から診断される.病変部位の生検も有用で,MRI,関節超音波,X線で滑膜炎,骨びらん,骨髄浮腫を早期に検出でき,RAの診断と病期を決定できる.
⑥米国リウマチ学会の診断基準(表2)が確定診断にゴールドスタンダードとして用いられてきたが,発症6週間未満の症例をこの基準で診断することは難しく,現在では抗CCP抗体を加えて用いられている.抗CCP(cyclic citrullinated peptide)抗体は生体内のシトルリン化蛋白(フィラグリン,フィブリン,ビメンチン,α-エノラーゼなど)に対する自己抗体の総称で,RAにおける抗CCP抗体の陽性率は70～80%と,リウマトイド因子とほぼ同等に高い疾患特異度があり,診断や治療方針決定に有用である.

D. 引き続き行う処置

1 合併症と対策

①膠原病には,悪性腫瘍,肝硬変症,肺癌,感染症(嚥下性肺炎など),動脈硬化性病変,無菌性骨壊死などが併発しやすく,これらの合併で救急室を受診する.肺炎のような細菌感染症は死亡原因となるので,感染症のような症状と検査所見に留意した診察が重要である.また,ステロイドの長期投与患者が経口摂取不能となったら副腎不全の発生を疑ったり,原疾患の増悪か感染症などの合併がある.積極的な関節穿刺,胸腔穿刺,穿刺液のグラム染色や培養,血液培養などの原因検索と迅速な処置が必要である.

②頸椎C_1,C_2の亜脱臼は無症状なことが多く,関節に変化をきたしやすい膠原病患者で頭頸部の診察や気管挿管時に粗暴な頭部後屈をしない配慮が重要である.また,輪状披裂関節炎では嗄声,喉頭異物感,発声時痛,嚥下痛などがみられ,重度の上気道狭窄となると吸気時喘鳴や呼吸困難が出現する.

③血管炎症候群では,虚血による不可逆性臓器障害や高血圧,心不全,大動脈破裂,脳出血,心筋梗塞,腎不全,腹腔内臓器の広範な梗塞や出血による急性腹症の合併などで死亡することがあり[2],早期診断をしてそれぞれの専門的治療のできる施設へ収容し専門的な治療を行うことが大切である.

2 入院・帰宅の判断(disposition)

①リウマトイド因子やCRPが高値の症例では関節炎の激しいことが多く,血管炎や肺線維症などの重篤な関節外症状を合併する時には入院を要する.また,活動性や重症度が高い重症状態の時や,ステロイド薬を含む強力な免疫抑制療法を行う時には,入院が必要となる.寛解期に導入されれば,退院させて外来診療でステロイド薬を維持量まで減量する.

②入院の必要性を推察するのに,その他に若年発症SLE,初発時のネフローゼ症候群や腎生検でびまん性増殖性糸球体腎炎症例,著明な血小板減少症が持続する症例,悪性腫瘍,間質性肺炎,心病変,感染症があり,(1)呼吸不全,(2)急速に腎不全に陥る腎クリーゼ,(3)肺高血圧,(4)イレウス症状も入院療法が必要な状態である.

3 専門医による治療の概略
生物学的製剤によって膠原病の治療は大きな転換期を迎え，早期からステロイド，抗リウマチ薬と生物学的製剤で治療戦略がとられている．基本的な治療に，次のものが挙げられる．

1 日常生活指導
日光（紫外線）照射，薬物，ウイルス感染，妊娠・出産，手術，外傷，ストレスなどが発症の誘因・増悪因子となるので，これらを日常生活上の留意点として指導する．

2 ステロイド薬
主な治療薬であるが，初回投与量は病態により異なる．中等症と重症ではステロイドの多量投与やステロイドパルス療法が行われ，軽症では少量ないしはステロイド薬は投与されない．例えば，多発性筋炎・皮膚筋炎（PM・DM）でステロイド薬〔初回投与量：プレドニゾロン（プレドニン®など）1日50～60 mg〕が第1選択薬に推奨され，初回投与で無効時にステロイドの増量やステロイドパルス療法が行われる．ただし，ステロイドの投与困難例には免疫抑制薬が用いられ，大量γ-グロブリン静注療法や血漿浄化療法も試みられる．

3 免疫抑制薬
ステロイド薬が副作用で使用できない場合，減量が困難な場合，効果がみられない場合に免疫抑制薬（アザチオプリン（イムラン®），シクロホスファミド（エンドキサン®），ミゾリビンなどが用いられる．例えば，進行するループス腎炎ではシクロホスファミドの間欠大量静注療法や，ミゾリビン（ブレディニン®）のみが使用される．

4 血漿交換療法
自己抗体や免疫複合体が病態の進展に関与している場合に適用され，その効果の維持に反復施行と上記薬物療法の併用が欠かせない．

5 その他
① 局所的皮膚病変にステロイド薬を含む軟膏やクリームを塗布したり，関節痛や筋痛に対してNSAIDs，末梢循環障害に血管拡張薬や抗血小板薬を投与したり，腎不全に人工透析を施行する．

② 肺動脈性肺高血圧症には，プロスタサイクリン製剤のエポプロステノール（フローラン®）の持続静注療法が効果的で，難治性病態の予後とQOLが改善される．抗リン脂質抗体症候群に抗凝固療法が行われ，ステロイド療法は抗体価を低下させるも副作用の点より積極的に用いられない．進行性全身性硬化症（強皮症）には根本的治療法がなく，対症療法が行われるのみである．

③ 抗リウマチ薬（disease modifying anfirheumatic drugs：DMARD）には，適切な使用方法の治療ガイドラインがある．MTX（methotrexate）はどのようなRA症例でも使用すべき低分子DMARDで，活動性が高く関節破壊の危険因子があれば早期（発症から6か月未満）から生物学的製剤（biologic DMARD）は基礎療法（安静，リハビリテーション，リウマチ体操），薬物療法，手術療法と組み合わせて治療に当たる．この内でも薬物療法が中心で，NSAIDsを第1選択薬とし，骨破壊防止に抗リウマチ薬が併用投与される．関節外症状の激しいもの，関筋炎が強くADLがきわめて不良なものでは，ステロイド薬を投与する．

注）生物学的製剤はわが国で4種類〔インフリキシマブ（レミケード®），エタネルセプト（エンブレル®），アダリムマブ（ヒュミラ®），トシリズマブ（アクテムラ®）〕がRAに認可され，日本リウマチ学会は「RAにおける抗TNF療法の使用ガイドライン改訂版」を作成し，活動性の高い，中等度の活動性が持続する，活動性が低くても関節破壊が進行するRAを対象としている．

E. 入院3日間のポイント
● 救急室では根本療法と合併症への治療が行われるが，救急医は専門医との協力のもとに呼吸・循環の維持に努めることが最大の治療ポイントとなる．
● 患者自身の判断での内服中止などにより再

燃の危険があることへの教育的指導は入院中に大切で，副作用や合併症を含めた定期的な経過観察の必要性を基礎療法として教育指導が重要である．

文献

1) 西和男，和田達彦，松下礼子，他：血管炎によると思われる中枢神経病変を発症した全身性エリテマトーデスの一例．臨床リウマチ 19(4)：241-246, 2007.
2) Harwood-Nuss A, et al：Collagen vascular disease. In：The Clinical Practice of Emergency Medicine. 31rd ed. pp 1067-1071, Lippincott Williams & Wilkins, Philadelphia, 2001.

精神科疾患
mental and behavioural disorders

上條吉人　北里大学診療准教授・救命救急医学

A. 疾患・病態の概要

「精神科救急」で取りあげられる精神科疾患以外で当直などで遭遇する可能性のあるものを中心に取り上げる．

- パニック障害：強い不安・恐怖を伴う，動悸，胸痛，窒息感などの症状（パニック発作）が突然に生じて，循環器系疾患や呼吸器疾患などを疑われて救急搬送されることがある．なんの誘因もなくパニック発作が生じること，また，薬物療法が有効なことなどから生物学的要因が疑われている．
- 解離性昏迷：昏迷とは，意識は保たれているのに外的刺激にまったく反応せず，自発的な運動や発語がない状態で，昏睡などの意識障害を疑われて救急搬送されることがある．このうち解離性昏迷は若い女性に多く，対人関係のトラブルなどの社会的，環境的，心理的な問題が心因となって生じる．解離性障害や精神発達遅滞などの精神科疾患を背景とする不適応反応として出現することが多く，葛藤や不安からの現実逃避としての不随意な症状と考えられている．
- 緊張病性昏迷：解離性昏迷と同様に，昏睡などの意識障害を疑われて救急搬送されることがある．緊張病性昏迷は，緊張型統合失調症などの精神科疾患を背景としているものが多いが，身体疾患，または，薬物を背景としているものもある．
- 境界性パーソナリティ障害（borderline personality disorder：BPD）：手首切創，過量服薬などの自傷行為または自殺企図により救急医療を受診し，時に反復される（リピーター）．女性に多く，思春期に顕在化し，青年期の人生を障害する．対人関係，情動，認知，行動などの人格の様々な側面に関して極めて不安定で，"安定した不安定さ"と表現される．また，慢性の虚無感が特徴である．性的逸脱行為，浪費，過食，薬物乱用などを認めることがある．電話やメールなどでほのめかしてから，もしくは，相手の目前で衝動的に自傷行為または自殺企図に及ぶことが多い．
- 外傷後ストレス障害（posttraumatic stress disorder：PTSD）：トラウマ（心的外傷体験）すなわち災害，事故，犯罪などによって生死に関わる衝撃的な出来事を直接に体験する，もしくは目撃することによって生じる精神科疾患である．災害，事故，犯罪など被害者が入院後に発症することがある．

B. 最初の処置

1 パニック障害　パニック発作のピークは 10 分以内で，たいていは 20〜30 分以内に治まってしまうため，病院に到着した時にはすでに症状が消失しているか，残存していてもピークは過ぎていて身体疾患の検査をしているうちに消失してしまう．したがって，特別な処置は必要ないことがほとんどである．

2 解離性昏迷　鑑別診断の目的で検査をすすめ，検査に異常はないことを話しかけながら，暗示的に励ましながら動作を促す．改善

を認めなければベンゾジアゼピン系薬物を緩徐に静注する．具体的にはフルニトラゼパム（サイレース®，ロヒプノール®）2 mg（1A）を生理食塩水 20 mL に溶いて，話しかけて効果を評価しながら緩徐に静注する．

3 緊張病性昏迷 脱水状態，または，非外傷性挫滅症候群による高ミオグロビン血症を合併していれば細胞外液を中心とした輸液療法を施行する．非外傷性コンパートメント症候群を合併していれば専門医にコンサルトする．突然に興奮状態に交代することがあるので救急施設では抗精神病薬などによる治療をしないほうが無難である．

4 BPD 手首切創には縫合処置を，過量服薬には活性炭の投与などを施行する．救急医療現場では患者に提供できる医療を身体面の問題に限定し，精神面の問題には深入りせず，精神科医などの関与にまかせるほうが無難なことが多い．

5 PTSD 災害，事故，犯罪など被害者が入院中に些細な刺激に過敏に反応して不安発作を生じたり，たえずイライラし眠れないなどの症状があれば精神科医にコンサルトする．

C. 病態の把握・診断の進め方

1 パニック障害

① まずは，心電図，心エコー，胸部単純X線，血液検査，トライエージ®などによって循環器疾患，呼吸器疾患などの身体疾患や薬物由来のものを鑑別する．

② 表1にパニック障害の診断のポイントを示す．動悸，胸痛，窒息感などの症状に「このまま死んでしまう」「気が狂ってしまう」などの強い不安・恐怖を伴っていなかったか，これらの発作をどの程度の頻度で繰り返していたか，このような発作がない時でも「同様の発作がまた起こるのではないか」という予期不安がないか，また，「電車やエレベータが恐くて乗れない」といった閉所恐怖や「人の多いところには恐くて外出できない」といった広場恐怖がないか，などについて聴取する．

2 解離性昏迷

① まずは，頭部単純および造影CT，血液検査，髄液検査，脳波検査，トライエージ®などによって意識障害の原因となる身体疾患や薬物などを鑑別する．その上で昏迷と昏睡などの意識障害を鑑別する．

② 表2に昏迷と昏睡の鑑別のポイントを示す．なかでも，一見する意識障害の程度に反して，舌根沈下などがなく気道が保た

表1　パニック障害のポイント

1. 何ら誘因なく動悸，胸痛，窒息感，めまい，非現実感などの症状が生じる．
2. 上記の症状に強い不安・恐怖を伴う．
3. このようなパニック発作が1か月に数回の頻度で生じる．
4. パニック発作の間欠期に予期不安を認めることがある．
5. 閉所恐怖や広場恐怖を認めることがある．

表2　昏迷と昏睡の鑑別のポイント

1. 一見した意識障害の程度に反して気道が保たれ，呼吸状態が穏やか．
2. 開瞼，開口に抵抗することが多い．
3. 急速眼球運動を認める．
4. 瞬時に目を閉じる．
5. 反射は正常で，病的反射はみられない．
6. 脳波は正常である．

表3　解離性昏迷の特徴

1. 心理的，社会的，環境的問題が誘因となることが多い．
2. 以前にも同様のエピソードがあることが多い．
3. 時や場所との関係が深く，通常は目撃者のいない所では生じない．
4. 倒れる際に，外傷を負うことが少ない．
5. 尿，便失禁がない．
6. 無表情で四肢は弛緩していることが多い．
7. 人のいない所では長く続かない．
8. 暗示的に励ましながら動作を促すと反応が出やすい．

表4 緊張病性昏迷の特徴

1. 表情は堅く拒絶的である.
2. 寝たきりか同じ姿勢をとり続けることが多い(常同姿勢).
3. カタレプシー(受動的にとらされた姿勢を,たとえ不自然な姿勢であっても過度に長く保ち続け,元に戻そうとしない)がみられることがある(極端になれば蝋屈症).
4. 内界は幻覚・妄想で占められていることが多い.
5. 幻覚・妄想を疑わせる言動や意味不明な興奮が先行していることがある.
6. 突然に興奮状態になることがある.

表5 BPDの診断基準(DSM-IV-TR)

〈対人関係の項目〉
1. 「見捨てられること」を避ける,なりふりかまわぬ努力
2. 「理想化」と「幻滅」の両極端を揺れ動く,不安定で激しい対人関係
〈情動の項目〉
3. 場にそぐわない激しい怒り,または,怒りの制御が困難
4. 慢性的な虚無感
5. 些細な出来事によって引き起こされる,感情の不安定さ
〈認知の項目〉
6. ストレスに関連した一過性の妄想様観念または重篤な解離症状
7. 「同一性障害」:持続的で,際立って不安定な自己像
〈行動の項目〉
8. 自殺行動,自殺のそぶり,脅し,または自傷行為の繰り返し
9. 「(自殺・自傷行為以外で)自己に害となる可能性のある衝動行為」:少なくとも2つ以上(例:浪費,性行為,物質乱用,無謀な運転,むちゃ食い)

以上の9項目のうち5項目を満たす

〔高橋三郎,大野裕,染矢俊幸(訳):DSM-IV-TR 精神疾患の分類と診断の手引. pp 237-238, 医学書院, 2003〕

れ,呼吸が穏やかというのは重要な所見である.
③表3に解離性昏迷の特徴を示す.たいてい無表情で,四肢は弛緩している.家族などの同伴者から精神科受診歴がないか,心理的,社会的,環境的問題などの誘因がなかったか,過去の同様のエピソードがなかったか,などについて聴取する.

3 緊張病性昏迷

① まずは,頭部単純および造影CT,血液検査,髄液検査,脳波検査,トライエージ®などによって意識障害の原因となる身体疾患や薬物などを鑑別する.その上で昏迷と昏睡などの意識障害を鑑別する.
② 表4に緊張病性昏迷の特徴を示す.たいてい表情は堅く険しく,四肢のトーヌスは亢進している.家族などの同伴者から患者の精神科受診歴がないか,最近奇妙な言動や意味不明な興奮がなかったか,などについて聴取する.

4 BPD

初診時には一見すると精神面では問題ないようにみえることがある.表5にBPDの診断基準を示す.家族などの同伴者から精神科通院歴がないか,感情が不安定で些細なことをきっかけに怒る,または,興奮することはないか,過去にも手首切創,過量服薬などのエピソードがなかったか,などについて聴取する.精神科受診歴ある場合は患者や家族には「うつ病」などの保険病名,また

表6 PTSDの診断のポイント

1. トラウマ(心的外傷体験):災害,事故,犯罪,家庭内暴力(DV),児童虐待などによって生死に関わる衝撃的な出来事を直接に体験する,もしくは直面させられた.
2. 再体験:その出来事に関する悪夢や突然その出来事が再び起きているかのように感じる(フラッシュバック)など,不快な記憶が昼夜を問わず出現し苦しめる.
3. 回避:その出来事を思い出させる対象や刺激(場所や人など)を避ける.
4. 過覚醒:些細なことに怯え驚愕する.いらいらする.眠れない.

は,本人に説明するための仮の病名が伝えられていることが多いので注意する.

5 PTSD

表6にPTSDの診断のポイントを示す.診断にはトラウマ(心的外傷体験)の

存在が必須条件となる．主症状は，再体験，回避，過覚醒であるが，これらの症状が1か月以上持続した場合はPTSDと診断される．

D. 引き続き行う処置

1 入院・帰宅の判断（disposition）

①パニック障害　入院は不要である．かかりつけがなければ本人の同意を得てから精神科外来を紹介する．かかりつけがあれば紹介状をもたせて精神科外来を受診させる．

②解離性昏迷　入院は不要である．症状が改善したら，かかりつけがなければ本人の同意を得てから精神科外来を紹介する．かかりつけがあれば紹介状をもたせて精神科外来を受診させる．

③緊張病性昏迷　非外傷性挫滅症候群，コンパートメント症候群など重篤な合併症があれば入院とする．それ以外は精神科での入院・加療が必要であるので精神科施設に転送する．ただし，患者は入院に同意できないので，保護義務者の同意による精神保健福祉法の医療保護入院の適応となる．したがって，搬送には保護義務者を同伴させることが重要である．

④BPD　入院の必要性は身体的重症度による．入院の必要がないと判断されれば，かかりつけがなければ本人の同意を得てから精神科外来を紹介する．かかりつけがあれば紹介状をもたせて精神科外来を受診させる．

⑤PTSD　精神科医に診察を依頼する．

2 専門医による治療の概略

①パニック障害　精神科での治療は選択的セロトニン再取り込み阻害薬（selective serotonin reuptake inhibitor：SSRI）が第一選択薬とされている．ただし，効果発現までに2〜8週間かかるので，それまではベンゾジアゼピン系抗不安薬によって症状を抑える．

②解離性昏迷　背景にある解離性障害などの精神科疾患には精神療法が治療の主体となる．

③緊張病性昏迷　背景にある統合失調症などの精神科疾患には，抗精神病薬などによる薬物療法が治療の主体となる．

④BPD　精神療法が主体である．表7に薬物療法のポイントを示すが，薬物療法はあくまで部分的・補助的である．

⑤PTSD　延長曝露法，眼球運動による脱感作と再処理法，ストレス免疫訓練法などの認知行動療法などが試みられている．SSRIはPTSDの中核症状のみならずうつ病やパニック障害などの併発疾患にも有効で，第一選択薬とされている．ただし，効果発現までに少なくとも4〜6週間かかる．

表7　BPDの薬物療法のポイント

〈安全性を考慮する〉
OD（薬物過剰摂取）のリスクを考慮
→三環系抗うつ薬の投与を控える．
依存・乱用のリスクを考慮
→ベンゾジアゼピン系薬物，バルビツール酸，メチルフェニデート（リタリン®）の投与を控える．
〈薬物療法は部分的，補助的〉
SSRI
→有効とする報告もある．ただし，単剤では不安・焦燥感が生じる可能性がある．
バルプロ酸（デパケン®）
→怒り・攻撃性には有効である．
オランザピン（ジプレキサ®），アリピプラゾール（エビリファイ®）
→情動調節作用があり無作為比較試験（RCT）では有効であった．

〔Herpertz SC, Zanarini M, Schulz CS, et al : World Federation of Societies of Biological Psychiatry (WFSBP) guidelines for biological treatment of personality disorders. World J Biol Psychiatry 8 : 212-244, 2007〕

III 小児救急

責任編集：山田至康

1 総論

小児の診かた

山田至康　元順天堂大学教授・救急災害医学

　小児の疾病は種類が多いだけでなく，同一疾病でも症状が多種多様であるため，重症でも初発症状は軽微で見逃されてしまう危険性がある．「何となくおかしい（not doing well）」を評価できる能力と余裕ある診察が求められる．さらに脱水，低体温，低血糖，ケトン血症などを起こしやすいこと，誤飲・誤嚥，頭部打撲が多いことがあげられる．また，容易に呼吸不全やショックをきたしやすく，短時間のうちに心肺機能不全・心肺停止に至ることが多いため，呼吸不全やショックの徴候を早期に評価し適切な対応を行うことが重要となる．初期対応や心肺蘇生法も成人とは異なるため，小児を診療する機会の多い医師にとってPALS（pediatric advanced life support）などの標準化コース修得は前提条件となる．

　社会的な面からは，保護者は「いつでも，どこでも，小児科医による診療」を受けることが当たり前と考え，安易な受診（いわゆるコンビニ受診）が増え，一定地域の受診件数はその地域の小児人口の約30～40％ときわめて多数である．さらに，その95％が初期救急，5％が二次救急，0.1％以下が三次救急からなり，軽症が大部分であることも小児の特徴である．

A. トリアージ

①救急医療におけるトリアージは，医療行為の中で医療者と患者とのファーストタッチとして重要である．

②看護師による患者の医学的緊急度の評価から治療開始の優先度を決定するものである．看護師が全身状態，バイタルサインを診て，ガイドラインに基づき緊急度を5段階（蘇生，緊急，準緊急，低緊急，非緊急）に評価するものである．

③カナダの「トリアージガイドライン（Canadian Triage Acuity and Scale：CTAS）」がわが国に紹介され，保険診療点数にも反映されたため急速に普及している．CTASを基にした日本独自の「トリアージガイドライン（Japan Triage Acuity and Scale：JTAS）」が検討されている．

B. 患者評価と初期対応

1 患者評価　救急外来で行う患者評価は，初期・一次・二次・三次評価を進めていく．

①初期評価（pediatric assessment triangle：PAT）では看護トリアージと同様に，第一印象で患者の医学的緊急性の評価を行う．一次評価では心肺機能の基本的評価であるABCの評価とD（disability：神経学的評価），E（exposure：全身観察）を評価する．

②二次評価ではSAMPLE（S：signs and symptoms，A：allergy，M：medication，P：past history，L：last meal，E：events）の評価と身体所見の観察を行う．

③三次評価では諸検査のデータを参考に診断をつけるとともに，初期対応や患者処遇（disposition）を決定する．一次評価におけるショックについては，低血圧性ショックになってからでは遅く，心拍数が増加を始める代償性ショックのうちに評価・処置を行うことが重要である．

2 初期対応

①評価を行う各段階において危急症であると

判断すれば，呼吸・循環の安定化（stabilization）を図るために100％酸素投与，ABCの補助，各種のモニタリング，動・静脈路の確保，等張晶質液の急速輸液，薬剤投与，電気的治療などを選択し実施する．関連科との連携を図ることや，処置を行うたびに患者の状態の再評価を行うことが重要である．
②初期・二次救急の患者で，バイタルサインが安定している場合は時間的余裕があるため，二次・三次評価を通常診察の方法で進めていくが，この時に，小児の特徴を知っておくことが必要である．つまり，小児は重症であっても初発症状は軽いが，病態の進行は急速であること，年齢集積性があることなどは診断に有用である．
③その他，育児不安や保護者の身勝手に基づくものが多い点，常に虐待を念頭に置いて診療しなければならない点などの社会的側面にも配慮が必要である．

C. 小児の心肺蘇生

小児の心停止は進行性の呼吸不全またはショック，またはその両者によって起こることがほとんどで，心原性不整脈によるものはわずかである．
①心停止になった場合は，蘇生の可能性は少ないが，JRCガイドラインでは，呼吸停止だけで初期対応できれば救命率は70％以上としている．このため呼吸不全やショックを早期に評価し，速やかに質の高いPBLSを実施することが救命率の向上に欠かせない．
②呼吸なし・脈なしの場合は1人であれば胸骨圧迫30回・人工呼吸2回，2人であれば胸骨圧迫15回・人工呼吸2回を2分間行う．人工呼吸は準備できしだい，気道確保して2回行う．胸骨圧迫は強く（胸の厚みの約1/3）・速く（少なくとも100回/分）・胸部の完全復元（圧迫解除），交代などの蘇生中断を最小限にする，1〜2分ごとに胸骨圧迫を交代するなどが重要である．
③続いて，現場を離れて応援要請と資機材手配を行う．AEDがすぐに使用可能であっても，最低2分間はCPRを継続してから装着する．
④未就学児には小児用電極パッド，学童以上は成人用電極パッドを装着し，適応があればショックを行い，その後は直ちに胸骨圧迫からCPRを2分間繰り返す．脈拍があっても，心拍数60/分以下でCPRを開始する点や呼吸数10/分以下で人工呼吸を開始する点が重要である．
⑤小児二次救急処置（PALS）はそれ自体が専門的治療であるため，医学的重要度は高まる．PALSは成人と比べて，電気的除細動のエネルギー量や昇圧薬や抗不整脈薬の投与量が異なる．CPRを行うと同時に原因の検索（5H5T：hypovolemia, hypoxia, hypo/hyperkalemia, hypoglycemia, hypothermia, toxin, tamponade, tension pneumothorax, thrombosis, trauma）を行うことが重要である．
⑥気管挿管においては，乳児では声門が高い位置にあるためマッキントッシュ型よりもブレードが直線のミラー型を用いる．挿管チューブの内径は4＋年齢/4（mm）を目安とする．8歳未満には原則としてカフ付きチューブは使用しなかったが，見直されている．挿管後は呼気CO_2モニターで確認する．気管チューブの長さ（口唇までのcm）は3×内径（mm）を目安とする．挿管後の人工呼吸は，心肺蘇生中は胸骨圧迫とは非同期で10/分，循環がある場合は12〜20/分で行う．
⑦薬剤投与経路としては，静脈路の確保に時間がかかると判断すれば，速やかに骨髄路を確保する．骨髄内投与は静脈内投与とまったく同様に，すべての薬剤，輸血が可能である．

D. 診療上の注意点

①診察は明るい暖かい部屋で外陰部を含めた全身を診ることが重要である．高度のイレウスがおしめを取ってみて初めて鼠径ヘルニアの嵌頓であることがわかった例もある．

②3か月未満の乳児の発熱は敗血症・化膿性髄膜炎の危険性があるうえに，評価が難しいため，患児の表情，目つきを中心に全身状態を正確に把握することが重要である．検査値に基づく診断も重要であるが，トリアージの段階で顔つき・目つきからどことなくおかしいという臨床的な勘を養うことも大切である．

③腹痛に関して乳幼児は腸重積症，幼児・年長児は急性虫垂炎が最も重要で頻度が高いため，まず疑ってみる習慣をつける必要がある．また同時に腹痛に加えて嘔吐，血便，腹部所見のいずれかがあれば消化管の器質的な異常を考えなければならない．

④痙攣は最初に熱性痙攣かそれ以外かを鑑別することが臨床的に重要であるが，無熱性の痙攣の場合は徹底的に原因を追究しなければならない．血液検査(CBC，CRP，生化学一般，血液ガス，アンモニア，血糖，Na，K，Cl，Ca，P，Mg)，頭部CT，脳波検査，が必須で，場合によっては髄液穿刺，血液培養，MRI，出血凝固検査，トライエージ®DOA(尿薬物検査キット)が必要となる．精査を先送りした中に脳腫瘍が見つかった場合もある．

⑤小児は成人に比べ全身が視野の中に入るため，顔色や目つき，呼吸状態，四肢末梢の循環状態を確認後，生理的な評価を優先する習慣をつけることが大切である．

2 各論

CPAOA（SIDS を含む）
cardiopulmonary arrest on arrival

市川光太郎　北九州市立八幡病院病院長・救命救急センター・小児救急センター

A. 小児ならではのポイント

- 当救命救急センターに搬入される全 CPAOA（cardiopulmonary arrest on arrival）の中で，小児は最近 5 年間は 2% 前後である．1995 年代の 5 年間の 5% 余りから，乳幼児突然死症候群（sudden infant death syrdrome：SIDS）の減少に伴い，年々減少して小児の CPAOA の頻度は低い．また，小児救急受診者の 0.01% の頻度である．
- 原因は事故，他殺など外因死と SIDS に代表される内因死と半々であるが，乳幼児期以下（2 歳未満が過半数）に多く，心臓死は少なく，呼吸不全死が過半数であり，AED の適応が低い（目の前で倒れた症例は AED 使用が原則）．
- 小児の場合は心肺停止状態から発見までの時間が長いことが予想され，小児の CPAOA の予後は不良のことが多い．

3. 最初の処置

1 小児における救命の連鎖を考慮すると，乳幼児期を念頭にした，事故などの予防の実施（SIDS 防止キャンペーンで効果証明済み）から始まり，早期発見，bystander から救急救命士による BLS（basic life support），そして，PALS（pediatric advanced life support）への連続実施である．すなわち，最初の処置として，気道確保，心マッサージと人工呼吸，AED の使用，輸液路確保，強心薬の使用などである．

2 一方，小児 CPA 症例の搬入依頼があったら，①蘇生スタッフ招集（小児科医が中心となるべきである），②患者情報の共有，③蘇生用具，蘇生薬の準備，④加温した輸液（生食水），輸液セット，骨髄針の準備，⑤ポータブル X 線撮影の依頼，⑥感染標準予防策，などを速やかに救急室で行う．

3 また，患者情報は，起きた事象はどのようにして（mechanism），起きている傷病は外傷か何か（injury），バイタルなどの徴候（signs），救急隊の酸素投与中などの処置（treatment），の 4 つ（MIST）の必要不可欠な情報を救急隊から聴取してスタッフで共有する．

C. 病態の把握・診断の進め方

1 原因検索

①小児 CPAOA における鑑別診断としては内因性疾患によるものか，外因性疾患（特に児童虐待）によるものかの鑑別が第一義となる．前述の MIST に加えて，基礎疾患の有無など詳細な問診が必要である．特に揺さぶられっ子症候群（shaken baby syndrome：SBS）は外見上区別がつかないので，保護者の言動にも細心の注意が必要である．

②内因性疾患での CPAOA で最も多いのは SIDS であるが，SIDS は解剖後の診断名であり，解剖なくして診断できない（図1）．真の SIDS を否定するためにも，蘇生の成功・不成功にかかわらず，一般血液・生化学検査，髄液検査，尿検査，各種培養検査，特殊血液・尿検査（アミノ酸分析，

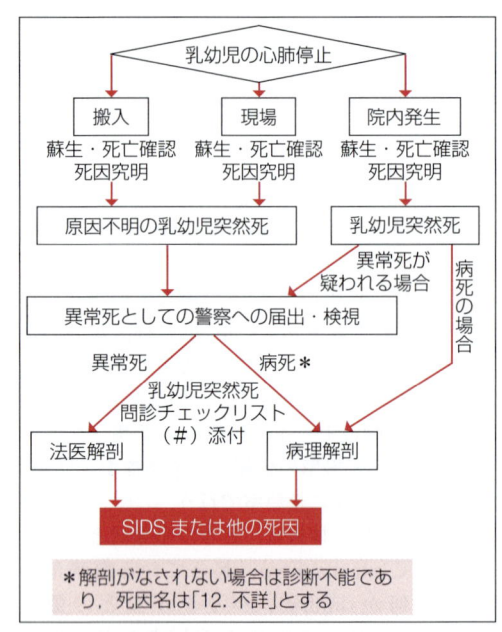

図1 SIDS診断ガイドライン

解剖による診断分類

Ⅰ．乳幼児突然死症候群（SIDS）
　Ⅰa．典型的 SIDS：解剖で異常を認めないか，生命に危機を及ぼす肉眼的所見を認めない．軽微な所見を認めるものの死因とは断定できない．
　Ⅰb．非典型的 SIDS：無視はできないものの死因とは断定できない病変を認める．
Ⅱ．既知の疾患による病死
　急死を説明しうる基礎疾患を証明できる．
Ⅲ．外因死
　剖検において外因の根拠が示される．
Ⅳ．分類不能の乳幼児突然死
　Ⅳa．剖検施行症例：死亡状況調査や剖検を含む様々な検討でも，病死と外因死の鑑別ができない．
　Ⅳb．剖検非施行症例：剖検が実施されず臨床経過や死亡状況調査からも死因を推定できない．

#：乳幼児突然死問診チェックリスト（表1参照）
　詳細は日本 SIDS 学会雑誌 Vol.8, No1, p28, 2008 を参照のこと

タンデムマス検査），心電図，検体保存などが必要となる．さらに画像検査では単純X線検査，頭部CT検査，必要に応じて胸腹部CT検査，超音波検査（心臓，腹部ほか）などを行う．

③また，SIDS 発症病態やその疫学的リスク因子（図2）も判明していることから，周産期異常の有無，睡眠体位，栄養法などの情報は不可欠であり，加えて，児童虐待などの鑑別のためにも家庭環境，養育姿勢の把握は必要である．これらの情報収集は誰が，どんな状況下で行っても普遍的に収集されるべきであるため，チェックリストを用いるべきである（**表1**，462頁）．

2 診断がつかない場合の対応およびその後の対応

①かかりつけ患児以外において CPAOA で搬入される限り，蘇生実施と並行して，蘇生の成否に無関係に直ちに警察への通報を行う必要がある．特に虐待症例では保護者の説明が，相手や時間経過で異なったり，曖昧になったりするため，救急救命士が収集した急変時の状況と医療スタッフが収集した情報（問診内容）を整理して，警察には事前に伝えて事情聴取をしてもらうことが重要である．また，外傷などを認める場合には必ず記録写真を撮っておくことが必要である．

②蘇生が成功しない場合には，検視となるが，わが国の多くの地域は監察医制度がないため，法医解剖には検視官も消極的であり，かつ，多くの場合，警察医の同行はなく，勤務医が警察医代わりを求められることが多い．このため，目撃者のいない小児の非外因性 CPAOA においても，医療側から安易に SIDS などによる内因死の可能性を検視官に伝えるべきではなく，尋ねられて初めて，考えられる医学的所見は述べるが，憶測や経験での病態説明は行わない注意が必要である．検視官と協働して，

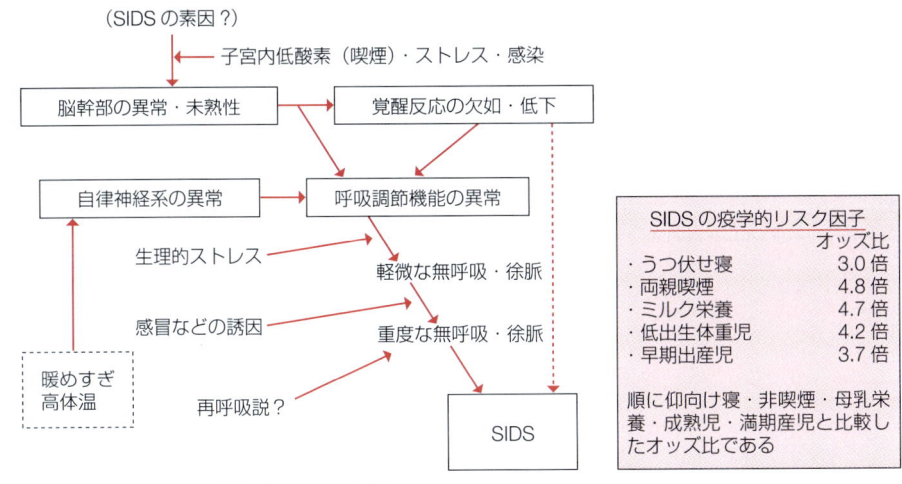

図2 SIDSの病因・病態論とリスク因子

- (SIDSの素因?) → 子宮内低酸素(喫煙)・ストレス・感染
- 脳幹部の異常・未熟性 → 覚醒反応の欠如・低下
- 自律神経系の異常 → 呼吸調節機能の異常
- 生理的ストレス
- 感冒などの誘因
- 暖めすぎ高体温
- 軽微な無呼吸・徐脈
- 重度な無呼吸・徐脈
- 再呼吸説?
- SIDS

SIDSの疫学的リスク因子

	オッズ比
うつ伏せ寝	3.0倍
両親喫煙	4.8倍
ミルク栄養	4.7倍
低出生体重児	4.2倍
早期出産児	3.7倍

順に仰向け寝・非喫煙・母乳栄養・成熟児・満期産児と比較したオッズ比である

〔平成9年厚生科学研究班（田中哲郎班長）報告書による〕

きるだけ法医解剖（行政解剖）となるように家族を説得して承諾を得る努力を行う必要がある．解剖により思わぬ原因疾患が見つかる場合も少なくないので，蘇生が成功しない場合で法医解剖が得られない場合には，病理解剖の承諾に全力をあげる必要がある．

③いずれにしても，目撃者のいない小児のCPAOA症例は常に外因性，内因性問わず，児童虐待の可能性を考慮しておかねばならず，安易に臨床診断をすべきではなく，解剖を含めての厳密な対応が必要である．

④実際に，法医解剖，病理解剖ともにできない場合には，死亡診断書作成においては推定での臨床診断名を記入することなく，「12．不詳死」を選択する必要がある．

3 死亡時における家族への対応

①小児CPAOA症例は発見まで時間が経過している場合が多く，蘇生に反応する症例は決して多くはない．多くの保護者が外因・内因を問わずに，傷病の変化や心肺停止に気づけなかったことに関して，自分自身を責めていることが経験される．

②このような状況下では，医療スタッフの心ない言動が保護者を必要以上に傷つけてしまうことを念頭に入れておく必要がある．すなわち，子どもの死を受容できない状況で無理にそれを迫ることはしてはならない．身体的命に加えて精神性の命もあるわけで，その子どもの精神性の命が保護者および家族に良い形で残るように仕向けてあげなければならない．

③このためにもグリーフケアの一環として，なるべく早い段階から蘇生の現場に保護者を同席させることが望ましい．これは蘇生を受けている子どもの保護者もまた傷病者であるという考えに基づくものである．つまり，小児の蘇生では子ども自身とその保護者の2人の患者を治療するという考えに立つ必要がある．

④さらに，保護者に子どもの死を受容してもらうためには，誠実に真実を伝えること，そこに派生する保護者の悲しみを傾聴すること，同調的態度で時間をかけて傍に寄り添うこと，保護者の要望（宗教など）に察知し応えること，これらの対応を平易な言葉

表1 乳児突然死症例　問診・チェックリスト・カルテ保存用紙＆法医・病理連絡用紙

医療機関名〔　　　　　　〕
担当医師　（　　　　　　）

日本SIDS学会・厚労省SIDS研究班　2006年版　　　記入日　年　月　日

発症年月日時	年　月　日　時	異常発生数日前の様子	
死亡日時	年　月　日　時	風邪症状	①なし　②あり（　　）
氏名（イニシャル）	ID-No.	発熱	①なし　②あり（max　　℃）
年齢	歳　ヶ月	鼻閉	①なし　②あり（　　）
異常発見時の状況（死亡状況調査）		その他（　　）	
		出生体重　　gr　在胎週数　　週	
		分娩中の異常	①なし　②あり（　　）
		第何子　　子（同胞　　人）	
		栄養方法（　ヶ月まで）	①母乳　②混合　③ミルク
		普段の着衣	①薄着　②普通　③厚着
		普段の睡眠中の着衣	①薄着　②普通　③厚着
		発育発達の遅れ	①なし　②あり（　　）
		主な既往歴	
		これまでに無呼吸やチアノーゼ発作の既往	①なし　②あり（　　）
発見場所	①自宅　②保育所　③その他（　　）	母親の年齢　歳，／父親の年齢　歳	
		母親の仕事	①なし　②あり（　正規職・パート）
最初の発見者	①母　②父　③保育士　④その他（　　）	母親の喫煙	①なし　②あり（　　本/日）
異常発見時の時刻	時　分（24時間法）	母親の育児ノイローゼ	①なし　②あり
最終生存確認時刻	時　分（24時間法）	父親の喫煙	①なし　②あり（　　本/日）
異常発生時は睡眠中？	①いいえ　②はい	父親の職業	①公務員　②会社員　③自営業　④農漁業　⑤その他（　　）
発見時の添い寝	①なし　②あり	同胞のSIDS又はSIDS疑い，ALTEの有無	①なし　②あり（　　）
異常発見時の体位	①仰向け　②うつ伏せ　③その他（　　）	養育環境・姿勢の印象	①正常　②違和感有り　③明らかに変
普段の就寝時体位	①仰向け　②うつ伏せ　③その他（　　）	父母・家族の印象	①正常　②違和感有り　③明らかに変
普段の寝具	①赤ちゃん用　②大人用	主な臨床検査データ	
寝具の柔らかさ	①固い　②普通　③柔らかい	1. 血液・尿・髄液・その他　異常所見；	
死亡時の部屋の暖房	①なし　②あり	2. 単純X線　①なし　②頭部　胸部　腹部　その他（　）	
異常発見から病院到着までの時間	分	3. 骨折の有無　①なし　②あり（　　）	
病院までの搬入手段	①救急車　②自家用車　③その他（　　）	4. CTの有無　①なし　②頭部　胸部　腹部　その他（　）　異常の有無；有（　　）　なし	
病院搬入時の状態		5. 生検（肝，　　）	
呼吸停止	①なし　②あり（　　）	6. 保存検体（血液濾紙，血清，尿，髄液，小皮膚片，毛根付毛髪5-6本，爪）	
心停止	①なし　②あり（　　）	臨床診断（疑い）：	
外表の外傷	①なし　②あり（　　）	検視の結果：①法医解剖　②行政解剖　③病理解剖　④解剖なし	
鼻出血の有無	①なし　②あり（左・右）		
窒息させた物	①なし　②あり（　　）		
その他の特記事項（　　）			
病院到着から心拍再開までの時間	分	死亡診断書（検案書）：①不詳死　②検案（司法/行政解剖）	
挿管時気管内ミルク	①なし　②あり（多量・微量）	関係機関連絡の有無	①なし　②あり（児相，保福，その他）
胃内チューブ吸引物	①なし　②あり（　　）		
主な治療　①蘇生術（　　時間）　②気管挿管　③レスピレーター管理　④その他		その他特記事項	

（日本SIDS学会雑誌 vol. 8, No. 1, p 28, 2008）

で伝えることが重要である．
⑤さらに，お見送りの際にはスタッフ全員が揃って送り出すことに努める必要がある．

D. 引き続き行う対応

①死亡後の保護者家族のケアを継続することは，医療機関の務めとして認識する必要がある．その後の家族の心情の推移に対する対応を，看護師，臨床心理士，ソーシャルワーカーなどのチームで行う必要がある．その際には保健福祉センターなどとの連携を行い，地域で保護者家族の見守り・支援を行うように努める．
②事後検査，特殊検査などの後日判明する検査結果が出揃ったら，必ずその説明を行い，新たにわかった診断名がある場合にはそれを伝えるとともに，死亡診断書の訂正も行う．
③また，原因疾患に合わせた「家族の会」などを紹介することも必要である．
④病理解剖が行われた際には，解剖結果を詳細に説明報告し，解剖承諾に対する謝意を忘れずに真摯な態度での説明が求められる．

E. 入院3日間のポイント

●蘇生が成功した場合には，少なくとも72時間は脳蘇生に全力をあげるべきであり，集中治療に専念する．医療側独自の，安易な蘇生中止の決断は行わない．
●家族への状況説明を頻回に行い，子どもの病態の理解を促すとともに，生存〜社会復帰，脳死，死亡などの可能性に関しても十二分に説明して理解を求める．
●集中治療においては脳低温療法を始めとする脳保護療法，あるいは原疾患に基づく治療を行うが，多くは高サイトカイン血症の状態，DICの状態であるため，この治療を行う．
●内因性疾患，または外因性疾患によるCPAOAかを見極めるが，CPAOAまでのプロセスを正確に把握・評価する．特に第三者の目撃者がいない事故では常に児童虐待の否定が不可避であるため，丁寧な状況把握を行う．
●脳死状態が確認された場合，臨床心理士やケースワーカーを交えての話し合いを行い，家族の意向を慎重に把握する．

F. 最後に

医療スタッフとして，救命行為に全力をあげての蘇生を行うのは当然であるが，蘇生の成否にかかわらず，病因・病態の究明にも全力をあげる必要がある．つい，繁忙さなどにより，診断治療に専念しすぎ，小児の発育発達に見合う病因・病態か否かの評価がおろそかになりやすい点に注意が必要である．なぜこうなったのかという自問を，常に行いながら蘇生し，虐待などを見逃さないことが重要である．

ショック
shock

六車 崇　国立成育医療研究センター病院・集中治療科医長

A. 小児ならではのポイント

●ショックとは，「組織の酸素需給に不均衡をもたらす全身の循環障害」である．生体に対する侵襲や侵襲に対する生体反応の結果として，重要臓器の血流が維持できなくなり，細胞の代謝障害や臓器障害が起こる急性の症候群をさす．進行すれば心肺停止に陥る危険な病態であり，迅速な判断と対応が要求される．
●小児は年齢体格によって，心拍数や血圧の正常値が異なる．また，バイタルサインやモニター値の測定が困難なこともある．そのため成人以上に，バイタルサインやモニター値に依存することなく，身

- 体所見から迅速にショックを認知することが重要である．
- 小児では輸液路確保が困難なことがあり，ショック症例ではその傾向はさらに顕著．輸液路確保の遅延は状態の悪化に結びつくため，必要時には積極的に骨髄路の確保を選択しなければならない．

B. 最初の処置

❶初期評価と対応

① まず，初期評価（general assessment）として，一般状態の評価を行う．患児と向き合ってから数秒間で，視覚的および聴覚的に，おおまかな全身状態を評価し，緊急度を判断する．

② 評価の項目は，pediatric assessment triangle（PAT）にあげられる3項目である（図1）が，これらを詳細に診察してはならない．あくまでも「ぱっと見」で瞬時に全身状態を「良好」「不良」「CPRが必要」に分類する．

③ 全身状態「不良」または「CPRが必要」であると判断したら，すぐに1）人員および蘇生用物品を集め，2）高流量酸素投与を開始し，3）モニター類を装着する．

❷一次評価とショックの認知

①一次評価

① 初期評価で全身状態が「不良」であれば，一次評価（primary assessment）を迅速に行う．一次評価は，全身状態不良の患児に対して，下記A〜Eのどこの状態が不良であるかを評価する過程であり，ショックの有無はここで認知する．

② 評価は数分以内：上記1）〜3）が完結するまでには完了するぐらいを目安に迅速に進め，バイタルサインやモニター値に過剰に依存することを避け，身体所見から評価することが必要である．

③ 評価は，Airway：気道，Breathing：呼吸，Circulation：循環，Disability：神経学的所見，Exposure：外表所見と体温，の順に系統的かつ迅速に進める（ABCDE approach）

②ショックの認知

① ショックの患児では，意識状態の悪化，呼吸促迫，頻拍または徐拍，脈拍の減弱，血圧低下，毛細血管再充満（capillary refill時間の延長，脈圧の減少，四肢冷感，冷汗，尿量減少などが認められ，循環（C）のみならず重症度やショックの原因によってはABCDEすべてに異常を認めうる．これらの徴候は，重要諸臓器の血流低下やその代償機転としての交感神経の緊張により生じるものである．

② 後述するように，血圧低下はショックの晩期徴候であり，そこに至ってはじめてショックを認知するのは不適切である．上記の徴候が1つでも認められたら，ショックの可能性を念頭に置く必要がある．

図1　pediatric assessment triangle
〔American Heart Association：PALS プロバイダーマニュアル（日本語版）．p6，シナジー，2008〕

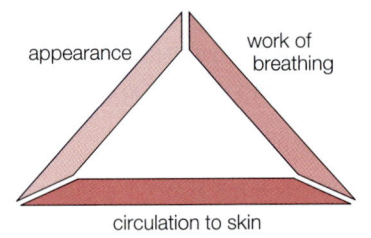

appearance（概観）	筋緊張 周囲への反応/精神的安定 視線/注視 会話/啼泣
work of breathing（呼吸仕事量）	呼吸仕事量の増大：鼻翼呼吸，陥没呼吸など 呼吸数の減少や無呼吸 呼吸音の異常：喘鳴，呻吟など
circulation to skin（循環・皮膚色）	皮膚色の異常 出血

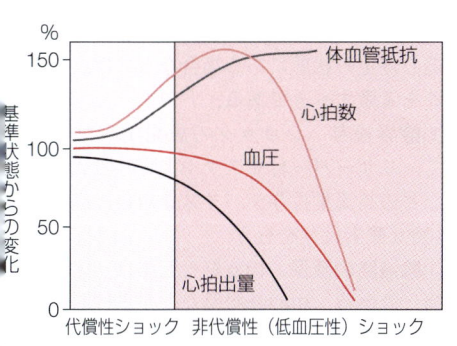

図2 ショックの際の血行動態の変化
〔Haziniski MF（ed）：Recognition of Respiratory Failure and Shock. PALS Provider Manual. p34, American Heart Association, 2002〕

3緊急度・重症度の評価 ショックは緊急度・重症度により，以下の2つに分類される（図2）．

1代償性ショック
①1回拍出量の低下に対し，心拍数増加による心拍出量増加や末梢血管収縮による体血管抵抗上昇などの代償機転により，血圧が保たれている状態をさす．
②収縮期血圧が維持される一方，体血管抵抗上昇により拡張期血圧が上昇するため，脈圧の減少が認められる．

2非代償性ショック（低血圧性ショック）
①代償性ショックからさらに状態が増悪し，代償機構の限界を超えたことで，血圧が各年齢における許容下限値以下の低血圧に至った状態を，非代償性ショック（低血圧性ショック）という．切迫心停止であり，より迅速な全身状態の安定化が求められる状態である．
②各年齢における収縮期血圧の下限値の目安は以下のとおり．

生後1か月未満	60 mmHg
生後1か月以上，1歳未満	70 mmHg
1歳以上，10歳未満	70＋2×年齢（歳）mmHg
10歳以上	90 mmHg

4判断と行動 上記1〜3に引き続くかたちで，集まった人員に対して，輸液路確保や気管挿管の準備など，ショックの治療・管理に向かっての処置を開始する．

C. 病態の把握・診断の進め方

1鑑別診断
1二次評価 輸液路確保などの処置を進めるあいだに，二次評価（secondary assessment）を行う．身体所見の詳細な評価と病歴聴取から，ショックの原因を鑑別する（表1）．
2ショックの病態分類 ショックはその病態により，以下の4つに分類される．患児の病態は，以下の4つのうちの1つのみとは限らず，なかには2つ以上の病態が複合している場合もあることに留意しておく．
①循環血液量減少性ショック（hypovolemic shock）：小児のショックで最多のものであり，血管内容量が減少し，前負荷の減少によりショックに至る病態である．原因としては，出血，浸透圧利尿（高血糖など）などがあげられるが，最多は下痢・嘔吐など消化管からの水分の喪失によるものである．
②血液分布異常性ショック（distributive shock）：血管内での容量分布の不均衡によりショックにいたるもので，アナフィラキシー，脊髄損傷，敗血症などが原因となる．体血管抵抗の低下を伴うwarm shockと，体血管抵抗の上昇を認めるcold shockがあり，毛細血管再充満時間や末梢皮膚温などの身体所見は様々である．アナフィラキシーの際には上気道閉塞や蕁麻疹，敗血性ショックの際には感染徴候などが認められる．
③心原性ショック（cardiogenic shock）：主に心収縮力の低下により心拍出量の低下をきたし，ショックに至る病態である．心筋症，心筋炎，重症不整脈，弁膜症，先天性心疾患，心筋梗塞などが原因としてあげられる．肺水腫の症状や，肝腫大，頸静脈の怒張などの，心不全に伴う症状が認められ

表1 二次評価での身体診察と病歴聴取

身体所見		
頭部	(触診)	大泉門
顔面	(視診)	眼球の陥凹，口腔内所見
頸部	(視診)	頸静脈怒張
	(触診)	気管の偏位，皮下気腫
胸部	(視診)	呼吸数，呼吸パターン，胸壁の動き
	(聴診)	呼吸音，心音
	(打診)	鼓音/濁音
腹部	(視診)	腹部膨隆
	(触診)	肝腫大，下腿浮腫
意識レベル：GCS		

病歴聴取		
S	Signs & Symptoms	自他覚症状
A	Allergies	アレルギー
M	Medications	薬物
P	Past medical history	既往歴
L	Last meal	最終経口摂取
E	Events	イベント，現病歴

るほか，原因疾患によっては心雑音や奔馬調律(gallop rhythm)，不整脈，チアノーゼなどが認められる．

④心外閉塞・拘束性ショック(obstructive shock)：血流が物理的に閉塞されることにより心拍出量が低下する病態である．肺塞栓，心タンポナーデ，緊張性気胸などが原因疾患としてあげられ，その多くは原因となる物理的閉塞を解除しなければショックを脱することができない．

D. 引き続き行う処置

1 ショックの一般的管理 ショックの患児には，迅速な対応が必要である．以下の管理を進めることで，循環動態を正常化して酸素需給の不均衡を是正し，重要臓器の機能を保つ．

1 気道確保 気道に問題がなくとも，意識レベルの著明な低下を認めるときや，肺水腫などで高いPEEPを必要とする場合，また切迫心停止の状態にある場合などには，気管挿管を考慮すべきである．

2 酸素投与 ショックの患児すべてに対して，リザーバー付マスクや非再呼吸式マスクなどの高流量投与デバイスを用い，高流量で100%酸素投与を行う．

3 輸液路の確保 輸液路としては，末梢静脈路，骨髄路，中心静脈路などがあげられ，なかでも迅速に確保でき投与経路として確実な骨髄路の重要性は高い．必要な際にいつでも骨髄輸液針が使用できるように準備しておくべきである．

①末梢静脈路：代償性ショックに対しては，まず末梢静脈ルートの確保を試みてもよい．ただ，処置の遅延は患児の転帰を左右するため，確保困難なときには骨髄路確保への切り替えを躊躇してはならない．

②骨髄路：非代償性(低血圧性)ショックでは，より早い段階で骨髄輸液針の刺入を試みる．末梢静脈ルートの確保を試みる前に施行してよい．また，代償性ショックであっても，末梢静脈の確保が困難であれば，早々に骨髄輸液針の使用を考慮する．

③中心静脈路：患児の状態に応じて，中心静脈路の確保を検討する．初期診療の現場においては，他の処置の妨げになりにくく手技が比較的容易な大腿静脈が第1選択となることが多い．

4 輸液療法(fluid resuscitation) ショックに対する輸液療法には，「糖を含まない等張電解質輸液製剤」を使用する．生理食塩水，乳酸リンゲル，酢酸リンゲルなどの，いわゆる細胞外液補充液がこれに含まれる．投与ルートが確保されたら，等張性電解質輸液製剤20 mL/kgを5〜20分で急速投与する．例外的に，心原性ショックでは5〜10 mL/kgを10〜20分以上かけて投与，糖尿病性ケトアシドーシスでは10〜20 mL/kgを1時間以上かけて投与し再評価する．

2 病態ごとのショックの治療 輸液療法のみ

ではショックの治療にはならない．上記の一般的管理に加え，病態による分類に基づいた治療戦略が必要となる．

1 循環血液量減少性ショック　出血性か非出血性かの判断が必要．出血性ショックであれば，輸液療法に引き続き輸血を考慮する．60 mL/kg の輸液に対しても安定しない症例は緊急止血術が必要と考えるべきである．

2 血液分布異常性ショック

①敗血症性ショック：大量輸液の他，早期抗菌薬投与が必要である．それに加えて，循環作動薬の使用，血中ヘモグロビン値の正常化，ステロイド投与，ARDS に対する人工呼吸管理などを行うことが転帰の改善に有用と考えられている．

②アナフィラキシーショック：上気道閉塞症状に対しては，早期に気管挿管が必要とされることもある．輸液療法に加え，アドレナリン（ボスミン®），抗ヒスタミン薬，ステロイドの投与や β_2 作動薬の吸入などを行う．

③神経原性ショック：低血圧と同時に徐拍が認められることが多い．輸液療法に反応しない場合は，アドレナリン（ボスミン®）やノルアドレナリンなどの血管収縮薬を使用する．

3 心原性ショック

①等張電解質輸液を 5～10 mL/kg を 10～20 分以上かけて投与し，再評価する．

②肺水腫などに対して，必要に応じ人工呼吸管理を行う．胸部単純 X 線や心エコーなどで評価し，病態に応じて適切な循環作動薬を投与する．

4 心外閉塞・拘束性ショック　閉塞機転の同定と解除を行う．心タンポナーデでは心嚢穿刺や心嚢開窓術による心嚢内のドレナージが，緊張性気胸であれば胸腔穿刺や胸腔ドレーン挿入による脱気が早急に必要となる．

3 入院・帰宅の判断（disposition）

①ショックで来院した患者は，初期診療で安定した後も厳重な経過観察が必要であり，全例入院と考えてよい．

②集中治療管理が必要な状況などでは，小児の全身管理に熟練した施設へ転院搬送することを考慮すべきである．

E. 入院 3 日間のポイント

- いったん治療に反応しても，再度ショックに陥ることがあるため，厳重なモニタリングが必要である．
- ショックの原因となった病態に対して積極的に加療する必要がある．
- ショックによる二次性の臓器障害の程度を把握し適切な支持療法を行う必要がある．

意識障害
disturbance of consciousness

長村敏生　京都第二赤十字病院・小児科副部長

A. 小児ならではのポイント

- 意識障害は初期対応の良否が神経学的予後に直結する緊急事態で，意識障害が持続する児は全身管理が必要となるため，直ちに自施設の小児科医にコンサルトするか，小児科専門医が常駐する医療機関へ速やかに搬送することが望ましい．なお，搬送時の呼吸・心停止の可能性があれば気管挿管した上で搬送する．
- 意識障害の原因は多様で（表 1），約半数は脳以外の原因でも起こりうる．小児でよくみるのは痙攣後（有熱性と無熱性の場合がある），急性脳症，化膿性髄膜炎，低血糖症，中等～重症の脱水，頭部外傷（虐待を含む），薬物中毒（誤飲）など．
- 乳幼児は気道内径が絶対的に細く，気道抵抗が大きい上に，口腔内に占める舌の

容積が大きく，舌根沈下による気道閉塞を起こしやすい．さらに，成人の喉頭は円筒形であるのに対して，乳幼児の喉頭は円錐形で先にいくほど狭くなっているため，意識障害児をみた時にはまず気道を確保して，呼吸状態の観察と評価を行うことが重要である．
- 乳幼児は言葉が理解できないため，意識障害の重症度を判定するためには乳幼児用に修正された評価法を利用する．さらに，個々の乳児間で発達に差があるため，普段の様子に比べてどうなのかを確認することが重要で，その判定には家族（特に母親）の協力が欠かせない．
- 小児の意識障害では随伴症状として痙攣を伴うことが多く，その対応についても習熟しておく必要がある．
- 意識障害には必ず原因が存在し，予後改善のためには早期診断・早期治療が不可欠であるが，意識障害児の診断を確定する上では家族からの病歴聴取が極めて重要である（ギンナン中毒，薬物中毒，てんかん児の抗痙攣薬怠薬，虐待など）．

B．最初の処置

1 バイタルサインのチェックと救急処置

1 **バイタルサインのチェック** 脈拍数，呼吸数，血圧，体温をチェックし，全身状態を把握するとともに各種モニターを装着する．バイタルサインの異常があれば，診断をつけるよりも全身状態の安定化が最優先となる．

2 **気道確保** 意識障害時は舌根沈下や嘔吐に伴う誤嚥によって気道閉塞を起こしやすいため，気道確保が重要である．肩枕，吐物・唾液・出血・気道分泌物の吸引，高濃度酸素投与により SpO_2 95％以上を保つようにする．

3 **呼吸管理** 異常呼吸パターンに注意し，呼吸不全に対してはマスク・バッグ換気または気管挿管による人工換気を行う（$PaCO_2$ 35〜45 Torr）．

表1 意識障害の原因となりうる疾患

A. **中枢神経系疾患**
髄膜炎，急性脳症・脳炎，熱性痙攣，てんかん，頭部外傷，脳血管障害，脳腫瘍，水頭症，脳ヘルニア

B. **代謝性疾患**
糖尿病性昏睡，低血糖症，水・電解質異常，肝機能異常，腎機能異常，先天性代謝異常，急性副腎不全

C. **呼吸循環障害**
低酸素血症，CO_2ナルコーシス，心疾患・不整脈，高血圧性脳症，低血圧

D. **中毒**
薬物，化学物質，CO中毒，ギンナン中毒

E. **その他**
心因性疾患，熱中症，偶発性低体温，小児虐待

4 **循環管理** 輸液路確保（末梢静脈ラインまたは骨髄穿刺）の上，ショック状態と判断すれば細胞外液10〜20 mL/kgを5〜10分で急速静注し，血圧を収縮期で70＋年齢×2 mmHg以上に保つようにドパミン（イノバン®）持続静注（5 μg/kg/分）を開始する．ただし，血圧が安定すれば原因疾患が判明するまでは維持輸液量を超えないようにして脳浮腫，SIADHを防ぐ．さらに，必要に応じてアドレナリン（ボスミン®）投与，除細動，胸骨圧迫を行う．

5 **その他の処置** その他には体温管理と痙攣抑制（「痙攣」，66頁を参照）が重要である．

2 **病歴聴取** バイタルサインのチェックと全身状態を安定させるための救急処置を進めつつ，混乱状態にある家族からできるだけ要領よく病歴を聴取する（発症経過，前駆・随伴症状，基礎疾患，家族歴，薬物服用歴など）．

C．病態の把握・診断の進め方

1 **鑑別診断** 意識障害の原因の約半数は脳以外の原因でも起こりうることに注意する．

1 **バイタルサインの異常** バイタルサインの異常から判断できる意識障害の原因を表2に示す．

2 **神経学的診察（表3）** 意識障害時の眼の所見は病態や病巣の推測に有用である．さらに，意識障害に①片側あるいは両側性の筋

表2 バイタルサインの異常から推測できる意識障害の原因

体温	上昇	中枢神経系感染症(急性脳炎,急性脳症,化膿性髄膜炎,ADEM),熱性痙攣,熱射病
	正常	てんかん,低血糖,頭部外傷,脱水
	低下	敗血症性ショック,中毒,溺水,甲状腺機能低下症,寒冷曝露
血圧	高血圧	頭蓋内圧亢進,高血圧性脳症,頭蓋内出血,尿毒症
	低血圧	エンドトキシン・ショック,高度脱水,中毒,糖尿病性昏睡,低血糖
脈拍	徐脈	頭蓋内圧亢進,無酸素性脳症,AVブロック,Adams-Stokes発作,甲状腺機能低下症
	頻脈	頭部外傷直後,痙攣,出血性ショック,感染症,低血糖,心不全,バセドウ病クリーゼ
呼吸	増加	代謝性アシドーシス,呼吸性アルカローシス,感染症
	減少	中毒,脳幹障害
	呼吸臭	アセトン臭(糖尿病性昏睡),アンモニア臭(肝性昏睡),尿のような臭(尿毒症)

長村敏生:プレホスピタルシリーズ2 現場活動プロトコール②,p72,永井書店,2007 より改変

表3 意識障害児の神経学的診療所見

Ⅰ.瞳孔と対光反射
※対光反射は部屋が明る過ぎると観察しにくいので,照明をやや暗くして観察する
a. 縮瞳(瞳孔径2mm以下)
 対光反射(+) 代謝性脳症,橋病変,モルヒネ中毒
 対光反射(−) バルビタール中毒,神経梅毒
b. 散瞳(瞳孔径5mm以上)
 対光反射(+) 両側性:痙攣発作中,低酸素性脳症
          一側性:散瞳側の鉤ヘルニアを伴うテント上占拠性病変
 対光反射(−) アトロピン中毒
c. 正円同大
 対光反射(−) 中脳病変

Ⅱ.眼球反射
a. 自発性眼球反射障害(前頭葉皮質注視中枢〜橋共同側方視中枢の経路の障害)
 共同偏視 障害側に偏位→大脳の障害(交叉前)
       反対側に偏位→橋の障害(交叉後)
b. 反射性眼球運動障害
 脳幹損傷時には人形の目現象(oculocephalic reflex:意識障害があり,外眼筋麻痺がない場合に頭部を左右に急に回転すると眼球が頭の回転とは反対側に動く)が陰性になる(この手技は頸椎損傷がある時は禁忌である).

Ⅲ.姿勢・運動機能と障害部位
除脳硬直   大脳半球+脳幹
除皮質硬直   大脳半球
上肢伸展,下肢弛緩 橋被蓋
全身弛緩   橋下部〜延髄または末端神経
片麻痺   脳内局所性病変
            (dropping test 陽性)

Ⅳ.髄膜刺激症状
髄膜炎,くも膜下出血で陽性

Ⅴ.眼底
乳頭浮腫 頭蓋内圧亢進所見
網膜出血 身体的虐待,揺さぶられっ子症候群(shaken baby syndrome:SBS)

亢進(除脳硬直,除皮質硬直を含む),②片側あるいは両側性のBabinski反射陽性,③片側の動眼神経麻痺,④片側の外転神経麻痺,⑤片側の散瞳かつ対光反射遅鈍あるいは消失,⑥あくび,Cheyne-Stokes呼吸,過呼吸,浅いあるいは不規則な呼吸を伴う場合には,頭蓋内圧亢進を疑う.

緊急検査
○血液検査では血液一般,凝固系,肝・腎機能,CK,血糖,電解質,アンモニア,血液ガスを緊急で測定する.また,尿の定性チェック(特に尿糖)も行う.
○さらに,必要に応じて頭部CT・MRI(神経巣症状・頭蓋内圧亢進徴候が陽性,外傷・急性脳症の疑い),髄液検査(化膿性髄膜炎,くも膜下出血の疑い),心電図(心筋炎,心膜炎の除外),緊急脳波(急性脳症,非痙攣性てんかん重積の疑い)などを行う.特に,ポータブル脳波検査はベッドサイドで非侵襲的に実施可能で,補助診断として極めて有用である.脳波所見は意識障害(脳浮腫)の悪化とともにspindleの消失・基礎波の徐波化(θ波中心の全般性高振幅徐波)⇒低振幅徐波(δ波中心)⇒burst-

suppression ⇨ 平坦脳波へと変化していく．

③急性期の血液，尿・便，髄液は，その後の原因検索のため，可能な限り凍結保存しておく．

■2 緊急度・重症度の評価
■1 意識障害の重症度判定
①意識レベルの判定には Japan Coma Scale（JCS，表4），Glasgow Coma Scale（GCS，表4）を用いる．ただし，バイタルサインが安定していないと意識障害の評価は不正確となるので注意する．

②また，痙攣直後や抗痙攣薬，鎮静・麻酔薬などの投与中は意識レベルが修飾される．一般に，JCS 100 以上，GCS 7 点以下は重症例で予後が悪いとされる．

③急性脳症では誤嚥，無呼吸などにより偶発する二次性脳損傷を回避するため，GCS 8 点以下（JCS 30 以上）では気管挿管を考慮する．

④なお，意識障害の程度とバイタルサインは時間経過とともに変化していくため，繰り返し判定を行い，その結果を記録として残しておく必要がある．

■2 意識障害の緊急度評価
①昏睡で呼吸不全，ショック，脳ヘルニアなどを伴う場合は，極めて重篤な状態にある．したがって呼吸不全の前段階である呼吸窮迫（多呼吸）と低血圧性ショックの前段階である代償性ショック（頻脈，capillary refill time が 5 秒以上遅延）を見逃さないように注意する．

②前述の頭蓋内圧亢進が疑われる徴候を認めた場合には，表5（472頁）に示した所見を参考に脳ヘルニアの有無を繰り返し確認する．

D. 引き続き行う処置
■1 合併症と対策
①意識障害時の全身管理（特に呼吸・循環管理）の重要性はいうまでもないが，その他に必要な対策は脳浮腫対策と痙攣のコントロールである．浸透圧脳圧下降薬は D-マンニトール（マンニットール®）で開始する（0.5〜1g/kg/回を 15〜30 分で静注，4〜6 時間毎に繰り返す）．

②インフルエンザ脳症，強い代謝性アシドーシス，高乳酸血症，低血糖，中等度以上の肝機能障害，古典的 Reye（ライ）症候群などではグリセリン投与により代謝異常が悪化する可能性がある．

③一方，痙攣は脳の酸素消費を増大し，呼吸抑制や血圧変動をきたすため，その予防方法を熟知しておく必要がある．

■2 小児科医へのコンサルテーション
意識障害時には全身管理の巧拙とともに早期の診断確定と治療開始の可否が児の予後を左右するため，気道確保に次いで血管確保を行い，バイタルサインと意識レベルをチェックした上で，速やかに小児科医にコンサルテーションした方がよい．

■3 入院・帰宅の判断（disposition）
■1 入院適応
来院時に意識障害を認めれば原則，全例入院の適応となり，全身状態によっては PICU での管理が必要となる．判断に迷う場合も入院の上経過観察した方がよい．

■2 帰宅可能
以下は例外的に帰宅可能であるが，家族には症状が再出現，悪化した場合は直ちに再受診するように厳重に指導する．

①てんかんとして治療中であり，痙攣発作は消失して意識清明である．

②熱性痙攣，泣き入りひきつけ，自律神経性失神で，来院時には意識清明で，全身状態も安定している．

③糖尿病として治療中であり，ブドウ糖投与によって来院時には血糖値は正常化し，意識も清明である．

④頭部打撲後の脳震盪で，来院時には意識清明で頭蓋内の器質性病変は否定されている．

E. 入院3日間のポイント
● 意識障害時の全身管理の重要性は論を待たないが，意識障害の本態は脳浮腫である

表4 意識レベルの判定

Japan Coma Scale (JCS):3-3-9度方式による分類		
	幼児以上の場合(太田)	乳児の場合(坂本)
Ⅲ. 刺激しても覚醒しない(3桁で表現)		
300	痛み刺激に反応しない	痛み刺激に反応しない
200	痛み刺激で少し手足を動かしたり,顔をしかめる	痛み刺激で少し手足を動かしたり,顔をしかめる
100	痛み刺激に対し,払いのけるような動作をする	痛み刺激に対し,払いのけるような動作をする
Ⅱ. 刺激をすると覚醒する状態(2桁で表現,刺激をやめると眠り込む,〔 〕は何らかの理由で開眼できない場合の判定基準)		
30	痛み刺激を加えながら呼びかけを繰り返すと,かろうじて開眼する	呼びかけを繰り返すと,かろうじて開眼する
20	大きな声かけまたは体をゆさぶると開眼する〔簡単な命令に応じる(例えば,握手)〕	呼びかけると開眼して目を向ける
10	普通の呼びかけで容易に開眼する〔合目的な運動(右手を握れ,離せなど)もするし,言葉も出るが,間違いが多い〕	飲み物を見せると飲もうとする,あるいは乳首を見せれば欲しがって吸う
Ⅰ. 刺激をしないでも覚醒している状態(1桁で表現)		
3	自分の名前・生年月日が言えない	母親と視線が合わない
2	見当意識障害がある	あやしても笑わないが,視線は合う
1	意識清明とはいえない	あやすと笑う,ただし不十分で,声を出して笑わない
0	意識清明	意識清明
		小児では痛み刺激に上眼窩刺激と爪床刺激を用いる

注:軽度の意識障害で意識内容の変化を伴い,JCSではうまく判定できない場合の判定法

せん妄(delirium)	軽度または中程度の意識障害に精神的興奮が加わり,大声をあげたり暴れたりしている状態,この間意識の清明度は動揺する
もうろう状態(twilight state)	意識の広がりが狭くなり,周囲の状況を認識して全体を判断する能力が低下している状態
錯乱(confusion)	ぼんやりとしていて,見当違いの答えや反応をする状態

Glasgow Coma Scale (GCS)

		Teadale G, Jannett B (Acta Neurochir:1976)	Kirkham FJ (Acta Dis Chid:2001)	
観察項目	スコア	成人~年長児	5歳以上	5歳未満
開眼 (eye opening)	E4	自発的に開眼する	自発的に開眼する	
	3	言葉により開眼する	声で開眼する	
	2	痛み刺激により開眼する	痛みで開眼する	
	1	開眼しない	開眼しない	
最良言語反応 (best verbal response)	V5	見当識あり	見当識良好	哺語,単語,文章
	4	錯乱状態	会話混乱	普段より低下,不機嫌に泣く
	3	不適当な言葉	言葉混乱	痛みに泣く
	2	理解できない声	理解できない声	痛みに呻く
	1	発声がみられない	発声がみられない	発声がみられない
最良運動反応 (best motor response)	M6	命令に従う	命令に従う	正常自発運動
	5	痛み刺激部分に手足をもってくる	上眼窩刺激に手をもってくる(ただし9か月以上)	
	4	四肢を逃避的に屈曲する	爪床刺激で逃げる動き	
	3	四肢異常屈曲する	上眼窩刺激で屈曲	
	2	四肢伸展	上眼窩刺激で伸展	
	1	まったく動かさない	まったく動かさない	

3項目の合格点で重症度を判定する(最重症は3点,意識清明は15点となる)

表5 脳ヘルニアによる二次的脳幹障害

障害部位	瞳孔	対光反射	人形の目現象	共同偏視	疼痛刺激による反応 姿勢・運動機能	バビンスキー反射	呼吸
間脳	両側縮瞳	+	両側+	障害側に偏位	除皮質硬直または刺激を手で払いのける	+	Cheyne-Stokes呼吸
鉤	病側散瞳	病側で遅延〜消失	病側−(健側+)		除皮質硬直または除脳硬直	+	中枢性過呼吸またはCheyne-Stokes呼吸
中脳〜橋上部	大きさ正常,中間位	−	両側−	反対側に偏位	除脳硬直または刺激に反応なし	+	中枢性過呼吸
橋下部〜延髄上部	大きさ正常,中間位	−	両側−	反対側に偏位	反応なく弛緩下肢屈曲の状態	+	群発性呼吸
延髄下部	両側散瞳	−	両側−		反応なし血圧が下がり始める	−	失調性呼吸あえぎ呼吸・無呼吸

(長村敏生:プレホスピタルMOOKシリーズ2 現場活動プロトコル② p74,永井書店,2007)

- 脳浮腫は入院後にむしろ増強することが多いため,その対策は必須である.
- 意識障害には必ず原因が存在するため,初期治療と並行して原因疾患の検索,治療を早急に開始する.
- 意識レベルとバイタルサインは時間経過とともに変化するため繰り返しチェックして,意識障害が持続または増悪するようなら時期を逸せず高次施設へ搬送する.
- 48時間以内に意識が回復すれば予後良好であり,痙攣後の意識障害は通常数時間以内に回復傾向を示すことが多い.

痙攣(重積症を含む)
convulsion

須貝研司　国立精神・神経医療研究センター病院・小児神経科主任医長

A. 小児ならではのポイント

- 痙攣の原因として,成人ではみられない熱性痙攣,軽症胃腸炎関連痙攣,良性乳児痙攣が多く,80%前後を占める.
- 小児の薬剤投与量は体重1kgあたりで示される.体重が重要.

B. 最初の処置(初期治療)

　受診時の痙攣存続の有無と意識レベルにより,対応が分かれる(図1).
1 痙攣が続いている場合
①顔色を見て顔色不良なら気道確保,酸素投与し,バイタルサインをチェック.
②血管確保と抗痙攣薬投与.血管確保ができ

```
                        到着時の痙攣
                    ┌──────┴──────┐
                   あり            なし
                    │              │
     気道確保，酸素投与，         意識レベル
     バイタルサインチェック（VSC）  ┌───┴───┐
           │                   反応不良  反応良好
         血管確保                 │        │
        ┌──┴──┐           気道確保，VSC，   VSC
       確保   不可          （酸素投与）    │
        │     │               │         検査（血管確保）  観察（検査）
  ジアゼパム ミダゾラム筋注，                    │            │
   静注   鼻腔・口腔粘膜投与*1                入院  帰宅*2, 3  帰宅*3
        なければジアゼパム注腸
              │
            痙攣
         ┌───┴───┐
        存続     消失
         │       │
    痙攣重積の  観察（検査）
    治療（図2）     │
         │    ┌───┴───┐
        入院  入院   帰宅*2
```

気道確保：下顎挙上，体位，吸引，エアウェイ，気管挿管
ジアゼパム静注：0.3〜0.5 mg/kg（最大 10 mg）
　　（受診前にジアゼパム坐薬を使用していても同様）
ミダゾラム：筋注，鼻腔・口腔粘膜投与 0.5 mg/kg（最大 10 mg）
ジアゼパム注腸：0.5 mg/kg（最大 10 mg）

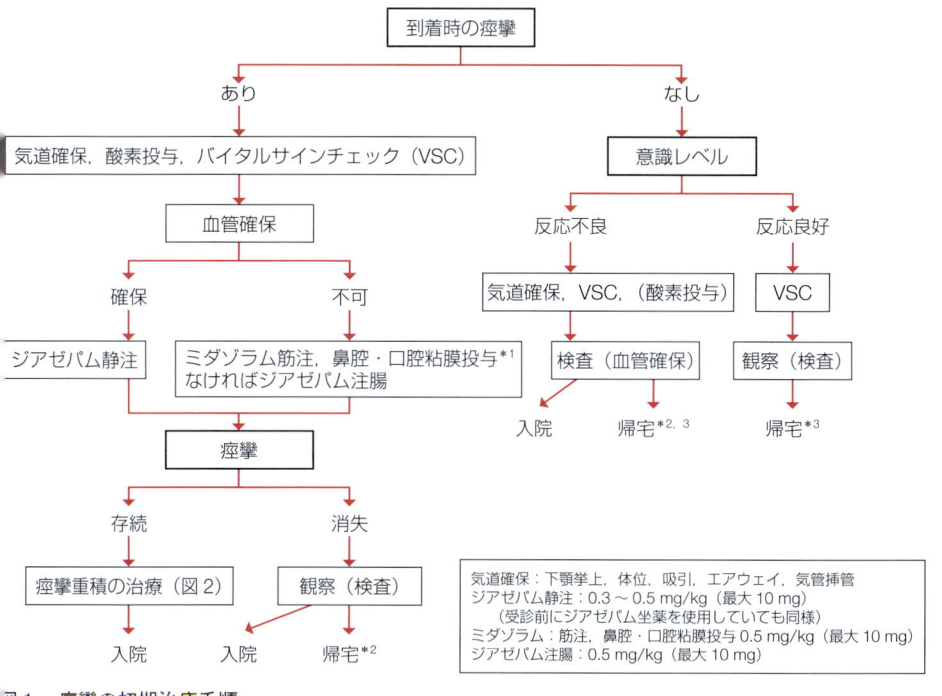

図1　痙攣の初期治療手順

*1：5分で血管確保できなければミダゾラム投与かジアゼパム注腸に．ミダゾラムは鼻腔・口腔粘膜投与がよく言われるが，筋注のほうが確実で効果発現も速い．
*2：帰宅の目安は，意識状態がほぼ元に戻っているか Japan Coma Scale で1桁以内で自分の名前が言える（乳児であれば母と視線を合わせる），すやすや眠っている，などで，バイタルサインに問題がなく（熱性痙攣以外），重大な疾患が疑われない場合．
*3：乳幼児に多い軽症胃腸炎関連痙攣，良性乳児痙攣は高頻度に群発するので，その疑いがあれば来院時に痙攣がなくてもカルバマゼピン 5 mg/kg を1回経口投与してから帰宅するほうが安心．

（須貝研司：乳児のけいれん発作．小児科診療 68：446，2005 より改変）

ればジアゼパム（セルシン®）0.3〜0.5 mg/kg（最大 10 mg）を2〜3分で静注．5分間で血管確保できなければ，痙攣を止め救命することが最優先するので，わが国の用法・用量にはないが，諸外国の経験から，ミダゾラム（ドルミカム®）0.5 mg/kg（最大 10 mg）筋注（Chamberlain JM, Pediatr Emerg Care 13：92, 1997）またはジアゼパム 2 mL を生食水 8 mL で希釈し 0.5 mg/kg（最大 10 mg）注腸（Knudsen FU, Arch Dis Child 54：855, 1979）（**図1**）．ミダゾラムは鼻腔・口腔内投与より筋注が確実で効果も早い（3〜5分）．
③これで痙攣を抑制できなければ二次治療に進む（B-**3**および**図2**）．
④発作が抑制された場合は，診察のうえ覚醒するまで観察し，推定原因と全身状態により，帰宅か観察入院かを判断する．

2 痙攣が止まっている場合
1 意識レベル良好　意識状態が家族から見て普段と変わらない，質問に答える，元気に泣いている，すやすや寝ている，などであれば

```
                        ┌─────────────┐
                        │ 初期治療無効 │
                        └──────┬──────┘
【二次治療】              ┌─────┴─────┐
              ┌───────────┐         ┌───────────┐
              │連続型      │         │群発型      │*1
              │痙攣重積    │         │痙攣重積    │
              └─────┬─────┘         └─────┬─────┘
        ┌───────────────────┐   ┌─────────────────────────────────────┐
        │ミダゾラム 0.1～0.3 │   │フェノバルビタールまたはフェニトイン*2 15～20 mg/kg 静注│
        │mg/kg 静注          │   │または リドカイン 2 mg/kg 静注＋2～4 mg/kg/時 持続静注│
        └─────────┬─────────┘   └─────────────────┬───────────────────┘
↑一般病院         │                               │
        ┌─────────┴───────────────────────────────┴─────────────────┐
        │ミダゾラム持続静注療法 0.1～0.3 mg/kg 静注＋0.1～0.5 mg/kg/時 持続静注│
        │（>0.3 mg/kg/時は ICU 的管理）                              │
        └────────────────────────────┬──────────────────────────────┘
↓専門施設                             │
        ┌────────────────────────────┴──────────────────────────────┐
        │チオペンタール（ラボナール®）3～5 mg/kg 静注＋2～5（～10）mg/kg/時 持続静注│
【三次治療】 │または チアミラール（イソゾール®）3～5 mg/kg 静注＋2～5 mg/kg/時 持続静注│
        │脳波で burst suppression pattern となるまで増量            │
        └────────────────────────────┬──────────────────────────────┘
                        ┌────────────┴────────┐
                        │吸入麻酔 イソフルランなど│
                        └─────────────────────┘
```

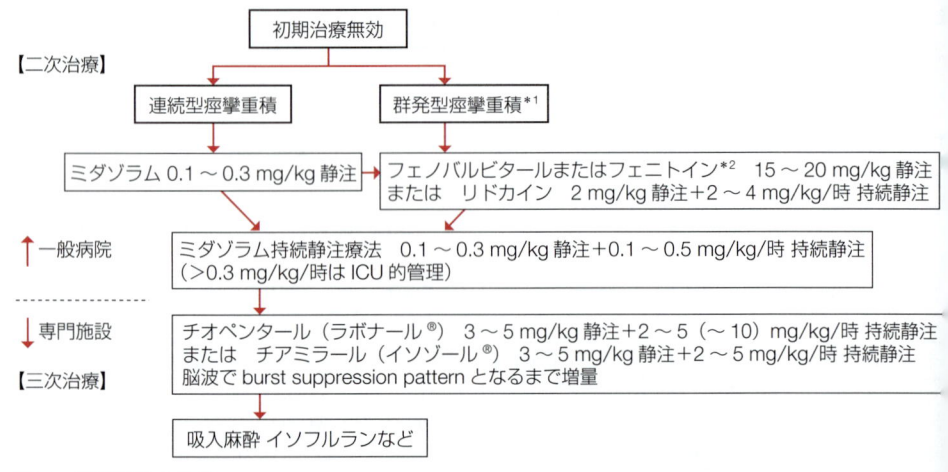

図2 痙攣重積の治療
*1：群発型痙攣重積の治療は通常はフェノバルビタールまたはフェニトイン静注だが，乳幼児の場合は群発型痙攣重積の原因は軽症胃腸炎関連痙攣，良性乳児痙攣が多いので，それが疑われればカルバマゼピン 5 mg/kg 1 回経口が第 1，経口困難ならリドカイン 2 mg/kg 静注＋2～4 mg/kg/ 時，持続静注．
*2：2011 年中にホスフェニトインが市販予定であり，その場合はフェニトインの位置に入る．ホスフェニトイン 1.5 mg はフェニトイン 1 mg に相当し，投与量は 22.5～30 mg/kg．

(須貝研司：てんかん重積発作の診断と治療．小児科診療 70：123, 2007 より改変)

意識障害はないと判断し，バイタルサインをチェックし，簡単な診察をして問題なければ帰宅，問題あれば観察または気になる点を検査で確認し帰宅とする．

② **意識レベル不良** 意識状態がいつもと違う，質問や声かけに反応不良，つねっても逃避しない・泣かないなどの時は，気道確保，バイタルサインチェックをし，必要により酸素投与と血管確保を行う．診察と検査を行い，意識状態が元に戻らなければ入院とする．

痙攣や意識障害の有無にかかわらず，軽症胃腸炎関連痙攣（80% 群発），良性乳児痙攣（50% 群発）が疑われる場合は，群発予防のため，帰宅の場合はカルバマゼピン（テグレトール®）5 mg/kg（1 包 50 mg で作り置きし，1 包または 2 包）を 1 回投与する．

③ **二次治療** 初期治療で痙攣が止まらなければ，入院にして痙攣重積治療を行う（図2）．ジアゼパムの反復投与は有効率が低く，呼吸抑制などの副作用が起こりうるので，反復投与しない．

① **連続型と群発型** 痙攣が持続しすぐ止めなければならない連続型痙攣重積と，短い痙攣の反復予防をめざす群発型痙攣重積は対応が異なる（図2）．連続型には静注時間が短く速効性のあるジアゼパムやミダゾラムがよく，静注と効果発現に時間がかかるフェニトイン（アレビアチン®）やフェノバルビタール（フェノバール®）は不適当である．群発型には効果の持続が長いフェニトインやフェノバルビタールがよく，効果の持続が短いジアゼパムやミダゾラムは不適当である．

❶連続型

①ミダゾラムを 0.1～0.3 mg/kg 静注する．これだけで痙攣が完全に抑制されてしまうこともあるが，効果の持続が短いので，再発を考慮し，次の「②持続静注」のミダゾラム持続静注を加えることが多い．

表1 小児の静注用抗痙攣薬（痙攣重積治療薬）

	静注量/持続静注量	静注投与速度/所用時間（分）	効果発現時間（分）	効果持続時間（時）	特徴と注意
ジアゼパム	0.3～0.5 mg/kg	0.2～0.4 mg/kg/分 2～3	1～2	<1	急速静注で呼吸抑制．フェノバルビタール先行投与時は呼吸抑制の恐れ
ミダゾラム[*1]	0.1～0.3 mg/kg 0.1～0.5 mg/kg/時	0.1 mg/kg/分 1～3	2～3	<1 持続静注	長期持続で耐性．通常呼吸抑制・血圧低下・腸管麻痺なし
フェニトイン	15～20 mg/kg	1 mg/kg/分 15～20	10～30	12～36	急速静注で徐脈・血圧低下，漏れて組織壊死．意識レベル低下なし
ホスフェニトイン[*2]	22.5～30 mg/kg	～4.5 mg/kg/分 5～7	7～30[*3]	12～36	急速静注可だが徐脈，血圧低下がありうる．組織壊死なし，筋注可
フェノバルビタール	15～20 mg/kg	1～2 mg/kg/分 10～20	5～30	36～72	過眠，反復投与で過鎮静・呼吸抑制．1回静注で通常呼吸抑制なし
チオペンタール	3～5 mg/kg 2～10 mg/kg/時	1 mg/kg/分 3～5	1～2	<1 持続静注	呼吸抑制，血圧低下，乳酸入り溶液で結晶析出，持続静注で静脈炎
リドカイン[*1]	2 mg/kg 2～4 mg/kg/時	1 mg/kg/分 2	1～3	<1 持続静注	不整脈，痙攣誘発．呼吸抑制・血圧低下・意識レベル低下なし

副作用防止のため静注速度に注意し，痙攣重積の種類（持続型か群発型か）により効果の発現時間と持続時間に注意．
*1：痙攣重積は適用外使用．
*2：ホスフェニトインは2011年中に発売予定．
*3：フェニトインより3倍速く静注できるが，フェニトインに変化する時間が必要なので効果発現までの時間はフェニトインとあまり違わない．
（須貝研司：抗てんかん薬．小児内科42増刊号：146, 2010, 須貝研司：てんかん重積発作の診断と治療．小児科診療 70：121, 2007 より改変）

②速効性のあるミダゾラムやジアゼパムで痙攣を止めてから，効果が長いフェノバルビタールやフェニトインを静注して痙攣抑制を持続させるやり方もある．

2 群発型

①フェニトインまたはフェノバルビタールを15～20 mg/kg静注する．静注に1 mg/kgあたり約1分（15～20 mg/kgなら約15～20分），かつ効果発現に5～30分と時間がかかる．血管確保が困難で血管から漏れる可能性が高い場合は，組織壊死の恐れがあるフェニトイン静注よりはフェノバルビタール静注がよいが，この量では12時間（多くは24時間以上）以上覚醒しないことが多い．脳炎など，意識レベルをあまり下げないことが望ましい場合はフェニトインがよい．

②乳幼児では，群発型痙攣重積は良性乳児痙攣や軽症胃腸炎関連痙攣が原因となることが多いので，それが疑われれば第1にカルバマゼピン5 mg/kgを1回経口投与し，経口困難ならリドカイン（キシロカイン®）を2 mg/kg静注し，2～4 mg/kg/時持続静注を行う．

表2 小児救急における痙攣・痙攣重積の原因の鑑別

1) 痙攣が初回か否か，発作症状(強直・強直間代かそれ以外か，左右差，連続か群発か)	位，眼球運動障害，瞳孔不同，人形の目現象，対光反射・睫毛反射・咽頭反射の消失や左右差)，眼底(出血，うっ血乳頭)，不随意運動，腱反射，病的反射，小脳症状
2) 既往・治療中の疾患の有無：特にてんかん，精神運動発達遅滞，脳性麻痺[*1]	6) 検査─痙攣重積セット検査以外は病歴と症状から選択
3) 既往の異常：胎生期(感染，事故)，周生期(仮死，頭蓋内出血)，発達の遅れ，家族歴(痙攣，てんかん)，既往歴(頭部外傷，麻疹感染など)[*1]	<u>痙攣重積セット検査</u> 血算：Hb，Ht，白血球(可能なら分画も)，血小板 血液生化学：Na，K，Ca，AST，ALT，BUN，Cre，CRP，血糖
4) 現病歴：誘因・随伴症状(発熱，下痢・嘔吐，脱水，上気道感染症状，発疹，頭痛，頭部打撲，喘息などでテオフィリン内服)，痙攣・意識障害・発熱の順序，地域の流行性疾患の有無(インフルエンザなど)	血液ガス(酸素飽和度モニター装着時は，CO_2，pH，BE確認のためなので静脈血でも可)
5) 現症(下線は重大な疾患の鑑別上重要) ・一般身体所見：熱の有無，脈拍，呼吸の数と形態，血圧，頭囲(大頭，小頭)，特異な顔貌，骨格変形，皮膚(白斑，母斑，紅斑，発疹，外傷，点状出血など)，肝脾腫，甲状腺腫大	可能なら： 血中アンモニア，乳酸，ビリルビン酸，ウイルス抗体価，(アミノ酸分析用に保存) 尿検査：ケトンも含めて，(アミノ酸，有機酸分析用に保存も)
・神経学的所見：意識レベル，<u>髄膜刺激症状</u>(項部硬直，頭痛，嘔気・嘔吐，Kernig徴候)，<u>脳圧亢進症状</u>(嘔吐，頭痛，大泉門膨隆，後弓反張，除脳姿位，除皮質姿位，縮瞳，バイタルサインの低下)，局在徴候[*2](片麻痺，単麻痺，片側痙攣，眼球偏	髄液検査[*3]：一般，培養，ウイルス抗体価，NSE，(ウイルスDNA用保存) 画像：頭部CTまたはMRI(可能なら拡散強調画像も)，頭部単純X線，頭部超音波検査 脳波

*1：これらはてんかんを示唆.
*2：頭蓋内出血や頭蓋内圧亢進を示す疾患を示唆.
*3：腰椎穿刺はなるべく臨床的(大泉門膨隆，頭痛，嘔吐，縮瞳)またはCT/MRI(脳室・脳槽・脳溝の狭小化または皮質白質の境界不鮮明)で脳圧亢進がないか強くないことを確認後が望ましい.

〔須貝研司：けいれん重積の治療．加我牧子，佐々木征行，須貝研司(編著)．国立精神・神経センター小児神経科診断・治療マニュアル 改訂第2版，p 306 診断と治療社，2009より改変〕

2 持続静注
① ミダゾラム，フェニトインまたはフェノバルビタール静注でも止まらないか再発した場合は，ミダゾラム 0.1～0.15 mg/kg/時で持続静注を開始し，痙攣が止まるまで15分おきに 0.05～0.1 mg/kg/時ずつ 0.3 mg/kg/時まで増量する(ICUかICU的管理ができれば 0.5 mg/kg/時まで可).
② 二次救急ではここまでで，これでも止まらなければ三次治療に進むが，三次治療は専門施設に依頼するのが安全と思われる.

3 各治療薬の特徴と注意(表1)

C. 病態の把握・診察の進め方

1 鑑別診断
1 手順 救急の場では簡単な病歴・誘因と症状(発作症状，随伴症状，診察所見)よりその年齢で考えられる痙攣の原因疾患を挙げ，必要な緊急検査を考える(**表2**)．痙攣が初回か否か，また発熱があるか否かに分けると鑑別しやすい(**表3**)．小児の痙攣で多いもの，見逃すと重大なものを念頭に置く.

2 小児の痙攣の原因
① 救急現場でもっとも多いのは熱性痙攣であり(70%以上前後)，次いで，てんかん，軽症胃腸炎関連痙攣，良性乳児痙攣，髄膜炎

表3 全身性強直間代・強直痙攣の鑑別

	原因	誘因・随伴症状, 手がかり	検査, 診断
初発でない	**発熱, 体温上昇** 熱性痙攣 SMEI, 前頭葉てんかん	発熱時に反復, 乳幼児, 熱性痙攣の家族歴 体温上昇時発群	既往歴, 現症に問題なし, 熱性痙攣の既往 てんかんの既往
	無熱 てんかん 良性乳児痙攣 モヤモヤ病	精神発達遅滞, 脳性麻痺, 自閉症, 胎生期の感染・事故, 周生期の仮死・頭蓋内出血, 痙攣・てんかんの家族歴, 頭部外傷の既往, 小頭, 特異な顔貌, 骨格変形, 皮膚の白斑・母斑・ポートワイン斑・カフェオレ斑 3歳未満, 発達正常, しばしば痙攣群発 過呼吸となる状態で発症	てんかんの既往, (脳波でてんかん性発作波あり) 脳波でてんかん性発作波なし* 頭部MRI
初発	**発熱** 熱性痙攣の初発 髄膜炎, 脳膿瘍 脳炎・脳症, ADEM 熱中症 軽症胃腸炎関連痙攣	既往歴・現症に問題なし, 乳幼児, 熱性痙攣の家族歴 頭痛, 髄膜刺激症状 長びく意識障害 脱水, 高体温, 発症時の環境 嘔吐, 下痢, 乳幼児, 痙攣群発	他を除外 髄液検査, 頭部MRI 髄液検査, 頭部MRI, (脳波で高振幅徐波が持続, 発作波) 現病歴, 血清Na, ヘマトクリットなど 現病歴, ロタウイルス迅速検査
	無熱 てんかんの初発 軽症胃腸炎関連痙攣 水頭症 脳腫瘍 脳出血, 梗塞, 血栓症 頭部外傷, 脳挫傷, 硬膜下血腫 窒息, 溺水, 憤怒痙攣 低Ca血症, 低Na血症, 高Na血症, 低Mg血症 低血糖 先天代謝異常症 ミトコンドリア病 SIADH, 水中毒 心因反応, 過換気症候群	上記のてんかんの項 嘔吐, 下痢, 乳幼児, 痙攣群発 脳圧亢進症状 局在徴候, 脳圧亢進症状 突然発症, 麻痺, 局在徴候 頭部打撲, 頭頸部の皮膚外傷, 局在徴候, 脳圧亢進症状 病歴 栄養摂取障害, 長期輸液 蒼白, 頻脈 感染・過食など 低身長, 難聴, 多毛, 発達の遅れ 薄い尿大量頻回 心理状況, 興奮	上記のてんかんの項 現病歴, ロタウイルス迅速検査 頭部MRI/CT 頭部MRI/CT 頭部MRI/CT 現病歴, 頭部MRI/CT 現病歴 血清電解質 血糖 血中・尿中アミノ酸, 尿中有機酸 血中・髄液中の乳酸・ピルビン酸 血清Na, 尿浸透圧, 尿Na, 脳波, 頭部MRIで異常なし

SMEI：乳児重症ミオクロニーてんかん. ADEM：急性散在性脳脊髄炎.
＊：年長になると発作波はありうる

脳炎・脳症(流行期ならばインフルエンザ脳症)である.
②群発型痙攣重積は, 乳幼児の場合は軽症胃腸炎関連痙攣, 良性乳児痙攣が多い. てんかんでは前頭葉てんかん, レンノックス・ガストー症候群, 乳児重症ミオクロニーてんかんであり, 発熱時に起こりやすい.

3 緊急に検査と治療を要し, 見逃してはいけないもの

①バイタルサイン低下, 意識レベル低下が遷延, 髄膜刺激症状, 頭蓋内圧亢進症状, 局在徴候のいずれかがある場合である.

表4 熱性痙攣と中枢神経系感染症(髄膜炎, 脳炎, 脳症)の鑑別

> A：部分発作で遷延, 発作が15分以上持続
>   24時間以内に2回以上の発作
>   発熱後24時間以上経て発作出現
> B：髄膜刺激症状：項部硬直, Kernig徴候
>   頭蓋内圧亢進症状：嘔吐反復, 頭痛, 大泉門膨隆
>   意識障害が強い(注射で泣かないか逃避しない)
>   か1時間以上遷延

Aがあれば中枢神経系感染症を疑い, Bがあれば髄液検査, CT/MRIを考慮.
(須貝研司：てんかん重積発作の診断と治療. 小児科診療 70：125, 2007)

② 多いのは髄膜炎・脳炎・脳症で, 頭部外傷, 脳血管障害(出血, 梗塞), 頭蓋内占拠性病変(水頭症, 脳腫瘍, 脳膿瘍)が時々あり, まれに電解質異常, 先天代謝異常.

4 熱性痙攣と中枢神経感染症との鑑別(表4)

① 有熱時痙攣で, 部分発作, 発作が15分以上, 24時間以内に2回以上の痙攣の場合は熱性痙攣でない可能性があり, 特に痙攣が15分以上で24時間以内に繰り返す場合は中枢神経感染症が30%にもなる.

② さらにバイタルサインが低下, 意識レベルの低下が遷延, 髄膜刺激症状, 頭蓋内圧亢進症状のいずれかがある場合には中枢神経感染症の疑いが濃厚であり, 脳圧亢進に注意しながら髄液検査を行う. 可能ならCTかMRIも行う.

5 痙攣重積に対する検査(表2, 476頁) 痙攣重積セット検査を組んでおき, 次いで原因の可能性が高い疾患を念頭に置いて病歴と症状をチェックし, 検査を選ぶ.

2 緊急度・重症度の評価

1 痙攣持続時間 来院時に痙攣が持続している場合はもちろん, 来院までに5分以上続いた場合(10%前後のみ)は要注意であり, 上述のように15分以上持続の場合はさらに要注意である.

2 バイタルサイン 心拍, 呼吸, 血圧いずれも低下は危険な状態であり, 痙攣抑制とともに, 早急にバイタルサインを維持する治療を行う.

3 意識レベル 意識状態がいつもと違うか, 質問や声かけに反応不良, 痛みで泣かない, Japan Coma Scale 2桁以上などの時は要注意である. 乳児では意識障害の評価は困難であるが, つねったり注射で逃避反応がないか泣かなければ強い意識障害があり, 注射で無反応の場合は重大である.

4 髄膜刺激症状, 頭蓋内圧亢進症状, 局在徴候のいずれかがある場合 重大な脳内疾患を念頭に診察・検査する. MRI/CTが必要.

D. 引き続き行う処置

1 三次治療―バルビタール持続点滴療法 痙攣が止まらなければ, バルビタール持続点滴療法に進む(図2, 474頁). 呼吸抑制と血圧低下が問題で, 呼吸器による呼吸管理と昇圧薬〔ドパミン(イノバン®)2～10(最大20)μg/kg/時, それでも血圧維持が困難ならドブタミン(ドブトレックス®)2～10(最大20)μg/kg/時を併用〕を要する. 三次治療は, ICUかICU的管理可能な病棟や施設が望ましい(詳細は他書を参照).

2 全身管理 三次治療では, 痙攣抑制だけでなく, 長びく痙攣による脳および全身の障害の防止のための全身管理が重要である. 血圧維持, 脳圧亢進・低酸素血症・代謝性アシドーシスの防止, 点滴内容の注意が重要である(詳細は他書を参照).

3 入院・退院の判断 B-**1 2**を参照.

E. 入院3日間のポイント

- 痙攣, 意識レベル, バイタルサインのチェックと痙攣の完全抑制.
- 原因検索と全身管理,
- 脳波検査：てんかん性発作波・全般性徐波化の有無と, 脳波上も痙攣重積が抑制されたか.

急性脳症
acute encephalopathy

奥村彰久　順天堂大学准教授・小児科

A. 小児ならではのポイント

- 急性脳症の主たる症状は，意識障害と痙攣である．異常言動(熱せん妄)も1〜2割の患者にみられる．
- 意識障害が最も重要な症状である．重篤な意識障害は把握が困難でないが，軽度の意識障害は必ずしも容易に把握できるとは限らない．特に乳児や重い基礎疾患を有する場合では，軽度の意識障害の有無を判定するのはしばしば困難である．普段の様子との違いの有無を保護者に尋ねる必要がある．
- 近年，二相性の経過を辿る脳症がまれでないことが明らかになった．二相性の経過を辿る脳症は，一般に発熱に伴う長い痙攣で発症し，翌日には意識障害がごく軽度にまで回復する．しかしその数日後に意識障害の増悪と痙攣の群発が出現する．発症3日間は画像異常を認めず，早期診断は今のところ不可能である．このような急性脳症の存在を常に念頭におく．
- 痙攣は約8割の患者に合併する．特に10分以上痙攣が続いた場合には，意識状態が完全に回復するか否かに注意する．また，意識がおおむね清明になった場合でも熱性痙攣と安易に判断せず，上述のような二相性の経過を辿る急性脳症を常に念頭において診療する．
- 異常言動では，その持続が数十分以上のものや断続的に長時間繰り返すものは急性脳症の可能性が高い．
- 急性脳症に類似した症状で発症する疾患の中には，化膿性髄膜炎・代謝異常・内分泌疾患など特異的治療が可能な疾患が

ある．したがって安易に急性脳症と決めつけず鑑別診断を十分に行うべきである．

B. 最初の処置

1 バイタルサインの確認と静脈ラインの確保

① 意識障害が明らかな場合は，直ちにいわゆる救急のABCDE，A(Airway/気道)・B(Breathing/呼吸)・C(Circulation/循環)・D(Dysfunction of CNS/中枢神経系障害)・E(Environment/体温)の評価と管理を開始する．まずA・B・Cで直ちに生命を脅かす病態の有無を評価し，ショックのような重大な問題は判明次第治療を行う．Dで意識障害の重症度を判定し，瞳孔を見て脳ヘルニアの切迫の可能性がないか評価する．

② これらと並行して静脈ラインの確保と採血・検尿を行って緊急検査を行う．痙攣が持続している場合は，表1を目安に抗てんかん薬を投与する．抗てんかん薬の投与により呼吸抑制や血圧低下が起こり得るので注意する．低血糖や電解質異常などが判明したら，直ちにそれに対する治療を開始する．

2 病歴聴取

① 表2に病歴聴取で重要な点を示した．急性脳症では直近に感染症を疑わせる症状が存在することが大半である．発熱・気道症状・消化器症状などの有無を確認する．痙攣の有無の確認，および痙攣があった場合は，その症状や持続時間を確認する．異常言動があった場合は，内容や経過，睡眠との関係を聴取する．

② 鑑別診断の中で薬物・中毒は見落としがちになるため，食事内容や内服薬についても注意が必要な場合がある．また虐待も盲点になる可能性がある．症状の時間経過や保護者の対応などで不審な点を感じたら，除外診断として虐待を念頭に置くべきである．

3 身体所見，神経学的所見

① 身体所見では，呼吸状態・皮膚色(チア

表1　痙攣に対する抗てんかん薬

1. ジアゼパム(セルシン®, ホリゾン®)0.5 mg/kg 静注
   呼吸抑制や血圧低下に注意する．バイタルサインに注意して2回まで可能．
2. ジアゼパムが無効あるいは，いったん発作が抑制されてもすぐに再発した場合
   1) ミダゾラム(ドルミカム®)0.1～0.2 mg/kg 静注
      速度は1 mg/分以下とし，バイタルサインに注意して2回まで可能．
      なお，現時点では保険適応外使用となる．
   2) 静注用フェノバルビタール(ノーベルバール®)15～20 mg/kg 静注
      速度は100 mg/分以下とし，かつ10分以上かける．
   3) フェニトイン(アレビアチン®)18～20 mg/kg 静注
      速度は1 mg/kg/分以下とする．必ず心拍呼吸モニタで監視する．
      静脈炎を起こしやすいので静注後に生食水でよくフラッシュする．
3. 上記のいずれかを数回試みても十分に発作が抑制できない場合
   バルビツレート昏睡療法を考慮する．

表2　問診で重要な事項

現病歴	時間的経過	意識障害の発症の様子や発症後の様子
	前駆・随伴症状	発熱・気道症状・消化器症状
		痙攣の有無，ありの場合はその症状
		異常言動の有無，ありの場合は内容や経過，睡眠との関係
	薬物・食事の摂取	解熱薬，抗ウイルス薬，テオフィリンなど
		鎮静薬，抗てんかん薬，インスリンなど
		ギンナン，キノコ，アルコール，フグ，一酸化炭素など
家族歴	血族婚	
	意識障害・突然死の家族歴	
	痙攣性疾患	
既往歴	意識障害の既往	
	最近数日間の外傷	
	最近数週間の感染	
	基礎疾患の有無	痙攣性疾患・発達障害・先天異常
		内分泌疾患・代謝疾患
		循環器疾患・呼吸器疾患・肝疾患・腎疾患
	精神疾患	身体表現性障害，自殺企図

ノーゼ，出血斑など)・大泉門の膨隆の有無などに注目する．呼吸パターンの異常は，脳ヘルニアの進展状況の指標になる．頭部および頭部以外の外傷の有無は虐待の除外のために重要である．

②神経学的所見では，脳神経系の指標として眼の評価，麻痺などの巣症状，姿勢，髄膜刺激症状が重要である．痙攣の後には一過性の瞳孔左右不同と対光反射の減弱がみられることがあるが，数分以内にこうした異常はみられなくなる．瞳孔が左右不同，または対光反射が消失している場合は，脳ヘルニアを疑う．

4 検体検査

①一般的な血算・生化学検査(血糖値，電解質を含む)・検尿に加え，血液培養・血液ガス分析・アンモニアは最低限行うべきである．また，重症の脳症では出血傾向を伴うことも少なくなく，凝固系の検査も必要

である．病原体の特定は診断や治療に大きくは影響しないが，迅速診断キットなどにより病原体の検出を試みてもよい．髄液検査は，頭蓋内圧亢進が著しいときは行うべきでない．画像検査によって著しい脳浮腫がないことを確認してから施行するのが無難である．

②検体検査は，鑑別診断のためにも重要である．先天代謝異常との鑑別のため，必要に応じて乳酸・ピルビン酸・アミノ酸分析・有機酸分析のための検体の採取を考慮する．薬物・毒物は急性期の検体でないと検出できないことも多いので，急性期の血清と尿を確保しておくとよい．

5 画像検査　急性脳症の頭部CT/MRIのサンプルを図1に示す．診断能力はMRIのほうがCTよりもはるかに優る．可能であれ

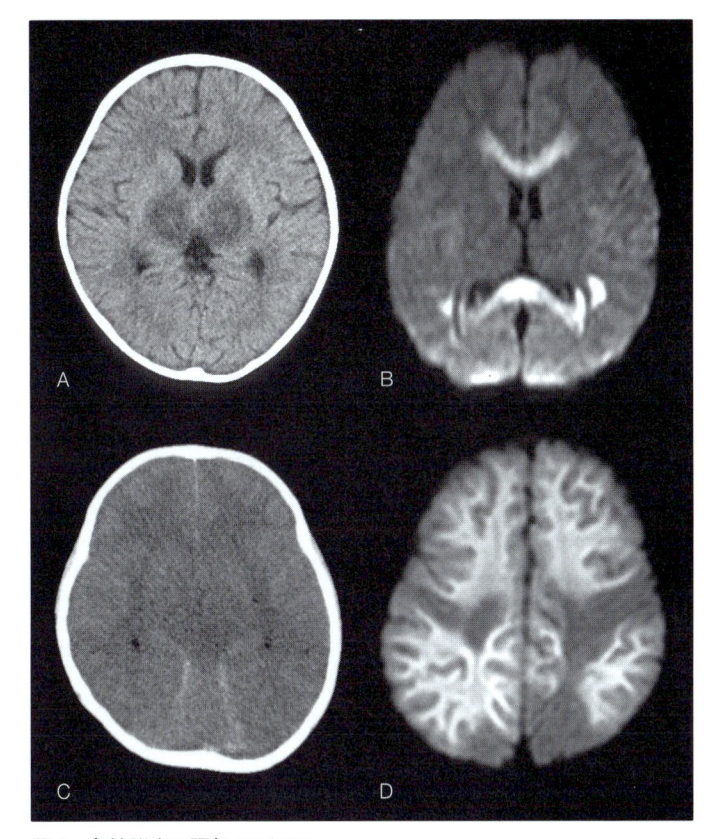

図1　急性脳症の頭部 CT/MRI
A. 急性壊死性脳症（CT）：視床の同心円状の低吸収域が特徴的である．
B. 脳梁膨大部病変（MRI 拡散強調像）：脳梁膨大部，膝部，および深部白質に高信号域を呈する．良性の経過をたどる症例が多い．
C. 高度の脳浮腫（CT）：脳全体が著しく腫脹して脳室・脳表くも膜下腔・脳槽がほとんど見えなくなっている．脳全体が低吸収で，大脳鎌や小脳テントが相対的に高吸収を呈している（Pseudo SAH sign）．
D. 二相性脳症における bright tree appearance（MRI 拡散強調像）：この所見は一般に発症後3日以内には出現しない．

ば，拡散強調画像を含む頭部 MRI を施行するのがよいと思われる．急性期の細胞障害性浮腫は拡散強調画像で明瞭に描出される．頭部 CT では主に脳浮腫の有無を評価するが，重篤な脳浮腫でない場合にはかなり判読は難しい．脳梗塞・頭蓋内出血・脳膿瘍などの除外診断の目的でも，MRI のほうが望ましい．画像異常を認めない急性脳症も少なくないので，画像所見が正常であっても急性脳症を否定することはできない．

6脳波　夜間や緊急時は施行できない施設が多いと思われるが，施行できれば急性脳症の診断に有用である．施行する場合は鎮静を行わず，覚醒しない場合は痛覚刺激などで十分な覚醒刺激を行った記録が重要である．施行時間は短くてもよい．代表的な異常はびまん

性の高振幅徐波化であるが，軽症の場合は後頭部の徐波化にとどまることもある．後頭部の徐波化は脳症ではない異常言動でも出現することがあり，脳波で異常があれば直ちに急性脳症と診断できるとは限らない．

C. 病態の把握・診断の進め方

1 鑑別診断

①急性脳症では意識障害が最も重要な症状であるため，意識障害をきたす疾患は全て鑑別の対象である．

②また，痙攣も高頻度であり，痙攣性疾患も鑑別診断に挙げられる．

③このような疾患は極めて多岐にわたり（**表3**），中枢神経疾患のみならず全身疾患も鑑別しなければならない．特に，化膿性髄膜炎・代謝異常・内分泌疾患などの特異的治療が可能な疾患を見逃さないよう，検査所見に注意する必要がある．

2 緊急度・重症度の評価

①急性脳症の緊急度は全身症状の重症度と脳浮腫の進行の程度とが重要な因子である．

②低血圧や多臓器不全が明らかな場合は，緊急に集中治療を開始する必要がある．

③脳浮腫の進行は画像検査がその評価に有用であるが，タイミングよく試行できるとは限らない．瞳孔を見ることで，ある程度脳浮腫の進行を把握することができる．緊急度は相対的に低くても，脳障害が重症であることも少なくない．

④一般的には，意識障害の重症度が脳症の重症度とおおむね並行すると考えてよい．

3 診断がつかない場合の対応

急性脳症の診断に迷う場面は，意識障害があるかどうかはっきりしないような軽症の場合がほとんどであると思われる．疾患の重要性を鑑みると，完全に除外し切れない場合は暫定的に急性脳症として扱うほうがよいと思われる．

表3　急性脳症の鑑別診断

1. **中枢神経系に原発性の病変が存在するもの**
    1) 脳血管障害：脳梗塞，脳出血，くも膜下出血，静脈洞血栓症など
    2) 頭部外傷：脳挫傷，硬膜外出血，硬膜下出血，びまん性軸索損傷，脳震盪など
    3) 感染症：化膿性髄膜炎，脳膿瘍など
    4) 脳腫瘍・転移性腫瘍
    5) てんかん発作およびその後の意識障害
    6) 熱性痙攣・胃腸炎に伴う良性痙攣
    7) 熱せん妄
    8) 虐待：揺さぶられっ子症候群など
    9) 自己免疫性疾患：血管炎（SLEなど），急性散在性脳脊髄炎など
    10) 頭蓋内圧亢進：水頭症
    11) その他：ナルコレプシーなど
2. **全身性疾患によるもの**
    A. 代謝性または内分泌疾患
        1) 糖代謝異常：低血糖，糖尿病性昏睡など
        2) 水電解質異常：低Na，高Na，SIADH，低Ca，高Ca，低Mg，水中毒，脱水症など
        3) 酸塩基障害：代謝性アシドーシス，乳酸アシドーシスなど
        4) 肝腎疾患：高アンモニア血症，肝性昏睡，尿毒症など
        5) 内分泌疾患：急性副腎不全，甲状腺機能亢進症など
        6) ミトコンドリア異常症
    B. 低酸素性障害
        1) 循環障害：心不全，心筋梗塞，Adams-Stokes症候群，不整脈，心筋炎
        2) 呼吸障害：ARDS，肺水腫，肺炎，溺水など
    C. 高血圧性脳症
    D. 中毒
        1) 薬物：睡眠薬，抗精神病薬，抗てんかん薬，麻薬など
        2) 重金属：鉛，砒素など
        3) 有機物質：トルエン，エタノールなど
        4) 自然毒：ギンナン，毒キノコ，フグ毒など
    E. その他：熱中症，低体温
3. **精神疾患**
    1) 身体表現性障害
    2) 詐病

D. 引き続き行う処置

1 小児科医へのコンサルテーション

①小児の診療に不慣れな医師が急性脳症を疑った場合は，小児科医へのコンサルトが

必要である．

② 昏睡・痙攣重積・血圧低下など重篤な症状を認める場合は，早急に高次医療機関へ搬送するのが望ましい．

2 入院・帰宅の判断（disposition）

① 急性脳症を疑った場合，あるいは急性脳症を完全に除外できない場合は入院適応．

② 痙攣の後に完全に意識清明になって神経学的異常を認めない場合でも，二相性の経過を辿る脳症を完全に否定することは困難である．特に，長い痙攣を主訴に受診した患児が意識清明になって帰宅を考慮する場合は，二相性の経過を辿る脳症の可能性があることを保護者に説明する必要がある．少しでも不安がある場合には，入院して経過観察するのが望ましい．

E. 入院3日間のポイント

- 意識障害の有無に十分注意し，検査所見に頼らない．
- 急性脳症を否定できない場合は，暫定的に急性脳症として取り扱い早期の治療介入を考慮する．
- 二相性の経過を辿る脳症の早期診断は困難であり，常に念頭に置いて対応する．

髄膜炎（化膿性，無菌性）
meningitis

石和田稔彦　千葉大学大学院講師・小児病態学

A. 小児ならではのポイント

1 化膿性髄膜炎

- 一般的な臨床経過としては，感冒様症状に続き，発熱，嘔吐，易刺激性から痙攣，意識障害へと進行する．どの段階で救急外来を受診されるかわからないため，病初期に化膿性髄膜炎を診察のみで診断することは困難である．
- 化膿性髄膜炎の好発年齢である乳幼児では，項部硬直などの髄膜刺激症状がはっきりしないことも多く，また成人と異なり具合の悪さを自らの言葉で訴えることができないので，哺乳力の低下や不機嫌，泣き声が弱い，活動性低下などの全身状態から推測する必要がある．
- 何となく様子がおかしい「not doing well」という表現は，化膿性髄膜炎を疑わせる所見である．このような表現は，常に患児を見ている保護者から発せられることも多く，「いつもと様子が違う」という保護者の言葉に真摯に耳を傾ける姿勢が必要である．
- キーキーとした甲高い泣き声は「脳性啼泣」と呼ばれ，化膿性髄膜炎を疑わせる所見とされる．
- インフルエンザ菌b型（Hib）ワクチンと7価肺炎球菌結合型ワクチンは，化膿性髄膜炎予防ワクチンであり，このワクチンの接種歴を聴取することも診断の参考となる．

2 無菌性髄膜炎

- 年長児では発熱と頭痛，嘔吐を主訴とし，項部強直などの髄膜刺激症状を認めることが多い．
- エンテロウイルスなどの夏かぜに伴うことや，流行性耳下腺炎に合併することが多く，咽頭所見や耳下腺腫脹などの随伴症状に留意して診察する．
- 周囲の感染症流行状況を聴取することも参考となる．
- 乳児では，発熱や嘔吐，不機嫌などと共に，大泉門膨隆を認めることがあるが，髄膜刺激症状ははっきりしないことも多い．
- 一般的に，無菌性髄膜炎の方が化膿性髄膜炎に比べ全身状態は良好であるが，乳幼児では，診察のみで化膿性髄膜炎と無菌性髄膜炎の鑑別は困難である．

B. 最初の処置

1 バイタルサインのモニタリング　意識障害が認められている場合には，バイタルサインのチェックと意識レベルのチェックを実施し，モニタリングを行う．

2 問診　小児は短時間で病状が変化するので問診にはあまり時間をかけず，ときには診察をしながら必要な情報を的確に得るように努める．保護者は，気が動転していることも多いので，正確な情報を得るためには落ち着かせるような言葉かけをしながら，問診を行うことも必要となる．臨床経過と共に，周産期歴，既往歴，家族歴，発達歴，アレルギー歴，ワクチン接種歴を聴取する．

3 採血と検尿

①輸液ルート確保の前に採血を行う．採血は，血算，血液生化学，CRPなどと共に，鑑別のため，血液ガスと血糖，ケトン，アンモニア，乳酸・ピルビン酸の測定を行う．血清保存と濾紙血を保存するよう心がける．

②検尿も行い，尿は一部保存する（起炎菌不明の場合，尿中抗原検査が補助診断として有用なため）．乳幼児では，自分で排尿できないため，採血前に外陰部を消毒し，採尿パックを貼っておく（採血時に啼泣した際，採取できることがある）．

4 培養検査　血液培養・上咽頭培養・尿培養検査は，抗菌薬投与前に必ず実施する．感染経路の特定に役立つ．

5 輸液ルートの確保　処置中の急変に対応できるよう輸液ルートをとる．髄膜炎が疑われる場合には，脱水症状が認められていても，敗血症性ショックの場合以外は大量の初期輸液は行わず，維持輸液程度にとどめる．

C. 病態の把握・診断の進め方

1 鑑別疾患

①発熱と痙攣を認める場合には，乳幼児では熱性痙攣との鑑別が必要となる．痙攣重積，痙攣が左右非対称のもの，意識障害が遷延するもの，痙攣後に麻痺が残っている場合には髄膜炎，脳炎を疑う．

②意識障害を伴う場合には，単純ヘルペスウイルス脳炎，インフルエンザの流行時期にはインフルエンザ脳症，胃腸炎を伴う場合にはロタウイルス関連脳症，乳児ではHHV6関連脳症などのウイルス性脳炎，脳症を鑑別に入れる．

③この他，脳血管障害，脳腫瘍，頭部外傷（外傷の既往や虐待が疑われる場合），てんかん発作，内分泌代謝疾患，中毒なども鑑別にあげられる．

④鑑別にあたっては，問診，診察，頭部CT検査，頭部MRI検査などを参考にする．

2 緊急度・重症度の評価

①痙攣重積状態やショック状態のときには，緊急度が高い．

②紫斑が認められる場合には，Waterhouse-Friderichsen症候群（急性副腎不全）の合併が考えられ，重篤な状態である．

③血液検査上，末梢血白血球数減少が認められる場合，血小板減少や凝固能異常を伴う場合には，重症度が高い．

3 診断がつかない場合の対応

①乳幼児で髄膜炎が疑われる場合には，小児科医にコンサルトする．

②髄液検査を行うかどうか迷う場合には，救急外来にて採血を実施し，輸液を行い，経過を観察する．

③輸液を行っても全身状態の改善が認められない場合には，入院の上，髄液検査を行う．

D. 引き続き行う処置

1 頭部単純CT検査　脳浮腫の状態を評価し，頭蓋内病変の有無を確認する．

2 髄液検査（腰椎穿刺）

①髄膜炎の診断のために必要な検査である．髄液採取にあたっては，術者の感染予防のためマスクは必ず着用する．

②化膿性髄膜炎では，髄液初圧上昇，多核球

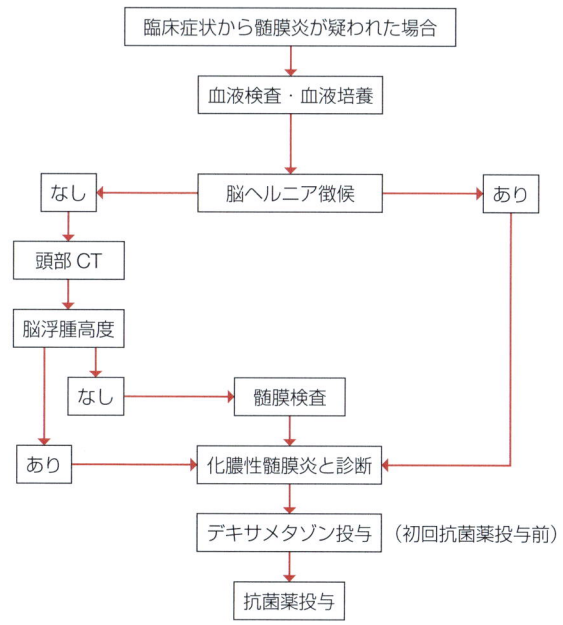

```
┌─────────────────────────┐
│ 臨床症状から髄膜炎が疑われた場合 │
└────────────┬────────────┘
             ↓
      ┌──────────────┐
      │ 血液検査・血液培養 │
      └──────┬───────┘
             ↓
  ┌──── 脳ヘルニア徴候 ────┐
  なし                    あり
   ↓                      ↓
  頭部CT                   │
   ↓                      │
  脳浮腫高度                │
   ↓                      │
  なし ──→ 髄膜検査 ←──────┤
   ↓         ↓            ↓
  あり ──→ 化膿性髄膜炎と診断 ←─┘
             ↓
    デキサメタゾン投与 （初回抗菌薬投与前）
             ↓
        抗菌薬投与
   パニペネム/ベタミプロン＋セフトリアキソン
```

図1　小児化膿性髄膜炎の診断・治療フローチャート

優位の細胞数増多，髄液蛋白増加，髄液糖低下が特徴である．髄液を採取したら，必ず肉眼的に性状を確認する．血液混入の有無もチェックする．
③血糖が高値であると，見かけ上髄液糖の減少が認められない場合がある．したがって，髄液採取にあたっては，必ず血糖も同時に測定し，髄液糖/血糖が0.4以下であれば，化膿性髄膜炎の可能性が高いと判断する．
④無菌性髄膜炎では，髄液初圧は上昇するが，単核球優位の細胞数増多（発症から12時間以内は多核球優位となる）で，髄液蛋白は正常～軽度増加，髄液糖の減少は認められない．
⑤細菌の死滅を最小限にするため，髄液検体採取後は可及的速やかに検体を（細菌）検査室に届ける．培養を行うまでにやむを得ず時間がかかる場合には，髄液は冷蔵庫に保存せず室温で管理する．これは髄膜炎の起炎菌のひとつである髄膜炎菌が低温で死滅しやすいためである．
⑥髄液のグラム染色塗抹鏡検，髄液抗原検査は，迅速性の高い化膿性髄膜炎確定，起炎菌推定診断方法であり，検査実施を（細菌）検査室に依頼する．
⑦髄液グラム染色，抗原検査が不可能な施設では，臨床症状と髄液所見から化膿性髄膜炎が否定できない場合には，髄液の培養結果が出るまでは化膿性髄膜炎と考え対処する．
⑧髄液所見から無菌性髄膜炎が疑われ，臨床的に重篤な症例は，単純ヘルペス脳炎と考え対処する．

3 デキサメタゾンの投与　髄液検査から化膿性髄膜炎が疑われる場合には後遺症を減らすことを目的として，最初の抗菌薬を投与する10～20分前に，デキサメタゾン（デカドロ

ン®）0.15 mg/kg を投与し，その後，同量を1日4回，2～4日間継続する．デキサメタゾンの後遺症予防効果は Hib 髄膜炎において有効性が証明されている．日本では小児の髄膜炎の約 60％ が Hib であり，化膿性髄膜炎が疑われる場合にはデキサメタゾンは抗菌薬投与前に使用しておいたほうがよい．

4 抗菌薬投与

① 化膿性髄膜炎は最も重篤な感染症であり，早期診断が重要であると共に，初期抗菌薬の選択が予後を左右する．化膿性髄膜炎に対する抗菌薬投与は，髄液内に十分な量を移行させなければならず，そのためには，抗菌薬は，気道感染症など一般に使用される抗菌薬投与量の 2～3 倍量を投与することが必要となる．

② また，できるだけ早期に抗菌薬治療を開始することも重要であり，髄液所見から化膿性髄膜炎が疑われた場合には，速やかに抗菌薬を投与する．

③ 初期抗菌薬は髄液移行が良好で主要な起炎菌は耐性菌も含め全てカバーすることが求められるため，抗菌薬併用療法を行うこともある．

④ 日本における小児の化膿性髄膜炎の起炎菌は Hib と肺炎球菌が主体であり，この2菌種によるものが，髄膜炎症例の大部分を占める．

⑤ 現在，Hib に対して感受性の良好な薬剤はセフトリアキソン（ロセフィン®）（100～120 mg/kg/日 分2 静注あるいは点滴静注）とメロペネム（メロペン®）（120 mg/kg/日 分3点滴静注）であり，これらが主な選択薬剤となる．

⑥ 肺炎球菌に対しては感受性が優れ，髄液移行も良いことからパニペネム/ベタミプロン（カルベニン®）（120～160 mg/kg/日 分3～分4 点滴静注）の使用が推奨される．

⑦ 起炎菌が不明の場合の初期治療としては，4か月以降の小児においては，Hib と肺炎球菌を考慮し，セフトリアキソンとパニペネム/ベタミプロンの併用が推奨される．両薬剤がない場合には，第3世代セフェム系抗菌薬とカルバペネム系抗菌薬の併用を行う．

5 抗ウイルス薬投与 無菌性髄膜炎では抗菌薬投与は必要ないが，重症例ではヘルペス髄膜脳炎を考慮し，診断が確定するまではアシクロビル（ゾビラックス®）（10 mg/kg/回，点滴静注 1日3回 重症例には 15～20 mg/kg/回へ増量）の投与を行う．

6 合併症と対策

① 髄液検査の際に脳ヘルニアを起こし急変することが懸念される．一側または両側の瞳孔固定・散大，除脳・除皮質肢位，チェーン・ストークス呼吸，固定した眼球偏位を呈している場合，頭部 CT で脳浮腫が高度な場合には腰椎穿刺は実施せず，髄膜炎に対する治療を開始する．

② 脳ヘルニアを疑わせる症状は認めないが，頭部 CT で脳浮腫を認める場合には浸透圧性利尿薬を用いながら，髄液検査を行う．髄液検査には，なるべく細いゲージの針を用い，脳ヘルニアによる急変に備え，緊急対応できる設備を整えた上で行うようにする．

7 小児科医へのコンサルテーション 髄膜炎が疑われる場合には，基本的には小児科医にコンサルトする．髄液検査は，髄膜炎の確定診断として重要な検査である．腰椎穿刺を失敗すると正確な診断ができなくなる．目安として6歳未満の小児では，小児科医に腰椎穿刺を依頼したほうが失敗は少ない．

8 入院・帰宅の判断（disposition） 髄膜炎と診断した場合には，無菌性髄膜炎であっても原則入院とし，最低1日は経過を観察する．

E. 入院3日間のポイント

● 化膿性髄膜炎では，抗菌薬治療開始後に臨床症状が悪化することがあるので，2時間のモニタリングを行い，急変時の対応に備える．

● 急性期の合併症としては，播種性血管内凝

固症候群（DIC），抗利尿ホルモン分泌異常症（SIADH）が多く認められ，それぞれ疑われる場合には，抗凝固療法，電解質の補正を行う．
- デキサメタゾン使用やストレスから消化管出血を伴うこともあるので，ファモチジン（ガスター®）などの制酸薬は病初期から併用することが勧められる．
- 腰椎穿刺による髄液の評価は基本的には診断時と治療開始1～2日後の2回とする．2回目の検体で細菌が分離されなければ，適切な抗菌薬投与がなされていると判断する．
- 適合抗菌薬が投与されているにもかかわらず髄液培養陽性が続く場合には，基礎疾患としての免疫不全や，内耳奇形，先天性皮膚洞の有無などの検索が必要となる．
- 最終的な培養結果が報告され薬剤感受性結果が判明するまでは，耐性菌をカバーできる治療を継続する．培養結果，感受性結果により狭域の抗菌薬への変更を考慮する．

呼吸障害
dyspnea

清水直樹　東京都立小児総合医療センター・救命・集中治療部集中治療科医長

A. 小児ならではのポイント

- 小児において呼吸障害は多くみられ，心肺停止の原因として重要である．小児の心肺停止では，その原因として心停止が直接的な原因となることは比較的少なく，呼吸停止に引き続いて心停止になることが多い．小児の心肺停止における心室細動・無脈性心室頻拍は，院内心肺停止の10～30％程度，院外心肺停止の10～20％程度といわれている．
- 小児外傷においても，その6割で頭部外傷を合併し，頭部外傷による心停止の多くは外傷自体によるものよりも，頭部外傷による呼吸障害が進み，低酸素から徐拍，心肺停止へと至ることが多いといわれている．疾病のみならず外傷においても，この呼吸障害の有無・程度を迅速に把握し，心停止を含めた悪化を未然に防止することが，小児ならではのポイントとなる．
- いったん心停止になった小児の転帰は不良であるが，呼吸停止だけの状態で発見され，心停止に至る前に治療が開始された場合の救命率は70％以上とされている．したがって，小児の心肺停止に直結する呼吸不全やショックに早期に気づいて速やかに対応することが，救命率改善に欠かせない．

B. 最初の処置

① 初期評価の段階で，全身状態不良，チアノーゼ，頻呼吸，呼吸パターン異常などから呼吸障害の存在を疑った場合は，速やかに酸素投与とモニタリングを開始し，人員を確保する．ここで必要があれば，心肺蘇生を開始する．
② 二次評価に進める状況であれば，引き続き，呼吸障害の重症度評価を含めた鑑別診断に進む．

C. 病態の把握・診断の進め方

1 鑑別診断
1 病態診断
① 小児の呼吸障害が進行して著明な低酸素になれば誰でも気づきうるが，酸素化や換気が障害される前の早期の段階で呼吸障害の存在に気づく必要がある．これにより早期に治療的介入を図ることができ，心肺停止はじめ，深刻な状態に進展することを未然に防止できる．
② 呼吸障害が進行し，酸素化もしくは換気が障害され，酸素投与や人工呼吸が必要と

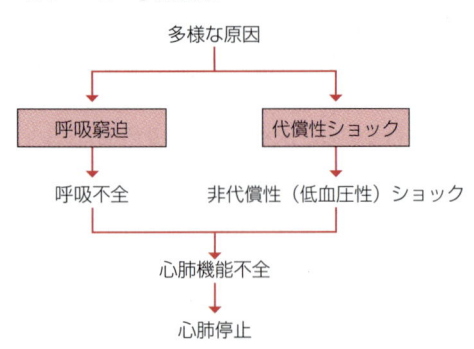

図1 小児心肺停止の原因

	0～3か月	3～6か月	6～12か月	1～3歳	3～6歳	6～10歳
+2SD	80	80	61	40	32	26
+1SD	70	70	53	35	28	23
Normal	60	60	45	30	24	20
Normal	30	30	25	20	16	14
−1SD	20	20	17	15	12	11
−2SD	10	10	9	10	8	8

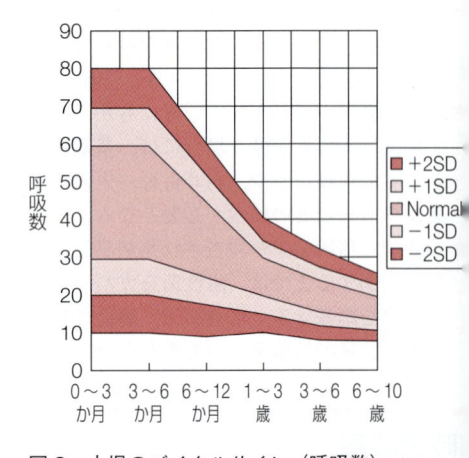

図2 小児のバイタルサイン（呼吸数）
(Canadian Pediatric ED Triage and Acuity Scaleより)

なっている状態を「呼吸不全」と定義している．その存在は，多呼吸，鼻翼呼吸，呼吸補助筋の使用，陥没呼吸などの呼吸窮迫症状，ならびに頻拍として認識される．パルスオキシメータによるSpO_2測定値などに頼りすぎることなく，臨床的に呼吸不全を認識することが重要である．

③呼吸不全の段階に至る前で，酸素投与や人工呼吸は必要ではないものの，呼吸努力があり，今後の経過で呼吸不全に進行しうる状態を「呼吸窮迫」と定義している．疾病・外傷を含めた重篤な小児に対処する際には，呼吸窮迫の段階で呼吸障害の存在を早期に認識し，呼吸不全への進展を防止することを意識することが肝要である（図1）．

2 原因診断　次に，呼吸障害をきたしている病変の主座を鑑別する．上気道，下気道，肺実質，あるいは呼吸中枢の問題か，診察所見を頼りに鑑別を進める．

2 緊急度・重症度の評価(triage)
小児の呼吸状態を観察するには，バイタルサインである呼吸数，呼吸努力の有無，聴診所見，チアノーゼの有無など皮膚色の観察やパルスオキシメータによるモニタリングなど，様々な観察項目がある．なかでも，年齢に準じた呼吸数の評価と，呼吸努力の観察が臨床的には極めて重要である．緊急度評価としては表1を参照のこと．

1 呼吸数
①小児の呼吸数は，年齢ごとにその正常範囲が大きく異なる．呼吸数30回/分は，成人では明らかに異常な頻呼吸として認識されるであろうが，乳児においてはむしろ正常下限であるし，幼児においても正常範囲内に入りうる．同じ呼吸数であっても，その年齢によって意味合いが全く異なるので，各年齢における正常範囲を理解しておくことが不可欠である（図2）．

②呼吸数が多いものは明らかに呼吸障害が存在していると考えられよう．しかし，徐呼吸ではどうだろうか．呼吸数10回/分と聞くと，成人では正常範囲内と考えることもできようが，乳幼児では遅すぎる．小児に

表1 東京都立小児総合医療センター緊急度分類表

症状	蘇生	緊急	準緊急	準々緊急	非緊急
呼吸	SpO_2：～90% 気道閉塞 重篤な呼吸窮迫 致死的な喘息 呼吸窮迫状態にある胸部外傷	SpO_2：91～95% 著明な吸気性喘鳴 中等度呼吸窮迫 ：呻吟・鼻翼/肋間陥没/肩呼吸 重症喘息 呼吸窮迫状態にある異物誤飲 中毒性物質の吸入	喘鳴 軽度呼吸窮迫 中等症喘息 呼吸窮迫のない異物誤嚥 持続性の咳―呼吸窮迫あり	軽症喘息 異物誤嚥の可能性あり―呼吸窮迫なし 呼吸困難のない胸部の軽度外傷	
中枢神経系	重度頭部外傷 GCS＜10 無反応 痙攣発作中	中等症頭部外傷 GCS≦13 意識障害（傾眠，昏迷，混乱） 急激発症の頭痛 シャント不全 痙攣頓挫：初発・同日複数回 新しい神経学的所見あり	軽症頭部外傷 GCS≦15 意識障害の既往（来院時意識清明） 頭痛 シャント不全の可能性 痙攣の既往 （痙攣頓挫，意識清明）	意識障害なし，嘔吐なし 慢性頭痛	
心血管系循環系	心停止 ショック（脈拍微弱，顔面蒼白） 血圧低下 大量出血中	頻脈（1歳未満＞220/分，1歳以上＞180/分） 徐脈 胸痛：苦悶様容貌，発汗あり 重症脱水 ：涙が出ない，皮膚ツルゴール低下 大泉門膨隆・陥没 制御不能な大量出血	頻脈 脱水の徴候 制御不能な少量出血	正常心拍数 胸痛	水分摂取良好
筋骨格系	重症外傷 外傷による切断―四肢 低体温	外傷による切断―指 開放骨折 神経血管損傷を伴う骨折 頭蓋底骨折を疑う所見 （髄液漏，バトル徴候，パンダ目徴候） 神経症状を伴う背部痛 永久歯脱臼 高熱と激しい関節痛を伴う歩行障害	神経血管損傷を伴わない骨折 肘内症疑い（痛みあり） 発熱を伴う関節痛 歯牙外傷	若木骨折 四肢の浮腫 捻挫	
皮膚	＞25%BSAの熱傷 あるいは気道熱傷	＞10%BSAの熱傷 顔面・四肢・化学・電気熱傷 紫斑 出血の続いている切創・刺傷・咬傷 顔面・頭頸部の咬傷，挫滅の著しい咬傷	＜10%BSAの熱傷 凍傷 蜂窩織炎 複雑な裂創 挫創・切創・刺傷（止血されている） 挫滅が軽度の咬傷（頭頸部以外）	軽症熱傷 軽症凍傷 局所の蜂窩織炎 単純な裂創	表在熱傷 挫創 局所の皮疹 虫刺症
消化器系	貫通性または鈍的外傷によるショック状態 呼吸困難を伴う嚥下困難	急性の吐血ないし下血 嘔吐・下痢・バイタルサインの異常を伴う腹痛 明らかな腹部膨満 薬剤（向精神薬，経口血糖降下薬，カルシウム拮抗薬，βブロッカー，抗不整脈薬など），酸・アルカリ製剤，揮発性薬剤，農薬の誤飲	持続する胆汁性嘔吐 2歳未満の急性嘔吐・下痢 虫垂炎疑い 抗痙攣薬内服困難 ボタン電池・鉛製品・タバコ（症状なし/1本未満）の誤飲	便秘による腹痛 2歳以上の急性嘔吐・下痢 小さなプラスチック製品・タバコ（症状なし/6時間以上経過）の誤飲	痛みを伴わない嘔吐・下痢 脱水なし

（次頁に続く）

（表1続き）

症状	蘇生	緊急	準緊急	準々緊急	非緊急
泌尿器生殖器系	性器出血(不安定)	激しい精巣痛 陰嚢皮膚変色/腫脹 ヘルニア陥頓 子宮外妊娠疑い 尿閉(24時間以上) 重度性器出血 包茎嵌頓	中等度の精巣痛および浮腫 陰嚢軽度発赤/腫脹 鼠径部腫脹・疼痛 尿閉(8時間以上) 性器出血 血尿 尿路感染疑い (基礎疾患あり:VUR・二分脊椎)	陰嚢外傷 尿路感染疑い	
耳/鼻/咽頭	気道閉塞	耳切断 制御不能な鼻出血 流涎・吸気性喘鳴を伴う咽頭痛 外傷後の嚥下困難および嗄声 鼻異物(ボタン電池)	鼻異物 制御可能な鼻出血 口蓋外傷 嚥下困難を伴う扁桃腺炎 聴力障害 扁桃腺摘出後の出血	耳漏 耳痛	咽頭痛 口腔内潰瘍 咽頭炎
眼		化学物質への曝露 穿通性外傷 眼窩感染症(発熱・痛みあり)	視力障害 眼窩周囲感染症(発熱なし)	機能障害をもたらす流涙・分泌物 異物	結膜炎
血液学系 免疫学系	アナフィラキシー(皮膚症状＋気道/循環/中枢神経症状)	血液凝固障害 好中球減少症や免疫抑制時の発熱 アレルギー反応(皮膚症状あり) :範囲が広い :顔面に集中 :摂取後まもない(1〜2時間)	軽度アレルギー反応(皮膚症状のみ) :摂取後12時間以内	局所アレルギー反応(皮膚症状のみ) :摂取後12時間以上経過	
内分泌系	糖尿病―意識障害	糖尿病―ケトアシドーシス 低血糖	高血糖		
精神科疾患	暴れて手がつけられない 危険な状態	薬物誤飲 自傷・他害の危険性が高い 暴力行為	観察のみを必要とする誤飲 自傷・他害の危険性中等度 反抗的態度	自傷・他害の危険性低い うつ状態	いつもと状態変化なし
行動変化	無反応	7歳未満で嗜眠傾向にある	あやしても泣き止まない 食べない	易刺激性―あやすと泣き止む 非特異的行動	
感染症	敗血症性ショック	3か月未満 36℃＜体温≧38℃ 年齢問わず悪い外見	3〜36か月 体温＞38.5℃	36か月以上 体温＞38.5℃ 外見悪くない	
児童虐待	不安定な状態あるいは混乱	危険な環境の継続	48時間以内の身体的・性的虐待	虐待の徴候/既往	
在宅医療 先天疾患児		主治医の依頼事項(急激な悪化の可能性、直ちに医療的介入が必要である可能性) 先天性代謝異常/Ⅰ型DM/副腎機能不全の児における嘔吐・経口摂取不良	保護者が検査・治療と判断 (受診時の呼吸・循環は安定)		
疼痛		疼痛スケール：8〜10/10	疼痛スケール：4〜7/10	疼痛スケール：1〜3/10	
移動場所	初療室	観察室/ラウンジB	観察室/ラウンジB	ラウンジB	ラウンジB
モニタリング	O₂/ECG/SpO₂/バイタルサイン	SpO₂/バイタルサイン			

(Canadian Pediatric ED Triage and Acuity Scaleを参考に作成)

おけるこうした徐呼吸は，呼吸障害の存在による頻呼吸や呼吸努力の遷延の末，呼吸筋疲労の結果としてみられることが多い．この状態が続くと，いずれ無呼吸が生じ，呼吸停止に至り，最終的には低酸素・心肺停止に至る．

2 呼吸努力の有無
① 呼吸数が正常範囲内であるから呼吸障害がないとはいえない．正常な呼吸数であっても，陥没呼吸，シーソー呼吸，肩呼吸，鼻翼呼吸などがないかどうかは，十分に注意を払って観察する．
② こうした軽微な徴候を見逃さないためには，各診察ポイントを意識し，衣類を脱がしたうえで全身を注意深く観察することが不可欠である．

3 診断がつかない場合の対応
① 呼吸障害があるから，すなわち病変の主座が呼吸器系にあるとは限らない．心疾患でも呼吸障害をきたすし（心原性肺水腫による多呼吸・SpO_2低下など），代謝疾患でも呼吸障害のように見受けられる〔糖尿病性ケトアシドーシスによる Kussmaul（クスマウル）大呼吸・頻呼吸など〕．さらには，腹腔内感染症などによる重篤な敗血症性ショックで代謝性アシドーシスをきたしていれば，診断が明確でないうちから多呼吸だけが症状としてピックアップされていることもあろう．
② すなわち，原因診断に拘泥する必要はない．呼吸障害（呼吸不全か呼吸窮迫のいずれか）が存在していれば，その病態診断を下した時点で，入院加療の対象となると考えてよい．呼吸障害の病態を認めながら，明確な原因診断が存在しないことを理由に帰宅させてはならない．

D. 引き続き行う処置

1 小児科医へのコンサルテーションと入院・帰宅の判断(disposition)
上記のとおり，呼吸障害の病態を認めた時点で，原因診断を進める努力をしつつ，小児科医へコンサルテーションをするのが妥当である．入院・帰宅の判断も，彼らに任せるのが妥当であろう．ただし，呼吸障害が進み，蘇生的介入を必要とする場合は，彼らとともに診療介助にあたっていただきたい．

2 気道管理に係る処置
頸椎保護を併せた気道確保の手技については別項(786頁)を参照されたい．ここでのポイントは，たとえ呼吸数が正常範囲内であっても，たとえパルスオキシメータが良好な SpO_2 を示していても，患児の呼吸努力が明確であれば呼吸窮迫が存在し，それは呼吸不全に進展する可能性があると考え，惜しみなく酸素を投与開始することにある．

1 フェイスマスク
フェイスマスクから酸素投与するだけでは，高濃度酸素を投与できない．高濃度酸素を投与したい場合は，非再呼吸マスクや部分再呼吸マスクなどリザーバーの付いたものを使用する．

2 気管挿管とバッグマスク換気
① 小児に対して高度な気道確保の器具を使用する際には，各対象年齢層において，使用する者がその器具に習熟していることが必須である．小児は呼吸原性心停止が多いから気管挿管をはじめとする高度な気道確保が重視されるかというと，必ずしも正しくない．バッグマスク換気に十分習熟していれば気管挿管による換気と同等の効果が得られ，病院前救護においても搬送時間が短い場合は，より安全である．
② この際，自己膨張式バッグのみでなく，流量膨張式バッグに習熟していると，呼吸数が生理的に多い小児に対応しやすい．自己膨張式と比べて扱うには経験が必要で，酸素がないと使用できない．しかし，100%酸素が投与できること，高い圧をかけられること，PEEPをかけられること，肺の硬さが推測できることなど利点が多く，より重症の小児患者でその真価を発揮できる．

3 その他の器具

① ラリンゲアルマスク・エアウェイは，経験者にとって有用な代替手段となるが，小児では合併症の頻度が高いとされており，ことに経験が浅い者が施行することによる合併症の増加が指摘されている．コンビチューブやラリンゲアルチューブは小児における十分な経験がないため検討の対象になっていない．むしろ，バッグマスク換気に習熟する必要性が以前にも増して強調されたと理解するのが正しいだろう．

② カフ付き気管チューブは，わが国における推奨度は高くない．8歳未満に対するカフ付きチューブは，カフ圧をモニターできるなど，小児人工呼吸管理に習熟し，かつ高度な呼吸不全が治療できる施設以外では使用しない．

③ 呼気二酸化炭素検知の重要性は成人同様である．気管挿管後は，呼気二酸化炭素検知を，比色法もしくはカプノメータによって必ず実施する．

E. 入院3日間のポイント

- 呼吸状態を評価し，呼吸窮迫，呼吸不全の有無を判断する．
- 呼吸窮迫，呼吸不全に対する適切な初期治療を行う．
- 小児の気道確保に必要な医療資機材はあらかじめ準備しておく．

腹痛
abdominal pain

山田至康　元順天堂大学教授・救急災害医学

A. 小児ならではのポイント

小児の腹痛について，初期診察におけるポイントと診断・治療のポイントに分けると理解しやすい．

- 初期診療においては視診と問診が成人よりも重要となる．自ら訴えることのできない乳幼児においては疾患の緊急度（重症度）は表情・動作から評価するしかない．この点で入室時の痛がり方，表情，目つきをまず頭に入れる．次いで保護者から「いつから・どこが・どのように痛む様子か」，嘔吐や便性・血便とともに腹部の打撲の有無を聴取する．
- この段階で，ショック症状（頻脈，末梢冷感，湿潤，毛細血管再充足時間CRT＞2秒）や激しい啼泣，顔面蒼白，歩行不可能，前傾姿勢，右の側彎姿勢，頻回の嘔吐，血便を認めれば緊急対応を考慮する．
- 触診や聴診についても，小児は泣かさない工夫が必要であるが，激しく泣いている場合は泣きやんだ時に素早く診察する．
- 診断・治療において小児では内因性疾患による腹痛が多いため診断を急ぎがちであるが，まず生理的評価を行いバイタルサインの安定を図ることが重要である．腹部鈍的外傷，心筋炎，精巣捻転はまれであるが，診断の遅れが予後を不良にするため注意が必要である．また，常に小児虐待に対する冷静な判断が必要となる．

B. 最初の処置

① 小児の腹痛をきたす重篤な救急疾患の初期対応は，図1に示すようにトリアージが重要であり，蘇生，緊急と区分された場合は，直ちに一次評価（ABCDE）を行う．呼吸不全，低血圧性ショックがあれば，酸素投与（フェイスマスク10 L/分）の後，スタッフを招集し，末梢静脈ルートの確保（3分以上かかるときは骨髄針を使用する）し，ショックへの輸液（生理食塩水/乳酸リンゲル液10〜20 mL/kgを5〜10分でボーラス

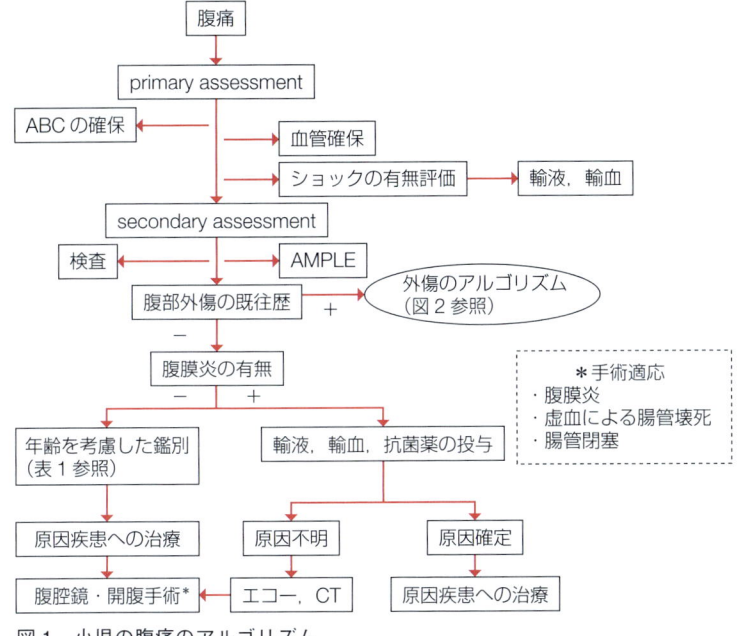

図1 小児の腹痛のアルゴリズム

投与）を行う．自発呼吸がなければ補助呼吸を開始する．
② バイタルサインが安定すれば，二次評価（signs and symptoms, allergy, medication, past history, last meal, event：SAMPLE）を行い，外傷，腹膜炎の有無を確認する．
③ さらに三次評価（血液検査，腹部エコー，胸腹部X線撮影，腹部CTなど）を実施し，ショックの種類と重症度を決定するとともに鑑別診断を行う．
④ 一次評価（pediatric assessment triangle：PAT）が安定している大多数の場合は，一般外来と同様に年齢を考慮し，二次評価，三次評価を行う．

C. 病態の把握・診断の進め方

1 鑑別診断 図1の治療アルゴリズムで腹膜炎が否定できれば鑑別診断を行うが，小児ではその際に疾患の年齢集積性に配慮し，鑑別診断を行う必要がある．表1に乳幼児（＜2歳），幼児（2〜5歳），学童（6〜12歳），中学生以上（＞12歳）の4群に分け，疾患の頻度順に並べたものを示す．色文字で示した疾患は小児救急においてはピットフォールとなり得るものであるため，常に留意しておく必要がある．

2 緊急度・重症度の評価 小児という専門性の上に，緊急度・重症度も高いグループには心筋炎，外傷（実質臓器損傷），ショック（敗血症），子宮外妊娠などがあり，緊急度・重症度の中等度のグループには腸重積症，穿孔性腹膜炎，ヘルニア嵌頓，卵巣嚢腫頸捻転などがある．緊急度・重症度とも低いグループには便秘症，急性胃腸炎，尿路感染症などがある．救急現場では常に最悪のシナリオを想定し，診療にあたる必要がある．

3 診断がつかない場合の対応 小児の腹痛においては，ほとんどの場合，初期診察の段階

表1 小児の腹痛の疾患と年齢集積性

疾患/年齢	＜2歳	2～5歳	6～12歳	＞12歳
高い ↑ 頻度 ↓ 低い	急性胃腸炎 乳児疝痛 腸重積症 外傷（虐待） 消化管穿孔 腸管軸捻転症 鼠径ヘルニア嵌頓 先天性消化管奇形 ヒルシュプルング病	急性胃腸炎 便秘 周期性嘔吐症 急性虫垂炎 腸重積症 外傷（虐待） 尿路感染症 鼠径ヘルニア嵌頓 心筋炎	便秘 周期性嘔吐症 急性虫垂炎 外傷 尿路感染症 消化性潰瘍 鼠径ヘルニア嵌頓 アレルギー性紫斑病 心筋炎	便秘 起立性調節障害 急性虫垂炎 外傷 消化性潰瘍 急性膵炎 卵巣嚢腫茎捻転 子宮外妊娠 精巣捻転

色文字はピットフォールになり得る重要な疾患

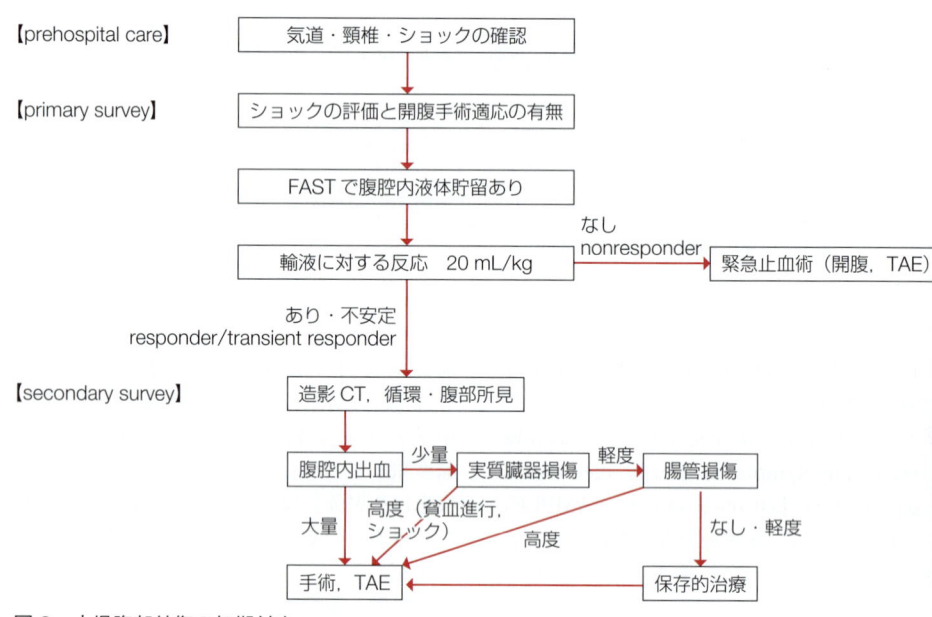

図2 小児腹部外傷の初期対応

で診断，ないしは疑診をつける．どうしても診断がつかない場合は，乳幼児の先天性の消化管異常，虐待，消化性潰瘍などぐらいで，専門的な検査や社会・医学的な検討を行う．心筋炎に関しては本症を疑って，ECG，心エコー，血液検査を行う．診断に迷う際には，関連診療科との連携が重要となる．

D. 引き続き行う処置

1 腹部の外傷への対応

①緊急性の高い腹部外傷への対応は図2のように，患者搬入より10分間にprimary surveyとして，気道の開通と頸椎の状態（A：airway and cervical spine control），呼吸状態（B：breathing and ventilation），

表2　患者処遇(disposition)における腹痛の帰宅判断基準

疾患	年齢	症状	dispositionにおける帰宅可能判断
腸重積症	4歳以下	啼泣，血便，嘔吐，腹部腫瘤	整復後も原則として24～48時間の入院を必要とする
急性虫垂炎	2歳以上	腹痛，McBurney圧痛，Blumberg徴候	原則入院．疑診で保護者が入院拒否の場合は連絡を確保した上で翌日外科受診
外傷(実質臓器損傷)	全年齢	腹痛，腹腔への液体貯留，時にショック	全例入院
鼠径ヘルニア嵌頓	全年齢	鼠径部腫瘤，腹痛(啼泣)，嘔吐，腹部膨満	非観血的整復が可能で全身状態が良好な症例．翌日外科受診
消化性潰瘍	幼児，学童	腹痛，嘔吐，下血	バイタルサインが安定し，痛みがコントロールできる症例．翌日小児科再診
アレルギー性紫斑病	年長児	腹痛，血便，紫斑，(血尿)	腹痛がコントロールできる症例．翌日小児科受診(尿持参)
卵巣嚢腫茎捻転	年長女児	腹痛，圧痛	全例入院
精巣捻転	10歳以上	突然の腹痛	全例入院
急性心筋炎	全年齢	呼吸困難，多呼吸，易疲労感，失神，腹痛	全例入院，集中治療．心エコー，ECG，トロポニンT，CK-MBは必須
便秘症	幼児，学童	突然の腹痛，嘔吐，排便困難，腹部に便塊	消化管異常の場合以外は帰宅．常習例は後日小児科で精査
急性胃腸炎	全年例	腹痛，嘔吐，下痢	脱水，高熱の場合のみ入院．帰宅後は原則として翌日小児科受診
乳児疝痛 (infantile colic)	2週～3か月	突然の啼泣．乳児の10～20%にみられ，4か月までに消失する	全例帰宅．再診不要

循環状態(C：circulation and hemorrhage control)，意識ならびに神経学的所見(D：disability)，完全脱衣と体温保持(E：exposure and environmental control)を確認する．身体の所見，心肺モニター，酸素飽和度モニター，非観血的血圧モニター，FAST(focused assessment with sonography for trauma)，心エコー，胸部正面，腹部正面X線撮影，血液生化学検査から緊急度を評価するとともに，蘇生またはショック状態からの離脱のための緊急輸液(細胞外液組成液20 mL/kg)を行う．

②循環状態が安定しないときは蘇生としての緊急開腹の決定を行う．

③循環動態が安定していれば，搬入後10～30分の間にsecondary surveyとして，受傷機転，AMPLE(allergy, medication, past history, last meal, event)の確認，全身の身体所見，腹部超音波検査，造影CTから総合的に腹部の臓器損傷の評価を行い，緊急開腹またはIVR(interventional radiology)/TEA(trans aortic embolization)の決定を行う．

④全例に酸素投与(リザーバ付マスク10～15/分)，JCS 30以上・GCS 8以下で気管挿管，静脈路の確保，必要ならば胸腔ドレナージを行う．

2 小児科医へのコンサルテーション　ショックを伴った腹痛や先天性の消化管異常症，小児特有の腹痛(腸重積症，虐待疑いの外傷，心筋炎，アレルギー性紫斑病，周期性嘔吐症，起立性調節障害，乳児疝痛など)，心筋

炎ではコンサルテーションが必要である．

3 入院・帰宅の判断（disposition） 個々の疾患の帰宅可能判断基準を表2に示す．便秘症，急性胃腸炎，乳児疝痛，アレルギー性紫斑病（軽症），消化性潰瘍（軽症）など以外は入院が必要である．転院搬送では搬送距離とチーム医療の確立がポイントとなる．

E. 入院3日間のポイント

- 緊急度・重症度の高い疾患（心筋炎，外傷，ショック，子宮外妊娠など），中等度の疾患（腸重積症，穿孔性腹膜炎，ヘルニア嵌頓，卵巣嚢腫頸捻転など）については迅速に関連診療科と連携の上に処置・手術を行い，後の集中治療管理に徹する．
- 緊急度・重症度とも低い疾患には便秘症，急性胃腸炎，尿路感染症などがあり，アレルギー性紫斑病の重症，消化性潰瘍の重症に関しては，入院3日間に輸液管理の上で対症療法を行う．アレルギー性紫斑病で腹痛や血便が激しい場合はステロイド（プレドニゾロン®1～2 mg/kg/日）を投与する（Ib）．第XIII因子の低下の場合には第XIII因子製剤（フィブロガミンP®を18～40倍（単位）/kg）を補充する（Ib）．

F. まとめ

「小児は決して大人を小さくしたものではない」とはよくいわれるが，腹痛についても成人とはかなり異なっている．初期診察としては，視診によるトリアージや一次評価とともに外傷既往の確認，二次評価を問診，触診・聴診，諸検査により行う．救急として生理学的病態評価を最優先することを忘れてはならない．診断・治療へのプロセスとしては，緊急度の評価（呼吸窮迫や代償性ショックの早期診断）と関連診療科との連携が重要である．また，腹腔外の急性心筋炎，精巣捻転には注意を払うことと，児童虐待の可能性を想定することが必要である．

嘔吐・下痢（脱水を含む）
vomiting・diarrhea

久保 実　石川県立中央病院副院長・いしかわ総合母子医療センター長

A. 小児ならではのポイント

- 嘔吐や下痢を主症状とする疾患としては，小児全体では急性胃腸炎（感染性胃腸炎）の頻度が最も高い．
- 一方で，年齢によって嘔吐や下痢の主な原因疾患が異なるのが小児の最大の特徴である．
- 先天性の消化器疾患，内分泌代謝疾患，感染症，中枢神経疾患など，原因は多彩である．
- 脱水症を引き起こしやすい．短時間でショックに陥りやすく，緊急度の判定が重要である．
- 小児科診療では頻度の多い疾患から鑑別するが，小児救急の現場では「見逃してはいけない疾患」から鑑別する．
- 緊急度の高い疾患を見逃さないために，pediatric assessment triangle（PAT）とバイタルサインでチェックする．
- 胃腸炎を伴う中等症までの脱水症の治療およびその予防には，経口補水療法（oral rehydration therapy：ORT）が輸液と同等に有用である．

B. 最初の処置

1 pediatric assessment triangle（PAT）（464頁の図1）とバイタルサイン

① 初期評価のPAT　患児が入室し診察を始める前までに，児に触れず，興奮させずに，外観・意識，呼吸状態，循環状態を観察しいわゆる「パッと見」で状態を評価する．

① 外観，意識：外観では，筋緊張はよいか，オモチャなどに興味を示すか，あやすと泣

き止むか，視線はどうか，会話や啼泣が力強いかを評価する．
②呼吸状態：呼吸では喘鳴，呻吟，嗄声があるか，鼻翼呼吸，陥没呼吸があるかをチェックする．
③循環状態：皮膚の循環で判断する．皮膚は蒼白か，チアノーゼはあるか，まだらな斑状の皮疹はないか．

2 バイタルサイン 呼吸数，心拍数，血圧をチェックする．それぞれ，年齢による正常値が異なる．±1SD は緊急度を上げて対応する必要がある．

3 SpO₂ SpO$_2$ が 90〜94% は準緊急で，<90% は緊急である．

4 CRT (capillary refilling time) CRT が 2 秒未満は正常，2〜3 秒は軽度の循環障害，4 秒以上が循環不全を示す．

2 脱水の有無の評価

1 体重測定 体重の減少により脱水の程度を判断することができる．体重減少が 5% 以内なら軽症，5〜10% の減少は中等症，10% 以上なら重症として扱う．

2 臨床所見から 臨床上明らかな脱水症があれば，病的な外観，CRT が 2 秒以上，口腔粘膜の乾燥，涙が出ない，の 2 項目以上を呈する．

3 病歴聴取

1 嘔吐
①まずは，いつから，どんな時に（食後，咳の後など），何回，どんな吐物を（食物残渣，胃液様，血性，胆汁様など），どのように（だらだらと，突然に，噴水状になど），嘔吐後の様子は（顔色が蒼白，つらそう，ケロっとしている，ボーッとしている）など，嘔吐の前後の状況について聞く．
②次いで発熱の有無，排便状況（下痢，便秘，普段どおりなど），腹痛の有無，食欲，症状発現前の食事内容の確認，アレルギー歴，外傷など，原因につながる情報を聞き出す．
③感染性の疾患が考えられる時は，患児の周囲での胃腸炎などの流行についての情報が必要である．学校や家庭でのストレスについても聴取する．

2 下痢
①下痢の場合も嘔吐とほぼ同様に，まずはいつから，どんな時に，何回くらい（しぶり腹の有無），どんな便を（水様，泥状，軟便，米のとぎ汁様，血液混入の有無など），など下痢の状態を確認する．
②次いで発熱や腹痛・嘔吐の有無，食欲，症状発現前の食事内容の確認，ストレスの有無など，原因につながる情報を聞き出す．
③患児の周囲での胃腸炎などの流行についての情報もまた嘔吐同様に必要である．

4 身体所見

1 初期評価 PAT およびバイタルサインなどにより緊急度を判断する．

2 皮膚所見 発疹は手足口病などの多くのウイルス性疾患に伴なって出現する．黄疸は肝機能障害の存在を示し，紫斑はアレルギー性紫斑病の有力な手がかりである．

3 外傷 頭部や腹部だけでなく手足のケガの有無は頭部外傷，腹部の鈍的外傷の存在を示唆する．

4 腹部触診・聴診 圧痛の有無とその部位，腹部膨満や筋性防御の有無，腸雑音（亢進，減弱），腫瘤の有無に注意する．

5 胸部聴診 不整脈，ギャロップリズム，心雑音が心筋炎などの心不全の徴候であったり，呼吸音の異常や喘鳴は肺炎や喘息を疑わせる．

6 その他 外陰部の所見取得は忘れやすく，鼠径ヘルニア嵌頓や急性陰嚢症を見逃すことになる．

5 採血
血液検査からは非常に有用な情報を得ることができる．電解質および BUN，Cr により脱水の程度と種類（等張性，低張性，高張性）を，WBC，CRP により炎症反応を，肝機能その他の生化学検査は原因疾患を，乳酸値は循環障害を，その他低血糖や貧血の有無を判断する．ガス分析からはアシドーシス

表1 小児で嘔吐をきたす原因疾患

	外科的疾患	内科的疾患	生理的・機能的
新生児～乳児期早期	閉塞性消化器疾患：食道閉鎖，小腸閉鎖，鎖肛，メコニウム病，Hirschsprung病，鼠径ヘルニア嵌頓，腸回転異常症，**胃軸捻転**，**胃食道逆流症**，**肥厚性幽門狭窄症** 腹部臓器疾患：水腎症 中枢神経疾患：水頭症	消化管出血：真性メレナ，AGML 感染症：胃腸炎，肺炎，臍炎，尿路感染，敗血症（DIC） ミルクアレルギー，乳糖不耐症 中枢神経疾患：頭蓋内出血，脳浮腫，核黄疸，髄膜炎，低酸素症 代謝性疾患：低血糖，先天代謝異常症 心不全 腎不全	初期嘔吐 仮性メレナ 溢乳，哺乳過多 空気嚥下症
生後6か月～幼児期早期	閉塞性消化器疾患：鼠径ヘルニア嵌頓，腸回転異常症，胃軸捻転，胃食道逆流症，**腸重積症** 異物誤飲 中枢神経疾患：頭部外傷	感染症：**急性胃腸炎**，急性上気道炎，中耳炎 呼吸器疾患：気管支炎，百日咳，喘息 中枢神経疾患：周期性嘔吐症，てんかん，**髄膜炎，脳炎・脳症** 代謝性疾患：ケトン血性低血糖症 食物アレルギー	便秘，過食 号泣，咳き込み 乗り物酔い
幼児期後期～学童期	腹部臓器疾患：**虫垂炎**，胃十二指腸潰瘍，SMA症候群，小腸閉塞（内ヘルニア），胆道拡張症，腎尿管結石，卵巣茎捻転 中枢神経疾患：脳腫瘍，頭部外傷	感染症：急性胃腸炎，食中毒，インフルエンザ，急性肝炎，急性膵炎 呼吸器疾患：喘息 アレルギー性紫斑病 中枢神経疾患：片頭痛，周期性ACTH・ADH放出症候群 代謝性疾患：脂肪酸代謝異常症，糖尿病性ケトアシドーシス 薬物中毒 熱中症	心因性嘔吐 起立性低血圧 摂食障害 神経性食思不振症 妊娠

の有無を判定する．

6 腹部X線（立位，臥位） 乳幼児では胸腹部を撮影する．一枚のX線写真から絞扼性あるいは麻痺性イレウス，腹部腫瘤，遊離ガス像などの大切な情報を得ることもできる．腹部超音波検査や腹部CTにより診断的価値が下がってきていると思われているが，簡便でなお有用な検査である．

7 腹部超音波検査 小児においても腹部超音波検査は診断的価値の高い検査である．X線被曝や疼痛のないことも，小児では特に有利である．腸重積症の診断に欠かせないだけでなく，急性虫垂炎，肝胆道系疾患や便秘症にも有用である．

8 ウイルス迅速検査 ロタウイルス，ノロウイルス，アデノウイルスの迅速診断キットが市販され，感染性胃腸炎の迅速診断が可能である．

C. 病態の把握・診断の進め方

1 鑑別診断 嘔吐や下痢を主症状とする疾患としては，小児全体では急性胃腸炎（感染性胃腸炎）の頻度が最も高い．一方で，年齢によって嘔吐や下痢の主な原因疾患が異なるのが小児の最大の特徴である．嘔吐および下痢をきたす疾患の鑑別を表1，2に示した．

① 新生児から乳児期早期の嘔吐

① 新生児期の嘔吐で緊急性の高い疾患は先天性の消化管閉塞を示す疾患であるが，周産期医療機関で対応するため通常の救急外来を受診することはまれである．

② 新生児早期を過ぎると，日常的に経験する

表2 小児で下痢をきたす原因疾患

	原因
急性胃腸炎 ウイルス性	ロタウイルス ノロウイルス アデノウイルス　など
細菌性	カンピロバクター サルモネラ 病原大腸菌 腸炎ビブリオ　など
腸管外感染症	尿路感染症 肺炎，中耳炎 穿孔性虫垂炎
炎症性腸疾患	Crohn 病 潰瘍性大腸炎
全身性疾患	内分泌疾患(甲状腺機能亢進症，副腎機能不全，糖尿病　など) 免疫不全症　など
心理的疾患	過敏性大腸炎　など
外科的疾患	急性虫垂炎　など
食事性	食事(ミルク)アレルギー 乳糖不耐症　など
薬剤性	抗菌薬　など

嘔吐の原因としては哺乳過多や胃軸捻転症，胃食道逆流症が多いが，最も重要な疾患が肥厚性幽門狭窄症である．生後 2，3 週から始まる噴水状の嘔吐で，吐物に胆汁を含まないことが特徴である．上腹部にオリーブ様の腫瘤を触れることができるが，超音波検査が有用である．

2 生後 6 か月頃から幼児期早期の嘔吐
①急性胃腸炎が最も多い．冬期下痢症ともいわれるロタウイルス腸炎が代表的である．嘔吐に引き続く白っぽい下痢が特徴で，容易に脱水をきたし腎結石の合併から腎不全に至ることもあるので要注意である．
②この時期に緊急性が高い疾患に腸重積症がある．嘔吐，腹痛，血便が 3 主徴であるが，3 つとも揃う頻度は高くない．間欠的な腹痛が特徴で，上腹部にソーセージ様の腫瘤を触れるか，超音波検査でターゲットサインを描出すれば診断できるが，まず疑

うことが大切である．
③また，b 型インフルエンザ菌などによる髄膜炎は，緊急かつ重症度が高い．

3 幼児期後期から学童期の嘔吐
①やはり急性胃腸炎が最も多い．ロタウイルスよりノロウイルスが多く，家族内や保育所・学校などで感染しやすく，冬期の食中毒の原因ウイルスでもある．
②細菌性腸炎としては，カンピロバクター，サルモネラ，病原性大腸菌なども多い．
③幼児期後期～学童期に緊急性が高い疾患は虫垂炎である．右下腹部痛が特徴で，同部に圧痛や筋性防御をみるが，それに先立つ嘔気・嘔吐が重要である．幼小児での診断は容易ではなく，穿孔性腹膜炎に進行しやすい．

4 下痢，下血
①ウイルス性胃腸炎による下痢が最も多いが，乳児では食事アレルギーや二次性乳糖不耐症にも注意する．血便を伴なう場合は細菌性腸炎や薬剤性腸炎を考える．
②腸管出血性大腸菌感染症では下痢量は少なく脱水にはなりにくいが，水様性の血便(all blood no stool)であり，溶血性尿毒症症候群の合併に注意が必要である．

2 緊急度・重症度の評価　小児科診療では頻度の多い疾患から鑑別するが，小児救急の現場では「見逃してはいけない疾患」から鑑別することが重要である．
①緊急度の判定については初期評価の PAT とバイタルサインなどで行う．ショックや外科的疾患を見逃さないように，日頃から小児の身体所見を取ることに習熟すると同時に，年齢別に緊急性の高い疾患について知識を得ておく．
②重症度はそれぞれの疾患による．脱水症の重症度については，体重の減少によりその程度を判断する．その目安は，体重減少が 5% 以内なら水分喪失は 50 mL/kg 以下で軽症，5～10% の減少は 50～100 mL/kg の水分喪失で中等症，10% 以上なら 100

mL/kg 以上で重症である．

3 診断がつかない場合の対応　安易に制吐薬や止痢薬を使用してはいけない．小児科医にコンサルテーションする．静脈路を確保し，必要なら脱水の補正をしながら，場合によっては入院させて経過を観察し，繰り返し診察し，必要な検査を追加しながら原因検索を進めることが重要である．

D. 引き続き行う処置

1 合併症と対策

1 ショック時の対応　小児のショックでは，循環血液量減少性ショックが最も多い．主に嘔吐や下痢により循環血液量が減少しショックに至る．他に出血や熱傷，浮腫，糖尿病性ケトアシドーシスによって起こる．

① 気管挿管：ショックや意識障害のある時は，吐物による誤嚥の可能性が高いため気管挿管による気道確保が必要である．

② 酸素投与：出血やショックに伴なう細動脈の攣縮により組織の酸素化が障害されるため，酸素投与を行う．

③ 初期輸液：原則として生理食塩水の 20 mL/kg の急速輸液（5〜20 分かけて）を行う．

2 脱水症の治療　脱水症の基本は細胞外液量低下であり，血管内容量を補正するために初期輸液は生理食塩水で開始する．血清 Na 値の測定結果を待つ必要はない．生理食塩水と他の細胞外液（乳酸リンゲルなど）とを比較したエビデンスはない．まず血管内容量を補正した後に，算定した自由水および電解質の欠乏量を補うための維持輸液を行う．

① 欠乏量の補充：水分欠乏量(mL)は脱水の程度(%)×体重(kg)×1000 である．実際には体重の変化から判断するのが一般的である．欠乏補充量の半分を維持量に追加して 8 時間で投与し，残りを 16 時間で投与して 24 時間で補充を完了する．維持量は以下の計算式が簡便である．
  1) 体重 0〜10 kg：100 mL/kg/日
  2) 体重 10〜20 kg：{1,000 mL +（体重 − 10 kg）×50 mL} /日
  3) 体重 >20 kg：{1,500 mL +（体重 − 20 kg）×20 mL} /日

② 維持輸液：維持輸液とは，脱水や呼吸不全，ショックなどのない健常な児が何らかの原因で経口摂取ができなくなった時に，最低限の水分と電解質および糖を補う輸液療法のことをいう．従来，小児科では初期輸液として Na 濃度 90 mEq/L 程度の輸液製剤（ソリタ T1® など）を初期輸液とし，次いで利尿があれば Na 濃度 35 mEq/L 程度の輸液製剤（ソリタ T3® など）を維持輸液として行うよう指導されてきた経緯がある．本来の維持輸液と混同してはならない．

③ 高張性脱水の治療：高張性脱水では低張液または自由水が欠乏しているが，一般的に細胞外液量が維持されるために脱水症状の所見に乏しい．基本は自由水（5％ ブドウ糖）の投与であるが，初期輸液は生理食塩水でかまわない．高張性脱水における血清 Na 値補正の原則は緩徐補正で，0.5mEq/時あるいは 10〜12mEq/日を超えない速度での補正を目指す．高 Na 血症の急速補正により，脳神経細胞外から細胞内への水のシフトが急激に起り脳浮腫をきたすことが知られている．

④ 医原性低 Na 血症に注意：急性胃腸炎で脱水症に陥っていたり髄膜炎などで抗利尿ホルモン（ADH）分泌亢進状態にあるところに，十分な評価をしないまま漫然と低張液輸液が行われると「輸液過誤による医原性低 Na 血症およびその合併症（脳浮腫，痙攣）」を起こす危険がある．

⑤ 尿路結石に注意：初期輸液としては生理食塩水が推奨されているが，漫然と投与してはならない．生理食塩水の pH は 4.5〜8.0 と幅があるものの酸性に傾いており，脱水状態にある時，特にロタウイルス腸炎で大量投与すると尿の酸性化によって尿酸アンモニウム結石を形成し腎不全に至ることがある．

⑥低血糖：嘔吐や下痢に低血糖を合併していることがある（ケトン血性低血糖症など）．初期輸液は生理食塩水で行うが，特に痙攣や意識障害があるときは血糖を測定し，糖の補充を考慮する．

3 輸血 吐血・下血が大量でなかなか止血しにくい出血の場合や，高度の貧血が認められる場合は，輸血を行う．輸血に際しては，ヘモグロビン濃度の上昇に伴って酸素運搬能だけでなく血液粘稠度も増加することを考慮して，ヘモグロビン濃度10～12g/dLまたはヘマトクリット30～40％を目標値に設定し，輸血量を決定する．

必要輸血量＝（目標Hb－患者Hb）×体重（kg）×循環血液量/輸血Hb

循環血液量：新生児85mL/kg，小児75mL/kg

輸血のHb：濃厚赤血球22～24g/dL

4 制吐薬の使用
①嘔吐が続いている場合，現実的に経口薬の使用は不可能である．経静脈補液を行っている場合は，メトクロプラミド（プリンペラン®）などの制吐薬を使用することもあるが，副作用の錐体外路症状に注意が必要である．
②ドンペリドン坐薬（ナウゼリン坐薬®）などの制吐坐薬を使用する場合もあるが，急性期における使用効果に関してのエビデンスはない．
③坐薬使用により消化管運動が刺激され悪心・嘔吐が軽減する，薬剤を使用した方が家族や患者に安心感を与える，などの利点はある．

5 止痢薬の使用 下痢に対する薬物療法は基本的に不要で，下痢自体を急いで止める必要はない．
①鎮痙薬や止痢薬の使用は腹痛を増強したり細菌性腸炎の経過を遷延することがある．
②いわゆる整腸剤（乳酸菌製剤，ビフィズス菌製剤など）に関しては，腸内細菌叢を改善させることで下痢に効果が期待できる可

能性がある．
③乳児期に下痢が遷延した場合に二次性乳糖不耐症を合併することがあり，乳糖分解酵素剤の使用や乳糖除去ミルクの使用が必要となることがある．

2 小児科医へのコンサルテーション
①臨床上明らかな脱水症があれば，原因疾患のいかんを問わず小児科医へコンサルテーションする．原因が不明な場合は，脱水症状がなくても考慮する．
②初期輸液開始と同時に採血検査を実施し，検尿や腹部超音波検査，ウイルス迅速検査などできる検査は実施しておく．

3 入院・帰宅の判断
1 以下の状態・疾患は入院適応
①中等度以上の脱水症状や意識障害，ショック症状を伴う時
②血液検査で著明な貧血や高・低Na血症，肝機能障害などの異常所見がみられる時
③頭部あるいは腹部の高エネルギー外傷が疑われる時
④器質的疾患やイレウス症状が疑われる時
⑤強い炎症反応があり，重症の感染症が疑われる時
⑥比較的大量の吐血あるいは下血を伴う場合
⑦原因が不明で代謝性疾患など精密検査が必要と思われる時

2 帰宅させる場合，以下を説明・指導する．
①嘔吐や下痢が続くと脱水症状が進行するので経口補水療法（ORT）について説明する．
②嘔吐や下痢が続く場合，元気・機嫌や意識状態に注意し，異常が疑われればためらわず再診すること．
③腹痛が強い場合は器質的疾患やイレウスが考えられること．
④水分の摂取を優先し，食事は消化の良いものから徐々に与えること．ORTを過信せず，何時までも，かつ大量に与え続けることをしないように指導する．栄養だけでなく，ビタミン不足に注意する．
⑤頭部や腹部の鈍的外傷の場合，数日後から

E. 入院3日間のポイント

- 初期輸液は細胞外液組成のもので開始する．高張性脱水の場合，血清 Na 値の補正は緩徐に行う．
- 補液は漫然と継続せず，血清電解質や尿量を評価し，低 Na 血症や低血糖，腎不全の合併に注意する．
- 補液による脱水症の治療と並行して，嘔吐・下痢の原因検索をすすめる．

発熱
fever

鍵本聖一　埼玉県立小児医療センター・総合診療科部長

　小児の発熱は救急で最も頻度の高い訴えであり，50% 近くを占める．多くは自然に軽快するウイルス感染であるが，重篤な疾患が隠れていることがあり，現場ではこれを見落とさない，ないしは注意深く追っていくことが求められる．年少児の敗血症や髄膜炎は発見が難しく，進行が早いため，検査のフルスタディが求められる．はっきりした否定的な証左がない限り，結果の重大さに鑑み生後3か月未満は入院，もしくは小児科医へ相談ないし紹介することが勧められる．

A. 小児ならではのポイント

- 年少児では自覚症状の訴えがない．
- 年齢により原疾患の頻度が異なり，同一の原疾患でも予後が異なる．
- 発熱しやすい．基礎代謝が高く，うつ熱しやすい，サイトカインが出やすいなど，成人に比べて体温は高くなりがちである．脱水や環境温の上昇だけでも容易に体温が上昇する．
- 発熱をきたす病変の進行が速い．感染症，熱射病，薬剤などすべてに当てはまる．
- クーリングや寒冷への曝露により容易に低体温に陥る．このため，真の発熱がマスクされることがある．
- 感染症，環境以外の特異病態を考慮することが求められる（尿崩症，無汗症など）．
- アレルギー疾患で発熱をきたすことがある．
- 平熱が高い．37.5℃までの体温は通常平熱と考えられる．

B. 最初の処置（おおむね 15 分以内に）

1 迅速な全身状態の評価と蘇生

①意識・気道・呼吸・循環を迅速に評価し，対応する　診療中に呼吸不全，ショックがあれば直ちに蘇生操作に入る．酸素を投与し，モニターを付け，人手を確保する．気道確保，胸骨圧迫，ルート確保などを手順に従い迅速に行い，呼吸不全，ショックからの脱却を図る．

②痙攣は止める　痙攣は止めるべきである．自然に止まったものは経過観察でよいが，循環・呼吸に配慮し，モニター装着のうえ，酸素を投与する．15 分以上続く痙攣や群発する場合の抗痙攣薬の使用法は他項に譲るが〔「痙攣」，472 頁参照〕，厳重な監視下に置き，診断・治療を急ぐ必要がある．

2 評価を進め，状態を安定させる　意識・気道・呼吸・循環が安定していれば（呼吸不全・ショックを脱却していれば），引き続き評価を進める．静かな環境を確保，クーリング，手足の冷感がなければ靴下を脱がせ，薄着にするなどの配慮が望ましい．

3 検査　救急で行う検査としては血算，生化学，CRP，尿検査，胸部単純 X 線がある．生後3か月未満の乳児では，血液培養を含む各種培養，髄液検査をほぼルーチンで行う（full sepsis workup）．

4 ルートの確保を考慮　脱水や電解質異常の

補正,薬剤の投与などに必要な場合が多い.輸液を行うかは脱水などの重篤性,患者の経口摂取の度合い,抗菌薬投与の必要性などを勘案して決定する.

C. 病態の把握・診断の進め方

発熱の亢進には代謝性,炎症性,腫瘍性,内分泌性などの要因があり,放熱の抑制には発汗の抑制,放熱の抑制などがある.どの要素が主要であるのか,原因は何かを探っていく.表1に示すような重篤な疾患の反映である可能性を念頭に置き,これらを除外することが重要である.

1鑑別診断 鑑別すべき疾患,病態は多岐にわたる.年齢層ごとに原因を探るフローチャートを図1に示した.

① **発熱に対する問診** 年齢,性別,妊娠・分娩歴,既往,全身疾患の有無,発熱性感染症の流行や接触状況,予防接種歴と副反応,薬剤や食品のアレルギー,最高体温,弛張熱か稽留熱か,イベントはないか聞いておく.これまでに繰り返す発熱や感染症,家族内の免疫不全やアレルギー性疾患の有無も尋ねておく.

② **症状に基づいた問診**
①既往歴として,気道症状については周囲の流行状況,予防接種の状況(Hibワクチン,肺炎球菌ワクチン,DPTワクチン,インフルエンザワクチンなど),痙攣や意識障害では既往,暑熱環境への曝露,てんかん性疾患の既往,外傷の有無,起こり方や進行の様子,随伴症状を漏れなく,手短に尋ねてゆくことが求められる.消化器症状では摂取食物の内容,水道事情,飲水,ペットや動物との接触などを具体的に聞く.
②現病歴では症状の契機になったイベント,症状の性状と進行性・重篤性に注意し,表1にあるような疾患を見逃さないようにする.原疾患を念頭に問診は具体的に行う.意識障害,痙攣,頭痛,呼吸困難,喘鳴,嘔吐,腹痛,下痢,血便,著しい(40℃を超えるような)高体温を認めた場合には,具体

表1 重篤な状態になりうる急性の発熱

感染症
中枢神経系:急性化膿性髄膜炎,脳炎
上気道感染:急性喉頭蓋炎,咽後膿瘍,クループ
肺感染症:肺炎(重症),粟粒結核
心血管系感染症:心筋炎,化膿性心内膜炎,化膿性心外膜炎
消化器感染症:急性胃腸炎(脱水,電解質喪失),虫垂炎,腹膜炎
筋骨格系:壊疽性筋炎(ガス壊疽)
全身感染症:髄膜炎菌敗血症,その他の細菌性敗血症,毒素性ショック症候群
膠原病
急性リウマチ熱
川崎病
Stevens-Johnson症候群
その他
甲状腺クリーゼ
熱射病
急性薬物中毒(アトロピン,アスピリン)
悪性腫瘍

的な原疾患を想定した問診が欠かせない.

③ **症状に基づいた診察** 全身をくまなく診察するのだが,まず発熱に随伴する症状に基づいて,診察を進める.頭痛では,性状・位置・項部硬直の有無・眼底所見などを,腹痛では,圧痛(位置,程度)・筋性防御・反跳痛などを診察する.皮疹は診断に直接結び付く特徴を呈する場合も多く,分布・性状をよく観察する.

2緊急度・重症度の評価

① **年齢(月齢)** 患児の年齢は重症度の大きな要素である.月齢3か月未満では原疾患の重篤性,進行の速さ,発熱の影響(代謝異常,脱水,痙攣,意識障害など)から診断・処置の遅れが重篤な結果を招来するリスクが大きく,原則的には小児科医への紹介やコンサルトを考慮してよい(表2,505頁).

② **全身症状やバイタルサイン** どの年齢においても,ぐったりして元気がない,意識障害(うとうとしている,痛みや呼びかけへの反応に乏しい),顔色が悪い,苦しそうな息を

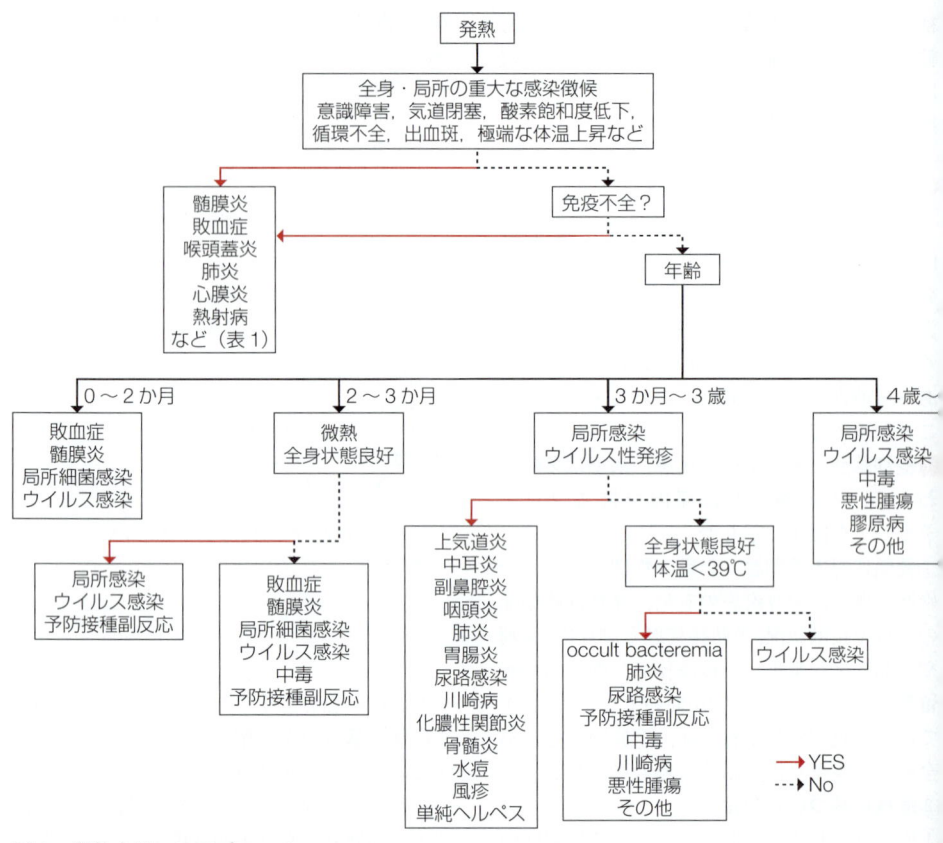

図1 発熱小児へのアプローチ

しているなどの見た目の悪さは重篤な病態を表す．呼吸困難や代償性以上のショックのある場合も同様である．

3 随伴症状や検査所見 緊急・重篤な随伴症状は，たとえば激しい頭痛(髄膜炎，脳炎)，嘔吐(髄膜炎，腸閉塞)，唸るような咳や喘鳴，リンパ節腫脹(悪性疾患，リンパ増殖性疾患)，肝腫大(マラリア，悪性腫瘍，肝膿瘍)，頻回・多量の下痢(ロタウイルス腸炎，偽膜性腸炎)，血便(溶血性尿毒症症候群)，腹痛(虫垂炎，腹膜炎など)，血尿(溶血性尿毒症症候群)，特徴的な皮膚発疹(麻疹，敗血症など)がある．

4 重症度の評価 現場では発熱の程度(高熱，長期)，バイタルサイン(呼吸困難や代償性ショック)に特徴的な随伴所見を加えて，緊急度・重篤度を決定する．カナダの小児救急トリアージ基準に照らすと，Level 1(蘇生)には，致死性の喘息発作，不十分な呼吸と呼吸困難，意識障害，痙攣重積，ショック，誤飲を伴う嚥下困難，アナフィラキシー，敗血症などがあり，Level 2(緊急，15分以内に診察)には著明な喘鳴，中等度の呼吸困難，喘息大発作，意識の変容，混乱，脱力，はなはだしい頭痛の突発，重篤な脱水，紫斑，急性の消化管出血，全身的に見た目が重篤な小児，38℃以上の3か月未満の乳児，白血球減少を伴う発熱などが挙げられている．

表2 生後3か月未満児の発熱に対する対応
(国立成育医療センター救急センター，一部改変)

生後1か月未満
- full sepsis workup(一般血液，CRP，血液培養，尿一般・培養，髄液一般・培養，呼吸器症状があれば胸部X線)
- 入院管理
- 培養結果判明までは抗菌薬投与

生後1〜3か月未満
- 重篤感，GBS(B群溶連菌)などの病歴，その他のリスクファクターがあれば生後1か月未満と同様に対処
- 全身状態良好でリスクファクターなければpartial sepsis workup(一般血液，CRP，血液培養，尿一般・培養，呼吸器症状あれば胸部X線)
- 迷った場合は原則として入院
- 状態がよく帰宅する場合も再度小児医療施設への受診を指示．検査結果は必ずチェックする

上記は新生児と乳児早期の発熱に対する対応の1例である．少なくとも1か月に満たない新生児の発熱は，入院施設のある小児科へ相談ないし紹介すべきである．

解熱薬の使用について
必ずしも使用の必要はないが，39℃を超える発熱は積極的に下げる．方法は冷却(額，鼠径，腋窩など)，薄着，送風，冷房などでよいが，使用する解熱薬は小児ではアセトアミノフェンとイブプロフェン(ユニプロン®)に限定する．アスピリン，ジクロフェナク，メフェナム酸は小児には投与しない．

抗菌薬の使用について
種々のガイドラインがあるが，原則として①ウイルス感染症には不要，②重症ないし重症化が懸念される細菌感染症には投与．むしろ一次救急で抗菌薬投与がクリティカルな場合は搬送を原則とし，それ以外は一律に投与せず経過観察でもよい．溶連菌感染症，occult bacteremiaなどは例外．

3 診断がつかない場合の対応

診断がつかない場合は多いが，直ちに鑑別が可能な場合はむしろ少ない．39℃を超える発熱は積極的に下げる必要がある．小児においては額・頸筋・腋窩・鼠径部などを冷やすことや，薄着にし，水分を摂取させて経過を観察する．小児の救急では解熱薬としてはアスピリン(バイアスピリン®)，ジクロフェナク(ボルタレン®)，メフェナム(ポンタール®)酸を使用しない．アセトアミノフェン〔経口(カロナール®)，坐薬(アンヒバ®)〕を用いることが多い．

D. 引き続き行う処置

1 合併症と対策

① 合併症としては，極端な高温による代謝異常，脱水によるショック，電解質異常や血糖低下，痙攣や意識障害に留意し，バイタルサインを中心とした症状のモニター，検査などを行う．流涙の低下，口唇の渇き，発汗の低下，意識状態に注意して観察する．

② 発熱に5%を超える脱水を伴う場合には輸液が必須である．痙攣(熱性痙攣，てんかん)の既往がある患児に抗痙攣薬の投与を考慮する．

2 小児科医へのコンサルテーション

① 入院した場合には，病歴と所見をそろえて小児科医とコンタクトを取ることが勧められる．

② バイタルサインが安定しない場合，意識障害や痙攣重積が遷延する場合，入院後に症状・所見が増悪する場合などには高次小児医療施設へ急ぎコンサルトし，転院も考慮する．

③ 移送方法についても，救急車へ同乗するなど，転院先と調整する．

3 入院・帰宅の判断(disposition)

① 発熱疾患の多くは自然経過で改善する急性ウイルス疾患であるため，3か月以降の小児で，意識やバイタルサインが安定し，機嫌がよく，経口摂取が確保されている場合には，帰宅させて経過をみてよい．この際にも，症状の増悪，発熱の遷延があれば再診や小児科医の受診を指示しておくし，そうでなくても翌日以降の小児科への受診を確保しておく．

② 「重症度の評価」に示したLevel 1やLevel 2は入院の適応である．白血球の増多やCRPの上昇(おおむね2.0 mg/dL以上)を

認めた場合は，生後3か月未満であれば原則的に入院，それ以降の児については症状・所見を考慮して入院を決定する．全身状態が良い患児には，帰宅時に一律に抗菌薬を投与する必要はない．

E. 入院3日間のポイント

- **全身状態の安定化** 発熱疾患が直ちに解熱し快方へ向かうことはまれである．入院後は発熱そのものより，全身状態の安定化に注力する．安静とし，水電解質・血糖値の安定化を図り，抗菌薬など必要な投薬を行う．発熱には対症的にクーリングや解熱薬で対応する．
- **適切な隔離環境でのケア(院内感染対策)** 多くのウイルス感染症は感染性を有する．また，細菌感染でも適切な治療ののち24時間は感染性を有していると考え，小児では接触感染防護策をとることを勧められることが多い．RSウイルスやインフルエンザウイルスなどの迅速診断が役立つ．
- **治療の修正** 診断や培養結果(病原体や薬剤感受性など)が判明したら，抗菌薬，抗ウイルス薬などの変更を考慮する．この場合，投与量，投与薬剤，投与経路などを病態に応じて絞っていく．
- **解熱しない場合や増悪する場合の方針の見直し** とりあえず開始した治療が奏効しない場合には再度病歴を取り直し，治療に対する反応と入院後に得られた各種データを見直す必要がある．耐性菌や原虫，EBウイルスなどの特殊感染症，悪性腫瘍，膠原病，focusのある外科的感染症，免疫不全症，尿崩症などが隠れている場合がある．

発疹
eruption

佐藤厚夫　藤沢市民病院こども診療センター・小児救急科医長

A. 小児ならではのポイント

- 小児においては様々な発疹を主訴に救急外来を受診するが，すぐには原因の分からない発疹も少なくない．救急担当医に求められることは，緊急性の判断とその場で小児科医にコンサルトしなくてはならない発疹症の鑑別である．
- 翌日以降，小児科と皮膚科のどちらを受診させるべきかも問題だが，発熱その他の随伴症状があれば小児科，皮膚症状のみなら皮膚科，と考えてよい．

B. 最初の処置

① 救急診療の基本として，まず始めに行うべきは緊急度の評価であり，すぐさま医療的介入を行う必要があるかどうかを判断する．この際に用いるべきはPALS(pediatric advanced life support)に基づく初期評価から一次評価にいたるアプローチである(この詳細については別項参照)．

② たとえば，髄膜炎菌による電撃性紫斑病では著しい点状出血斑や紫斑をみるが，発疹に関する詳細な診察を行う以前に敗血症性ショックに対する介入が求められる．

③ なお，発疹症患者の診察にあたっては，マスク・手袋・ゴーグル・ガウンなどの個人防護衣を着用して行うことが望ましい．

C. 病態の把握・診断の進め方

1 鑑別診断

① **病歴聴取** すぐさま医療的介入を行う必要がないと判断した場合は，通常の診断作業に入る．まず詳細な病歴の聴取を行う．診断の

ヒントを与える主な病歴は以下のようなものである．

① 発疹はいつから出現しているのか．
② どこから始まり，どのように広がってきているのか？
③ 発疹の性状は変化してきていないか？
④ 発熱や気道症状，胃腸症状，関節症状など，他の随伴症状はないか？
⑤ 発疹出現前に，薬物を服用したり，食べ慣れない食物を食べたりしていないか？
⑥ これまで，同様の発疹が出現したことはないか？
⑦ 突発性発疹の既往はあるか？
⑧ 麻疹，風疹，水痘の罹患歴・予防接種歴はどうか？
⑨ 特記すべき基礎疾患をもっていないか？
⑩ 野外活動歴や海外渡航歴はないか？
⑪ 周囲の発疹症の流行状況はどうか？

2 発疹の記録 次に発疹の観察を行い，その性状・サイズや分布について記録する．

❶ 性状は大きく分けて，①紅斑，丘疹（図1-A），②水疱，膿疱（図1-B），③紫斑（図1-C），④その他〔潰瘍，痂皮（図1-D）や膨疹（図1-E）など〕に分けられる．アレルギー性紫斑病の発疹のように，紅斑・丘疹と紫斑の両方の性質を有する場合もある．

❷ サイズも「粟粒大」とか「2,3 mm～1 cm 以下」というように具体的に記録する．

❸ 分布は，①局所性か全身性か，②（全身性なら）顔面・体幹・四肢に均等に分布しているか，どこかに特に多く出ているか，③左右対称性か否か，などを記録する．

❹ このように発疹を正確に表現できれば，電話で小児科医や皮膚科医へコンサルテーションする場合にも大いに役立つ．

❺ 発疹は日々性状が変化することも多いので，デジタルカメラで撮影した写真をカルテに残しておくとよい．

3 その他の身体診察・簡易検査

① 最後に，ここまでの病歴聴取と発疹の記録により候補に挙がった鑑別診断の中から，

表1 救急外来で遭遇する発疹性疾患

高頻度に遭遇する疾患（common）	頻度は低いが見逃してはならない疾患（critical）
突発性発疹	川崎病
麻疹	合併症を伴う麻疹・水痘
水痘/帯状疱疹	ブドウ球菌性熱傷様皮膚症候群
手足口病	カポジ水痘様発疹症
伝染性紅斑	重症薬疹
単純ヘルペス	特発性血小板減少性紫斑病
伝染性膿痂疹	播種性血管内凝固症候群（DIC）
溶連菌感染症	電撃性紫斑病
薬疹	毒素性ショック症候群
蕁麻疹	アナフィラキシーを伴う蕁麻疹
多形滲出性紅斑	高熱の続く多形滲出性紅斑
汗疹	
アトピー性皮膚炎	

診断を絞り込むために必要な（焦点をしぼった）身体診察を行う．眼や口腔咽頭所見，頸部リンパ節腫脹の有無，肝脾腫の有無，関節所見の有無などが診断への示唆を与えてくれることが多い．

② 救急外来で可能な検査が診断に有用なことがある．血液検査における炎症反応（白血球数やCRP値）は細菌感染症あるいは川崎病とウイルス感染症の鑑別の参考になる．紫斑の鑑別に血小板数と凝固検査は必須である．A群溶血連鎖球菌の迅速抗原検査は，そのまま確定診断につながる．

③ 救急外来で高頻度に遭遇する発疹性疾患（common）と，頻度は少ないが見逃してはならない疾患（critical）を表1に示す．

2 緊急度・重症度の評価

① 発疹自体で緊急度・重症度は評価できない．「B. 最初の処置」の項でも述べたように，PALSにもとづく生理学的評価において，意識や呼吸・循環に異常をきたしているものが重症である．

② たとえば，膨疹（蕁麻疹）を例にとると，慢性に経過し，出現・消失を繰り返している場合には緊急性はないだろうが，分の単位で急速に拡大し，意識障害を認めたり，吸気性あるいは呼気性喘鳴・努力呼吸・陥没

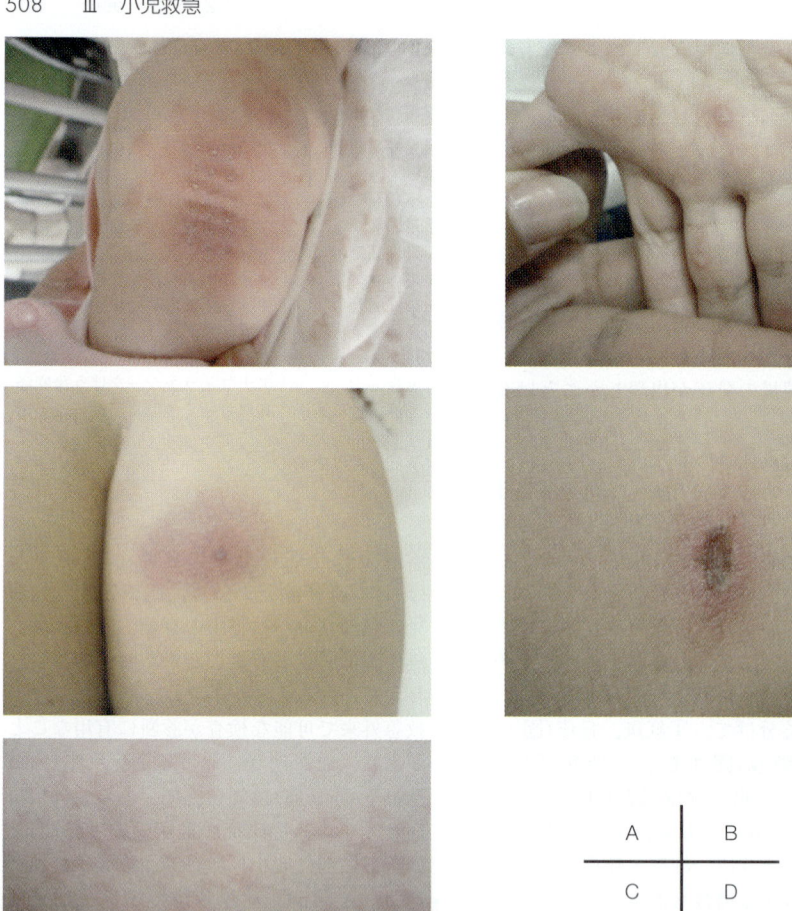

図1 様々な発疹
A. 紅斑（川崎病のBCG接種部位の発赤と不定形紅斑），B. 水疱（手足口病），C. 紫斑（アレルギー性紫斑病），D. 潰瘍と痂皮（水痘），E. 膨疹（蕁麻疹）

呼吸などの呼吸障害や顔面蒼白・徐脈・低血圧などの循環障害を認めたりすれば，それはアナフィラキシーであり，緊急度は極めて高くなる．

3 小児の代表的な発疹症（図1） 小児の発疹症は非感染性疾患と感染性疾患に分けられる．ここでは前者の代表として川崎病とアレルギー性紫斑病，後者の代表として突発性発疹，麻疹，水痘，風疹，伝染性紅斑，溶連菌感染症，伝染性膿痂疹，ブドウ球菌性熱傷様皮膚症候群をとりあげる．

①**川崎病** 川崎病は小児特有の疾患で，診断・治療の遅れが重篤な冠動脈後遺症につながる恐れがあるため，救急外来で見逃さず小児科医にコンサルテーションしなくてはならない疾患の代表である．主として4歳以下の乳幼児に好発し，

　①発熱
　②眼球結膜充血（眼脂なし）
　③口唇紅潮，苺状舌，口腔咽頭粘膜の発赤（白苔なし）
　④不定形発疹（紅斑，丘疹）（図1-A）
　⑤四肢末端の紅斑，硬性浮腫
　⑥非化膿性頸部リンパ節腫脹

を主要症状とする．また初期症状としてBCG接種部位の発赤（図1-A）は特異的である．

　川崎病の原因は不明であるが，その病態は血管炎であり，血液検査所見として好中球優位の白血球増加，CRP高値，低アルブミン血症や低ナトリウム血症，肝機能異常などを伴う．身体所見をとるにあたっては，日本川崎病学会のホームページ（http://www.jskd.jp/index.html）に提示されている特徴的な症例写真が参考になる．

②**アレルギー性紫斑病（血管性紫斑病，Schönlein-Henoch紫斑病）** 何らかの感染症を契機に発症する細小血管の血管炎により，浸潤を触れる紫斑（図1-C）を生じる（血小板減少性紫斑病のような平坦な紫斑ではない）．紫斑は下半身に多い．腹痛と関節炎，腎炎を伴うことがある．

③**突発性発疹** HHV-6またはHHV-7感染によるウイルス性発疹症．乳児期後半から1歳までに多く，「生まれて初めての発熱」がキーワードとなる．気道症状を伴わない高熱が3～4日間つづいた後に突然解熱し，熱と入れ替わるように全身に紅斑・丘疹が出現する．発疹は2～3日で消失する．発熱の間，下痢，熱性痙攣，大泉門膨隆がみられることがある．経過を通じ全身状態は保たれるのが特徴．

④**麻疹**
①カタル期：38℃台の発熱と咳・鼻水・眼脂が3～4日間続く．発疹の1～2日前に，頰粘膜に紅暈で囲まれた粟粒大の小白斑〔コプリック（Koplik）斑〕が出現する．
②発疹期：いったん解熱しかけた後に急速に39から40℃台に上昇し，同時に顔面，次いで全身に数mm大のわずかに隆起する小紅斑が出現する．全身状態は悪化し，肺炎，脳炎などの合併症をきたすこともある．
③回復期：発疹が癒合傾向となり，色素沈着が始まる．その後解熱する（有熱期間は7日間程度）．免疫力を低下させるため，気管支炎・肺炎や脳炎，中耳炎などの合併症を起こしやすい．

⑤**水痘** 軽度の発熱とともに，体幹，次いで全身に数mmから1cm大の小紅斑が孤立性に出現し，やがて水疱を形成．水疱は順に破れて痂皮化する（図1-D）．毛髪部，口腔内，陰部にもできるのが特徴．ウイルスが成人期に再活性化すると帯状疱疹となる．

⑥**風疹** 顔面・頸部から全身に粟粒大の比較的均一な紅斑が広がる．癒合傾向はなく，3日程度で消失する（3日はしか）．色素沈着は残さない．後頸部リンパ節が腫脹する．発熱は一般に軽度．

⑦**伝染性紅斑** ヒトパルボウイルスB19感染による発疹症．学童に多い．両頰部に蝶形紅斑があらわれる（りんご病）．多くの場合，発熱はない．次いで四肢伸側・臀部にも紅斑が出現し，内部が退色し，レース状紅斑となる．ときに血管性紫斑（細かい点状出血斑）を生じることもある．

⑧**溶連菌感染症** A群β溶血連鎖球菌の菌体外毒素により，発熱，腹痛，嘔吐，頭痛，発疹，苺状舌をみる．発疹は粟粒大丘疹性紅斑で頸部・腋窩・鼠径部から全身に広がるが，口囲蒼白が特徴．回復期に皮膚の落屑がある．幼児から学童に多い．滲出性扁桃炎を伴い，咽頭ぬぐい液による迅速抗原検査で診断できる．

⑨**伝染性膿痂疹** 原因菌として黄色ブドウ球菌が多い．潮紅のある水疱・膿疱から掻破によりやぶれてびらんし，痂皮を伴なう．手指を介して全身の皮膚に「とびひ」する．夏期に好発する．

⑩**ブドウ球菌性熱傷様皮膚症候群(SSSS)**
黄色ブドウ球菌の表皮剥奪毒素による．口唇と鼻孔周囲の水疱・膿疱から，びらん，放射状の亀裂がみられる．全身の皮膚は紅潮し，擦過により表皮が容易に剥離する〔Nikolsky（ニコルスキー）現象〕．

④ **薬疹**
① 薬剤内服中の発疹症では，必ず薬疹の可能性を考慮しなくてはならない．既感作の場合は初回内服直後に生じるが，今回はじめて感作された場合は内服開始後1週間程度後に生じることに注意する．原因薬剤としては，小児の場合，抗菌薬と抗てんかん薬が多い．
② 発疹の性状は様々であるが，固定薬疹を除き，全身性(左右対称性)に出ることが多い．緊急性の高い重症薬疹としては，Stevens-Johnson 症候群，中毒性表皮壊死症(TEN)と抗てんかん薬による薬剤過敏症症候群(DIHS)がある．前2者では粘膜病変(口腔，結膜，陰部)が，DIHS では顔面浮腫と頸部リンパ節腫脹が特徴的である．

D．引き続き行う処置

① **小児科医へのコンサルテーション** コンサルテーションを行わなければならないのは，以下の場合である．
① 全身状態が不良の場合：意識障害を伴う，呼吸や循環に異常を認めるなど．
② 高熱を伴う場合：一般に，発疹自体で高熱を出すことはなく，それはすなわち高熱を出すような全身性疾患の部分症状である可能性を意味する．
③ 川崎病を疑った場合：発熱と発疹以外に前述の川崎病主要症状の1つ以上を認めた場合は小児科医にコンサルテーションする．

あるいは主要症状は発熱だけでも，特異的な BCG 接種部位の発赤を認めたら，コンサルテーションしたほうがよい．症状がそろっていない場合は，血液検査所見などを参考に方針を決めることになるが，その判断は小児科医の仕事である．
④ 重症薬疹を疑った場合：この場合は皮膚処置のみならず，全身管理が必要となるので，まず小児科医にコンサルテーションし，小児科医が皮膚科の協力をあおぐ，という形がよい．

② **上記以外** 上記以外の発疹症は基本的には緊急性はなく，そのまま経過観察と翌日の小児科(あるいは皮膚科)受診を指示すればよい．
① 薬疹を疑った場合は，原因薬剤の中止を指示する．
② アトピー性皮膚炎や接触性皮膚炎など，明らかな湿疹と判断した場合はステロイド外用剤を処方してもよいが，水痘や皮膚結核など，逆にステロイド外用剤で増悪する疾患もあることに注意する．水痘に対する抗ウイルス薬や溶連菌感染症・伝染性膿痂疹に対する抗菌薬など，内服薬が適応になる場合もあるが，これらも必ずしも救急外来で開始しなくてはならないものではない．

E．入院3日間のポイント

● 発疹だけでなく，全身状態を確認する．入院時に安定していても，入院後に前述の徴候(D-①)を認めた時は，遅滞なく小児科医へコンサルトする．
● 発熱やその他の随伴症状は出現してきていないか，特に川崎病の主要症状の増加を見逃さない．
● 発疹の数・サイズ・性状・分布に変化はないか，毎日カルテに記録する．

気管支喘息発作(重積症を含む)
attack of bronchial asthma

河野陽一　千葉大学大学院教授・小児病態学

気管支喘息発作は小児の救急疾患のなかでも頻度の高い疾患である．症状は短時間に増悪することがあり，また普段は発作強度が強くない患者であっても呼吸不全状態で来院することもある．このように緊急性の高い疾患であるため，救急医療の場では，すばやく的確な診断と治療が要求される．

A. 小児ならではのポイント

- 小児は息苦しさなど発作のレベルを明確に伝えることができないため，発作強度は，動作，会話，顔色，日常生活，食欲，睡眠などから判断する．また保護者の判断で受診することが多いので，保護者には日常の診療において発作強度の判断の仕方をよく指導しておく必要がある．
- 乳児喘息(2歳以下)の発作は進行が早く重症化しやすいので，早めに受診させ，症状によっては入院を考慮する．
- テオフィリン薬(テオドール®, テオロング®, ユニフィル®, ユニコン®など)は，乳幼児において痙攣を誘発するリスクがあることから，乳幼児，てんかんや熱性痙攣の既往のある小児には原則禁忌とする．
- 小児，特に乳幼児は吸入薬の吸入が十分にできないことがあり，また発作時は内服薬も飲めないことも珍しくない．吸入薬，内服薬，貼付薬，注射薬など薬物の投与法に配慮する．

3. 診断の進め方

1 鑑別診断

① 喘息の典型的な発作は呼気性喘鳴を伴う呼吸困難であり，特に同様の症状が繰り返

表1 鑑別を要する疾患

1. 先天異常・発達異常に基づく喘鳴
   大血管奇形
   先天性心疾患
   気道の解剖学的異常
   咽頭・気管・気管支軟化症
   線毛運動機能異常
2. 感染症に基づく喘鳴
   鼻炎，副鼻腔炎
   クループ
   気管支炎
   細気管支炎
   肺炎
   気管支拡張症
   肺結核
3. その他
   過敏性肺炎
   気管支内異物
   心因性咳嗽
   声帯機能異常
   気管・気管支の圧迫(腫瘍など)
   肺浮腫
   アレルギー性気管支肺アスペルギルス症
   cystic fibrosis
   サルコイドーシス
   肺塞栓症

(日本小児アレルギー学会：小児気管支喘息治療・管理ガイドライン2008. 協和企画，2008 より)

れている既往があれば診断は難しくない．
② 乳児期は，ウイルスによる下気道感染により，喘息と同様の喘鳴を認めることがある．しかし，感染による喘鳴症候群では，明らかな呼吸困難(努力呼吸)は重症感染症例でなければ認められない．また，呼気延長も明らかでない．
③ 喘鳴に関わる鑑別疾患を**表1**にあげる．喘息に関連した疾患として，喘鳴や呼吸困難を伴わず，遷延性・反復性咳嗽を主症状とする咳喘息(cough variant asthma)がある．喘息の亜型あるいは喘息前段階と位置づけられており，治療は喘息に準ずる．

2 緊急度・重症度の評価
喘息発作の治療選択には，発作強度の判定が基本となる．発作強度は小発作，中発作，大発作，ならびに呼

表2　発作強度の判定基準

		小発作	中発作	大発作	呼吸不全
呼吸の状態	喘鳴	軽度	明らか	著明	減少または消失
	陥没呼吸	なし〜軽度	明らか	著明	著明
	呼気延長	なし	あり	明らか[†]	著明
	起坐呼吸	横になれる	坐位を好む	前かがみになる	著明
	チアノーゼ	なし	なし	可能性あり	あり
	呼吸数	軽度増加	増加	増加	不定
覚醒時における小児の正常呼吸数の目安		<2か月　　<60/分 2〜12か月　<50/分 1〜5歳　　<40/分 6〜8歳　　<30/分			
呼吸困難感	安静時	なし	あり	著明	著明
	歩行時	急ぐと苦しい	歩行時著明	歩行困難	歩行不能
生活の状態	話し方	一文区切り	句で区切る	一語区切り	不能
	食事の仕方	ほぼ普通	やや困難	困難	不能
	睡眠	眠れる	時々目を覚ます	障害される	
意識障害	興奮状況	正	やや興奮	興奮	錯乱
	意識低下	なし	なし	ややあり	あり
PEF	(吸入前)	>60%	30〜60%	<30%	測定不能
	(吸入後)	>80%	50〜80%	<50%	測定不能
SpO_2(大気中)		≧96%	92〜95%	≦91%	<91%
$PaCO_2$		<41 mmHg	<41 mmHg	41〜60 mmHg	>60 mmHg

判定のためにいくつかのパラメーターがあるが，全部を満足する必要はない．
[†] 多呼吸のときには判定しにくいが，大発作時には呼気相は吸気相の2倍以上延長している．
注) 発作強度が強くなると乳児では肩呼吸ではなくシーソー呼吸を呈するようになる．呼気，吸気時に胸部と腹部の膨らみと陥没シーソーのように逆の動きになるが，意識的に腹式呼吸を行っている場合はこれに該当しない．
(日本小児アレルギー学会：小児気管支喘息治療・管理ガイドライン 2008．協和企画，2008 より)

吸不全の4段階に分類されるが，これら発作強度の判定基準を**表2**に示す．基本的には呼吸状態，生活状態への障害のレベルにより判定するが，ピークフローメータによる最大呼気流量(PEF)やパルスオキシメータによる酸素飽和度(SpO_2)は発作強度の判定の指標として重要である．重症例でも聴診で笛様音(wheezes)が聴取されないことがあるので，チアノーゼ，意識低下，努力呼吸など，全身の所見を見逃さないようにする．

C. 最初の処置(図1，2)

①発作時の頓用薬を家庭に常備し，小発作であればまず発作に対する常備薬を内服させる．

②常備薬による治療で回復しない場合，また中発作以上は直ちに受診させ，$β_2$刺激薬の吸入を行う．$β_2$刺激薬の吸入は，15〜30分後に効果を判定し，20〜30分間隔で3回まで反復が可能である．呼吸困難のレベルにより，酸素吸入を同時に行う．

③$β_2$刺激薬に対する反応をみて次の治療を決めるが，咳き込み，喘鳴，努力呼吸などの症状を目安に評価する．薬物処置前後のPEFやSpO_2を参考とする．

④発作のために水分摂取が十分にできず，脱水症が認められることが多い．脱水症は輸液により補正する．

2 各論―気管支喘息発作(重積症を含む) 513

発作強度の判断（表2参照）：病歴・理学的所見・SpO_2・PEF・重症患者では血液ガス分析など

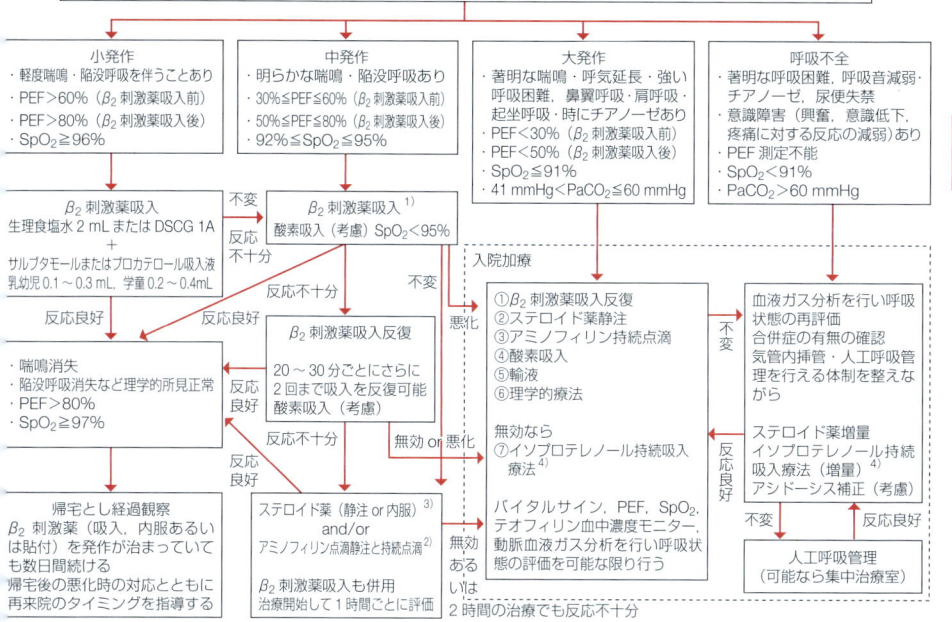

小発作
- 軽度喘鳴・陥没呼吸を伴うことあり
- PEF＞60％（$β_2$刺激薬吸入前）
- PEF＞80％（$β_2$刺激薬吸入後）
- SpO_2≧96％

中発作
- 明らかな喘鳴・陥没呼吸あり
- 30％≦PEF≦60％（$β_2$刺激薬吸入前）
- 50％≦PEF≦80％（$β_2$刺激薬吸入後）
- 92％≦SpO_2≦95％

大発作
- 著明な喘鳴・呼気延長・強い呼吸困難、鼻翼呼吸・肩呼吸・起坐呼吸・時にチアノーゼあり
- PEF＜30％（$β_2$刺激薬吸入前）
- PEF＜50％（$β_2$刺激薬吸入後）
- SpO_2≦91％
- 41 mmHg＜$PaCO_2$≦60 mmHg

呼吸不全
- 著明な呼吸困難、呼吸音減弱・チアノーゼ、尿failure
- 意識障害（興奮、意識低下、疼痛に対する反応の減弱）あり
- PEF測定不能
- SpO_2＜91％
- $PaCO_2$＞60 mmHg

$β_2$刺激薬吸入
生理食塩水 2 mL または DSCG 1A
＋
サルブタモールまたはプロカテロール吸入液
乳幼児 0.1～0.3 mL, 学童 0.2～0.4 mL

→ 反応良好：
- 喘鳴消失
- 陥没呼吸消失など理学的所見正常
- PEF＞80％
- SpO_2≧97％

→ 帰宅とし経過観察
$β_2$刺激薬（吸入、内服あるいは貼付）を発作が治まっていても数日間続ける
帰宅後の悪化時の対応とともに再来院のタイミングを指導する

$β_2$刺激薬吸入[1)]
酸素吸入（考慮）SpO_2＜95％

$β_2$刺激薬吸入反復
20～30分ごとにさらに2回まで吸入を反復可能
酸素吸入（考慮）

ステロイド薬（静注 or 内服）[3)] and/or
アミノフィリン点滴静注と持続点滴[2)]
$β_2$刺激薬吸入も併用
治療開始より1時間ごとに評価

入院加療
① $β_2$刺激薬吸入反復
② ステロイド薬静注
③ アミノフィリン持続点滴
④ 酸素吸入
⑤ 輸液
⑥ 理学的療法

無効なら
⑦ イソプロテレノール持続吸入療法[4)]

バイタルサイン、PEF、SpO_2、テオフィリン血中濃度モニター、動脈血液ガス分析を行い呼吸状態の評価を可能な限り行う

2時間の治療でも反応不十分

血液ガス分析を行い呼吸状態の再評価
合併症の有無の確認
気管内挿管・人工呼吸管理を行える体制を整えながら
ステロイド薬増量
イソプロテレノール持続吸入療法（増量）[4)]
アシドーシス補正（考慮）

人工呼吸管理
（可能なら集中治療室）

注：
1) 酸素吸入；SpO_2＜95％で開始
2) アミノフィリン点滴静注（30分以上かける）とアミノフィリンを持続点滴；2～5歳は小児気管支喘息の治療に精通した医師のもとで行われることが望ましい。
3) 全身性ステロイド薬投与；
   静注 ヒドロコルチゾン 5～7 mg/kg, 6時間ごと, またはプレドニゾロン初回 1～1.5 mg/kg, 以後, 0.5 mg/kg, 6時間ごと, またはメチルプレドニゾロン 1～1.5 mg/kg を 4～6時間ごと。
   ＊10分程度かけて静注または30分程度かけて点滴静注する。
   内服 プレドニゾロン 0.5～1 mg/kg/日（分3）。プレドニゾロンの内服が困難な場合はベタメタゾンシロップあるいはデキサメタゾンエリキシル 0.5 mL/kg/日（分2）
4) イソプロテレノール持続吸入療法
   アスプール® 0.5％ 2～5 mL、またはプロタノールL® 10～25 mL＋生理食塩水 500 mL、無効の場合や呼吸不全では増量も可（例えばアスプール® 0.5％を 10 mL＋生理食塩水 500 mL から開始）

注意点：
1. 発作を反復している症例では、発作の原因を検討し適切な生活指導を行い、長期管理薬の再検討を行う。
2. ステロイド薬の頻回あるいは持続的な全身投与は副作用のおそれがある。短期間で中止すべきであり、漫然と使用しないことが大切である。
3. 必要ならば、小児アレルギーの専門医に紹介する。

図1 小児気管支喘息の急性発作に対する医療機関での対応（2～15歳）
（日本小児アレルギー学会：小児気管支喘息治療・管理ガイドライン 2008, 協和企画, 2008 より引用）

⑤中発作で$β_2$刺激薬の吸入で改善が十分でなければ、ステロイド薬を内服あるいは静注により投与する。年長児(6歳以上)であればアミノフィリン（ネオフィリン®）の持続点滴静注を行う。アミノフィリン持続点滴静注中は、テオフィリン血中濃度を測定することが望ましい。

⑥中発作以上で、治療に対する反応が十分でなければ、入院治療に移る。

⑦大発作であれば、原則入院として初期治療を行う。治療開始後30分を過ぎて発作の改善が不十分な場合は、ステロイド静注を反復し、またイソプロテレノール（アスプール®、プロタノールL®）持続吸入療法

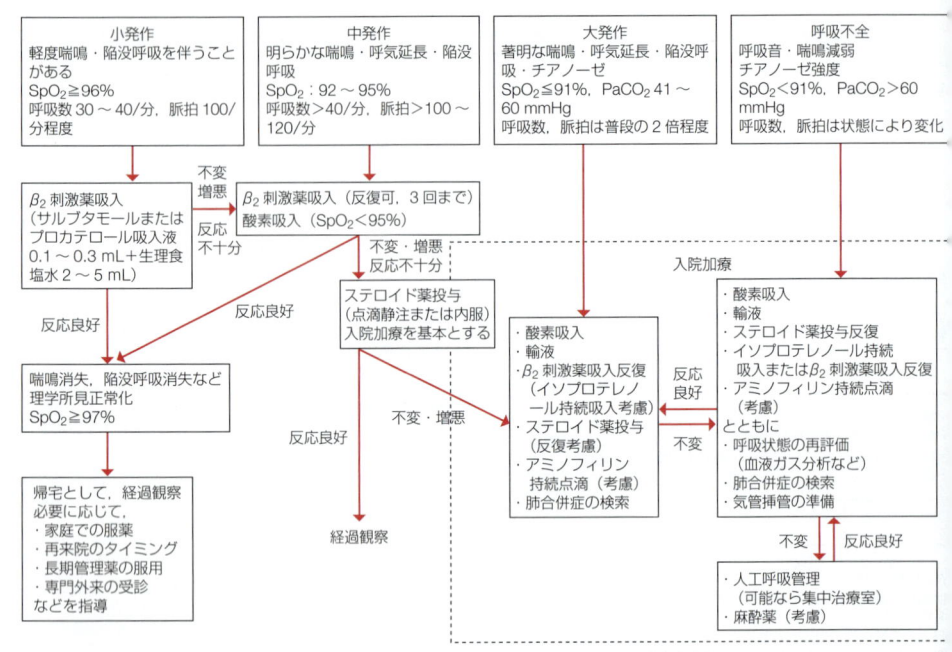

図2 小児気管支喘息の急性発作に対する医療機関での対応のフローチャート（2歳未満）
（日本小児アレルギー学会作成：小児気管支喘息治療・管理ガイドライン2008，協和企画より引用）

＊長期管理で治療ステップ3以上の治療を受けている患者の発作に対しては，1ランク上の治療を考慮する．

を併用する．
⑧呼吸不全には，アシドーシスを補正し，上記のほかに気管内挿管による呼吸管理，麻酔薬の使用などを考慮する．

D. 引き続き行う処置

1 合併症と対策

1 呼吸器感染症 喘息発作の合併症として最も頻度が高いのは，感染症であり，発作の誘因，遷延化要因になるので，細菌感染には感受性のある抗菌薬を用いる．

2 air leak syndrome 気道の不完全閉塞，咳嗽，努力呼吸による気道内圧の部分的上昇から，気道内の空気が胸腔や間質に漏出することがある．間質に空気が漏れると，気管支，血管に沿って肺門から縦隔に広がり，縦隔気腫や頸部，胸部，顔面の皮下気腫を引き起こす．気胸になることは少ない．air leak syndrome の疑いがあるときは，胸部X線撮影を行って確認し，高度の気胸が認められれば胸腔穿刺による脱気や持続吸引を行う．air leak syndrome は，必ずしも発作強度と相関しない．

3 無気肺 気管支の狭窄，粘膜腫脹，分泌物貯留などによる気管支内腔の閉塞により引き起こされ，領域が大きければ肺虚脱となる．程度によるが，胸痛，咳嗽や発作強度に相当する以上の呼吸困難症状，低酸素血症，チアノーゼを呈する．胸部X線撮影により診断する．右肺中葉に起こることが多い．治療は，喘息発作治療を優先させるが，体位ドレナージ，理学療法を併用する．無気肺が広範囲におよび換気障害の原因になっているときは，内視鏡を用いて気道閉塞物を除去する．

2 小児アレルギー専門医へのコンサルテーション 喘息発作に対する薬物療法の効果が明らかでない場合，また発作を頻回に反復している症例などは，小児アレルギー専門医にコンサルテーションする．

3 入院・帰宅の判断

① 小発作から中発作までの初期治療は外来で行われることが多い．このとき初期治療によって発作がほぼ消失し反応良好の場合には帰宅させるが，中発作では外来で1時間程度の経過観察をすることが望ましい．また帰宅後，家庭でβ_2刺激薬（吸入，内服あるいは貼付）を発作が治まっていても数日間は続けること，また悪化時の対応などを指導する．

② 以下の状態は入院とする．
 (1) 大発作
 (2) 中発作でも2時間程度の外来治療で改善しない場合
 (3) 中発作状態が前日より持続し，睡眠障害を伴った場合
 (4) 中発作であっても，重篤な発作の既往歴がある場合
 (5) 乳幼児は，感染の合併も多く，発作が急速に増悪したり，遷延化しやすいので早期の入院が必要である．
 (6) 肺炎，無気肺，縦隔気腫，皮下気腫，気胸などの合併症を認める場合

③ 以下の項目が確認されれば退院を考え，帰宅後の長期管理における薬物療法および家庭環境の整備などの説明を十分に行う．
 (1) 呼吸困難，喘鳴，咳嗽などの喘息発作症状が消失している．
 (2) 胸部聴診において wheezes や rhonchi などの異常呼吸音が聴取されない．
 (3) 感染症の合併がある場合は，感染症の改善が確認できる．
 (4) SpO_2 や PEF 値が改善している．

三 入院3日間のポイント

● 低酸素血症，チアノーゼなど換気障害の改善：薬物に対する反応の評価および急速な増悪に備えるためにパルスオキシメータにより SpO_2 を継続的に測定する．
● 合併症の確認と合併しやすい感染症の治療：胸痛や高度の呼吸困難には合併症を疑い胸部X線撮影を行う．感染症には喀痰や鼻咽頭の培養を行い，起炎菌に感受性のある抗菌薬を用いる．
● 脱水症の確認と輸液による補正：乳幼児は発作により水分摂取が十分にできず脱水になりやすいので，脱水症に注意する．
● 粘液溶解薬を発作時に吸入薬として用いることの有効性についてエビデンスはない．また鎮静薬には呼吸抑制作用があるので，発作には禁忌である．

クループ症候群
croup syndrome

船曳哲典 藤沢市民病院・こども診療センター長

A. 小児ならではのポイント

● クループ症候群の主要症状は吸気性喘鳴であり，その本態はウイルス感染による声門下の気道狭窄と考えられている．小児では喉頭腔が狭小であり，また声門下腔の粘膜下組織が粗で，血管やリンパ管が豊富なために感染により浮腫が増強し，呼吸障害をきたしやすい．クループ症候群は仮性クループ，喉頭気管炎とほぼ同義である．

● クループ症候群の特徴は嗄声，吸気性喘鳴，犬吠様咳嗽（barking cough）であり，診断は比較的容易である．特有の咳嗽はオットセイの鳴き声（seal's bark），金属性咳嗽（brassy barking）と表現されることもある．発熱は軽度のことが多く，平熱のこともある．好発年齢は生後6か月から3歳で，男女比は1.4：1で

男児に多いとされている．生後6か月未満のクループ症候群はまれであり，吸気性喘鳴を認めた場合は先天性喘鳴や血管輪など先天的な異常を疑う．
- 原因となるウイルスはパラインフルエンザウイルス1型・3型，RSウイルス，ライノウイルスなどである．インフルエンザウイルス感染によるクループ症候群は重症化することがある．秋から冬にかけて発症のピークがあり，夜間に呼吸症状が悪化することが多い．

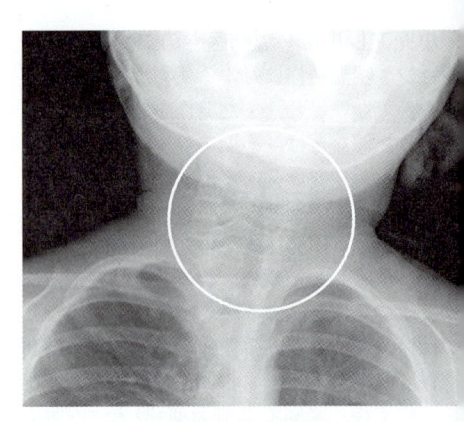

図1　クループ症候群（正面像）
声門下気管の粘膜浮腫による先細り狭窄像（ペンシルサイン，スティープルサイン）がみられる．

B. 最初の処置

①診察開始前の緊急度判断（トリアージ）が重要である．呼吸数は緊急度を知る良い手がかりになる．年齢別の標準的呼吸回数から大きく逸脱した多呼吸があれば，呼吸困難が示唆される．顔色，陥没呼吸やチアノーゼの有無，意識状態，SpO_2（経皮的動脈血酸素飽和度）も重要な情報である．緊急度が高いと判断した場合は，ただちに酸素を投与し，優先的に診察する．

②クループ症候群では興奮や啼泣により呼吸状態が悪化するため，呼吸困難で患者が不穏状態になっている場合には医療的介入を最小限にとどめ，保護者の庇護下で安静を保つ．診療開始後も呼吸状態の安定を優先させ，疼痛を伴う静脈穿刺や咽頭・鼻腔拭い液によるウイルス抗原迅速検査などはアドレナリン（ボスミン®）吸入後に行う．

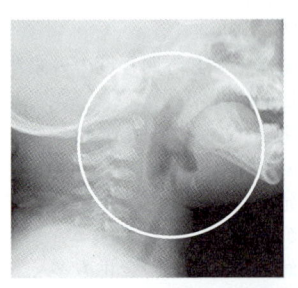

図2　クループ症候群（側面像）
吸気時の呼吸努力増大による咽頭下腔の拡張がみられる．喉頭蓋の腫大がないことが喉頭蓋炎との鑑別点である．

C. 診断の進め方

1 鑑別診断

①**喉頭異物**　発熱がなく突然発症する．吸気性喘鳴が特徴であり，異物誤嚥が疑われる場合は保護者より症状出現時の状況を詳しく聴取する．X線，CT検査を行い，異物の発見に努める．ピーナツなど脂肪が多い食品ではMRIが有効である．

②**喉頭蓋炎**　突然発症する高熱，嗄声，咽頭痛，嚥下困難，流涎，高度の呼吸障害が特徴である．起炎菌の大半はヘモフィルス・インフルエンザエである．気道閉塞により呼吸停止に至る場合もある．

2 画像診断

クループ症候群は臨床症状から診断することが可能である．X線検査は必須ではないが，診断の確認や喉頭異物，急性喉頭蓋炎との鑑別に有用である．正面像では声門下気管の粘膜浮腫による先細り狭窄像（ペンシルサイン，スティープルサイン）がみられる（図1）．側面像では吸気時の呼吸努力

表1 Westleyの重症度スコア

意識レベル		
	正常	0
	低下	5
チアノーゼ		
	なし	0
	興奮時	4
	安静時	5
吸気性喘鳴		
	なし	0
	興奮時	1
	安静時	2
エア入り		
	正常	0
	減弱	1
	著しく減弱	2
陥没呼吸		
	なし	0
	軽度	1
	中等度	2
	高度	3

得点の合計が0〜2点が軽症，3〜7点が中等症，8点以上が重症．
Westley CR, et al：Nebulized racemic epinephrine y IPPB for the treatment of croup：a double-blind tudy. Am J Dis Chid 132：484-487, 1978 より筆者訳)

表2 アルバータグループの重症度分類

軽症	時折，犬吠様咳嗽がみられる．安静時には吸気性喘鳴が聴取されない．胸骨上窩，肋間の陥没呼吸がない，あっても軽度．
中等症	頻回に犬吠様咳嗽がみられ，安静時の吸気性喘鳴を容易に聴取する．胸骨上窩，肋間の陥没呼吸を認める．呼吸困難のために興奮することはない，興奮しても軽度．
重症	頻回の犬吠様咳嗽，著しい吸気性喘鳴を認め，時に呼気性喘鳴を伴う．肋間の陥没呼吸が著明で，興奮しており，呼吸困難の症状がある．
切迫した呼吸不全	犬吠様咳嗽，安静時の吸気性喘鳴，肋間の陥没呼吸は必ずしも著明とはいえない．無気力で活動性が低下する．酸素を投与しなければ皮膚色不良である．

(Cherry JD：Clinical practice. Croup. N Engl J Med 358：384-391, 2008 より筆者訳)

増大による咽頭下腔の拡張がみられる（図）．喉頭蓋の腫大がないことが，喉頭蓋炎との鑑別点である．

3 重症度の評価 2種類の重症度分類を示す．Westleyの重症度スコア(**表1**)は臨床研究に用いられるが，救急外来で使用するにはやや煩雑である．アルバータグループの重症度分類(**表2**)は感覚的に理解しやすい．同グループの報告では軽症例が85%，重症例は%未満であった．

治療の進め方

治療方針 クループ症候群の大半は入院を必要とせず，外来治療が可能である．支持療として，他の気道感染症と同様に十分な水分補給と加湿が推奨される．

1 軽症 アドレナリン（ボスミン®）吸入後，デキサメタゾン（デキサメサゾン®）を処方し自宅での経過観察とする．ボスミン®吸入の効果は一時的であるため，省略されることも多い．

2 中等症以上 ボスミン®の反復吸入を行う．20〜30分ごとの吸入も可能である．2〜3回のボスミン®吸入で症状の改善がみられれば，デキサメサゾン®を処方し帰宅とする．ボスミン®吸入を行っても症状の改善がみられなければ輸液およびデキサメサゾン®の静脈内投与を行い，ボスミン®吸入を繰り返す．症状の改善がなければ入院治療に切り替える．

3 重症 入院治療を前提として酸素投与を開始し，SpO₂モニター下で上記治療を開始する．呼吸障害が著しい場合は通常の電動吸入器よりも，酸素配管または酸素ボンベから得た100%酸素をネブライザーの気流として用いることが望ましい．

2 薬剤の選び方

1 ボスミン® 0.1〜0.2 mLの0.1%アドレナリン（ボスミン®）を生理食塩水2 mLに希釈

して吸入する．主要な副反応は顔面蒼白，動悸，悪心，頭痛である．米国ではボスミン®と生理食塩水の等量混合液の吸入が行われるが，わが国では副反応を避けるために希釈したアドレナリン®を反復吸入することが多い．ボスミン®吸入の効果持続時間は 2〜3 時間であることに留意する．

[2] **デキサメサゾン** 喉頭，声門下気管粘膜の浮腫軽減のためにデキサメサゾン®を投与する．デキサメサゾン®は半減期が 40〜50 時間と長いことが利点であるが，他のステロイドの利用も可能である．デキサメサゾン®の標準的投与量は 0.3 mg/kg であるが，報告では 0.15〜0.6 mg/kg と幅がある．通常は 1 回のみの投与で十分であるが，経過によっては再投与が必要になる．内服，筋注，静注のいずれも有効であり，投与経路による効果の違いはない．中等症以上の外来診療では静脈ルートを確保し輸液を行いながらデキサメサゾン®の静脈内投与を行うことが多い．静脈路確保が困難な場合は内服薬の服用で十分である．筋注は疼痛による興奮のために呼吸状態が悪化する可能性があり，やむを得ない場合に限るべきである．デキサメサゾン®にはエリキシル（液体）と錠剤があるが，エリキシルは内服量が多くなるため（体重 10 kg，0.3 mg/kg 投与で 30 mL），錠剤を粉砕して少量の液体と共に服用させる方法もある．

[3] **抗菌薬** クループ症候群の病因はウイルス感染であり，基本的には抗菌薬の投与は不要である．

E．入院・帰宅の基準

[1] **入院の基準** 外来でボスミン®吸入，輸液，デキサメサゾン®投与を行っても中等症以上（上記分類）の症状が残存する場合は，入院治療の適応である．交通事情などにより再受診が困難な場合は，入院も選択肢のひとつである．

[2] **帰宅の基準** 外来処置にて症状が軽症（上記分類）になれば，帰宅可能である．夜間に症状悪化すること，乳幼児では呼吸困難に陥りやすいことを伝えておく．帰宅後，症状が中等症以上（上記分類）になれば，再受診が必要である．呼吸困難が急速に進行した場合は，ためらわずに救急車を要請するように指導しておく．

[3] **小児科医コンサルトの目安** 乳幼児の呼吸状態は評価が難しい．帰宅可否の判断に迷う場合は小児科医に相談するとよい．急性喉頭蓋炎との鑑別が困難な場合は，小児科医または耳鼻科医に連絡する．

F．入院 3 日間のポイント

- 呼吸障害が最も強いのが入院 1 日目．SpO₂ モニターは必須．必要があればボスミン®吸入を繰り返す．酸素投与が必要となることもある．
- 2 日目になっても呼気性喘鳴の改善がなければ，デキサメサゾン®を再投与する．
- 3 日目以降も呼吸障害が続けば，クループ症候群以外の原因を考える．

急性喉頭蓋炎
acute epiglottitis

渡部誠一　土浦協同病院・小児科部長

A．小児ならではのポイント

- 急性喉頭蓋炎は声門上の喉頭蓋と披裂部を含む声門上組織の蜂巣炎で，腫脹により上気道が閉塞し，急速に進行して窒息をきたすことがある．
- 小児の急性上気道閉塞性疾患には，気管壁腫脹をきたす喉頭気管炎（クループ）・喉頭浮腫・喉頭蓋炎・細菌性気管炎の 4 疾患，内腔に異物が入り閉塞する気道異物，気道外からの圧迫する膿瘍（深頚部膿瘍）・腫瘍・血管腫などがある．誤飲・窒息は乳幼児の事故の 10% にみら

れ，乳幼児の急性発症呼吸困難では気道異物を必ず鑑別すべきである．
- 急性喉頭蓋炎は喉頭気管炎を鑑別する．急性炎症性上気道閉塞性疾患の中では，喉頭気管炎が最も多く，急性喉頭蓋炎はまれである．喉頭気管炎は嗄声・犬吠様咳嗽を示すが，喉頭蓋炎ではそれがない（皆無ではない）．喉頭蓋炎の特徴的所見は，嚥下困難・発声困難・流涎で，患児は顎先を上げ，首をそらした坐位をとり（tripod position），臥位を嫌がる．アドレナリン（ボスミン®）＋ステロイド吸入療法は喉頭気管炎に有効であるが，喉頭蓋炎には無効である．
- 急性喉頭蓋炎を疑ったら，気道確保の準備をする．急速に悪化するので慎重に経過観察する．臥位，啼泣，咽頭刺激などは悪化させる．いつでも気道確保が可能なように準備をしてから処置を行う．
- 挿管困難例がある．喉頭蓋と披裂部の高度腫脹のため，挿管困難なことがある．喉頭展開，挿管手技で悪化させることもあり，気管挿管する時は複数医師，小児の気管挿管に熟練した医師・麻酔科医の立ち会いあるいは処置を依頼する．挿管困難時の対応，たとえば気管チューブイントロデューサ（ガムエラスティックブジーなど），輪状甲状間膜穿刺のためのクイックトラック®，ミニトラック®，トラヘルパーなどを用意する．
- 気管挿管後も改善しないことがある．侵襲性 Hib 感染症[*1]の一部として発症することがあり，肺炎・菌血症の治療を要する場合がある．急性上気道閉塞後の肺水腫を合併することがある．
- 紹介・搬送先は小児科医だけでなく，小児外科・麻酔科医がいる，小児 ICU がある医療機関が望ましい．

＊1：急性喉頭蓋炎の起炎菌は *Haemophilus influenzae* type b（Hib）が最も多い．

Hib に対する不活化ワクチンが世界的に使用されているが，日本では 2009 年 12 月開始で，任意接種であり，接種率が低い．

B. 最初の処置

1 呼吸困難の評価 乳幼児は咽頭痛や呼吸困難の訴えができないので，呼吸困難の評価は努力性呼吸と呼吸機能低下の 2 点で行う．努力性呼吸は頻呼吸（多呼吸）・陥没呼吸・鼻翼呼吸など（呼吸窮迫）を，呼吸機能低下はチアノーゼ・SpO_2 低下・意識障害などを観察する．SpO_2 モニタリングは重要で，SpO_2 測定のプローブはテーピング式が外れにくくて良い．SpO_2 の正常値は 95％ 以上であるが，93〜94％ で他の呼吸困難症状がなければ，酸素吸入を開始しないでもよい．

2 切迫窒息の認識 高熱，嚥下困難，流涎を伴った呼吸窮迫の場合は本症を疑い，SpO_2 の低下，意識障害を速やかに評価して，スタッフの召集などの対応をしなければならない．

3 気道異物を除外する 気道異物は，急性上気道閉塞疾患の中で，他と治療方針が大きく異なるので，まず除外する．気道異物（咽頭・喉頭・気管異物）は乳児期後半から 2 歳くらいまでに好発する．咀嚼ができない乳幼児は，食物を丸ごと飲み込みやすく，動きながら物を食べる傾向があり，食べ物以外も口に入れる．気道異物は急に発症するので，発症時の状況の問診・病歴聴取と，好発年齢が重要である．

4 気道確保の準備をする
① 気管挿管を要することも多く，気管チューブを用意しておく．気管チューブ径の目安は通常は 1 歳 4 mm，3 歳 4.5 mm，5 歳 5 mm であるが，急性喉頭蓋炎では気道の狭小化のために通常より 0.5〜1 mm 細めのチューブを用いたほうがよい．年少児の気管チューブをそろえる医療機関は多くないので，喉頭蓋炎と診断したら，すぐに在庫を確認し，なければ取り寄せるか，紹介・

III 小児救急

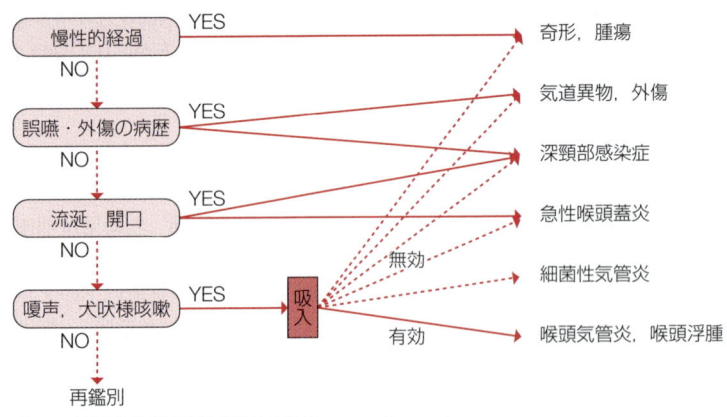

図1 急性上気道閉塞疾患の診断フローチャート

フローチャート:
- 慢性的経過 YES → 奇形, 腫瘍
- NO ↓
- 誤嚥・外傷の病歴 YES → 気道異物, 外傷 / 深頸部感染症
- NO ↓
- 流涎, 開口 YES → 深頸部感染症 / 急性喉頭蓋炎
- NO ↓
- 嗄声, 犬吠様咳嗽 YES → 吸入 → 無効: 細菌性気管支炎 / 有効: 喉頭気管炎, 喉頭浮腫
- NO ↓ 再鑑別

表1 急性上気道閉塞疾患の鑑別

	急性喉頭蓋炎	細菌性気管支炎	深頸部感染症	喉頭気管炎	喉頭浮腫
嗄声, 犬吠様咳嗽	−	＋	−	＋	＋
流涎, 開口	＋	−	＋	−	−
呼吸困難へ進行	＋＋	＋＋	＋	＋	＋
画像	thumb sign		膿瘍(増強CT)	steeple sign	
白血球増多, CRP上昇	＋	＋	＋		
アドレナリン吸入有効性	−	−	−	＋	＋
ステロイド有効性	±	−	±	＋	＋
抗菌薬	CTRX or CTX	ABPC/SBT	CTRX or CTX + CLDM	不要	不要

CTRX：セフトリアキソン, CTX：セフォタキシム, ABPC：アンピシリン, SBT：スルバクタム, CLDM：クリンダマイシン.

搬送を考慮する.

②急性喉頭蓋炎の蘇生では, mask & baggingで粘るのは上気道を開存させられず, 気管挿管を要することが多い. なお, 細い気道確保で換気をする場合は, mask & baggingの時も, 輪状甲状間膜穿刺をした時も, かなり高い換気圧を要する.

[5] **悪化因子(咽頭刺激, 啼泣, 仰臥位)を避ける** 舌圧子・培養処置などで咽頭に刺激を与えると, 急に悪化することがある. 啼泣, 仰臥位も悪化因子である. 母親が縦抱きしている姿勢が患児にとって楽なことが多い. 無理に酸素マスクを当てるとかえって啼泣し, 暴れて悪化することもある. 呼吸困難が急速に進行することがあり, 頻回の観察と軽微な変化に注意する. これらを保護者に説明しておくとよい.

[6] **アドレナリン＋ステロイド吸入療法** 軽症の急性喉頭蓋炎では, 喉頭気管炎と鑑別が難しい時があり, 喉頭気管炎でアドレナリン吸入療法が有用である. アドレナリン＋ステロイド吸入療法はアドレナリンとステロイドを混合して吸入する.

C. 病態の把握・診断の進め方

[1] **鑑別診断** 診断のフローチャートを図

表2 急性上気道閉塞疾患治療の薬用量

薬剤	薬用量	投与回数	投与経路
アドレナリン	0.1 mL/10 kg	3回/日	吸入
デキサメタゾン	2 mg	3回/日	吸入
ブデソニド*1	1 mg	2回/日	吸入
デキサメタゾン	0.15 mg/kg	2回/日	経口
デキサメタゾン	0.2 mg/kg	3回/日	静注
セフォキタム	50 mg/kg	3回/日	点滴静注
セフトリアキソン	50 mg/kg	2回/日	点滴静注
アンピシリン/スルバクタム	50 mg/kg	3回/日	点滴静注
タゾバクタム/ピペラシリン	100 mg/kg	3回/日	点滴静注
クリンダマイシン	10 mg/kg	3回/日	点滴静注
メロペネム	30 mg/kg	3回/日	点滴静注
バンコマイシン	15 mg/kg	3回/日	点滴静注

*1：ブデソニドは日本では適応はないが海外で EBM あり．

に，鑑別のポイントを表1に示した．誤嚥・外傷の病歴，流涎・開口，嗄声・犬吠様咳嗽がポイントである．

2 理学的所見，モニタリング 咽頭所見を診察する行為，診察のために臥位にする行為が，呼吸困難を悪化させることがある．SpO_2 モニタリングを開始する．

3 画像診断 喉頭高圧撮影が診断に有用で，側面像で喉頭蓋の腫脹と下咽頭腔の拡張を確認できる（thumb sign）．喉頭を見る目的を放射線科に告げて，高圧撮影，側面撮影時に上肢が重ならないようにする．撮影時の状態悪化に注意する．臥位，啼泣で悪化することがあるので，診断には有用であるが，呼吸窮迫が経度の時のみに施行することを銘記する．撮影時には気道確保の準備をして医師がつきそう．

4 緊急度・重症度評価 乳幼児は呼吸困難，低酸素血症で，陥没呼吸のみならず，意識障害をきたす．

5 診断がつかない場合の対応 喉頭を直視して，喉頭蓋の腫脹を確認することは，呼吸停止の危険性が高く禁忌である．比較的軽症で喉頭気管炎と鑑別がつかない場合は，アドレナリン＋ステロイド吸入療法の反応をみるとよい．

D. 引き続き行う処置

1 合併症と対策 ①侵襲的 Hib 感染症（肺炎，中耳炎，菌血症，髄膜炎）の合併，②急性上気道閉塞に続発する肺水腫，③気管挿管困難，などの合併症がある．

2 侵襲的 Hib 感染症（肺炎，中耳炎，菌血症，髄膜炎） 気道確保後に，各種培養検査を行う．起炎菌は Hib が多く，抗菌薬はセフトリアキソンあるいはセフォタキシムを用いる．用いる薬剤および薬用量を，表1，2に示す．

3 急性上気道閉塞に続発する肺水腫 肺水腫が続発し，高い気道内圧を要する時がある．十分な鎮静と high PEEP 換気を行う．

4 気管挿管困難 できるだけ少ない侵襲で，手際よく気管挿管する必要性がある．気管チューブは通常よりも 0.5〜1 mm 細めを用意する．挿管困難の可能性がある場合は，気管チューブイントロデューサー（ガムエラスティックブジーなど）を用意する．気管挿管する時は複数医師，小児の気管挿管に熟練し

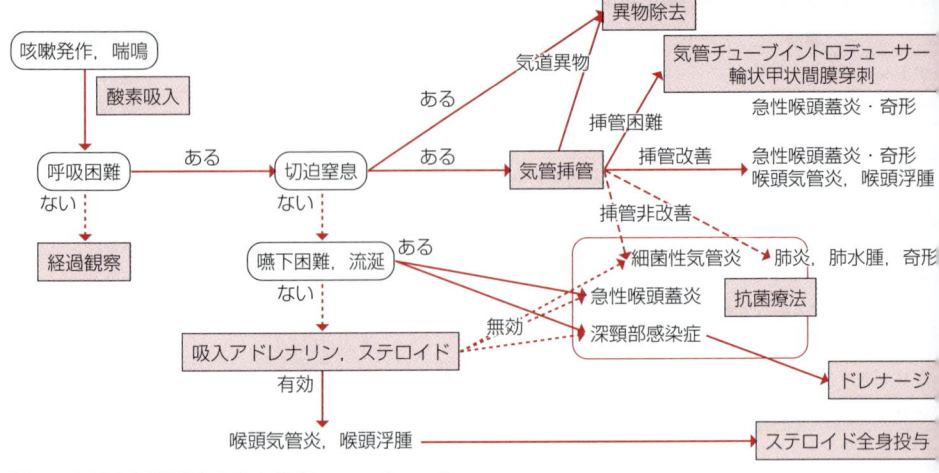

図2 急性上気道閉塞疾患の治療フローチャート

た医師，麻酔科医の立ち会い，あるいは処置を依頼する．以上の方法でも気管挿管が困難な時に，輪状甲状間膜穿刺法（14〜18G針で穿刺し3mm気管チューブを接続する）を行うが，気管切開までの一時的な処置で，手技には熟練を要する．前述した輪状甲状間膜穿刺のためのクイックトラック®，ミニトラック®，トラヘルパー®などのキットがある．

5 入院・帰宅の判断（disposition） 喉頭蓋炎を疑えば，入院とする．重症者は手術室，ICU（PICU）の確保も重要である．

E. 入院3日間のポイント

軽症で気管挿管を要せず，経過観察する例について述べる．
- 乳幼児は気道分泌物が多く，それにより気道閉塞しやすいこと，呼吸困難で体力が消耗して呼吸機能が悪化することがあることに注意する．したがって第2〜3病日でも慎重に経過観察する．
- 抗菌薬を十分に投与し，さらにステロイドの全身投与を行う．喉頭蓋・披裂部の腫脹を早く改善するためである．

- 喉頭ファイバーで喉頭蓋を直視して診断することは危険性があるので，はじめに実施できず，診断を絞れないことも多い．急性上気道閉塞疾患として図1，2のように診断・治療を進める．救命と状態の安定を優先し，診断は最終的につければよい．

腸重積症
intussusception

木野 稔　中野こども病院院長

A. 小児ならではのポイント

- 腸重積症は，乳幼児にみられる急性腹症の中で最も遭遇する頻度が高い．発症年齢は，3か月以上1歳未満の乳児で60〜80%を占め，3か月未満，6歳以上はまれである．
- 小腸または大腸の一部が肛門側腸管内に入り込む結果，内筒の腸管に血流障害が生じ，絞扼性イレウスとなって，腸管壊死，腸穿孔をきたす場合もある．

- しかし，早期の診断で非観血的に治療できる点が特徴で，救急診療の場で乳幼児を診る時には，常に頭の中に本疾患を据えておき見逃してはならない．
- 乳幼児にみられる腸重積の多く(80%以上)は，先進部の腸管が引き込まれる部位に明らかな病変を認めない特発性腸重積である．器質的原因(病的先進部を持つ)は，4歳以上の年長児に多い．

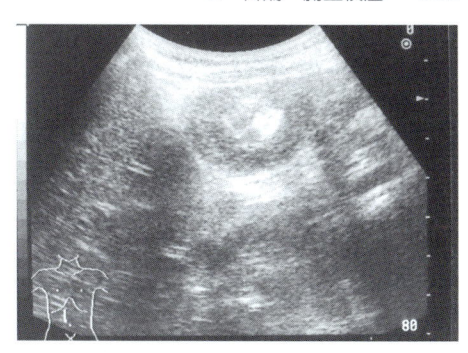

図1　超音波による target sign

B. 最初の処置

PAT(小児患者評価の3要素：pediatric assessment triangle)により患児の全体像を把握する．すなわち，外観(appearance)，呼吸状態(work of breathing)，皮膚への循環(circulation to skin)により患児の状態を評価し，意識障害，ショック状態にあるならば，呼吸循環動態の回復が優先される．患児が急に泣きだしたり，不機嫌な場合あるいは主訴が嘔吐や血便の時には，本症を想定して診断を進める．

C. 病態の把握・診断の進め方

1 診断および鑑別

① 間欠的腹痛，嘔吐，血便の3主徴が典型的症状であるが，これらが揃うのは半数以下で，このうちいずれか2つで来院することが多い．腹痛(不機嫌)が最も多く，次に嘔吐が多い．嗜眠傾向，皮膚蒼白，筋緊張低下が，腹痛(不機嫌)の合間にみられる場合は，本症を疑う．
② 触診で右上腹部から正中に先進部の腫瘤を触れることもあるが，啼泣している場合は難しい．
③ 浣腸を行うと血便(典型的にはイチゴジャム様であるが，初期には少量の血液の点在や血線の場合もある)がみられる．
④ 診断は，腸管が陥入している病態を，超音波，注腸検査で証明することである．診断の最初の気づきには問診，触診が重要であ

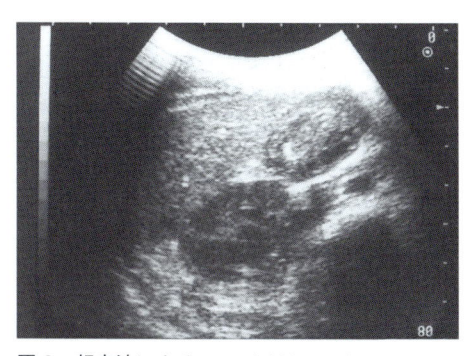

図2　超音波による pseudokidney sign
右腎前方に腫瘤を認める．

るが，超音波検査の感度・特異度は非常に高く，確定診断できる．重積腸管の横断像である target sign, multiple concentric ring sign (図1)と縦断像としての pseudo-kidney sign (図2)を確認する．
⑤ 腸重積に限らず，消化管をはじめとする管の病変を超音波診断する場合には，必ず横断像と縦断像の2断面の所見をとるのが鉄則である．ほとんどが回腸結腸型重積なので，上行結腸，横行結腸，下行結腸と順を追って横断像をたどると見落とさない．先進部の状態を確認すると同時に周囲を観察し，イレウスや腹水の有無を調べる．鑑別診断は，中腸軸捻転を伴う腸回転異常症，

Meckel(メッケル)憩室，鼠径ヘルニア嵌頓，アレルギー性紫斑病，消化管感染症，身体的虐待である．超音波検査で上記所見があれば確定診断されるが，出血性大腸炎などで腸管浮腫が著明な場合は所見を誤ることもある．

2 緊急度・重症度の評価　臨床的あるいは画像で本症を診断した時は，常に緊急である．あらためてPATにより全身状態を評価する．ショック症状，腹膜刺激症状は重症を示唆する．一般に発症からの経過時間が長い(48時間以上)ほど重症である，また，年齢(3か月未満)，嘔吐の程度(多量，頻回)も参考にする．腹部単純X線写真でイレウス(鏡面像)あるいは遊離ガス像がある時は重症である．身体所見，検査所見から総合的に重症度を判断するが，その目的は治療(高圧浣腸整復法あるいは観血的整復法)の選択に直結する．

3 診断がつかない場合の対応　腸重積を疑うが，血便を認めず，腫瘤も触れない，超音波画像診断でも確定できない時は，浣腸を繰り返し行い観便するとともに，小児科医あるいは小児外科医にコンサルテーションすべきである．

D. 引き続き行う処置

1 非観血的治療　本症に対する治療は非観血的治療(高圧浣腸整復法)が第1選択であり，施設により小児科医や小児外科医が治療を行っている．本治療は腸管壊死や腹膜炎所見がある時には禁忌である．上記，重症度判断の，48時間以上経過，3か月未満，イレウス像を認める時は観血的整復(手術)を行うか，非観血的治療を行う場合であっても外科医の併診のもと慎重に行うべきである．

非観血的治療にはバリウム注腸法，空気注腸法，超音波下注腸法がある．各々に特色があり，筆者の関連施設でもこれら3種の方法が混在しているのが実状である．1つの方法に習熟し，整復率の向上を目指すのは当然で

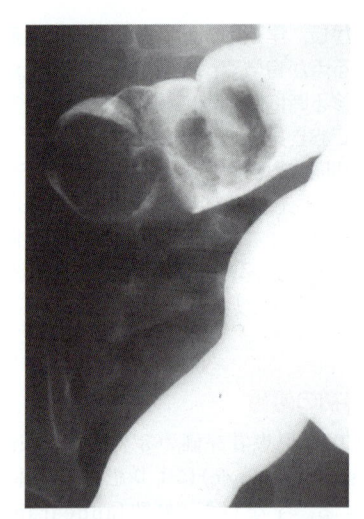

図3　造影剤注腸時のカニの爪様陰影

あるが，よりよい方法(侵襲が少なく，簡便な方法)を模索し，技術を習得する努力もすべきであろう．

1 注腸前の処置　血管を確保し，ソリタT1®など開始液で点滴，利尿があれば維持液に切り替える．麻酔は原則として行わない．体動が激しく不穏状態の時には，胃管チューブで胃内容を吸引の後，要すればセルシン®(0.3 mg/kg)の静注，硫酸アトロピン皮下注(0.01 mg/kg)を行うこともある．腹部単純X線写真を撮影し，腹腔内遊離ガス，イレウスの有無をみる．なるべく太めのバルーンカテーテルを挿入し，バルーンを膨らませた後，テープで肛門部を固定する．両足を伸展抑制し，圧が有効に伝わるようにすることが重要である．

2 造影剤注腸法　水溶性の6倍希釈ガストログラフィン®を用いる(バリウムは整復中に穿孔するとバリウム性腹膜炎を合併し腹腔より排出されないので現在は使わない)．水溶性造影剤は腸管壁の読影が可能であり，穿孔時の洗浄もしやすい．Lバッグまたはイリガートルの高さは，低圧で開始し，カニの爪

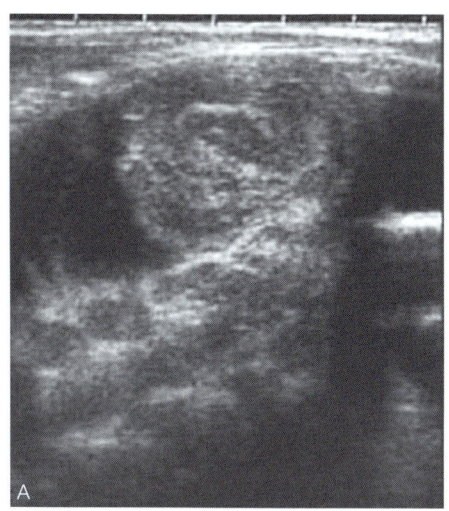

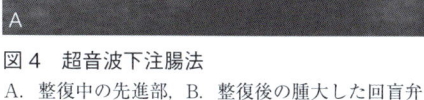

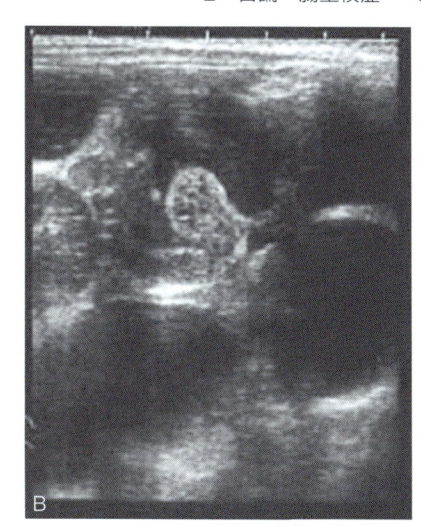

図4 超音波下注腸法
A. 整復中の先進部, B. 整復後の腫大した回盲弁

様陰影(図3)を確認後に80〜100 cmH₂Oに上げて整復を行う(最大120 cmH₂O). 用手で腫瘤を乱暴に圧迫することは危険なため行わない. 造影剤の高さは3フィート(約90 cm)まで(バリウムの場合を想定), 1回の加圧整復は3分以内, 3回まで施行するという, rule of threes が有名である. 整復の判定は腫瘤が消失すること, 回腸が50 cm以上造影されることによる. 同時に児は急におとなしくなり, 顔色も回復する.

3 空気注腸法 バルーンカテーテルに血圧計, 二連球を連結する. 透視下に空気を注入し, 先進部を確認する. 加圧は徐々に行い最高圧は120 mmHgまでとする. 準備や操作が簡単で, 圧の調節が容易という利点があるが, ガスが多いと読影困難なこと, 穿孔率はバリウム法より高いとされる. 整復の目安は腫瘤の消失および聴診による爆発音の聴取, 左上小腸部までの空気の流入とする. やはり, 整復されると子どもがおとなしくなることも参考になる.

4 超音波下注腸法 造影剤の代わりに微温生理食塩液を用いる(水溶性造影剤を用いてもよい). 水柱は1〜1.5 mまでとする. 診断の際に確認した腫瘤の長軸像の位置まで液が注入されると, より鮮明な像が得られる. 加圧するにつれ, 腫瘤(高エコー部)は後退し, 順次プローブの位置を腫瘤を追うようにして移動する. 回盲部まで液が満たされると, 液(無エコー部)内に腫瘤がとり残されたようにみえる(peninsula sign). さらに加圧すると, 肥厚した回盲弁が確認され, 腫瘤の消失とともに回腸に勢いよく液が流入する. 整復の判定は, 回腸内に液が満たされ, 腫大した結腸が縮小し回盲部を液が流入すること, そして液を排世後に超音波検査で腫瘤のないことである. また, 回盲弁〔バウヒン(Bauhin)弁〕の浮腫像が鮮明に描出される(crob claw sign)のが特徴的である. 図4に超音波下注腸法の一連の状況を示す.

2 外科的治療への判断 上記3法とも常に穿孔に注意し, 加圧時間は1回3分までとし, 減圧休憩(約5分)の後3回まで試し, 不成功の場合は観血的整復法を考慮する. 先に述べ

た重症度評価でイレウス，腹膜刺激症状，全身状態不良時は速やかに外科医にコンサルトする．

E. 入院の判断とその後のポイント

- 非観血的整復が成功した場合は造影剤や空気を十分排出させ，維持輸液を続けて12時間以上は観察する．原則として入院の上，経過観察を行う．整復後にもう一度超音波検査を行うと状況判断（腸管壁やバウヒン弁の浮腫，蠕動，腫瘤の有無）しやすい．
- 経口摂取を行っても，症状の再燃がないことを確認し退院とする．器質的疾患を伴う場合などである．
- 腸重積の再発率は約10％であるが，再発を繰り返す場合は先進部に異常をみることが多い．

不整脈
arrhythmia

髙木純一　宮崎大学医学部小児科病院教授

A. 小児ならではのポイント

- 小児の救急医療の現場において，不整脈に遭遇することはまれではなく，小児不整脈においては初期治療において無治療にて経過観察してよいものから，早急に治療施行しなければ致命的な血行動態をきたすものまである．
- 小児期の不整脈の特色を十分理解したうえで治療にあたることが重要である．小児不整脈の特徴は以下の3点と考える．
  ① 虚血性心臓病に起因するものでなく，無症状で特発性のものが多い．また治療を要することが少なく予後良好な場合が多い．しかし基礎心疾患のない場合予後良好とされる不整脈であっても先天性心臓病術後小児の場合は治療が必要となる場合があり，治療適応に関して症例ごとに異なることも特色である．
  ② 運動時の心事故が多い傾向にある．
  ③ 予後自体は不整脈の重症度ならびに基礎心疾患に左右されることが多い．

B. 最初の処置

1 頻脈性不整脈の場合　上室性頻拍と心室性頻拍とでは治療法が異なるが，来院時，心不全もしくは血行動態の破綻している場合は，躊躇せず電気的除細動（0.5〜2J/kg）を施行する．血行動態が悪くなければ下記の治療を試みる（基本薬剤については**表1**に記載）．

1 上室性頻拍の場合　一般的には，頻拍回路内の房室結節に治療目標を置いた治療戦略となることが多い．

① ice-bag法：迷走神経刺激法で，新生児・乳児において簡便かつ安全に行える治療法である．氷嚢もしくは適切なビニール袋に氷水を入れ，心電図モニター下に児の顔面に当て，軽く圧迫してみる．効果は数秒以内に現れることが多い．学童小児の場合，冷水への息ごらえによる顔面冷水法も有効である．

② ATP：アデノシン三リン酸二ナトリウム（アデホス®）急速静注：原則的には末梢静脈より$0.1〜0.3\,mg/kg$を静注し，瞬時のうちに適量の5％糖液にてフラッシュを行う．なおATPは気管支攣縮をきたすため，喘息児においてはさらなる慎重投与を要する．多くの上室性頻拍はATP単剤にて停止可能である．

③ 幼児期以降でATP投与の効果が不十分な場合，ベラパミル（ワソラン®）の静注を行う．ただし，新生児ならびに1歳未満の乳児においては低血圧をきたす可能性があるため禁忌薬剤である．PALSでは同期下カルディオバージョンを行う．

2 心室性頻拍の場合

① 救急外来においてベラパミル感受性心室

表1 救急外来での基本抗不整脈薬

頻脈性不整脈

薬剤	投与法	投与量
リドカイン（キシロカイン®）	IV	1 mg/kgを希釈静注 25〜50 γ/kg/分を持続静注
アプリンジン（アスペノン®）	IV	1〜2 mg/kgを希釈静注
プロカインアミド（アミサリン®）	IV	5〜15 mg/kgを希釈して5分以上かけて緩徐に静注
ベラパミル（ワソラン®）	IV	0.075〜0.15 mg/kgを5分以上で希釈静注（1歳未満は禁忌）
ATP アデノシン三リン酸二ナトリウム（アデホス®）	IV	0.1〜0.3 mg（原液）を急速静注→その後5％糖水にてフラッシュ必要（喘息小児には注意を要する）
硫酸マグネシウム（硫酸Mg補正液®）	IV	10〜20 mg/kgを1〜2分で静注

徐脈性不整脈

薬剤	投与法	投与量
アトロピン硫酸塩	IV	0.01〜0.02 mg/kg
イソプレナリン（アスプール®，プロタノールL®）	IV	0.005〜0.1 μg/kg/minを持続静注

拍（LAD-RBBB型）に遭遇することが多い．右室流出路起源の心室頻拍（RAD-LBBB型）は運動や精神的緊張により誘発されやすく，ATPにより抑制されやすい性質を有している．

② また図1に示すようにまれではあるが多形性心室頻拍（torsades de pointes：Tdp），心室細動をきたすQT延長症候群，カテコールアミン感受性多形性心室頻拍，Brugada（ブルガダ）症候群などがあり，児の状態にあわせ，電気的除細動，リドカイン（キシカロイン®），硫酸マグネシウム（硫酸Mg補正液®）などの投与を考慮する（**表1**参照）．治療を先行しながら，電解質などの結果がわかり次第異常があれば補正を行う（特に低K血症など）．

2 徐脈性不整脈の場合

① 血行動態の安定している場合などは，アトロピン硫酸塩もしくはイソプレナリン（アスプール®，プロタノールL®）などの薬剤を投与し一時的な効果を認めることがある．
② 心室拍数40/分未満の高度房室ブロックの場合，Adams-Stokes発作を認める場合などは循環器専門医に依頼し一時的ペースメーカー挿入を施行する．

C. 病態の把握・鑑別診断

小児の不整脈は頻脈性不整脈，もしくは徐脈性不整脈の2つに大別される．一般的症状としては，失神，眼前暗黒感などの前失神症状，動悸などがみられる．

小児の不整脈診断において必ずモニター心電図のみでの診断治療を行わず，12誘導心電図をとりP波の確認，P-QRSの関係，QT間隔の延長などを詳細に検討することが大切である．また致死的不整脈においては，濃厚な家族歴を有することを念頭に置きながらの問診をとる必要性がある．**図1**に簡単な診断アプローチを示す．

1 頻脈性不整脈

① 上室性頻拍と心室性頻拍がある．narrow QRS頻拍でP波の同定が困難な場合は，まず上室性を疑う．多くは副伝導路の関与した房室回帰性頻拍（AVRT）もしくは房室結節回帰性頻拍（AVNRT）である．ほかに異所性心房頻拍（EAT），多源性心房頻拍（MAT）がある．心房粗動に関しては，先天性心疾患術後の小児にみられることがある．
② wide QRS頻拍は，一部の上室性頻拍を除けば心室性頻拍が大半を占める．
③ 危険な頻脈性不整脈には，QT延長症候群，カテコールアミン感受性多形性心室頻拍，Brugada症候群などがある．水泳中の心事故に関しては，QT延長症候群のみならずカテコールアミン感受性多形性心室頻拍も考慮して診断にあたることが大切で

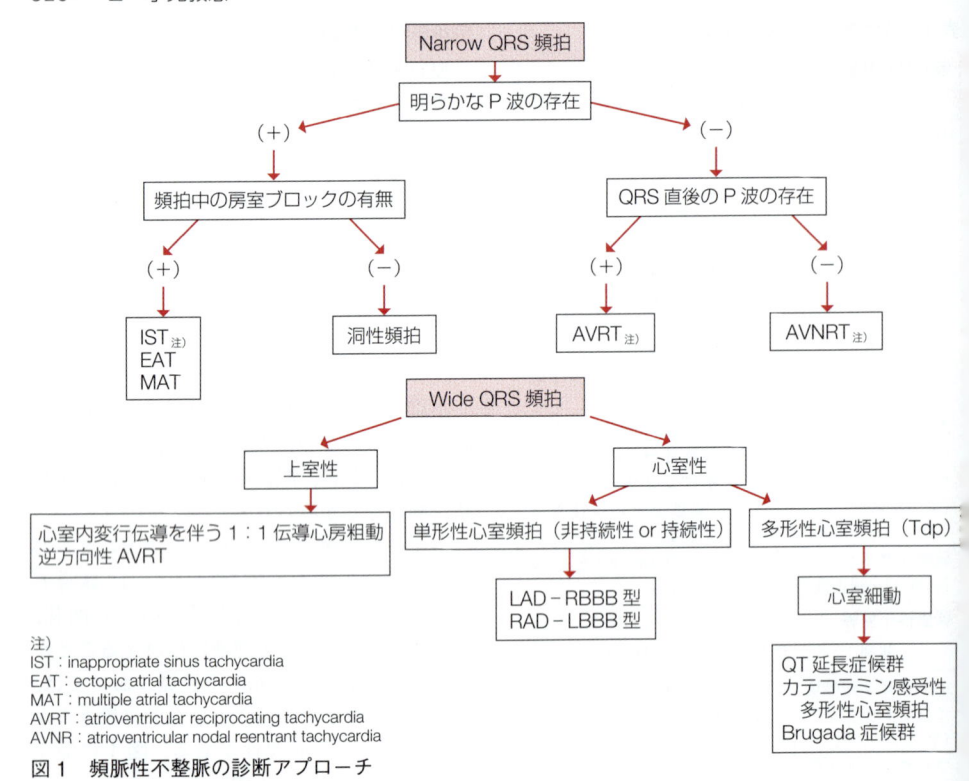

```
                    ┌─────────────────┐
                    │  Narrow QRS 頻拍 │
                    └─────────────────┘
                             │
                    ┌─────────────────┐
                    │  明らかな P 波の存在 │
                    └─────────────────┘
                    (＋)            (－)
                     │               │
          ┌──────────────────┐  ┌──────────────────┐
          │ 頻拍中の房室ブロックの有無 │  │ QRS 直後の P 波の存在 │
          └──────────────────┘  └──────────────────┘
           (＋)        (－)       (＋)        (－)
            │           │          │           │
         ┌─────┐    ┌──────┐   ┌──────┐   ┌───────┐
         │IST注│    │洞性頻拍│   │AVRT注│   │AVNRT注│
         │EAT  │    └──────┘   └──────┘   └───────┘
         │MAT  │
         └─────┘
```

```
                    ┌─────────────────┐
                    │  Wide QRS 頻拍   │
                    └─────────────────┘
                             │
                 ┌───────────┴───────────┐
              ┌─────┐                 ┌─────┐
              │上室性│                 │心室性│
              └─────┘                 └─────┘
                 │                 ┌──────┴──────┐
  ┌─────────────────────────┐  ┌───────────────┐ ┌──────────────┐
  │心室内変行伝導を伴う 1：1 伝導心房粗動│  │単形性心室頻拍（非持続性 or 持続性）│ │多形性心室頻拍（Tdp）│
  │逆方向性 AVRT              │  └───────────────┘ └──────────────┘
  └─────────────────────────┘          │              │
                                 ┌───────────┐  ┌──────────┐
                                 │LAD－RBBB 型│  │  心室細動  │
                                 │RAD－LBBB 型│  └──────────┘
                                 └───────────┘        │
                                              ┌────────────────┐
                                              │QT 延長症候群      │
                                              │カテコラミン感受性  │
                                              │多形性心室頻拍     │
                                              │Brugada 症候群    │
                                              └────────────────┘
```

注）
IST：inappropriate sinus tachycardia
EAT：ectopic atrial tachycardia
MAT：multiple atrial tachycardia
AVRT：atrioventricular reciprocating tachycardia
AVNR：atrioventricular nodal reentrant tachycardia

図1　頻脈性不整脈の診断アプローチ

ある．また，このような致死性不整脈がてんかんとしてフォローされていることがあるのも事実である．10歳前後の小児の失神発作において家族歴（多くは失神）を有する場合は，致死性不整脈の関与を念頭において診療にあたることが重要である．

2 徐脈性不整脈

①2度の房室ブロックは，ほとんどがWenckebach型であり，それ自体は治療対象にはならない．治療対象となるものは，Mobitz型2度房室ブロック，高度房室ブロック，完全房室ブロックならびに症状を有する洞機能不全症候群である．

②洞機能不全症候群では，徐脈頻脈症候群が多くを占める．症候性では頻脈に対する薬物療法と，徐脈に対するバックアップとしてのペースメーカー植え込みを要する場合が多い．

D. 引き続き行う処置

①救急の現場において初期治療にて頻脈性不整脈の洞調律化を認める状態の安定した場合，今後の発作時の対応ならびに内服治療の可能性を含め，専門医療機関への紹介を行う．

②学童後期以降の小児の場合，アブレーション治療が第1選択となる場合が多く，児のQOLを考慮して，なるべく早めの紹介を行うことが大切である．致死性不整脈やペースメーカー治療を要する場合は，状態の安定化を認め次第ただちに専門医療機関への転院を行う．

E. 入院・帰宅の判断

1 頻脈性不整脈の場合
① 初めての発作で明らかに問診にて頻脈性不整脈が考えられ，かつ来院時に既に発作が自然停止している場合は，1〜2時間の外来経過観察のうえ帰宅可能と考える．
② 血行動態の安定した頻脈性不整脈で薬剤による治療を必要とした場合は，原則入院として経過観察を行うべきである．
③ 血行動態の破綻した頻脈性不整脈の場合は，初期治療にて状態の安定化をはかり次第，専門医療機関への入院を依頼する．

2 治療を必要とする徐脈性不整脈の場合 専門医療機関への入院が望ましい．

F. 入院3日間のポイント

- 心電図モニター下での厳重な管理を基本とする．
- 緊急時（不整脈の再発）に備えた静脈確保と電気的除細動器の配備．
- 小児循環器を専門とする医師との連携．

急性心筋炎
acute myocarditis

我那覇 仁　沖縄県立南部医療センター・こども医療センター

A. 小児ならではのポイント

- 心筋炎は心臓の筋肉に種々の原因により炎症が起こることで発症する．ウイルス性心筋炎では発症に関し免疫的な関与が考えられている．心筋細胞の障害は心機能障害を起こし，心不全に陥る．臨床的には軽症例や症状を伴わない subclinical な症例も実際には多いと考えられている．
- 心筋炎の病型には急性と慢性的な経過をたどるものがあるが，一般的に小児は成人と異なり，多くの場合，急性の発症や劇症型心筋炎である．心筋炎の原因には感染，毒素，自己免疫疾患などによるものがある．小児における心筋炎は感染によるものが最も多いが，コクサッキーBをはじめとするエンテロウイルスやアデノウイルス，最近では重症RSウイルス感染症でも起こることが知られており，ウイルスに起因するものが多い．
- 小児では以下に述べるような特徴に留意し，診断・治療を進めていくことが大切である．
① 基礎的心疾患がなく，ウイルス感染症に引き続き急性に発症する心不全を見た場合，心筋炎を疑うことが大切である．
② 初期の臨床像は多呼吸，呼吸困難など呼吸器疾患に間違われやすく注意する．また経口摂取不良や腹痛，消化器症状から脱水と間違われ，急速輸液により症状が悪化する場合があり，注意して輸液を行う．
③ 乳児では哺乳力低下，嘔吐，傾眠状態，ショックなど急激に発症することがある．
④ 心筋炎を疑ったら，胸部X線，心電図，心エコー検査を行う．
⑤ 重篤な循環不全や不整脈を伴うリスクがあるためモニターを行い，集中治療室で管理する．重症例では人工呼吸や体外式補助循環を行う．

B. 最初の処置

症例を提示し急性心筋炎の処置を述べる．

3歳，男児．来院7日前から38℃台の発熱があり，嘔吐や下痢があった．歩行は可能であったが，座っている時にばたっと倒れ，起こしてみると口唇にチアノーゼがあり，ぐったりしていたので病院を受診し

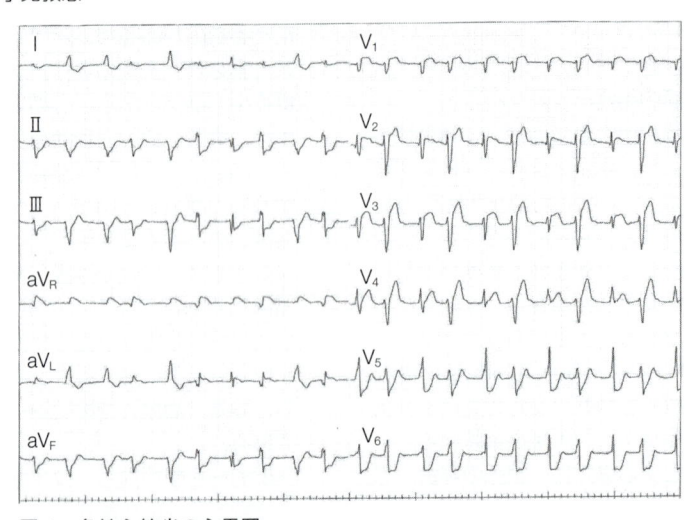

図1 急性心筋炎の心電図
心室性期外収縮，wide QRS，ST-T の変化がみられる．

た．診察時不整脈があり，肝腫大もあった．X 線で心拡大を認め，心エコーで心機能が低下していた．全身状態きわめて不良のため，高度三次医療機関に搬送された．

　救急室到着時のバイタルサインでは，血圧 100/60 mmHg，心拍 160/分，呼吸 28/分，SpO_2 99% であった．診察時に意識レベルの変動（暴れたり，すぐ眠ったりを繰り返す）があった．聴診ではギャロップリズムを認め，刺激で心室性不整脈を起こすような状態であった．心電図は心拍数 150/分の wide QRS であるが P 波が認められる．心室伝導が障害されていると考えられる（図1）．

1 緊急度・重症度の評価

1 トリアージの区分としては緊急である．ギャロップリズムや意識レベルの変動があり，心拍出量は低下していると考えられる．最初に pediatric assessment triangle（PAT）で全身状態を把握することが大切である．

2 PAT は① appearance（筋緊張，周囲への反応，視線，泣き方など），② breathing（喘鳴，努力呼吸，陥没呼吸，呻吟，鼻翼呼吸など），③ circulation（末梢冷感，蒼白，まだら様皮膚など）からなり，全体的な重症度を評価する．

3 心筋炎の治療の基本はバイタルサインのモニタリング，補助的な治療，および心不全に対するスタンダードな治療を行うことであり，集中治療室で行うことが必要である．

C．病歴の把握・診断の進め方

　心筋炎の臨床的な症状は多彩である．ウイルスによる心筋炎では，発症数日前に発熱や筋肉痛，全身倦怠感などの症状がある．自己免疫疾患のある患者では自己免疫疾患による全身症状が現れる．小児では病初期には特異的な症状に乏しく，乳幼児では，多呼吸，呼吸困難，易疲労性，失神，肝腫大，腹痛などがみられる．呼吸障害は最も主な症状であり，はじめは肺炎などの呼吸器疾患に間違われる場合がある．消化器症状や腹痛もよくみられる症状の1つであるが，腹痛の機序として肝臓のうっ血による皮膜の過伸展，腸管の浮腫などが考えられる．頻脈や代謝性アシ

ドーシス，心室性不整脈，房室ブロックなどの不整脈を伴うことがある．特に劇症型心筋炎は急激に発症し，低血圧，微弱な拍動，重篤な循環障害に陥り，しばしば薬物に抵抗性の不整脈を伴う場合がある．

1 理学所見 次のような心機能障害の理学的所見がみられる．

① 左室機能障害により左房圧の上昇による肺うっ血が起こり，多呼吸や陥没呼吸がみられる．

② 心音では心機能障害の重要な所見であるギャロップリズムが聴取される．

③ 左室あるいは右室に拡張性変化が起こると，僧帽弁閉鎖不全や三尖弁閉鎖不全の収縮期雑音が聴取される．

④ 劇症型心筋症では，低血圧，ショックバイタル，意識状態の変化など低心拍出症候群の症状が出る．

⑤ 心外膜炎を伴う場合は心囊摩擦音(friction rub)や心囊液貯留では心雑音が減弱(distant or muffled hear sounds)して聞こえる．

2 検査所見

① 胸部 X 線写真では通常心拡大があるが，急性期に心拡大がみられない症例もある．通常，肺はうっ血性変化を伴う（図2）．

② 心電図では正常〜異常所見がみられる．QRSの低電圧，脚ブロック，ST-Tの変化(T波の平坦化，陰性T波)，完全房室ブロックなどがみられるが，最も多いのは洞性頻脈である．他に心室性・心房性期外収縮や上室性頻脈，心室性頻脈などがみられる．

③ 心筋逸脱酵素の上昇は心筋壊死を意味する．トロポニンT，CK-MB，CPK，ASTの上昇がみられる．特にトロポニンTは他の検査に比べ特異性があり，診断的価値が高い．

④ 心エコーは最も診断的に重要であるが，典型的症例では左心室の収縮能の低下，拡張や僧帽弁閉鎖不全が高頻度にみられ，心機能のモニターや評価に適している（図3, 4）．心膜炎を合併している症例では心囊液がみられる．

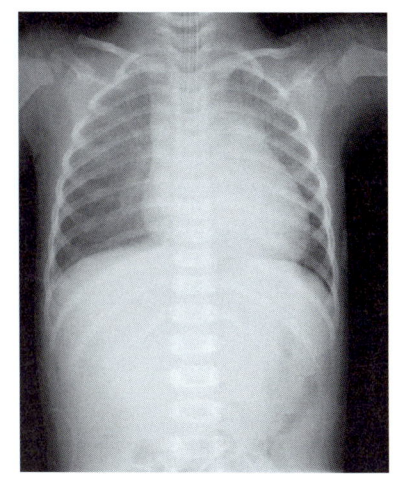

図2 急性心筋炎の胸部 X 線写真
心拡大と肺うっ血がみられる．

⑤ 非感染性疾患が疑われる場合は，結合織疾患の検査を行う．他に CBC, ESR, CRP などの検査を行う．また可能であれば，鼻汁や便のスワブの培養や急性期と回復期の血清のウイルス抗体値を測定し，ウイルスの検索を行う．

⑥ また，最近 MRI による心筋炎の診断が行われるようになった．

3 鑑別診断 鑑別診断には以下の疾患が挙げられる．先天性心疾患，不整脈，拡張型心筋症，敗血症，低血糖，心筋梗塞，川崎病などを鑑別する．

D. 引き続き行う処置

劇症型心筋炎ではショックや不整脈により急激に悪化することがあり，集中治療室でモニターし管理することが必要である．継続的に前述の ABC を評価し，血管作動薬，抗不整脈薬を考慮する．常に挿管，人工呼吸の準備を行うことが大切である．

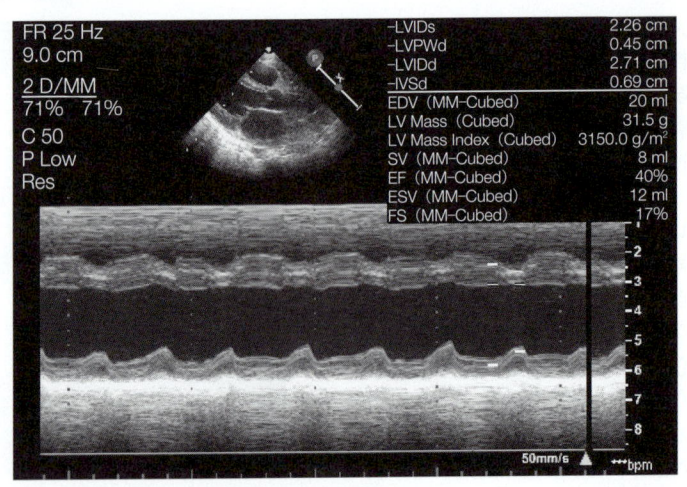

図3 急性心筋炎の急性期の心エコー図
心収縮能が著明に低下している．

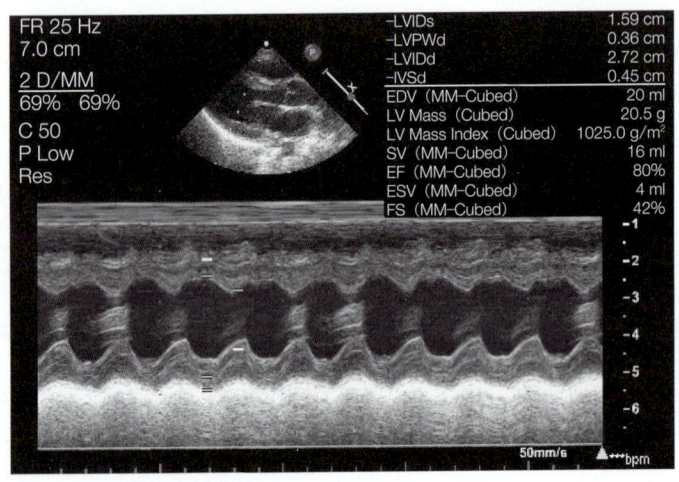

図4 急性心筋炎の回復期の心エコー図
EF，SF が回復している．

1 心不全

①心不全に対する薬剤として利尿薬，後負荷の軽減およびカテコールアミンなどの強心薬を用いる．ドパミン（イノバン®），ドブタミン（ドブトレックス®），ミルリノン（ミルリーラ®）などを使用する．

②症例により，鎮静や挿管，人工呼吸を行う．人工呼吸による心肺のサポートは，心原性ショックでは心筋の代謝需要の軽減や，左心室の後負荷の軽減に有効である．

③ 薬剤や人工呼吸に抵抗性の循環不全がある場合には，体外式補助循環装置（PCPS，ECMO）が，有効な治療法であることが報告されている．
④ 急性期から慢性期に移行した心不全の治療には，利尿薬，カプトプリル（カプトリル®），ジゴキシン（ジゴキシン®），スピロノラクトン（アルダクトンA®）などを使用する．βブロッカーは成人での効果が確認されているが，小児では結論は出ていない．ジゴキシンは心筋炎では過敏に反応するため，使用時は注意して用い，飽和量は通常の半量から始める．

2 抗不整脈薬 多くの抗不整脈薬は心筋抑制作用があるため，慎重に使用することが大切である．
① 上室性あるいは心室性不整脈により急激に循環動態が悪化した場合は，遅れることなく電気ショックで治療する．しかし上室性頻脈，特に異所性心房頻脈は通常，電気ショックに反応しない．
② 心室性期外収縮はリドカイン（キシロカイン®）に反応することが多い．アミオダロン（アンカロン®）は急速に投与すると低血圧を起こすことがあり，慎重に投与する必要がある．
③ 完全房室ブロックでは，経静脈的ペースメーカーが適応になる．通常は一過性のことが多く，一次的なペースメーカーを設置する．体外式補助循環装置は，劇症型心筋炎や血行動態を脅かす持続的な不整脈がある場合には，不整脈の薬物療法を行うことで心機能の回復や安全が期待できる．

3 免疫グロブリン 大量γグロブリンは心機能の改善や予後に関し，多くの報告で有効であるとされている．IVIG 2g/kg を 24 時間で投与する．

4 ステロイド，免疫抑制薬 心筋生検で診断された心筋炎で，ステロイド単独使用の場合，有効性は乏しく，他の免疫抑制薬〔シクロスポリン（サンディミュン®），ネオーラル®），アザチオプリン（イムラン®）〕や免疫グロブリンとの併用で有効であったとの報告がある．

E．入院・帰宅の判断
① 心筋炎が疑われれば，入院して経過観察，治療を行う．
② 軽症例では完全に心機能の回復が見込れるが，拡張型心筋症に移行するものもある．
③ 劇症型心筋炎は PICU で積極的な治療を行い，急性期を乗り切れば予後は良好で，多くの症例で心機能の回復が期待できる．

F．入院 3 日間のポイント
- 小児の心筋炎の症状は多様で非特異的なものが多く，バイタルサインに注意し呼吸不全，心不全があれば鑑別疾患として心筋炎を考慮する．心エコーは最も簡便で有用な検査である
- 集中治療室で管理し十分なモニターを行う．小児では急性や劇症型心筋炎が多く，重症例では対外式補助循環（PCPS，ECMO）を行う
- カテコールアミン，末梢血管拡張薬などの循環作動薬を用い，他に大量γグロブリンが用いられている

外傷
pediatric trauma

浮山越史　杏林大学准教授・小児外科

A．小児ならではのポイント
- 不慮の事故は，1 歳以上の小児における死因の第 1 位であり，その中で外傷が最も多い（表 1，外傷関連死）．小児外傷の主な原因は，交通事故（自転車のハンドルバー外傷），転倒，転落，打撲，そして虐待である．

- 小児外傷患者の評価や治療法の優先順位は成人と同様であるが，小児の特徴に留意する必要がある．本人からの情報は得られにくく，予備能力が少なく急変の可能性があり，注意深い系統的な全身の評価と，迅速な対応を必要とする．小児において外傷による早期死亡の原因は，気道閉塞と不十分な輸液による循環虚脱であるので，輸液過剰より輸液不足を避けることが重要である．
- 小児には解剖学的特徴がある．頭部が体幹に比し大きく頭部外傷が多い．小児の気道は相対的に細く，気道閉塞や換気不全を起こしやすい．肋骨などの骨格の骨化が完成していないため，軟らかく，たわみやすい．また，筋肉も薄く脆弱である．そのため，外表の創が軽微で，骨折を伴わなくても，内部臓器が損傷している可能性がある．脂肪組織や結合組織が薄く，臓器が隣接しているため，多発外傷になりやすい．
- 小児には生理学的特徴がある．肺胞面積や機能的残気量は少ないが，酸素消費量は多いので，肺胞低換気から容易に低酸素血症，アシドーシスになる．緊張性気胸はより低圧で生じ，急速に進行する．新生児，乳児期は口呼吸より鼻呼吸が主であり，出血により換気不全をきたしやすい．心拍出量維持は主に，心拍数に依存するので，高度の徐脈(60/分以下)では胸骨圧迫が必要である．小児の体表面積あたりの熱喪失量は高く，低体温になりやすい．また，低体温から容易に，アシドーシスを呈する．病態変化が速く，出血による循環血液量の減少は致死的になる．

B. 初期診療

1 PAT (pediatric assessment triangle)

外観，呼吸状態，循環をすばやく評価し，

表1 外傷関連死

外傷から死に至るまでの時間	病態
数秒～数分	高位脊髄損傷，心臓破裂，大動脈裂傷，気道閉塞，脳損傷
数分～数時間	脾臓破裂，肝臓裂傷，骨盤骨折，硬膜外血腫，緊張性気胸，心タンポナーデ，二次性脳損傷
数日～数週間	消化管穿孔，敗血症，多臓器不全

表2 primary survey で明らかになる病態と蘇生

病態	蘇生
気道閉塞	気道確保
フレイルチェスト	気道確保，陽圧補助換気
開放性気胸	胸腔ドレナージ，創閉鎖
緊張性気胸	胸腔穿刺，胸腔ドレナージ
大量血胸	胸腔ドレナージ，輸血，止血
心タンポナーデ	心嚢穿刺，心膜開窓術，止血
大量腹腔内出血	輸血，止血
大量後腹膜出血	輸血，止血
二次性脳損傷（切迫するD）	二次性脳損傷の回避
低体温	加温

〔日本外傷学会外傷研修コース開発委員会：初期診療総論．改訂第3版(DVD-ROM付)外傷初期診療ガイドライン JATEC，へるす出版，pp 12, 2008〕

sick (unstable) か not sick (stable) かを診断し，原因を推察し，さらに行う評価や治療の緊急性を判断する．

2 primary survey

① ABCDE (Airway, Breathing, Circulation, Dysfunction of CNS, Exposure and Environmental control)を評価し，蘇生を行う（表2）．重症患者には，2ルートの輸液路の確保，酸素投与，心電図モニター，全身の露出を行う．GCSが8以下では気管挿管を考慮する．

② 循環評価は，血圧，脈拍，CRT (capillary refill time)で行い，ショックの場合，生理食塩水または乳酸リンゲル液20 mL/kgを

急速に静脈投与し，血圧の安定まで繰り返す．循環不全があれば，FAST(focused assessment with sonography for trauma，画像検査の項，880頁参照)で心タンポナーデ，胸腔内出血，腹腔内出血，骨盤内出血の有無を評価する．
③低体温はアシドーシス，凝固異常をもたらすので，輸液は加温し保温・復温に努める．
④胸部，腹部，骨盤のX線撮影を行い，致命的な損傷を否定する．primary surveyの間は頸椎の保護が求められる．

3 secondary survey

①神経学的判断により脳ヘルニア徴候(意識レベル低下，瞳孔不同，麻痺の進行など)が確認された場合には頭部CTを撮影する．
②多発外傷では全身のCT(造影のない頭部CT，全脊髄を含む，胸部，腹部，骨盤の造影CT)も考慮される．
③AMPLE(アレルギー歴，服用中の薬剤，既往歴，最終経口摂取時間，外傷受傷機転)情報を得る．
④頭からつま先まで全身の検索を行う．体表の創は感染防止のためにガーゼで被い，出血は圧迫止血する．
⑤転送や手術の要否を判断し，自分の診療能力を超えるようであれば，適切な診療科の専門医に引き継ぐ．
⑥secondary survey中に容態が変化したら，primary surveyに戻る必要がある．

C. 病態の把握・診断の進め方

1 全身の検索

①全身：震えていないか，濡れていないか，神経質になっていないか，怯えていないかを考慮する．患者環境を整えることにより蘇生をより円滑に行える．
②頭部：段差や変形がないか触診する(頭蓋骨骨折)．裂傷がないか調べる．眼瞼部皮下出血(raccoon eyes)や耳介後部の溢血斑(battle's sign)がないか調べる(頭蓋底骨折)．
③耳：鼓膜出血がないか(頭蓋底骨折)，耳道に血液がないか(開放性側頭骨骨折)，耳道に髄液がないか(頭蓋骨骨折)をチェックする．
④目：膨らみや脱出(眼球後出血)，瞳孔不正(眼球破裂)，瞳孔散大(海馬鉤ヘルニア)，縮瞳(麻薬使用)，瞳孔反射なし(中枢神経障害)を観察する．
⑤鼻：髄液鼻汁(頭蓋骨骨折)，鼻中隔血腫を観察する．
⑥口：顔の中心の安定性を調べる(La Fort骨折)，歯をチェックする．
⑦頸部：頸椎保護を維持する．頸椎正中の圧痛がないか触診する．
⑧胸部：呼吸音を聴取する．心音の減弱を聴取する(心タンポナーデ)．握雪音(気胸，皮下気腫)や圧痛(肋骨，胸骨骨折)の評価のために，鎖骨や胸壁を触診する．胸壁の左右不対象な動きを観察する(フレイルチェスト)．
⑨腹部：外傷の証拠(斑状出血，seatbelt signなど)を観察する．触診で腹膜炎の所見や局所的な圧痛を評価する．
⑩骨盤：左右の上前腸骨棘を触診し，クリック音や骨の移動をチェック(骨盤骨折)．
⑪泌尿生殖器：男児では尿道口の血液をチェックする．女児では，腟からの出血をチェックする．陰部の斑状出血をチェックする．
⑫直腸：肛門括約筋の緊張を調べる(脊髄損傷)．下血がないかチェックする．
⑬四肢：四肢を触診し，すべての関節の可動範囲を調べる(明らかな変形を除く)．
⑭背部：刺傷，裂傷，斑状出血がないか，背部の評価をする．脊椎全長にわたり触診し，圧痛，段差，変形を評価する．
⑮神経：四肢の筋力と痛覚，触覚などをチェックする．

2 検査所見による評価

1 血液検査，尿検査 貧血は胸腔，腹腔，骨盤内の出血を考慮し，検索する．経時的に採血を行い，出血の程度を予測し，IVR(inter-

表3 Pediatric Trauma Score

カテゴリー	+2	+1	-1
体重	学童　≧20 kg	幼児　10〜20 kg	乳児　<10 kg
気道	開存 補助必要なし	維持 観察が必要(体位,吸引など)	非維持 維持が必要(エアウエイ,気管挿管)
意識(AVPU)	覚醒 意識消失なし	意識障害 呼びかけや痛みに反応	昏睡 無反応
血圧	≧90 mmHg 末梢で脈がよく触れる	50〜90 mmHg 頸部/大腿で脈が弱く触れる	<50 mmHg 脈が非常に弱いか触れない
四肢(骨折)	なし	1か所 閉鎖骨折	複数箇所または開放骨折
開放創	なし	小さい <7 cm 筋膜以上 熱傷面積<10%	大きい 穿通性,組織欠損 筋膜以下 熱傷面積≧10% 熱傷部位:手,顔面,足,生殖器

〈合計点〉9-12:軽度外傷, 6-8:生命危機の可能性, 0-5:生命危機, <0:通常死亡

(Aehlert B et al：PALS Pediatric Advanced Life Support study guide revised second edition p331, Elsevier)

ventional radiology,動脈塞栓術)や手術の適応を考慮する.GPT(ALT)高値は肝損傷を考え,尿中,血中アミラーゼ高値は膵損傷を予想させる.膵損傷の場合には翌日のほうがアミラーゼ高値のことが多い.血尿は,腎損傷を考慮する.

2 画像検査

❶ 単純X線写真:primary survey中の胸部,腹部,骨盤のX線撮影では骨折,異常陰影,遊離ガスを中心に読影する.必要であれば造影CTを行う.頭部X線では骨折を判断する.肺挫傷が疑われる場合には,初期のX線写真に異常がなくても6時間後に撮影して確認する.

❷ 超音波検査:心囊内と腹腔内の出血検査を目的として,primary surveyのABCと蘇生後に行われる迅速簡易超音波検査がFASTである.Morrison窩(肝腎部),脾腎部,骨盤内,心囊の4か所が中心で,胸部外傷の場合には,肋間から血胸や気胸の検索も行う.異常が指摘できれば,腹腔内出血は200〜500 mLとされている.FASTの利点は,ベッドサイドですぐに検査ができることであり,欠点としては,FASTが陰性(異常なし)でも腹腔内出血は否定できないことである(正診率は70〜90%).そのことを念頭に置き,繰り返し検査をすることが重要である.

❸ 造影CT:臓器損傷が疑われたら,造影CTを行う.頭部CTは造影のない方が望ましい.頸椎・頸髄の損傷が否定できない場合には,頸椎のCTも行う.

3 重症度の評価 小児用ではPediatric Trauma Scoreがある(表3).その他,Revised Trauma Score(RTS),Abbreviated Injury Score(AIS),Injury Severity Score(ISS),New Injury Severity Score(NISS),Trauma Injury Severity Score(TRISS)などがある.日本外傷学会による臓器別(肝,脾,膵,腎,消化管,胸郭,肺,心,大血管,骨盤)の損傷分類もある.実質臓器損傷がある場合,造影CTで損傷の程度を確認し,それに応じた治療戦略が必要となる.

D. 引き続き行う診療

1 手術・IVRの適応，専門医へのコンサルト

1 頭部外傷 以下の場合に脳外科にコンサルトが望ましい．①GCSが9以下，②2時間以上GCSが15以下で，CT撮影が不能，③CTで異常，④急性硬膜外血腫，⑤側頭葉内の脳内血腫で脳挫傷からの進行を疑う場合，⑥陥没骨折（開放性），⑦穿通性外傷，⑧頭蓋底骨折の臨床症状．

2 脊椎外傷 神経学的異常，椎体損傷，頸椎の圧痛・可動痛，意識障害などにより正確な所見がとれない場合には，頸椎3方向のX線写真，CT，MRIを撮影し，専門医にコンサルトする．

3 胸部外傷 TAF3X〔致命的な胸部外傷の暗記法：(Cardiac) Tamponade, Airway obstruction, Flail chest, Open pneumothorax, Tention pneumothorax, Massive hemohorax〕とPATBED2X（TAF3X以外に，secondary surveyで積極的に検索しなければならない胸部外傷の損傷や病態の記憶法：Pulmonary contusion, Aortic rupture, Traheobronchial tree injuries, Blunt cardiac injury, Esophageal injury, Diaphragmatic injury, (simple) Pneumothorax, Hemohorax)を見逃さず，専門医に相談する．

4 腹部外傷 実質臓器損傷（肝，腎，脾），骨盤骨折による腹腔内出血，消化管損傷による穿孔（遊離ガス），壁内血腫，膵外傷による主膵管の損傷，断裂の場合には外科に相談する．実質臓器損傷は90％以上において保存的に治療できるが，急変を考慮し，モニターの装着と，診察と検査を繰り返して行うことが必要である．

5 四肢外傷 切断，動脈・神経損傷，コンパートメント症候群，開放骨折，脂肪塞栓症候群，圧挫症候群では専門医にコンサルトをする．

2 感染予防

①破傷風の予防が必要な外傷に対し，ワクチンを接種する．

②消化管穿孔や創の汚染の場合には，EAST (The Eastern Association for the Surgery of Trauma)のガイドラインを参照し，抗菌薬を使用する．具体的には，穿通性腹部外傷後は消化管損傷がなければ，好気性菌と嫌気性菌に有効な広域スペクトラムの抗菌薬を術前に1回投与する．

③消化管損傷がある場合には，24時間予防的に抗菌薬を投与する．

④開放性骨折の場合は，創の大きさ，軟部組織の損傷，切断されているかどうか，によって抗菌薬を決定する．

3 精神的な支援
外傷を受けた小児への精神的なフォローは重要である．小児に愛護的に接し，恐れや不安を取り除くために，保護者の同席も必要である．

4 家族への説明と虐待への対応

①診療の処置や治療は，そのつどに家族に説明し，情報の共有と同意を得られることが望まれるが，救急の場では処置や治療が優先される．しかし，その後に家族への説明が必要である．

②虐待が疑われる場合には，児童相談所や警察などの関係各所への連絡が必要である．

5 入院・帰宅の判断

①交通事故，高エネルギー外傷では，自覚他覚症状に異常がなくても入院して経過観察が望ましい．

②虐待が疑われる場合には入院させ家族と隔離する必要がある．

E. 入院3日間のポイント

- 腹腔内実質臓器損傷（肝，腎，脾）では，基本的には保存的に治療する．しかし，急変の可能性があるので，24時間のモニター，繰り返しての診察，IVRや緊急手術をすぐにできる体制が必要である．

- 創の汚染，消化管損傷では，感染のコントロールが重要である．広域スペクトラムをもつ抗菌薬を使用し，適切な洗浄，ドレ

ナージを行う．また，陰部や直腸の外傷では人工肛門の作成も考慮する．
- 腹部外傷による，後腹膜での十二指腸穿孔や膵外傷では，翌日以降に腹痛や発熱といった症状が明らかになる場合がある．疑わしければ造影CTを行う．

異物誤飲
foreign body ingestion

村田祐二　仙台市立病院・救命救急部副部長

A. 小児ならではのポイント

- 生後5～6か月以降，乳児は活発に動き手に取ったものは口に入れる．このころから誤飲事故は発生し，3歳までが好発年齢で，年齢の高い精神発達遅滞者でもみられる．誤飲した現場を見ていないことが多く，「さっきまで手にとっていたものが見当たらない」などの訴えが多い．不確実な訴えもあるが，固形異物の誤飲が否定できない時，急性中毒を起こしうる可溶性異物の場合は受診を指示する．
- 誤飲物がわかっている場合は，その一部や容器，付属の説明書などがあれば持参させる．
- 家庭での催吐は現実的には難しく，誤嚥の危険性があるため，適応は医薬品など緊急度の高いものに限定される．その時は，体位（頭を低くうつ伏せに抱き誤嚥を予防する）や方法（舌の付け根を指で押す）を電話で指導する必要がある．催吐は異物の性状によっては危険を伴うことにも留意する必要がある．特に，鋭的異物，酸，アルカリの誤飲，灯油など揮発したガスにより化学性肺炎を起こすもの，意識レベルが低下している時や呼吸状態の悪い時は禁忌である．
- 子どもの様子がいつもと違う，苦しそう，グッタリしているなどの時は，高次医療機関を救急受診させる．
- 灯油など揮発性ガスを発生するものの誤飲では，衣服が異物で汚れていたら着替えさせ，直後に無症状でも数時間後に悪化することがあるので，必ず医療機関を受診させる．
- 子どもの状態が落ち着いているときは，日本中毒情報センター[注1)]の情報を紹介してもよい．

注1）ホームページアドレス：http://www.j-poison-ic.or.jp/homepage.nsf
（TEL）大阪：072-727-2499,
　　　　つくば：029-852-9999

B. 最初の処置

1 ABCDEアプローチ　小児の異物誤飲はほとんど軽症であるが，安易な判断は禁物である．

① まず，気道・呼吸状態を最初に確認する．バイタルサインが安定して気道閉塞症状(A)がなければ，詳しく家族から状況を問診する．
② 呼吸窮迫症状(A, B)がある，唾液を飲み込めない(A)，顔色不良(B, C)，意識レベル(D)の低下があれば緊急対応が必要である．
③ また，耳・鼻などに異物を認めることもあり，ざっと全身観察(E)をすることも必要である．
④ バイタルサインやABCDEに異常を認める時は1人では対応せず，施設の状況に応じて高次医療機関に転送を考慮する．

C. 病態の把握・診断の進め方

1 鑑別診断

① 口から入ったものが気道系に入ると気道異物（誤嚥）となり，窒息の危険がある．消化器系に入ると消化管異物（狭義の誤飲）となり，機械的・化学的刺激が問題となる．溶け出したものの毒性が問題となる場合，可溶性異物による中毒といわれる．

②病態を判断するうえで考慮すべきことは，異物の存在部位，形状であり，頸部，胸部，腹部のX線2方向撮影が必要となる．また，異物が確認された場合，局所での組織反応性の有無も判断しなければならない．

2 緊急度・重症度の評価

①ABCDEの中でも気道・呼吸状態を脅かす気道異物や，食道内異物は緊急度が高い．まず，ここの部分の異物の有無から鑑別を始めると考えてよい．

②激しい咳嗽・喘鳴は気道異物への緊急対応が必要となり，皮下気腫，胸痛，腹痛，下血などの症状は穿孔を疑わせる所見なので重症と判断し，高次医療機関への転送を考慮する．

3 診断がつかない場合の対応

①突然出現した喘鳴がなかなか取れないなど，誤嚥の可能性があるがX線で異物を証明できないことがある．こういうケースでは，X線透過性異物の可能性があり，診断のためにはCT，MRIなど次の手を考える．それでも診断がつかないときは，気管支鏡検査まで行って確認するべきである．

②X線透過性の消化管異物で症状がある時は，内視鏡検査を選択する．

③バリウムなどを飲んで陰影欠損を証明する方法も報告されているが，嘔吐のリスクを含んでいるので適応は限定される．

● 引き続き行う処置

1 気道異物

①強い努力呼吸があり呼吸音が聞こえない場合は，気道の完全閉塞，すなわち窒息状態であり，BLS(basic life support)にのっとり，乳児では背部叩打・胸骨圧迫，年長児では腹部突き上げ法(ハイムリック法)を行う．患児の反応がなくなった場合は心肺蘇生法に移行する．異物が声門より口側にあり，可視できれば喉頭展開しマギール鉗子で除去する．異物が声門下にある場合は，緊急の気管支鏡検査の適応であり，施設の能力を勘案し転送を考慮する．異物が不安定で，搬送中に声門に嵌頓する可能性がある場合は，気管挿管し異物を右肺に誘導し，左の片肺換気とすれば最低，生命の危機は脱することができる．

②X線透過性異物の場合は，突然のむせこみのエピソードを丹念に聴取する必要があり，保護者は誤嚥と考えていないことも多々ある．X線ではチェックバルブによる肺の過膨張，あるいは無気肺を呈する．受診時は左右どちらかの気管支に落ちていることが多く，左右差が診断のきっかけとなる．吸気時，呼気時を比較することで，よりわかりやすくなる．緊急で気管支鏡検査をする必要がある．

2 食道内異物

①嚥下痛，嚥下困難，流涎，嘔吐，胸痛などの訴えが多いが，異物が後方から気管を圧迫して咳嗽や呼吸困難を呈することもある．乳児では不機嫌，嘔吐，哺乳不良など非特異的な症状のみのこともあり，誤飲の可能性を疑うことが重要となる．鋭的異物やボタン電池の場合は速やかに内視鏡で摘出する．

②ボタン電池は1か所に留まると潰瘍，狭窄，穿孔など重篤な合併症を起こすことがある．ただし，誤飲から2〜4時間以内であれば，バルーンカテーテル[注2]やマグネットカテーテル[注3]での摘出を試みてもよい．形状が似ているコインは自然に胃内に落下する可能性があり，12時間程度なら自然落下を待ってもよい．電池はコインと異なり輪郭が二重にみえるので鑑別が可能である．4時間以上経過したボタン電池や，24時間以上経過した異物，停滞時間が不明の場合は粘膜面の観察が必要であり，内視鏡での摘出が必要となる．小児の内視鏡検査は，気道管理，鎮静などの全身管理が必須となり，高次医療機関での対応が原則となる．

注2) X線透視下でバルーンカテーテルを

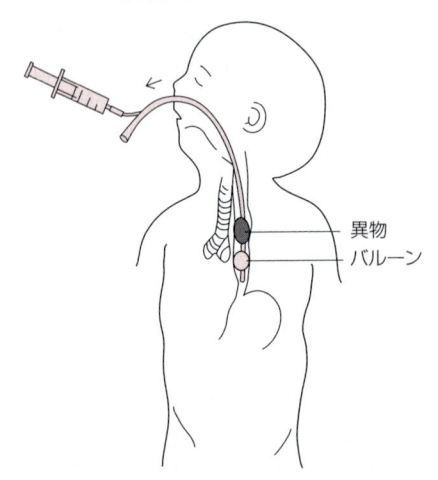

図1　バルーンカテーテルによる摘出

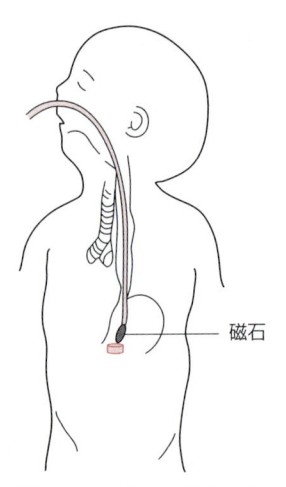

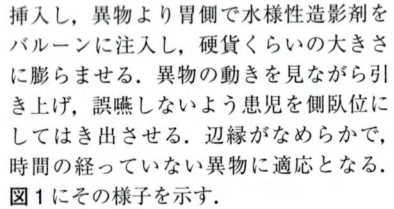

図2　マグネットカテーテルによる摘出

挿入し，異物より胃側で水様性造影剤をバルーンに注入し，硬貨くらいの大きさに膨らませる．異物の動きを見ながら引き上げ，誤嚥しないよう患児を側臥位にしてはき出させる．辺縁がなめらかで，時間の経っていない異物に適応となる．図1にその様子を示す．

注3）カテーテルの先端に強力な磁石がついているもの．磁性体異物を付着させ引き上げることができる．原則辺縁の滑らかなものが適応で，接着面積が狭いと途中で脱落することがある．バルーンカテーテルと併用することもある．また，胃内異物にも適応があり，摘出の様子を図2に示す．

3 胃内異物

① 小さな鈍的異物の場合はほとんど自然排泄されるので，便を確認してもらい経過観察のみでよい．大きな鈍的異物（1歳未満：2～3 cm 以上，1歳以上：3～5 cm 以上）では自然排泄される可能性が低いので，内視鏡的摘出が原則となる．ボタン電池でも，1か所に固着することはまれで，小さなものは緊急で摘出する必要はない．個人の熟練度にもよるが，マグネットカテーテルで

の摘出を試みてもよい．嘔吐のリスク，食物残渣による困難性を熟知し，決して無理はしない．ただし，24時間以上胃内にとどまるものは内視鏡的に摘出する．

② 鋭的異物は，自然排泄することもあるが穿孔などの報告があり，内視鏡的に摘出するのが望ましい．マグネットカテーテルでの摘出は，脱落や粘膜面を損傷する危険があり，試みてはいけない．

③ 複数の磁石は，腸管壁を介して接着し，消化管穿孔や瘻孔形成，イレウスなどを起こす危険があり，速やかに摘出する必要がある．

4 十二指腸以下の異物
経過観察が中心で家庭で便中への排泄を確認してもらう．1週間以上排泄されず，同じ場所に止まる場合は，外科的適応を考慮する．

5 可溶性・中毒性物質の有無

① あくまでも ABCDE の確認が優先される．アルコールなど意識レベル低下をきたすものは，特に気道確保，呼吸の観察が重要になる．

② 薬物誤飲では，成人1回分の服用量での死亡例の報告のあるものがあり（カルシウム

拮抗薬，血糖降下薬，抗不整脈薬，三環系抗うつ薬など）注意を要する．詳しくは次項「薬物中毒」を参照．

6 入院・帰宅の判断 気道異物，食道内異物は摘出後も原則として入院観察が必要である．胃内からの摘出が必要となった鋭的異物，大きな異物，ボタン電池，複数の磁石も入院観察が必要である．胃以下の小さな消化管異物は，外来経過観察でかまわない．

E. 頻度の多い異物

1 タバコ

① 2歳以下の中毒では最も多い誤飲物である．以前よりニコチンの毒性が高いため胃洗浄が行われることが多かったが，現在までに死亡例の報告はなく，催吐も含め侵襲的な治療は行われない方向にある．

② タバコの主成分のニコチンは神経系作動薬であるため，自律神経，中枢神経，骨格筋などに対して，少量では刺激作用，大量では中枢神経抑制により呼吸停止などを起こしうる．成人致死量は30～50 mg（タバコ1～2本分），幼児致死量10～20 mgであるが，実際飲み込んだ量は少なく，飲み込んだとしてもニコチンの催吐作用により吐いてしまうので，体内吸収量はかなり少ないことがほとんどである．嘔吐，唾液分泌亢進，顔面蒼白などの症状を伴うこともあるが，半減期は1時間と短く，補液や経過観察のみで多くは軽快する．服用後1時間で症状がなければ観察のみ，服用後4時間を経過していれば帰宅でかまわない．

2 電池

① ボタン電池はアルカリ・マンガン，酸化銀，空気亜鉛（以上1.5 V），マンガン・リチウム（3 V）が電化製品などに広く使用されている．誤飲ではほとんどが胃内に落下するが，時に食道内異物となることがある．食道壁に固着した場合，陽極側に酸が，陰極側にアルカリが生じるため，陰極側に強い傷害をもたらす．陰極が前方を向いていれば，気管や大血管を損傷する可能性があり，摘出時にどちらが前方を向いているか確認する必要がある．

② 胃内に落下したものは原則として摘出する必要はなく，米国ボタン電池誤飲ホットライン管理センター（NBBIHR）によると48時間以上の胃内滞留，吐血，下血，急性腹症時のみ摘出としている．

③ 隔日，電池が腹部X線にて移動しているか，吐血・下血・腹痛などの臨床症状の有無を観察することが重要である．pHコントロールや下剤，蠕動亢進薬の投与はエビデンスが多い．

3 再発防止 異物誤飲に関しては，再発の場合が多いため再発防止教育を十分に行うことが必要である．

薬物中毒（自殺企図を含む）
drng intoxication

有吉孝一　神戸市立医療センター中央市民病院・救急部長

A. 小児ならではのポイント

- 小児の中毒は予防が最重要課題である．日本中毒情報センターにかかる電話の77％が5歳以下の小児についての問い合わせで，家庭用品によるものが多い．頻度は①化粧品，②タバコ関連，③洗剤の順である[1]．ほとんどが誤飲により毒薬物に曝露している．

- 事故は家族がそばで注意していても発生してしまうことがある．家庭では，小児の手の届く範囲には，口に入るサイズのものは置かないように心がけたい．過去に誤飲事故が起きた場所に，もう一度同じように置いているケースもみられる．保護者による一層の配慮を求めたい．歩き始めた小児は行動範囲が広がることか

ら特に注意を要する．
- また，成人では無症状でも，小児にとっては少量または1錠の内服でも致死的となる中毒があることに留意すべきである（**表1**）．

表1　少量でも致死的な薬物

- カルシウム拮抗薬
- β受容体遮断薬
- 経口糖尿病薬
- 三環系抗うつ薬
- テオフィリン
- クロルプロマジン
- 経皮吸収パッチ（ニトログリセリン，ニコチン）
- 樟脳
- 車の洗浄不凍液（メタノール，エチレングリコール）

（岩田充永：「1錠だけなら大丈夫ですね」．救急外来でのキケンな一言．pp 111-114，羊土社，2008を改変）

B．最初の処置

1 二次災害に留意　中毒診療で特記すべき留意点は，二次災害を防ぐことである．ほとんどが家庭用品の誤飲誤食である小児ではその危険性は低いが，病院前救護の段階で，腐敗臭（硫化水素），刺激臭（有機リン系）などの情報があれば，病院到着後，患者をそのまま救急室に入れずに，院外で脱衣させ密閉した袋に着衣を入れておく．病院前除染や二次災害防御の体制を取らねばならない．

2 バイタルサインの評価とその安定化　まずはバイタルサインを評価する．PAT，ABCDE（**図1**）に異常を認めた場合は，鑑別診断よりもその安定化を優先させる．安定化していれば中毒物質の特定および病歴聴取を行うが，人数に余裕があればもちろん同時に行ってよい．

C．病歴の把握・診断の進め方

1 原因物質の特定・推測

① 発見状況（事故の可能性，学校・家庭での薬剤の取り扱いの有無，遺書の有無，薬や薬包の散在，通院歴など）や希死念慮に関して聞き出す．これらの状況から，薬物の同定と曝露からの経過時間を推定する．

② 一方で乳幼児では誤飲した量が正確に把握できない．大量に飲むことはほとんどなく，なかには飲んでいないのに，置いてあったものがないというだけで，保護者が飲んだと早合点する場合もある[4]．

2 簡易血糖値測定

① 低血糖であればブドウ糖液（25%ブドウ糖液2〜4 mL/kg，年長児では50%ブドウ糖液1〜2 mL/kg）を静注する．

② APLSでは，昏睡状態にある患児の全例にナロキソン塩酸塩0.1 mg/kgの投与を薦めている．

3 トライエージDOA®　尿を利用した薬物定性反応迅速検査である．

PCP（フェンサイクリジン），BZO（ベンゾジアゼピン類），COC（コカイン類），AMP（アンフェタミン類），THC（大麻），OPI（麻薬類），BAR（バルビツレート類），TCA（三環系抗うつ薬類）の8種類の薬物の定性検査である．ジフェンヒドラミン（ドリエル®），SSRIなどの薬剤は検出されない．偽陰性・偽陽性もあるため補助診断として使用する．

4 診断がつかない場合の対応　toxidromeはtoxic syndomeの略である．ある種の薬物では，まとまった特徴のある身体所見を呈することが知られており，原因物質が特定できない場合の患者二次評価，原因物質の検索，治療の根幹となる（709頁を参照）．Goldfrankによるトキシドローム[5]などがある．

D．引き続き行う処置

バイタルサインが安定し原因物質の特定ができれば，①薬物吸収阻害，②薬物排泄促進，③拮抗薬，が治療の柱となる．

1 薬物吸収阻害

1 胃洗浄　胃洗浄は生命に危険がある毒である場合，活性炭に吸着しない薬物で摂取後

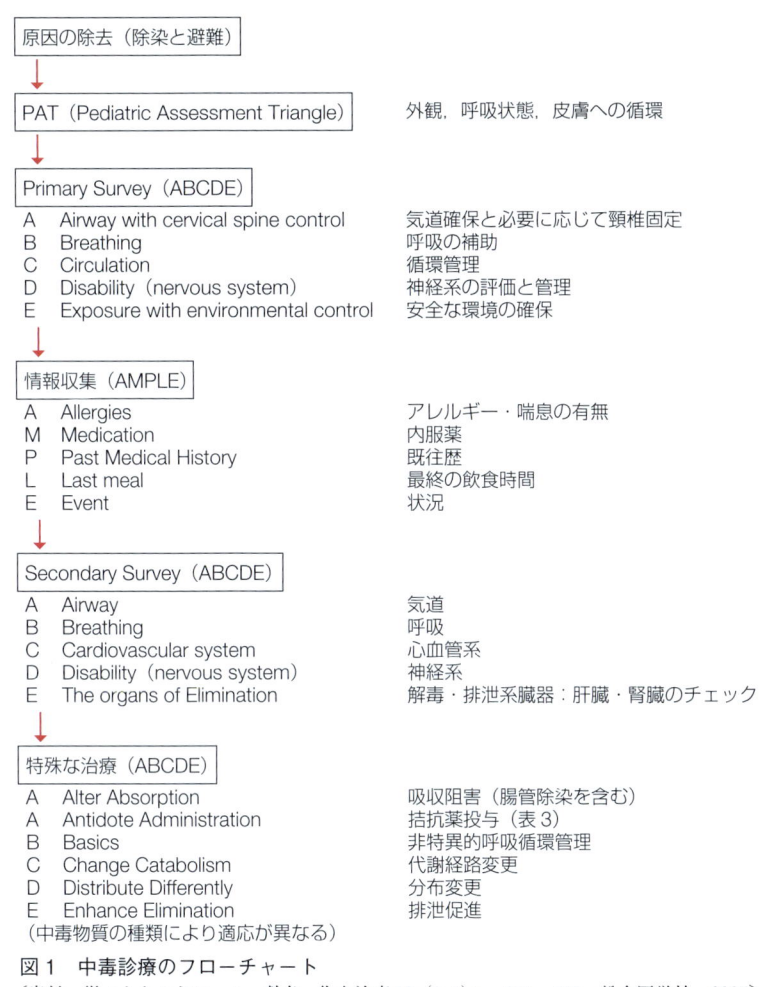

```
原因の除去（除染と避難）
         ↓
PAT（Pediatric Assessment Triangle）       外観，呼吸状態，皮膚への循環
         ↓
Primary Survey（ABCDE）
  A  Airway with cervical spine control   気道確保と必要に応じて頸椎固定
  B  Breathing                             呼吸の補助
  C  Circulation                           循環管理
  D  Disability（nervous system）          神経系の評価と管理
  E  Exposure with environmental control   安全な環境の確保
         ↓
情報収集（AMPLE）
  A  Allergies                             アレルギー・喘息の有無
  M  Medication                            内服薬
  P  Past Medical History                  既往歴
  L  Last meal                             最終の飲食時間
  E  Event                                 状況
         ↓
Secondary Survey（ABCDE）
  A  Airway                                気道
  B  Breathing                             呼吸
  C  Cardiovascular system                 心血管系
  D  Disability（nervous system）          神経系
  E  The organs of Elimination             解毒・排泄系臓器：肝臓，腎臓のチェック
         ↓
特殊な治療（ABCDE）
  A  Alter Absorption                      吸収阻害（腸管除染を含む）
  A  Antidote Administration               拮抗薬投与（表3）
  B  Basics                                非特異的呼吸循環管理
  C  Change Catabolism                     代謝経路変更
  D  Distribute Differently                分布変更
  E  Enhance Elimination                   排泄促進
（中毒物質の種類により適応が異なる）
```

図1　中毒診療のフローチャート
〔奥村　徹：トキシドローム，救急・集中治療 19（3, 4）：pp311-315, 総合医学社，2007〕

1時間以内であれば考慮する．またサリチル酸や抗コリン薬など腸蠕動を抑制する作用がある薬剤の場合は1時間以上経過していても施行する．乳幼児では16～28 Frの胃管を使用するが，誤嚥を防ぐため，意識障害時は気管挿管による気道確保をしてから行う．

2 **活性炭**　活性炭は吸着のできない物質には無効（**表2**）．乳幼児では1 g/kg，思春期以降であれば50～100 gを投与する．嘔吐によ

表2　活性炭に吸着されない物質

- 殺虫剤
- 炭化水素
- 酸，アルカリ，アルコール
- 鉄
- リチウム
- 有機溶剤

る窒息・誤嚥に気をつける．

3 腸洗浄　腸洗浄は腸管内に長く留まる，抗コリン薬，抗ヒスタミン薬，砒素，鉄，鉛，腸溶剤，徐放剤など限られた症例が適応となる．

2 薬物排泄促進

1 尿のアルカリ化　三環系抗うつ薬・バルビツレート類・サリチル酸では尿のアルカリ化を促進することで，排泄を促す．炭酸水素ナトリウム（メイロン®）を投与して尿 pH を 7.5〜8.0 に保つように行う．投与目安としては 1 mEq/kg の重炭酸を静注し，150 mEq/L の溶液を作製して持続投与する．

2 血液透析　①分子量が小さい，②血中濃度が高い，③分布用量が低い，④蛋白結合率が低い薬物・毒物，に適応がある．
例）イソプロパノール，サリチル酸，テオフィリン，エタノール，エチレングリコール，メタノール，ブロモバレリル尿素（ブロバリン®，ブロムワレリル尿素），リチウム

循環動態が不安定な場合は，効率は透析より落ちるが，持続血液濾過もしくは持続血液濾過透析を選択する．

3 血液吸着　蛋白結合率が高い薬物でも適応となる．
例）フェノバルビタール（フェノバール®），テオフィリン（テオドール®ほか），カルバマゼピン（テグレトール®），フェニトイン（アレビアチン®），ジギトキシン

3 拮抗薬

①原因薬物が同定された後か，同定の目的で使用する（**表 3**）．
②一酸化炭素中毒では意識障害（短時間でも），心筋障害がある場合，高圧酸素療法の適応となる．COHb 値は適応基準にはならない．

E．おわりに

中毒情報について有用なツールを活用すべきである．

■ 日本中毒情報センターホームページ
http://www.j-poison-ic.or.jp/homepage.nsf

■ 大学医療情報ネットワークホームページ（UMIN）中毒データベース検索システム
https://endai.umin.ac.jp/cgi-open-bin/hanyou/lookup/search.cgi?parm=POISON

■ 一般市民向け中毒 110 番
・大阪中毒 110 番（365 日 24 時間対応）
　072-727-2499（情報提供料：無料）
・つくば中毒 110 番（365 日 9 時〜21 時対応）
　029-852-9999（情報提供料：無料）

■ 医療機関専用情報電話
・大阪中毒 110 番（365 日 24 時間対応）
　072-726-9923（医療機関専用有料電話：1 件につき 2,000 円）
・つくば中毒 110 番（365 日 9 時〜21 時対応）
　029-851-9999（医療機関専用有料電話：1 件につき 2,000 円）

■ 賛助会員となることにより専用電話が使用できる．

［問い合わせ先］
（財）日本中毒情報センター本部事務局
　E-mail：head-jpic@j-poison-ic.or.jp
　FAX：029-856-3533

文献

1) 日本中毒情報センター受信報告 2008．http://www.j-poison-ic.or.jp/homepage.nsf
2) 岩田充永：「1 錠だけなら大丈夫ですね」．救急外来でのキケンな一言．pp 111-114，羊土社，2008．
3) 奥村　徹：トキシドローム，これだけは知っておきたい中毒診療 Q & A．pp 311-315，救急・集中治療 VOL 19 No 3・4 総合医学社，2007．
4) 山中龍宏：小児の誤飲・急性中毒．これだけは知っておきたい中毒診療 Q & A．pp 493-499，救急・集中治療 VOL 19 No 3・4，総合医学社，2007．
5) Flomenbaum NE, Goldfrank LR, et al.：Initial evaluation of the patient：vital signs and toxic syndrome. In "Goldfrank's Toxicologic Emergencies 8th ed", McGraw-Hill NY

表3 代表的な拮抗薬とその小児薬用量

拮抗薬	中毒物質	用量　備考
アトロピン硫酸塩	クロニジン イミダゾリン カルシウム拮抗薬	0.02 mg/kg IV/IO/ET q2〜5分 最少量：0.1 mg 極量（小児）：0.5 mg 極量（中学生以降）：1 mg
塩化カルシウム	カルシウム拮抗薬	10〜25 mg/kg 10% 塩化カルシウム IV q10〜20分かけて極量 1 g
グルコン酸カルシウム （カルチコール®）	カルシウム拮抗薬	30〜75 mg/kg 10% グルコン酸カルシウム IV q10〜20分極量 1 g
グルカゴン	カルシウム拮抗薬	50 μg/kg IV ボーラス投与　効果なくば続けて2倍量，3倍量とボーラス投与 1時間当たり効果があった量を持続点滴する．
グルコース　インスリン	カルシウム拮抗薬	0.5 U/kg レギュラーインスリン IV ボーラス，続いて 0.1〜1.0 U/kg/時血行動態をみながら 10% ブドウ糖　基準血糖値になるまで カリウム値測定
エタノール	メタノール エチレングリコール	1 mL/kg 10% エタノール IV 1時間以上かけて，その後 0.15 mL/kg/時 エタノール血中濃度が 100〜150 mg/dL 以上の場合，血糖値を定期的に測定．気道確保の用意．
ナロキソン塩酸塩	モルヒネ クロニジン イミダゾリン	5歳未満：0.01〜0.1 mg/kg IV/IO/IL/ET 3〜5分おき 5歳以上：0.4〜2.0 mg IV/IO/IL/ET 3〜5分おき 極量 2 mg/回 1時間当たり効果があった量で持続点滴
オクトレオチド （サンドスタチン®）	スルフォニル尿素薬	1〜2 mcg/kg IV/SC 8時間おき
ジメルカプロール （BAL® 注 100 mg）	ヒ素，水銀，鉛	1回 2.5 mg/kg, IM, 1日目6時間毎4回，2〜6日は1日1回．重症では2日間4時間毎6回，3日目4回，以後10日間1日2回
N アセチルシステイン	アセトアミノフェン	140 mg/kg を初回経口投与　4時間後から4時間おきに 70 mg/kg を 17回　72時間まで投与． Rumack-Matthew のノモグラムを参考に24時間以内に投与開始する．8時間以内で最大の効果が期待できる．
フルマゼニル（アネキセート® 注 0.5 mg）	ベンゾジアゼピン系薬	初回 0.2 mg ゆっくり IV，4分以内に覚醒しなければ 0.1 mg 追加．以後1分必要に応じて1分間隔で 0.1 mg，総量 1 mg までとする．

ET：経気管的，IL：舌下投与，IM：筋肉注射，IN：経鼻，IV：静脈投与，PR：直腸投与，SC：皮下注射
(Michael JB, Sztajnkrycer MD: Deadly pediatric poisons: nine common agents that kill at low doses. Emerg Med Clin N Am 22: 1019-1050, 2004 を参照して改変)

pp 36-41, 2006.
6) Michael JB, Sztajnkrycer MD: Deadly pediatric poisons: nine common agents that kill at low doses. Emerg Med Clin N Am 22: 1019-1050, 2004.

児童虐待
child abuse and neglect

境野高資 国立成育医療研究センター・総合診療部救急診療科
奥山眞紀子 国立成育医療研究センター・こころの診療部部長

A. 児童虐待とは

- わが国の児童虐待防止法において「児童虐待」とは，保護者が監護する18歳未満に対し行う**表1**の4つの行為と定められている．
- 同法では医師・保健婦・その他児童福祉に職務上関係のある者が児童虐待を発見しやすい立場にある事を自覚し，早期発見に努め，発見した際は速やかに通告する義務があることを定めている．なお刑法の秘密漏示罪，守秘義務に関する規定は児童福祉法の通告義務を妨げない．
- 医療機関および医療従事者には，疑い例を含む児童虐待を見逃すことなく的確に診断し，心身の重症度判断と治療を開始しつつ関係機関と連携し，医学的見地から児童を守ることが求められる．

B. 最初の対応

① 児童虐待は「疑わなければ診断することのできない予後不良の救急疾患」である．救急医療現場では児童虐待例，疑い例に遭遇する機会が多く，小児外傷はもちろんのこと内因性の主訴であっても，経過に納得のいく説明がつかない症例では虐待を鑑別に挙げる必要がある．極めて煩雑で多忙な救急医療現場では，児童や保護者の異和感に気がついていても，トラブルや時間を取られてしまう恐れからそれを放置してしまう危険性が高い．しかし救急医療機関を受診する段階は，すでに児童虐待が進行しており，発見，介入の機会を逃すと高度障害や致死的転帰をきたしうる（**図1**）．異和感の放置を回避するためには，児童虐待の特徴を正確に認識しておくことが基本かつ重要な原点である．

② 疑い例，確診例ともに児童虐待の個人的確定診断は避けるべきである．常に他の診療スタッフと合議し，多角的視野に基づいて診断する必要がある．そのためには，院内に専門の虐待対応チームが常設されていることが望ましい．

③ 身体的所見・心理的所見と共に，児童や保護者の言動を，経時的かつ細かに診療録へ記載する．特に養育環境や罹患・受傷形態などを医学的根拠に基づき詳細に記載する必要がある．また外傷痕などの身体的所見は，カメラに収め写真を保存しておく．

④ 決して単一医療機関で対応してはならない．焦らずに児童相談所を中心に，教育機関，警察など多くの関係機関との連携を構

表1 児童虐待の4つの行為

- 身体に外傷を生じ，または生じる恐れのある暴行を加える（身体的虐待）
- わいせつな行為を行う，または行わせること（性的虐待）
- 監護を怠ったり，減食，放置を行うこと，教育や医療を受けさせないこと（ネグレクト）
- 著しい暴言や拒絶的対応をすること，DVを目撃させること，その他心理的外傷を与えること（心理的虐待）

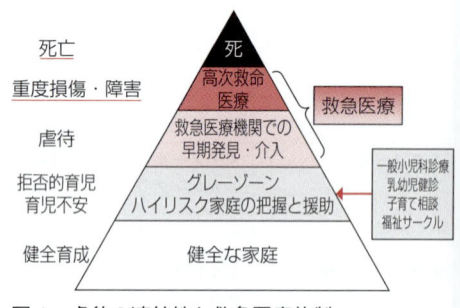

図1 虐待の連続性と救急医療体制

築する．重要なことは医療者として中立の立場を貫きながら児童の心身を最優先し，必要に応じて治療を行いつつ，家族との関係が切れることのない接遇を行う．

C. 病態の把握・診断の進め方

①児童虐待が否定できない場合，児の安全を最優先とし，保護のため躊躇せず入院を決定する．入院の際は医学的加療の必要性を説明し，虐待確定後に児童相談所における保護が行われるまでは，保護者との関係が断たれないように留意する．保護児童虐待の疑い例では，身長，体重，頭囲を測定し，標準偏差や両親，同胞と比較する．母子手帳を確認し，成長曲線を描くことも重要である．DQ を算出して知能発育度も評価する．これらの数値が著しく低い場合には，虐待が強く示唆される．採血検査では貧血の有無や総蛋白，アルブミン値，クレアチニン値，肝機能などが必須の検査で，異常値を示す場合，栄養状態などにつきさらなる精査が求められる．

②身体的虐待が疑われる場合，2歳以下では全例に全身骨X線撮影を実施する．撮影は1回のみではなく1〜2週間後に再撮影を行い，骨膜反応の出現など微細な時間的変化を見出すべきである．骨幹端（特にcorner fracture, bucket handle fracture），背部肋骨，棘突起，胸骨，肩甲骨などの骨折は，虐待診断の特異度が高く注意を要する．

③熱傷面が一様な重症度を呈し境界明瞭である際は，逃避運動が取れない状況を示唆し，虐待による重症を示唆する．また熱傷面から熱源を推定する努力を怠ってはならない．

④虐待の最終的，致死的な暴力は頭部に集中することが多く，頭部外傷は被虐待児の予後を左右する重篤な損傷となりうる．

⑤疑い症例では，頭部CT検査を施行し，骨条件作成も行う．急性硬膜下血腫は虐待児に最も多くみられる頭蓋内損傷で，直接の打撃だけでなく，揺さぶられ（shaking）外力でも生ずる．硬膜下血腫に加え脳実質損傷や軸索損傷，低酸素性虚血性脳症，脳梗塞，網膜出血などが存在する場合，児童虐待により生じた特異性が高い．

D. 特殊な虐待

1 Münchausen（ミュンヒハウゼン）syndrome by proxy（MSBP）　代理人によって児童が病気にされるという児童虐待の一種でわが国での報告も少なくない．代理人は実の母親であることが多く，また精神病的な気質を有することが多い．巧妙に病歴，病気が作り上げられ，診断のための検査や多用の治療により新たな疾患が加わることもある．MSBP は医療機関でしか診断できない特殊な虐待系であり，医学的整合性のなさを検証して関係機関へ粘り強い協力を求める必要がある．

2 医療ネグレクト

①ネグレクト（表1）のなかで，医療や治療拒否を行う場合を医療ネグレクトと呼ぶ．宗教や科学的根拠のない民間療法を行っていると家族が説明する場合や，一般的治療における合併症に対し過度の不安から拒否に至る場合もある．このような保護者の偏見・都合により，少なからず死亡に至る児童が存在し，また救急医療に駆け込み受診することも珍しくない．

②医学的対応の必要性を毅然と説明することは重要であるが，同時にある程度の譲歩をしても関係性が切れないように留意し，入院管理など児童を観察保護下に置くように努める必要がある．

E. 入院後のポイント

● 虐待疑い例を過剰診断して医療機関へ留め，時間稼ぎを行うことは重要である．この間に深い洞察力で，自然発症の疾病病態や事故外傷病態との相違点を見出し診断に結び付ける．

- 身体的治療そのものは虐待であっても変わるものではないが，精神的配慮を忘れてはならない．虐待を発見して通告することは最終目的ではなく，虐待を受けた児童の長い治療のスタート時点である．救急医療従事者においても，社会復帰に向けて継続的に何がしてあげられるのか常に考えた言動・行動が求められる．地域の児童相談所やこども家庭支援センターと密な連携をとり，児童のフォローアップにも配慮が必要である．

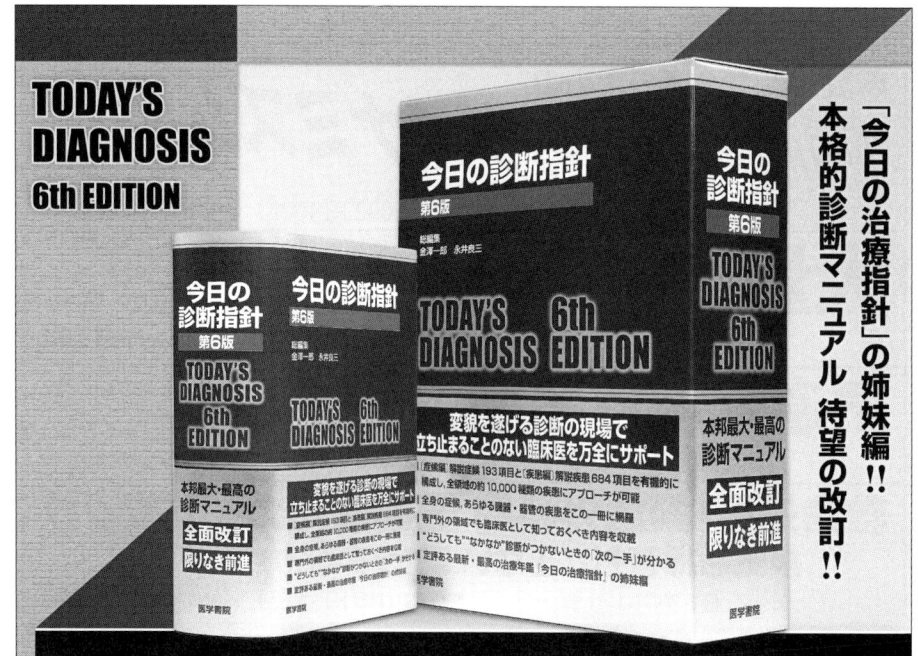

今日の診断指針

第6版

総編集　金澤一郎　東京大学名誉教授　　永井良三　東京大学教授

TODAY'S DIAGNOSIS 6th EDITION

「今日の治療指針」の姉妹編!!
本格的診断マニュアル　待望の改訂!!

変貌を遂げる診断の現場で立ち止まることのない臨床医を万全にサポート

- 〔症候編〕解説症候193項目と〔疾患編〕解説疾患684項目を有機的に構成し、全領域の約10,000種類の疾患にアプローチが可能
- 全身の症候、あらゆる臓器・器官の疾患をこの1冊に網羅
- 専門外の領域でも臨床医として知っておくべき内容を収載
- "どうしても""なかなか"診断がつかないときの「次の一手」が分かる
- 全身のエコー・CT・MRI診断から脳波、心電図、髄液所見まで、一般臨床医が理解しておきたい検査法を豊富な写真とともに項目として取り上げ解説
- 感染症疾患、精神疾患の項目を大幅に強化

- 最新のガイドライン、診断基準をふまえ、どう診断をつけるかを明示
- 本文全ページ2色刷りとなり、さらに見やすく、カラー図譜も多数収載

■研修医には、即実践に役立つ臨床診断技術の習得のために
■勤務医には、診療現場で直面する難しい事態の解決のために
■実地医家には、最新の診断情報の研修と診療上の問題の解決のために
■医学生には、ベッドサイド教育のキーポイントを学ぶために

〈ご購入者向けアンケート〉弊社ホームページの本書紹介ページにアクセスしてください。抽選ですばらしいプレゼントを用意しております。

- デスク判(B5)　頁2136　2010年　定価26,250円(本体25,000円+税5%)[ISBN978-4-260-00794-8]
- ポケット判(B6)　頁2136　2010年　定価19,950円(本体19,000円+税5%)[ISBN978-4-260-00795-5]

医学書院
〒113-8719　東京都文京区本郷1-28-23
[販売部]TEL：03-3817-5657　FAX：03-3815-7804
E-mail：sd@igaku-shoin.co.jp　http://www.igaku-shoin.co.jp　振替：00170-9-96693

携帯サイトはこちら

消費税率変更の場合、上記定価は税率の差額分変更になります。

救急時に即応！ 好評の既刊

麻酔・集中治療のための 呼吸・循環のダイナミズム
A5判・314頁・定価 本体6,090円（税込） ISBN978-4-88003-852-0

大量出血
思いがけない大量出血に対応するためには──病態の把握と適切な治療法を身につけていなければならない！
B5判・232頁・定価 本体7,140円（税込） ISBN978-4-88003-787-5

気道管理ガイドブック Guidebook for Airway Management
B5判・372頁・定価 本体6,510円（税込） ISBN978-4-88003-789-9

救命処置・緊急外科的 気道管理ガイドブック
換気も挿管もできない！どうする？
B5判・120頁・定価 本体3,045円（税込） ISBN978-4-88003-836-0

〒106-0047 東京都港区南麻布2丁目8番18号　真興交易㈱医書出版部
電話(03)3798-3315　FAX(03)3798-3096
URL : http://www.sshinko.com
E-mail : info@sshinko.com

災害時における実践的な医療救護活動を実現するために！
読んでおきたい災害対応の入門書

【医療従事者のための】災害対応アプローチガイド

佐々木　勝（東京都立広尾病院 副院長）：著

過去の災害の教訓から、医療においても災害現場からの医療活動の必要性など、危機管理対策の一環として災害対応が重視される時代になっています。本書は、災害時における実践的な医療救護活動を実現するために、災害対応をさまざまな視点からわかりやすく解説した入門書です。災害医療関係者だけではなく、災害対応に関わるすべての医療従事者に読んでいただきたい一冊です。

主要目次
第1章　災害概論　1.災害の定義、2.災害時のサイクル、など
第2章　災害対応のパラダイム　1.準備、2.トリアージ・タグの書き方、3.指揮命令系統 指揮と統制、4.情報伝達、など
第3章　災害体制　1.DMATの活動目的、2.IMS (Incident Management System)とICS (Incident Command System)、など

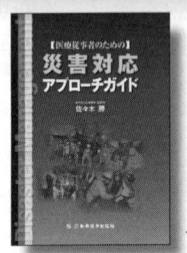

B5判　200頁
定価4,725円
（本体4,500円+税5%）
ISBN978-4-88002-712-8

株式会社 新興医学出版社
〒113-0033 東京都文京区本郷6-26-8
TEL. 03-3816-2853　FAX. 03-3816-2895
http://www.shinkoh-igaku.jp
e-mail: info@shinkoh-igaku.jp

IV 専門科救急

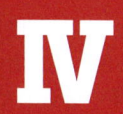

責任編集：杉本 壽

眼科救急
ophthalmic emergencies

坂上憲史　さかがみ眼科・皮膚科院長

A. 診療のポイント

- 一般的に眼科医は細隙燈顕微鏡や眼底倒像鏡などの器具を駆使して診断・治療を行っているため，それらが使用できない救急外来での診療はきわめて限定的なものとなる．
- しかし，限られた情報からもある程度の診断は可能であり，少なくとも今晩中に眼科医のいる地域の中核病院に行ってもらう必要があるのか，それとも翌日の受診でかまわないのかの判断をしなければならない．

B. 最初の処置

1 眼科受診歴などの病歴聴取　コンタクトレンズを使用しているのか，緑内障の急性発作に注意するように眼科で言われたことがないかなど，眼科受診歴を確認することが診断の手助けとなることも多い．

1 コンタクトレンズの使用

① 現在，コンタクトレンズ (CL) の約90％をソフトコンタクトレンズ (SCL) が占めている．SCL はハードレンズに比べて異物感が出にくいため，救急外来を訪れるほどの強い眼痛がある場合は重篤な角膜障害を生じていることが多い．SCL には，使い捨てタイプと通常のタイプがあり，使い捨てタイプの中にも毎日使い捨てるものと，毎晩消毒液につけて2週間から1か月で使い捨てるタイプのものがある．CL による角膜障害は，使い捨てタイプを連続装用していたり，洗浄や消毒が不十分であったりなど CL の使い方に問題があることが多いが，救急外来でそれを責めても仕方ないので，まずは局所麻酔薬を点眼して痛みを取り除く．

② CL を紛失あるいは破損して，CL が眼の裏にまわるのではないかと心配して患者が来院することもあるが，眼球の構造上 CL が結膜嚢より裏に移動することはない．肉眼で結膜嚢内の CL を見つけることは困難なので，翌日眼科を受診してもらう．

2 緑内障の既往

① 眼の中では常に眼房水が産生されており，角膜と虹彩の間にある隅角を通って静脈へ還流している．もともと隅角が狭い患者では，瞳孔が開くことを契機に隅角が閉塞してしまうことがある．房水が産生され続けているにもかかわらず，出口である隅角が閉塞しているので，眼圧は急激に上昇する．これが緑内障の急性発作である．正常の眼圧は 21 mmHg 以下とされているが，発作時には 60 mmHg を超えることもある．患者が眼痛を訴えずに頭痛や吐き気を主訴とすることがあるので注意を要する．

② 隅角が狭いか広いかは細隙燈顕微鏡で観察すればすぐにわかるが，肉眼ではわからない．過去に眼科を受診して緑内障の発作に注意するように言われたことがあるか，アトロピンや風邪薬など散瞳効果のある薬剤の使用を制限されているかの確認は，診断の大きな手助けとなる．

3 異物の飛入や紫外線への曝露

① 異物の飛入では，患者自身や周りにいた人からの情報提供が非常に重要である．特に液体などが飛入した化学的損傷では，原因となった物質が酸性かアルカリ性かなどの情報を収集しなければならない．

② また，ゴーグルの着用など適切な対処をせずにスキーをしたり，冬山登山に出かけたりした場合や，殺菌灯，電気溶接の光に長時間曝露された場合は，びまん性表層角膜炎を生じることがある．この場合も患者からの情報提供なしに診断はつけられない．

④ 突然の片眼性視力低下

① 急激な視力低下は眼底疾患にてよく経験される．眼底検査を行えば診断がつくことが多いが，救急外来では実施が困難なので，発症時の症状をよく聴取することによって推測しなければならない．眼科疾患で両眼同時に視力低下することは非常にまれであり，両眼性視力低下では他の疾患を考えなければならない．

② 片眼の視力低下，特に数分のうちに突然まったく見えなくなった時は注意を要する．網膜中心動脈閉塞症による失明が危惧されるからである．この疾患は血栓によって引き起こされるため，不整脈など血栓のできやすい基礎疾患があるか否かも重要な情報となる．網膜虚血による神経細胞の障害がすぐに起こるため，すみやかに眼科専門医の診察を受ける必要がある．

③ 視野欠損が徐々に進行した場合や黒い墨のようなものが流れてきて視力が低下した場合は，網膜剝離や硝子体出血が疑われる．網膜剝離や硝子体出血では，自宅での安静と翌日もしくは週明けに眼科専門医の治療を受けるように指示する．

② ペンライトなどを用いた前眼部の観察

① 結膜充血

① 充血には結膜充血と毛様充血があるが，ペンライトの観察では鑑別は難しい．毛様充血は，虹彩炎や緑内障発作，角膜潰瘍などで認められ，充血以外に強い眼痛や視力障害を伴うことが多い．それらの症状を伴わず，異物感，瘙痒感や眼脂を伴う場合は結膜炎を疑う．

② 結膜炎の中でも，アデノウイルスによる流行性角結膜炎などのウイルス性結膜炎はその感染力が強く，院内感染に注意を要する．

② 結膜下出血

結膜下出血は患者本人が自覚するよりも，家族など周りの人に指摘されて気づくことが多い．ルーペなどで拡大して観察すると，結膜充血では一本一本拡張した結膜血管が認められるが，結膜下出血では血管には異常はなく，薄く赤く広がった血液が観察される．

③ 結膜浮腫

眼から半透明のゼリーみたいなものが出てきたと，あわてて救急外来を受診してくることがある．これは結膜の浮腫であり，アレルギー性結膜炎によることが多い．子どもでよくみられる．

④ 角膜混濁

角膜は通常透明であり，ペンライトで観察すると茶色の虹彩と黒い瞳孔が透けてみえる．CLや外傷による角膜障害，特に感染を起こした角膜潰瘍では角膜の一部が白く濁って観察される．ペンライトでも認識できるほど角膜が混濁している場合は，かなり重篤な角膜疾患である可能性が高い．

⑤ 虹彩脱出

外傷などで角膜穿孔を生じた場合は，虹彩が脱出していることが多い．角膜や結膜上への茶色の膜の脱出や，瞳孔の極端な変形を認める．眼球が穿孔しているか否かの重要な所見となる．

⑥ 前房出血

ボールが当たったなどの鈍的眼外傷では，虹彩や隅角の障害によって前房に出血を認めることがある．ペンライトで観察すると，虹彩や瞳孔が見えずに赤い反射が認められる．角膜穿孔していない場合は，自宅での安静を指示して翌日に眼科専門医の受診をさせる．

③ 対光反射など瞳孔の観察

瞳孔の大きさや対光反射は，救急外来でも容易に観察できる．また，一般の医師でも普段からよく観察している部位なので異常を検出しやすい．

① 大きさの左右差

① 瞳孔の大きさは診察室の明るさによって変わるが，左右の瞳孔径に不同があるか否かが問題となる．

② 緑内障の急性発作では，瞳孔括約筋の麻痺のため発作眼の瞳孔は中等度散大し，対光反射は減弱もしくは消失している．

③ ボールなどが眼に当たった鈍的外傷では，受傷直後は縮瞳するが，その後は散大して外傷性散瞳となる．

② 対光反射の異常

緑内障の急性発作や鈍的

外傷など虹彩の障害によっても対光反射は異常を示すが，片眼が著しく視力低下しても対光反射に異常が出る．これが，相対的入力瞳孔反射異常(RAPD)である．数秒間ペンライトを一眼に当て，素早くペンライトを他眼に移す(swinging flash light test)と，正常では瞳孔径に左右差は認めないが，一方に強い視力障害がある場合は，障害眼に強い光を当てても散瞳する．視力検査のできない救急外来では有力な情報となるが，視力障害が軽度の場合は検出が難しい．

4 点眼および眼軟膏の点入

①局所麻酔薬の点眼オキシブプロカイン塩酸塩(ベノキシール点眼液®など)によって，痛みが軽快するか否かは眼障害の部位を推測する上で役に立つ．点眼で痛みが軽快する場合は，角膜や結膜など眼表面の疾患であり，痛みが軽快しない場合は，より深部の疾患であることが多い．局所麻酔薬の頻回な点眼は角膜や結膜上皮の再生を阻害するため，患者に処方してはいけない．

②角膜あるいは結膜の障害が疑われた場合は，抗菌薬や角膜保護剤の点眼を処方する．障害の程度が強い場合は，抗菌薬の眼軟膏を点入して眼帯をする．ただし，乳幼児(おおむね3歳以前)においては，片眼に眼帯をしたり眼軟膏を点入したりすることによって遮断弱視を誘発するので，乳幼児の片眼帯は厳禁である．

5 洗眼

異物の飛入，特に石灰やセメントなどによる化学的損傷が疑われる場合は，洗眼が第一の治療となる．電話で問い合わせがあれば，水道水でもよいので流水で眼を洗うように指示する．救急外来では，局所麻酔薬を点眼して生理食塩水あるいはリンゲル液など500〜2,000 mLで洗眼を十分に行う．

6 薬物治療

救急外来で点眼，洗眼以外の治療は限られている．あえて行うとすれば，網膜中心動脈閉塞症が疑われた場合の血栓溶解薬の投与，緑内障急性発作が疑われた場合の眼圧下降薬(高浸透圧薬)の投与である．網膜中心動脈閉塞症の新鮮例では，ウロキナーゼ24万IUを低分子デキストラン500 mgに溶解して3時間かけて点滴静注すること，緑内障急性発作では，20%マンニトール(マンニットール®)溶液200〜400 mLを点滴静注することが推奨されている．

C. 病態の把握・診断の進め方

1 鑑別診断

1 緑内障急性発作と急性腹症

①緑内障の急性発作を生じた患者が，嘔吐や吐き気，頭痛を主訴に救急外来を受診することが散見される．頭の片隅に緑内障発作のことを入れておくと診断の助けとなる．

②緑内障発作では発作眼の瞳孔は散大しており，対光反射も減弱もしくは消失している．眼圧を救急外来で測定することはできないが，緑内障発作眼では眼圧が60 mmHg(通常は21 mmHg以下)と極端に高眼圧になっていることが多く，眼球の硬さを指で押して確認すると反対眼に比べて明らかに硬くなっている．嘔吐や吐き気，頭痛の原因がわからない場合は，瞳孔に左右差がないか観察してみよう．

2 穿孔性眼外傷と非穿孔性眼外傷

①交通事故などで顔面を負傷した場合，眼瞼腫脹が著しく開瞼が困難なことがある．眼球が観察できない時は，無理に開瞼せずにCTを撮る．左右眼を比べて眼球の形が保たれているかを確認することにより，眼球が穿孔しているかどうかの鑑別が可能である．

②草刈作業や解体作業中に異物が飛入したとき，患者は小石が眼に当たったということがあるが，実際には金属片が眼を穿孔している症例もみられる．救急外来でいきなりMRIを撮ることはないと思われるが，注意を要する．金属片は頭部単純撮影やCTで発見することができる．

2 緊急度・重症度の評価

①眼科救急で最も緊急度が高いのは，穿孔性眼外傷である．ペンライトによる観察で虹

表1 眼科救急疾患における緊急度の分類と対処方法

緊急度	疾患名	特徴	対処方法
大	穿孔性眼外傷	極端な瞳孔の変形，CTで眼球変形	すぐに眼科受診
大	網膜中心動脈閉塞症	数分で片眼失明，対光反射消失	すぐに眼科受診
大	緑内障急性発作	吐気，嘔吐，頭痛，中等度散瞳，対光反射減弱	高浸透圧薬の点滴，眼科受診
中	異物の飛入	強い眼痛，充血	洗眼，眼軟膏，翌日眼科受診
中	鈍的眼外傷	前房出血，散瞳	翌日眼科受診
小	網膜剥離，硝子体出血	徐々に進行する片眼視力低下	自宅で安静，翌日または週明けに眼科受診
小	CLによる角膜障害	強い眼痛，充血	点眼，眼軟膏，翌日または週明けに眼科受診

彩が角膜から脱出していたり，CTで眼球が変形していたりする場合は，できるだけ早く眼科専門医の診察を受けなければならない．

② 頻度は少ないが片眼性視力低下をきたす網膜中心動脈閉塞症も緊急性の高い疾患である．突然片眼が真っ暗になったり，対光反射が消失したりしている場合は早急な対処を要する．

③ 次に緊急性が高いのは，緑内障の急性発作である．高眼圧が疑われた場合は，高浸透圧薬を投与することもあるが，必ず眼科専門医の診察を受ける必要がある．

④ 片眼の視力や視野が徐々に障害されてきた場合は，網膜剥離や硝子体出血が疑われるが，これらの疾患は比較的緊急性は低いため自宅での安静を指示して，翌朝または週明けに眼科専門医の診察を受けるようにする．

D．引き続き行う処置

1 入院・帰宅の判断 眼科救急疾患で一般医が患者を入院させる必要がある症例はまれである．疾患別に緊急度と疾患の特徴，対処方法を表1にまとめたので参照されたい．

E．入院3日間のポイント

● 原因不明の急性腹症や頭痛の精査目的で入院となった症例には注意を要する．緑内障急性発作との鑑別が重要だからである．数日かけて急性腹症や頭痛の精査をしている間に，緑内障の症状が悪化して失明に至った症例を経験することもある．

● 入院後のポイントとしては，①ペンライトで瞳孔の大きさに左右差がないか確認する，②数秒間ペンライトを一眼に当て，素早くペンライトを他眼に移した時に(swinging flash light test)他眼も縮瞳しているか確認する，③片眼を遮蔽して片眼の視力が極端に低下していないか確認する，ことなどがあげられる．いずれにしても，頭の片隅に緑内障急性発作のことを入れておくことが大切である．

耳鼻咽喉科救急
otolaryngolgisal emergencies

佐野光仁　大阪府立母子保健総合医療センター・耳鼻咽喉科部長

こども病院で勤務していると小児・乳幼児の救急疾患にしばしば遭遇する．その主な症状は痛み，出血，呼吸困難・喘鳴，嚥下困難などである．

① 痛みを生じる致命的な疾患はないが耳鼻咽喉科救急疾患として頻度の高い疾患は急性

中耳炎，鼓膜外傷，外耳道外傷，外耳道異物などが挙げられる．
② 出血については疾患の部位別に外耳道外傷，鼻出血，口腔内出血などが挙げられる．
③ 喘鳴・呼吸困難，嚥下困難を生じる疾患は気道異物，食道異物が代表的な疾患で，その他扁桃周囲膿瘍，急性喉頭蓋炎，急性仮声帯炎，急性声帯炎，急性声門下喉頭炎があり，これらの疾患は致命的な状況に陥る要素を含んでいる．

代表的な救急疾患である急性中耳炎，鼻出血（鼻骨骨折を含む），急性喉頭蓋炎，急性声門下喉頭炎，気道（喉頭，気管，気管支）異物，食道異物について述べる．

I．急性中耳炎

A．診療のポイント

- かぜにかかり咽頭痛・鼻漏を訴え，耳痛・耳漏が出現すると急性中耳炎を疑う．
- 受診時には機嫌が悪く多くは発熱を伴う．

B．最初の処置

① 急性中耳炎は鼓膜の視診が重要であるが，小児の場合外耳道が細く，観察が容易でないこともあり，種々の大きさの耳鏡を用い鼓膜を観察する．
② 鼓膜は全体に発赤し，浮腫状で中耳腔には貯留液の存在が認められる．
③ 治療には鼓膜を麻酔し，鼓膜切開を行い，中耳腔の貯留液を吸引除去し抗菌薬，鎮痛薬の投与を行う．
④ 夜間の疼痛時には鎮痛解熱薬（坐薬，内服）を使用するように家族に指導する．

C．病態の把握・診断の進め方

急性中耳炎は通常，上気道感染に伴って経耳管経由により細菌が中耳腔に侵入し発症する．起炎菌は肺炎球菌，インフルエンザ菌が多いため，アンピシリン系の抗菌薬が投与される．乳幼児に多い理由は，乳幼児では耳管が大人と比較すると太く，短いため経耳管経由の感染を生じやすいからである．幼稚園，保育園に通園している子どもたちは，中耳炎に反復罹患することが多い．しかし，感音難聴に陥る可能性は低い．急性中耳炎を反復する子どもは，免疫機能の検討も考慮する必要がある．

1 鑑別診断 鑑別診断としては，咽頭などの炎症による疾患の関連痛，急性外耳道炎，外耳道異物などが挙げられる．

2 緊急度・重症度の評価 急性中耳炎による痛みが軽減すれば，緊急度・重症度は低い．

D．引き続き行う処置

1 合併症と対策，専門医へのコンサルテーション 急性中耳炎の適切な治療がされないと滲出性中耳炎に移行する危険性も指摘されており，近日中に耳鼻科医の受診を勧め，急性中耳炎が治癒した後の聴力に家族が注意し，伝音難聴の有無をコンサルトする．

2 入院・帰宅の判断（disposition） 入院治療の必要性はなく，翌日近医の耳鼻科の受診を勧める．

II．鼻出血

A．診療のポイント

- 鼻出血は外傷によるもの，寝ている時や前触れもなく突発的に生じるもの，何らかの原因による症候性のものに，分類できる．

B．最初の処置

出血部位の確認が重要である．多くは鼻入

口部のキーセルバッハ（Kiesselbach）部位よりの出血である．鼻鏡，ファイバースコープにより出血部位を確認し，止血する．

C．病態の把握・診断の進め方

外傷によるものとしては，小児・乳幼児では転倒，けんか，遊び中の不注意で鼻骨骨折を伴うものが多い．しかし多くの場合は，前述のようにキーセルバッハ部位より突発的な出血である．血液疾患，高血圧などによる症候性鼻出血は頻度としては低いが，肝機能検査，止血機能検査などの検査は必ず必要である．

1 鑑別診断 特発性鼻出血と症候性鼻出血は，止血機能検査，画像検査（単純X線検査，CT検査，MRI検査）を行い鑑別する．

2 緊急度・重症度の評価
① 鼻出血の止血法は出血部位が明らかな場合は，ボスミンガーゼ，軟膏ガーゼを挿入することにより容易に止血できる．
② また出血部位に血管が怒張している場合はコアグレーターや硝酸銀で出血部位を焼灼することにより止血する．
③ このような方法により止血可能な鼻出血は緊急度・重症度も低いが，高血圧症の合併，出血傾向の亢進，出血部位が明らかにわからず，止血できない時はベロックタンポンによる止血処置や，外頸動脈・顎動脈・篩骨動脈の結紮，動脈の栓塞術を行い止血するので緊急度・重症度も高い．

D．引き続き行う処置

1 合併症と対策，専門医のコンサルテーション 症候性鼻出血では，その原因を検索し治療を行うため各疾患の専門医を受診させる．

2 入院・帰宅の判断（disposition）
① 特発性鼻出血がガーゼなどにより容易に止血可能な症例は，入院の必要はない．
② しかし合併症による症候性鼻出血では，繰り返し出血が続いている場合は血液検査を行い，貧血の程度が強ければ入院のうえ，止血剤の投与，輸血などの処置を行い，病状がおちつくまでは入院が必要である．

E．入院3日間のポイント
● 出血を繰り返し，出血部位が不明な際は専門医のコンサルトを仰ぎ，適切な止血方法を決定する．

Ⅲ．急性喉頭蓋炎，急性声門下喉頭炎

A．診療のポイント

● 急性喉頭炎（急性喉頭蓋炎，急性声門下喉頭炎）はその病変の部位によって，急性喉頭蓋炎，急性仮声帯炎，急性声帯炎，急性声門下喉頭炎に分類される喉頭周囲における急性炎症疾患である．
● 多くの場合，ウイルスや細菌の感染によるかぜ症候群の喉頭症状として，または麻疹，急性耳下腺炎，猩紅熱の喉頭の部分症状として発症する．
● 症状としては，上気道の炎症による症状として発熱，喉頭部の痛み，嚥下困難，嗄声，咳嗽（犬吠様），吸気性の喘鳴などの症状を生じる．
● 急速に呼吸困難に至ることがあるので，症状の観察には注意が必要である．
● 特に重要な疾患は急性喉頭蓋炎，急性声門下喉頭炎である．
● 乳幼児の急性喉頭蓋炎は欧米には多数の報告例はあるが，わが国においては少ない疾患である．しかしわが国では成人男性に多く，急激に呼吸困難に陥り，死亡例や心肺停止に陥り，後遺症として低酸素脳症をきたし医事紛争に至る事例の報告もある．
● 急性声門下喉頭炎は，的確な診断を行い迅速な対応をし，治療を行うことにより，気管内挿管や気管切開に至らなかっ

た症例も多い．

B．最初の処置

種々の検査により確定診断をつける．

①検査方法としては血液検査，細菌培養検査，X線検査，鼻咽腔喉頭ファイバースコープ検査などが行われる．X線検査では急性喉頭蓋炎では単純頸部側面撮影で喉頭蓋に当たる部位が腫脹し，thumb printing 像が認められ，ファイバースコープ検査では喉頭蓋のバルーン状に発赤腫脹が認められる．

②急性声門下喉頭炎では，頸部正面，側面撮影で声門下に steeple-shape または wine-bottle 像が認められる．ファイバースコープ検査では声門下の腫脹を認める．画像はファイバースコープに装着した CCD カメラで撮影し，録画する．録画した画像を両親・家族に示し，病状や重篤性を説明できる．

③一般的な治療としては，酸素吸入，抗菌薬・ステロイド薬・粘液融解剤・ボスミンの吸入，抗菌薬・ステロイド薬・ボスミンの皮下注，抗菌薬・ステロイド薬の輸液を行う．

C．緊急度・重症度の評価

厳重に呼吸管理を行い，緊急度・重症度ともに上昇時に対応できる準備をする．

D．引き続き行う処置

1 専門医へのコンサルテーション 吸入，投薬，点滴などの治療を行い，呼吸状態の厳重な監視をする．しかし症状の改善を認めない場合には早急に専門医にコンサルトを行う．

2 入院・帰宅・転院の判断（disposition）

①急激に呼吸困難に陥ることもあるので，気管挿管，気管切開など気道の確保が重要である．

②また気管挿管，気管切開などが施行できない施設では，パルスオキシメータを装着し，患者の陥没呼吸の有無，チアノーゼの有無など呼吸状態を詳細に観察し，時期を失せず集中治療の可能な専門病院に転送することが重要である．

E．入院3日間のポイント

●吸入，投薬，点滴などの内科的治療により呼吸状態の改善が認められるか否かが，次の気管挿管・気管切開などを含む外科的な治療に進むポイントになる．

IV．気道（喉頭，気管，気管支）異物

A．診療のポイント

●的確・迅速な診断が重要である．明らかに気道異物の疑いがあれば診断は容易であるが，長期間にわたりかぜ症状を訴え，喘息，気管支炎，肺炎などと診断されていた症例に対して問診で異物症の可能性を念頭に入れることが必要である．

●乳幼児は大人と異なり，自分の置かれている状況を正確に表現できない．また幼児は叱られるのが恐く，黙っていることが多く，異物誤嚥時の状況を正確に患児本人から得ることは困難である．誤嚥事故が発生した周囲の状態の観察や，症状が起こった時の周囲の状況を知っている大人に可能な限りの詳細な問診を聴取することが重要である．

B．最初の処置

①問診により異物症の可能性を疑えば，異物の存在または存在部位を検討する．聴診などの理学的な検査はもちろんであるが，まず単純X線検査が有用である．生命予後と密接な関係のある気道異物にはX線透過性異物が多く，気道異物は単純X線検査では発見されにくいことは肝に銘じてお

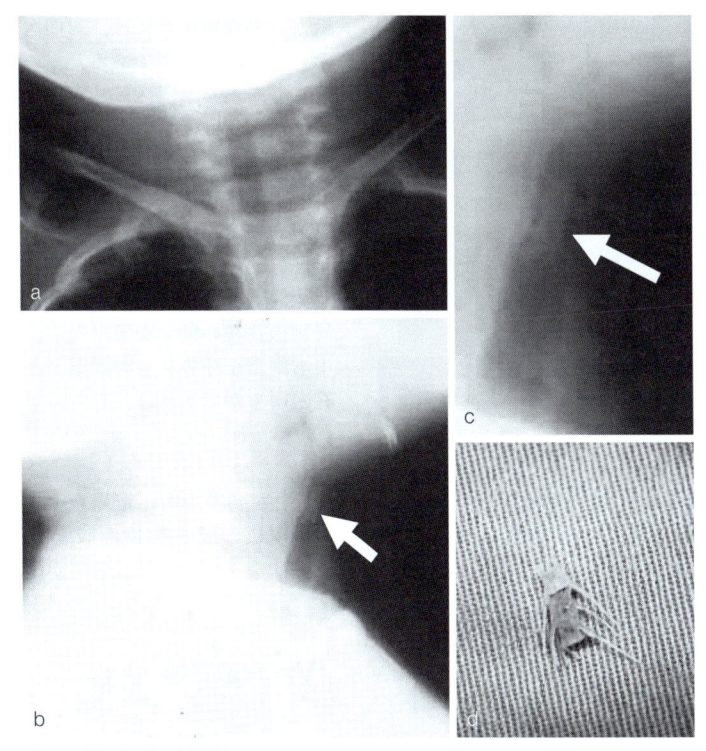

図1 喉頭異物（魚骨）
1歳9か月の女児．X線正面像では異物の存在は不明であったが側面像で異物を確認できた
a：正面像では異物は発見できない．
b：側面像で声門下に異物の陰影を認める．
c：拡大像（声門下に魚骨を認める）．
d：摘出した魚骨．

く必要がある．

② X線の撮影部位は胸部だけでなく，頸部，腹部も加える必要がある．また撮影方向では正面だけでなく側面の撮影も異物を発見するのに有用である（**図1**）．

③ 吸気時，呼気時の撮影も異物の介在側を知るに有効である．吸気時には縦隔は正中に位置するが，呼気時には縦隔が異物の非介在側に偏位する（Holzknecht sign）．しかし乳幼児では吸気時，呼気時の撮影は困難なことが多く，放射線技師を悩ませる．一つの工夫として吸気時の撮影には，放射線技師が患児をフィルム面に動かないように固定し，少し残酷ではあるが無理やりに泣かし，撮影のタイミングを吸気時に合わせ胸部X線の撮影を行う．

④ 確実に異物を発見するには北村マスク，ラリンゲアルマスクにより全身麻酔を行い，北村マスクを使用した場合はマスクのゴム膜のピンホール孔よりファイバースコープを挿入し（**図2**），ラリンゲアルマスクを使用した場合は挿管チューブにスワイベルコネクターを装着し，コネクターよりファイバースコープを挿入し，十分な呼吸管理の

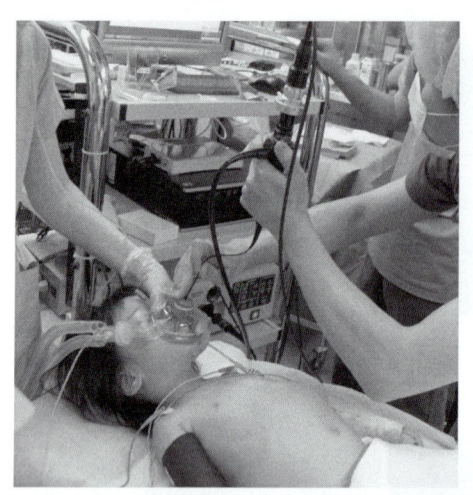

図2 北村マスク麻酔下による気道ファイバースコープ検査

下で，喉頭（声帯，声門），声門下，気管，気管支を観察し異物の発見と異物の種類，異物の存在状況を確認する．またファイバースコープにCCDカメラを装着し，ビデオシステムに接続することにより，異物の状態を助手，麻酔医，看護師などの他のスタッフに説明し，緊急時に備えることも可能である．その他の検査方法としてはxeroradiography，シンチグラフィ，CT，digital radiography，MRIなどがあげられるが，ファーストチョイスの検査法ではなく，あくまでも異物発見の補助的診断方法と考えられる．小児の場合にはこれらの検査には睡眠導入薬の投与が必要になるので，呼吸状態の厳重な管理を要する．

C. 病態の把握・診断の進め方

1 鑑別診断 他の炎症性疾患，喘息などとの鑑別診断が重要である．
2 緊急度・重症度の評価 呼吸の状態，チアノーゼの有無などが，緊急の処置が必要か否かの緊急度・重症度の評価になる．
3 診断がつかない場合の対応 気道異物の診断がつかない場合には，専門医へのコンサルテーションが必要である．

D. 引き続き行う処置

1 専門医へのコンサルテーション 死亡に至ることもあるので異物の存在が判明すると，気道異物を摘出できる専門医がいるところに早急に紹介し対処する．
2 入院・帰宅の判断（disposition） 検査で異物の存在の疑いが濃厚なら入院させ，入院中も厳重な呼吸状態の観察とともに異物の存在が明らかであればただちに摘出術を行う．

E. 入院3日間のポイント

● 異物摘出術を行った場合，喉頭，気管，気管支に浮腫を生じる可能性があり，術後ICUなどで集中呼吸管理が望まれる．

V．食道異物

A. 診療のポイント

● 長期間にわたりかぜ症状を訴えたり，食事ができにくくなり，涎が増えたり，体重が減少してきた場合などには，食道異物症の可能性を疑う必要がある．
● 死亡に至ることは少ないとはいえ，重大な合併症を併発することがある（図3）．

B. 最初の処置

異物の存在と存在部位を，気道異物と同様にX線検査，CT検査，内視鏡検査を行って確認する．食道異物は気道異物と比較してX線非透過性異物が多く診断は容易である．

C. 病態の把握・診断の進め方

1 鑑別診断 肺炎，喘息，腫瘍などとの鑑別が必要である．
2 緊急度・重症度の評価 緊急性は低いもの

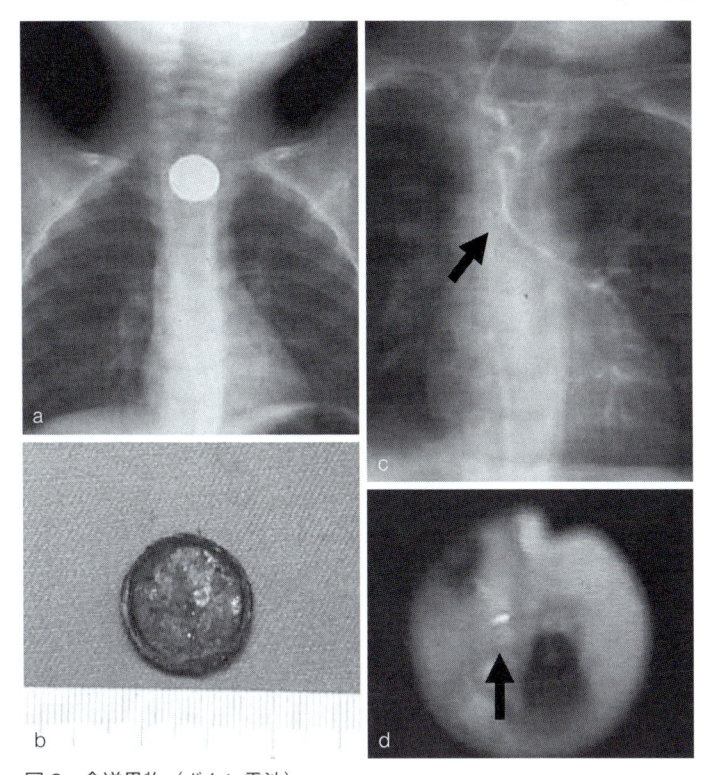

図3 食道異物（ボタン電池）
1歳8か月の男児．食道第一狭窄部に介在したボタン電池による重大な合併症である異物摘出後食道気管瘻を形成した症例．
a：食道第一狭窄部に介在している異物（ボタン電池）．
b：摘出したボタン電池．
c：食道造影を行うと造影剤が気管，気管支に認められる（矢印：瘻孔）．
d：内視鏡で食道と気管の瘻孔を確認（矢印：瘻孔）．

も異物の存在の有無を確認する必要があり，また異物の種類によっては重大な合併症を併発する．

D. 引き続き行う処置

1 合併症と対策 縦隔炎など炎症性の合併症に対しては抗菌薬などを投与し，厳重な観察が必要である．

2 専門医へのコンサルテーション 気管・気管支瘻に対しては，早急に胸部外科の専門医にコンサルトする

3 入院・帰宅の判断（disposition） 重大な合併症を併発しているか否かにより，入院期間は異なってくる．

E. 入院3日間のポイント

- 厳重な感染症に対する処置，呼吸管理が必要である．

歯科・口腔外科救急
surgical emergencies of dental and oral cavity

古郷幹彦　大阪大学大学院教授・口腔外科学

A. 診療のポイント

- 口腔内の疼痛は歯が原因のことが多いので，原因となる歯の存在を確認する．
- 炎症性の腫脹があるときは，嚥下障害の有無に注意．腫脹によって舌を挙上したり，咽頭を圧迫するときは気道閉塞を起こす可能性を考える．
- 打撲後の咬合の異常は顎骨の骨折を疑う．顎関節部の骨折は見落としやすいので注意する．下顎の運動の異常が認められることが多い．
- 歯牙の脱臼は，清潔に湿潤状態で保たれていれば整復固定により生着することが多い．
- 抜歯後の出血は骨から直接出血していることが多い．持続的出血は思いのほか出血量が多いことがあるので，いつから出血があったかなど注意を要する．
- 歯科治療の事故などで異物片が口腔底や顎下部に迷入した場合は異物の場所の特定を急ぐ．

B. 最初の処置

①激痛で救急を受診する場合は，急性の歯髄炎のことが多い．歯科医師であれば歯髄の開放で疼痛は改善するが，医師の対応であれば鎮痛薬処方で対応するしかないが，効果は弱い．三叉神経痛の激痛の場合は，該当領域の局所麻酔が一時的には奏効する．
②明らかな炎症性腫脹の場合，発赤と腫脹がみえる．圧すると激しい疼痛を自覚するが，危険となる内側へ腫脹がある場合は，舌の運動障害や嚥下の際の痛みが認められる．側咽頭の腫脹では口蓋垂が左右一方へ偏位する．膿瘍切開が必要となる．
③顔面外傷の場合は頭部に近いため，意識障害があったかなど，脳の損傷の判断が先に必要である．
④歯牙の完全脱臼は清潔に湿潤状態で保管されていれば，元の位置に再植する．隣接歯を固定源として1週間以上固定する．
⑤止血しにくい抜歯後の出血については，抗凝固薬の服用や肝機能障害など既往歴に注意しながら，まずはガーゼを咬ませて創部を圧迫する．
⑥異物片の迷入については，触診とX線で場所の特定と安全性に配慮する．

C. 病態の把握・診断の進め方

1 鑑別診断

[1] 疼痛　原因が歯にあるか確認する．歯を軽く打診してみて，疼痛部位を確認する．齲蝕や歯根の露出があれば急性の歯髄炎の可能性が高い．歯髄がすでに抜髄されている場合は，根尖性歯周炎の可能性がある．正確な判断には歯科用X線検査が必要である．歯に原因がなく間欠的激痛の場合は，三叉神経痛の可能性がある．

[2] 腫脹
①腫脹部を圧迫してガスの貯留を感じる，またはCTにてガスの貯留を認める時はガス壊疽を疑い，早急な対応を必要とする．
②口腔領域の著しい腫脹は炎症性，腫瘍性，囊胞性，出血性がほとんどであるが，緊急対応を必要とするものは炎症性と出血性である．炎症性のほとんどは歯が原因である．そのため診断は原因歯を見つけることが重要となる．

[3] 外傷　顔面表皮の外傷は容易に診断できるが，下顎の打撲に対しては下顎骨の骨折の有無が重要となる．
①下顎骨：たとえば下顎を殴られた際，打撲部位に直達骨折，反対側関節頭部周辺に介達骨折が起こりやすい．打撲部位の歯列や下顎骨の連続性だけでなく，顎関節の機能

に注意を要する．顎関節の一時的な外傷性の炎症でも開口障害を引き起こすので，最終的には単純Ｘ線やCTで確認せざるを得ない．

②上顎骨：典型的な骨折はLeFort Ⅰ型，Ⅱ型，Ⅲ型である．両側性の場合，上顎歯列に断裂がない．上顎骨が頭蓋から離れるため，顔面が長くなる．骨折のある場合は上顎を把持すると上下に動かすことができる．

③歯槽骨：歯を維持する歯槽骨のみの骨折の場合は限局した骨折であり，歯の脱臼などがみられる．歯の破折などがあると破折片の除去が必要であることが多い．

4 歯の外傷 歯が折れている（歯折）か，脱臼しているか，亜脱臼しているかの判断は，肉眼的あるいはＸ線による判断による．歯折の場合は折れた位置によって歯髄炎を起こす可能性がある．脱臼は歯の動揺によって判断できる．Oikarinenの方法を参考までに**表1**に示す．

5 出血

①口腔からの緊急の出血は抜歯後の出血が多い．止血異常がある場合，臼歯部などの抜歯では出血量が1,000 mLを超えることもある．

②肝機能障害や抗凝固薬などの服用など全身的要因によるものか，下歯槽動脈損傷など局所的原因によるものかの判断は重要．

③白血病や多発性骨髄腫の初発症状として歯肉出血がみられることがあるので，注意を要する．

6 異物片 歯科切削器具（ダイヤモンドバーなど）や破折した注射針の迷入については，直ちに摘出できるか，できない場合はさらに深く入っていかないか，現在の迷入位置では安全かなどを判断する．開閉口運動や嚥下運動が繰り返されることにより，位置がさらに深くなる可能性は十分にある．

2 緊急度・重症度評価

1 緊急度・重症度を必要とするもの 緊急度・重症度の判断を必要とするものは，炎症

表1 歯の脱臼処置の例（Oikarinenのガイドライン）

1. 牛乳や保存液で脱臼歯を保存する
2. 生理食塩水で脱臼歯を洗浄する．
3. フッ化ナトリウム液（2.4％）に20分浸漬する．
4. 抜歯窩を洗浄する．
5. 脱臼歯を再度生理食塩水で洗浄する．
6. 脱臼歯を歯槽部抜歯窩に戻す．
7. かみ合わせをチェックする．
8. 隣接する歯に1週間固定する．
9. 1から2週間後から歯の根管処置を行う．

性の腫脹と出血，歯牙の脱臼処置である．

2 炎症性の腫脹 前述のガス壊疽の他に，翼突下顎隙や側咽頭隙への感染，口腔底の腫脹は程度によっては気道閉塞をきたすので注意すること．気管切開を要することがある．翼突下顎隙への感染は開口障害をきたす．口腔底の腫脹は舌の運動障害，側咽頭隙への感染は嚥下障害を起こすことを考えねばならない．

3 顎骨骨折 についてはオトガイ部の沈下による呼吸困難がなければ，それほどの緊急性はない．

4 歯の脱臼 歯の脱臼が認められた時の整復は，できるだけ早期に行ったほうがよい．歯根膜が湿潤状態で時間経過も短ければ，歯根膜は再生する．

5 止血異常

①口腔内の異常出血は持続的であり，結果として出血量が多くなることがある．壊死組織や炎症組織からの出血は局所的にも止血しにくい．口腔は安静を保つことが困難である．重症度としては出血性素因や血液腫瘍によるものでは，原因疾患の対応がない限り，非常に止血しにくいので慎重に対応する必要がある．

②まれに歯科治療の際の動脈の損傷では，電気メスによる凝固や血管の結紮が必要になる．対象となる動脈は，下顎歯肉で下歯槽動脈，口腔底では舌動脈，顎下部では顔面動脈，オトガイ下部ではオトガイ下動脈である．歯科治療後の死亡症例もあるので重要なポイントである．

D. 引き続き行う処置

1 合併症と対策
①腫脹による気道閉塞には，くれぐれも注意を要する．気管切開や気管挿管が必要なことがある．
②膿瘍がガス壊疽となることも考えて，CTなどでの確認も必要なことがある．

2 専門医へのコンサルテーション
多くは歯科的専門医療を継続して必要としている．さらに，すでにかかりつけ医の治療の途中であることが多いので，直ちにコンタクトをとることが望ましい．処置前には情報を得ること，処置後には継続した治療の依頼と説明することが必要である．

3 入院・帰宅の判断

1 腫脹
①ガス壊疽は早急な入院下での処置が必要である．
②それ以外では局所的には口腔内の腫脹の程度，顎下部・頸部の腫脹の程度が判断の基準となる．気道閉塞を起こす可能性，嚥下障害を起こす可能性が考えられれば緊急の入院は必要である．
③経口摂取が全くできていないことがあるので，その際は入院下での栄養管理を考慮せざるを得ない．

2 顎骨骨折
①顔面の強打では脳障害の可能性を検討する．可能性があれば入院精査が必要である．
②顎の運動障害や気道の異常，開閉口ができないなどの状態がある時は気道管理・栄養管理が必要となる．
③下顎骨折部からの出血の可能性について考慮すること

3 歯の脱臼
単一歯の脱臼については入院の必要はない．

4 止血異常
①再出血の可能性があるので，止血が完全に確認されるまで入院を勧める．出血の原因が特定できない場合など「なんとなく止まった」の場合では，2～3日後の再出血がしばしば認められる．
②また口腔に病変がある場合，経口摂取不良があり，ビタミンKの予期せぬ低下などがあるので，ワーファリン服用患者などでは特に注意を要する．

5 異物の迷入
医療事故に伴う口腔内の異物の迷入に関しては，筆者の経験からは入院させたほうがよい．摘出術が必要なことや神経障害が後遺症として残ることがあり，あとのトラブルの原因になることが多い．

E. 入院3日間のポイント

- 腫脹：経口摂取が確保されていることや消炎により腫脹が安定し拡大の気配が認められないことが確認されれば，専門医へ転院できる．
- 顎骨骨折：止血が確実であり頭部外傷がなく，経口摂取ができれば専門医へ転院できる．
- 止血異常：再出血がなく，経口摂取ができれば退院できるが，出血量が多かった場合は出血部を安静にすることは難しく，保護床などを用いて再出血に注意する．
- 異物の迷入：異物片が移動しないよう安静に保ち，摘出できる専門医療機関を受診させる．

泌尿器科救急
urologic emergencies

百瀬　均　星ヶ丘厚生年金病院・病院長補佐

I．尿管結石嵌頓による疝痛発作

A. ER診療のポイント

- 同じような痛みをきたしうる尿管結石嵌頓以外の重篤な疾患を除外する．
- 尿管ステント留置の要否を判断する．

- (機能性)単腎症例では尿管結石嵌頓により無尿状態となる．またまれに疝痛による交叉性無尿(対側腎からの尿分泌も低下する状態)が出現することもある．したがって，対側腎の状態や腎機能についての注意も重要である．
- 疝痛発作時の造影剤使用や過剰な輸液は，利尿作用による腎盂内圧上昇の結果，疼痛が増強するのみならず腎盂破裂をきたす危険性があるため禁忌である．

B. 最初の処置

1 理学的所見 典型例では患側の背部〜側腹部痛を呈し，同時に腎部の圧痛や叩打痛が確認される．腹膜刺激症状はないか，あったとしても軽度である．明らかな腹膜刺激症状や腹部に圧痛点がみられる場合は，他疾患を考慮するべきである．

2 疼痛解除 鎮痛薬の第1選択はNSAIDs坐薬である．疝痛が長時間持続することは少なく，通常は時間の経過と共に痛みは軽減するが，強い疼痛が持続する場合はペンタゾシン(ソセゴン®，ペンタジン®)の筋肉注射を用いる．

3 腹部単純CT 痛みのコントロールができた時点で，結石の確認・水腎症や尿の溢流の有無，他疾患の検索をかねて，腹部〜骨盤部の単純CTを撮影する．対側腎の状態を確認することは，腎機能障害の危険性を評価する上で重要である．

4 尿検査 採尿が可能であれば，検尿で血尿と膿尿の有無を調べる．血尿は尿路結石の存在を支持し，膿尿は尿路感染の合併を示唆する所見である．ただし，血尿を認めないからといって，結石の存在を否定すべきではない

C. 病態の把握・診断の進め方

1 鑑別診断
① 頻度は消化管疾患による急性腹症が多い．
② 解離性腹部大動脈瘤も重要な鑑別疾患．
③ 腎腫瘍内出血や腎腫瘍自然破裂，あるいは腎梗塞も頻度は少ないものの鑑別の対象となる．
④ また，整形外科的腰痛症が結石嵌頓に類似した症状をきたすこともある．

2 緊急度・重症度
① 尿管結石嵌頓が確認され，閉塞性腎盂腎炎合併や尿溢流がなければ，疼痛コントロールのみを行う．
② 閉塞性腎盂腎炎合併や尿溢流が疑われた場合は，尿管ステント留置が必要となるので速やかに泌尿器科に紹介するべきである．
③ 腎腫瘍内出血や腎梗塞の場合は，全身状態が安定していれば入院の上で安静経過観察とする．
④ 急性腹症や解離性大動脈瘤の場合は，速やかに専門医師へ紹介するべきである．

3 診断がつかない場合
① CTで重篤な他疾患が存在せず尿管結石もみられない場合は，疝痛発作後に結石が自然に排石した可能性がある．
② また，患側に腎結石が確認されたなら，嵌頓していた尿管結石が自然に腎盂内に戻った可能性も考えられる．このような場合は，疼痛が軽度であれば帰宅の上で経過観察としてもよい．

D. 引き続き行う処置

1 合併症と対策 閉塞性腎盂腎炎や尿溢流の合併がみられた場合は，尿管ステント留置による尿のドレナージが必要なので，泌尿器科に紹介するべきである．

2 帰宅の判断 ある程度疼痛コントロールができ，発熱がなければ帰宅可能である．ただし，疝痛発作は繰り返すことが多いので，その旨は説明しておく必要がある．

II. 尿管閉塞性腎盂腎炎（気腫性腎盂腎炎を含む）

A. ER診療のポイント

- 尿管の閉塞を合併した腎盂腎炎（尿管閉塞性腎盂腎炎）は画像検査での局在診断が困難な場合も多く，肺炎など可能性のある他の発熱性疾患を除外することが重要である．
- 高齢者では見た目の重篤感が軽度であってもDICをきたす場合が珍しくないので，検査結果から重症度を把握する必要がある．
- 画像検査から尿管閉塞が確認され，同側腎部に圧痛や叩打痛が認められたなら，尿管閉塞が病態の主因（あるいは増悪因子）である可能性が高いので，尿管ステント留置あるいは経皮的腎瘻造設が必要である．この場合は，泌尿器科への紹介が必要となる．

B. 最初の処置

1 血液・尿検査 炎症反応の程度と腎機能障害の有無，血尿・膿尿の有無を調べる．ただし，完全尿管閉塞の場合は血尿や膿尿を認めないことがあり所見の解釈に注意を要する．

2 問診 糖尿病の合併や免疫抑制状態では腎盂腎炎の重症化が懸念される．

3 理学的所見 腎部自発痛・圧痛・叩打痛などから，腎病変の有無を推測する．

4 胸部〜骨盤部の単純CT
① 胸部CTでは肺炎などの肺病変の除外と，腎盂腎炎に伴う患側の胸水貯留の程度を確認する．
② 腹部〜骨盤CTでは患側腎の水腎症の程度と尿管閉塞部位を確認する．尿管閉塞部に石灰化陰影が確認できれば，尿管結石による閉塞であると診断される．
③ また腎周囲脂肪組織の混濁は，腎盂腎炎の存在を支持する所見である．
④ 腎実質にair densityが確認された場合は気腫性腎盂腎炎であり，緊急ドレナージや腎摘除術まで含めた専門的治療が必要．

C. 病態の把握・診断の進め方

1 鑑別疾患 肺炎など他の原因による発熱．尿管閉塞を伴わない急性単純性腎盂腎炎．

2 緊急度・重症度
① DIC発症例では相応の対策をとると同時に，敗血症に対する血液吸着療法などを検討する．
② 尿管閉塞を伴う腎盂腎炎や気腫性腎盂腎炎であることが確認されたら，速やかな専門的処置が必要なので，泌尿器科に紹介する．
③ 閉塞を認めない腎盂腎炎であれば，輸液による利尿とグラム陰性菌をターゲットとした抗菌薬による治療を行う．

III. 腎損傷

A. ER診療のポイント

- 交通事故やスポーツによる腰背部の打撲のエピソードと，その後に血圧低下や同部の疼痛，肉眼的血尿が出現した場合は，腎損傷を疑う．
- 診断は造影CTで確定される．所見としては，腎実質損傷の有無と程度，腎茎部血管損傷の有無，尿溢流（尿路損傷）合併の有無が重要である．
- 重症度評価は造影CT所見に加えて，循環動態の安定性，貧血の程度と進行の有無に基づいて行われる．
- 循環動態が安定し，貧血のコントロールができれば，腎実質損傷の程度によらず基本的には保存的に管理する．
- 循環動態や貧血がコントロールできない場合，腎血管損傷や尿路損傷がみられる

場合，他臓器損傷を合併している場合は，IVR，尿管ステント留置，開腹手術などの侵襲的処置が必要となる．

B. 最初の処置
① 循環動態と貧血の評価
② 胸部～骨盤部造影 CT
③ 血圧モニターと頻回の血液検査（貧血の進行を調べる）．

C. 病態の把握・診断の進め方
1 重症度評価
① 血圧が維持できない場合や進行性の貧血，あるいは腎茎部損傷が疑われた場合は，動脈塞栓術や開腹手術による処置が必要．
② 尿路損傷（尿の溢流・尿貯留腫）が確認された場合は，尿管ステント留置やドレナージが必要．
③ 循環動態が維持できており，かつ尿路損傷がない場合は，安静および輸液・輸血療法で保存的に経過をみる．

D. 引き続き行う処置
1 専門医へのコンサルテーション
① IVR や開腹手術が必要な場合は緊急性が高いので，CT で確認できる程度の腎実質損傷を有する症例が受診した場合は，循環動態が安定している状況であっても，あらかじめ泌尿器科と放射線科には連絡しておいた方がよい．
② 循環動態不良，腎茎部損傷の疑い，尿路損傷の疑い，の場合には，泌尿器科および放射線科（IVR）へ迅速に紹介する．
③ 他臓器損傷が疑われる場合は，腹部外科と泌尿器科への紹介が必要．
2 入院・帰宅の判断
軽度な腎外傷（挫傷）であっても，血尿（肉眼的のみならず顕微鏡的血尿でも）がみられる場合は，原則的には入院が必要．

E. 入院 3 日間のポイント
● ベッド上安静とし循環動態と貧血の急変に注意．
● 感染徴候に注意．予防的な抗菌薬投与が望ましい．

Ⅳ．尿閉，膀胱タンポナーデ

A. ER 診療のポイント
● 急性尿閉の場合は「尿が出ない」という訴えから診断は容易であるが，慢性尿閉の場合は「尿が漏れる」「尿が近い」などの訴えで受診することが少なくない．また腎後性腎不全による症状（倦怠感，口渇，呼吸困難など）で受診することもある．
● 急性尿閉の原因は前立腺肥大症が多いが，急性前立腺炎や尿道内結石嵌頓も念頭に置く必要がある．
● 慢性尿閉の場合，腎機能の評価は必須である．

B. 最初の処置
1 理学的所見，エコー検査
問診で尿閉が疑われたなら，触診やエコー検査で拡張し緊満した膀胱を確認して診断を確定する．
2 導尿
① 急性尿閉であればカテーテル（12 Fr 程度）で一時的に導尿する．ただし，頻回に尿閉を繰り返している場合は，尿道留置カテーテルとした方がよい．
② 導尿中に血圧低下をみることがあるので，血圧モニタリングが必要である．
③ 慢性尿閉の場合は，尿道留置カテーテルとして持続導尿を行う．その上で，腎機能を評価する．

C. 病態の把握・診断の進め方

1 鑑別疾患
①導尿処置で高度の血尿と凝血塊が回収された場合は，膀胱タンポナーデが疑われる．
②男性で発熱・排尿痛とともに急性尿閉をきたした場合は，急性前立腺炎が疑われる．急性前立腺炎は治療が遅れると重篤化するので注意を要する．

2 緊急度・重症度 経尿道的なカテーテル挿入が不可能な場合，膀胱タンポナーデ・急性前立腺炎が疑われる場合は，専門的処置を要するので，泌尿器科に紹介するべきである．

D. 引き続き行う処置

腎後性腎不全例では入院管理が必要である．持続導尿により腎後性腎不全が改善される際に，脱水や電解質バランスの異常を生じることがあるので，注意を要する．

V. 膀胱破裂

A. ER診療のポイント

- 飲酒後などの膀胱充満時に，転倒やけんかなどで下腹部に鈍的外力が加わって発症する．このような状況の後に，尿閉，下腹部痛や腹部膨隆が出現した場合には膀胱破裂を疑う．ただし，患者が酩酊状態であり，十分な問診が聴取できないことも珍しくない．
- 腹膜外破裂であるか腹膜内破裂であるかによって，重症度やその後の処置に大きな違いがあるので，両者の鑑別は大変重要である．
- 鑑別には膀胱造影を併用した単純CTにより行われるが，その遂行と所見の判断には専門的な技術と知識が要求され，判別が困難なことも少なくない．
- 腹膜内破裂と診断された場合は，腹膜炎の発症や尿の腹膜からの再吸収による腎不全類似状態の発症の危険性があるため，開腹手術による破裂部の修復閉鎖が必要となる．また腹膜内破裂が否定できない場合も，診断的治療としての開腹手術の適応である．
- 以上を総合すると，膀胱破裂が疑われる患者については，受診後速やかに泌尿器科に紹介するべきである．

VI. 尿道損傷：前部尿道・後部尿道（骨盤骨折合併）

A. ER診療のポイント

- 受傷状況（落下やけんか，バイク事故などでの会陰部の打撲，交通事故などでの骨盤骨折，カテーテルの自己抜去やカテーテル挿入時の医原性損傷など）と尿閉状態や尿道出血の存在から，尿道損傷（断裂）が疑われた場合は，専門的処置が必須なので，可能ならば処置を行う前に泌尿器科に紹介するべきである．
- 受傷状況から損傷部位の推察が可能である．転落事故やバイク事故の場合は会陰部打撲が多く，前部尿道損傷を生じやすい．一方，恥骨骨折合併例では後部尿道損傷が多い．
- 骨盤骨折を合併している場合は大量出血をきたしている可能性が高く，輸血を含めた循環動態を安定させるための準備が必要である．

B. 最初の処置

1 経尿道的カテーテル挿入 泌尿器科医の診察までに時間がかかる場合，一度は経尿道的にカテーテル（成人の場合は12〜14Fr）の挿入を試みてもよいが，抵抗があり挿入できな

い場合は，損傷を拡大させる危険性があるため繰り返してはいけない．

2 膀胱穿刺 腹部エコー検査で十分に拡張した膀胱を確認できる場合は，エコーガイド下での膀胱穿刺(あるいは一期的膀胱瘻造設)を行ってもよい．

3 経尿道的カテーテル留置，膀胱瘻造設 いずれの場合もその後に膀胱造影でカテーテルが適切に挿入留置されていることを確認する．

4 骨盤骨折合併例 貧血状態の確認と輸血の準備，さらに造影 CT による尿管損傷の有無の確認を行っておく．

C. 病態の把握・診断の進め方

1 重症度評価
① 前部尿道損傷の場合は，経尿道的に膀胱内にカテーテルが挿入されれば，重症化することは少ない．
② 骨盤骨折を合併している場合は，骨盤内大量出血，尿管断裂の合併，腸管損傷の合併などの可能性があるため，専門的対応が必要である．

D. 引き続き行う処置

① 前部尿道損傷で経尿道的にカテーテルが留置された場合は，入院の上で抗菌薬を予防的投与しつつ，感染徴候に注意して経過をみる．
② 経尿道的なカテーテル留置が行えず膀胱瘻が造設された場合は，その後の根本的治療に向けてなるべく速やかに泌尿器科に紹介する．

VII. 陰茎折症

A. ER 診療のポイント

● 勃起時(性行為や自慰の最中，睡眠時勃起中)の急性発症と特徴的な陰茎所見(暗

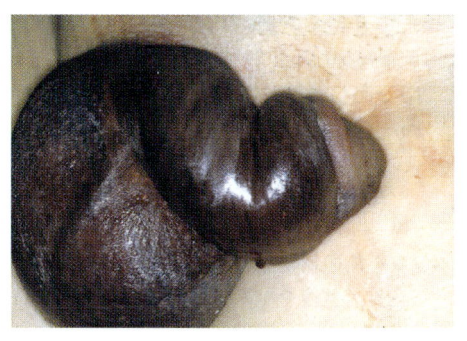

図1 陰茎折症
陰茎および陰嚢皮膚は腫脹し暗赤色を呈している．陰茎は不自然に屈曲しており，この部位の陰茎海綿体が断裂しているものと推察される．

赤色に腫脹し，屈曲している)から，本疾患を診察した経験のある医師にとって診断は容易である(図1)．
● 陰茎折症の大部分は手術適応となるので，疑われたなら泌尿器科に紹介する．

B. 最初の処置

① 問診および理学的所見から診断する．覚醒時の発症例では，患者自身が「ボキッ」という cracking sound を自覚していることが多い．
② 診断がついたなら，泌尿器科に紹介する．
③ まれに尿道損傷を合併することがある．問診による自排尿の有無の確認と，可能であれば検尿での血尿の有無の確認を行う．

VIII. 嵌頓包茎

A. ER 診療のポイント

● 特徴的な陰茎所見(包皮の絞扼とそれより遠位の浮腫状腫脹)から診断は容易である．

- まず用手整復を試みる．
- 用手整復が不可能な場合は手術療法の適応であり，速やかに泌尿器科に紹介する．

B．最初の処置

①包皮を亀頭側に引っ張ると同時に亀頭を押し込み，整復を試みる．
②包皮の浮腫が高度であるため整復が困難な場合は，用手圧迫や包皮を注射針で数か所穿刺することで，浮腫の軽減を図る．
③整復処置に際して疼痛が強い場合は，絞扼部あるいは陰茎根部に局所麻酔を行う．

C．病態の把握・診断の進め方

1 緊急度

①時間の経過に伴い絞扼部より遠位の浮腫が増強することで，整復はいっそう困難となり，亀頭が循環障害に陥る危険性が増す．
②用手整復が困難な場合は速やかに手術療法を考えるべきであり，泌尿器科に紹介する．

2 入院・帰宅の判断と専門医へのコンサルテーション

①速やかに用手整復された場合は入院の必要はない．
②用手整復された場合でも再発の危険性があり，包茎に対する根治的手術が必要であることから，後日泌尿器科を受診するように患者を指導する．

IX．急性精巣上体炎（精索捻転の項も参照のこと）

A．ER 診療のポイント

- 陰嚢内容の腫脹と疼痛を呈する急性疾患群を「急性陰嚢症」と呼ぶが，外傷を除くと主要なものは急性精巣上体炎と精索捻転である．このうち前者は保存的治療の対象であり，一方後者は緊急手術の適応となるので，両者の鑑別がたいへん重要である（表 1 参照）．
- 詳しい問診と丹念な触診などから多くの場合両者の鑑別は可能であるが，精索捻転の可能性を否定しえない場合は，ためらうことなく診断的治療としての緊急手術を行うべきである．

B．最初の処置

1 問診・触診（表 1 参照）
2 炎症反応の評価　糖尿病合併例や免疫不全状態の患者では重症化し敗血症から DIC に至ることもあるので，注意を要する．重症例では血液培養を行っておく方がよい．
3 初期治療　グラム陰性菌をターゲットとした抗菌薬を投与する．DIC が懸念される場合は，その対応も必要である．同時に患側の陰嚢に冷湿布を施すことで，炎症の鎮静化を図る．

C．病態の把握・診断の進め方

1 鑑別疾患

①精索捻転との鑑別が最も重要である（表 1 参照）．小児の精巣上体炎はまれであることから，小児の急性陰嚢症についてはより専門的な鑑別も兼ねて泌尿器科専門医の診察に委ねる方がよい．
②刺虫症や皮膚炎による陰嚢皮膚の腫脹と疼痛を陰嚢内容の腫脹や疼痛と誤って受診することがあるが，触診により鑑別は容易である．

2 重症度

①血液検査結果から敗血症や DIC の危険性が疑われた場合は，重症例としての対応が必要である．
②糖尿病合併例や免疫不全状態の症例では重症化しやすいので，注意を要する．

3 診断がつかない場合　陰嚢内容の腫脹と疼痛が持続し診断が明らかでない場合は，急性

表1 急性陰嚢症の鑑別

項目	精巣上体炎	精索捻転	精巣垂捻転
好発年齢	思春期〜	小児〜思春期	?
主訴	陰囊内容痛・発熱	陰囊内容痛(強い)	陰囊内容痛(比較的軽度)
症状発現	徐々に疼痛が増強することが多い	・突然の疼痛出現 ・同様の疼痛の既往を有することがある	突然の疼痛出現
視診	陰囊腫脹と皮膚発赤(発症初期では正常様のことあり)	・陰囊腫脹と皮膚発赤 ・陰囊内容の挙上を伴うことが多い	・陰囊腫脹はないか軽度 ・皮膚を透して捻転垂が暗青色にみえることがある(blue dot sign)
触診	・腫脹した精巣上体と同部位に圧痛点を認める ・精巣自体に異常を認めないことが多いが，進行すると精巣の腫脹と圧痛を伴う	・腫脹した精巣と同部位に圧痛を認める ・精巣上体と精巣の鑑別が困難なことが多い ・陰囊を掌で押し上げると疼痛が軽減することあり(Pren 徴候)	・精巣，精巣上体の腫脹はないか軽度 ・陰囊内容の一部分に圧痛点を認める
血液尿検査所見	・炎症反応 ・膿尿を認めることあり	炎症反応を認めることあり	異常を認めないことが多い
陰囊部カラードプラエコー所見*	・腫大した精巣上体 ・精巣上体，精巣ともに血流は増加	・腫大した精巣 ・精巣(および精巣上体)の血流低下	異常所見に乏しい
治療	抗菌薬を主体とした薬物治療	緊急手術による整復	・通常は経過観察 ・症状が強い場合は手術により捻転垂を切除

*本来精巣は血流の豊富な臓器ではないので，血流低下を判断することは難しい．対側の正常精巣での所見と比較することは，判断の一助となる．

陰囊症として診断的治療目的で緊急手術(陰囊試験切開)を行うべきであり，速やかに泌尿器科に紹介する．

●一方，精索捻転の診断確定は容易ではない．したがって精索捻転が否定できない場合は，「急性陰囊症」として診断と治療を兼ねた手術療法に躊躇なく踏みきるべきである．

X．精索捻転

A．ER 診療のポイント

● 陰囊内で精索が捻転した結果精巣の循環障害を生じた状態で，golden time(発症後4〜6時間)を過ぎると精巣の組織変化は不可逆性となるといわれているので，速やかな診断と速やかな捻転の修復が要求される．

B．最初の処置

疼痛の程度や部位は鑑別診断にとって重要な情報となるので，安易に除痛処置を行うべきではなく，速やかに鑑別診断に取りかかるべきである(表1参照)．

C．鑑別診断と緊急度(表1参照)

①積極的に精巣上体炎と診断しえない場合は，診断的治療の目的で「急性陰囊症」とし

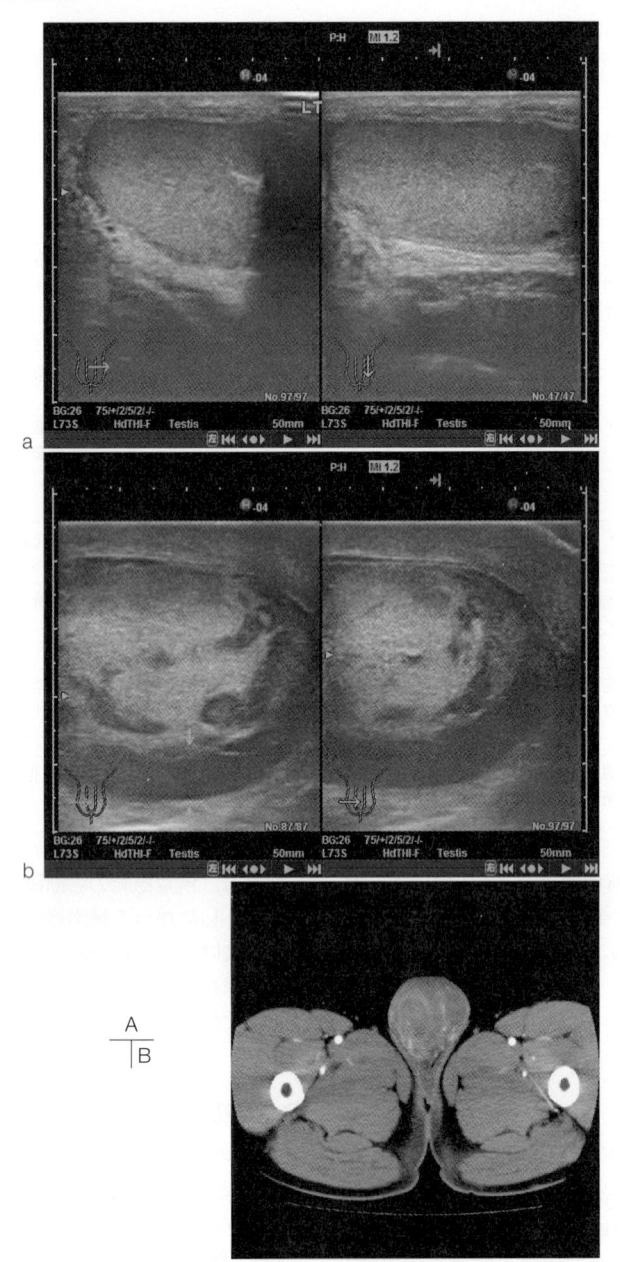

図2 精巣破裂（症例1）
A：陰嚢エコー．左精巣（a）は輪郭が明瞭で均質な内部エコーを示すが，右精巣（b）は全体に腫大し，一部輪郭が不明瞭で，低エコー領域の混在を認める．
B：造影CT．左精巣は明瞭に確認できるが，右陰嚢内容には低吸収域と高吸収域が混在し，精巣の同定ができない．

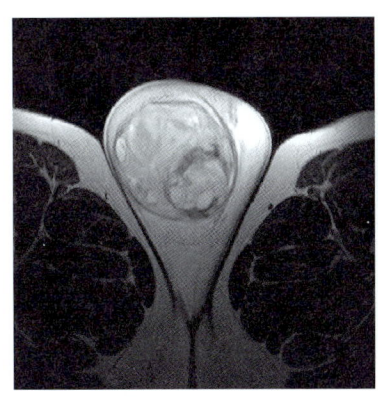

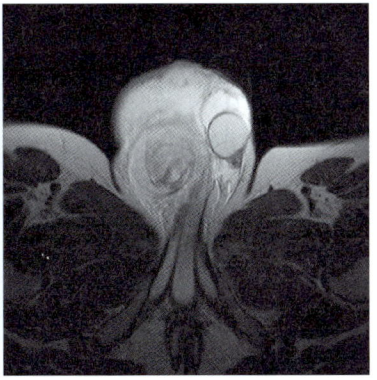

図3 精巣破裂（症例2）
単純 MRI. 左精巣は明瞭に確認できるが、右陰嚢内容は多様な内部構造を示し、精巣の同定ができない.

て手術に踏み切るべきであり、泌尿器科への紹介が必要である.

②救急診療室に到着後に陰嚢の疼痛や腫脹が明らかに軽減するケースがあるが、これは精索捻転が自然に整復したものと推察される. この時点での緊急手術の適応はなく帰宅可能であるが、再発の危険性が高いこと、再発時には早急に受診すること、再発がなくても予防的手術（精巣固定術）に関して泌尿器科を受診すること、を十分に説明する必要がある.

*急性陰嚢症の鑑別（表1参照）

ER 診療現場での現実的な急性陰嚢症の鑑別法について表に示したが、どの項目も感度・特異度ともに低く、結局は各々の情報から総合的に判断せざるをえない. その場合、精索捻転についての診断や除外診断よりも、「精巣上体炎であると積極的に診断できるか否か」という観点で臨み、積極的に精巣上体炎であると診断できない場合は、急性陰嚢症として緊急手術に踏み切るべきである.

XI. 精巣破裂

A. ER 診療のポイント

- 受傷状況（バイク事故、スポーツやけんかなどでの会陰部の打撲が多い）と陰嚢の腫脹と疼痛、暗赤色の外観から、精巣外傷を疑う.
- 精巣白膜の連続性が確信できない場合（精巣破裂）は、躊躇することなく診断と治療を兼ねた手術に踏み切るべきであり、泌尿器科への紹介が必要である.

B. 最初の処置

①陰嚢エコーあるいは CT（造影 CT の方が望ましい）で、精巣白膜の連続性を調べる（図2）. 可能であれば MRI を撮像することで、より詳細な陰嚢内の情報が得られる（図3）.

②精巣白膜の連続性が確認され、血腫の増大傾向がみられない場合は、安静の上で経過観察とする.

③精巣白膜の連続性が確認できない場合、陰

囊内に大量の血腫が存在する場合，両側精巣の損傷が疑われる場合は，速やかに泌尿器科医に紹介する．

C. 合併症の把握

尿道損傷の合併の有無に注意する．問診による自排尿の有無の確認と，検尿での血尿の有無の確認を行う．

D. 入院・帰宅の判断

手術の適応でない場合でも，原則的には入院での経過観察とした方がよい．

産婦人科救急（急性腹症，性器出血）
obsteric and gynecologic emergencies

川口晴菜　大阪府立母子保健総合医療センター・産科
光田信明　大阪府立母子保健総合医療センター・産科主任部長

A. 診察のポイント

- 産婦人科救急において，確認すべき点は，月経歴や妊娠の有無である．
- 産婦人科救急で，最も多い症状は腹痛・性器出血である．特に，腹痛に関しては，救急外来にても日常的に遭遇し，消化器や泌尿器など他科疾患との鑑別を要する．
- 腹痛を起こす産婦人科疾患を表1に示す．
- 性器出血を起こす産婦人科疾患を表2に示す．
- 急性腹症の原因は，産婦人科疾患以外に，消化器疾患，泌尿器疾患，血管系疾患などが挙げられる．表3に示す．
- 対応を急ぐべき産婦人科疾患は，異所性妊娠（子宮外妊娠）・卵巣出血・常位胎盤早期剥離・子宮破裂・前置胎盤などの大量出血を起こしうる可能性のあるものと，未受診妊婦の陣痛発来である．卵巣腫瘍や子宮筋腫の茎捻転や破裂も痛みが強いため，迅速な対応が求められる．

B. 最初の処置

1 バイタルサインの確認　産婦人科疾患による腹痛・性器出血では，大量出血を伴う可能性があるため，バイタルサインを確認する．

2 病歴聴取

①初経年齢，閉経年齢，最終月経，月経周期，月経痛の有無，性交歴，妊娠の可能性について問診する．本人の訴えだけでは，妊娠の可能性が否定できない場合には妊娠検査薬にて確認する（本人の訴えは，信用できない可能性を念頭に置く）．

②性器出血を主訴に来院した場合には，出血量や月経周期と出血の関係を確認する．出血量は，タンポンやナプキンの交換頻度についてや，いつもの月経量との比較について問診する．3時間以内にナプキンの交換を要する場合や，月経2日目より出血量が多い場合には，出血多量と判断する．

③腹痛を主訴に来院した場合には，腹痛の部位，発症様式，痛みの性状，月経や性交との関係の有無，発熱の有無を確認する．

3 身体所見

1 腹部診察　圧痛の有無・部位，腹膜刺激症状の有無，腫瘤の有無を触診する．

2 内診

①腟鏡診にて帯下の性状（白色，水様性，カッテージチーズ様，茶色，膿性，血性，凝血塊），悪臭の有無を確認する．出血が多ければ，出血量を計測する．出血の中に胎児絨毛成分を認めた場合には，保存する．また，処置を要するような持続出血がないか確認する．

②双合診にて，子宮・付属器の圧痛や可動痛，腫瘤の有無を確認する．

また，妊娠中は双合診を施行すべきでない場合（前置胎盤，切迫早産など）もあるた

表1 腹痛の鑑別

腹痛の原因	疾患
1. 婦人科疾患	
腹腔内出血	子宮外妊娠,卵巣出血
炎症	PID(付属器炎,子宮内膜炎,Fitz-Hugh & Curtis症候群),子宮留膿腫
腫瘍	卵巣腫瘍や子宮筋腫の茎捻転・破裂,子宮筋腫の変性,悪性腫瘍に伴う腹痛
その他	月経困難症,月経モリミナ,子宮内膜症,子宮脱,卵巣過剰刺激症候群
2. 産科疾患	
初期	切迫流産
中期~後期	切迫早産,常位胎盤早期剥離,HELLP症候群,子宮破裂,陣痛発来など

表2 性器出血の鑑別

性器出血の原因	疾患
1. 婦人科疾患	
過多月経	子宮内膜症,筋腫による月経量の増加
外傷	会陰損傷,処女膜損傷,腟壁裂傷など
炎症	腟炎
腫瘍	子宮頸管ポリープ,筋腫,子宮内膜増殖症,子宮頸癌・体癌
その他	機能性出血
2. 産科疾患	
妊娠初期	切迫流産,胞状奇胎
妊娠中期~後期	切迫早産,前置胎盤,常位胎盤早期剥離,産徴

表3 急性腹症の鑑別

消化器疾患	虫垂炎,憩室炎,急性胃炎,胃潰瘍,十二指腸潰瘍,胃・腸穿孔,腸捻転,腸重積,虚血性腸炎,胆石症,胆嚢炎,膵炎,便秘など
泌尿器疾患	尿路結石,腎盂腎炎,尿閉など
腫瘍	腹腔内腫瘍の破裂など
血管系	上腸間膜動脈血栓症,腹部大動脈破裂など

め,専門医に診察を要請する.

4妊娠反応(尿中hCG) 生殖年齢の女性では,問診に加え,妊娠検査薬にて確認するべきである.妊娠中であれば,腹部X線やCT検査,不用意な投薬は,できる限り避けるべきであり,妊娠の有無は確認しておくべきである.

5経腹超音波検査 腹腔内の腫瘤の有無や性状,腹水の有無について観察する.また,子宮内に胎児が存在するか確認する.

6経腟超音波検査 子宮・付属器の腫瘤や腹水の貯留がないか確認する.特にDouglas窩に貯留する腹水や子宮内腔は経腹超音波より情報量が多い.

7腹部CT(造影) 施行前に,妊娠していないことを確認することが望ましい.産婦人科疾患とその他の急性腹症の原因疾患の鑑別に有用である.

8骨盤MRI 子宮・卵巣など骨盤内臓器の描出に関しては,CTより優れており,子宮筋腫,卵巣嚢腫などの確定診断には有用である.救急の現場での施行は困難な場合も多く,必ずしも必要ではない.

C. 病態の把握・診断の進め方

1 鑑別診断

1腹痛 腹痛の鑑別は**表1**に示す.診断のフローチャートを**図1**に示す.妊娠中でも,妊娠に関与する腹痛(切迫早産,切迫流産,常位胎盤早期剥離)や妊娠には直接関与しない腹痛(虫垂炎,腸閉塞,筋腫の変性・腎盂腎炎,尿路結石,胆石)がある.特に虫垂炎は,妊娠子宮によって虫垂の位置が移動するため,必ずしもMcBurney点に圧痛があるわけではなく,診断がつきにくい.

2性器出血 性器出血の鑑別を**表2**に示す.診断のフローチャートを**図2**に示す.性器出血は,基本的には専門医へのコンサルテーションが必要である.出血量や,原因によって,コンサルテーションのタイミングが異なる.妊娠中の性器出血では,迅速にコンサルテーションし,非妊娠時の性器出血では,出血量が多く貧血の進行があれば,迅速にコンサルテーションする.

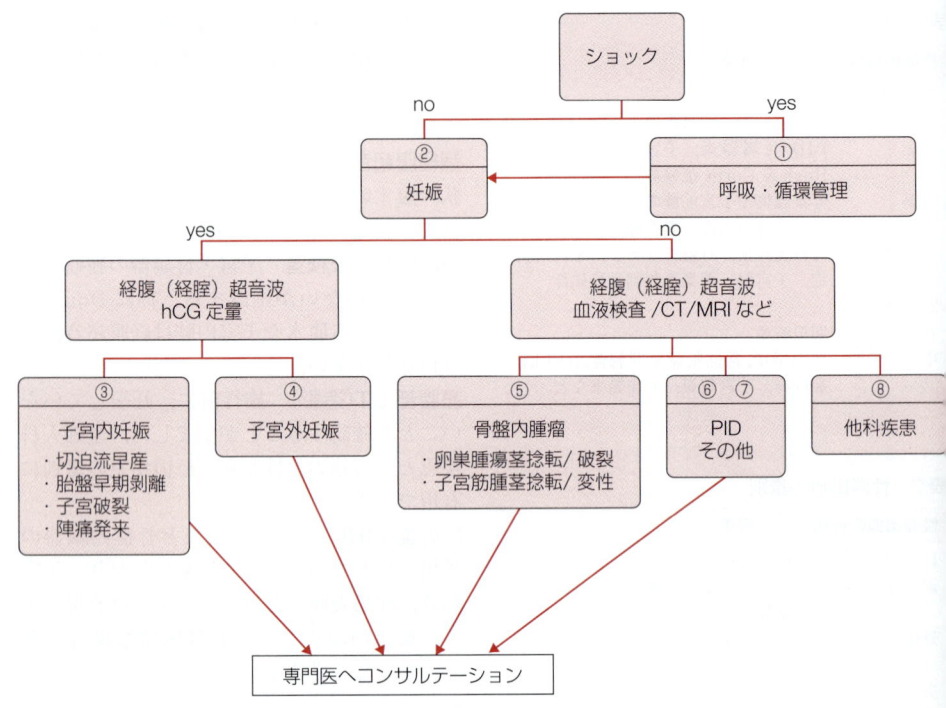

```
                          ショック
                    no  ┌──┴──┐  yes
                        │     │
              ┌─────────┤     ├──────────┐
              │   ②     │     │    ①     │
              │  妊娠    │◄────│ 呼吸・循環管理│
              └────┬────┘     └──────────┘
         yes  ┌────┴────┐  no
              │         │
    ┌─────────┴──┐   ┌──┴──────────────┐
    │ 経腹(経腟)超音波│   │ 経腹(経腟)超音波    │
    │  hCG 定量   │   │ 血液検査/CT/MRI など │
    └──┬──────┬──┘   └──┬─────┬─────┬──┘
       │      │         │     │     │
      ③      ④         ⑤    ⑥⑦    ⑧
    子宮内妊娠 子宮外妊娠  骨盤内腫瘍  PID  他科疾患
    ・切迫流早産         ・卵巣腫瘍茎捻転/破裂 その他
    ・胎盤早期剝離       ・子宮筋腫茎捻転/変性
    ・子宮破裂
    ・陣痛発来
              │      │         │     │     │
              └──────┴─────────┴─────┴─────┘
                    専門医へコンサルテーション
```

図1　腹痛の鑑別フローチャート

①呼吸・循環管理：ショックバイタルを呈する産婦人科疾患は，出血性ショック，PID からの敗血症性ショックである．出血性ショックを示す疾患は，子宮外妊娠，卵巣出血，大量性器出血（過多月経，悪性腫瘍など），常位胎盤早期剝離，前置胎盤からの出血である．呼吸・循環管理とともに，ショックの原因を検索する．

②妊娠反応：妊娠反応陽性となるのは，妊娠4週からであり，尿中 hCG 値≧25 mIU/mL である．（最終月経開始日を，妊娠0週とする．）

③子宮内妊娠：経腹超音波にて，子宮内に児が存在するか確認する．可能であれば，児のサイズから妊娠初期なのか，中期以降なのか判断する．最終月経や，腹囲も参考とする．児が大きく，規則的な間隔の腹痛を訴える場合は，陣痛の可能性がある．会陰から児が見えるほど進行していないか確認する．

④子宮外妊娠：子宮内に，胎囊や児が見えない場合には，妊娠初期（妊娠5週以前），流産，子宮外妊娠の可能性がある．特に，強い腹痛を訴え，Douglas 窩に腹水貯留があれば，子宮外妊娠を疑う．

⑤骨盤内腫瘍：卵巣腫瘍の茎捻転が多く，痛みは急性発症である．茎捻転を起こす卵巣腫瘍は 6 cm 以上が多く，経腹超音波にて腫大した腫瘍を確認できることもある．正常卵巣のサイズは，月経周期にもよるが 2〜3 cm 程度である．子宮筋腫は 30〜40％の成人女性に存在するといわれており，変性や茎捻転にて腹痛を生じる．

⑥PID：発熱，悪臭帯下，子宮・付属器圧痛を伴う．問診にて，性交時痛・クラミジア感染歴・コマーシャルセックスワーカーかどうか・子宮内操作・子宮内異物の有無を確認する．

⑦卵巣出血：排卵時に，卵巣より出血することによる．月経歴を確認する．

⑧他科疾患：表3参照

2 緊急度・重症度の評価

1 ショック　他疾患と同様，バイタルサインを確認する．ショックバイタルを呈する産婦人科疾患は，出血性ショック，PID からの敗血症性ショックである．出血性ショックを示す疾患は，子宮外妊娠・卵巣出血などの腹腔内出血と過多月経や悪性腫瘍からの大量性器出血，常位胎盤早期剝離や前置胎盤からの

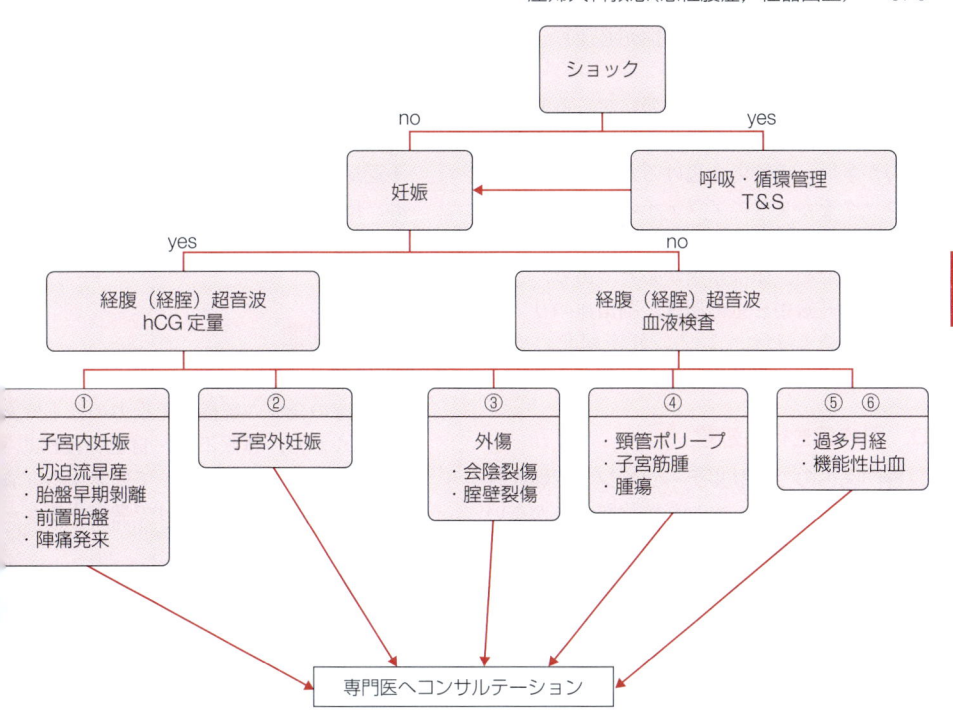

産婦人科救急(急性腹症,性器出血)　575

```
                        ショック
                   no ／        ＼ yes
                    妊娠  ←──  呼吸・循環管理
                                    T&S
              yes ／    ＼ no
        経腹(経腟)超音波    経腹(経腟)超音波
         hCG定量              血液検査
         ／    ＼          ／    │    ＼
        ①      ②        ③      ④      ⑤ ⑥
      子宮内妊娠 子宮外妊娠 外傷   ・頸管ポリープ ・過多月経
      ・切迫流早産           ・会陰裂傷 ・子宮筋腫   ・機能性出血
      ・胎盤早期剥離         ・腟壁裂傷 ・腫瘍
      ・前置胎盤
      ・陣痛発来

                    専門医へコンサルテーション
```

図2　性器出血の鑑別フローチャート

①子宮内妊娠:前置胎盤からの出血,胎盤早期剥離はすぐにコンサルトする必要がある.胎児心拍モニタリングや,経腟超音波などが必要となるため,救急外来での診断は困難である.妊娠中期以降の性器出血では,すぐにコンサルトすべきである.
②子宮外妊娠:図1④参照.
③外傷:外傷は,打撲によるものや性交・レイプなどによるものがある.出血量,出血点を確認し,会陰部など視診可能な部位であれば圧迫止血する.
④腫瘍・ポリープ:特に子宮頸癌・体癌からの出血では,大量出血となることがある.接触にて出血量が増加する可能性がある.視診にて出血量が多く,貧血の進行があれば,静脈ルートを確保し,すぐにコンサルトする.
⑤過多月経:子宮粘膜下筋腫,子宮内膜症では,過多月経を示すことがある.月経周期や,普段の月経量を確認する.高度貧血をきたす可能性もある.
⑥機能性出血:月経や器質性出血以外の不正性器出血をさす.内分泌系の障害によって起こる.後日,産婦人科受診を勧める.

出血である.呼吸・循環管理とともに,ショックの原因を検索する.

2 強い腹痛

①妊娠中の腹痛は,専門的な診察が必要となることが多い.常位胎盤早期剥離は妊娠後期に起こり,腹部は板状硬となる.性器出血を伴うこともある.迅速に対応しないと,子宮内胎児死亡や母体のDIC,母体死亡につながる可能性がある.
②定期的な腹痛(5分毎など)を訴える場合には,陣痛発来を考慮する必要がある.時間外救急で遭遇するとすれば,妊娠に気づかず検診を受けていない未受診妊婦が挙げられる.外陰部から児を認めるほど進行していれば,その場で分娩となることもある.可能であれば,児の胎位を確認する(非頭

位は，基本的には帝王切開が必要）．

3 痙攣
① 子癇発作は，妊娠中〜産褥に起こる痙攣発作であり，妊娠高血圧症候群に合併するものが多い．舌咬傷を避けるためのバイトブロックをかませエアウェイの確保を行う．
② 抗痙攣薬を使用する．脳浮腫を認めることがあるため，頭部精査が必要である．
③ また，妊娠中〜産褥期は，脳出血のリスクが高いといわれている．妊産婦死亡率の14％を占め，迅速な対応が必要となる．

D. 引き続き行う処置

1 専門医へのコンサルテーション 産婦人科疾患を疑った場合，もしくは診断がつかない場合には産婦人科医の診察が必要である．内診や経腟超音波検査は経験があれば，産婦人科疾患の診断に有用であるが，不慣れな場合には専門医へコンサルテーションすべき．

2 入院・帰宅の判断 産婦人科疾患であれば，基本的には専門医にコンサルテーションする．したがって，入院・帰宅の判断は専門医が行うこととなる．

皮膚科救急
dermatologic emergencies

加藤晴久　星ヶ丘厚生年金病院・皮膚科部長

I．帯状疱疹，カポジ水痘様発疹症（単純疱疹）

A. 診療のポイント

● 帯状疱疹（図1）：皮膚の末梢神経支配領域に一致して浮腫性紅斑・水疱がみられ，特に高齢者では著明な疼痛（神経痛）を伴うことが多い．一般に皮疹の出現は疼痛の出現より1〜2日遅れることが多い．通常皮疹は片側性に認められる．

● カポジ水痘様発疹症：単純疱疹の重症型であるが，基礎疾患にアトピー性皮膚炎を持つことが多い．あるいは，単純疱疹に対してステロイド外用薬を用いるなど不適切な治療によってみられることもある．皮疹の分布は末梢神経の支配領域とは一致しない．

B. 最初の処置

1 病歴聴取
① 帯状疱疹の発症の契機は免疫力の低下である．すなわち，睡眠不足・自己免疫疾患・悪性腫瘍などの有無について問診する．青壮年者では過労がきっかけで発症するケースが多い．
② カポジ水痘様発疹症では再発性単純疱疹の既往がないかを確認する．使用していた外用剤（特にステロイド）がないか確認する．
③ 抗ウイルス薬の全身投与を必要とするケースで腎機能障害の合併が疑われる場合，血清クレアチニン・尿素窒素の測定を行う．

C. 病態の把握・診断の進め方

1 鑑別診断
接触皮膚炎，刺虫傷など．皮疹がみられない帯状疱疹の場合は，神経痛との

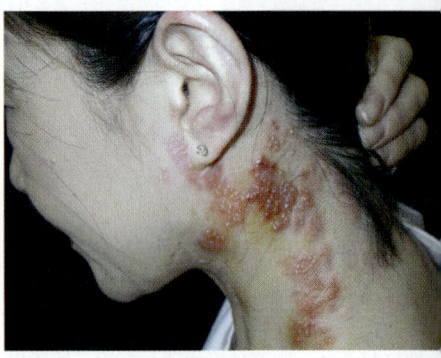

図1　左耳介後部から側頸部にかけての帯状疱疹
紅斑ならびに中心臍窩を有する小水疱を集簇性に認める．

鑑別は困難である．

2 緊急度・重症度の評価　高齢者の顔面に生じた帯状疱疹のケースや，乳幼児に広範囲に生じたカポジ水痘様発疹症では入院加療を勧める．

3 診断がつかない場合の対応　皮疹がみられないが病歴聴取にて帯状疱疹を否定しきれない場合，患者に十分な説明をしたうえで抗ウイルス薬の全身投与もやむを得ない．

D. 引き続き行う処置

1 合併症と対策

1) **角膜ヘルペス**　三叉神経第1枝領域の帯状疱疹の場合，あるいは鼻尖部に皮疹を認める帯状疱疹の場合，眼科受診を勧める．眼瞼部の単純疱疹も同様である．

2) **ラムゼイ・ハント症候群**　顔面神経の帯状疱疹では顔面神経麻痺と味覚障害，耳鳴り・めまいなどの内耳障害がみられることがある．

3) 腹部の帯状疱疹では便秘が，仙骨から外陰部にかけての帯状疱疹では尿閉がみられることがある．

2 専門医へのコンサルテーション

1) 三叉神経第1枝領域の帯状疱疹，眼瞼周囲のカポジ水痘様発疹症・単純疱疹の場合，眼科専門医の受診を勧める．

2) ラムゼイ・ハント症候群が疑われる場合，耳鼻科専門医の受診を勧める．

3 入院・帰宅の判断（disposition）　帯状疱疹で前述のような合併症を認める場合，複数の皮膚神経分節にまたがって皮疹を認める場合，あたかも水痘のように全身に汎発疹を認める場合，高齢者で重症感が強い場合などには入院を勧める．

E. 入院3日間のポイント

● 抗ウイルス薬〔バラシクロビル（バルトレックス®）1,000 mg×3回/日，もしくはファムシクロビル（ファムビル®）500 mg×3回/日〕．

● 高齢者・腎機能障害のある場合，適宜減量．内服が困難な場合，アシクロビル 250 mg×3回/日 点滴静注．

II．蜂窩織炎，丹毒

A. 診療のポイント

● 蜂窩織炎：主として足部から下腿にかけて浮腫・発赤を認め，疼痛を伴う．足白癬の合併が少なくないので，趾間部の観察をすること．
● 丹毒（図2）：主として顔面に片側性に認められ，浮腫性紅斑を特徴とする．発熱・疼痛を伴うことが多い．

B. 最初の処置

1 病歴聴取

1) 蜂窩織炎の場合，足白癬から二次感染をきたして発症するケースが多い．
2) 丹毒の場合，顔面に片側性にみられ，多くは疼痛と所属リンパ節腫脹を伴っている．
3) いずれも習慣性・再発性のケースが珍しくないので，既往歴は必ず確認すること．

C. 病態の把握・診断の進め方

1 鑑別診断

1) 下肢の蜂窩織炎は深部静脈血栓症との鑑別が困難なケースもあり，下肢脈管超音波検査や血液凝固系の検査を行う．
2) 顔面の丹毒の場合，接触皮膚炎との鑑別が必要なケースもあるが，後者の場合疼痛を訴えることは少なく，末梢血白血球増多やCRP値上昇などを参考に診断する．

2 緊急度・重症度の評価

1) 下肢に生じた蜂窩織炎で歩行が困難なケースでは入院を勧める．
2) また，すでに他の医療機関で適切な治療がなされているにもかかわらず症状が好転せ

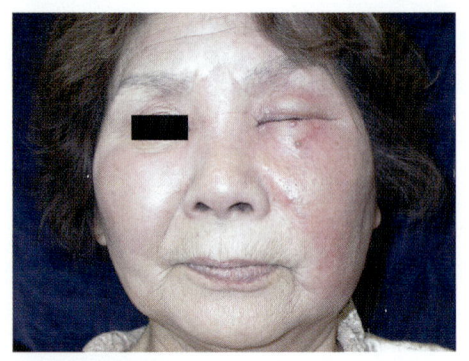

図2　顔面の丹毒
左頬部を中心に浮腫性紅斑局面を認める．

ずに受診したケースでも入院を勧め，抗菌薬の点滴静注を行う．
3 診断がつかない場合の対応　蜂窩織炎・丹毒が疑われるものの確定診断がつきかねる場合は，血液培養を行ったうえで，抗菌薬の全身投与を行い経過を観察する．

D. 引き続き行う処置

1 合併症と対策　糖尿病患者に発症した蜂窩織炎では，特に透析患者においては急激に糖尿病性壊疽に進行するケースが珍しくない．
2 専門医へのコンサルテーション　糖尿病患者・透析患者においては専門医へのコンサルテーションが必要である．
3 入院・帰宅の判断（disposition）　蜂窩織炎で下肢の腫脹・疼痛が顕著な場合，臨床検査成績も考慮して入院を勧める．

E. 入院3日間のポイント

- 血液培養を行った上で，抗菌薬を点滴静注する．
- 蜂窩織炎の多くは黄色ブドウ球菌が起炎菌であり，丹毒は溶連菌であるので empirical antibiotic therapy を行う．

Ⅲ. 糖尿病性壊疽，壊死性筋膜炎

A. 診療のポイント

- 糖尿病性壊疽（**図3**）：足趾から発症することが多く，暗紫色から黒色の境界明瞭な皮膚色変化．糖尿病のコントロールが不十分なケースが多い．
- 壊死性筋膜炎の場合，糖尿病性壊疽から進展するケースが多いが突然会陰部（フルニエ壊疽）などに生じるケースもある．

B. 最初の処置

1 病歴聴取　壊死性筋膜炎も糖尿病が基礎にあって発症することが多く，糖尿病・治療歴の合併を確認する．特にコンプライアンスの低い患者の場合，合併症としてこれらの疾患を発症しやすいことに留意すべきである．

C. 病態の把握・診断の進め方

1 鑑別診断　可能ならCTスキャンを実施し，ガス壊疽を除外する．
2 緊急度・重症度の評価　いずれのケースでも，透析患者はハイリスクであることを銘記すべきである．
① 壊死性筋膜炎の場合，壊死が時間単位で進行し，放置すると手術のタイミングを失いかねない．遅くとも24時間以内には専門医の診察・緊急手術（デブリドマン）の判断が必要である．
② 糖尿病性壊疽の場合，足趾1趾程度で全身状態に大きな問題がなければ緊急の処置は不要であるが，壊死が下腿にまで及ぶケースでは早期の下肢切断を必要とするので遅くとも24時間以内に専門医の受診が必要である．

D. 引き続き行う処置

1 合併症と対策　糖尿病に伴う合併症（特に

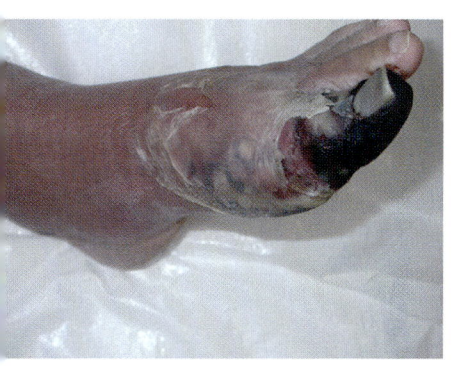

図3 左足に発症した糖尿病性壊疽
左母趾の壊死，足背にかけての水疱形成を認める．

心血管病変）の評価は必要である．

2 専門医へのコンサルテーション 糖尿病専門医，整形外科専門医へのコンサルテーションは必須である．

3 入院・帰宅の判断（disposition） 壊死性筋膜炎が疑われる場合は，直ちに入院し，全身管理・緊急手術に備える．

E. 入院3日間のポイント

- 壊死性筋膜炎の場合，入院24時間以内に専門医の診察・デブリドマンが必要．
- 下腿に及ぶ広範囲の糖尿病性壊疽もこれに準ずる．

IV. 感染性粉瘤，せつ（癤）

A. 診療のポイント

- 感染性粉瘤の場合，単発性の有痛性腫瘤．自壊して排膿・内容物の排出を認めることも多い．
- せつの場合，発赤を伴う有痛性の腫脹．排膿を伴う場合もある．

B. 最初の処置

1 病歴聴取
①感染性粉瘤の場合，無症候性の腫瘤があるのをかなり以前から自覚しており，それが急に痛みだしたとの訴えが圧倒的である．
②せつの場合，せつ腫症を伴っているケースが多い．
③まれではあるが，脊髄損傷患者に発症した場合疼痛を自覚しないため，相当病状が進行してから受診するケースもある．

V. 蕁麻疹

A. 診療のポイント

- 突然，形や場所を変えつつ大小の膨疹が出没し通常数時間以内に消退する皮疹と痒みを特徴とする．
- 激しい痒みを伴うことが多い．

B. 最初の処置

1 病歴聴取 皮疹が短時間（数時間から24時間以内）で出没を繰り返すか，先行する感染症（感冒など）があるか，薬剤摂取歴についても問診する．

C. 病態の把握・診断の進め方

1 鑑別診断
①多形滲出性紅斑：通常皮疹は24時間以上持続する．水疱を伴うこともある．
②食物依存性運動誘発性アナフィラキシー：特定の食物（小麦製品が多い）摂取後に運動負荷が加わって蕁麻疹と共にアナフィラキシー症状が出現するもの．

2 緊急度・重症度の評価 呼吸苦（気道浮腫）を伴うケースではステロイド剤の内服（プレドニン® 20 mg）・点滴（水溶性ハイドロコートン® 250〜500 mg）を考慮するが，それ以

外の蕁麻疹に対しては抗ヒスタミン薬内服を基本とする．

D. 引き続き行う処置

1 入院・帰宅の判断（disposition） 通常外来治療が可能であるが，気道浮腫が疑われるケースでは入院を勧める．

Ⅵ. 重症薬疹：Stevens-Johnson 症候群（粘膜皮膚眼症候群）

A. 診療のポイント

- 高熱・全身倦怠感・関節痛などの全身症状とともに多型紅斑が出現し，水疱・血疱を伴うことも多い．
- 特に眼瞼・口唇など粘膜・皮膚移行部にびらん・痂皮を伴うことが特徴である（図4）．

B. 最初の処置

1 病歴聴取 薬剤投与の有無・先行する上気道感染症の有無について聴取する．

C. 病態の把握・診断の進め方

1 鑑別診断 薬剤性の皮膚障害か感染症に伴う多型紅斑・Stevens-Johnson 症候群かの鑑別は，専門医でもしばしば困難である．
2 緊急度・重症度の評価 原則的に入院の上，ステロイドの全身投与（点滴・パルス療法）を行うとともに，被疑薬を中止する．

D. 引き続き行う処置

1 合併症と対策 眼症状の強いケースでは角膜混濁や結膜癒着が起こるケースが多い．
2 専門医へのコンサルテーション 全身管理が必要であるので，集中治療室での治療が望ましい．眼合併症については眼科専門医にコンサルト．
3 入院・帰宅の判断（disposition） 入院治

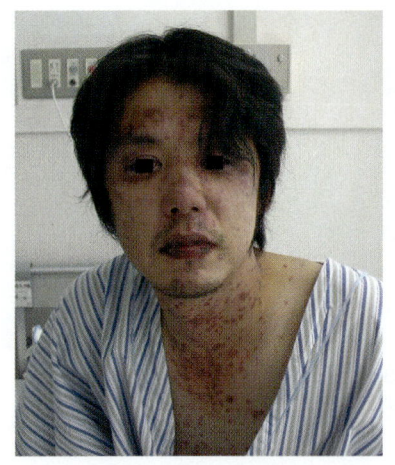

図4 Stevens-Johnson 症候群
眼瞼・口囲に痂皮を伴うびらん局面を認める．

療を原則とする．

Ⅶ. 褥瘡，褥瘡感染

A. 診療のポイント

- 在宅療養で家庭医や訪問看護師によってケアされていた褥瘡から細菌感染を合併し，敗血症にいたる症例がある．
- 不適切な褥瘡管理が重大な合併症を引き起こすことになりうる（図5）．

B. 最初の処置

1 病歴聴取 褥瘡があり，自己にて処置していた，あるいは専門医以外の医療者が比較的長期にわたってフォローしていた褥瘡がないか．糖尿病の合併はないか．

C. 病態の把握・診断の進め方

1 鑑別診断 肛門周囲のびらんは頻回の下痢により誘発されるケースもある．熱傷も褥瘡と誤診されることもある．

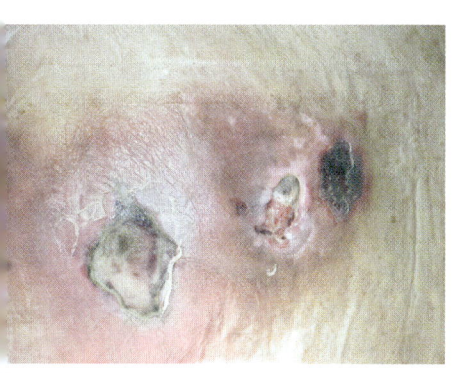

図5　臀部にみられた褥瘡感染
訪問看護・往診は受けていたものの，皮下に広範囲の膿瘍を形成して敗血症に至った症例．

2 緊急度・重症度の評価　発熱，全身倦怠，脱水などの症状があれば，適切な全身管理と局所の処置（切開，デブリドマン）を速やかに行う．

D. 引き続き行う処置

1 合併症と対策　褥瘡感染から敗血症に至ったケースでは，早期のデブリドマンが必要である．創部および血液培養を行う．初期治療としてセフェム系もしくは広域スペクトラムの抗菌薬の全身投与を行う．

2 専門医へのコンサルテーション　高熱が持続し，敗血症が疑われる場合には，24時間以内にデブリドマンを行うべきである．

3 入院・帰宅の判断（disposition）　全身症状（脱水，白血球増多，CRP高値など）を伴えば，入院を勧める．

精神科救急
psychiatric emergencies

工藤　喬　大阪大学大学院准教授・精神医学教室

A. 診療のポイント

- 精神科救急の守備範囲として，身体疾患あるいは薬物に起因する精神症状，脳器質性障害による精神症状，そして精神疾患による精神症状があり，それらの鑑別が何より重要である．
- 実際には，まず初期鎮静をかける必要が多く，内服による鎮静法，注射による鎮静法，さらには睡眠を伴う鎮静法から選択して行う．
- 鎮静と並行して，身体疾患・脳器質性疾患の検索を積極的に行う姿勢が大事である．採血，脳画像検査，できれば脳脊髄液検査を行う．
- 入院などの治療に対して同意を得ることが困難な場合も多く，精神保健福祉法の適応が必要となれば，早期に精神保健指定医の指示を仰ぐ必要がある．

B. 最初の処置

1 初期鎮静　精神科救急において患者の鎮静を図ることが第一に求められることが多いが，並行して精神症状の原因疾患を特定していくことは極めて重要である．処置による効果と副作用についてと「適応外使用」になる場合はその旨を，患者本人または家族に事前に説明する努力をしなければならない．以下に示す処置は日本精神科救急学会の鎮静法指針に準拠したが，安全性の高い方法から示しており，実際の鎮静法の選択はこの順で考慮していくべきである．鎮静処置はあくまで最小限にとどめることが肝要である．

① 内服による鎮静
①ロラゼパムの投与：ロラゼパム（ワイパッ

クス®)は半減期が短く活性代謝物がないので，肝疾患の患者などにも使いやすい．ベンゾジアゼピン常用者には避けるべきである．

②リスペリドン内用液の投与：リスペリドン(リスパダール®)内用液はハロペリドール(セレネース®)注射剤に匹敵する程，作用発現時間が早い．アカシジア，ジストニア，錐体外路症状の出現に注意する必要がある．

③オランザピン口内崩壊錠の投与：オランザピン(ジプレキサ®)は糖尿病の既往がある患者には禁忌である．

2 注射剤による睡眠を伴わない鎮静

①ジアゼパム(セルシン®，ホリゾン®)の筋注：ベンゾジアゼピン常用者には避けるべきである．

②ハロペリドール(セレネース®)の筋注あるいは静注：1日量35 mgを超える場合は，心電図の確認が必要である．

③レボメプロマジン(ヒルナミン®，レボトミン®)の筋注：鎮静効果が強く，半減期も長い．短時間内では50 mgを超える投与は避けるべきである．

3 睡眠を伴う鎮静　興奮が強く「自傷他害」などの危険性が極めて高い場合などは，睡眠を伴う鎮静法が必要となるが，処置後のバイタルのチェックには細心の注意を払う必要がある．パルスオキシメータによる監視も有効である．

①ベンゾジアゼピン系薬剤の静注〔フルニトラゼパム(サイレース®)，ジアゼパム(セルシン®，ホリゾン®)〕

・ベンゾジアゼピン拮抗薬であるフルマゼニルおよび気道確保・人工呼吸器を用意する．安全に配慮しながら血管を確保し，フルニトラゼパムあるいはジアゼパムを呼吸抑制に注意しながら，静脈内にゆっくり投与する．ジアゼパムは他の注射液と混合または希釈しない．

・血管確保が困難な場合，ハロペリドールやレボメプロマジンの筋注によってまずある程度の鎮静を図ってから行う．また，身体拘束をしてから処置に入らざるを得ない場合があるが，精神保健指定医の診察が必要である．

・何か問題が生じれば，フルマゼニル(アネキセート®)による鎮静解除を図る．フルマゼニルは0.2 mgを緩徐に静注し，効果がなければ4分おきに0.1 mgずつ追加する(最高量2 mg)．

2 身体・神経学的所見

1 意識レベルの把握　原因疾患を特定していく上で，意識レベルの把握は重要である．病歴聴取の会話で評価が可能な場合が多いが，脳波検査が有用な時もある．せん妄は，「軽度の意識障害に興奮や幻覚・妄想が加わった状態」と定義されるが，臨床現場ではしばしば認められる意識障害である．

2 頭部外傷の有無

3 神経学的所見

4 胸腹部触診・聴診

5 体温測定

3 病歴の把握　本人だけではなく，家族などからの聴取も積極的に行う．また，かかりつけの医療機関があれば，情報収集に努める．

1 身体疾患・精神疾患の既往歴　身体疾患による精神症状を想定し，全ての身体疾患をリストアップする．

2 服薬歴　身体疾患同様，全ての薬剤をリストアップしておく．また，アルコール，覚醒剤，シンナーなど薬物乱用の有無についてもきっちり把握する．

4 採血，採尿　内分泌，肝・腎機能，血算あるいはHIVや梅毒検査などを行う．場合によっては覚醒剤などの尿検査も考慮する．

5 脳画像検査　鎮静が前提となるが，頭部CT検査はしておきたい．

6 脳脊髄液検査　脳炎などを疑う時には，重要である．

表1　精神症状を起こす主な身体疾患

内分泌疾患	甲状腺・副腎・下垂体・副甲状腺の機能異常症など
代謝疾患	耐糖能異常，電解質異常，ビタミン欠乏，ポリフィリン症など
肝・腎疾患	肝性脳症，尿毒症，透析脳症など
膠原病	SLE，ベーチェット病など
感染症	梅毒，AIDS やインフルエンザなどの各種脳炎，敗血症など
心・肺疾患	心不全，肺気腫，肺炎など
血液疾患	悪性貧血，白血病など
その他	産褥精神病など

表2　症状精神病を疑うべき症状

- 精神病の既往のない40歳以上の患者
- 最近あるいは現在，身体疾患があり，治療を受けている．
- 極めて急速な発症(数時間以内)
- 意識レベルの低下や動揺，あるいは錯乱，せん妄状態
- 注意力・集中力・見当識・記銘力などの低下
- 幻覚症状があっても幻聴を欠く．
- 言語障害，眼振，筋緊張の低下，粗大な振戦，運動失調など
- 異常な自律神経症状

稲見允昭：救急症例の診断．三浦貞則編：医療精神医学．日本医事新報社，1991）

表3　治療薬による精神症状

薬剤	精神症状
ステロイド薬	少量で多幸感，軽躁状態．大量で易刺激性，焦燥感，せん妄．幻覚妄想．（必ずしも投与量と相関せず）
インターフェロン	うつ状態(60%)，不安焦燥(20%)，躁状態(11%)，せん妄(8%)，幻覚妄想(8%)
ジギタリス	軽症では，不眠，抑うつ，不安．ジギタリス中毒の精神症状として，せん妄，見当識障害，幻覚妄想
リドカイン	不安，焦燥，せん妄
βブロッカー	幻視，睡眠障害，悪夢
H_2ブロッカー	傾眠，錯乱，せん妄，失見当識
抗結核薬	INH：痙攣，せん妄，抑うつ，幻覚妄想 サイクロセリン：不安，焦燥，衝動行為
抗癌剤	メトトレキサート(メソトレキセート®)やカルモフールは白質脳症を惹起． メソトレキサート：異常行動，見当識障害，失調，痙攣
シクロスポリン	白質脳症．不眠，焦燥，幻覚妄想
鎮咳薬	エフェドリン，メチルエフェドリンの長期連用による幻覚妄想
メトクロプラミド(プリンペラン®)，スルピリド(ドグマチール®)	錐体外路症状

C. 病態の把握・診断の進め方

1 鑑別診断

1 症状精神病の診断　身体疾患を基盤として精神症状を呈するものを症状精神病と呼ぶが，表1に示すように多岐にわたる．稲見は症状精神病を疑うべき症例を表2のように示している．また，治療薬による精神症状の出現も広義の症状精神病と言えるが，表3に示すような薬剤の既往が重要である．

2 器質性脳病変の診断　神経学的所見や画像診断から，頭部外傷，脳梗塞・出血，あるいは脳腫瘍について検討する．

3 精神疾患の診断　1および2のスクリーニングが救急の臨床に課せられた重要な役割で，これを経て精神疾患の診断は可能となる．

2 緊急度・重症度の評価

① 最も緊急度が高いのは自分を傷つけ，他人に害を及ぼす「自傷他害」の可能性のある場合であり，入院治療が必要となる．自殺企図患者もこの範疇に入る．
② 精神症状を呈している身体疾患は，それぞれの重症度による対応が必要である．
③ 器質性脳病変では，緊急度が高い場合があり，専門施設への転院も考慮する．

3 診断がつかない場合の対応　身体に異常所

見がないからといって，すべて精神科的原因によると即断するのは避けるべきである．身体に異常所見が見つからない原因不明の精神症状であるから，慎重に経過を見るという姿勢が重要である．

D. 引き続き行う処置

1 合併症と対策

1 初期鎮静の副作用と対策

①初期鎮静には前述したように抗精神病薬を用いるので，アカシジア，ジストニアなどの急性錐体外路症状が出現する可能性がある．このような場合，抗精神病薬の投与量を下げ，ビペリデン（アネキトン®）などの抗コリン薬の投与が必要である．

②また，抗精神病薬の最も重篤な副作用として悪性症候群がある．これは，抗精神病薬投与中に，原因不明の発熱，意識障害，筋強剛や振戦などの錐体外路症状および発汗，尿閉などの自律神経症状を呈する状態で，致死的な場合がある．血中CPK値が参考になるとされるが，症候群が疑われた場合には，まず全身管理を強化し，抗精神病薬を中止しなければならない．治療としては，ブロモクリプチン（パーロデル®）やダントロレン（ダントリウム®）投与を行う（表4）．

③鎮静や身体拘束のために，同じ姿勢が続いたために，深部静脈血栓症や末梢神経麻痺が起こることがある．弾性ストッキングの着用や適宜の体位変換が必要である．

④抗精神病薬による心電図異常，特にQT延長が起こることがあり，注意したい．

2 専門医へのコンサルテーション

1 身体拘束が必要な場合
精神保健福祉法によれば，身体拘束は精神保健指定医の指示が必要とされている．

2 入院治療が必要な場合

①精神症状を呈する患者の中には，入院の同意が得られない場合が生じる．この場合，精神保健福祉法に定められた保護者の同意

表4 悪性症候群への薬物対応
1. ダントロレン
   1) ダントリウム®注射用40 mg DIV
   2) 効果を見て20 mgずつ増量
   3) 最高200 mgを1日2回に分割投与（または20 mgを6〜8時間間隔）
   4) 投与期間は7日間を目安に
   5) 点滴終了後，1日75 mg/3経口を2〜3週間使用可
2. ブロモクリプチン
   1) 軽症例で初回7.5 mg，重症例では15 mg投与
   2) 効果不十分の場合，1日ごとに2.5〜5 mg増量 1日最高30 mgまで投与可
   3) 軽快後は1日2.5〜5 mgずつ数日ごとに漸減し終了

による医療保護入院にせざるを得ないが，精神保健指定医の診察が必須となる．医療保護入院は精神保健福祉法により指定された病棟で施行されるのであり，そのような病棟がない場合は専門病院への転院を考慮しなければならない．

②精神科入院では，入院の目的や枠組みを医師-患者間で明確に確認した上でなければ，かえって入院治療によって症状が悪化する場合がある．救急外来からのなし崩し的な入院は避けるべきであり，専門医のコンサルテーションが必要である．

3 入院・帰宅の判断

1 以下の患者は入院適応

①自傷他害の危険性が高い患者
②自殺企図患者：再企図が高頻度で起きる．
③意識レベルの低下が続く患者：身体的管理が今後も必要と予想される．
④自傷他害の恐れはないが，家庭看護困難な幻覚妄想，不安，抑うつ，躁状態患者

2 帰宅時の指導

①鎮静などで用いた薬剤の副作用について十分説明する．
②家族などの見守りを指示する．
③早急な精神科専門医受診を指示する．

E. 入院3日間のポイント

　前述したように精神科の入院治療には法的な問題が絡むことが多く，専門医（精神保健指定医）および専門病棟があることが前提である．したがって，このような環境にない施設では，早急な転院を考慮しなければならない．以下は一般病棟において患者の同意を得られた入院が施行できる環境を想定している．

1 症状精神病が確定された場合　診断に応じて，基礎疾患の治療や原因薬物に対する処置を行う．

2 精神症状に対するプライマリー処方（鎮静後）　精神疾患の既往がありかかりつけ医がある場合は，その処方を参考にする．

1 幻覚妄想に対して　非定型抗精神病薬を少量から処方する．

①リスペリドン（リスパダール®）2 mgから開始する．錐体外路症状の出現に注意する．

②クエチアピン（セロクエル®）50 mgから開始する．リスペリドンで錐体外路症状が出た場合に考慮する．糖尿病には禁忌である．

2 せん妄に対して　せん妄には，術後せん妄，夜間せん妄，アルコール離脱せん妄，ICU症候群などがあるが，幻覚妄想と同じく，非定型抗精神病薬を少量から処方する．夜間せん妄で抗精神病薬を使えない場合，ミアンセリン（テトラミド®）30 mgから開始する．

3 不眠に対して　ベンゾジアゼピン系の睡眠導入薬が安全で使いやすいが，覚醒時の転倒や依存性に配慮が必要である．ゾルピデム（マイスリー®）5 mgから開始する．

4 抑うつ状態に対して　SSRIやSNRIの投与となるが，3日間では効果発現には短すぎる．抑うつに伴う不安や焦燥感にはベンゾジアゼピン系抗不安薬で対応する．ロラゼパム（ワイパックス®）1 mgから開始する．

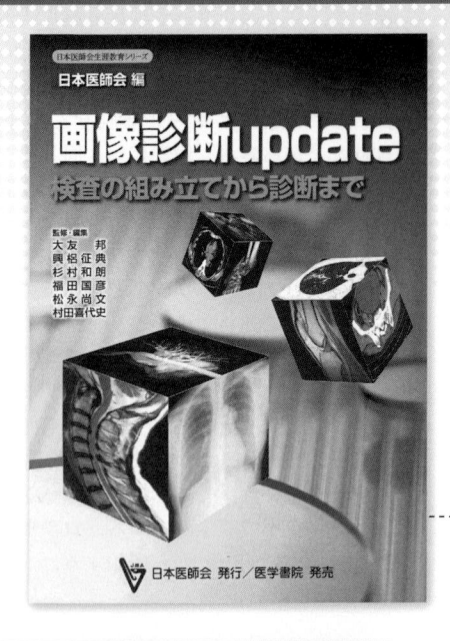

日本医師会生涯教育シリーズ
日本医師会 編

画像診断update
検査の組み立てから診断まで

監修・編集
大友　邦
興梠　征典
杉村　和朗
福田　国彦
松永　尚文
村田　喜代史

監修・編集
大友　邦　　　東京大学大学院教授・放射線診断学
興梠　征典　　産業医科大学教授・放射線科学
杉村　和朗　　神戸大学附属病院病院長
福田　国彦　　東京慈恵会医科大学教授・放射線医学
松永　尚文　　山口大学大学院教授・放射線医学
村田　喜代史　滋賀医科大学教授・放射線科

編集・発行　　　　発売
日本医師会　　　　医学書院

本書では，読者が抱える画像診断の疑問点（患者の受診時に何の画像検査を行い，その後，必要に応じ選択すべき次の画像検査は何か，また，その検査でわかること，専門家に判断を委ねるべき時点，経過観察の間隔等々）を拾い上げて解説していく。common diseaseを中心に取り上げ，X線を中心に，CT・MRI・USなどの各種モダリティの写真を部位ごとの特性に応じて随所に盛り込んでいる。

●B5　頁360　2011年
定価5,775円（本体5,500円＋税5%）
[ISBN978-4-260-01313-0]
消費税率変更の場合，上記定価は税率の差額分変更となります。

日本医師会 発行／医学書院 発売

日本医師会生涯教育シリーズ
画像診断にまつわる
疑問点を，この**1冊**で解決！

画像診断update
検査の組み立てから診断まで

目次 Contents

カラー口絵
Ⅰ　画像検査のリスクマネジメント
　A　放射線被曝
　B　MRI検査の安全性
　C　造影剤の適応と副作用
Ⅱ　気になる症状・所見に対する
　　画像検査の進め方
　A　中枢神経・頭頸部

　B　呼吸器
　C　心臓・血管
　D　肝・胆・膵，消化管
　E　泌尿器，生殖器
　F　骨・関節・軟部・脊椎
　G　乳房
Ⅲ　疾患
　A　中枢神経・頭頸部

　B　脊椎
　C　呼吸器
　D　心臓・血管
　E　肝・胆・膵，消化管
　F　泌尿器，生殖器，後腹膜臓器
　G　骨・関節・軟部
Ⅳ　PET/CT

医学書院
〒113-8719　東京都文京区本郷1-28-23
[販売部] TEL：03-3817-5657　FAX：03-3815-7804
E-mail：sd@igaku-shoin.co.jp　http://www.igaku-shoin.co.jp　振替：00170-9-96693

携帯サイトはこちら

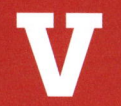

V 外傷

責任編集：行岡哲男

1 総論

JPTEC 概説

根本　学　埼玉医科大学国際医療センター教授・救命救急科

A. Japan Prehospital Trauma Evaluation and Care（JPTEC）誕生の歴史

「救命救急センターにおける重症外傷患者への対応の充実に向けた研究（平成13年度厚生科学特別研究事業：島崎修次ら）」によると，日本における防ぎ得た外傷死（Preventable Trauma Death：PTD）は，救命救急センターにおいてすら約40％に達しており，予想を超える高値であることが判明した．このことは，日本の外傷治療水準が1960年代後半の米国とほぼ同じであることを意味していた．これに先立ち，PTDを減らすためには，日本の救急医療現場に外傷診療標準化プログラムを導入すべきであるという意見が救急専門医によって提唱されており，救急隊員教育として米国の標準化プログラムであるBasic Trauma Life Support（BTLS）プロバイダーコースが日本でも開催されていた．また，時を同じくして日本の実情に沿った内容であるPrehospital Trauma Care Japan（PTCJ）がプレホスピタル外傷研究会によって構築され，急速に全国展開していった．

これらの普及は，日本の病院前外傷救護に大きな影響を与えたが，両者とも私的団体による草の根運動にすぎなかった．その後，日本救急医学会はこれらを公的に認知されうる標準化プログラムとして統合し，平成15年6月26日にPrehospital Trauma Evaluation and Care（PTEC）を発足させ，同年7月にJPTECと名称が変更され，平成21年5月には一般社団法人JPTEC協議会となった．

一方，病院内における外傷初療プログラムとして米国ではAdvanced Trauma Life Support（ATLS）やTrauma Nurse Core Course（TNCC）が確立されているが，日本でも一般医師向けガイドラインとしてJapan Advanced Trauma Evaluation and Care（JATEC）がJPTECと同時期に発足し，その後，看護師を対象とした外傷初期看護ガイドラインとしてJapan Nursing Trauma Evaluation and Care（JNTEC）が策定され，日本の外傷治療を取り巻く環境が総合的に整備された（図1）．

B. 外傷治療発達の意義

外傷の原因となる不慮の事故は，全体では日本の死因の第5位であるが，若い年齢層では1〜19歳における死因の第1位，20歳代の第2位，30歳代の第3位であり，少子高齢社会においてこれら若年層が外傷によって死亡，あるいは重篤な後遺障害に悩まされることは，国家存続に関わる重大事項として認識されるべきである．

C. "golden hour"

外傷による死亡時期には，3つのピークがある．第1は事故現場での即死．第2は受傷後短時間での死亡で，大量出血や胸・腹部外傷などによる．これらの負傷者の生命は，病院前救護と救急搬送システム，および医療機関における初期治療の良否に大きく左右され，同時にPTDの多くはここに存在している．第3は受傷後数週間を経て死亡するもので，ショックの遷延や敗血症などから生ずる多臓器不全による．

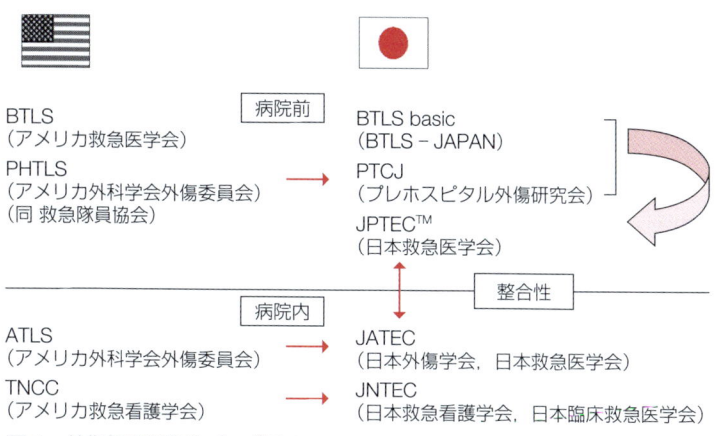

```
                             病院前
  BTLS                    BTLS basic
  (アメリカ救急医学会)      (BTLS-JAPAN)
  PHTLS          →         PTCJ
  (アメリカ外科学会外傷委員会) (プレホスピタル外傷研究会)
  (同 救急隊員協会)         JPTEC™
                           (日本救急医学会)
                                           整合性
                             病院内
  ATLS                    JATEC
  (アメリカ外科学会外傷委員会) (日本外傷学会, 日本救急医学会)
  TNCC                    JNTEC
  (アメリカ救急看護学会)     (日本救急看護学会, 日本臨床救急医学会)
```

図1 外傷初療標準化プログラム
PHTLS : Prehospital Trauma Life Support

　Cowleyらによって提唱されたgolden hourの概念は,「受傷後1時間以内に決定的な治療を実施することが救命率を最大にする」ことであり, PTDを減らすには病院前救護から始まる外傷初期対応が重要であることを世に知らしめた.

D. "3R"

　受傷後1時間以内に決定的な治療を行うには, 消防機関と医療機関の連携が重要となる. 医療機関において, 患者収容から30分以内に決定的な治療を開始するには, 病院前救護に費やすことができる時間は, 搬送も含め30分である. 日本における覚知から救急隊現着までの時間は平均約7分であり, 搬送に15分かかると仮定すると, 現場活動時間は約10分である. そのためには救急隊員は極めて短時間で現場状況を把握し, 負傷者の重症度を判断し, 適切な処置を実施して, 適切な医療機関へ搬送する, すなわち, "The right patient, in the right time, to the right place.:3R"を実践しなければならない.

E. JPTECの概念

　重症外傷治療は時間との戦いである. 高度な知識・技術を持つ米国のパラメディックでさえ,「重症外傷患者と戦える場は手術室であり, パラメディックの使命は一刻も早く医療機関に患者を搬送する以外にない」と言い切っており, その根底にあるのが"load and go"の考えである.

　load and goとは受傷から1時間以内に決定的な治療を行うことを目標とし, 限られた時間内で負傷者の容態を把握し, 生命維持に関係ない部位の観察や処置を省略し, 生命維持に必要な部位の観察と処置のみを行って, 医療機関へ搬送する概念である. JPTECは現場での適切かつ迅速な観察からload and goの適応を判断し, 5分以内に現場を出発し, 適切な医療機関に, 適切な搬送手段を用いて搬送する方法を学ぶための教育プログラムである(図2).

1 状況評価　通報内容, あるいは事故現場の状況から高エネルギー事故と判断した場合はload and goだけでなく, ドクターカーやドクターヘリによる医師現場要請を考慮する.

2 初期評価　頸椎損傷が否定されない限り頸椎保護を実施し, 意識, 気道, 呼吸, 循環(ABCD)という生理学的評価を実施し, 1つでも異常があれば必要な処置を施し, load

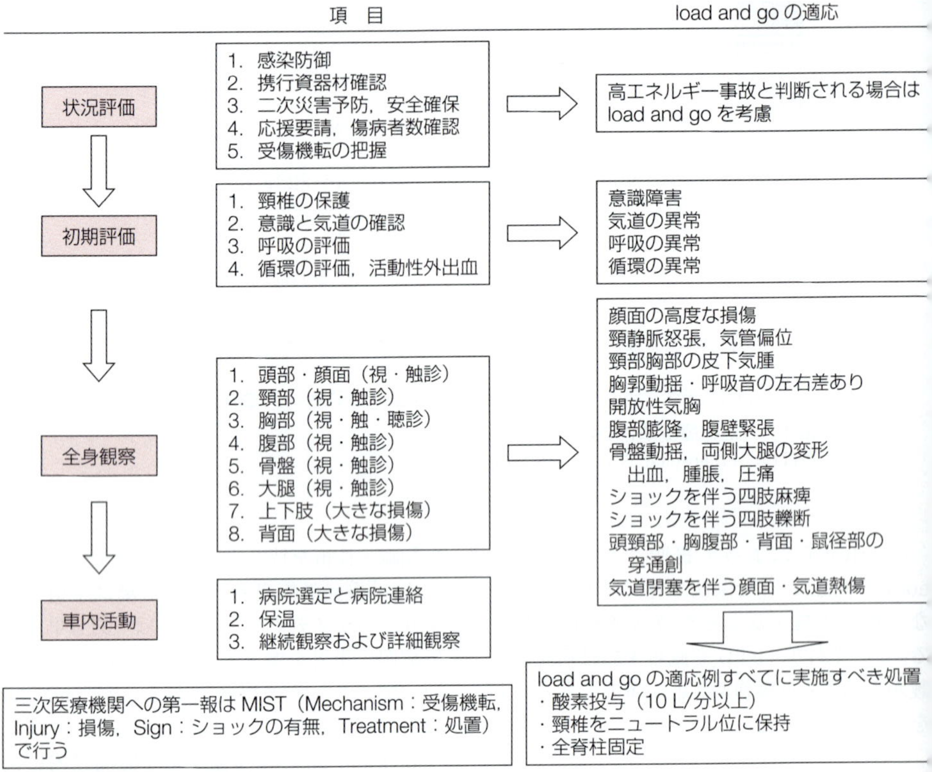

図2 JPTEC活動フローチャート

項目	load and go の適応
状況評価: 1. 感染防御 2. 携行資器材確認 3. 二次災害予防，安全確保 4. 応援要請，傷病者数確認 5. 受傷機転の把握	高エネルギー事故と判断される場合はload and go を考慮
初期評価: 1. 頸椎の保護 2. 意識と気道の確認 3. 呼吸の評価 4. 循環の評価，活動性外出血	意識障害／気道の異常／呼吸の異常／循環の異常
全身観察: 1. 頭部・顔面（視・触診） 2. 頸部（視・触診） 3. 胸部（視・触・聴診） 4. 腹部（視・触診） 5. 骨盤（視・触診） 6. 大腿（視・触診） 7. 上下肢（大きな損傷） 8. 背面（大きな損傷）	顔面の高度な損傷／頸静脈怒張，気管偏位／頸部胸部の皮下気腫／胸郭動揺・呼吸音の左右差あり／開放性気胸／腹部膨隆，腹壁緊張／骨盤動揺，両側大腿の変形／出血，腫脹，圧痛／ショックを伴う四肢麻痺／ショックを伴う四肢轢断／頭頸部・胸腹部・背面・鼠径部の穿通創／気道閉塞を伴う顔面・気道熱傷
車内活動: 1. 病院選定と病院連絡 2. 保温 3. 継続観察および詳細観察	load and go の適応例すべてに実施すべき処置 ・酸素投与（10 L/分以上） ・頸椎をニュートラル位に保持 ・全脊柱固定

三次医療機関への第一報は MIST（Mechanism：受傷機転, Injury：損傷, Sign：ショックの有無, Treatment：処置）で行う

and go と判断する．

事故現場到着後，二次災害防止のために安全を確認し，必要に応じて消防隊，救助隊，あるいは警察官を要請する．次いで傷病者数の確認，関係者からの情報聴取などを行い，複数傷病者発生時には先着隊としてトリアージを実施する．

３ 全身観察 頭部から四肢・骨盤に至るまで全身を解剖学的に評価する．初期評価で生理学的異常がなくても，全身観察で重症度が進行する，あるいは合併症発生の危険が高いと判断した場合は load and go と判断する．

４ 車内活動
①既に行った処置を再確認し，必要であれば処置を追加すると共に詳細な患者情報を収容先医療機関へ伝え，継続観察しつつ搬送する．
②初期評価あるいは全身観察で load and go と判断した場合は三次医療機関へ第一報を入れ，収容を依頼する．

F．高エネルギー事故と重症外傷

鈍的外傷では損傷部位が明確ではなく，重症度が過小評価されがちである．頭部外傷や胸部外傷では，早期から意識障害や呼吸障害がみられるため重症と判断しやすいが，腹腔内臓器損傷や骨盤骨折などでは時間が経過して突然，ショックに陥ることもまれではなく，短時間に重症度を評価するには高エネルギーが生体に加わったかどうかを知ることが

表1 高エネルギー事故と考えるべき受傷機転

- 同乗者の死亡
- 車から放り出された
- 車に轢かれた
- 5 m 以上跳ね飛ばされた
- 車が高度に破損している
- 救出に20分以上要した
- 車の横転
- バイクと運転者の距離:大
- 自動車と歩行者・自転車の衝突
- 機械器具に巻き込まれた
- 体幹部が挟まれた
- 高所墜落

表2 JPTEC プロバイダーコース受講資格

1. 消防吏員
2. 消防吏員以外の救急救命士
3. 医師
4. 歯科医師(救命救急センターまたは救急病院の救急部門に属する者に限る)
5. 看護師および准看護師
6. 診療放射線技師、臨床検査技師および薬剤師で災害医療派遣業務に従事するもの
7. 警察官、海上保安官および陸上自衛隊、海上自衛隊または航空自衛隊の自衛官で救急業務、救助業務または災害医療派遣業務に従事するもの
8. 救急救命士法第34条第1号から第3号までの規定に基づき救急救命士の受験資格を得ることができる学校もしくは救急救命士養成所、大学医学部または看護学部及び看護学校(准看護学校を含む)の学生または生徒で最終学年に属しているもの

極めて重要となる.高エネルギー事故(表1)により生じる外傷を「高エネルギー外傷」といい,高エネルギー外傷ではバイタルサインが比較的安定していても急変の可能性が高いため,三次医療機関に搬送するのが妥当である.

G. オーバートリアージの容認

JPTECは,高エネルギー外傷は全て load and go の適応としているため,オーバートリアージは避けきれない.しかし,過小評価により病院間転送中に生命危機に陥るよりも,最初から高度な外傷治療が展開できる医療機関に搬送する方がPTDに至らずに救命できることは明確であり,外傷を扱う医師はこのことを熟知しておく必要がある.

H. JPTECの組織

JPTEC協議会は日本救急医学会参画団体として位置づけられており,定款に基づき,代表理事,副代表理事,理事,協議会社員および各支部代表,副代表,世話人,インストラクター,プレインストラクター,プロバイダーで構成される.

1 JPTECの資格 全ての教育コースは協議会の承認を得る必要があり,また全ての資格は協議会の審査・協議をもって発行される.

① JPTEC プロバイダー資格 JPTEC プロバイダーコースの受講資格は表2に示すように多岐にわたり,コースを受講して認定基準を満たせばプロバイダー資格を取得できる.また,同資格は更新制度であり,定められた期間内に更新コースを受講し,所定の審査を経て更新される.

② JPTEC プレインストラクター資格 JPTEC プロバイダー有資格者で,JPTEC プロバイダーコースに助手として参加し,筆記試験に合格し,かつ世話人の推薦を受けた者は JPTEC インストラクターコースへの参加が認められる.JPTEC インストラクターコースを修了した者をプレインストラクターという.プレインストラクターは,資格所得後1年以内に本会が主催または認証するプロバイダーコースに参加し,指導を担当しなければならない.

③ JPTEC インストラクター資格 JPTEC インストラクターは,本会が主催または認証するコースにおいて指導を担当する者をいう.プレインストラクターとして指導能力を評価され,十分な指導力を有すると認められた者がインストラクターに認定される.インストラクター資格の有効期間は2年間で,2年間に2回以上の指導経験をもって更新される.

JATEC 概説

今　明秀　八戸市立市民病院・救命救急センター副院長

A. JATEC(Japan Advanced Trauma Evaluation and Care)とは

- 主に医師を対象として 1980 年より ACSCOT (American College of Surgeons on Trauma)が展開する系統的外傷処置である ATLS® を参考に，わが国で 2002 年より医師を対象に開催している外傷初期診療ガイドライン．
- primary survey，蘇生(resuscitation)，secondary survey よりなる．
- 重症外傷患者に対する初療，特に最初の 1 時間(golden hour)の診断・治療に重点が置かれ，超音波診断，胸部・骨盤・頸椎 X 線読影，頭部 CT 読影，意識判定，ショックの診断などのほかに，輪状甲状間膜穿刺・切開，胸腔穿刺・ドレナージ，心囊穿刺などの侵襲的処置を含む．

B. 初期診療(重症度判断)

診療手順として，①primary survey と蘇生，②secondary survey(損傷の精査)，③tertiary survey(見落とし損傷がないか)があり，各ステージごとに根本治療を考える．

① primary survey と蘇生

1 概念　①生理学的徴候が重要，②ABCDEs アプローチで進む，③primary survey は繰り返して行い，変化があれば必要な処置を行う，④primary survey と蘇生は同時進行する．ABCDEs アプローチとは，airway, breathing, circulation, dysfunction of central nervous system(意識・中枢神経系の異常の把握)，exposure & environmental control(脱衣と体温管理)である．

2 気道確保(airway)　発語があり，気道が開放されていれば 100% 酸素を 10～15 L/分で投与する．

❶気道確保の第 1 選択は用手気道確保とそれに続く経口気管挿管である．挿管困難，換気困難(cannot intubate, cannot ventirate)では外科的気道確保法(輪状甲状間膜切開)を行う．

❷気管挿管適応には次の 4 つが挙げられる．①頸部の血腫，口咽頭損傷，顔面外傷など気道閉塞の危険，②頭部外傷などによる意識レベル低下，③肺損傷による酸素化低下，④初期輸液後もショックが遷延する重症出血性ショック．

3 頸椎保護　primary survey では頸椎 X 線検査は行わず，高エネルギー事故は頸椎損傷が潜んでいるものと考えて，カラー固定を継続する．気管挿管時には用手的に頭部を正中中間位で保持する．ただし必要な気道確保を犠牲にしてまで，頸椎保護にこだわる必要はない．

4 呼吸(breathing)　視診，聴診，触診，打診の順で，丁寧に胸部と頸部を診察する．

①視診では呼吸により胸郭が挙上していること，胸郭の動きの左右差，呼吸補助筋の動き，フレイルチェストの有無，開放性気胸の有無を診て，呼吸数も測定する．

②聴診では，呼吸音の左右差を診る．

③触診では圧痛の場所，動揺の場所，皮下気腫，頸部気管の偏位の有無を診る．

④打診では，呼吸音左右差がある時に，鼓音(気胸)あるいは濁音(血胸)の有無を診る．

⑤同定すべき致死的胸部外傷は，「TAF な 3X」と覚える．

T(cardiac tamponade)があれば，救急室で心囊穿刺または心囊開窓術を行う．

A(airway obstruction)があれば，気管挿管を行う．

F(flail chest)に伴う換気障害があれば，気管挿管あるいはマスク換気による陽圧換気を行う．

X(tension pneumothorax), X(massive

hemothorax), X（open pneumothorax）があれば，胸腔ドレナージを行う．チューブの太さは，28～32 Fr が推奨される．細い径のチューブでは血液で閉塞することがある．小児あるいは小柄な体型の患者に対しては，その患者に気管挿管するとしたら何 mm チューブかを考え，その数字の4倍の French サイズの胸腔チューブを用いる．陽圧換気の前後には常に緊張性気胸がないことを検索しなければならない．

5 循環 (circulation)

① 循環の評価は，血圧にだけ頼るのではなく，末梢の冷汗や頻脈でも見抜けなければならない．

② 外傷によるショックでは他の原因が証明されるまでは，出血性ショックとして治療に当たる．

③ 末梢静脈路を2本以上確保する．乳酸リンゲルまたは酢酸リンゲル，生理食塩水の急速投与を開始する．初期輸液1～2L 終了後でも循環動態が不安定な場合は「non responder」と宣言し，輸血を行い，気管挿管を行って，手術あるいは経カテーテル動脈塞栓術などの緊急止血術を開始する．このことは「non responder 入れて入れて止める」と覚えるとよい．

④ 出血源の検索は，3つの画像検査でつきとめる．胸部と骨盤単純ポータブル X 線と，超音波検査（FAST）である．1997 年の International consensus conference 以降，外傷患者に行う超音波検査を "Focused Assessment with Sonography for Trauma (FAST)" と命名している．

6 中枢神経系 (dysfunction of central nervous system)

① 頭部外傷の診断は，呼吸機能や循環動態の安定化を図りながら行う．ショック状態の約60％に意識障害や瞳孔異常が出る．中枢神経系の評価をするには，Level of consciousness（意識レベル），Light reflex（瞳孔径，対光反射），Laterality（運動/感覚の左右差）を診る．これを3L と覚える．

② 脳ヘルニアが切迫した状態を「切迫する D」と表現する．「切迫する D」とは，JCS（Japan Coma Scale）30 以上〔GCS（Glasgow Coma Scale）8点以下〕，意識レベルの急速な悪化，瞳孔不同である．「切迫する D」ではただちに脳外科に連絡する．頭部 CT は呼吸，循環が安定しない時は撮影しない．頭部外傷でまず重要なことは，早く CT を撮影し脳外科医が手術することではなく，一刻も早く呼吸と循環を安定させることである．二次性脳損傷を極力防ぐことが大事である．

7 脱衣と体温管理 (exposure and environmental control)
脱衣後は体温を測定し，低体温を予防する．低体温は凝固障害を引き起こす．

8 導尿カテーテル

① 循環の指標として尿量のモニターは有用である．ショック状態の時は早めに留置すべきである．

② ただし，骨盤骨折に合併する尿道損傷がある場合は，尿道カテーテル挿入によりさらに損傷が悪化するので挿入はしない．

③ 男性で尿道損傷を疑う場合は，尿閉，外尿道口の出血，陰嚢血腫，直腸診で高位前立腺を確認，恥骨結合離開骨折を合併した不安定性骨盤骨折である．

④ 直腸診では，前立腺の診察だけでなく，直腸損傷を考えて直腸粘膜の連続性，出血，圧痛の有無，頚髄損傷を否定するための括約筋の緊張度も診る．

2 secondary survey

1 概念
全身に存在するすべての損傷を検索し，根本治療の必要性を決定する．primary survey と蘇生により，呼吸・循環が安定していることを確認してから行う．

2 切迫する「D」
緊急性の高い重症頭部外傷患者「切迫する D」では，secondary survey の最初に頭部 CT を撮影する．secondary survey の他の検索は後回しにする．緊急開

頭術の適応を考慮する．

3 病歴聴取

① primary survey では，生理学的に評価し，その際患者の病歴は重要視しない．病歴聴取は secondary survey で行う．

② 病歴は AMPLE の 5 項目を聴取する．A：allergy（アレルギー），M：medication（常用薬），P：past history, pregnancy（既往歴と妊娠），L：last meal（最終の食事），E：event, environment（受傷機転）．

4 head to toe & front to back と検査

① 頭からつま先まで，身体所見をとる．前面だけでなく背面も同様に行うが，脊椎損傷を否定できないうちは脊椎を一直線に保ち，90°側臥位にすることで脊椎を保護しながら観察できる．

② 骨盤骨折では側臥位にすることで骨折面にずれが生じる．患者を臥位のままで左右に 3 名ずつ，頭部に 1 名，観察者 1 名で，数十 cm ストレッチャーから持ちあげるフラットリフトであれば，骨盤骨折でも背面観察ができる．

5 チェックの FIXES

① head to toe & front to back の身体所見と検査では，慎重に診療しても見落としが出たり，処置や検査のし忘れが出る．それらを FIXES といい，以下の 5 項目である．Finger & tube into every orifice（すべての孔にチューブと指），IV & IM（抗菌薬投与と破傷風予防），X 線（必要な X 線と CT，たとえば頸椎 3 方向），12 誘導心電図（ECG），splint（シーネ固定）．

② GCS 13 点以下では，全例に頭部 CT 検査が必要である．

③ 破傷風は過去 3 回トキソイドを摂取後，4〜5 年以内に追加摂取を受けている人のみが完全な免疫を維持している．

3 tertiary survey
入院後は見落としやすい損傷を念頭に再診察する．これを tertiary survey という．生命に関わるもので見落としやすいのは，緊張性気胸や心タンポナーデである．意識障害のため訴えがなく見落としやすいのは，腸管損傷による腹膜炎である．頭部外傷に合併する頸髄損傷などを探す．

C. コンサルテーションまたは転送の判断と基本治療

① primary survey で異常が見つかり，蘇生処置を開始した時点で，適切な専門診療科医師（胸部腹部外傷は外科，骨盤骨折は放射線科または整形外科，意識障害は脳外科など）にコンサルテーションする．

② primary survey で non responder の出血性ショックの患者に対して自施設で対応できない時は，secondary survey に入らずに転送する．すなわち CT を撮影せずに，ABCDE アプローチが終わった時点あるいは，C で行き詰まったところで転送する．その場合は，「入れて入れて止める」の原則に従う．気管挿管，できれば輸血，できる限りの止血処置（たとえば骨盤簡易固定，外出血圧迫）を行う．

③ primary survey で ABC は安定しているが切迫する D がわかった場合は，自施設で開頭手術ができなければ，secondary survey に入らずに転送する．頭部 CT を撮影しないで，気管挿管して転送する．

④ secondary survey においても自施設で対応できない異常がわかった時点で，常に転送を考える．

⑤ 外傷診療で優先されるのが，ABCDE．その次には，double I(ischemia & infection) である．虚血予防と感染予防の優先順位は後回しとなる．

⑥ non responder で手術などの根本治療を行った場合は，手術を終了した後にまだ完了していない secondary survey を行う．

多発外傷
multiple trauma

武田宗和　東京女子医科大学講師・救急医学

表1　RTS算出のためのコード表

コード(点数)	GCS	SBP	RR
4	13〜15	90≦	10〜29
3	9〜12	76〜89	30≦
2	6〜8	50〜75	6〜9
1	4〜5	1〜49	1〜5
0	3	0	0

A. 病態と診断方針

1 多発外傷とは

- 一般的に「頭部，胸部，腹部，骨盤・四肢など身体の2か所以上の部位に発生した重度の外傷で，放置すると生命に危険を及ぼし，何らかの緊急処置を必要とするもの」といわれる．他に，「AIS(後述)における重症度3以上の外傷を頭部，顔面・頸部，胸部，腹部，骨盤，脊椎，四肢の7部位のうち2部位以上受けたもの」と定義する場合もある．
- 多発外傷の診療手順はJATECのprimary surveyのABCDEアプローチに則って生理学的異常を評価し，蘇生を行わなければ生命に危険が及ぶ部位から処置を行う．見方を変えれば，「多発外傷」の診断は初期診療が完遂するか，もしくは診療を進めて行く途中でなされるものともいえる．
- ポイントは受傷機転から「多発外傷」の存在を疑うことと，「多発外傷」と診断した時点で治療の優先順位を考慮しながら呼吸・循環を安定させる方略を遂行することである．
- 多発外傷では，外傷の組み合わせが多彩であり，同様の損傷形態でも病態が異なれば治療方針も違ってくるため，あらゆる症例に適応できる標準的な治療法はないと考えてよい．損傷が身体区分の複数部位に存在することで，診断や治療が複数診療科におよび，その上で優先順位を決定しなければならない．
- よって，多発外傷の診療にあたっては効率的に治療を進めるために，専門分化した各科の医師の診断治療を統括できる救急専門医あるいは外傷専門医の存在が不可欠である．

- 後述する重症度評価は急性期治療の終了後になされるもので，治療の優先順位の決定に用いられるものではない．

B. 外傷患者の重症度評価

1 Revised Trauma Score(RTS)

外傷患者の生理学的重症度を表す指標である．病院搬入時の意識レベル(Glasgow Coma Scale：GCS)と収縮期血圧(systolic blood pressure：SBP)と呼吸数(respiratory rate：RR)を0〜4点の5段階のコード(点数)に区分し(表1)，そのコード値に重みづけした係数を乗じた総和として算出される．

RTS＝GCSコード×0.9368＋SBPコード×0.7326＋RRコード×0.2908

RTSは0(最重症)〜7.8648(最軽症)をとる．

RTSにより確定診断前に生理学的指標から患者重症度の評価が可能であるが，最軽症であっても数時間以内に手術を必要とする患者が5％程度存在することから，その選別には不十分であるとの見解もある．

2 Injury Severity Score(ISS)

Abbreviated Injury Scale(AIS)をもとにした多発外傷患者の解剖学的重症度の指標である．AISは交通災害の補償評価の上で重症度を数値化するために作成された．身体の損傷を形態や重症度によって分類したコードである．これまでに何度か改訂されており，現在わが国では1998年に改訂されたAIS 90-update 98の日本語訳が出版され，日本外傷データバンクでも使用されている．

AIS 90では，身体を解剖学的に1.頭部,

表2 AIS 90のコードの意味

例：頸椎棘突起骨折：650218.2
外傷の種類　　　　　　　脊椎骨折
小数点前のコード番号：650218
・6＝身体損傷区分――――脊椎
・5＝解剖学上の構造――――骨格
・02＝解剖学上の部位――――頸椎
・18＝損傷程度――――骨折
小数点以下の数字が重症度を示す
1＝軽症
2＝中等症
3＝重症
4＝重篤
5＝瀕死
6＝救命不能
AIS重症度＝2

表3 ISSにおける身体の6部位

1. 頭頸部	脳，頭蓋骨，頸椎（頸髄），頸部臓器
2. 顔面	口，耳，目，鼻，顔面骨
3. 胸部	肺，心臓，気管，気管支，横隔膜，胸郭，胸椎（胸髄）
4. 腹部と骨盤内臓器	腹腔内臓器，腰椎（腰髄）
5. 骨盤と四肢	頭蓋骨，肋骨，脊椎を除く，四肢・骨盤の骨折，脱臼，捻挫，切断
6. 体表	体表面の裂創，挫創，擦過傷，熱傷（AISの身体部位によらない）

表5 AIS 90でPsを算出するためのTRISS係数

	b_0	b_1	b_2	b_3
鈍的外傷	−0.4499	0.8085	−0.0835	−1.7430
穿通外傷	−2.5355	0.9934	−0.0651	−1.1360

表4 身体区分の対比表

多発外傷：7つの「部位」	AIS：9つの「区分」	ISS：6つの「部位」
1　頭部	1　頭部	1　頭頸部
2　顔面・頸部	2　顔面	2　顔面
3　胸部	3　頸部	3　胸部
4　腹部	4　胸部	4　腹部および骨盤内臓器
5　骨盤	5　腹部および骨盤内臓器	5　四肢および骨盤
6　脊椎	6　脊椎	6　体表
7　四肢	7　上肢	
	8　下肢	
	9　体表およびその他	

2.顔面，3.頸部，4.胸部，5.腹部，6.脊椎，7.上肢，8.下肢，9.その他，の9区分に分類している．AIS 90は小数点前の6桁のコードと小数点以下のコードに分けられ，小数点以下で損傷の重症度を示している（表2）．

一方，ISSは身体を6部位に分け（表3），6部位のAISスコアの中の上位3つの二乗値の合計として算出される．AISの6点が1か所あればISSは75点になる．6点には脳幹の広範囲損傷，肝断裂，第3頸髄以上の頸髄挫傷などがある．ISSが同じでも最大AISが高値で死亡率が高くなる（表4）．

3 Trauma and Injury Severity Score (TRISS)

RTSとISSに年齢因子を加え，生存の可能性を算出する方法である．TRISS法により以下の計算式を用いて予測生存確率（Ps：Probability of survival）が算出される．

$Ps = 1/1 + e^{-b}$

$b = b_0 + b_1 \times RTS + b_2 \times ISS + b_3 \times 年齢スコア$

b_0，b_1，b_2，b_3は係数であり，**表5**に示すように鈍的外傷と鋭的外傷では係数が異なる．年齢スコアは55歳以上で1点，55歳未満では0点とし，15歳未満ではb_3は受傷機転にかかわらず鈍的外傷の係数を用いる．

算出されたPsから，患者が死亡した場合に，その死が「避けられた死（preventable

trauma death：PTD)」であったか否かを客観的に判断する目安になる．
- Ps＞0.5：preventable：通常の当該医療機関で救命可能である群
- 0.25≦Ps≦0.5：potentially preventable：適切な環境下であれば，現在の医療で治療可能もしくは機能回復が可能である群
- Ps＜0.25：non-preventable：①現在の医療では治療不能もしくは機能回復が不能である群．②少なくとも1つの損傷がAISで6点の症例が含まれる症例

Ps＞0.5で死亡した症例を予測外死亡(unexpected trauma death)とし，これがPTDとされた．ただし，Ps値だけによるpreventabilityの判定は慎重にするべきであり，peer reviewで審査される必要がある．

C. ダメージコントロール(DC)

多発外傷におけるDCの概念は，根本治療が完遂不可能と判断された際，生命を維持するために呼吸と循環の安定化を図ることと，続く頭蓋内圧亢進を予防することにある．
各外傷のDCについての詳細は各論に譲る．

1 頭部外傷 二次性脳損傷を最小限にとどめるために，その原因となりうる脳酸素化障害を防止することが極めて重要である．脳酸素化障害の増悪因子には頭蓋内圧亢進，低血圧，低酸素血症，高・低二酸化炭素血症，貧血があり，その回避のため確実な気道確保のうえ酸素化と換気を行い，早期からの循環作動薬や凝固因子を含めた輸血を考慮する．

2 顔面外傷 DCの対象として気道緊急が挙げられる．輪状甲状間膜切開(穿刺)で気道確保後，持続する鼻・口腔からの出血には鼻腔・口腔内ガーゼタンポンによる止血を行う．出血量が多くなると凝固機能異常が出現するため早期に実施する．

3 胸部外傷 緊急室開胸による観血的処置で，呼吸・循環動態の急速な悪化を一時的に食い止める．

4 腹部外傷 deadly triad(「腹部外傷」，613頁を参照)を参考にdamage control surgery (DCS)を行う．

5 骨盤外傷 骨折部位の安定性の保持と止血をDCとする．
① サムスリング®や骨盤シーツラッピングによる簡易外固定
② 骨盤(後腹膜腔)パッキングと動脈性出血に対する経カテーテル動脈塞栓術による止血．一時的な血流遮断の方法として大動脈閉塞バルーンを下行大動脈に留置することもある．その際には，遮断時間に注意しながら他の方法を用いて止血処置を行う．

D. 腹部コンパートメント症候群 (abdominal compartment syndrome：ACS)

① 多発外傷患者では大量輸液，大量輸血，さらにはDCSでガーゼパッキングなどが行われた結果，ACSを合併することがある．
② World Society of Abdominal Compartment Syndrome(WSACS)の定義によると，ACSとは腹腔内臓器の体積の急激な

表6 ACSで生じる臓器障害

1) 尿量＜0.5 mL/kg/時
2) PaO_2/FIO_2＜150
3) ピーク気道内圧＞45 cmH$_2$O
4) cardiac index＜3 L/min/m^2(蘇生後)
5) oxygen delivery index(DO_2I)＜600 mL O$_2$/min/m^2

表7 ACSの原因となりうる病態

原発性(primary)	二次性(secondary)
腹部骨盤領域の障害や疾病によるもの 大量出血を伴う腹部骨盤外傷 腹腔内パッキングを行った手術 イレウス 急性膵炎 腹部大動脈瘤破裂 腹腔内巨大腫瘍性病変	原発性以外の原因 ショックの遷延 大量輸液・輸血 敗血症による腸管・後腹膜腔の浮腫など

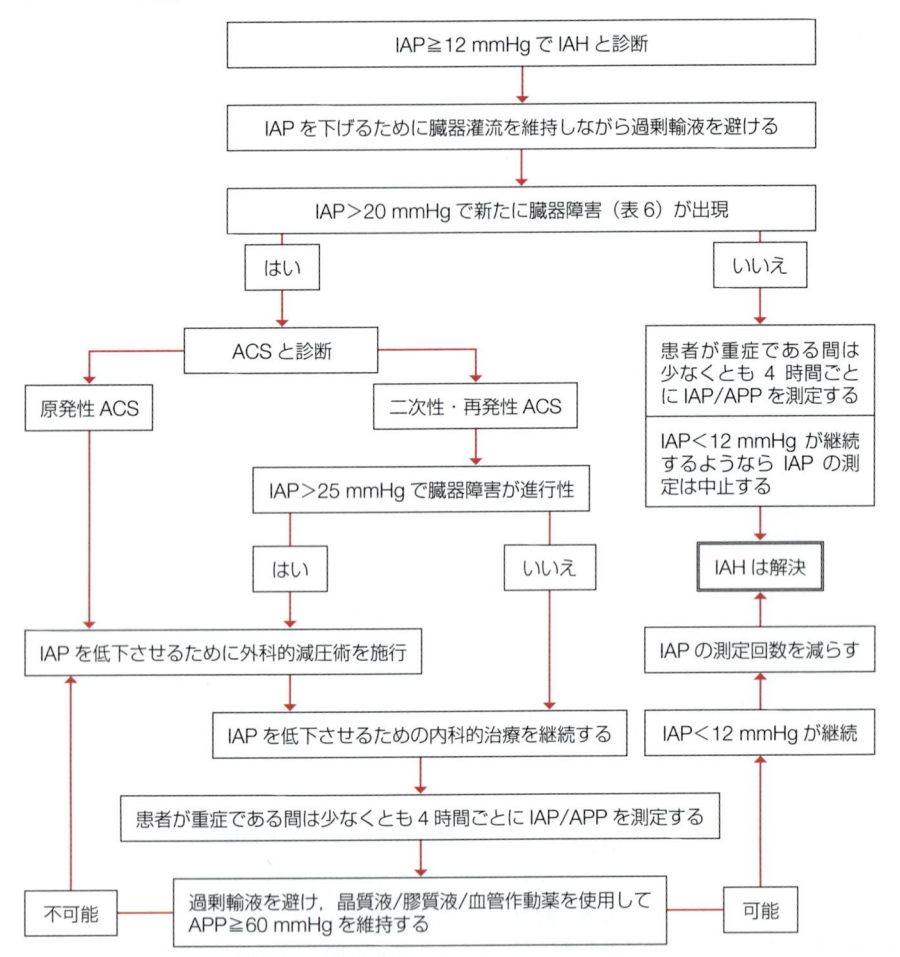

図1 WSACSによるIAH/ACSの治療アルゴリズム

```
IAP≧12 mmHgでIAHと診断
        ↓
IAPを下げるために臓器灌流を維持しながら過剰輸液を避ける
        ↓
IAP>20 mmHgで新たに臓器障害（表6）が出現
   ├─はい              └─いいえ
   ↓                      ↓
ACSと診断            患者が重症である間は少なくとも4時間ごとにIAP/APPを測定する
├原発性ACS              IAP<12 mmHgが継続するようならIAPの測定は中止する
└二次性・再発性ACS          ↓
   ↓                   IAHは解決
IAP>25 mmHgで臓器障害が進行性   ↓
 ├はい        └いいえ      IAPの測定回数を減らす
 ↓             ↓           ↓
IAPを低下させるために  IAPを低下させるための   IAP<12 mmHgが継続
外科的減圧術を施行    内科的治療を継続する
          ↓
患者が重症である間は少なくとも4時間ごとにIAP/APPを測定する
          ↓
過剰輸液を避け，晶質液/膠質液/血管作動薬を使用してAPP≧60 mmHgを維持する
   不可能 ←→ 可能
```

図1 WSACSによるIAH/ACSの治療アルゴリズム
(Cheatham ML, Malbrain ML, Kirkpatrick A, et al；Results from the International Conference of Experts on Intraabdominal Hypertension and Abdominal Compartment Syndrome. II. Recommendations. Intensive Care Med 33：951-962, 2007 より一部筆者改変)

上昇もしくは後腹膜容積の増加に伴い，腹腔内高血圧（intra-abdominal hypertension：IAH）により，腹腔内圧（intra-abdominal pressure：IAP）が20 mmHg以上を持続し，新しい臓器障害（**表6**）が生じる病態とされる．障害される臓器は，呼吸器系，心血管，腎，消化器，中枢神経に及ぶ．これらは開腹などの減圧処置で改善するが，処置が行われなければ致命的となる．ただし，IAPの上昇がみられない患者にもACSが起こることがあり，ACSはIAHに起因する新たな臓器障害をきたしたものと理解して臨床上対応するのが現実的である（**図1**）．**表7**にACSの原因となりうる病態を示した．

③平均動脈圧と腹腔内圧の差で表現される腹

部灌流圧(abdominal perfusion pressure：APP)が腹腔内臓器血流の指標と考えられており，50 mmHg を基準に予後予測因子とされる．

④ACS の対応策として，減張縫合や silo closure, vacuum packing closure などの open abdominal management がある．

高次医療機関への転送基準
transfer criteria of injured patients to trauma centers

松園幸雅　荒尾市民病院・救急科部長兼 ICU 部長

外傷診療における最大の目標は防ぎえた外傷死(preventable trauma death：PTD)の回避である．その目標達成のためにはまず，自施設での外傷診療における対応能力を熟知して診療にあたらなければならない．もし，その限界が明らかであれば，外傷診療に長けた，より高次の医療機関へ転送する必要がある．転送の判断と安全な病院間搬送を成しうる技量を要求される．外傷診療における対応能力は施設によって様々であり，一律に規定することは難しいが，ここではその転送基準の例を挙げ，解説する．

A. 転送基準の例

表 1 に示したアメリカ外科学会外傷委員会(American College of Surgeons Committee on Trauma：ACSCOT)の基準は，迅速な転送を行うためのもので絶対的なものではなく，自施設の対応能力に応じて柔軟に対処するのがよい．

JATEC の primary survey で生命危機を回避(蘇生)できない場合，たとえば，緊張性気胸のドレナージ後，開胸手術が必要なほど air leakage がある場合，循環が安定しない大量血胸や腹腔内出血，骨盤骨折に対して止血術が必要な場合は緊急性が要求され，迅速な判断と行動が求められる．危険を承知で転送することも考えられるが，その明確な基準

表 1　転送を判断する基準(ACSCOT の基準)

中枢神経系	・頭部外傷—穿通性外傷あるいは頭蓋骨陥没骨折 　　　　　—髄液漏を伴うあるいは伴わない開放創 　　　　　—GCS スコア 14 点未満あるいは GCS の悪化 ・脊髄損傷
胸部外傷	・縦隔の開大あるいは大血管損傷を疑わせる徴候 ・主な胸壁の損傷あるいは肺挫傷 ・心損傷(鈍的あるいは穿通性) ・長期の人工呼吸管理を必要とする患者
骨盤/腹部	・不安定型骨盤輪骨折 ・ショックあるいは持続する出血が明らかな骨盤骨折 ・開放骨盤骨折 ・実質臓器損傷
主要四肢損傷	・末梢側の脈が触れない骨折あるいは脱臼 ・開放長管骨骨折 ・挫滅損傷あるいは長引いた末端の虚血
多発外傷	・顔面・胸部・腹部・骨盤損傷を合併した頭部外傷 ・広範囲熱傷あるいは他の外傷を伴った熱傷 ・複数の長管骨骨折 ・2 か所あるいはそれ以上の身体部位の損傷
病的素因	・5 歳未満あるいは 55 歳を超える年齢 ・心疾患・呼吸器疾患あるいは代謝性疾患(糖尿病，肥満) ・妊娠 ・免疫不全
二次性悪化 (遅発性後遺症)	・長期の人工呼吸管理を必要とする ・敗血症 ・単独の臓器機能障害あるいは多臓器機能不全(中枢神経系，心，肺，肝，腎，あるいは凝固系の機能障害) ・広範囲の組織壊死

(American College of Surgeons：Trauma Programs Online Publications, 2002 より引用)

はない．

1 primary survey での判断　JATEC の primary survey で生命危機を回避(蘇生)する場合，つまり生理学的徴候を安定させるために

は，その処置は一刻を争い，失敗すれば救命できない．したがって転送の判断にも，1分1秒も無駄にできない．

以下に挙げる異常に対しては，外科的（侵襲的）処置が必要となる．その処置ができない場合は転送を考慮する．

1 **Airwayの異常** 気道が確保できなければ，致命的ダメージを受ける．外傷診療を行ううえでは外科的気道確保を含め最低限できなければならない．

2 **Breathingの異常** 緊張性気胸に対して胸腔ドレナージを行い，空気の漏れ（air leakage）が続く場合には肺損傷あるいは気管支・気管損傷が考えられ，開胸手術による修復術が必要になる．

3 **Circulationの異常** 循環が安定しない大量血胸の場合には，開胸手術などによる止血術が必要になる．

① 肝・脾・膵などの実質臓器損傷や腸間膜損傷による腹腔内出血では循環が安定せず，開腹術による止血治療が必要となる．

② 不安定型骨盤骨折や骨盤腔内血管損傷を伴う骨盤骨折も同様に循環は安定せず，動脈塞栓術（TAE）などによる止血術が必要になる．

③ 閉塞性（非出血性）ショック：心タンポナーデに対して心嚢穿刺などでショックからの解除を必要とする．緊張性気胸に対して胸腔穿刺および胸腔ドレナージを行う．

4 **Dysfunction of Central Nervous Systemの異常** 急性硬膜外血腫や急性硬膜下血腫などによる占拠性病変に対しては，穿頭術あるいは開頭術による減圧を必要とする．

2 **secondary surveyでの判断** secondary surveyで損傷部位の診断がつき，その損傷に対して根本治療ができない場合，できる限り早急に対応可能な施設への転送が必要とされる．

1 **中枢神経系** 手術適応となるような頭部外傷では，脳外科医がいなければならない．また，手術適応となるような脊髄損傷が認められる場合には脊椎外科の専門医が必要になる．

2 **胸部外傷**

① 胸部外傷では心損傷や大血管損傷を疑わせる徴候が認められ，手術適応となる場合には心臓血管外科医の対応を迫られる．

② 胸壁あるいは肺の損傷で手術適応となる場合には，呼吸器外科医（あるいは胸部外科医）が必要になる．

3 **骨盤，腹部**

① 不安定型骨盤輪骨折が認められる場合には，動脈塞栓術などの止血治療，創外固定術が必要になり，放射線科医・整形外科医あるいは止血術・固定ができる医師が必要となる．

② 腹腔内臓器損傷に対しては，手術適応となれば腹部外科医あるいは消化器外科医の手が必要となる．

4 **主要四肢損傷** 開放骨折や筋・神経損傷を伴っていれば，整形外科医による手術となる．また，血管損傷を合併していれば，血管外科医あるいは形成外科医も必要となる．

5 **多発外傷** 多発外傷の場合にはそれぞれの専門医がいれば理想的であるが，治療の優先順位や緊急性により必ずしも必須とならない場合も考えられる．

6 **病的素因** 小児例は小児科医あるいは小児外科医の存在は心強い．また基礎疾患を有する患者の場合は，術後合併症の管理を考えるとその専門家・集中治療医の手も借りることになる．

7 **二次性悪化（遅発性後遺症）** 人工呼吸管理や敗血症・臓器不全の治療は集中治療となるので，その管理に長けた医師（集中治療医）の存在が必要となる．

いずれの根本治療においても，全身麻酔下で手術治療を行う場合には麻酔科医の存在が不可欠となる．

B．担当医の心得

● 残念ながら外傷患者すべてが，診療に万能とされる三次救命救急センターに搬送さ

れ，診療が行われるとは限らず，診療所や二次医療機関で初期診療の対応を迫られる例もみられる．
- 実際に診療を行う担当医は自身の能力を理解し，自施設の診療能力とその限界を把握しておく必要がある．
- また，効率的な転送を行うために，あらかじめ転送先となる高次医療機関と情報を交換し，必要な処置や検査内容についても打ち合わせを行って，病院間の連携を密にしておくと円滑な転送となる．

2 各論

頭部外傷
head trauma

弦切純也　東京医科大学病院・脳神経外科

A. 病態

- 非高齢者(65歳未満)の頭部外傷は，交通事故や労災事故などの高エネルギー事故が受傷転機となることが多く，頭蓋内損傷の病態ではびまん性脳損傷が多い．
- 高齢者の頭部外傷は，歩行中の交通事故や屋内外での転倒・転落などの日常生活で生じる比較的軽微な受傷機転が多く，急性硬膜下血腫，脳挫傷，脳内血腫といった局所性損傷の割合が高い．
- 50歳以上の急性硬膜下血腫，挫傷性浮腫，脳内血腫では talk and deteriorate をきたすことがあり，deteriorate 時の Glasgow Coma Scale(GCS)は転帰と相関する．
- 受傷後の低酸素，低血圧などは二次性脳損傷に大きな影響を与える．
- 高齢者頭部外傷における高次機能障害の改善は若年者よりも遅い．
- 重症頭部外傷の死亡率は年齢とともに上昇し，70歳以上の重症頭部外傷は手術の有無にかかわらず転帰不良である．

B. 初期診療と重症度判断

1 primary survey と蘇生

①頭部単独外傷の可能性が高いと思われても，治療を要する他部位損傷が否定されるまでは外傷初期診療ガイドライン(Japan Advanced Trauma Evaluation and Care：JATEC)に従う．表1に頭部外傷合併多発外傷における呼吸・循環管理目標を示す．

表1　初期診療における呼吸・循環の管理目標

A. 呼吸管理目標
 a) 動脈血酸素飽和度(SaO_2)＞95％
 b) 動脈血酸素分圧(PaO_2)＞80 Torr
 c) 動脈血炭酸ガス分圧($PaCO_2$)または呼気終末時炭酸ガス分圧($PetCO_2$)
   ・頭蓋内圧亢進時 30〜35 Torr
   ・頭蓋内圧正常時 35〜45 Torr
   ・手術による減圧を準備する間など，一時的に $PaCO_2$ を 30 Torr 以下にすることもある．

B. 循環管理目標
 a) 収縮期血圧＞120 mmHg
 b) 平均血圧＞90 mmHg
 c) 脳灌流圧＞60〜70 mmHg(頭蓋内圧を測定している場合)
 d) ヘモグロビン値＞10 g/dL

＊予防的，盲目的な長期にわたる過換気療法は原則避ける．

②GCS スコア8点以下，あるいは GCS スコアの最良運動反応が5点以下であれば，気管挿管を行う．その際は鎮静薬と筋弛緩薬を用いる．不十分な鎮静は施行時に頭蓋内圧亢進を招くので注意する．
③気道，呼吸，循環の安定化の後，GCS，瞳孔所見，片麻痺を中心に神経症状を診察する．
④脱衣と体温管理を行う．

2 secondary survey

①primary survey の神経症状で，GCS スコア8点以下あるいは GCS スコアで2点以上の急速な悪化，瞳孔不同，片麻痺を認めた場合は脳ヘルニア徴候を考慮し，secondary survey で直ちに頭部 CT を撮影する．
②頭部外傷の secondary survey における身体所見の観察では，以下の検索を行うことが望ましい．
①頭髪内に隠れた創傷や陥没骨折
②頭蓋底骨折による眼鏡状出血(パンダの目

やBattle's sign
③眼損傷および眼窩損傷
④外耳道,口鼻腔からの出血や髄液鼻漏,髄液耳漏

2 頭蓋底骨折が疑われた場合,胃管は口から挿入し留置する.髄液漏を認める場合は,鼻栓や耳栓はせずにガーゼを当てる程度に留める.また,上半身を約45°挙上し安静を促す.予防的抗菌薬投与に関しては一定の見解が得られていないが,明らかな汚染がある場合は投与すべきである.

3 血液検査 近年増加傾向にある高齢者の頭部外傷では,抗凝固薬や抗血小板薬を内服している患者が少なくない.ワルファリンカリウム(ワーファリン®)服用者は,血液検査でprothrombin time-international normalized ratio(PT-INR)をチェックする.PT-INR≧2では脳出血出現率が有意に高いことが報告されており,ビタミンKによる拮抗を考慮する.

4 画像評価

1 頭部X線
①頭蓋骨骨折の評価に適しており,一般的には正面,側面,タウン(Towne)法の3方向を撮影する.
②顔面外傷を含む場合は,ウォーターズ(Waters)法などを追加する.
③開頭術を必要とする頭部外傷では骨折線が開頭範囲の選択要素となるため,脳外科医に依頼する際には骨折線の評価を行うことが望ましい.
④近年では,3次元CT画像でも骨折の評価が可能である.

2 頭部CT 頭部CTは単独頭部外傷だけでなく,多発外傷における治療の優先順位の判断や,重症度および予後判定の評価に極めて有用である.
①頭部外傷は単純CTで評価し,骨折・頭蓋内損傷の有無や,脳浮腫,正中構造偏位などを読影する.受傷側の損傷(coup injury)だけでなく,対側にも損傷がある場合がある(反衝損傷:contra-coup injury).開放性損傷や頭蓋底骨折などを伴う場合は頭蓋内に空気が侵入している場合があり,これを気脳症という.単純CTで十分読影できるが,CTのwindow幅を調整して空気を確認することも可能である.
②外傷性脳血管損傷が疑われる場合には,3D-CTアンギオグラフィも考慮される.経過観察の際はrepeat CTにより血腫や新たな出血,脳浮腫などの再評価を行う.
③わが国ではGCSスコア13~15点の軽症頭部外傷に対する明確なCT基準はなく,診療医の裁量によるところが大きい.一般的に「検査を迷うような外傷であれば躊躇せず行う」ことが安全と考えられ,実際にルーチンのCTを推奨する報告も多い.欧米で用いられているCT基準を表2に示す.

3 頭部MRI
①脳挫傷や脳浮腫などの脳実質性病変や,びまん性脳損傷,CTでは,骨によるアーチファクトにより描出しにくい頭蓋底病変の診断に有用である.
②MRIグラディエントエコー T_2^* 強調画像では微小出血(microbleeds)の診断も行うことができる.
③呼吸,循環管理を継続して行い,かつ超急性期の緊急検査としてMRI検査を実施できる施設には限りがあり,一般的にはCTによる評価でよい.

5 頭蓋内圧管理 初期診療から頭蓋内圧(intracranial pressure:ICP)の管理が重要である.GCSスコア8点以下,収縮期血圧<90 mmHg,CTで正中偏位や脳槽消失が認められる場合は,ICPモニタリングを行う必要がある.以下に,ICP上昇時の主な治療法を記す.
①頭部挙上:15~30°の頭部挙上の有効性が報告されている.30°以上は脳灌流圧が低下し逆効果となる.
②高浸透圧利尿薬:反復投与が効果的である.投与数時間後のリバウンド現象(脳浮

表2 頭部外傷のCT基準

1. Canadian CT Head Rule（意識障害，健忘，失見当識を伴うGCS 13〜15の頭部外傷）
■ High risk
①受傷2時間後のGCSスコア≤14
②開放あるいは陥没骨折
③頭蓋底骨折の徴候（鼓膜内血腫，パンダの目，Battle's sign，髄液鼻漏，髄液耳漏）
④2回以上の嘔吐
⑤65歳以上
■ Medium risk
①30分以上の逆行性健忘
②危険な受傷機転（歩行者対車の歩行者，車外放出，1mもしくは階段5段以上からの転落）

2. Natinal Institute for Health and Clinical Excellence（NICE）ガイドライン（直ちにCTを行うべきhigh risk症例）
■意識消失や健忘のエピソードがない症例
①GCSスコア≤12
②受傷2時間後のGCSスコアが13または14
③開放あるいは陥没骨折
④頭蓋底骨折の徴候（鼓膜内血腫，パンダの目，Battle's sign，髄液鼻漏，髄液耳漏）
⑤てんかん発作
⑥局所脳症状
⑦嘔吐
⑧30分以上の逆行性健忘
■意識消失や健忘のエピソードがある症例
①65歳以上
②凝固異常
③危険な受傷機転（歩行者対車の歩行者，車外放出，1mもしくは階段5段以上からの転落）

腫によるICP増悪）に注意する．
③鎮静・筋弛緩：ジアゼパム（セルシン®，ホリゾン®），ミダゾラム（ドルミカム®），プロポフォール（ディプリバン®）などは脳保護作用効果を有する．
④過換気療法：近年は有効性が疑問視されているが，鎮静や筋弛緩，高浸透圧利尿薬でもコントロール困難例に行う場合がある．
⑤バルビツレート療法：鎮静薬としても有用で，循環が安定しているICPコントロール困難例に用いる．呼吸・循環抑制，低カリウム血症に注意する．
　なお，重症頭部外傷におけるステロイドおよび脳低体温療法の有効性については，現在のところ証明されていない．

C. コンサルテーションと根本治療

1 脳外科医へのコンサルテーション

①CTで頭蓋内損傷が疑われた症例は入院が原則である．表3に示す頭部CTによる重症化予測因子に一つでも当てはまるようなhigh risk症例では，意識レベル，理学的所見，および画像・血液検査所見を揃えて脳外科医に依頼する．

②画像所見の程度に限らず，入院後に意識レベルの悪化，持続する錯乱症状，巣症状の進行，てんかん発作の出現，あるいは髄液漏などを認める場合も脳外科医に依頼し，治療法を検討すべきである．

③前述の通りICPモニタリングが必要と判断した場合は，速やかに脳外科医に依頼．

④一過性意識消失や健忘を認めた症例では，受傷時のCTで占拠性頭蓋内損傷を認めない場合でも入院させ，一晩は経過観察を行い，翌朝までにCTで再評価することが望ましい〔National Institute for Health and Clinical Excellence（NICE）ガイドライン〕．

⑤CTで占拠性頭蓋内損傷がないにもかかわらず，受傷直後より意識障害が続いている頭部外傷はびまん性脳損傷が疑われる．びまん性脳損傷は保存的療法が原則で，入院後は早い時期にMRIによる評価を行う．脳震盪はびまん性脳損傷の最も軽症なもので，意識が回復した後は神経学的異常を残さないため短期間で退院が可能である．

⑥意識清明で明らかな神経学的異常がなく，重症化予測因子（表3）のいずれにも当てはまらない症例で，かつ入院治療を必要とする他部位損傷や虐待が否定できれば，受傷後の注意を明示した上で帰宅させてもよい．

⑦身体所見あるいは画像所見で頭蓋骨陥没骨折が認められる症例は手術が必要な場合がある．特に，開放性頭蓋骨骨折や静脈洞

表3 CTで器質的頭蓋内損傷を疑う症例の重症化予測因子

A. 来院時の意識障害や失見当識，健忘，GCSスコア14以下，あるいはその他の神経学的異常所見の存在
B. 上記所見がなくても下記のいずれかに該当するもの
　①受傷後の意識消失や健忘，失見当識のエピソードの存在
　②頻回の嘔吐や頭痛の存在
　③てんかん発作があった場合
　④陥没骨折や頭蓋底骨折を疑わせる場合
　⑤頭蓋単純撮影で骨折が疑われる場合
　⑥外傷機転が重症を疑わせる場合（交通外傷や高所墜落など）
　⑦高齢者の場合
　⑧ワルファリンカリウムなどの抗凝固薬や抗血小板薬の常用による凝固能異常が疑われる場合
　⑨V-Pシャントなどの脳神経外科的手術の既往の存在

硬膜損傷が疑われる場合は，可及的速やかに手術を行う必要があり，脳外科医に依頼する．陥没や頭蓋内損傷が認められない場合は保存的に経過観察してよい．

⑧穿通外傷では，刃物，ガラス片，日常生活用品あるいは銃弾が経頭蓋的，経眼窩的，経鼻的，経頭蓋底的などの刺入経路から頭蓋内に侵入する．肉眼的確認には限界があり，画像検査は必須である．突き刺さった異物が頭蓋内に侵入している場合は，可及的速やかに手術を行う必要があり脳外科医に依頼する．突き刺さった異物を手術室に入る前に除去することは禁忌であり，専門医が診察する前に異物を除去してはならない．

2 治療的介入 ここでは速やかに手術を要する症例の手術適応・術式とポイントを記す．

1 外科手術

①急性硬膜外血腫：血腫の厚さ1〜2cm以上，または血腫量が20〜30 mL以上や合併血腫の存在時には，開頭血腫除去術を行う．意識障害を認める症例は手術適応ありと考える．急性硬膜外血腫は意識清明期が特徴とされているが，この期間が短時間で症状が急激に進行する場合は緊急性が高い．

②急性硬膜下血腫：血腫の厚さが1cm以上，mass effectが明らかで血腫による神経症状を認める症例，神経症状が急速に進行する症例に対して大開頭による血腫除去を行う．後述にあるHITTや内・外減圧術も考慮される場合がある．

③脳内血腫・脳挫傷：CTで血腫の直径が3cm以上，広範囲の挫傷性浮腫，脳底槽・中脳周囲槽の消失のいずれかを認めた場合，神経症状の悪化，ICPコントロール不良の場合に開頭血腫除去術を行う．後述にある外・内減圧術，髄液ドレナージについても考慮する．

④頭蓋骨陥没骨折：閉鎖性では1cm以上の陥没や高度脳挫傷を合併している場合，陥没骨片が静脈洞を圧迫し静脈灌流障害をきたしている場合は陥没骨片挙上術あるいは開頭整復術を行う．開放性では，前述の他，汚染創の存在や硬膜損傷に伴う脳脱出や髄液漏出の存在が認められる場合には，速やかにデブリドマン，硬膜閉鎖，汚染骨除去を行う．開放性の場合は二期的に頭蓋形成術を行うことも考慮する．

⑤穿通外傷：前述の通り．

2 Hematoma irrigation with trephination therapy (HITT) 急性硬膜下血腫に対する大開頭術は，術後に骨縁での静脈灌流障害による脳浮腫の悪化や遅発性出血，対側血腫の発生などの問題が生じる場合がある．そのため，局所麻酔下に穿頭し，小開頭で可及的速やかに血腫を除去し減圧を試みる場合があり，この手術をHITTという．有効性について一定の見解を得ていないが，重症頭部外傷例では初療から手術室入室までの，いわゆる「つなぎ」として行われる場合もある．

3 外減圧，内減圧，髄液ドレナージ

①開頭血腫除去術後に脳浮腫による二次性脳損傷を予防する目的で，硬膜形成や拡大骨

形成術を追加した減圧開頭術が行われ，これを外減圧術という．CT で占拠性病変がないにもかかわらず受傷直後より意識障害が続いているようなびまん性脳損傷では，外減圧術が有用とする報告がる．
② ICP コントロール不良，意識レベル低下や神経学的所見の悪化がある場合は，二次性脳損傷を防止する目的で脳挫傷切除術を行う場合があり，これを内減圧術という．髄液ドレナージは ICP 亢進時の治療およびモニタリングとして有用である．

D．入院 3 日間のポイント

- 軽症頭部外傷の患者が入院した際は，受傷後 24 時間は極力安静とする．頭痛，血腫に伴う ICP 上昇により悪心・嘔吐を認める場合や，意識障害がある場合は誤嚥などの合併症を考慮し，経口摂取は控え輸液管理を行う．
- 受傷 1 週間以内に生じるてんかんを早期てんかん (early epilepsy) といい，脳損傷を悪化させ神経学的予後にも影響を及ぼす．そのため，器質的頭蓋内損傷が認められる症例，てんかん発作の存在，若年症例では受傷 24 時間以内に抗てんかん薬の投与を開始する．
- 初療時に手術適応のない頭部外傷であっても，入院経過中に意識レベルや神経症状が悪化し，緊急手術の適応となる場合がある．
① 急性硬膜外血腫では意識清明期を認め，その 8 割は受傷後 12 時間以内に意識障害が悪化すると報告されている．
② 50 歳以上の急性硬膜下血腫，挫傷性浮腫，脳内血腫などは talk and deteriorate をきたすことが多く，急性硬膜下血腫の 8 割は受傷後 3 時間以内に deteriorate を認めると報告されている．そのため，少なくとも受傷後 24 時間の経時的観察と CT による再評価が必要である．
③ repeat CT の時間帯に関しては脳外科医の経験によるところが大きいが，おおむね受傷 3〜6 時間後に行う．急性硬膜外血腫については，重症頭部外傷治療・管理のガイドラインでは受傷 6 時間後の CT が重要としている．しかし，これに限らず明らかな意識障害や神経症状の悪化が認められる場合は，その時点で CT を考慮すべきである．1 回目の repeat CT で著しい出血の増大を認めない場合は，24 時間後，72 時間後の順で CT による再評価を行うことが望ましい．
④ ICP 亢進は神経学的増悪因子であり，モニタリングを行っている場合は ICP を 20 mmHg 以下に維持することが望ましい．一般的に ICP が 20 mmHg 以上を異常とし，25 mmHg では積極的な治療が必要とされる．

顔面外傷
facial injuries

武山直志　藤田保健衛生大学教授・救命救急医学

A．病態

- 最も外傷を受けやすい部位の 1 つである．
- 血流が豊富で出血量が多く出血性ショックの原因となる．
- 気道閉塞を生じることがある．
- 気道確保が困難なことがある．
- 頭蓋内，頸部など顔面以外の損傷を合併しやすい．
- 神経，耳下腺管，涙道，眼球，眼瞼などの顔面重要組織の損傷を合併しやすい．
- 髄膜炎，副鼻腔炎を合併しやすい．
- 機能的・審美的後遺症を残しやすい．

B．初期診療(重症度判断)

1 初療室で
1 primary survey
① 救急隊からの依頼内容で difficult airway (気道確保困難) が疑われる場合はあらかじ

め気管支鏡，外科的気道確保（後述）の準備を整えておく．顔面外傷の派手さに惑わされずに primary survey を的確に行う．同時に20Gより太い留置針で血管確保を行い，採血も行う．

②気道閉塞が疑われる際には，まず確実な気道確保を行う．呼吸状態を悪化させる原因としては，気道への血液・分泌物貯留，歯牙の脱落，中枢神経障害による舌根沈下，上・下顎骨骨折による軟組織の転位・支持力低下による舌根沈下，口腔内・上気道の血腫・浮腫，胸部外傷の合併，気管・気管支損傷などがあり，原因に応じた適切な処置を行う．

③最も簡便な方法はヤンカーのような太いサクションチューブを用いて血液，吐物を吸引，除去する．次いで頸椎損傷の可能性を考慮して頭部後屈は行わずに下顎挙上もしくは下顎引き上げを試みる．用手的気道確保では不十分な場合には，気管挿管，または外科的気道確保を躊躇せずに行う．

④顔面外傷の程度によりマスクによる用手換気が可能か否か，2横指以上の開口が可能か否か，頸椎損傷の可能性が高いか否かを確認してから，筋弛緩薬，鎮静薬を投与すべきである．

⑤気管支鏡を用いた挿管は，出血による視野不良，体動のため不成功に終わることが多い．経口・経鼻気管挿管が不成功もしくは禁忌の場合には外科的気道確保に踏み切る．

2 外科的気道確保

①輪状甲状間膜穿刺・切開：あらかじめトラヘルパー®，ミニトラック®などの使用法に習熟しておく．市販のキットがない場合には輪状甲状間膜切開を行い内径5〜7mm程度のカフ付き気管挿管チューブまたは気管切開チューブを挿入する．頸部の腫脹によりオリエンテーションを見誤る場合があるので注意する．また体動が激しい場合には介助者による十分な抑制が必要である．

②気管切開：多発顔面骨骨折などで手術の必要性が確実視されており，かつ気道確保のための時間に比較的余裕のある場合は，初療室において準緊急で気管切開を行ってもよい．

3 止血

①圧迫可能部位の出血は圧迫止血を試みる．しかしながら口腔・鼻腔からの出血は止血困難な場合が少なくない．盲目的な止血鉗子の使用や結紮は神経・重要器官を損傷することがあるため避ける．止血目的で絹糸を用いて大きく縫合することは禁忌である．

②鼻出血に対するベロックタンポンを用いた止血は時に有効であるが，経鼻胃管の挿入と同様に，頭蓋底骨折の合併が否定できない場合はその適応を慎重にする．

③出血量の把握が時に困難であるため，経時的な血液検査，バイタルサインの変動を参考にする．

4 損傷の評価

①顔面局所における損傷の程度，範囲を評価する．損傷が深い場合には眼球，眼瞼，涙管，耳下腺，耳下腺管，顔面神経，動眼神経，三叉神経損傷を念頭において知覚鈍麻，表情筋麻痺，眉毛挙上，前額部皮膚線消失，唾液の流出，複視，眼球運動制限，視力障害，眼瞼下垂，眼球陥没，眼球突出，流涙などの有無を確認する．

②損傷が疑わしい場合には，眼科，耳鼻咽喉科をはじめとした関連各科にコンサルテーションする．

③特に注意が必要な部位として下眼瞼内角部の涙管，頬部では顔面神経と上口唇と耳朶を結ぶライン中央1/3に耳下腺管，側頭部では耳朶1cm前方と眉毛外側1cmを結んだ線上に顔面神経側頭枝，眼窩下縁正中に三叉神経第2枝，オトガイ部には三叉神経第3枝の出口がある．図1に重要な顔面軟部組織を示す．開口障害，咬合不全は上顎骨，下顎骨骨折を，髄液鼻漏，髄液耳漏は頭蓋底骨折を，周辺に損傷がないにもかかわらず眼窩周囲に血腫を認める black

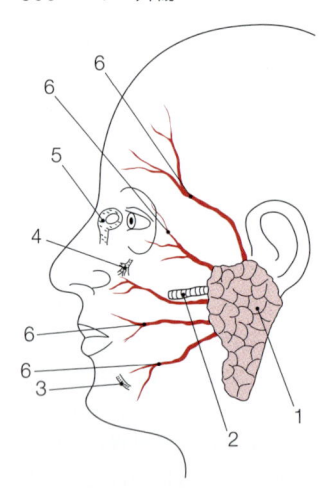

図1 顔面軟部組織
1：耳下腺　2：耳下腺管　3：オトガイ神経
4：眼窩下神経　5：涙管　6：顔面神経

eye は前頭蓋窩骨折を，眼球上転障害は眼窩底骨折を示唆する所見となる．
④脱落歯牙は付着組織の温存を心がけ，生食液内で保存し再植に備える．離断皮膚片は生食ガーゼで被覆し，ビニール袋に入れ冷却保存する．
⑤開放創の処置は速やかに一次閉鎖するのを基本とするが，整容的な観点から専門医に委ねる．

2 画像検査　損傷部位に応じた適切な撮影法を選択する．ただし損傷の激しい場合は，無理な姿勢を強いる単純 X 線撮影は控える．

1 単純 X 線撮影
①頭部正面：上下顎骨骨折
②Waters 法：上顎骨・下顎骨・頬骨・眼窩壁骨折
③鼻骨軟部撮影：鼻骨骨折
④頬骨軸位：頬骨骨折
⑤視束管撮影：視束管骨折
⑥Stenvers 法：錐体部骨折

2 CT 撮影　仰臥位で撮影可能なうえに，顔面骨骨折，軟部組織損傷，副鼻腔出血，眼球位置異常，気脳症をはじめ多くの情報が比較的短時間で得られるためその診断的価値は高い．
①通常は頭部 CT 撮影後に顔面 CT をスライス幅 1 mm 前後で撮影する．最近の CT はマルチスライス化しており，水平断に加えて矢状断，冠状断，3 次元構築を行うことが可能になり損傷部位の細部にわたる診断能力が格段に向上している．
②眼窩内に空気を認めるなど眼窩壁骨折を疑った場合には，冠状断は必須である．
③上顎洞，前頭洞，篩骨洞，蝶形骨洞内に血液貯留を認めた場合は，骨折の有無を注意深く観察する．

3 パノラマ撮影　歯槽骨・顎関節部・下顎骨骨折

3 血液学的検査　緊急検査として動脈血ガス分析，Hb，Ht は呼吸障害，出血量を判断する際に必要である．必要に応じて繰り返して行う．

C．コンサルテーションと根本治療

1 専門家へのコンサルテーションが必要なケース
①眼球損傷，眼球運動障害，視束管骨折を疑う場合，また眼瞼腫脹のため眼球の診察が不能な場合も眼科医にコンサルテーションすべきである．
②眼瞼内眼角部に損傷があり流涙を認め涙管損傷を疑う場合は，眼科医にコンサルテーションする．
③耳介前方から下顎後窩の頬部に損傷があり，耳下腺，耳下腺管，顔面神経の損傷を疑う場合は耳鼻咽喉科にコンサルテーションする．
④口唇，口角，耳介，鼻，眼瞼を含む創部は，関連各科にコンサルテーションする．
⑤歯牙損傷，歯槽骨骨折がある場合は，口腔外科にコンサルテーションする．
⑥顔面骨骨折を認める場合は，早い時期から専門各科に連絡をとり治療を進める．

2 専門家へのコンサルテーションが不要なケース

① 開口障害，咬合不全，眼球運動障害など顔面骨骨折を疑わせる症状がなく，画像でも副鼻腔内出血，骨折を認めない場合．
② 軟部組織損傷の程度も軽く縫合処置を必要としない場合．
③ 意識も清明で，鼻出血などの出血も軽く，頭部CT上も異常を認めない場合．

1 治療的介入

1 開放創処置

① 整容的な観点から処置は専門医の指示のもと行うのが望ましい．創部に異物が混入したまま縫合すると，感染，疼痛，色素沈着の原因になるので，あらかじめ十分な洗浄が必要である．
② 顔面開放創に対する処置のポイントとして
・組織のデブリドマンは最小限に止め，可能な限り組織を温存する．
・眼瞼，耳介，鼻などの皮膚の薄い部位は真皮縫合を行わない．
・顔面神経，三叉神経，耳下腺管，涙管損傷は専門医に委ねる．

2 手術的治療

① 顔面骨骨折の手術目的は機能障害の改善と整容である．手術時期は緊急度の観点からみて遅めになる場合があるが，受傷後1週間前後に行うのが望ましい．手術の遅延は骨切りなどの新たな処置が加わることがあるため，適正な整復を困難にする．
② 逆に受傷後1週間以内は軟部組織腫脹が強く，手術が困難な場合が少なくない．
③ 眼窩吹き抜け骨折で外眼筋の高度なentrapmentがある場合は，緊急手術が考慮される．このタイプは骨の弾力性に富む小児に生じやすいので，初療において注意を要する．
④ 画像検査および視機能検査から視束管骨折と診断された場合も，緊急に視束管開放術が必要となる．手術適応，手術時期は関連各科と密に連絡をとり，決定する．

3 感染症予防：破傷風予防，早期の抗菌薬投与を行う．

D. 入院3日間のポイント

経口摂取不能，顔面骨・頭蓋底骨折の可能性，眼球・耳下腺・涙管・神経・筋損傷の可能性，広範囲にわたる軟部組織損傷，中等量以上の出血，多臓器の合併損傷を認めた場合は入院させる．外来で輪状甲状間膜穿刺・切開を行った場合は可及的早期に気管切開に切り替える．顔面以外の合併損傷の程度を早急に評価し治療の優先順位などの治療計画をたてる．

● 中等量以上の出血があった場合もしくは出血が持続している場合はバイタルサイン，時間尿量，Hb値の推移を監視し，必要に応じて輸血を行う．
● 頭蓋内疾患の合併を疑う場合は意識レベルを頻回にチェックし，受傷後6時間をめどに頭部CTの再検を行う．
● 頭蓋底骨折を疑う場合は頭部を軽度挙上する．頭部を水平以下に下げることは頭蓋内への逆行性感染を助長するので禁忌である．また頭をあまり挙げすぎると気脳症が増悪する．
● 眼窩壁骨折がある場合には，受傷後1か月間は眼窩内気腫を防ぐために鼻をかむことを禁じる．感染予防のために抗菌薬を投与すると共に，白血球数・CRP・プロカルシトニン値の推移を参考にする．
● 口腔内に損傷がある場合は，口腔内清浄化にも注意を払う．外傷による血管損傷が原因で内頸動脈仮性動脈瘤が形成された場合は時に，副鼻腔内に穿破して大量鼻出血をきたす．また海綿静脈洞に穿破した場合は内頸静脈海綿静脈洞瘻を形成し，眼窩周囲の血管雑音，眼球突出，結膜充血などの特異な症状を呈する．およそ3割は受傷後24時間以内に発症するが，時に数か月経過後に遅発性に発症する場合もあるので注意を要する．
● 多発顔面骨骨折の整復手術では口腔内処

置，顎間固定が必要となるため，通常の経口気管挿管では手術が行えない．経鼻気管挿管もしくは気管切開が必要となるため，手術中の気道確保法に関してあらかじめ術者，麻酔科医と相談し本人，家族の了承をとる．
- 整復を要しない骨折，軽度の軟部組織損傷で経口摂取可能で他臓器の合併損傷が否定された場合は，後日の外来通院を予約のうえ退院させてよい．

胸部外傷
chest injury

加地正人　東京医科歯科大学附属病院・救命救急センター副センター長

A. 胸部外傷の病態とポイント

- 胸部には vital organ である肺・心・大血管が存在するために，短時間で致命的となることがある．
- 胸部外傷は，気道の異常（A），呼吸の異常（B），循環の異常（C），中枢神経の異常（D）のいずれも起こりうる．
- 致命的となりうる重篤な病態は，低酸素血症，閉塞性ショック，出血性ショック，まれに鈍的心損傷からの心原性ショックである．
- 胸部外傷の約 80% は，疼痛制御や胸腔ドレナージ，気管挿管を含めた呼吸管理によって治療できる．15% が待機的開胸術を要し，5% が緊急開胸術を必要とする．
- 初期診療は，JATEC ガイドラインにのっとり，まず生理学的徴候に視点を置いた primary survey（PS）と蘇生を行い，生理学的な安定が得られれば secondary survey（SS）で解剖学的な観点から治療の必要な損傷を検索する．
- primary survey において，生命危機に直結する短時間で致命的となりうる胸部外傷は，①気道閉塞，②緊張性気胸，③開放性気胸，④フレイルチェスト，⑤大量血胸，⑥心タンポナーデなどである．
- secondary survey において，見逃すと生命を脅かしうる胸部外傷は，①気胸，②血胸，③肺挫傷，④気管・気管支損傷，⑤鈍的心損傷，⑥大動脈損傷，⑦横隔膜損傷，⑧食道損傷，などである．

B. 初期診療

初期診療は，PS によって身体所見と FAST（focused assessment with sonography for trauma），胸部 X 線写真より診断すべき損傷を検索し，同時に蘇生処置を行う．PS と蘇生処置でバイタルサインの安定が得られれば SS を施行し，各種検査を利用した損傷検索を行う．詳細は「JATEC 概説」（592 頁）を参照．

1 胸部外傷で留意するポイント

①臓器損傷メカニズムは，直接外力，内圧の急上昇，急減速による慣性からの剪断力（例：大動脈損傷，気管損傷）に大別される．

②緊張性気胸や心タンポナーデにおける閉塞性ショックは，緊急の病態であり，ともに迅速な減圧（胸腔穿刺・胸腔ドレナージ，心嚢穿刺・心嚢ドレナージ・心囊開窓術）が必要となる．緊張性気胸の診断は身体所見より行い，心タンポナーデは身体所見に加え FAST による心嚢液の貯留が信頼性が高い．気道の異常や呼吸の異常のための気管挿管において，喉頭展開時の吸気増悪や陽圧換気による胸腔内圧の上昇は，容易に徐脈から心停止へと進行する．そのために，気管挿管時には閉塞性ショックの予測や認知，事前の減圧処置，発症後の即時的対応が必要である．頻脈から脈拍数が減少しだせば，すぐに徐脈から心停止が迫っているために即座の減圧が必要である．

③冠動脈空気塞栓は，肺損傷などから流出した空気が破綻した毛細血管へ流入し，肺静脈から左心系を経由し冠動脈へ空気が運ばれ，即座に心室細動，PEA，心停止に陥

る．いったん発症すれば胸腔内減圧や通常の蘇生には反応困難で，外傷診療時には絶望的な病態である．前記の閉塞性ショック時の注意点と同じく，胸腔内の陽圧回避のために，早期の胸腔ドレナージによる減圧が重要である．

④肺損傷に起因する気道出血は，初期診療時にきわめて短時間で致命的な低酸素血症を生じうる緊急の病態である．初期の胸部X線写真では過小評価しやすいことを念頭に置く．持続する気道出血を認めたら健常な肺への血液流れ込み防止と止血の緊急対応が必要であり，あらかじめ早期の気管支ブロッカーの留置や健側肺への片肺挿管などを行う．出血制御困難例では直ちに開胸術（損傷部位の遮断・切除や肺門遮断・葉切除）に踏み切る．循環動態を脅かす低酸素血症ではECMO（体外膜型人工肺，extracorporeal membrane oxygenation）の導入が必要となる．

⑤胸部への穿通性外傷（刺創，銃創など）では，胸腔内への損傷が確実であれば（必要に応じ局所麻酔下で），緊張性気胸や冠動脈空気塞栓の予防の観点から胸腔内の減圧を迅速に行う．損傷部位と別の部位より胸腔ドレーンを留置し，創部は縫合閉鎖する．銃創の場合は創の感染予防の観点からデブリドマンや delayed primary closure も考慮する．背面の穿通性外傷は発見が遅れがちになるために早期の背面観察も怠ってはならない．バイタルサインと血液の排液量や気瘻の程度を経時的に観察し，手術適応を判断する．

⑥縦隔に及ぶ穿通性外傷では，造影CT検査や水溶性造影剤（ガストログラフィン®）による食道造影や内視鏡検査を行い，厳重な経時観察をもって否定する．最大呼気時に横隔膜の円蓋部は乳頭の高さに達することや，刺入の距離，弾道を考慮し，横隔膜を経由した腹腔内臓器損傷にも配慮する．

C．コンサルテーション

1 外科医へのコンサルテーションのタイミングは，大きく分けて三期ある．①搬入前の情報から蘇生開胸術（緊急室開胸術）の必要性が予想されるもの，②初期診療時に緊急開胸術の適応と判断されるもの，③初期診療後に待機的手術が必要と考えられるもの，である．

2 最初に，現場からの初期情報による判断因子としては，胸部への強いエネルギーが加わったと考えられる場合に，呼吸の異常，循環の異常，意識レベルの異常，経皮的酸素飽和度の低下，頸静脈怒張などの閉塞性ショックの徴候があげられる．とりわけ，酸素化の障害や血圧の低下は迅速な対応を要する．蘇生開胸術の多くは大量血胸が原因となる．

3 初期診療中における外科医のコールは，大量血胸，心タンポナーデ，気道出血や閉塞性ショックを起こしている横隔膜損傷に合併した横隔膜ヘルニア，活動性出血のある大動脈損傷，増大傾向を示す縦隔血腫，呼吸状態の改善しない気管損傷などである．

4 初期診療後に開胸術の適応が考えられるものは，持続性出血のない大動脈損傷，気管・気管支損傷，遷延する気胸や継続する輸血を要する血胸，フレイルチェストを含め胸郭変形の強い多発肋骨骨折や胸骨骨折，横隔膜損傷，食道損傷などが考えられる．

5 どのフェーズであれ，常に速やかな B，C の安定化（呼吸，循環の生理学的状態の是正）を目指すことが目標であり，時期を逸しない手術や外科的処置が肝要である．

D．主な損傷の病態と治療

　胸部外傷の治療の約8割は開胸術を必要とせず，肋骨骨折，気胸，血胸，肺挫傷などの治療が大部分を占め，鈍的外傷ではこれらの合併も頻繁である．すなわち多くの気胸と血胸は胸腔ドレナージが根本治療となり，その排液や気瘻の推移は開胸適応の目安となる．したがって胸腔ドレーンの開通性（水封レベ

ルの呼吸性動揺)は常時確認する．肺炎や膿胸，縦隔炎などの二次的合併症予防のために，診断遅延の回避，体位ドレナージや除痛を含めた積極的な肺理学療法，栄養や呼吸器管理などを含めた網羅的な呼吸管理が大切である．

1 肋骨骨折
骨性胸郭の中心となる肋骨は，呼吸や咳嗽などの絶え間ない運動から安静を保つことは困難で，(深)呼吸，咳嗽，体動による疼痛からの換気量低下(肺の拡張障害)，喀痰排泄障害，活動性低下が相まって無気肺や肺炎などの二次的な肺合併症を引き起こす．
① 3本以上の肋骨骨折では，入院加療を行う．疼痛制御のために鎮痛薬の投与，肋間神経ブロック，持続硬膜外麻酔，胸膜浸潤麻酔などを行う．合併症を予防するために積極的な肺理学療法を行い，特に高齢者では注意を要する．
② 多発肋骨骨折では，気胸の新たな出現や血胸の出現，無気肺に留意する．
③ 強い胸郭変形がある場合，持続する疼痛や呼吸機能の障害や呼吸器離脱の困難などが存在もしくは予想されれば，胸郭固定術を念頭にコンサルテーションを行う．

2 フレイルチェスト
① 高率に合併する肺挫傷からの分泌物貯留傾向と奇異運動に伴う激しい疼痛による喀痰排泄抑制が相互に関連し，酸素化障害と換気障害が進行性に悪化するために，継続した診療が必要となる．
② 呼吸機能の維持・改善と確実な気道クリーニングが行えるように，疼痛制御や陽圧呼吸管理による internal pneumatic stabilization で胸郭動揺の安定を図る．internal pneumatic stabilization の施行はおおむね 2週間前後で，骨折近傍の軟部組織の肉芽や線維化の増生から胸郭の動揺が安定するために weaning できる．
③ 吸痰の促進のためにネブライザーや去痰薬投与を行い，肺炎の併発予防に努める．

3 肺挫傷
肺胞や間質への出血や浮腫，微小無気肺を伴う肺実質の損傷である．換気血流不均衡や肺血管抵抗の上昇，肺コンプライアンスの低下が相互に作用し，低酸素血症や高二酸化炭素血症を生じる．
① 身体所見からの診断は困難であり，肋骨骨折やフレイルチェストを生じる強い胸壁への鈍的外力から疑う．特に受傷直後の胸部X線では過小評価しやすく，24〜48時間後に陰影が明瞭となる．
② CT検査ではより感度が高く，通常2〜3日で消退傾向を示し，10〜14日で消退する．重症例では気管挿管による呼吸管理を要し，肺炎や無気肺，ARDS(急性呼吸窮迫症候群)への進展に注意する．CT検査所見において，肺裂傷(外傷性気瘤・血瘤)の合併を認めることも少なくない．
③ 通常，肺裂創も自然治癒するが，感染を併発すれば，時に外科的処置が必要となる．

4 気胸
多くの場合は胸腔ドレナージが根本治療となる．
① 緊張性気胸はどの時期でも起こりえ，陽圧呼吸管理中ではリスクが増加する．緊張性気胸において胸腔穿刺で減圧を行った際は，緊張性気胸を単純な気胸へ変えただけなので根本治療となりうる胸腔ドレナージを留置する．
② わずかな気胸では経過観察のみで治癒が期待できるが，多発外傷の場合や後に陽圧換気が必要と考えられる場合，転送時には，緊張性気胸の予防の観点から胸腔ドレーンを挿入する．
③ 遷延する気瘻では，1週間をめどに肺炎や膿胸の併発前に開胸術による修復術を考慮する．
④ 大量の気瘻持続，無気肺の継続，皮下気腫や縦隔気腫の増悪，肺の再膨張不全では，気管・気管支損傷を念頭に気管支鏡検査の施行や胸部外科医へのコンサルテーションを行う．

5 血胸
循環の安定しない血胸は開胸止血術の適応となる．血圧は維持されるが，胸腔ド

レナージから血液の排液が持続して輸血が継続して必要な場合は，造影CT検査や血管造影検査の施行とともに開胸術や経皮的動脈塞栓術を考慮する．

6 大動脈損傷　受傷機転から剪断力が生じたと想定される場合(例：40 km/時以上での車による正面衝突・側面衝突や高所墜落など)は，本損傷を念頭に置く．

①胸部X線写真が最初のスクリーニング検査となり，上縦隔の開大(8 cm≧：弓部のレベル)やaortic knobの不鮮明化，気管の右方偏位など縦隔血腫の間接所見があれば，造影CT検査を施行する．

②造影CT検査による大動脈損傷の直接所見で確定診断する．好発部位は左鎖骨下動脈直下の大動脈狭部である．MD-CTによる診断感度は95%を超え，陰性的中率はほぼ100%である．

③治療の原則は緊急の開胸修復術，経皮的ステント挿入術である．小さな内膜損傷では自然治癒例の報告も散見される．多発外傷例が多く，活動性出血(縦隔血腫増大)のない大動脈損傷では，腹腔内出血や骨盤骨折による出血性ショック，頭部外傷など緊急度の高い治療を優先する．待機時には血圧コントロールが推奨される．

7 心タンポナーデ

①心膜は急速な伸展性が乏しく，外傷のような急激な血液貯留では成人において75〜100 mLで心タンポナーデを生じうる．心嚢腔内圧が右房圧を超えると，静脈還流の阻害から1回拍出量が減少し，右室拡張期圧を超えれば，急激に心機能が代償不全となり，心拍出量の低下と心筋虚血を生じ心停止に至る．少量の(4〜50 mL)内容除去で減圧の目的が果たせ症状改善を認める．

②吸引できない場合は内容が凝血塊のことが多く，心嚢開窓術もしくは開胸心膜切開が必要となる．

③引き続き心損傷の修復術が必要である．

④心停止例への胸骨圧迫心臓マッサージは無効であり，減圧処置や開胸心膜切開，開胸心マッサージのタイミングを遅らせることにより，救命の可能性を低下させる．

8 横隔膜損傷　左側の損傷が多く，胸部X線写真からの有効な所見は50%以下であり，MD-CTからの画像再構築が有効となる．時間を経て診断されることもある．陰圧の胸腔へ臓器が逸脱すれば診断は容易であり，進行すれば換気障害，閉塞性ショックを呈するために緊急開腹術(受傷早期であれば，腹腔内臓器損傷の確認)もしくは緊急開胸術が必要である．

E. 入院3日間のポイント

- 多発肋骨骨折や開胸後の，疼痛からの喀痰排出抑制による二次的肺合併症(肺炎や無気肺)予防のために十分な疼痛制御を行う．
- 肺合併症を回避するために早期からの肺理学療法に努める．
- 胸腔ドレーン挿入時には，ドレーンの開通性，エアリーク，排液の性状と量，皮下気腫の広がりなどの経時的な観察を行う．
- 軽微な気胸や潜在気胸，陽圧呼吸管理後から緊張性気胸が起こりうることに配意する．

腹部外傷
abdominal trauma

金子　直之　東京医科大学准教授・救急医学

A. 病態

- 大別すると，病態は出血と腹膜炎である．
- 腹腔内出血は出血性ショックの最も多い原因である．
- 出血をきたす臓器は主に肝・脾・腸間膜・腎である．
- 腹膜炎をきたす臓器は主に消化管であるが，特殊なものとして膵損傷による膵液漏出や胆道損傷による胆汁漏出がある．
- 鈍的外傷による内臓損傷は，交通事故のよ

うな高エネルギーで発生することが多いが，殴打や，自転車での転倒など比較的軽微な外力でも発生し，また腹部を直接打撲していなくても，墜落など慣性で腹部臓器を牽引する外力が働いた場合は発生する可能性があることに留意する．
● 鋭的外傷は，わが国では自殺企図の包丁による刺創が最も多い．

B. 初療と重症度判断

1 初療室で

① 腹部外傷が疑われる患者 まず20Ｇより太い留置針で末梢血管確保を行い，細胞外液を投与する．同時に体温，動脈血液ガスと末梢血血算，生化学データを測定する．体温が36℃以下の場合は保温し，室温も上げたほうがよい．

② 意識障害・ショックをみる 意識障害の有無，ショックの有無でその後の対応が変わるので，これらの２点を把握する．呼吸障害を伴っている場合はその処置を最優先する．

● 意識障害を伴っている場合：特にJapan Coma Scale（JCS）3桁の患者では腹部外傷を示唆する一般的な理学所見，すなわち圧痛・反跳痛・筋性防御の所見が取れず，また蠕動音の性状聴取は参考にならないので行わず，ショックの有無により対応を変える．

● 意識障害がない場合
①理学所見を丁寧に把握する．自発痛がまったくなく，理学所見にも異常がなければ腹部外傷は否定的であるが，膵損傷や腎損傷の場合，深く押すと圧痛を認めたり，あるいは腰部の叩打痛のみが初発症状の時もあるので注意する．
②一方では，限局した圧痛は単に打撲挫傷部の痛みを訴えていることがあり，これと臓器損傷を示唆する圧痛を混同しないように留意する．
③自発痛，理学所見の異常，あるいは蠕動音消失のうち１つでも認めたら，腹部外傷を疑う．筋性防御は消化管穿孔による腹膜炎を示唆する．圧痛と反跳痛は腹膜炎，腹腔内出血のいずれでも生じうる．

❸ ショックを認めない場合：理学所見の把握の後にX線・CT検査を行う．

❹ ショックを認める場合
①急速補液を行う．細胞外液を１〜２L全開で投与しつつ反応をみる．
②途中で血圧が上昇し脈拍数が減少してショック状態を離脱したら，補液速度を遅くし，それでも血圧が変動しなくなったら安定したとみる（responder）．
③いったん安定したようにみえても，補液速度を緩めるとすぐに血圧が低下する場合（transient responder）は急速投与を続行し，血圧を維持する．
④急速補液を行っても血圧・脈拍がまったく反応しない場合（non-responder）は外来での緊急止血処置が必要であり，その場合は画像検査を行おうとして無理に外来から移動してはならない．
⑤またnon-responderは急速に意識低下をきたしたり換気障害が出現したり，あるいは心停止したりする可能性が高いため，気管挿管を行っておく．
⑥なおtransient-responder，non-responderいずれにおいても，3L以上の急速補液を要すると，それ以上補液だけ続けても血圧は反応しなくなるため，それまでに十分量の輸血を準備し投与を開始しなければならない．
⑦血圧は上昇しすぎると損傷部からの再出血を招来するため，収縮期血圧維持の目標は90〜100 mmHgとする．ただし，頭部外傷を伴っている場合は脳血流を維持する目的で血圧120 mmHgを目安とする．

③ 腹部膨隆・打撲痕 肉眼的所見で，腹部膨隆の有無，打撲痕の有無をチェックする．膨隆があれば腹腔内出血を示唆する．打撲痕を認めた場合も腹部外傷を疑うが，打撲痕がなくても腹部外傷は否定できない．導尿または自尿で血性であった場合，腎尿路系の損傷を

疑う．

2 血液学的検査

1 動脈血液ガス
代謝性アシドーシスの有無をみる．出血の重症度と比例してアシドーシスが進行する．pHが7.30以下は重度と判断できる．BEは−10（55歳以上では−5）以下で重度と判断してよい．腹膜炎でも軽度アシドーシスを生じやすい．

2 血算
来院時のヘモグロビン値や赤血球数を出血量の参考としてはならない．これは濃度なので，血液を相当量消失しても早期には値は変化せず，また血液濃縮も生じるからである．貧血の程度は補液後に判断しなければならない．受傷早期にヘモグロビン値の低下を認めたら，むしろ受傷前からの貧血を念頭に置き，既往歴に留意する．白血球数上昇は外傷を示唆するが，非特異的である．

3 生化学検査
AST，ALT，アミラーゼ値を読む．肝損傷があると受傷早期からASTとALTが上昇し，通常はともに3桁で，AST優位である．ALT優位の場合は受傷前からの肝機能障害も念頭に置き，既往歴に留意する．AST・ALT値と重症度は必ずしも相関しない．アミラーゼ値上昇は膵損傷を示唆するが，受傷早期には上がりにくく，3〜6時間を要する．気管挿管がなされている場合，唾液腺由来でアミラーゼが上昇することがあるので，アミラーゼ上昇だけでは膵損傷とは断定できず，他に膵損傷を示唆するものがない場合，経時的変化をみなければならない．その後経時的に変化しなければ唾液腺由来である可能性が高いが，上昇すれば膵損傷を強く疑う．

3 画像検査

1 FAST（focused assessment with sonography for trauma）
①腹部外傷が疑われる患者には全例，初療室で腹部超音波検査を行う．検査の目的は腹腔内液体貯留（出血）の有無をチェックすること（focused assessment）であり，損傷臓器と形態を詳細に判断することではない．腹部では肝周囲，肝腎窩，脾周囲，ダグラス窩をチェックする．

②また，できれば肝後面における下大静脈径（厚さ）も測定する．10 mm以下の場合，その時点でショックではなくても後にショックに陥る可能性がある．

2 腹部単純X線
①大量出血があれば胃泡正中偏位や傍結腸溝開大，dome signがみられることがある．

②また後腹膜出血があれば腸腰筋線消失がみられることがある．

③横隔膜下の遊離ガス像（free air）は消化管穿孔でみられるが，これは立位または坐位でみられる所見であることに注意する．臥位しかとれない患者では，左側臥位（decubitus）で肝外側に遊離ガス像がみられることがある．小腸ガスがみられたら何らかの腹部外傷がある可能性を考えたほうがよい．

④腹部外傷に関して単純X線写真は偽陰性が多いので，異常所見がなくても腹部外傷を否定できるものではないことは理解しておく．

3 CT
腹部外傷診断において最強のツールである．造影CTが好まれるが，ヨードアレルギーや造影剤ショックの既往のあるもの，あるいは重度ショックの患者では造影剤が使えない場合もある．

①遊離ガス像は単純CTでも読影できる．ただし，空気と脂肪を識別できるwindow幅に拡げることを忘れてはならない．肝前面や脾前面，正中腹膜直下に出現しやすいが，小腸・大腸損傷では受傷早期には腸間膜間にtrapされて，まだ壁側腹膜近傍には出現していないこともあるので，腸間膜間に遊離ガス像がないかにも注意して読影する．

②十二指腸損傷では，下行脚（2nd portion）から上行脚（4th portion）の損傷で周囲の後腹膜腔にのみ遊離ガス像が出ることがあるので，その点にも注意する．

③高濃度血腫は単純CTならではの所見であ

る．これは CT 値 80 程度（正常肝と同等かやや高濃度）の液体成分で，それは凝血塊を示唆し，すなわち傍に出血源があることを示すものである．

④造影 CT では肝・脾・腎の損傷形態が読影しやすい．腹腔内液体貯留や遊離ガス像は，造影された臓器とコントラストがついてみやすくなる．活動性の動脈出血があれば造影剤漏出所見として捉えられる．静脈系損傷も比較的太い血管であれば，造影剤漏出がみられる．

⑤膵損傷は，受傷早期には読影できないことが少なくない．網嚢腔（膵と胃の間）に液体貯留がある場合，膵損傷を疑う．

4 死の3徴〔lethal（deadly）triad〕

患者が重症である場合，その生命的危機の程度を示すものに，「死の3徴」がある．アシドーシス（pH＜7.20），低体温（＜34℃），出血傾向・凝固障害（APTT＞60 秒または PT-INR＞2.0）をいい，生理学的な破綻を示すので，これらを満たさないうちに初期治療を完結することが求められる．三者揃った場合，初期の根治的治療は望まず，後述する damage control surgery（DCS）が必要になる．低体温はアシドーシスを助長するので，体温が低下している患者には保温に努める．アシドーシスを補正しようとして炭酸水素ナトリウム（メイロン®）を投与すると，かえって真の状態をマスクしてしまうため，メイロン®の投与は行わない．凝固障害は血液データの結果を待つと時間がかかり，適時判断できないので，種々の創面からの出血を肉眼的に判断してもよい．なお，3徴に関して近年は，より安全を期して pH＜7.30，〔または BE＜-13（55 歳以上では＜-6）〕，体温＜35℃，PT-INR＞1.5 とする考えもある．

C．コンサルテーションと根本治療

1 専門医へのコンサルテーションが必要なケース

全身状態として，ショックに対する non-responder と transient responder では，その時点での専門医コールが必要である．特に前者では緊急開腹術が必要なため，早急に連絡する．外科的な対応が必要であるが，多くは根治的な手術はできず，damage control surgery が行われる．後者も専門医の判断を必要とする．施設と人的状況により，外科的手術が行われる場合と血管造影・経カテーテル的動脈塞栓術（transcatheter arterial embolization：TAE）が行われる場合があるので，両者に対応できる人員を確保したほうがよい．

①意識障害（JCS 3 桁）がある患者　手術すべき腹部外傷の有無の判断は容易ではないので，腹部外傷の可能性があれば専門医に相談したほうがよい．

②血液ガス　pH 7.35 以下のアシドーシスを認めるか，体温が 36℃ 以下の場合，その後に全身状態が悪化する可能性があり，重大な損傷を見落としている可能性もあるので，専門医に相談したほうがよい．

③responder，またはまったくショックを呈していない患者　理学所見と画像・血液所見により専門医へのコンサルテーションを考慮する．理学所見では，腹膜炎症状（反跳痛，筋性防御）があれば専門医に相談する．画像所見では，造影剤の血管外漏出所見，free air があれば専門医に相談する．

①肝・脾では造影剤血管外漏出所見がなくても，実質内に限局する高濃度病変（contrast brush）があれば，それは実質内破裂か仮性動脈瘤を示しており，後に破裂する可能性が高いので血管造影・TAE，場合により開腹術の適応であり，当該専門医に相談する．

②肝・脾損傷がないのに腹腔内液体貯留を認める場合は腸管損傷の可能性があり，専門医に相談したほうがよいが，この場合は多くは理学所見で反跳痛や筋性防御を伴う．

③腎損傷は，ショックでなければ緊急手術の必要はないが，腎損傷や尿管損傷による尿漏（造影 CT での造影剤の後腹膜腔漏出）を伴っている場合は早めの手術が必要なこと

もあるので，専門医に相談したほうがよい．
④血液所見では，アミラーゼ上昇を認めた場合，たとえ画像上異常を認めないようにみえても専門医に相談したほうがよい．

4 遅発の場合 鈍的外傷ではまれに，受傷後数日あるいは数週を経てから急激な腹痛を呈して，救急車や独歩で来院する患者がある．多くは遅発性脾破裂であるが，他に遅発性肝破裂，遅発性腸管穿孔や小腸狭窄などがある．初療・検査の手順は上記に準ずるが，例えば脾破裂でバイタルが安定していて，造影剤の血管外漏出などの所見がなくても，この場合は短時間以内に再び同様の出血が起こる可能性があり，早めに血管造影を行っておいたほうがよいことが多いので，当該専門医に相談する．

5 刺創 刃物が腹膜を貫通しているかどうかが専門医コールの判断の境目になる．創部を直接観察し（必要に応じて局所麻酔），腹膜穿通をきたしていたら専門医に相談する．

FAST または CT で腹腔内液体貯留を認めたら腹膜穿通を意味するが，画像検査は必須ではない．腹膜穿通をきたしていなければ創縫合処置を行う．筋膜は 3 cm 以上切れていたら，筋膜縫合も行ったほうがよい．

2 専門医へのコンサルテーションが不要なケース

①まず全身状態として，来院時にショックを呈していないか，あるいはショックでも responder であり，その後もバイタルに変動がないことが必須である．
②次に理学所見で，反跳痛や筋性防御がないことが必要である．圧痛を認めるだけでは専門医に相談する根拠にはならない．
③画像検査では，腹腔内液体貯留があるだけでは専門医に相談する必要はない．
④肝・脾・腎損傷があっても，造影剤の臓器内・外への漏出を認めなければ，保存的に経過観察してよい．

3 治療的介入 基本的な方法・術式と，ポイントを示す．

1 damage control (surgery) 初療のいずれかの時点で「死の3徴」が回避できない状態の中で行うべき治療戦略が damage control であり，そこで行う手術を damage control surgery という．緊急手術で出血の制御（ガーゼパッキング主体）と汚染のコントロールを行い，速やか（受傷2～3時間以内）に手術から引き上げ，続く集中治療で生理学的状態を回復し，24～48時間後に根治手術を行うものである．これにより，重篤な状態からの救命率が大幅に向上した．なお，この治療戦略は死の3徴を呈する患者に対して行うほか，緊急手術の適応はあるが十分な手術ができる術者が確保できない場合や，マンパワーが不足している場合，術者が外傷手術に習熟していない場合，あるいは体力的に疲弊している場合などでも用いられることがある．

2 TAE 近年適応が拡大され，重篤な損傷にも行われるようになり，これで手術を回避して救命できている症例も増加している．肝・脾・腎損傷に用いられることが多い．しかし一方では，①術中の急変に対応しにくいこと，②静脈性出血の評価や治療はできないこと，③したがって必ず止血できたという保証はないこと，④塞栓術後の壊死を懸念しなければならないこと，など弱点があることも理解しておくべきで，これらを念頭に置いて術後も経過観察しなければならない．TAEを行った場合はこれだけで経過観察することが多いが，症例により手術の前段階として行うこともあり，また重篤な外傷では damage control surgery 直後に行うこともある．

3 手術的治療 血管も含め，腹部の臓器の数だけ損傷の数があるので，ここでは代表的な臓器損傷の術式と解説にとどめる．

①肝損傷：定型的解剖学的肝切除，部分切除，resectional debridement，縫合，大網充填縫合，選択的肝動脈結紮術（selective hepatic artery ligation：SHAL）などがある．以前は解剖学的肝切除が好まれたが，近年は resectional debridement や肝縫合

など，縮小手術が推奨される．

②脾損傷：脾臓摘出術，半切除，部分切除，縫合，大網充塡縫合術など．以前は脾臓摘出が安易に行われたが，近年は免疫学的問題を考慮し，特に若年者では脾臓を温存する方向にある．

③膵損傷：膵頭十二指腸切除，膵頭区域切除，尾側膵切除，脾温存尾側膵切除，縫合など．以前は拡大切除や，あるいは損傷部を処理して尾側膵空腸吻合などを行って膵を温存するLetton Willson手術などが行われたが，近年は膵頭区域切除や脾温存尾側膵切除など，臓器温存手術が増え，また縫合やドレナージのみで終える方法も報告されている．

④腎損傷：腎臓摘出術，半切除，部分切除，縫合術など．以前は安易に全摘が行われたが，近年は温存する傾向にある．

⑤胃損傷：ほとんどは縫合術で修復できる．

⑥十二指腸損傷：粘膜・漿膜パッチ，Roux-en-Y十二指腸空腸吻合，十二指腸憩室化法，十二指腸十二指腸吻合，pyloric exclusion，縫合＋胃切除＋Billroth Ⅱ法再建，膵頭十二指腸切除，膵温存十二指腸全切除，大網充塡縫合，単純縫合，tube duodenostomyなど．消化酵素や胆汁などがからむ部位の損傷で，死亡率が高いため様々な術式が考案されてきた．いずれの術式を行うかは，損傷の部位と状態，術者の好みなどによるが，他の手術と同様，近年は縮小の傾向にある．

⑦小腸(空腸，回腸)損傷：単純縫合，小腸部分切除．

⑧大腸損傷：単純縫合，単純縫合＋口側人工肛門造設，損傷部人工肛門造設術，結腸部分切除術，Hartmann手術など．小腸と異なり汚染が強く，また予定手術と異なり術前処置を施していないので便が残留しているため，単純縫合閉鎖のみだと縫合不全を生じる可能性が少なくなく，損傷形態や時間経過，周囲汚染の程度などにより術式を選択する．

⑨腸間膜損傷：止血修復，小腸部分切除．

D．入院3日間のポイント

1 入院させる場合

- 腹部外傷の可能性があれば，絶食，輸液管理，ベッド上安静で入院させる．
- 消化管の非全層性損傷がある場合，安易に経口食を開始すると破裂する可能性があるからである．
- 刺創の場合は外来創縫合で終えていても，内臓器損傷の不安があれば入院させる．
- 自殺企図である場合，精神的安定が得られていなければ再企図の可能性があるので入院させる．事故の刺創で，創の縫合のみで終えた場合は帰宅させてよい．

2 入院後の処置

- 自発痛の有無と程度，理学所見を数時間おきにチェックする．初回画像検査で異常がなく，自発痛や理学所見が経時的に軽減している場合は，追加の画像検査は必ずしも要さないが，腹部単純X線と超音波検査程度は行っておいたほうがよい．
- 自発痛・理学所見が軽減しないか，あるいは増悪する場合，また腹部単純X線で小腸ガスの増加がみられる場合，超音波検査で腹腔内液体の増加が認められる場合，血液検査でアシドーシスの進行，白血球数の増多，ヘモグロビン値の低下，肝機能の増悪，アミラーゼ値の上昇が認められる場合，または初回CTで異常が認められてはいるが保存的に経過観察している場合は6時間後と24時間後に造影CTを再検し，それぞれ前記に準じて専門医コールを判断する．
- 自発痛・圧痛がまったくなく，歩行をさせても問題が生じなければ，経口食を開始してもよい．また自発痛が多少はあっても，腸蠕動音が正常に聴取でき，排ガスもあれば経口食開始を考慮してよい．食事時の空腹感の有無も，異常の判断に参考とすべき

自覚症状である．安静度を自由とし，経口食を開始しても異常が生じなければ退院可能であるが，自分の判断に不安が残り，本人の同意が得られれば，平日の専門医診察を待って退院させた方がよい．

骨盤外傷
pelvic fracture

大友康裕　東京医科歯科大学大学院教授・救急災害医学

A. 病態

1 発生機序と病態

- 骨盤骨折では，しばしば後腹膜へ大量に出血する．特に骨盤環が破砕される不安定型骨盤骨折は，内腸骨動脈領域の血管が損傷される場合が多く，大量後腹膜出血によりショック状態となる危険が高い．また不安定型骨盤骨折は，大きな外力によって発生するため，多発外傷であることが多い．そのため，特に緊急性の高い外傷として認識しておく．
- 重症骨盤骨折に伴う後腹膜への出血量は，1,000〜3,000 mL 程度であるが，これに尿路系の損傷や会陰の開放創(開放性骨盤骨折)が合併すると出血量は，4,000〜5,000 mL にも及ぶ場合がある．不安定性の骨盤骨折が確認され，外尿道口からの出血や会陰部の出血を認めた場合には，最重症の骨盤骨折と考え，対応する．
- 膀胱・尿道は恥骨結合のすぐ後方に近接し，前方の骨盤骨折によって損傷を受けやすい．膀胱損傷は腹膜外と腹膜内に分類されるが，骨盤骨折に合併するものは多くが腹膜外損傷である．尿道損傷は前部尿道損傷(球部，振子部)と後部尿道損傷(前立腺部，膜様部)に分けられ，骨盤骨折に合併しやすいのは後部尿道損傷である．直腸は仙骨・尾骨のすぐ前面に位置し，転位した骨片により損傷を受けることがある．

2 分類

① 「日本外傷学会骨盤骨折分類 2008」によれば，骨盤骨折は作用する外力の方向により前後圧迫型(AP compression)，側方圧迫型(lateral compression)，垂直剪断型(vertical shear)に分類される．他方，後腹膜への大量出血の頻度および予測出血量という観点からの重症度で見ると，安定型と不安定型に大きく分類できる(図1)．垂直剪断型は，不安定型骨盤骨折となる頻度が高く出血量も多くなる傾向があり，最も重篤なタイプである．ただしそれぞれの型の間には非典型例や移行型が存在するため，明確に判断しにくい例もある．

② 寛骨臼骨折は恥坐骨や腸骨の骨折であるが，骨折線が股関節内を通過するもので，機能予後に対して特別な配慮が必要なことから別に扱われる．

③ 不安定型骨盤骨折は，内腸骨動脈領域の血管が損傷される場合が多く，大量後腹膜出血によりショック状態となる危険が高い．また不安定型骨盤骨折は，大きな外力によって発生するため，多発外傷であることが多い．そのため，特に緊急性の高い外傷として認識しておく．

B. 初期診療(重症度判断)

1 症状

① 骨盤骨折の最も重篤な症状は，大量出血による出血性ショックに伴うものである．側腹部，陰嚢，肛門周囲の進行性の腫脹・皮下血腫などの外表上の徴候はあまりなくても，既に大量出血が発生していることがある．最初の徴候が，ショックの出現である場合もある．適切な primary survey を通じて，骨盤骨折(特に不安定型)の有無を早期に判断し，迅速に対応する．

② primary survey の循環評価の段階でショック状態であることが確認されれば，その原因として骨盤骨折の可能性を考慮に入れて骨盤単純 X 線撮影を実施する．

外力の方向による分類

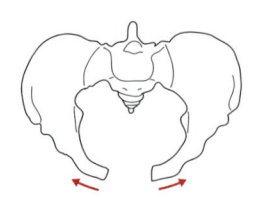

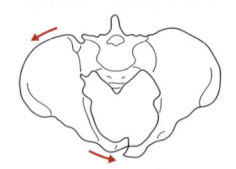

前後圧迫型（オープンブック型）　　側方圧迫型　　垂直剪断型（マルゲーン骨折）

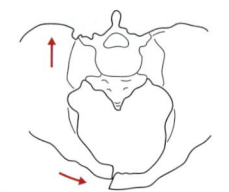

後腹膜出血量からみた重症度分類（日本外傷学会分類）

Ⅰ型　安定型骨盤損傷
 a. 片側性
 b. 両側性

Ⅱ型　不安定型骨盤損傷
 a. 片側性
 b. 両側性

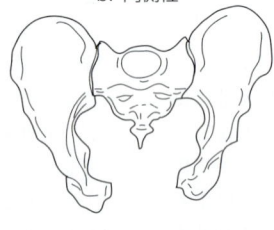

Ⅲ型　重度不安定型骨盤損傷
 a. 片側性
 b. 両側性

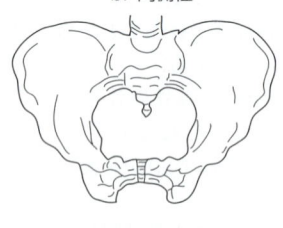

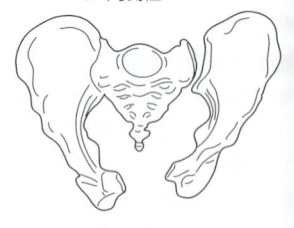

Ⅰb（安定型骨盤損傷）　　Ⅱb（不安定型骨盤損傷）　　Ⅲa（重度不安定型骨盤損傷）

図1　骨盤骨折の分類
（救急救命士標準テキスト編集委員会編：救急救命士標準テキスト，下巻．p855，へるす出版，2007）

③骨盤骨折の重要な徴候として，腰部や臀部，股関節付近の痛み，下肢長の左右差（下肢骨折がないのに，患側が短縮）が挙げられる．出血量が大量となると腹部が膨満してくるが，これは受傷後早期にはみられない．

④骨盤骨折の触診の方法は，両手で両腸骨稜を持って，愛護的に外側から内側へ圧迫する用手的不安定評価法である．ここで強く内外側へ揺するような力を加えてはならない．骨盤骨折に伴う出血量は，骨盤環の後方要素（仙骨，腸骨，仙腸関節）の骨折線の離開の程度に比例するので，この骨折線をさらに離開させる動きを加えることは，大量出血を助長するので厳に慎む．この理由から，用手的不安定評価法は病院前における救急隊の観察の際に1回だけ許されている．病院収容後の診察では，骨盤X線検査を優先させる．

⑤骨盤骨折に関連する合併症として，尿路系損傷（膀胱損傷，尿道損傷）や会陰損傷（直腸・肛門・腟損傷も含める）が挙げられるので，外尿道口からの出血，直腸診での前立腺高位浮動や会陰の裂創，出血の有無を確認する．

2 検査，診断

①初期診療において，骨盤正面X線写真を撮影する適応は，「循環動態に異常が認められる場合」，「患者の意識状態により正確な身体所見がとれない場合」，「高エネルギー外傷が推定される場合」である．**図2**に示す系統的読影によって，骨盤骨折の約90％は診断可能といわれている．

②バイタルサインが安定しているなど，前述の骨盤X線撮影の適応にあてはまらないか骨盤正面X線写真で骨折を示唆する所

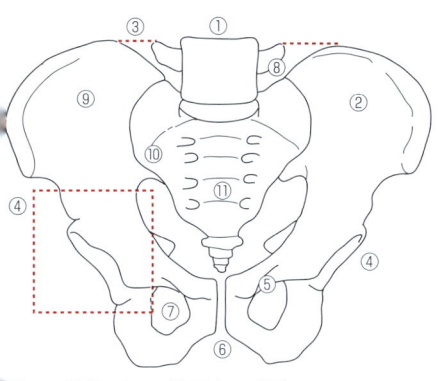

図2 骨盤正面X線写真の読影
1. 骨盤全体像について
  1) 腰椎の正面性：第5腰椎の椎弓根と棘突起の左右対称性をみる（①）
  2) 腸骨の左右対称性：腸骨稜上縁の高さ，腸骨翼の左右差（②，③）
  3) 寛骨の左右対称性：腸骨の回旋転位を生じると左右非対称となる（④）
2. 骨盤前方成分の読影
  1) 恥骨骨折，坐骨骨折の有無（⑤）
  2) 恥骨結合の離開：正常は1cm以下．2.5cm以上は後方靱帯損傷を示唆する（⑥）
  3) 閉鎖孔の左右差：恥骨骨折，坐骨骨折あるいは寛骨の回旋転位の間接的所見であり，この所見がある場合，明らかな骨折線を発見できなくても骨折が存在している（⑦）
3. 骨盤後方成分の読影
  1) 第5腰椎横突起骨折の有無：腸腰靱帯の破綻を意味し，完全不安定型を示唆する（⑧）
  2) 腸骨骨折の有無（⑨）
  3) 仙腸関節離開の有無：明らかな左右差や4mm以上の開大は異常（⑩）
  4) 仙骨骨折の有無：左右仙骨裂孔の比較（⑪），仙椎棘突起から仙腸関節までの距離の左右差
4. 寛骨臼骨折の有無
  股関節周辺の骨折の有無（④）：寛骨臼骨折を示唆
外傷初期診療ガイドラインJATEC，改訂3版．
p120，へるす出版，2008）

見がなかった場合，見逃しを回避するために丁寧な骨盤部の診察を行う．骨盤部周辺の自発痛の有無を確認し，自発痛がなければ脊髄損傷などによる感覚障害がないことを確認したうえで，軽く仙腸関節部や恥骨結合部，腸骨稜などを触診し，痛みの有無

を確認する．また股関節を他動的に動かし，異常可動性や疼痛の誘発がないかについても確認する．ただしX線写真で骨盤骨折が明らかな場合や，体表から骨盤部の明らかな変形を認める場合は，触診・圧痛などの診察は行わない．

③上記の身体診察で骨盤骨折の疑いがあり，循環動態が落ち着いていれば，CTスキャンなどの画像診断を追加する．CTは単純X線写真では見えにくい骨盤後方要素の損傷程度や複雑な骨盤骨折の3次元構造，骨盤内血腫量などを明らかにできる．ただし，ショック状態を呈する患者では，CT室への移動にいたずらに時間を費やすことは慎む．単純X線写真で骨盤骨折が明かな場合には，治療を優先する．

③治療 重症外傷（疑い含む）の治療は，JATECのガイドラインに基づき，primary surveyとして診断（病態把握）と治療（蘇生）が同時進行で実施される．骨盤外傷に関しての初期診療の流れを，**図3**に示す．primary surveyでショックを呈し，そのショックの原因が骨盤骨折によると判断された場合，緊急止血を実施する．緊急止血には，簡易固定法とより確実な止血法に大別される．

①簡易固定法
①大きなタオルやシーツを骨盤部に巻いて，これをきつく緊縛する．両側の大腿骨大転子部または腸骨稜を触り，その周囲に10～20cm幅で布を巻きつけ，左右に立った大人2人が力をあわせて強く引く程度の力で締め上げる．両下肢を内旋させることも止血効果を得るうえで重要で，そのために膝上に補助の抑制帯を巻くことが多い．最近は140～200N程度の圧迫力がかかるように設計された専用の器具が各種市販されている．

②この一時的止血を目的とした固定法は，施行が容易で迅速に装着可能であることが利点である．骨盤X線写真で不安定型骨盤輪骨折が確認されたら，側方圧迫外力によ

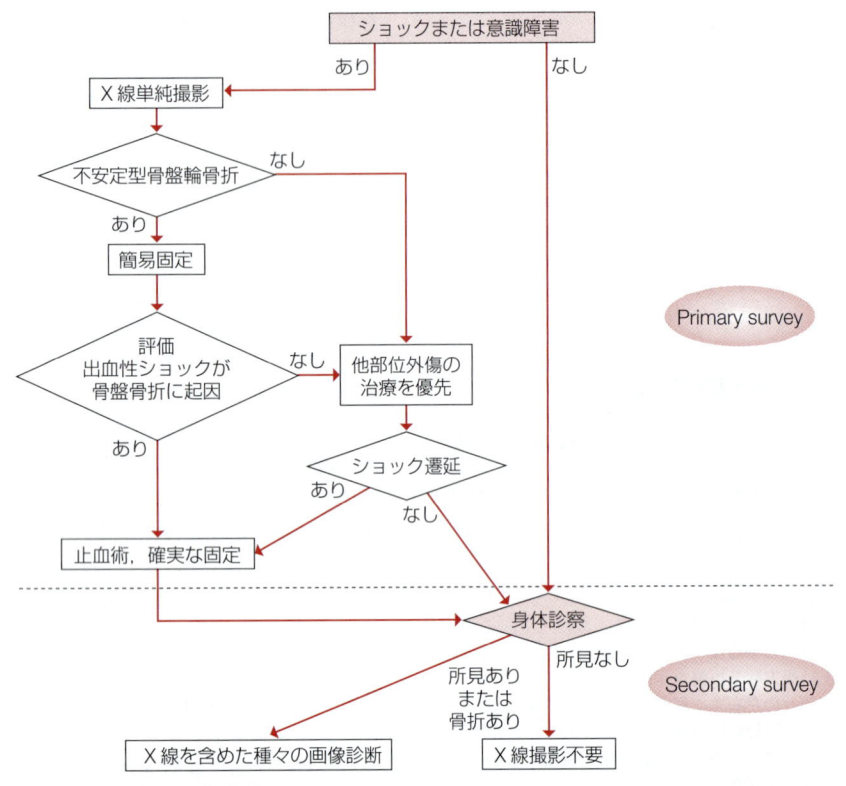

図3 骨盤骨折の診察手順

(外傷初期診療ガイドライン JATEC, 改訂3版. p124, へるす出版, 2008)

る損傷(簡易固定法により骨折の変位が増悪する危険あり)を除いて早期に装着することが望ましい.

2 より確実な止血法 止血法の選択に関しては,基本的には自施設で迅速に行える方法を優先すること.

① 経カテーテル動脈塞栓術(transcatheter arterial embolization:TAE):骨盤骨折による後腹膜出血に対して最も有効な止血法である.緊急血管造影を実施し,内腸骨動脈領域での造影剤の血管外漏出像が認められたら,塞栓術による止血を実施する.両側内腸骨動脈近位部から塞栓物質を流し,領域全体の血流を落とすことにより止血効果を得る.内腸骨動脈領域は,特に高齢者で側副血行が発達していることから,出血部位のみを選択的に止血しても十分な止血が得られない.再出血のリスクも高いことから,両側内腸骨動脈の塞栓が推奨されている.

② 創外固定:骨折部を整復することにより骨盤腔を復元しタンポナーデ効果を促進すること,および骨折面同士を接合させることにより止血効果をねらう.特に,骨盤骨折の前方要素が大きく離開している場合に,有効度が高い.両腸骨稜に直径5〜6mmのピンを2,3本ずつ刺入し,フレームを組んで固定し,骨折離開部を整復させる.固定力が比較的高く,急性期だけでなく長期

に用いることができる確実な方法である．

③ pelvic C-clamp：創外固定では止血効果が不十分となりがちな骨盤輪後方部の骨折による不安定型骨盤骨折に対して，骨折離開部を直接圧迫して止血効果を期待する方法である．蝶番やスライド板のついた大きな鉗子の両端に太いピンが装着されており，腸骨外板に経皮的に刺入固定する方法である．慣れれば短時間に施行可能であるが，長期に使用すると刺入部の感染などのリスクがあるため，短期間の使用として，早めに内固定に変更する．

④骨盤ガーゼパッキング：外科的な止血法として，開腹下に両側内腸骨動脈を結紮する方法は，後腹膜を開けることによりタンポナーデ効果を減弱させること，および前述の通り側副血行によって十分な止血効果が得られないことから，現在は推奨されていない．代わって下腹部正中を切開し，腹膜外経路で小骨盤腔にガーゼなどでパッキングすることにより止血を図る方法である．欧州で盛んに行われているが，米国や日本ではその位置づけは確立されていない．

C. コンサルテーションと根本治療

①緊急止血など救命治療が一段落し，全身状態の安定が得られたら，できるだけ早期に骨盤の骨折自体の治療を実施し，可能な限り機能障害を回避する．

②初療の段階から整形外科にコンサルテーションし，救命治療後の治療が速やかに行えるよう，治療計画の作成を働きかける．

③不安定型骨盤輪骨折に対する内固定などの手術は，全身状態が落ち着いたのち1週間以内に行うことによって，肺合併症や入院期間などを減少させるといわれる．

④寛骨臼骨折では，積極的に内固定を実施し，解剖学的整復固定を得る．手術時期が受傷後2，3週間を過ぎると機能予後がきわめて悪くなる．

D. 診療上の注意点

①骨盤骨折による出血は，骨盤腔内の後腹膜のスペースへの出血なので，外表上の徴候はあまりなくても，大量出血が発生していることがある．最初の徴候がショックの出現である場合もある．

②骨盤骨折が確認され，外尿道口からの出血や会陰部の出血を認めた場合には，最重症の骨盤骨折と考え，対応する．

③ショック状態を呈し，単純X線写真で骨盤骨折が明かな場合には，CT室への移動にいたずらに時間を費やすことは慎み，止血治療を優先する．

④用手的不安定評価法では，腸骨を強く内外側へ揺するような力を加えてはならない．骨折線をさらに離開させるような動きを加えることは，大量出血を助長する結果となるため，厳に慎む．

文献

1) 日本外傷学会・日本救急医学会監：JATEC外傷初期診療ガイドライン改訂3版，へるす出版，2008．

脊椎・脊髄外傷
spine and spinal cord injury

大槻穣治　東京医慈恵会医科大学准教授・救急医学

A. 病態

● 脊椎損傷は単独では重篤となることは少ないが，その不安定性から脊髄損傷，特にその半数近くを占める頸髄損傷を合併すると機能障害や生命予後に大きな影響を与える．

● 脊椎損傷は約45％が頸椎，40％が胸椎，15％が腰椎・仙骨に発生する．

● 呼吸運動は，主に第3～5頸髄（C3～C5）から出る横隔神経に支配される横隔膜と，各胸髄から出る肋間神経に支配される肋間筋

により行われる．すなわち上位頸髄の損傷ではそのどちらもが障害され自発呼吸は停止し，下位頸髄〜上位胸髄の損傷では肋間筋が障害され横隔膜のみの呼吸(＝腹式呼吸)となる．
● 心臓は第1〜4胸髄(Th1〜Th4)から出る交感神経と脳神経である迷走神経(副交感神経)の二重支配を受けているが，この部位より上位の脊髄損傷では交感神経の支配が断たれ副交感神経優位となり徐脈になる．また末梢血管は第1胸髄〜第2腰髄(Th1〜L2)の側柱から出る交感神経の支配により収縮しているので，その部位より上位の脊髄損傷ではその支配が断たれ末梢血管は拡張し血圧が低下する(神経原性ショック：neurogenic shock)．

B. 初期診療(重症度判断)

　初期治療の目的は，呼吸・循環の安定と，脊柱の不安定性による二次損傷の予防である．独歩で来院した患者に頸椎・頸髄損傷が疑われる状況(表1)では，損傷を否定できるまでは頸椎カラーで固定し診察する．また救急隊は，脊椎・脊髄損傷を疑った場合は頸椎カラー，バックボードによる全脊柱固定を行って搬送してくる．バックボードの固定解除はまず頭部から行い，体動時に頸椎に過度の力が加わることを防ぐ．バックボード上に2時間以上固定すると褥瘡を発生する恐れがあり，CT施行時や背部観察後には除去する．
　頸椎カラーを装着していても正常可動域の40〜80%の運動が可能であり，X線撮影時や移動時などには用手による固定を行う．
　診察は「JATEC外傷初期診療ガイドライン」に沿って primary survey を優先させ，脊椎・脊髄損傷を否定できるまでは固定を継続し secondary survey で診断する．

1 primary survey
①気道の確保と頸椎保護(Airway maintenance with c-spine protection)
①気道の確保が必要な場合は気管挿管を行う

表1　頸椎固定を行うべき外傷

- 頸部痛
- 四肢のしびれ，麻痺などの神経症状
- 鎖骨より頭側の外傷
- 高エネルギー外傷，転落，墜落などの受傷機転
- 正確な神経症状が取れない場合
  意識障害(頭部外傷，酩酊，中毒など)
  注意をそらす他部位の疼痛(distracting painful injury：DPI)
  高齢者，乳幼児，精神疾患など

が，頸椎・頸髄損傷が疑われる場合には頸椎カラーがじゃまとなるため，一時頸椎カラーの前面を外し，1人が足側より頸椎を正中位に固定し(in line immobilization)頸部の過伸展を避け挿管する．
②もし困難であれば，すぐに準備が可能であれば気管支鏡を使用するが，不可能であればラリンゲアルマスク，不十分であれば輪状甲状間膜切開などの外科的気道確保を行う．
②呼吸と致命的な胸部外傷の処置(Breathing with life-threatening chest injury management)　呼吸様式に注意し，自発呼吸が停止している場合には上位頸髄の損傷を，横隔膜のみの腹式呼吸では下部頸髄〜上位胸髄の損傷を念頭に置き，緊張性気胸，心タンポナーデ，フレイルチェストをきたすような多発肋骨骨折などの致命的な胸部外傷の診断，治療を行う．自発呼吸が停止している場合はもちろん腹式呼吸の場合も，特に高齢者では換気補助が必要となることが多い．
③循環と止血(Circulation with hemorrhage control)　外傷におけるショックの90%以上が出血性ショックであり，それ以外のものの多くは緊張性気胸や心タンポナーデによる閉塞性ショック(obstructive shock)である．これらのものを否定できた場合，血液分布異常性ショック(distributive shock)の1つである脊髄損傷による神経原性ショックを疑う．神経原性ショックでは交感神経の緊張低下により末梢血管が拡張し，血圧低下・徐脈が出現

する．通常は初期輸液療法に血圧は反応するが，高度の場合には昇圧薬〔ドパミン(イノバン®)またはノルアドレナリン〕を必要とし，40回/分以下の徐脈に対してはアトロピンを使用する．

4 中枢神経障害(Dysfunction of central nervous system)　頭部外傷の5%に頸椎・頸髄損傷を合併し，頸椎・頸髄損傷の25%に頭部外傷を合併する．中枢神経障害は意識レベル(Glasgow Coma Scale：GCS)，瞳孔所見，対光反射から診断するが，GCSにおいてE(Eye opening)の評価で首から下の痛み刺激で開眼しない場合は頸髄損傷も考慮し眼窩の上(三叉神経第1枝領域)を刺激して評価し，V(Verbal response)の評価で気管挿管されている場合はVTと記載しV=1として扱う．また，頸髄損傷など四肢麻痺を認める場合，M(Best motor response)の評価は開眼，閉眼などの指示に従えばM6，従わなければM1のどちらかとなる．

2 神経学的所見

①脊髄の完全損傷では，その直後には損傷された脊髄レベル以下のすべての脊髄反射が一過性に消失し，弛緩性麻痺，感覚障害，腱反射消失となる．これを脊髄性ショック(spinal shock)と呼び，多くは数日〜数か月の間に徐々に回復する．その後は脳からの制御がきかなくなり痙性となり，腱反射は亢進するが,知覚，運動障害の回復はなく筋は萎縮する．また膀胱直腸障害や，自律神経症状として発汗消失や持続勃起が認められる．不完全損傷であるか完全損傷であるかは脊髄性ショックの回復後に判断する．

②不完全型の脊髄損傷の代表的なものとしては中心性脊髄損傷がある．下肢に比べ上肢優位の運動麻痺と感覚障害を認め，後縦靱帯骨化症などにより脊柱管狭窄をきたした高齢者が頸部を過伸展した際に発症することが多く，骨傷を認めないことも多い．予後は比較的良好であり，下肢，膀胱，上肢の順に回復する．

③そのほか不全型損傷には前脊髄型損傷(対麻痺＋温痛覚障害)，後方型損傷(対麻痺＋深部知覚障害)，Brown-Sequard型損傷(同側片麻痺＋深部知覚障害＋対側温痛覚障害)などがある．

【参考】頸椎捻挫(cervical sprain)，**外傷性頸部症候群**(traumatic cervical spine syndrome)：いわゆる「むち打ち損傷」のことであり，画像上異常を認めず，多くの場合受傷早期からの頸部痛を主訴とするが，当初症状がなく徐々に出現する場合もある．明らかな診断基準はなく，頸部痛以外に頭痛，めまい，吐き気，上肢のしびれ・筋力低下など多彩な症状を呈するが，多くは6か月以内に軽快する．治療は安静と対症療法(鎮痛薬の投与など)が基本である．頸部の疼痛や可動域制限を認める場合は頸椎カラーによる固定を行うが，過度の安静は症状を慢性化させるため72時間程度とし，症状が強い場合でも頸部の筋の萎縮や拘縮を防ぐため2週間以内にする．

3 画像診断

1 X線3方向　①頸部痛，②神経学的異常，③脊椎損傷を疑わせる受傷機転のいずれかを認める場合には，原則として頸椎正面・側面に加え，環椎・軸椎を観察する開口位正面を撮影する．3方向のX線が正しく撮影されていれば，頸椎損傷の80〜90%が診断可能である．この際，下部頸椎が肩と重ならないように両手を交差させ足側に牽引し撮影する．また，頸椎に損傷が認められた場合は他部位の脊椎に損傷を認めることが約10%あり，その場合は全脊椎の2方向を撮影することが望ましい．

2 CT　①単純X線で骨折を認めた場合，②症状が強い場合，③気管挿管などで開口位が撮影できない場合，④すべての頸椎が正しく写っていない場合にはCTを施行する．可能であればthin-slice(3 mm)で行うことが望ましい．

3 MRI　骨折の診断には有用ではないが，脊

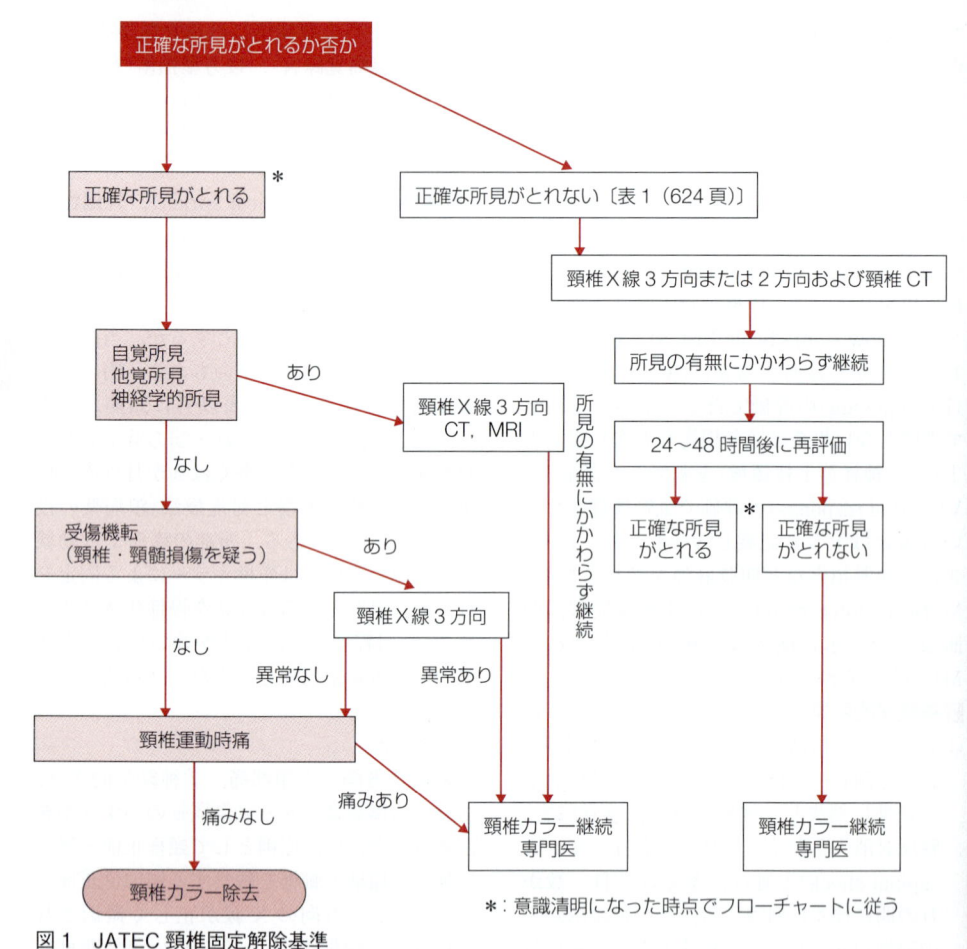

図1 JATEC頸椎固定解除基準

(外傷初期診療ガイドライン JATEC, 改訂第3版, p175, へるす出版, 2008)

髄自体の損傷や軟部組織の損傷の診断には優れ,予後の予測に有用である.vital signが不安定な状態で施行することは注意を要する.

4 薬物治療

① ステロイド 脊髄損傷が疑われ,受傷後8時間以内であればメチルプレドニゾロン(ソル・メドロール®)を15分間で30 mg/kg投与し,45分間の休薬後,5.4/mg/kg/時を23時間投与することが神経学的予後を改善するとの報告があり,保険適用となっているが,最近ではその有用性を疑問とするものや合併症の増加も報告されており,JATECではあくまでoptionの位置づけである.

C. コンサルテーションと根本治療

① 脊髄損傷を疑った場合,専門医にコンサルトするまでは頸椎カラーなどにて脊柱の安静を保つ.専門医へのコンサルトは,24時間以内,麻痺が進行する場合は速やかに行う.

②頸椎の不安定型の骨折や脱臼では脊髄の除圧と脊椎の安定性の回復のために外科的な脊椎固定術や頭部牽引，halo-vest の装着などが行われる．

D. 入院 3 日間のポイント

- 頸椎カラー解除の基準：X 線，CT により骨傷の有無は診断可能であるが，骨傷がない脊髄損傷 (spinal cord injury without radiographic abnormalities：SCIWORA) や靱帯損傷などによる不安定性もあり，固定の解除は慎重に行う (図1)．
- ステロイドの合併症：メチルプレドニゾロン大量投与時には耐糖能異常や呼吸器感染などの合併症の増加を認めるとの報告もあり，注意を要する．
- 何らかの予防策を取らなかった場合，急性脊髄損傷における深部静脈血栓症 (deep venous thrombosis：DVT) の発症率は 60〜80％といわれ，早期から下肢の他動運動やマッサージを行い早期離床を目指すが，同時に弾性ストッキング，間欠的空気圧迫法や，出血のリスクがない症例では低分子ヘパリンを使用し予防に努める．

陰部外傷
perineal injury

勝見　敦　武蔵野赤十字病院・第二救急部長

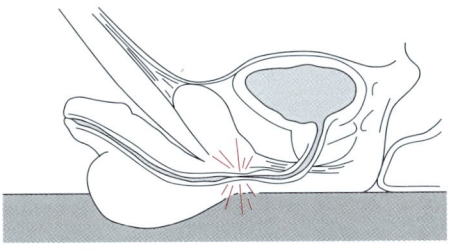

a. 受傷機転

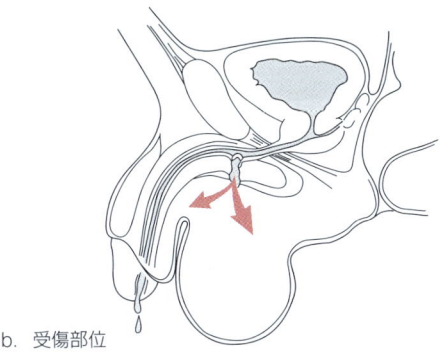

b. 受傷部位

図1　尿道損傷の機転

A. 病態

1 尿道

- 尿道損傷の頻度は外傷症例の約 0.5％である．排尿障害を伴う．受傷機転は交通事故によるものが最も多く，バイク乗車によるサドル外傷や，歩行者であれば骨盤骨折に伴って損傷することが多い．
- 尿道カテーテル挿入によるものもある．男性の尿道が長いため，患者の大部分が男性で女性はまれである．女性の尿道損傷は腟損傷を合併する率が高い．
- バイク乗車で発生するサドル外傷は前部尿道損傷が多い．会陰部が恥骨の間とバイクのタンクなどに挟まって損傷する (図1)．後部尿道損傷は骨盤骨折に伴うことが多い．骨盤骨折の約 10％に尿道損傷が合併する．尿道バルーン挿入時などの医原性損傷の場合には球部尿道が多い (図2)．

2 陰茎

- 陰茎折症は，勃起時に強い外力が加わると，伸展した陰茎海綿体白膜の断裂によって発生する外傷である．性交時，自慰などによって生じることが多い．事故などの外傷の他，寝返りした際にも発生する．尿道損傷を合併する場合もある．
- 陰茎切断は，陰茎そのものが切断された状態である (図3)．傷害による場合もあるが，多くは精神疾患のある患者自身による切断である．

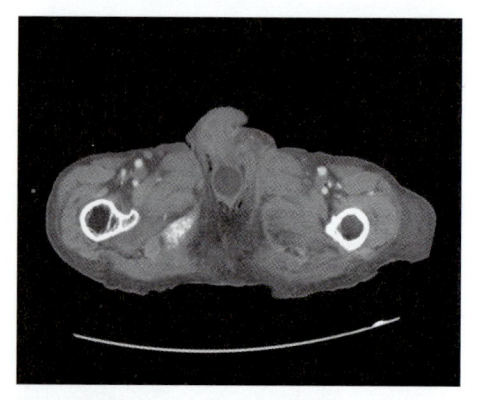

図2 尿道バルーンによる尿道損傷
尿閉の診断にて転院してきた症例．CTにて球部尿道にバルーンが確認された．

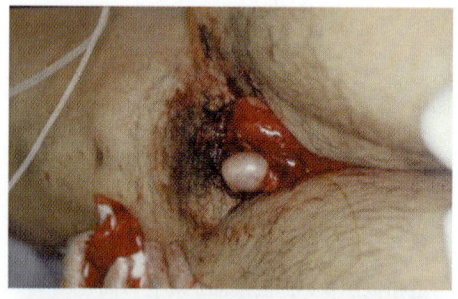

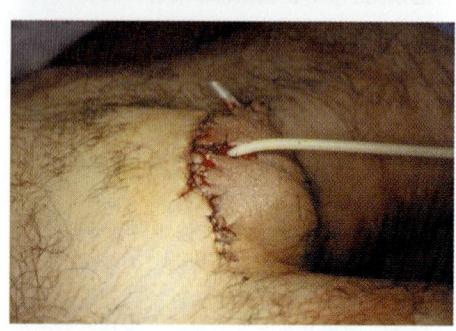

図3 陰茎切断（自傷）
尿路の再建をした．

3 陰囊，精巣

- 陰囊剝皮症は，皮下組織が強い外力で巻き込まれて皮膚が剝離した状態．陰茎も同様に剝離することがある．バイク，自転車などのサドル外傷に伴って起こる．
- 精巣破裂はスポーツ，交通外傷の順で報告されている．精巣は強靱な白膜に包まれているが，強い外力によって恥骨や大腿骨に睾丸が押し付けられ破裂する．
- 外傷性精巣脱出は，精巣が外力によって陰囊外に移動（脱出）した状態．外鼠径輪を通過して腹腔側，鼠径管内に脱出した状態を内在性精巣脱出，それ以外の皮下組織内に脱出したものを表在性精巣脱出と分類する．
- 内在性，表在性とも陰囊の皮膚が保たれている非開放性損傷であるが，陰囊を破って外に精巣が脱出している開放性の場合は陰囊外精巣露出という．交通事故やスポーツによる損傷が多い．

4 会陰部

- 会陰部は血管や神経に密に分布している部位で，打撲により血腫などを生じやすい．
- 自転車やバイクの事故などが多いが，近年，スノーボードによる会陰部外傷が報告されている．また，柵をまたごうとした時に会陰部を強く打ったりして受傷する場合もある．
- 自転車のサドルによる小児の外陰部外傷については，日本小児学会よりInjury Alert（傷害注意速報）が出ている．自転車のサドルによって外陰部裂創を起こすため，予防のためにはサドルの高さは両足の裏全体が地面につく状態で固定する．

B. 初期診療（重症度判断）

1 尿道

①外尿道口の出血は尿道損傷の重要な所見である．外尿道口からの出血を認めた場合には，むやみに尿道バルーンの挿入はしない．
②確定診断には逆行性尿道造影を実施する．尿道造影による造影剤漏出で，漏出により部位と損傷の程度を判別できる．損傷部位で造影剤の漏出が認められる．不完全断裂の場合には造影剤は膀胱まで達するが，完

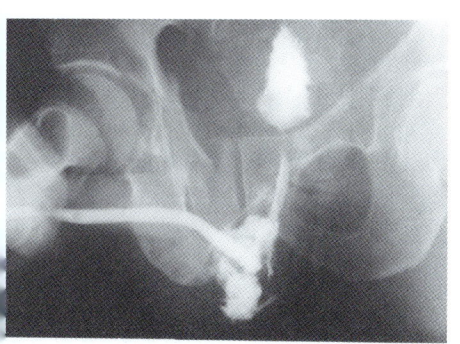

図4 逆行性尿道造影
サドル外傷による前部尿道損傷．造影剤の漏出が認められる．骨盤骨折を伴う．

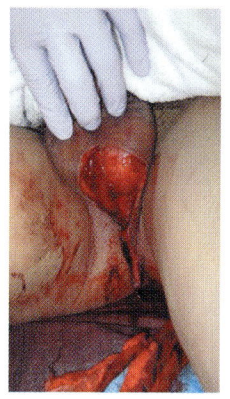

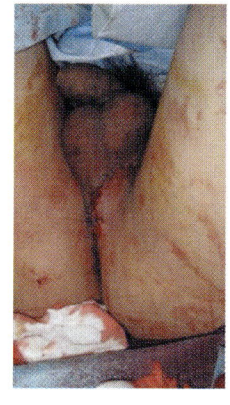

図5 陰嚢剝皮症
洗浄後，縫合し閉創．

全断裂の場合には，膀胱は造影されない（図4）．

③不完全断裂の場合には，尿道カテーテルを愛護的に挿入してみる．ただし抵抗を感じたらそれ以上挿入しない．無理な尿道カテーテル挿入は，不完全断裂を完全断裂にする可能性があるためである．透視下で尿道カテーテルを挿入する方法もある．いずれも，手技に自信がなければ専門医にコンサルトしたほうがよい．

2 陰茎
①陰茎折症の発症時には「ボキッ」というcrack音とともに激痛を伴う．陰茎の腫脹，彎曲を呈する．断裂部位は陰茎根部から陰茎中央部が最も多い．病歴や理学的所見で診断は容易であるが，腫脹が強度で断裂部位の診断が困難な場合には，超音波検査などが有用である．外尿道口に血尿が認められる場合には尿道損傷を疑う．

②陰茎切断（図3）の場合，陰茎海綿体，尿道海綿体や動静脈からの大量出血のため，来院時，出血性ショックをきたしていることが多い．ただちに止血とともに出血性ショック対応として輸液路確保を実施し，必要に応じ輸血を投与する．応急処置としては，用手的に陰茎根部の全周をしっかり締めることで止血が可能になる．

③陰茎の再縫合に関しては，切断の状態にもよるが，常温で16時間，冷保存24時間までは再吻合を考慮すべきといわれている．しかし，本人による自傷の場合には，同意が得られない場合がある．再吻合することができない場合には，尿路の再建のみとする．

3 陰嚢，精巣
①陰嚢剝皮症では，剝脱した皮膚の範囲，出血，汚染度などを観察する．また，尿道損傷などの合併損傷の有無を評価する．皮膚の汚染がなければ，できるだけ残存している皮膚で覆う．汚染が強い場合には十分な洗浄を行う（図5）．

②精巣破裂では，陰嚢部の強い痛みと腫脹を認める．局所所見のみでは，損傷の程度を判断することは困難である．精巣の損傷，部位診断において超音波検査，CT，MRIは有用である．精巣白膜の連続性が保たれているか，血腫の存在などが重要なポイントとなる．

③精巣白膜の連続性が保たれているものは，保存的治療が可能である．しかし，白膜の連続性が保たれていないもの，血腫が大きいものについては手術が必要となる．

④開放性の精巣外傷でない場合には，位置診

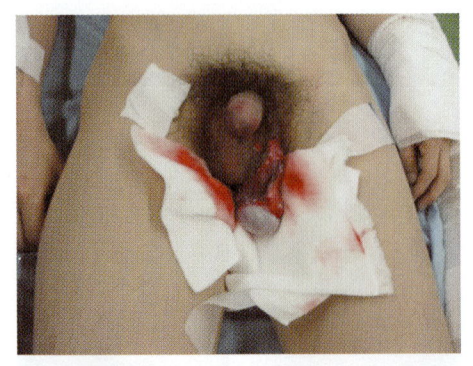

図6 精巣脱出
精巣の損傷がないため，洗浄後陰嚢内に還納した．術後，機能的にも障害は認められなかった．

断には超音波検査，CTなどが有用である．用手的な整復は困難な場合が多く，手術的な整復固定術が選択される．開放性の精巣脱出の場合には，汚染が高度でなく精巣の損傷が軽度ならば，十分な洗浄を行い還納が可能である（図6）．

4 会陰部 裂創部位，出血，血腫の大きさの観察が必要となる．

C．コンサルテーションと根本治療

1 尿道 尿道カテーテルが挿入困難な場合や，完全断裂の場合には膀胱瘻を造設し，2〜3か月後に尿道形成術を施行する．

2 陰茎折症
①陰茎折症の治療は手術を実施する．出血のコントロール，血腫の除去，陰茎海綿体白膜断裂部の縫合である．
②保存的加療では勃起不全などの機能障害を残す可能性が高く，陰茎折症と診断がついたら即座に手術を選択する．

3 陰嚢，精巣 陰嚢剝皮症で汚染が高度である場合には開放創として二期的に植皮を行う．広範囲な皮膚欠損などの場合などは形成外科にコンサルトする．

4 精巣破裂 精巣破裂に対する手術は，白膜修復術，精巣部分切除を行う精巣温存術がある．精巣の損傷が強い場合には精巣摘除術が選択される．

5 会陰部 婦人科にコンサルトする．治療は裂創に関しては，小さな血腫の場合には経過観察とするが，増大する血腫に対しては，切開し止血を実施する．

6 暴行による陰部外傷
①損傷に対する治療のための医学的対応とともに，加害者に対する起訴を考慮に入れた病歴の聴取，損傷部位の診察などが必要となる．
②女性であれば産婦人科，男性であれば泌尿器科などが専門的なアプローチをする．頻度が高い部位は，女性の場合は後部陰唇小帯，小陰唇，処女膜，腟前庭窩，男性の場合は肛門損傷などである．加害者を起訴する場合にはカルテは重要な証拠となるため，損傷部位の記録が重要となる．本人の承諾を得て写真を記録することも有用である．精神的問題に対するフォローアップが必要となる．
③小児の場合には虐待も考慮に入れるべきであり，小児科などを含め病院全体で対応する．

D．入院3日間のポイント（退院・フォローアップの基準）

● 外傷損傷部位の再出血，急激な血腫の増大の有無を観察する．バイタルサインのみならず損傷部位を定期的に観察することが大切である．挫創がある場合には十分に創部を洗浄後，縫合などを行う．創部の発赤，熱感などの出現に注意し，経過観察中，感染が疑われる場合には創部の抜糸を開放し，感染の有無を確認する．
● 尿道損傷の場合には，骨盤骨折に合併することが多い．骨盤骨折を合併している時には出血性ショックなどが起こる可能性が高く，バイタルサインの厳重な観察が大切である．出血性ショックに対してTAEなどの止血術後は，集中治療室での管理が必要

となる.

- 陰部外傷単独で,挫創程度であれば3日間でも退院できるが,尿道損傷,陰茎損傷,精巣損傷など,機能的障害を残す可能性がある損傷は入院による十分な経過観察が必要である.退院後は機能的評価を含め,各専門科でのフォローアップを行う.尿道損傷,陰茎損傷,精巣損傷などは,泌尿器科,会陰部損傷は婦人科でのフォローアップを行う

広範囲挫滅損傷(クラッシュ症候群)

extensive crush injury/crush syndrome

中山伸一　兵庫県災害医療センター・副センター長

A. 病態

- 鈍的外力によって皮下組織,筋肉ひいては神経・血管も含めて圧挫された損傷を挫滅損傷という.
- 鈍的外力の力の大きさとそれが作用した時間,そして力の及んだ範囲の大きさにより,重症度に影響を与える.
- 広範囲の定義は明確ではないが,上肢一本に相当する範囲に損傷が及べば明らかに広範囲である(重症度参照).
- 筋肉に一定時間以上強い圧迫力がかかると,その筋肉細胞が損傷(crush injuryという)を受けるが,その時間が長ければ,圧迫部位への血流障害から相対的阻血に陥り,ますます筋細胞の損傷が増悪する.
- このような外傷は救出救助に時間を要する場合が多いが,救出救助によりその圧迫が解除されると,圧迫を受けていた部分への血流再開に基づく相対的な循環血液量減少性ショックを生じるとともに,受傷部の「再灌流障害」が惹起され,全身での代謝性アシドーシスが進行する.
- それに伴って受傷部位では炎症が惹起され,特に筋細胞から透過性亢進に伴って細胞内に高濃度で含まれるカリウム(生体内の総カリウムの約80%は筋肉細胞内にある)やミオクロビンなどが漏出し,血流に乗って全身臓器へ悪影響を及ぼしていく.
- つまり,局所の損傷が限局的で,全身にほとんど影響を与えない場合はcrush injuryのみにとどまるが,損傷が広範囲かつ高度であれば,それにより全身臓器に影響を与え,腎不全,呼吸不全(ARDSなど)をはじめとする多臓器不全やDICを併発するものを圧挫症候群あるいはクラッシュ症候群(crush syndrome)と呼び,集中治療を要することとなる.
- これまで地震や戦争でクラッシュ症候群の発生が数多く報告されているが,日常の事案でも,例えば,農作業中の機械の下敷きや労務中のいわゆる挟まれ事故をはじめ,脳血管障害や睡眠薬多量服薬などで長時間同じ体位で放置されていたような場合に自分の体重で発症する例も散見される.

B. 初期診療と重症度判断(表1)

1 初療室で

① 本症に診断でまず大切なのは病歴聴取である.「どの部位」を,「どれほどの圧力(重さ)」で,「何時間」,「圧迫されていたか」など受傷機転や時間経過をしっかり聴取し,本症候群の発生をまず疑うことが大変重要である.

② 身動きができないほどの力で3〜4時間以上,圧迫を受けるとクラッシュ症候群を発症し,しかも全身の30%以上の筋肉,すなわち片方の下肢一本が挫滅されると重症となる場合が多いとされる(図1).下肢と臀部の筋肉量は,上肢や上半身に比べて多く,特に腰部を含めて下半身全体が受傷すると重症化しやすい.

③ 上記のエピソードに加え,患肢の知覚運動麻痺,褐色尿があれば,クラッシュ症候群と考えて対処する.

表1 クラッシュ症候群の診断・重症度判断で考慮すべき事項

> ショックを呈しているもの
> 圧迫(挫滅)された力＞自力では解除できない力
> 圧迫(挫滅)された時間＞3時間
> 圧迫(挫滅)部位と広さ＞全身筋肉の30％
> 血清 K＞6.5 mEq/L
> CPK＞10,000 IU/L
> pH＜7.30，BE＜－10 mEq/L
> Hb＞16 mg/dL
> ミオグロビン尿
> 無尿・乏尿(1,000 mL 急速輸液後も続く)
> コンパートメント圧＞50 mmHg

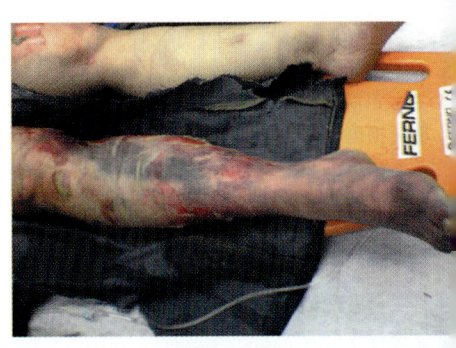

図2 クラッシュ症候群を発症した下肢の外観
JR福知山線列車脱線事故で15時間後の救出直後（長谷貴將医師提供）．

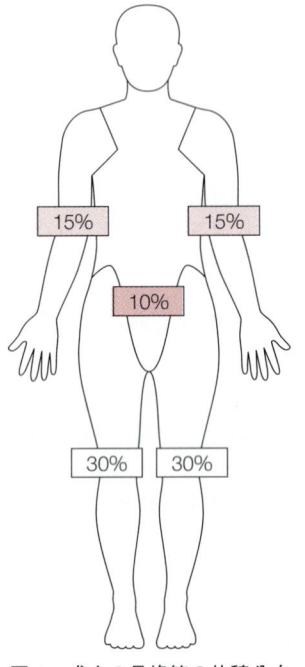

図1 成人の骨格筋の体積分布
(Rinker AG, Jr)
全身の骨格筋の30％が挫滅を受けると重症度が高くなる．

(上肢15％，15％，体幹10％，下肢30％，30％)

④尿道バルーンの留置と検尿を実施する．尿色(褐色のミオグロビン尿の有無)の確認とテステープで血尿の有無を確認する．ただし，テステープによるミオグロビン尿と血尿の鑑別は不可能である．その後の尿色の変化と時間尿量のチェックを開始する．1,000 mL の急速輸液でも尿量が確保できない場合重症である．

⑤受傷部位と遠位部の外表所見(図2)とPMSを評価する．圧迫部位には発赤，腫脹や変色，水疱形成を認めることが多く，しびれや知覚がなく動かせないことを訴える．この知覚運動麻痺を脊髄損傷との鑑別には肛門反射の有無が参考となる．ただし，末梢の動脈拍動は触知する場合が多い．

⑥以上からクラッシュ症候群を疑えば，初期治療で最優先すべきことは，循環血液量減少性ショックならびに高カリウム血症への対策に尽きる．これを怠れば，重症例では数時間以内に致死性不整脈から心停止に移行する．

⑦上記診断と併行して，心電図モニターや血圧計を装着し，A(気道)，B(呼吸)，C(循環)の異常，特にショックの有無を確認する．これに異常があれば，気管挿管，陽圧換気，静脈路確保と急速輸液を行うが，初診時 ABC の異常がなくとも，数時間以内に容態が悪化する場合もあり，静脈路確保と輸液をできるだけ早く開始し，とりあえず 1,000 mL 急速輸液を行って，尿量やバイタルサインの変化を観察する．カリウム

やミオグロビンの排泄の意味から，時間尿量＞100 mLを目標とする．
⑧輸液製剤として，カリウムを含有しない低張電解質液を基本に，適宜マンニトールを併用するとともに，カリウムと代謝性アシドーシス(代謝性アシドーシスによってもカリウムが上昇する)の補正と，尿のアルカリ化を目的として炭酸水素ナトリウム(メイロン®)投与が推奨されている．
⑨12誘導心電図により，T波の増高(高カリウム血症)の有無をチェックする．
⑩高カリウム血症を疑えば，ケイキサレート注腸，グルコース・インスリン療法を開始するとともに，心室細動への移行に備えて除細動器やAEDを準備しておく．
⑪受傷部位に外出血や開放創があれば，骨折の合併がないかを診察し，疑えばX線撮影を行う．

2 血液学的検査
①動脈血液ガス分析，血清カリウム，CPK，BUN，クレアチニン，ヘマトクリット，ヘモグロビンは必須である．尿中あるいは血清ミオグロビンは確定には役立つが必須ではない．
②動脈血液ガス分析により代謝性アシドーシスの程度を判定し，pH＜7.30，BE＜−10 mEq/Lは重症として扱う．代謝性アシドーシスへの代償機転からPCO_2は低下していることが多い．
③血清カリウム＞6.5 mEq/Lは重症で，増悪すれば致死的不整脈合併の危険性が高まる．
④血清CPK値は筋挫滅に比例して早期から高値を示し，数万〜数十万IU/Lに達する例もある．1,000 IU/L以上であれば，何らかの筋挫滅があると考え，クラッシュ症候群への進展に備え，入院させる．
⑤急性腎不全は最初から合併するものではないが，その後の経過をみる意味から，初診時のBUN，クレアチニンのチェックは必須である．

⑥血算では，ヘマトクリット，ヘモグロビン値に注目し，血液濃縮の有無と出血性の外傷の合併を考えるうえでの参考とする．

3 画像検査
1 **単純X線検査** 受傷部位とともに胸部，骨盤の撮影を行い，血気胸や骨折，空気像の有無などを確認する．
2 **CT検査** CT検査は必須ではない．ただし，受傷部位の腫脹の程度や出血の有無，その後の変化をみるうえでの参考にはなる．造影CTは腎機能への影響を考慮すると，合併損傷がなければ差し控えるべきである．
3 **四肢血管造影** 腎機能への影響を考慮すれば，明らかに血管損傷を疑う場合を除いて基本的に実施すべきではない．
4 **コンパートメント圧測定** 筋膜切開適応を判断する参考として，受傷部位のコンパートメント圧を筋区画ごとに測定する．コンパートメント圧が灌流圧を超えている場合，専門医(整形外科)にコンサルトする．ただし，後述するように筋膜切開については慎重な判断が求められる．

C. コンサルテーションと根本治療

1 専門医へのコンサルテーションが必要なケース
①来院時ショックを呈し，急速輸液によっても乏尿あるいは無尿が2時間以上続き，アシドーシス，高カリウム血症が是正できない場合には，血液浄化法の適応ありと考え，透析医や集中治療医師に積極的にコンサルトする．
②また，患肢の麻痺や色調の増悪があり，患部の挫滅が高度で全身状態の悪化が防止できないと考えられる場合，コンパートメント圧を測定し，整形外科医にコンサルトする．

2 専門医へのコンサルテーションが不要なケース
来院時ショックを呈さず，その後にバイタルサインの悪化がないもので，輸液管理により尿量が確保され，ショック，アシドーシス，高カリウム血症の進展や患肢の麻

表2 クラッシュ症候群の治療

・体液シフトによるショック	⇨急速輸液（1～1.5 L/時）（カリウムフリー電解質液・マニトール）
・高カリウム血症代謝性アシドーシス	⇨ケイキサレート注腸炭酸水素ナトリウム IVグルコン酸カルシウム IVGI療法血液透析，持続血液濾過透析人工呼吸
・上昇したコンパートメント圧	⇨筋膜切開（適応については論議あり）患肢切断
・DIC，感染	⇨デブリドマン・患肢切断を考慮

痺や色調の増悪がないことが，最低必要条件である．

3 治療的介入（表2） 圧挫された局所の損傷が全身臓器に影響して引き起こす悪循環を断ち切ることを目標として，まず高カリウム血症の是正，患肢のコンパートメント症候群軽減，全身の多臓器不全の進展防止を基本的な治療戦略として設定する．具体的には，輸液，人工呼吸などの基本的集中治療のほか，以下の治療の必要性を判断する．

1 血液浄化法（血液透析，持続血液濾過透析など） 早期から高カリウム血症の是正を目的として，血清 K＞7.0 mEq/L ないし1時間尿量＜20 mL が輸液にもかかわらず2時間以上続くなら，血液透析ないし持続血液濾過透析の早期導入を図る．バイタルサインが落ち着いていれば前者を，不安定な場合は後者を選択する．デバイスがない場合，緊急避難的には腹膜透析も考慮する．なお，後日 renal support として導入される場合もある．

2 患肢切断 多量の輸液によってもショックやアシドーシスの進行など全身状態の悪化が回避できないほど挫滅が高度であると判断したら，患肢切断を考慮する．その決断は必ずしも容易ではないが，その躊躇は救命のチャンスを失わせる場合がある．多臓器不全やDICに陥ってからでは手遅れとなり，受傷当日，翌日の判断が求められる．

3 筋膜切開 適応については論議があり，安易に実施してはならない．

① 一般のコンパートメント症候群では，上昇したコンパートメント圧により麻痺が出現しているので，麻痺進展の軽減を目的として筋膜切開を行って圧を下げる．

② 一方，クラッシュ症候群ではもともと神経も含めて圧挫されており，コンパートメント圧を低下させても麻痺の回復が見込めるかが疑問であることや，筋肉の圧挫滅部の外界への開放により感染の危険性が飛躍的に高まる．加えて，デブリドマンなどを実施すれば，なおさら麻痺の改善が期待通りに得られない．以上を考慮すれば，クラッシュ症候群における筋膜切開の適応は，単なる骨折などに伴うコンパートメント症候群とは別途に扱うべきであろう．

③ ただし，もし筋膜切開を行うなら早期（24時間以内）に実施すべきである．いったん筋膜切開を行えば，切開部から多量の滲液が失われるととともに，感染の危険性も増すことを念頭に置き，なお一層の集中治療を要する覚悟が要る．

4 デブリドマン 後日，筋肉の壊死組織や感染組織のデブリドマンが必要となることも多いが，受傷後2～3日の急性期から必要となることはない．

D. 入院3日間のポイント

● 受傷時のエピソードなどからクラッシュ症候群を疑えば，最初バイタルサインが落ち着いていたとしても輸液療法を行って，ショック，アシドーシス，高カリウム血症の増悪がないか経過観察するため最短でも週間入院（集中治療室が望ましい）させる．

● 入院後1時間，3時間を目安に輸液治療の効果判定を行う．多量の輸液にもかかわらず尿量が確保できず，ショック，アシドーシス，高カリウム血症の是正が軌道に乗らない場合には，血液透析や持続血液濾過透

析，場合によっては患肢切断を専門医に進言すべきであり，高次医療機関への転院も考慮する．腎不全をはじめとする多臓器不全や DIC 合併の徴候が翌日以降に出現した場合も同様である．

- 仮にショック，アシドーシス，高カリウム血症が軽度で，輸液管理により容易に是正でき，ミオグロビン尿の色が淡くなり尿量にも問題ない場合には 3 日目の退院を考慮してもよいが，極めて例外的なケースであろう．患部の crush injury からの痛み，麻痺，感染などの合併症の可能性もあり，専門医によるリハビリテーションを含めたフォローアップが不可欠と考えるべきである．

爆傷
blast injury

小井土雄一　国立病院機構災害医療センター臨床研究部長・救命救急センター部長

A. 病態

- 爆傷は複数の病態により生じる．1 次損傷から 5 次損傷に分類できる．
- 1 次損傷は爆圧（衝撃波）により生じる．衝撃波は密度の高い物体に衝突し跳ね返り，元の衝撃波と重なりさらに大きな衝撃波となることもある．衝撃波は体内においては液体から気体に抜ける際に大きなエネルギーを放出するため，空気を含んだ臓器が損傷されやすい．最も多いのは鼓膜破裂であり，鼓膜破裂があれば衝撃波を受けた指標となる．1 次損傷は体表所見がないのが特徴で，注意が必要である．発生する外傷としては，鼓膜損傷，眼球損傷，外傷性脳損傷，爆傷肺，消化管損傷などが考えられる．
- 2 次損傷は爆発により生じた飛散物が身体に当たることによる損傷であり，主に鋭的損傷，穿通性損傷である．
- 3 次損傷は爆風により身体が飛ばされ地面などに叩きつけられたり，倒壊物により下敷きになることにより生じる損傷であり，主に鈍的損傷である．発生する外傷としては，四肢の骨折・離断，頭部外傷，胸腹部外傷，下敷きになった場合は，外傷性窒息，クラッシュ症候群，コンパートメント症候群などが考えられる．
- 4 次損傷は爆発による高熱，あるいは有害物質が含まれていた場合に生じるものである．発生する損傷としては，気道熱傷，表皮熱傷，化学熱傷の他，CO 中毒，メトヘモグロビン血症，シアン中毒などの中毒も考えられる．
- 5 次損傷はテロの場合考慮される．テロの爆弾は dirty bomb と呼ばれ，被害を大きくするため，nuclear, biological, chemical な物質を混入する．これらによって引き起こされる損傷を五次損傷という．
- 実際の損傷は，1 次〜4 次（場合によっては 5 次）が複雑に絡み合い，1 つの損傷形態ができあがる．
- 爆傷は身体の損傷だけでなく，精神的トラウマも大きな問題となる．早期からの専門家の介入が必要である．
- 受傷状況の情報も重要である．爆発が閉鎖空間で起こった場合には衝撃波は増強する．

B. 初期診療

1 第一印象　まずは 15 秒程度で気道，呼吸，循環，意識レベルを確認して，いずれかに異常があった場合は，重症ととらえるが，爆傷の際は鼓膜破裂により呼びかけに応じられない場合があることを念頭に置く．鼓膜破裂がある場合は，体表所見がなくとも他の 1 次損傷がある可能性があり，慎重な対応が必要となる．しかしながら，鼓膜破裂がなくとも他の 1 次損傷がある場合があり，鼓膜破裂の有無だけで重症度を判定してはいけない．

2 primari survey　基本的には他の外傷と同様，ABCDE アプローチによって行うが，爆傷に特有な事項もあり，以下にそのポイン

トを述べる．

1 Air way（気道） 爆傷の際は，4次損傷による気道熱傷による気道障害が生じる可能性がある．しかし，通常の気道熱傷の場合と同じように，気管挿管して陽圧換気を行うと爆傷肺による空気塞栓を起こす可能性があり，高圧をかけた換気は厳禁である．

2 Breathing（呼吸）

① 頻呼吸，徐呼吸，チアノーゼ，咳，喘鳴，喀血がある場合は，爆傷肺を疑う．100％ O_2 10Lリザーバーマスクでも低酸素血症を呈するなら，気管挿管・人工呼吸が必要となるが，陽圧換気は空気塞栓を起こす可能性のあることに注意する．

② 気胸，血胸がある場合には，緊張性気胸に進展する可能性があり注意する．陽圧換気する前に，胸腔ドレナージを挿入すべきである．爆傷肺は緊張性気胸，気道出血による窒息など急変しやすい．胸部X線の所見と合わせて，片肺換気，分離肺換気，ECMO（体外式人工肺）なども積極的に導入すべきである．2次・3次損傷による鋭的・鈍的胸部外傷にはそれぞれ対応をすることになるが，爆傷肺と合併していることも多い．

3 Circulation（循環） ショックを呈している場合は基本では急速輸液ということになるが，爆傷肺が存在する場合は輸液過多は肺水腫の原因となるため注意が必要である．ショックの原因検索のために胸部X線，骨盤X線，FAST（focused assessment with sonography for trauma）は，通常の外傷診療手順に順ずる．

4 Dysfunction of CNS（中枢神経） 1次損傷による外傷性脳損傷（blast-induced neurotrauma：BINT）では，一過性の意識消失，記憶障害，頭痛，痙攣，めまい，集中力低下，四肢のしびれ・筋力低下など多彩な症状が出現する．多くは一過性である．遷延性の高次脳機能障害をきたす場合もある．しかしながら，遷延する頭痛，めまい，集中力の低下などは精神的トラウマと区別がつかない場合もある．鼓膜破裂による難聴がある場合は，意識レベルが修飾される可能性があり，筆談をするなどの工夫が必要である．

5 Exposure & Enviroment（脱衣と保温） 2次・3次損傷がないか全身をくまなく確認する．特に意識障害のあるものでは見逃しに注意する．小さな創でも穿通性損傷の場合がある．また，体表面の所見がなくとも内部損傷を否定してはいけない．

3 secondary survey 基本は一般外傷の詳細な全身観察と同じであるが，爆傷に特有な部分について述べる．

1 耳損傷 難聴，鼓膜破裂，耳小骨骨折などがある．耳鏡にて確認する必要がある．鼓膜破裂の有無で重症度を判定した時代もあったが，現在では鼓膜破裂がなくとも重症の1次損傷が起こりうるとされている．

2 眼球損傷 網膜剥離から眼球破裂まで様々な損傷が起こる．視覚障害がないか確認．

3 胸部X線所見 P/F ratio，気胸の有無とあわせて爆傷肺の重症度を判定できる（表1）．

4 消化管損傷 1次損傷による消化管損傷は体表所見がなく症状もないので初診時に見逃しやすい．消化管穿孔は小腸より空気を含んだ大腸に生じやすい．腹部CTによる遊離ガスの検出はもとより，一定期間繰り返す腹部の診察が必要である．消化管粘膜下出血による遅発性のショックを呈する場合もある．

表1 爆傷肺の重症度

重傷度	軽症	中等症	重症
PaO_2/FiO_2	>200	60〜200	<60
胸部X線	限局した浸潤影	両側あるいは片側の湿潤影	両側の著明な湿潤影
気管支胸膜瘻	−	±	+

(Pizov R, et al：Blast lung injury from an explosion on a civilian bus. Chest 115：165-172, 1999 より一部改変)

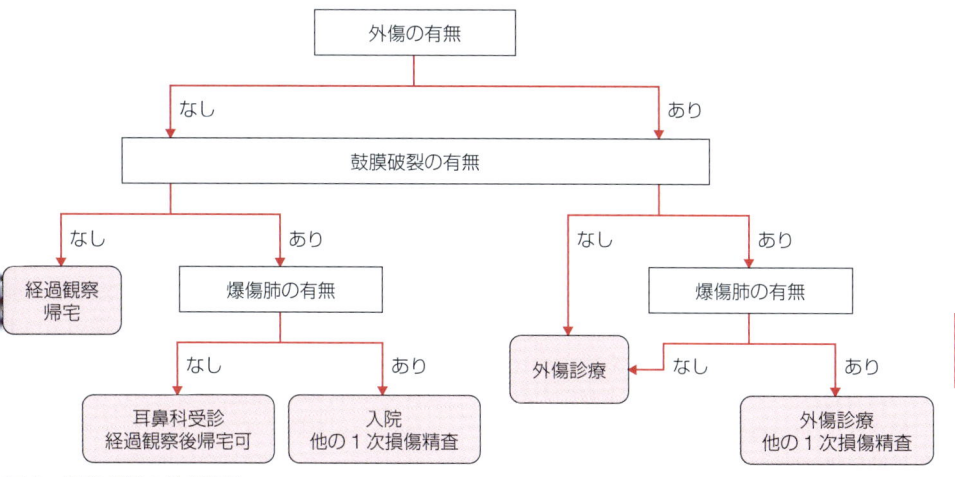

```
                    ┌─────────────┐
                    │  外傷の有無  │
                    └──────┬──────┘
              なし ┌───────┴───────┐ あり
                   ▼               ▼
           ┌─────────────┐   ┌─────────────┐
           │ 鼓膜破裂の有無│   │ 鼓膜破裂の有無│
           └──┬───────┬──┘   └──┬───────┬──┘
        なし  │       │ あり なし│       │ あり
              ▼       ▼         ▼       ▼
```

図1　爆傷外傷の診療指針

(flow chart: 外傷なし→鼓膜破裂なし→経過観察帰宅／鼓膜破裂あり→爆傷肺の有無→なし:耳鼻科受診 経過観察後帰宅可／あり:入院 他の1次損傷精査。外傷あり→鼓膜破裂なし→爆傷肺の有無→なし:外傷診療／あり:外傷診療 他の1次損傷精査。鼓膜破裂あり→外傷診療)

C. コンサルテーションと根本治療

①鼓膜破裂があれば耳鼻科医のコンサルトを早期に受けるべきである．鼓膜破裂は多くの場合，保存的治療で治癒する．

②視力障害を訴えた場合は，眼科にコンサルトする．

③爆傷肺に関しては集中治療が必要である．気道出血が強ければ窒息を防ぐための気管支ブロックを考慮する．また一側肺の損傷が強ければ，分離肺換気を考慮する．空気塞栓が疑われ陽圧をかけれらない場合には，ECMO（体外膜型人工肺）を考慮する．

④腹腔内出血，消化管穿孔が疑われた時点で外科医をコールするのは，他の外傷と同様である．しかしながら，鼓膜破裂のある場合は，身体所見がとりづらいこと，意識障害のある場合は，さらに難しいことを認識しておく．

⑤四肢の切断に関しては整形外科にコンサルトすることになるが，汚染が強い場合が多く，delayed primary suture を考慮する．

⑥精神的トラウマが疑われる場合は，早期から専門家に介入させる．

D. 退院・フォローアップの基準

①入退院，フォローアップの絶対的基準は確立されていない．しかし，爆傷の1次損傷に限って言えば，爆傷肺の可能性のある症例は少なくとも入院，胸部X線・動脈血血液ガス分析に異常のあるものは集中治療の適応とすべきと考える．

②全く症状・所見のない症例は，4〜8時間の経過観察後，帰宅させてよい（図1）．

③また傷病者が多い場合は，鼓膜損傷があっても，その他の症状がないものに関しては，4〜8時間観察して何も起こらなければ帰宅させてよい．しかしながら，24〜48時間して消化管穿孔が見つかる症例もあり，帰宅させる場合は，十分に注意事項を説明する．

刺創
stab wound

奈良　理　手稲渓仁会病院救急科部長・救命救急センター副センター長

A. 病態

- 刺創（stab wound）は銃創（gun shot wound）とともに鋭的外傷に分類され，わが国では包丁（ナイフ）によるものが最も多い．刃物以外の比較的鈍的な構造物による刺創を杙創（よくそう）（impalement wound）という．
- 鋭的外傷は鈍的外傷（blunt trauma）に対比される用語であるが，欧米では穿通性外傷（penetrating trauma）という用語が用いられる．
- 鈍的外傷は損傷が複数部位に及んでいる可能性があり，損傷部位の確定が困難な場合があるが，刺創は損傷部位の確定が比較的容易である．
- 刺創による損傷臓器は，成創器の種類（形状や長さなど）や刺入部位，角度や深度に依存し，表在の刺入創から解剖学的に線上に位置する臓器が損傷される．
- 刺創の重症度は脈管，実質臓器や管腔臓器の穿通の有無や程度に依存する．
- 刺創部位の解剖を熟知することが，診断と治療に直結する．
- 成創器が刺さったままであることによって症状が顕在化せず，一見病態が安定している場合がある．
- 生命に危険を及ぼす緊急的な病態は，気道系の損傷による低酸素血症や血管や実質臓器損傷による出血である．

B. 初期診療（重症度判定）

1 初期診療　刺創を含む鋭的損傷でも，外傷患者へのアプローチは外傷初期診療指針であるJATECやATLSなどのABCDEsアプローチに従って行う．ABCDEsに関して刺創に特化した部分を以下に抜粋する．

① ABCDEsアプローチの前に成創器が刺さったままの場合には，原則として成創器は損傷の診断が確定するまで，あるいは方針決定まではむやみに抜去しない．また診療の最中に抜けたり，ずれたりすることがないように注意し，必要があればその防止のために成創器を固定する．

② 頸部や胸部に刺創があり，成創器はなく創から空気が吸引される，いわゆるopen sucking woundが存在する場合には，A，Bの異常の原因となるため，創からのsuckingを防止するために創を被覆する（三方テーピングなど）．胸部の場合には，必ず胸腔ドレナージチューブを挿入する．

③ Cの異常は出血や閉塞性ショック（心タンポナーデや緊張性気胸）が原因となるため，静脈路確保による輸液と，出血源となっている血管や臓器局在診断が重要となる．また，閉塞性ショックを呈している場合には，その原因となっている心タンポナーデや緊張性気胸の解除を直ちに行う．圧迫可能な外出血に関しては圧迫止血する．FASTにおける心嚢内のecho free spaceは心刺創を疑う有意な所見である．胸腔や腹腔のecho free spaceは胸壁や腹壁からの流入の可能性もあるため，特に少量の場合には，必ずしも胸腔内や腹腔内の損傷を示唆するものではない．

④ Dに関しては，呼吸循環が安定していて，頭頸部の刺創（頭蓋内に至るような刺創）を除き意識障害の原因となるとは考えがたい．その場合の意識障害は，薬物の服用などの原因を考える．

⑤ Esでは，成創器が刺さったままの場合でも，創が複数である可能性があるため，他に創が存在しないかを注意深く観察する．また受傷機転がはっきりせず，成創器がアイスピックのようなものの場合は，刺創であることに気づかない場合があり，体表面上の小さな創を見落とさないように注意が

必要である．特に着衣に覆われた部分や背部(背面)は見落とされやすいので注意深く観察する．腹部刺創で腸管などが脱出している場合には，脱出臓器は還納せず生食ガーゼなどで被覆しておくが，創が小さく脱出臓器を絞扼している場合は，先立って絞扼解除が必要となる場合がある．

2 頸部刺創の場合
① 原則として創が広頸筋を貫いていなければ，局所麻酔下の創処置でよい．広頸筋を貫いている場合は頸動静脈や気管，食道などの重要臓器損傷の可能性がある．
② 解剖学的に3つのzoneに分けて診断と治療方針を決定することが推奨されている．zone Iは鎖骨より頭側で輪状軟骨の最下部まで，zone IIは輪状軟骨から下顎角まで，zone IIIは下顎角から頭蓋底までの範囲である．zone IおよびIIIは手術的アプローチが難しいために，CT検査や血管造影，内視鏡などの検査を十分に行い，できるだけ損傷を明らかにしてから治療方針を決定することが肝要である．Zone IIは手術的アプローチが容易であるが，十分な検査を実施した方が安全であることは言うまでもない．

3 胸腹部刺創の場合
胸腹部刺創には図1に示すようなzoneが古くから指摘されている．図1のaの部分はSauer's danger zoneといわれ，心臓外傷の危険地帯である．また，乳頭線より腹側は，創が胸部に存在しても経横隔膜的に腹腔内臓器損傷の可能性がある．図2(640頁)は左前胸部に刺創が認められるが，大網が脱出しおり，胸部X線写真では血胸と，横隔膜損傷による消化管(胃)の胸腔内脱出(横隔膜ヘルニア)を認めている．

C. コンサルテーションと根本治療
① 循環動態が不安定な場合には，直ちに外科医(損傷部位によっては，心臓血管外科医，耳鼻科医，脳外科医などの専門医)，麻酔科医に連絡し，輸血や手術室の準備を開始

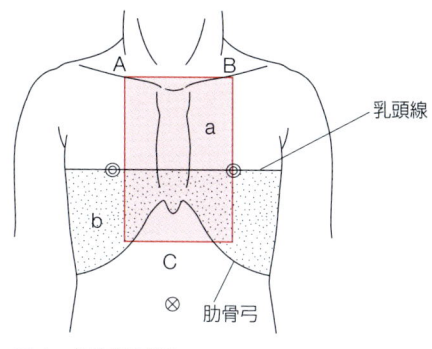

図1 胸腹部刺創
A. 右鎖骨内側1/3点
B. 左鎖骨中点
C. 肋骨弓との交点
a. Sauerの危険帯
b. 経横隔膜腹腔内臓器損傷危険域

する．循環動態が安定していても，成創器の抜去は専門医の下，手術室で行うことが原則である．
② 画像診断に関しては，損傷部位よって単純X線撮影の他，必要に応じて超音波検査や内視鏡なども考慮されるが，造影CT検査やMDCTによる矢状断や冠状断，3D再構成などが現在の画像診断のmodalityでは最も有用である．呼吸循環動態が安定していれば，必須の画像診断と考える．図3(641頁)は腹部刺創による上腸間膜動脈損傷のCT画像である．また，成創器が金属でない場合や，すでに存在しない場合にはMRIも有効と考えられる．
③ 成創器がすでに抜かれている胸腹部刺創の場合は，創が胸腔内や腹腔内に達しているか否かが重要で，かつては刺創路造影(stabography)が行われたが，現在は創を展開していく局所開創術(local wound exploration)が標準的な診断治療法である．胸腔内穿通が確認され，コントロール不能な血胸，画像診断によって心囊液貯留などの心縦隔，血管損傷などがあれば緊急手術の適応である．呼吸循環が安定していれば，

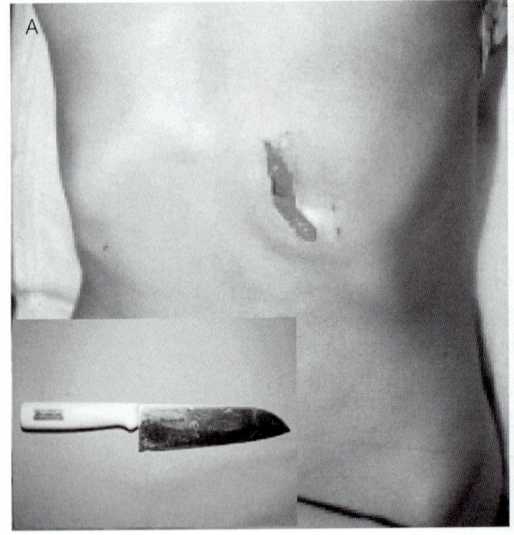

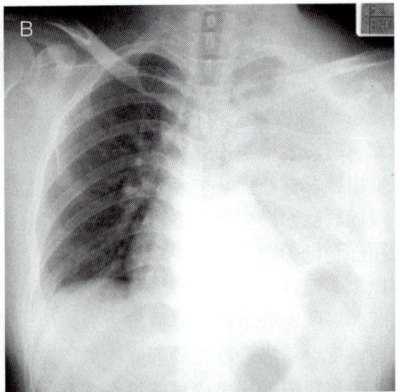

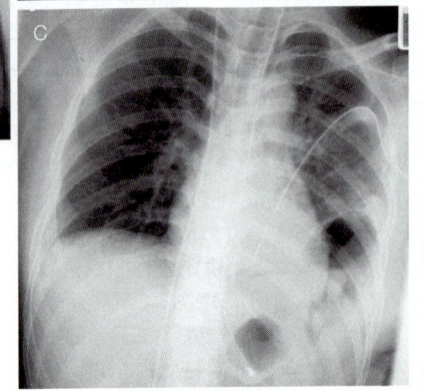

図2　胸腹部刺創症例
A：左肋骨弓上部に大網の脱出を伴った刺創を認める．
B：左血胸を認める．
C：胸腔ドレナージ後，胸腔内に横隔膜ヘルニアを疑わせる所見を認める．

創を洗浄閉鎖し入院経過観察で保存的治療が可能な場合もある．腹膜穿通が確認され，循環動態が不安定であれば緊急開腹術，循環動態が安定していれば，実質臓器損傷の有無，管腔臓器損傷の有無を画像診断により検索し，緊急手術か経過観察かを決定する．消化管損傷を疑わせる所見としての腹腔内遊離ガス像は，腹膜穿通のある刺創の場合には必ずしも診断根拠とはならない．

D. 入院3日間のポイント

- 創縫合のみの場合は，必ずしも入院の必要はなく，通常の創傷処置後の外来フォローでかまわない．
- 成創器が抜去されており局所開創術で胸腔や腹腔などに到達していたが，開胸術や開腹術を施行せず経過観察とした場合には，絶食，輸液管理，床上安静とし理学的所見を数時間おきに確認する．
- 血液検査や画像診断は損傷が疑われる臓器や病態に従い適宜施行する．最終的なdisposition に関しては，専門医と相談し決定する．
- 自傷行為による受傷場合には，必要に応じて精神科医にコンサルテーションし介入を依頼する．初療で精神科医が確保できない場合は，再企図を懸念して入院させておくことが望ましい．

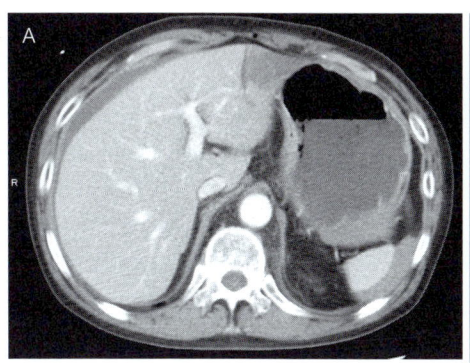

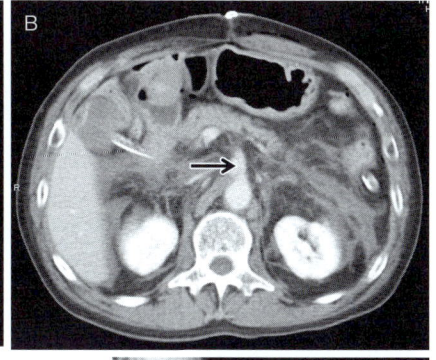

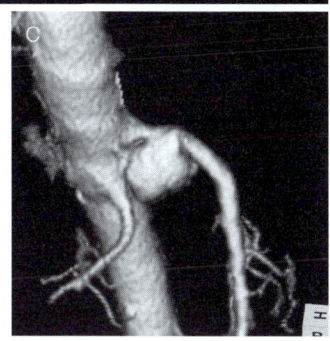

図3 腹部刺創による造影CTと3D-CTA
A：肝臓の刺創と腹腔内出血を認める．
B：経過観察後のCTで後腹膜血腫とSMA（superior mesentericartery，上腸間膜動脈）の仮性動脈瘤を認める．
C：SMA根部の仮性動脈瘤の3D-CTA

銃創
gun-shot wound

益子邦洋　日本医科大学教授・千葉北総病院救命救急センター

A. 病態

- 銃創（射創）は米国における殺人事件の最も主要な手段であり，毎年約7万人が受傷して約3万人が死亡している．一方，銃刀剣の所持が厳しく規制されているわが国では，銃器発砲事件による死者数はわずかである．警察白書によれば平成20年で10人が報告されているに過ぎないが，猟に使用される散弾銃による銃創例は後を絶たず，決して無視できない外傷形態である．
- 銃創に伴う病態は，銃の種類（ライフル銃，散弾銃，拳銃など），火器と生体との距離，創の解剖学的位置により異なる．一般には，弾丸の持つエネルギー，損傷を受けた臓器・組織，弾丸の最終的な位置の3要素が銃創の重症度を規定するといわれ，生体が受けるエネルギー量は下記の式で表される．

$$KE = 1/2\ mv^2$$

（KE：動的エネルギー，m：弾丸の質量，v：弾丸の速度）

したがって，弾丸の質量が大きいほど，またそれ以上に高速度の弾丸ほど，組織破壊が大きい．銃創の解剖学的位置関係は予後を規定する最も主要な因子であり，たとえ低速度であっても頭部の銃創は，四肢の高速度銃創よりもはるかに生命の危険を伴う．心，大動脈，肺，肝，脾，腎などの重要臓器の銃創では，短時間の内に出血性ショックや低酸素血症をきたして死に至る．
- 銃創によって引き起こされる組織損傷の形態には，一次的空洞形成と永久空洞形成が

図1　銃創による空洞形成のメカニズム
①ヨーイング（yawing）　　③変形
②タンブリング（tumbling）　④破砕

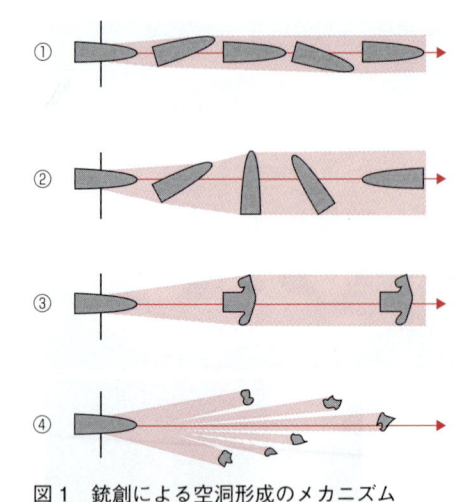

ある．一次的空洞は弾道から生じる張力モーメントによって形成され，弾丸速度が速くなるほど大きなものになる．一方，永久空洞形成は弾丸自体の挙動によって形成され，そのメカニズムは以下の4つが挙げられる（図1）．
①ヨーイング：弾丸が弾道上を揺れながら進行すること．
②タンブリング：弾丸が弾道上を回転しながら進行すること．
③変形：弾丸が生体内でマッシュルーム状に変形し，先進部の面積が増大すると，組織破壊も高度になる（ハローポイント弾，ソフトノーズ弾，ダムダムなど）．
④破砕：高速銃によってもたらされ，多数の破片が巨大な空洞形成をきたすことから，組織破壊もより高度となる．

空洞形成によって生じる組織傷害は，肺のような弾性組織では比較的軽微に止まるが，骨組織のような硬い組織では高度となる．

B．初期診療と重症度判断

1 診断

①救急隊からの患者の受け入れ要請に対しては可能な限り医師が対応して必要な助言を行い，必要なスタッフを召集するとともに，蘇生用具一式，加温輸液，生体情報監視装置，超音波検査機器，ポータブルX線などの受け入れ準備を開始し，感染に対する標準的予防策を講じる．

②目撃者や救急隊の情報（拳銃で撃たれた，散弾銃が暴発したなど），ならびに体表の創の形状から銃創を疑う．銃弾の身体への侵入口を射入口，体内の創洞を射創管，出口を射出口という．銃創に特有の初期治療はなく，外傷初期診療ガイドライン（JATEC）に従って，primary surveyにより生理学的異常を評価するとともに呼吸循環動態の安定化を図り，次にsecondary surveyにより解剖学的異常を評価して根本的治療の必要性を判断する．

2 primary survey

①意識，気道，呼吸，脈拍，体温などを迅速に評価し，生命を脅かす呼吸障害，循環障害，中枢神経障害の有無を確認するとともに，迅速簡易超音波検査（focused assessment with sonography for trauma：FAST）にて気胸，血胸，心タンポナーデ，腹腔内出血，体腔内弾丸遺残の有無を確認し，ポータブル単純X線検査で，頭部顔面，頸部，胸部，腹部，骨盤，四肢の骨折や弾丸遺残の有無を確認する．

②気道閉塞の有無を確認し，気道が開放されていればリザーバー付きマスクで10 L/分以上の酸素投与を行う．気道閉塞が認められれば，吸引，異物除去，用手的気道確保，エアウェイなどにより気道を確保し，必要があれば気管挿管や外科的気道確保を行う．

③活動性の外出血があれば直ちに止血処置を行い，静脈路は上大静脈領域の末梢静脈に2本以上確保し，緊急採血を行うとともに

急速加温輸液(成人1〜2L, 小児20mL/kg)を開始する. また, 時間尿量をモニターする目的でFoleyカテーテルを留置する. 初期輸液療法に対する反応によって, その後の治療方針を決定する.

④循環動態が安定するresponderであれば, 通常緊急止血処置は必要なく, 出血源検索のための造影CT検査や血管造影検査を行うことが可能である.

⑤いったん安定した循環動態が再び悪化するtransient responderであれば, 検査のため患者を救急室から離すことは禁忌であり, レベル1システム1000®を用いた大量加温輸血や緊急止血術が必要になる.

⑥さらに, 初期輸液療法に反応せず, 循環動態が急速に悪化するnon-responderの場合には, 救急室での開胸, 開腹手術を考慮しなければならない.

❸ secondary survey

①全身の身体所見を詳細にチェックし, 射入口や射出口の数や形状を確認する. 銃創の部位に応じて, 頭部単純CTや胸腹部造影CT(MDCTが望ましい)を施行し, 頭蓋内, 顔面頸部, 胸腔内, 腹腔内, 骨盤・四肢の臓器組織損傷の有無を評価するとともに, 弾丸やその破片の有無を検索する. 胸腹部の銃創では, 時に大量の体腔内出血から短時間で心停止に至ることがあるため, 初期輸液療法や緊急輸血の時期を逸しないことが極めて大切である.

②病歴の聴取も必須であり, アレルギーの有無, 服用中の薬剤, 既往疾患や妊娠の有無, 最終飲食時刻, 事故の起こった状況などについて把握する. 治療方針を決定する際には, まず外科的治療, interventional radiology, 保存的治療のいずれが最も適切か判断し, 外科治療が必要な場合には, 手術の適応, 術式, タイミングを検討し, 優先順位を決定する.

③体幹部はもとより, 四肢であっても銃創例は原則的に重症と判断する. 受傷直後には呼吸障害や循環障害を伴わなくても, 決して安心してはならない. 時間経過と共に病態の悪化をきたすことが決してまれではないからである.

C. コンサルテーションと根本治療

❶ コンサルテーション 頭蓋内損傷により高度な意識障害を呈していたり, 胸腔内や腹腔内への大量出血から出血性ショックに陥っている場合には急速に病態が悪化して心停止に至る可能性が高く, 気道確保, 人工呼吸, 輸液・輸血などにより呼吸循環動態の改善を図りつつ, 手術適応の有無を迅速に評価しなければならない. そのため, 銃創の部位に応じて外科医, 脳神経外科医, 整形外科医などの緊急参集を要請するとともに, 緊急手術に備えて麻酔科医への連絡を行い, 手術室の準備を開始する. また, interventional radiology(IVR)の適応と考えられれば, IVR専門医の参集を要請する必要がある.

❷ 根本治療 根本治療は, 開頭(頭蓋内血腫除去や異物除去), 開胸(止血と損傷臓器の修復ならびに異物除去), 開腹(止血と消化管損傷の修復ならびに異物除去)などの緊急手術の他, IVRによって達成されることもある.

❶銃創例では大量輸血を行いながら検査や治療を続行しても, 低体温(34℃未満), アシドーシス(pH 7.2未満), 凝固異常(臨床的出血傾向)から致死的不整脈が出現して心停止に陥る場合があり, この3つを致死的3徴(deadly triad)という. 近年では, deadly triadが出現する前にダメージコントロールサージェリー(damage control surgery:DCS)により死亡の転帰を回避する戦略が一般的となった. DCSとは, 初回手術では大量出血などに対する簡略化した手術のみを行い, 全身状態の改善を図った後, 計画的再手術により根本的な治療を行う方法であり, そのステップは, ①迅速な止血と簡略化した手術の実施(救急室または手術室), ②復温, 凝固障害の補正, 蘇生輸液などによる呼吸循環動

態の改善ならびに損傷状況の再評価（集中治療室），③計画的再手術による根本的治療の実施（手術室），の3段階から成る．DCSでは様々な周術期管理が必要であるが，中でも急速加温輸液輸血装置を用いた体温管理と，未交差O型赤血球を用いた迅速な輸血戦略が重要である．

❷銃創のデブリドマンは明らかに壊死に陥っている部分に限るべきであり，過度に広範囲の組織を切除する必要はない．また，通常は壊死組織が深部まで及んでいるので，創を閉鎖することは避け，フィルムドレーンなどを用いてドレナージを行うことが推奨される．

❸呼吸障害，循環障害，腹膜炎を伴う場合には原則として高次施設への移送が必要であり，ドクターヘリや消防防災ヘリの活用を考慮する．また，昼間であれば銃創に対応可能な医療機関であっても，夜間で人的資源に乏しく，自施設での緊急手術や緊急IVRに対応が困難な施設では，患者を救命救急センターなどの高次施設へ迅速に転送しなければならない．

D. 入院3日間のポイント

- 身体診察を繰り返し行って異常の早期発見に努めることが最も重要であるが，その他，血液一般，生化学検査，動脈血ガス分析の他，胸腹部単純X線，超音波検査，造影CT，MRIなどのフォローアップ検査を必要に応じて施行する．遅発性の気胸や血胸が認められれば胸腔ドレナージを行って経過を観察する．体腔内に挿入されたドレーンからの排液量と性状を毎日観察し，異常の早期発見に努めるとともに，水分出納にも注意し，適宜，抗菌薬を使用する．消化管損傷などにより長期に経腸栄養が行えない場合には，中心静脈栄養により栄養管理を行う．

- 20世紀までは，腹部の銃創は全例手術適応とするのが原則であったが，近年では，バイタルサインが安定し，腹部身体所見でも異常を認めず，腹部造影CTや腹腔洗浄法でも開腹手術適応とならない症例に限って，非手術的治療を選択することも可能であることが明らかにされた．しかしながら，腹部銃創の非手術的治療に際しては，一定程度のリスクを伴うことを正しく認識し，厳重に経過観察することを怠ってはならない．

- 散弾銃による銃創例では，全ての弾丸の摘出は困難であることから，弾丸遺残に伴う鉛中毒に注意を払い定期的な鉛血中濃度測定を行う．鉛中毒の症状は血中濃度50μg/dLで出現するといわれ，適応があればキレート剤の投与や散弾の摘出を考慮する．

刺咬傷
bites and stings

池田弘人・帝京大学准教授・救急医学

A. 病態

- 昆虫や動物の鋭く尖った口器による刺し傷，あるいは顎による咬み傷を指す．皮膚全層を貫き，皮下組織に達した傷は当然，刺創あるいは咬創と表記するが，前項に述べられている，鋭利な器具による傷害である「刺創」（638頁）とは区別するため，「刺咬傷」とする．植物の棘による損傷は本項では含めない．損傷の程度は，鋭利な突起物や顎の大きさや威力により左右され，また，有毒な物質を注入する機能があるか否かで注意点が異なる．

- 人体に刺咬傷を加える危険のある生物としては，節足動物（アリ，ハチ，アブ，ブユ，ムカデ，クモ，サソリ，ダニ），爬虫類（ヘビ），海洋生物（ヒトデ，クラゲ，ウニ，ミノカサゴ，ゴンズイ，エイ，ウミヘビ，オキザヨリ，テンジクダツ），哺乳類（ネズミ，ハムスター，ネコ，イヌ，クマ）などが挙げられる．

B. 初期診療

1 刺咬傷のタイプ

1 高エネルギー損傷タイプ　強力な顎で咬まれる，あるいは鋭利な歯や角で切り裂かれるなどした場合，皮膚の損傷がひどく，深部組織および臓器損傷の危険があり，出血・感染などの合併症が生じやすい．例えば，クマやイノシシ，イヌ（大型犬）による咬傷，ウシやシカ，鋭利な顎を持つ魚ダツやオキザヨリによる刺傷がそれで，場合によっては出血死する危険がある．組織挫滅や深達度が大ならば，ブドウ球菌や嫌気性菌による感染合併および破傷風合併の危険性が高い．

2 毒素注入タイプ

① 刺咬した際に毒物を体内に注入する生物がいる．例えば，マムシ，ハブなどの爬虫類，アカエイ，ゴンズイ，ハオコゼ，ミノカサゴ，アイゴ，ガンガゼ・ラッパウニ，オニヒトデ，カツオノエボシ，アンドンクラゲ，シロガヤ，ヒョウモンダコ，エラブウミヘビなどの海洋生物，ミツバチ，スズメバチ，キアシナガバチ，オオハリアリ，ムカデ，クモなどの節足動物が挙げられる．毒は，局所および全身の炎症，組織壊死，溶血，神経麻痺，激痛誘発など種類によって様々である．以下に個々の特徴を列挙する．

② 日本に生息する有毒な爬虫類は，マムシ，ハブ，ヤマカガシの3種類のヘビのみである．このうち，マムシは北海道，本州，九州など各地に生息し，咬まれると局所の疼痛と腫脹がみられ，血小板減少による出血傾向を引き起こす．ハブは琉球列島に生息し，ハブ，ヒメハブ，サキシマハブ，タイワンハブの4種類が危険といわれる．ハブに咬まれると激しい疼痛と急激な腫脹と出血壊死による暗赤色への変色がみられる．ヤマカガシは本州，四国，九州にみられ，咬まれることはまれであり，疼痛と腫脹もないが，数日経ってからフィブリノゲン減少による出血傾向を引き起こすことがある．また，輸入されペットとして飼われている爬虫類に咬まれたケースもある．

③ クモのうち，日本に広く分布するカバキコマチグモによるクモ咬傷では，咬まれたのち疼痛，発熱，悪心，腫脹を起こす程度である．一方，主に沖縄，オーストラリアなどに分布するセアカドクグモは強毒で死亡例もある．セアカゴケグモは神経毒をもち，咬まれたときに針で刺されたような痛み，その後，局所熱感が出現し，自発痛が増強し，重症例では頻脈，血圧上昇，筋硬直，痙攣がみられる．このクモが近年各地で見つかっており，生息範囲を広げてきていると考えられるので注意を要する．

④ サソリは日本には沖縄にマダラサソリ，ヤエヤマサソリが分布し，刺されると灼熱感，リンパ節腫脹などが生じるが，他県には生息していない．しかし，港湾地帯で外国から侵入してきた種に刺されることがある．強毒のサソリでは死亡する可能性がある．

⑤ 熱帯・亜熱帯海域に生息し，フグと同じ猛毒テトロドトキシンをもつヒョウモンダコに咬まれると死に至ることもあるといわれるが，温暖化による海水温の上昇で生息域が北上し九州福岡近辺でも見つかっている．咬まれると嘔吐やしびれ，痙攣を引き起こし，全身麻痺で死亡した例もある．

⑥ ムカデは種類によって異なる毒をもち，成分として溶血毒，サッカラーゼ，ヒスタミン，セロトニン，蛋白分解酵素などが含まれている．重症例では，死亡例も報告されており，ショック，腎不全などが生じる．

⑦ ハチ毒の成分としては，ヒスタミン，セロトニンなどのアミン類，キニン，溶血毒，神経毒などのペプチド類，ホスホリパーゼ，ヒアルロニダーゼなどの酵素類が知られている．

3 人畜感染症タイプ　創傷は軽微でも，人畜感染症を引き起こす危険性がある刺咬傷があり，注意を要する．ダニではリケッチア

(*Rickettsia*)による日本紅斑熱やツツガムシ病，ネズミではレプトスピラ(*Leptospira*)によるワイル病，イヌ・ネコではパスツレラ(*Pasteurella*)やカプノサイトファガ(*Capnocytophaga*)による敗血症などが挙げられる．カプノサイトファガ・カニモーサス(*Capnocytophaga canimorsus*)はイヌ・ネコの口腔内に常在するグラム陰性桿菌であるが，咬傷後に致死的な敗血症を生じた例が少なくないために常に念頭に置く必要がある．

④アナフィラキシータイプ　刺咬傷直後にアナフィラキシーを引き起こす例がある．スズメバチによる刺傷が有名であるが，アリやムカデ，クラゲでも発症する可能性があり，その他モルモットやネズミの咬傷でも報告がある．ハチ毒に対するアナフィラキシーショックは，1回目では発現せず，ハチ毒に感作された後，再び刺傷されることにより発現するといわれている．ほとんどは，刺された直後より数〜十数分のうちに発症する．ハチに刺されてアナフィラキシーを起こした人が，次回，同じハチに刺されて再度アナフィラキシーを起こす確率は約50%であるといわれる．

2 診断：刺咬傷による直後の症状

①自覚症状としては，刺咬傷により痛みを生じるものが多いが，ほとんど感じないものや，激しい痛みが生じるものもある．そのほか，瘙痒感，出血，腫脹，意識障害，ショックなどが起こる．

②刺咬傷による自覚症状の乏しい場合は，数日間放置してしまうケースもあるが，ダニ，ツツガムシやイヌ・ネコの咬傷では重大な感染症合併の危険性があり，これを念頭に置く必要がある．

③刺咬傷の事実を患者自身から丁寧に聴取し，何によるものかを同定することが重要である．受傷部位の咬み痕や硬結などの皮膚所見も重要である．内因性疾患や中毒との区別がつかず診断に苦慮することもある．

④もうひとつ注意しなければならないのは，特に南方に限局するなど地域性がある危険生物の生存域が広がっており，従来は考えられない生物により受傷する可能性があること，および海外で受傷し帰国後に症状が重症化し受診する例や，輸入品に紛れて，あるいはペットとして持ち込まれた外国産生物による刺咬傷例が起こりうることである．これらに関しては，経験豊かなプライマリ診療医でも的確な診断が難しい可能性がある．

3 応急処置とその意義

①高エネルギー損傷タイプは十分な鎮痛・麻酔のもとに，大量の水道水で洗浄し，電気凝固止血あるいは血管結紮止血する．連続している軟部組織は安易に切除せず，専門医による再建のためできるだけ残しておく．重要血管・神経，骨，筋や臓器損傷の有無を確認し，乾燥させない程度にガーゼで覆い包帯固定する．四肢においては骨折がある，あるいは確実な局所安静が必要な場合はギプスシーネ固定を行う．

②毒素注入タイプでは，病院前の応急処置法でいくつかの手法が浸透しているので理解する必要がある．まず，疼痛を抑えるために，局所を冷却して来院する場合がある．これは外傷に対するRICE法に似ており，一般的に受け入れやすいかもしれない．一方，オコゼ，ゴンズイ，ガンガゼ，オニヒトデなどの一部の刺咬傷に対しては，刺された局所皮膚を43℃以上の熱湯に漬ける応急処置がとられる．これは毒素が蛋白酵素であることからその失活を目的としている．ただし，局所に高温熱湯を浴びせることにより，熱傷を合併してしまう危険性があり注意を要する．

③琉球列島の夏期に出現する猛毒のハブクラゲに刺された場合は，皮膚に刺さったままになっている刺胞からの毒素の発射を抑えるため食酢をかける．しかし，カツオノエボシなど他種の刺胞では逆に発射を促進してしまうので使用してはいけないとされて

いて，混同しないよう注意が必要である．

4 治療
① 刺入物を除去する．
例えばダニの口器が咬み跡に残っている時は，鉗子や摂子で注意深く取り除く．ウニのトゲを除去する際には局所麻酔下に皮膚を切開し，埋入している部分をすべて除去する．
② 破傷風予防対策として破傷風トキソイドを投与する．
③ 予防的抗菌薬投与を行う．
人咬創や獣咬創は口腔内常在菌による感染の危険があり，古典的にはペニシリンGが推奨されてきたが，最近ではペニシリンGに対し耐性を示す黄色ブドウ球菌が多く，さらに人や動物の口腔内細菌はβラクタマーゼを産生する菌も多いので，ペニシリン系薬とβラクタマーゼ阻害薬との合剤〔AMPC/CVA（オーグメンチン®），ABPC/SBT（ユナシンS®）など〕が選択される．そのほか，カルバペネム系も有効である．
④ 抗毒素療法を行う．セファランチンを投与するほか，抗毒素血清については，毒蛇のほか，強毒をもつセアカゴケグモ，サソリ，ハブクラゲなどで考慮する．
⑤ 呼吸循環に関する全身管理・監視を行う．
⑥ 刺咬傷の局所対症療法を行う．
瘙痒や局所浮腫などの治療としては，ステロイド外用薬と抗ヒスタミン薬内服を行う．

C．コンサルテーションと根本治療
① 刺咬傷の事実や傷痕がはっきりしない皮膚病変の鑑別診断は皮膚科にコンサルト，哺乳類咬創で挫滅が激しい場合，特に顔面では形成外科，四肢・指は整形外科や手の外科専門医にコンサルトする．
② ショック状態となった場合は，呼吸循環管理のため集中治療医へのコンサルトが必要となる．また，その原因が刺咬傷が元となったものかどうか，毒素によるものか，敗血症によるものか，などの検討が必要で，感染症内科および神経内科など複数の診療科による検討が必要となる．
③ 場合によっては，保健所や特殊専門機関，施設・地域を超えたコンサルテーションが必要なこともある．特に抗毒素療法を考慮する際には，その入手法や治療・管理のために専門機関との連携はかかせない．
④ 以下に参考となるURLを記載する（2010年8月閲覧）．
・毒蛇―日本蛇族学術研究所（http://www.snake-center.com/library/）
・南海海洋生物
―阿嘉島臨海研究所（http://www.amsl.or.jp/midoriishi/1105.pdf）
―海の危険生物治療マニュアル（http://subtropics.sakura.ne.jp/files/h17/h17kikenmanual-all.pdf）
・ダニ・ツツガムシ（国立感染症研究所感染症情報センター）
―日本紅斑熱（http://idsc.nih.go.jp/idwr/kansen/k02_g1/k02_25/k02_25.html）
―ツツガムシ病（http://idsc.nih.go.jp/idwr/kansen/k02_g1/k02_13/k02_13.html）

D．入院3日間のポイント
● 入院3日間のポイントは重篤な合併症の早期発見に努め，対処することである．アナフィラキシーショック，毒素性ショックあるいは臓器不全，DIC（播種性血管内凝固）などが生じる可能性があり，これらに対する早期診断および対策を迅速に行えるようにしておく必要がある．
● フォローアップとしては，刺咬傷に合併する危険のある感染症についての注意喚起を行う必要がある．リケッチアでも刺咬傷後2週間の潜伏期がある．破傷風についての監視も必要であるが，刺咬傷自体に起因する感染症監視には1か月以上のフォローアップは不要である．

熱傷の全身管理
thermal injury(burn)

後藤英昭　杏林大学准教授・救急医学

A. 病態

- 熱傷とは，高温による生体の組織損傷（皮膚の損傷）のことであり，熱傷が及ぼす各臓器への影響は，熱の温度と接触時間により異なる．一般的に44℃の熱は5〜6時間接触し続けた時に熱傷を生じるのに対し，70℃以上では瞬時に熱傷が生じる．
- 熱による生体への作用は，表皮・真皮に傷害をきたす直接作用と，傷害を受けた組織において種々の物質が産生され各臓器へ影響を及ぼす間接作用とに分けられる．また，熱傷という病態においては，受傷部位や受傷面積，受傷深度により様々な臓器に障害が及ぶが，受傷〜リフィリングまでの血管透過性亢進に伴う循環血液量減少性ショックや，全身の浮腫を主体とする急性期，血管透過性の亢進が沈静化し細胞内や間質からfree waterが血管内に流入することにより循環血液量の増加による肺うっ血や心不全をきたしうるリフィリング期，その後，創感染や肺炎などを併発しやすくなる感染期など，病態に変化が生じる．

B. 初期診療

1 観察項目

1 **受傷面積の算出**　熱傷面積の算出法は，5の法則，9の法則，手掌法（手掌の広さが体表面積のほぼ1%に相当），Lund and Browder法などが一般的に知られているが，初療時に迅速かつ大まかな面積を算出するには，9の法則もしくは，手掌法が適している．これは，後に述べる輸液量の算出の目安となる．しかし初療が済みしだい，Lund and Browder法による正確な熱傷面積を算出すべきである（図1）．

2 **熱傷深度の推定**　熱傷深度は外観上では，発赤し水疱の形成されていないものがⅠ度，水疱が形成されているものがⅡ度，創部が白色化（弾力性の消失）したものをⅢ度と大別される（図2，650頁）．また最近では，レーザードプラを用い熱傷深度を計測する方法が紹介されている．

3 **受傷原因**　熱傷が，火炎によるものなのか，高温液体であるのか，爆発によるものか，薬品などの化学物質によるものか，電撃によるものかにより熱傷以外の2次損傷の有無を確認する必要がある．特に爆発による内臓器損傷・骨折や電撃による不整脈を含む循環器系障害などは注意すべき事項である．また，低温熱傷の場合では，時間経過とともに熱傷深度が進行する場合があり注意を要する．

4 **受傷部位**　特に顔面および頸部に火炎による熱傷が存在する場合には，気道熱傷の存在を疑わなければならない．観察項目としては鼻毛の焦げや口腔内の煤，嗄声などが診られるかなどである．これらの存在とともに呼吸苦がみられれば気道熱傷を疑い，気管挿管による気道の確保が必要となる．

5 **気道熱傷の有無**　気道熱傷の診断には，鼻毛の焦げや嗄声，口腔・咽頭内の煤の存在などの身体所見と，血液ガス分析でのCO-Hb濃度の上昇，気管支鏡検査の所見などがその根拠となる．

6 **重症度判定**　熱傷の重症度の指標は，熱傷指数（Burn Index）：Ⅲ度熱傷面積＋Ⅱ度熱傷面積/2，が広く用いられている．また，熱傷予後指数（prognostic burn index：PBI）Burn Index＋年齢，がある．PBIが上昇するにつれ死亡率も増加し，PBIが100を超えると死亡率は60%以上となる．また，気道熱傷を合併している場合には，重症度が増す．

C. 初期治療

1 呼吸管理

呼吸器系への障害には，気道熱傷に起因するものと，顔面・頸部・胸壁の熱傷に起因するものとがある．

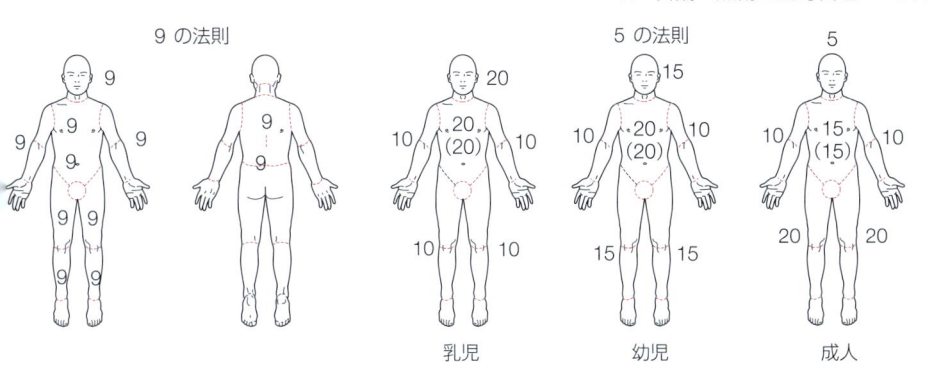

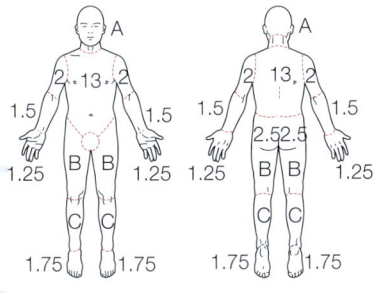

2 各論—熱傷の全身管理

9の法則 / 5の法則

乳児 / 幼児 / 成人

Lund and Browder の図表

	0歳	1歳	5歳	10歳	15歳	成人
A：頭の1/2	9.5	8.5	6.5	5.5	4.5	3.5
B：大腿の1/2	2.5	3.25	4	4.25	4.5	4.75
C：下腿の1/2	2.5	2.5	2.75	3	3.25	3.5

図1　熱傷面積の算出

① 気道熱傷による気道の傷害の程度は，煙の温度，組成，曝露時間，量などにより異なるが，一般的に気体の熱容量は極めて大きく，熱自体の傷害が下気道に及ぶことはまれである．熱による上気道の狭窄は，受傷直後から数時間以内に生じるため，気道熱傷が疑われた際には気道確保を目的とした気管挿管が必要である．

② 一方，顔面・頸部の熱傷においては，循環維持のための輸液療法により徐々に顔面・頸部に高度な浮腫が生じ上気道の狭窄をきたすことがあり，早期に気管挿管による呼吸管理が必要となる．

③ また，胸壁の広範囲熱傷の場合には，胸壁のコンプライアンスの低下から拘束性障害をきたすため，人工呼吸器管理が必要となる．さらに，コンプライアンスの低下が高度な場合には，気道内圧の上昇からさらなる呼吸障害をきたすため，早期に胸壁の減張切開が必要となる．

2 循環管理：初期輸液　熱傷初期には，血管透過性亢進により循環血液量の減少が生じる．これに対し，循環維持のために輸液が必要となる．輸液の方法は，Parkland法をはじめとする様々な輸液公式が広く知られている(**表1**，651頁)．それぞれ受傷面積を元に計算される方法であるが，大切なことは，あくまでもこれらの公式から算出された輸液量は目安であり，実際に必要な輸液量は0.5 mL/kg/時の尿量が十分に得られるとともに循環動態が安定するために必要な輸液量である．当初は，リンゲル液のような細胞外液の投与を行

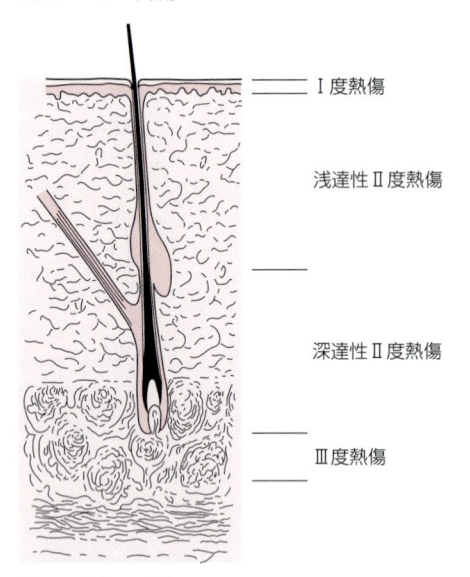

図2 熱傷の深度
Ⅰ度熱傷…表皮のみの熱傷で受傷部皮膚の発赤のみで瘢痕を残さないで治癒するもの．
Ⅱ度熱傷
・浅達性Ⅱ度熱傷：水疱が形成され，水疱底の真皮が赤色を呈しているもの．
・深達性Ⅱ度熱傷：水疱が形成され，水疱底の真皮が白色を呈しているもの．
Ⅲ度熱傷…皮膚全体の壊死で弾力性を失ったり，完全に皮膚が炭化したもの．

い，血管透過性の亢進が治まる受傷後8〜12時間の後，必要に応じてアルブミン製剤の投与を考慮する．

3 腎・消化管に対する管理

① 循環血液量の減少は，腎前性腎不全を招く．この腎前性腎不全には，熱傷による高度な侵襲に伴って分泌される血管作動性ホルモンやカテコールアミンによる血管収縮もその一因となる．また，熱傷創における筋組織の崩壊によって生じるミオグロビン尿や溶血に伴って生じるヘモグロビン尿は尿細管の閉塞をきたし，急性尿細管壊死による腎不全を引き起こす．
② 急性期の腎不全を予防するためには，十分な輸液を行う．ヘモグロビン尿がみられた場合はハプトグロビンの投与を行う．
③ 熱傷に伴って生じる胃・十二指腸潰瘍はCurling潰瘍と呼ばれるが，潰瘍のみではなく，上部消化管に急性粘膜病変を起こすことがしばしばみられる．これらの現象は，胃粘膜のみではなく腸管粘膜にも同様に起こるため，腸管粘膜の萎縮が生じる．腸管粘膜の萎縮の程度は熱傷面積に比例するといわれ，受傷後12時間以内に生じる．
④ 腸管粘膜バリアの障害から，消化管由来の細菌が血行性・リンパ行性に他臓器に侵入する現象はbacterial translocationと呼ばれる．AGMLや胃潰瘍，bacterial translocationとその影響を可及的に予防するためには，早期よりH_2ブロッカーやプロトンポンプ阻害薬と胃粘膜保護薬の投与を開始するとともに，選択的消化管除菌（SDD）や早期経管栄養を積極的に導入する．

4 急性期における四肢・体幹部の管理

① 急性期に投与された大量の輸液は，血管透過性の亢進により血管内に留まらず間質へ移行し浮腫となる．四肢のⅢ度全周性熱傷では，皮膚は痂皮化し硬化しているため，この浮腫により皮下組織・筋膜内の内圧が上昇し循環不全をきたす（コンパートメント症候群）．コンパートメント症候群が危惧される場合には，末梢の手指を可及的に温存するために，早期に減張切開を行う必要がある．
② 胸部の広範囲熱傷の場合では，胸郭のコンプライアンスが低下するため，重圧式換気の際は1回換気量が減少し，従量式換気の際には気道内圧が上昇して，圧損傷を生じる．この場合には，速やかに頸部から胸部にかけて減張切開を行う．
③ また，腹部の広範囲熱傷の場合では，腸管浮腫・大量腹水により腹腔内圧が上昇しabdominal compartment syndrome（ACS）が生じる．ACSでは，静脈還流が低下するのみならず，横隔膜を隔てて呼吸・循環

表1 熱傷初期の輸液公式

	受傷後初期〜24時間	受傷24〜48時間
Parkland (Baxter)	乳酸リンゲル液（ラクテック®，ソルラクト®）：4 mL/kg/% TBSA（受傷初期8時間で1/2量を，次の16時間で1/2量）	必要に応じ
Evans	コロイド：1.0 mL/kg/% TBSA 生理食塩水：1.0 mL/kg/% TBSA 5%糖液：2,000 mL （受傷初期8時間で1/2量，次の16時間で1/2量） （TBSA 50%以上は50%として計算）	初期24時間の1/2量 初期24時間の1/2量 2,000 mL
Brooke	コロイド：0.5 mL/kg/% TBSA 乳酸リンゲル液：1.5 mL/kg/% TBSA 5%糖液：2,000 mL （受傷初期8時間で1/2量，次の16時間で1/2量） （TBSA 50%以上は50%として計算）	初期24時間の1/2から3/4量 初期24時間の1/2から3/4量 2,000 mL
Schriner (小児のみ)	5%ブドウ糖加乳酸リンゲル液（ラクテックD®，ソルラクトD®） 5,000 mL×熱傷面積(m^2) + 2,000 mL×体表面積(m^2) （受傷初期8時間で1/2量，次の16時間で1/2量）	4,000 mL×熱傷面積(m^2) + 1,500 mL×体表面積(m^2) アルブミン 12.5 g

TBSA：総熱傷面積

表2 熱傷の重症度判定：Artzの基準

重症熱傷 熱傷専門施設での入院治療が必要	1. II度熱傷でBSA 30%以上 2. III度熱傷でBSA 10%以上 3. 顔面・手・足の熱傷 4. 気道熱傷が疑われる場合 5. 軟部組織の損傷や骨折を伴う場合
中等度熱傷 一般病院での入院治療で足りるもの	1. II度熱傷でBSA 15〜30% 2. III度熱傷で顔面・手・足を除く部位で10%未満
軽症熱傷 外来での治療で足りるもの	1. II度熱傷でBSA 15%未満 2. III度熱傷でBSA 2%未満

BSA：熱傷面積

器にも重篤な障害をきたすことがある．これに対しては，腹部に減張切開を加えるほか，腹腔ドレーンによる腹水の除去や開腹による減圧などが施行される．

D. コンサルテーション（専門施設への転院）の目安

熱傷患者の重症度をみるものとして，Artzの基準がある（表2）．これは，熱傷の重症度に合わせた診療施設を示したもであり，重症熱傷患者の治療は可能な限り専門施設での治療が望ましく，速やかに転院を考慮すべきと思われる．

E. 入院3日間のポイント

● 正確な重症度判定：正確な熱傷深度，熱傷面積の算定を行いBurn Index, prognostic burn indexを算出し重症度の判定を行う．ただし，気道熱傷の合併があると重症度は増す．

● 十分な輸液を行う：一般的にはParkland法を基準とした輸液を行うが，時間尿量0.5〜1.0 mL/kg/時の尿量が維持できるよう十分な輸液を行う．

顔面・気道熱傷に対する呼吸管理：呼吸抑制をきたす危険性のある顔面・気道熱傷患者の場合，気管挿管を行い人工呼吸器管理を行う．気道熱傷の場合，気管支鏡検査を行い気道粘膜の腫脹や発赤・びらんの有無，その経過を観察する．

熱傷の局所管理
thermal injury

林 靖之　済生会千里病院千里救命救急センター副センター長

A. 病態

- 熱傷による皮膚障害は表1に示すとおり，傷害される深さによりⅠ度からⅢ度に分類される．
  - Ⅰ度熱傷：傷害が表皮内に留まり，紅斑，発赤といった症状が出現するが，そのまま治癒する．
  - Ⅱ度熱傷：表皮および真皮の傷害であるが，傷害が真皮浅層で留まる浅達性Ⅱ度熱傷（superficial dermal burn：SDB）と傷害が真皮深層まで達する深達性Ⅱ度熱傷（deep dermal burn：DDB）とに分けられる．浅達性Ⅱ度熱傷は水疱，紅斑を認め，疼痛が強いが10日程度で瘢痕を残さず治癒する．深達性Ⅱ度熱傷も水疱を認めるが，色調はやや白色を呈することが多く，知覚鈍麻が認められる．上皮化までの日数も，創周囲からの上皮化が主体となるため3〜4週必要となることが多い．
  - Ⅲ度熱傷：真皮全層の傷害であり，創自体が自然治癒することはなく熱傷創を切除した上で植皮術を考慮する必要がある．

B. 初期診療（重症度判断）

①まずはバイタルサインの評価およびその安定化を行う．詳細は「全身管理」の項を参照のこと．

②引き続き，臨床的状態からの重症度判定を行い，救命救急センターなどの専門施設で専門医による治療を実施すべきか，そのまま当該施設で治療を継続すべきかについて判断する．判断基準の一例を表2に示す．

C. コンサルテーションと根本治療

治療施設に関する判断基準により，専門施設での治療が必要と判断されれば，専門医にコンサルトし転送を行う．自施設で治療可能と判断されれば，全身管理と並行して局所管理を開始する．

1 全身管理　バイタルサインの経過を見ながら輸液量の調節，栄養管理，感染対策などを行う．詳細は「全身管理」の項を参照のこと．

2 局所管理　熱傷創では深達度によって対応が異なるため，深達度を的確に判断した上での局所管理が重要となる．

1 Ⅰ度熱傷　表皮のみに傷害が留まっており，局所の炎症とそれに伴う疼痛のコントロールが問題となる．処置治療としては患部の冷却が効果的であり，それ以外の特別な治療は必要ない．ただし受傷当日は発赤だけでⅠ度のように見えても，翌日以降に水疱ができてきて浅達性Ⅱ度と判断される場合もあるので，経過をみることは重要である．

2 Ⅱ度熱傷　Ⅱ度熱傷は前述のように浅達性Ⅱ度熱傷と深達性Ⅱ度熱傷の2種類に分けられるが，受傷直後には鑑別が困難なことが多い．そのため，当初は浅達性Ⅱ度熱傷の創管理の目的である自然治癒を妨げないようにすることに主眼を置いて治療を行い，浅達性Ⅱ度熱傷が7〜10日で上皮化してきた時点で，依然上皮化していない部分に対して引き続き深達性Ⅱ度熱傷としての創管理，すなわち創縁からの上皮化を促進させるような創環境の設定を行う．以下に要点を述べる．

①創の冷却と清浄化：来院直後の処置としては，まず流水や冷やしたタオルなどにて患部の冷却を行い，熱傷創がこれ以上深くな

表1 熱傷深達度の分類

熱傷深度	傷害組織	外見および症状	治療期間
Ⅰ度	表皮 (基底層は正常)	紅斑,熱感,疼痛	数日
浅達性Ⅱ度	表皮,真皮の浅層 (基底層は部分的に傷害)	紅斑,水疱,強い疼痛	約10日
深達性Ⅱ度	真皮 (表皮細胞は毛包周囲に残存)	紅斑,紫斑~白色,水疱,知覚鈍麻	3~4週間
Ⅲ度	真皮全層 (皮下組織も傷害される場合が多い)	黒色,褐色,または白色,水疱なし,無痛性	自然治癒なし 瘢痕拘縮

表2 熱傷患者の治療施設に関する判断基準
〔米国外科学会(1990年)〕

1. **救命救急センターなどの熱傷治療専門施設での治療が必要**
   ① 10歳以下,あるいは50歳以上で熱傷受傷面積が10%以上
   ② 上記以外の年齢層で熱傷受傷面積が20%以上
   ③ 全年齢でⅢ度熱傷が5%以上
   ④ 顔面・眼・耳・手・足・会陰部熱傷で整容面,機能面での重大な障害の疑い
   ⑤ 高電圧・雷撃による電撃傷
   ⑥ 気道熱傷の疑い
   ⑦ 広範囲の化学熱傷
   ⑧ 心・肺・肝・腎などの臓器機能障害や糖尿病など,基礎疾患を有する場合
2. **一般病院で治療が可能**
   ① 10歳以下・あるいは50歳以上で熱傷受傷面積が10%未満
   ② 上記以外の年齢層で熱傷受傷面積が20%未満
   ③ 整容面,機能面での重大な障害の恐れのない場合
   ④ 合併症のない場合
   ⑤ 既往歴に上記基礎疾患がない場合

らないようにする.また創が汚染されていると考えられる場合には十分に流水で洗浄を行う.ただし小児などでは低体温にならないよう十分な注意を払わなければならない.またその際には,できるだけ清潔操作を心がけるようにするが,受傷直後にはいわゆる消毒は必要ない.

② 水疱の処理:一般に水疱膜は生体包帯として作用して,創面保護,疼痛緩和,創傷治癒促進に効果があるため除去しないほうがよいといわれている.そのため水疱が存在し液貯留がある場合には,内溶液を注射針で注意深く吸引して水疱膜と創を密着させておく.ただし水疱膜が汚染されて感染が危惧される場合には,すべての水疱膜を速やかに除去することが望ましい.

③ 熱傷創の被覆
- 以前主流であったガーゼやソフラチュールなどを使用したドライドレッシングは,創治癒を阻害するために行わない.現在は適切な湿潤環境を保持することで創の上皮化を促進させるウェットドレッシングが主流であり,そのため軟膏を使用する場合にはワセリン軟膏基材を基本とし,熱傷の広さ,深さに応じて主剤(抗菌薬,ステロイドなど)を選択することが推奨される.また熱傷創を被覆する材料についても非固着性であることが要求されるようになっている.現在使用されている被覆材について**表3**に示す.
- 被覆材の使い分けであるが,受傷早期であったり,深達性Ⅱ度熱傷が主体であったりして滲出液が多い場合には,吸水能の高いハイドロファイバー,ポリウレタンフォーム,アルギン酸塩の使用が適している.これらを実際使用するに当たっては,滲出液が被覆材の辺縁から漏出することが多いので,これを見越して創面より大きめに貼付し,被覆材が滲出液によって溶解する前に交換することが重要である.また滲

表3 創傷被覆材の種類

被覆材	組成	特徴	商品名
ハイドロコロイド ハイドロファイバー	親水性ポリマーと疎水性ポリマーの混合物 外層はポリウレタン	外部からの創面保護と湿潤環境維持 非固着性	デュオアクティブ コムフィール テガソーブ アブソキュア
ハイドロゲル	親水性高分子の分子間が架橋されたポリマー	半透明ジェル状 水蒸気透過性	ジェリパーム ニュージェル イントラサイト グラニュゲル
ポリウレタンフィルム	ポリウレタンで作られた薄い透明なフィルム	透明で薄く粘着性 水蒸気は透過するが水は透過しない	テガダーム オプサイト IV3000 バイオクルーシブ
ポリウレタンフォーム	細かい気泡を含んだスポンジ状のポリウレタンで作られたシート材	厚く吸水性にすぐれる 非固着性	ハイドロサイト
アルギン酸塩	アルギン酸塩を繊維状にして不織布にしたもの	止血作用 吸水性，非固着性	カルトスタット ソーブサン アルゴダーム

出液漏出が多い場合には，二次ドレッシングとしてガーゼを上層に当てて対応する．逆に受傷後4～5日経過したり，浅達性Ⅱ度熱傷が主体であったりして滲出液が比較的少ない場合には，吸水性のそれほど高くないハイドロゲルやハイドロコロイドを使用し，さらに滲出液が減少すればポリウレタンフィルムも使用することができる．そして被覆材を交換する際に熱傷創を十分に観察し上皮化の程度を継続して評価する．

3 Ⅲ度熱傷　Ⅲ度熱傷では自然治癒は望めないため，原則として早期に壊死組織除去と遊離植皮術を実施して創閉鎖することが必要となる．そのため熱傷創に対しては植皮術に向けての創感染予防に重点を置いた局所管理を行う．

① 減張切開：弾力性の消失したⅢ度熱傷創が四肢や頸部，胸部で全周性に及ぶと，受傷後に進行する浮腫によって熱傷創より末梢四肢の循環障害や呼吸障害を起こしてくる．その場合には電気メスなどにて熱傷創に長軸方向の切開を入れ，創部にかかる圧を解除する．なお循環障害は輸液が開始されてから悪化してくるため，受傷後12～72時間は注意深い観察が必要である．

② 熱傷創の被覆：Ⅲ度熱傷の感染予防には，抗菌力および浸透力に優れた薬剤の使用が望ましい．わが国ではこの目的でスルファジアジン銀クリーム（ゲーベンクリーム®）が推奨されている．このゲーベンクリーム®を創に厚めに塗布しその上を厚めのガーゼで被覆する．ただしゲーベンクリーム®は白血球減少症を引き起こしたり，創傷治癒を阻害したりするという副作用を持っていることを十分理解しておくことが重要である．また創が小範囲で壊死組織除去を目的とする場合にはブロメライン軟膏の使用が推奨されている．なおガーゼ交換は毎日実施し，その際に熱傷創の状態を評価する．

③ 手術：小範囲の熱傷創以外は，状態が安定した時点で外科手術の適応となる．手術の内容は壊死組織の切除（デブリドマン）と植皮術となるが，受傷部位や面積に応じてデブリドマンの厚さや植皮術の種類を考慮

る必要があるため，熱傷を熟知した専門医の判断が必要である．

D. 入院3日間のポイント

- 熱傷の局所管理は前述のとおりであるが，一番の問題は受傷直後に深達度の判断を的確に実施することは経験豊富な医師にとっても必ずしも容易ではないことで，通常は2～3日経過してから徐々に明確になってくることが多い．そのため深達度の判断については，受傷直後の判断に固執することなく入院後3日間は適宜創を観察し，その結果に基づいて深達度の変更を行うことが必要となる場合もある．
- 特に高齢者では皮膚が薄いこともあり，当初肉眼的には浅達性Ⅱ度熱傷と考えられた場合でも，日数が経過しても上皮化せず，結果として深達性Ⅱ度あるいはⅢ度熱傷であったケースも存在し，その際には局所の感染が悪化することで生命に危険が及ぶ可能性も考えられるため，慎重な対応が必要である．
- いずれにせよ，深達度の再評価にて深達度が当初より深いと判断された場合には，専門医にコンサルトしたうえで今後の治療方針を決定することが望ましい．
- なお，深達度が比較的浅く，日数を経るに従い熱傷創が上皮化してきて熱傷面積が減少していくようであれば，退院および外来でのフォローアップとなるが，退院のための第一の基準は患者自身が食事，排泄，入浴などの日常生活を自力で行えるかどうかである．そのため，手指，陰部，会陰部などの熱傷で日常生活に支障をきたす場合には，十分な配慮が必要となる．また普段のADLが低下している場合にも同様に配慮が必要である．
- 外来でのフォローアップについては，創感染がない状態で自分自身での処置が可能な場合なら，十分な指導を行えば5～7日間隔での外来通院が可能であるが，それが困難で外来通院での処置が必要なら，2～3日間隔での通院が望ましい．

凍傷
frostbite

| 西村哲郎 | 国立病院機構大阪医療センター・救命救急センター |
| 定光大海 | 国立病院機構大阪医療センター・救命救急センター診療部長 |

凍傷は日本では山岳事故によるものが多かったが，現在ではこれらに代わって，以下の原因による患者割合が増加している．独居老人や路上生活者が凍死に至る場合や，虐待による小児の受傷，寒冷地での老人の徘徊などがその例である．凍傷を受傷した例では圧倒的に飲酒が絡んでいるケースが多く，これはアルコールによる末梢血管拡張作用により体温がより奪われやすくなっているためと考えられている．その他では靴下を重ねすぎて血流が悪くなり受傷した症例や，手指のリングが重症化を招いた例などがある．

A. 病態

皮膚が低温にさらされるとまずは血流が増加し局所の温度低下を防ごうとするが，深部の温度が低下すると熱放出予防のために血流が逆に減弱し局所低体温を引き起こす(hunting responce)．10℃以下の局所低体温が持続すると皮膚血流はほぼなくなり，皮膚感覚は消失，引き続き血栓形成が起こる．0℃以下であれば動静脈シャントが起こり，さらに温度が低下し組織が凍結すると細胞死を招く．

寒冷下の登山や遭難では広範囲に受傷することがありうるが，多くは四肢末端・耳介・鼻・頬などの局所の受傷である．

注意しなければならないのは，局所に限局したものを凍傷と呼ぶのに対して，全身性のものは低体温症として区別しなければいけない点である．また，組織の凍結を伴うものを凍傷(frostbite)，伴わないものを凍瘡(しも

やけ，chilblains）と区別している．

1 寒冷刺激の組織への直接傷害　組織中に氷片が形成されることによって組織が傷害される．一般には－4～－10℃か，それ以下の低温に一定時間以上さらされると凍結が生じる．緩徐に凍結する場合，まず細胞外の組織液に氷片ができ，氷片周囲の浸透圧が上昇して細胞が脱水状態となりひしゃげた状態になる．同時に低温による末梢血流変化から細胞内に異常な塩分蓄積が起こる．微小血管は赤血球凝集・血栓形成も起こす．これらによって，ついには細胞は壊死に陥ってしまう．

急速に凍結した場合は，熱傷に似た細胞の傷害が起こる．

2 局所加温後に起こる末梢循環不全　局所加温をした場合でもすべての血管に同時に加温することは不可能であり，微小なレベルでは凍結・加温のレベルの差が生じてしまう．これによって虚血再還流障害（ischemia-reperfusion injury）に似たメカニズムが生じて，各種のフリーラジカルなどが産生される．これらの物質によって微小血管の血管収縮・血栓形成・浮腫が起こり，結果として末梢循環不全を起こし，さらなる壊死につながってしまうことがあることが判明してきた．重要な点は，局所加温後いったん血流が回復しても，この反応は起こりうるという点である．

B. 初期診療と重症度判断

1 初療室で

①まず雪・氷を取り除く．この際，水疱を破らないようにする．場合によってはこの時点ですでに加温が行われている場合もあるが，これによって症状がマスクされることがあるので注意を要する．

②十分な問診を行う．臨床症状の重篤度が凍傷の重篤度に一致することがほとんどである．患者は受傷部位を加温された状態で来院することが多く，患部が「冷たく，感覚がない」と訴えることが多い．動かせる場合には「ぎこちなく，こわばった」状態であ

ると表現する．受傷時の気候条件の把握は可能な限り行ったほうがよい．部分か全身かの受傷部位の判定も行う．

③濡れた着衣は剝がす．着衣を剝がす際に再凍結に注意する．万一，いったん融解した部分が再凍結すると傷んだ組織内に氷片が生成されることとなり，その部分の組織はほぼ死んでしまうと考えるべきである．随伴する外傷・疾患のチェックを行う．

2 初期治療　凍傷の処置に移る前に，まず全身性の低体温がないかどうか確認を行う（中枢温34℃以下であれば，まずそちらの治療を優先する）．

1 rapid rewarming

①全身性の低体温がない状態であれば，凍結部位をはっきりさせて加温を行う．局所加温は凍傷の治療において最も重要ではあるが，加温・再灌流後には，しばしば疼痛を伴うことをあらかじめよく説明しておく．この疼痛は，2～3日後から発症し2～3週間持続することが多いが，加温直後にも起こりうる．

②初期には，通常温浴を行う．従来では37～39℃で加温するのが主流であったが，最近では急速加温（rapid rewarming）がよいとされている．40～42℃の温度で加温すると同時に，患部の末梢の部分が柔らかく赤紫色になり知覚が戻ってくるまで自動運動を患者に行ってもらう．この際に加温された患部をすりあわせて擦ったり，叩いたりすることは組織損傷を招く恐れがあるので避けるべきである．また，この最後の段階では激しい疼痛を訴え鎮静が必要なこともある．

2 末梢循環の改善　加温が終わったら局所加温後に生じる末梢循環不全の治療を行う．

❶交感神経節ブロック（星状神経節ブロック）：外科手術として行う交感神経遮断術は侵襲が大きく施行してしまうと後戻りができないのが欠点であるが，ブロックの場合はその点で有利である．交感神経遮断は局所加温

後24〜48時間以降に行えば，浮腫を増強することなく受傷部位の麻痺や知覚過敏に有効であるとの報告もある．

❷薬物療法
①血管拡張薬アルプロスタジル（プロスタグランジンE_1：PGE1，パルクス®）60〜120 μg/日点滴静注（0.1〜0.15 ng/kg/分）．触覚・皮膚温・爪床の赤みをチェックし，戻るまで連日投与を続行する．
②低分子デキストラン 500 mL/日点滴静注．
③ヘパリン 3,000 単位静注．
④その他，t-PA が患肢切断回避に有効であるとの報告もあるが，まだ確定されたものではない．

③鎮痛・抗炎症薬
①イブプロフェン（ブルフェン®）の経口投与を1日 400 mg を目安として行う．アスピリンの投与はすべてのプロスタグランジンをブロックしてしまうため（創治癒に必要な種類のプロスタサイクリンなども），積極的な投与は勧められない．
②また，これでも安定した鎮痛が得られない場合には，麻薬（フェンタニルなど）の静脈内投与の併用を考慮したほうがよい．

④その他
①損傷組織が浮腫状であるような場合には，連鎖球菌に対する予防的投与として，ベンジルペニシリンを50万単位×4回/日を3日間を目途に投与する．その間に培養検査を行い，必要に応じて抗菌薬の変更を行っていく．
②通常，輸液は必要がないが，低体温性の多尿（低体温による ADH の分泌不全による）が存在して血管内水分量が欠乏しているようなら，適度に加温した輸液を投与するべきである．
③また，広範囲熱傷の場合と同じように，破傷風トキソイドの投与も行っておくほうがよい．

③重症度判断　凍傷の局所の重症度の判定はⅠ〜Ⅳ度分類（**表1**）であるが，救急外来では

表1　凍傷の重症度分類

凍傷深度	傷害部分	患部の状態
Ⅰ度	皮膚表層まで	発赤・腫脹のみ
Ⅱ度	真皮深層まで	水疱形成を伴う強い腫脹
Ⅲ度	皮膚全層，皮下に及ぶ	暗紫色で壊死
Ⅳ度	骨・軟部に及ぶ	ミイラ化

熱傷の深度分類に従ってⅠ〜Ⅲ度に分類することが実践的．実際には初療室でⅣ度凍傷で切断の可否を判定するのはかなり困難であり，ミイラ化した患部を判定するのには通常4〜6週間必要である．Ⅰ・Ⅱ度は表在性の損傷であるがⅢ度以上は深在性損傷である．

❶Ⅰ度凍傷：患部は紫藍色を呈し発赤あるいは浮腫を伴う．水疱は伴わない．通常は組織の壊死を生じることなく5〜10日で治癒．熱傷Ⅰ度に相当．
❷Ⅱ度凍傷：患部は漿液性または白色の混濁を示す水疱形成を伴い，周囲に発赤や浮腫が強い．軽度の場合は保存的処置で層状落屑となり自然治癒．しかし深度が深い場合には不良肉芽・潰瘍を形成する．
❸Ⅲ度凍傷：患部の色は暗紫色．当初は血性・膿性の小水疱の形成も．やがて皮膚・皮下組織の壊死を起こす．部分的な凍傷の場合は，次第に局所は分解線を作り脱落する．
❹Ⅳ度熱傷：凍傷の深度が骨・筋・腱にまで及んだもので，深紅色あるいはチアノーゼ様である．時として乾燥しミイラ様の状態の場合もある．通常，切断を要する．

C. 局所療法（コンサルテーションと根本治療）と入院3日間のポイント

❶根本治療　創処置は「熱傷の全身管理」（648頁）の場合に準じて行う．
①すなわち破れている水疱は内容物を愛護的に清浄化した後に，ワセリン基材の軟膏を塗布し被覆材で覆う．被覆材をきつく密着

させる必要はなく，下の層が見えない程度でもかまわない．
② また，破れていない水疱の場合にはテガダーム®などで被覆して補強し，水疱の下の組織が再生してくるのを待つのがよい．受傷部位をタオルで拭いて乾燥させたままにしておくようなことは絶対に避けるべきである．
③ 四肢の受傷部位は浮腫の発生を少しでも抑制するために，枕などを入れて少し挙上した状態にしておくことが望ましい．同様の理由で副木にて固定しておくことも必要である．
④ もし足趾が受傷しているような場合にはパッドを入れて保護しておくことも考える．

Ⅰ度凍傷：再凍結に注意すれば5〜10日で治癒．抗菌薬入り軟膏・ビタミンE入り軟膏などで創面保護．

Ⅱ度凍傷：水疱は基本的に温存．被覆材にて創面保護．感染に注意するが壊死面となった時はⅢ度凍傷以上に準ずる．

Ⅲ・Ⅳ度凍傷：壊死部分がはっきりすれば，自然脱落を図るか切離・断端形成を行う．

2 外科的治療

① 減張切開は，損傷部位に末梢循環不全やコンパートメント症候群が認められた場合に考慮されてもよい．切開方法については熱傷の場合と同様である．
② 壊死と健常領域の境界の判断は初期には困難なことが多く，数週間程度は十分に保存的治療を行う．その後，必要に応じて植皮・皮弁移植もしくは切断を行う．ただし，壊死組織部位が重篤な感染を伴ったりするような場合には，ここまで待機せずに早期に切断やデブリドマンおよび植皮術を施行したりすることもある．
③ 患部の壊死範囲が確定するまでには，通常4〜6週間かかるのが普通であり，切断が確定するまでに患者は不安と緊張を強いられるのが常である．また，血行の面から患者の喫煙は厳禁である．

◆

最近の研究によって凍傷の起こるメカニズムや，それに対する対応方法が確立されてきてはいる．凍傷は寒冷地方や山岳だけで発生するものではなく，都会の救急外来でも，搬入されることがある．固定観念にとらわれず「凍傷ではないか」という疑いを，まず持てるようにすることが望ましい．また，早期の適切な治療が後々の予後を左右することが多いので，専門医的治療の可能な施設への紹介も大切である．

電撃傷
electrical injuries

上山昌史　社会保険中京病院救急科主任部長/救命救急センター長

A. 病態

● 電撃傷は，電流が身体を通過する際に発生するジュール熱および電流の直接作用によって組織が損傷される真性電撃傷と，高電圧のアーク放電（4,000℃に達する）やその衣服着火によって皮膚が熱傷を負う電気火傷に分けられる．

● 真性電撃傷の組織損傷度は，電圧，電流量，電流の種類（直流か交流か），通電時間，通電経路，その組織の電気抵抗によって決まる．

オームの法則：電流(I) = 電圧(E)/抵抗値(R)
および
ジュールの法則：
　電力(J) = 電流(I)^2 × 抵抗値(R)

に従い，電流は電圧が高いほど多くなり，単位時間あたりに発生するジュール熱は抵抗が大きいほど多くなる．電撃傷における電圧は通常1,000 V以上を高電圧，それ未満が低電圧とされる．なお，電源の電圧だけでなく，単位距離あたりの電位差が損傷エネルギーとして重要であるといわれてい

る（同じ電圧でも頭から足への通電より手から肘への通電のほうが単位距離あたりの電位差は大きく損傷も高度となる）．
- 身体構成成分の電気抵抗値は，神経，血管，筋，皮膚，腱，脂肪組織，骨の順に大きくなる．理論上は通電部位にある抵抗値の大きい組織で発熱量が多くなるが，実際には通電部位組織全体の合算した抵抗値に依存するとされている．接触部位である皮膚の抵抗値は乾燥時よりも汗などで湿潤すると低下する．
- 一方，電流の種類も重要であり，一般に交流のほうが組織傷害が大きいとされている．なお，交流はテタニー様の筋収縮を起こすことがあり，これにより体全体の筋が収縮して跳ね飛ばされたり，脊柱の骨折を起こしたりする．逆に，この収縮により手指による電源の把持が持続して通電時間が長くなることもある．
- 電流の通過経路としては，身体垂直方向の通電は心，呼吸器系，中枢神経がその経路にあるため最も危険である．水平方向でも手から対側の手では同様に重要臓器が経路にあるが，足から対側足では危険度が低いと考えられる．電源との接触部位がどこであるのかを目撃者の供述や身体所見から把握し，通電による軟部組織，内臓の損傷部位を推測して診療を行うことが重要である．
- 電撃傷による症状には受傷直後にみられるものと，受傷後時間経過とともに現れてくるものがある．部位別の症状を**表1**に示す．

B. 初期診療（重症度判断）

電撃傷患者の診療では，電流が体内を通過したことによる内臓・軟部組織の損傷の評価と治療を行わなくてはならない．体表面の熱傷や，電源接触部位の損傷に目を奪われることなく，まずバイタルサインの評価と必要な緊急処置（primary survey）を行い，次に受傷機転と病歴を聴取したうえで全身の観察を行

表1 電撃傷における部位別症状

	受傷直後の症状	受傷後進行性に現れる症状，二次的症状
皮膚	壊死，熱傷 鉱性様変化 表皮剝離	浮腫による阻血性障害
末梢神経	知覚障害 運動麻痺	コンパートメント症候群による末梢神経障害
血管	血栓症	遅発性出血 動脈瘤
筋肉	壊死 コンパートメント症候群	進行性壊死
骨	骨膜熱傷 骨壊死	墜落などによる骨折 筋収縮による脊椎圧迫骨折 肩関節脱臼
心臓	心室細動 心静止 その他不整脈	鈍的外傷 心筋梗塞
呼吸器	横隔膜痙攣	肺挫傷 誤嚥性肺炎 肺水腫
腹部	―	鈍的外傷 肝・膵壊死 麻痺性イレウス 急性腎不全
中枢神経	意識障害 痙攣	鈍的頭部外傷 精神障害 てんかん

う（secondary survey）．致死的外傷合併の可能性を常に念頭に置き診療を進める．観察の結果に基づき重症度を評価して専門医へのコンサルトや専門施設への転院を判断する．初期診療の手順を**表2**に示した．

1 primary survey

① まず気道と呼吸を評価する．中枢神経への通電，顔面が接触部位，気道熱傷合併などにより気道・呼吸が障害されている可能性がある．高度な喘鳴・陥没呼吸などの気道狭窄症状を認める場合は，この時点で気管挿管を行う．下咽頭・喉頭の腫脹が高度で喉頭展開が不能な際は，気管支鏡誘導下の

表2 電撃傷初期診療の手順

1. primary survey
   A：気道評価と気道確保
   B：呼吸評価と換気
   C：ショック症状の同定と輸液開始
   D：意識レベル評価
   E：脱衣，体温管理
2. secondary survey
   ・受傷機転と病歴聴取
   ・全身観察 (head to toe)
   ・電源接触部位，通電経路，合併した熱傷創の評価
3. 専門施設への転送考慮
   ・重症度判定と転送判断
   ・転送のための stabilization
4. 専門施設での definitive therapy

挿管や輪状甲状間膜切開が必要になる．
②評価・処置の後は心電図・酸素飽和度を持続モニターし，酸素投与を行う．胸部外傷合併の可能性を念頭に置いて呼吸状態を観察し，胸部X線検査を行う．気道確保後の低酸素血症に対しては人工呼吸が必要である．
③循環動態を評価した後，静脈路を確保し，尿道バルーンカテーテル挿入下に時間尿量を測定しながら輸液を開始する．静脈路が確保されれば採血し，血液型を含めた一般血液検査を行う．また，血液ガス分析と同時に血中一酸化炭素ヘモグロビン濃度を測定する．循環評価の際も外傷合併有無の確認が必須である．FASTと骨盤単純X線写真を撮影して確認する．
④次いで意識状態の評価を行う．初療時に意識障害がみられる場合，中枢神経への通電，急性一酸化炭素中毒や頭部外傷の合併を考えるべきである．
⑤最後に衣服をすべて脱がして体温を測定した後，保温につとめる．初診時における熱傷の水疱膜は，できる限り温存するようにする．

2 secondary survey primary survey で評価と緊急処置が終われば，病歴を詳細に聴取する．受傷場所としては家庭内配線（AC 100 V）によるものでなければ，送電線や電気施設での作業中か架線/電線への接触事故であることが多い．共動作業者や事業所管理者から電流の種類，電圧，受傷時の情報（一時的な意識障害，転落など）を聴取する．secondary survey では頭部から足先までの全身を観察する．高電圧電撃傷では電源との接触部位，通電経路にある重要臓器（脳・脊髄，脊柱骨，心臓，呼吸器）と軟部組織に重大な損傷を起こしている可能性がある．さらに，受傷時の外傷合併による臓器損傷がないかとの視点で理学所見をとり，異常所見を認めれば画像で確認して判断する．アーク放電による皮膚熱傷を合併している場合は，創の深度と範囲（％）を記録する．熱傷面積は成人では9の法則，手掌法（手掌を約1％と概算），小児では5の法則を用いて簡便に算定する（「熱傷の全身管理」，648頁参照）．通電経路に心臓が含まれる場合は12誘導心電図を記録しておく．

C. コンサルテーションと根本治療

電源との接触部位，通電経路，合併外傷により臓器損傷が疑われ，特に初療時の primary survey で異常を認める場合は，救急医または該当する臓器の担当科医師にコンサルトする．アーク放電による熱傷が重症である場合（Artz の基準での重症，Burn Index 10 以上，Prognostic Burn Index 80 以上：**表3**）は，熱傷専門医または熱傷専門施設に治療法・転院についてコンサルトする．転院する場合は転送が安全に行われるよう全身状態の安定化に留意する（**表4**）．

D. 入院3日間のポイント

入院管理でのポイントは，①通電の事実はあるが初療時に全身/局所とも異常所見を認めない患者をどうするか，②高電圧電撃傷患者に対する輸液を中心とした全身管理，および③深部組織損傷が引き起こすコンパートメ

表3 重症度の評価方法

1. Artzの基準
   1) 重症熱傷：熱傷専門施設での入院加療を要する
      Ⅱ度熱傷で30％以上のもの
      Ⅲ度熱傷で10％以上のもの
      顔面，手足のⅢ度熱傷
      以下の合併症を有する熱傷
         気道熱傷，軟部組織の損傷，骨折
         電撃傷
   2) 中等度熱傷：一般病院での入院加療を要する
      Ⅱ度熱傷で15～30％のもの
      Ⅲ度熱傷で10％未満（顔面，手足は除く）
   3) 軽症熱傷：外来通院でよいもの
      Ⅱ度熱傷で15％未満のもの
      Ⅲ度熱傷で2％未満のもの
2. Burn Index (BI)
   Ⅱ度熱傷面積(％)×1/2＋Ⅲ度熱傷面積(％)
   BI 10～15以上であれば重症とする
3. Prognostic Burn Index (PBI)
   Burn Index＋年齢
      120～　　：致死的熱傷で救命は極めてまれ
      100～120：救命率20％程度
      80～100 ：救命率50％程度
      ～80　　：重篤な合併症，基礎疾患がなければ救命可能

表4 患者転送前に行っておくべき処置と確認事項

1. 気道・呼吸
   ・気道が確保されているか(挿管は必要ないか)
   ・換気は十分か．酸素投与がなされているか
   ・連続モニターの装着とバイタルサインの頻回なチェック
2. 初期輸液
   ・適正尿量(0.5～1.0 mL/kg)が得られる適量の輸液
3. 熱傷創の初期処置
   ・乾いたシーツなどで被覆し，保温
   ・減張切開(必要な場合)
   ＜不要＞：軟膏塗布
4. カテーテル類
   ・尿道バルーン，NGチューブ
5. 薬剤
   ・破傷風トキソイド
   ＜不要＞：利尿薬，ステロイド，抗菌薬

ント症候群など局所に対する管理である．

1 初療時無症状の電撃傷患者　通電の事実はあるが全身／局所とも異常所見を認めない場合は，①現場や搬送中における意識低下，②初回心電図／心エコー上の異常，③心疾患の既往，④受傷電圧が高電圧のいずれかに該当すれば，心電図モニター下に入院経過観察とし，翌日のCK，CK-MB値，炎症所見，通電部位の理学所見などから退院を判断する．

2 全身管理　初期輸液は熱傷組織・通電軟部組織の血管透過性亢進や，合併外傷による循環血液量減少に対する補充を目的とする．筋肉・軟部組織が通電によって損傷されている場合は，皮膚熱傷創の面積を基にした熱傷輸液公式は全く参考にならない．基本的指標を1 mL/kg/時の尿量とする．重症例では時間尿量以外に循環血液量を評価する指標(IVC径，SVVなど)を合わせて総合的に評価する．なお，ミオグロビン尿は筋組織の損傷を示している．腎機能障害を予防する目的で色調が消失するまで輸液を増量，あるいは炭酸水素ナトリウム(メイロン®)やマンニトールの投与を行う．

3 通電経路の軟部組織損傷およびコンパートメント症候群

① 通電経路が四肢であると，筋膜で区切られた区画内で筋組織が炎症によって腫脹し，コンパートメント症候群の病態に陥ることがある．知覚異常，疼痛，色調変化など末梢循環障害の徴候の程度と組織圧値(＞30 mmHg)より，脈が触れなくなる前に減張切開を行う．大量の輸液を要した場合，全周性の熱傷を合併している場合は，病態が時間経過とともに進行する．

② 通電による筋・軟部組織の損傷は壊死と炎症性浮腫に分けられ，後者は進行して壊死に陥ることもある．感染を合併する前の壊死組織切除が好ましいが，表層皮膚が正常である場合に深部組織の壊死を診断することは容易でない．MRIは筋細胞の損傷と浮腫を診断できるが，壊死の同定は困難であり，血栓により血流が途絶えている部分は診断不能である．MRI，造影CT，シン

チグラフィの所見を組み合わせて術前に壊死範囲を予想し，最終的には露出された創内で，筋肉の色調，切開時の出血，電気メス通電時の収縮度などから壊死部分を判断して切除することになる．

化学損傷
chemical injury

関　啓輔　社会医療法人財団 大樹会 総合病院 回生病院 副院長兼救急センター長

A. 病態

　化学損傷とは，本来化学物質が人体に及ぼす毒作用全般の総称と定義されているが，一般的には酸やアルカリ・重金属・毒ガスなどの化学物質が，皮膚や粘膜などの組織と接触することにより組織との間に化学反応を生じて，組織が腐食され損傷することをさす．臨床像が熱傷と類似しているために化学熱傷とも呼ばれる．化学損傷では，組織に付着した化学物質が組織から除去・消費もしくは中和されない限り，腐食による反応が継続して組織損傷が進行していく点で熱傷と異なる．一般的に化学物質は容易には除去できず，組織への曝露時間が長くなるために，組織傷害が受傷当初よりも深部に及ぶ傾向がある．このため受傷早期に診断された重症度より，最終診断では重症度が重くなることが多い．

1 原因物質別損傷機序

①**酸**　蛋白質と結合し acid albuminate を作る．要するに蛋白凝固壊死を起こすが，酸は吸水性があり水分を吸収し硬い乾性壊死組織となる．最も刺激作用の強いのはフッ化水素酸で，深部組織まで壊死となる．（塩酸⇨灰白色：漂白作用）（硝酸⇨黄色：キサントプロテイン反応）（硫酸⇨黒褐色：炭化作用）

　例：塩素，硫酸，硝酸，フッ化水素酸，リン酸

②**アルカリ**　吸水作用により細胞内脱水から細胞死を招き，鹸化作用により脂肪変性し反応熱を発生する．また，蛋白質と結合し可溶性の alkaline proteinate を形成し OH^- イオンがより深部組織に到達して組織を障害する．高濃度（pH＞11.5）では接触数分後に刺激を感じるが，低濃度では麻酔作用が先行し数時間後まで刺激を感ぜず治療が遅れる．

　例：水酸化ナトリウム，水酸化カリウム，水酸化カルシウム

③**腐食性芳香族**　蛋白質の凝固変性を引き起こす．側鎖によっては酸またはアルカリとなって傷害する．

　例：フェノール，フェニルヒドロキルアミン，フェニルヒドラジン，無水フタル酸，ピクリン酸

④**脂肪族化合物**　脱脂作用，蛋白変性作用で傷害する．

　例：ホルムアルデヒド，イソシアネート，酸化エチレン，エチレンイミン，三塩化酢酸，パラコート

⑤**金属およびその化合物**　水と反応する際の反応熱と反応後生じた強酸，強アルカリにより傷害する．

　例：ナトリウム，酸化カルシウム，塩化亜鉛，四塩化チタニウム，炭酸ナトリウム，次亜塩素酸ナトリウム，ベリリウム塩，バリウム塩，マグネシウム，水銀およびその化合物

⑥**非金属およびその化合物**　反応性に富み，各種の物質を酸化し，自身は強酸として働く．

　例：リン，リン化合物，硫化水素，塩化硫黄，二酸化硫黄，フッ素化合物，過塩素酸，四塩化炭素，臭素

2 傷害部位

①**皮膚**　化学熱傷といわれるように一般熱傷との類似症状が多くみられる．熱傷と同様に，臨床的にはⅠ度からⅢ度まで分類される．

②**眼**　角・結膜炎から角膜潰瘍，角膜混濁から失明まで様々．

③**気道（吸入・誤嚥による傷害）**　声門浮腫から嗄声を生じたり，気管支炎，肺炎，肺水腫などから呼吸困難となる．

④消化管(誤飲による傷害) 口腔・咽頭の発赤・腫脹・水疱・びらんを形成する.食道では潰瘍や穿孔を起こし,治癒後も狭窄を呈することがある.胃・腸でも潰瘍や穿孔から腹膜炎を呈する.麻痺性イレウスとなったり,下痢や粘血便を生じることもある.

③化学損傷の特徴
①損傷の持続時間 高熱による熱傷では接触開始とともに破壊が始まり,除去されると停止するが,化学熱傷では化学反応とともに進行し,除去されても内部に浸透した薬物が不活化されるまで進行する.

②深達度評価が困難 初期に深達度を正確に評価できない.Ⅱsの深達度であっても水疱を形成しないことがある.また,皮膚の色調の変化を伴うことも多く,色調による深達度の評価ができない.

③他臓器への毒性 薬物により腎毒性,肝毒性,心毒性をきたすものがある.

④burn wound sepsis 2週間以内では細菌が検出されることは少なく,burn wound sepsisは少ないといわれている.

B.初期診療(重症度判断)
①二次被害の予防 救助者,病院スタッフへの二次被害を発生させないように,適切な予防手段を講じる〔防護服や予防衣・手袋・マスク・ゴーグルの着用,救急外来入口での脱衣や除染,原因物質や汚染物の除去と飛散防止(汚染した衣類をビニール袋などに密閉する)など〕.

②除染,洗浄 付着した固形物などを払ったり拭いとった後,大量の流水で洗浄する.疼痛・灼熱感などの消失が目安となるが,長時間(6〜12時間)行うことが望ましい.熱感や疼痛が再燃する場合は再度洗浄を必要とする.局所には,点滴を用いて持続滴下する方法も有効である.小児などでは過度の冷却による低体温に注意を要す.洗浄の目的は,①有害物質の除去と希釈,②化学反応の停止や緩和,③組織pHの正常化,④組織代謝の抑制による消炎効果,⑤反応熱の冷却,⑥薬物吸水性に対する拮抗と細胞保護である.

③原因物質の特定 使用していた薬品や物質,受傷機転などから原因物質を特定する.薬品についてデータシート(Medical Safety Data Sheet:MSDS)の入手に努め,治療に役立てる.家庭内の化学薬品成分,不明な物質については中毒情報センターなど(①大阪中毒110番:072-726-9923,②つくば中毒110番:029-851-9999,③日本中毒情報センター:http://www.j-poison-ic.or.jp,④産業中毒センター http://www.opc.tokyoh.rofuku.go.jp)の情報を利用する.

④中和剤の使用 原則的に中和剤は用いない.その理由は,①中和反応熱による組織傷害の可能性,②浸潤した薬剤の中和は困難,③すぐに使用できないことが多い,④中和剤の入手までの時間的損失が傷害の進行を助長する,⑤大量の流水で洗浄することの方が早く除染できる,などである.

しかし,後述する特殊な化学物質は中和剤の使用が推奨されている.

⑤全身管理
①呼吸管理 吸入による気道や肺の損傷は,声門や気道浮腫による呼吸困難や,肺臓炎を生じることがある(強酸,アンモニア,塩素系ガス,シアンガスなど).嗄声を呈する患者では気道の評価と気管挿管(場合によっては気管切開や輪状甲状間膜切開)を必要とする事がある.SpO_2の低下や意識レベルの低下があれば,酸素吸入だけでなく,人工呼吸管理を考慮すべきである.

②循環管理 広範囲の皮膚に化学損傷を受傷すれば,熱傷に準じた輸液管理を必要とする.意識レベル,バイタルサイン,尿量,電解質のチェックを必要とする.全身的な中毒症状が出現すれば,血液透析や血漿交換を必要とすることがある.

⑥局所治療
①局所の評価 熱傷に準じて受傷面積と深達度を評価するが,組織の損傷は進行性である

ため，過小評価されやすい．浅達性Ⅱ度であっても水疱を形成しないことがある．
②局所の治療 熱傷の治療に準じた創傷処置を行う．水疱の内部には吸収した有害物質が残存している可能性があるため，原則的に内容物を除去し洗浄する．検尿用試験紙などでpHの測定をすることは参考になる．

７特殊部位の治療
①眼球の損傷 大量の生理食塩水で洗浄する．点滴セットと生理食塩水の点滴で，眼球の持続洗浄を行うことも有効である．角膜潰瘍には抗菌薬の点眼も必要となる．眼科専門医の診察が必須である．
②上部消化管の損傷
①酸・アルカリなど腐食性の化学物質を飲み込んだ際は，食道が腐食されることがある．その場合催吐や胃洗浄は行わない．牛乳を飲ませて中和希釈する．消化管穿孔による腹膜炎に配慮する．
②有機溶剤を内服した場合には，気化した物質が肺内に吸入され，肺臓炎を起こす危険がある．そのため，胃洗浄を行う時にはカフ付き気管チューブの挿管は必須である．

８合併症への配慮 外傷，副損傷への配慮，化学物質の嚥下や吸入による消化管，肺への影響，毒性による肝・腎・心臓への影響および電解質異常に配慮する．

９重症度判定と入院基準
①重症度は受傷面積と深達度，合併症および特殊部位への損傷で判断する．熱傷のArtzの基準では，Ⅱ度熱傷で30%以上，Ⅲ度熱傷で10%以上で重症熱傷とされ，入院加療が必要とされるが，化学熱傷では来院当初より損傷が進行しやすいことを配慮する．
②眼球の損傷・消化管損傷・気道や肺への影響が考えられる場合は，入院による厳重な経過観察と治療が必要となる．

⓾特殊な化学損傷 特殊な物質・薬品では毒性効果が長く続くものがあり，多量の流水による洗浄後，適切な解毒剤や中和剤を使用する．

①フッ化水素酸 フッ素イオンと組織のカルシウムイオンとの反応により，低カルシウム血症や肝・腎障害を呈し，時に致命的となる．
治療：水洗・カルシウムグルコネートで洗浄．水疱は除去し洗浄，爪下浸潤では抜爪
中和：8.5%カルシウムグルコネートの動注，静注，皮下注

②クロム酸 猛毒(腎毒性，心毒性)で皮膚からの吸収が早く小範囲でも臓器不全となる．透析が必要になることもあるが，吸収されキレート化されると，透析も無効となる．受傷部位の組織をすべてできるだけ早期に切除する．
中和：チオ硫酸ナトリウム

③リン 不整脈・突然死を起こす．
中和：まずは機械的に除去．硫酸銅でリン酸銅を形成させ除去

④フェノール 不整脈，中枢神経毒に注意．
中和：エタノール

⑤イソシアネート 発泡樹脂やプラスチックの原料．水溶液で猛毒シアン酸(HOCN)となる．
中和：イソプロピルアルコールで洗浄後に水洗

⑥金属 Na, K, Li(生石灰など) 水と激しく反応して高熱と強アルカリを生じる．まず可能な限り付着した金属を静かに機械的に除去し，大量の流水にて洗浄する．

C. コンサルテーションと根本治療

１コンサルテーション
①特殊部位の損傷では，専門診療科へのコンサルテーションを行う．眼の損傷では眼科専門医へ，消化管の損傷では消化器内科や消化器外科への紹介することも考慮する．眼球は角膜炎や角膜潰瘍から失明もありうる．消化管は中長期的には，腐食による狭窄や通過障害を呈することもある．
②皮膚についてはデブリドマンや植皮を要することがあるため，必要に応じて形成外科や皮膚科に紹介する．重症例では，長期的には瘢痕拘縮やケロイド化を呈して，整容上

の問題や機能上の問題を生じる．

2根本治療 皮膚についてはデブリドマンや植皮術を行うことがある．熱傷に準じて，深達性Ⅱ度以上が植皮の適応となるが，受傷初期には損傷が進行すること，皮膚の色調判断が難しい点で深達度判断と外科的デブリドマンのタイミングの判断は容易ではない．大量洗浄でも創のpHが正常化しない場合は，積極的にデブリドマンを考慮すべきである．化学損傷の場合，デブリドマン施行の深さや範囲の決定に，切除面の点状出血は指標とはならない．切除面から出血があっても，組織のpHが正常でない場合は，植皮片が生着しない．術中にデブリドマンした創面のpHを測定し，デブリドマンを行う深度を決定するための指標とすることが望ましい．デブリドマンした創面に不安があれば，一期的な植皮術は施行せず，肉芽形成を待ってから二期的に植皮を行う．

D．入院3日間のポイント

- まずは呼吸と循環の管理が大切である．連日の血液検査と胸部X線検査などを行い，電解質異常の補正や臓器障害に対応する．
- 化学損傷部位への治療として，長時間(24時間以上)の持続洗浄なども有効である．
- 皮膚に対しては，熱傷に準じた軟膏処置などが必要となる．
- 知覚麻痺のない疼痛や灼熱感の消失は，化学反応の終結を意味するので，全身状態に問題なければ退院が可能である．

異物(釣り針，とげなど)
foreign body

秋元 寛　大阪府三島救命救急センター・所長

A．病態

- 異物による外傷の主病態は，出血と感染である．
- 異物の刺入部位，血管との関係により出血の程度は様々である．
- 異物は刺入部位が小さい割に深い創となっている場合が多く，感染を念頭に置いた処置をすべきである．
- 異物の種類によってはX線検査での検出は困難であり，摘出後も異物が残存している可能性を常に考えておく必要がある．
- 自ら何度も異物を刺入する症例では，精神疾患を基礎に持つ患者である可能性が高く，精神科との連携が必要となる．

B．初期診療と重症度判断

1病歴聴取 受傷機転と，受傷から来院までの時間を聴取する．

①受傷部位．
②受傷時の状況：汚染創かどうかを判断する．
③異物の材質，形状，大きさ：X線写真に写るかどうかの判断に必要である．
④受傷から来院までgolden time(受傷後6時間以内)内であるかどうか．6時間以上経過していれば感染創として扱う必要がある．

2診察 創の十分な観察をする．

①出血の有無 持続する出血があれば直ちに圧迫止血する．

②感染創かどうか 創周囲の発赤，腫れ，疼痛，滲出液の性状，握雪感の有無などをみる．握雪感があるときはガス壊疽を疑う．

3検査 異物が皮下のどの部位にあるのか，オリエンテーションをつける．

①単純X線検査 必ず2方向で撮影し，異物の立体的な位置を把握する．できればX線透視を用いたほうがわかりやすい．X線に写りにくい異物は軟線撮影を行うが，CTのほうが描出されやすい．

②CT検査 皮下だけでなく胸腔，腹腔内に達するような場合に必須の検査となる．また周囲血管，臓器との関係をみるには最適である．特に近年 multi-detector CT の登場により，画像を3D再構築することでより立体的

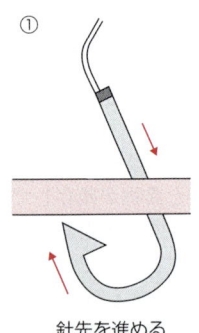

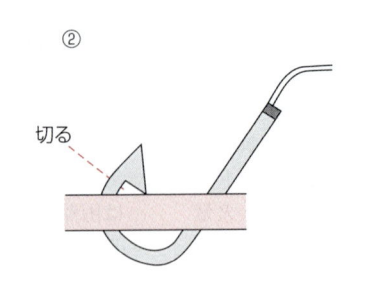

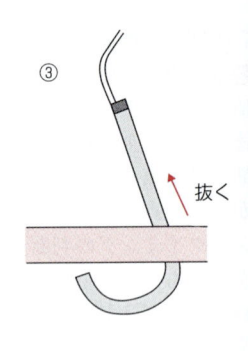

図1 釣り針の抜去法
①局所麻酔後，持針器などで把持し釣り針先端を表皮に押し出す．
②針先を切る．この際，先端が跳んで危険なためモスキート鉗子などで把持する．
③釣り針の彎曲に沿って抜去する．

に異物と周囲臓器との関係を把握できる．

4 重症度判断　出血と感染の重症度判定をする．

1 出血　通常のように血圧，脈拍，呼吸などにより判断する．

2 感染　受傷からの時間（6時間以上），異物の性状・汚染度，受傷部位の状態により判断する．特に受傷部位を中心に握雪感を認め，X線撮影にて皮下にエア像を認める場合，ガス壊疽を疑う．

C. コンサルテーションと根本治療

1 コンサルテーション
①異物が皮膚から直視できる場合は，そのまま慎重に摘出可能である．ただし，異物の形状によっては，十分に局所麻酔した後にやや刺入部位を切開し摘出しなければならない場合もある．その場合は外科医にコンサルテーションしてもよい．
②伏針など，異物が完全に体内に迷入している場合は外科医にコンサルトする．また，血管内や胸腔内，腹腔内に迷入している場合は血管外科医や胸部外科医，消化器外科医にコンサルトする．

③受傷部位に握雪感を認め，X線撮影にて皮下にエア像を認める場合，ガス壊疽を疑い，集中治療のできる救命救急センターあるいはそれに準じた施設に転送する．
④また基礎に精神疾患を持つ患者の場合，精神科医との連携も必要である．

2 根本治療

1 釣り針　返しがついているため，表皮浅層にある場合を除き，そのままひっぱってはいけない．局所麻酔をしたのち，持針器で把持し縫合の要領で針先端を表皮に突き出す．返しの部分をピンカッターで切除して，針の彎曲に従い取り外す（図1）．通常必要ないが，感染創と判断すれば摘出後に抗菌薬を投与する．

2 足底の刺創（とげ，釘など）　細いとげであれば18G針を用い，とげが針の内腔に入るようにして組織ごと除去する．釘の場合，接線方向に切開を入れてモスキート鉗子で組織を剝離しながら除去する．十分局所麻酔を効かせるが，成人の分厚い足底はなかなか効きにくいことを覚えておく．

3 伏針　針が身体の中に入った状態を伏針という．針を踏んで足底部から刺入したり，洋服に縫い針が残っているのを知らずに着用し

表1 破傷風トキソイド，ガンマグロブリン投与の基準

破傷風トキソイド接種の既往	破傷風を起こす可能性の低い創傷		破傷風を起こす可能性の高い創傷[*1]	
	TD	TIG	TD	TIG
不明または3回未満	投与	非投与	投与	投与
3回以上投与	非投与[*2]	非投与	非投与[*3]	非投与

*1：不潔物，糞便，土壌，唾液などにより汚染された創傷　　*2：最終接種が10年以上前なら投与する
*3：最終接種が5年以上前なら投与する　　TD：破傷風トキソイド，TIG：破傷風免疫グロブリン
〔感染症情報センター IASRより(http://idsc.nih.go.jp/iasr/23/263/graph/dt26322.gif)〕

て刺さることで起こる．本人は針が刺さったという自覚があり，針の刺入部を確認できるが，針そのものは皮下に迷入しているため，X線写真で針の深さ，方向を3次元的に確認することが不可欠である．針の摘出はX線透視下で行う．十分位置関係を確認した後，刺入部が確認できれば刺入部を切開し最短距離で異物に達する．針が折れて刺入した場合には，残った針も持参してもらい，確実に摘出できたか確認をすることが必要である．

4 重要な臓器，血管，神経の近傍にある異物

CTなどにより正確に異物と臓器，血管の位置関係を把握した後，手術室において局所あるいは全身麻酔下に外科医，血管外科医により手術的に摘出する．安易に局所麻酔下に救急初療室で処置してはならない．

5 抗菌薬投与と破傷風予防

① とげの刺入など，皮膚表層の異物刺入であれば摘出するのみで，その後抗菌薬投与の必要はない．ただし，異物が残存している可能性もあるので，その旨を患者にきちんと伝え，発赤，腫脹，疼痛などの感染徴候が現れればすぐに再受診するように伝えておくことが必要である．

② 切開しないと異物が摘出できなかった場合は，摘出後に切開創を生理的食塩水で十分に洗浄しておくことが肝要である．予防的抗菌薬投与は必要ない場合が多いが，受傷から6時間以上経過していたり，受傷部位の汚染がひどい場合は投与しておく．また破傷風トキソイド，破傷風免疫グロブリンの投与も必要となる．破傷風トキソイド，破傷風免疫グロブリンの投与の基準をガイドラインを表1に示す．

③ 受傷部位の状態(発赤，腫脹，疼痛，膿瘍形成など)から感染創と判断した場合，抗菌薬を投与する．

D. 入院3日間のポイント

● 基本的に入院は必要ないが，開胸，開腹など手術的に摘出した症例では入院が必要である．また，出血多量例や高度感染創の場合，入院処置が必要となる．

● ガス壊疽が疑われる症例では，十分なデブリドマンあるいは四肢切断を行ったうえで集中治療が必要となる．

● 入院3日間は感染徴候の出現に注意を払う．感染徴候なく創が安定していれば退院可能であるが，退院後も創の発赤，腫脹，疼痛が出現すればすぐに来院するように伝えておく．

● また，受傷後1週間程度で開口困難，呂律困難などが出現すれば破傷風が疑われるため，直ちに対応可能な医療機関を受診するように伝える．

● 基礎疾患に精神科疾患を持つ患者であれば，一度精神科の診察を勧める．

頸腰椎捻挫
traumatic cervical syndrome and lumbosacral strain

鴻野公伸　兵庫県立西宮病院・救命救急センター長

I. 頸椎捻挫

A. 概念，病態
- 「頸椎捻挫」は，現在では「外傷性頸部症候群」，「頸部挫傷」，「外傷性頭頸部症候群」など様々な病名が使われているが，「むち打ち損傷」の病名は医学的にほとんど使われなくなった．
- 頸部を中心に直達あるいは間接的な外力が作用し，骨折や脱臼を伴わない頸部脊柱の靱帯，椎間板，関節包，頸部筋群の筋や筋膜など頸部脊柱の軟部支持組織の損傷である．
- 症状は頸部痛，背部痛，頭痛，めまい，異常感覚，筋力低下など多彩である．
- ケベック(Quebec)分類(表1)と現症および以後数日以内に起こりうる症状を考慮しながら，診療を行う．
- 病態と症状を観察し，理学的所見や画像診断，電気生理学的診断，薬物療法，理学運動療法などを計画する．
- 受傷の原因は追突による交通事故の場合が多く，事故の相手方，疾病利得に関わる問題，経済面や家庭環境などの社会的背景を含めた心理的・社会的要因を分析しながら診療行為を行う際に留意を要する場合がある．

B. 初期診療と重症度判定
1 初療室で
①問診　事故の様子，受傷機転など受傷の詳細を患者本人や同乗者，また救急隊から詳しく聴取し，頸部に加わった外力の方向や大きさを把握するように努めることは，症状を理解するうえで重要である．
②症状(表2)　頸部痛・可動域制限など整形外科的領域，感覚障害・脱力感など神学的領域だけでなく，耳鳴り・めまい・咬合障害など他診療部門にまたがることがある．
③重症度分類―ケベック(Quebec)分類(表1)
①頸部愁訴，理学神経学的所見，脊椎の構造学的異常の有無からみた分類でgrade 0からgrade IVまでの5段階に分けられている．grade 0～IIが臨床的に頸椎捻挫と認識されており，grade III，IVは外傷性頸髄損傷あるいは神経根損傷に分類される．耳が聞こえなくなる，めまい，耳鳴り，頭痛，記憶障害，嚥下困難，顎関節症などの症状はどのgradeで発現してもよいとされている．
②我々が日常外来で遭遇するいわゆる頸椎捻挫の多くはgrade I・IIである．grade Iの患者は受傷から24時間以上経過して外来を受診し，grade IIは受傷から24時間以内に，また，grade IIIは数時間以内に受診することが多い．
③事故前の仕事に完全復帰するまでの期間がgrade Iで25日，grade IIで54日，grade IIIで76日と，gradeが増すと完全復職するまでの期間が長くなるとの報告がある．

2 画像診断
1 単純X線
①頸椎捻挫は骨傷のない軟部組織損傷が本態と考えられているため，骨傷の有無を確認するために単純X線は不可欠な画像検査である．
②ただし，単純X線の骨傷診断率は70～85%とされるため，軽微な骨折を見落とす可能性は否定できず，高エネルギー外傷に伴う頸椎損傷や強い頸部痛の訴えがある症例ではmultidetecter-row CTの撮影を行う．
③X線写真では骨傷の有無以外に，頸椎症性変化，後縦靱帯骨化症などの加齢変化や頸椎彎曲などにも注意する．
④側面像における頸椎彎曲異常は，筋緊張や

表1 頸椎捻挫(むち打ち損傷)関連障害に対するケベック分類

grade	臨床所見	推定病理像および臨床症状
0	頸部愁訴なし 理学的所見なし	
I	頸部の痛み，こり感，圧痛がある 理学的所見なし	顕微鏡的な頸部筋・靱帯組織損傷 筋スパスムを起こすほどではない 受傷後24時間以上経過して受診する
II	頸部愁訴あり ROM(関節可動域)減少 圧痛あり	頸椎捻挫(挫傷) 軟部組織内出血 内部組織損傷による筋痙縮 受傷後24時間以内に医師を受診
III	頸部愁訴あり 神経学的異常(感覚障害，筋力低下，深部腱反射低下)を伴う	外傷または出血による二次的刺激 炎症や外傷による神経組織の損傷 受傷後2〜3時間で受診し神経症状を合併した頸部ROM制限がある
IV	頸部愁訴あり 脊椎の脱臼・骨折を認める	重篤な脊椎および神経組織の挫傷および損傷

表2 頸椎捻挫に頻度の高い症状

頸部および背部痛	6時間以内：65% 24時間以内：28% 72時間以内：7%
頭痛	筋緊張型 大後頭神経痛 側頭下顎関節に関連する疼痛 片頭痛
めまい	回転性めまい：50% 浮動感：35% 耳鳴り：14% 聴力障害：5%
異常感覚	腕神経叢障害 頸椎部神経根症
筋力低下	腕神経叢障害 頸椎部神経根症
頸椎捻挫に関連した認知障害	記憶喪失，注意力障害 イライラ感，神経質 易疲労感 睡眠障害 性格変化
頸椎捻挫に関連した視覚障害	輻輳障害 衝動性眼球障害 Horner症候群 眼球運動麻痺

〔川上 守：外傷性頸部症候群のケベック分類からみた治療指針の樹立．臨整外42(10)：978, 2007〕

筋肉などの軟部組織損傷を間接的に示唆する所見とされているが，最近は病的意義を持たないものと考えられている．

⑤側面像における椎体前面の軟部組織の肥厚は，椎間板や前縦靱帯の損傷を示唆することがあり，不安定性の合併を念頭に置き，その後の検査を進めていく必要がある．

2 MRI

① MRIは組織分解能に優れ，椎間板，靱帯，脊髄・神経根などの頸椎を支持する軟部組織の描出に有用である．したがって軟部組織の障害が主体であるケベック分類grade I〜IIIの病態把握に用いられることが多い．しかし，外傷性変化をとらえることが可能な症例は必ずしも多くなく，特に急性期の頸椎捻挫患者に対するMRIの有用性は確立されておらず，急性期の頸椎捻挫患者のMRIでみられる椎間板変性所見や頸髄圧迫所見は，外傷性の変化というより，ほとんどの場合加齢変化と考えられる．

②単純X線，CTやMRIなど近年の画像技術の進歩にかかわらず，頸椎捻挫の病態解明に至る画像所見は明らかとはいえず，画像所見と臨床症状を十分に考慮し慎重に判断する必要がある．

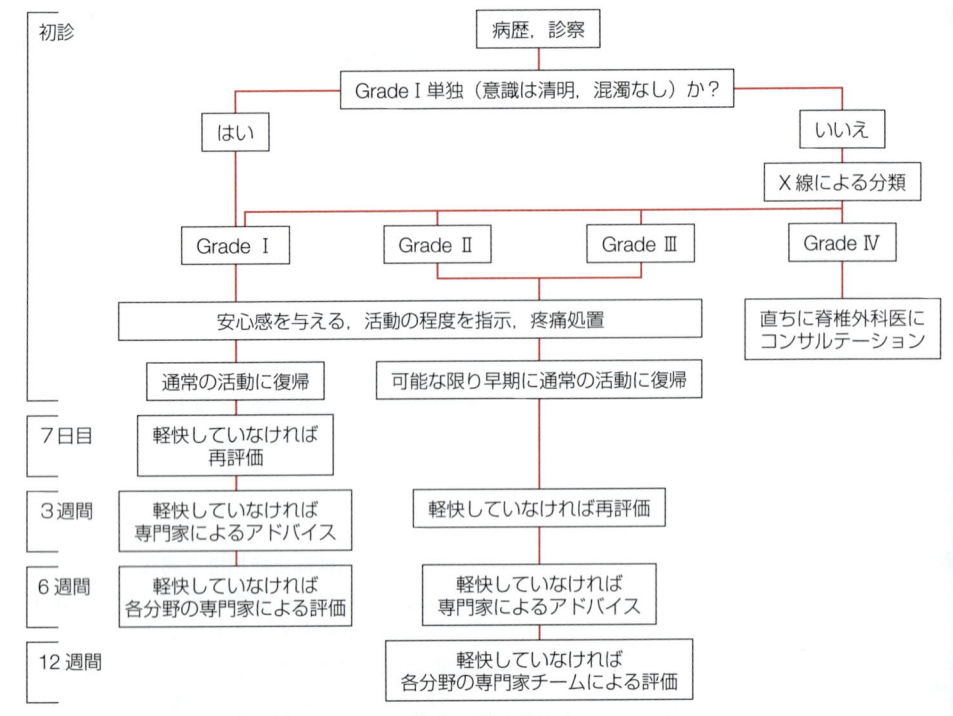

```
初診 ─── 病歴，診察
          │
          Grade I 単独（意識は清明，混濁なし）か？
          │                              │
         はい                           いいえ
                                         │
                                    X線による分類
   ┌──────┬──────┬──────┐       │
 Grade I  Grade II  Grade III   Grade IV
   │        │        │            │
   │    安心感を与える，活動の程度を指示，疼痛処置   直ちに脊椎外科医に
   │                                              コンサルテーション
 通常の活動に復帰    可能な限り早期に通常の活動に復帰
```

7日目　軽快していなければ再評価

3週間　軽快していなければ専門家によるアドバイス　　軽快していなければ再評価

6週間　軽快していなければ各分野の専門家による評価　軽快していなければ専門家によるアドバイス

12週間　軽快していなければ各分野の専門家チームによる評価

図1　頸椎捻挫関連障害に対するケベック診療のガイドライン
〔川上　守：外傷性頸部症候群のケベック分類からみた治療指針の樹立，臨整外42(10)：980, 2007〕

C. 治療

　ケベック治療ガイドライン（**図1**）では，合併症のない頸椎捻挫の大部分は永続的な障害を残さず，自然軽快する（self-limiting）ことを患者に教育することが初期治療で重要であると強調している．また，早期の頸部運動を推奨し，それが症状の慢性化を防ぐことも併せて指摘する．

1 頸椎カラーの装着　頸椎カラーの効果については諸説あり，安静やカラーの使用に否定的な意見も多い．ケベック治療ガイドラインでは，grade I では不要，II・III でも72時間以内までとされている．

2 運動療法　以前より有効性が報告されており，モビリゼーションやマニピュレーション，筋力訓練，ストレッチ，可動域訓練などは症状の改善に有効であるとされている．

3 薬物療法

①一般に急性期の頸部痛に対し経皮吸収型鎮痛消炎貼付薬，それに加えて非ステロイド性消炎鎮痛薬（NSAIDs）が処方される．しかし頸椎捻挫に対する NSAIDs や筋弛緩薬の投与は科学的根拠に乏しく，対症療法として症状に合わせて処方されているのが現状である．ただし，既往に気管支喘息のある患者には NSAIDs は禁忌である．

②ケベック治療ガイドラインでは grade I では薬剤投与は不要，II・III での内服は1週間以内とされている．

4 物理療法　一般には牽引療法や電気療法が行われており，牽引療法はケベック治療ガイ

ドレインでは他の治療法との併用は認めているが，わが国では受傷早期の使用は躊躇されているのが現状．電気治療はケベック治療ガイドラインでは grade Ⅱ・Ⅲ の患者に対し，受傷後 3 週間までの使用を認めている．

5 その他の治療

① ブロック注射や手術的治療があるが，急性期の保存的治療の結果，治療に抵抗する疼痛に対する選択肢であるため，詳細は他項を参考にされたい．

② 頸椎捻挫の病態は不明な部分が多く症状は多彩であり，その治療のほとんどが対症療法である．安静期間についても明確な基準はないが，できるだけ短期間にとどめ早期に日常生活に復帰させたほうが良好な改善が得られる．

③ 頸椎カラーの装着については，否定的な意見が多いが，装着した場合においても短時間にとどめる．現在広く行われている薬物療法は，症状や重症度に応じて処方すべきである．

D. コンサルテーションとフォローアップ

① ケベック分類 grade 0～Ⅲ の患者では他の損傷がない場合は入院の必要はない．grade に応じた治療を行い帰宅させる．その際，症状の経過を知るために数日後の再診を勧めること．

② 脊椎・脊髄損傷である grade Ⅳ の患者に関しては，脊椎専門医へコンサルテーションするか，あるいは集中治療が可能な専門施設への転院を考慮する．

E. 入院 3 日間のポイント

● 脊椎・脊髄損傷である grade Ⅳ の患者は，脊椎専門医へコンサルテーションするか，あるいは集中治療が可能な専門施設への転院を考慮する．

● ケベック分類 grade 0～Ⅲ の患者では他の損傷がない場合は入院の必要はない．

● 頸部痛，背部痛，頭痛，めまい，異常感覚，筋力低下などの症状が強くやむをえず入院となった場合や多部位の損傷を合併し入院となった場合は，できるだけ頸部の安静に努め，症状に応じ NSAIDs や筋弛緩薬，貼布剤が処方されることが多い．頸椎カラーの装着は 72 時間に留める．

Ⅱ. 腰部捻挫

A. 概念，病態

● 受傷原因は「頸部捻挫」が交通事故によることが多いのに対し，「腰部捻挫」はスポーツ外傷において急性腰痛をきたす代表的な疾患である．

● 「腰部捻挫」は，椎間板ヘルニア，腰椎分離症など診断の確定したものを除外したうえで，腰部に捻るなどの屈曲，伸展，回旋などの複合運動動作で発症したものである．

● 筋・筋膜などの軟部組織に過伸展による小断裂（肉ばなれ）や椎間関節の挫傷，棘間靱帯の断裂，椎間板線維輪などが原因と考えられている．

● 症状は急性期では激しい腰痛で発症し，体動困難で局所に圧痛，出血斑，腫脹を認めることがある．

● 画像検査では，単純 X 線では異常を認めないが，MRI で筋・筋膜など軟部組織の傷害を認めることがある．

● 治療は，急性期は安静，非ステロイド性消炎鎮痛薬（NSAIDs）の投与，アイシングなどを行い，慢性期では腹筋・背筋の強化およびストレッチングを行う．

B. 初期診療と重症度判定

1 初療室で

① 問診　スポーツの最中や直後に起きた腰痛であることが多いため，どのようなスポーツでどのような時に発症したかなど，受傷時の状況を詳しく聴取すること．

2 症状
安静により軽減し，腰椎の動きにより誘発される腰痛である．

3 診断
①限局性の腰部傍脊柱筋上の圧痛や硬結の存在，②腰部脊柱の動きに伴う腰痛の再現，③下肢症状や神経学的異常所見がないこと，④安静時痛はないか，あっても軽度であることである．

外傷後数時間や数日後の疼痛の発生や安静時に痛みがある場合は，骨折，腫瘍，感染など重篤な基礎疾患が潜んでいる場合があるので,「腰椎捻挫」と決めつけずに診療すること．

2 画像診断
画像検査で原因を明らかにすることは困難である．骨折の否定やさらに深刻な疾患を否定する目的に行う．そのため，受傷直後には必ずしも必要なく，数日待っても軽減しない腰痛や安静時痛があるなどの場合は，単純X線やCT検査，MRIなどを鑑別診断の目的で行う．

C. 治療
治療の目的は疼痛の緩和である．

1 安静
①基本的には安静であるが，安静のみで痛みが治まればそれ以上の治療の必要はない．しかし，4日以上の安静臥床は筋力低下を招くため勧められない．
②治療の目的は疼痛の緩和のみならず，できるだけ早く正常な生活に戻すことが重要である．

2 薬物療法
安静に加え，痛みに応じ経皮吸収型鎮痛消炎貼付薬，非ステロイド性消炎鎮痛薬（NSAIDs）を処方する．既往に気管支喘息のある患者にはNSAIDsは禁忌である．

3 マニピュレーション
①神経根症状のない症例に1か月以内に行われれば，有効であるとの報告がある．
②ほとんどの症例が短期間に軽快する旨を十分に説明することと，改善後の生活指導などが重要となる．
③スポーツ活動への復帰は，痛みが取れれば腰椎運動性，筋力の回復を図りながら徐々に行うよう指導する．

D. コンサルテーションとフォローアップ
3週間程度で治癒しなければ，他の疾患を疑って精査するか専門医に紹介する．

E. 入院3日間のポイント
● 強い急性腰痛を訴える場合は，完全安静とし，NSAIDsの投与を行う．しかし，患者はスポーツ選手であることが多く，4日以上の安静臥床は筋力低下を招くため勧められない．

肩の外傷
shoulder injury

児玉貴光　聖マリアンナ医科大学・救急医学

A. 病態
● 肩とは体幹と上肢が接している部分であり，肩関節とは肩甲上腕関節を含む複合関節を指す．肩関節は球関節構造を呈しており，多くの筋肉で構成されていることから複雑な運動を強い力で行うことが可能となっている．
● 治療介入が必要な肩の外傷を負っている傷病者は強い外力にさらされているため，生命予後を左右する外傷を優先して診療することを念頭に置く．
● 単純X線写真だけでは診断をつけられない骨折や脱臼が存在するため，断定的に診断を告げることがないようにする．

B. 初療と診断
1 初療室で
① secondary survey にて，肩周囲の腫脹・変形，打撲痕の有無を診察する．患者に意識がある場合は，自発痛，圧痛を問診するとともに，触診で丁寧に不安定性，軋轢音の有無を確認する．続いて肩関節の自動運

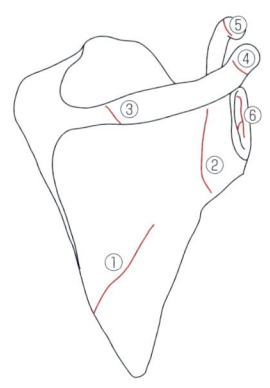

図1 肩甲骨骨折の分類
①体部骨折，②頸部骨折，③肩甲棘骨折，
④肩峰骨折，⑤烏口突起骨折，⑥関節窩骨折

動や関節可動域の制限を診察する．患側の診察だけでは判別がつかない場合は，必ず左右差を比較する．外傷の存在が疑われた場合は，受傷部位よりも末梢の脈拍，感覚，運動に関する障害の有無を検索する．
②初療の段階では単純X線による診断が主となるが，必要に応じてCTやMRIを組み合わせることで診断精度を上げるように心がける．

2 身体所見

1 肩甲骨骨折 疼痛など一般的な骨折症状とともに，疼痛による肩関節可動域制限をきたすことがある．骨折部位によって，①体部骨折，②頸部骨折（解剖頸骨折，外科頸骨折），③肩甲棘骨折，④肩峰骨折，⑤烏口突起骨折，⑥関節窩骨折に分類される（図1）．80%以上の確率で同側の肺損傷，胸郭損傷，上肢損傷を認めるため，他の合併損傷を見落とさないようにする．

2 肩鎖関節脱臼 肩峰上に脱臼した鎖骨遠位端を触知することがある．鎖骨を押し下げることで整復位が得られるが，圧を解除すると元に戻るため piano key sign と称される．肩関節の挙上制限が認められることがある．

3 肩関節脱臼 成人の脱臼で最も多く，肩峰が突出し（肩章サイン），三角筋を外側から圧迫した際に本来触知すべき上腕骨骨頭が認められず，陥凹する感覚が得られる．約95%が前方脱臼であり，初発脱臼の約30%に腋窩神経麻痺が合併しているため，三角筋外側（regimental badge area）の知覚異常に注意しなければいけない．また，半数以上に上腕骨頭陥没骨折（Hill-Sachs lesion）を合併するとされている．

3 画像検査

①肩甲骨骨折を疑った場合は，肩甲骨前後像と肩甲骨軸写撮影を実施する．
②肩鎖関節脱臼を臥位で単純X線撮影を行うと，自然整復された状態の結果が得られることがある．患者の状態が許せば，立位もしくは坐位で上肢下垂による負荷をかけた撮影が必要となる．撮影時に10〜15°頭側に傾けた正面像が最も評価しやすい（図2）．
③肩関節前方脱臼は単純X線の正面像では上腕骨頭が関節窩の内側下方に位置し，側面像では前方に位置してみえる．Hill-Sachs lesion の検出には stryker notch view を，Bankart lesion（関節唇前方の骨折）の検出には westpoint axillary view が有用とされている．評価が困難な場合は，CTやMRIを撮影する．後方脱臼の場合は腋窩撮影で，上腕骨頭が関節窩の後方に位置してみえる．正面像では，上腕骨頭が電球のように丸くみえる light bulb sign や正常では0〜6mmの上腕骨頭と関節窩前縁の距離が離開する empty glenoid sign が認められる．なお，腋窩撮影が困難な場合は，肩甲Y撮影で代替する．

C. コンサルテーションと根本治療

1 専門医へのコンサルテーションが必要なケース 第一に緊急処置を要するか否かを判断する．緊急処置を要する肩の外傷は，①開放骨折，②血管閉塞の合併，③脱臼（時間経過とともに整復が困難となる），④不安定な骨折（動揺とともに疼痛を生じる）が挙げられ

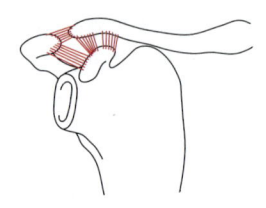

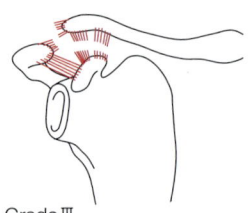

Grade I	Grade II	Grade III
肩鎖靱帯，烏口鎖骨靱帯の断裂がなく転位もない	肩鎖靱帯の断裂が存在するが，烏口鎖骨靱帯の損傷はなく，転位が肩峰の幅1/2以下	肩鎖靱帯，烏口鎖骨靱帯の断裂が存在し転位がある

図2　肩鎖関節脱臼の分類

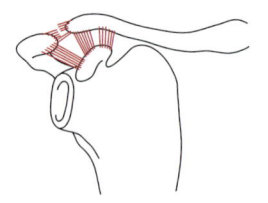

る．これらの外傷については，早期に整形外科医もしくは整形外科診療に精通した医師にコンサルテーションするべきである．また，骨折や脱臼を整復する際に鎮静する場合は，気道・呼吸，循環動態を厳密に管理するための準備が不可欠であり，入院を含めた経過観察が望ましい．

2 専門医へのコンサルテーションが不要なケース　単なる打撲のみ，緊急を要しない骨折，合併症を認めず整復に成功した場合については，緊急のコンサルテーションは不要である．ただし，疼痛や運動・感覚障害が残存したり，再発する場合には必ず専門医の診察を受けるように指示をしておく．

3 治療的介入　基本的な方法とポイントを示す．

①肩甲骨体部骨折では，保存的治療が選択される．転位が軽度であれば三角巾を用いたデゾー固定を行う．肩甲骨頸部骨折で著明な転位が認められる場合も，zero position（肩甲骨と上腕骨長軸が一直線になる肢位）での牽引を行うことによって整復可能となる．肩峰骨折では，転位がわずかであれば三角巾固定のみとする．烏口突起骨折は転位することは少なく，手術を要することはまれである．関節窩骨折では，Ideberg分類に従って手術適応を決定することになる．

②肩鎖関節脱臼は転位がなければ，三角巾で免荷と固定を行う．転位がある場合は，クラビクルバンドによる固定を選択する．手術を選択した場合は，肩峰から鎖骨遠位端まで鋼線固定する．

③肩関節前方脱臼の整復法として，Stimson法が簡便かつ安全である．腹臥位とした患者の前腕に3～5kg程度の重りを括り付けた状態で患肢を下垂させておくと，15分程度で自然に整復される．可能であれば，少し他動的に肩関節を内外旋させるとよい（図3）．その他，仰臥位の患者の患側腋窩にバスタオルを入れた状態で，患肢を足方向に，バスタオルを反対方向に牽引して整復する方法もある（Rockwood法，図4）．患者を腹臥位の状態で患肢を下垂牽引しつつ，術者が患側の肩甲骨を押し付けながら内側に回旋させる方法は，疼痛も少なく整復時間も数分と圧倒的に短い（肩甲回旋法，図5）．局所麻酔薬を肩関節腔内に投与してから実施すると，さらに容易に手技を行うことが可能となる．整復後はデゾー固定を行い，末梢神経損傷の有無とX線写真による手技成功を確認することが望ましい．なお，従来まで多用されてきたHippocrates法は，整復時に関節唇骨折を合併する可能性があることから実施すべきではない．後方脱臼に対しては，Rockwood法による整復を行う．

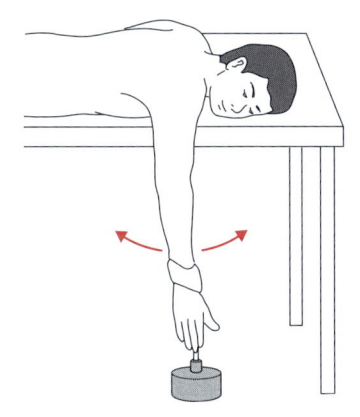

図3 Stimson法

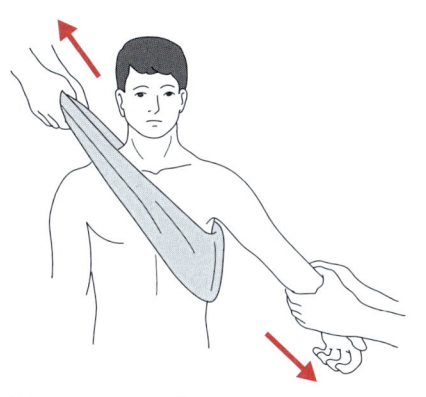

図4 Rookwood法

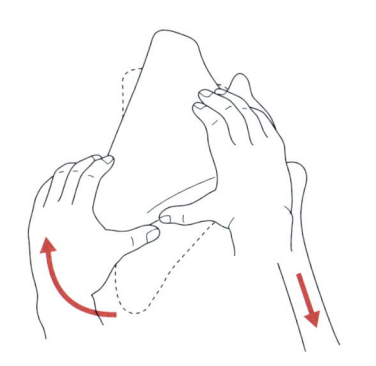

図5 肩甲回旋法

D. フォローアップ

①外傷後は患部の固定と安静が必要となる．関節拘縮を予防するためにも，運動療法の開始を遅らせないことが重要である．
②初回肩関節前方脱臼の30歳以下の患者は90%が再発する．Bankart lesionによる反復脱臼を予防するためには，早期の手術が必要となることが多い．
③肩関節前方脱臼では，約20%に軟骨損傷や関節遊離体を認め，持続性疼痛や機能障害の原因となりうる．スポーツ選手など肩関節を酷使する患者に対しては十分な経過観察が必要である．

腕の外傷（上腕骨骨折）
upper extremity trauma (fractures of humerus)

宍戸孝明　東京医科大学准教授・整形外科

A. 病態

- 上腕骨は近位端，骨幹部，遠位端の3部位に分けられ（図1，676頁），骨折の部位によって病態や治療法などが異なる．
- 近位端骨折は中高年者に多く，転倒して肩を打ったり，手をついた時に受傷する．青壮年では交通外傷や高所からの転落で生じる．
- 骨幹部骨折では交通外傷，労働災害，転倒，転落，スポーツなどにより直達外力や介達外力が生じ発生すが，投球，やり投げ，腕相撲などで自家筋力の作用が受傷原因になることもある．
- 遠位端骨折は転落や転倒により手をついて受傷する．上腕骨顆上骨折，上腕骨外顆骨折，上腕骨内顆骨折に分類される．
- 開放性か非開放性かが治療方針や予後に大きく影響する
- 高齢者では骨粗鬆症に伴う多発骨折や病的骨折にも注意を要する
- 骨折部の腫脹や変形に加え神経・血管損傷

表1 骨折部位と神経・血管損傷

	上腕骨頸部骨折	上腕骨骨幹部骨折	上腕骨顆上骨折
神経損傷	腋窩神経	橈骨神経	正中・橈骨・尺骨神経
血管損傷			上腕動脈

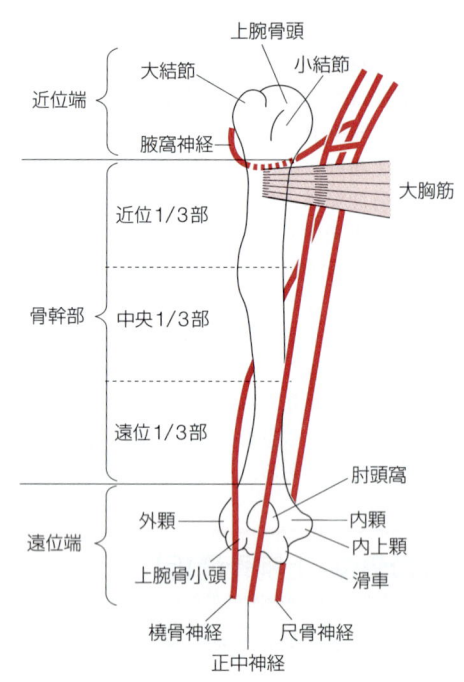

図1 上腕骨の解剖
〔越智隆弘,菊池臣一(編):上肢の外傷 NEW MOOK 整形外科 NO.5. 金原出版, 1998〕

を合併する場合には，初期治療に注意を要する．

B. 初期診療と重症度判定

1 初療室での診察

①開放性か非開放性かを確認する．開放創があればこれを滅菌ガーゼで覆いバイタルサインの確認，輸液路の確保，膀胱カテーテルの挿入,採血などを行う．開放性骨折の場合損傷の程度の判定には開放創の大きさや，軟部組織損傷の程度と骨折部の汚染度から評価する Gastilo の分類が一般的である．

②神経血管損傷の有無を確認する．骨折部位と主な神経血管損傷を表1に示す．

2 骨折部位・骨折型の診断と初期治療

X 線撮影は少なくとも正面，側面の2方向の撮影を行い，肩関節，肘関節を確認できるように大きめの X 線フィルムを使用する．骨折部位と骨折型の診断と，それぞれの初期治療を示す．

1 上腕骨近位端骨折

①三角筋部に腫脹，疼痛，運動時痛を認める．X線評価では，Neer の分類がよく用いられる．骨頭,大結節,小結節，骨幹部の4つの segment に分け，1 cm 以上あるいは 45°以上の転位があるものを転位型とし，転位骨片の数により two-part，three-part，four-part 骨折と呼ぶ．一方，多数の骨折線を認めても 1 cm 以下あるいは 45°以下の転位であれば one-part とみなす．

②応急処置としては，三角巾とバストバンドで体幹固定を行い局所の安静を保つようにする．

2 上腕骨骨幹部骨折

①受傷直後より上肢の運動は疼痛と異常可動性のため不能となる．外観上，上腕骨の短縮と内反屈曲変形を認めることが多い．骨折型は骨折の様式により，螺旋骨折，斜骨折，横骨折，粉砕骨折，重複骨折に分類される(図2)．

②応急処置としては閉鎖性の骨折であれば上腕から手部までのシーネ固定で局所の安静を保ち，治療方針の検討を行う．

3 上腕骨遠位端骨折

①両側の正確な前後・側面の2方向 X 線撮影を行い，診断する．上腕骨顆上骨折は，末梢が後方・内側に転位，上腕骨外顆骨折は転位の軽度なものも認めるが，転位が大きいものは上腕骨小頭核が外側へ回旋転位する．上腕骨内顆骨折は内側上顆骨端核が

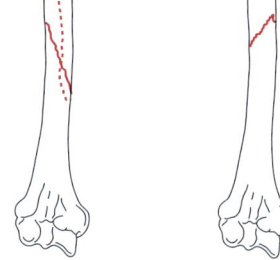

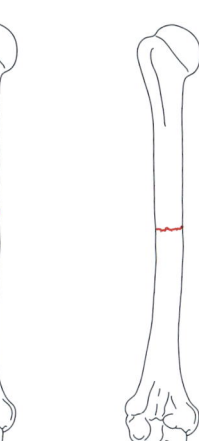

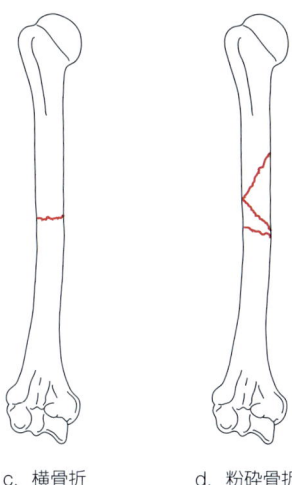

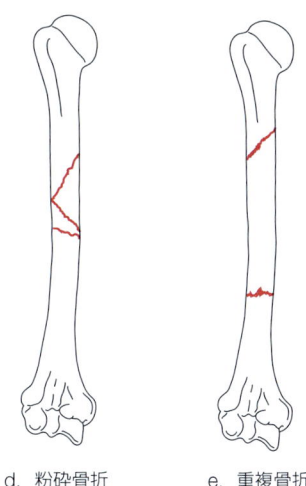

a. 螺旋骨折　　b. 斜骨折　　c. 横骨折　　d. 粉砕骨折　　e. 重複骨折

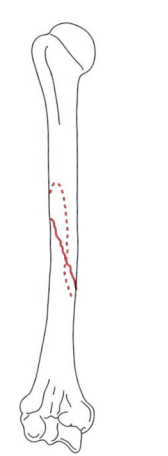

図2　上腕骨骨幹部骨折の骨折型

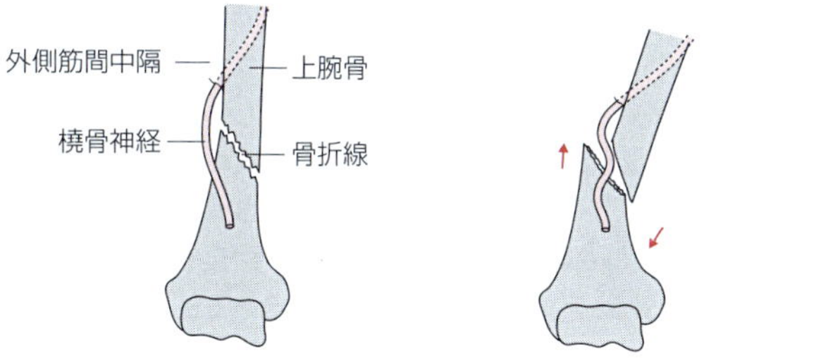

外側筋間中隔　　上腕骨
橈骨神経　　骨折線

橈骨神経が外側筋間中隔を貫く部分では神経の動きが少ない

下中1/3の骨折で遠位骨片が近位外側へ転位すると、固定された神経は骨片間に挟まれる

図3　橈骨神経麻痺

下方に転位する.
② 応急処置としては骨幹部骨折と同様に,閉鎖性の骨折であれば上腕から手部までのシーネ固定で局所の安静を保ち,治療方針の検討を行う.

3 橈骨神経麻痺合併例の対処　橈骨神経麻痺を合併しやすい骨折は,橈骨神経の解剖学的走行より上腕骨中央1/3部と,遠位1/3部の骨折である(図3).

① 中央1/3部の神経損傷は上腕外側から直達外力による圧迫で生じるneuroapraxiaのことが多く,麻痺の回復も良好である.
② 遠位1/3の神経損傷は,骨折端による牽引・挟み込みなどにより神経実質の損傷であることが多く,一般に手術適応となる.

C. コンサルテーションと根治治療

どの部位の骨折でも開放性の場合は感染の

危険が高く，初期治療が成績を左右するため損傷の程度にかかわらず初期の段階で専門医へのコンサルテーションが望ましい．非開放性の場合の治療法を以下に示す．

1 上腕骨近位端骨折
1 保存的治療
①非転位型(one-part)骨折では一般に保存的治療が選択され，合併損傷がなければ専門医へのコンサルテーションは後日でもよい．受傷後2週間までは骨折の転位が生じる可能性があるため，この間は三角巾とバストバンド固定にて局所安静に努める．

②週1回程度X線撮影を行い，転位が増悪するようなら観血的療法も考慮する．術後3週目より他動運動を開始し，1か月後より自動運動を許可する．

2 観血的療法
①転位型の骨折は応急処置と同時に専門医へコンサルテーションすることが望ましい．骨折型によりRushピン，tension band法，Tプレート，フックプレート，ロッキングプレート，横止め髄内釘など種々の固定法が用いられる．

②術後の後療法は術後疼痛が緩和される数日後から三角巾内での振り子運動を開始し，徐々に自他動運動へ移行する

2 上腕骨骨幹部骨折
1 保存的療法
①保存的療法の適応条件として，若年者の斜骨折や螺旋骨折であり，軟部組織損傷がなく，臥床を要する合併損傷もないことなどが挙げられる．

②保存的療法にはhanging cast法，functional brace法などがあり，固定期間は6〜10週程度の長期を要する．

2 観血的療法
①手術適応は病的骨折，骨欠損のある症例，肘や前腕に骨折を合併する症例，軟部組織が介在し整復位が保持できない場合，多発損傷で早期に体位変換が必要な場合，開放骨折，神経・血管損傷のある場合，早期に社会復帰を望む場合などである．これらの場合には受傷後早期に専門医のコンサルテーションを行うのが望ましい．

②手術方法は直視下に骨接合を行う方法と，閉鎖性に髄内固定を行う方法に分けられる．直視下でのプレート固定は，中央1/3の骨折で橈骨神経麻痺の合併症例，開放骨折などで用いられる．髄内固定では，捻転ストレスに対する固定性や粉砕骨折や骨欠損での長軸方向の保持力が劣るため，横止めのスクリュー固定を追加するのが主流である．

3 上腕骨遠位端骨折
1 保存的療法
①肘関節部は小児骨折の好発部位とされる．小児の骨折には上腕骨内側上顆骨折，上腕骨外顆骨折，上腕骨内顆骨折があげられる．小児の場合，保存的に治療可能か否かは転位の大きさだけでは判断のつかない場合も多く，専門医へのコンサルテーションが望ましい．

②また成人の場合は亀裂骨折以外は手術治療が選択されることが多く，応急処置としてシーネ固定を施行し専門医の意見を求めるべきである．

2 観血的治療
①小児の骨折の場合には骨折型に応じK-wireによるpinning(ピンニング)やtension band wiring法などで固定する．整復操作で整復位が得られる場合には閉鎖性にpinningで対処する．観血的に整復する場合でも成長軟骨を損傷しないように注意する．

②成人の関節内骨折である上腕骨通顆骨折，上腕骨顆部は，保存的治療で骨癒合が得られがたく，観血的治療の適応となることが多い．皮切は後方から進入し上腕三頭筋を縦割するか，肘頭の骨切りにより展開する．正確な関節面の整復，強固な内固定，早期のリハビリテーションが重要であるが，骨折が粉砕状の場合には困難な場合が

多い．骨癒合は良好な部位であるが，外固定期間が伸びると関節拘縮をきたすことがある．

D. 入院3日間のポイント

- 神経血管損傷がある場合，開放性骨折の場合は緊急手術になることが多い．開放性骨折で粉砕の著明な骨折で軟部損傷の広範囲な場合，創外固定を用いると管理が容易になる．保存的治療が選択される場合は外固定などによる新たな循環障害や神経障害をきたさないように患肢は挙上し cooling を行う．観血的治療を選択する場合でも待機の期間は骨折部の状態を考慮しシーネ固定や牽引を行い局所の安静を保ちつつ cooling を行う．
- この時期は急性期の炎症の増悪や外固定圧迫による新たな循環障害や神経障害をきたさないように，注意深い観察が必要である．損傷部位より末梢での皮膚の色調の変化や手指の運動を観察する．

肘の外傷
elbow injury

新藤正輝　帝京大学外傷センター教授/センター長

A. 病態

肘関節は前腕近位端（尺骨近位端と橈骨近位端）と，その2つの関節面が適合する上腕骨遠位端で構成され，それぞれ近位橈尺関節および腕橈関節，腕尺関節を形成している．このため，肘の外傷は尺骨近位端の骨折（肘頭骨折），橈骨近位端の骨折（橈骨頭・頸部骨折）および上腕骨遠位端骨折，そして肘関節脱臼を含む靱帯損傷に大きく分けることができる．もちろん，これらの損傷が合併することもまれではない．

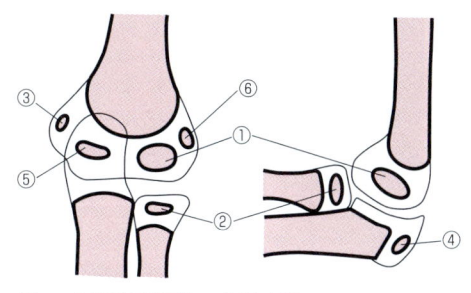

図1　肘周辺骨端核の出現時期
①1歳前後，②5〜6歳，③5〜6歳，④9歳前後，⑤10歳前後，⑥11〜14歳
〔糸満盛憲（編）：運動器外傷治療学．p329，医学書院，2009〕

B. 初療と重症度判定

肘関節周囲の骨折は小児に特有な骨折がいくつかあるため，小児と成人で分けたほうが理解しやすい．

1 小児の肘関節周囲骨折・脱臼　小児の肘周辺骨端核の出現時期は，各年齢で異なる（図1）．このため，年齢による X 線像を理解していないと誤診しやすい．見逃されると，成長につれて外反肘・内反肘などの変形や，それに伴う遅発性の神経障害を起こす．また，神経損傷を伴うこともまれではなく，虚血によるコンパートメント症候群を起こすこともある．

1 上腕骨顆上骨折（図2）

① 最も頻度の高い小児骨折である．小児が転倒して手をついた後，肘関節の強い疼痛や変形を訴える時には，まず本骨折を疑う．転位が大きいほど神経・血管損傷を起こしやすく，正中神経，橈骨神経が損傷されることが多い．頻度は低いが重篤な合併症として，骨片による上腕動脈の圧迫と虚血に起因するコンパートメント症候群がある．また，骨折部の不十分な整復による固定は，将来的に内反肘変形を生じる可能性がある．

② 転位の大きい骨折に対しては，早期の整復

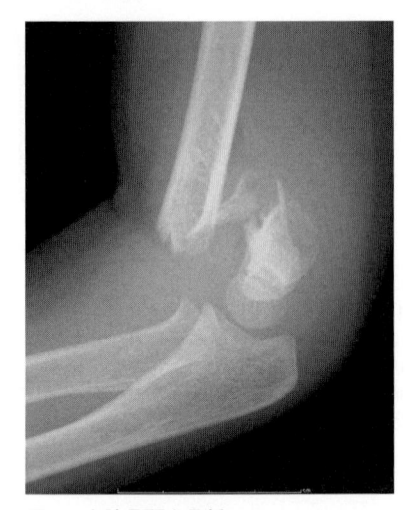

図2　上腕骨顆上骨折

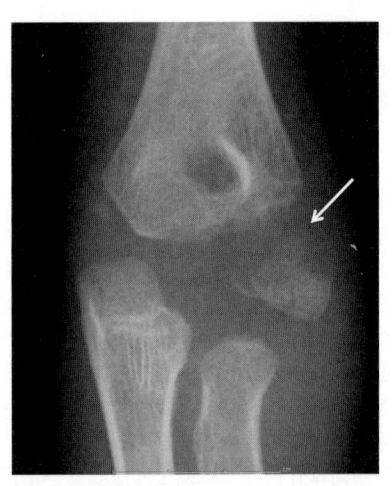

図3　上腕骨外顆骨折

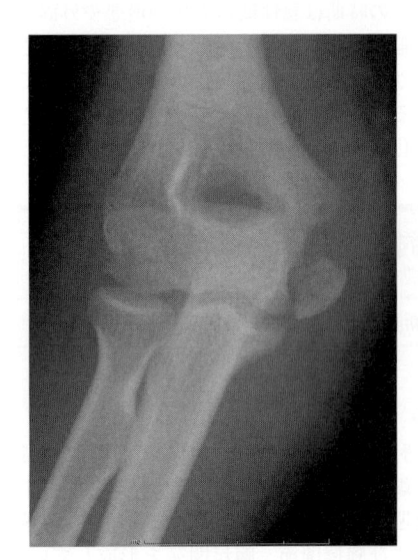

図4　上腕骨内側上顆骨折

と固定が治療の原則である．早期に全身麻酔下に徒手整復後，鋼線を用いた経皮的ピンニングを行う方法が主流となっている．

②**上腕骨外顆骨折**（図3）　関節内骨折である．小児の肘関節周囲の骨折では，上腕骨顆上骨折に次いで頻度が高い．整復が不十分な場合，後に成長障害に伴う外反肘，遅発性尺骨神経麻痺を呈するため，手術的治療を原則とする骨折である．明らかな転位があればX線像で診断は容易であるが，転位のわずかな場合は見逃されることがある．

③**上腕骨内側上顆骨折**（図4）　小児の肘関節周囲の骨折では，上腕骨外顆骨折に次いで頻度が高い．内側上顆骨端核が出現していれば診断は容易であるが，出現していない年少時では極めて困難である．また，転位が軽度の場合には，健側との比較が重要である．転位の程度により，保存的治療か観血的治療かを決定する．

④**肘内障**　2～6歳の小児に好発する．小児の手が牽引された時に，橈骨頸部を被っている靱帯（輪状靱帯）がずれて橈骨頭に乗りかかった状態となり発症する．受傷機転と肘関節部に腫脹がないことから診断できる．母指を橈骨頭に置き，前腕を回外させながら肘関節を屈曲すると，母指にコクッした整復感を触れる．その後は速やかに疼痛を訴えなくなる．整復感のない時には転位のない骨折の可能性を疑う．

②**成人の肘関節周囲骨折・脱臼**　小児の骨折

2 各論―肘の外傷 681

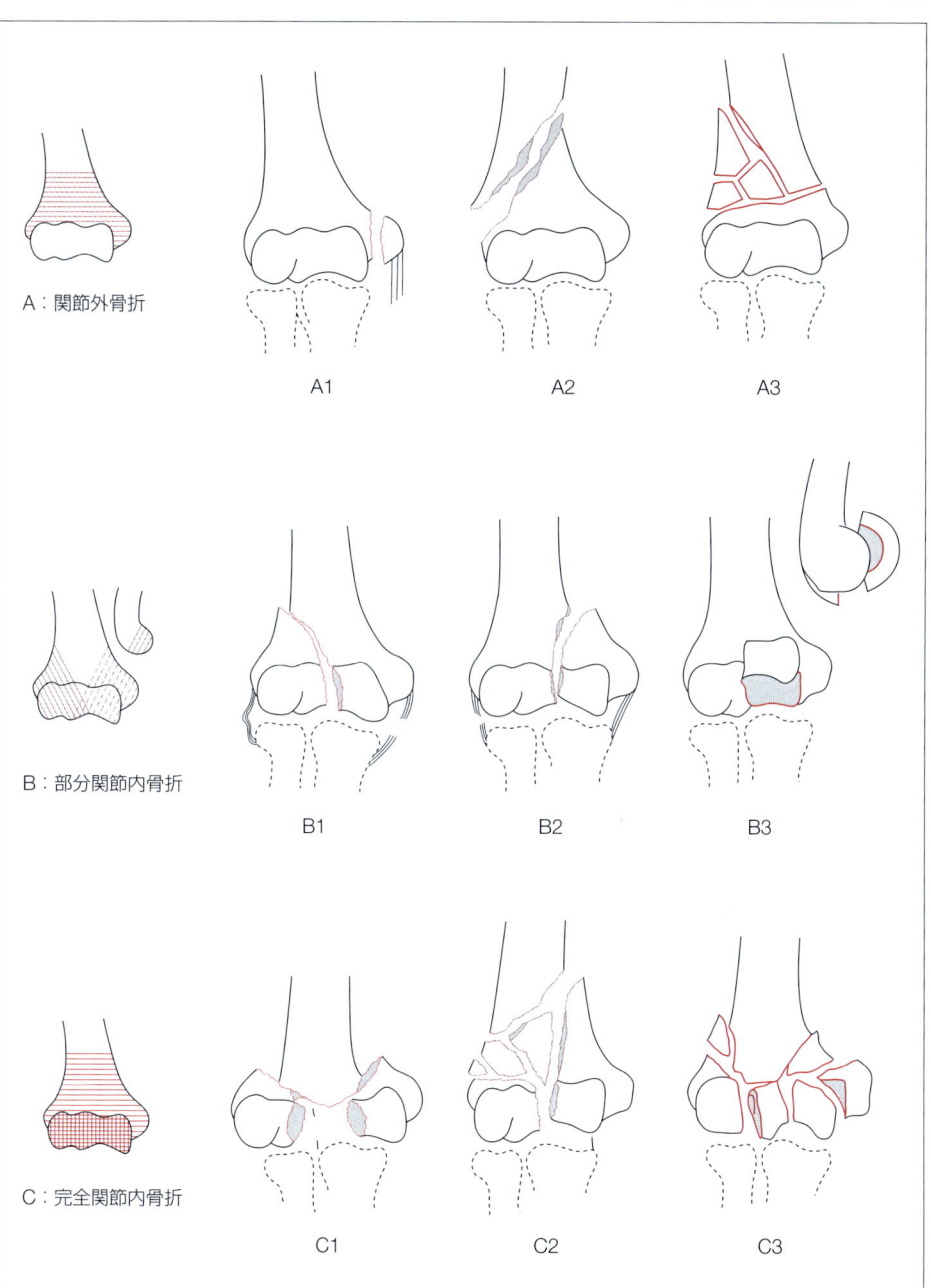

A：関節外骨折
A1　A2　A3

B：部分関節内骨折
B1　B2　B3

C：完全関節内骨折
C1　C2　C3

図5　上腕骨遠位部骨折のAO分類

〔糸満盛憲（編）：運動器外傷治療学．p318, 医学書院, 2009〕

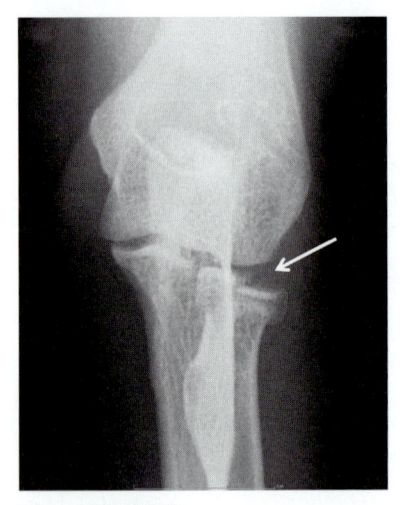

図6 橈骨頭骨折

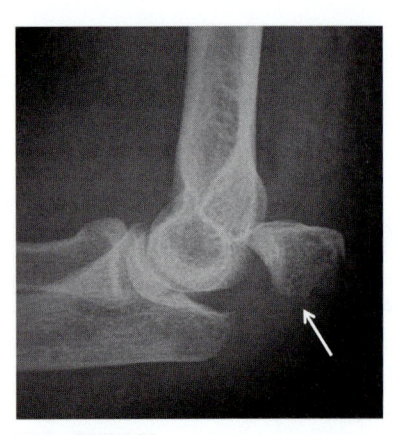

図7 肘頭骨折

に比較して診断は容易である．しかし，骨折形態は様々であり，治療は観血的整復内固定となることが多い．

1 上腕骨遠位部骨折 肘関節屈曲位での肘頭の強打が原因で，成人に多く発症する骨折である．骨折線が関節面にかかるものから関節外骨折まで，骨折部位と粉砕の程度により詳細に骨折型が分類されている（**図5**，681頁）．観血的整復固定による治療が原則である．

2 肘関節脱臼（骨折） 成人の脱臼で肩関節に次いで多い脱臼である．肘関節部の腫脹と変形が著しい．単純X線写真で診断は容易である．徒手的に整復可能であるが，骨折を伴う場合には，整復時に転位を大きくする可能性がある．このため，骨折部位と転位の程度を確認後，適切な麻酔法を選択して注意深く徒手整復する．

3 橈骨頭骨折（図6），橈骨頸部骨折 肘関節の外反ストレスにより生じる骨折である．このため，尺側の靱帯損傷の合併に注意しなければならない．転位を認める骨折に対する治療法は，小児では徒手整復を試みるが，成人では観血的整復固定を行うのが原則である．

4 肘頭骨折（図7） 転倒して肘関節屈曲位で肘部を地面に強打して生じる場合が多い．関節内骨折であり，上腕三頭筋による牽引力が骨折部の転位を起こす方向に作用するため，観血的整復固定が原則である．

C．診断上の注意点

①診察に際しては局所の腫脹，圧痛，神経・血管損傷のチェックは不可欠である．上腕骨顆上骨折では，神経損傷やコンパートメント症候群を合併することがあるため，特に注意が必要である．

②単純X線写真で確定診断が可能である場合が多い．しかし，小児の場合，肘関節は軟骨成分が多いため，X線像を見慣れていない者には診断が難しい．この場合，健側X線像との相違点を比較しながら行うとわかりやすい．また，関節内血腫形成の間接的表現となる fat pad sign（**図8**）は診断に有用である．

D．コンサルテーションと根本治療

小児の肘部外傷に関しては，早期に専門医にコンサルトするほうがよい．小児・成人にかかわらず，根本治療の方針は骨折転位や靱帯損傷の程度で決定されるため，初期にはギプス副子固定を行い，専門医を受診させる．

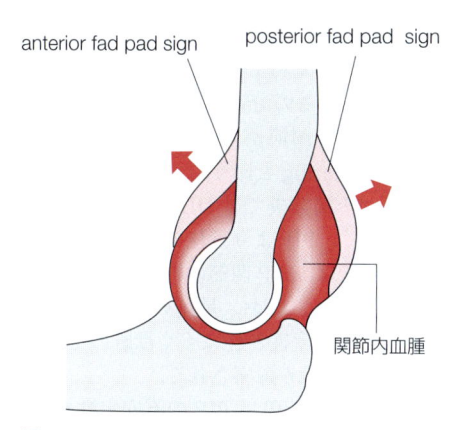

図 8　fad pad sign
骨折に伴う関節内血腫により，転位した fad pad が描出されるようになる．前後 2 つのうち，後方の fad pad sign の特異性が高い．
〔糸満盛憲（編）：運動器外傷治療学．p340, 医学書院, 2009〕

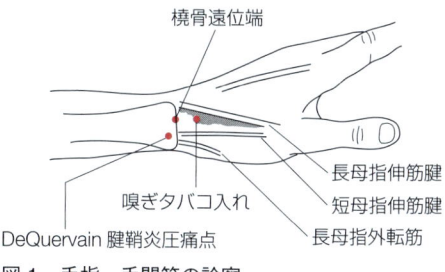

図 1　手指・手関節の診察

手指・足趾の外傷
hand and foot trauma

仲田和正　西伊豆病院院長

I. 手の橈側の解剖と疾患

A. 病態
- 図 1 を見ながら自分の手を触診してみよう．まず，母指を伸展してみる．手背側から長母指伸筋，短母指伸筋，長母指外転筋と並んでいる．これを長・短・長と覚える．長母指伸筋と短母指伸筋の間の窪みが嗅ぎタバコ入れ（anatomical snuff box）であり舟状骨骨折でここの圧痛と腫脹がみられる．舟状骨骨折は壊死を起こしやすい．
- 短母指伸筋と長母指外転筋の二つは橈骨茎状突起の上で一緒になるが，DeQuervain 腱鞘炎はここに圧痛があり，母指屈曲，手

関節尺屈で痛みは増強する（Finkelstein's test）．

B. 初期診療，コンサルテーションと治療
1 舟状骨骨折
① 舟状骨骨折は手関節の正面・側面 X 線では見逃しが多いので，疑ったら舟状骨撮影を行う．偽関節になることも多いので，整形外科にコンサルトした方がよい．
② 舟状骨骨折のギプス固定は母指を固定するが，遠位は母指 IP 関節までの固定が必要である．転位が大きい時は螺子（Herbert screw など）固定を行うこともある．
2 DeQuervain 腱鞘炎　DeQuervain 腱鞘炎は局所麻酔薬入りステロイド注入などで経過を見て，効果がなければ整形外科に依頼し腱鞘切開を行う．

II. 手指の解剖と疾患

A. 病態
- 橈骨遠位端骨折（Colles 骨折：図 2 の 1）は橈骨茎状突起から 1～2 cm 近位に圧痛があり，尺骨茎状突起骨折（2）を伴うことが多い．この 2 個所の圧痛を確認する．
- また尺骨茎状突起付近の圧痛の原因として，TFCC（triangular fibrocartilage complex）といわれる軟骨円板の損傷のことも

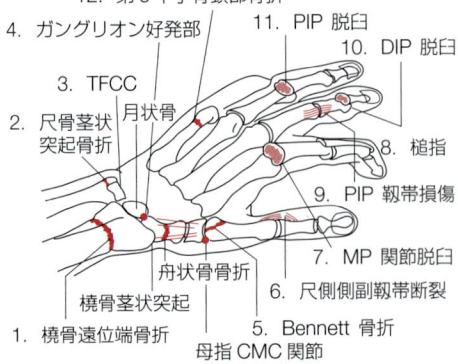

図2 骨の触診

1. 橈骨遠位端骨折
2. 尺骨茎状突起骨折
3. TFCC
4. ガングリオン好発部
5. Bennett 骨折 母指 CMC 関節
6. 尺側側副靱帯断裂
7. MP 関節脱臼
8. 槌指
9. PIP 靱帯損傷
10. DIP 脱臼
11. PIP 脱臼
12. 第5中手骨頸部骨折

月状骨
舟状骨骨折
橈骨茎状突起

ある．背側の尺骨茎状突起上の圧痛では尺側手根伸筋腱炎（ECU tendinitis）のことがある．
- 舟状骨とその隣の月状骨の間はガングリオンの好発部(4)である．さらに遠位の母指 CMC（carpometacarpal）関節では Bennett 骨折(5)が突き指で起こる．また母指 CMC 関節は変形性関節症の好発部でもある．母指 MP 関節での尺側側副靱帯断裂(6)をゲームキーパーサムといい，母指の外転伸展で起こる（ゲームキーパーとは狩場の管理人で，ウサギの首を捻る時にこの外傷が起こったらしい）．
- 指の MP 関節脱臼(7)は整復困難のことも多く手術も必要になる．マレットフィンガー（槌指）(8)も突き指で起こり，伸筋腱断裂のため DIP で末節骨が屈曲し，自力で伸展できない．指の MP 関節掌側の圧痛，弾発は，ばね指である．tumor を触れることもあり A1 pulley といわれる腱鞘での狭窄性腱鞘炎であり，この pulley（滑車）の切除が行われる．
- DIP の変形性関節症は Heberden 結節といい老人でよくみられる．PIP の変形性関節症は Bouchard 結節（ブシャールと発音する）という．手の変形性関節症の好発部は，DIP，PIP と母指 CMC 関節（carpometacarpal joint：第1中手骨と大菱形骨の間）の3つであるので覚えておこう．
- 母指 CMC 関節が OA で角ばっていると CMC squaring という．
- リウマチ関節炎では DIP は比較的障害されにくく，PIP より近位のことが多い．リウマチでは，PIP 関節の紡錘状腫脹が初期にみられる．なお，足趾のリウマチでは PIP 関節は障害されにくく母趾の IP 関節と MTP 関節が障害される．
- PIP 靱帯損傷(9)は PIP の不安定性を起こす．DIP 脱臼(10)，PIP 脱臼(11)は指を引っ張ればたいてい整復できるが，PIP 脱臼で関節内骨折を伴うと治療はやっかいである．
- 第5中手骨頸部骨折(12)はボクサー骨折と呼ばれ，こぶしで殴って起こる．空手では第2，3中手骨骨頭で殴ることになっている（第2，3中手骨の骨軸は橈骨骨軸と同一線上にあり力学的に安定しているから）．

B. 初期診療，コンサルテーション，治療

1 橈骨遠位端骨折
①シーネを当てて整形外科を受診させればよいが，腫れてくると整復しにくいので整復はできるだけ急ぐ．転位が大きかったり整復位保持が困難な場合は，手術する（キルシュナー固定，プレート固定）ことがある．
②Colles（コレス）骨折整復は，助手に前腕近位部を対抗牽引させて，術者は骨折遠位部を両手でつかみ，全力で遠位へ牽引し掌屈・尺屈し，透視で整復位を確認した上でギプスを巻く．ギプスを巻いた後，腫脹が続いて循環障害を起こすことがあるから，翌日再診できない時は sugar tong splint（U字ギプス）などにした方が無難である．

2 Bennett 骨折
転位している場合はギプス固定での保持は無理なことも多くキルシュナー鋼線などでの整復固定が必要である．

3 槌指
槌指は末節骨の剥離骨折を伴う時と

そうでない時がある．剥離骨折がある時は手術は比較的容易であるが，純粋な腱断裂の時は難しい．槌指の保存的治療は約6〜8週間DIP 関節をシーネで伸展位に保つ．観血的には石黒法（キルシュナー固定）などがある．

4 手指切断 手指切断の場合，鋭利な切断創であれば再接着が可能である．できるだけ早く専門医に送り，再接着を行う．切断指の運搬は指をガーゼで包みビニール袋に密閉し，次にもう一つビニール袋を用意してこの中には水と氷を入れる．前者の袋を後者の袋に入れて運搬する．指を直接氷水に漬けないこと．指を凍らせてはいけない（細胞が破壊される）．冷却により顕微鏡視下の接着可能時間が延長される．

Ⅲ．足関節外側の解剖と疾患

A. 病態

- 足関節捻挫では外果が内果より下方にあるため，距骨は内返し（内反捻挫）になりやすい．内反捻挫では足関節の外側の靱帯が引き伸ばされるから，外側の靱帯の損傷を起こしやすい．この場合，損傷は大体4か所くらいに限られるので，圧痛点を確認するとよい（図3）．すなわち外果のすぐ前下方の①前距腓靱帯，外果の後下方の②踵腓靱帯，足の外側で一番飛び出している③第5中足骨基部（Jone's fracture：ゲタ骨折），そして外果と第5中足骨基部との中間あたりの④二分靱帯の4か所である．この4か所を自分の足で同定できるようにして欲しい．
- 前距腓靱帯断裂の際，足関節の前方引き出しを行うと，同部にえくぼ（dimple signまたは suction sign）がみられることがある．捻挫の際，足関節に内反ストレスをかけてX線を撮るが，脛骨下面と距骨上面のなす角度の正常値は6°以内である．これを超える時は，ギプスを巻いたり手術したり

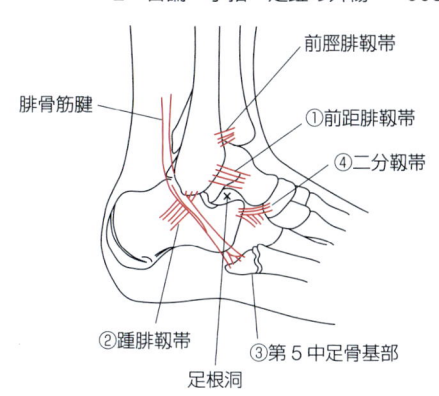

図3　足関節の圧痛点

する．
- 前距腓靱帯，踵腓靱帯，第5中足骨基部骨折の時は，手術やギプス固定をすることがあるが，二分靱帯あたりの圧痛の時はあまり心配いらない．ただしまれに踵骨前方突起骨折や立方骨骨折（くるみ割り骨折という）のことがある．老人では 30〜40 cm 踏み外しただけで踵骨骨折が起こることがあるので，足関節捻挫でも踵骨の圧痛も確認しよう．また捻りが加わったとき脛骨は遠位で，腓骨は近位で折れることがあるので，捻挫では下腿上部から触診を開始する．外果と脛骨を結合する靱帯を前脛腓靱帯（図3）というが，この損傷の時，下腿を左右から押さえて腓骨を圧迫するとこの靱帯部で痛みを起す（squeeze test）．
- まれではあるが X 線で見過ごされ，ひどい捻挫と診断されやすい骨折が3つある．すなわち，①距骨外側突起骨折（スノーボードでの内反捻挫で距踵靱帯で引かれて起こる），②立方骨圧迫骨折（nutcracker fracture：くるみ割り骨折：外返し捻挫で立方骨が踵骨と第4, 5中足骨でくるみのように挟まれ骨折），③踵骨前方突起骨折（二分靱帯損傷と間違う）の3つである．腫れがひどい捻挫や3週以上にわたり痛みが続く場合は，X線でこれらの骨折を探す．

前距腓靱帯付近に足根洞(図3)といわれる窪みがあり捻挫後、この中にある距踵靱帯損傷などで、ここの圧痛や不安定性を起こし局所にステロイド入り局所麻酔をすると改善する．

B. 足関節捻挫の初期診療・コンサルテーション・治療

①足関節捻挫ではRICE，すなわちRest(局所安静)，Icing(冷却)，Compression(圧迫帯)，Elevation(挙上)を行う．局所安静には足関節0°でシーネ固定するとよい．

②足関節捻挫予防のテーピングは，大部分の内反捻挫を予防するためテープを足の内果側から足底を通って外果側を引っ張り上げるようにして行うとよい．

③捻挫患者は足関節の不安定性を見るため，ストレス撮影を行う．すなわち足関節を内反(内返し)してAP像，踵骨を持って前方引きだしして側面像を撮る．距骨の傾斜角度(talar tilt)が6°以上の場合は，ギプスを巻く．傾斜角度が大きい時は，整形外科にコンサルトした方がよい．手術する場合もある．

IV. 足趾の解剖と疾患

A. 病態

- 踵骨下面中央部の痛みは，特に骨折で免荷後や，老人で足底脂肪萎縮(plantar fat pad atrophy)があり歩行時に常に痛がる．
- 踵骨前内側は足底腱膜炎(図4)の際圧痛があり，特に起床時の最初の数歩を痛がるのが特徴である．こういった腱，腱膜の骨付着部炎をenthesopathyといい，脊椎強直炎や乾癬性関節炎，反応性関節炎などのseronegative arthropathyの一症状のことがある．
- 母趾内側の痛みはたいていbunion(図4)

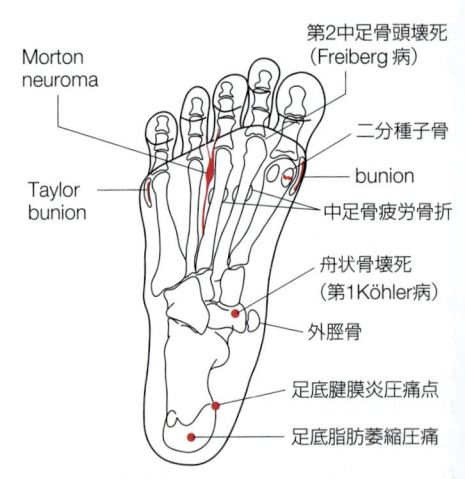

図4 足趾の解剖

と呼ばれる滑液包炎であり，外反母趾と合併しやすい．

- 母趾のMTP関節で変形性関節症を起こして骨棘ができると，母趾を反らすことができにくくなり，歩行での離踵時に痛みを訴え，強剛母趾(Hallux rigidus)という．母趾をつかんで長軸方向にゴリゴリ捻ると(grind test)，症状が再現される．
- 痛風発作は母趾MTP関節に多い．立位で下方にある関節にはわずかに関節液があり，尿酸塩は昼間のうちは血漿の尿酸と平衡しているが，夜寝ると関節液は吸収され尿酸濃度が高くなる．また足趾は温度が低く尿酸の溶解度が低い．したがって母趾の痛風発作は夜に出やすい．母趾のMTP関節足底の痛みは，二分種子骨あるいは種子骨炎を考える(図4)．
- 思春期(10～18歳)で第2中足骨頭の圧痛の場合(体重負荷が大きい)，無腐性壊死のFreiberg disease(第2Köhler病)のことがあり，骨頭が変形してくる．小児(3～7歳)の舟状骨の無腐性壊死は，第1Köhler病(ほっといてよい)という．すべての中足骨-指骨関節の腫脹はリウマチに特徴的で，

腫れて足趾が開き間から日の光が見えdaylight signという．足趾のリウマチでは手指と違い，DIP，PIP関節の変化は，母趾IP関節を除き起こりにくい．
- 第2・3中足骨骨幹部に圧痛がある時は，疲労骨折を考える．陸上競技などでみられる．当初は痛みだけでシンチグラフィでないと診断できないが，受傷後2～3週で中足骨骨幹部に仮骨ができ疲労骨折と診断できる．
- 歩く際，第3・4中足骨間で痛みがある場合や3・4趾間に放散痛がある時は，Morton neuroma（図4）を考える．第3・4趾間で総趾神経が横中足靱帯で絞扼されて神経周囲が線維化してneuromaができる．この時，前足部を両側からつかむと疼痛が誘発され(Mulder sign)，clickを感じることがある．第3・4趾間の知覚低下を調べる．

B．初期診療，コンサルテーション，治療

① 足底腱膜炎ではNSAIDs投与，局所麻酔薬入りステロイドを注入することがある．
② 中足骨疲労骨折はNSAIDsと運動中止で経過を見ればよい．

下肢の外傷
Leg injuries

山下雅知　帝京大ちば総合医療センター・ER部長

I．大腿骨近位部骨折

A．病態

- 大腿骨近位部骨折は人口高齢化に伴いわが国でも増加しており，年間10万人以上の発生が報告されている．大腿骨近位部の骨折は，関節面に近い側からa.骨頭，b.頸部，c.頸基部，d.転子部・転子間，e.転子下に発生する（図1）．このうち，頸部骨

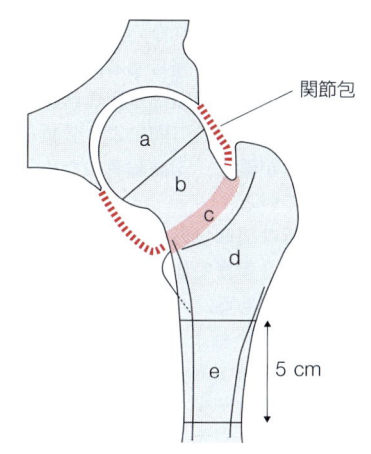

図1　大腿骨近位部骨折の分類（日本整形外科学会ガイドライン）
a. 骨頭骨折（head fracture）
b. 頸部骨折（neck fracture）
c. 頸基部骨折（basi-cervical fracture，basal fracture of the femoral neck）
d. 転子部骨折（trochanteric fracture）および転子間骨折（intertrochanteric fracture）
e. 転子下骨折（subtrochanteric fracture）
〔糸満盛憲（編）：運動器外傷治療学．p404，医学書院，2009〕

折・頸基部骨折・転子部骨折は主として高齢者の転倒による低エネルギー損傷の結果として生じるが，骨頭骨折・転子下骨折は交通事故や労働災害などの高エネルギー損傷の結果として生じることが多い．転子下骨折は，転移性骨腫瘍による病的骨折の好発部位でもある．
- 関節包内骨折である頸部骨折と，関節包外骨折である転子部骨折とは，解剖学的・血行動態的・生体力学的に異なるため，骨癒合率・骨壊死率に差があり，手術方法の選択も異なる．
- 頸部骨折は，関節包内骨折のため，次のような理由により骨癒合が遅れ治療が難しい：①骨折部に外骨膜が存在しないため骨

膜性仮骨形成が行われない，②骨折部に滑膜が進入し骨癒合を遅らせる，③頸部側からの血行が絶たれ骨頭部が阻血状態になりやすい，④骨折線の方向により骨折部が開くように力が働く，⑤高齢者のため骨再生能が落ちている．
● 転子部骨折は関節包外骨折で，内側骨折と違い海綿骨も豊富で血行もよく，一般に骨癒合も良好である．
● 転子下骨折は小転子部より5cm遠位までに骨折線が存在するものをいう．転子下骨折では，海綿骨が少なく骨皮質が多いため骨癒合が遷延しやすく，短縮・変形などの合併症が起こりやすい．
● 頸基部骨折はその定義が明確でなく，頸部骨折・転子部骨折のどちらにも分類できないものを呼んでいる．

B. 診断と初期診療

① 高齢者，特に骨粗鬆症を伴った女性が転倒し動けなくなったら，大腿骨頸部骨折や転子部骨折を考える．ただし恥骨骨折で同様の症状を呈することもあるので注意が必要である．患者は転倒直後に起立不能となり，股関節部に強い疼痛を訴える．股関節は内転・外旋位をとり，大転子の上方転位により患肢の短縮を認める．頸部骨折では関節内骨折であるために，腫脹・皮下出血は少ない．まれに，内側骨折では骨折部が咬合していて歩行可能なこともあるので，歩いて来院したからといって除外診断はできない．転子部骨折では，大転子部～臀部に腫脹・皮下出血が現れやすい．

② 一方，交通事故や転落などの高エネルギー外傷で，大腿骨近位部に腫脹・内出血・変形を認めた時には，転子下骨折の可能性がある．症状は転子部骨折と類似するが，付着する筋肉の収縮によって特有の転位を呈し，近位骨片が前方外側の突出する．高エネルギー外傷では，出血性ショックの処置と他部位の損傷の検索を怠ってはならない．

③ X線検査では，骨折線の部位と方向を正しく知るために，骨盤前後像と患側の股関節側面像がスクリーニングとして必要である．高齢者では骨粗鬆症の程度を，若年者では股関節脱臼や骨盤骨折の合併の有無を確認する必要がある．X線で骨折線が明らかでなくても，高齢者の転倒から不顕性骨折が疑われる場合には，CTやMRI検査で骨折が確認できることもある．

C. 専門医へのコンサルテーションと入院後の注意点

① 診断がつけばすぐに整形外科医にコンサルテーションし入院加療とする．頸部骨折では，著しく全身状態が不良な例を除き，早期の手術療法・早期離床が基本である．転位が小さい場合にはスクリュー固定，大きい場合には人工骨頭置換術などが選択される．転子部骨折では，鋼線牽引法などによる保存的療法でも骨癒合が得られるが，高齢者には早期離床の目的で骨接合術（compression hip screw，proximal femoral nailなど）が好まれる．骨頭部の壊死はまれである．起立歩行訓練は可及的早期に開始し，肺炎・褥瘡・深部静脈血栓症などの防止に努める．

② 高エネルギー外傷による転子下骨折では粉砕骨折が多く，軟部組織の広範な損傷を伴うことが多い．一般に，compression hip screwや髄内釘による内固定が適応となる．後述の脂肪塞栓症候群にも注意が必要である．

II．大腿骨骨幹部骨折

A. 病態

● 大腿骨の骨幹部骨折は，交通事故・転落外傷・災害外傷などで強大な外力が働いた場合に生じる．

- 一般に，大腿骨骨幹部は深い筋層に囲まれて血行がよく骨癒合しやすいが，歩行・体重支持のために完全な機能的治癒が重要となる．
- ただし，転移性骨腫瘍や人工骨頭挿入症例では比較的軽微な外力で起こることもある．

B. 初期診療

病歴と大腿の変形・皮下出血・腫脹などの身体所見から，本骨折を疑うことができる．大腿骨頸部骨折とは異なり，非開放性骨折でも1L前後の出血を伴うので，特にショックには十分注意する必要がある．すぐにバイタルサインをチェックし，必要があれば，気道確保・酸素投与・呼吸補助を行う．静脈路を確保して，血液検査(血算，生化，凝固，血液型)を提出し，乳酸リンゲルの急速輸液を開始する．外出血があれば圧迫止血し，開放創はガーゼで覆って下肢の神経検査・脈管検査をすばやく行い，X線検査をオーダーする．

C. 専門医へのコンサルテーションと入院後の注意点

① 診断がつけば，直ちに整形外科専門医をコールする．非開放性骨折では，直達牽引または介達牽引を行い，待機的に髄内釘固定などを行う．開放骨折では，すぐに広域の抗菌薬を投与開始し，手術室で創の洗浄・デブリドマン後，牽引・外固定・内固定などを施行する．

② 入院後は，呼吸・循環対策や感染症予防に加えて，救急患者に特有の病態として脂肪塞栓症候群や圧挫症候群などに注意する．骨折に伴い骨髄や皮下の脂肪組織から流出した脂肪細胞が，肺や他の組織の血管やリンパ管に流入して循環障害をきたす合併症が脂肪塞栓症候群である．静脈系に流入した脂肪滴が肺血管を閉塞して，受傷後数時間〜数日で頻呼吸や呼吸困難を呈し，重症例では肺水腫をきたす．まれに肺を通過して動脈系に入って脳や腎の血管を閉塞

表1 鶴田ら臨床診断基準

大基準	(1)	点状出血(網膜変化を含む)
	(2)	呼吸器症状および肺X線病変
	(3)	頭部外傷と関連しない脳・神経症状
中基準	(1)	低酸素血症($PaO_2 < 70$ mmHg)
	(2)	ヘモグロビン値低下(< 10 g/dL)
小基準	(1)	頻脈
	(2)	発熱
	(3)	尿中脂肪滴
	(4)	血小板減少
	(5)	血沈の促進
	(6)	血清リパーゼ値上昇
	(7)	血中遊離脂肪滴

大基準2項目以上
大基準1，中基準4以上 } 診断基準
大基準0，中基準1，小基準4 → 疑症

〔前川和彦，相川直樹(総編集)：今日の救急治療指針．p 327, 医学書院, 1996〕

し，意識障害や腎不全を呈することもある．脂肪塞栓は長管骨骨折後に発生しやすいが，臨床的に明らかな症状を呈するものは，長管骨骨折の1%前後，多発骨折や骨盤骨折の5〜10%といわれている．表1に診断基準の1つを示す．

③ 災害外傷などで大腿が長時間圧迫されていた症例では，循環障害・再灌流により横紋筋融解が起こって生じる圧挫滅症候群(crush syndrome)にも注意が必要である．ミオグロビン・カリウム・トロンボプラスチン・炎症性メディエーターなどが血液中に放出されて，局所の浮腫・水泡形成・赤色尿などを呈し，重症例では腎不全・DIC・ショックなどに進展するので，集中治療が必要となる．

Ⅲ. 下腿骨骨折

A. 病態

- 下腿骨骨幹部骨折は長管骨骨折としては最も頻度の高い骨折の一つであり，軟部組織

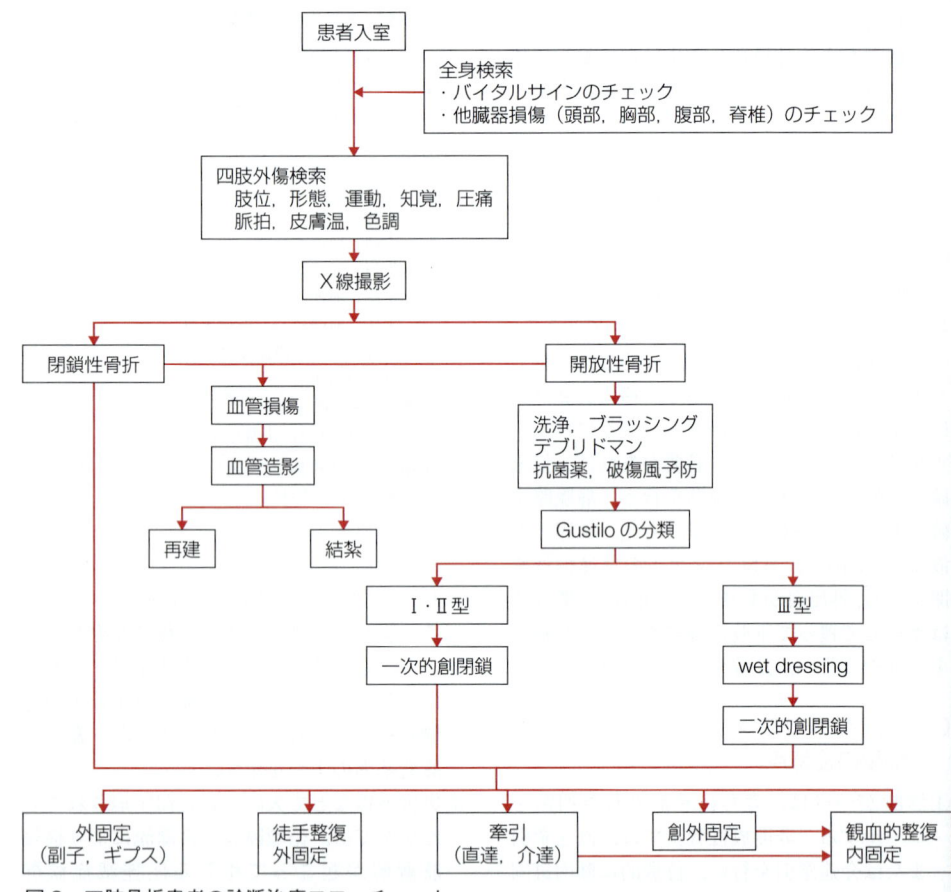

図2 四肢骨折患者の診断治療フローチャート
〔前川和彦, 相川直樹(総編集):今日の救急治療指針, p325, 医学書院, 1996〕

損傷の合併も多い. 診断は比較的容易である, 特に開放骨折とコンパートメント症候群に注意する必要がある. 下腿には狭い空間に多くの筋肉が存在するために, コンパートメント症候群が発生しやすい. 下腿は4つのコンパートメントに分けられ(前脛骨, 外側, 浅後部, 深後部), それぞれの区画の内圧が上昇した場合にその区画に含まれる神経・筋・腱などが障害される可能性がある.

● 脛骨の骨幹部骨折は, かなり大きな外力が働かないと起こらない. 交通事故などで直達外力が加わると, 局所の軟部組織損傷を伴って脛骨・腓骨の横骨折や粉砕骨折を生じる. 脛骨前面は軟部組織が乏しく, 開放骨折となりやすい. タイヤに轢かれたrun over injuryでは, 皮膚が一見正常にみえても挫滅が強く後に壊死する可能性が高いので注意が必要である.

● 一方, スキーなどで膝をひねり捻転力が働いた場合には, 螺旋骨折が起こりやすい. 受傷直後から起立不能となり, 疼痛・腫

脈・変形を認める.
- 腓骨骨折は単独で起こることは少なく,多くは脛骨骨折に合併している.腓骨骨折単独の場合には,直達力によることが多い.脛骨骨折では体重を支えることができないが,腓骨骨折単独では歩行可能なことも多い.

B. 診断

① まず,バイタルサインをチェックする.必要があれば,気道確保・酸素投与・呼吸補助を行う.循環器系が不安定な症例では,静脈路を確保し,血液検査(血算,生化,凝固,血液型)を提出する.

② ついで,病歴と身体所見を丁寧にとる.特に,外傷を引き起こした外力の種類・程度を確認する必要がある.高エネルギー外傷では,他臓器損傷の検索を忘れてはならない(図2).神経所見では趾間・踵外側・足底の感覚に注意し,運動検査では足の底背屈や外反に注意する.軟部組織損傷の程度によって骨折に対する治療方針が決まるので,下肢の軟部組織を全体にわたって丁寧に診察し,損傷の程度と範囲を調べる.脈管系では足背動脈・後脛骨動脈を触知し,capillary refillにより組織循環をチェックする.

③ X線検査では,下腿の前後・側面像を撮影し,骨折の型・範囲・転位の程度をチェックする.必要ならば膝関節3方向(前後,側面,スカイライン)や足関節4方向(前後,側面,両斜位)を追加する.高エネルギー外傷では,胸部・頸椎・骨盤も必ず撮影する.検査で下肢を動かした場合には,脈拍・運動機能・感覚機能を再チェックする.

C. 初期治療と専門医へのコンサルテーション

① 挫創の処置後,大腿から足まで良肢位で副木固定して患肢は挙上する.必要に応じて鎮痛薬を投与し患部を冷却する.不安定な骨折では,踵骨から直達牽引を行う.これらの処置により軟部組織の腫脹を軽減させ,コンパートメント症候群の発生を予防する.軟部組織の腫脹が収まれば,髄内釘による内固定などを考慮する.

② 開放骨折の場合には,直ちに整形外科専門医をコールする.創を生食でよく洗浄し壊死組織のデブリドマンや異物除去を行ったのち,ガーゼで保護しシーネ固定する.抗菌薬(汚染軽度の場合には第1世代,高度の場合には広域セフェム系)を投与し,JATECの基準に沿って破傷風トキソイドやテタノブリン投与を考慮する.

③ 出血している場合には,まず出血部に滅菌ガーゼをあて直接圧迫止血する.動脈性出血が続く場合には,止血帯により出血部位の中枢を緊縛止血する.救急外来では,とりあえず血圧測定用のマンシェットを使用して止血すると便利である.

④ 開放骨折は,汚染・軟部組織損傷・骨損傷の程度などにより分類されるが,一般にⅠ型・Ⅱ型では一次的創閉鎖,Ⅲ型では二次的創閉鎖が考慮される(表2).全身状態・局所状態・施設の医療資源に応じて,髄内固定・プレート固定・創外固定などが選択

表2 開放性骨折の分類(Gustiloの分類)

Ⅰ型	1 cm 以下のきれいな創をもつもの
Ⅱ型	1 cm 以上の創をもつが,広範な軟部組織損傷・弁状剝離を求めないもの
Ⅲ型	分節状骨折,広範な軟部組織損傷を伴う骨折,外傷性切断 (銃創,農場での損傷,血管損傷を伴う骨折も含まれる)
ⅢA型	広範な軟部組織損傷・弁状剝離,強大な外力による創を有するが,骨折部を覆いうる軟部組織が残存するもの
B型	骨膜が欠損し,骨が露出するほどの広範な軟部組織損傷を伴うもの 通常は高度の汚染を伴う
C型	修復を要するような動脈損傷を伴うもの

〔前川和彦,相川直樹(総編集):今日の救急治療指針.p 324,医学書院,1996〕

⑤腓骨骨折が脛骨骨折に合併している場合は，治療方針は脛骨骨折の程度で決まる．単独骨折の場合には，短下肢歩行用ギプスなどを巻いて保存的に治療すればよい．腓骨近位部骨折に，X線検査ではわかりにくい脛骨・腓骨の遠位端骨折を合併していることがあるので十分に注意する〔メサノバ(Meisonneuve)骨折〕．

D. 入院後の注意点

①筋肉挫傷を伴う下肢の外傷では，呼吸・循環管理，感染症対策，上記の脂肪塞栓症候群や圧挫症候群に加えて，特にコンパートメント症候群に注意する必要がある．四肢の骨折や打撲により筋肉が腫脹し，筋膜によって区画されたコンパートメント内圧が上昇して最終的に神経や筋肉が阻血状態に陥る病態がコンパートメント症候群であるが，初期には脈が触れることもある．

②虚血の5徴〔疼痛(pain)，蒼白(pallor)，脈拍触知不能(pulseless)，しびれ(paresthesia)・麻痺(paralysis)〕などがすべてそろうのは虚血の末期で，損傷部位の腫脹・疼痛・知覚障害を認めたときには，早期から積極的にコンパートメント症候群を考えなければならない．

③患者の意識が清明な場合には，上記の身体所見より診断しやすいが，頭部外傷などにより意識障害がある時には見落とされやすいので，このような場合には早期から筋内圧(intramuscular pressure：IMP)を測定した方がよい(図3)．筋内圧測定法としては，17G Tuohy硬膜外針を皮膚より斜めに刺入し，筋膜を貫いた後1～2cm進める．針先の向きがなるべく筋線維と平行となるようにTuohy針を刺入するとよい．次いで，ヘパリン入り生理食塩水で満たした側孔付き硬膜外カテーテルを外套先端よりさらに1～2cm先まで挿入し，この位置で固定する．硬膜外カテーテルを40cm

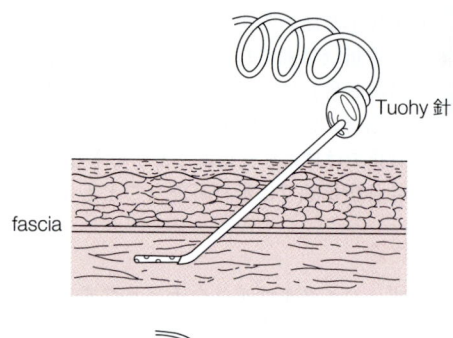

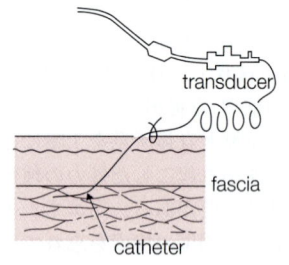

図3 IMP連続測定法
〔黒木啓文，他：筋内圧(IMP)連続測定法．救急医学 10：69-74，1986〕

前後に短縮し動脈圧モニターに接続すれば測定可能である．筋内圧>40mmHgではコンパートメント症候群の危険性が高く，減張切開が必要と考えられる．

④臨床的にコンパートメント症候群が疑われたら，まず障害肢を挙上し，ギプスや足台など下肢を締め付けたり圧迫したりするものがあれば除去し，それでも改善しない場合には切開を考慮する．切開は皮膚割線に沿って圧が低下するまで行い，筋膜上まで必要なこともある．切開後は滲出液が大量に出るのでガーゼ交換を頻回に行い，出血に注意する．

IV. 下肢の筋損傷

A. 病態と診断

- スポーツ活動中に筋膜や筋線維の一部を損傷して電撃痛が出現し，運動の続行が困難となって救急外来を受診した場合には下肢の筋損傷を疑う．動作中に，受傷部にプチッという音や筋肉が切れた感触を認める患者もいる．原因としては，打撲などの直接的な外力よりも，自家筋力の強力な筋収縮により筋肉の部分断裂をきたすことが多い．大腿四頭筋・ハムストリングス・腓腹筋などに多く発生する．
- 大腿四頭筋やハムストリングスの損傷は，若年者が急激なダッシュやターンを行って起こることが多い．
- 一方，腓腹筋の損傷は，中高年者がランニングやジャンプを行った際などに発生しやすく，部位としてはアキレス腱への移行部や大腿骨内顆付着部が多い．
- 下肢の筋損傷の主要症状は疼痛・腫脹・歩行障害で，重症例では患部に皮下出血・血腫・陥凹を認めることもある．X線検査（軟部組織撮影）で血腫や筋線維損傷が確認できることもあるが，損傷部の出血の評価にはCTやMRI検査が有用である．

B. 初期診療と専門医へのコンサルテーション

① 治療はRICE (Rest, Icing, Compression, Elevation)などの保存的療法が一般的であるが，血腫が大きい症例では血腫除去や断裂部の縫合が必要となることもある．
② 軽症例では弾性包帯による圧迫・固定を行い，鎮痛薬を処方し，アイシングを勧める．
③ 重症例では，副木をあて松葉杖を使用する．翌日，整形外科外来を受診させ，治療方針やリハビリテーションを相談してもらう．

膝の外傷
knee injury

岩瀬弘明　山梨県立中央病院・救命救急センター医長
松田　潔　山梨県立中央病院・救命救急センター科長

A. 病態

- 膝関節は，人体の中で最大の荷重関節であり，その運動は骨・靱帯・筋肉・軟骨の静的支持と動的支持により制御されている．したがって膝関節における外傷の病態を把握する上で，膝関節の機能解剖を把握することは極めて大切なことである（図1）．
- 大腿骨顆部は脛骨近位部（脛骨プラトー）と荷重関節を形成するとともに，膝蓋骨後面と膝蓋大腿関節を形成している．膝蓋大腿関節は荷重には関与しないが，膝伸展機構の安定化と強度を保っている．
- 膝関節の安定化は骨形態だけではほとんど得られず，線維性の軟部組織により関節の安定化を頼っている．内側支持には内側側副靱帯が機能し，それは浅層と深層に分かれている．浅層は大腿骨内側上顆から起こり関節裂隙から約4～5cm遠位に付着し，膝関節の外反を制御している．深層は関節包靱帯とも呼ばれ，内側半月板に付着してその安定化に寄与している．外側側副靱帯は大腿骨外側上顆より起こり腓骨近位端に付着し，膝関節の内反を制御している．前十字靱帯と後十字靱帯は，それぞれ関節内の顆間部にあり，交差しながら走行し脛骨顆間隆起に付着している．前十字靱帯は脛骨の前方移動を制御するとともに，脛骨の内旋を制御している．後十字靱帯は後方移動を主に制御している．半月板は脛骨関節面に位置することで関節軟骨の接触面を提供し，膝関節にかかる力を分散するとともに膝関節を安定化させる機能がある．
- 膝関節の後方には膝窩動脈が走行しており，その近位と遠位は線維性に固定され脱

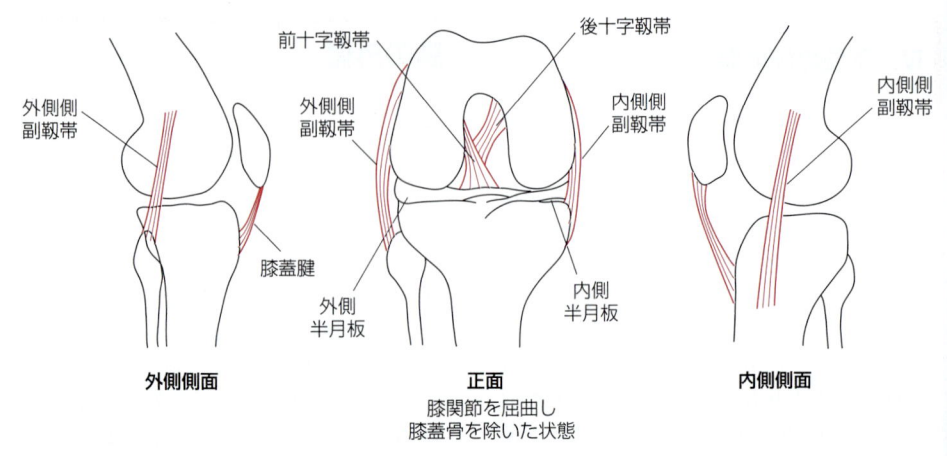

図1 膝関節の解剖
〔冨士川恭輔,鳥巣岳彦(編):骨折・脱臼 改訂第2版,南山堂,2005より改変〕

臼や骨折において損傷されやすい.さらに側副血行に乏しいことから,その見逃しは患肢切断に直結することがある.坐骨神経は,膝関節の近位で脛骨神経と腓骨神経に分かれる.脛骨神経は膝窩動脈に伴走し,動脈とともに損傷されることがある.腓骨神経は,腓骨近位部外側をまわり膝関節前外側へ走行するが,浅層を走行することから軽微な外傷で損傷されやすい.診断には,深腓骨神経領域(第1趾と第2趾の間の知覚)での知覚確認が有用である.

B. 初期診療(重傷度判断)

① 膝の外傷のうち,重篤な機能障害を残す可能性が高い病態として膝窩動脈損傷・関節内骨折・膝関節脱臼・関節内穿通性外傷があり,適切な初期診療が求められる.また,脛骨プラトー骨折・顆間隆起骨折・靱帯損傷などは見逃されることが多いので,系統的な診察を心がける必要がある.
② 膝の診察にあたり,まず受傷機転を把握することから始める.膝関節がどのような姿勢の時に,どの方向から,どのような力が加わったかを評価する.また随伴症状として膝のロッキング,関節水腫の有無(急速に留まったか),ポップ音があったか,歩行が可能であったかを聴取する.
③ 視診では,両下肢とも脱衣し患側だけでなく健側も観察し,左右を比較することで変形・皮膚損傷・腫脹などの有無を評価する.触診は痛みのない場所から始め,痛みの局在・熱感・軋轢音(crepitus)の有無を評価する.
④ 骨折が疑われた場合は,詳細な診察はX線撮影後に行う.X線の必要の有無を評価するルールがいくつか報告されており(表1),それを活用することで見逃しや不必要なX線撮影を減らすことができるといわれている.骨折を疑ってX線撮影を行う場合は,必ず2方向(正面,側面)以上の撮影を行わなければ,多くの骨折を見逃すことになる.
⑤ 膝の痛みはしばしば股関節疾患から放散し,逆に膝外傷は股関節外傷を伴うことが多いため,股関節の診察も並行して行うべきである.

表1 膝外傷におけるX線撮影の必要性ルール

Pittsburgh
受傷機転（鈍的外傷，墜落）
年齢（＜12歳，＞55歳）
歩行不能（4歩以上歩けない）

Ottawa
年齢（＞55歳）
腓骨頭に圧痛
膝蓋骨に局在する圧痛
膝関節を90°以上屈曲できない
4歩以上歩行できない
（受傷直後または救急外来にて評価）

(Stiell IG, et al：JAMA 278：2075, 1997, Seaberg DC, et al：Ann Emerg Med 32：8, 1998)

C. コンサルテーションと根本治療

1 膝関節脱臼

①通常高エネルギー外傷が原因になることが多いが，スポーツ外傷が原因となることもある．靱帯損傷を伴い不安定性が非常に強いため，初療時には自然整復されていることがしばしばあるので注意が必要である．膝関節脱臼を疑うことができなければ，高頻度に合併する膝窩動脈損傷・腓骨神経損傷を見逃すことにつながる．

②早期の脱臼整復とシーネ固定に加え，高頻度に合併する膝窩動脈損傷（14〜34％）・脛骨神経損傷（25〜40％）を早期に診断することが大切である．膝窩動脈損傷が8時間以上放置された場合の切断率は，85％とされる．

③膝関節が脱臼位にある場合は，長軸方向へ牽引して早急に整復する．整復の前後で末梢の血流・知覚・運動の評価を行う．動脈拍動の消失のみでは，動脈損傷のsensitivityは79％である．hard sign（活動性の出血・末梢動脈拍動の消失・増大する血腫・虚血症状・血管雑音）があれば，膝窩動脈損傷を疑い，血管造影が必ず必要である．hard signを伴わない場合でも内膜損傷などが

原因で二次的に血栓を形成することがあり，繰り返し評価することが大切である．特に脱臼整復前に末梢動脈拍動がなかったものが，整復後に確認できるようになった場合は遅発性の血栓形成に注意が必要である．

④評価にはankle-brachial index（ABI）が有用であり，ABIが0.85〜0.9では厳重な経過観察とし，0.85以下では血管造影を行うべきである．見逃しは患肢切断となることが多いため，少しでも血管損傷を疑ったら血管造影を考慮することが大切である．

2 大腿骨顆上骨折

①若年者では高エネルギー外傷が原因となるが，高齢者では軽微な外傷でも受傷することがある．すべての大腿骨骨折のうち，約4％を占める．

②理学所見としては，痛み・腫脹・変形・回旋・短縮がみられる．同側の股関節の脱臼・骨折がないか確認する．開放骨折となることが少なくないため，開放創がある場合は骨折部との連続性がないか確認が必要である．膝窩動脈損傷・脛骨神経損傷の頻度は低いが，可能性はある．

③膝関節を約30°屈曲しながら骨折部に長軸方向の牽引を加えながらシーネ固定することで，膝窩動脈損傷を避けることができる（図2，696頁）．

3 脛骨プラトー骨折

①膝関節に外反力が加わることで，発症する外側脛骨プラトー骨折が多い．この場合，約1/3に内側側副靱帯損傷や前十字靱帯損傷を伴う．逆に内反力が原因の場合は，内側プラトー骨折を発症し，外側側副靱帯や後十字靱帯損傷を伴う（図3，696頁）．

②高齢者の低エネルギー外傷での発症が多く，2方向の単純X線写真では骨折線がわからないこともあり，見逃されることが多い．脛骨プラトー骨折を疑った場合は，単純X線写真では斜位を含めた4方向撮影または，CTによるMPR再構成が診断に有用である．高エネルギー外傷に伴う場

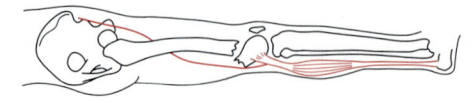

長軸方向へ単純に牽引を行うと遠位骨片は腓腹筋の収縮によって屈曲し，膝窩動脈損傷の危険がある

図2　大腿骨顆上骨折の牽引
〔山田致知，津山直一（監訳）：ランツ下肢臨床解剖学．医学書院，1979 より改変〕

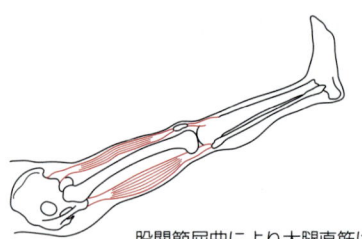

股関節屈曲により大腿直筋は弛緩する

図4　膝蓋骨脱臼の整復
〔山田致知，津山直一（監訳）：ランツ下肢臨床解剖学．医学書院，1979 より改変〕

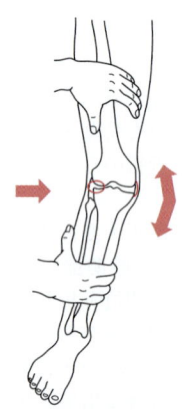

膝関節に外反強制力が加わると
内側側副靱帯
脛骨外側プラトー
外側半月板
に損傷の可能性がある

図3　脛骨プラトー骨折
〔山田致知，津山直一（監訳）：ランツ下肢臨床解剖学．医学書院，1979 より改変〕

合は，25％にコンパートメント症候群を合併する．

4 膝蓋骨脱臼
①膝屈曲外反位から膝を伸展する際に脱臼する．脱臼位にある場合は，膝関節は伸展位のまま股関節を屈曲（大腿直筋をリラックス）させ，膝蓋骨を内側に押すと整復される（図4）．
②自然整復されてから受診する場合は，関節血腫を伴うことから，前十字靱帯損傷との鑑別が大切になる．特徴的な理学所見として，膝蓋骨を外側へ押すと脱臼不安感を訴える apprehension sign がある．

5 膝蓋骨骨折
①膝関節前面への直達外力にて受傷する．骨折することで膝伸展機構が破綻するため，下肢の伸展位挙上（SLR）ができなくなる．関節内血腫を伴い，膝前面の触診にて骨折部の離開を触れることも多い．
②単純X線写真にて骨折部が確認される．分裂膝蓋骨が約8％に認められるため骨折との鑑別が必要である．分裂膝蓋骨は近位外側に両側性に認められることが多く，辺縁がスムーズであることで鑑別される．縦骨折の場合は sunrise view が必要となる．
③膝伸展位にて固定することで，伸展位で荷重歩行が可能となる．

6 靱帯損傷
①前十字靱帯（ACL）損傷が最多であり，逆に関節血腫の75％はACL損傷が原因とされる．スポーツでの受傷が多く，ジャンプの着地や方向転換など非接触性損傷が多い．膝関節屈曲・外反位で下腿に内旋力が加わることで受傷し，受傷時には脱臼感や断裂音（ポップ音）を自覚することが多い．関節血腫を伴い，痛みのため歩行が困難となる．
②徒手不安定性テストとして，anterior drawer sign や Lachman test，pivot shift test などが有名であるが，感受性は決して高いものではない．さらに痛みが強い場合は所見がとりづらいので，確定診断はMRIなどの所見を含め総合的に判断する必要がある．単純X線写真で Segon 骨折

と呼ばれる脛骨近位外側の関節包付着部に剝離骨折を認めれば，ACL損傷を強く疑う．RICE処置を行い，後日整形外科への受診を勧める．小児では，ACLの脛骨付着部である顆間隆起に骨折を起こし，ACL不全となることがある．

③内側側副靱帯（MCL）損傷はACL損傷に次いで多く，膝外反強制にて受傷する．MCL損傷単独では単純X線上異常を認めることはないが，脛骨プラトー骨折などの除外のため撮影が必要である．理学所見では，膝関節30°屈曲位にて外反ストレステストが陽性になれば2度損傷（不全断裂）．伸展位でも不安定性がある場合は3度損傷（完全断裂）であり，ACL断裂も合併していることもある．

7 穿通性外傷　関節内との交通の有無は，受傷時の姿位にて診察をしないと誤診の原因となる．迷ったときは，メチレンブルーを関節内に注入し，創部からの染みだしを観察する．関節内との交通が認められた場合は，手術室での洗浄が必要になる．

D. 入院3日間のポイント

- 膝関節脱臼：シーネ固定・RICE療法を行いながら動脈損傷のフォローを行う．後日，靱帯損傷に対する再建術が必要になる．
- 大腿骨顆上骨折，脛骨プラトー骨折：シーネ固定・RICE療法を継続する．足部の循環，足趾の運動・知覚の変化がないか継続観察を行う．多くの場合手術治療が必要となる．
- 膝蓋骨脱臼，膝蓋骨骨折，靱帯損傷：シーネ固定後，免荷にて松葉杖歩行が可能ならば帰宅を許可し，後日整形外科受診を勧める．その場合自宅でのRICE療法を指導する．
- 穿通性外傷：創部の汚染状況に合わせて抗菌薬の点滴を継続しながら創部の観察を連日行う．創部に感染徴候が出現した場合は専門医をコールし創部の再洗浄を考慮する．

爪の外傷
nail injury

谷崎真輔　福井県立病院・救命救急センター医長

爪を含む指尖部損傷は日常診療で遭遇する頻度が高い外傷である．その損傷の程度は，単なる爪下血腫や爪下異物から爪根脱臼，爪を含む指尖切断にいたるまで様々であり，それぞれに適した治療が必要である．

I．爪下血腫

A. 病態

- 爪下血腫は爪に圧挫傷を受けることにより爪床の毛細血管が損傷されることで生じる．
- 爪床下には知覚神経終末が豊富にあるため，血腫による圧迫により強い痛みを伴う．血腫は通常爪基部に発生し，限局している場合もあれば，爪下全体に広がっている場合もある．

B. 治療

① 爪下血腫の治療の目的は血腫除去と血腫再発予防である．爪外傷の約半分に末節骨骨折を合併しているため，単純X線写真により骨折の有無を確認する必要がある．血腫が爪下の半分以上を占める場合や疼痛が強い場合には，血腫除去が必要である．

② 血腫除去のための開窓にて最も適した場所は，血腫に最も近い爪半月である．血腫除去の方法には，熱したペーパークリップ，18G針，電気メスなど様々なものがある．爪に血腫ドレナージができるほどの十分な孔を開けるため，術後感染防止のため清潔操作で行う．

③ 18G針を使用する場合には爪の表面に先端を垂直に立て，回転させながら徐々に力を加える．針穴が小さくなりがちで，穴が

塞がりやすく，深く刺すと爪床を傷つける欠点がある．

④熱したペーパークリップを使う方法は，ライターとペーパークリップがあれば可能な簡便な方法であり，穴も大きく開けられるが，十分熱してしっかり押し付けつつ短時間で処置しないと疼痛を招く．また爪床に微小な炭が混入してしまうと，外傷性刺青の原因となる場合もある．

⑤爪床は非常に知覚に敏感であるため，血腫ドレナージの際には麻酔は必須である．穿孔部はイソジン®液塗布のうえ，バンドエイド®で被覆しておく．またナイロン糸ドレナージを留置してもよい．ナイロン糸は遠位から近位に向けて挿入し，爪母付近のドレナージを確実に行う．骨折を合併している場合には，アルミ製副子で指尖部を保護する．

⑥爪下血腫による疼痛は1～2日以内に軽快するため，それ以降に穿孔術を施行しても疼痛の有意な改善を得られないだけでなく，感染のリスクを高めることになる．また開放性外傷でない限り，爪床裂創を確認するための爪甲剝離は不要である．

C. フォローアップ

末節骨骨折，爪下血腫が骨髄炎に進展するのは非常にまれであるため，末節骨骨折を伴う場合でもルーチンの抗菌薬投与は不要である．感染予防のため，約1週間は汚れた水につけないように指導し，感染の徴候がみられた場合には，再診するよう指示する．

II．爪下異物

A. 病態

細長い木片やとげなどの異物が爪下に入り込んだ状態をいい，痛みの程度は様々である．ほとんどの場合は，爪甲遠位部にとどまっていることが多いが，深く刺入し爪母付近まで達していることもある．

B. 治療

①小さなとげの場合は，25もしくは23G針をとげの末端に突き刺し，針先を牽引しながら引き抜く方法を試してみる．

②上記の方法が不成功の場合や，大きなとげ，とげが崩れそうな場合には止血鉗子での除去や爪甲を楔状に切除する方法が必要となる．この際には指ブロックが必要である．後者の方法は，眼科用剪刀の先端をとげの両側に差し込み，とげの上の爪甲をV字状に切除したうえでとげを取り出す方法である．

C. フォローアップ

異物が残存している場合には感染のリスクが高いため，翌日に形成外科や整形外科などの専門医を受診するよう指導する．また疼痛の増強や感染の徴候がみられた場合には，ただちに再受診するよう指示する．

III．爪根脱臼，爪床裂創

A. 病態

● 手指をドアに挟んだなどの機転で受傷することが多く，爪基部が本来の位置である後爪郭の下部から上部に転位した状態をいう．後爪郭から連続している爪上皮は，爪基部に付着したまま残存している状態となっている．

● 爪の位置の変化がわずかな場合は，爪根脱臼を見落とされることが多いため注意が必要である．

● 爪上皮よりも近位に爪がわずかでも露出している場合には，爪根脱臼と判断する．爪根脱臼に合併した重大な爪床損傷を見逃すと，将来的に爪の変形をきたす．したがっ

て爪根脱臼整復のみならず爪床損傷修復も必要である．

B．治療

① 骨折を否定するために単純X線検査を施行する．爪根脱臼では末節骨掌側転位骨折を合併していることが多いが，脱臼を整復することでほとんどの骨折は整復される．
② 爪根脱臼の可能性が否定できない場合には，指ブロックを施行したうえで，徹底した視診を行う必要がある．爪上皮を損傷しないように注意深く洗浄する．爪床に大きな裂創がある場合には，6-0 Vicryl や PDS などの細い吸収糸で縫合する．爪床欠損が認められる場合にはテルダーミス®などの人工真皮を貼布しておくことで爪床は上皮化する．小さな裂創であれば，縫合の必要性はない．その上で爪根を還納するが，安定しない場合には整復した爪甲と後爪郭とを 5-0 ナイロン糸でマットレス縫合を行う．丸めたガーゼを用いて枕縫合を行う Schiller 法を追加してもよい．創部を被覆し，骨折を合併している場合には副子固定を行う．創部の汚染がない場合には抗菌薬投与は不要である．

C．コンサルテーション

爪部に複雑な圧挫創や大きな組織欠損が認められる場合には，別の指からの爪床移植が必要となる場合が多く，形成外科もしくは整形外科コンサルテーションが望ましい．また爪床裂創が爪基部の下の爪母にまで及んでいる場合にも，専門医にコンサルテーションするべきである．

D．フォローアップ

翌日に形成外科や整形外科などの専門医を受診するよう指導する．また疼痛の増強や感染の徴候がみられた場合にはただちに再受診するよう指示する．

Ⅳ．爪部切断

A．病態

- 裁断機や電動ノコギリなどの鈍的な受傷機転が多く，受傷の程度も不全切断から完全切断まで様々である．
- 末節部切断は，再接着後の機能的，整容的予後が良好なことから，再接着術のよい適応といわれている．

B．初期治療

爪を含む末節部切断の場合には，断端形成術を行っても機能障害はほとんどない．しかし整容的な面で再接着を希望する患者も多いため，形成外科などの専門医コンサルテーションが望ましい．

C．根本的治療

① 手指末節部の爪根部では，手指の両側を走向する掌側指動脈が互いに吻合しアーチを形成している（distal transverse palmar arch）．そのアーチからさらに末梢に向かって数本の枝がでているが，吻合が困難なほど細い．そのため爪根部より末梢での切断の場合には血管吻合はほとんど不可能であり，アルミホイルなどによる occlusive dressing 法が最もよい適応となる．
② 爪根部レベルでの切断の場合には，動脈吻合が可能であることも多いため，皮弁形成を併用した再接着を行う．静脈吻合が不可能である場合には術後のうっ血が必発であり，その対策（注射針による穿刺，ヘパリン生理食塩水を浸したガーゼの湿布，医療用ヒルなど）が必要となる．
③ 小児の場合には，掌側面を皮弁で再建して，その上に切断指の爪床・骨部分のみを移植する方法（composite graft 法）を選択する．また爪基部の切断の場合には単なる皮弁形成術のみでは爪形成不良と断端痛を

呈し，成績は不良であることが多いため，composite graft 法を選択するのが無難である．
④術後は患肢挙上により静脈還流を促進させるとともに，上記の方法でうっ血対策を講じる．また損傷されている血管を吻合しており，血栓形成のリスクが高いため，ウロキナーゼやプロスタグランディン E1：アルプロスタジル（パルクス®）などによる抗血栓療法が必要である場合も多い．

運動器疾患診療の学習に最適のテキスト、待望の改訂 第11版

標準整形外科学

第11版

監修 **内田淳正** 三重大学学長
編集 **中村利孝** 産業医科大学教授
松野丈夫 旭川医科大学教授
井樋栄二 東北大学大学院教授
馬場久敏 福井大学教授

医学生に最も支持されている整形外科教科書の改訂第11版。豊富な写真・図と簡潔な説明により、整形外科で扱う個々の疾患が平易に、かつ詳細に理解できる。基礎科学領域や材料学、運動器リハビリテーションなども最新の知見を取り入れた。運動器疾患に真摯に向き合い、確かな診療・研究を行うことを目指す人へ。

●B5 頁1052 2011年
定価9,870円(本体9,400円+税5%)
[ISBN978-4-260-01070-2]

目次

序 章 整形外科とは
第Ⅰ編 整形外科の基礎科学
第1章 骨の構造, 生理, 化学
第2章 骨の発生, 成長, 維持
第3章 骨の病態生理
第4章 関節の構造と生化学
第5章 関節の病態生理
第6章 骨・軟骨の損傷修復と再生
第7章 筋・神経の構造, 生理, 化学
第8章 痛みの生理学

第Ⅱ編 整形外科診断総論
第9章 診療の基本
第10章 主訴, 主症状から想定すべき疾患
第11章 整形外科的現症の取り方
第12章 検査

第Ⅲ編 整形外科治療総論
第13章 保存療法
第14章 手術療法

第Ⅳ編 整形外科疾患総論
第15章 軟部組織・骨・関節の感染症
第16章 関節リウマチとその類縁疾患
第17章 慢性関節疾患(退行性, 代謝性)
第18章 四肢循環障害と阻血壊死性疾患
第19章 先天性骨系統疾患
第20章 先天異常症候群
第21章 代謝性骨疾患
第22章 骨腫瘍
第23章 軟部腫瘍
第24章 神経疾患, 筋疾患

第Ⅴ編 整形外科疾患各論
第25章 肩関節
第26章 肘関節
第27章 手関節と手
第28章 頸椎
第29章 胸郭
第30章 胸椎, 腰椎
第31章 股関節
第32章 膝関節
第33章 足関節と足

第Ⅵ編 整形外科外傷学
第34章 外傷総論
第35章 軟部組織損傷
第36章 骨折・脱臼
第37章 脊椎・脊髄損傷
第38章 末梢神経損傷

第Ⅶ編 スポーツと整形外科
第39章 スポーツ傷害
第40章 障害者スポーツ

第Ⅷ編 リハビリテーション
第41章 運動器疾患のリハビリテーション
第42章 義肢

[OSCE対応]
運動器疾患の診察のポイント(別冊付録)

医学書院
〒113-8719 東京都文京区本郷1-28-23
[販売部] TEL: 03-3817-5657 FAX: 03-3815-7804
E-mail: sd@igaku-shoin.co.jp　http://www.igaku-shoin.co.jp　振替: 00170-9-96693

携帯サイトはこちら

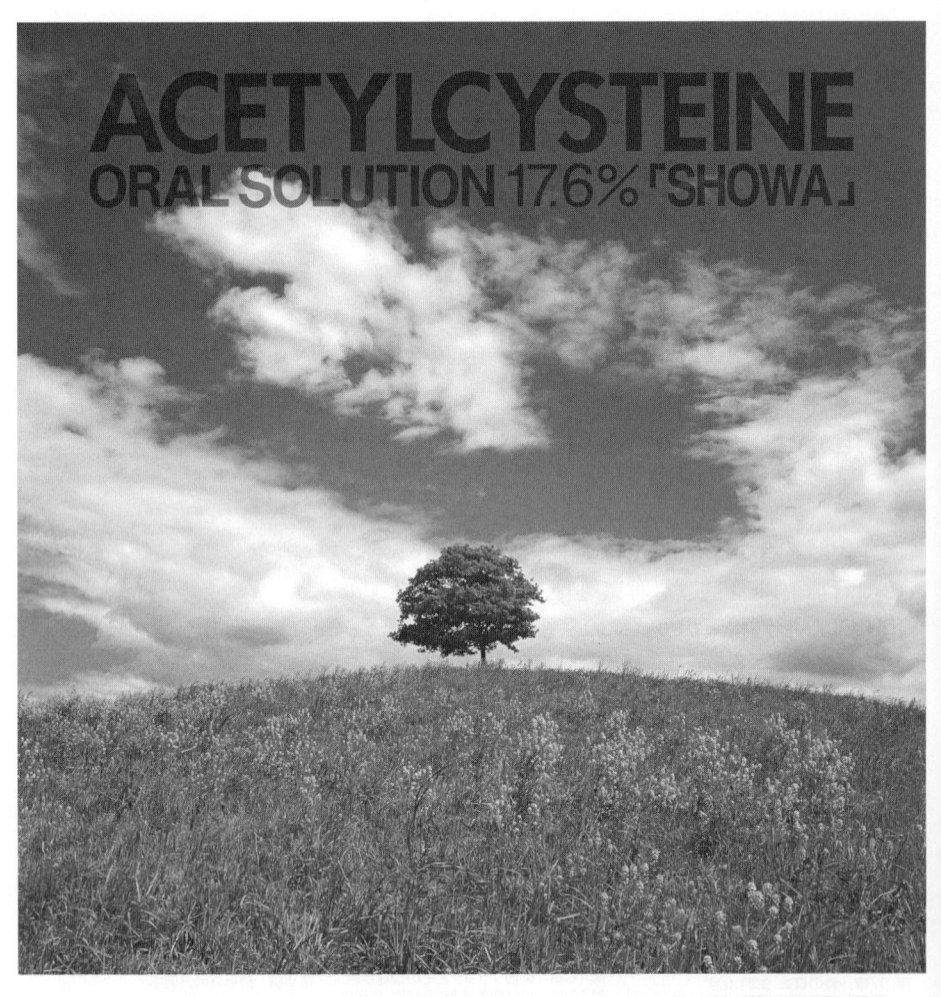

ACETYLCYSTEINE
ORAL SOLUTION 17.6%「SHOWA」

| 日本標準商品分類番号 | 873929 |

アセトアミノフェン中毒解毒剤

薬価基準収載

アセチルシステイン内用液17.6%「ショーワ」

本剤のご使用にあたり、[効能・効果]、[用法・用量]、[使用上の注意]等については、製品添付文書をご参照ください。

製造販売元（資料請求先）
Showa 昭和薬品化工株式会社
〒104-0031 東京都中央区京橋二丁目17番11号
http://www.showayakuhinkako.co.jp

2010年8月作成（A-10A）

VI 中毒

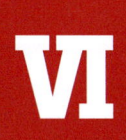

責任編集:行岡哲男

1 総論

中毒患者の診かた
approach to the patients with intoxication

川嶋隆久　神戸大学大学院准教授・災害・救急医学

A. 中毒をめぐる最近の動向

　急性中毒の対象物質としては，地方では農薬や自然毒，都市では医薬品の大量服薬などが多かったが，社会構造の変化，技術革新，医薬品の増加，マス・コミュニケーションやインターネットの拡充などにより，種々の物質による中毒が全国的に広がり，大量服薬による自殺やリピーターも全国的に増えている．最近では硫化水素による自殺，海外からの個人輸入薬，違法薬物，毒物混入事件のほか，炭疽菌などの生物兵器やサリンなどの化学兵器によるテロリズムなど，新たな中毒が問題となっている．米国における炭疽菌事件（2001年），生物・化学兵器に対する危惧，旧日本軍が投棄した化学兵器による被災者の発生などが記憶に新しい．

　1998年，旧厚生省は，全国の救命救急センターを中心に化学物質分析装置を配備し，中毒起因物質分析体制の整備を進めた．日本中毒学会「分析のあり方検討委員会」は薬毒物分析の指針に関する提言を行い，①死亡例の多い中毒，②分析が治療に直結する中毒，③臨床医からの分析が多い中毒の観点から，分析対象とすべき15品目の中毒起因物質を挙げている（表1）．

　2001年9月11日の「アメリカ同時多発テロ事件」を受け，わが国でもテロリズムに対する危機管理として，同年11月にテロ対策特別措置法（旧テロ特措法）が制定され，2008年1月16日から2010年1月15日までの時限立法としてテロ対策海上阻止活動に対する補給支援活動の実施に関する特別措置法（新テロ特措法）が制定された．今日では生物・化学兵器を含めたテロリズム対策が世界的な危機管理対象として認識されている．厚生労働省と財団法人日本中毒情報センターは毎年「NBC災害・テロ対策研修」開催している．

　本項では，ERでの一般的な急性薬物中毒の診かたについて解説する．

B. 急性薬物中毒診断の3原則

　服薬毒に関する情報収集，臨床症状からの薬毒物推測，検体（薬毒物）の証明，が急性薬物中毒診断の3原則である．搬入直後は検体の証明は困難なことが多く，情報収集と臨床症状からの薬毒物推測を行う．検体の証明のために検体保存が必要である．

1 服薬毒に関する情報収集　服薬毒物と服薬量の推定が治療の第一歩である．
① 既往歴，最近の精神状態，服薬状況，薬物所持量・処方日・処方量・常用量・残存量，薬毒物が入っていたと考えられる容器や空包・空きPTPの確認
② 意識のあった，または普通であった状況の目撃時間などから，服薬毒時間を推定
③ 嘔吐の有無（吸収量減少の可能性，誤嚥の可能性），併用薬毒物の可能性，アルコー

表1　分析対象とすべき中毒起因物質15品目

1)	メタノール	8) バルビタール系
2)	ベンゾジアゼピン系	9) ブロムワレリル尿素
3)	三環系・四環系抗うつ薬	10) アセトアミノフェン
		11) テオフィリン
4)	サリチル酸	12) カーバメート系
5)	有機リン剤（MEP）	13) パラコート，ジクワット
6)	グルホシネート	14) シアン（青酸）化合物
7)	ヒ素	15) メタフェンタミン

ル摂取の有無を確認.

2 臨床症状からの薬毒物推測　臭い，口腔粘膜のびらん，舌・手指の着色，頭痛，消化器症状，瞳孔径，繊維側攣縮，気道分泌物亢進，徐脈などの発現症状を組み合わせることにより，薬毒物の診断確定に有力な情報となる．財団法人日本中毒情報センターでは，症候の組み合わせにより服薬毒物を推定するソフトを開発している．臨床症状から推測される薬毒物を記す．

1 臭い
- 甘い臭：クロロホルム，アセトン
- クレゾール臭：クレゾール，石炭酸
- エーテル臭：エーテル
- アルコール臭：エチルアルコール，メチルアルコール
- トルエン臭，キシレン臭，ベンゼン臭：シンナー，各種有機溶剤
- ニコチン臭：タバコ
- アーモンド臭：シアン・シアン化合物
- 洋ナシ臭：抱水クロラール
- 靴磨き臭：ニトロベンゼン
- スミレ臭：テレピン油
- 揮発油臭：灯油，ガソリン
- 樟脳臭，ナフタレン臭：防虫剤
- ニンニク臭：ヒ素，リン，タリウム，マスタード，アルシン
- コショウ臭：催涙剤 CS
- りんごの花臭：催涙剤 CN
- 干草臭または青トウモロコシ臭：ホスゲン，ジホスゲン
- 果実臭：タブン，ソマン
- 魚・カビ臭：窒素マスタード1
- 石鹸臭：窒素マスタード2
- ゼラニウム臭：ルイサイト

2 初期臨床症状
- 口内痛・びらん：酸，アルカリ，クレゾール，洗剤，漂白剤，ホルマリン，水銀，ブロム酸塩，塩素酸塩，シュウ酸，樟脳，パラコート，ジクワット，黄リン
- 粘膜刺激症状：ホルマリン，ガソリン，灯油，塩素ガス，亜硫酸ガス，クロルピクリン，塩素ガス，亜硫酸ガス，催涙剤，嘔吐剤，マスタードなどびらん剤，ホスゲンなど窒息剤
- 流涎：アンモニア，フィゾスチグミン，ニコチン，サリチル酸，水銀，フッ化物，有機リン，カーバメイト，サリンなど神経剤，ホスゲンなど窒息剤
- 頭痛：一酸化炭素，硝酸塩，亜硝酸塩，アルコール，アニリン，有機塩素剤，ペンタクロルフェノール，臭化メチル，ニトロベンゼン，インドメタシン，ベンゼン，トルエン，キシレン，鉛，青酸・青酸化合物，嘔吐剤
- 痙攣：三環系抗うつ薬，ホルマリン，ベンゼン，トルエン，キシレン，ガソリン，灯油，アルコール，ニコチン，ストリキニーネ，カフェイン，一酸化炭素，硫化水素，覚醒剤，アトロピン，サリチル酸，臭化メチル，カルタップ，ブロム酸塩，塩素酸塩，シアン化合物，ホウ酸，シュウ酸，樟脳，ナフタレン，メタアルデヒド，クロルデン，タリウム，有機塩素剤，ペンタクロルフェノール，フッ化物，有機フッ素剤，有機リン，カーバメイト，サリンなど神経剤，シアン・シアン化合物
- 消化器症状：酸，アルカリ，漂白剤，ハロゲン，リン，ニコチン，クレゾール，洗剤，ホルマリン，コルヒチン，サリチル酸，アルコール，金属ヒューム，鉄，水銀，鉛，フッ化物，トルエン・キシレン・ベンゼン，ブロム酸塩，塩素酸塩，ホウ酸，シュウ酸，樟脳，ナフタレン，メタアルデヒド，黄リン，タリウム，ペンタクロルフェノール，有機フッ素剤，臭化メチル，クロルピクリン，パラコート，ジクワット，有機リン，カーバメイト，サリンなど神経剤，シアン化物，嘔吐剤
- 呼吸器症状：ホルマリン，ガソリン，灯油，一酸化炭素，塩素ガス，亜硫酸ガス，硫化水素，金属ヒューム，鉄，シアン・シアン化合物，漂白剤，有機リン，有機フッ素剤，

臭化メチル，クロロピクリン，サリンなど神経剤，マスタードなどびらん剤，ホスゲンなど窒息剤，催涙剤，嘔吐剤
- **散瞳**：アルコール，アトロピン，シアン化物，一酸化炭素，炭酸ガス，抗ヒスタミン，無能力化剤
- **縮瞳**：フェノチアジン系薬，麻薬，バルビツレート，クロルプロマジン，有機リン，カーバメイト，サリンなど神経剤
- **霧視**：麻薬，一酸化炭素，フグ，筋弛緩薬，アコニチン，有機リン，カーバメイト，サリンなど神経剤
- **筋力低下**：フグ，筋弛緩薬，血糖降下薬，鉛
- **徐脈**：ジギタリス，キニジン，フィゾスチグミン，ピロカルピン，キニン，天然ガス，有機リン，カーバメイト，サリンなど神経剤
- **頻脈**：アトロピン，エフェドリン，アドレナリン，アルコール，臭化メチル，カフェイン，アンフェタミン，シアン・シアン化合物，無能力化剤
- **メトヘモグロビン血症**：アニリン，アセトアニリド，シアン・シアン化合物，亜硝酸塩，塩素酸塩，ブロム酸塩，ニトロベンゼン，トリニトロトルエン，フェニレンジアミン，トルイジン，銅，局所麻酔薬，クレゾール，メタアルデヒド
- **著しい代謝性アシドーシス**：メチルアルコール，エチレングリコール，サリチル酸，フェノール，ホルマリン，塩化メチル，臭化メチル，メトヘモグロビン血症をきたす薬物

3 外見上の特徴
- **舌，指先などの緑色着色**：パラコート
- **さくらんぼ色の赤い皮膚**：シアン化物などの窒息剤
- **全身の紅潮**：一酸化炭素
- **皮膚の紅斑と水疱形成**：びらん剤
- **皮膚の灼熱感を伴う紅斑**：催涙剤
- **吐物・便の蛍光，付着部のびらん**：黄リン
- **接触部の黄染**：硝酸

4 トキシドローム（toxidromes）
① 近年，特定の中毒物質に曝露した後にみられる臨床中毒症候として，以下に分類したトキシドロームが注目されている．
- **交感神経刺激薬**：高血圧，頻脈，頻呼吸，高体温，散瞳，興奮，幻覚，発汗
- **抗コリン作用薬**：高血圧，頻脈，頻呼吸，高体温，散瞳，興奮，錯乱，幻覚，皮膚乾燥，口内乾燥，腸閉塞，尿閉
- **コリン作用薬**：唾液分泌，流涙，排尿，下痢，嘔気，嘔吐，徐脈，縮瞳，錯乱，昏睡，気管支収縮
- **オピオイド**：低血圧，徐脈，呼吸低下，緩徐呼吸，低体温，中枢神経抑制，昏睡，腸雑音減弱，肺水腫
- **催眠・鎮静薬**：低血圧，徐脈，呼吸低下，緩徐呼吸，中枢神経抑制，昏睡
- **錐体外路系**：硬直，斜頸，後弓反張，開口障害，注視痙攣，情動不安

② 米国を中心に開催されている危険物質による化学災害対応教育コース AHLS（Advanced Hazmat Life Support）では，中毒物質を刺激性ガス，窒息性物質，コリン作動性物質，腐食性物質，炭化水素系物質の5つのトキシドロームに分けている．

3 検体（薬毒物）の証明
① 確定診断には検体の証明が必須である．血液，尿，吐物，胃内容物の検体を採取しておく．採取量の目安は，血液 20 mL×2，尿 20 mL×2，胃内容 20 mL×2，毛髪 50 mg である．
② スクリーニング法としてはトライエージ®が有用．薬毒物の個体への影響を言及するには，スクリーニング分析と確認検査で同定した薬物の定量分析が必要である．

C. 中毒患者への初期アプローチ法

一般的アプローチ法と特定の薬毒物をターゲットにした特殊治療法の両方が必要である．財団法人日本中毒情報センターや臨床トキシコロジスト（中毒専門家）は中毒患者管理に豊富な知識と経験を有しており，必要に応じて彼らに助言や支援を受けるのがよい．

1 除染の必要性確認 サリン，炭疽菌など二次災害が生じる可能性のある薬毒物に汚染された患者は，通常の治療を始める前に除染が必須である．

2 ABCDE 評価と蘇生(airway, breathing, circulation, disability, exposure and environmental control)

①酸素投与(重症ならばリザーバー付マスク 100% 酸素 10 L/分以上)はもちろんであるが，Glasgow Coma Scale 8 点以下の意識レベル低下(D)や誤嚥などによる呼吸不全(B)を合併していれば，気管挿管により確実な気道確保(A)を行う．呼吸様式不良，低換気を認める場合も気管挿管下(A)の呼吸管理(B)が無難である．呼吸回数，酸素飽和度(B)を正常化させる．

②AB が確保できたら，血圧・脈拍(C)，体温(E)，血糖を正常化させる．体温(E)については低体温を認める場合もあれば，高体温を認める場合もある．

3 解毒剤(antidote)・特殊治療の必要性確認 シアン中毒のような非常にまれな場合を除き，初期評価と通常の ABC を正常化する前に解毒剤を投与する必要はない．

4 簡易評価(情報，臨床症状，血液・尿一般検査，トライエージ®)と経験的解毒剤(empiric antidote)

①意識障害，痙攣を認めた場合，低酸素，オピオイド，低血糖，Wernicke 脳症の可能性が高い．既往歴，バイタルサイン，迅速検査結果を参考に，病院到着後数分以内に empiric antidote(coma cocktail)を投与する．具体的には，酸素，ナロキソン塩酸塩(0.1〜2.0 mg)，50% ブドウ糖(成人 50 mL，小児 1 g/kg)，チアミン塩化物塩酸塩(成人 100 mg)投与を考える．

②小児の意識障害では一般的にチアミン塩化物塩酸塩投与は不要である．小児で血糖値がすぐにわからない場合や多尿を認める場合も，1 g/kg のブドウ糖(50% ブドウ糖 2 mL/kg，10% ブドウ糖 10 mL/kg)を投与

表2 3つのギャップから疑う中毒物質

AG 上昇	AG 低下
サリチル酸，メタノール，鉄，エチレングリコール，イソニアジド，パラアルデヒド	リチウム
OG 上昇＋AG 正常	**OG 上昇＋AG 上昇**
アセトン，マニトール，ジエチルエーテル，イソプロパノール	エチレングリコール，メタノール，パラアルデヒド，ホルムアルデヒド
酸素飽和度ギャップ上昇	一酸化炭素，硫化水素，シアン，メトヘモグロビン

AG：アニオンギャップ，OG：浸透圧ギャップ

する．オピオイド曝露が否定できない場合(虐待を含めて)はナロキソン塩酸塩 0.01 mg/kg を投与する．

③トライエージ® では，ベンゾジアゼピン類(BZO)，コカイン代謝物(COC)，覚醒剤(AMP)，大麻代謝物(THC)，バルビツール酸類(BAR)，オピエート(ヘロイン，モルヒネ)(OPI)，フェンシクリジン類(PCP)，三環系抗うつ薬(TCA)が検出可能である．

5 全身評価(情報収集，臨床症状，合併症，血液・尿一般検査，トライエージ®，胸部単純 X 線検査，CT 撮影など)と標準治療

①通常の院内検査では，血清コリンエステラーゼ値低下(有機リン中毒，カーバメイト中毒，サリン中毒など)，血液ガス分析(一酸化炭素中毒，メトヘモグロビン血症)，プロトロンビン時間活性値低下(クマリン系薬剤，サリチル酸)，著しい低カリウム血症(バリウム，メタノール)，薬物血中濃度モニター(TDM)などが活用できる．画像検査による全身の病態把握も必要である．

②特異的中毒の可能性は 3 つのギャップ(アニオンギャップ，浸透圧ギャップ，酸素飽和度ギャップ)をチェックする．アニオンギャップは $Na^+ - (Cl^- + HCO_3^-)$ で求め，その異常は表2で示す中毒を疑う．浸透圧

ギャップは血清浸透圧(実測値)−血清浸透圧(計算値：$2Na+BUN/2.8+$血糖$/18+$エタノール$/4.6$)(正常<10)で求め，その異常は**表2**で示す中毒を疑う．酸素飽和度ギャップはSpO_2またはPaO_2から予測したオキシヘモグロビン比率(SaO_2)とCO−オキシメトリで測定したSaO_2の差を示し，その異常は**表2**で示す中毒を疑う．

③中毒患者によくみられる合併症として，誤嚥性肺炎，体温異常，圧挫症候群・コンパートメント症候群(意識レベル低下時に同一姿勢でいたため，床・壁など体に接触していた部分に自分の体重がかかって圧挫を受ける)が多い．誤嚥性肺炎に対して酸素投与，気管挿管，人工呼吸管理，抗菌薬投与などが必要である．異常体温に対しては迅速な体温コントロールが必要である．圧挫症候群・コンパートメント症候群に対しては，創傷処置，減張切開，利尿促進，血液浄化法などが必要となる．急性中毒自体には標準化治療が行われる．

中毒の標準的治療
general approach for acute intoxication

谷川攻一　広島大学教授・救急医学

急性中毒に対する初期対応の基本は，primary surveyによるABCDEの評価と救命処置，中毒物質の除去，体内取り込み防止，排泄促進そして拮抗・解毒薬の投与である．ただし，初療時には中毒物質の関与が明らかでない場合もある．関係者からの情報や身体診察などにより内因性疾患として不自然な印象を受ける場合には薬毒物の可能性を常に疑っておく必要がある．

身体診察を開始する前には，患者の臭気，目立った外傷の有無を確認する．異様な臭いを認める場合には，診察室のドアや窓を開放するなどして部屋の換気を良くする．有毒物質の汚染が否定できない状況では，個人防護具を装着するなどして医療スタッフへ二次被害が及ばないように配慮する．

A. primary surveyによる評価と救命処置の実施

primary surveyでは生命の危機に直結する病態をまず抽出し，救命(resuscitation & emergency care)を図る．その評価項目はairway(気道)，breathing(呼吸)，circulation(循環)，dysfunction of central nervous system(意識)，そしてexposure(脱衣と身体露出)から構成される．一般の重症患者への対応と同様に，中毒患者の初期診療においても生命を脅かしうる気道，呼吸，循環異常への対応を優先する．

1 Airway

①意識レベルの低下による舌根沈下や咽頭反射の減弱は気管挿管の適応である．一方，中毒患者はしばしばfull stomachであり，嘔吐による窒息や誤嚥性肺炎をきたす可能性がある．このため，気管挿管操作中には輪状軟骨圧迫法などを併用し，嘔吐の予防に努める．

②刺激性ガスの吸入や腐食性物質の摂取例では喉の痛みを訴えたり，気道狭窄症状を呈したりすることがある．このような場合は喉頭ファイバーなどを用いて咽頭喉頭の解剖学的評価を行う．喉頭浮腫など上気道の異常を認め，窒息の危険性がある場合は，気管挿管など侵襲的気道確保法の適応となる．

2 Breathing

①重症中毒ではしばしば低酸素血症を認める．その原因としては，無気肺，誤嚥性肺炎そして中枢性呼吸抑制によるものが多い．また，刺激性ガス，腐食性物質，石油製品などの吸入例では，気管支攣縮，化学性肺炎や肺水腫をきたすことがある．

②低酸素血症を認める場合には，パラコート中毒を除いて高流量酸素の適応となる．CO中毒ではSpO_2値が動脈血酸素飽和度の指標にならないので注意する．胸部X

線検査により無気肺や浸潤影の有無を確認する．呼吸不全例はPEEPを用いた持続陽圧換気の適応となる．

3 Circulation

① 急性中毒では血圧の低下を認めることが多い．その原因の多くは脱水による循環血液量の減少である．しかしながら，中毒物質には血管拡張作用，心筋抑制作用，高度徐脈，頻脈性不整脈をきたすものがある．血圧低下を認める場合は，細胞外液成分輸液剤の急速投与を行いながら，12誘導心電図や心エコーなど非侵襲的手法を用いて，心リズムと心機能の迅速評価を行う．

② カルシウム受容体拮抗薬やβ遮断薬などの循環系薬剤中毒による高度徐脈には，アトロピン硫酸塩の効果は期待できない．このような場合はアドレナリン（ボスミン®）持続投与や体外・一時ペーシングの適応となる．

4 Dysfunction of Central Nervous System

① 意識レベルの低下を認める場合には，必ず血糖検査を行う．低血糖に対してはただちに高張ブドウ糖液を急速投与し，インスリンや経口血糖降下薬による中毒を疑う．

② 瞳孔のサイズは中毒物質を同定する補助的根拠となる．唾液分泌量の増加，気道狭窄音，徐脈といった症状に加えて縮瞳を認める場合には，有機リンなど神経毒の関与が示唆される．このような場合には早急に硫酸アトロピン®を静脈内投与する．

5 Exposure

① 毒物が衣服などに付着している可能性がある場合には，速やかに脱衣を行う．皮膚に付着残存している場合は同部を水洗する．

② また，中毒患者では低体温や高体温などの体温異常をきたしている場合がある．呼吸・循環系の安定を図りながら，脱衣，体温測定し，必要に応じて加温や冷却を行う．

③ 外傷を合併していることもあるため，生命に危機を及ぼしうる外傷の有無も確認する．

B. secondary survey と treatment（中毒治療）

primary surveyにて生命に危機を及ぼしうる状態を回避し，呼吸・循環の安定を図ったところで，あるいはprimary surveyで異常を認めない場合にsecondary surveyを開始する．secondary surveyでは原因物質の同定と除去，体内取り込み阻害，解毒・拮抗薬の投与などの中毒治療を開始する．

救急搬送される意識障害例では，十分な情報が得られない場合がある．内因性疾患によるものなのか，中毒が関与するものなのか，鑑別が困難な状況にしばしば遭遇する．このような状況においては一般緊急血液検査に加えて，尿中乱用薬物検出キットによるスクリーニングが参考になる．意識障害における中枢神経系疾病の鑑別には詳細な神経所見（瞳孔径と左右差，深部腱反射，巣症状，髄膜刺激症状の有無など）および頭部CT検査などの画像検査，そして必要に応じて髄液検査を実施する．循環系異常に伴う意識障害の多くは一過性であるが，少なくとも12誘導心電図，心エコー，そして心筋マーカーは確認しておく．

1 原因物質の同定

① 原因物質の同定には，本人情報，家族・知人情報，救急隊からの現場情報，かかりつけ医療機関からの診療情報などが参考となる．経口中毒が疑われる場合は服用中の医薬品，お薬手帳，現場での薬の空きがら，使用した可能性のある物質の入った瓶類を持参してもらう．家族に処方された医薬品を摂取している場合もあるため，家族の服薬歴についても聴取しておく．ただし，原因物質としては複数の薬毒物が関与する場合があることを銘記しておく．

② 薬毒物の分析方法としては，尿中の乱用薬物検出キットが広く使用されている．乱用薬，三環系抗うつ薬，ベンゾジアゼピン系薬剤，バルビツレート系薬剤などの簡易ス

クリーニングに有用である．ただし，簡易スクリーニングテストの結果によって原因物質が同定されるわけではない．聞き取り情報，身体所見，各種の検査結果などを踏まえて，総合的に判断する必要がある．一般血液検査としては，血中COヘモグロビン濃度や，血漿コリンエステラーゼ値などから原因物質を類推することができる．なお，血中濃度が治療方針へ影響を与える物質（アセトアミノフェンやバルビツレートなど）では，定量検査が可能である．

2 吸収されていない薬毒物の除去

① 皮膚に付着した物質は水洗により除去する．経口中毒では，薬毒物の除去を目的として消化管除染を行う．消化管除染には，催吐，胃洗浄，胃内活性炭と緩下剤投与，そして腸洗浄がある．

② 催吐は経口摂取直後の現場での応急手当として行われることがある．誤嚥の危険性があるため，患者の意識および咽頭反射が保たれていることが前提である．また，石油製品や腐食性物質の摂取例では，催吐を行ってはならない．

③ 胃洗浄は，毒物を経口的に摂取したのち1時間以内で，大量服毒の疑いがあるか，毒性の高い物質を摂取した症例が適応となる．ただし，その種類や同時に摂取した他の物質の作用により，胃内残存時間が長時間に及ぶ場合がある．このため，胃管を挿入し，胃内吸引の確認を行った後に胃洗浄の適応を判断してもよい．胃洗浄を実施する際の体位としては左側臥位で，頭低位（15°程度）とする．できる限り太い胃管を挿入し，1回当たり200〜250 mLの微温湯を胃内に注入，胃内容物洗浄を繰り返す．

④ 胃洗浄の合併症として注意すべきは，嘔吐による窒息と誤嚥性肺炎である．また，石油製品では重篤な化学性肺炎を起こすことがある．このため，意識レベルの低下や咽頭反射の減弱を認める場合，石油製品を摂取した場合には気管挿管下に胃洗浄を行うべきである．また，強酸や強アルカリなどの腐食性毒物，胃の生検や手術を受けた直後で出血や穿孔の危険がある場合，胃切除後の患者，明らかな出血性素因，食道静脈瘤，血小板減少症がある場合も基本的に禁忌となる．

⑤ 経口中毒には活性炭の早期投与が推奨されている．活性炭は多くの物質と結合する吸着剤であり，それ自身は消化管から体内に吸収されないため，服用した中毒物質の吸収を減少させる．また，活性炭には，すでに血中に吸収されている薬毒物の排泄促進効果も期待される．投与量は約50〜100 gとし，200〜250 mLの緩下剤に溶解して胃管より注入する．緩下剤としては硫酸マグネシウムやD-ソルビトールが用いられる．三環系抗うつ薬やバルビツレートなどは，吸収された後に腸肝循環することがある．活性炭はこれらの薬剤の腸肝循環を遮断する効果が期待されるため，繰り返し投与を行う．なお，アルコールやリチウムなどは活性炭に吸着されない．

⑥ 活性炭以外にも効果を期待できる吸着剤がある．ポリスチレンスルホン酸ナトリウム（ケイキサレート®）などの陽イオン交換樹脂はリチウムやパラコートを吸着する．コレスチラミン（クエストラン®）など陰イオン交換樹脂はバルビツレート，ワルファリン，ジギタリスなどを吸着する．

⑦ 腸洗浄は活性炭に吸着されにくい物質や腸管吸収の遅い物質を摂取した場合に適応とされている．大量の洗浄液（ポリエチレングリコール電解質液：ニフレック®など）を胃管または十二指腸管から1〜2 L/時間にて，少なくとも排便が透明になるまで注入する．

3 吸収された薬毒物の排泄促進

吸収された薬毒物を体外へ除去する方法としては，強制利尿による尿中への排泄促進と血液浄化法がある．

1 強制利尿

強制利尿では腎臓（遠位尿細管

での再吸収を抑制することにより薬毒物の尿中排泄を促すことを目的とする．そのためには濾過された物質のイオン化率を高める必要がある．イオン化率は当該物質のpKaとpHにより規定される．例えば，フェノバルビタールやサリチル酸は尿のpHが低い場合には再吸収されるが，尿のpHを上げる（アルカリ化）することによりイオン化率が高まり，再吸収が抑制され尿への排泄が促進される．通常，尿pH値7.5以上を目標として，炭酸水素ナトリウム液20～40 mL（重炭酸イオン17～33 mEq）の反復静注または点滴静注を行う．ただし，強制利尿の効果が期待できるのは，水溶性で蛋白結合率の低い物質に限定される．日常救急にて遭遇する頻度の高いベンゾジアゼピン系薬剤による中毒には効果は認められない．

2 血液浄化法 毒性が強い薬毒物の体外への除去を目的として血液浄化法が用いられる場合がある．ただし，その有効性を支持する明確なエビデンスは乏しい．血液浄化法としては，血液透析と血液灌流（血液吸着）が選択される．血液透析は，リチウムなど分子量が小さく，強い毒性を持ち，低いタンパク結合率で，分布容量（volume distribution）の小さな物質に適応が限られる．血液灌流では，血液が直接活性炭に接するため，除去効率は中毒起因物質の分子量，水溶性，蛋白結合率などにほとんど左右されない．また，濃度勾配を利用しないため，血中濃度が低い場合でも中毒起因物質の除去が可能である．テオフィリン中毒に対して用いられることがある．

4 解毒・拮抗薬 毒物と結合し複合体を作るもの，薬毒物の受容体を阻害するものなどがある．有機リン中毒に対するPAM：プラリドキシムヨウ化物（パム®静注）やアトロピン硫酸塩，シアン中毒に対する亜硝酸・チオ硫酸，CO中毒に対する高濃度酸素などがその例である．アセチルシステインは厳密には解毒薬ではないが，アセトアミノフェン中毒における酸化活性代謝物がもたらす重篤な肝障害を予防する目的で使用する．いずれの解毒・拮抗薬も早期に投与する必要がある．

トキシドローム
toxidrome

半井悦朗　順天堂大学医学部附属順天堂病院・救急科
射場敏明　順天堂大学医学部附属順天堂病院・救急科
　　　　　科長・教授

トキシドローム（toxidrome）とは，toxic（毒物の）syndrome（症候群）の意味であり，ある特定の毒物群が呈する症状や徴候のことである．

原因不明の症候（意識障害，瞳孔異常，痙攣，高体温，不整脈，高血圧，低血圧，酸塩基異常など）を認めた場合には，中毒も疑わなければならない．

毒物の種類や数は非常に多く，その症候は多岐にわたるが，作用機序の類似した毒物群（toxins）は，類似した症状・徴候群（syndrome）を呈する．

固有の原因毒物が確定されていなくても，トキシドロームにより特定の毒物群を推定し，治療を開始する必要がある．大部分の中毒では支持療法が中心となるが，特異的解毒剤が存在する場合には投与する

トキシドロームとしては，まず救命処置とも直結するバイタルサインである「意識」「呼吸数」「血圧」「心拍数（12誘導心電図）」「体温」は必須項目である．さらに様々な中毒により発現する「瞳孔異常」「振戦・痙攣」，「気道・消化管・尿路系・涙管・皮膚の分泌増加・減少」，「呼気臭」その他を加える．

トキシドロームは，きわめて多様多彩であるが，まず**表1**の5群の物質が臨床的に重要である．

A. オピオイド

1 トキシドローム

① 3徴は「意識障害」「呼吸抑制」「縮瞳」である．舌根沈下・誤嚥・呼吸抑制による呼吸

表1 臨床的に重要なトキシドローム

	意識	呼吸数	血圧	心拍数	体温	瞳孔	その他
オピオイド	抑制	減少	低下	減少	低下	縮小	腸雑音低下
鎮静・催眠薬	抑制	減少	低下	減少	低下	軽度縮小	反射低下 腸雑音低下
交感神経興奮作用薬	興奮，幻覚	増加	上昇	増加	上昇	散大	痙攣，代謝性アシドーシス 腸雑音亢進
コリン作動性薬	正常 昏睡	不定	不定	徐脈	不変	縮小	流涎，流涙，下痢，筋攣縮，喘鳴，腸雑音亢進
抗コリン薬	興奮，幻覚，昏睡	増加	上昇	増加	上昇	散大	口渇，皮膚紅潮，皮膚粘膜乾燥，尿閉 腸雑音低下

障害が死亡原因となる．

②オピオイドは，中枢神経系にあるオピオイド受容体と結合して作用を発揮する．μ_1受容体との結合により鎮痛作用や多幸感を，μ_2受容体との結合により呼吸抑制，鎮静〜昏睡，徐脈，血圧低下，縮瞳，腸蠕動抑制，排尿障害，薬物依存性などをきたす．

2 **原因薬物** モルヒネ，フェンタニル，ヘロイン

3 **拮抗薬** ナロキソン

B．鎮静薬，催眠薬

1 **トキシドローム** 中毒徴候としては，「意識障害」と「呼吸抑制」が死亡原因として重要である．

その他，せん妄，幻覚，知覚異常，運動失調，眼振，複視などをきたす．

2 **原因薬物** ベンゾジアゼピン，バルビツール酸塩，GHB（γ-ヒドロキシ酪酸），メタカロン（マンドレックス），エタノール

3 **拮抗薬** ベンゾジアゼピンにはフルマゼニル（アセキセート®）

C．交感神経興奮作用薬

1 **トキシドローム**

①交感神経興奮症状（頻脈，高血圧，瞳孔散大，口渇），中枢神経興奮症状（妄想，興奮，反射亢進，振戦，痙攣），高体温，発汗，腸雑音亢進をきたす．

②抗コリン薬トキシドロームと類似するが，腸雑音亢進，発汗を伴うことは鑑別に役立つ．

2 **原因薬物** アンフェタミン，カフェイン，コカイン，エフェドリン，MDMA（エクスタシー），フェニルプロパノールアミン（PPA，ノルエフェドリン），テオフィリン

3 **拮抗薬** 特異的拮抗薬はない．対症療法として，頻脈に対してはβ遮断薬，高血圧に対しては血管拡張薬，興奮・痙攣に対してはベンゾジアゼピンを投与し，十分量の補液を行う．

D．コリン作動性薬

1 **トキシドローム**

1 ムスカリン様作用

①SLUDGE〔Salivation（流涎），Lacrimation（流涙），Urination（尿失禁），Diarrhea（下痢），Gastrointestinal distress（胃腸症状），Emesis（嘔吐）〕と表現されている．

②心拍数減少，血圧下降，心収縮性低下，気管支収縮，眼内圧低下，腺分泌促進，消化管運動促進，下痢，悪心・嘔吐，縮瞳（瞳孔括約筋の収縮），尿失禁を呈する．

2 ニコチン様作用

①MTWHF＝Mydriasis（Monday），Tachycardia（Tuesday），Weakness（Wednes-

day), Hypertension (Hursday), Fasciculation (Friday) と表現されている.
②散瞳，頻脈，高血圧，筋線維束性攣縮，呼吸筋麻痺を呈する.
3 中枢作用 呼吸抑制，不安，錯乱，幻覚，昏睡，言語障害，運動失調，振戦，痙攣を呈する．致命的となるのは，「呼吸抑制，気管支攣縮，分泌増加」である．「SLUDGE」や「MTWHF」ではない．
2 原因薬物 有機リン・カーバメートは殺虫剤に使用されている．サリン・タブン・ソマン・VX は化学兵器として用いられた．オカルト宗教団体のオウム真理教が起こした，松本サリン事件(1994 年)，地下鉄サリン事件(1995 年)は，世界初の，標的を一般市民として毒ガス兵器を使用したテロ事件である．フィゾスチグミン，ピロカルピン，ピリドスチグミン，毒キノコ(アセタケ，カヤタケ)，クロゴケグモ刺咬傷もコリン作動性トキシドロームを呈する．
3 拮抗薬 アトロピン(ニコチン作用には拮抗しない)

E. 抗コリン薬
1 トキシドローム コリン作動薬とは逆の作用を示し，その結果逆の徴候を現す．
①「高体温，Hot as a Hare」「皮膚のほてり，Red as a Beet」「皮膚乾燥，Dry as a Bone」「せん妄，Mad as a Hatter」「Blind as a Bat」：つまり，「兎のように熱く，ビートのように真っ赤で，骨のように干からびて，帽子屋のように気が狂い，蝙蝠のように目が見えない」と表現されている．
②瞳孔散大，頻脈，高血圧，腸雑音減少，イレウス，尿貯留，幻覚，記憶喪失，間代性筋痙攣，痙攣もきたす．
2 原因薬物 アトロピン，スコポラミン，抗ヒスタミン薬，三環系抗うつ薬，抗パーキンソン薬，向精神薬(多数)，チョウセンアサガオ，毒キノコ(テングタケ)
3 拮抗薬 フィゾスチグミン．三環系抗うつ薬により QRS 延長，心室性不整脈をきたした場合は，重炭酸，リドカイン(キシロカイン®)(Ia 群抗不整脈薬は禁忌)投与．
その他，下記のトキシドロームもある．

F. サリチル酸
嫌気性代謝亢進による乳酸産生，脂質代謝亢進によるケトン体産生による代謝性アシドーシスと延髄呼吸中枢直接刺激による過換気(呼吸性アルカローシス)が合併するのが特徴である．また，迷路の聴覚細胞障害によるに耳鳴が起こる．
1 トキシドローム 3 徴は，「過換気」「耳鳴り」「嘔吐」とされるが，致命的となるのは，服用後 12～24 時間後に生じる「代謝性アシドーシス」，脳内 ATP 低下による脳機能低下や「脳浮腫」，肺血管透過性亢進による「ARDS」である．特に 5 歳未満の小児では，代謝性アシドーシスに対する代償反応としての換気能力が不十分なためアシドーシスが進行し，心機能低下，不整脈，突然死をきたしうる．他の徴候として難聴，腹痛，高熱，発汗，錯乱，傾眠，痙攣，心不全，ARDS，ショック，凝固異常などがある．
2 薬物 アスピリン
3 拮抗薬 特異的拮抗薬はない．アシドーシス補正と呼吸性代償を阻害しないことが重要である．

G. 薬物離脱症候群
1 トキシドローム 中枢神経抑制の解除により激しい不穏状態と交感神経系の興奮が起こる．不穏，幻覚，興奮，反射亢進，立毛，瞳孔散大，発汗，高体温，頻脈，高血圧．
2 薬物 オピオイド，ベンゾジアゼピン，バルビツール酸塩，エタノールなどからの離脱により発症する．
3 拮抗薬 対症療法を施行する．

H. セロトニン症候群
❶トキシドローム
①脳内のセロトニン機能異常亢進により発症し，精神状態変化・ミオクローヌス・反射亢進は本症候群に特異的である．
②神経筋症状（ミオクローヌス，被刺激性・反射亢進，運動亢進，振戦，間代性筋痙攣），自律神経症状（高血圧，低血圧，頻脈，発汗，散瞳，下痢），精神症状（不安・焦燥感，錯乱・せん妄，躁状態），高熱などを呈する．
❷薬物
三環系抗うつ薬，フルオキセチン（SSRI 選択的セロトニン再取り込み阻害薬），メペリジン
❸拮抗薬
特異的拮抗薬はない．不安焦燥感・ミオクローヌスにベンゾジアゼピン系薬剤，低血圧にカテコラミン，高血圧に血管拡張薬，頻脈にβ遮断薬．

ガス中毒に関しては，毒性の強さと発生頻度から，一酸化炭素（CO）と硫化水素（H_2S）が重要である．

I. 一酸化炭素（CO）中毒
ヘモグロビンに対する親和性が酸素の 250 倍あるため，低濃度でも致死的となるガスである．中毒事故のみでなく，自殺・他殺にも悪用されており，中毒による死亡原因の第 1 位を占めている．
❶トキシドローム
①初期には軽度の頭痛などの風邪症状を呈する．血中 CO-Hb 濃度が上昇するにつれて，息切れ，頻呼吸，頻脈，錯乱，痙攣，昏睡と重症化する．
②火災現場での意識障害患者では CO 中毒である可能性が高い．
③初期にはかぜ症状を呈しながら致命的となりうる病態である「心筋炎」「ギラン・バレー症候群」とともに見落としてはならない病態である．

J. 硫化水素（H_2S）中毒
細胞ミトコンドリア内のチトクロムオキシダーゼの 3 価鉄イオンと結合し，この酵素を失活させ細胞呼吸を障害する．自然界や工場でも発生し中毒事故を起こすことがあるが，近年入浴剤と洗浄剤を混合することにより硫化水素を発生させ，自殺のために悪用されている．低濃度では「腐った卵の臭い」を感知するが，高濃度では臭神経が麻痺するために臭いを感じなくなる．現場での救助に際して，二次被害に遭わないように十分留意する必要がある．
❶トキシドローム
粘膜刺激により角膜炎，結膜炎，鼻炎，咽頭炎，気管支炎症状，細胞呼吸障害により頭痛，悪心・嘔吐，せん妄，錯乱，昏睡，痙攣をきたす．高濃度では数回だけの呼吸でも昏睡・死亡する（ノックダウン現象）．

K. 検査異常を表す薬物・毒物群
❶アニオンギャップ（AG）増加をきたす中毒
$AG = Na^+ - (Cl^- + HCO_{3-})$ により算出される．正常値 $= 12 \pm 2\,mEq/L$ であり，AG 増加は，血中に不揮発性酸が増加していることを表す．
①薬物・毒物・代謝産物自身が陰イオン：エタノール，メタノール，エチレングリコール，アスピリン，トルエン
②低酸素症による乳酸産生：CO 中毒，H_2S 中毒，呼吸・循環不全による低酸素血症，痙攣．
③ケトアシドーシス：エタノール，アセトン
④腎不全：腎不全をきたす薬物，循環不全
❷浸透圧ギャップ（OG）増加をきたす中毒
$OG = $ 実測値 $- (2Na^+ + $血糖値$/18 + BUN/2.8)$ により算出され，血清中の実測不可能な溶質量を表す．正常値 $= 0 \sim 10\,mOsm/kg \cdot H_2O$．
①アルコール：エタノール，メタノール，イソプロパノール

②グリコール：エチレングリコール，プロピレングリコール
③その他：エチルエーテル，アセトン，測定されない陽イオン

3 QRS 幅増大・QTc 延長をきたす中毒

これらの心電図異常は，torsades de pointes などの致死的不整脈を惹起する危険性を表しており，非常に重要な所見である．
①抗不整脈薬：Ⅰa 群〔ジソピラミド(リスモダン®)，プロカインアミド(アミサリン®)〕，Ⅰc 群〔フレカイニド(タンボコール®)，ピルジカイニド〕，Ⅲ群〔アミオダロン(アンカロン®)，ニフェカラント(シンビット®)，ソタロール(ソタコール®)〕
②三環系抗うつ薬
③抗精神薬：フェノチアジン誘導体〔クロルプロマジン(コントミン®，ウインタミン®)〕，ブチロフェノン誘導体(ハロペリドール)
④その他：トリカブト，ヒ素

L. トライエージ®

①トキシドロームとともに，尿を用いて簡便に検査できるトライエージ®(Triage)は中毒の原因物質同定に有用である．トライエージ® で検出できる薬物は，フェンサイクリジン(PCP)，ベンゾジアゼピン類(BZO)，コカイン類(COC)，アンフェタミン類(AMP)，大麻類(THC)，オピエート類(OPI)，バルビツール酸類(BAR)，三環系抗うつ薬類(TCA)の8種である．
②また，後に薬物の同定検査を行うために，血液・尿・吐物・胃内容物などの検体を保存しておく．
③通常の血液検査(血算，生化，凝固系)，血ガス，検尿・心電図などの検査を行う必要がある．アニオンギャップ・浸透圧ギャップの計算を行う．

【最後に】

トキシドロームを中心に中毒の原因物質を同定していくわけであるが，その過程において最も重要なことは，呼吸・循環状態を常に監視し対処することである．特に重症患者における気道確保は最も重要であり，その失敗は preventable death をきたすことになる．気道確保ができている状態でも，誤嚥の危険性がある場合には気管挿管を行っておく．

血圧・心電図モニターも必須である．不整脈は，即刻心停止をきたしうるためバイタルサインとともに監視するが，12 誘導心電図を記録し，QT 延長・QRS 拡大なども見逃さないようにする．適応症例には，電解質補正・抗不整脈薬投与・除細動器スタンバイを行う．血圧・心拍数変動に伴うハートアタック，ブレインアタックにも留意しておく．

2 各論

家庭用品による中毒（化粧品，石鹸，洗浄剤，義歯洗浄剤，文具品，保冷剤，他）
household manufacture poisoning

宮加谷靖介　独立行政法人国立病院機構呉医療センター・救命救急センター部長

日本中毒情報センターの資料によると2010年の中毒相談件数36,044件における「家庭用品」の割合は，23,309件と64.7%を占めている（表1）．家庭用品中毒相談件数の中で，誤飲・誤食による家庭用品別相談件数を表2に示す．本項では，件数の多い家庭用品と注意を要する家庭用品について述べる．

A. 化粧品

化粧品中毒の中で注意しなくてはならない物質としてエタノールがあげられる．表3に示すように多くの化粧品にエタノールが含有されている．その他，パーマ液・染色剤および除光液などに含まれるチオグリコール酸・染料・アルカリ溶液が問題となる．

1 エタノール　化粧水・香水・ヘアリキッド・ヘアトニック・ドライシャンプーや，二重まぶた形成剤・除去剤などに含まれる．小児の誤飲では重篤な中毒症状は生じないことが多いが，100％エタノール換算で6mL程

表1　日本中毒情報センター起因物質別相談件数（2010年1〜12月）

起因物質	年間件数	%
家庭用品	23,654	64.9
医療用医薬品	6,106	16.8
一般用医薬品	3,357	9.2
工業用品	1,159	3.2
自然毒	815	2.2
農業用品	649	1.8
食品　他	695	1.9

表2　日本中毒情報センター家庭用品別相談件数（2010年1〜12月）

家庭用品　品種	年間件数
化粧品	4,323
たばこ	3,687
洗浄剤	2,973
乾燥剤・鮮度保持剤	2,339
文房具・工芸品	1,702
殺虫剤	1,897
防虫剤	496

表3　化粧品に含まれる化学物質

主な中毒物質	化粧品名
エタノール	化粧水（5〜30%含有），香水・オーデコロン（70〜80%含有），ヘアームース（10〜20%含有），ヘアジェル（10〜40%含有），ヘアーリキッド（50〜60%含有），ヘアートニック（30〜90%含有），ドライシャンプー（10〜55%含有），二重まぶた形成剤および除去剤（20〜80%含有）
アセトン	マニュキュア除光液（60〜90%含有）
チオグリコール酸	パーマ液第1剤（1〜14%含有），脱毛剤（3〜8%含有）
臭素酸塩	パーマ液第2剤（6〜10%含有）
水酸化ナトリウム	脱毛剤（2〜6%含有）
アンモニア水	脱色剤（2〜10%含有），染毛剤（1〜2%含有）
酸化染料	染毛剤（0.5〜24%含有）
過酸化水素	染毛剤（5〜6%含有），脱色剤（6〜15%含有）

度を短時間で服用した場合，危険である．「急性アルコール中毒」の項（733頁）を参照．

①症状 弱い酩酊状態では，顔面の紅潮，注意力の低下を生じ，軽度酩酊状態では，抑制がとれて多弁，陽気になる．中等度酩酊状態では，運動失調，知覚鈍麻，言語不明瞭となり，強度酩酊状態では，意識不明瞭，瞳孔散大，泥酔状態では，昏睡，重篤な低血糖，低体温状態となり，死の危険性が大きくなる．小児では，低血糖性痙攣に注意する．

②重症度判断 経口致死量は，成人で 6.3〜7.6 mL/kg，幼小児で 3.8 mL/kg 程度である．

③標準的治療
① 胃洗浄：服用後 1〜2 時間以内に行う．
② 輸液療法：乳酸リンゲル液に 50% グルコース液を 20〜40 mL 入れて投与する．
③ ビタミン B 群の投与：エタノール分解酵素の補酵素である．
④ 呼吸循環管理：気管挿管・人工呼吸器管理，昇圧薬の投与
⑤ 血糖管理：小児では頻回に行う．

④特殊治療 血液浄化法：血液透析にてエタノールの除去が可能である．

②チオグリコール酸 チオグリコール酸およびその塩類は，パーマ液第 1 液や脱毛剤に 10% 前後含まれている．チオグリコール酸は，基本的にアルカリ溶剤に溶解しているためアンモニアや水酸化ナトリウム溶液による症状を合併する．

①症状 局所粘膜刺激作用：消化器症状として，口腔・咽頭粘膜のびらん，腹部不快感，悪心などが挙げられる．動物実験では，著しい低血糖が報告されている．

②重症度判断 チオグリコール酸のラット経口 LD_{50} は 150 mg/kg である．アルカリ溶剤の中毒症状も考慮し治療を行う．

③標準的治療
① 胃洗浄：「酸・アルカリ中毒」の項（729頁）参照．
② 血糖管理
③ 対処療法

④特殊治療 アルカリによる消化管狭窄症に対してステロイドの投与も行われているが推奨されない．

③臭素酸塩 臭素酸塩は酸化剤で，パーマ液第 2 液に 6〜10% 前後含まれている．経口摂取された臭素酸塩は，胃酸と反応し臭素酸になり速やかに吸収される．体内ではほとんど代謝されず酸化剤としての働きで，肝・腎・心などを障害し溶血を惹起しメトヘモグロビン (Met-Hb) 血症を生じさせる．臭素酸塩中毒は，重篤な中毒症状をきたし死亡例も報告されている．

①症状
❶ 局所粘膜刺激作用：消化器症状として，腹痛，悪心，嘔吐，下痢，吐血，下血を生じる．
❷ 酸化作用による障害
① 腎症状：尿細管上皮細胞の変性壊死による，蛋白尿，血尿，乏尿，無尿などを生じる．臭素酸は，強い溶血作用を持っておりヘモグロビンの鉄イオンを酸化し Met-Hb に変換する．この Met-Hb は，尿細管の閉塞にも関与する．
② 低酸素血症：Met-Hb は，酸素運搬能がないために正常のヘモグロビン酸素解離曲線を左方偏位させるため全身への酸素供給量が低下する．
③ 中枢神経症状：無欲状態，傾眠，昏睡
④ 肝機能障害，心筋障害

②重症度判断 臭素酸塩のヒト経口摂取最小致死量は，成人 4 g，小児 1〜2 g である．

③標準的治療
① 胃洗浄，腸洗浄
② 大量輸液，強制利尿
③ 血液浄化法：分子量からは血液透析が適応となるが，緩徐式血液濾過透析が続発する多臓器不全に対しても治療効果が高い．
④ 対処療法

④特殊治療 10% チオ硫酸ナトリウム液 10〜50 mL の静脈注射は，臭素酸イオンを不活化し解毒薬となるといわれているが，効果についての検証はない．Met-Hb 血症に対し

ては，還元剤としてビタミンCやメチレンブルーの投与や交換輸血を行う．

4 アルカリ溶液　脱毛剤などには水酸化ナトリウムが2～6%含有されており，脱色剤や染毛剤にはアンモニアが2～10%含有されている．また，後述する洗浄剤などにも高濃度で含有されている．組織腐食作用が強く，経口摂取の場合消化管穿孔に注意する．「酸・アルカリ中毒」の項(729頁)を参照．

5 酸化染料　永久染毛剤には，第1液の中に酸化染料としてパラフェニレンジアミンが1～24%含まれており，第2液には過酸化水素が酸化剤として含有されている．中毒は，第1液で生じ，毒性も強く中毒事故も多い．

1 症状
① 粘膜刺激作用：嘔吐，口腔粘膜腫脹，上腹部痛，上気道閉塞，呼吸困難，チアノーゼの出現，気管支攣縮，神経血管性浮腫による急性呼吸不全
② 臓器障害：肝細胞壊死，急性尿細管壊死，横紋筋融解症，メトヘモグロビン血症

2 重症度判断　パラフェニレンジアミンの成人経口推定致死量は10gである．

3 標準的治療
① 胃洗浄：活性炭など吸着剤・下剤の投与
② 対処療法：神経血管性浮腫に対しては気管内挿管し人工呼吸器による管理，ステロイドの投与を行う．メトヘモグロビン血症に対しては，還元剤投与を行う(既述)．

4 特殊治療　死亡例は，高カリウム血症からの不整脈が死因である．横紋筋融解症・肝機能障害が重症の場合，血液透析・血液濾過透析を行う．

B. 石鹸，シャンプー

石鹸は，高級脂肪酸塩で界面活性剤として働き汚れを落とす．石鹸・シャンプーには，界面活性剤として陰イオン界面活性剤と非イオン界面活性剤が多く使われている．

1 症状
① 粘膜刺激作用：悪心，嘔吐，下痢，上腹部痛

表4　洗剤・洗浄剤などに含まれる化学物質

主な中毒物質	家庭用品名
水酸化ナトリウム	換気扇レンジ用洗剤(4%含有)，アルカリ性パイプクリーナー，アルカリ性トイレ用洗剤(4%含有)，カビ取り剤(3%含有)
次亜塩素酸ナトリウム	アルカリ性パイプクリーナー，アルカリ性トイレ用洗剤(5%含有)，カビ取り剤(1～5%含有)，塩素系漂白剤(1～6%含有)
塩酸	酸性トイレ用洗剤(2.5～10%含有)
スルファミン酸	酸性パイプクリーナー(40%含有)

2 重症度判断　陰イオン界面活性剤の成人経口推定致死量は200gであり，小児の誤食・誤飲程度では重篤な中毒は起こさない．

3 標準的治療　対処療法：大量服用時は，一般的な対処療法を行う．

C. 洗剤，洗浄剤，塩素系漂白剤

換気扇・レンジ用洗剤，カビ取り剤，塩素系漂白剤は，水酸化ナトリウムおよび次亜塩素酸ナトリウムを主成分としたアルカリ性剤である．トイレ用洗剤およびパイプクリーナーには，水酸化ナトリウムおよび次亜塩素酸ナトリウムを主成分としたアルカリ性剤と塩酸やスルファミン酸を主成分とした酸性剤がある(表4)．

これらの中毒が疑われる場合，商品の成分の確認と原液を飲んだのか希釈液を飲んだのか，なめた程度か容器から直に飲んだのかなどを検索することが重要である．

ここでは，次亜塩素酸ナトリウム中毒について述べる．

1 次亜塩素酸ナトリウム　カビ取り剤やパイプクリーナーなどに1～6%含有されており，アルカリ剤とともに使用される．

1 症状
① 皮膚粘膜の腐食作用

②消化器：嘔吐，悪心，口腔・咽頭・食道の疼痛と炎症，食道狭窄
③気道吸引の場合，喉頭浮腫，肺水腫，気道内出血，呼吸不全などを引き起こす．
④循環器：ショック，心停止

2 重症度判断 次亜塩素酸ナトリウムの幼児経口致死量は，5％溶液として15～30 mLである．

3 標準的治療
①胃洗浄：「酸・アルカリ中毒」の項（729頁）参照．粘膜保護剤の投与．
②ショック，消化管穿孔，急性呼吸不全に備え対処療法を行う．

4 特殊治療
①アルカリによる消化管狭窄症に対してステロイドの投与がされているが，効果は未判定である．
②1％チオ硫酸ナトリウム液での胃洗浄が，胃内で次亜塩素酸の活性を減少させるといわれてきたが効果についての検証はない．

D. 義歯洗浄剤

義歯洗浄剤は200 mL程度の水に溶かし入れ歯を洗浄するもので，弱アルカリから強アルカリの水溶液である．成分としては，漂白剤として過ホウ酸ナトリウム，過硫酸カリウム，過炭酸ナトリウムを25～50％含有する．強アルカリのものには，リン酸三ナトリウムが含まれている．

1 過ホウ酸ナトリウム 体内で過ホウ酸ナトリウムは，過酸化水素，ホウ酸ナトリウム，水酸化ナトリウムに分解される．過酸化水素の酸素刺激作用およびホウ酸ナトリウムの細胞毒性と中枢抑制作用が中毒の主体となる．

1 症状
①消化器：嘔吐，悪心，下痢，心窩部痛，吐血，下血
②中枢神経系：頭痛，不穏，振戦，脱力，痙攣，昏睡
③皮膚：融合性紅斑，落屑
④循環器：ショック，チアノーゼ

2 重症度判断 ホウ酸ナトリウムのヒト中毒量は1～3 gでヒト経口致死量は20 gである．

3 標準的治療
①胃洗浄：「酸・アルカリ中毒」の項（729頁）参照．粘膜保護剤の投与
②代謝性アシドーシスの改善に，重炭酸ナトリウム液による補正
③痙攣のコントロール：バルビツレート，ジアゼパムの投与，気管内挿管，人工呼吸器管理

4 特殊治療 重症例では，血液透析の導入を行う．

2 リン酸三ナトリウム
①リン酸三ナトリウムは，白色の結晶で水に可溶性で水溶液は強アルカリを呈する．清缶剤や食品や金属の洗浄剤として使用されている．
②症状・治療は，「酸・アルカリ中毒」の項（729頁）を参照．
③重症度判断：ラットの経口LD_{50}が7.4 g/kg

E. 文房具

【修正液】

文字の修正箇所に塗って被覆するものが修正液である．主成分は，酸化チタン40～50％樹脂10％を含み残りは溶剤である．用途により水性・油性があり，溶剤は，水性がエタノール・メタノール・水，油性がトルエン・トリクロルエタンなどである．

大量に服用すると溶剤の中毒を生じる．詳細は，「工業用品による中毒」（740頁）を参照のこと．

【インク消し】

インク消しには，第1液にシュウ酸やクエン酸が5％含有されており，第2液は次亜塩素酸ナトリウムの4～8％溶液である．

ここでは，シュウ酸中毒について述べる．

1 シュウ酸 シュウ酸は，インク消し・漂白剤・金属磨き剤として利用されている．致死量摂取例では，急速に症状が悪化し数時間で

の死亡が報告されている．腐食性が強く，カルシウムイオンと結合して低カルシウム血症を惹起する．詳細は，「酸・アルカリ中毒」の項（729頁）を参照のこと．

1 症状
① 消化器症状：口腔・咽頭・食道・胃の灼熱感，粘膜の白色化，嘔吐，悪心，吐血，下血
② 神経症状：手足のしびれ感，脱力，筋の刺激性亢進，テタニー，痙攣
③ 循環器症状：不整脈，低血圧，
④ 腎症状：血尿，乏尿，無尿

2 重症度判断
シュウ酸の成人経口推定致死量は，15～30 g である．

3 標準的治療
① 乳酸カルシウムと牛乳の服用：乳酸カルシウムを経口反復投与後，牛乳を飲ませる．胃洗浄は行わない．
② 対処療法：気管内挿管し人工呼吸器による呼吸管理を行う．補液・ショックの治療

4 特殊治療・検査
低カルシウム血症を呈し，シュウ酸結晶を尿中に認め心電図ではQT時間が延長する．
グルコン酸カルシウムまたは塩化カルシウムをゆっくり静脈注射する．臓器不全が生じた場合，血液浄化法を導入する．

【スライム】
ゼリー状の粘土で水，洗濯糊，硼砂（ホウシャ）の水溶液で作る．硼砂はホウ酸ナトリウムであり，スライムの誤食ではホウ酸ナトリウム中毒を引き起こす．
中毒症状などは，上記「過ホウ酸ナトリウム」を参照．

F. 保冷剤，不凍液

保冷剤や不凍液の主成分として，エチレングリコールが含有されている．エチレングリコールは，無色無臭で粘性のある甘味のある液体である．不凍液の種類によっては，90%以上含まれているものがある．一部の製品では，メタノールが含有されているものがあり，注意を要する（メタノールの場合，「急性アルコール中毒」の項，733頁を参照）．

1 エチレングリコール
経口摂取されたエチレングリコールは，肝臓で代謝を受けグリコアルデヒドやシュウ酸に変換される．中毒の際の病態の中心をなすのが，これらの代謝産物による代謝性アシドーシスである．

1 症状
① 初期：中枢神経抑制症状が主体となる．嘔気，悪心，代謝性アシドーシス，意識障害，痙攣，脳浮腫
② 中期：頻脈，頻呼吸，うっ血性心不全，ショック
③ 後期：代謝生成物のシュウ酸により，不可逆性の腎不全，乏尿，無尿，急性尿細管壊死，腎不全を発症させる．

2 重症度判断
エチレングリコールのヒト経口推定致死量は，1.4 mL/kg で重症中毒を引き起こす．

3 標準的治療
① 胃洗浄：経口から吸収は速いが，早期に体外に排出することが重要である．
② 対処療法：気管挿管し人工呼吸器による呼吸管理を行う．補液・ショックの治療

4 特殊治療・検査
拮抗薬としてエタノールを投与し，エチレングリコールの肝での代謝を抑制する．投与法は，経口の場合600 mg/kg を初回投与し100 mg/kg/時で持続投与する．代謝性アシドーシスが高度の場合，血液透析を導入する．ピリドキシン塩酸塩やチアミン塩化物塩酸塩の投与を行う．

G. 乾燥剤，鮮度保持剤

乾燥剤の成分として，シリカゲル・塩化カルシウム・生石灰（酸化カルシウム）がある．鮮度保持剤の主成分は，エタノールとシリカゲルである．
① シリカゲルは，成人経口致死量が15g/kg以上で大量摂取しても，ほとんど症状発現はない．
② 塩化カルシウムの場合，苦みのある粉末や液体で大量に誤食することはまれである．

③生石灰の場合は，酸化カルシウムが体内の水分と反応して熱と水酸化カルシウムを生成するため，熱による作用とアルカリによる腐食作用に対し治療を行う．

向精神薬中毒
psychotoropic poisoning

大髙祐一　東京医科大学・救急医学

　向精神薬とは主要な作用として，精神機能，行動あるいは経験に影響を与える薬物の総称である．精神症状の治療に用いる向精神薬を表1に示す．

A. 抗精神病薬

　抗精神病薬は幻覚，妄想，興奮などの精神病の症状に対して使用する．統合失調症以外に，躁病やアルコール離脱，脳器質性精神病，症状精神病，身体疾患によるせん妄に処方される．

　抗精神病薬は開発時期により2世代に分かれる．第1世代は定型抗精神病薬と呼ばれている．第2世代は非定型抗精神病薬と呼ばれ，副作用を少なくし，陰性症状の改善にも役立つ．作用する受容体に特徴があり，SDA（セロトニン-ドパミン拮抗薬），MARTA（多元受容体標的化抗精神病薬）などと呼ばれている．

　近年，抗精神病薬は肺動脈塞栓症の危険因子の一つと報告されている．抗精神病薬服用中の患者に突然の血圧低下や呼吸悪化がみられた場合は，血栓塞栓の確認，鑑別を必要とする．

1 フェノチアジン系
薬理作用は，ドパミン受容体，アドレナリン受容体，ムスカリン受容体を遮断する他，多彩に作用する．

1 重症度判断　呼吸停止，心室性不整脈，血圧低下，昏睡，痙攣，体温異常を生じた場合は重症である．注意すべきは心電図で，QRS幅が0.12秒以上に延長した際は心室性不整脈が生じる可能性があり，モニター監視は必須とする．QT間隔の延長がある場合は低カリウム血症，低マグネシウム血症に気をつける．心室性不整脈の出現にはQRS幅のチェックが，より大切である．

2 治療　ほとんどが対症療法で対応可能である．服用後，1時間以内であれば胃洗浄を行う．活性炭を投与する（1g/kg）．QRS幅の延長には炭酸水素ナトリウムの投与を行い（1〜2mEq/kg），pH 7.44〜7.55に保つ．

3 特殊治療　血液浄化療法の効果はない．解毒・拮抗薬もない．

2 ブチロフェノン系
薬理作用は，フェノチアジン系と比べてドパミン受容体遮断作用が強い．しかし，その他の自律神経系に作用する受容体への影響は弱い．

1 重症度判断　注意点はフェノチアジン系薬剤と同様である．悪性症候群はブチロフェノン系での報告が多く，意識障害，筋強剛，高

表1　代表的な向精神薬

抗精神病薬		感情調整薬				睡眠薬
フェノチアジン系	ブチロフェノン系	三環系	炭酸リチウム	カルバマゼピン	バルプロ酸	バルビツレート系
コントミン®　ウィンタミン®　レボトミン®　ヒルナミン®　ニューレプチル®　PZC®	リントン®　セレネース®　ハロステン®　トロペロン®　インプロメン®	イミドール®　トフラニール®　アナフラニール®　スルモンチール®　アンプリット®　トリプタノール®　ノリトレン®	リーマス®　ヨシトミ®	テグレトール®　テレスミン®	デパケンR®　デパケン®　バレリン®　ハイセレニン®　セレニカ®	フェノバール®　イソミタール®　ラボナ®　プリミドン®

体温に加え，自律神経症状や高CPK血症が認められれば悪性症候群を考える．ハロペリドール（セレネース®）は血中濃度測定が可能である．

2 治療 ほとんどが対症療法で対応可能である．服用後1時間以内であれば胃洗浄を行う．活性炭を投与する（1 g/kg）．悪性症候群が考えられれば，原疾患の悪化にかかわらず抗精神病薬を中止し，輸液と全身管理を行う．ダントロレンナトリウム（ダントリウム®）が有効である．

3 特殊治療 血液浄化療法の効果はない．解毒・拮抗薬もない．

3 非定型抗精神病薬 薬理作用はドパミン受容体遮断作用，セロトニン受容体遮断作用である．中毒時に問題となるのは，リスペリドン（リスパダール®）などSDAではαアドレナリン受容体遮断であり，オランザピン（ジプレキサ®），クエチアピン（セロクエル®）などではアドレナリン受容体，ヒスタミン受容体，ムスカリン受容体の遮断作用である．非定型抗精神病薬中毒では，死亡率は低く，悪性症候群もまれであると報告されている．しかし一方で，呼吸抑制や他の向精神薬との併用で血圧低下が生じるとも報告されており，軽くみてはいけない．

1 重症度判断 常用歴の少ない成人や子どもは中毒症状が出やすいが，重篤な副作用や死亡例の報告は少ない．中毒症状は摂取1～2時間後から始まり，4～6時間後にピークに達する．気道，呼吸，循環，痙攣に注意をする．長期内服中の患者では，高血糖が引き起こされることがあり，意識障害の鑑別となる．

2 治療 対症療法を行う．服用後，1時間以内であれば胃洗浄を行う．活性炭を投与する（1 g/kg）．

3 特殊治療 血液浄化療法の効果はない．解毒・拮抗薬もない．

B．抗うつ薬，抗躁薬

感情障害の治療に用いる．三環構造を有している三環系抗うつ薬を第1世代と呼ぶ．循環器系の副作用を減らした四環系や，全く構造の異なるトラゾドン（レスリン®，デジレル®）などが第2世代である．最近の主力となるSSRI（選択的セロトニン再取り込み阻害薬）やSNRI（セロトニン-ノルアドレナリン再取り込み阻害薬）は第3世代，第4世代に位置づけられ，セロトニン受容体への選択性が高く，他の受容体の親和性が低いことからより副作用が少ない抗うつ薬とされている．

1 三環系抗うつ薬 副作用は強く，過量服薬時には注意を要する．薬理作用はムスカリン受容体，アドレナリン受容体，ヒスタミン受容体を遮断する．特に注意が必要なのはキニジン様作用で，心筋伝導障害や心筋収縮力の低下をきたし，致死的不整脈を生じることがあり大変注意が必要である．四環系抗うつ薬は心毒性を減らしているが，中枢神経系への副作用は同様である．

1 重症度判断

① 重症患者では低血圧，心室性不整脈，昏睡，痙攣がみられる．心電図上，QRS幅が0.12秒以上に延長した際は心室性不整脈が生じる可能性があり，モニター監視は必須とする．

② 中毒量は10 mg/kg以上，致死量は20 mg/kg以上であり，三環系抗うつ薬の一般的な処方量は75～150 mg/日であることを考えると，容易に中毒量を内服しやすく注意が必要である．中毒量の内服であれば，症状の有無にかかわらず入院が必要である．

2 治療 対症療法を行う．服用後，1時間以内であれば胃洗浄を行う．活性炭を投与する（1 g/kg）．QRS幅の延長には炭酸水素ナトリウムの投与を行い（1～2 mEq/kg），pH 7.44～7.55に保つ．

3 特殊治療 血液浄化療法の効果はない．

2 SSRI，SNRI 三環系で問題となる受容体への影響が少ない．単剤の大量服薬では生命的に危険となるような中毒症状はめったに

生じない．セロトニン症候群に注意する．

① 重症度判断 三環系抗うつ薬に比べれば毒性が少ないとされるが，同様の点に注意が必要である．精神的な落ち着きのなさ，振戦，反射亢進，ミオクローヌス，筋強剛，発熱，発汗などがみられた場合はセロトニン症候群を疑う．

② 治療 治療は対症療法である．服用後，1時間以内であれば胃洗浄を行う．活性炭を投与する（1 g/kg）．QRS 幅の延長には炭酸水素ナトリウムの投与を行い（1〜2 mEq/kg），pH 7.44〜7.55 に保つ．セロトニン症候群が疑われた場合は原因薬剤を中止し，輸液と全身管理を行う．シプロヘプタジン（ペリアクチン®）が有効とされている．

③ 特殊治療 血液浄化療法の効果はない．解毒・拮抗薬もない．

③ 炭酸リチウム（リーマス®）
作用機序は明確でないが，抗躁効果がある．治療濃度域が狭く，中毒症状を起こしやすい．腎排泄性である．消化管で吸収されてから中枢神経系に移行するまでに時間がかかり，後から重篤な副作用が起きる可能性があるので注意が必要である．

① 重症度判断 悪心，振戦，せん妄がみられる．昏睡，痙攣，低血圧がみられた場合は重症と考える．

② 治療 対症療法を行う．服用後，1時間以内であれば胃洗浄を行う．活性炭には吸着されない．腎排泄性である．

③ 特殊治療 血液透析が有効である．血清リチウム値を指標にできるが，すぐには測定できないことや，臨床症状と血中濃度が解離することがあるため，適応は症状で判断する．活性炭に吸着されないため，血液灌流法は無効である．

C. 抗不安薬

抗不安薬は不安や緊張を改善させる．古くはアルコールもその範疇だが，現在では主にベンゾジアゼピン系薬剤を意味し，わが国では 20 種類程度存在する．

① ベンゾジアゼピン系
作用機序は脳の辺縁系にあるベンゾジアゼピン受容体に結合し，GABA 作用を高めて中枢神経を抑制する．一般に大量服薬をしても，毒性そのもので死に至ることは少ない．しかし，昏睡に至った場合は，嘔吐による気道の問題や肺炎の合併，長時間同様の姿勢で倒れていた場合の褥瘡や筋挫滅に気をつける．

① 重症度判断 呼吸抑制，低血圧，昏睡が起こるが，重症化することは少ない．前述の合併症に注意する．

② 治療 ほとんどが対症療法で対応可能である．服用後，1時間以内であれば胃洗浄を行う．活性炭を投与する（1 g/kg）．

③ 特殊治療 活性炭を用いた血液灌流法は有効であるが，そこまで重症化することはほとんどない．拮抗薬としてフルマゼニル（アネキセート®）があり，しばしば診断的治療に用いられるが，半減期が短く効果が持続しない．痙攣の誘発があることを知っておく．

D. 睡眠薬

ベンゾジアゼピン系と非ベンゾジアゼピン系に分類される．非ベンゾジアゼピン系でしばしば問題となるのは，バルビツール酸系である．

① バルビツール酸系
GABA 受容体との関与が主体であるが，その作用機序は複雑である．高用量では中枢神経抑制作用が強く，脳幹の抑制作用も現れるため，呼吸，循環の抑制が生じやすい．ベゲタミン®はクロルプロマジン，フェノバルビタール，プロメタジン塩酸塩の合剤であり，大量服薬例でしばしば長時間の昏睡に陥り注意が必要である．

① 重症度判断 重症例では呼吸抑制，低血圧，昏睡をきたす．致死量はペントバルビタールやアモバルビタールで 2〜3 g，フェノバルビタールで 6〜10 g である．フェノバルビタールは血中濃度測定が可能である．80 μg/mL 以上で昏睡に至る．

2 **治療** 対症療法を行う．来院時に昏睡の患者は，しばしば意識障害が遷延することが多いため，気管挿管を必要とする．服用後，1時間以内であれば胃洗浄を行う．活性炭を投与する（1 g/kg）．フェノバルビタールは腸肝循環であるため，活性炭の繰り返し投与（0.5 g/kgを8時間おきに4回）が有効である．

3 **特殊治療** 血液透析，血液灌流の効果がある．低血圧が持続し，呼吸，中枢神経系も強く抑制されている患者で施行する．また，フェノバルビタールでは尿のアルカリ化が有効とされているが，第一選択される治療ではない．

E．抗てんかん薬

抗てんかん薬は抗痙攣作用で用いられる他，気分安定作用に着目され，躁状態のある患者や人格障害，易興奮性のある患者に処方される．

1 **カルバマゼピン（テグレトール®）** 作用機序は不明確である．三環系抗うつ薬と類似の構造を持つことから，毒性としてムスカリン受容体遮断による抗コリン作用，キニジン様作用が問題で，中枢神経抑制作用と心筋伝導障害および心筋収縮力抑制作用をきたす．

1 **重症度判断** 呼吸抑制，頻脈，血圧低下，昏睡，痙攣に注意する．心電図上QRS幅の延長や不整脈の出現に気をつける．血中濃度の測定が可能で，30 µg/mL以上は重症となる．腸管からの吸収が遅く，血中濃度のピークが数日間持続するため，来院時に無症状であっても一晩の経過観察が望ましい．

2 **治療** 対症療法を行う．服用後，1時間以内であれば胃洗浄を行う．活性炭の繰り返し投与が有効である（0.5 g/kgを8時間おきに4回）．心電図上，QRS幅の延長がみられれば，三環系抗うつ薬の項で述べた内容と同じ治療をする．

3 **特殊治療** 血液透析は無効であるが，血液灌流は有効である．低血圧が持続し，呼吸，中枢神経系も強く抑制されている患者で施行する．

2 **バルプロ酸ナトリウム（デパケン®）** 作用機序は不明である．大半が特に中毒症状を生じないとされているが，中枢神経系の抑制には注意する．また，肝毒性，高アンモニア血症，高ナトリウム血症，低カルシウム血症，代謝性アシドーシスを生じる．

1 **重症度判断** 呼吸抑制，低血圧，昏睡，痙攣に注意する．バルプロ酸関連高アンモニア脳症が報告されており，その場合は死亡例がある．その発症とバルプロ酸血中濃度との関連は不明確であり，血中濃度にかかわらず注意が必要である．服用から約12〜100時間後に出現すると報告されている．

2 **治療** 対症療法を行う．服用後，1時間以内であれば胃洗浄を行う．徐放製剤が多く処方されており，活性炭の繰り返し投与が有効である（0.5 g/kgを8時間おきに4回）．

3 **特殊治療** 高アンモニア血症や肝障害にはL-カルニチン（エルカルチン®，エントミン®）（50 mg/kg/日）の投与が有効とされている．血液浄化療法の適応は低いが，輸液や昇圧剤の治療に反応が悪く，低血圧が持続する場合は行ってもよい．

解熱鎮痛薬・循環呼吸系薬・外用薬中毒

poisoning with antipyretic analgesics, circulatory, respiratory and external medicines

真弓俊彦　一宮市立市民病院・救急救命センター長

Ⅰ．解熱鎮痛薬

A．代表的な物質と病態

1 **アセトアミノフェン** 代謝産物によって肝腎毒性をきたしうる．妊娠中の過量投与では胎児死亡や流産の可能性がある．

2 **サリチル酸塩** 鎮痛薬，湿布薬，局所皮膚

軟化薬などがある．様々な毒性作用があり．①中枢神経刺激による頻呼吸，呼吸性アルカローシス，②細胞内で酸化的リン酸化を切断し，ブドウ糖と脂肪酸の代謝を阻害，③脳，肺の浮腫，④血小板機能を低下させ，プロトロンビン時間を延長させる．

3 **非ステロイド性抗炎症薬（NSAIDs）** ほとんどのものは過量投与しても軽度の胃腸症状ですむが，メフェナム酸（ポンタール®），ピロキシカム（バキソ®）は過量投与により重篤化する．NSAIDs はシクロオキシゲナーゼの抑制によるプロスタグランジン産生低下などから症状をきたす．

4 **コルヒチン** 細胞分裂を阻害し，高濃度では非特異的細胞毒性をきたす．迅速に吸収され，体内組織に広く分布し，あらゆる臓器を障害し，過剰投与は非常に重篤で死亡率は高い．

B．重症度判断

1 **アセトアミノフェン** 内服4時間以降の血中濃度を測り，ノモグラムを用い重症度を予測する（図1）．高濃度のサリチル酸などの要因で偽性高値を示すことがある．

2 **サリチル酸** 急性の服用量が 150～200 mg/kg では軽い中毒を生じ，300～500 mg/kg では重症となる．急性服用の場合には，1回の採血では不十分で，緊急採血と連続採血で血清サリチル酸濃度の測定を行い，ノモグラムを参考に評価する（図2）．

3 **非ステロイド性抗炎症薬（NSAIDs）** 特異的血中濃度の測定は不可能かつ役立たない．痙攣，昏睡，血圧低下など全身状態から判断する．

4 **コルヒチン** 2～12時間後から悪心，嘔吐，腹痛，ひどい血便が生じ，透過性亢進からショックをきたし，8～36時間後に，呼吸不全，ショック，突然の心停止などにより死亡する．心筋障害，横紋筋融解症，DIC，急性腎不全などをきたす．遅発性では，骨髄抑制，白血球減少，血小板減少（4～5日），脱毛（2～3週）がある．

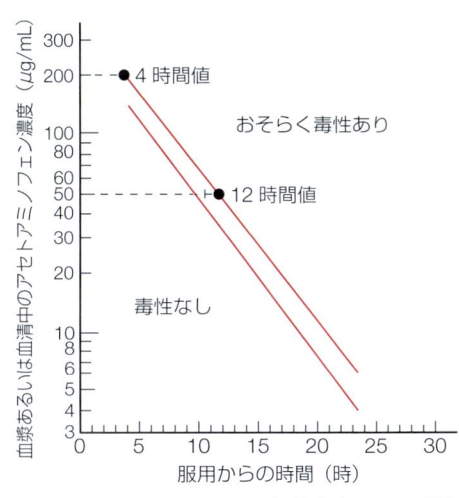

図1 アセトアミノフェン急性中毒による肝障害を予測するためのノモグラム

摂取後4時間以内は吸収過程にあり，血中濃度はピークに達していない可能性があるため，4時間後から評価が可能．上方の線が肝毒性を起こすとされている境界を示し，下方の線はその 25% 低い値を示している．誤差を考え，治療の境界は下方の線を用いるべきである．

〔Olson KR（著），坂本哲也（監訳）：中毒ハンドブック．p50 メディカル・サイエンス・インターナショナル，1999〕

C．特に推奨すべき標準治療

内服30分以内（NSAIDs，コルヒチンの場合には数分以内）であればトコンで嘔吐を誘発させる．それ以降であれば，活性炭を下剤とともに投与する．コルヒチンの場合，早期であれば胃洗浄を考慮し，また，腸肝循環するため活性炭を繰り返し投与する．

D．特殊治療

1 **アセトアミノフェン** 血中濃度がノモグラムの下限（毒性の可能性があり）以上であった場合や緊急検査ができない場合には，ただちに N-アセチルシステインを 140 mg/kg 経口投与する．代謝産物が蓄積していない急性期（8～10時間以内）に有効であるが，24時間以

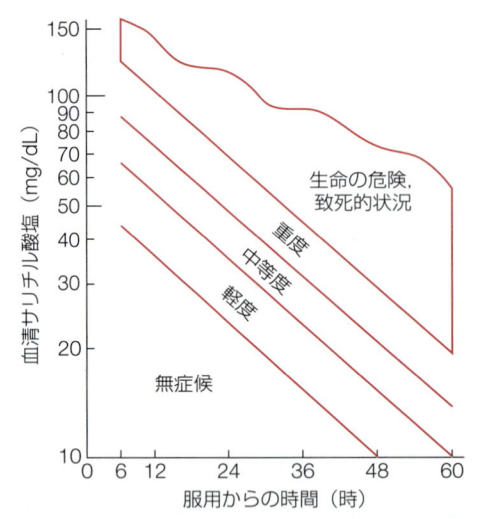

図2 サリチル酸塩中毒の重症度判定ノモグラム
被包されていない製剤を急性に服用したと想定した場合の吸収動態．
〔Olson KR（著），坂本哲也（監訳）：中毒ハンドブック．p231 メディカル・サイエンス・インターナショナル，1999〕

上経過していても投与すべきである．嘔吐があり経口投与が不可能な場合には経鼻胃管より投与する．

[2]**サリチル酸塩** 気道確保，酸素投与，肺水腫のモニタリングを行う．pH 7.4以下にならないように必要時には，炭酸水素ナトリウムを投与する．無症候性の患者でも最低6時間は様子観察を行う（徐放剤，大量服薬，牛黄含有合剤の場合にはもっと長時間）．

[3]**非ステロイド性抗炎症薬（NSAIDs）** 解毒薬はない．血中プロトロンビン時間が延長した場合にはビタミンKを投与してもよい．

[4]**コルヒチン** 解毒薬はない．

II．循環呼吸系薬

A．代表的な物質と病態

[1]**ジギタリス** Na^+，K^+-ATPaseポンプ作用を阻害し，迷走神経作用が増強され，洞および房室結節伝導速度は減少する．嘔吐，高カリウム血症，洞性徐脈，洞房性心停止，II度/III度房室ブロックを呈するが，心室頻拍や心室細動をきたすこともある．

[2]**カルシウム拮抗薬** 血管平滑筋，心臓に働き，細胞内へのカルシウム流入速度を下げ，冠動脈と末梢血管の拡張，心収縮力の低下，房室結節伝導の低下，洞結節活動の低下，反射性頻脈を生じる．低血圧と徐脈（洞性徐脈，II度/III度房室ブロック，接合部調律を伴う洞停止など）を生じるが，QRSの幅は変化しない．

[3]**βアドレナリン遮断薬** 低用量ではβ受容体を選択的に，過剰投与では選択性がなくなりアドレナリン受容体を過剰に遮断する．低血圧と徐脈を含む心機能障害を生じる．膜安定化作用のあるプロプラノロールなどは，さらに心筋の収縮と刺激伝導を抑制し，心房ブロック，心室内伝導障害，心原性ショック，心停止を起こすことがあり，また，中枢神経系への毒性として痙攣，昏睡，呼吸停止を引き起こす．喘息または慢性気管支攣縮性疾患の患者では気管支攣縮を生じる．低血糖，高カリウム血症が起こることもある．

[4]**硝酸塩と亜硝酸塩** ともに血管拡張を起こし，血圧が低下する．亜硝酸薬は強力な酸化剤で，メトヘモグロビン血症を生じさせる．特に乳児では消化管内で硝酸塩は亜硝酸塩へと置換され，メトヘモグロビン血症を生じやすい．頭痛，皮膚紅潮，反射性頻脈を伴う起立性低血圧がよく認められる．

[5]**ニトロプルシド（ニトプロ®）** 速やかに加水分解され遊離シアン化物を生じ，通常肝，血管のローダナーゼという酵素によってチオ

シアン酸塩へと変換される．そのため，高用量短時間の投与により急性シアン化物中毒が生じ，頭痛，過呼吸，不安感，興奮，痙攣，代謝性アシドーシスを生じる．一方，腎排泄のチオシアン酸塩は腎不全患者では，特に長期投与を続けた場合に，傾眠傾向，錯乱，せん妄，振戦，痙攣，昏睡をきたすチオシアン酸塩中毒を生じる．

6 テオフィリン（テオドール®，テオロング®，ユニフィル，ユニコン®など）　高濃度でホスホジエステラーゼを阻害し，細胞内のサイクリックモノフォスフェート（cAMP）を増加させる．また，治療域濃度でもβアドレナリン受容体を刺激し，カテコールアミンを遊離させる．急性の過剰摂取では，嘔吐，振戦，不安感，動悸，低カリウム血症，低リン血症，高血糖，代謝性アシドーシスをきたす．重症例では低血圧，心室性不整脈，痙攣を示す．慢性中毒は，幼少時や高齢者などで，過剰量が24時間以上繰り返された場合や併用する疾患や薬物によりテオフィリンの肝代謝が遅延する場合に生じ，嘔吐，動悸，痙攣を示す．

7 抗ヒスタミン薬　H_1 受容体の結合部位でヒスタミンと競合し，また，抗コリン作用もある．常用量の3～5倍量の服用で，中毒を生じ，子どもは成人よりもより敏感である．抗コリン薬中毒に似た傾眠，散瞳，皮膚の紅潮，発熱，頻脈などを呈し，重症例では痙攣や高熱を生じる．

8 デキストロメトルファン（メジコン®）　合成オピオイド系中枢性鎮咳薬で，中毒量はばらつきがあるが，10 mg/kgを超えて起こる．眼球振盪，運動失調，傾眠傾向が生じる．また，特にアルコールとの併用で昏迷，昏睡，呼吸抑制が生じうる．モノアミン酸化酵素阻害薬との併用で，通常量でも重症の高体温，筋硬直，高血圧が生じることがある．

B. 重症度判断

下記の薬剤，環系抗うつ薬，交感神経抑制薬などを併用している場合には，より重篤となるので注意を要する．

1 ジギタリス　血中濃度の測定は推奨されるが，重症度とは相関しない．重症高カリウム血症や重篤な不整脈ではICU管理が必要である．

2 カルシウム拮抗薬　低血圧と徐脈（洞性徐脈，Ⅱ度/Ⅲ度房室ブロック，接合部調律を伴う洞停止など）を生じていれば重症で，ICUなどでの管理が必要である．

3 βアドレナリン遮断薬　血中濃度の測定は診断の確定には有用であるが，救急処置には無効である．

4 硝酸塩と亜硝酸塩　低血圧，メトヘモグロビン血症を認めた場合には対処が必要である．

5 ニトロプルシド（ニトプロ®）　臨床症状より重症度を判定する．高濃度のシアン化物中毒では乳酸アシドーシスを生じている．血中濃度が50～100 mg/L以上のチオシアン酸塩はせん妄，傾眠を起こしうる．

6 テオフィリン（テオドール®，テオロング®，ユニフィル，ユニコン®など）　血清テオフィリン濃度は診断および緊急治療の決定に重要であり，急性中毒では2～4時間ごとに測定する．徐放剤から持続的に吸収される場合などでは摂取後12～16時間以上経過後に血清濃度がピークに達する場合もあり，必ず複数回測定する．急性で90～100 mg/dL以下であれば，通常痙攣や心室性不整脈などの重篤な症状は生じない．しかし，慢性摂取の場合，40～60 mg/dLで重篤な中毒症状が生じる．

【注】：急性のカフェイン中毒でも同様の臨床症状を呈し，ほとんどの市販の免疫アッセイ法では誤って高いテオフィリン濃度を示す．

7 抗ヒスタミン薬　ジフェンヒドラミンの重篤な中毒ではQRSが延長した心筋抑制を生じる．テルフェナジンの重症例や薬剤相互作用により過量例では，QT延長やtorsades型の心室性不整脈を生じる．

表1 活性炭の反復投与が有用な循環呼吸系薬

- 腎排泄で，重症腎不全がありクリアランスが低下している場合（ジゴキシンなど）
- カルシウム拮抗薬などの徐放剤の大量服薬
- 分布容量が小さく，腸肝循環に入るもの〔ジギトキシン，テオフィリン（テオドール®）ほか〕
- 分布容量が小さく，半減期が長いか，固有の除去速度が遅いβ遮断薬〔アセブトロール（アセタノール®），アテノロール（テノーミン®），ナドロール（ナディック®）など〕

C．特に推奨すべき標準治療

ジギタリス，カルシウム拮抗薬，βアドレナリン遮断薬，硝酸塩と亜硝酸塩，テオフィリン，抗ヒスタミン薬，デキストロメルトファンの場合には，数分以内であればトコンで嘔吐を誘発させる．それ以降であれば，活性炭を下剤とともに投与する．また，表1のような場合には活性炭の反復投与を行う．カルシウム拮抗薬やテオフィリンなどの徐放剤の大量服薬では，全腸管洗浄も考慮する．非経口使用であるニトロプルシド中毒では，活性炭は不要である．

D．特殊治療

[1] **ジギタリス** ジゴキシン特異抗体（ジギバインド）のFab断片は，上記の重症中毒で適応となり，経口大量摂取の場合には予防投与する．

[2] **カルシウム拮抗薬** 10％塩化カルシウム10 mLまたは10％グルコン酸カルシウム20 mLを静注投与する．血清カルシウム濃度を3-4 mg/dL増加させることを目標に反復投与するが，13 mg/dLを上限とする．

[3] **βアドレナリン遮断薬** 徐脈はアトロピン硫酸塩0.01〜0.03 mg/kg静注またはイソプレナリン（プロタノールL®）（4μg/分で開始し，必要に応じて増量）にて対処するか，一時的ペーシングを使用する．これらでも抵抗性の徐脈と低血圧にはグルカゴン0.1〜0.3 mg/kg静注し，必要に応じて繰り返す．膜安定化薬の場合には炭酸水素ナトリウム（メイロン®）1〜2 mEq/kgの投与に反応する可能性がある．気管支攣縮に対しては気管支拡張薬ネブライザーで対処する．

[4] **硝酸塩と亜硝酸塩** 症状のあるメトヘモグロビン血症ではメチレンブルーで治療する．

[5] **ニトロプルシド（ニトプロ®）** シアン化物中毒が疑われる場合には，チオ硫酸ナトリウム（デトキソール®）を投与する．チオシアン酸塩中毒では，腎不全の場合，血液透析が有用である．

[6] **テオフィリン**：低血圧，頻脈，心室性不整脈はすべて過剰なβアドレナリン刺激によるものであるので，低濃度のプロプラノロール（インデラル®）0.01〜0.03 mg/kg静注にて対応する．喘息の既往のある患者ではβ遮断薬は注意深く使用する．血液吸着はテオフィリン血中濃度が100 mg/L以上であれば行うべきである．血液透析はそれほど有用ではないが，血液吸着がただちにできない場合に行う．

[7] **抗ヒスタミン薬** 重篤なジフェンヒドラミン（レスタミン®，ドリエル®）中毒に対して炭酸水素ナトリウム（メイロン®）1〜2 mEq/kgの静注は心筋抑制やQRS延長に対して有効である．

[8] **デキストロメトルファン（メジコン®）** 昏睡，縮瞳など麻酔中毒の徴候があればナロキソン塩酸塩0.4〜2 mg静注し，効果が出るまでこれを繰り返す．

Ⅲ．消毒薬

A．代表的な物質と病態

[1] **殺菌薬と消毒薬** 過酸化水素は体内の閉鎖腔では酸素の産生により膨張する．そのためまれに胃穿孔が生じる．過マンガン酸塩はメトヘモグロビン血症も起こしうる．

[2] **ホルマリン，グルタラール** 誤飲で，重篤

な粘膜傷害をきたす．皮膚付着で，皮膚炎や化学損傷を生じ，また，蒸気への曝露で，眼・呼吸器系の刺激や肺浮腫を起こす．

3 **エタノール，イソプロピルアルコール** 中枢神経系を抑制する．イソプロピルアルコールの毒性は，エタノールの2倍．急性アルコール中毒症状をきたす．

B. 重症度判断

1 **ホルマリン** 誤飲により，重症例では代謝性アシドーシス，痙攣，意識喪失，循環不全をきたす．

2 **エタノール，イソプロピルアルコール** 中毒量：イソプロピルアルコールで20 mL．致死量はイソプロピルアルコールで250 mL．大量吸入に起因する昏睡例もある．

C. 特に推奨すべき標準治療

1 **殺菌薬と消毒薬** 経口摂取の場合，すぐに水か牛乳で薄める．胃洗浄を注意深く行うが，腐食性障害を生じる可能性があり嘔吐させてはいけない．活性炭や下剤は有効でない．

2 **ホルマリン，グルタラール** 経口摂取の場合，すぐに水か牛乳で薄める．活性炭，下剤の投与．胃洗浄および催吐は避ける．

3 **エタノール，イソプロピルアルコール** 活性炭，下剤の投与．これらはすみやかに吸収されるため催吐や胃洗浄は有効でない．

D. 特殊治療

1 **過マンガン酸塩** メトヘモグロビン血症が生じればメチレンブルー(市販なし．院内製剤)を投与する．

2 **ホルマリン，グルタラール** 代謝性アシドーシスに対する炭酸水素ナトリウム(メイロン®)注，血液透析．

3 **エタノール，イソプロピルアルコール** 標準治療で通常は対応可能である．血中濃度が非常に高いときや輸液や昇圧薬に反応しない低血圧の場合に血液透析が適応となる．

一般薬中毒
general medication intoxication

萩原佑亮　川口市立医療センター・救命救急センター

A. 社会的背景

　2009年6月の薬事法改正より登録販売者制度が始まり，第1類医薬品でなければ薬剤師でなくても登録販売者の資格があれば販売ができるようになった．これにより，ドラッグストアチェーンやコンビニエンスストアにおいても一般用医薬品の販売が拡大してきている．一般用医薬品の95%以上が第2類および第3類医薬品に指定されており，24時間いつでも一般用医薬品が手に入りやすい環境が整っている．例えば，医薬品の過量内服を繰り返すために家族が病院から処方される内服薬を管理していたが，患者自身がドラッグストアチェーンにて購入し再び過量内服をするケースも少なくない．また，中年男性のうつ病が増加しており，医療機関を受診せずにドラッグストアチェーンで睡眠薬を購入しているケースもまれではなく注意が必要である．さらには，インターネットを利用した通信販売も盛んであり，海外から個人輸入しているケースも増加している．このような社会的背景から一般薬における中毒疾患も無視できないものとなって来ている．

B. 病態の把握と診断・治療の進め方

① 一般に手に入れることができる医薬品であるため，少量で重篤な症状を引き起こす成分は少ないが，どんな一般用医薬品においても薬剤アレルギーは起こる可能性がある．アナフィラキシーやスティーヴンス・ジョンソン症候群などには注意が必要である．

② 一般用医薬品は配合製剤が多いため，来院の際には，患者・家族や救急隊員に服用した薬剤がわかるように箱や瓶などを一緒に持参してもらうことが重要である．薬剤の成

分がわかれば必要な治療法が判断しやすい．
③内服した薬剤名がわかれば，インターネットを利用して検索することで成分は比較的容易に調べることができる．
④薬剤の成分がどんなものであっても，救急外来や救命救急センターにおける初期診療の基本は ABC アプローチである．つまり，気道や呼吸・循環を迅速に評価し，不安定であれば，気道確保，換気補助，輸液やカテコールアミン投与を行い呼吸・循環の安定化を図る．また，GCS スコア 8 以下の昏睡には，気管挿管を原則的に行うべきであり，入院後の気道閉塞や誤嚥性肺炎を予防できる．
⑤胃洗浄や活性炭投与の施行につては，以前はルーチンで行われていたが，客観性の高いエビデンスがない上に合併症の可能性もあるため，原則として中毒量かつ服用後 1 時間以内の基準を満たした場合に行うことが推奨されている．
⑥薬剤の成分が判明し，拮抗薬など特異的な治療法が存在するのであれば，その治療法を実施する．
⑦過量内服が原因の中毒であれば，精神的なフォローアップを忘れずに行う．帰宅までに精神科医の診察を受ける方が望ましい．また，かかりつけ医があれば家族とともに受診をするように勧める．

C．注意すべき代表的な成分

1 アセトアミノフェン

①アセトアミノフェン含有の一般用医薬品は，日本においても 1,000 品目以上あり，薬形も原末，顆粒，カプセル，錠剤，シロップ，坐剤など様々である．米国で普及している「タイレノール®（ジョンソン・エンド・ジョンソン）」が日本においても販売されたがアセトアミノフェン含有量は 1 錠 300 mg と米国（1 錠 500 mg）に比べて少ない．日本では「パブロン® シリーズ（大正製薬）」，「セデス® シリーズ（塩野義製薬）」，「ベンザエース®（武田薬品）」などが有名であるが，他にもアセトアミノフェン含有製剤は多く存在するため注意を要する．アスピリン製剤として有名な「バファリン® シリーズ（ライオン）」のうち，「バファリンプラス S®」，「バファリンルナ®」，「小児用バファリン®」はアセトアミノフェン含有製剤である．
② 5 g 以上または 150 mg/kg 以上の摂取で肝障害が出現するといわれている．アセトアミノフェン含有の製剤を内服していることが判明した場合には，その内服量を計算し，必要であれば胃洗浄や活性炭の投与，N-アセチルシステインを投与すべきである（「解熱鎮痛薬・循環呼吸系薬・外用薬中毒」，722 頁参照）．

2 アセチルサリチル酸塩（アスピリン）

①解熱鎮痛・感冒薬に多く含まれている成分のひとつである．「バファリン® シリーズ（ライオン）」が日本では有名である．
② 150 mg/kg 以上の摂取で中毒症状が出現し，300 mg/kg 以上で重篤になるといわれている．必要であれば，炭酸水素ナトリウムの投与などを考慮する（「解熱鎮痛薬・循環呼吸系薬・外用薬中毒」，722 頁参照）．

3 イブプロフェン

①解熱鎮痛薬に含まれている成分のひとつであり，もともと医療現場で使用されていた成分を市販薬に転用した「スイッチ OTC」のひとつである．「イブ® シリーズ（エスエス製薬）」が有名である．
②イブプロフェンの過量内服による症状は，NSAIDs の過量内服の症状に似ており，治療は対症療法である（「解熱鎮痛薬・循環呼吸系薬・外用薬中毒」，722 頁参照）．

4 ジフェンヒドラミン（抗ヒスタミン薬）

① H_1 blocker として抗ヒスタミン作用を有するため，多くの風邪薬や鼻炎薬に含まれている．また，抗ヒスタミン作用を利用した睡眠改善薬として「ドリエル®（エスエス製薬）」，乗り物の酔い止め薬として「トラ

ベルミン®シリーズ(エーザイ)」などが有名である.

②抗ヒスタミン作用のほかに抗コリン作用も症状として現れる.軽いものは対症療法で十分であるが,重篤な中毒では致死的不整脈を生じうる(「解熱鎮痛薬・循環呼吸系薬・外用薬中毒」,722頁参照).

5 ブロモバレリル尿素(旧:ブロムワレニル尿素)

①睡眠薬の成分として含まれており,芥川龍之介や太宰治が自殺目的に使用したことでも知られている.「ウット®(伊丹製薬)」や「ナロン錠®(大正製薬)」などが出回っている.「完全自殺マニュアル」(太田出版)に取り上げられた「リスロン®(佐藤製薬)」は2001年に販売中止となっている.

②ブロモバレリル尿素の経口成人中毒量は6g,経口成人致死量は20～30gといわれている.効果発現時間は20～30分であり,分解が速く,速やかに血液中濃度が減少する.しかし,大量に服用した場合,胃内で不溶性の塊を形成することがあり,持続的に薬剤の吸収が起こることがあるので注意が必要である.X線透過性が悪く,単純X線で薬剤の塊が写ることがある.

6 カフェイン

①無水カフェインとして総合感冒薬に含まれることが多い.また,カフェイン製剤をインターネットで個人輸入しているケースも最近は多くみられる.

②短時間に300mg以上を摂取すると中毒症状が出現するといわれている.コーヒー1杯は100mg程度のカフェインを含有している.代謝には個人差があり,半減期は5～10時間くらいといわれているが,肝機能障害があればさらに遅延する.カフェインには特異的な拮抗薬はないため,治療は対症療法である.

7 その他
インターネットを利用して,海外の医薬品を個人輸入しているケースが増えてきている.その中には大麻など日本では違法

表1 中毒110番の問い合わせのための確認項目

1. 医療機関名と電話番号
2. 連絡者名と所属・職種
3. 患者の年齢・性別・体重
4. 中毒起因物質(正確な商品名,会社名,用途)
5. 中毒事故の発生状況(摂取量,摂取経路,発生時刻)
6. 受診時刻
7. 患者の状態(来院時の症状,現在の症状)
8. 問い合わせまでに行われた処置
9. 特に問い合わせたい事柄

な成分が含まれているものもあるため,注意が必要である.成分が不明なときには,尿中薬物スクリーニングキットであるトライエージDOA®(シスメックス株式会社)を用いることも有用である.ベンゾジアゼピン類,バルビツール酸類,三環系抗うつ薬,モルヒネ系麻薬,コカイン系麻薬,大麻,覚醒剤,フェンシクリジン類の8項目の薬物類を検出できる.

D. 情報センター,参考図書

1 日本中毒情報センター

http://www.j-poison-ic.or.jp/homepage.nsf

1件につき2,000円の情報提供料がかかるが,中毒110番(365日24時間対応)で問い合わせることも可能である(表1).大阪:072-726-9923,つくば:029-851-9999

2 医薬品急性中毒ガイド(山崎太著,ヴァンメディカル)
代表的な一般薬品についての記載も多く,医薬品中毒全般に対応している.

酸・アルカリ中毒(強酸,フッ化水素,シュウ酸,アルカリ)

acid and alkali poisoning (strong acid, hydrogen fluoride, oxalic acid, alcali)

村尾佳則　近畿大学准教授・救命救急センター

酸・アルカリは工業用品のみならず,トイレ洗浄剤,漂白剤,乾燥剤などで家庭用薬品

として日常的に用いられているため，中毒も種々の形でみられる．酸・アルカリ中毒は，主に接触部位に腐食作用による障害が発生することによる．酸・アルカリ物質の接触部位と濃度，量などにより障害の程度が変わる．経口摂取では自殺目的で嚥下されて起こることが多く，食道・胃などの上部消化管が主に傷害され，眼球・皮膚に接触した場合は，化学熱傷としてその部位が傷害され，吸入した場合は気道，肺に損傷が生じる．この項では，狭義の化学損傷を含めて記載した「化学損傷」の項(662頁)参照のこと．

A. 代表的な物質と病態

1 酸
1 強酸(塩酸，硫酸，硝酸)

❶中毒学的薬理作用：水素イオンが組織表面の蛋白質と結合し，組織蛋白が脱水して組織を凝固壊死させる.組織凝固性腐食作用である．

【酸による傷害の病態生理学的段階】
①急性炎症期(4～7日目まで)：24～48時間で円柱上皮，粘膜下組織，筋層の崩壊を伴う血管血栓や細胞崩壊死がピークに達する．3～4日目までに壊死組織が脱落し，潰瘍が形成される．
②潜在的肉芽形成期(3日目ころ～2週目)：線維増殖が始まり，肉芽組織が粘膜の脱落した部分を埋め，続いてコラーゲンが肉芽組織と入れ替わる．穿孔はこの時期に最も起きやすい．
③慢性瘢痕形成期(2～4週目以降)：粘膜下組織や筋組織周辺に過剰な瘢痕組織が形成されることにより狭窄を生じる．その進行速度は様々である．

❷経口の場合
①循環器系症状：出血や血管透過性亢進により循環血液量が減少し，低血圧，ショック，頻脈が現れる．体液や電解質の喪失による低容量性ショック，およびそれに続発する臓器不全が出現する．
②呼吸器系症状：喉頭・喉頭蓋浮腫による呼

表1 内視鏡よる腐食性食道・胃炎の重症度診断(Zargar)

重症度分類	内視鏡所見
0	正常所見
1度	粘膜表面の浮腫・充血
2a度	水疱，出血，強い紅斑，びらん，粘膜の脆弱化・白色化，滲出液，表層性潰瘍
2b度	2a＋深部層や全周性潰瘍
3a度	散在性・小範囲の多発性潰瘍形成，壊死(黒褐色や灰色がかった変色)，全層性化学損傷
3b度	広範囲の壊死

吸困難が起こる．咽頭部狭窄よる閉塞症状が出現することがある．
③消化器系症状：消化管化学損傷の症状：口腔・食道・胃の腐食による激しい痛みと灼熱感，粘膜壊死と出血，悪心，嘔吐，吐血，腹痛，鼓腸，下痢．
④穿孔：食道穿孔では縦隔炎・縦隔気腫・気胸・膿胸が発症し，激しい胸痛が起こる．胃穿孔では，腹膜炎を発症し，激しい腹痛が起こる．
⑤狭窄(食道，幽門，幽門洞，十二指腸)：化学損傷の内視鏡所見(表1)に基づく重症度分類2b，および3度の約2/3に胃や食道の狭窄が出現するといわれている．障害部位としては胃・幽門痙攣が起こり，溜りやすいため，特に胃の下部2/3の小彎，幽門洞幽門が最も傷害を受けやすい．
⑥食道は通過時間が短いこと，扁平上皮が酸に抵抗性を示し，浸透性が限られていることから，傷害が少ない．十二指腸・小腸も幽門痙攣のため，胃の先に進みにくいので，傷害が少ない．

❸吸入した場合：気道刺激により，咳嗽，咽頭痛，鼻漏，上気道の疼痛，胸痛が出現し，重症では呼吸困難，呼吸窮迫，喘鳴，気道閉塞症状，数時間から十数時間遅れて，喉頭浮腫や化学性肺炎，肺水腫が発生しやすい．
❹皮膚曝露の場合：低濃度液の曝露では，皮膚の刺激と発赤，高濃度溶液では，壊死や瘢

痕を伴う深達性の化学損傷が起こりうる．塩酸では漂白作用により，青白くなることがあり，硝酸ではキサントプロテイン反応により黄色〜黄褐色に変色する．

❺目に入った場合：激しい痛み，流涙，羞明，角膜びらん，角膜潰瘍，結膜混濁，ぶどう膜炎，視野狭窄，眼球穿孔，失明など．

② フッ化水素

❶中毒学的薬理作用：フッ化水素は透過性が高く，他の酸と比べて組織の深部まで浸透する．強力な腐食作用（進行性の組織破壊により難治性の深い潰瘍を生じる）があり，組織内呼吸，解糖系酵素を阻害する作用がある．カルシウムと結合して不溶性のフッ化カルシウムを形成し，低カルシウム血症を起こす．

❷経口の場合：悪心，嘔吐，流涎，腹部激痛，下痢などの激しい胃腸症状，喉頭浮腫による気道閉塞症状をきたすことがある．

❸吸入の場合：局所の粘膜壊死，咳嗽，胸痛，気管支肺炎，肺水腫，チアノーゼ，呼吸困難を生じることがある．

❹皮膚・粘膜・眼に付着した場合：血行により全身に分布して全身障害を起こす．出血性発疹，強い皮膚炎，深達性熱傷，激痛を伴う深い難治性潰瘍，角膜損傷，結膜炎などがあげられる．

❺フッ化水素イオンによる全身症状：①低カルシウム血症，②低マグネシウム血症，③高カリウム血症，④代謝性アシドーシス，⑤心筋障害，不整脈，心室細動，などにより，口渇，脱水症状，筋肉の脱力弛緩，振戦，痙攣，てんかん様発作，顔面蒼白，冷汗，血圧低下，頻脈，チアノーゼ，低血糖，ショック，肝・腎障害をきたすことがある．

③ シュウ酸（蓚酸）

❶腐食性の皮膚・粘膜刺激作用がある．血清イオン化カルシウムと結合し，不溶性のシュウ酸カルシウムを形成することにより，低カルシウム血症をきたす．不溶性のシュウ酸カルシウム結晶が腎尿細管で沈殿することにより，腎障害をきたす．

❷経口の場合
①口腔・食道・胃の局所刺激と腐食，悪心，嘔吐，出血性胃炎による胃痛，腹痛，吐血，上部消化管粘膜白色化，下血，重篤な下痢などをきたす．
②低カルシウム血症による筋痙縮攣縮，テタニー，痙攣などをきたす．
③二次的なショックによる弱脈，心拍不整，低血圧，急性循環不全，乏尿，無尿などをきたす．
④シュウ酸カルシウムによって腎尿細管が塞がるため，腎尿細管でのシュウ酸カルシウム結晶により血尿，膀胱痛，蛋白尿，腎不全をきたす．尿中の大量のシュウ酸結晶を認める．

❸吸入の場合：気道の刺激症状，粘膜の潰瘍形成，鼻出血，頭痛，悪心，嘔吐，脱力感，腎障害，筋の被刺激性の亢進などがあげられる．

② アルカリ：水酸化ナトリウム，水酸化カリウム

❶中毒学的薬理作用：アルカリによる組織腐食作用は脂肪の鹸化と蛋白質の溶解により組織の融解壊死を起こす．吸収されて毒性を発現するのではなく，接触した組織との直接作用（酸の場合よりも深く浸透して壊死などの損傷を与える）による．蛋白質を溶解することによって組織内に深く浸透する．組織に対する腐食作用により起こる症状や病態生理については酸とほぼ同様の経過をたどるため，「A-❶-①強酸」の項目参照のこと．

❷経口の場合
①口腔粘膜の発赤，腫脹，壊死，出血，上部消化管の灼熱感，激しい疼痛，悪心，嘔吐，吐血，下痢，血便などをきたす．
②食道穿孔による縦隔炎，胃穿孔による腹痛，腹膜炎などを呈する．
③呼吸困難，喉頭浮腫とそれによる窒息などを認めることがある．
④出血による血圧低下，脈拍微弱，意識障害，ショックなどを呈する．
⑤アルカリの場合，酸に比べて食道や胃の穿

孔が遅れて生じる場合が多い．このため患者の症状が外見上好転しているようでも，2〜4日後に穿孔によりショックを惹起する場合がある．回復期に食道狭窄や幽門狭窄を起こすことが多い．
❸経皮の場合：重篤な化学損傷，体液・電解質の喪失，ショックなどをきたす．
❹眼に入った場合：疼痛，角膜炎，結膜炎，角膜混濁，視力障害，失明などをきたすことがある．

B．重症度判断

❶致死量：塩酸・硫酸・硝酸の推定致死量は5〜15 mLである．フッ化水素は1.5 g，シュウ酸は30〜50 g，水酸化ナトリウム，水酸化カリウムの推定致死量は1〜10 gである．
❷酸・アルカリの重症度診断：経口の場合，数日後から2週間後は穿孔の危険が増大するため，24時間以内に内視鏡を施行するのが望ましい．重症度の判定には表1(730頁)に示すように，Zargarらの内視鏡分類が参考となる．1，2aは保存的療法で軽快することが多いが，2b以上では狭窄が起こる可能性があり，3a, bでは狭窄が起こることが多く，穿孔，瘻孔，消化管出血の起こる可能性がある．

C．特に推奨すべき標準治療

⬜1 酸・アルカリを経口摂取した場合，解毒薬，拮抗薬はなく，催吐薬，活性炭・下剤の投与，化学的中和も禁忌である．胃洗浄は穿孔の危険があるため，通常，行わない．希釈のため冷たい牛乳を成人では200〜250 mL，小児では15 mL/kgを飲ませる．牛乳が飲めないときは，胃管を挿入するが，その時には，食道や胃の穿孔・出血に注意して愛護的に行う．
⬜2 粘膜保護剤としてアルロイドG®内服液1回20〜40 mL経口または経管で4〜6時間ごとに投与する．
⬜3 絶食として，高カロリー輸液を行う．
⬜4 対症療法：呼吸状態悪化のときの，挿管・人口呼吸管理，ショック時の循環管理，腎不全時の透析，アシドーシス補正，栄養管理など．
⬜5 眼に入った場合：直ちに流水で15分以上洗浄する．医療機関では，生理食塩液でpHが中性になるまで洗浄する(1時間以上)．FAD点眼液，FAD眼軟膏，抗菌薬点眼液などの投与．眼科受診．
⬜6 吸入した場合：新鮮な空気下に移動し，呼吸をモニターし，胸部X線，血液ガス，肺機能検査など呼吸機能の評価を行う．呼吸器症状あれば，酸素投与，必要に応じて気管挿管し人工呼吸などの呼吸管理を行う．
⬜7 出血，穿孔，狭窄には外科手術も必要となる．食道または胃狭窄が生じたらブジーやバルーンによる拡張術は穿孔の危険な時期がすぎた後，2週間後以降の時期に早く始めるのがよいと考えられる．食道または胃の狭窄に関しては，外科的切除，再建術も必要となることがある．

D．特殊治療

❶ フッ化水素に対する処置

⬜1 胃洗浄(消化管の穿孔に十分注意して行う，摂取後90分以内)：牛乳または10%グルコン酸カルシウムまたは10%乳酸カルシウムによる胃洗浄⇨不溶性のフッ化カルシウムを形成する．
⬜2 フッ化水素に対する解毒薬，拮抗薬
①カルシウム製剤の投与(静注)：経口，吸入，経皮で全身症状が予想される場合カルシウムの補正目的で行う．
②適応基準：重篤な曝露を受け，低カルシウム血症が予想される場合．
③適応量：グルコン酸カルシウムの場合10〜20 mg/kg(8.5%グルコン酸カルシウム注(カルチコール®)で0.12〜0.24 mL/kg)，塩化カルシウムの場合2〜4 mg/kg(小児には10〜30 mg/kg)，2%注射液で0.1〜0.2 mL/kg(小児には0.5〜1.5 mL/kg)．
⬜3 経皮：2.5%グルコン酸カルシウムゼリー

の塗布，5％グルコン酸カルシウム（生理食塩水で希釈）の皮下注入（塩化カルシウムは刺激が強く局所投与禁忌）．皮膚はカルシウムを透過させないため，外用薬塗布，皮下注入，静脈注入，動脈注入など，種々の方法が試みられている．

2 シュウ酸に対する処置
1 希釈：牛乳または水で希釈し，カルシウム塩（グルコン酸カルシウム，乳酸カルシウム）150 mg/kg を経口投与．不溶性のカルシウム塩として沈殿させることによって不活性なシュウ酸塩にするため．
2 カルシウム塩投与：低カルシウム性テタニーの予防のため，グルコン酸カルシウム（8.5％溶液，カルチコール®），または塩化カルシウム（5％溶液）の 10～20 mL をゆっくり静注．反復投与．また，グルコン酸カルシウム（10 mL）は数時間毎に筋注する．
3 血液浄化療法：シュウ酸除去と腎不全対策に血液透析を施行する．
4 輸液：腎機能が正常な場合，1日4L前後の輸液を行う．

文献
1) 日本中毒情報センター会員向けホームページ．www.j-poison-ic.or.jp/homepage-s.nsf
2) 吉村正一郎，早田道治，山崎 太，他（編著）：急性中毒情報ファイル 第3版．廣川書店，1996．
3) Zargar SA, Kochhar R, Mehta S, Mehta SK：The role of fiberoptic endoscopy in the management of corrosive ingestion and modified endoscopic classification of burns. Gastrointest Endosc 37：165-9, 1991.

急性アルコール中毒
alcohol intoxication

千代孝夫　日本赤十字社和歌山医療センター・救急集中治療部部長

A. 病態の把握

1 中毒物質と含有物　エタノール（エチルアルコール）は，分子量；46，分布容積：0.54±0.05 L/kg で，酒類をはじめとして様々な飲料の他，工業用品（溶剤，防腐剤，塗料），薬効成分の吸収を促進するために，香水，整髪料，化粧水にも含まれ，また医療用としても殺菌，消毒剤に用いられる．特殊なものとして，ドリンク剤の中にも相当量が含有（例：サモンローヤルゼリー内服液 1.57 g/瓶）されている．

2 中毒の発生機転　大量の飲酒によるものがほとんどであるが，小児の化粧水などの誤食例もある．

3 特殊な病態　特殊なものとして，念頭に置かねば見逃してしまう（長期間のアルコール多飲患者が通常の酒酔い状態とは異なる意識障害をきたした時に考慮する）Wernicke（ウェルニッケ）脳症や離脱症候群がある．

4 合併症　アルコール酩酊状態のための，転倒や墜落による外傷事故，交通事故，溺水，低体温症，凍死は多い．外傷患者の 14％ が飲酒中であったという報告や，アルコールが原因で，ER に搬入された患者 305 人のうち 117 人（38％）が外傷を合併していた報告がある．

5 各種アルコール飲料のエタノール濃度
ビール：500 mL でアルコール量 22 g，清酒：180 mL で同 20 g，ウイスキー/ブランデー：60 mL で同 20 g，ワイン：120 mL で同 12 g 程度である．

B. 体内動態

1 吸収と分解と酵素
① 消化管から速やかに（ピーク濃度：30～120

分)吸収され，変化を受けずに血中に出現する．腎などでも代謝されるが，90％は肝で代謝される．肝では，アルコール脱水素酵素によりアセトアルデヒドに，次いでアセトアルデヒド脱水素酵素により酢酸に酸化され，最終的には水と二酸化炭素に分解され，尿と呼気に排泄される．

②日本人(モンゴロイド)は遺伝的に代謝能力の弱い方のアセトアルデヒド脱水素酵素を持つものが多い(45％)．アルコールの量が多すぎると上記の分解処理が追いつかず，アセトアルデヒドの毒性(血圧の上昇・低下，頭痛，動悸，吐気などとともに，細胞毒性そのものもいわれている)や，アルコールそのものの作用によって，以下のような各種の臓器への障害が発生する．

2 消失速度 通常100～125 mg/kg/時間であるが，アルコールの処理を行うアセトアルデヒド脱水素酵素Ⅱ型の量は，個人差が激しいためその消失速度には大きな差がある．24時間で代謝しうる最大量は約500 gである．

3 血中濃度への関与因子 摂取量，摂取速度，含水量，胃内容物の有無(特に脂肪分)，アルコール濃度，代謝速度に影響される．

C. 重症度の判定

1 アルコール濃度と酩酊度 血中アルコール濃度が350～450 mg/dL で中毒が発生し，血中濃度450 mg/dL 以上では，死亡の確率が上がる．小児では25 mg/dL でも中毒の危険がある．確定診断は，血中のエタノール濃度でなされる．積極的に測定し，検体を保存しておく(表1)．

2 傷害罪の適応 「一気飲み」により平成3年からの15年間で10数名の大学生が死亡している．近年，させた側は加害者として傷害罪を適応，責任が追及され，500万円の損害賠償を支払った例もある．

3 中毒死例の検討：(東京都監察医務院における急性アルコール中毒死調査)

5年間の東京都の調査で，147人の急性ア

表1 血中アルコール濃度と臨床症状

血中濃度(mg/dL)	臨床症状
1) 酩酊 (50～150)	顔面紅潮，血圧上昇，陽気，多弁，抑制がとれる．ふらつく．
2) 中等度酩酊 (150～250)	興奮期と言語不明瞭，運動失調，易刺激性，判断力の低下．嘔吐などの明らかな中毒症状が出現する．
3) 深酔 (250～350)	意識混濁，麻痺症状，歩行失調，瞳孔散大．
4) 泥酔 (350～450)	昏睡，反射消失，不整脈，心筋抑制，血圧低下，低血糖，低体温，代謝性アシドーシスが発生する，放置すると呼吸抑制により死亡する．
5) 死亡 (450～)	呼吸麻痺，心不全にて死亡する．限界は8 mg/mLといわれているが，常飲者では，エタノール濃度が1,000～1,500 mg/dLであっても死亡しない報告例もあり，逆に，260 mg/dLでの死亡例もあり，個人差が激しい．

ルコール中毒死があり，多発年齢は，35歳～60歳(77％)であった．病院外での死亡が，63％と多かった．季節は12月をピークとして冬期に多く(11～3月：65％)，無職が45％であった．

D. 症状

1 中枢神経系 中枢神経への抑制作用がある．大脳皮質の高等機能の抑制，麻痺，脳幹網様体への抑制作用が強い，大脳縁系への抑制は軽度である．運動失調，痙攣，反射消失，高濃度になれば，脳幹部麻痺による呼吸麻痺により死亡に至る．

2 循環系 多尿，発汗亢進，末梢血管拡張により脱水状態となり，血圧低下をきたしやすい．心房細動などの不整脈の発生や心筋抑制もある．カテコールアミンの分泌増加により，心拍・呼吸数が増加する．

3 腎臓系 抗利尿ホルモンの分泌が抑制されるため利尿がある．

4 消化器 少量では胃酸分泌促進．頻回の嘔吐による吐血(Mallory-Weiss 症候群)がある．

5 **痙攣** Caの尿中への排泄増加によるテタニー発作がある．また，低血糖でも誘発される．

6 **低血糖** 乳酸，アミノ酸，グリセロールからの糖新生が障害されるため，肝グリコーゲン貯蔵量の少ない例や小児では低血糖を起こす．極度の低血糖により脳障害を発生する場合もある．エタノール濃度が低下する時期に痙攣をきたすことがある．

7 **急性高脂血症** 脂肪酸酸化の抑制，合成の亢進，カテコールアミン増加による脂肪組織からの遊離脂肪酸の増加などにより発生する．

8 **低体温** 体温調節中枢の抑制，末梢血管拡張，発汗，偶発性低体温症により低体温を示す．

9 **アシドーシス** 中等度の代謝性アシドーシス（乳酸アシドーシスまたはケトアシドーシス）をきたすことがある．

E. 特殊な病態

1 Wernicke（ウェルニッケ）脳症

1 **背景** ビタミンB_1（チアミン塩化物塩酸塩）欠乏による脳症であり，ビタミンB_1の欠乏のみでも発生するが，アルコール多飲患者に多く発生する．過剰なアルコール摂取は，消化管からのビタミンB_1の吸収や肝臓における貯蔵を阻害するため，長期，かつ大量にアルコールを摂取すると，慢性的なビタミンB_1欠乏になる．また，飢餓後の炭水化物負荷やブドウ糖の静注は，本症を発生させる可能性がある．未治療の患者では，昏迷から昏睡へ移行して死に至ることもある．

2 **症状** 錯乱，見当識障害，傾眠，昏迷，振戦，興奮，または，活動低下，眼振・眼筋麻痺などの眼球運動の異常，瞳孔不同，対光反射緩慢，歩行失調，運動失調を示す．

3 **診断** 症状や問診などから臨床的に行う．中毒，低血糖などの除外診断は必ず行う．

4 **治療**

① ビタミンB_1値の検査結果は入手まで時間がかかるため，ビタミンB_1（メタボリン®）100 mgの即時静注を行い，その後3〜5日間継続する．

② マグネシウムはビタミンB_1代謝に必要な補助因子であるため，硫酸マグネシウム（1〜2 g，6時間毎の静注），酸化マグネシウム（800 mg 経口投与/日）補充する．

③ その他，全身療法として水分補給，電解質補正も行う．

④ 予防として，栄養不良の患者にブドウ糖を投与する場合にはビタミンB_1・B_{12}，葉酸を同時に投与しておく．

5 **Korsakoff（コルサコフ）精神病** 持続的なWernicke脳症の晩期合併症であり，記憶障害（即時記憶の障害，記憶喪失），錯乱，行動変化（無関心，無感動，多幸症），作話（記憶喪失のため無意識に説明を捏造する）を起こす．未治療のWernicke脳症の80%に発生する．

2 飲酒中止後の症状

① 離脱症候群：飲酒中止後，12〜48時間で，一連の症状が現れる．振戦，発汗，反射亢進，衰弱，消化器症状，幻覚，痙攣などが起こる．回復には1〜3週間を要する．

② 振戦せん妄：飲酒中止後，48〜72時間で始まり，情動不安，錯乱，悪夢，強い抑うつ，恐怖，幻覚，振戦，運動失調，がみられる．自律神経の不安定として，発汗，頻脈，体温上昇（予後不良の徴候），などが付随して発生する．自傷防止に努める必要がある．通常24時間以内に消退しはじめるが，致死的な場合もある．

3 断酒薬中毒（シアナマイド®，ノックビン®）
服用することによって，アセトアルデヒド脱水素酵素を阻害してアセトアルデヒドを体内に蓄積させ，悪酔いをもたらすことで断酒を促進する薬剤がある．これらを服用中に，意図的や事故としてアルコールを摂取した場合に，顔面紅潮，血圧低下，胸部圧迫感，呼吸困難，失神，頭痛，痙攣をきたして搬送される患者がいる．

F. 治療（標準）

1 胃洗浄
飲酒後早期であれば，胃管挿入により残存アルコールや食物残渣などを排除

し，血中濃度の上昇や誤嚥を防止する．施行時には誤嚥に注意する，意識レベルの悪いものでは気管挿管の後に行うほうが安全である．
2活性炭 無効である．
3輸液 脱水や血管拡張による血圧低下に対しては，リンゲル液の大量投与を行う．
4強制利尿 無効である．
5保温 電気毛布により保温を行う．
6循環管理 血圧低下があれば，カテコールアミンの投与〔ドパミン（イノバン®）：$2\sim5$ $\mu g/kg/$分〕の持続投与を行う．効果がなければ，ノルアドレナリン：$0.1\mu g\sim/kg/$分〕の持続投与を行う．
7低血糖 50%ブドウ糖50 mL静注を行う．
8高乳酸血症性アシドーシス 炭酸水素ナトリウム（メイロン®）により補正する．
9興奮状態 ジアゼパム（セルシン®）10 mg反復静注を行う．幻覚を伴う時はハロペリドール（セレネース®）10 mgを反復静注するが，呼吸抑制に注意する．
10痙攣 ジアゼパム（セルシン®）：$5\sim10$ mg静注を行う．場合により，フェニトイン（アレビアチン®）250 mgを30分かけて静注する．エタノールはフェニトインの濃度を上昇させるので注意する．基本的にアルコール耐性を持つ人は，多くの中枢神経薬に対し交差耐性を示すことが多い．
11低Ca血症，低K血症，低Mg血症
グルコン酸カルシウム（カルチコール®）やアスパラギン酸カリウム（アスパラカリウム®）の投与を行う．

G. 治療（特殊）
1気道確保，人工呼吸 死因は呼吸麻痺であるため，必要例では早期に挿管し，人工呼吸を行う．また，嘔吐物による窒息の予防のためにも状態に応じて挿管による気道確保を積極的に行う．誤嚥を防止するために回復体位を取らせる．
2血液透析 エタノール除去には有用であり，肝臓でのエタノール代謝の$3\sim4$倍の速度で濃度を低下させるため，肝障害のある重症例では，時に必要となる．
3血液吸着 無効である．
4ビタミンB_1・B_6 補酵素として酸化を促進，果糖もエタノールの分解を促進するため，ビタミンと果糖（10%フルクトース100 mL）の投与を行う．しかし，フルクトースは，嘔吐，アシドーシス，浸透圧利尿を発生させうるので注意する．

H. 診療上の注意点と帰宅の判断
① 意識障害患者がアルコール臭を伴っていたからといって，急性アルコール中毒患者であると即断しない．同時に頭部外傷[注1]，高血圧性脳出血，偶発性低体温症などの器質的疾患を発生していることがあるので，これを見逃さないようにする．
② また，脱水，血圧低下を誘因として脳梗塞が続発することもある．頭蓋内出血による意識障害であれば意識状態は一時的に清明期があっても次第に悪化する．
③ アルコール中毒患者で意識障害のある患者では，overnight bedでの一泊入院が最善の対応である．
④ また，疑い例では躊躇なく脳CT検査を施行すべきである．

注1：典型的な例として，飲酒後の喧嘩により頭部打撲し搬送された患者の硬膜外血腫を見逃し植物人間にしたと，訴訟された例がある．

農薬中毒(有機リン, パラコート, 他)

pesticide poisoning : paraquat and organophosphorus poisoning

加藤博之　弘前大学教授・総合診療部

I. 有機リン

A. 代表的な物質と病態

① 有機リンは殺虫剤として広く使用されている. 代表的物質として, マラソン(マラチオン®), DDVP(ジクロルボス®), ダイアジノン(ダイアジン®)などがある.

② 有機リンはアセチルコリンエステラーゼ(ChE)の阻害薬であり, ChEと容易に結合することにより, ChEのアセチルコリン分解能を低下させる. そのためコリン作動性神経終末にアセチルコリンが過剰に蓄積し, 表1に示すような自律神経系を中心とした様々な症状を呈しうる.

③ 実際の事例での症状は, 交感神経系症状が優位な場合も, 副交感神経系症状が優位な場合もありうる. 症状は, 普通摂取後2時間以内に現れ, 5日以内に消退する.

④ 直接死因は呼吸不全(呼吸中枢の麻痺, 分泌物増加に伴う気管支痙攣, 呼吸筋麻痺)が多い. 摂取後2～6日して, 脳神経麻痺, 四肢の近位筋麻痺, 呼吸麻痺を起こすことがあり, 中間期症候群と呼ばれる. また急性期(1～3週間)を過ぎてから, 下肢の知覚異常, しびれ, 運動麻痺(下肢末端から始まり, 次第に体幹, さらに上肢へ広がる)が生じることがあり, 遅発性神経障害と呼ばれる.

B. 重症度判断

① 軽症: 唾液分泌過多, 流涙, 気道分泌物増加, 多汗, 軽度の縮瞳, 悪心・嘔吐, 下痢, 腹痛, 全身倦怠感, 頭痛, めまい, 胸

表1　有機リン中毒の自律神経症状

- ・副交感神経刺激作用(ムスカリン様作用)
  縮瞳, 流涎, 流涙, 気道の分泌亢進, 嘔吐, 下痢, 便失禁, 尿失禁, 徐脈, 低血圧
- ・汗腺を支配する交感神経刺激作用(ムスカリン様作用)
  発汗
- ・交感神経節刺激作用(ニコチン様作用)
  頻脈, 高血圧, 蒼白, 高血糖, 尿糖

このほか横紋筋への作用として, 全身痙攣, 筋攣縮, 呼吸筋麻痺, また中枢神経症状として, 不安, 興奮, 不眠, 情緒不安定, 言語不明瞭, 意識障害, 昏睡, 呼吸抑制が起こりうる.

部圧迫感, 頻脈, 不安感

② 中等症: 上記症状に加え, 縮瞳, 筋線維性攣縮, 言語障害, 歩行困難, 視力減弱, 興奮, 錯乱, 急性膵炎, 徐脈, 房室ブロック

③ 重症: 高度の意識障害, 著明な縮瞳(ピンポイント瞳孔), 対光反射消失, 全身痙攣, 尿失禁, 呼吸困難, 肺水腫, ショック

④ 血清コリンエステラーゼの値は, 重症度と相関し, また血清コリンエステラーゼの低下を見た場合は, 有機リン中毒を強く疑う. しかし血清コリンエステラーゼはいわゆる偽性コリンエステラーゼと呼ばれ, 神経終末でアセチルコリン代謝に直接関与している血球(真性)コリンエステラーゼを見ているわけではないことに注意.

C. 特に推奨すべき標準治療

1 胃洗浄　乳剤の場合は白濁が消えるまで繰り返し行う.

2 吸着剤　活性炭40～60 gを微温湯200 mLに溶いて投与.

3 下剤　硫酸マグネシウム30 gまたはマグコロールP®1包

4 拮抗薬

1 アトロピン　徐脈, 気道分泌亢進など末梢神経のムスカリン様作用に対して使用.

① アトロピン硫酸塩(0.5 mg/A)を初回量1 mg(0.015 mg/kg)をゆっくり静注.

②重症例には15〜30分ごとに2〜4 mgを追加投与．あるいは0.5〜5.0 mg/時の持続静注．散瞳あるいは対光反射傾向の出現や気道分泌物量，喘鳴を目安投与量を調節．

③もし大量投与のために腸管蠕動が抑制され，腸管内に有機リン剤が停滞・貯留することが危惧される場合には，アトロピンを減量するか，下剤の増量，浣腸などで対応を図る．

2 PAM (pralidoxime iodide：ヨウ化プラリドキシム)

①不活性化したChEのリン酸基を取り除き，ChEを復活させる作用がある．しかし有機リンによってリン酸化したChEのリン酸基は，時間の経過とともにアルキル基を離してイオン化し，PAMを寄せつけなくなる．これをリン酸化ChEの老化(aging)という．

②したがってPAMの投与は，理論的にはリン酸化ChEの老化(aging)が進む前に，早期に投与するのが望ましい．老化(aging)のスピードはリン酸基につくアルキル基の種類によって異なり，ジメトキシグループ(マラソン，DDVPなど)はジエトキシグループ(ダイアジノンなど)より早く老化するため，PAMは効きにくい．

③具体的にはパム注®(500 mg/A)を初回量として1回1,000〜2,000 mgを30分かけて静注し，以後500 mg/時間で持続静注する(PAMの半減期が2時間と短いため，持続静注が必要)．投与期間は少なくとも24〜48時間は継続．PAMは血液脳関門を通過しにくいので，中枢神経症状に対する効果は期待できない．

D. 特殊治療

1 呼吸管理 呼吸中枢の抑制や呼吸筋の筋力低下などに対して，必要に応じ人工呼吸．

2 血液透析(HD)および直接血液灌流(DHP) 有効であるとの報告もあるが，確立していない．

II．パラコート，ジクワット

A. 代表的な物質と病態

①パラコートは効果の優れた除草剤であるが，毒性が強く1965年に発売されて以来，多数の中毒死(そのほとんどが自殺目的)が生じたため，1986年，それまでの24%製剤(グラモキソンS®，パラゼットSC®など)から5%製剤(マイゼット®，プリグロックスL®など)に改められた．これらには除草効果を補うため，ジクワットが加えられている．

②パラコートは生体内でNADPHにより還元されパラコートラジカルになる．パラコートラジカルは酸素に触れるとスーパーオキサイドイオンを生成する．これがさらに水素イオンと反応して過酸化水素，水酸化ラジカルを生み出し，これらの各ラジカル種が膜の脂質を過酸化して毒性を発揮．

③特に肺に対する障害が特徴的で肺線維症を引き起こす．大量に摂取すると早期にショックや多臓器不全で死亡する．これを乗り越えても肺線維症で死に至る．致死率は80%以上と高い．ジクワットの毒性機序はパラコートに似るが，肺線維症は生じない．大脳と脳幹の出血性梗塞が起こりうる．

B. 重症度判断

①診断は，問診，添加色素による口唇・口腔内の着色(青緑色)，口腔・咽頭のびらん，(添加催吐薬による)嘔吐・下痢，などによる．確定診断は，尿定性試験であり，尿5 mLにNaOH(0.1 g)，$Na_2S_2O_4$(0.1 g)を加えると，パラコートでは青色，ジクワットでは黄緑色になる．

②症状の経過は，摂取直後から1日目にかけては，激しい嘔吐，下痢，腹痛，口腔・食道・胃のびらん，疼痛であり，2〜3日目は，肝腎障害，肺水腫，肺出血，膵炎，循

環障害など，3〜10日目は，間質性肺炎，肺線維症となる．

③生命予後は，有名なProudfootやHartによるパラコート生存曲線によって示されており，服毒後，採血までの時間と血清パラコート濃度の値により推定できる．例えば，Hartのパラコート生存曲線によれば，服毒12時間後の血清パラコート濃度が0.05 mg/Lであれば90%生存するのに対し，服毒24時間後の血清パラコート濃度が0.8 mg/Lであると90%死亡する，などと推定できる．

C. 特に推奨すべき標準治療

1 消化管洗浄

①胃洗浄：服毒後，できるだけ早期に行う．青緑色が消えるまで十分に行う．咽頭や食道にびらんを生じている場合があるので，これらの粘膜を損傷しないよう愛護的に行うこと．

②腸洗浄：内視鏡もしくは透視下に留置した十二指腸チューブからガストログラフィン®（催痢目的）300 mLを注入後，吸着剤（活性炭よりケイキサレート®のほうが吸着率がよい）と下剤（マグコロールP®）を注入．水様下痢便が出たのを確認してから，腹満の程度を見ながら，1,000 mL/時間で，持続腸洗浄を行う．

2 強制利尿と血液浄化

①パラコート除去またはパラコートが組織から肺へ移行するのを妨げる目的で直接血液灌流（血液吸着）(direct hemoperfusion：DHP）を推奨する人もいる．

②またパラコートは腎からのクリアランスがよいため，乳酸リンゲル液（ラクテック®）1,000 mL/時による強制利尿を推奨する人もいるが，強制利尿は生命予後に影響を与えないとする意見も多い．

3 呼吸管理 酸素投与は肺線維症を助長するため，できるだけ行わない．重篤な低酸素血症に対しては酸素投与を行うが，PaO_2が60

Torrになる最低の酸素濃度にとどめる．

D. 特殊治療

メチルプレドニゾロン（ソル・メドロール®）1 g/日を4日間くらい投与するパルス療法を行うこともあるが，明確な救命率の向上は認められていない．

Ⅲ．グリホサート，グルホシネート

A. 代表的な物質と病態

グリホサート（ラウンドアップ®，クサブロー®，ランドマスター®），グルホシネート（バスタ®，クサカットゾル®，ハヤブサ®など）は，含リンアミノ酸系除草剤である．リンを含むがコリンエステラーゼ阻害作用は軽微である．しかし毒性が低いというわけではない．

1 グリホサート

①グリホサート製剤は褐色の液体で，主な中毒症状はグリホサートそのものより，むしろ同剤に含まれる界面活性剤によるといわれている．

②症状としては，消化管刺激症状による咽頭痛，嘔吐，下痢，消化管出血，さらには麻痺性イレウスなど，また血管透過性亢進による浮腫，hypovolemic shockなどである．

③重篤な場合は多臓器不全により24〜72時間で死亡することがあり，主病態はhypovolemic shockである．消化管からの吸収率は10〜30%であり，大部分は尿中に排泄される．

2 グルホシネート

①グルホシネート製剤は青色の液体である．グルタミンと構造が類似することにより中枢神経に直接作用し，痙攣などの興奮症状を引き起こす．またグルタミン合成酵素阻害作用により，神経伝達物質生成を阻害し中枢神経障害を引き起こす．

②具体的には，服毒後早期には，消化管刺激症状による口腔粘膜びらん，悪心・嘔吐，腹痛などであり，数時間〜数十時間経過すると，興奮，逆行性健忘などの中枢神経障害，呼吸停止，意識障害，痙攣などの重篤な症状を呈する．

B. 重症度判断

1 グリホサートの場合

① 少量（100 mL 未満）服用の場合は，咽頭部の疼痛や炎症，悪心・嘔吐，胃部不快感，腹痛，下痢．

② 大量（100 mL 以上）服用の場合は，口腔・気道の高度の浮腫，胃粘膜のびらん・出血，激しい嘔吐・下痢，これによる脱水，アシドーシス，麻痺性イレウス，膵炎，過呼吸，発汗，顔面潮紅，乏尿，急性腎不全，血圧低下，頻脈，刺激伝導系障害，筋肉痛，意識障害，全身浮腫，肺水腫，溶血，徐脈，呼吸不全，心不全，昏睡．

2 グルホシネートの場合

① 摂取後早期は症状に乏しいが，遅発性に呼吸抑制や意識障害，痙攣が出現することがある（これらの症状を呈する場合は重症）．このため，一見軽症や無症状であっても2〜3日は入院として経過を見るべきである．服毒後の血中グルホシネート濃度と重症度は関連があるとされている．

② 主な症状：悪心・嘔吐，胃炎，腹痛，口腔粘膜のびらん，顔面蒼白，めまい，興奮，振戦，痙攣，歩行障害，浮腫，意識障害，逆行性健忘，眼振，縮瞳，発熱，気道分泌亢進，血圧低下，ショック，昏睡，呼吸抑制（突然の呼吸停止がありうる）．

③ 血液検査：AST，ALT，LDH，CPK の上昇

C. 特に推奨すべき標準治療

1 胃洗浄
乳剤の場合は白濁が消えるまで繰り返し行う

2 吸着剤
活性炭 40〜60 g を微温湯 200 mL に溶いて投与．

3 下剤
硫酸マグネシウム 30 g を水 200 mL に溶いて投与．またはマグコロール P® 1 包を水 200 mL に溶いて投与．

4 輸液
グリホサート，グルホシネートともに腎から主に排泄されるため，十分な利尿を保つことは重要．また hypovolemic shock を伴うこともあるため，早期から輸液負荷を行うべきである．

5
この他に，痙攣に対してはジアゼパム注（セルシン®）で，血圧低下に対しては，ドパミン注（イノバン®，カタボン®）にて対応．

D. 特殊治療

グリホサート，グルホシネートともに拮抗薬はない．グリホサートの大量服毒例に対し界面活性剤の除去を目的に直接血液灌流（DHP）を行う場合もある．グルホシネートに対し血液透析（HD）や血液濾過（CHF）で除去を試みる場合もある．一方，両者に対する血液浄化法の効果については，現在では否定的とする見解もある．

工業用品による中毒（重金属，石油，有機溶剤，砒素，シアン，他）

poisoning of industrial supplies（heavy metals, petroleum distillates, organic solvents, arsenic compounds, cyanides）

小野一之　獨協医科大学教授・救急医学

A. 代表的な物質と病態

工業用品の種類は膨大である．全ての情報を把握しておくことは不可能であり，その中毒の病態も物質によって様々である．毒性物質を扱う職場には化学物質安全性（製品安全）データシートが常備されており，労災事故の際には毒性や症状に関して参考となる．ただし，特異的治療に関する医学的情報には乏しいので，Web や中毒情報センターなどで別途調べる必要がある．

また，自殺企図や犯罪で用いられた場合には，薬物中毒であることすら認識されなかったり，正確な物質名の把握が困難なことも少なくない．

原因不明の意識障害，循環障害，代謝異常などでは，常に薬物中毒の可能性を念頭に置く必要がある．しかし，特異的治療が知られている物質はごくわずかであり，初期治療の中心は除染とバイタルサインの維持（ABCの確認と蘇生）であることが多い．比較的頻度の高い工業用品中毒の症状と治療を別に列挙するが，他項に含まれる工業用品は割愛し，慢性中毒についても言及しない．

B. 重症度判断

①最初の重症度（緊急度）判断はバイタルサインの異常の程度によって行われる．明らかな異常が認められれば，最重症と判断して速やかにバイタルサインの維持に努め，維持療法を行う．

②しかし，中毒物質の中には遅発性に重篤な症状を呈するものも存在する．十分な情報を持たない中毒物質に対しては，当初のバイタルサインのみから安易に軽症と判断せず，情報収集に努めつつ慎重に経過を追う．

③また，重金属類のように遅発性の神経症状を呈するものがあり，経過を追う必要がある．

C. 特に推奨すべき標準治療

1 体表の除染と二次被害の予防

①経皮的接触や揮発物の吸入によって障害をきたす物質では，まず体表汚染の除去が必要である．救急隊によって搬送された場合には，すでに除染されていることが多いが，他の方法による来院では注意が必要である．汚染した衣類は除去して，ビニール袋などに二重に密閉する．

②体表の汚染は，診察室に入る前に洗浄して除去することが望ましい．治療を急ぐあまり，医療従事者を危険にさらすことは許されない．

2 蘇生

①バイタルサインの評価と維持は他の重症患者と同じである．必要に応じて，酸素投与，気管挿管，人工呼吸，輸液，循環作動薬の投与を行う．

②ヒ素中毒では循環維持に大量輸液が必要となることがある．

③また，シンナー，トルエンなどの有機溶剤には心筋の被刺激性を高めるものがあるので，カテコールアミン投与の際には致死的不整脈の出現に注意する．

④実際の中毒治療においては，この蘇生と障害臓器の維持療法が治療の中心となる．蘇生と並行して情報収集を行い，特異的治療を検討する．

3 消化管除染

①経口摂取の場合には一般的な適応と手技（総論参照）に従い，胃洗浄を行う．腐食性毒物では消化管穿孔の危険があり，原則禁忌である．また，灯油やガソリンなどの揮発性毒物では吸入による重篤な化学性肺炎の危険があり，相対的禁忌である．安易に胃洗浄を行ってはならず，催吐も誤嚥の恐れがあり禁忌である．灯油は消化管からの吸収が少なく，単独の服用では胃洗浄の適応とならない．灯油以外の他の毒物も摂取している場合や，他の揮発性毒物で服用早期の場合には適応を考慮するが，施行する際は事前に気管挿管を行い，気道を保護する．ただし，気管挿管操作の刺激による嘔吐で誤嚥する危険も無視できない．

②胃洗浄に明らかな効果が期待できる確信がなければ，気管挿管をしてまで胃洗浄は行わないほうがよい．また，胃洗浄時の二次被害にも注意が必要であり，経皮・経気道的に傷害をきたしうる物質では，医療従事者の防護にも注意を払わねばならない．

③胃洗浄後に（洗浄を行わない場合も）活性炭50 gを投与する．激しい下痢をきたしていなければ下剤（35% ソルビトール 1～2 g/kg またはマグコロール P® 1包）も同時

に投与する．活性炭は明らかな腸閉塞症状がある場合や嘔吐が激しい場合以外は，有効性が不明な場合にも原則として投与する．ただし，灯油や有機溶剤では嘔吐を誘発して誤嚥する恐れがある．投与を控えるか，適応を慎重に考慮する．

4 排泄の促進

① 強制利尿が有効な物質はほとんどなく，無用な大量輸液を行ってはならない．過量な輸液は呼吸不全などの合併症の原因になる．循環維持に多量の輸液を必要とする場合があるが，これを強制利尿と混同してはならない．循環維持や尿量確保に必要な輸液量にとどめる．

② 血液透析，血液吸着，血漿交換などの血液浄化療法がしばしば行われる．しかし，個々の工業用品の中毒事例は発生件数が少なく，有効性が証明されている物質は少ない．血液浄化療法は腎不全や肝不全の維持療法として行う意味合いが強い．強制利尿同様，むやみに行う意味はない．

5 臓器障害の評価と維持療法

① 様々な臓器障害が出現しうるので，これらに対して臓器保護や維持療法を行う．一般的な多臓器不全患者への対応と大きく異なるところはない．

② 重篤な臓器障害をきたしている場合や今後きたしうると考えられる場合には集中治療が可能な施設へ転送する．

D. 代表的中毒物質の症状と特異的治療

1 シアン化合物（青酸）

① メッキや金属加工に用いられるほか，青酸ガスは倉庫や船舶などのくん蒸に使用する．また，火災時にも建材などから発生することがあり，一酸化炭素中毒や気道熱傷を疑う場合にはシアン中毒にも注意が必要である．

② ミトコンドリアの酸化的リン酸化が阻害され，酸素が利用されずに嫌気的代謝が行われる結果，静脈血の酸素飽和度は上昇して皮膚は鮮紅色を呈し，著明な乳酸アシドーシスとなる．頭痛，めまい，頻呼吸，痙攣，意識障害をきたし，致死量では短時間で心肺停止となる．しかし，速やかに特異的治療を行えば，心肺停止状態でも救命例がある．

③ 100％ 酸素で換気しつつ，解毒薬を投与する．下記の a. の後で b. を投与するが，a. がない場合には b. のみでも効果はある．シアノキット® があれば c. を投与する．

　a. 3％ 亜硝酸ナトリウム（院内製剤）10 mL 5 分かけて静注．
　b. チオ硫酸ナトリウム（デトキソール注®）125 mL 10 分以上かけて静注．
　必要に応じて，a., b. を半量ずつ追加投与．
　c. ヒドロキソコバラミン 5g／生理食塩水 200 mL 15〜30 分かけて点滴静注．

2 灯油，ガソリン

① 脂肪族炭化水素と芳香族炭化水素の混合物である．主成分である前者は消化管からはほとんど吸収されず，後者は吸収されて中枢神経系や心筋への刺激作用を持つ．それゆえ，芳香族炭化水素の含有量が多いガソリンの方が毒性は強いと考えられるが，主たる死因は誤嚥による化学性肺炎である．1 mL の誤嚥でも重篤な炎症を起こし，致死的となりうる．

② 解毒薬はなく，血液浄化療法の適応もない．誤嚥に対する注意と化学性肺炎の治療が主である．徐々に呼吸状態が悪化することがあるので，原則として入院加療が必要である．化学性肺炎に対する副腎皮質ステロイド投与の有効性は，予防・治療ともに証明されていない．

3 シンナー，トルエン

① シンナーは塗料や接着剤の溶解に用いられる有機溶剤の総称であり，トルエン，キシレン，酢酸エステル，メタノールなどの混合物である．経皮・経気道的にも吸収される．吸入による中毒事例が多い．

② 初期は中枢神経系に刺激的に作用し，濃度

が上昇すれば抑制的に働く．重症例では肺水腫，致死的不整脈をきたす．強い粘膜刺激作用があり，体表の汚染は十分な洗浄が必要である．経口摂取への対応は灯油・ガソリンに準ずる．

③解毒薬はなく血液浄化療法の適応もない．

4 水銀，水銀化合物

①金属水銀（体温計，血圧計）は腸管からほとんど吸収されず，毒性は低い．ただし，室温に放置されれば気化し，吸入することで中毒となる．悪寒，発熱，頭痛，肺水腫，腎不全をきたしうる．その場合には，無機水銀と同じ治療が必要となる．

②塩化第二水銀（昇汞）が無機水銀の代表であり，消毒薬などとして用いられていた．強い組織腐食性があり，腎不全，ショックとなる．

③メチル水銀などの有機水銀では数週間後から，末梢神経障害，小脳症状，視野障害などをきたす．

④まず，下記のa.を投与し，経口投与が可能であれば，b. c.を追加投与する．

　a. ジメルカプロール（バル®）1回 2.5 mg/kg 4 時間毎，2日間．3日目は1日4回．以後，10 日間は1日2回筋注．

　b. ペニシラミン（メタルカプラーゼ®）1回 250 mg，1日4回経口投与．

　c. チオプロニン（チオラ®）1回 200 mg，1日3回経口投与．

5 砒素

木材の防腐剤や白アリ駆除剤として用いられている．

①初期症状は嘔吐，下痢，腹痛など非特異的である．重症例では血管透過性が亢進し，著しい循環血液量減少性ショックとなる．大量の輸液が必要となる．QT 延長や心室性期外収縮もみられる．遅れて，汎血球減少や肝障害も出現することがある．

②水銀中毒と同様にバル®を投与する．

③なお，胃酸と反応して毒性の強い砒化水素ガスが発生する．胃洗浄時には閉鎖回路を用いるなど，医療者の防護も必要である．

6 アジ化ナトリウム

防腐剤として研究施設などで使われている．エアバッグの起爆剤として用いられたこともあるが，2000 年以降の国産車には使用されていない．

①経皮，吸入，経口のいずれでも吸収されて中毒となり，診察前の除染が不可欠である．毒性の機序は明らかではないが，血管拡張をきたしてショックとなる．これによる頻脈，めまい，眼前暗黒感，失神などが初発症状となる．

②輸液とノルアドレナリン投与によって循環を維持する．特異的治療はなく，血液浄化療法の適応もない．

③胃酸と反応して粘膜に強い刺激性を持つアジ化水素が発生する．アジ化ナトリウムと同じ毒性を持ち，医療従事者の二次被害の報告も多数存在する．治療室の換気や胃洗浄液の密閉などの注意が必要である．

7 カドミウム

電気メッキ，金属加工，電池の原料などに用いられる．

①労働災害で粉塵やフュームの吸入による中毒が多いが，経口の中毒例も報告されている．吸入では，頭痛，悪心，めまい，発熱，呼吸困難をきたす．重症例では遅れて，肺水腫，間質性肺炎となる．経口では，激しい胃腸炎症状を呈するが，症状は 24 時間程度で消失するといわれている．

②対症療法に加えて，a.を投与する．

　a. エデト酸カルシウム二ナトリウム（ブライアン®）($CaNa_2EDTA$）1回 1 g，1日2回，1時間かけて点滴静注，5日間．

8 ホルムアルデヒド

①合成樹脂や建材の接着剤などに用いられ，水溶液は病理組織標本の作製に使われるホルマリンである．ガスの吸入では気道粘膜への強い刺激があり，喉頭浮腫，呼吸困難をきたす．水溶液の経口摂取では消化管の組織変性，壊死をもたらし，激しい腹痛，嘔吐などを引き起こす．

②腐食性があるので催吐は禁忌であるが，服用直後であれば 0.2% アンモニア水での胃

洗浄が有効といわれている．代謝物はギ酸となりアシドーシスをきたすので，炭酸水素ナトリウムで適宜補正を行う．十分な輸液を行い，尿量を確保する．重症例では血液透析も考慮する．

9 トリクロロエチレン，トリクロロメタン（クロロホルム）

①工業製品の製造過程や，化学工業製品の原料などに幅広く用いられた有機塩素化合物である．近年は環境汚染への懸念から使用量は減っている．かつては吸入麻酔薬として用いられた．吸入，経口で中毒をきたす．揮発性は高いが不燃性である．

②呼吸抑制と不整脈が死因として重要であり，カテコールアミン使用で心室細動を誘発する危険がある．トリクロロメタンは肝毒性が強い．

③解毒薬はなく，呼吸・循環管理と肝障害に対する治療が中心となる．

10 エチレングリコール，ジエチレングリコール

①2価のアルコールの一種であり，自動車の不凍液や一部の保冷材に用いられている．また，様々な工業製品の原料としても用いられる．若干，毒性に差はあるものの，どちらもほぼ同様の症状を呈し，治療も同じである．

②これらの物質そのものの症状として，エタノールに似た酩酊状態，意識障害，呼吸抑制が起こる．代謝物であるシュウ酸によって，アシドーシス，低カルシウム血症，腎不全となる．

③対症療法として呼吸管理，アシドーシスと低カルシウム血症の補正を行う．代謝物の毒性が強いので，代謝に拮抗するエタノールを用いる．初回はウィスキー90 mL程度を経口または経管で投与する．その後，毎時1/6程度の量を追加する．明らかな中毒症状がある場合には血液透析を行う．血液透析による除去効率は高い．その際には，エタノールも除去されるので，適宜エタノールの投与量を増やす．

ガス中毒（一酸化炭素，塩素，硫化水素，亜硫酸ガス，天然ガスなど）

poisonous gas poisonings (carbon monxide, chlorine, hydrogen sulfide, sulfur dioxide, and natural gases)

奥村　徹　川崎医科大学客員研究教授・救急医学

A. 代表的な物質と病態

　ガス中毒の原因物質には，一酸化炭素，塩素，硫化水素，二酸化硫黄（亜硫酸ガス），天然ガスなどが挙げられるが，様々なガスが中毒を起こす．これらのガス中毒の病態を網羅して考えることができるのが，トキシドロームの考え方である．トキシドロームとは，中毒物質を症状や徴候，病態生理からおおまかにグループ分けする考え方である．トキシドロームに関しては様々なものが知られているが，**表1**に，ガス中毒に関係するトキシドロームを示す．

1 刺激性ガストキシドローム

①刺激性ガストキシドロームは，水溶性の程度により3種類に分類される．

②主な標的器官・臓器は気道，呼吸である．水溶性が高いものほどより上気道に，水溶性が低いものほど，より下気道に病変の主体がある．呼吸器系の初期症状は，灼熱感，鼻汁過多，上気道浮腫，咳，発声障害，吸気性喘鳴，喉頭痙攣であるが，これが進むと肺水腫，低酸素血症，頻呼吸に進む．心循環器系では，低酸素血症による，頻脈・頻拍性不整脈，虚血性変化・心筋梗塞を起こし，最悪の場合，心停止となる．中枢神経系は，低酸素血症による不安，不穏，錯乱，痙攣，意識レベル低下，昏睡，死亡に至る．皮膚は冷たく，蒼白，多汗となる．水溶性のあるガスの場合は目や鼻などの粘膜を刺激し，鼻水，流涙，結膜の炎症による眼痛が出る．消化管系は水溶性があれば，咽頭粘膜の障害による疼痛，悪

表1　ガス中毒トキシドローム

トキシドローム	サブグループ	例	主な標的器官
刺激性ガストキシドローム	水溶性が高いもの	アンモニア ホルムアルデヒド 塩化水素 二酸化硫黄	気道
	水溶性が中等度のもの	塩素	気道，呼吸系
	水溶性が低いもの	ホスゲン 二酸化窒素	呼吸系
窒息性トキシドローム	単純性窒息	二酸化炭素 メタン プロパン	心血管系 脳神経系
	化学性窒息性物質	一酸化炭素 シアン化水素 硫化水素 アジ化水素	心血管系 脳神経系
コリン作動性トキシドローム	神経剤	サリン ソマン タブン	脳神経系
炭化水素・ハロゲン化炭化水素トキシドローム	―	ガソリン トルエン	心血管系 脳神経系

心・嘔吐がみられる．肝臓に対しては，直接障害はないが，低酸素血症の結果肝細胞壊死，凝固障害が起こる．腎尿路生殖系には直接障害はないが，低酸素血症の結果，急性尿細管壊死，急性腎不全も起こりうる．

2 窒息性トキシドローム

① 窒息性トキシドロームは，作用形式から次の２つに分けられる．ひとつは，単純性窒息をきたすもので，二酸化炭素，メタン，プロパンが代表的な物質で，単に，これらの気体で空気中の酸素が置換されて酸素濃度が下がることによる窒息性物質である．もうひとつは，全身性の化学性窒息性物質である．一酸化炭素，シアン化水素，硫化水素，アジ化水素がこれに含まれる．

② 主な標的器官・臓器は循環器・中枢神経系である．呼吸器系は，頻呼吸となるが，中枢神経系障害が起こると最終的には呼吸停止となる．循環器系では，頻脈，虚血性変化・心筋梗塞，心停止を起こす．亜硝酸塩，硝酸塩，アジ化物の場合は，血管拡張による頭痛，低血圧，反応性頻脈，失神，心筋虚血，末梢血管抵抗低下による分布性ショックをきたす．メトヘモグロビン形成性物質によるものでは，チアノーゼをきたす．中枢神経系の症状，徴候は頭痛，めまい，疲労感，錯乱，不穏，痙攣を起こす．高濃度の硫化水素の曝露では knock down と呼ばれる急激な意識障害を起こす．皮膚粘膜症状は，皮膚は冷たく，蒼白で多汗となる．硫化水素では眼瞼閉鎖や gas eye といわれる結膜炎・角膜炎を起こす．消化管症状は，嘔気・嘔吐があり，肝臓は，低酸素血症の結果，肝細胞壊死，凝固障害を起こす．腎尿路生殖系も低酸素血症の結果，急性尿細管壊死，急性腎不全をきたす．

3 コリン作動性トキシドローム

① コリン作動性トキシドロームは，コリンエステラーゼの阻害を起こす物質によって起こるトキシドロームである．ガスで代表的なものは，サリン，ソマン，タブンに代表

される神経ガスである．

② 主な標的器官・臓器は中枢神経である．呼吸器系では，ムスカリン作用による鼻汁過多，気道分泌増加と気管支痙攣により頻呼吸となり，呼吸停止に至る．心循環器系では，交感神経系刺激症状としての頻脈性不整脈，高血圧が起こり，副交感神経系優位となれば，徐脈となる．中枢神経系では，交感神経系，副交感神経系共に刺激され，症状が出る．皮膚粘膜は，ムスカリン症状による流涙，縮瞳となる．消化管症状としては，腹痛，嘔気・嘔吐，下痢がみられる．腎尿路生殖系では，ムスカリン症状で尿量は増加する．

4 炭化水素・ハロゲン化炭化水素トキシドローム　炭水水素やハロゲン化炭化水素によるトキシドロームの主な標的器官・臓器は循環器系と中枢神経である．呼吸器系症状としては，気道粘膜の刺激による気管支痙攣や喘鳴を起こす．ガソリンなど長鎖炭化水素の曝露では化学肺炎を起こす．循環器系では，頻脈性不整脈，心停止．低酸素血症により頻脈，不整脈，虚血をきたす．中枢神経系に対しては，全身麻酔作用により昏睡させ，また痙攣を起こし死亡に至ることもある．低酸素血症により，頭痛，めまい，脱力感，錯乱，不穏，痙攣，昏睡を起こす．腎尿路生殖系では，低酸素血症による障害を起こしうる．

B. 重症度判断

医学の各領域では，様々な重症度スコアリングが提唱され，そのいくつかは，国際的な評価が確立しているが，急性中毒領域にはそれに相当するスコアリングが長らく存在していなかったが，近年，PSSなる国際的な急性中毒のスコアリングが開発された．PSSとは，Poisoning Severity Score の略で，EAPCCT（欧州中毒センター中毒研究者連合：European Association of Poisons Centres and Clinical Toxicologists）が，IPCS（International Programme on Chemical Safety，WHO：世界保健機関，ILO：国際労働機関，UNEP：国連環境計画の化学物質安全対策の国際共同プログラム），European Commission（EC）と共に1990年代に開発を進めてきた中毒の重症度スコアで，各国の中毒死亡率や重症度分布の比較に利用されている．現在では国際的にその有用性が確認され，各国で中毒疫学調査に用いられている．さらに国内では（財）日本中毒情報センターがPSSの簡易版としてJapanese Simplified PSS（JSPSS）を開発している．

項目をこのPSS及びJSPSS-2に準拠させた，ガス中毒における重症度判断の目安を**表2**に示した．この重症度判断は，最も重症な症状をもって重症度とする．

C. 特に推奨すべき標準治療

① 急性中毒に関する標準治療は既に，（社）日本中毒学会が提唱している，急性中毒の標準治療を参照頂きたい（http://jsct.umin.jp/page037.html で公開されている）．ガス中毒において特に推奨すべき標準治療はないが，基本は，D（decontamination：除染）-D（drug：解毒薬投与）-A（気道管理）-B（呼吸管理）-C（circulation：循環管理）に尽きる．

② 昨今，NBCテロ対策の一環として医療機関に関して個人防護装備の導入が進んでいるが，ガス中毒の治療においても，除染が不十分である場合や除染を待たずに救命処置を行わなければならない場合などのために，少なくとも呼吸防護に関して，マスクフィットなどの基本的なスキルを身につける必要がある．このような個人防護装備の装着訓練を含む安全管理は医療機関で完結できるものではなく，消防，警察，自衛隊などの専門的な助言，指導は欠かせない．

表2　ガス中毒の重症度

	重症	中等症	軽症
脳神経症状	痙攣重積 意識障害(JCS 3桁) 弛緩性麻痺	痙攣 意識障害(JCS 2桁) 筋力低下	意識障害(JCS 1桁) ムスカリン症状(縮瞳,鼻汁,流涙など)のみ
呼吸器症状	挿管を必要とする呼吸不全,呼吸停止	挿管を必要としない呼吸不全	咳
循環器症状	血圧低下,心停止 　致死的不整脈(Type 2, Ⅲ度ブロック) チアノーゼ	多発性心室性期外収縮	単発性心室性期外収縮
消化器症状	—	嚥下困難	嘔吐,下痢
代謝	pH<7.15	7.15<pH<7.24	pH>7.25

D. 特殊治療

①ガス中毒に関わる特異的な解毒薬を**表3**に示した.

②このほか,一酸化炭素中毒では高圧酸素療法(以下,OHP)が行われる.OHPはCO-Hbの半減期を短縮する意味では最も有効な治療法である.しかし有効性に関しては様々な議論があり,専門医によっても適応は異なる.

③CO-Hbの濃度が必ずしも一酸化炭素中毒の重症度に比例しないため,CO-Hb濃度は治療法選択の絶対的な基準になりえない.多くの専門医は,高度の意識障害例,一過性の意識消失,心電図の虚血性変化,神経学的な巣症状,神経精神学的検査の異常,高度の代謝性アシドーシス(pH 7.1以下),臓器障害をきたした症例をOHPの適応としている.自施設内にOHPを持っている施設の場合は,CO-Hb濃度が40%以上の症例を適応としている施設もある.OHPは,その設置施設が限られており治療病院におけるOHP施設の有無,さらにはOHP施設までの距離的な問題を含めてその適応も変わってくる.少なくとも普段から自施設周辺のOHPを持った医療機関をリスト化しておきたい.

表3　ガス中毒解毒薬

中毒原因ガス	解毒薬
神経ガス	硫酸アトロピン
一酸化炭素	酸素
青酸ガス	チオ硫酸ナトリウム
	亜硝酸ナトリウム
	ヒドロキソコバラミン
	ジコバルトエデテート
メトヘモグロビン生成物	メチレンブルー

30分以内に使用すべきで,有効性の確立している解毒薬

④この他,メトヘモグロビン血症では,メチレンブルーの投与のほか,交換輸血などが行われる.

自然毒中毒(ハチ, ヘビ, フグ, キノコ, 他)

natural toxin poisonings (bee stab, snake bite, swellfish poisoning, mushroom poisoning, etc.)

林 峰栄 沖縄県立南部医療センター・こども医療センター・救急科部長

A. ハチ

1 病態 厚生労働省による人口動態調査によると, 1999～2008年の10年間でハチ刺傷による死亡数は232人に上る. 年間約20人前後の人が亡くなっており, 有毒動物による死亡の中では一番多い. その大部分はアナフィラキシー反応によるものと思われる.

2 治療

① ミツバチの針が残っている場合には, つまずに, 爪ではじき飛ばす. 針の根元に毒嚢が付いているので指でつまむと毒液を注入してしまうことになる.

② 局所に対しては, very strong以上のステロイド軟膏(マイザー®, デルモベート®)を塗布し, 冷やす. 鎮痛薬とセレスタミン®を処方する. 痛みが強ければ, リドカイン(キシロカイン®)を周囲に浸潤してもよい.

③ 犬吠様咳嗽, 喉頭浮腫による呼吸困難, 喘鳴, チアノーゼなどを認めれば, アナフィラキシーを起こしているので, ただちに酸素投与, モニター装着, 静脈ラインを確保する. β_2刺激薬のネブライザー吸入をしつつ, 0.1%アドレナリン(ボスミン®)0.3～0.5 mL(小児: 0.01 mL/kg, 最大0.3 mL)を大腿筋に筋注する. 症状の改善を認めない場合は, 30分ごとに同様の手順を繰り返す. なお, β遮断薬を使用中の患者では, アドレナリンの効果は期待できないので, 代わりにグルカゴン㊤1～5 mg(20～30 μg/kg)を5分以上かけて静注後, 5～15 μg/kgで持続点滴する.

④ さらに, ステロイド薬としてヒドロコルチゾン(ソル・コーテフ®)100～200 mg(小児5 mg/kg)またはメチルプレドニゾロン(ソル・メドロール®)40 mg(小児1 mg/kg)を6～8時間ごとに点滴静注する. それでも気道が保てない場合には, 気管挿管もしくは, 気管切開を行う.

⑤ ショック状態の場合は, 上記治療に加え, 生理食塩水5～10 mL/kgを急速輸液する. 改善がなければ5分後にアドレナリンを追加投与し, 輸液負荷を継続, ドパミン(イノバン®, カコージン®)2～20 μg/kg/分を併用する. 遷延予防のためステロイド薬を6～8時間ごとに点滴静注する. H_1・H_2受容体拮抗薬の投与も行う.

⑥ 養蜂家や林業従事者などアナフィラキシーを発現する危険性の高い環境にある人には, 自分でアドレナリンの注射をするためのエピペン®という注射キットを処方して携行させておくことができる.

B. ヘビ(マムシ, ハブ, ヤマカガシ)

1 病態 厚生労働省による人口動態調査によると, 1995～2004年の10年間でヘビ咬傷による死亡数は102人で, 年間約10人前後の人が亡くなっており, 動物による死亡者数としてはハチに次いで多い.

ヘビの毒は, 神経毒と血液毒に分けることができる. マムシやハブの毒は血液毒で, 神経成分はごくわずかである. 症状としては, 腫脹, 出血, 壊死などの局所作用が主となる. マムシもハブも同じマムシ科であるが, ハブのほうが毒性が強い. それまでに咬まれた既往がある場合, アナフィラキシーを起こすこともある. ヤマカガシの毒は凝血毒で, 結果的に血液凝固が障害され, 出血傾向をきたす.

マムシやハブに咬まれると, 発赤, 腫脹, 熱感, 疼痛, 皮下出血を認め, 典型的には, その中心に2個の牙痕を認める. ただし, ハブの場合は, 毒の出る穴が毒牙の先端から少し根元に近いところにあるため, 咬まれても

毒が入らない無毒咬傷のことがある．

ヤマカガシは毒牙を持っていないため，普通に咬まれても中毒は起こりにくい．ただし，歯ぐきに毒腺があり，ここから出た毒が傷口から入ることがある．ちなみに，ヤマカガシもウミヘビもめったに人を咬まないが，その毒性は両者ともハブの10倍である．

2 治療 ヘビ咬傷は地方で散発的に発生することが多いためか，その治療に関しては，いまだに確立されたものがあるとは言い難い．
① まずは毒を全身に回さないために，局所および全身の安静を保つことが大切である．
② また，主たる死因である脱水や横紋筋融解による腎不全を防ぐために，十分な輸液を行う．咬まれた場所より中枢側を軽く縛るかどうかは議論の余地があるが，縛りすぎて虚血にならないよう注意が必要である．
③ 牙痕に沿って小さな切開を入れ吸引することも従来行われてきたが，意味がないという意見もある．少なくとも，大きな切開や乱切はすべきではない．
④ 腫脹がひどくなり，コンパートメント症候群を起こした場合には，時期を逃さず減張切開を行う．破傷風トキソイドは筋注するが，抗菌薬の使用は必須ではない．
⑤ 抗毒素血清については，ハブに関しては，明らかな腫脹や強い痛みがある場合には使用することが確立されている．1回1バイアルを静注し（小児も同量），症状をみながら反復投与する．マムシに関しては，血清使用によるアナフィラキシーや血清病が強調されすぎたためか，ハブに比べると使用が躊躇されている傾向がある．ただし，マムシ抗毒素血清の使用遅れに対し，損害賠償を命じられたこともあり，時期を逃さずに使用することは必要と思われる．ちなみに，マムシに対するセファランチン®が有効かどうかも結論は出ていない．ヤマカガシについては，抗毒素血清が唯一の治療法である．播種性血管内凝固や脳出血，慢性腎不全を起こすなど予後が悪いので，できるだけ早期に手に入れて使用する．なお，抗毒素血清を使用する場合には，アナフィラキシーショックに備える．

C．フグ

1 病態 2000～2009年までの10年間で，フグ中毒患者数は491人で，そのうち死亡数は23人，致死率は約5%である．1940年頃の致死率は30%を超えていたので，この70年で約1/6にまで下がったことになる．フグは「当たれば死ぬ」ことから「テッポウ」と呼ばれ，刺身を「てっさ」，鍋を「てっちり」という．近年のフグ中毒は，家庭で素人が調理をして起きているものがほとんどである．

フグの毒は，テトロドトキシンというが，これはフグの学名の「tetrodon」に由来している．ただし，テトロドトキシンはフグ固有の毒ではなく，食物連鎖の結果フグの体内に蓄積されたものであるので，季節による違いや個体差もかなりある．また，フグの種類によっても違い，フグ以外の魚介類にも存在する．フグ毒は卵巣と肝臓に多く，次いで腸と皮膚に多い．筋肉や精巣にはほとんど含まれていない．毒力は青酸カリの約1,000倍で，致死量は経口摂取で1～2 mgといわれている．テトロドトキシンは，煮たり焼いたりして熱を加えてもなくならない．ワクチンや血清もなく，特異的な解毒薬も存在しない．

症状は食後30分～3時間で出始める．最初は，口唇や舌，指先のしびれから始まり，嘔吐することもある（I度）．次に，四肢の知覚鈍麻が進み，軽度の運動麻痺が出てくる（II度）．続いて，運動がまったくできなくなり，深部腱反射も消失する．呼吸困難も出現し，意識ははっきりしているが，呂律障害が出てくる（III度）．最終的には呼吸筋麻痺から呼吸停止となり，意識障害，心停止となる（IV度）．

2 治療
① 治療に特異的なものはないため，対症療法となる．呼吸筋麻痺に対し，早めに気管挿管し人工呼吸管理とする．低酸素脳症を起

こさなければ，回復後は後遺症を残さず救命できる．血圧低下に対しては，ドパミン（イノバン®，カコージン®）を使用する．
②テトロドトキシンは，骨格筋を障害するだけなので，最後まで意識ははっきりしている．人工呼吸器管理下にある患者は，瞳孔は散大しており対抗反射も消失しているため，一見，深昏睡にみえるが，鎮静をしていなければ，意識はあって周囲の声も聞こえていることを忘れないようにしたい．

D．海洋生物（魚刺傷，クラゲ）

1 治療
①オコゼ，ゴンズイ，アイゴなど魚の刺毒は熱で急速に分解されるため，やけどしない程度の熱いお湯（43℃程度）に30〜90分ほど浸す．破傷風トキソイドを筋注し，痛みに対して鎮痛薬を，必要に応じて抗菌薬を処方する．なお，オコゼの毒はハブ毒の約80倍と非常に強い．
②クラゲに刺された場合，皮膚に絡みついた触手には未発射の刺胞がたくさん残っている．食酢（3〜5% 酢酸）をかけると刺胞の発射が抑えられるので，食酢をたっぷりかけて触手を優しく剥ぎ取る．痛みが強い場合には冷却する．局所に対してはデルモベート®など強力なステロイド軟膏を使う．
③シガテラ中毒は，サンゴ礁海域に生息する南海魚を摂取することで起きる食中毒の総称である．日本では沖縄に多いが，世界的には毎年数万人の患者が発生しており，自然毒による食中毒としては最も多い．毒を有する藻を食べた魚がさらに大型の肉食魚に食べられることで次第に毒が蓄積されていくと考えられている．この魚を食べると，冷たいものに触れた時のようなピリピリした痛みなどの知覚異常や全身の痛み，脱力，めまいといった神経症状が起こり，意識障害をきたすこともある．腹痛や嘔吐，下痢といった消化器症状も出現するが，他の食中毒と違って主症状ではない．

また，徐脈や房室ブロック，低血圧といった循環器症状を起こすこともある．
④治療は対症療法で，脱水に対しては補液を，徐脈に対しては硫酸アトロピンの投与を，低血圧に対してはドパミン（イノバン®，カコージン®）を使用する．神経症状は数週間から数か月続くことがある．D-マンニトール（マンニゲン®，マンニットール®）が有効とされ，1 g/kg を45分かけて点滴する．アミトリプチリン（トリプタノール®）が有効という報告もあり，25 mg を1日2回内服させる．

E．キノコ

1 病態
日本でのキノコによる死亡の9割はタマゴテングタケ，シロタマゴテングタケ，ドクツルタケなどのアマニタトキシン群による．これらの毒成分であるアマトキシンは熱に強く，調理しても分解されない．症状は食べてから約12時間（6〜24時間）で現れる．初めは，腹痛，嘔吐，非常に激しい水様下痢といった消化器症状で，脱水により電解質異常が起こる．3日前後して，ウイルス性肝炎に似た肝障害を起こし，肝性昏睡に至ることもある．さらに，出血傾向から播種性血管内凝固をきたす．

2 治療
①治療として，まずは胃洗浄，活性炭と下剤の投与を行う．アマトキシンは腸肝循環をするため活性炭は4時間ごとに繰り返し投与する．活性炭投与の合間に十二指腸液の持続吸引を行うことも有効とされている．主として腎臓から排泄されるので，十分な輸液を行い，利尿薬を投与する．
②特異的治療として，ベンジルペニシリンカリウム（ペニシリン G®外）はアマトキシンの肝細胞への取り込みを抑制するといわれている．1日あたり30万〜100万単位/kg を点滴静注する．

F. トリカブト

1 病態 キンポウゲ科の植物で，毒性のアルカロイドを含有する．症状は食べた直後から30分以内に出現する．口唇や舌の刺すようなしびれから始まり，嘔吐，脱力，胸痛，血圧低下，意識障害を起こす．ありとあらゆる不整脈を生じる可能性があり，死因の65%は心室細動である．多彩な不整脈はトリカブト中毒の特徴である．

2 治療
① 治療に特異的なものはない．胃洗浄，活性炭と下剤の投与を行い，全身管理を行う．
② 不整脈に対しては，抗不整脈薬を考慮するが，効果のない場合も多く，ペーシングや経皮的心肺補助（PCPS）が必要になることもある．

乱用薬物中毒（催淫薬を含む）
poisonings with the abuse of drugs

水上 創　東京医科大学准教授・法医学

中枢神経作用薬のうち，乱用薬物となる麻薬（麻薬性鎮痛薬）は麻薬及び向精神薬取締法，あへん法，大麻取締法の3つの法的規制を受けるもの〔アヘン類（ヘロイン，モルヒネ，コデイン），コカイン，LSD，MDMA，大麻など〕に，覚せい剤取締法（アンフェタミン，メタンフェタミン）を併せて薬物四法により規制される．しかし，例えば，覚醒剤に類似した化学構造を有するMDMAは麻薬及び向精神薬取締法により規制されるなど，物性と法律は必ずしも一致していない．

警察庁によると，平成21年の検挙件数は覚醒剤16,208件，大麻3,903件，MDMAなど合成麻薬272件，コカイン223件，ヘロイン31件，アヘン34件であった．検挙者の数からみれば，圧倒的に覚醒剤の乱用が多いが，薬物の押収量では合成麻薬などが近年増加しており，検挙者のデータが真の乱用者母集団を反映しているとは限らない．

A. 代表的な物質と病態

1 覚醒剤（メタンフェタミン，MDMA） 交感神経および中枢神経機能を亢進させる．覚醒剤は水溶液の静注が多く，経口摂取する場合もある．MDMAは錠剤の経口摂取がほとんどである．MDMAはparty drug（club drug）として若年層に広がっている．

2 コカイン 法律上は麻薬であるが，急性中毒の臨床症状はアンフェタミン類と類似する．中枢神経系症状，心血管系症状などを呈する．喫煙による吸引，鼻腔粘膜からの吸収，静注，筋注である．経口摂取は少ないが，まれに包装したものを飲み込んで密輸を図るもの（ボディパッカー）や，捜査を逃れるため慌ててコンドームなどに詰めた物を飲み込む（ボディスタッファー）があり，これが胃内などで破れたり，漏出して急性中毒となる事例がある．

3 麻薬（アヘン類） 交感神経を抑制する．ヘロインはあらゆる方法で摂取され，モルヒネは皮下注および筋注が多い．中毒死亡例のほとんどが静注による．アルコールやベンゾジアゼピン系薬物などとの複合中毒が多い．

4 大麻（マリファナなど） 中枢神経作用，心血管系症状および気管支拡張作用．乾燥大麻を刻み，紙巻にして吸煙もしくは，粉末状にした樹脂，液体大麻をタバコに混ぜて吸煙する．大麻樹脂，液状大麻をココア，クッキーなどに混ぜて摂取する方法もある．

5 LSD（リゼルギン酸ジエチルアミド） 交感神経刺激作用に続く精神症状を呈する．カプセル，錠剤，粉末をキャンディや角砂糖に添加したものを経口摂取する．濾紙などに溶液を浸みこませた形態などで流通するものもある．

6 GHB（γ-ヒドロキシ酪酸） 中枢神経抑制作用を有する．液状のものを経口摂取する．アルコールとの併用で作用時間が遷延する．常用量と中毒量の幅が狭く，少量の過量服用でも中毒症状をきたしやすい．2001年より麻

薬及び向精神薬取締法で規制対象となった．

7 5-MeO-DPT(5-メトキシ-N，N-ジイソプロピルトリプタミン)　催幻覚作用及び中枢神経興奮作用と考えられる．錠剤の経口摂取，白色粉末を経鼻摂取および吸煙する．2005年より麻薬及び向精神薬取締法で規制対象となった．

8 マジックマッシュルーム(幻覚性キノコ)　精神作用および交感神経刺激作用．熱に安定であり，生または乾燥キノコを紅茶，スープ，シチュー，オムレツなどに加えて摂取．2006年より麻薬及び向精神薬取締法で規制対象となった．

B. 診断の進め方

1 聴取すべき事項　これまでの麻薬，覚醒剤などの使用歴や中毒の既往，摂取の事実や異常行動などの有無，現場に残された薬物や注射器，吸煙など，摂取の痕跡の有無．

2 体表所見
①注射：注射痕，胼胝，皮膚膿瘍，静脈血栓の有無．注射痕は肘窩に限らない．
②吸入：鼻粘膜の炎症，鼻中隔の破壊．

3 乱用薬物に特有の臨床症状

1 覚醒剤　多弁，不穏，興奮などの中枢神経作用症状に加え，頻脈，高血圧，発汗などの交感神経興奮症状および高体温をきたす．MDMA摂取では歯ぎしりや顎の噛みしめがみられる場合がある．重症例では昏睡，痙攣重積発作，高血圧，不整脈，循環不全などをきたす．

2 コカイン　使用を疑わせる所見(慢性吸入者では鼻中隔穿孔，特異的な瘢痕を伴う注射痕)に不穏，興奮，錯乱などの中枢神経作用および散瞳，高血圧，頻脈などの交感神経興奮症状があれば疑う．

3 麻薬(アヘン類)　意識障害，呼吸抑制(呼吸回数が減少し，不規則)，縮瞳(典型例では対称性の針の目縮瞳)の3徴があれば疑う．ナロキソン塩酸塩投与で改善する．その他の症状は消化器症状，誤嚥性肺炎，低血圧，瘙痒感など．重症例では1～2日持続する非心原性肺水腫をきたす．

4 大麻　陶酔感，多幸感，パニック発作，不安，失見当識，判断力の低下，思考障害などの精神症状に加えて，洞性頻脈(高頻度)が認められれば疑う．血圧はあまり変化しない．末梢血管抵抗の低下に伴う起立性低血圧，失神，結膜の充血や眼内圧の低下をきたす．

5 LSD　感覚入力の障害による，錯視や幻視，距離や時間感覚などの乱れ，自我障害，離人感，不安，不穏・興奮，錯乱，せん妄，昏睡などの精神症状に加え，散瞳，高血圧，頻脈などの交感神経刺激症状があれば疑う．大量摂取により高体温，消化器症状，悪寒，高血糖などが生じる．

6 GHB　使用を疑わせる患者で，昏睡や呼吸抑制を認めたら疑う．常用量と中毒量の幅が狭く，少量の過服用でも中毒症状をきたしやすい．アルコールとの併用で作用が遷延する．中枢神経抑制からの離脱は速やかで，深昏睡から短時間のうちに不穏で好戦的な状態となる．心肺停止前に救急搬送された場合は，2～6時間程度で完全に回復する．

7 5-MeO-DPT　イライラ，不穏，興奮，錯乱に加えて，幻視や幻聴をみたら疑う．精神症状は幻覚，幻聴，幻触(蟻走感など)，感覚の歪み，高揚感，多幸感，脱抑制，感情移入など．聴覚や触覚は鋭敏化する．身体症状は消化器症状，交感神経症状，筋緊張，顎硬直など．痙攣発作や振戦はまれ．

8 マジックマッシュルーム　気分の変動，多幸感，錯視，幻視などの精神症状，散瞳，頻脈，高血圧など交感神経症状をきたす．

4 尿による簡易検査　市販の乱用薬物スクリーニングキット「トライエージ®DOA」(国際試薬)を用いると，尿中の7種の薬物(ベンゾジアゼピン，コカイン，覚醒剤，大麻，バルビツール，麻薬，フェンシクリジン)の定性検出が約20分程度で可能である．

C. 最初の処置

1 救命処置
① バイタルサイン，意識レベルのチェック．特に体温，瞳孔，呼吸に注意する．
② 気管挿管，中心静脈路の確保，膀胱カテーテル留置，持続的尿量測定．覚醒剤中毒では極度の脱水を伴う場合が多く，輸液を行う．
③ 血圧，心電図モニター，CVP測定，血液ガス，血清の電解質およびCKの頻回チェック，深部体温の持続モニターリング，胸部X線撮影（コカインのボディパッカーでは腹部X線撮影）．

2 原因薬物の除去
① 吸収の阻害：経口摂取例において胃洗浄，活性炭の投与（摂取後1時間以内でなければ無効であるが，診断的な意味を兼ねて行う．コカインのボディパッカーのような場合には活性炭の繰り返し投与や全腸洗浄を行う）．
② 排泄の促進：強制利尿（覚醒剤中毒では，尿の酸性化はミオグロビン尿による腎毒性を増強させる可能性があるため，施行しない）．

3 解毒薬・拮抗薬の投与
昏睡，呼吸抑制から麻薬中毒が疑われる場合，診断も兼ねてナロキソン塩酸塩を静注する．

4 必要な検査
後日の確定診断のため血液，尿，胃内容物などを凍結保存する．感染症，血糖値のチェック．意識障害がある場合は頭部CT撮影．

D. 標準的治療法

1 高体温（覚醒剤，コカイン）
冷却マットなどを用いる．人工呼吸器下で筋弛緩薬臭化パンクロニウム（ミオブロック®静注）4 mgを静注する．

2 低体温（麻薬）
心室性不整脈を合併しやすい．急激な表面加温は危険であり，保温および輸液，胃洗浄などにより加温する．

3 呼吸抑制（麻薬）
ナロキソン塩酸塩注（ナロキソン®塩酸塩静注）0.4〜2.0 mgを静注する．同量を3分毎に中毒症状が消失するまで追加する．筋注，舌下投与，鼻腔内投与，挿管チューブより気道内投与も可能である．効果があれば最大5 mg/時間の割合で持続点滴する．ナロキソン塩酸塩10 mg投与しても反応がなければ，麻薬以外による中毒を疑う．必要があれば気管挿管および人工呼吸管理を行う．ナロキソン塩酸塩の投与後に痙攣発作，肺水腫，不整脈，心停止がまれに生じる．

4 痙攣（覚醒剤，コカイン），不穏（LSD）
ベンゾジアゼピン（BZP）系薬物／ジアゼパム注（ホリゾン注®，セルシン注®）5〜10 mg（1/2〜1A）を5〜10分毎に静注もしくはミダゾラム注（ドルミカム注®）3〜20 mg/時の持続点滴を行う．

5 興奮，幻覚（覚醒剤）
① 異状興奮や幻覚・妄想などの精神症状にはハロペリドール注（セレネース®注）5 mgを静注，必要に応じて反復投与する．
② 5-MeO-DPTおよびマジックマッシュルームの顕著な幻覚例にはセロトニン-ドパミン拮抗薬リスペリドン（リスパダール®）1〜2 mgを経口投与する．

6 高血圧，頻脈（覚醒剤）
① ミダゾラム注（ドルミカム注®）3〜20 mg/時の持続点滴．BZP系に反応しない場合，ニトロプルシドナトリウム水和物（ニトプロ®注）25〜50 μg/分の持続静注し，適宜漸減する．
② 頻脈にはプロプラノロール塩酸塩（インデラル®注）0.5〜3 mgを静注，5〜10分後に必要に応じて反復投与する．
③ 心筋虚血による胸苦にはニトログリセリン（ニトロペン®舌下錠，ミオコール®スプレー），血小板凝集能の亢進や血栓の可能性がある場合アスピリン，心室性不整脈にはリドカイン（キシロカイン®）を投与する．
④ 一方，徐脈（GHB）は循環動態に影響を及

ぼす可能性があれば，アトロピン硫酸塩水和物 0.5〜1.0 mg を静注する．

7 支持療法 大麻，LSD，5-MeO-DPT では治療は支持療法であり，薬物療法は不要なことが多い．精神的苦痛のある患者には言語介入で安心させる．マジックマッシュルームも静かで薄暗い刺激の少ない病室で安静にする．LSD では大量摂取に伴う急性中毒による死亡の報告はなく，異常行動による外因死に留意する．興奮例や顕著な不穏例にはジアゼパム（ホリゾン®，セルシン®）5〜10 mg を経口またはジアゼパム注（ホリゾン注®，セルシン注®）2〜5 mg を静注する．

E. 合併症

1 脳血管障害，虚血性心疾患（覚醒剤，コカイン） 高血圧に伴う頭蓋内出血，冠動脈攣縮による心筋梗塞，大動脈解離などの致死的合併症が生じる場合があり，突然死の原因となりうる．各病態に応じた治療を行う．

2 横紋筋融解（覚醒剤，コカイン） 高体温に伴い，1〜2 日で急性腎不全に陥る場合がある．電解質，CPK，クレアチニンの測定を行う．昏睡状態が遷延した場合も筋肉の圧迫壊死により発症する．腎不全を発症した場合は血液浄化を行う．

3 感染症 慢性薬物中毒患者などでは，注射器の使い回しなどにより，肝炎ウイルス，HIV などの感染率が高い．また，不潔操作から皮膚，皮下感染に伴う敗血症，DIC の発症をきたす場合がある．

4 禁断症状（麻薬） 精神症状や交感神経優位の身体症状があり，対処療法を行う．麻薬中毒者では，ナロキソン塩酸塩の投与後に嘔吐・悪心，頭痛，発汗，震戦，錯乱，攻撃性，頻脈などの離脱症状が生じる場合がある．

F. 法的取扱

① 麻薬使用者を診察した場合，医師には都道府県知事への通報義務があるが，覚せい剤取締法では，覚醒剤患者を診察した医師には届け出義務がない．さらに，覚醒剤患者の届け出をした場合，刑法（秘密保持義務）に抵触する可能性があると考えられてきた．その後，国公立病院の医師（公務員）であった場合は，刑事訴訟法により不法行為の告発義務が生じることから，警察に通報しても秘密保持義務に違反しないという判例がでている．

② 一方，血液や尿などの検体は医師が検査目的以外に使用することはできないため，警察から提出を求められた場合は，本人の承諾を取るか捜査機関の法的な手続き（裁判所の令状）を取る以外，任意での提出はするべきではない．さらに，患者の死亡時には異状死体として，警察に届ける義務が生じる．

必要な情報だけを厳選、症状から中毒原因物質を推定する技術が身につく

急性中毒ハンドファイル

さまざまな症状や検査値の組み合わせから中毒原因物質を推定することをトキシドロームと言う。本書は、この技術に優れていることで名高い大垣市民病院のノウハウがコンパクトにまとめられている。第一線で働く救命救急センター医師と薬剤部スタッフが、臨床現場で真に役に立つ情報のみを精選した。

編集
森　博美　大垣市民病院薬剤部調剤科長
山口　均　大垣市民病院救命救急センター長

目次 CONTENTS

I　総論
　はじめに
　1　診断法
　2　処置法
　3　見逃せない注意点

II　各論
　1　医薬品
　2　農薬
　3　家庭用品
　4　工業用薬品
　5　自然毒
　6　その他

III　中毒処置薬一覧

●A5　頁320　2011年
定価3,990円（本体3,800円+税5%）
[ISBN978-4-260-01426-7]
消費税率変更の場合、上記定価は税率の差額分変更になります。

医学書院
〒113-8719　東京都文京区本郷1-28-23
[販売部]TEL：03-3817-5657　FAX：03-3815-7804
E-mail：sd@igaku-shoin.co.jp　http://www.igaku-shoin.co.jp　振替：00170-9-96693

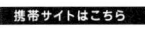

頭部外傷の初期診療 新刊
Initial Management of Head Injury : A Comprehensive Guide

初期診療に焦点を絞った、稀有なガイド

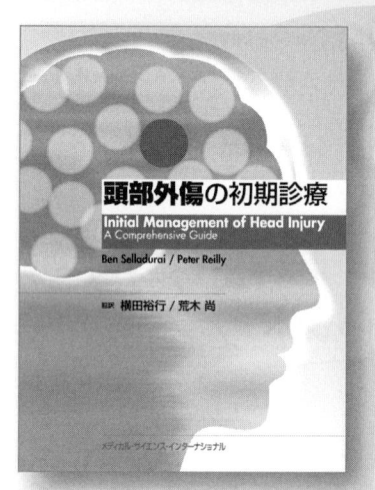

頭部外傷患者の病院前救護から救急搬送、救急初療室での的確な評価と迅速な治療について、包括的に解説した実践的ガイドブック。医療資源の限られた状況下をも想定し、ガイドラインによる標準化された方法を補完するべく、著者の豊富な経験を踏まえたアプローチ法を示す。成人のみならず小児や高齢者、さらに複雑な合併症をもった患者の対応についても解説。救急、脳神経外科の研修医、若手医師や当直医に極めて有用。

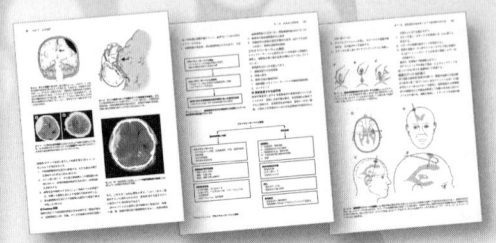

監訳

横田裕行
日本医科大学大学院
侵襲生体管理学（救急医学）教授

荒木 尚
国立成育医療研究センター
脳神経外科医長

- 定価7,980円
  （本体7,600円＋税5％）
- A4変　頁296　図54・写真124
  2011年
- ISBN978-4-89592-684-3

目次

Part I 疫学
第1章　急性頭部外傷の疫学

Part II 基本原則
第2章　急性非穿通性頭部外傷の病態生理
第3章　頭蓋内圧

Part III 評価と診断
第4章　神経学的評価
第5章　放射線学的評価

Part IV 救急での管理
第6章　病院前管理
第7章　救急室での管理
第8章　急性頭部外傷患者の搬送

Part V 根本的治療
第9章　頭皮および頭蓋骨の損傷
第10章　穿通性頭部外傷
第11章　急性頭部外傷患者に対する脳神経外科手技
第12章　重症頭部外傷患者の集中治療管理

Part VI 特殊な頭部外傷患者の管理
第13章　成人の軽症頭部外傷
第14章　小児の頭部外傷
第15章　アルコール中毒患者における頭部外傷
第16章　抗凝固療法患者における頭部外傷
第17章　高齢者の頭部外傷
第18章　スポーツに関連する頭部外傷

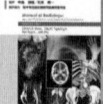

救急関連好評書

救急・当直に役立つ
画像診断マニュアル
Manual of Radiology:Acute Problems and Essential Procedures, 2nd Edition
監訳 中島康雄・松本純一
救急現場でパッと確認　当直前にサッと整理
- 定価5,670円　（本体5,400円＋税5％）
- A5変　頁476　図・写真286　2011年

これならできる
ファイバー挿管
エアウェイスコープ，トラキライト実践ガイド付き
著　青山和義・竹中伊知郎
気管挿管の"最後の砦"ファイバー挿管のコツをこの1冊に
- 定価8,400円　（本体8,000円＋税5％）
- B5　頁312　写真317・図31　2011年

MEDSi メディカル・サイエンス・インターナショナル

113-0033
東京都文京区本郷 1-28-36

TEL 03-5804-6051
FAX 03-5804-6055

http://www.medsi.co.jp
E-mail info@medsi.co.jp

VII 環境異常

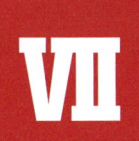

責任編集：行岡哲男

熱中症
heat illness

松尾信昭　神戸夙川学院大学教授

A. 疾患・病態の概要

- 生体は視床下部にある体温調節中枢により熱産生と放熱の調節機構が働いて，37℃前後の体温に保たれている．熱中症は暑熱環境，高温環境における身体の体温調節障害によって起こる状態の症状の総称である．
- 環境因子によって発症するため気象条件，発生した場所，発生状況などの病歴聴取が診断に最も重要である．7月中旬から8月上旬に発生件数が増える．発生機序により労作性熱中症(exertional heatstroke)と，非労作性(古典的)熱中症(classical heatstroke)に分類される．
    ① 労作性熱中症：高温多湿環境下での激しいスポーツ(若年男女が多い)や労働作業(中年男性が多い)などの肉体労働で生じる．
    ② 非労作性熱中症：暑熱環境に適応力の少ない小児や高齢者に多くみられる．屋内発症例は，精神疾患や高血圧，糖尿病などの既往を認め重症例が多い．熱帯夜にクーラーをかけずに就寝し夜間に発症することもある．小児では夏，車内放置にて発症するケースがある．
- 日本神経救急学会が提唱する熱中症の新分類(一部改変)を表1に示す．従来，日射病(sun stroke)，熱失神(heat syncope)，熱痙攣(heat cramp)，熱疲労(heat exhaustion)，熱中症(heat stroke)などの用語が使用されてきたが，翻訳語であるため語句の混乱がみられた．新分類は臓器障害と入院治療の必要性により重症度が表わされている．
- 急性期の治療が生死・予後を分ける．適切な診断がなされれば，初期からの治療によく反応する．症状は非特異的なため，確定診断に至らずとも発症の状況や環境条件から熱中症を積極的に疑う対応がある必要がある．

B. 最初の処置

処置を開始するとともに病歴把握とバイタルサインの確認を同時に進める．

1 可及的速やかな冷却　表2に種々の冷却法を示す．熱中症Ⅰ度またはⅡ度は正常体温であることも多い．まず体外冷却法で放熱させる．すなわち，着衣を脱がせ扇風機や冷房除湿下に安静にする．

2 脱水の補正と電解質の補充　Ⅰ度及びⅡ度は十分な食塩水(水500 mLに茶匙1杯分の食塩5 g)やスポーツドリンク(ポカリスエット® Na 49 mg/100 mL)，できれば経口補水液(OS-1® Na 115 mg/100 mL)などで水分と電解質を補充する．Ⅱ度で経口摂取が困難であれば生理食塩水か乳酸リンゲル液の点滴を行う．

3 Ⅲ度は集中治療室にて厳密な呼吸・循環管理および障害臓器に対する治療を行う．専門施設への転送が必要な場合には，酸素投与(必要に応じ気管挿管)，細胞外液の急速補液，全身冷却を継続する．

C. 病態の把握・診断の進め方

1 直ちに上級医コールまたは専門施設に転送する基準　来院時に熱中症Ⅲ度が疑われ，意識障害，ショック，深部体温≧40℃である場合．

2 確定診断に近づくための観察・検査

1 体温測定

【体温測定法】

① 核心温度(core temperature)：深部体温とも呼ばれる．鼓膜温，直腸温，食道温，膀胱温，血液温など．スワン・ガンツカテーテルや直腸体温計が必要．

② 外殻温度(shell temperature)：腋窩温，舌下温を指す．

③ 体温評価の注意

鼓膜温，舌下温は核心温度より約0.4℃低

表1 熱中症の分類と対応（日本神経救急学会一部改変）

新分類	症状・症候	重症度	治療	従来の分類（参考）
Ⅰ度	めまい，大量の発汗，欠神，筋肉痛，筋肉の硬直（こむら返り） 体温：正常かやや上昇（<40℃）	軽症	外来治療可 安静，経口的水分およびNaの補給	熱痙攣（heat cramp） 熱失神（heat syncope） 日射病（sun stroke）
Ⅱ度	頭痛，嘔気，嘔吐，腹痛，下痢，倦怠感，虚脱感，集中力や判断力の低下 体温：正常かやや上昇（<40℃）	中等症	原則入院 体温管理，安静，経口・必要に応じ点滴で十分な水分とNaの補給	熱疲労（heat exhaustion）
Ⅲ度	臓器障害として下記の3症状のいずれか1つ (1) 中枢神経症状　意識障害，小脳症状，痙攣発作 (2) 肝・腎機能障害 　　AST, ALT, BUN, Crの上昇 (3) 血液凝固異常 　　急性期DIC診断基準（日本救急医学会）にてDICと診断 補助診断として体温：高体温（38.5℃≦）	最重症	入院の上集中治療 体温管理：体内冷却＋体内冷却，呼吸・循環管理障害臓器・DIC治療	熱射病（heat stroke） C型：古典的熱射病（classical heat stroke） E型：労作性熱射病（exertional heat stroke）

C型：古典的熱射病（classical heat stroke），暑熱環境下の長時間曝露で発症．非労作性熱射病（nonexertional heat stroke）
E型：労作性熱射病（exertional heat stroke），スポーツや労働作業などの激しい肉体労働で発症．

表2 冷却法

1. 体外冷却法
- 放熱：衣服除去．環境温度を下げて体表血管を冷却して熱を放散．
- 対流：放熱して生じる周囲の断熱帯を扇風機にて送風して除去．
- 伝導：処置台にクーリングマットを敷いて空気に触れない背面を冷却．
- 気化：体表の水滴に乾燥した空気を送風することで気化熱を奪って冷却．エアコンで最大除湿．

2. 体内冷却法
- 血液：前頸部，腋窩部，鼠径部を氷枕や氷嚢で冷却．冷やした細胞外液の急速輸液．
- 胃：胃管より冷水注入，膀胱：膀胱留置カテーテルより冷水注入，直腸：冷水注腸．
- 腹腔内還流：腹腔内留置ドレーンにより冷水還流．

3. 中心冷却法
腹膜還流やCHDF，PCPSなどの体外循環装置を用いて冷却．

い．腋窩温は舌下温より約0.5℃低く，また応急処置で冷やされていることがあるので注意を要する．できるだけ深部体温を測定し，同一の測定法にて経過を記録する．舌下温は外頸動脈から血液供給を受けるので，顔面や頸部の冷却の影響を受けることがある．鼓膜温は内頸動脈の血液温度を示す．耳垢や外耳道彎曲により赤外線ビームが鼓膜に当たらないと，正しい測定値を得られない．

2 必要な緊急検査を表3（758頁）に示す．臓器障害の指標としてAST，ALT，BUN，クレアチニンをチェックする．血液凝固能異常の指標として，まずは血小板数をチェックする．CRPを参考に感染症との鑑別を行う．意識障害の鑑別のため頭部CTを撮影する．CPKは熱中症Ⅰ度でも上昇することがあるが，その他の項目のいずれかが異常であればⅡ度以上と捉える．

3 鑑別すべき疾患を表4（758頁）に示す．中枢神経系感染症は特に小児において鑑別が困難なことがある．悪性症候群はある種の向精神薬で，また悪性過高熱はある種の吸入麻酔薬や脱分極性筋弛緩薬で高熱と意識障害をもたらし，臨床症状や検査所見がⅢ度熱中症と類似する．しかし，治療は原因薬物の中止と

表3 病態把握と鑑別に必要な緊急臨床検査

血液検査：CBC（特に血小板数），電解質，血糖，肝機能，血液ガス分析，CRP，CK
検尿：一般定性検査
胸部X線，頭部CT検査
可能なら望ましい検査：
髄液検査，CKアイソザイム，尿酸，アンモニア，ミオグロビン，血清浸透圧，尿検査（尿比重，尿浸透圧，尿中電解質，簡易式薬物定性検査など），尿保存（中毒薬物検出目的），頭部MRI

表4 発熱・意識障害にて鑑別を要する疾患

感染症	急性脳症・脳炎・脳膿瘍・髄膜炎など中枢神経感染症，敗血症など
薬物関連	悪性症候群 malignant syndrome (MS)，悪性高熱症 malignant hyperthermia (MH)，覚醒剤中毒，抗コリン薬，アルコール離脱など
内分泌疾患	甲状腺クリーゼ，褐色細胞腫など
外傷	脳外傷など
その他	有熱性痙攣重積状態，高度の脱水，膠原病，組織壊死など

ダントロレンナトリウム（ダントリウム®）の投与などと熱中症と異なる．

D. 引き続き行う処置

1 合併症と対策
① 熱中症Ⅰ度・Ⅱ度は，まず合併症を見ることなく軽快する．
② 熱中症Ⅲ度は，血液凝固能を含め全身のあらゆる臓器障害と免疫能低下による感染症の合併率が上がるので集中治療を要する．

2 入院・帰宅の判断（表1）
① 熱中症Ⅰ度は帰宅可能である．軽快していても安静を指示する．すなわち，同日のスポーツや労働は再開させない．
② 症状が改善しない，または血液検査などで何らかの異常を認めれば，Ⅱ度として入院による経過観察が安全である．ただし治療中に回復しつつあるため患者・家族の帰宅希望が強い場合は，必ず誰かがそばについて見守りができること，改善しない場合には直ちに再受診することを条件とする．
③ Ⅲ度は必ず入院を要する．

3 専門医による治療の概略

1 急速体温冷却
表2に示すあらゆる手段を用いて急速に冷却する．深部体温が39℃まで冷えたら，積極的な冷却は中止する．室温による体温降下に任せ，低体温に陥ることを回避する．冷却に対してshiveringを生じれば，鎮静薬や筋弛緩薬を投与して熱産生抑制をする．

2 全身管理
① 人工呼吸器による呼吸管理
② 循環管理：初期には生理食塩水や乳酸化リンゲル液の急速投与が必要である．肺水腫や心不全をきたさぬよう中心静脈圧やスワン・ガンツカテーテルで水分評価しながら，輸液・カテコールアミンにて循環管理する．
③ CHDFや補助肝臓による障害臓器補助．
④ DIC治療．
⑤ 感染症などの合併症治療．

3
初期より集中治療に反応せず，ショックからの離脱ができないなど，循環不全を中心とした多臓器不全により死亡することがある．

E. 入院3日間のポイント

- 最重症化は，生存例ではほぼ初日に発生する．入院日数は重症度にかかわらず2日間が最も多い．
- 低年齢児や高齢者は病期の境界が不明瞭で，進行予知が困難である．意識レベルなどバイタルサインを4〜6時間ごとにチェックし，軽快しつつあることを確認する．
- 軽快傾向を示さない時は，診断を見直すとともに再度上級医コンサルトするか転送する．

偶発性低体温症
accidental hypothemia

中野 実　前橋赤十字病院・高度救命救急センター長

A. 疾患・状態の概要

1 定義　意図されずに深部(中心部)体温が35℃以下になった病態.

2 分類　深部体温による重症度分類は一定していない. 軽症・中等症・重症の3段階が多いが, 軽中等症・重症の2段階もある. 境界温度も, 軽症と中等症で34℃, 33℃, 32℃, 中等症と重症で30℃, 28℃と様々である. おおむね軽症と中等症の境界は32～34℃, 中等症と重症の境界は28～30℃といえる.

3 病態　体温低下に応じ, 臓器系の機能低下がみられる.

1 中枢神経系
①軽症:軽い意識障害, 腱反射亢進, 感情鈍麻, 運動失調, 構音障害.
②中等症:意識障害, 腱反射低下, 無関心, 錯乱・幻覚.
③重症:昏睡, 腱反射消失, 瞳孔散大, 平坦脳波.

2 呼吸系　軽症で, 頻呼吸. 中等症で, 徐呼吸. 重症で, 呼吸停止.

3 循環系
①軽症:頻脈, 高血圧.
②中等症:心拍数軽度低下. 洞房結節機能・刺激伝導系異常によりPQ・QR・QTSの延長, T波逆転, 種々の不整脈がみられる. 心房細動, J波(Osborn wave)は32℃以下で出現しやすい.
③重症:心拍数著明低下, 低血圧. 閾値低下により心室細動が誘発されやすくなる. 15℃以下では心静止.

4 血液凝固系　体温低下とともに凝固異常.

5 消化器系　中等症低体温以下でイレウス.

6 骨格筋
①軽症:戦慄(shivering). 生理的合目的な熱生産反応である.
②中等症:体温調節機能低下により戦慄は消失.
③重症:筋硬直.

7 代謝系　基礎代謝量低下とインスリン分泌低下により高血糖となる. 一方, 長時間の戦慄, または体内の熱源物質貯蓄量の低下がある慢性・消耗性疾患の存在で低血糖ともなる.

8 その他　軽症で, 尿細管の再吸収低下による寒冷利尿. 毛細血管の透過性亢進.

4 原因　熱喪失増大, 熱生産不足, および複合により, 喪失量が産生量を上回ると低体温となる.

熱喪失増大は, 低温環境下の曝露や浸水などの環境因子が大きく関与し, 熱放散・熱対流だけでなく, 鉄板・コンクリート・床石などへの直接臥床における熱伝導による喪失もある. 水は空気の約25倍, 湿潤衣服は乾燥衣服の約5倍の熱喪失を起こす.

患者側因子としては, 下記のように, アルコールや薬物による血管拡張からの熱喪失増大, 体温調節能機能低下や熱生産不足を招く疾患・状態の存在がある.

1 外因性疾患
①中毒:アルコール, 鎮静薬, 抗不安薬, 抗精神病薬, 一酸化炭素
②頭部外傷, 脊髄損傷, 広範囲熱傷

2 内因性疾患
①脳疾患(脳血管障害, Wernicke脳症, Parkinson病), 精神疾患
②内分泌疾患(甲状腺機能低下症, 副腎不全, 視床下部障害, 下垂体機能低下)
③重症感染症, 敗血症
④末梢神経障害, 末梢血管疾患, 広範囲皮膚疾患(乾癬など)

3 状態
①高齢者, 乳幼児, 路上生活者, 泥酔者
②低栄養状態, 脱水, 疲労, 低血糖

B. 最初の処置

1 モニター

①心電図モニター 不整脈の出現，特に急激な体位変換や処置などで誘発される致死的不整脈の早期発見・対処のために連続監視は必須．

②深部(中心部)体温測定 アフタードロップ，復温効果の評価として必須．

2 循環の有無を判断
処置は循環の有無により異なる．重症低体温では脈拍は減少・微弱で検出困難となるので，30～45秒間かけて有無を確認．わかりづらければ心エコーで観察．

3 非心停止の場合
気道・呼吸・循環を維持しつつ復温．

①気道 意識のない患者では，誤嚥防止，確実な気道確保，経気管チューブ的加温加湿酸素投与による効果的な中心加温の目的で気管挿管を実施．

②呼吸 重症低体温では呼吸は減少・微弱で検出困難となるので，30秒間かけて有無を評価．加温加湿100％酸素を投与．自発呼吸が弱い場合はマスク下または気管挿管下に人工換気．

③循環
①非致死的不整脈への対応：薬物療法および電気的治療は，復温による自然改善が多いこと，低体温では効果が少ないこと，致死的不整脈への誘発となりうることより，原則として行わない．低体温による心房細動時には，低体温自体の凝固異常により抗凝固療法は不要．

②致死性不整脈の予防：すべての処置・操作は愛護的に行う．致死性不整脈発生を常に念頭におき心電図をモニターする．発生時には直ちに心停止の場合の対応を行う．

③輸液：低体温では，寒冷利尿や血管透過性亢進による絶対的循環血漿量減少があり，さらに復温による血管拡張で相対的循環血漿量減少も合併するので，静脈路を確保し，加温生理食塩水を循環血漿量減少の程度に応じて量・速度を調節し投与．

④体温（「D-2-①復温」の項目参照）

5 血糖管理

①低血糖：適宜，ブドウ糖の投与および輸液剤への添加．

②高血糖：インスリン投与は，低体温では効果が少ないこと，過量投与により復温時低血糖の危険性があること，高血糖は復温で自然改善が多いことより，原則行わない．復温後にも高血糖なら糖尿病や膵炎などの基礎疾患の存在を疑う．

6 検査

①一般血液検査(生化学，血糖，血清電解質，血算，凝固系)

②動脈血ガス分析

③血中薬物定性・定量検査(含むアルコール濃度)

④尿検査

⑤血液培養，尿培養

⑥胸部X線

4 心停止の場合
直ちに心肺蘇生法を開始し復温．

①胸骨圧迫と人工呼吸 常温時と同様の適応・方法で行う．

②電気的除細動
①深部体温が30℃を超えている場合：常温時と同様の適応・方法で行う．

②深部体温が30℃以下の場合：1回は施行する．反応しない場合は，30℃を超えるまでは2度目は行わない．

③蘇生に使用される薬剤
①深部体温が30℃を超えている場合：常温時と同様の適応で，投与間隔を延ばして投与する．

②深部体温が30℃以下の場合：効果が期待できないこと，薬物代謝障害で中毒域血中濃度となる可能性があることより，投与しない．

④電気的ペーシング
①深部体温が30℃を超えている場合：常温

時と同様の適応・方法で行う．
②深部体温が 30℃ 以下の場合：徐脈自体が酸素供給に見合った生理学的な反応であること，心室細動を誘発する危険性もあることより，原則行わない．
⑤**蘇生の中止判断** 深部体温が 32℃ 以上まで復温されるまでは，死亡判断，蘇生の中止は行わない．

C. 病態の把握・診断の進め方

①**確定診断に近づくための観察・検査** 診断は深部体温測定で確定される．深部体温とは環境温度の影響を受けにくい身体深部の温度で，直腸，膀胱，食道，鼓膜などで測定される．バイタルサインとして体温を常に測定する．低体温を招く環境因子下あるいは疾患・状態を有する患者では，偶発的低体温症を念頭におき深部体温を測定．

D. 引き続き行う処置

①**入院・帰宅の判断** 救急外来で復温されても，低体温を招く疾患・状態の検索，続発合併症の有無の確認のため，原則全例入院適応．
②**専門医による治療の概略**
1 復温手技
❶受動的復温法：熱喪失を増大する環境因子を除去し，自力体温回復を期待する方法．戦慄が消失する中等度低体温以下では効果は期待できない．
・湿潤衣服の脱衣
・温毛布での被覆
・暖房場所への収容，部屋の暖房
❷能動的表面加温法：皮膚表面に直接熱を加える方法．熱による皮膚表面の組織傷害に注意．
・電気毛布，加温ブランケット，加温マット
・温風加温器，赤外線ヒーター，ハロゲンヒーター，ストーブ
・湯たんぽ，湯ボトル（腋窩や鼠径部など太い静脈部位を加温）
・手足温浴，全身温浴（モニタリングができるよう要工夫）
❸能動的中心加温法
①非侵襲的方法：実際的効果は体温を下げない保温程度．
・加温（43℃）輸液
・加温（42〜46℃）加湿酸素投与
②低侵襲的方法：鼻・口・尿道口など既存開口腔から挿管して加温（42℃）生理食塩水灌流による方法
・食道加温チューブ
・胃灌流
・膀胱灌流
③侵襲的方法
a．体腔に挿管して加温生理食塩水灌流による方法
・胸腔灌流
・左胸腔縦隔灌流
・腹腔灌流
b．体外循環による方法
・HD, CHDF
・PCPS（経皮的心肺補助）
②**復温手技の選択** 手技の選択は循環の有無と深部体温による．
❶非心停止の場合
①原則として非侵襲的な方法で復温は可能．侵襲的な方法は不要．
②受動的復温法，能動的表面加温法，非侵襲的能動的中心加温法を段階的に施行する．
③低侵襲的中心加温法の追加は，挿管などの刺激により心停止に陥る機会が増加すること，労力，資材の経費などの欠点と，復温時間の短縮効果の弱さを考えると，実際的な適応は少ない．
❷心停止の場合深部体温により手技を選択する．心拍再開時は非心停止の場合として対応．
①脳低体温療法として設定される温度 33〜35℃ 以上の場合：低体温は脳保護作用があり早急に低体温を改善する必要はない．
②中等症・軽症の低体温で，脳低体温療法として設定される温度以下の場合：受動的復温法，能動的表面加温法，非侵襲的能動的

中心加温法を併用する．さらに，低侵襲的および侵襲的能動的中心加温法を施行する．
③重症低体温の場合：受動的復温法，能動的表面加温法，非侵襲的能動的中心加温法を併用する．さらに，低体温自体が心拍再開を妨げる原因となりうるので，低侵襲的および侵襲的能動的中心加温法，可能であれば体外循環による方法，特にPCPSを施行し，可及的早期に復温する．

3 復温手技の中止
①非心停止の場合：35℃になれば加温中止．
②心停止で心拍再開した場合：心停止後脳低体温療法を施行する時は，脳低体温療法の設定温度になれば加温中止．心停止後脳低体温療法を施行しない時は，35℃になれば加温中止．
③心停止で心拍再開しない場合：死亡診断・蘇生の中止を考慮する体温以上になれば加温中止．

4 復温時の注意点 アフタードロップや再加温ショックは，能動的表面加温法で起こる可能性があり，能動的中心加温法では発生の可能性は少ない．
①アフタードロップ：加温を施行しているにもかかわらず深部体温が低下する現象．機序は，末梢血管収縮で深部体温を維持する生体反応により深部体温と末梢体温の差が生じているところに，能動的表面加温法で末梢血管が拡張し末梢部分のより低温の血液が中心部に流れ込むことで，深部体温が一時的に低下するとされている．
②再加温ショック：加温過程において低血圧をきたす現象．機序は，能動的表面加温法による末梢血管の拡張で相対的循環血液量減少が生じるためとされている．また，能動的表面加温法での末梢の血流改善による組織酸素需要増加に見合う酸素供給が，低温で仕事量の低下した心臓の心拍出量では確保できず，酸素の需要供給バランスが崩れることも関与しているとされる．
③アフタードロップ・再加温ショックの対策：対策として，中等症・重症低体温では能動的表面加温法は体幹のみとすべきとの意見もある．しかし，体幹のみの能動的表面加温法は加温効果が不十分となり臨床的には採用しづらい．アフタードロップや再加温ショックの可能性を念頭におき全身に能動的表面加温法を施行するのが現実的である．また，再加温ショックに対しては，十分な輸液が対策となる．

5 低体温を招く疾患・状態の検索 低体温を招く環境因子下でも，低体温を招く疾患・状態の存在を疑い検索する．

6 合併症の治療 復温後合併症には肺炎，肝障害，腎障害，DIC，消化管出血，膵炎などがある．低体温が重症なほど重篤な多臓器障害として発生．

酸欠症
hypoxia

田崎 修　長崎大学病院・救命救急センター
小倉裕司　大阪大学医学部附属病院高度救命救急センター・講師

A. 疾患・病態の概要

● 酸素欠乏症等防止規則によれば，酸素欠乏とは「空気中の酸素の濃度が18％未満である状態」であり，酸素欠乏症とは「酸素欠乏の空気を吸入することにより生ずる症状が認められる状態」と定義される．酸素欠乏により低酸素症が引き起こされるが，日本救急医学会・医学用語解説によると低酸素症とは，組織が低酸素状態におかれていることをいう．低酸素症の原因としては，酸素欠乏以外にも，①窒息による酸素供給停止，②意識障害に伴う低換気，③呼吸器疾患による酸素化能の低下，④貧血やCO中毒などにみられる酸化ヘモグロビンの減少，⑤血圧低下による循環障害，および，⑥シアン中毒などによる組織での酸素利用障害がある．

表1 酸欠症の重症度の症状

酸素欠乏の重症度	吸入気酸素濃度 (%)	PaO₂ (Torr)	SaO₂ (%)	症状
軽度	12〜16	45〜60	85〜89	脈拍・呼吸数の増加, 集中力の低下, 細かな作業能力の低下, 頭痛, 嘔気, 耳鳴り
中程度	9〜14	40〜55	84〜87	判断力の低下, 精神不安定, 痛覚の低下, 記憶障害, 酩酊状態, 全身脱力, チアノーゼ, 体温上昇
高度	6〜10	20〜40	33〜74	意識消失, 痙攣, 中枢神経障害, Cheyne-Stokes 呼吸, チアノーゼ
超高度	6〜10 の持続またはそれ以下	<20	<33	昏睡, 呼吸停止, 6〜8 分後心停止

(日本救急医学会監修：標準救急医学, 第4版. p510, 医学書院, 2009 より)

●吸気中の酸素分圧の低下は, 高山への登山や, 密閉空間での酸素消費, あるいは医原的に低酸素分圧となった混合ガスによる麻酔や人工呼吸管理などで起こるが, 高山病に関しては他項が設けられているので割愛する(771頁参照). 密閉空間での酸素濃度の低下は, それ自体で酸欠症を引き起こすとともに, 混在するガスによる中毒を伴うことがあり, その影響を大きく受けることを念頭におくべきである.

B. 最初の処置

①重症になれば昏睡や心呼吸停止が起こるので, まず診察時のバイタルサインを速やかにチェックし, 異常があれば直ちに輸液ルート確保や気管挿管を含めた蘇生処置を開始する.

②バイタルサインが安定していれば, 心電図や酸素飽和度モニターを装着しながら診察を進める. 外傷の可能性もあるので, 超音波検査を行うなど JATEC に準じた初期診療を開始するとよい.

C. 病態の把握・診断の進め方

1 病歴聴取 診断のために最も重要である. どういう場所で事故が起こったか(冷蔵庫, マンホール, 炭坑, 船倉など), 発生すると考えられるガスは何か(一酸化炭素, 二酸化炭素, 窒素, メタンガスなど), 患者はどのような外力を受け, どのような状況で救出されたのか(自力で避難したのか, 密閉空間で倒れているところを発見されたのか, など), を聴取する. 本人からの聴取が困難な症例も多いので, 救急隊や目撃者からの聴取も必要となる場合がある.

2 症状 特異的な症状はない. 吸入気酸素濃度が16%以下で, 脈拍や呼吸数の増加, 集中力や細かな作業能力の低下, あるいは頭痛, 吐気, 耳鳴りなどが出現し, 酸素濃度が14%以下では, チアノーゼの出現が認められるようになる. さらに10%以下になると, 高度な意識障害, 痙攣が出現し, 時には心停止も起こりうる(表1). 意識障害が認められる場合, 他のガス中毒の可能性も念頭に置く.

3 血液検査

①動脈血液ガスデータは非常に重要である. 診察時には, 多くは酸素投与されて搬送されるため, 酸素濃度は21%以上になっている. この場合, PaO_2 は正常値以上を示す可能性が高い. 酸素欠乏の間接的所見としては, 嫌気的解糖を示唆する血中乳酸値の上昇がみられる.

②酸欠症の現場では, 吸入気酸素分圧の低下に対し, 最初は過換気による $PaCO_2$ の低下で代償しようとするため呼吸性のアルカローシスとなるが, 意識障害のため換気障

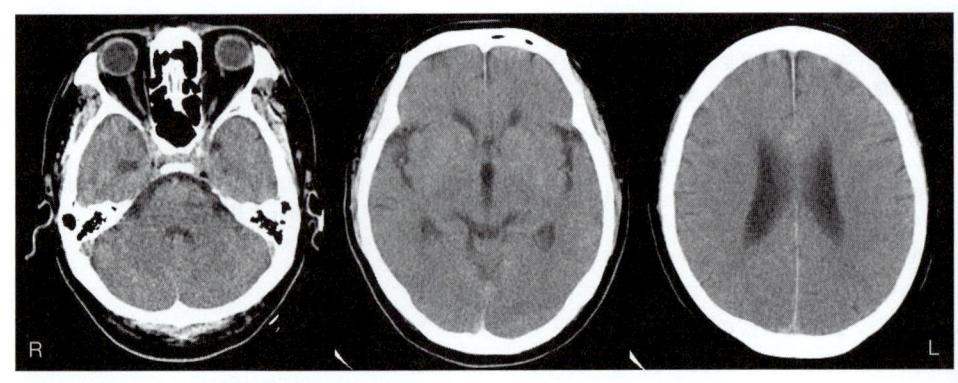

図1 窒息による低酸素症の頭部CT（来院時）
66歳男性．痙攣発作後の食物による窒息で心停止となった．心停止時間は約36分．来院時のCTでは，皮髄境界がやや不鮮明となっているが，著明な脳浮腫は認められない．

害が生じると$PaCO_2$は上昇する．CO-Hb（%）は一酸化炭素中毒の指標になる．高値であれば，CO中毒の診断は容易であるが，搬送までに時間を要した場合には暴露時に比較して減少しており，過小評価しないように注意する．また，非喫煙者と喫煙者ではCO-Hbは大きく異なり，喫煙者では，普段から10%を超えることもある．

③電解質や血糖も意識障害の鑑別としてチェックする．末梢血検査や生化学検査，止血検査に特異的所見は認められないが，他疾患鑑別の参考になるため提出しておく．

4 画像
①頭部CTでは，低酸素症となった直後で意識障害や巣症状が認められない場合には，特異的所見はない．
②心停止となった症例でも，直後は明らかな所見が認められないことも多いが，24時間以降のCTでは皮髄境界の不明瞭化や，脳浮腫像が認められる（図1，2）．
③くも膜下出血や，脳梗塞などの鑑別のために，CT検査は必須である．バイタルサインが安定していれば，MRIを撮影することで虚血性の異常所見の診断能はさらに向上する．

5 12誘導心電図，胸部X線 いずれも酸欠症に特異的所見はないが，他疾患の鑑別や，既往症や合併症検索のため施行するのが望ましい．

D．引き続き行う処置
1 合併症と対策
①ガス中毒を起こしている場合には，適切に対処する．これに関しては，「ガス中毒」の項（744頁）を参照されたい．
②来院時，意識が清明で自覚症状もなければその後合併症が起こる可能性は低いが，意識レベルの低下や痙攣，呼吸不全が起こらないか，ECGとSpO_2モニターを装着して観察する．
③気道熱傷を合併している場合には，声門や気道の浮腫により除々に換気不全や酸素化能の低下が出現することがある．上気道の狭窄症状には特に注意する．この時，酸素を過剰に投与していると，SpO_2低下による換気不全の発見が遅くなるので，必要以上の酸素投与は行わない．
④意識レベルが悪く挿管管理となった場合には，通常の呼吸器患者の合併症対策と同様

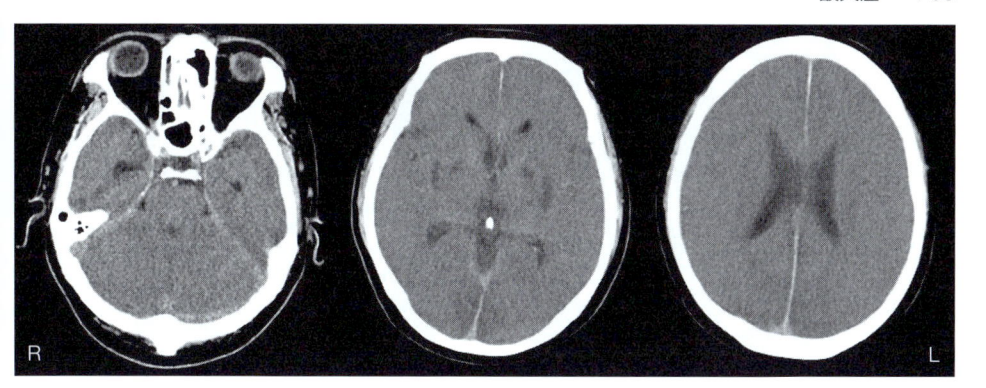

図2 窒息による低酸素症の頭部CT（第4病日）
来院時のCTに比較して，著明な脳浮腫，脳溝の消失，および両側の被殻と淡蒼球に低吸収域を認める．この後脳死となり死亡した．

2 入院・帰宅の判断 来院時バイタルサインが安定しており，本人の症状も全くなく，血液検査も異常がなければ帰宅可能である．しかし，発症原因が特定できない場合は，他に異常がなくても経過観察入院とすることが望ましい．

3 専門医による治療の戦略
① 特別な治療法はなく，経過観察が中心であり，症状がでた場合に対症療法を行うのみである．
② 意識障害がある場合や痙攣が出現した場合には集中治療が必要となる可能性があるが，この場合でも呼吸循環管理や抗痙攣薬の投与などによる対症療法が中心である．
③ 心停止をきたした場合，虚血再灌流障害による血管透過性の亢進が起こる．特に腸管虚血は起こりやすく，虚血性腸炎を起こすことがある．超音波検査などにより循環血液量を評価しつつ十分な輸液を行う．通常，来院時血中乳酸値および base deficit は増加していることが多いが，これが時間とともに順調に正常化することを血液ガス検査で確認しつつ蘇生を行う．
④ 脳保護を目的とした脳低温療法は一つの選択肢であるが，心原性の心停止と異なり低酸素による脳へのダメージが大きいことから，予後の改善効果は低いと考えられる．ただし，低体温の状態で発見された場合には，回復の可能性があると考えて対処する．

E. 入院3日間のポイント

- 低酸素脳症による脳浮腫は24時間以降が強くなるので，翌日以降頭部CTを撮影し来院時の所見と変化がないか確認する．
- 心停止の場合，いったん心拍が再開し循環が安定しても脳浮腫が進行し脳死に至ることもある（図1，2）．
- また，CO中毒を合併した場合には，いったん意識レベルが回復してもその後，自発性の低下や四肢の硬直を認めるようになる場合がある（間欠型CO中毒）（図3，4，766頁）．その旨を患者家族に説明しておく必要がある．

文献
1) 日本救急医学会（監修）：標準救急医学，第4版．p509-510，医学書院，2009．

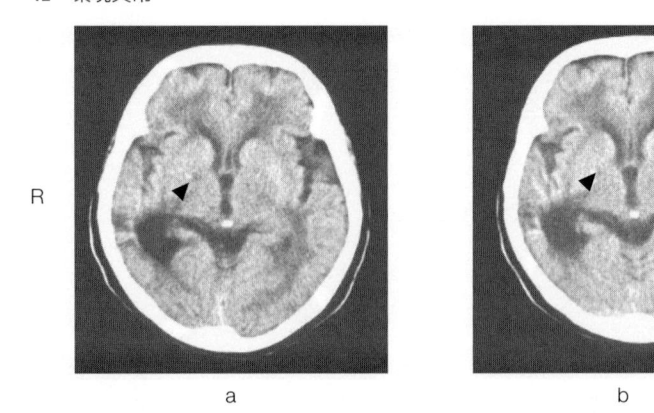

図3 間欠型CO中毒例の頭部CT
68歳女性．締め切った部屋で石油ストーブをつけたまま倒れているところを発見された．来院時意識レベルはGlasgow Coma ScaleでE2 V1 M2であったが，翌日には意識は清明となった．入院後2週間頃より自発性の低下，発語の減少がみられ，仮面様顔貌や四肢の硬直も出現した．来院時のCT（a）では不明瞭ながら，右淡蒼球に低吸収域（LDA）を認める（矢頭）．1か月後のCT（b）では，両側淡蒼球のLDAが明瞭となった（矢頭）．

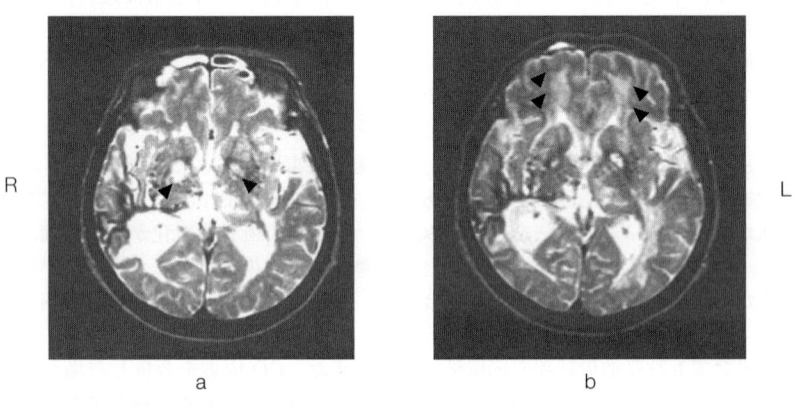

図4 間欠型CO中毒例の頭部MRI（T_2強調像）
第3病日のMRIで両側の淡蒼球（矢頭）に高信号域が認められる（a）．1か月後のMRIでは，両側淡蒼球の高信号域はむしろ縮小しているが，前頭葉の白質病変は顕著となった（b，矢頭）．

減圧症
decompression sickness

中川儀英　東海大学准教授・救命救急医学

A. 疾患・病態の概要

- 減圧症は，環境の圧力変化によって，血液に溶存していたガスが気泡化し，それによって引き起こされる障害のことで，肺胞が破れて動脈内にガスが混入して引き起こされた動脈ガス塞栓症と鑑別が困難なことが多い．減圧症と動脈ガス塞栓症を総称して減圧障害という．
- 減圧症はスキューバダイビング，潜水作業などで生じることが多い．急激な環境圧減少によって，血液中に溶存していた，主に窒素が気泡化したために発生する病態と考えられている．この気泡が血管を閉塞するほか，血管や神経を圧迫するなどの物理的な影響を与えることが原因で様々な症状をきたすと考えられている．
- 血液と気泡が接するところでは凝固系が活性化されたり，血管作動性物質が放出されたりする．この血液中に溶存していた窒素の気泡化は血流の悪いところや，脂肪組織などで起きやすい．
- ゆっくり浮上しても，気泡は少なからず出現するものと考えられるが大部分は肺の毛細血管でトラップされることになる．
- 一度溶け込んだ窒素は短時間ですべては呼出されない．気泡の量が少ない，または大きさが小さければ，急激な閉塞症状を呈することなく，無症状に経過し，窒素はゆっくりと体外へ呼出される．そのため連続してダイビングを行う時には，決められたインターバルを守らなくてはならないし，また飛行機に搭乗する際には最終のダイビングから1昼夜おかなくてはならない．

1 減圧症の分類　いろいろな分類があるが，病態を理解しておくことが重要である（**表1**）．

1 Ⅰ型（軽症）　軽い疼痛で発症し10分ほどで軽快するもの，skin bends（皮膚型）といわれ皮膚のしびれ・灼熱感・瘙痒感をきたすもの，関節痛を伴うもの（関節筋肉型）がある．関節内では気泡ができやすいともいわれ，疼痛は最も多い症状である．下肢よりも上肢，特に肩関節の訴えが最も多い．皮疹を伴い，まだら状，大理石模様，丘疹状など多彩である．

2 Ⅱ型（重症）

❶ 肺・呼吸器系の障害：吸気時の胸部不快感や胸骨あたりの灼熱感，乾性咳嗽，呼吸困難などの症状を呈し，致命的となる．ダイビング後からしばらく時間が経過してからの発症もある．

❷ 循環系の障害

① ダイビングを行うような観光地は，熱帯や亜熱帯の気候であることが多く，ダイビングで使用するガスは加湿されていないので，体内は基本的に脱水傾向にある．

② こういった背景因子に加えて減圧症では低容量性ショックになることがある．この理由はよくわかっていないが，血管内から血管外へ水が移動するためだと考えられている．血管内脱水がある時にはこの補正なくしてはその他の症状の改善は見込めない．

③ また脱水であることに加え，血液中に気泡が存在すると，血液凝固系が亢進し，血管作動性物質の放出などにより血栓が形成されやすく，塞栓症を起こしやすい．

❸ 神経系の障害

① 脊髄が障害されることが多く，腰背部痛を訴え，運動障害，感覚障害，括約筋の弛緩麻痺，神経因性膀胱などが現れる．また神経学的局在徴候は必ずしも解剖学的な神経の分布と一致しないことも多い．時に多巣性であったり，運動障害と感覚障害が解離したりすることもある．

② 他にも視力障害，視野障害，特徴的なトンネル型の視野狭窄といった眼症状を呈したり，めまい，眼振といった耳症状を呈したりすることが多い．

表1 減圧障害の分類と臨床所見・治療法

病型		臨床所見	高気圧酸素治療	高濃度酸素	治療法[注]
I型減圧症	皮膚型 (cutis marmorata)	紅斑,蕁麻疹様丘疹,掻痒感,リンパ性浮腫	—	必須	十分量の輸液・水分摂取
	四肢型 (bends)	関節痛(膝関節,肩関節),筋肉痛,しびれ感	—	必須	
II型減圧症	中枢神経型	頭痛,痙攣,意識障害,片麻痺,知覚障害,運動失調	必須	必須	輸液・呼吸管理 抗痙攣薬(ジアゼパム投与) 脳浮腫に対するステロイド投与
	脊髄型	腰背部痛,四肢麻痺,知覚障害,膀胱直腸障害	必須	必須	輸液・呼吸管理 脊髄浮腫に対するステロイド投与 抗凝固療法
	内耳型 (staggers)	めまい,聴力障害,耳鳴り,平衡感覚障害,眼振	必須	必須	輸液・呼吸管理
	呼吸循環型 (chokes)	咳嗽,血痰,呼吸困難,胸痛,ショック,心肺停止	必須	必須	必要に応じてACLSに準じた救急・集中治療,抗凝固療法,ステロイド投与
III型減圧症または動脈ガス塞栓症 (arterial gas embolism;AGE)		意識障害,呼吸困難,喀血,気胸,チアノーゼ,ショック,心肺停止	必須	必須	必要に応じてACLSに準じた救急・集中治療,気胸に対する胸腔ドレナージ,抗凝固療法,ステロイド投与

注)ステロイドを含む抗炎症薬や抗凝固薬,抗血小板薬の使用については明らかな有効性を示すエビデンスは示されておらず,また,抗凝固薬としてのヘパリンの使用は出血の危険性を助長する可能性がある.
〔日本救急医学会(監修):標準救急医学 第4版.p 504,医学書院,2009 より〕

[3] **III型と動脈ガス塞栓症** III型と動脈ガス塞栓症はともに中枢神経症状を呈しているが臨床上鑑別は難しい.発生機序から動脈内で形成された気泡によって生じたのが前者,肺胞破裂による肺胞内ガスの血管内迷入によって生じたのが後者となる[1].

B. 最初の処置

特にII型やIII型では,最終的な治療は高気圧酸素治療(hyperbaric oxygen therapy:HBO)であり,HBOにむけて初期治療では次のような処置を行う.I型は最初の処置のみで症状が軽快することが多いが,増悪することや遷延することもあるので,専門医を受診させることが望ましい.

[1] **ABC**
①しばしば意識障害,呼吸不全,ショックなどの重篤かつ緊急な病態を呈する.浮上した直後に,原因不明の心停止となることも少なくないので,バイタルサインを確認し,Airway, Breathing, Circulationの正常化を図ることが重要である.必要ならばCPRや気管挿管を施行する.
②ガス塞栓の場合には気胸を起こしていることもあり,その場合は胸腔穿刺,ドレナージを行う.

[2] **100%酸素投与** 可能であれば早期に酸素投与を開始する.初期の酸素投与によって症状が改善することがあり,またHBOによる治療効果の向上が期待される.

[3] **輸液** ショックであれば輸液を開始するこ

とはいうまでもないが，ダイビングでは脱水傾向になる．脱水を補正することなく，諸症状の改善は難しく，また血液が濃縮していれば血栓を形成し，さらに塞栓を起こすリスクも高くなる．リンゲル液など細胞外製剤による輸液を速やかに行う．

4 搬送上の注意

① 減圧症のⅡ・Ⅲ型は HBO 治療が可能な施設に緊急に搬送しなくてはいけない．患者を搬送する際には移動中の高度変化に注意する．すなわち高度上昇により大気圧が減少すれば，再度気泡が発生し症状が増悪する可能性がある．救急車搬送では高地を通らないような道路の選択を，またドクターヘリ搬送では，海上では 500 フィート (152 m) 以下を，陸地では 1,000 フィート (住宅地上を飛行する場合に航空法上の規制がある) の低い高度を保ちながら搬送する．

② 一方，Ⅰ型は重症度・緊急度は低いが，専門施設を受診させる．移動に際しては，同様に高度に注意する．

C. 病態の把握・診断の進め方

1 確定診断に近づくための観察・検査

潜水・ダイビングでは時間経過とその時々の潜水深度が有用である．ダイビングではダイビングコンピュータにダイビングプロファイルが記録されており，参考になる．典型的な場合は 10 m より深い深度からの急速な浮上により発生するものとされているが，10 m より浅い場合でも症状を訴えるような場合もあり，診断が難しい．以下に必要な情報リストを掲げる．

2 必要な情報（ダイビングの場合）

- ダイビングを行った日時，場所．
- ダイビングプロファイル：ダイビングの時間経過，その時々の深さ，最大深度，安全停止（ダイビングでは水面浮上前に 5 m ほどの深度で 10 数分とどまってから水面へ浮上する）の有無，浮上の速さなど．最近ではダイビングコンピュータを使用していることが多いので，ダイビングのプロフィールデータを読み出すことが可能．
- 使用したガス：圧縮空気，その他の特殊なガス．
- 海況：潮流，水温など．
- ダイビング前後の状況：たとえばその日の何本目のダイビングか，ダイビング間の休憩時間はどれくらいの長さとったか，前日のダイビング，飲酒など．
- 現場での応急処置，搬送方法など．

3 診察上の要点

① たとえば内耳型では既往に中耳炎などの耳鼻科疾患，あるいは関節型では整形外科的疾患の既往の有無を聞く．いずれにしても既往症がある場合に，減圧症による新たな症状なのか，既往症による以前からの症状なのか，丁寧に症状を聞き，身体所見をとり，鑑別することが重要である．また初診時の診察所見は，後に治療効果の評価にも関わるので，詳細かつ正確にとる．

② 神経型では，CT や MRI で他の器質的疾患がないか，鑑別する．神経学的所見についても，後に治療効果の判定にも関わるので，詳細に適切に取ることが重要である．

4 診察上のポイント

- 全身状態：疲労，倦怠感，筋力低下，発汗，食思不振
- バイタルサイン：ショック
- 筋骨格系：関節痛，筋肉痛，背部痛
- 眼・耳（感覚器）系：複視，視力，視野，外眼筋麻痺，視神経乳頭の変化，網膜血管内の空気泡，眼振，鼓膜炎，聴力障害
- 皮膚症状：瘙痒感，皮疹
- 呼吸器系：呼吸困難，乾性咳嗽，血痰
- 循環器系：胸痛（吸気時，胸骨裏面），頻脈，低血圧，不整脈
- 消化器系：腹痛，便失禁，嘔気嘔吐
- 生殖泌尿器系：尿失禁，排尿困難
- 神経系：意識障害，麻痺，知覚異常，頭痛，めまい，構語障害，運動失調

Table 6

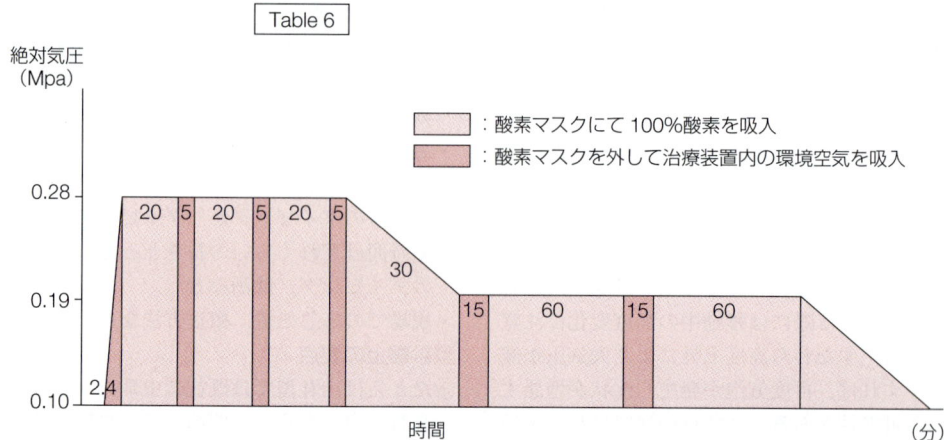

加圧時間は，耳抜きの具合に応じて変わる．スポーツダイバーでは8分くらいかけて加圧するのが安全である．
(0.1 MPa≒1気圧，海抜0 m≒1絶対気圧，水深10 m≒2絶対気圧)

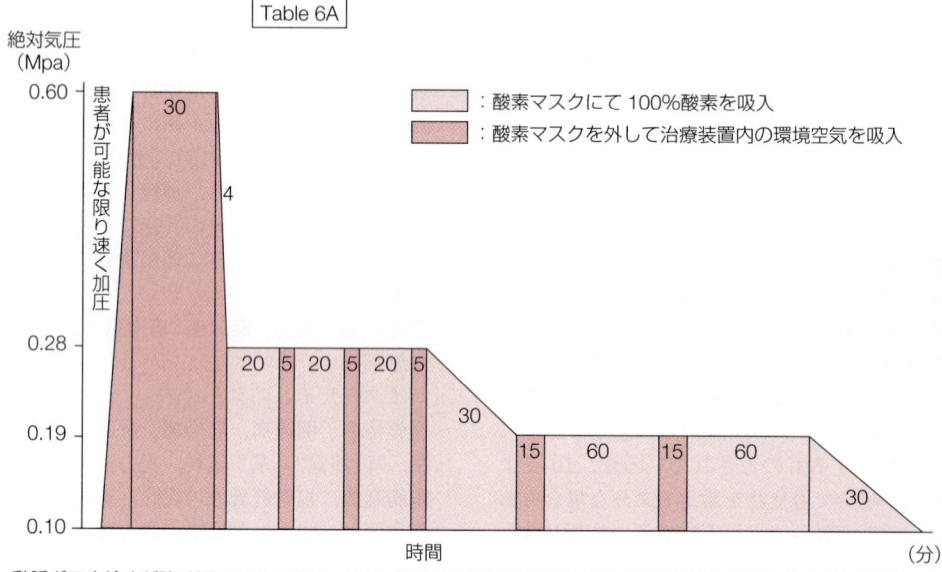

Table 6A

動脈ガス塞栓症が強く疑われる場合は，まず「6.0絶対気圧下に30分間（空気呼吸）保圧」した後に減圧して，そのままTable 6に移行する．

図1　アメリカ海軍治療表（Table 6とTable 6A）

(http://divingmedicine.jp より)

D. 引き続き行う処置

1 合併症と対策

最初の処置で述べたように，HBO治療を行うまでに，症状を増悪させないことが必要である．酸素投与，適切な輸液，必要であればD-マンニトール（マン

ニゲン®)などを投与する．

2 入院・帰宅の判断
①減圧症Ⅱ，Ⅲ型と診断した場合には，入院によるHBO治療が必要である．可及的速やかに高気圧酸素治療装置がある専門医療機関へ搬送する．
②Ⅰ型は最初の処置で軽快することもあるが，後に症状が再燃したり，増悪したりすることもあるので，Ⅱ，Ⅲ型と同様に専門医を受診させるのがよい．

3 専門医による治療の概略

1 高気圧酸素治療 (hyperbaric oxygen therapy：HBO)
①基本的な概念は，再度環境圧を高めることによって，血管内の気泡化したガスを血液内に再び溶解させ，その後ゆっくり時間をかけて減圧し，体外へガスを呼出させようとするものである．
②意識清明で，バイタルサインなどが安定しているようであれば，一人用のⅠ型高気圧酸素治療装置でもよい．しかし意識障害がある場合や，呼吸循環動態の悪い場合は，医師が付き添ったうえで多人数と収容可能なⅡ型の高気圧酸素治療装置が必要となる．Ⅱ型の高気圧酸素治療装置を保有している医療機関は限られている．
③また意識障害があって自ら耳抜きができない場合には，あらかじめ鼓膜穿刺を施行してから高気圧酸素治療を開始する．

2 高気圧酸素治療のプロトコール アメリカ海軍のTable 6 (**図1**)[2]が一般的に使用されている．
　当院では減圧症と診断された全症例に対して，病型によらず初回はTable 6により治療を行っている．最初の診察でⅠ型と思われた症例が，経過中に症状の様相が変化し，または別の症状が明らかとなり，Ⅱ型であったことなどがあるためである．初回のHBOによって多くは症状が消失し治療を終了するが，症状が消失しない場合は追加でHBOを施行する．

E. 入院3日間のポイント
● 発症からHBO治療までの時間が短ければ治療効果が高いが，発症から12〜24時間経過後であっても，HBO治療によって症状が軽快する報告[3]もある．
● しかしHBO施行後，約40％で症状が再燃し，その半数は24時間以内に症状が再出現するとの報告もある[4]ので，厳重な経過観察を行い，必要であればHBO治療を追加する．

文献
1) 合志清隆，加藤貴彦，安部治彦，他：潜水に伴う中枢神経障害．産衛誌45：97-104, 2003.
2) ドクター山見公式ウェブサイト「ダイビング医学」http://www.divingmedicine.jp/pdf/table.pdf
3) Weisher DD：Resolution of neurological DCI after long treatment delays. Undersea Hyperb Med 35(3)：159-61, 2008.
4) Tempel R, Severance HW：Proposing short-term observation units for the management of decompression illness. Undersea Hyperb Med 33(2)：89-94, 2006.

高山病
mountain sickness

篠崎克洋　山形大学講師・救急医学
川前金幸　山形大学主任教授・麻酔科学

A. 疾患・病態の概要

● 高山病は，吸入酸素分圧の低下による低酸素血症が主病因である．低濃度酸素を呼吸しつづけると，呼吸数増加，脈拍数増加，悪心・嘔吐，めまい，集中力低下あるいは筋力低下といった症状を呈する．高度になると昏睡から死に至る．
● 高山病には急性高山病と慢性高山病がある．前者は，非高地に住む者が高山に行っ

たときにみられ，重症例では肺水腫や脳浮腫が生じる．後者は，標高2,500 m以上の高地居住者にみられる長期的な高所適応不全で，多血症と肺高血圧症が主症状をなす．日本で問題になることは多くないが，注意が必要である．

1 急性高山病
急性高山病，高地肺水腫および高地脳浮腫は最も重要な高所関連疾患である．広義の急性高山病の特徴と症状を表1に示す．過去に罹患したことのある者は再び発症しやすく，重症例は若年者に多くみられる．

1 急性高山病（acute mountain sickness：AMS）
①急速に標高2,500 m以上の高所に達すると，順化していない者の多くに頭痛が生じる．新しい高度に到達して4〜24時間の間に発症しやすく，2〜3時間後には消失することが多い．高く登るほど，速く登るほど生じやすい[1]．発症率に男女差はないが，高齢者に多く，慢性疾患保持者は高リスクである．数％は重症化する[2]．

②本態は軽度の脳浮腫と考えられている．低酸素血症に伴う脳血管の拡張，脳血流の増加，および血管内圧上昇による透過性の亢進が原因とされる．

2 高地肺水腫（high altitude pulmonary edema：HAPE）
①高度3,000 m以上，新しい高度に到達して24時間以上してからの発症が多く，男性に多い傾向がある．安静時の呼吸困難，頻呼吸，頻脈など肺水腫による症状が顕性化する．

②なお，高地脳浮腫の症状を伴わなくても脳圧が亢進していることがある．

3 高地脳浮腫（high altitude cerebral edema：HACE）
AMSの重症化した状態である．24〜36時間前にAMSの症状が先行することが多い．HAPEに合併することも多く，密接な連続性が指摘されている．高度4,000〜5,000 m以上，新しい高度に到達して24時間以上してからの発症が多い．

2 慢性高山病
全世界では，海抜2,500 m以上の高所に1億4,000万人以上が生活している．その中でも5〜10％は高所への適応に困難があるといわれている[2]．長期間の慢性低酸素状態への適応不全が原因である．

1 慢性高山病（chronic mountain sickness：CMS），Monge's disease（モンゲ病）
成人にみられる多血症かつ肺高血圧症を主症状とするものと，小児にもみられる多血症を伴わない重症の肺高血圧症を呈するものとの2つの病態があるとされる[3]．

2 高地性肺高血圧症（high altitude pulmonary hypertension：HAPH）
多血症を伴わず，低酸素血症，肺高血圧症から右室拡大（肺性心），心不全へと進展する．

B. 最初の処置

1 バイタルサインと primary survey
①高所への紀行歴や生活歴から高山病を疑う．最重症例では死に至ることを認識する．

②はじめにABCDEsアプローチでprimary surveyを評価する．特に泡沫状の喀痰，頻呼吸，起坐呼吸などの努力呼吸，頻脈には注意が必要である．SpO_2が低下していれば酸素投与を行い，輸液路を確保する．中枢神経系に異常がないか調べる．

③特に不穏，言動の異常，周囲への無関心，意識レベルの異常あるいは運動失調はHACEの可能性が疑われる．体温にも注意する．

2 身体診察
浮腫，チアノーゼの有無・性状に注意する．外傷の有無も確認しておく．

3 理学的検査
①聴診で湿性ラ音または笛声音の聴取はHAPEの可能性がある．

②神経学的検査で，腱反射の減弱，指鼻試験・つま先踵試験などに異常があればHAPE，HACEの可能性がある．

③立位保持困難なほどの運動失調は最重症である．

表1 (広義の)急性高山病の特徴と治療法

	急性高山病(AMS)	高地肺水腫(HAPE)	高地脳浮腫(HACE)
症状が出現する高度	2,500 m 以上	3,000 m 以上	4,000〜5,000 m 以上
発症時間	4〜24 時間	24 時間以上	24 時間以上
症状・徴候	頭痛 食欲低下 悪心,嘔吐 動悸 ぼんやり 軽労作時の呼吸困難 睡眠障害 末梢の浮腫	咳嗽 安静時の呼吸困難 仕事の遂行能力低下 胸部絞扼感 ラ音・笛声音の聴取 泡沫状の喀痰,チアノーゼ 頻呼吸 頻脈 微熱	(AMSの症状) 意識レベルの変化 精神状態の変化(錯乱,幻覚) 運動失調(ふらつき,めまい) 鎮痛薬無効の激しい頭痛 昏睡,呼吸麻痺
治療	鎮痛薬 　アセトアミノフェン,イブプロフェン 　NSAIDs 利尿薬 　アセタゾラミド (重症例) 副腎皮質ステロイド薬 　デキサメタゾン	酸素投与 陽圧換気 副腎皮質ステロイド薬 　デキサメタゾン 利尿薬 　アセタゾラミド 血管拡張薬 　ニフェジピン,シルデナフィル,他	酸素投与 陽圧換気 副腎皮質ステロイド薬 　デキサメタゾン 利尿薬 　アセタゾラミド

AMS;acute mountain sickness, HAPE;high altitude pulmonary edema, HACE;high altitude cerebral edema

4 血液検査,動脈血ガス分析

① 血液検査では,血液濃縮からヘマトクリット(Ht)値や白血球数が上昇している可能性がある.生化学検査ではAMSに特異的なものはない.

② 動脈血ガス分析では,酸素分圧の低下,呼吸性アルカローシスを呈する.

5 画像検査(胸部X線写真,CT,MRI)

① 胸部X線写真では,AMSは正常ないし軽度肺うっ血程度である.HAPEやHACEでは散在性斑状陰影を呈し,限局性ないし広範性の肺水腫像を示す.

② 頭部CTでHACEは浮腫による白室密度の低下や脳室の縮小を認める.

③ 脳MRIで,AMSは軽度脳浮腫,HACEでは主に白質に,特にT_2強調画像で脳梁に血管原性の浮腫を認めるのが特徴的である.

④ AMSからHAPE,HACEは連続したものと考えられているので,3者を区分するのではなく,重症度を把握することのほうが重要である.

C. 病態の把握・診断の進め方

1 確定診断に近づくための観察・検査

臨床症状と上記検査で確定する.表2(774頁)に主な検査所見を示す.

AMSやHACEでは,似たような症状を呈する疾患との鑑別が必要である.日射病,熱中症,脱水症,低血糖,てんかん,一酸化炭素中毒,脳卒中・脳腫瘍,電解質異常あるいは薬物中毒などがあげられる.

1️⃣ **AMS** 到着後間もなく生じた頭痛に加え,①消化器症状,②疲労・脱力,③めまい・ふらつき,④睡眠障害のうち1つが存在するときAMSとされる[2,4] (Lake Louise AMS scoring system, 急性高山病スコア,**表3**,775頁).およそ1/4の者に上記症状が3つ以上みられる[2].頭痛は頭全体が痛むことが多い.

表2 急性高山病の主な検査所見

	急性高山病(AMS)	高地肺水腫(HAPE)	高地脳浮腫(HACE)
身体所見	正常～末梢の浮腫	中心性チアノーゼ	(中心性チアノーゼ) 頸静脈怒張
胸部聴診	――	湿性ラ音または笛声音の聴取	(湿性ラ音または笛声音の聴取)
血液検査	――	ヘマトクリット値の上昇，白血球数上昇(血液濃縮)	
動脈血ガス分析	――	酸素分圧の低下，呼吸性アルカローシス	――
心電図	正常～洞性頻脈	洞性頻脈～右心負荷所見	
眼底検査	正常	正常？	乳頭浮腫，網膜出血
胸部X線写真	正常(～軽度肺うっ血)	両肺の散在性斑状陰影(肺水腫像)	
CT	正常(～軽度肺うっ血)	肺水腫像	白室密度低下，脳室の縮小
MRI	正常(～軽度脳浮腫)	肺水腫像	(T_2強調)脳梁の浮腫

消化器症状としては，食欲の低下，悪心・嘔吐を訴える．重篤な動悸，軽労作時の呼吸困難，末梢の浮腫がみられることもある．

2 HAPE

① 咳嗽，安静時呼吸困難，虚弱感・運動能力低下，胸部絞扼感のうち症状が2つ以上あり，ラ音または笛声音の聴取，中心性チアノーゼ，頻呼吸，頻脈の徴候が2つ以上ある時にHAPEと診断する．微熱や努力呼吸をみる．

② 過換気症候群，心不全，気胸，肺炎あるいは深部静脈血栓症などと鑑別を要する．

3 HACE 次の①か②を認める時HACEと診断する．

① AMSの症状に加え，意識レベル・精神状態の変化(錯乱，幻覚)あるいは運動失調(ふらつき，回転性のめまい)を認める．

② AMSの症状がなくても精神状態の変化および運動失調を認める．

鎮痛薬が効かない激しい頭痛を訴えることがある．理性に欠く言動・行為は初期症状であることもあるので，注意が必要である．腱反射の減弱や外眼筋麻痺(複視)をみることもある．最重症例では，昏睡となり，呼吸麻痺で死亡することもある．

4 CMS 息切れ・動悸，睡眠障害，知覚異常，頭痛あるいは耳鳴を訴える．チアノーゼや静脈の拡張をみることもある．これらの症状の強さと身体所見，ヘモグロビン(Hb)値から重症度を判定する(Qinghai CMS score，青海CMSスコア[3])．

D. 引き続き行う処置

1 合併症と対策 高山病以外にも高所環境に特徴的な症状や疾病がある．

① 雪盲(雪眼炎)：紫外線による角膜炎で，激しい異物感，疼痛，流涙，羞明をきたす．治療は抗菌薬点眼，軟膏の塗布を行う．通常1～2日で治癒する．

② 高所網膜出血：5,000 m以上の高所では高率に発症する．症状はほとんどない．黄斑に出血が生じたときに，小さな盲点が出る．治療を行わなくても通常1～2週間で治癒する．

③ 凍傷：プロスタグランジン製剤などの血管拡張薬を投与する．重症例は専門医にコンサルトする．

④ 低体温症：ブランケットなどで加温する．高度低体温時は心室性不整脈の出現に注意する．

⑤ 高所咽頭炎・高所気管支炎：乾燥した冷気を吸い続けることによる．保湿と対症療法で，抗菌薬は効果がない．

⑥ 脱水症：重症の場合，完全回復には数日を

表3 急性高山病スコア(Lake Louise AMS* scoring system)

重症度自己判定	臨床的診断基準
頭痛	意識状態
0：なし	0：異常なし
1：軽度	1：見当識障害あり
2：中等度	2：錯乱
3：重度/耐えられない	3：刺激で覚醒
消化器症状	4：昏睡状態
0：なし	歩行失調
1：食欲無し，軽度悪心	0：異常なし
2：中等度悪心・嘔吐	1：バランスをとりながらの歩行
3：重度/耐えられない	2：線から外れる
疲労・脱力	3：倒れる
0：なし	4：起立不能
1：軽度	末梢浮腫
2：中等度	0：まったくない
3：重度/耐えられない	1：1か所のみ
めまい・ふらつき	2：2か所以上
0：なし	
1：軽度	
2：中等度	
3：重度/耐えられない	
睡眠障害	
0：普段のように眠れた	
1：普段ほど眠れなかった	
2：何度も覚醒，ほとんど眠れなかった	
3：全然眠れなかった	

* AMS；acute mountain sickness
AMS Scorecard（上記自己判定基準で）
・頭痛＋他1項目⇨AMSの可能性
・各スコア合計が3以上⇨AMS
頭痛があり，他項目で3以上の時は，これ以上登ってはいけない．
(上記が)改善しないか悪化する時には下山すべき．
臨床的診断基準の点数化に関しては，未だコンセンサスが得られない．

要するため，尿量1L/日を目標に生理食塩水を1,000 mL以上点滴静注する．

2 入院・帰宅の判断 AMSは通常1〜2日で治癒する．軽症なら帰宅させても構わないが，症状が強ければ経過観察入院とする．HAPE, HASEは入院適応である．

3 専門医による治療の概略

1 AMS 頭痛にはアセトアミノフェン，イブプロフェン(ブルフェン®)や酸性非ステロイド抗炎症薬(nonsteroidal anti-inflammatory drugs, NSAIDs)が効果ある．アセタゾラミド(ダイアモックス錠®)250 mgを2回/日内服や副腎皮質ステロイド薬(デキサメタゾン，デカドロン®)が症状緩和に有効である．

2 HAPE, HACE
① 十分な酸素投与を行う．肺高血圧を改善させるのにニフェジピン(アダラート®)や，シルデナフィル(レバチオ®)が有効である．アセタゾラミド(ダイアモックス®)500 mg/日，デキサメタゾン(デカドロン®)8 mg，以後6時間ごとに4 mgを内服ないし静注で投与する．呼吸困難が重度のとき陽圧換気(NPPV)も考慮する．意識状態が不良の場合には気管挿管下の人工呼吸も考慮する．
② アセタゾラミドは脳幹の呼吸中枢刺激による呼吸促進作用のほかに，利尿効果もある．また脈絡叢での脳脊髄液産生を抑制して脳圧を下げる．

3 CMS 低地に行くと軽快し，高所に戻れば再発する．唯一の治療法は，居住高度を下げることであるが，完全緩解まで数か月を要する．瀉血でも一時的に症状が緩和する．

E. 入院3日間のポイント

● AMSは治療に反映して迅速に病状の改善をみる．
● 重症例のHAPEやHACEは初期治療が重要で，治療がなされないと数時間から1，2日で致死的となる．ただし，適切に治療すれば迅速に回復していく．適正な補液と利尿，酸素投与と適切な呼吸管理，そして副腎皮質ステロイド薬による浮腫の改善がその柱となる．

【おわりに】

携帯電話の普及に伴い，電話相談されることがあるかもしれない．注意点を示す．
① AMSの場合，それ以上高度を上げないこと，休息をとることが大切である．酸素吸

入やポータブル高圧チャンバー(可搬式高圧袋)も効果があるが，一時的である．
②高地では脱水症になりやすく，飲酒は控え，およそ4L/日の水分摂取を目標とする．
③アスピリンは血小板凝集抑制作用があるため，山での服用は推奨されていない．
④また，HAPEに対してニフェジピン(アダラート®)を服用する際には徐放薬にする．

高山病の根本的治療は，低地への移動である．重症例では自力での回避は不可能になる．ヘリコプターを含めた受動式移送も考慮する．絶対に無理をしないこと，適切に患者の状態を評価し，判断すること，これが最も重要である．

文献

1) Roach RC, Hackett PH：Frontiers of hypoxia research：acute mountain sickness. The J of Exper Biol 204：3161-70, 2001.
2) 医学会(編)：登山の医学ハンドブック第2版．日本登山．杏林書院, 2009.
3) Leon-Velarde F, Maggiorini M, Reeves JT, et al：Consensus statement on chronic and subacute high altitude disease. High Altitude Med & Biol 6：147-57, 2005.
4) Roach RC, Bärtsch P, Oelz O, Hackett PH：The Lake Louise acute mountain sickness scoring system. Hypoxia and Molecular Medicine. pp 272-274. Burlington, Queen City Press, 1993.

急性放射線症
acute radiation syndrome

松嵜志穂里　杏林大学・救急医学
山口芳裕　杏林大学教授・救急医学

A. 疾患の概要・分類・症状

1定義　放射線を身体に受けることを放射線被ばくという．放射性物質・核燃料物質は，医療施設での放射線診断や治療への利用，原子力施設や放射性核種の合成以外に，非破壊検査などの製品の検査，工場での滅菌・発芽防止のための照射，研究施設でも利用されている．したがって，医療での誤投薬や過剰照射以外に，これらの施設や放射性物質輸送中に発生した事故などでも，被ばく患者は発生しうる．医療行為としての放射線照射や放射性核種の使用は，原疾患に対する有効性が上回る場合に行われ，副作用としての放射線宿酔(頭痛，嘔吐など)に対しては鎮痛薬投与や制吐薬投与など対症的治療を行う．

被ばく事故自体は，低頻度であるが，医療者・患者ともに放射線に対する不安が大きく，また社会的な影響も大きい．一方で，急性被ばくの前駆期の症状は非特異的であり，症状出現までに時間があり，放射線を五感で認識できないといった特徴をもつ．したがって，診断のためには詳細な病歴からその可能性をまず疑い，疑った場合には放射線を測定できる専門家と連携して対応をとることが重要である．

2放射能・放射線に関する単位　放射性物質がもつ放射能の強さはBq(ベクレル)という単位で表され，1Bqは1秒間に1個の原子核が壊変することである．放射線のエネルギーがどれだけ物質に吸収されたかは吸収線量Gy(グレイ)で表される．一方，人体への影響はSv(シーベルト)で表され，組織・臓器に及ぼす放射線の影響を評価するために吸収線量に放射線荷重をかけたものが，等価線量である．組織・臓器の被ばく線量を全身への被ばくに換算したものが実効線量であり，等価線量，実効線量は共にSv(シーベルト)で表される．

3放射線被ばくの概要・分類　被ばく患者は，発症時期，被ばくの形態と汚染の有無，範囲により，患者の処置・治療方針が異なり，これらの分類に基づいた評価が必要である．

1発症時期　被ばくの影響は，照射後，比較的短い潜伏期間で発症するものを急性影響，長期の潜伏期間の後に発症するものを晩発影響，さらに生殖細胞に生じた突然変異が次世

代に影響を及ぼすものを遺伝的影響という．急性影響は，主に，被ばく後に誘導される細胞死によるものであり，一定以上の細胞死が起こることにより臓器は機能不全となるため，閾値線量が存在し，確定的影響と呼ばれる．障害の程度は，線量に依存して大きくなる．しかし，被ばく後の細胞死は，一定時間の後から起こり始めるため，直後から意識障害・心肺停止状態となっている患者では，被ばくに原因を求めるよりも，内因性疾患が原因であると考えて対応する．

2 被ばくの形態 被ばくの形態には，身体の外から放射線を受ける「外部被ばく」と，経気道・経消化管的，あるいは皮膚表面の創部から身体内に取り込まれた放射性物質から出る放射線を受ける「内部被ばく」とがある．皮膚透過性の高いγ線や中性子線は，容易に人体を透過するため，外部被ばくでも臓器・組織へ影響を与えるが，皮膚透過性が中等度のβ線は，表面汚染がある場合に汚染部位の皮膚へ影響を与え，α線は外部被ばくのみでは影響を与えない．内部被ばくでは，α線・β線・γ線いずれも影響を及ぼすが，特にα線は線エネルギー付与が大きく，体内に取り込まれた場合には大きな影響を及ぼしやすい．また，外部被ばくでは，放射線を受けている期間だけの影響であるが，内部被ばくでは，物理的・生物学的半減期により減衰するものの，放射性物質が体内に存在する限り被ばくが続く．

3 被ばく範囲 被ばく範囲では，局所被ばくは，被ばくした局所で症状が出現するのに対し，全身被ばくでは被ばく線量に応じて全身に症状が出現するため，同じ線量を被ばくした場合には全身被ばくの方が重症となる．

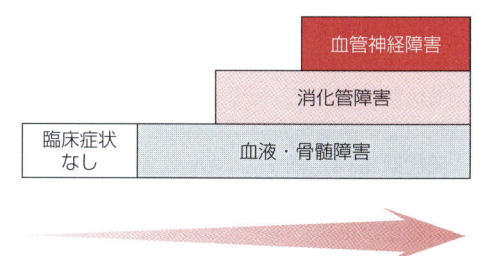

4 処置・治療方針 実際の患者の処置に際しては，被ばくだけであるのか，それとも汚染を伴っているのかを判断することが大切である．汚染とは，放射性物質が身体に付着するか体内に摂取することである．汚染を伴っている場合には付着した放射性物質から被ばく

図1 急性放射線症：被ばく線量と症状
（明石真言：放射線医学総合研究所緊急被ばく医療セミナーテキスト「放射線の人体影響」から）

表1 急性放射線症の重症度

線量（Gy）	重症度	臓器障害（時期）
1〜2 Gy	軽症	骨髄（4〜5週）
2〜4 Gy	中等症	骨髄（2〜4週）
4〜6 Gy	重症	骨髄（1週〜）
6〜8 Gy	劇症	骨髄，消化管
>8 Gy	致死的	骨髄，消化管
		肺（1〜3か月以降）
>12〜15 Gy		皮膚（2〜3週以降）
>20〜50 Gy		中枢神経

（明石真言：放射線医学総合研究所緊急被ばく医療セミナーテキスト「放射線の人体影響」から）

が起こるため，除染することで被ばく線量の低減ができる．放射性物質はサーベイメーターで測定することが可能だが視覚的に確認できないため，不用意な検査・処置により汚染は拡大する．したがって汚染がある場合には，拡大防止を意識した対応が必要である．外部被ばくのみで汚染を伴っていない場合には，原則的に患者から二次的に被ばくすることはなく，汚染拡大防止処置も不要である．

4 急性放射線症候群 短時間に全身被ばく（1 Gy以上）後，数時間〜数週間後に起こる臨床症状を総称して急性放射線症候群と呼ぶ．特に細胞分裂の盛んな組織（造血器，消化管粘膜，皮膚，生殖腺の幹細胞など）が障害を受けやすい．

全身被ばくによる急性症状では，以下のような症状が出現する．

1 前駆期 被ばく後48時間以内に前駆症状

と呼ばれる食欲不振，悪心・嘔吐，倦怠感などの症状が出現する．

2 **潜伏期**　次いで，疲労感の他にはとりわけ症状のない期間をおいて発症期となる．

3 **発症期(図1，表1)**　2 Gy 以上の被ばくでは，骨髄の障害により白血球減少や血小板減少，貧血が出現，6～7 Gy の被ばくでは，重症の感染症や出血が出現し，4～5週間で死に至る．皮膚では紅斑や脱毛(5 Gy 以上)，潰瘍(25 Gy 以上)が発生する．6～8 Gy 程度の被ばくでは，初期から腹痛や嘔吐，下痢などがみられ，重い脱水症や腸管出血，感染症で死に至る．数十 Gy 以上の被ばくでは，意識障害・痙攣などの中枢神経症状や，ショック，肺水腫などの血管症状が出現し，短期間で死亡する．

4 **回復期**　発症期の障害を乗り切れた場合には回復期へと移行する．ヒトの全身被ばくの致死線量 $LD_{50/60}$ (被ばくした集団の50%が60日以内に死亡する線量)は治療を行わなければ 3 Gy 前後，集中治療下で 6～8 Gy と推定されている．

B. 最初の処置・初診時の対応

① 診断・治療の必要性を判断するためには，病歴聴取が最重要である．被ばくの状況(部位，期間，汚染の有無，養生の必要性など)と被ばくした放射性物質に関する情報(放射線の種類・核種，線源の量，推定被ばく線量，サーベイメーターなどで測定した場合には測定値，内部汚染が疑われる場合には化学形態や核種が溶けている溶媒など)，応急処置の内容などを，患者本人および，放射性物質・核燃料物質利用施設では放射線管理要員からできるだけ正確に聴取し，記録する．

② また，得体が知れない金属を触ったことがないかということと，最近の核医学診断・治療の有無を含めた既往歴・現病歴を必ず聴取する．前駆症状の有無，被ばく部位の反応，および，血圧，脈拍数，呼吸状態，意識状態を含めた全身状態を評価し，臓器・組織の被ばくが閾線量を超えているかどうかを推定する．病歴などから被ばくが疑われる場合の対策と治療は，専門の施設と連絡をとり指示を仰ぐことが必要である〔詳しくは放射線医学総合研究所(以下　放医研)の緊急被ばく医療研究センターのホームページ参照＊〕．

＊ 放射線医学総合研究所　緊急被ばく医療専用ダイヤル(医療・防災関係者を対象)は，放射線医学総合研究所ホームページ上に掲載されている．24時間365日体制で緊急被ばく医療センター担当者に相談・判断を仰ぐことが可能である．
電話(043)206-3189(24時間対応)

C. 病態の把握・診断の進め方

① 前駆症状として，嘔吐，下痢，頭痛，意識障害，発熱などの有無および，出現時期，程度を記録する．また，皮膚(紅斑や脱毛)の観察や，白内障の有無を検査する．

② 白血球分画を含めた血算および，アミラーゼを含めた生化学検査の採血をする．リンパ球は放射線感受性が高く，早期に減少するが，好中球などの顆粒球は一時的に増加するため，白血球数の増加が認められることがある．個人差に影響をされるものの，被ばく当日～被ばく後7日の時点では末梢血中のリンパ球数を指標に被ばく線量を推定することができる．また，唾液腺も放射性感受性が高く 0.6 Gy 以上の被ばくがあると，被ばく後2～3日間アミラーゼの値が上昇する．

③ 被ばくの有無および，線量評価のためには，染色体検査や，尿のバイオアッセイ，ホールボディーカウンター，肺モニター，甲状腺モニターなど，特殊検査が必要になるため，放医研へ対応を相談する．

④ 汚染が疑われる場合には，体表面や創部のふき取りガーゼ，鼻腔・口腔内を綿棒などでぬぐったものをサーベイメーターで測定

線量(Gy)	1～2	2～4	4～6	6～8	>8
治療	入院, 経過観察	入院, 速やかに無菌室へ隔離			
		速やか(1週以内)にG-CSFまたはGM-CSF投与開始		IL-3+GM-CSF G-CSF+EPO+TPO	
		広域スペクトルの抗菌薬(潜伏期終期～), 抗真菌薬と抗ウイルス薬(必要に応じて), SDD(>6 Gy)			
		成分輸血: 必要に応じて血小板, 赤血球			
			完全中心静脈栄養(第1週より) L-グルタミン, エレメンタリーダイエット投与, 代謝の補正		
			血漿交換(必要に応じ第2または3週～) DICの予防(必要に応じ第2週～)		
				HLA合致同種骨髄幹細胞移植(第1週)	

図2 急性放射線症の基本的な治療方針
(IAEA/WHO Safety Report Series No.2 Diagnosis and Treatment of Radiation Injury 1998 より一部改変)

し, 核種分析の試料とするため保管する. 鼻腔のふき取りは, 片側のみでは, 汚染された手指などの接触による付着かそれとも吸入による汚染かの判断ができないため, 必ず両鼻孔から行う. 鼻腔・口腔内・開放創から汚染が検出された場合には内部汚染を伴っている可能性が高い. また, 便, 尿, 嘔吐物なども検体として保管する.

D. 引き続き行う処置

1 全身被ばくに対する治療(図2)

①被ばく線量が判明している場合には, 線量に基づいて治療を検討する. 不明の場合には, 前駆症状の重症度・出現時期, リンパ球数, 染色体分析などの生物学的線量評価および, 物理学的線量評価から被ばく線量を推定し, 推定された線量に基づいて治療を検討する. また, 尿, 便, 嘔吐物, 鼻腔・咽頭スメア, 創口からの分泌物などから核種同定を行う.

②内部被ばくに対しては, 基本的には体外への排泄を促進する方法をとる. プルトニウムやアメリシウムに対してはDTPA(Diethylene Triamine Pentaacetic Acid)などのキレート剤の静脈内投与や吸入, セシウムに対してはプルシアンブルーの経口投与, 放射性ヨードに対しては安定ヨウ素剤が考慮されるが, 治療が必要かどうかに関する一元的な基準はなく, 早期に放医研に相談し適応を検討する〔注:プルシアンブルー(ラディオガルダーゼ® カプセル)は, 2010年10月に医薬品として承認されたが, 全例調査の対象であり, 使用に際しては放医研へ相談が必要である. Ca-DTPA, Zn-DTPAは2010年5月現在, 日本では未承認, 放医研で備蓄されている〕. 医療行為により, 急性放射線症を発生する程の放射性核種が誤投与された場合には, 原疾患を考慮して最も効果的な治療法を選択する必要がある.

③全身被ばく線量1～2 Gy(軽症)では, リンパ球の一時的減少がみられるのみであり, 入院のうえ線量評価を行い, 経過観察する. 嘔吐, 頭痛や全身倦怠感などの症状に対しては, 程度に応じて対症的に制吐薬を投与し, 経過観察する(図2).

④推定線量2〜4 Gy(中等症)以上では，白血球数減少に伴い，易感染状態となるため，原則として入院加療とし，早期に無菌室へ隔離する．循環血液量減少に対する輸液などの全身管理と感染症対策(広域スペクトルの抗菌薬，必要に応じて抗真菌薬，抗ウイルス薬，選択的腸管内除菌療法など)，対症的な成分輸血を行い，7 Gy以上では顆粒球コロニー刺激因子(G-CSF)などのサイトカイン療法が必要となる(図2)．近年，骨髄移植の必要性に関しては否定的な意見もある．

⑤5 Gy以上の全身被ばくでは血液・骨髄障害に加えて，水様下痢や下血などの消化管障害が出現するが，現時点では消化管障害に対しては完全中心静脈栄養やエレメンタリーダイエット(経口・経腸栄養剤)，L-グルタミン製剤(グルミン顆粒®)投与などの対症療法が中心である．

⑥嘔吐が1時間以内に出現し，激しい下痢・頭痛の持続，発熱などが出現する場合は4〜8 Gy以上と推定され重症である．

⑦10 Gy以上の全身被ばくでは，血液・骨髄障害や消化管障害に対する治療を行うが，2〜4週間後には皮膚障害が問題となる．被ばく線量に応じて，初期の紅斑から脱落，落屑，水疱形成，潰瘍，壊死へと進行し，通常の熱傷に準じた治療が行われる．

2 局所被ばくに対する治療

①放射線熱傷は，通常の熱による熱傷(温熱熱傷)とは異なり，初期には発赤・瘙痒程度の所見しか認めないにもかかわらず，被ばく線量に応じて，周囲の一見正常にみえる皮膚の深層から筋層にまで潰瘍形成・壊死が徐々に進行し，モルヒネを使用してもコントロール困難な難治性疼痛が出現する．

②高線量被ばくでは筋・血管・骨などの重要組織にまで進展する．治療はその程度によって異なるが，原則的には温熱熱傷の治療と同様，全身管理と局所管理からなる．初期には，ステロイドやワセリン基材の軟膏，感染を合併した場合には洗浄とバラマイシン軟膏などの抗菌薬軟膏を使用し，以降は深達度に応じて軟膏処置を行う．

③重症放射線熱傷に対しては，壊死組織除去と自家皮膚移植や筋皮弁を組み合わせた治療が，通常の熱傷治療に準じて施行されるが，その成績はしばしば不良で，難治性の経過となりやすい．

VIII 手技

責任編集：杉本 壽

除細動
defibrillation

太田祥一　東京医科大学教授・救急医学

I．除細動

A．適応，合併症，ピットフォール

1 適応　心室細動（図1）では第1選択の治療法である．絶え間ない胸骨圧迫を続けながら行う．胸骨圧迫の中断は10秒以内にとどめるようにする．

2 合併症　熱傷，心筋障害，心静止など

3 ピットフォール

1 潜在的心室細動，擬似心静止

① ある誘導で心静止（asystole），非常に小さな波形にみえても，他の誘導では心室細動である場合がある．これは潜在的心室細動といわれている．これを見逃すと早期の除細動ができず，蘇生の可能性が下がるので，このような場合には2つ以上の誘導で波形を確認する．

② 一方，電源が入っていない，誘導のコードが外れている，感度が低すぎる，パッドのゲルが電気極性を帯びている場合など，技術的なミスによって心静止にみえる場合を擬似心静止という．擬似心静止は潜在的心室細動よりも発生率が高いので注意する．

2 安全確保

① 電極パッド，パドルが胸壁から浮いていると火花が出る可能性があり，高濃度酸素にさらされている環境では除細動すべきではない．酸素投与されている場合には吹き出しが電極に向いてないかを確認する．超音波検査用ゼリーは用いない．

② 通電時には，自分自身と周囲が患者から離れているかと，酸素を確認し，声に出して警告してから行う．

B．インフォームドコンセントでの注意点

緊急性が高いので合併症などの説明は省略されることが多く，IC（インフォームドコンセント）自体，事後になることが多い．蘇生した場合にも再度心停止する可能性，意識が戻らない可能性を説明する．

C．準備するもの

除細動器，粘着電極パッド

D．手技の手順

以下，胸骨圧迫はできるだけ継続しながら行う．

1 粘着電極パッドを貼る

① 有効な除細動のためには経胸壁電気抵抗は少ないほうがよいので，このために粘着パッドを使用する．ペーストを塗ったパドル電極と同程度に効果的で，モニター電極としても利用できるので，心肺停止に備えて貼っておくこともできる．パドル電極を使用する場合はペーストを十分に塗る．

② 貼る位置は右上前（鎖骨下）の胸部と左胸の下外側，左胸の側面に貼る．左右の側胸壁

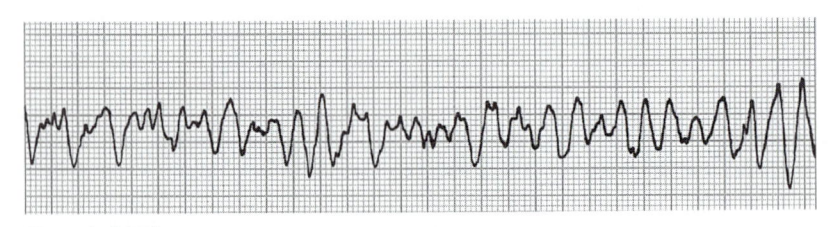

図1　心室細動

(両側腋窩)，または左は心尖部，もうひとつは左右どちらかの背上部である．ペースメーカーまたは植込み型除細動器(ICD)がある場合やその他の水濡れなどの注意点はAEDのパッド装着に準ずる．
③電極の大きさは成人で 13 cm，幼児 4.5 cm，学童 8 cm が一般的である．
2 除細動器の電源を入れる
3 エネルギーレベルを選ぶ
①除細動を成功させるためには，必要なエネルギーがすべての心筋にいきわたる相当量で，心室細動を除き，正常の電気的活動を再構築するのに十分な電気エネルギーが必要である．一方，除細動自体が心筋にダメージを与えるので，このダメージが最小である量が理想的で，回数を減らすことも重要である．
②除細動に用いる電流の波形は単相性と二相性がある．電流が少なく済む後者が主流になってきているが，使用する除細動器がどちらかを把握しておく．
③初回エネルギー量は，単相性では 200 J～360 J，二相性切断指数波形では 150～200 J，二相性矩形波形では 120 J が用いられることが多い．いずれか不明な場合には最初は 200 J とする．2 回目以降はそれと同等か高くする．
④小児では 1 回目 2 J/kg，2 回目 4 J/kg，3 回目 4 J/kg とする．
4 充電する 充電に 10 秒以上要する場合には充電中に胸骨圧迫を再開する．
5 通電する
①迅速に，周囲の安全(身体，リード，酸素が近くにないか)を確認し，最終波形を確認して通電する．パドル電極を使用する時は胸壁にしっかりと押しあてる(11 kg が目安)．
②充電後に波形が変化し除細動が不要になった場合には，内部放電する．決して空中放電はしない．

E. 手技終了後の留意点
①蘇生が成功するためには絶え間ない胸骨圧迫が重要なので，除細動後は心電図や脈拍を確認せずにただちに胸骨圧迫を開始する．
②2 分間の CPR ののちに再評価し，アルゴリズムに沿って再度除細動，薬剤投与などを行う．
③原因検索・治療，専門医への相談を勧める．
【除細動器前の対応】
①胸骨叩打法(precordial thump)：心室細動と心室頻拍に胸骨叩打が有効との報告もあり，心電図モニターで心停止を確認したがすぐには除細動器が使用できない場合，1 回だけ即座に行うことを考慮してもよい．
②合併症は，心室頻拍の心拍数増加，心室頻拍から心室細動への移行，ブロック，心静止などのリズムの悪化がある．

II．同期下ショック

A. 適応
リエントリーによる不安定上室性頻拍，不安定心房細動・粗動，不安定単形性心室頻拍，に行う．心室細動を誘発しないためにQRS 群のピーク(R 波の最高点)に同期するようにショックを施行する．

B. 手技の手順
①除細動器の心電図モニター電源をつけ，QRS が十分に大きいことを確認する(図 1)．
②除細動器の同期スイッチを入れる．
③心電図モニターで R 波に一致してマーカーが出ていることを確認する．
④その後は除細動の手順に従う．
　エネルギーレベルを選ぶ．単相性の初回エネルギー量は，心房細動(100～200 J)，単

形性心室頻拍(100 J)，心房粗動・発作性上室性頻拍(50 J)，二相性では100〜120 Jが望ましい．

C．手技終了後の留意点

気道，呼吸，循環などの各種モニタリングとともに原因検索・治療，専門医への相談を進める．

緊急ペーシング
emergency cardiac pacing

太田祥一　東京医科大学教授・救急医学

A．適応，合併症，ピットフォール

1 適応　60回/分以下の徐脈で，適切な気道確保，呼吸にもかかわらず自他覚症状（急性意識障害，強い虚血性胸痛の持続，呼吸困難，うっ血性心不全，低血圧，ショック症状）がある（症候性徐脈）場合で，ヒス束以下の高度房室ブロック（Mobitz II型2度，または3度）（図1，2）などアトロピンが無効な場合，補充調律に緊急で経皮（経胸壁）ペーシング（transcutaneous pacing：TCP）を行う．

2 合併症　痛み，不快感，熱傷，組織損傷など．

3 ピットフォール

①気道確保，酸素，静脈路確保，モニター（酸素飽和度，心電図，血圧），輸液を行い，問題に的を絞った病歴聴取と身体診察，原因検索とその治療も忘れないようにする．

②準備ができるまでアトロピン硫酸塩0.5 mg（総投与量3 mg）を静脈投与する．また，アドレナリン（ボスミン®）（2〜10 μg/分），ドパミン（イノバン®）（2〜10 μg/分）を持続静脈投与する．これはペーシングが無効時にも用いる．

③本法はあくまでも経静脈ペーシングまでのつなぎである．明らかな伝導障害による心静止を除き，心静止には推奨されないので，ペーシングを試みるためにCPRが中断されることは避ける．重度低体温には用いない．

④ACS（acute coronary syndrome）では伝導障害で悪化することがあるので，重度症候性洞性徐脈，無症候性Mobitz II型2度・3度房室ブロック，新たに出現した脚ブロックなどの悪化に備えて電極を貼付しておく（スタンバイペーシング）．

B．インフォームドコンセントでの注意点

根治治療ではないこと，痛みや不快感があること，必要に応じて鎮静すること，その結果，気道確保が必要になることもあること，などにも注意して説明する．

C．準備するもの

除細動器，ペーシング用貼付電極．

D．手技の手順

①意識清明の場合には必要に応じて鎮静，鎮痛する．

②除細動器のモニター電極を装着する．

③前部電極を前胸部の胸骨の左（心尖拍動が最大の位置）に貼る．後部電極を背部，脊柱の左，前部電極の後ろに，心臓を挟むように貼る．

④除細動器のペーシング機能を選択し，心拍数を60回/分，刺激電流量を0 mAに設定する．

⑤ペーシングをオンに（デマンドペーシングを開始）し，出力は最小設定から開始し，モニター上ペーシングによるQRS（ペーシング波形）が出現する（捕捉できる）まで徐々に上げていく（通常80〜150 mAで捕捉される）．捕捉はペーシングスパイクに続いて心室性期外収縮のように見える大きなT波を伴う幅広いQRS波で判断する．

⑥電気的に捕捉した最小の閾値より5〜10 mA高く設定する．

A

B

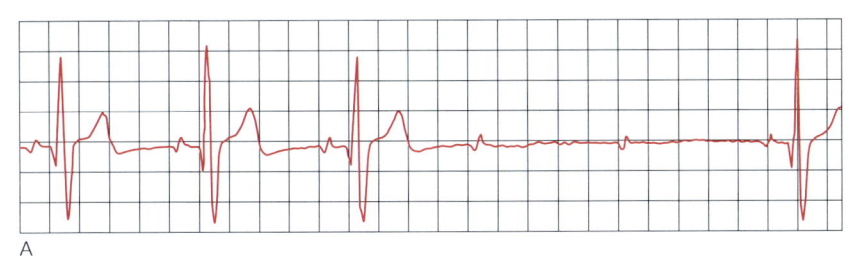

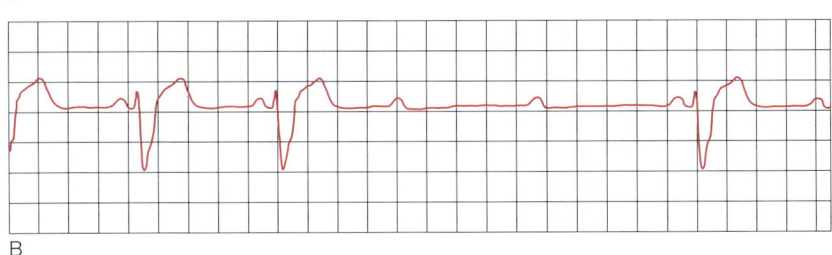

図1 Ⅱ型2度房室（結節下）ブロック（MobitzⅡ型）
A：Ⅱ型（高位ブロック）：規則的な PR-QRS 時間の後に2拍が欠落．ほぼ正常な QRS 群は高位
　房室結節ブロックまたは房室結節ブロックであることを示す．
B：Ⅱ型（低位ブロック）：規則的な PR-QRS 時間の後に心拍が欠落．広い QRS 群は房室結節下
　のブロックであることを示す．
〔岡田和夫，青木重憲，金弘（監）：ACLS プロバイダーマニュアル日本語版，p297，中山書店，2004〕

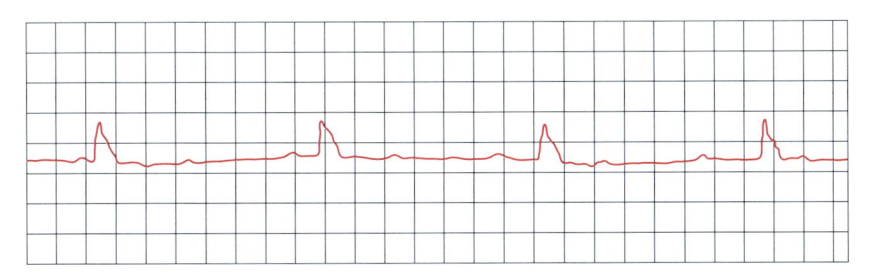

図2 3度房室ブロックおよび房室解離
3度房室ブロック：50～55回/分の規則的な P 波，35～40回/分の規則的な心室「補充調律」．P
波と補充収縮の間に関係はない．
〔岡田和夫，青木重憲，金弘（監）：ACLS プロバイダーマニュアル日本語版，p298，中山書店，2004〕

⑦有効な心拍出が得られていることは脈拍を触知（右頸・右大腿動脈）して確認する．筋肉収縮を間違えないようにする．
⑧治療は心拍数の目標値への達成ではなく，臨床症状の改善を目標とする．
⑨徐拍が進行して心静止した場合には，電流量は最大刺激電流量から下げ，ペーシングされれば徐々に下げ，ペーシングされなくなる値を閾値として，それより5～10 mA 高く設定する．最大刺激電流量でペーシングされなければ無効と判断する．

E. 手技終了後の留意点

気道，呼吸，循環などの各種モニタリングとともに，専門医に相談して，経静脈ペーシングを準備するとともに，急性心筋梗塞などの原因検索・根本治療を進める．

気道確保
airway management

井上貴昭　順天堂大学救急災害医学先任准教授・浦安病院救急診療科

A. 適応，合併症，ピットフォール

救急・蘇生行為は，BLS (basic life support) や ACLS (advanced cardiopulmonary life support) の普及もあって，A：Airway，B：Breathing，C：Circulation の ABC の確認と処置が一般的に知られるようになった．この中において，気道の確保は最も優先的に行うべき処置である．気道確保の方法は，用手的気道確保に代表される簡便法から，確実な気道確保の方法として気管挿管法などがあり，さらには外傷など気管挿管困難症例に対する外科的気道確保を要することもある．外傷症例においては頸椎の保護を要するため，気道の確保と同時に愛護的な頸椎保護操作を常に念頭に置く必要がある．

気道確保を要する病態として，上気道閉塞症例，低酸素血症症例，ショック症例，意識障害症例が挙げられる．また気道確保実施後は，気道の開通性が確実であること，嘔吐反射から保護できること，適正濃度の酸素投与が可能であること，適切なガス交換が可能であることを確認する必要がある．

気道確保の方法は，①用手的気道確保，②エアウェイによる気道確保，③声門上器具を用いた気道確保，④気管挿管による気道確保，⑤外科的気道確保，が代表的である．一般的に低侵襲性の手技から開始することが望ましいが，予定した気道確保法ができない場合の代換手技を十分念頭に置き，躊躇なく次の方法を選択する．

1 用手的気道確保法

①上気道閉塞や意識障害により，患者に声をかけて発声が確認できない場合は，まず用手的に気道を確保する．一般的には頭部後屈顎先挙上法を用いるが，前述のような頸髄損傷が否定できない外傷症例では，禁忌である．

②外傷症例には，現場から装着されてきた硬性カラーによる固定を継続し，頸椎損傷があるものとして愛護的に頸椎を保護する．その際，下顎挙上法が選択され，傷病者の両側下顎角を保持し，上顎歯列よりも下顎歯列が前方に来るように保持して用手的に気道を確保する．

③口腔内に吐物や異物・義歯がある場合は，速やかに除去あるいは吸引処置を実施する．

2 エアウェイによる気道確保

①経口式・経鼻式エアウェイを用いた気道確保は，比較的手技が容易で，医師以外の医療者でも緊急時には挿入が可能であり，用手的気道確保に次ぐ気道確保の簡便法である．自発呼吸があるが，意識レベルが低下しており，舌根沈下によって気道閉塞の可能性がある症例が適応となる．

②一方で，嘔吐を誘発し，誤嚥をきたす危険性があるため，意識がない症例では禁忌である．また鼻出血の存在や頭蓋底骨折の可能性が高い症例も禁忌となる．

③あくまでもエアウェイによる気道確保法は，一時的なもので，陽圧換気に耐えられるものではない．したがって持続的に気道確保が必要な症例では，速やかに気管挿管法に切り替える必要がある．

3 声門上器具を用いた気道確保
主として病院前診療行為としての気道確保法として，ラリンゲアルチューブ，コンビチューブが用いられることがある(図1)．

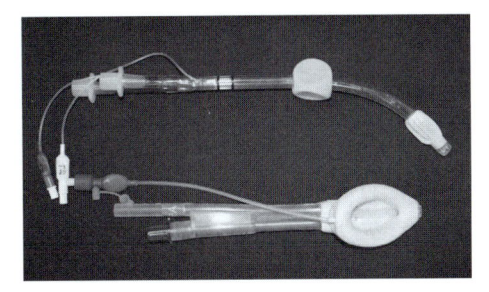

図1 声門上器具による気道確保
上段がコンビチューブ，下段はラリンゲアルマスク

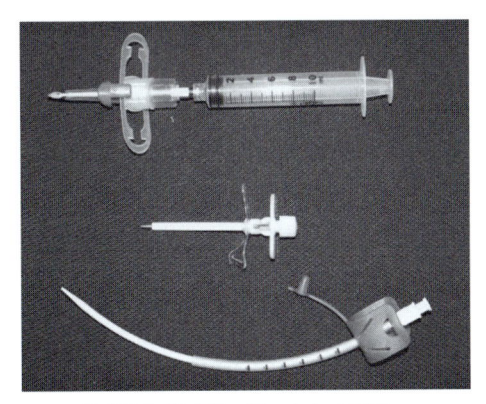

図2 外科的気道確保に用いられる器具
上段：クイックトラック®，中段：トラヘルパー®，下段：ミニトラック®

4 気管挿管法

① 確実な気道確保法の第1選択であり，その適応は，A 気道，B 呼吸，C 循環，D 意識障害，の各々の生理学的異常所見に関する項目が幅広く存在する(**表1**)。

② 通常は経口気管挿管を第1選択とするが，頸椎損傷が強く疑われる症例や，破傷風に代表される開口制限や小顎症などの気管挿管困難例，安定性に欠く下顎・上顎骨骨折が存在する時は，困難なことがある。この際，まず術者を交代してより手技に熟練した術者が試みるべきであるが，困難なケースは経口気管挿管にこだわりすぎず，躊躇なく気管支ファイバー下挿管や場合によっては外科的気道確保を行うべきである。

5 外科的気道確保
別項(「輪状甲状間膜穿刺・切開」参照，789頁)に示すように，気管挿管が不可能な場合，低酸素脳症が危惧される状況下での気管挿管困難例，他の方法では気道確保困難な頸椎損傷症例では緊急性に応じて，輪状甲状間膜穿刺・切開法が考慮される(**図2**)。

B. インフォームドコンセントでの注意点

気道確保の適応を明確にし，予定される気道確保の方法が不可能な場合の次の手段を必ず説明しておく。歯牙損傷，口咽頭損傷と出血，気道確保中に偶発する誤嚥などは比較的頻度の高い合併症であり，十分な説明を要する。気道確保困難症例は，状況によっては，致命的になることがあり，また低酸素血症の進行による中枢神経系後遺症を残すことがある。したがって特に気道緊急症例においては，切迫した状況下にあり，担当スタッフは気道確保の準備・実施に手一杯になることが多く，別のスタッフが同時進行で家族に説明することが望ましい。

表1 気管挿管の適応

A. 気道の異常
 ・気道閉塞症例
 ・誤嚥・窒息のリスクが高い症例
 ・外傷による気道損傷・血腫や気道熱傷による気道狭窄のリスクが高い症例
B. 呼吸の異常
 ・無呼吸，低換気
 ・低酸素血症・呼吸不全症例
 ・長期人工呼吸管理を要する症例
 ・誤嚥などにより気道・肺の吸引・洗浄を要する症例
C. 循環の異常
 ・心肺停止症例
 ・重症出血性ショック症例
D. 中枢神経の異常
 ・一過性および永続的な高度の意識障害

C. 準備するもの

蘇生処置において気道確保困難症例は，最も医療従事者を焦燥させ，現実的に患者の容体が悪化しやすく，少なからず気道確保困難の理由のみで死亡症例も報告されている．したがって普段より，airway management として，気管挿管セットや気管支ファイバーをはじめとする，気管挿管困難例に対する各種特殊機器を整備しておくことが望ましい．常に予定する気道確保法が困難な場合の対処法を考慮した準備を要し，気道確保セットとしてまとめておく．酸素マスク，経鼻カニューレ，フェイスマスク，リザーバー付きマスク，ベンチュリーマスク，口咽頭エアウェイ，鼻咽頭エアウェイ，各サイズの気管内チューブ，気切チューブ，カフ用注射器，カフ圧計，固定用テープ，輪状甲状間膜穿刺用チューブ（ミニトラック®，トラヘルパー®，クイックトラック®など．図2），気管支ファイバー，気管切開セットなどをひとそろえにしておく．

D. 手技の手順解説

1 用手的気道確保法

1 頭部後屈顎先挙上法 頸椎損傷の可能性がない，非外傷症例が適応となる．前額部に片手手掌をおき，他側の手を頤（オトガイ）部から持ち上げるように下顎を突き上げて気道を確保する．

2 下顎挙上法 両側の手掌で患者の頰部を挟み込み，下顎に当てた母指で下顎を尾側に開口しながら，下顎角を環指・小指を用いて前方に引き上げる．

3 顎先挙上法 介助者が頭部正中固定を実施し，術者は指2本を用いて下顎先端を前上方に持ち上げて気道を確保する．

4 下顎引き上げ法 上記同様，介助者が頭部正中固定を実施し，術者が直接患者口腔内に母指を入れて頤部をつかみ，前上方に引き出して気道を確保する．

2 エアウェイによる気道確保

1 経口エアウェイ 口角から下顎角までの長さを目安としてサイズを選択する．エアウェイの先端が頭側に向くように愛護的に口腔内に挿入し，軟口蓋に至った時点で180°回転させて舌根を持ち上げて奥に進め留置する．

2 経鼻エアウェイ 鼻腔から耳介下端までの長さを目安にサイズを選択する．リドカイン（キシロカインゼリー®）などで潤滑させたエアウェイを，鼻咽頭のカーブに沿わせるように愛護的に挿入し，下咽頭まで進め，気道が確保される位置で固定する．

3 気管挿管法

1 経口気管挿管

① 経口気管挿管のポイントは，(1)患者の頭位，(2)十分な開口，(3)舌をよける，(4)喉頭蓋を見つける，ことがポイントとなる．気道緊急時を除き，原則的に薬剤投与により，鎮静下に迅速な挿管を行う（rapid sequence intubation）．喉頭鏡挿入時の口唇の損傷や歯牙損傷には十分に注意をはらい，声帯損傷を防ぐ意味でも，声門が確認できない状況での無理なチューブ挿入は控える．

② 非外傷症例では，患者の後頭部に薄い枕を置き，軽度前屈位をとらせる．用手的に頭部後屈位をとると，いわゆる sniffing position（匂いをかぐ時の頭位）が確保され，喉頭展開時に声門が視野の直下に現れる．外傷症例では，介助者が患者の尾側から両手で頭部を正中固定して，頸椎を保護する．

③ まず，両手でしっかりと患者に開口させ，右手母指と中指を指交叉法により，十分な開口位で把持する．左手で喉頭鏡を持ち，患者の右口角から舌をよけながら，左手をゆっくりと内反させるように喉頭鏡を患者口腔内に挿入する．この際，歯牙損傷に加えて，上口唇を巻き込んで患者の歯牙で損傷させやすいため，十分注意する．舌をうまくよけると，ブレード先端に喉頭蓋が確認できるので，喉頭蓋の基部を患者の足

側，術者の前方に押し出すようにする．声門が確認できたら，愛護的にチューブを進め，カフを越えてチューブのラインが声門を越えるまで挿入する．直ちにカフを膨らませるが，カフ圧が $15〜25\ cmH_2O$ 以下になるように，カフ圧計を用いて調節する．通常成人男性で $20〜24\ cm$，女性で $18〜22\ cm$ 位にて口角固定する．チューブ位置の確認は，用手的換気により，左右胸郭の挙上を確認すると同時に，左右呼吸音の確認と心窩部で胃泡音が聞こえないことを確認する．

② 経鼻気管挿管

① 鼻出血や頭蓋底骨折症例などの禁忌症例があり，副鼻腔炎や鼻中隔損傷などの合併症があるため，適応は限られるが，開口や頸部の過伸展を必要としないため，実施されることがある．

② 気管支ファイバーを用いた方法が最も確実で安全であるが，機器の準備などに時間を要する．この場合，あらかじめ気管内チューブに内視鏡を通して，気管支ファイバーを直視下に鼻腔から気管内に進め，内視鏡をガイドに挿管する．

③ また，経口気管挿管に準じて喉頭鏡で喉頭展開し，マギール鉗子でチューブを声門に誘導する方法の他，鼻腔から進める気管内チューブに放散する気流の音を聞きながら吸気時のタイミングで盲目的に挿入する方法がある．

④ いずれの場合も，気管内チューブを挿入する前に，鼻腔の消毒を行い，あらかじめ局所麻酔および血管収縮薬の〔アドレナリン添加リドカイン（キシロカイン注射液エピレナミン含有®）など〕を浸潤させたガーゼを詰めて鼻出血を防ぐ必要がある．

⑤ 気管内チューブは内腔に経鼻胃管チューブを挿入しておき，まず経鼻胃管チューブを鼻腔より咽頭へ先進させた後に，それをガイドに気管内チューブを鼻腔内に進めていくと，比較的咽頭へ到達しやすく，鼻腔内損傷も予防できる．挿管後のチューブは鼻腔で $24〜25\ cm$ を目安とし，X線あるいは気管支ファイバーで位置を確認する．

E．手技終了後の留意点

① いずれの手技においても，適切に気道が確保され，バッグバルブマスクなどによる人工呼吸で両側胸郭が十分に挙上できることを確認する．この際，同時にモニター上の酸素飽和度が維持され，血液ガス検査においても適正な酸素分圧および二酸化炭素分圧が維持できていることを確認する．

② 逆に，選択した気道確保法の実施後も，胸郭挙上が不十分で十分な換気・酸素化が保てない時は，躊躇なく次のステップの手技に速やかに移行する．

③ 気管挿管実施時は，前述のように気管内に適正に挿管されていることを重視して，まず聴診所見によって確認をするが，必ず挿管後に胸部X線にてチューブ先端を確認し，固定位置を修正する．人工呼吸開始後は，陽圧換気に伴う気胸の進行に注意する必要がある．

輪状甲状間膜（靭帯）穿刺・切開
needle/surgical cricothyroidotomy

井上貴昭　順天堂大学救急災害医学先任准教授・浦安病院救急診療科

A．適応，合併症，ピットフォール

気道の確保は，用手的気道確保，エアウェイなどの機器を用いた気道確保，確実な気道確保としての気管挿管法が一般的であるが，それらの非観血的方法では気道が確保できない症例では，外科的気道確保を考慮する．図1に外科的気道確保の適応に至るフローチャートを示す．気道の閉塞，無呼吸や低換気，低酸素血症，ショック，意識障害など，確実な気道確保を要する状況で，気管挿管が

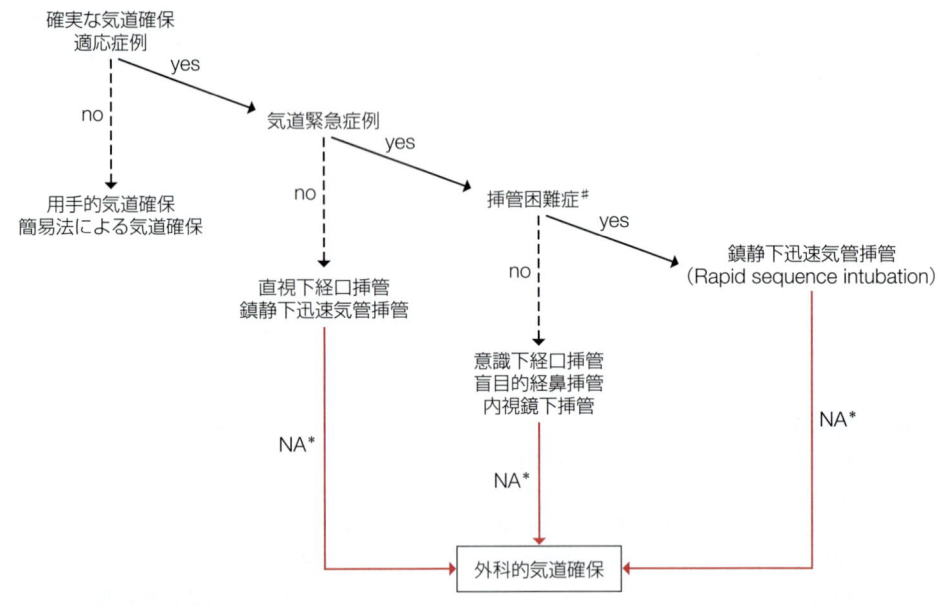

図1 外科的気道確保の適応フローチャート
#挿管困難症：肥満，短頸，小顎症，開口制限，高度な顔面外傷など
*NA：not available，2回挿管失敗，あるいはSpO$_2$＜90％

困難な場合が適応となる．具体的には，高度な顔面損傷に伴う口腔内出血，頸椎損傷などで喉頭展開が困難な症例や，喉頭・声門浮腫のために気管挿管が困難な場合などである．

外科的気道確保の方法には，①輪状甲状間膜穿刺法，②輪状甲状間膜切開法，③気管切開法があるが，このうち気道緊急の現場で施行される気道確保の方法は前二者である．気管切開法は頸部を後屈した体位を要し，手技を完遂するまでに時間を要することから，気道緊急における外科的気道確保法としては不向きである．

輪状甲状間膜穿刺法は，救命のための緊急処置として他の非観血的気道確保が不可能な場合，禁忌はない．しかし，後述する高圧ジェット換気のデバイスがなければ，気道抵抗が高いため，十分な換気はできず，高二酸化炭素血症をきたすため，可及的速やかに他の外科的気道確保の方法に代換する必要がある．一方，輪状甲状間膜切開法は，12歳以下の小児症例では，気道径が小さく，気道内腔の開存に甲状軟骨が大きく関与するため，声門下狭窄をきたしやすく禁忌である．

合併症は，皮下組織への迷入，頸部臓器損傷，出血・血腫の形成，誤嚥，皮下気腫・縦隔気腫・気胸などが起こりうる．外科的気道確保が求められる状況下では，手技の失敗は，低酸素血症によるさらなるダメージをきたすため，手技の十分な理解と必要機器の整備が重要であり，普段からシミュレーションをしておくことが望ましい．

B. インフォームドコンセントでの注意点

気道緊急の状況にあり，通常実施される気管挿管法が困難であるため，観血的手技を行う必要性を十分に説明する．状況に即して臨

機応変に手技を適宜変更する必要があり，穿刺・切開法を含めて，うまくいかなかった場合の代換手段も併せて十分に説明する必要がある．また，極めて切迫した状況で施行されるため，低酸素血症に伴う臓器合併症・低酸素脳症の偶発性についても十分な説明を要する．

C. 準備するもの

1 輪状甲状間膜穿刺法 血管留置針(14 G)あるいは輪状甲状間膜穿刺キット(ミニトラック®，トラヘルパー®，クイックトラック® など)，注射器，高流量酸素投与システム，高圧ジェット換気(壁配管からの高圧酸素を調節し，手動式開放弁を通じて間欠的に送気できるシステム)．

2 輪状甲状間膜切開法 メス，曲ペアン鉗子，気管チューブ(5～7 Fr，通常の気管挿管に用いられるものより細めのもの)，注射器，縫合セット．

D. 手技の手順

1 輪状甲状間膜穿刺法
① 術者は，患者に対して自分の利き手と反対側に位置する．
② 十分な消毒・清潔野の確保の後，利き手と反対側の母指・中指で甲状軟骨を固定し，示指で輪状甲状間膜を同定する．利き手で把持した注射器に連結した血管留置針を同部位に対して 45°尾側に向けて陰圧をかけながら穿刺する(**図 2**)．
③ エアを引いて気管内に刺入したことを確認した後に，外筒を進める．気道径に比較して，留置針径は細く，気道抵抗は極めて大きいため，換気は高圧ジェット換気システムによる送気が望ましいが，ない場合は高流量酸素(10～15 L/分)チューブを直接接続する．この場合，上気道完全閉塞症例では 1 秒間送気し，4 秒間排気のタイミングで，換気を行い，上気道非完全閉塞症例は 1 秒間送気，1 秒間排気のタイミングで間欠的に換気を実施する．

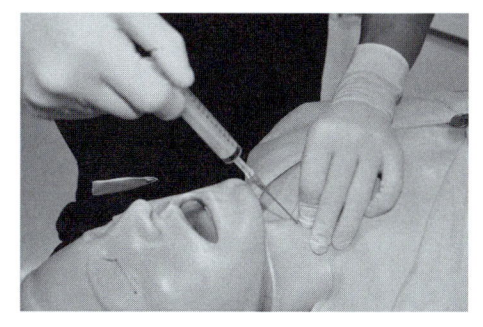

図 2 輪状甲状間膜穿刺
利き手の反対側に立ち，甲状軟骨を母指・中指でしっかり把持し，示指で輪状甲状間膜を確認しながら，約 45°の角度で刺入する．

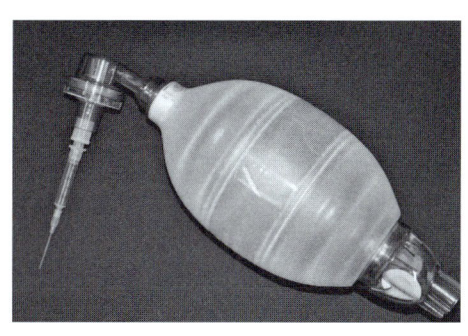

図 3 小児での換気
2.5 mL 注射シリンジ外筒に 7.5 Fr サイズの気管内チューブのコネクターを挿入すると，バッグバルブマスクと連結が可能となる．ただし，気道抵抗が大きく，現実的には換気が困難である．

④ 小児例では，**図 3** に示すように，2.5 mL シリンジ外筒に 7.5 Fr 気管チューブコネクターを接続したうえで，換気が可能なこともある．いずれにしても呼吸状態が安定した後には，可及的速やかな段階で他の外科的気道確保の方法を考慮する．

2 輪状甲状間膜切開法
① 術者は，患者に対して自分の利き手と同側に位置する．
② 十分な消毒・清潔野の確保と局所麻酔の

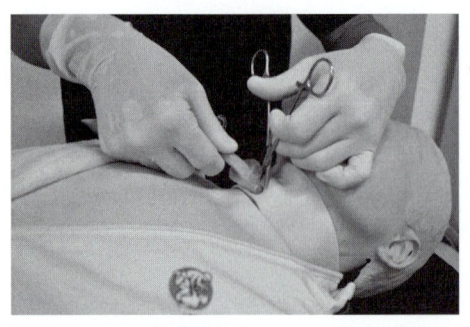

図4 輪状甲状間膜切開
利き手側に立ち，手掌基部で下顎を押さえながら，甲状軟骨を母指・中指でしっかり把持し，輪状甲状間膜を切開する．鉗子で切開口を十分広げてチューブを挿入する．

後，穿刺法と同様に甲状軟骨を固定し，輪状甲状間膜を同定して直上の皮膚を3cm程横切開あるいは縦切開をおく．直下の輪状甲状間膜に1.5cm横切開をおき，曲ペアン鉗子で横，縦，横と鈍的に拡げて切開口を拡張し，鉗子を利き手と対側に持ちかえると同時に頭側に倒して患者の下顎上で固定・保持する（図4）．
③利き手でチューブを速やかに挿入し，カフを膨らませてチューブを固定する．チューブは確実に挿入する必要があり，前述のごとく，通常より細めの6～7Fr程度の気切チューブ，あるいは同サイズの気管内チューブを挿入する．気管内チューブを挿入する際は，深さはカフが見えなくなる位置まで進める．

E. 手技終了後の留意点

穿刺針あるいはチューブが入った段階で，十分に換気が可能であることを確認する．輪状甲状間膜穿刺法は，特に外傷症例など，気管内容物や出血により，すぐに閉塞する可能性が高く，注意が必要である．気道緊急で適応となる外科的気道確保法は，輪状甲状間膜穿刺法・切開法，共に一時的な気道確保の手段であり，次の段階として，可及的速やかな時期により確実な気道確保法に切り替えるタイミングを見極める必要がある．

酸素療法，器械的換気
oxygen therapy/mechanical ventilation

井上貴昭　順天堂大学救急災害医学先任准教授・浦安病院救急診療科

A. 適応，合併症，ピットフォール

酸素は生体の正常な機能・生命の維持に不可欠な物質であり，その酸素供給が不十分となり，細胞のエネルギー代謝が障害された状態を低酸素血症という．低酸素血症に対し，吸入する酸素濃度を高めて適量の酸素を投与する治療法が酸素療法である．外傷を含め，心肺蘇生に至るまで，すべての蘇生において，酸素投与・酸素療法は治療の基本となる．この際，酸素療法が有効であるのは，原則的に自発呼吸が十分に確認できる患者であり，無呼吸あるいは，自発呼吸が不十分で十分な酸素化・換気が維持できない症例は器械的換気の適応となる．従来，気管挿管が器械的換気の絶対的適応であったが，NPPV（non invasive positive pressure ventilation）の器械が普及した現在，顔面に密着させたマスクを用いての器械的換気が可能となった．心原性肺水腫や慢性閉塞性肺疾患の急性増悪症例における有用性が確認された一方で，肺炎による呼吸不全症例には逆に有効とはいえず，その適応は今後慎重に検討される必要がある．

1 酸素療法

①酸素療法は，低酸素血症を疑う症例に投与する主に急性期ケアとしての適応と，慢性閉塞性呼吸器疾患に代表されるように慢性期ケアとしての適応の双方が存在するが，本項では急性期ケアの適応を詳述する．
②酸素療法の第1の目的は，組織に十分な酸素を供給するために，吸入酸素濃度を増加

表1 NPPVの選択および除外基準

1. 選択基準：下記の2項目以上を満たす．
   ① 呼吸補助筋の使用と奇異性呼吸を伴う呼吸困難
   ② pH<7.35かつPaCO₂>45 Torrを満たす呼吸性アシドーシス
   ③ 呼吸回数>25回/分
2. 除外基準：下記のいずれかに該当する．
   ① 呼吸停止
   ② ショック，不整脈，心筋梗塞などにより，循環動態が不安定
   ③ 不穏，意識障害，患者の協力が得られない
   ④ 誤嚥のリスクが高いあるいは，喀痰排出困難
   ⑤ 頭部・顔面あるいは胃・食道の手術直後
   ⑥ 頭部・顔面に外傷があるとき
   ⑦ 高度の肥満

させ，動脈血酸素分圧（PaO_2）を正常に保つことである．したがって，急性期の酸素療法の適応は，低酸素血症（PaO_2<60 Torr）あるいは低酸素血症への進行が予測される症例，または生体に侵襲的な処置が加わる場合や，重症外傷・ショック時も適応となる．
③禁忌は蘇生を要する緊急の現場では原則的にはないが，パラコート中毒や脳梗塞症例など，高濃度酸素療法によるフリーラジカル産生が原疾患を増悪させる可能性がある場合は，酸素投与の必要性を十分に考慮する．

2 器械的換気

①自発呼吸がない，あるいは自発呼吸のみでは適切なPaO_2を正常に保てず，また二酸化炭素の排出が不十分な低換気状態が適応となる．重症外傷やショックなど，生体に過大侵襲が加わる状況下においても，気道の確保と同時に人工呼吸による呼吸のサポートにより，適正なPaO_2を維持する必要がある．
②従来，気管挿管下に器械の人工呼吸器を連結することを基本にしていたが，最近では前述のように，NPPVを用いた器械的換気法も適応となる可能性がある（表1）．急性期NPPVによる呼吸器管理は，市中肺炎，ARDS（急性呼吸窮迫症候群），気管支喘息，胸部外傷に対しての報告例が散見されるが，現状では心原性肺水腫と慢性閉塞性肺疾患の急性増悪についてのみ，予後の改善が確認されている．
③心肺停止症例や呼吸以外の臓器不全，高度の意識障害，上部消化管出血やショック症例など，表1に示す疾患や病態では，NPPVの禁忌となる．これらの症例では，NPPVに固執することなく速やかに気管挿管・人工呼吸管理に移行するべきである．

B. インフォームドコンセントでの注意点

①酸素療法は，適切な酸素飽和度を維持することを目的に低酸素血症をきたした患者に有効な治療であるが，呼吸不全そのものを改善させるものではなく，症例によっては酸素療法に換えて速やかな人工呼吸管理に移行する必要があることを十分説明する．
② NPPVマスク使用時は，口・鼻，場合によっては顔全体にマスクを密着させるため，顔面にびらんや皮膚潰瘍ができることがあることも説明しておく．また，人工呼吸開始時は，前提として気管挿管を要するため，一般的な気管挿管の合併症を説明すると共に，人工呼吸管理中は発声ができないことを改めて説明しておく．

C. 準備するもの

1 酸素療法 酸素流量計付き酸素供給装置・低流量システム（経鼻カニューレ，簡易酸素マスク），高流量システム（リザーバー付きマスク，ネブライザー付き酸素吸入器，ベンチュリーマスク）．
2 NPPV NPPV専用器（BiPAP® Visionなど，急性期患者の使用には供給酸素濃度を設定できる機種を用いる），NPPV回路，NPPVマスク（鼻マスク，口鼻マスク，トータルフェイスマスク），加湿器．
3 人工呼吸管理 人工呼吸器，人工呼吸器回路，加湿器．

酸素療法・器械的換気いずれの方法も，心電図モニター，酸素飽和度モニター装着を原則とし，可能な限り血液ガスを定期的に測定できるように観血的動脈圧モニタリングが望ましい．

D．手技の手順

1 酸素療法

①経鼻カニューレ，マスク，リザーバー付きマスクの順で，投与できる酸素濃度が異なる．**表 2** に各投与法と流量・濃度の関係を示す．

②気道の乾燥を防ぐため，3 L 以上の酸素投与では加湿することを基本にする．経鼻カニューレは 3 L 以下，マスクは再換気を防ぐため 5 L 以上を用いることを原則とする．

2 NPPV マスク

1 マスクの装着 鼻マスク，口鼻マスク，トータルフェイスマスクのいずれかを選択し，最も対象患者にフィットしやすい形とサイズを選択する．一般的には，救急患者に対する急性期管理においては，しばしば患者の意識レベルが低下していたり，呼吸促迫のため口呼吸になっていたりすることが多く，口鼻マスクが第一選択となる．

2 モードの設定 吸気時の設定気道内圧（inspiratory positive airway pressure：IPAP）と呼気時の設定気道内圧（expiratory positive airway pressure：EPAP）を設定する．この二相性圧制御換気（biphasic positive airway pressure：BiPAP）か continuous positive airway pressure（CPAP）のいずれかのモードを選択する．前者のモードでは，呼吸回数を設定し，吸気が感知できない場合や無呼吸になった場合の強制換気回数を定めておく．

3 酸素濃度の設定 患者の病態に応じて，酸素濃度を適正量に設定する．

3 機械的換気

1 換気モードと換気量

①まず基本的なモードとして，自発呼吸がない場合は，調節換気（controlled mechanical ventilation：CMV）の設定とし，自発呼吸がある場合は，synchronized intermittent mandatory ventilation（SIMV），pressure support ventilation（PSV），補助・調節呼吸（assist/control）などを選択する．その際，一定量の換気量を送気する従量式か，付加する圧を設定する従圧式かを決定するが，肺胞・気道に対する圧傷害を回避するため，最近では従圧式モードを用いることが多い．

②自発呼吸をトリガーできるように，圧トリガーでは，吸気トリガー感度を $-1 \sim -2$ cmH$_2$O に，流量トリガーでは，2～3 L/分に設定する．いずれのモードにおいても，1 回換気量が 6～10 mL/kg 体重あたりになるように調節する．この際，1 回換気量を設定する体重は実測体重ではなく身長から換算される predicted body weight か dry body weight を用いる．また，吸気終末プラトー圧が 30 cmH$_2$O 以下になるように設定する．吸気時間は 0.7～1.0 秒を開始基準とし，患者の肺コンプライアンスや 1 回換気量，PaCO$_2$ などを指標に随時調節する．

表 2 酸素投与法と吸入酸素濃度の目安

酸素投与法	酸素流量	吸入酸素濃度の目安
経鼻カニューレ	1 L	24%
	2 L	28%
	3 L	32%
	4 L	36%
	5 L	40%
	6 L	44%
マスク	5～6 L	40%
	6～7 L	50%
	7～8 L	60%
リザーバー付きマスク	6 L	60%
	7 L	70%
	8 L	80%
	9 L	90%
	10 L	99%

②吸気酸素濃度（F_IO_2）　初期設定では1.0（100％）とする．随時血液ガス分析を行い，PaO_2を参考にF_IO_2を低下させる．

③換気回数　$PaCO_2$を参考指標に，10〜30回/分に設定する．

④呼気終末圧（positive end expiratory pressure：PEEP）　PEEPの初期設定値は5 cmH_2O以上とし，PaO_2，最高気道内圧，循環抑制の程度に応じて通常は5〜20 cmH_2Oになるように随時調節する．

E. 手技終了後の留意点

①呼吸状態や血液ガスデータを参考に，随時酸素投与量および人工呼吸器の条件を調節する．

②酸素療法で低酸素血症が改善しない時は，躊躇なく器械的換気療法に移行する．

③また呼吸器のモードもひとつの方法に固執せず，随時調節して適正なPaO_2が得られるように調節する．

④外傷症例など，器械的換気療法による陽圧換気により，医原性に気胸を進行させることがあり，皮下気腫の出現，呼吸音の変化などの身体所見に加えて，気道内圧の変化にも注意する．

表1　中心静脈カニュレーションに伴う有害事象

有害事象	合併症発生率*（％）		
	内頸静脈	鎖骨下静脈	大腿静脈
動脈穿刺	6〜9	3〜5	9〜15
血腫	<1	1-2	4
血胸	—	<1	—
気胸	<1	1〜3	—
全身性敗血症	0〜8	1〜4	2〜5
閉塞性血栓症	<1	1	6

* 過去の文献データを整理したもの

静脈路確保（中心静脈を含む）
venous access

岡本　健　順天堂大学浦安病院教授・救急災害医学

A. 適応，合併症

輸液・輸血や薬剤投与目的に血管系へのアクセスを確保することは，救急医療の基本的作業である．状況や目的に応じて静脈と穿刺部位を適切に選択する．

1 適応

①末梢静脈　手技が容易で大きな合併症が少なく，迅速・安全な静脈路確保のための第一選択である．浸透圧やpHの格差のために疼痛や炎症を生じる輸液・薬剤は投与できない．持続投与可能なブドウ糖濃度は最大10〜12％である．穿刺部位として，①前腕，②手背，③下肢の順に皮静脈を選択し，利き腕や関節部は避ける．

②中心静脈　適応は，①末梢静脈路確保が困難な症例，②高カロリー輸液，③血管作動薬や化学療法薬など末梢静脈投与を避けたい薬剤投与，④中心静脈圧測定などである．穿刺部位として，①鎖骨下静脈，②内頸静脈，③大腿静脈，④尺側皮静脈などがある．重症呼吸不全，出血傾向，穿刺部の感染・壊死（熱傷面など）の有無を評価し，合併症リスク（表1）の少ない部位を選択する．

2 合併症
合併症は，カテーテル挿入時と長期留置に伴うものに分類される．

①前者には空気塞栓，動脈穿刺や血管損傷による出血・血腫，胸腔穿刺による気胸・血胸や心タンポナーデ，カテーテルの迷入，不整脈，神経損傷，胸管損傷などがある．

②後者にはカテーテル感染，カテーテル閉塞，輸液の血管外漏出，血栓形成，静脈炎，血管穿孔などがある．

③各々の合併症について発生機序，予防および対処法を十分理解しておく．カテーテル挿入時の合併症を回避するために血管と周囲組織の解剖（図1）やカテーテルセットの特徴を熟知する．また，留置したカテーテルは適切に管理し，発生しうる合併症を予測して早期に対処する．

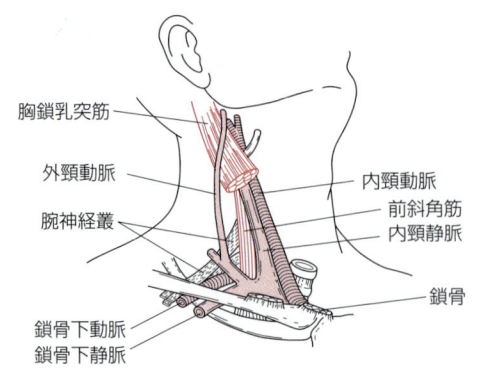

図1 内頸静脈・鎖骨下静脈周辺の局所解剖

B. インフォームドコンセントでの注意点

中心静脈路の確保には救命目的などの緊急時を除きICが必要である．担当医は目的・方法・合併症などの説明を十分に行い同意を得る．また局所麻酔薬に対するアレルギー歴の有無をチェックしておく．同意書の控えはカルテ内に保管する．

C. 準備

1 術者の感染防護対策　処置前に手指衛生を実施する．末梢静脈穿刺では非滅菌のディスポーザル手袋着用でよいが，中心静脈穿刺の際は，滅菌手袋の使用を含む高度無菌的バリアプリコーション（帽子・マスク・滅菌ガウン・大型滅菌ドレープの使用）が推奨される．
2 穿刺部位周辺の消毒　末梢静脈穿刺ではアルコール綿による消毒でよい．中心静脈穿刺ではクロルヘキシジン（ヒビテン®，マスキン®）かポビドンヨード（イソジン®）を用いて広い範囲を消毒し，抗菌効果を最大限活かすため，皮膚上で乾燥させた後，拭き取らない．
3 挿入カテーテルの用意　用途や穿刺静脈に応じて適切なものを選択する．
①末梢静脈には一般に約5cm長のカニューレ型血管内留置針（18〜22G）を用いる．
②中心静脈用としてはキット化された様々な製品が市販されており，外筒針で直接血管を穿刺してカテーテルを挿入するタイプ（直接穿刺法）と，ガイドワイヤーを用いて挿入するタイプ（Seldinger法）がある．
③直接穿刺法は，本穿刺針が太く誤穿刺や空気塞栓による合併症が重篤化する危険があり推奨されない．
④いずれにせよ事前に製品の説明書を熟読しておく．また，感染と血栓予防のため必要最低限のルーメン数のカテーテルを選択する．

D. 手技

1 末梢静脈穿刺
①駆血帯で穿刺部位の中枢を駆血し，怒張した皮静脈の穿刺部位を消毒する．
②血管内留置針を用いて血管直上の皮膚を20〜30°の角度で穿刺する．
③血液の逆流が確認できれば，さらに留置針を2〜3mm進める．
④内針を固定したまま外筒を血管の走行に沿って進める．
⑤駆血帯を外し，内針を抜去して輸液回路に接続する．
⑥留置針とループを作った輸液ルートを皮膚に絆創膏で固定する．関節の固定が必要な場合はシーネも使用する．
＊挿入の失敗の多くは，穿刺時に血液の逆流を認めた際，外筒が血管内に入らないうちに内針を抜去することで発生する．この時に内針を再挿入すると，内針が外筒を貫いたり切断することがあるので細心の注意が必要である．
＊血管内カテーテルの先端に血管壁や静脈弁が当たったり，不適切な固定でカテーテルが折れ曲がったりすると点滴の滴下不良が発生する．留置針の固定前後に点滴が問題なく落ちることを確認する．

2 中心静脈穿刺（内頸静脈および鎖骨下静脈穿刺）
①患者は仰臥位でTrendelenburg体位（頭低

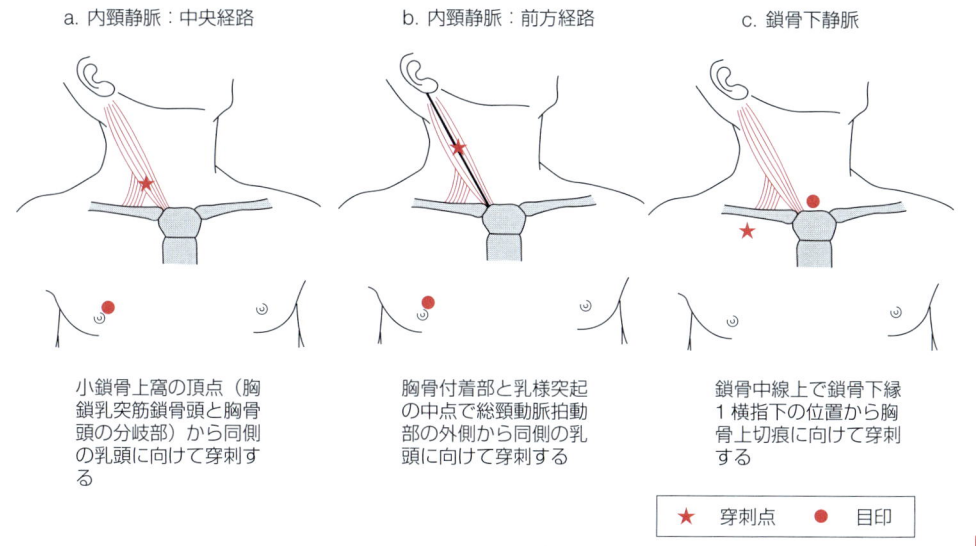

図2 内頸静脈・鎖骨下静脈の穿刺部位

a. 内頸静脈：中央経路
小鎖骨上窩の頂点（胸鎖乳突筋鎖骨頭と胸骨頭の分岐部）から同側の乳頭に向けて穿刺する

b. 内頸静脈：前方経路
胸骨付着部と乳様突起の中点で総頸動脈拍動部の外側から同側の乳頭に向けて穿刺する

c. 鎖骨下静脈
鎖骨中線上で鎖骨下縁1横指下の位置から胸骨上切痕に向けて穿刺する

★ 穿刺点　● 目印

位）を取り，頭部をやや後屈させ，顔面を対側に軽く傾ける．心電図・パルスオキシメーターなどのモニターを装着する．

＊穿刺前に超音波で血管走行を確認して刺入点を決定するか，リアルタイムにエコーガイド下に穿刺することが安全・確実な方法として推奨されている．

❷穿刺部周辺を広く消毒後，広く滅菌ドレープで覆い，刺入点を視診・触診で確認する．

❸試験穿刺

①内頸静脈：患者の頭側に立ち，試験穿刺針（23G短針）付きの注射器で皮下を局所麻酔する．中央経路（**図2-a**）の場合は穿刺点は小鎖骨上窩の頂点（胸鎖乳突筋の胸骨頭と鎖骨頭の分岐部）になる．反対の手で総頸動脈の拍動を触知しておく（内頸静脈は総頸動脈の前外側にある）．皮膚に30〜45°の角度で針先を同側の乳頭に向けて，注射器に陰圧をかけながら刺入すると通常2cm以内で血液が吸引される（3cm以上刺入しない）．

②鎖骨下静脈：患者の穿刺側に立ち，試験穿刺針（23Gカテラン針）付きの注射器で皮下を局所麻酔する．穿刺点は，鎖骨中線上かその少し外側で鎖骨下縁より1横指の位置とし，術者の反対の手の示指または中指を胸骨上切痕に，母指を穿刺点外側におき固定する．穿刺針の針先を胸骨上切痕に向けて注射器に陰圧をかけながら鎖骨の後面を這わせるように刺入すると通常5〜6cmで血液が吸引される．

＊穿刺点が内側すぎると鎖骨と第一肋骨の間隙が狭く穿刺困難になり，穿刺角度が急になって胸腔穿刺の危険が高まる．逆に外側すぎると動脈穿刺を起こしやすい．

＊試験穿刺で血液が吸引されない場合は，刺入方向をやや頭側に向けて再穿刺するが，頭側すぎると動脈穿刺を起こしやすく，尾側すぎると胸腔穿刺を起こしやすい．

❹本穿刺：暗赤色の静脈血の逆流を認めたら，刺入点，穿刺角度，方向，深さを確認後，試験穿刺針を抜去後，本穿刺を行う．本

穿刺により静脈に達した後，さらに穿刺針を2〜3mm進めてから内針を抜去し，血液の吸引を確認する．外筒からガイドワイヤーを挿入し，抵抗なく先端から10〜15cm挿入できたら，外筒を抜去する．
＊試験穿刺から本穿刺に移る際に刺入部から視線を外さない．
＊試験穿刺で静脈血の逆流を認めた以上の深さに穿刺しない．
❺穿刺部皮膚に小切開を加え，ガイドワイヤーを通してダイレーターをねじ込むように挿入し，ガイドワイヤーを残してダイレーターを抜去する．
❻ガイドワイヤーに沿ってカテーテルを挿入し，13〜15cm（右），15〜17cm（左）の深さまで挿入できたら，ガイドワイヤーを抜去する．
＊挿入時にガイドワイヤー遠位端を保持しないと血管内に迷入させる危険がある．
＊カテーテル挿入中に不整脈が出現した時には，ガイドワイヤーを少し引き抜く．
❼すべてのルーメンから血液が吸引されることを確認し，ヘパリン加生理食塩水（ヘパフラッシュ®ヘパリン濃度10単位/mL）で内腔を満たす．
❽固定具を使って皮膚に固定し，穿刺部を消毒して滅菌ガーゼや接着性ドレッシング材などで閉鎖する．

E. 手技終了後の留意点

❶器具の回収と汚染物の破棄 挿入直後に穿刺針などの挿入器具が回収されているか（特にガイドワイヤーが確実に回収されているか）を確認する．針刺し事故などの発生防止と感染防御に十分配慮しながら血液汚染物を適切に処理し破棄する．
❷穿刺部位の確認 穿刺部位からの出血や皮下血腫がないかを観察し，認められた場合は圧迫止血を試みる．圧迫止血でも出血が持続する場合は穿刺部位を縫合するが，動脈性拍動を伴う場合は仮性動脈瘤の形成を疑い専門医にコンサルトする．

❸X線撮影（中心静脈路確保の場合） 気胸の合併を念頭に置き，聴診による呼吸音の左右差や触診による皮下気腫の有無を確認する．理学的所見に異常がない場合でも必ず胸部X線撮影を行い，肺の虚脱や皮下気腫の有無と同時にカテーテル先端の位置を確認する．先端が血管壁や心房壁に当たる状態が続くと，穿刺により血胸，水胸，心タンポナーデなど重篤な遅発性合併症発生の危険がある．

胸腔穿刺法と胸腔ドレナージ法
thoracocentesis and tube thoracotomy

浅井康文　札幌医科大学附属病院教授・高度救命救急センター部長

　胸腔内には生理的にごく少量の胸水が存在するが，通常はほとんどの容積を肺が占めている．胸腔内は腹腔内と異なり，胸郭および横隔膜の呼吸性運動が肺の換気に伝わるように陰圧に保たれている．最初に穿刺を行ってから胸腔ドレナージを行うか，最初から胸腔ドレナージを行うかは，患者の状態・施設の状況・個人の能力に応じて選択する．

A. 適応，合併症

❶適応
①胸腔穿刺は，胸腔内に貯留した空気や液体などの診断および治療に用いる．通常は胸部X線で，立位または坐位で正面像と側面像をチェックした後に行う．
②胸腔穿刺の第1の緊急適応は緊張性気胸に対してである．心停止の切迫した状態を回避し，次の胸腔ドレナージまでの時間稼ぎを行う．緊張性気胸の診断は，気胸の一般的所見（胸郭の左右差，胸郭運動の左右差，患側呼吸音の減弱，打診上の鼓音，肋骨骨折の軋音，皮下気腫など）に加え，ショックとその他の特徴的な身体所見（頸静脈怒張，気管・喉頭の偏位など）で行うのが原則である．タイミングとしては，外傷の初

期診療の段階の primary survey と resuscitation のステップにおいて，呼吸や循環の異常(呼吸不全やショック)の原因が緊張性気胸であると判断したときであり，救命のため胸部 X 線撮影なしに，胸腔穿刺を施行する．しかしショックとはいっても，循環動態が許容できる範囲にある場合，とりわけ胸腔内の癒着が予想される場合には，胸部 X 線写真の結果を待って穿刺を実施することもある[1,2]．

③緊張性気胸以外の，気胸・血気胸・血胸・膿胸の滲出液のために呼吸機能が障害され感染の恐れがある場合に，ドレナージにより肺の再膨張を図る[3]．

2 合併症 肋間動脈損傷，肺損傷がある．

①肋間動静脈が走行している肋骨下縁を避け，深く刺しすぎて肺を損傷しないように注意する(図1)．

②また癒着時の肺損傷に注意せねばならない．第 6 肋間以下のドレナージや横隔膜挙上例では，横隔膜損傷，横隔膜下挿入，右側では肝臓損傷が生じる可能性があり，注意する．

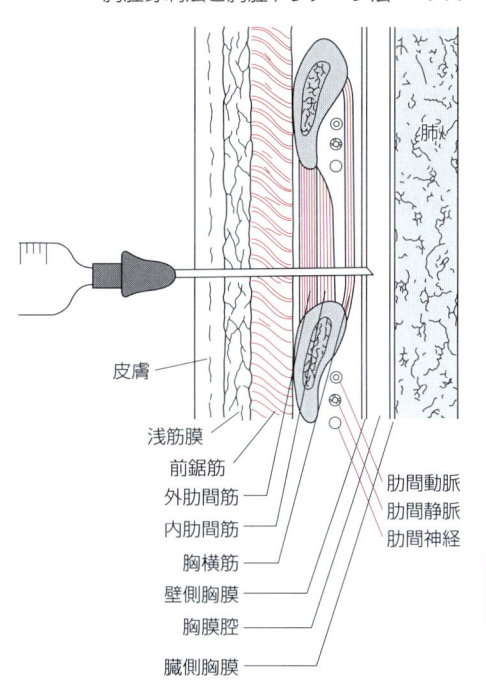

B. 準備するもの

皮膚穿刺部位の消毒(ポビドンヨード)，滅菌覆布，滅菌手袋，その他局所麻酔に使用する注射器，胸腔ドレナージの時はドレナージセット．

C. 手技の手順

気胸の場合は，患者を仰臥位にして，ドレーンの先端が肺尖部にくるよう，前胸壁鎖骨中線上で通常第 2 肋間(第 3 肋骨上縁)を通して挿入する．液体の場合は可能であれば超音波で確認し，患者を健側下の側臥位として，ドレーンの先端が背側にくるよう前〜中腋窩線上で第 5〜6 肋間を通して挿入する．穿刺部位の上腕は挙上したほうが施行しやすい．

1 胸腔穿刺法 患者は仰臥位とし，1〜2％リドカイン(キシロカイン®)を目標とする肋骨上縁に浸潤させる(図1)，5 cc の注射筒に 22 G の長針をつけ，肋骨上縁に沿って軽い陰圧をかけながら，空気や血液が吸引されるか否かを診断する(図2)．

2 胸腔ドレナージ法

①穿刺部位の一肋間尾側に約 1〜1.5 cm の皮膚切開を行い，肋骨直上や骨膜まで麻酔後，ペアン鉗子にて肋骨まで十分に鈍的剝離を進め，次いで肋骨上縁から胸膜を破り，指で肺の癒着を確かめる．ドレーンを進めるときに抵抗がある場合は，方向を変えて挿入する．

②ドレーンを鉗子でクランプ後，水封びんに接続してからクランプを外し，空気や血液の流出を確認する．適切にドレーンが挿入されていると，カテーテル内の圧が呼吸性

図1 胸腔穿刺法
皮下に浸潤麻酔を行う．
(浅井康文, 金子正光：胸腔ドレーン挿入とその看護.
Emergency Nursing 6：445-451, 1993)

に変動する．胸腔ドレーンを絹糸で皮膚に固定し，皮膚切開部は空気が流出しないように完全に閉鎖する．接続部はゆるまないように注意する．
③施行後，胸部X線写真でドレーンの位置や肺の再膨張を確認し，経時的に排液の性状・量およびエアリーク（air leak）の有無・程度をみていく．
④市販されているトロッカーカテーテルは透明なポリエチレンチューブで内壁は血液凝固を防ぐ加工がなされている，胸腔ドレーンである．先端の鋭い内套針が装着されていて，皮膚切開後，そのまま胸壁を穿通して目的の位置へカテーテルを挿入することもできる．

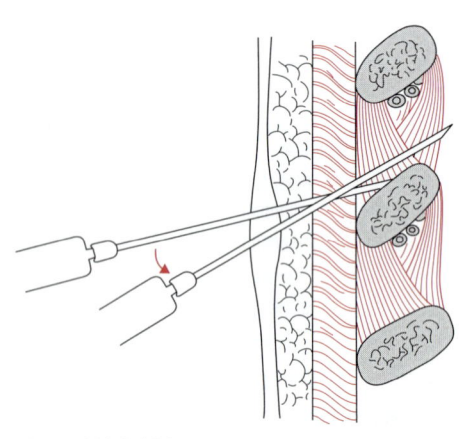

3 胸腔ドレナージシステム

胸腔ドレーンの接続・管理には，①水封性，②低圧持続吸引，③3ボトルシステム（three-bottle system）（図3），④携帯可能な一方弁付装置（HEIMLICH valve®）がある．胸腔内の陰圧で空気が逆流するのを防ぐため，チューブの流出端は水封性にし，これを中心として排液が多い時は貯留びんを，排気が多い時は持続低圧吸引（通常は10〜15 cmH$_2$O）のための吸引圧調節びんを連結する．現在は3ボトルシステムが各社から製品化されているので，慣れていない場合は使用するほうが安全である．3ボトルシステムは，排液貯留部，水封部，吸引圧調節部をプラスチック製の1つのユニットとして作られている．

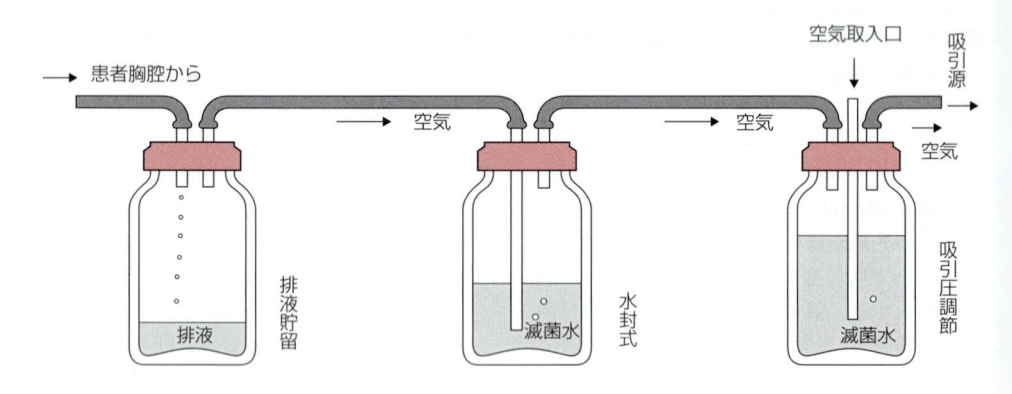

図2 胸腔穿刺法
肋骨の上部を陰圧をかけながら穿刺する．
（浅井康文，金子正光：胸腔ドレーン挿入とその看護．Emergency Nursing 6：445-451, 1993)

3ボトルシステム直列式

図3 3ボトルシステム（直列式）
現在は市販されているボトルを使用する．
（浅井康文，金子正光：胸腔ドレーン挿入とその看護．Emergency Nursing 6：445-451, 1993)

心囊穿刺，心囊ドレナージ

pericardiocentesis and tube pericardiotomy

浅井康文 札幌医科大学附属病院教授・高度救命救急センター部長

A. 適応，合併症

1 適応 心囊穿刺は，心タンポナーデに対する心囊内貯留液の排除による救命処置や，貯留液の性状診断などの目的で行われる．貯留液の原因として，心筋梗塞に続発する心破裂，Stanford A 型の急性大動脈解離，心外傷（心刺創，心挫傷），心外膜炎，悪性腫瘍などがある．Stanford A 型の急性大動脈解離の場合は緊急手術を要する．圧上昇の程度は液貯留の量や速度に左右され，急激な場合は 200 mL 程度で Beck の 3 徴（血圧低下，静脈圧上昇，心音微弱）や奇脈などが出現する．心囊内貯留液が徐々に増す遅発性の場合は，症状も緩徐である．液貯留の診断は，心エコー検査での echo free space である（図 1）．

心囊切開は，種々の原因で心囊穿刺が困難な場合や無効の場合に行われ，特に心囊内への急速な大量出血では，凝血塊により穿刺排液では困難なことが多い．

2 合併症，ピットフォール 骨盤骨折などを含む多発外傷患者や大量の腹水のある患者では，横隔膜の高度挙上を認めるため，剣上突起周囲からのアプローチにて腹部臓器を穿刺する可能性があるので，これも手技開始前に心エコーにて確認が必要である．

B. インフォームドコンセントでの注意点

① 急性大動脈解離に伴う心タンポナーデ（Stanford A 型）に対する心囊ドレナージは，ショック状態にて手術室に搬入不能の場合と，何らかの理由にて手術適応のない患者に対してのみ施行されるべきであると考える．
② 循環が悪いなりにも維持されている場合

D. 手技終了後の留意点

① チューブは肋間腔より細く，かつできるだけ太く短いものが気体や液体の抵抗の点から望ましく，コネクターは太い物を使用する．1 本のチューブで不十分な時はチューブを追加する．カテーテルは，成人では 28 Fr，小児では 16 Fr を基準としている．
② ドレーン閉塞を予防するため，チューブを時々ミルキングする．
③ 持続的に排気が続き胸腔ドレーンを追加しても皮下気腫が増大する場合や，血液の排出が多い場合（200 mL/時が 3 時間以上継続）は，開胸術を考慮する．
④ 大量の胸水を急激にドレナージすると血圧低下をきたすことがあるので，ゆっくり排液するようにする．
⑤ 長期間の胸腔ドレナージ装着は感染の可能性が増す．
⑥ 長期にわたって気胸や大量の胸水で肺が虚脱している症例は，胸腔ドレーンを挿入して急速に肺を再膨張させると，re-expansion pulmonary edema（再膨張性肺水腫）をきたすことがある．

文献

1) 浅井康文，金子正光：胸腔ドレーン挿入とその看護．Emergency Nursing 6：445-451, 1993．
2) 浅井康文：胸腔穿刺法と胸腔ドレナージ．今日の治療指針，pp 10-12，医学書院，2000．
3) 浅井康文，栗本義彦：胸部外傷，実践救急医療．日本医師会雑誌特別号，222-225, 2006．

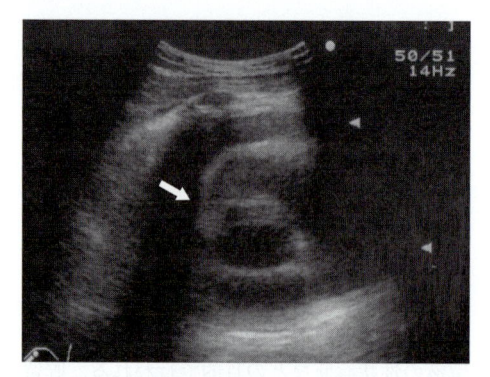

図1 心エコー検査でのecho free space

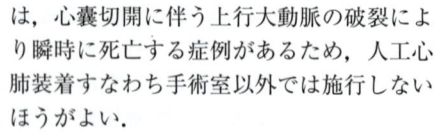

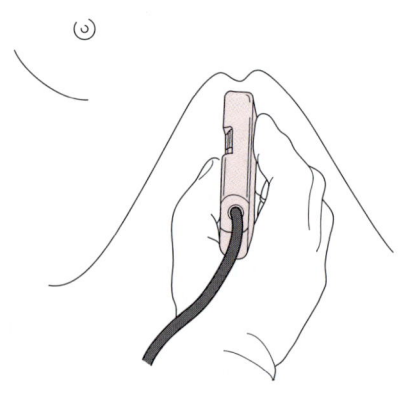

図2 エコーでの検索

は，心囊切開に伴う上行大動脈の破裂により瞬時に死亡する症例があるため，人工心肺装着すなわち手術室以外では施行しないほうがよい．
③何らかの理由にて，心囊ドレナージチューブを挿入した場合で，動脈血が大量に排液される場合は，ドレナージをクランプして原疾患の緊急手術の準備をする．
④以上のごとく，重大な合併症が考えられるため，施行前の患者および家族に対する十分なインフォームドコンセント（IC）が大切である．

C. 準備するもの

前投薬としてアトロピン硫酸塩0.5〜1 mgを筋注する．皮膚穿刺部位の消毒（ポビドンヨード），滅菌覆布，滅菌手袋，その他局所麻酔に使用する注射器，持続ドレナージを施行するなら目的に応じたドレナージカテーテル，カテーテルを皮膚固定する縫合セットを用意する．なお，意識状態の良い患者に対しては，カテラン針などの長針を用いて，心囊付近まで十分麻酔を効かせるべきであり，その際に心囊内を仮に穿刺し心囊液を吸引しアプローチが正しいことを確認するとよい．

D. 手技の手順

手技において最も重要なポイントは，穿刺開始前に施行する心エコー検査である．術者自らが，エコープローブを患者にあてて皮膚穿刺部位を決定する（図2）．その際に心囊到達の予想距離および心囊穿刺後に何cm穿刺針を進めることができるのかを把握する．穿刺の角度および方向もエコーにて得られた情報で決定するのが一番安全である．患者はそれぞれ個人差があり，心エコー施行時に術者は穿刺のイメージをしっかり構築しておかねばいけない．

1 心囊穿刺法（剣状突起下穿刺法） 患者をsemi-Fowler位とし，剣状突起を中心に消毒する．局所麻酔後，16〜18Gの側孔付きテフロン針に注射器を接続し，剣状突起左縁と左肋骨弓の交差する点（Larrey's point）やや下方から左肩へ向け，胸壁と30〜45°の角度で穿刺する（図3）．注射器を軽く吸引しつつ穿刺針を徐々に進めていくと，心囊壁の軽い抵抗を感じ，その後抵抗がなくなると同時に注射器の中に，心囊内貯留液が吸引されてくる．内筒の穿刺針を抜き，テフロンカテーテルに注射器を接続して心囊内貯留液を吸引する．エコーガイド下の穿刺用プローブを使

用するとより安全である．心筋穿刺を見分けるには，穿刺針の一部をワニ口鉗子ではさみ，V_1誘導に接続して心電図モニターを行う．心筋穿刺の場合，ST上昇がみられる．

2 心嚢開窓術 心嚢穿刺と同じ前処置を行い，剣状突起上に約5cmの縦切開を行う．腹直筋を正中で左右に切開し剣状突起を露出する．剣状突起の中央を剪刀にて縦切開する．剣状突起を切除すると操作が容易である（**図4**）．胸腹壁と45°の角度でまっすぐ頭側に向かい，軟部組織を人差し指にて鈍的に剝離し，心臓に向かって進んでゆく．心嚢が露出されたら切開部位の両端を2本の鈎ピンで把持して引き出し，切開する．心嚢内貯留液が噴出したら心嚢内にシリコンチューブを留置し，ドレナージボトルに接続して創を閉じる．

E. 手技終了後の留意点

①心筋および心室腔，冠動脈穿刺は，いったん発生してしまえば心嚢開窓術や開胸止血術の検討を要することが多い．この種の合併症は手技開始前の心エコーによる不十分なイメージの構築によると思われる．カテラン針での予備的穿刺時に予想に反する性状の液体が吸引された場合は，再度心エ

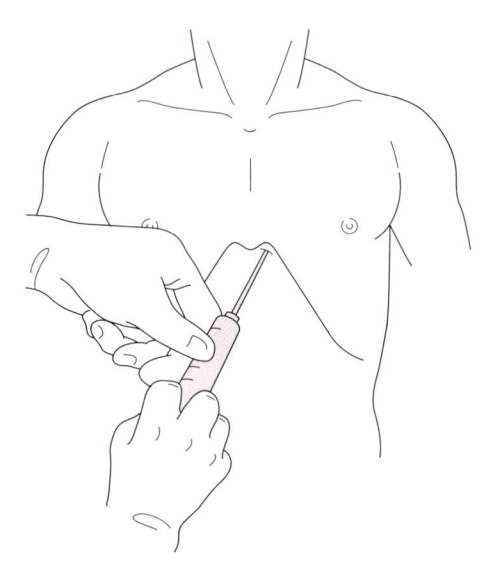

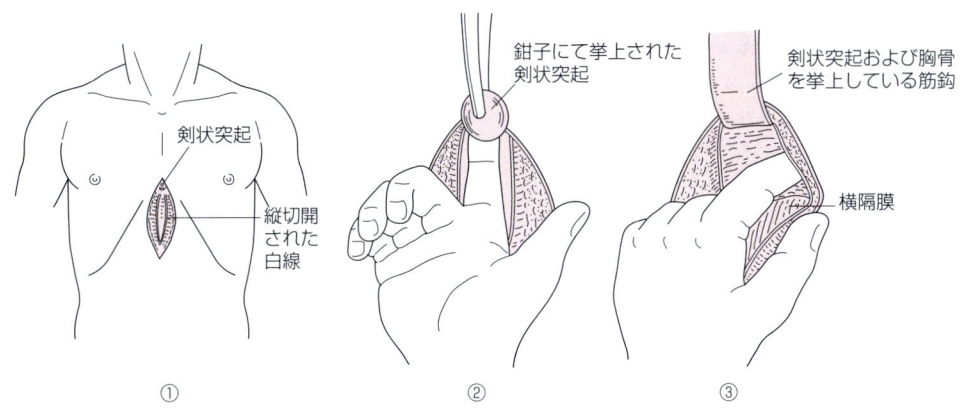

図3 剣状突起左縁と左肋骨弓の交差する点（Larrey's point）での穿刺
（浅井康文，金子正光：心嚢穿刺．救急医学 22：408 – 410，1988）

図4 心嚢開窓術
①剣状突起直上から腹側に，約5cmの皮膚切開を加える．白線に剣状突起付着部まで縦切開を加える．
②剣状突起を鉗子で把持する．
③retrosternal spaceに筋鈎を挿入し挙上させる．横隔膜上に沿って心嚢まで鈍的に剝離する．
〔栗本義彦，浅井康文：胸部外傷．外科治療 86（4）：409，2002より改変〕

コー検査にて心嚢へのアプローチが間違っていないか確認する必要がある．カテラン針程度であれば，引き続き挿入されるドレナージチューブが正確に留置されれば保存的に経過観察可能と思われる．
② ピッグテイルカテーテル以上の口径での左心室腔穿刺は致死的合併症となる．時間的余裕があれば，心嚢ドレーンを透視下にて正確に挿入し直すか，ただちに手術室に搬入するか検討する．
③ 突然ショック状態となれば，気管挿管の後にただちに開胸し，心タンポナーデを解除する．多くの場合，出血は圧迫のみでは不十分であるため心臓外科と連絡を取る．
④ 心嚢穿刺，心嚢開窓術後は，胸部X線写真を撮影し，気胸の有無，ドレナージチューブの位置を確認する．心嚢切開に時間を要しすぎると，心停止となることがある．
⑤ 外傷性心タンポナーデでは，心嚢内に貯留した血液と共に心腔内の血液も噴出し，心停止となることがある．

文献

1) 浅井康文，金子正光：心嚢穿刺．救急医学 22：408-410, 1988.
2) 浅井康文：心嚢穿刺法，・心嚢開窓術．今日の治療指針, pp 85-86, 医学書院, 2002.
3) 栗本義彦，浅井康文：心嚢開窓術，外科治療 86(4)：407-414, 2002.

腹腔穿刺，腹腔洗浄
peritoneal paracentesis and peritoneal lavage

大友康裕　東京医科歯科大学大学院教授・救急災害医学

I．腹腔穿刺

A．適応，合併症，ピットフォール
1 適応と禁忌
1 適応
① 出血性ショックで，緊急に腹腔内出血の有無を確認する必要のある場合．ただし，腹腔内出血の診断に関しては，その診断率・無侵襲性・簡便性・反復性から腹部超音波検査が，腹腔穿刺よりはるかに勝っているので，手元に超音波の器械がなく，緊急に出血部位の確認が必要な場合が適応として想定される．
② 腹腔内液体貯留性病変の鑑別を表1に示す．腹腔内液体貯留性病変として，表1のような外傷・疾患が考えられるが，この腹腔内の貯留液体が，血液なのか，腹水なのか，消化管内容なのかなどの鑑別が治療方針決定に重要である場合に，腹腔穿刺の適応となる．
③ 腹水の除去は，肝硬変・癌性腹膜炎などにより貯留した腹水が，大量となったために，横隔膜呼吸を抑制したり，患者に苦痛を与える場合などに適応となる．

2 禁忌
① 高度な腸管拡張例
② 妊婦
③ 以下の症例では，注意が必要
・ 開腹の既往のある症例．手術瘢痕部およびその周囲は腸管癒着の可能性があるため，十分離れた部位を穿刺する．
・ 骨盤骨折などによる後腹膜血腫症例．後腹膜が高度にせり上がり，後腹膜誤穿刺など

表1 腹腔穿刺液の性状と考えるべき疾患

穿刺液の性状	外傷	非外傷
血性	肝損傷 脾損傷 腎損傷 膵損傷 腸管膜損傷 腹部血管損傷	肝癌破裂 子宮外妊娠破裂 大動脈瘤破裂 急性膵炎 絞扼性イレウス 腸管膜動脈閉塞 卵巣嚢腫軸捻転
胆汁性	十二指腸破裂 総胆管損傷 胆嚢損傷	十二指腸潰瘍穿孔 胆嚢穿孔
膿性(食物残渣混入)	胃破裂, 小腸破裂	小腸穿孔
膿性(便臭)	結腸破裂	下部消化管穿孔
淡黄色漿液性	──	肝硬変 単純性イレウス 癌性腹膜炎

がある．

2 起こりうるトラブルとその対策

①穿刺部位からの出血や腸間膜，大網，実質臓器などを誤って穿刺した場合は，多くは血液は凝固するので問題となることは少ない．適切に peritoneal four-quadrant tap またはエコーガイド下の穿刺で行えば，大血管を穿刺する危険はない．

②吸引内容から腸管の誤穿刺が疑われる場合には，あわてて穿刺針を抜去せず，十分に内容を吸引してから，穿刺針を抜去する．腸管内容の腹腔内への漏出を防ぎ，特に処置を必要とせずに経過を見ることが可能な場合が多い．

③治療目的の腹水除去を施行する場合，急速に大量の腹水を腹腔内から排出すると，血圧低下をきたすことがある．あまり急速な排液は避けることと，施行前には必ず静脈ラインを確保し，施行中は血圧・脈拍をこまめに測定することが思わぬトラブルの予防には大切である．状態の変化を認めた場合には，腹水の排出を中止し，速やかに補液を行うようにする．

④大量の腹水の排出は蛋白の損失となるため，これを濃縮して，経静脈的に患者に戻す方法もある．

B. 準備と必要物品

①施行前に膀胱カテーテルおよび胃管を挿入し，これらの臓器損傷を予防する．

②診断的腹腔穿刺の場合には，可能なかぎり施行前に種々の画像診断をすませる．穿刺により腹腔内に空気が入り，腹腔内遊離ガスとの鑑別が難しくなるからである．

③準備物品として以下を用意する．

(1)穿刺針：基本的には，血液や多少の残渣物も吸引できるよう，太めの針を用いる．留置する場合には，テフロン針を用いる．筆者は16Gの側孔付きテフロン針(ハッピーキャス®)を使用している．

(2)腹部エコー：エコーガイド下に穿刺する場合は，滅菌された穿刺用プローブが必要である．

C. 処置の方法・手順

1 穿刺法 腹部エコーを用いない場合には，peritoneal four-quadrant tap が一般的に行われている．

手技は，①患者を水平仰臥位とする．②穿刺部位は peritoneal four-quadrant tap の4点で，このうち臨床所見から可能性の高い1～2か所を穿刺する．これは腹直筋鞘を避けて穿刺するためで，腹直筋鞘内の上下腹壁動静脈を損傷すると血腫形成や腹腔内出血と誤ることがあるからである．③穿刺部位を局所麻酔した後，穿刺針を，内套の金属針とともに真皮を貫通後，静かに針を刺入する．腹膜を貫通するときの軽い抵抗を感じた後，急に抵抗が消失し針先が腹腔内に入ったことがわかる．テフロン外套管をさらに進めるとともに，金属針を抜去する．

エコーガイド下に穿刺する場合は，エコーで観察されるエコーフリースペース(液体貯留部)に到達するために，他の臓器を損傷す

る可能性の最も少ない安全な刺入部位・経路を選択する．

2 観察および排液の評価

① 腹腔内出血の診断目的で行う腹腔穿刺（peritoneal paracentesis）では，穿刺・刺入後は吸引を加えることなく放置し，血液の流出を待つ．凝固しない血液の流出を認めた場合，穿刺陽性とする．

② 穿刺部位からの出血や腸間膜，大網，実質臓器などを誤って穿刺した場合は，流出した血液は凝固するので判定を誤ることは少ない．

③ 穿刺によって得られた回収液の性状によって，表1のように原因疾患を鑑別することが可能である．

④ また，外傷症例では回収液の血球数や生化学検査をすることによって，さらに細かく損傷臓器を診断することが可能である（腹腔洗浄法の項で詳述する）．

II．腹腔洗浄法

A．適応，合併症，ピットフォール

1 適応と禁忌

1 適応 腹部外傷の診断に用いる．現在，超音波検査（FAST），CT などの各種画像診断が腹部外傷診断に大いに活用されている．米国では DPL（診断的腹腔洗浄法，diagnostic peritoneal lavage）を腹腔内出血の存在診断に利用しているが，わが国ではこの目的で DPL を用いることはない．DPL は，多発外傷症例などで診断が困難な消化管損傷の診断・否定を主目的として実施される．腹部身体所見・バイタルサイン・各種画像診断など，一連の評価が終了し，その時点では開腹適応となる所見を認めないが，なお消化管損傷の存在が疑われる，またはこれが否定できない場合に適応となる．

画像が格段に改善された現状でも CT による消化管損傷の診断は十分な信頼性が得られていない．腹部身体所見を正しくとることができない多発外傷症例における消化管損傷の診断見逃しや診断遅延による preventable trauma death や preventable trauma morbidity を回避する上で重要な診断手段である．表2に診断的腹腔洗浄法の適応を示す．

2 禁忌 腹腔穿刺と同様であるが，穿刺が危険な症例でも小開腹法により安全にカテーテルを挿入することが可能である．

表2 診断的腹腔洗浄法の適応

> 腹部外傷が疑われる症例で，バイタルサイン・身体所見・画像診断からは開腹適応とならないが，以下の理由から腸管損傷が否定できない場合が適応と考える．
> ① 頭部外傷，飲酒，薬物などによる意識障害を伴う症例
> ② 脊髄損傷により腹部身体所見を診ることができない症例
> ③ 骨盤骨折および合併する後腹膜血腫により腹部身体所見が修飾される症例
> ④ 下部肋骨骨折があり上腹部の身体所見が修飾される症例
> ⑤ 呼吸静止ができず読影に適する画像診断が行えない症例
> ⑥ 腹腔内出血による腹膜刺激症状が認められ，腸管損傷との鑑別が難しい症例

B．準備と必要物品

準備に関しては基本的には腹腔穿刺と同様．準備物品としては，

① メス，簡単な切開縫合セット，筋鉤（小開腹法の場合）など

② Veress の気腹針：先端に protector が付いており，腹膜を通り抜けると，この protector が突出して，医原性の腸管損傷を予防する．腹腔鏡を日常的に行っている施設では頻用されているので，手に入れるのは容易である．

③ peritoneal lavage set（7.0 Fr, COOK™）：ガイドワイヤーとカテーテルがセットとなっている．

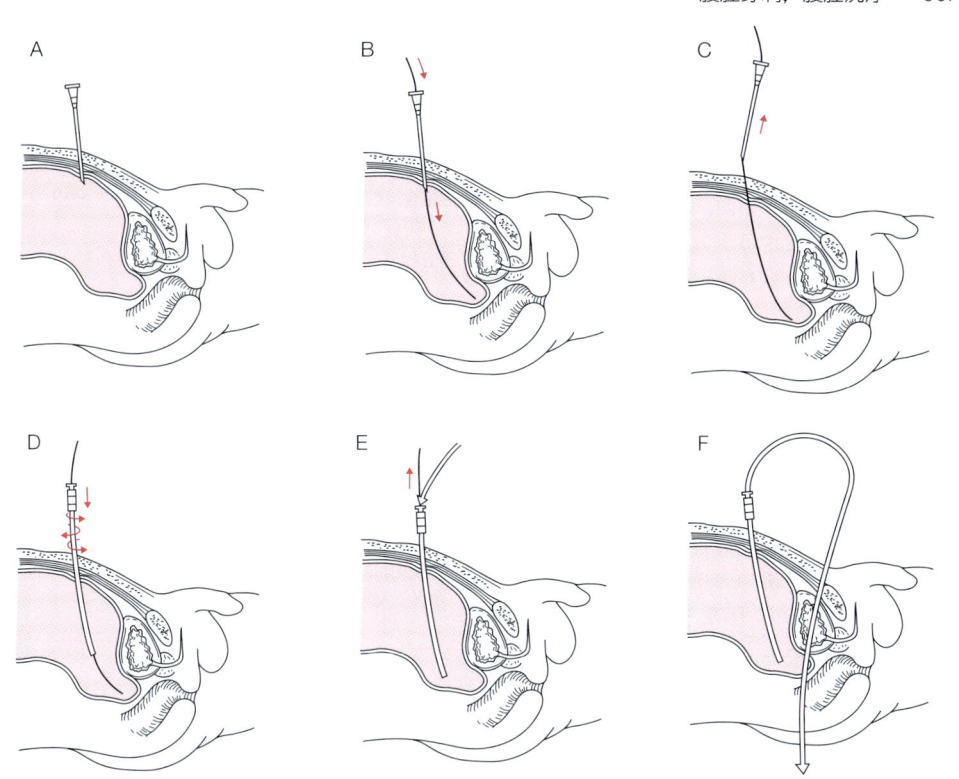

図1 穿刺法によるガイドワイヤーを用いたカテーテル挿入法
〔Danto LA：Paracentesis and diagnostic peritoneal lavage. In Abdominal Trauma, Blaisdel FW and Trunkey DD（eds），p45－58，Thieme－Stratton，New York，1982 より〕

④小切開法で，行う場合にはスタイレット付き腹膜灌流カテーテル（JMS）が，安価で使いやすい．

C. 処置の方法・手順

１カテーテル挿入法　穿刺法（図1）と小開腹法（open method, mini-lap法）に大別される．

①穿刺法
①筆者らの施設ではガイドワイヤーを用いる方法が簡便で安全に施行できるので，これを採用している．
②局所麻酔下に，臍下正中に約1 cmの縦切開をおき，ペアン鉗子にて白線まで剝離した後，気腹針にて腹腔内に穿刺しておき，ガイドワイヤーを用いてカテーテル（COOK™ の peritoneal lavage set, 9.0 Fr）をダグラス窩へ挿入留置する．
③本法は，腸管が異常に拡張した症例や腹壁に手術痕がある症例などでは，誤って腸管を穿刺する危険があるため次に述べるMini-lap法を用いる．

２Mini-lap法（open method）　臍下正中線上で小皮膚切開を加え，直視下に腹膜灌流用カテーテルをダグラス窩に挿入するものである．血液のたれ込みによる偽陽性を避けるため，腹膜を切開するまで完全止血を心がける

ことが必要であるが，慣れないと思わぬ時間を費やす．しかしこの方法は直視下に腹腔内にカテーテルを挿入できるので安全性は高い．

3 local wound DPL

① 腹部刺創を診察する際，腹膜貫通の有無は治療方針を決定する上で重要である．腹膜貫通の確認は，これまで刺創路造影がよいとされていたが，偽陰性（false negative）が多いため現在ではあまり行われていない．かわって局所麻酔下に創を拡大して刺創路の確認を行い，腹膜貫通の有無を見る local wound exploration が一般的に行われている．

② その local wound exploration で腹膜の貫通を確認した際に，直視下にみえる腹膜貫通部より DPL 用のカテーテルを挿入し，創を閉鎖した後に DPL を施行する方法を local wound DPL と呼んでいる．

③ カテーテルの挿入部位は，下腹部および心窩部の創では，ダグラス窩に，両側の季肋部では同側の傍結腸溝に挿入すると損傷が予想される臓器から近いことおよび洗浄液の回収量などの点で利点が多いと考えている．しかしながら症例によっては洗浄液の回収が不十分で，臍下に改めてカテーテルを挿入する必要がある場合もある．

2 洗浄法

① ダグラス窩に留置したカテーテルより，検査可能な量の血液が回収できれば洗浄は必要ない．そのまま**表3**の基準に従って評価する．

② 回収量が少ない場合には洗浄を行う．患者を Trendelenburg 位とし，1,000 mL の生理食塩水を 15〜20 分で注入する（小児では 15〜20 mL/kg）．洗浄液注入後，患者を水平位に戻し左右に rotation する．その後洗浄液をサイフォンの原理（途中のチューブ内に air の混入をなくし，液面の高低差を利用して洗浄液を回収する）で回収する．

表3 腹腔穿刺回収液・診断的腹腔洗浄法判定基準

対象臓器	回収液データ
腹腔内出血	カテーテルより血液を吸引もしくは RBC≧$10×10^4$/mm^3
肝損傷	腹腔内出血が陽性でかつ GPT≧RBC/40,000
腸管損傷	腹腔内出血陰性の場合：WBC≧500/mm^3*
	腹腔内出血陽性の場合：WBC≧RBC/150*
	腸管内容の証明
小腸損傷	AMY≧RBC/10,000 かつ AMY≧100 IU/L
	Alp≧RBC/10,000 かつ Alp≧100 IU/L
横隔膜損傷	洗浄液が chest tube から流出

注：血清正常値　AMY（amylase）20〜170 IU/L
　　　　　　　　Alp（alkaline phosphatase）65〜205 IU/L
＊WBC の評価は，受傷後 3〜18 時間に行うこと

3 回収液評価法

DPL は米国において現在でも腹腔内出血の診断法として用いられている．腹腔内大量出血は死に直結する重篤かつ緊急性が極めて高い病態であるため，その迅速な診断方法として重要視されている．一方，日本においては 1980 年代後半から，FAST が初療室における腹腔内出血の診断の中心的存在となっている．しかしながら消化管損傷診断を目的とした受傷後数時間たって施行する DPL は，現在でも有用な診断手法である．画像診断では消化管損傷を確実に診断・否定することは困難であることから，頭部外傷合併例などで意識障害などを呈するなど適切な腹部身体所見を妨げる様々な要因が存在する症例では，消化管損傷を目的とした DPL が必要となる．

一般に，600 mL 以上の回収液が得られれば，回収液の判定は信頼がおけるとされている．

画像診断の弱点ともいえる消化管損傷の診断を主目的とした判定基準（**表3**）は，98％以上の高い診断率を得ることが可能であり，こ

れにより診断の難しい消化管損傷の診断見逃し・診断遅延や不必要な試験開腹の回避に非常に役に立つ診断方法となっている．判定の注意点としては，白血球数の評価は受傷後3〜18時間に行うようにすることで，これ以前では偽陰性の，以降では偽陽性の可能性がある．

尿道留置カテーテル挿入
urethral incatheterization

百瀬　均　星ヶ丘厚生年金病院・病院長補佐

A．適応，合併症，ピットフォール

1 適応　①尿閉症例，②高度の血尿症例，③全身状態不良で自排尿不能な症例，④厳密な尿量測定を要する症例，⑤尿道損傷の初期治療．

2 合併症
①挿入困難例での尿道損傷
②不適切な部位でのバルーン拡張による尿道損傷
③女児における誤挿入による腟損傷

3 ピットフォール
❶細いカテーテルの方が挿入しやすいとは限らない．成人の場合は14 Frを基準とする．
❷尿が流出したから膀胱内に到達したとは限らない（先端が前立腺部尿道に位置しても，尿が流れ出ることがある）．カテーテルの根本まで確実に挿入した上で，バルーンを膨らませること．
❸外尿道括約筋の収縮が原因で挿入できない場合（抵抗が生じる部位で推察する）は，まず患者に深呼吸を促し，呼気時にあわせてカテーテルを挿入すると，括約筋部を通過しやすいことが多い．また，外尿道口から1％リドカインゼリー（キシロカインゼリー®）を10 mL程度注入することで，挿入が容易になることがある．ただし，尿道からの出血が疑われる場合は，リドカインが尿道海綿体から血液中に流入しリドカイン中毒をきたす危険性があるため，行うべきではない．
❹挿入困難な症例に対してスタイレットを用いて盲目的にカテーテルを挿入する方法があるが，容易ではなく尿道損傷の危険性が高いため，経験豊富な泌尿器科専門医師でない限りは行うべきではない．
❺高齢女性では，高度の腟萎縮のために尿道口が後退しており，確認困難なことがある．腟内に挿入した指をガイドにするか，指で外尿道口を押し出すようにすることが効果的である．
❻小児例での特別な注意点を以下に挙げる．
①カテーテルサイズは体格に応じて8〜12 Frを用いる．
②男児では完全包茎，埋没陰茎や余剰な包皮のために陰茎保持が困難で，カテーテルが挿入できないことがある．細いガーゼを陰茎根部に巻いて支持とする方法や，必要とあれば手袋をはめずに素手で陰茎を掴むことが効果的である．さらに，意識消失下であれば，亀頭部に支持糸をかけて陰茎を引っ張る方法もある．
③女児では外尿道口の確認が困難なことも多い．やみくもにカテーテルを挿入すると腟を損傷する危険があるので，尿道口を確実に視認することが重要である．尿道口は陰核から腟口に至る正中線上に存在し，予想以上に腟口寄りに位置する．
④バルーンカテーテルが挿入できないときは，4〜8 Frの栄養チューブを用いることを検討するべきである．

B．インフォームドコンセントでの注意点

尿閉や血尿など，尿道の病変が疑われる場合は，必ずしもカテーテル挿入が成功するとは限らない旨を説明しておく．

C．準備

①通常のフォーリータイプカテーテルキット（成人：14 Fr，16 Fr，小児：8〜12 Fr）と

膀胱洗浄の物品を用意する．
②高度な血尿症例には，膀胱持続灌流を想定して3wayカテーテルを用意する．
成人男性での挿入困難な場合に備えて，チーマンタイプのバルーンカテーテルがあれば用意しておく．

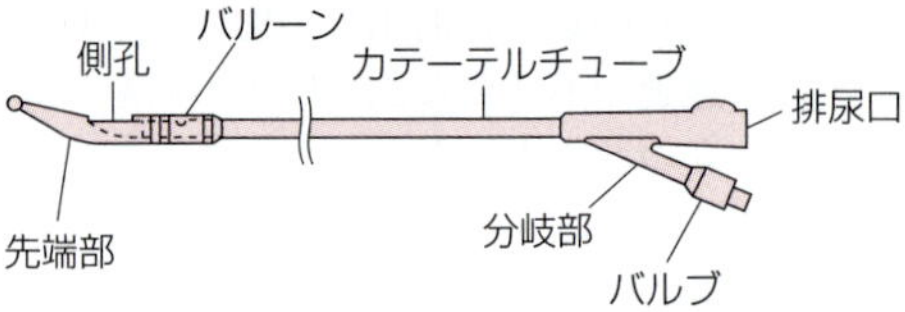

D. 手技の手順
①患者を開脚仰臥位とする．
②外尿道口を消毒する．
③(男性の場合)陰茎を十分に引き上げて振子部尿道を直線化する．
④カテーテルの先端3〜5cmに潤滑材を塗布する．潤滑用ゼリーがカテーテルキットに付属している場合はそれを用いる．付属していない場合は，1％リドカインゼリー（キシロカインゼリー®）や滅菌グリセリン液を用いる．オリーブ油は膀胱内に長期間残留することがあるので，推奨されない．
⑤カテーテルをゆっくりと挿入する．
⑥カテーテルの根本まで挿入したら，バルーンを拡張させる．
⑦バルーンによる抵抗を感じるまで，ゆっくりとカテーテルを引きだす．
⑧尿の流出を確認する．
⑨必要に応じて，膀胱洗浄により注入と回収が確実に行われることを確認する．
⑩チーマンタイプのバルーンカテーテル（図1）を用いる場合は，先端の屈曲方向を確認し，挿入の際に方向を誤らないように注意する．

E. 手技終了後の留意点
①尿閉患者では，拡張した膀胱が急速に縮小することで血圧低下をきたすことがあるので，血圧をモニターしながら，必要に応じて尿の流出を調整する．
②腎後性腎不全患者ではカテーテル留置後に利尿が生じるので，水分バランスや電解質バランスに留意する．

図1 バルーンカテーテル（チーマンタイプ）

膀胱穿刺，膀胱瘻造設
puncture of urinary bladder and suprapubic cystostomy

百瀬　均　　星ヶ丘厚生年金病院・病院長補佐

A. 適応，合併症，ピットフォール

1 適応　尿道カテーテル挿入の適応であるが，様々な理由で経尿道的アプローチが困難な症例．一時的な導尿目的であれば膀胱穿刺，持続的な導尿や膀胱洗浄が必要な場合は膀胱瘻造設(膀胱カテーテル留置)となる．

2 合併症

1 **血尿**　出血による血尿出現は程度に差はあるものの必発である．通常は自然に止血する．

2 **膀胱周囲血腫**　穿刺方向が尾側に向きすぎると前立腺を損傷し，膀胱周囲の出血から血腫を形成することがある．通常はある程度出血すると血腫による圧迫で自然に止血するが，ときに止血術を要することもある．

3 **腸管損傷**　膀胱が十分に拡張していない状況や腹部手術の既往による腹膜の癒着がある場合には，穿刺により腸管を損傷することがある．細い穿刺針での誤穿刺であれば，針を抜去するだけで大事に至らないことが多い．腸管を貫通してカテーテルを挿入した場合は，腹膜刺激症状が出現することが多い．この場合，重要なことはカテーテルを抜去しない状態で緊急CT検査を行い，腹腔内遊離ガス像の確認と，カテーテルと消化管・膀胱の関係を評価することである．消化管損傷が確認された場合のみならず否定できない場合に

も，ためらうことなく開腹手術を行うべきである．この際にも，術中に損傷部位を検索するためには，カテーテルを抜去しないで手術を進めることが重要である．

3 ピットフォール
①膀胱周囲血腫や腸管損傷を避けるためには，膀胱が十分に拡張していることが重要．膀胱の拡張が不十分な場合は，可能であれば膀胱が拡張するまで待つべきである．
②腹部エコーで拡張した膀胱の同定と腸管の介在のないことを確認する．
③救急処置としてとりあえずの尿ドレナージを行う場合は，カテーテル留置ではなく単回穿刺による尿排出にとどめるべきである．
④十分な膀胱拡張が得られない場合は，開腹による直視下でのカテーテル留置を選択するべきであり，泌尿器科に紹介する．
⑤一期的にカテーテルを留置する場合は，使い慣れた膀胱瘻造設キットが手元になければ，初期救急診療現場で行うべきではない．うまく留置できなかった場合，膀胱周囲の血腫形成や穿刺部からの尿流出による膀胱収縮のために，それ以後の処置が非常に困難になることが多い．

B．インフォームドコンセントでの注意点
①緊急に尿をドレナージする必要があり，かつ尿道からのアプローチが不可能であるという状況についての十分な理解を得る．
②腸管損傷のリスクについては伝えるべきであるが，それ以上に「安全な遂行が困難であると判断された場合には無理をせずに断念する」という方針について同意を得ることが重要である．

C．準備
1 単回穿刺の場合
①局所麻酔薬〔1％リドカイン（キシロカイン®）など〕，尖刃刀．
②超音波画像診断装置（穿刺用プローブは必ずしも必要ではない）

③ロングエラスター針（18 G 程度）
④注射器
2 カテーテル留置の場合
①使い慣れた膀胱瘻造設キット
②造影剤
③Ｘ線透視装置

D．手技の手順
1 単回穿刺の場合
①恥骨上に超音波画像診断装置のプローブを当て，横断像・矢状断像から拡張した膀胱の位置を確認し，同時に体表と膀胱との距離が最短でかつ腸管が介在しない部位を探し刺入点とする．
②穿刺部位を中心に，皮膚を消毒する．
③局所麻酔薬を皮下⇒腹直筋⇒膀胱に注射する．針の進行方向は垂直方向とし，尾側や頭側に振れないようにする．この際，膀胱内まで刺入し，膀胱までの距離を確認しておく．
④刺入点に尖刃刀で小切開を加え，局所麻酔注射の手技から得られた情報を参考にしてロングエラスター針を膀胱まで刺入する．
⑤尿の逆流がみられたらさらに 1～2 cm 針を進め，外筒を押し込みつつ内筒を抜去．
⑥注射器でゆっくりと膀胱内の尿を回収するが，この時に膀胱の縮小に伴い外筒が膀胱から抜けてしまう危険があるので注意を要する．Ｘ線透視装置が使用可能な環境であれば，膀胱内に刺入した時点で少量の造影剤を膀胱内に注入することで膀胱の大きさと外筒の位置をモニターすることが可能になる．超音波画像診断装置で膀胱と外筒の位置関係を確認できれば有用であるが，必ずしも可能であるとは限らない．ある程度尿を回収した段階で外筒が抜けてしまった場合は，再穿刺は困難であり合併症の危険が増すので，試みないほうがよい．

2 カテーテル留置の場合
①拡張した膀胱の確認および局所麻酔薬注射での距離の確認は，単回穿刺の場合と同じ

である．
② キットにより穿刺およびその後の手順に多少の違いはあるが，基本的には単回穿刺の後，tractの拡張を行うことなくカテーテルが留置できるようになっている．
③ 尿の回収後，透視下に膀胱造影と膀胱洗浄を行うことで，カテーテルが適正に位置し，適切に尿がドレナージされることを確認する．
④ カテーテルの自然抜去防止のために，刺入部皮膚にかけた糸でカテーテルを結紮し固定する．

E. 手技終了後の留意点

1 単回穿刺の場合
① 気づかないうちに腸管損傷を起こしている可能性があるので腹痛の出現に注意する．
② 単回穿刺は根本的治療になっていないので，引き続き速やかに泌尿器科に紹介するべきである．

2 カテーテル留置の場合
① 気づかないうちに腸管損傷を起こしている可能性があるので，腹痛の出現に注意．
② カテーテルの先端が膀胱三角部や膀胱頸部を刺激することで，膀胱痛や膀胱刺激症状が出現することがある．カテーテルを少し牽引することで症状が軽減することが多いが，バルーンタイプでないカテーテルの場合は，膀胱から抜けてしまう危険があるので，安易に牽引しないほうがよい．

ダグラス窩穿刺
paracentesis of Douglas pouch

大友康裕　東京医科歯科大学大学院教授・救急災害医学

　従来は，腹腔内出血や腹水の有無を検査する方法として頻用されたが，経腟超音波が使用されるようになってからは，この目的だけのために行われることは少なくなった．経腟超音波によって確認されたダグラス窩の貯留液体の性状を確認することが診断に有用である場合に限って本検査は施行すべきである．

A. 適応
① 子宮外妊娠破裂や卵巣出血が疑われる症例
② ダグラス窩に貯留した腹水の性状確認・細胞診

B. 準備
① 実施前に排尿をすませる．
② 体位は内診の際と同じ砕石位とする．内診台に乗せるタイミングや，待っている間の露出を避けるなどの配慮が必要である．
③ 必要物品：腟鏡（桜井式腟鏡は，両手がフリーとなるので穿刺の際にはこれを用いる）．把持鉗子（単鉤鉗子），カテラン針（23 G，20 G），ディスポ注射器，局所麻酔薬

C. 穿刺法
① 内診・直腸診にて疼痛の有無，その位置，子宮の位置，腫瘤の有無を確認する．
② 経腟超音波を用いて液体貯液状況を確認するとともに，穿刺に支障をきたす付属器などの腫瘤が存在しないことを確認する．
③ 腟洗浄後，局所を消毒する．
④ 桜井式腟鏡を挿入し，腟腔を展開する．
⑤ 子宮腟部を中心に腟内を消毒する．
⑥ 子宮腟部後唇を把持鉗子にて把持し上方に引き上げ，後腟円蓋部をよく露出展開する．
⑦ 後腟円蓋部に局所麻酔薬を浸潤させた後，カテラン針にて後腟円蓋中央部を子宮軸に平行に2〜3 cm刺入する（図1）．
⑧ 注射器に陰圧をかけ吸引する．
⑨ 穿刺終了し消毒後，腟錠と止血用のガーゼを挿入する．
⑩ 外陰部を清拭する．

D. 観察
穿刺液が，暗赤色で・凝固せず・濃縮されたものである場合，穿刺が適切に実施された

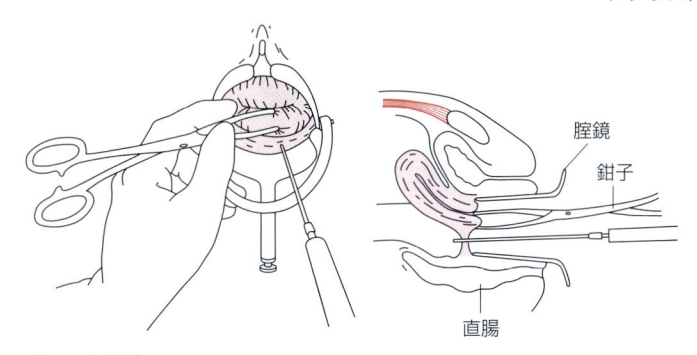

図1 穿刺法
子宮腟部後唇を把持鉗子にて上方に引き上げ，後腟円蓋部をよく露出展開する．
カテラン針にて後腟円蓋中央部を子宮軸に平行に2～3cm刺入する．

ことを示す．逆に，穿刺液が鮮紅色で・放置すると凝固する場合，血管などを穿刺した可能性がある．

穿刺液の性状と原因疾患の鑑別は**表1**に示した．

ただしダグラス窩穿刺で特に考慮する疾患の簡便な鑑別として，以下に留意．

① 暗赤褐色：子宮外妊娠破裂，陳旧性卵巣出血
② 鮮紅色：子宮外妊娠破裂（初期），卵巣出血・子宮内出血の卵管逆流
③ 血性漿液：卵巣囊腫破裂，骨盤内感染
④ 膿性：卵管留膿腫・ダグラス窩膿瘍
⑤ チョコレート状：卵巣チョコレート腫破裂
などが挙げられる．

表1 ダグラス窩穿刺液の性状と考えるべき疾患

穿刺液の性状	外傷	非外傷
血性	肝損傷 脾損傷 腎損傷 膵損傷 腸管膜損傷 腹部血管損傷	肝癌破裂 子宮外妊娠破裂 大動脈瘤破裂 急性膵炎 絞扼性イレウス 腸管膜動脈閉塞 卵巣囊腫軸捻転
胆汁性	十二指腸破裂 総胆管損傷 胆囊損傷	十二指腸潰瘍穿孔 胆囊穿孔
膿性 （食物残渣混入）	胃破裂 小腸破裂	小腸穿孔
膿性（便臭）	結腸破裂	下部消化管穿孔
淡黄色漿液性	―	肝硬変 単純性イレウス 癌性腹膜炎

E. 合併症

1 直腸穿刺 空気または便が吸引された場合でも，多くは特に問題なく経過するが，実施後，腹部症状の厳重な観察が必要である．腹痛が持続する場合は，腹部CT検査などの精査を行うとともに早めに外科医と相談する．

2 腸間膜・血管穿刺 正中を穿刺していることをよく確認することが，この合併症を避ける上で重要である．誤穿刺による腹腔内出血に対しては，安静を保ちバイタルサインの経過を観察する．

腰椎穿刺
lumbar puncture

立石耕介　星ヶ丘厚生年金病院・整形外科医長
濱田雅之　星ヶ丘厚生年金病院・手術部長

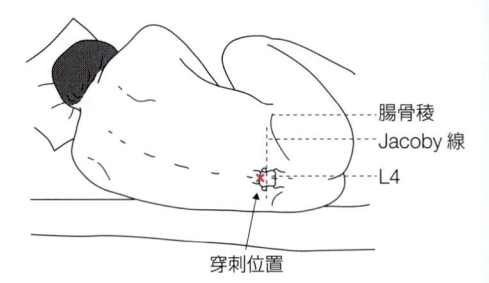

図1　腰椎穿刺の体位と穿刺位置

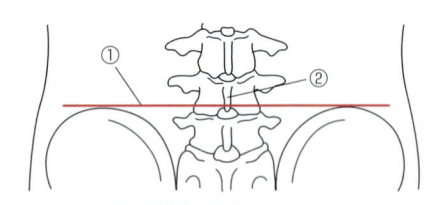

図2　Jacoby線
①Jacoby線，②L4棘突起

A. 目的，適応，合併症
1 目的　髄液の採取
2 適応症　髄膜炎，脳炎，くも膜下出血，脳腫瘍
3 合併症　感染，頭痛（低髄液圧症）

B. インフォームドコンセント上の注意点
以下のことを患者に理解させ，十分に体位をとることができるよう安心させる．
① 腰部に針を刺入して行う検査であるが，決して危険ではない．
② 局所麻酔時に軽度の疼痛があるが検査中には疼痛は通常生じることはなく，麻酔後万が一疼痛が生じた際は，局所麻酔を追加できる．
③ 検査前の食事を控える必要はない．
④ 穿刺部位の剃毛は不要である．

C. 準備するもの
滅菌手袋，マスク，帽子（頭髪を覆うことができるもの），ディスポのスパイナル針（細い針が望ましい，22G以下），滅菌スピッツ，局所麻酔薬

D. 手技の手順
1 体位のセッティング
① 腰椎穿刺では体位の確保が最重要である．患者を側臥位とし体幹を可能なかぎり前屈し膝を抱え込み，かつ背部をベッドに垂直方向に立てるよう患者の体位を確保する（図1）．
② 患者が前方に倒れ込まないよう，ベッドはなるべく硬い物がよい．ベッドの高さも術者が安定した姿勢を確保できるよう，あらかじめ調節しておく．
③ 患者自身がきちんと体位をとることができれば介助は不要である．

2 位置の確認
① 穿刺位置は，消毒の前に確認しておく．
② 左右の腸骨稜を結ぶヤコビ線（Jacoby line）はL4棘突起の目安となる（図2）が，あくまで目安であり1椎体分ずれることもある．
③ 腰椎正面X線像があれば確認可能である．

3 消毒　消毒はイソジン®のみでよい．刺入点を中心に15cm四方を目安としてできるだけ広めに消毒を行う．

4 針の刺入
① 滅菌手袋を着用した術者は棘突起を触診で確認した後，穿刺部位に局所麻酔を行う．
② 局所麻酔時に皮下に針（カテラン針でなく，普通の長さの針でよい）を進めれば，棘突起間が十分あるか，靱帯の石灰化の程度はどうかなど，穿刺前に重要な情報が得られる．
③ 穿刺はL3/4，L4/5，L5/S1いずれの高位

でも可能であるが，まず，L4/5 で試み，L4/5 で検体を採取できない場合頭側あるいは尾側に移動する．

5 穿刺
① 針先を頭側（約15°）に向けて徐々に進めていく．ある程度の深さまで刺入すると内筒（スタイレット）を抜いて髄液の流出を確認する．
② 髄液の流出がなければ内筒を再度環納し針を進める．髄液の流出があるまで，内筒を抜く，針を進める，という作業をこまめに繰り返す．
③ 硬膜を穿破した感触が確認できる例は少ないため，「プツン」と切れる感じを当てにしてはならない．

6 髄液の採取
① 髄液の流出を確認したら，滅菌スピッツに滴下させる．検査項目に応じて必要量を採取する．
② 十分に硬膜管に到達しているにもかかわらず髄液流出がみられない時は，以下の2つの方法を試みる．1つは，内筒を抜いた状態で針をゆっくり回転させながら，再度髄液流出を観察すること，もう1つは，患者の背中をベッドに垂直の状態から術者側に傾けることで自然滴下を促すことである．

7 針の抜去
髄液採取が終了したら，外筒をただ抜去するのではなく，内筒を再度格納してから，抜去する．post-traumatic tap syndrome（腰椎穿刺後の頭痛）を予防できるとの報告がある．

8 穿刺の実際
① 刺入点と視線とを同じ高さとし，次に左手の親指で棘突起を触診する．肥満の患者で触れにくい時は，親指を上下に動かしながら押し込み脂肪を周囲に圧排すると棘突起が触知可能となる．親指の正中を棘突起の位置に確実におくことが最大のコツ．
② 椎間が最も広いのは L5/S1 であり穿刺は容易であるが，高齢者で脊柱管狭窄症がある場合吸引不能（dry tap）であることも多い．

E. 手技終了後の留意点
バイタルサインを確認した後，頭部を挙上させないようにベッド上安静とする．3時間程度ベッド上安静とした後，頭痛・悪心などがなければ徐々に頭部挙上を許可し離床させる．

関節穿刺
arthrocentesis

田川泰弘　八尾市立病院・整形外科医長
濱田雅之　星ヶ丘厚生年金病院・手術部長

A. 適応，目的，合併症

1 適応
関節炎による関節液の貯留や外傷後に関節内血腫の貯留が疑われる場合に行う．

2 目的
① 関節液，関節内血腫の排液により，除痛，可動域改善を図る．
② 得られた関節液の性状を調べることで診断の鑑別を行う．
③ 治療目的で関節内に薬剤を投与することもあるが，救急診療では基本的に行わない．

3 合併症
① 最も重篤な合併症は，関節穿刺後の化膿性関節炎であり，特に，糖尿病，関節リウマチ，透析患者など易感染性宿主では可能性が高くなる．清潔操作を徹底することに加えて，皮疹や傷のある部位からの穿刺は行わないように注意する．
② また，穿刺する関節の解剖を理解し，神経・血管損傷を起こしうる部位からの穿刺は行わないようにする．
③ その他，穿刺針による軟骨損傷があり，抵抗を感じた場合は無理に針先を進めてはいけない．

B. インフォームドコンセントでの注意点
① 目的，期待できる効果，合併症（特に化膿性関節炎）について十分説明する．

② 太い針を使用するため，ある程度疼痛が伴う処置であることも説明しておく．

C. 準備するもの
① 注射器：腫脹の程度に応じて大きさを決める．膝関節では，20 mL や 30 mL を使用することが多い．
② 穿刺針：強い滑膜増生や組織片を含む場合があるため，通常 18〜20 G 針を使用する．
③ （必要に応じて）局所麻酔薬，滅菌手袋．

D. 手技の手順
① 十分に触診して刺入点と方向を決定する（一般的には，伸展側で，神経・血管・腱損傷のリスクが低く，関節内へ容易に到達する部位を選択する）．股関節など体表から関節構造の触診が困難な関節では，X 線透視下に刺入点を決定する．
② 刺入点を中心に，関節周囲を十分消毒する．消毒液はポビドンヨード液を使用し，液が乾燥するのを待って穿刺する．患者の年齢，精神状態などにより，穿刺時に安静を保てない可能性がある場合は，刺入部周囲に局所麻酔を行う．
③ 患者にはできるだけ筋緊張を避けリラックスすることを依頼し，針の刺入を開始する．肥満などで解剖学的ランドマークのわかりにくい場合は，滅菌手袋を使用して触診し，刺入点を再度確認した後に刺入する．
④ 針先を進めていくと関節包を貫通する際に抵抗を感じる．その位置で関節液が抵抗なく吸引できるかどうかを確認する．うまく吸引できない場合は，針先の深度や方向を変更し，抵抗なく吸引できる位置を探す．強い抵抗がある場合，骨や関節軟骨に損傷を与えている可能性があるため，それ以上針先を進めずに方向や刺入点を変更する．
⑤ 注射器を交換する場合は，針の接続部を滅菌コッヘルなどで把持し，針先の位置が変わらないように注意しながら交換する．
⑥ 抜針後，再度ポビドンヨード液で消毒し，刺入部を絆創膏などで被覆しておく．刺入部から出血している場合は，ガーゼで圧迫処置を行う．

代表的な関節の穿刺部位(図1)を示す．

E. 手技終了後の留意点
① 当日は，入浴を禁止し，運動は行わずに，なるべく安静を保つよう指導する．
② 腫脹，疼痛，発熱など，化膿性関節炎を疑わせる症状について説明し，異常があればすぐに受診するよう説明しておく．

F. 穿刺液の検査
① 関節液貯留の原因を判定するための最も有用な方法である．特に，急性の炎症性単関節炎では，感染性と結晶誘発性の鑑別が重要となり，穿刺液の検査が必須となる．
② 一般に行われる臨床検査には，白血球数，白血球像，グラム染色，細菌培養，偏光顕微鏡による鏡検などがある．特に，穿刺液が混濁している場合は，化膿性関節炎を疑い，グラム染色，培養検査を行う．ただし，1回の検査では菌を証明できないことも多く，感染が否定しきれない場合は，繰り返し検査する必要がある．また，一般細菌培養だけでなく，嫌気性菌・真菌・結核菌培養も行う．
③ 穿刺液が血性の場合，外傷性では，関節内骨折や靱帯損傷を疑う．特に吸引した関節液に骨髄内脂肪滴が存在している場合，関節内骨折である可能性が高い．
④ 非外傷性では，腫瘍性疾患(色素性絨毛結節性滑膜炎，血管腫)，出血性素因(血友病，抗凝固薬使用など)，神経病性関節症などが疑われる．

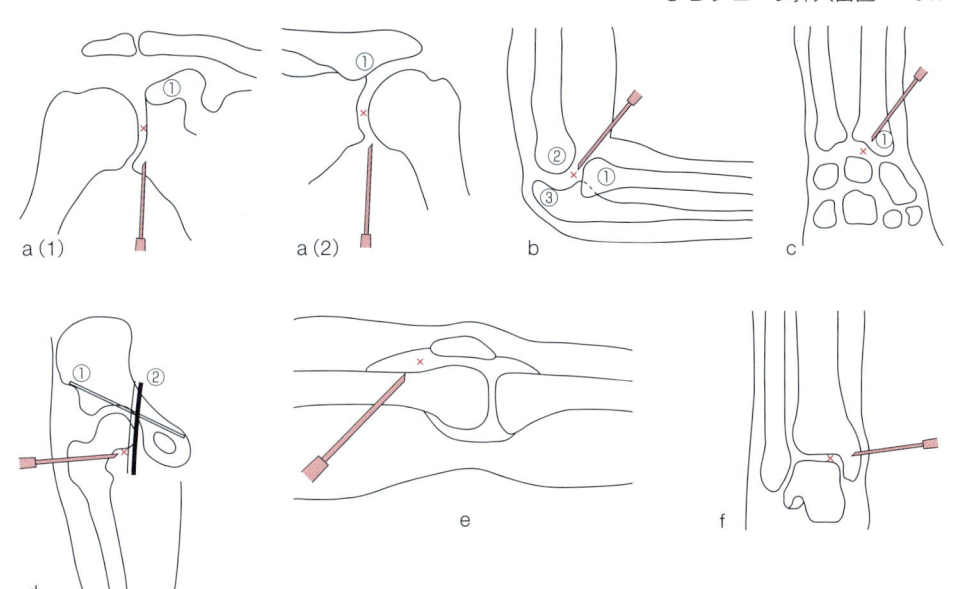

図1 関節穿刺法
a. 肩関節（1. 前方穿刺，2. 後方穿刺）：烏口突起のやや遠位外側より刺入．①：烏口突起
b. 肘関節（後外側穿刺）：上腕骨外上顆（②），橈骨（①），肘頭（③）に囲まれた陥凹部より刺入．
c. 手関節（背側穿刺）：長母指伸筋腱と総指伸筋腱の間より刺入．①：Lister 結節
d. 股関節（前方穿刺）：大腿動脈の2横指外側より垂直に刺入．①：鼠径靱帯，②：大腿動脈
e. 膝関節（膝蓋外側穿刺）：膝蓋大腿関節近位外側部より刺入．
f. 足関節（前内側穿刺）：前脛骨筋腱の内側より刺入．

〔国分正一，他（編）：今日の整形外科治療指針第6版．p19，医学書院，2010 より改変〕

S-B チューブ挿入留置
Sengstaken-Blakemore tube

坂田育弘　近畿大学医学部附属病院教授・救命救急センター

　S-B チューブ（ゼングスターケン・ブレイクモアチューブ）は食道・胃噴門部静脈瘤の破裂による出血に対する緊急止血のためのバルーン付き消化管チューブである．一時的止血が目的であり，可及的速やかに内視鏡的治療を実施する．

A. 適応，合併症，ピットフォール

1 適応　食道静脈瘤，胃噴門部静脈瘤，胃底部静脈瘤（ただし噴門より5 cm以内）．

2 合併症とその対策

1 呼吸・循環障害　膨張したバルーンにより心・肺・横隔膜が圧迫され呼吸・循環が障害される．バイタルサインやECGモニターによる不整脈を持続的にチェックする．

2 食道損傷

①食道バルーンの長時間の圧迫により食道粘膜壊死が起こる．食道バルーンは6時間毎に空気を抜いて予防する．その際，チューブ牽引も一時的に中止し胃バルーンの圧迫も解除する．

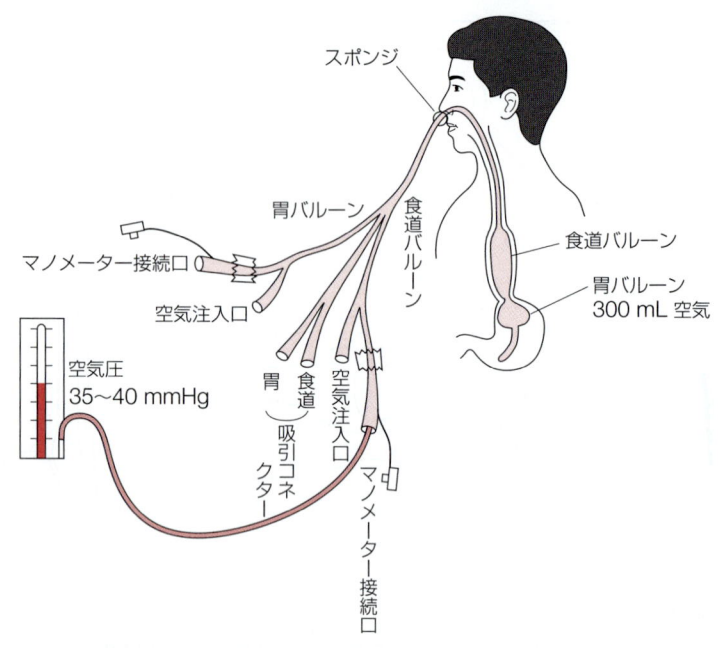

図1 S-Bチューブ
〔住友ベークライト(株)TSBチューブ使用書2006年8月1日改訂より一部引用〕

②チューブ牽引や自己抜去により胃バルーンが食道内に逸脱し食道破裂を起こす．さらに，食道バルーンの逸脱により喉頭閉塞による窒息をきたす．前鼻孔挿入部で皮膚固定時にマーキングをしてチューブの逸脱に注意し，胸腹部X線によりバルーンとチューブの位置を確認する．
③嚥下性肺炎　食道バルーン上部に貯留した唾液により嚥下性肺炎をきたす．唾液は吐き出すように指導し経時的に口腔内を吸引する．

3 ピットフォール
①胃バルーンは完全に胃内に留置されていることを確認した上で膨らませる．
②古くなったS-Bチューブはバルーン部が破損しやすいので使用しない．

B. インフォームドコンセントでの注意点
①S-Bチューブの目的は食道・胃静脈瘤からの出血に対する一時的緊急止血処置であるため，24時間以内の内視鏡下止血治療が必要である．
②チューブは重りを架けて牽引するので苦痛があるが，自己抜去により大きな合併症が起こる．

C. 準備するもの(図1)
S-Bチューブキット(16～20 Fr 1 mサイズ・鼻孔圧迫解除スポンジ・マノメーター接続用ルアーコネクター)，キシロカイン®ゼリー(スプレー)，50 mL注射器およびカテーテルチップシリンジ(浣腸器)，血圧計(マノメーター)，牽引用ひも，500 mL生理食塩水プラボトルまたは500 gの重錘，ひも牽引用

滑車，サクションチューブとライン，洗浄用蒸留水，絆創膏，三方活栓

D. 手技の手順（図1）

① S-Bチューブ挿入前にバルーンテストを実施する．2つあるマノメーター接続用コネクターのキャップを閉じクランプする．食道バルーンに100 mL，胃バルーンに300 mLの空気を注入口から送気し，約1分間放置してバルーンの破損や空気の漏れがないことを確認する．テスト後はマノメーター接続用コネクターのキャップを開け，クランプを解放して完全に空気を抜きバルーンを収縮させる．

② 両バルーン部をチューブに昆布巻きのように巻きつけて，できるだけ細くなるように工夫し，チューブ先端から食道バルーン部までキシロカイン®ゼリーを塗布する．

③ 患者の鼻孔と後部咽頭にキシロカイン®スプレーを1秒ほどスプレーする．

④ 挿入時の体位は仰臥位とする．ただし，意識レベルの低下患者には気管挿管をしておく．経鼻的にチューブを鼻孔に対しほぼ直角に挿入する〔「胃管挿入，胃洗浄」の項（820頁）参照〕．約10 cmで鼻咽頭に達し抵抗があるので嚥下運動をさせて食道に先端を誘導し，その後は鼻孔挿入部から50 cmに表示目盛りがあるが，おおむね60 cm（成人）で胃バルーンが胃内に達する．胃吸引コネクターにシリンジで送気し，上腹部の聴診により胃バルーンが胃内にあることを確認する．X線透視下で確認すればより確実である．胃内容を十分吸引除去する．胃内の血液と胃液による凝血により胃吸引ラインが詰まるので，吸引中は時々蒸留水50 mLを胃内に注入し洗浄しながら排液が清明になるまで繰り返す．

⑤ 胃バルーンマノメーター接続用コネクターのキャップを閉じクランプする．胃バルーン空気注入口から300 mLの空気を緩徐に注入し，バルーンを膨らませた後に注入口

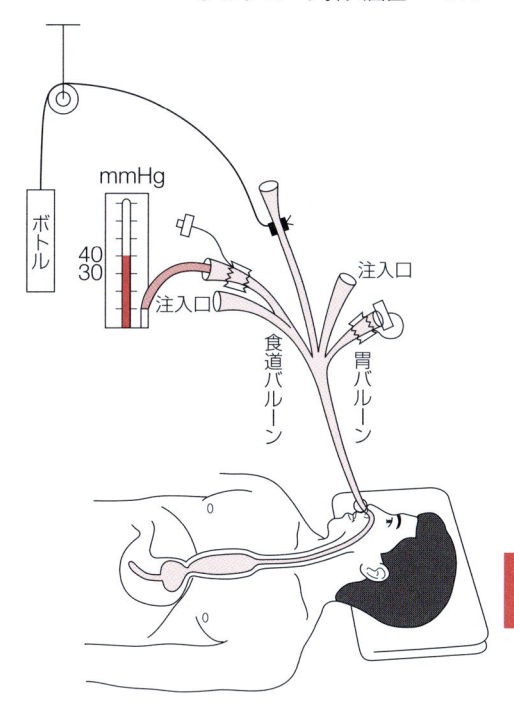

図2　S-Bチューブの固定
〔住友ベークライト（株）TSBチューブ使用書2006年8月1日改訂より一部引用〕

のバルブが完全に遮断され空気が逆流して漏れないことを確認し，ゆっくりとチューブを引き抜いて引っ掛かった位置が噴門部に固定された位置である．

⑥ 鼻孔のチューブ挿入部にはかなりの圧迫による痛みを伴うので，スポンジを使用して前鼻孔皮膚に絆創膏でチューブを固定する．固定部にはズレの目印となるよう油性ペンで印をつける．

⑦ チューブ本管の先端付近に絆創膏を巻きつける．これによりチューブ牽引用のひもを結びつけ長時間牽引しても，チューブの破損やひもがずれるのを予防する．

⑧ ひもを絆創膏部分に解きやすくかつ確実な結び方で結びつける．天井からの吊下式輸液フックに直接または滑車を用いて引っ掛

け，ひもの先端に 500 mL プラボトルを結びつけ牽引する（図2）．
⑨食道バルーンマノメーター接続口に三方活栓を使用してマノメーターを接続する．
⑩食道バルーン注入口から空気を緩徐に注入しバルーン内圧が 35～40 mmHg に保つように加圧し調整する．35 mmHg に加圧したところで胃吸引ラインから蒸留水 50 mL を胃内に注入吸引して，その吸引液の色調により止血を判断する．止血がみられない場合は，食道バルーン圧を 40 mmHg まで加圧する．この時点で胸腹部 X 線によりバルーン位置を確認する．食道バルーン内圧は 3 時間毎に確認し内圧を保つ．
⑪臨床検査，食道吸引口からの吸引排液や胃内容吸引による色調，理学的所見より止血されたと判断したら，食道バルーンの空気をシリンジで抜き，内圧を 30 分毎に 5 mmHg の割合で減圧する．
⑫食道バルーンの内圧が 25 mmHg まで減圧してから 12 時間その内圧のまま維持する．ただし，食道粘膜壊死予防のため 6 時間毎に 2～3 分間空気を抜いて予防する．
⑬12 時間経過後，止血されていることが判断されたら食道ならびに胃バルーン内の空気を完全に抜き去り S-B チューブをゆっくりと抜去する．
⑭食道バルーン加圧による圧迫は全経過を通じて 24 時間を限度とする．

E. 手技終了後の留意点

①胸腹部 X 線により，食道・胃破裂所見と誤嚥性肺炎の所見がないか確認する．
②S-B チューブによる止血はあくまでも一時的止血であり，抜去後は速やかに内視鏡検査を行い，静脈瘤に対し内視鏡的止血を実施する．

胃管挿入，胃洗浄
nasogastric tube, gastric lavage

坂田育弘　近畿大学医学部附属病院教授・救命救急センター

胃管挿入は救急患者の初期治療において，胃内容の吸引・内容確認や消化管蠕動低下による嘔吐に伴う誤嚥性肺炎の予防となる．また，経管栄養の補給や薬剤の投与にも有用である．さらに，胃管を用いた胃洗浄は，誤飲や服毒による中毒物質の消化管からの吸収量を抑制する．また，上部消化管出血時では胃洗浄による血液や凝血塊の体外への除去により，内視鏡検査や処置に有用となる．

A. 適応，合併症，ピットフォール

1 適応
①胃内容の吸引による減圧と内容確認．胃十二指腸疾患による幽門部通過障害時の胃内容の体外への排泄による症状の緩和．
②気管挿管人工呼吸時の消化管蠕動低下に対する胃内容の排泄と嘔吐の予防．
③消化性潰瘍，胃悪性腫瘍，AGML などによる上部消化管出血に対して，血液や凝血の体外への除去と止血，および緊急上部消化管ファイバースコープの前処置．
④胃内に残っている服用（毒）した薬物や毒物などの中毒物質の胃洗浄による体外への排泄除去（中毒物質に対する胃洗浄の適応と禁忌については後述する）．
⑤長期経口栄養摂取ができない症例に対して，経管による栄養補給や消化管薬剤投与により消化管機能低下を予防する．

2 合併症とその対策
①鼻咽頭粘膜出血：強引に胃サンプチューブを挿入しない．十分なキシロカイン®ゼリーの塗布と挿入角度に注意する．意識のある患者は嚥下運動をさせながら挿入する．
②嚥下性肺炎・無気肺：挿入時喉頭反射の嘔吐物誤嚥による．嘔吐反射の強い患者は左

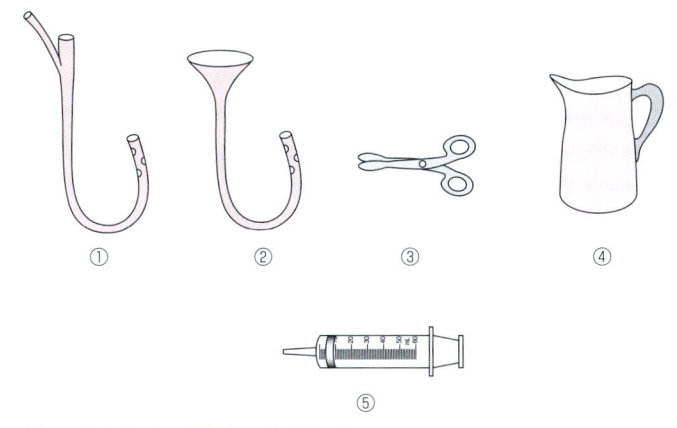

図1 胃管挿入・胃洗浄に必要な物品
①胃サンプチューブ，②ロート付き胃洗浄管，③マギール鉗子，④ピッチャー，
⑤カテーテルチップシリンジ（浣腸器）
〔坂田育弘，他．救急医学 16(9)：1085-1092, 1992 より一部引用〕

側臥位，意識障害患者は気管挿管を行って挿入する．また，胃管による誤嚥や無気肺に注意する．
③胃粘膜損傷：成人で鼻腔，口腔からの挿入距離は50〜60 cm で十分胃内に達する．長期留置例ではチューブ接触による胃粘膜傷害がみられるので，チューブを時々2〜3 cm 移動させて予防する．

3 ピットフォール
①食道静脈瘤や狭窄の疑いがある症例では，出血や穿孔の危険がある．
②胃液の排泄による電解質異常に注意する．
③頭部外傷症例で頭蓋底骨折や顔面骨折のみられる患者では経鼻挿入は避ける．

4 服用（服毒）時の胃洗浄の適応と禁忌
①適応：毒性の強い薬毒物を大量に服用した場合で，服用後の時間については急性薬物中毒治療ガイドラインには記載されていないが，服用後3時間以内は胃内に留まっている可能性があり積極的に行う．
②禁忌：強酸・強アルカリ．石油製品，有機溶剤（シンナーなど）．

表1 薬用炭と下剤

薬用炭：50〜100 g（小児では1 g/kg） 微温湯 300〜500 mL （小児では10〜20 mL/kg）	
下 剤：糖類下剤 　　　　35％ソルビトール溶液 　　　　1〜2 g/kg（小児では半量） または 塩類下剤 　　　　硫酸マグネシウム 30 g	

B．インフォームドコンセントでの注意点

特にないが，胃管留置や胃洗浄の目的を説明し，自己抜去しないよう注意を促す．意識がある患者では，喀痰の排泄を促し無気肺を予防する．

C．準備するもの

①胃管挿入，胃洗浄に必要な物品（**図1**）
　胃サンプチューブ（成人 20〜24 Fr，小児 10〜14 Fr），ロート付き胃洗浄管（成人 34〜36 Fr），キシロカイン® スプレー，キシロカイン® ゼリー，蒸留水，ピッチャー，喉頭鏡，マギール鉗子，100 mL カテーテル

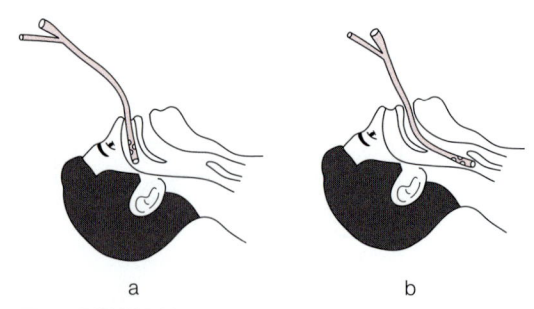

図2　胃管挿入法
a：経鼻（サンプチューブ），b：経口（ロート付き胃洗浄管）
〔坂田育弘，他．救急医学 16(9)：1085 - 1092, 1992 より一部引用〕

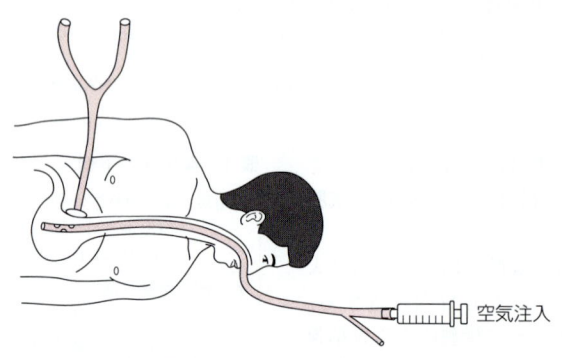

図3　胃管の位置確認と固定
〔坂田育弘，他．救急医学 16(9)：1085 - 1092, 1992 より一部引用〕

チップシリンジ(浣腸器)
②薬用炭，下剤(**表1**)
③気管チューブ，バッグバルブマスク

D. 手技の手順

1 前処置
①義歯を除去し口腔内を吸引．乳酸加リンゲル液で末梢静脈路を確保する．
②大量吐血症例は中心静脈カテーテルを留置する．
③服毒患者はブチルスコポラミン臭化物(ブスコパン®)を筋注し，服毒物の腸管移行を抑制する．
④嘔吐反射の激しい患者は左側臥位，意識障害患者は気管挿管を実施して胃管挿入を行う．

2 前鼻孔・後部咽頭粘膜表面麻酔
挿入する前鼻孔および後部咽頭にキシロカイン®スプレーを1秒ほどスプレーする．

3 チューブの挿入
①チューブの選択は経鼻的に挿入可能な太いものを使用し，チューブの先端から20 cm部分にキシロカイン®ゼリーを塗布する．
②チューブ挿入は鼻孔に対しほぼ直角に挿入し(**図 2-a**)，鼻底に沿って鼻咽頭に向かい咽頭に達したところで抵抗がある．ここで患者に嚥下運動をさせて食道に先端を誘導し，ゆっくりと軽く力を加えて押し込むように胃内に誘導する．誤って気道に誤入した場合は強い咳嗽が続くので速やかに抜去

し，咳嗽が治まってから再挿入を試みる．
③鼻孔挿入部からおおむね 50 cm で胃内に到達する．胃管吸引口よりカテーテルチップシリンジ(浣腸器)による吸引により胃内容を確認し，同時にカテーテルチップシリンジ(浣腸器)から送気して聴診器により上腹部の送気音を確認する．胃管にある側孔をすべて胃内に送り込む目的で，確認できた位置からさらに 5 cm 程チューブを挿入する．挿入後は絆創膏で前鼻孔皮膚と固定し，固定部にはズレの目印となるよう油性ペンで印を付ける(図 3)．
④鼻孔から挿入できない症例や消化管出血の凝血塊でロート付き胃洗浄チューブを使用する症例では，経口的に咽頭に向かって挿入し嚥下運動をさせて，上記同様に胃内に挿入する．口角の両側から絆創膏で固定し目印を付けておく(図 2-b)．
⑤胃管の位置を胸腹部 X 線で確認する．

4 上部消化管出血時の洗浄
①体位は仰臥位または左側臥位．
②冷蒸留水約 200 mL/回注入排液を繰り返す．排液が清明になるまで洗浄を繰り返す．体位を時々変化させることにより，胃壁に付着したが凝血が除去される．
③洗浄終了後に生理食塩水で 1,000 倍希釈したアドレナリン(ボスミン®)を注入し，速やかに内視鏡的観察と止血を実施する．

5 薬物・毒物服用(毒)時の洗浄
①薬物・毒物服用(毒)後 3 時間以内は，積極的に胃洗浄を行う．
②体位は左側臥位とする．胃内容はできるかぎり吸引し，最初の吸引物を原因物質検査用の検体として保存する．微温蒸留水 150〜300 mL/回(小児では 10〜20 mL/kg)注入排液を繰り返す．排液に服用物がみられなくなってから，さらに 10 回以上洗浄を繰り返す．
③洗浄終了後，薬用炭を投与し，投与終了後に下剤をそれぞれ胃管から投与し，約 1 時間胃管の吸引口を閉鎖する．

E. 手技終了後の留意点
①上部消化管出血では胃洗浄後に速やかにファイバースコピーを実施し，出血病変の確認と内視鏡下止血を実施する．
②薬毒物に対する胃洗浄後は，腸管蠕動が確認されたら速やかに胃管は抜去する．

イレウス管挿入
long intestinal decompression tube

坂田育弘　近畿大学医学部附属病院教授・救命救急センター

イレウスには，麻痺性イレウス，単純性イレウスと絞扼性イレウスがある．その治療法としてイレウス管による保存的治療と手術による外科的治療がある．イレウス管の目的は腸閉塞の保存的治療と閉塞部位の診断が目的である．
薬毒物服用(毒)に対しイレウス管を利用して腸洗浄を行うこともある．

A. 適応，合併症，ピットフォール
1 適応
①閉塞部位より口側の消化管内容を除去し消化管内減圧，消化管の浮腫を軽減し血流を改善させる．単純性イレウスの治療が主な適応であり小腸屈曲型や癒着によるイレウスで発症後早期では閉塞が自然解除され手術を回避できる症例が多い．また，絞扼性イレウスも外科的治療までの一時的内圧減少により重症化を予防する．
②挿入留置したイレウス管よりガストログラフィン®などの液体造影剤を注入し閉塞部位と病変を診断する．
③薬毒物服用(毒)に対しイレウス管を利用して小腸洗浄を行う．ニフレック®を投与し薬毒物の腸管からの吸収阻害と早期排泄が目的である．

2 合併症とその対策

① 鼻咽頭粘膜出血，嚥下性肺炎，無気肺：「胃管挿入，胃洗浄」の項，820頁参照．
② 上気道の炎症：ネブライザーとポビドンヨード（イソジン®）によるうがい．
③ 腸管出血，穿孔：留置したチューブより血性排液がみられた場合は，腸管壁のチューブ接触による粘膜損傷が疑われるので，チューブの位置を2〜3cmずらす．
④ ガイドワイヤーの抜去困難：ガイドワイヤーをチューブ内腔に挿入する際に内腔に十分なオリーブ油を注入しておくことと，チューブにループを作らないように直線化しておくと抜けやすくなる．
⑤ イレウス管の抜去困難：治療終了後のイレウス管の抜去は吸引しながら先端が胃内に達するまでは，おおむね10分間に10cmずつ抜去する．

3 ピットフォール

① イレウス管留置中に腸管穿孔が起こることがある．腹部理学的所見と臨床検査所見は経時的に観察し，異常がみられた場合は腹部X線を撮影する．腹膜炎所見がみられた場合は外科的治療に踏み切る．
② 腸内容の吸引による電解質異常に注意し，十分に輸液を行う．

B. インフォームドコンセントでの注意点

イレウス管の治療は1週間位が必要なことと，自己抜去は腸管損傷や腸重積の合併症が起こる．また，症状の変化により外科的治療が必要である．

C. 準備するもの（図1）

イレウス管（16か18Frサイズで2.4mか3m），先端軟化式で3m以上のガイドワイヤー，ガストログラフィン®，滅菌オリーブ油，蒸留水，8%キシロカイン®スプレー，2%キシロカイン®ゼリー，注射器20，50mL，カテーテルチップシリンジ（浣腸器）50mL，持続吸引器，コッヘルまたはクレンメ

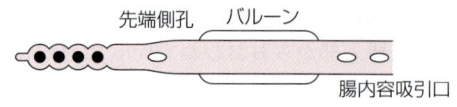

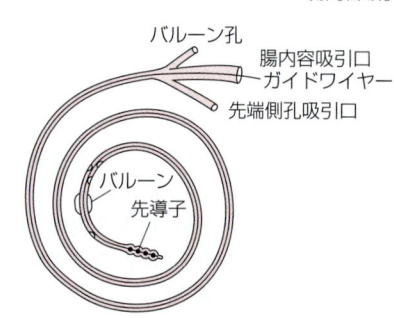

図1 イレウス管の構造
〔坂田育弘，他．救急医学 16(11)：1555-1557，1992 より一部引用〕

D. 手技の手順

1 前処置
体位は仰臥位または半坐位で挿入し，胃内に到達後右側臥位とする．意識障害患者は気管挿管下に挿入する．義歯を除去し口腔内吸引し乳酸加リンゲル液で輸液路を確保する．

2 挿入手技

1 X線透視装置利用による挿入法

① キシロカイン®スプレーで鼻腔後咽頭粘膜を麻酔する．チューブの先端より20cmまでキシロカイン®ゼリーを塗布し，吸引ルーメンの先端までガイドワイヤーをイレウス管チューブ内に挿入しておく（図1）．
② 経鼻的にチューブを胃管挿入法に準じて胃底部まで挿入する．胃内に先端が到達後，胃内容を十分に吸引排液し，右側臥位とし先導子を幽門方向に向け透視下にゆっくりと先導子を幽門に向かって進め幽門通過を待つ．幽門部の位置が不明な場合は少量のガストログラフィン®を吸引口より注入し確認する．
③ 先端が幽門通過確認後，仰臥位としガイドワイヤーを5cm抜き，さらにチューブを回転させながらゆっくりと進めると先導子

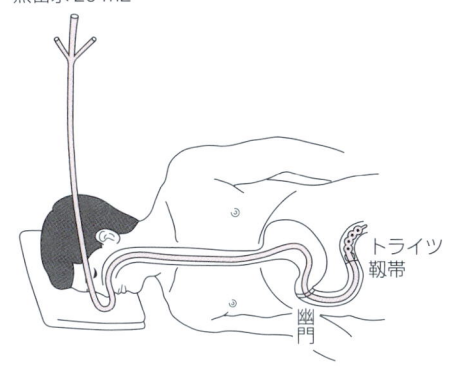

図2 イレウス管の挿入
〔坂田育弘, 他. 救急医学 16(11)：1555-1557, 1992 より一部引用〕

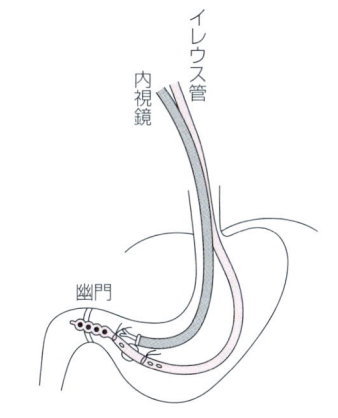

図3 内視鏡によるイレウス管の挿入
〔坂田育弘, 他. 救急医学 16(11)：1555-1557, 1992 より一部引用〕

が十二指腸水平脚からトライツ靱帯に達する．ガイドワイヤーを抜去しバルーン孔より蒸留水 20 mL を注入し，チューブ先端部のバルーンを膨らませる．
④患者を左側臥位とし，さらにチューブを 100 cm 以上挿入し，胃内で十分たるみを作っておく．チューブを前鼻孔皮膚に絆創膏で固定する．
⑤その後は腸管蠕動に任せて腸内容を間欠的に吸引しながら，腸閉塞部にできるだけ近い位置までチューブを進める．イレウス管の進み具合より，さらに胃内に新たなたるみを作る（図2）．

2 内視鏡による挿入法（図3）
①イレウス管の先端が幽門を通過しにくい場合は，チューブのバルーン部の末梢側と中枢側に絹糸を結紮して，糸の切断端を 2 cm くらい残しておく．
②経鼻的に挿入し胃内にチューブ先端が到達後，経口的に内視鏡を挿入し内視鏡鉗子を用いてチューブ先端の絹糸切断端を把持し，介助者にゆっくりとチューブを進めてもらいながら幽門に誘導して中枢側の絹糸が幽門を越えるまで挿入する．ここで内視鏡を抜去し，その後は上述した方法でイレウス管を進める．

3 挿入留置後の管理
①マイナス 10 cmH$_2$O 圧で持続吸引する．腸液を持続吸引するので電解質管理と補液を十分に行う．
②チューブ位置と腸管拡張の程度を X 線にて確認しながら，イレウス症状が軽快し排ガス・排便がみられたら，バルーン内の蒸留水を抜く．吸引ルーメンよりガストログラフイン® 30～50 mL を注入し腸管内の通過状態を確認する．
③閉塞部の通過が良好なら吸引ルーメンをクレンメでクランプし，12 時間後にイレウス症状が再増悪しなければ抜去する．
④抜去時は吸引しながら先端が胃内に達するまでは，おおむね 10 分間に 10 cm ずつ抜いていく．

E. 手技終了後の留意点
①イレウス管留置中に腹膜炎症状が増強した時は，臨床検査や X 線所見より開腹手術の適応を可及的速やかに判断する．開腹手術時にはイレウス管は留置しておくと，閉塞部位の判断やイレウス管による腸管損傷などの診断が容易となる．

②イレウス管抜去後に経口摂取を開始する時期は，抜去後24時間は排ガス・排便と腸管蠕動を観察し，それらが確認されれば流動食をやや長めに投与しながら，食事内容を変更していく．

動脈カニュレーション
arterial cannulation

岡本　健　順天堂大学浦安病院教授・救急災害医学

　動脈カニュレーションは，動脈内に挿入したカテーテルに圧トランスデューサーを接続して直接動脈圧をモニターする方法である．非観血的な血圧測定法に比べ，①連続測定できる，②動脈波形が得られる，③動脈血を採血できる，④測定限界が広いなどの利点があり，ICUにおける全身管理の基本手技である．近年，動脈圧波形の解析により連続的に心拍出量を測定可能なフロートラックシステム®が普及しており，肺動脈カテーテルや経食道エコーを用いる従来の方法より簡便かつ非侵襲的な方法として注目されている．

A. 適応と禁忌

1 適応　動脈カニュレーションの適応は，①循環動態が不安定な場合やその悪化が予想される病態・手術など動脈圧の持続的な監視を要する場合，②大動脈解離など厳重な降圧管理を要する場合，③呼吸管理のため頻回の動脈血液ガス分析を要する場合，④動脈造影，薬剤の動注療法，動脈塞栓術など検査・治療上動脈内への薬剤投与を要する場合，などである．血管内留置針を用いて末梢動脈を穿刺しカニュレーションする方法と，血管造影検査などで用いたシースやカテーテルをそのまま用いる方法がある．

2 禁忌　禁忌は，①閉塞性動脈硬化症など末梢動脈の高度狭窄（カニュレーションにより末梢側の血行が悪化する危険がある），②人工血管置換部位，③仮性動脈瘤，④透析用動静脈シャント部などであり，動脈穿刺を含め動脈カニュレーションは他部位で行う．また，不穏や認知症などで挿入したカテーテルの予期せぬ抜去が危惧される場合や，そういったトラブルに早期対応できる医療環境が確保できない場合には実施しない．

B. 合併症

1 出血，血腫

①動脈穿刺が不成功の場合やカテーテル抜去時に圧迫止血が十分でない場合に発生する．圧迫は穿刺部ではなく動脈穿刺部直上で行うことが肝心であり，一般に角度をつけて動脈穿刺するため圧迫部位に注意を要する．

②通常は5～10分間の圧迫で止血するが，血管造影検査で用いた太いシースなどを抜去する場合や出血傾向のある場合は，10～15分の圧迫止血の後，12～24時間は圧迫スポンジなどを用いて圧迫固定を行う．

2 循環障害

①動脈穿刺部位より末梢の動脈攣縮や動脈内血栓形成，塞栓症，フラッシュ時の空気の混入などにより末梢循環障害をきたすことがある．血栓形成が最も頻度が高く，動脈炎や動脈硬化症など末梢動脈の狭窄が存在する場合や留置した動脈の径に対してカテーテルが太すぎる場合は注意を要する．また血栓形成のリスクはカテーテル留置期間が長いほど増加する．

②いずれの原因にしろ，循環障害を疑う所見や症状（末梢側皮膚の色調変化，腫脹，異常感覚，疼痛など）が現れたら直ちにカテーテルを抜去する．それでも循環障害が改善しない場合は，原因検索のため血管造影などを実施する．

3 感染
動脈穿刺部位の感染にはカテーテル留置期間の長さとその間の管理が関係する．動脈カニュレーションの際には穿刺部をポビドンヨード（イソジン®）などで消毒し清潔下に操作を行い，モニタリング中には穿刺部，

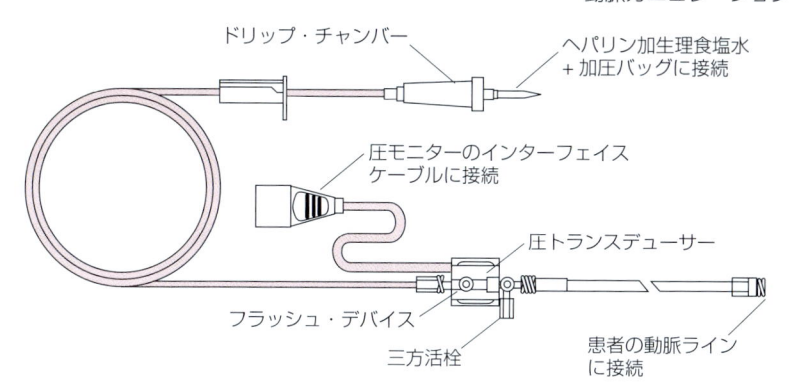

図1 圧モニタリングキット
加圧バッグからの圧（300 mmHg）により毎時2〜4 mLの持続微量流量が維持できるため，血液の逆流や回路内血栓形成を予防できる

接続部，採血部を清潔に保持し，穿刺部の感染徴候を頻回に観察する．カテーテル感染を示唆する徴候は，高熱や悪寒，敗血症などの臨床症状に加えて，①カテーテル挿入部の炎症・排膿，②他に疑わしい感染源がない場合，③カテーテルの閉塞，④カテーテル抜去後に改善する症状などである．

C. 準備するもの

①感染予防用器材：消毒薬（ポビドンヨードなど），滅菌手袋，滅菌ドレープなど
②局所麻酔用器材：23〜25 G注射針，1％リドカイン（キシロカイン®），5〜10 mL注射器
③カニューレ型血管内留置針：成人用20〜22 G，小児用22〜24 G
④圧モニタリングキット（図1）：ヘパリン加生理食塩水バッグ500 mL（ヘパリン濃度2〜5単位/mL）を加圧カフに装着後，300 mmHgまで加圧する．圧モニタリングキットの回路内をフラッシュによりヘパリン加生理食塩水で満たし，回路内に空気が残存していないことを確認する．
⑤圧波形モニター

D. 手技

1 穿刺動脈の選択　穿刺動脈の選択は橈骨動脈，足背動脈，大腿動脈の順に行うが，ショックなど血圧が低下した緊急時には動脈拍動が得られやすく，穿刺が容易な大腿動脈が第一選択となる．穿刺部位は熱傷創など感染・壊死がない部位を選択する．肘部の上腕動脈も穿刺可能であるが，肘部は神経が併走しており側副血行も乏しいため，穿刺による神経損傷や動脈閉塞によるVolkmann拘縮をきたす危険がある．

1 橈骨動脈　手関節の背側に枕を置き背屈させた位置で固定する．橈骨茎状突起付近で手関節皺襞より1〜2横指中枢側を目安に穿刺する．穿刺前に必ずAllenテスト（図2）を行い，尺骨動脈からの側副血行を確認しておく．利き腕への穿刺はできるだけ避ける．

2 足背動脈　足関節をやや底屈させた位置で固定する．内果・外果の中央と，第1趾・第2趾の間を結ぶ線上（長母趾屈筋腱の外側）を目安に穿刺するが，足背動脈の位置には個人差や左右差がある．足背動脈を圧迫しながら母趾の毛細血管再充満時間（爪床を5秒間圧迫し解除後，爪床の赤みが回復するまでの時間：正常は2秒未満）を測定することで側副

828　Ⅷ　手技

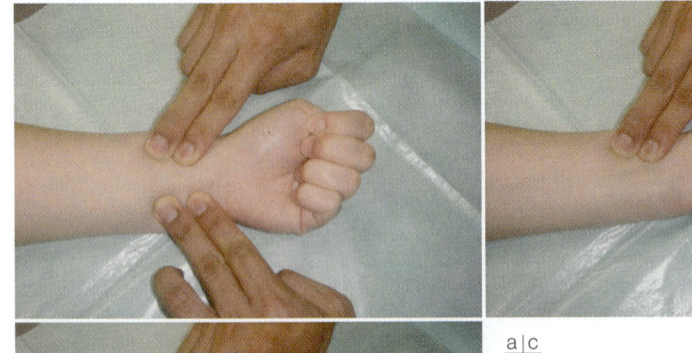

図2　Allen テスト

a. 患者に固く手を握らせ，橈骨動脈と尺骨動脈を圧迫して血流を停止させる．
b. 患者に手を開かせて，手掌が蒼白になってることを確認する．
c. 尺骨動脈の圧迫を解除し，手掌の色が回復するまでの時間を測定する．
回復時間が15秒以内であればAllen テスト陰性で側副血行が保たれている．

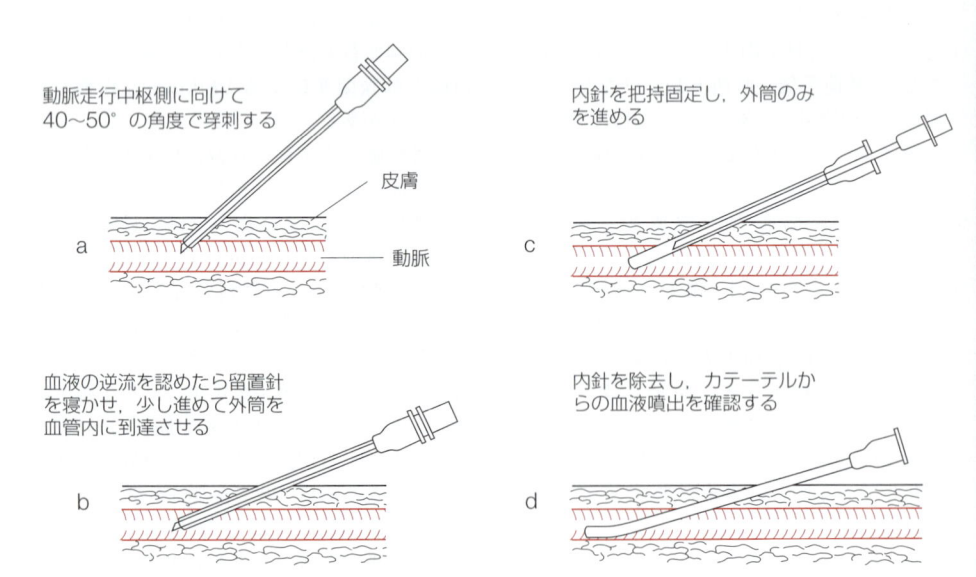

動脈走行中枢側に向けて40～50°の角度で穿刺する
皮膚
動脈
a

内針を把持固定し，外筒のみを進める
c

血液の逆流を認めたら留置針を寝かせ，少し進めて外筒を血管内に到達させる
b

内針を除去し，カテーテルからの血液噴出を確認する
d

図3　動脈カニュレーションの手技

血行を確認し，発達が乏しい場合は穿刺は避ける．

3 大腿動脈　仰臥位で股関節を伸展し，軽度外転位とする．鼠径靱帯（上前腸骨棘と恥骨結合を結ぶ線）の中点やや内側から2横指程度足側で強い拍動を触知する部位を目安に穿刺する．

2 カニュレーションの手技（図3）
① 穿刺部位周囲をポビドンヨードなどで十分に消毒し，穴あき滅菌ドレープで覆う．
② 術者は滅菌手袋を着用する．
③ 皮膚刺入部周囲に局所麻酔をする．
④ 利き手で留置針を持ち，反対の手の第2，3指の先端で動脈の拍動を確認し固定する．第2，3指の間を留置針の針先が動脈走行中枢側に向くように約40～50°の角度で穿刺する．内針が動脈壁に達すると拍動を感じるのでゆっくりと針先を進めると血液の逆流がみられる．この時点では，まだ内針のみが血管内で外筒は血管外である．留置針の角度を約30°になるまで寝かせ，2mmほど留置針を進めて外筒を血管内に到達させる．次に内針を把持固定し，外筒のみを進める．この時に抵抗を感じた場合はうまくカニュレーションできていないため，やり直す．外筒が血管内に留置できれば内針を除去し，カテーテルより動脈拍動にあわせて血液が噴出してくることを確認する．
⑤ カテーテル先端部の動脈を圧迫してカテーテルからの出血を抑えながら，圧モニタリングキットに接続する．回路途中の側管より空気抜きを行った後，回路内の血液をフラッシュする．トランスデューサーを圧波形モニターに接続し，動脈圧波形の表示を確認する．
⑥ カテーテルを透明な接着性ドレッシング材などで皮膚に固定する．縫合糸による皮膚固定は必須ではないが，より安全な固定が必要な場合は実施する．固定時にカテーテルが折れ曲がったり閉塞したりしないよう十分注意する．
⑦ 圧波形モニターのゼロ点を調節して動脈圧モニタリングを開始する．

E. ポイントとピットフォール

1 患者の体位と術者の姿勢　術者は穿刺前に患者の体位を適切に保持し，動脈拍動がよく触知できるようにする．また処置する高さを十分に整え，手技が施行しやすい姿勢を確保する．

2 穿刺部位と術者に固執しない　拍動の弱い動脈に固執せず，確実にカニュレーションできる動脈を選択する．数回試みて失敗する場合は穿刺部位を変更するか，術者を交代する．

3 不成功時の圧迫止血　動脈血の逆流はあるがカニュレーションできない場合は，いったん留置針を抜去してやり直すが，その際に十分な圧迫止血が必要である．再試行を焦って圧迫止血が不十分だと，穿刺部周囲の血腫形成によりカニュレーションがより困難となる．

4 穿刺針の閉塞確認　穿刺針の内針は血液や組織片で閉塞することが多いため穿刺の度に確認する．

5 穿刺時に動脈を貫通した場合　動脈穿刺時に留置針が貫通して外筒の先端が動脈外へ突き抜けた場合は内針を除去し，ゆっくり外筒を引いてくると先端が動脈内に戻り，拍動性の逆血が始まるので，その位置で再び外筒を進めるとカニュレーションが可能である．

肺動脈カテーテル挿入
insertion of pulmonary artery catheter

岡本　健　順天堂大学浦安病院教授・救急災害医学

　肺動脈カテーテル（Swan-Ganzカテーテル）は，循環動態や酸素代謝をベッドサイドで簡単に測定できる検査法である．近年の非侵襲的心拍出量測定法の進歩により，肺動脈カテーテルの重要度は以前より低下傾向では

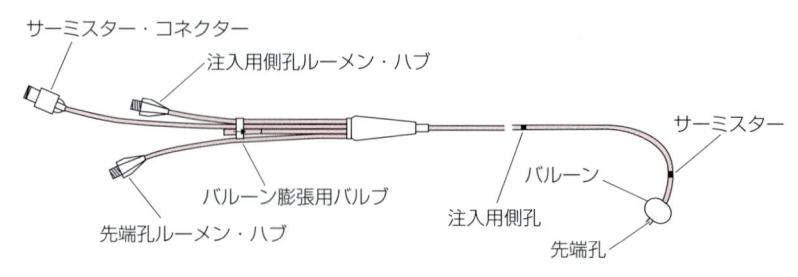

(Edwards Lifescience 社製：Model 131F7)

図1　肺動脈カテーテルの構造

あるが，重症患者の厳密な循環管理に有用な検査法であることに今なお変わりはなく，その挿入法は必ず習得すべき手技といえる．カテーテル先端のバルーンを血流にのせることで，カテーテルを大静脈から右心房，右心室を経て肺動脈まで容易に挿入可能であり，左心系の前負荷の指標である肺動脈楔入圧（pulmonary capillary wedge pressure：PCWP）を測定できる他，熱希釈法による心拍出量や肺動脈血の酸素飽和度（混合静脈血酸素飽和度）の測定により，全身や肺の循環動態や組織の酸素代謝も評価できる．

A. 適応

① 急性心筋梗塞や心不全，肺高血圧症などの循環器疾患の循環評価
② 心臓外科手術前後の循環管理
③ 各種ショック（心原性，循環血液量減少性，敗血症性など）の評価
④ 重症患者に対する輸液や各種循環作動薬などの治療効果の評価

B. 穿刺静脈の選択

肺動脈の穿刺部位は内頸静脈，鎖骨下静脈，大腿静脈である．肺動脈までの距離と走行を考えると，右内頸静脈か左鎖骨下静脈が最も適している．右内頸静脈は穿刺方向が上大静脈に向かっており解剖学的に挿入が最も容易であり，穿刺時の気胸合併のリスクも少ない．左鎖骨下静脈も同様にカテーテルの走行が自然で挿入が容易である．大腿静脈は感染および静脈血栓症のリスクが高く，透視下でないと挿入困難であるため推奨されない．

C. インフォームドコンセントでの注意点

肺動脈の挿入には原則的に IC が必要である．担当医は目的・方法・合併症などの説明を十分に行い同意を得る．また，局所麻酔薬に対するアレルギー歴の有無もチェックしておく．同意書の控えはカルテ内に保管する．

D. 準備

1 必要物品

① 循環モニター：心電図モニター，圧波形モニター
② 肺動脈カテーテルセット（図1）
③ イントロデューサーセット：イントロデューサー，穿刺針，ダイレーター，ガイドワイヤーなど一式がセットになった製品が市販されている
④ その他の物品：試験穿刺用注射針（22～24G），注射器，局所麻酔薬，三方活栓，ヘパリン加生理食塩水（ヘパリン濃度10単位/mL：ヘパフラッシュ®）など
⑤ 蘇生用機材：電気的除細動器，救急カートなど

2 感染防護対策
挿入処置の前に手指衛生を実施し，滅菌手袋の使用を含む高度無菌的バ

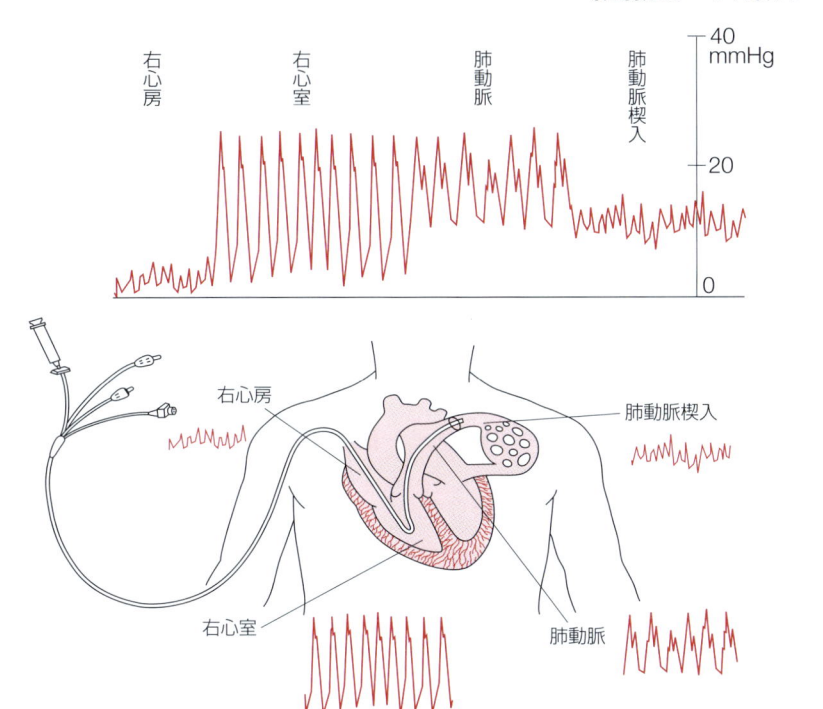

図2 肺動脈カテーテル挿入時の心内圧波形の変化

リアプリコーション（帽子・マスク・滅菌ガウン・大型滅菌ドレープの使用）を実施する．

3 穿刺部の消毒 穿刺部周辺をグルコン酸クロルヘキシジン（マスキン®，ヘキザック®）かポビドンヨードを用いて広い範囲で消毒し，滅菌ドレープで覆う（消毒範囲に心電図の電極がかからないようあらかじめ心電図の電極を貼り替えておく）．消毒液は皮膚上で乾燥させた後，拭き取らない．

4 モニターとカテーテルの準備
① 患者に心電図モニターを装着し，血圧を連続モニターする．
② 専用注射器を用いてカテーテル先端のバルーンの空気漏れをチェックする．
③ 各ルーメン内をヘパリン加生理食塩水で充満する．
④ 先端孔ルーメンハブを圧波形モニターに接続する．
⑤ 注入用側孔ルーメンハブには三方活栓をつけておく．

E．手技

① 挿入部の局所麻酔後，通常の中心静脈穿刺の要領（「静脈路確保」の項，795頁を参照）で試験穿刺を行う．その方向と距離を参考に，本穿刺し静脈内にガイドワイヤーを留置する．
② イントロデューサー内にダイレーターを挿入したものにガイドワイヤーを通して，静脈内に進める．ダイレーターの挿入時には，刺入部皮膚にメスで小切開を加え両者をねじるように進めると挿入が容易である．
③ イントロデューサーのみ残し，ガイドワイヤーとダイレーターを抜去する．イントロ

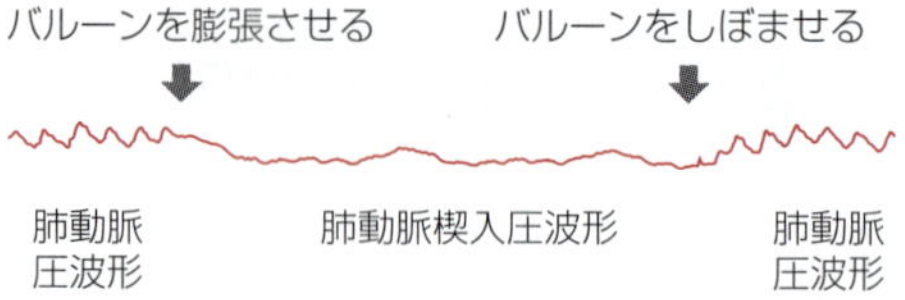

バルーンを膨張させる　　バルーンをしぼませる

肺動脈圧波形　　肺動脈楔入圧波形　　肺動脈圧波形

図3　肺動脈楔入圧（PCWP）の測定

デューサー側管から静脈血を吸引し，先端が血管内に留置されていることを確認する．
④イントロデューサー内に肺動脈カテーテルを挿入し，圧波形をみながら，ゆっくり進める．先端がイントロデューサーを通過し呼吸性変動を伴った波形が得られれば，その位置でバルーンを1 mLの空気で膨らませる．
⑤圧波形をモニターしながら，カテーテルを右房，右室，肺動脈へと進め，PCWPが得られる位置まで挿入する（図2，831頁）．右内頸静脈または左鎖骨下静脈の場合，血流にのって自然に右房，右室，肺動脈へと誘導される．これらの経路では約20 cmで右房，30 cmで右室，40 cmで肺動脈まで達し，50 cm程度でPCWPが得られるので，カテーテルに付けられた10 cm間隔のマーキングを見ながら挿入する．
⑥PCWPが得られた位置でカテーテルを仮固定し，バルーンをしぼませると，肺動脈圧波形が出現するか確認する（図3）．もしPCWPのままであれば肺動脈圧波形が出現するまでカテーテルを引き戻す．これを数回繰り返してカテーテルの位置を決定した後，皮膚に固定する．
⑦胸部X線撮影にてカテーテル先端の位置と血気胸などの合併症の有無を確認する．

F．合併症

■1 中心静脈穿刺に伴う一般的な合併症
（「静脈路確保」の項，795頁を参照）

■2 不整脈
①挿入時にカテーテル先端が右室通過時に生じる心室性期外収縮が，最も頻度が高い．特に心筋虚血，アシドーシス，血清電解質異常などの状況下では発生しやすい．膨らんだバルーンは心室壁への衝撃を弱めるため，カテーテルを進める場合は，バルーンをしぼませないよう注意する．
②不整脈が頻発する場合は，カテーテル先端を右室から引き戻すことで大抵消失する．通常，抗不整脈薬の予防的投与は必要ないが，まれに心室細動などの致死的不整脈に進展する危険もあるため，除細動器や抗不整脈薬をすぐに使える用意をしておく．

■3 肺動脈損傷
①最も重篤な挿入時の合併症で，発生率は非常に低いが，死亡率は約40％に達する．バルーン拡張時に抵抗があれば，それ以上空気を入れない．
②挿入中に突然，激しい咳嗽や喀血が出現したり，肺動脈圧が陰圧になった場合は本症を疑う．直ちに患側を下にし，気管支鏡を用いてトイレッティングと出血点の確認を行った後，気管挿管を行い，左右別独立肺換気とする．出血が少量で胸膜損傷を伴わない場合は保存的治療も可能であるが，原則的に手術が必要である．

■4 肺梗塞
①カテーテル先端の位置が肺動脈末梢に入りすぎると，肺梗塞や肺動脈穿孔の原因となる．肺動脈圧波形が出現した位置から4～5 cmカテーテルを進めてもPCWPが得られない場合は，それ以上カテーテルをむやみに進めない．
②PCWPがなかなか得られない場合は，挿入を諦めるか，透視下の挿入に切り替え，長時間のカテーテル操作を行わない．

■5 弁膜損傷
①バルーンを膨張したままカテーテルを引き抜くと三尖弁や肺動脈弁などの重度の損傷を起こす危険がある．バルーンはゆっくり膨らませるほど，内圧ピーク値も低下するため，3秒以上かけて膨ませる．

②バルーンの膨張に液体を使用してはいけない．

G. 手技終了後の留意点

①カテーテル感染や肺梗塞，血小板減少症などの合併症発生の危険を防ぐために3日以上の留置は避け，病態の把握や治療方針が決定すれば早急に抜去する．
②連日胸部X線撮影を実施し，カテーテル先端の位置（カテーテル先端は正中から3～5cmを超えない）や合併症の有無を確認する．

皮膚・粘膜消毒法
disinfection

水島靖明　大阪府立泉州救命救急センター・副所長

消毒（disinfection）とは，人体に対して有害な微生物の感染性を物理的・化学的手段を用いてなくすか，細菌量を少なくすることと定義される．したがって皮膚・粘膜消毒により細菌数を減少させることはできるが，無菌とすることはできない．そのため消毒の目的としては，皮膚，粘膜に存在する細菌を可能な限り減少させ，手術，侵襲的処置などに伴う感染などを防止することにある．

A. 適応，合併症，ピットフォール

1 適応

①手術，処置部位（術野）などの皮膚，創部，粘膜では手術時と粘膜に感染を起こしている場合などに適応となる．
②現在，わが国で使用されている主な消毒薬を，表1に示す．消毒薬には，生体に適するものと，主に医療器具などの消毒に適するもの，その両方に使用するものに分けられる．
③消毒効果の3要素としては，作用時間，作用濃度，作用温度が重要であるが，薬液の濃度を増加させれば効果は高まるが，毒性も高まる．使用部位，用途に応じて決められた濃度で使用すべきである（表2）．

2 合併症
消毒薬においても，通常の薬剤と同様使用禁忌がある．ポビドンヨード（イソジン®）では，ヨウ素に対して過敏症のある患者では禁忌である．また，グルコン酸クロルヘキシジン（ヒビテン®，マスキン®）は，腟，膀胱，口腔，鼻腔粘膜への適用によりショック症状の発現や鼓膜穿孔の報告がされており，粘膜使用は禁忌とされる．どちらも0.1%未満の頻度ではあるが，ショックが現われることがある．ポビドンヨードは液体の状態では長時間皮膚に接していると，皮膚毒

表1　消毒薬の適応

	消毒薬	生体		器具
		皮膚	粘膜	
広域	グルタラール（ステリハイド®）	×	×	◎
	フタラール（ディスオーパ®）	×	×	◎
	過酢酸（アセサイド®）	×	×	◎
中域	消毒用エタノール	◎	×	◎
	次亜塩素酸ナトリウム（ミルトン®，ピューラックス®）	○	×	◎
	ポビドンヨード（イソジン®）	◎	◎	×
狭域	塩化ベンゼトニウム（ハイアミン®，エンゼトニン®）	◎	◎	◎
	塩化ベンザルコニウム（オスバン®）	◎	◎	◎
	グルコン酸クロルヘキシジン（ヒビテン®，マスキン®）	◎	×	◎
	塩酸アルキルジアミノエチルグリシン（テゴー51®，エルエイジー®）	◎	○	◎

◎：使用可　○：注意して使用可　×：使用不適

表2 皮膚・粘膜に適応を有する消毒薬とその濃度

対象	消毒薬
正常皮膚	10％ポビドンヨード（イソジン®） 0.5％クロルヘキシジングルコン酸塩（マスキン®） 0.5％クロルヘキシジングルコン酸塩エタノール溶液（マスキンエタノール®，ヘキザックアルコール®） 10％ポビドンヨードエタノール溶液（イソジンフィールド®）
熱傷皮膚	10％ポビドンヨード（イソジン®）
皮膚創傷部位	0.5％クロルヘキシジングルコン酸塩（マスキン®） 10％ポビドンヨード（イソジン®） 2.5～3.5％過酸化水素水（オキシドール®，オキシフル®） 0.025％ベンザルコニウム塩化物（ヂアミトール®） 0.025％ベンゼトニウム塩化物（エンゼトニン®）
粘膜およびその創傷部位	10％ポビドンヨード（イソジン®） 0.025％ベンザルコニウム塩化物（ヂアミトール®） 0.025％ベンゼトニウム塩化物（エンゼトニン®）
腟洗浄	0.05％ベンザルコニウム塩化物（ヂアミトール®） 0.025％ベンゼトニウム塩化物（エンゼトニン®） 0.1％クレゾール石鹸
結膜嚢	0.05％クロルヘキシジングルコン酸塩（マスキン®） 0.05％ベンザルコニウム塩化物（ヂアミトール®） 0.02％ベンゼトニウム塩化物（エンゼトニン®）

性があり，接触性皮膚炎や皮膚変色を起こすことがある．また，広範位な熱傷などでは，ポビドンヨード液や10％ポビドンヨード（イソジン®）ゲルを繰り返し使用することで，血中ヨウ素値が上昇することがあり，注意が必要である．

3 ピットフォール

① ポビドンヨード（イソジン®）では抗菌力を十分発揮するには塗布後2分間程度を要するとされ，十分な消毒効果を得るためには消毒薬が乾燥するまで待つ必要がある．

② また，ポビドンヨード（イソジン®）は乾燥前には皮膚毒性があり，乾燥する前に滅菌シーツなどで覆ってしまうと，毒性が持続する可能性もあり，乾燥するのを待ってから作業を始める．

B．手技の手順

1 手術・処置部位消毒（含む血管留置カテーテル刺入部位）

① 中心静脈カテーテルなどの血管カテーテル

表3 米国ガイドラインにおける手術部位に関連する要点

1) 少なくとも手術前夜にシャワーや入浴をさせ，切開予定部位および周辺を十分洗浄して大きな汚れを除いておく．
2) 手術部位あるいは周辺の体毛が手術の支障となる場合を除いて，術前の除毛は行わない．また，除毛する場合には，手術直前にカミソリは使用せず電気クリッパー（バリカン）を用いて除毛する．
3) 術前皮膚消毒は，同心円を描くように中心から周辺に向かって行う．消毒範囲は，必要時に切開創を広げたり，ドレーン挿入部を追加してもおさまるように広く消毒する．
4) 一時的に閉鎖した切開創は，術後24～48時間の間は滅菌した被覆材（ドレッシング）で保護する．

の挿入は，侵襲も高く手術部位の消毒に準じた消毒を挿入部位に行う必要があり，挿入前には手洗いを行い，滅菌手袋を着用の上，滅菌ガウン着用などのマキシマムバリアプリコーションで操作することが望ましい．日本で繁用されているのは，10％ポ

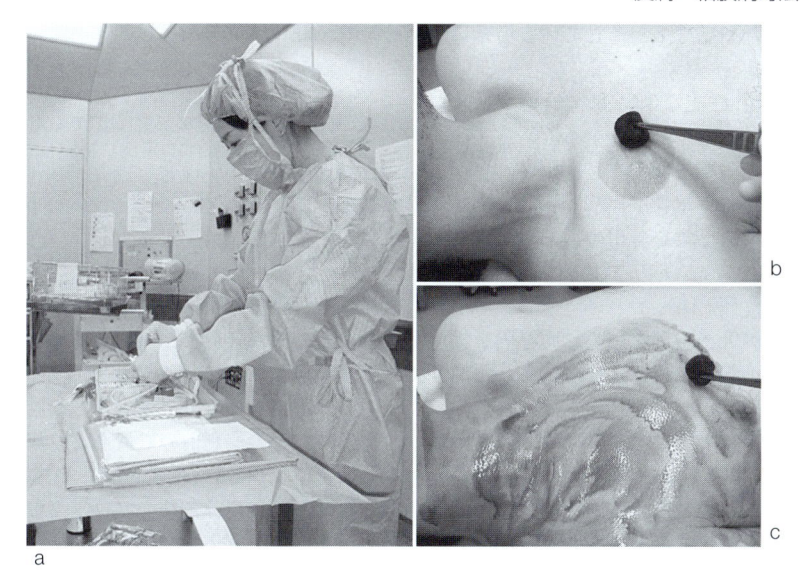

図1　中心静脈穿刺（右鎖骨下）での消毒法

ビドンヨード（イソジン®）液であるが，他にクロルヘキシジンアルコール，消毒用エタノールなどの使用が勧告されている．
②術野消毒を含めた術前準備については，アメリカ疾病予防局（Centers for Disease Control and Prevention：CDC）の手術部位感染予防ガイドラインにおける手術部位の前処置，術後ケアに関連する要点を**表3**に示す．

2 注射部位・採血部位消毒
①患者の安全と血液検体の無菌管理，皮膚常在菌による感染と血液検体への混入を防ぐためにも注射部位や採血部位の皮膚消毒は必要である．速効性と速乾性が要求されるため，消毒用エタノールが使用されることが多い．
②注射，採血時には手袋を着用し，消毒綿を刺入部位中心に円を描くように外側に向け塗布する．注射は乾燥してから行うことが必要である．1回使用のパック入り消毒綿での使用が勧められる．

3 創部などの消毒について
①創傷部では高度に汚染されている場合は，生理食塩水などによる洗浄を行うことが第1選択となる．
②壊死部分がある場合は外科的に切除することを考慮する．
③消毒薬は細胞毒であり，創傷内に適応することはかえって治癒を遅らせる可能性があるため注意が必要である．
④創傷周辺から二次汚染を防ぐ目的で創傷周辺の皮膚を広く消毒するためには，10％ポビドンヨード（イソジン®），0.05％クロルヘキシジングルコン酸塩（マスキン®）などの適応がある．

4 粘膜消毒
①粘膜は多数の細菌が常在するが，感染に抵抗性が強いので，化学的消毒よりも機械的洗浄に重点が置かれる．
②消毒の対象となる粘膜としては，口腔，咽喉，鼻腔，耳腔，結膜嚢，腟，肛門などがある．粘膜に消毒薬を適用するのは，手術

をする場合や感染を起こしている場合に限られる．
③粘膜に適用可能な消毒薬については表2（834頁）に示す．

5 皮膚・粘膜消毒法（図1）
【中心静脈穿刺（右鎖骨下）での消毒法】
①手洗い，滅菌手袋を着用の上，滅菌ガウン着用のマキシマムバリアプレコーションで操作を行う（図1a）．
②消毒は，刺入予定部を中心に同心円を描くように広い範囲を行う．一度塗布したエリアを汚染させないため，消毒薬は一方向に塗布し，後戻りをしてはいけない．3回繰り返し行う（図1b）．
③十分な大きさの滅菌オイフで覆い，処置は十分に消毒薬が乾燥してから行う（図1c）．

局所麻酔法
clinical procedures of local anesthesia

水島靖明　大阪府立泉州救命救急センター・副所長

A. 適応，合併症，ピットフォール

　局所麻酔とは，体内に分布する末梢神経系に局所麻酔薬を作用させる麻酔法であり，様々な状況で使用される．広義には表面麻酔，浸潤麻酔，伝達麻酔（神経ブロック），硬膜外麻酔，脊髄麻酔，静脈内麻酔など多種を含むが，狭義には表面麻酔と浸潤麻酔を局所麻酔法としている．局所麻酔法は作用部位が局所的，選択的麻酔法であり，患者の意識が保たれ，侵襲が少ないという利点があるが，その欠点や合併症などを知っておくことも必要である（表1）．ここでは，表面麻酔と浸潤麻酔，および伝達麻酔法である指ブロック（オベルスト法）について述べる．

1 適応
1 **表面麻酔**　局所麻酔薬を滴下，噴霧して麻酔をする方法であり，気管挿管，胃管挿入，尿道バルーン挿入，気管支鏡検査，胃内視鏡

表1　局所麻酔の短所

1. 患者の協力が得られない場合は実施できない．
2. 手術範囲が広い場合，大量の麻酔薬を必要とする．
3. 局所麻酔薬に対する異常反応（アレルギーなど）の既往がある場合には実施できない．
4. 持続時間に制約がある．

検査，角膜・結膜検査，直腸診，擦過傷や熱傷などの創傷処置などの場合に用いる．
2 **浸潤麻酔**　体表面の創傷処置時や小手術，中心静脈路などのカテーテル，胸腔ドレーン挿入時などの穿刺前の処置などに用いる．
3 **指ブロック（オベルスト法）**　末梢の指趾の処置時などに用いる神経ブロックであり，目的とする指趾全体を麻酔する方法である．

2 合併症
1 **局所麻酔薬中毒**
①最も頻度の多い副作用であり，局所麻酔薬の血管内誤注射や大量使用することにより血中濃度が上昇し，中毒域に達することにより生じる．中毒症状は，中枢神経系症状（悪心，嘔吐や不穏，多弁，舌や口唇のしびれ，異味感，興奮），循環器症状（低血圧，徐脈，不整脈）などを起こし，重篤な場合には痙攣，意識消失，昏睡，無呼吸に至る．四肢，顔面の振戦は特徴的とされ，全身痙攣へ移行し，心停止に至ることがある．
②予防法としては，適切な投与量を守り，注入前にシリンジを引いて，針先が血管内にないことを確認すること．また，手術中には，声かけなどをして患者をよく観察し，中毒の初期症状が出現していないかを確認することが大切である．
③アドレナリン添加局所麻酔薬（キシロカイン注射薬®エピレナミン含有など）の使用は，局所の血管を収縮させて局所麻酔薬の吸収を遅らせることができ，作用時間の延長と血管収縮作用で出血量を減少させることができる．また，局所麻酔薬の血中濃度

表2 局所麻酔薬の中毒量

一般名	プロカイン	リドカイン	メピビカイン	ブピバカイン
商品名	オムニカイン	キシロカイン	カルボカイン	マーカイン
投与量(mg/kg)	18<	4<	5	1.6
血中濃度(μg/mL)	13	5〜8	5〜6	4<

上昇抑制による局所麻酔薬中毒の予防も期待できる．しかし，終末動脈の近くである指，趾，陰茎，耳などには血行障害を起こすので使用は禁忌である．また，高血圧，心疾患，甲状腺機能亢進症などの患者に対しても使用しない．

[2] アナフィラキシーショック　局所麻酔薬使用後，数分以内に悪心，嘔吐，皮膚の紅斑，発疹，呼吸困難が生じ，重篤な場合は上気道の浮腫，気管支痙攣，血圧低下などのショック状態を呈する．これらの症状は初回の注射で起こることもあり，2回目以降に感作されて起こることもある．

[3] 心因性反応　注射に対する極度の緊張や疼痛のため，反射的に血管運動障害が起こり，手術中に不穏，顔面蒼白，低血圧，失神などを起こすことがある．坐位や立位で処置するときに起こりやすい．

[3] ピットフォール

① 局所麻酔は日常診療においても頻繁に行われるものではあるが，アナフィラキーショックなどはいったん起こると重篤となり，蘇生術など適切な処置が必要となってくる．日頃から蘇生器具などの確認を怠らない．

② また，比較的広範囲な創傷処置などでは，処置に夢中のあまり，大量の局所麻酔薬を使用し，局所麻酔薬中毒をきたす可能性がある．

常に使用する局所麻酔薬が大量にならないか気をつける必要がある．使用頻度の最も高いリドカインの極量は4 mg/kg(1% キシロカイン® 20 mL では，リドカイン100 mgとなる)であり，大量に使用する場合には希釈して使用するか，他の麻酔法の併用を考慮する(表2)．

B. インフォームドコンセントでの注意点

処置を始める前に，問診で局所麻酔薬によるアレルギーがないかを聴取する．抜歯や創縫合時などの異常の有無，また，服薬中の治療薬や既往症，妊娠の有無，最終の食事などの病歴(AMPLE)も忘れないように聴取しておく．

C. 準備するもの

術中の合併症に対処できるように各種モニター，救急薬品，蘇生器具などは準備しておく．

① 表面麻酔：リドカイン(キシロカイン®)ゼリー，リドカインスプレー，リドカインビスカス，ガーゼなど

② 局所麻酔薬(浸潤麻酔，オベルスト法)：消毒薬，局所麻酔薬，22〜25 G 針，注射器

D. 手技の手順

[1] 表面麻酔

[1] 粘膜表面

① 胃内視鏡などの際には，5〜15 mL のキシロカイン®ビスカスをスプーンなどで口の中に5分間含ませてから，検査を行う．

② また，気管支鏡，胃内視鏡検査の際には，4% リドカイン(キシロカイン®)液を撒布するか，リドカインスプレーを，咽頭，喉頭に噴霧して用いる．

③ 気管挿管，胃管，尿道バルーンの挿入の際には，管の表面にリドカイン(キシロカイン®)ゼリーを塗布して使用する．男性の

場合，尿道では，リドカインゼリーをシリンジなどで 10 mL ほど，外尿道口から注入しておくと，より効果的である．完全な効果を得るためには十分な時間（少なくとも 5 分以上）を置く必要がある．

２ 皮膚表面麻酔　ブラッシングを要する汚染擦過創などで，4％リドカイン（キシロカイン®）液をガーゼに染み込ませて創部にあてるか，リドカインゼリーを塗布することで，除痛をし，創傷処置を行う．スプレー式のリドカイン（8％）は創面に使用すると添加物により激痛を生じるので用いない．

２ 浸潤麻酔

①創部を十分に消毒した後，皮下に針を刺し，局所麻酔薬を注入し，丘疹を作る．また，局所麻酔薬注入前に一度シリンジを引いて，血管内に針先がないことを確認する．局所麻酔薬を注入してできた丘疹より針を進め，手術野の深い場合は皮下組織，筋膜，筋肉内にも注入し浸潤させる（図1）．

②局所の炎症や感染が明らかで直接針を刺入することがためらわれる場合には，予定切開線を取り囲むように，炎症が起きている部分の周囲に浸潤麻酔を実施する（図2）．

３ オベルスト法（Oberst's method）　それぞれの指には掌側・背側にそれぞれ2本ずつの指神経が走っている．ブロックしようとする指の指根部背側より針を進め，環状に背側と掌側の指神経をブロックするように，局所麻酔薬を浸潤させる．さらに対側を同様の操作を繰り返すと指の根部でその全周に局所麻酔薬が注入されたことになる．1指につき 10 mL 以上の投与は行わない．またアドレナリンを添加したものは使用してはならない（図3）．

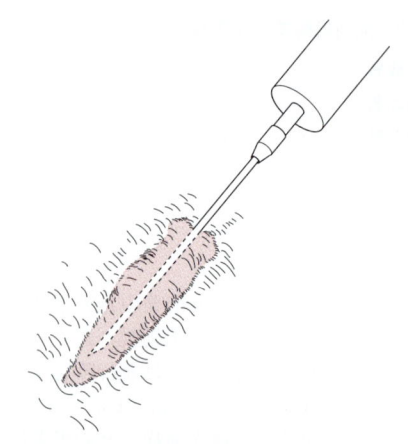

図1　局所浸潤麻酔

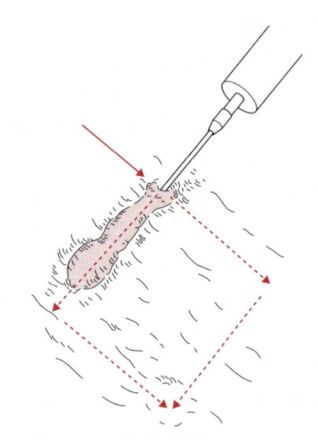

図2　周囲浸潤麻酔

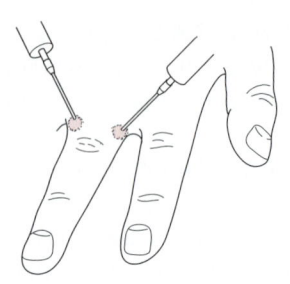

図3　指ブロック（オベルスト法）

創傷処置
treatment of wounds

水島靖明　大阪府立泉州救命救急センター・副所長

A. 適応，合併症，ピットフォール

1 適応　外力によって皮膚や組織が離断し，欠損する状態を創傷（wound）という．創は皮膚軟部組織の連続性が断たれた開放性損傷を，傷は連続性が保たれた非開放性損傷をさす．すべての創は，一次的に治癒させることが治療の最終目的であり，創傷治療の基本は止血，損傷の修復，感染の防止が原則となる．

2 合併症　不適切な創傷処置は，創の感染，離開を起こすだけでなく，機能障害や美容形態上の問題も引き起こす．また，縫合の稚拙は後に創縁の凸凹，醜い縫合糸瘢痕の原因となる．

3 ピットフォール

1 合併損傷の見落としによるピットフォール

① 創傷が大きくなればなるほど，創の出血や疼痛により，局所のみの所見に目が奪われてしまいがちとなる．全身状態の観察，他部位の損傷の有無などは忘れてはならない．高エネルギーの受傷機転や創傷部以外にも外力が及んでいる可能性がある場合，逆に創傷の程度が激しい場合には，系統だった外傷初期診療 JATEC（primary survey, secondary survey, tertiary survey）に則り診察することが重要である．

② また，創部の観察としては，創傷の状態（部位，大きさ，正常，深さ，汚染や異物の有無）を観察するが，創傷部位に応じて，合併損傷の有無などを注意深く確認する．

③ 顔面の創傷では，顔面神経麻痺の有無，眼球運動障害や視力，視野障害，涙管，耳下腺，顎下腺損傷，歯牙損傷や開口障害の有無を観察する．

④ 四肢創傷では，骨折，運動神経損傷や筋腱損傷，血管損傷の有無，特に手の損傷では知覚異常や腱損傷がないかなどを注意深く観察する．

2 顔面部の創傷のピットフォール

① 不用意なデブリドマンは醜い創痕やひきつれを残すことになる．顔面は血流が豊富であり，他の部位に比べ感染や壊死に強い．デブリドマンは最小限にすべきで，自信がないときは行わず，洗浄，止血のみに留め，専門家へのコンサルトを行ったほうがよい．

② また，眉毛，眼瞼縁，口唇縁，鼻翼などは縫合の際，段差やずれが生じやすく，後に美容的な問題を起こすこととなる．これらにまたがる創傷の場合は，その部位から縫合するようにするとよい．眉毛は剃毛しないよう気をつける．

③ 創部が深い場合には，皮下縫合を併用し，創縁から刺入部までの距離を大きくとらず，5-0，6-0 などの細い縫合針ナイロン糸を使用して縫合する．

3 頸部の創傷のピットフォール　頸部に刺創などがある場合，広頸筋に到達しているかどうかが重要となる．広頸筋を貫通していた場合，止血が得られていると判断しても，不用意な創検索は大量出血を引き起こすことになる．頸部の手術に精通した医師にコンサルトし，全身麻酔下に手術室で処置を行うべきである．

4 咬創によるピットフォール　ヒト，ネコ，イヌなどによる咬創では，組織の汚染が強く，唾液に含まれる細菌のため，創感染が高率で生じる．徹底的な洗浄が必要で，顔面の創を除いて縫合閉鎖せず，開放創として対処する．予防的抗菌薬投与が必要となる．

5 創内異物によるピットフォール　創内の異物は感染や創傷治癒の遅延を引き起こす．創内が直視下で完全に観察できない場合には，X線撮影や鉗子による触診も行い異物を除去するようにする．

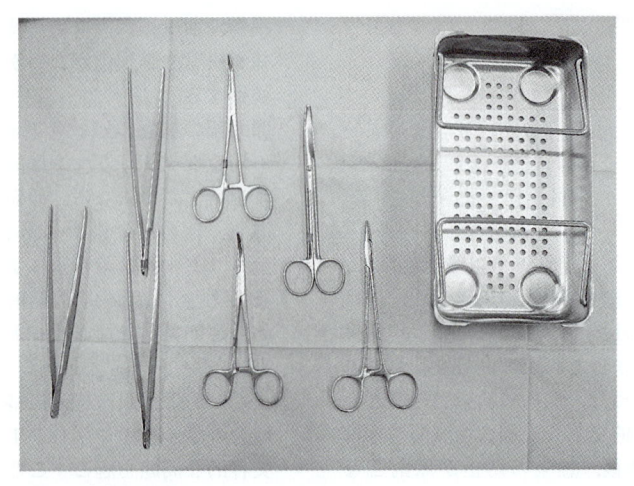

図1　縫合セット

B. インフォームドコンセントでの注意点

　創部による処置の内容や合併症について説明することはもちろんではあるが，創傷の程度が大きければ，創傷の痛みなどで(distracting injury)意識が集中し，その他の損傷の訴えが出現しにくいこともある．他部位損傷や創傷部以外の痛みなどがでてくる可能性なども話しておく．また，受傷機転を確かめておくとともに，局所麻酔薬や抗菌薬などのアレルギー歴や破傷風予防の接種歴なども問診で把握しておく必要がある．

C. 準備するもの

　基本的な縫合セット(持針器，クーパー剪刀，止血鉗子，有鉤ピンセット，縫合針，メス)(図1)などをあらかじめ滅菌し，ひとまとめにしておく．その他，覆布，創傷洗浄用品，止血器具なども準備する．

D. 手技の手順

　創処置は次のような手順となる．
1 止血
①創部の十分な観察のためにも無血野は必要である．どのような出血に対しても，直接圧迫することが，第1選択となり，静脈性の出血では10〜15分ガーゼや指先で直接圧迫止血を行う．創の程度により出血部位より中枢側の動脈を指で圧迫したり，駆血帯などを用いた間接圧迫止血で処置を行うとよい場合もある．
②動脈性出血の場合，直接圧迫止血によっても止血が得られない場合には，電気メスや結紮による止血が必要となる場合がある．しかし，鉗子などで，盲目的に組織をつかむことは神経や腱損傷などの二次損傷を引き起こすことがあるため行ってはならない．
2 洗浄
①創感染予防のためには創の洗浄が最も重要である．創周囲の汚染がひどいときには石鹸と水道水で汚れを落す．創部は十分の生理食塩水を使用し，創部に砂粒などの細かい異物を認める場合には，ブラシやガーゼなどで除去する．
②イリゲーターや注射器シリンジを用い，加圧洗浄するのも汚染除去には効果的である．ポビドンヨード(イソジン®)やグルコン酸クロルヘキシジン(マスキン®)などの

消毒液は組織毒性が創傷治癒機転を妨げるとされており，創内洗浄には使用しない．

3 デブリドマン

①創の感染防止と良好な創傷治癒のためには，必要かつ十分なデブリドマンが必要である．デブリドマンでは，壊死した組織は切除時には出血がなく，生きている組織では出血があるため切除面から出血がみられる部位まで切除することが必要である．

②組織の挫滅，汚染が強い創，受傷後6～8時間以上経過した創などは，メスやクーパー剪刀などで鋭的に除去する．

4 創閉鎖

① 一次閉鎖 創を一期的に縫合処置することを一次閉鎖といい，早期の創傷治癒が期待でき最小の創瘢痕ですむ．汚染が少なく組織欠損がないかあってもわずかの挫滅のある創の場合は，受傷後6～8時間以内に十分に創の洗浄化ができれば縫合閉鎖を試みてもよい．

② 二次閉鎖 創を開放創のまま肉芽創とし，瘢痕化により治癒さすか，遅延縫合することを二次閉鎖と言う．深部が十分に洗浄できない刺創や明らかな感染創，汚染の強い創や高度な挫滅創，ヒト，イヌ，ネコなどの咬創，損傷後時間が経過している場合などに適応となる．

5 縫合

①創感染防止のためには，組織反応の少ない縫合糸がよく，皮膚は非吸収性縫合糸であるmonofilamentのナイロン糸を使用するとよい．真皮縫合や皮下縫合にはナイロンか吸収性の合成繊維糸であるDexon®，PDS®，Maxon®などを用いる．皮膚では3-0から5-0，顔面では5-0や6-0を使用することが多い．

②基本的には結紮縫合を用い，創縁を丁寧に合わせるようにして縫合する．死腔を残さないよう創底まで深く縫合するか，必要に応じて皮下縫合を行う．また結紮が強すぎると，創傷治癒の遅延や創縁の壊死を助長する可能性があるので，注意する．

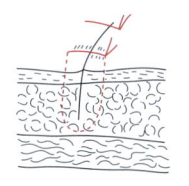

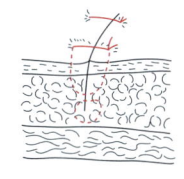

a. 結節縫合
b. 結節縫合＋埋没縫合
c. 垂直マットレス縫合
d. 水平マットレス縫合
e. 連続縫合

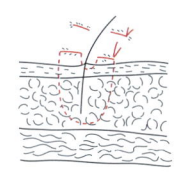

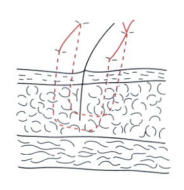

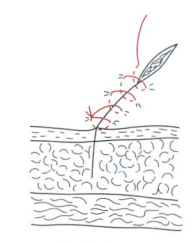

図2　創傷縫合法

③垂直マットレス縫合は創に緊張がかかる場合や創面が合いにくい場合などに行っている（図2）．

④創縁が単純であれば縫合の代わりにスキンステープラーや創が浅ければステリ・ストリップ・テープ®を使用することもある．

E. 手技終了後の留意点

1 抗菌薬および破傷風予防

①感染予防目的での抗菌薬の投与はできる限り必要最小限にとどめる．汚染，感染の危険性が少ないと思われる創に対しては，抗菌薬は必要ではない．咬創や広範の軟部組織挫滅を伴う創，土壌など汚染された創の場合などに適応となるが，3日間を超える予防的投与は推奨されない．

②破傷風予防としては，破傷風トキソイド接種歴と創傷の程度からトキソイド，破傷風

免疫グロブリン（TIG）の投与を決定する．筆者らは破傷風トキソイドの接種歴が3回未満か，最終接種から5〜10年経っている場合には，創の程度にかかわらず破傷風トキソイドは投与し，さらに確実な局所無菌法が実施されたと確信されない症例に対しては，TIGを合わせて投与している．TIG投与を行う際には，血液製剤の1つであるので患者もしくは家族の承諾が必要である．

外出血止血
emergency hemostasis

| 島崎淳也 | 大阪大学医学部附属病院・高度救命救急センター |
| 小倉裕司 | 大阪大学医学部附属病院・高度救命救急センター・講師 |

A. 適応，合併症，ピットフォール

①外傷，手術などによって組織に損傷が生じた場合は，ほとんどの場合出血を伴う．出血の程度は，損傷を受けた部位，損傷の種類や程度により異なる．軽微な出血であれば自然止血するが，自然止血しない出血に対しては止血処置を行う必要がある．

②抗凝固薬・抗血小板薬を内服していたり慢性腎不全で透析を受けている場合は，軽微な出血でも止血に難渋するケースが少なくないため注意を要する．

③創深部からの出血の場合，一見軽微な出血にみえても創を展開すると大出血することがあり，特に頸部・鼠径部など主要血管が体表近くにある部位の創には注意を要する．人手を集め，必要に応じて輸液・輸血の準備や気道確保を行う．

④多発外傷患者などでは，外出血の止血処置に集中するあまり他部位の損傷の評価や蘇生処置を遅らせてはならない．このような場合はまず圧迫止血により一時止血を図り，全身管理を優先する．

⑤患者血液を介した感染を防止するため，手袋・ガウン・ゴーグルなどによる標準予防策を実施する．

B. インフォームドコンセントでの注意点

①出血をきたしている患者の多くは不安な精神状態にあるため，現状とこれから行う止血処置を説明することで患者の不安を取り除く．

②バイタルサインが不安定な場合や，致命的な大出血をきたしており一刻を争う場合は，止血処置を最優先する．

C. 一般的な手技

1 直接圧迫法

①すべての出血に対してまず行うべき基本手技である．外出血の止血処置としては最も基本的かつ効果的な処置である．

②出血点を用手的に直接，あるいはガーゼなどで圧迫する．動脈出血でも，主幹動脈からの出血でなければ10〜20分の圧迫で止血可能である．

③四肢の出血の場合は，圧迫と同時に患肢を心臓より高い位置に挙上することで，より高い止血効果をもたらす．

④多くの出血は圧迫止血で止血可能である．圧迫止血が成功しない理由のほとんどが，不十分な圧迫時間とされている．

2 中枢側圧迫法・緊縛法

①直接圧迫法で出血をコントロールできない動脈出血の場合，出血点より中枢側の動脈を圧迫することで止血を得ることができる．

②通常は用手的に動脈を圧迫する．上肢からの出血では上腕動脈を，下肢からの出血では大腿動脈を圧迫する．その他，体表から用手的に圧迫可能な血管は図1のとおりである．

③ターニケットを用いる場合は，出血点より中枢側の四肢にターニケットを巻いて加圧する（図2）．ターニケット圧は，上肢で収縮期動脈圧より50mmHg，下肢では100mmHg高い値を目安にする．加圧中は末

ている間に血管結紮や縫合などの永久的止血処置を行う必要がある．
⑥圧迫時間が長時間に及ぶ場合は，虚血により組織が壊死し，再灌流時にカリウムやミオグロビンなどが血中に放出される筋挫滅症候群を引き起こすことがある．

3 縫合
皮膚創縁からの出血の場合，創を縫合することで止血可能である．その場合，表皮のみの縫合では皮下血腫を形成することがあるため皮膚全層にわたって縫合針をかけることが重要である．

4 血管の結紮
①出血している血管が同定できている場合，血管の断端が露出している場合は，その血管を結紮する．主幹動脈から出血している場合は血行再建が必要であるため専門医へコンサルトする．
②結紮禁忌の動脈は，頸部では内頸動脈，下肢では外腸骨動脈～大腿動脈～膝窩動脈，上肢では腋窩動脈～上腕動脈である．橈骨動脈・尺骨動脈はどちらかが開存していれば片方を結紮しても手の血流は保たれる．

5 熱凝固止血法
①電気メスの凝固モードを用いて出血点を熱凝固させることにより止血を得る．できるだけ周囲組織を損傷しないように出血点にピンポイントに使用する必要がある．直接出血点に電気メスを当てる他，鑷子で組織・血管断端をつまみ，鑷子から通電する方法がある(図3, 844頁)．
②出血点が直視できないような深部の出血に対し盲目的に熱凝固止血を行ってはならない．

6 止血剤を用いた止血
①広範な擦過傷や刃物で皮膚を削いでしまった場合など，縫合困難な場合で圧迫だけでは止血困難な場合に行う．
②アルギン酸塩被覆材（ソーブサン®）などの専用被覆材を用いる場合，被覆材を適当な大きさにカットして創面を覆い，その上からガーゼ・綿球などを用いて圧迫する．

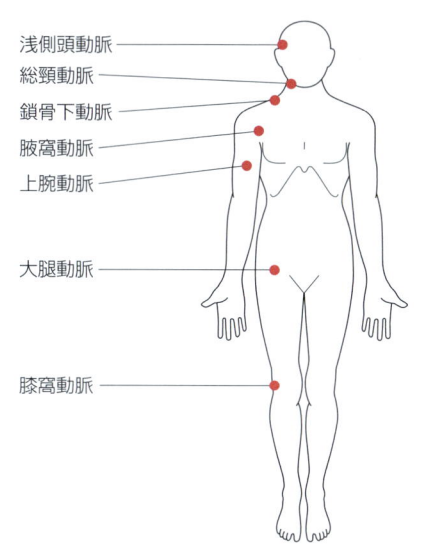

図1　体表から圧迫可能な動脈

- 浅側頭動脈
- 総頸動脈
- 鎖骨下動脈
- 腋窩動脈
- 上腕動脈
- 大腿動脈
- 膝窩動脈

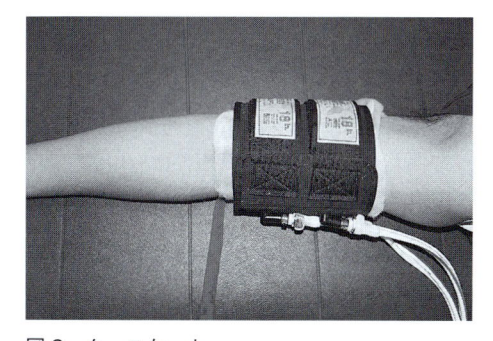

図2　ターニケット

梢組織が虚血状態となるため，加圧時間は可能な限り短い時間にとどめるべきである．連続加圧時間が60分を超える場合は，加圧を解除し再灌流を行う．無麻酔では強い阻血痛を訴えるため通常は麻酔下に行う．
④駆血帯や紐・ロープなどでの中枢側圧迫は，圧迫部位の筋・神経の損傷をきたしやすいため避けるべきである．
⑤中枢側圧迫では一時的な止血効果しか得られない場合が多く，出血をコントロールし

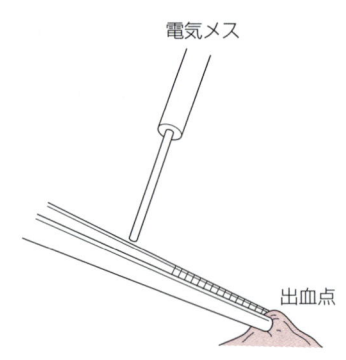

図3　鑷子を用いた電気メスの通電

③アドレナリンを用いる場合，0.1%アドレナリン溶液（ボスミン®）を1,000倍希釈して用いる．溶液を局注，創面に直接撒布する．希釈した液をガーゼに浸し，そのガーゼで創面を覆って用いる．なお，手指・足趾や鼻・耳・陰茎への局注は末梢側の壊死をきたすため禁忌である．

7 その他の方法
①ガーゼ充填法：創部が大きく潰瘍や空洞を形成しており，創面全体から出血している場合，創部にガーゼを詰め込み，パッキングすることで止血を図る．数時間〜24時間程度ガーゼを留置しておくこともある．ガーゼの除去時に必ず枚数のカウントを行う．
②バルーン圧迫法：銃創・刺創などのように創部が小さく，深部から出血が持続する場合，創部からバルーンを挿入・拡張させ，内部から圧迫することで止血を図る．手術を行うまでの一時的止血処置である．

D. 手技終了後の留意点
①確実な止血を確認する．特に外来で止血処置を受けて帰宅する患者の場合，不十分な止血処置は再出血を引き起こし，患者・家族とのトラブルの原因ともなる．
②止血術後は，止血点より末梢部位の血行障害がないかどうかを確認する．

コンパートメント内圧測定，減張切開
compartment pressure, decompression incision

島崎淳也　大阪大学医学部附属病院・高度救命救急センター
中川雄公　大阪大学医学部附属病院・高度救命救急センター

I. コンパートメント症候群とは

①コンパートメント症候群とは，骨・筋膜・骨間膜により区画されるコンパートメント（筋区画）の内圧が上昇し，筋や神経の循環障害をきたす病態である．
②外傷や虚血の他，熱傷やギプスによる外固定，激しい運動でも生じることがある．筋区画が存在すれば身体のどの部位にでも発生しうるが，前腕と下腿が好発部位である．
③症状として，発生部位の腫脹・激しい疼痛・運動障害・知覚障害が出現する．区画内の筋の他動的な伸展や，筋把握により強い疼痛を訴える．末梢動脈の拍動は末期まで保たれるため，初期診断には有用でない．
④コンパートメント症候群に陥った場合，4〜6時間で筋組織の壊死が始まり，12時間で神経組織の不可逆的変化が生じるといわれている．

II. コンパートメント内圧測定

A. 適応，合併症，ピットフォール
①コンパートメント内圧測定は，コンパートメント症候群の診断の補助のために行う．
②コンパートメント内圧はコンパートメント症候群診断の客観的指標とはなるが，あくまでも補助診断の一つであり，診断は臨床症状を最優先すべきである．
③臨床的にコンパートメント症候群が明らか

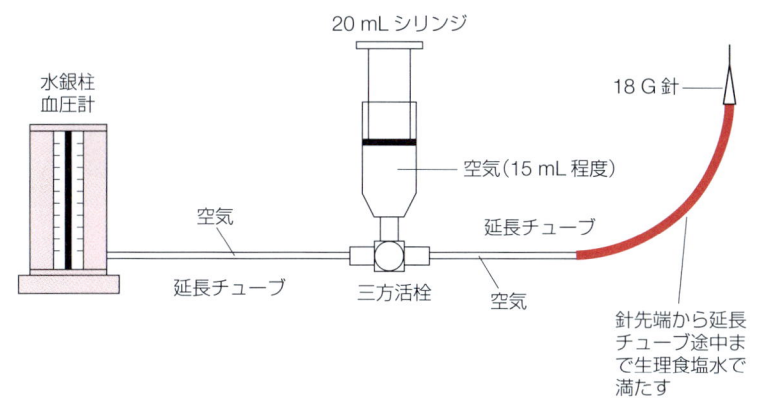

図1 コンパートメント圧測定法と器具の接続図

な場合は，必ずしもコンパートメント内圧測定を必要としない．しかし，意識障害を伴う多発外傷患者などの場合，臨床所見のみでコンパートメント症候群を診断するのは不可能であるため，コンパートメント症候群を疑った場合は速やかに内圧測定を行うべきである．

④正常のコンパートメント内圧は10 mmHg以下であり，30 mmHgを越すとコンパートメント症候群を引き起こす可能性がある．

⑤内圧測定の絶対的禁忌はないが，感染の可能性がある部位には行わないようにする．

B. 準備するもの

水銀柱血圧計，点滴用延長チューブ，三方活栓，20 mLシリンジ，18 G針，生理食塩水

C. コンパートメント圧測定（needle manometer法）の手順

①準備物品を図1のように接続する．18 G針から延長チューブ途中まで生理食塩水を満たしておき，三方活栓を閉じておく．

②穿刺しようとする部位を中心に広く消毒する．局所麻酔薬は不要である．

③穿刺部は測定したいコンパートメントの筋腹部とする．

④18 G針を計測しようとするコンパートメントの筋膜内に穿刺する．針は垂直ではなくて斜めから穿刺する．針が筋膜を越えると抵抗が弱くなる．

⑤三方活栓を開放する．シリンジに15 mLほど空気を入れておき，ゆっくり注入する．

⑥シリンジの注入とともに血圧計の圧が上昇していく．満たしておいた生理食塩水がコンパートメント方向に移動した瞬間の圧がコンパートメント内圧である．

⑦この方法は測定誤差が大きいため何回か試行し平均値をコンパートメント内圧とする．

III. 減張切開

A. 適応，合併症，ピットフォール

①減張切開の目的は，コンパートメント症候群による筋・神経の不可逆的壊死を防止することである．

②減張切開の適応基準は施設により様々である．通常は臨床症状からコンパートメント症候群を疑った場合，ギプスや包帯などの圧迫の解除，冷却，患肢を心臓の高さに保持する（患肢挙上は灌流圧を下げるため，

むしろ症状を悪化させる），などの保存的治療を試みる．すでに知覚障害が出現している場合や，保存的処置で疼痛が改善しなければ減張切開の適応となる．なお，予防的に減張切開を行うことはむしろ禁忌とされている．

③ 意識障害を合併して，臨床症状からコンパートメント症候群と判断できない場合はコンパートメント圧を指標にするしかないが，コンパートメント圧と減張切開の適応について未だ定まった基準はない．当センターでは急性型で 40 mmHg 以上であれば減張切開の適応，30～40 mmHg でも経時的な改善がみられなければ適応としている．

④ 処置のタイミングが遅れると永続的な四肢機能障害を残すこととなるため，必要と判断した場合は処置をためらってはならない．

⑤ 重要な合併症は感染および出血である．

⑥ コンパートメント症候群が発症し 12～24 時間以上経過している場合は，筋・神経の不可逆的壊死が完成してしまっている可能性があり，その場合減張切開は無効であるだけなく，虚血再灌流障害を引き起こすなど致命的になる可能性があるため注意を要する．

B. インフォームドコンセントでの注意点

ひとたび阻血性障害が生じれば完全な回復は困難であり，処置のタイミングを失えば四肢機能を失うため，救肢ための処置であることを理解してもらうことが重要である．

C. 減張切開に準備するもの

一般的な外科切開セット，メス，イソジン®消毒液，滅菌ドレープ

D. 手技

ここでは頻度の高い下腿の減張切開（double-incision 法）を説明する．下腿は図 2 に示すように 4 つのコンパートメントから構成されており，通常下腿の減張切開ではこれら 4

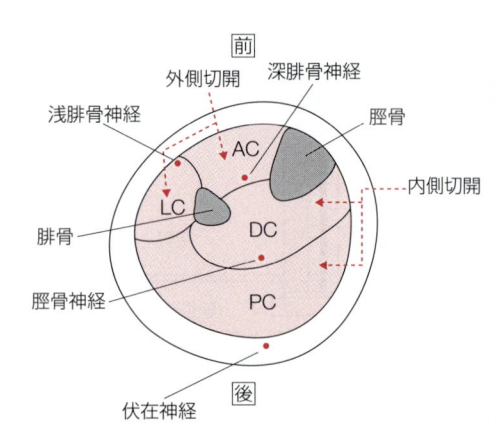

図 2　右下腿の断面図とコンパートメント
AC：anterior compartment, LC：lateral compartment, DC：deep posterior compartment, PC：superficial posterior compartment

つすべてのコンパートメントを開放する．

通常は腰椎麻酔下に行う．術野をイソジン®液で消毒，清潔野で処置を開始する．外側切開と内側切開の 2 か所の切開を行う（図3）．

1 外側切開

① 腓骨頭の 1 cm 前方（脛骨と腓骨の間），腓骨頭の 1 cm 下方から足関節まで切開する．

② 下腿 1/3 には浅腓骨神経が筋膜を貫いて走行しており，その損傷に注意する．

③ 筋膜を切開し anterior compartment と lateral compartment を開放する．

2 内側切開

① 脛骨の 2 cm 後方で，脛骨粗面の 2 cm 下から脛骨外縁に沿って皮膚切開を加える．

② 伏在静脈，伏在神経を同定し，避ける．

③ 筋膜を切開し superficial posterior compartment と deep posterior compartment を開放する．

コンパートメントを開放すると筋肉が表層へと膨隆してくるが，特に処置は行わない．

E. 手技終了後の留意点

① 減張切開後は，創を清潔・湿潤を保つよう

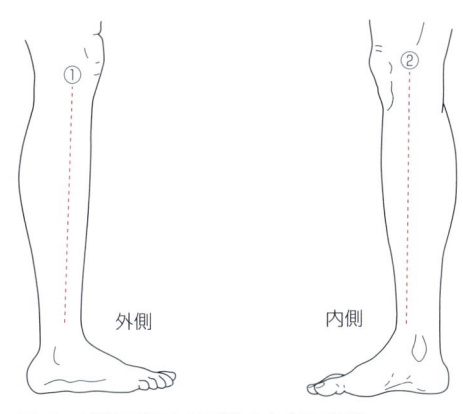

図3 減張切開時の下腿の皮膚切開線
①外側切開，②内側切開

にする．
②抗菌薬の予防的投与に関して確立された意見はない．開放骨折を伴う場合，抗菌薬投与は必須である．
③早期創閉鎖が原則であり，浮腫の軽減がみられたら，術後1週間を目処に創の閉鎖を行う．皮膚の短縮のため一次縫合は困難なケースが多く，その場合は分層植皮術を行う．

膿瘍排膿（切開，ドレナージ）
incisional drainage

廣田龍一郎　星ヶ丘厚生年金病院・形成外科部長

A. 適応，合併症，ピットフォール

①救急外来での適応は，発赤，熱感，腫脹，疼痛など炎症による自覚症状を伴なった局所的な皮下膿瘍に限定される．頻度としては表皮嚢腫（粉瘤），毛嚢炎，爪周囲炎，毛巣洞などが大部分であるが，悪化した褥瘡でも救急外来での切開排膿が必要となることがある．
②部分的に皮下膿瘍が存在するとしても，一肢全体に炎症所見が存在し壊死性筋膜炎を疑うような場合や，既往歴から骨髄炎の存在を疑う場合などには安易な切開は禁物である．専門医，指導医と連絡を取り対応する．
③侵襲的な処置であるので膿瘍の存在だけで炎症による自覚症状がない場合には，翌日（週明け）の専門外来の受診を勧める．
④合併症として出血や排膿による除圧での血圧の急激な変動，切開部周囲に存在する神経や血管などの重要臓器の損傷などが考えられる．切開の際には，膿瘍の周囲，下床に何が存在するか頭に描きながら行う．
⑤顔面や身体露出部の切開では，後々瘢痕（きずあと），拘縮（引きつれ）が問題となる場合もある．

B. インフォームドコンセントでの注意点

①前述したように侵襲を伴う処置であるため，手術に準じて同意書を取るべきである．
②処置により自覚症状は改善するが，切開排膿は根治術ではなくあくまでも対処療法であり，翌日以後の専門外来の受診が必要不可欠であることを十分に説明する．
③出血，感染，局所麻酔薬によるショックなどの一般的な注意のほか，将来的な根治術の可能性，切開創の瘢痕拘縮の可能性についても説明する．
④切開排膿の必要性については十分に説明すべきであるが，原疾患についての詳しい説明は後日の専門外来に委ねるほうが無難といえる．

C. 手順

1 準備

①局所麻酔手術に準じて血圧計，SpO₂モニターはあったほうがよい．膿瘍の大きさにもよるが，小手術用のセットを用意しておく．帽子，手袋，ガウンなども局所麻酔下手術に準じる．
②洗浄することを想定して，ベッドには吸水シーツを敷いておく．ガーゼは多めに必要．ペンローズドレーンを使うなら用意しておく．タンポンガーゼなら同様．洗浄用

の生理食塩水，注射器を用意する．
③局所麻酔は基礎疾患のない症例ではアドレナリン含有リドカイン〔キシロカイン注射液「1%」エピレナミン（1：100,000）含有®〕で行う．ただしアドレナリン含有局所麻酔薬は指，趾，陰茎，耳などには血行障害を起こすことがあるので注意する．また，心疾患，高血圧，甲状腺機能亢進症など基礎疾患があればアドレナリンなしを使用する．局所麻酔薬の必要量にあわせた注射器を用意する．大きな膿瘍であればカテラン針を用意する．

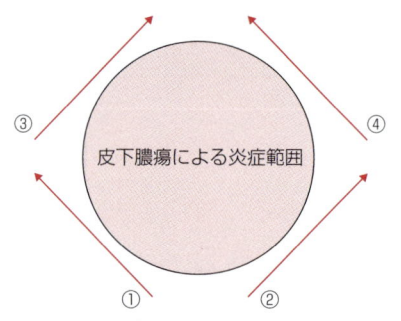

図1 局所麻酔の際の注射針の刺入方向と順番

2 消毒 顔面であれば0.05%クロルヘキシジングルコン酸塩（ヂアミトール®），顔面以外であればポビドンヨード（イソジン®）で消毒する．炎症所見の存在する範囲よりやや広範囲に消毒する．

3 マーキング
①局所麻酔薬を注射したあとは切開すべき部位がはっきりしなくなってしまうので注射の前にマーキングを行う．皮膚ペンなどを用いて膿瘍の予想範囲と切開を加える部位をマークする．
②切開は膿瘍の中央部で皮膚が伸展され非薄化された部分に行い，できるだけ皮膚のしわの方向に合わせる．

4 局所麻酔
①キシロカイン注射液「1%」エピレナミン（1：100,000）含有® あるいはキシロカインポリアンプ1%を皮下（厳密には真皮内）に注入する．炎症部位に薬剤を注入することは強い疼痛を伴うので，炎症部位の周囲に十分量の注入を行う（図1）．
②炎症が筋膜層まで強く波及していると筋膜層の操作の際に強い疼痛を伴うので，皮膚切開後直視下に筋膜層にも注射する．

5 切開 11番メスを用い，メスの刃を皮膚に直角に刺入するように行う．メスを皮膚上を滑らせてきれいな切開線を引くのではなく，メスを突き刺す感覚で行う．切開線の長さは十分に排膿が行えかつ最小限である．

6 排膿 膿の流出が認められれば周囲を圧迫しながら（もちろん患者の痛みの訴えに注意しながら），内容物を十分に排出する．生食を注入しながらガーゼの出し入れを繰り返す．鋭匙などを用いた掻き出しは救急外来での処置としては避けたほうが無難である．

7 ドレナージ
①膿瘍腔にさばいたガーゼ，あるいは腔があまり大きくなければタンポンガーゼを挿入する．ガーゼを完全に腔内に入れ込んでしまわず，ガーゼの一端は皮膚外に露出させておく．
②褥瘡など汚染が強い膿瘍腔であればアクリノールを浸したガーゼを使用する．
③感染がなく膿瘍内腔が汚染されていない場合（たとえば古い血腫など）には，ペンローズドレーンを留置するのも可である．その場合はドレーンを創縁にナイロン糸で固定し，固定部以外は創を縫合閉鎖する．

8 ドレッシング 創周囲をきれいにした後ガーゼを多めに当てて，エラテックス®などの伸縮絆創膏を用いて圧迫気味に固定する．

9 終了後 膿は培養検査に提出する．患者に流出した内容物を示し，現時点で考えられる病態，今後の経過などを説明し必ず翌日の専門外来を受診するよう説明する．抗菌薬の投与は状況によるが必ずしも必要ではない．

皮下異物摘出法(釣り針，縫い針)
removal of subcutaneous foreign body

廣田龍一郎　　星ヶ丘厚生年金病院・形成外科部長

どのような皮下異物でも基本的な考え方，処置の流れは同じであるが，釣り針，縫い針は少し特殊な点があるので個々に述べる．

I．釣り針　（665頁参照）

A．適応，合併症

釣り針の先端には返しと呼ばれる部分があり，刺入部に針の後端が露出していたとしても，逆方向に刺入口から引き出すのは適切ではない．返しの部分が組織に引っかかり針の先端が折れてしまったり，周囲の組織を引き裂いてしまうことになる．X線で釣り針の存在と位置を確認した後，局所麻酔手術に準じた準備をして摘出術を行う．

B．インフォームドコンセントでの注意

①手術に準じた処置であり同意書を取るべきである．
②簡単に摘出できないことも多く，救急外来での無理な操作は合併症の可能性もあるため深追いはしないことを説明する．
③眼瞼や耳介などの顔面の各部位では，摘出だけではなくその後の治療も重要であることを説明する．
④刺入した釣り針が土壌などでの汚染が強かったり錆びついていたりした場合には，破傷風トキソイドの必要性を説明する．

C．手技の手順

1 準備
①局所麻酔手術での小手術用のセットを用意しておく．血圧計，SpO$_2$モニターはあったほうがよい．帽子，手袋，ガウンなども局所麻酔手術に準じる．
②局所麻酔は基礎疾患のない症例ではアドレナリン含有リドカイン〔キシロカイン注射液「1%」エピレナミン(1：100,000)含有®〕で行う．心疾患など基礎疾患があればアドレナリンなしを使用する(前項「膿瘍排膿」参照)．

2 消毒
顔面であれば0.05%ヂアミトール®で，顔面以外であればイソジン®で消毒．

3 マーキング
①局所麻酔薬を注射したあとは切開すべき部位がはっきりしなくなってしまうので，注射の前にマーキングを行う．
②切開すべきは，刺入した釣り針をそのまま回転させた際に針の先端の出口となるであろう部分である．釣り針の後端が露出していればその部分をモスキート鉗子やペアン鉗子などで把持し回転させてみて出口を予想する．
③完全に皮下に埋入していれば，刺入口の創形とX線などの情報から釣り針の進行方向に沿った釣り針の回転径の長さ程度の切開とする．

4 局所麻酔
アドレナリン含有リドカイン〔キシロカイン注射液「1%」エピレナミン(1：100,000)含有®〕あるいはキシロカイン®を皮下(厳密には真皮内)に注入する．

5 切開
11番メスを用い，メスの刃を皮膚に直角に刺入するように行う．メスを皮膚上を滑らせてきれいな切開線を引くのではなく，メスを突き刺す感覚で行う．切開線は針が確認できる十分かつ最小限の長さである．

6 摘出
直視下に釣り針を確認し，刺入方向に向かって回転させながら摘出する．

7 縫合
破傷風トキソイドの注射を要するような汚染創でない限り縫合する．刺入口が挫滅していれば創縁を最小限デブリドマンしてから縫合する．

8 ドレッシング
創周囲をきれいにした後，ガーゼを多めに当ててエラテックス®などの

伸縮絆創膏を用いて圧迫気味に固定する．

9 終了後　確認のX線を撮り，摘出した釣り針は現物をカルテに貼付しておくか，写真を撮りカルテに貼付しておく．抗菌薬の投与は状況によるが，必ずしも必要ではない．

II．縫い針

A．適応，合併症，ピットフォール

縫い針の手順は釣り針とほぼ同様であるが，完全に皮下に埋入している場合などでは釣り針ほど簡単には摘出できない．X線透視室で透視しながら摘出を行うのが無難である．

B．インフォームドコンセントでの注意

釣り針と同様．

C．手技の手順

1 準備，2 消毒，3 マーキング，4 局所麻酔
釣り針と同様．

5 切開　切開は摘出可能な最小限の切開ではあるが，刺入している針の長さ程度の切開が必要となることが多い．

6 摘出
① すぐに直視下に確認できれば問題ないが，なかなか発見できない時にはX線透視を使う．
② 皮膚に直角にモスキート鉗子あるいはペアン鉗子を進め，深さを合わせた後，透視の方向を90°回転させ水平面を合わせる．
③ モスキート鉗子が硬い物に接した感覚があれば，余計な物ははさまないようにわずかにモスキート鉗子を開き，針をはさむ．
④ 後はモスキート鉗子を目印に，針を直視下に確認し摘出する．摘出に際してはゆっくり慎重に行う．一部でも折れて残ってしまったら，もう一度同じことをしなければならない．

7 縫合，8 終了後　釣り針と同様．

注意しなければならないのは，釣り針にせよ，縫い針にせよ患者はとげを抜くようにいとも簡単に摘出してもらえるものと考えていることである．十分な説明を行い，十分な準備をして行うことがトラブル防止に重要である．異物が石や鉛筆の芯その他であっても，上述の手順とほぼ同様である．

脱臼整復法
manipulative reduction of traumatic dislocation

山本啓雅　大阪市立大学大学院准教授・救急生体管理医学

A．脱臼とは

救急領域で扱う脱臼は外傷性脱臼である．外傷性脱臼とは，関節が生理的な可動域を越えた運動を強いられ，関節包の一部が破れ，この破れ目から骨頭が関節外に逸脱するものをいう．完全に関節面の接触が失われた状態を完全脱臼，関節面が一部接触しているものを亜脱臼と呼ぶ．脱臼の状態の表現は，中枢関節端を基準とし，遠位関節帯の移動の方向により，前方脱臼，後方脱臼，上方脱臼，下方脱臼のようにあらわす．

B．脱臼の症状

完全脱臼では当該関節の変形を生じるため，各脱臼に特有の肢位をとることが多い（図1）．関節を固定していれば疼痛は比較的軽度であるが，自動運動は不能となり，他動的な関節の動きが生じると著明な疼痛が生じる．当該関節には弾力性のある抵抗が触知されることが多い（ばね様固定）．

C．脱臼診療時のピットフォール

1 十分な筋弛緩
① 脱臼の整復にあたり，最も重要な点は患者をリラックスさせ整復の阻害因子となる筋

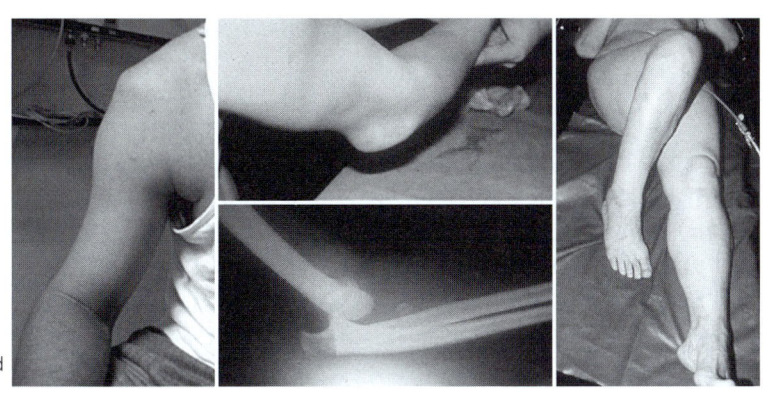

図1　脱臼時の特徴的肢位
a. 肩関節前方脱臼の特徴的肢位：肩関節はやや外転し，内旋位となる．また肩峰が突出し，通常みられる肩の丸みが消失する．
b. 肘関節後方脱臼の特徴的肢位：肘関節は30〜40°の軽度屈曲位でバネ様固定される．前腕がやや短縮しているようにみえ，肘頭が後方に突出してみえる
c. 肘関節後方脱臼のX線写真
d. 股関節後方脱臼の特徴的肢位：股関節は内転，内旋，軽度屈曲位をとり，脱臼のため患肢は短縮し，健肢に乗りかかっているようにみえる．膝部に挫創を認めることもある．

肉の緊張を取り除くことである．患者と会話しながら愛護的な整復操作が必要である．
②筋肉の緊張を取り除けない場合は，迷わず局所麻酔や全身麻酔を用いて整復する．

2 整復実施時期
①脱臼は速やかに整復するのが望ましい．整復せずに放置すると関節包の瘢痕化を生じ，徒手整復不能となる．
②また整復が遅れると，股関節脱臼では大腿骨頭に，肩関節脱臼では上腕骨頭に骨頭壊死が発症するリスクが増大する．
③外傷性骨頭壊死を予防するためには12時間以内，遅くとも24時間以内に脱臼を整復することが原則である．

3 X線撮影
①脱臼の種類（方向）や合併骨折の有無を判断するためには，少なくとも2方向の単純X線撮影が必要である．
②整復後に骨折が判明しても受傷時からのものか，整復操作によるものかがわからず説明に苦慮する．
③脱臼整復後にも再度2方向の単純X線撮影が必要であり，整復操作による新たな骨折合併の有無，整復の状況を確認する．必要であればCT撮影を追加する．

4 神経・血管障害
①脱臼時の神経血管障害の確認は重要である．脱臼を整復したら再度神経血管障害の有無をチェックする．
②暴力的に徒手整復を行うと神経血管損傷を起こす危険があり，注意を要する．

D. インフォームドコンセントでの注意点
①整復前に脱臼の状態，骨折や神経血管損傷の有無について説明する．また整復操作によっても骨折や神経血管損傷が起こる可能性があることを説明しておく．
②整復が不可能であれば転送や手術などの可能性があることを伝え，整復後の再脱臼の可能性についても説明する．また骨頭壊死の可能性について言及する．

E. 脱臼各論

1 顎関節脱臼

1 脱臼の型
下顎頭が関節結節を越えて前方に脱臼する前方脱臼，後方に脱臼する後方脱臼，下顎骨骨折の場合に生じる側方脱臼がある．顎関節は開口時生理的にも前方亜脱臼に近い状態にあるため，一般に起こる顎関節脱臼は前方脱臼であるため，これについて解説する．

2 臨床所見
あくび，哄笑，全身麻酔時など，過度に開口する際にみられる．口を開いた状態で閉口不能となり，発語障害がある．

3 整復手技
①患者を椅子に腰かけさせ，助手に頭部を後方から保持させる．
②術者は両手母指をガーゼなどで巻いて咬傷に対して保護しつつ口腔に入れ，両側下顎臼歯の上に置く．他の4指は外側から下顎骨を把持する．
③母指に力を入れて下顎臼歯を下方に圧し，次いで下顎全体を後方に滑らせるか，患者に口を閉じるように指示すると整復される．整復時両母指は速やかに外側に避けて咬傷を予防する．

4 手技終了後の留意点
1～2週は提顎帯により固定し口を大きく開かないようにする．

2 肩関節脱臼

1 脱臼の型
肩関節脱臼は外傷性脱臼のうち約50%を占め，最も発生頻度が高い．脱臼の方向に応じ前方脱臼，後方脱臼，下方脱臼があるが，このうち前方脱臼が95～97%を占めるといわれる．後方脱臼と下方脱臼の発生頻度はそれぞれ2～3%と0.5%である．以下に前方脱臼について解説する．

2 臨床所見
①外傷性肩関節脱臼は介達外力，すなわち転倒や相手との接触により，外旋挙上位で水平伸展を強制された場合に起こる．肩関節はやや外転し，内旋位となり，疼痛のため患肢を全く動かせなくなる．また外見上，肩峰が突出し，通常みられる肩の丸みが消失する．
②神経麻痺では特に腋窩神経障害が重要で，42%にある程度の腋窩神経麻痺が生じるといわれる．一般に腋窩神経麻痺の予後は良好であるが，麻痺が残存する症例もあり可及的早期の脱臼整復が推奨される．その他神経損傷では腕神経叢の損傷が起こることがある．
③血管損傷では腋窩動脈損傷の可能性があり，末梢動脈の触知は重要である．
④骨折合併の可能性もあるため，前後のX線撮影は必須である．

3 整復手技
教科書的にはHippocrates法，Kocher法が有名であるが，これらの方法は合併症の頻度が高いと報告されており，最近ではあまり用いられない．以下に述べる方法は整復率が高いだけでなく，患者の疼痛が少なく，合併症も少ないと報告されている．

❶Milch法：患者を仰臥位とし，術者は一方の手で患肢を把持し，患肢を外旋位の状態のまま外転していき，ゼロポジション（外転外旋挙上位）にもっていく．長軸方向に牽引を加えながら，もう一方の手の母指で脱臼した骨頭を後外側に押し出すことで整復が得られる（図2）．

❷外旋法：患者を仰臥位とし，術者は患者の肘と手首を把持し，肘屈曲90°，肩屈曲20°，内転0°とする．患者にゆっくりと手を外側に落としていく（外旋）ように指示し，誘導していく．痛みや筋緊張が生じたら動きを止めて患者をリラックスさせる．70～110°の間で脱臼が整復される（図3）．

❸肩甲骨マニピュレーション法：患者を腹臥位とし，患肢をベッドわきから垂らした状態で3～7kgの重錘を手首につける．ここまでをStimson法と呼ぶが，肩甲骨マニピュレーション法では肩甲骨下角を術者の母指で内側かつ背側に押し出し，もう一方の手の母指で肩峰を下方に押し出す．この操作により脱臼が整復される（図4，854頁）．

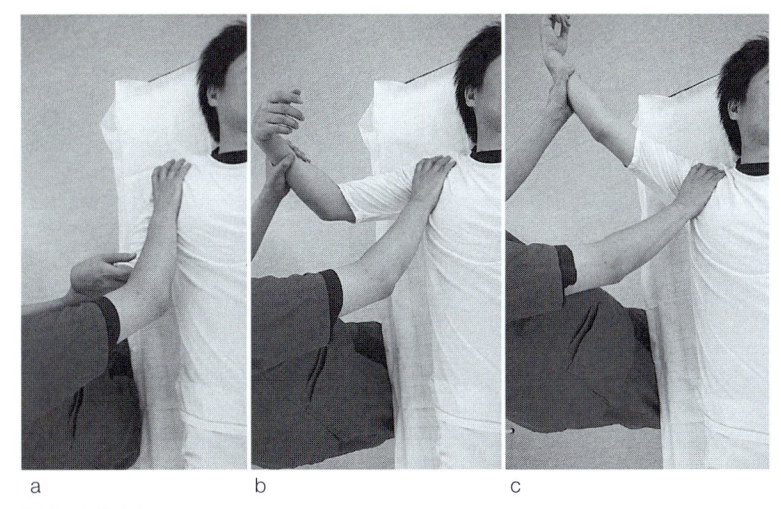

図2 Milch法
a. 一方の手で肩（母指は骨頭，その他の指は鎖骨）を把持しながら，もう一方の手で患肢をゆっくりと屈曲外転する．
b. 患肢をゆっくりと外転外旋挙上位へもっていく．
c. 長軸方向に牽引をかけつつ，母指で骨頭を関節窩の方に押し出す．

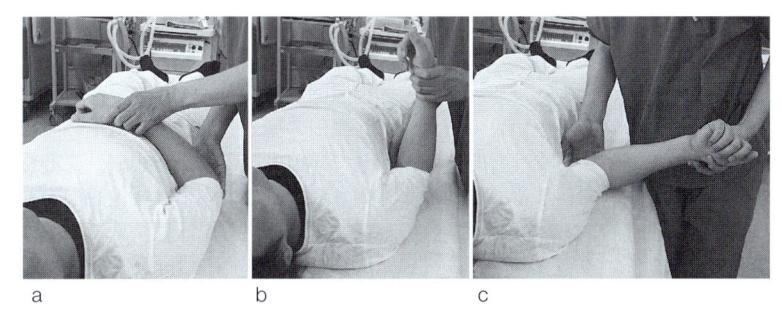

図3 外旋法
a. 一方の手で肘を，もう一方の手で手首を把持する．
b. 内旋位からゆっくり外旋位へ誘導していく．
c. 70〜110°の間で脱臼が整復される．

4 手技終了後の留意点

① 整復後にX線撮影と神経血管損傷のチェックを行う．整復後はDesault固定具などにより患肢を胸郭につけ固定するが，専用の固定具がない場合三角巾で患肢をつるし上からバストバンドで固定してもよい．

② 通常若年者で3週間，高齢者では拘縮が起こりやすいため1〜2週間固定する．ただし，最近は外旋位で固定した方が再脱臼しにくいという意見もあり，後のフォローの意味からも整形外科を受診させるようにする．

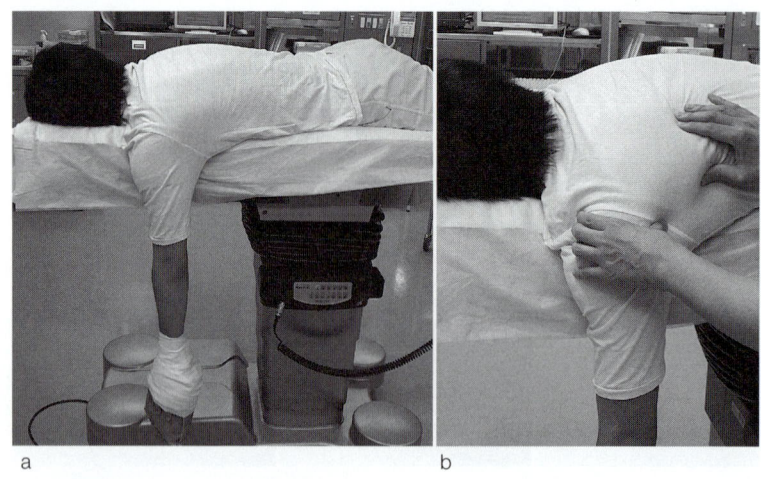

図4 肩甲骨マニピュレーション法
a. 患肢をベッドわきから垂らした状態で，3～7 kgの重錘を手首につける．
b. 肩甲骨下角を術者の母指で内側かつ背側に押し出し，もう一方の手の母指で肩峰を下方に押し出す．

3 肘関節脱臼

1 脱臼の型 肘関節脱臼はその脱臼方向により前方脱臼，後方脱臼，側方脱臼に分類されるが，そのうち後方脱臼がほとんどである．以下後方脱臼について解説する．

2 臨床所見 肘関節伸展位で手をついて倒れる，または後方から強い衝撃を受けた時，肘関節が過伸展位を強制されて起こる．肘関節は30～40°の軽度屈曲位でバネ様固定される．前腕がやや短縮しているようにみえ，肘頭が後方に突出してみえるのが特徴である．内側上顆，外顆，鉤状突起骨折を伴うことがあり，前後のX線撮影を行う．

3 整復手技
① 無麻酔で行われることも多いが，肘関節内血腫を吸引したのち局所麻酔薬を関節内注入するか，静脈麻酔を用いると有効である．
② 患者を仰臥位とし，助手に上腕を固定させたのち，術者は一方の手で前腕を回外位，肘関節をやや屈曲位で牽引を加える．もう一方の手で上腕骨遠位端を下方に，肘頭を上方に押しながら，肘関節を愛護的に屈曲させると整復される（図5）．

4 手技終了後の留意点 整復後にX線撮影と神経血管損傷のチェックを行う．肘関節屈曲位で副子固定を行う．

4 股関節脱臼

1 脱臼の型 股関節脱臼はその脱臼方向に応じて，前方脱臼，後方脱臼，中心性脱臼に分類される．この中では後方脱臼の頻度が最も高い．以下後方脱臼について解説する．

2 臨床所見 後方脱臼の典型的な受傷機転は，車の座席に座っている時にダッシュボードに膝を激しく打ちつけるなど，股関節および膝関節屈曲位で膝関節を強打したときに発生する．股関節は内転，内旋，軽度屈曲位をとり，脱臼のため患肢は短縮してみえ，健肢に乗りかかっているようにみえる．膝部に挫創を認めることもある．また臀部に大腿骨頭を触れることもある．後方脱臼では坐骨神経の損傷を合併している可能性があり，整復前のチェックは重要である．

3 整復手技 股関節脱臼の整復には，通常全身麻酔や静脈麻酔が必要である．

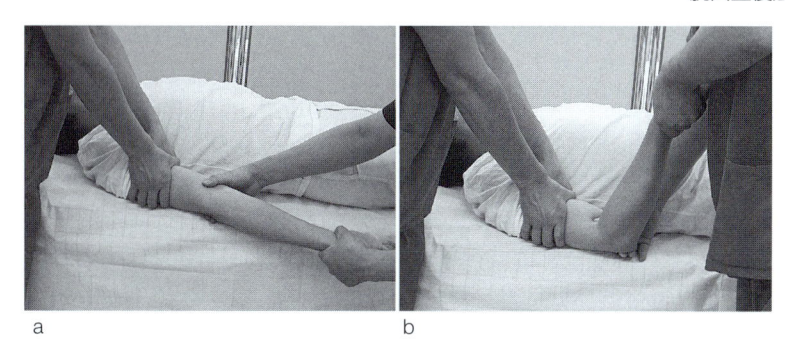

図5 肘関節後方脱臼整復法
a. 助手は上腕を固定し，術者は手首と肘を把持して牽引を加える．
b. 母指で上腕骨遠位端を下方へ，他の指で肘頭を前方へ押しながら，肘関節を屈曲させる．

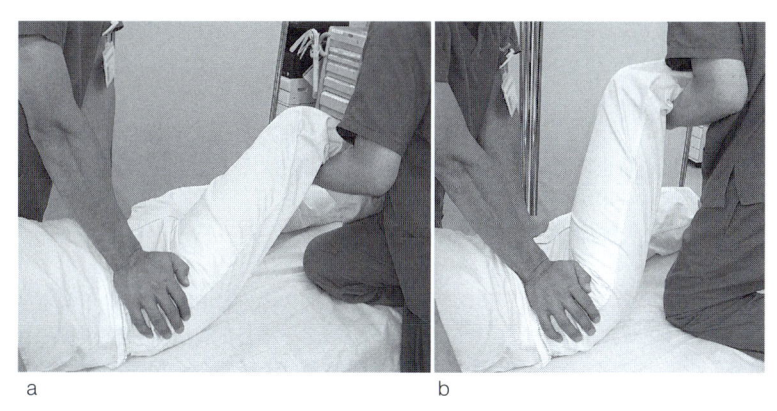

図6 股関節前方脱臼整復法（仰臥位）
a. 助手が両側の上前腸骨棘を押さえて，骨盤を固定する．術者は膝関節を屈曲して患肢を長軸方向に牽引する．
b. 股関節が90°となるまで牽引しながら屈曲していく．その後股関節を外転，外旋，伸展しながら整復する．

❶仰臥位での方法：Allis法やBigelow法があるが，基本的には大きく変わらない．患者を仰臥位とし，助手が両側の上前腸骨棘を押さえて，骨盤を固定する．術者は患肢を内転内旋位のまま長軸方向に牽引しながら股関節が90°屈曲していく．その後股関節を外転，外旋，伸展しながら整復する（**図6**）．
❷Stimson法：腹臥位での方法である．患者を腹臥位とし，ベッドの端から下半身を下垂させる．助手は骨盤をベッドの端に固定し，術者は下腿を持って膝を90°に保ちつつ，下方に牽引する．このとき股関節に内旋外旋を加えるようにして整復する（**図7**，856頁）．

4 手技終了後の留意点
①術後神経血管損傷のチェックを行うとともに，X線撮影を行い骨折のチェックをする．股関節部は単純X線で骨折の状態が分かりにくいことが多く，この場合はCT

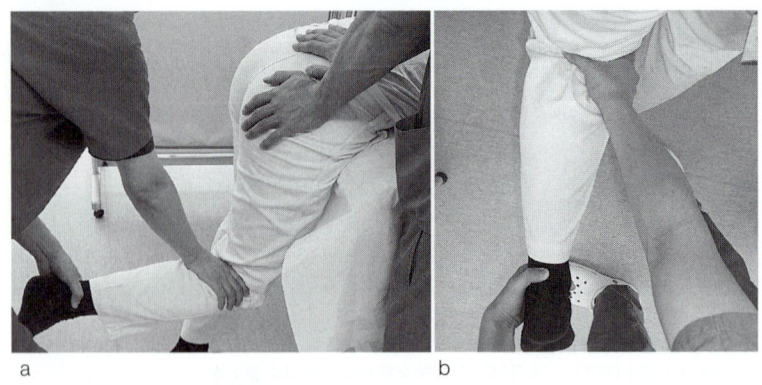

図7 股関節前方脱臼整復法（腹臥位）
a. 助手は骨盤をベッドの端に固定し，術者は下腿を持って膝を90°に保ちつつ，下方に牽引する．
b. 股関節に内旋外旋を加えるようにして整復する．

撮影を行う．
②整復後は骨頭壊死の防止の目的で，数週間の介達牽引や松葉杖を用いての免荷歩行が推奨されているため，入院加療が必要となる．

ギプス・副子固定
casting・splintage

山本啓雅　大阪市立大学大学院准教授・救急生体管理医学

　ギプスの語源はドイツ語のGipsで石膏を意味する．従来骨折の外固定に石膏ギプスが用いられたため，ギプス固定法とはギプス素材を用いて骨折部を全周性に覆い固定する手技を指す．現在では石膏素材のものよりも，ガラス繊維やポリエステル繊維の基布にポリウレタン水硬性樹脂を含浸させたギプス固定材料（プラスティックキャスト）が使用されることがほとんどである．副子とはシーネとも呼ばれ，語源はドイツ語のSchieneである．ギプスが骨折部を管状に巻いて固定するのに対し，副子法は板状のものを骨折部にあて，包帯で固定する方法である．特にギプス素材を全周性でなく，半周性に骨折部に当て，包帯で固定する方法をギプス・シーネと呼ぶ．

A. 目的と適応
1 ギプス法
　ギプス固定は骨折に対する基本的治療法である．その目的は骨折の整復位の保持と急性期における骨折部の局所の安静，軟部組織の腫脹や浮腫の軽減，疼痛の除去である．ギプス固定は骨折や脱臼整復後の固定だけでなく，靱帯損傷や軟部組織損傷，内反足や尖足などの変形矯正，さらには観血的整復固定術後の補強としても使用される．

2 副子法
　通常の副子は強固な固定が必要でなかったり，患部の高度な腫脹が予想される時，あるいは骨折患者の搬送時などの一時的な固定に使用される．ギプス・シーネは通常の副子に比べ患部へのフィッティングがよく有用である．受傷直後の急性期で腫脹が強く全周ギプスが巻けない場合，あるいは観血的整復固定術後の補強として，また若年者の若木骨折のようにギプスのような強固な固定力を必要としない骨折に使用する．

B. 合併症，ピットフォール

1 ギプス法の合併症

1 循環障害

①局所の腫脹によりギプス内の圧が上昇し，相対的なコンパートメント症候群となって末梢の循環障害を生じる．動脈閉塞の徴候はいわゆる5Pといわれ，脈拍消失(pulseless)，疼痛(pain)，運動麻痺(paralysis)，知覚障害(paresthesia)，蒼白(paleness)の発現に注意する．

②循環障害が疑われた場合は，ギプスの前面や両側に縦割を加えスプレッダーで広げる．このとき下巻きやストッキネットも切離し，締め付けを緩める．症状が改善しなければギプスの半周を除去してギプス・シーネとするか，ギプスを除去する．

2 神経麻痺
神経が骨に接して体表近くを走行する部位（腓骨頭周囲の腓骨神経，上腕骨内上顆背側の尺骨神経など）では神経への圧迫により神経麻痺を生じることがある．これらの部位では下巻きを少し多めに巻くことが必要である．また，特に下肢では臥床時，外旋位にならないように注意する．

3 褥瘡
ギプスに局所的なくぼみを作るとできやすいため注意する．また骨の突出部には褥瘡ができやすい．特に踵部には十分に注意する．このような部位ではギプス装着時に下巻きを多くするか，フェルトなどのパッドを当てておく．

4 筋萎縮，関節拘縮
固定による廃用性の筋萎縮や関節拘縮が起こりうる．等尺性の運動や固定していない部分の運動を積極的に行わせる．

2 副子法の合併症
ギプス固定に比べ，全周性に患肢を固定しない副子では循環障害は起こりにくいが，ギプス・シーネなどでは弾性包帯の固定が強すぎる場合に，循環障害が起こりうる．その他の合併症もギプス固定と同様である．副子固定は固定力が弱く，固定中でも転位が増悪したり，肢位が不良となることがあるので注意を要する．

3 ピットフォール

①固定範囲は骨折部の遠位，近位の2関節を含めて固定するのが原則である．例えば脛骨骨折では膝関節と足関節を固定する．大腿骨骨折や上腕骨骨折では中枢側は股関節や肩関節であるが，回旋を防止するため，遠位は膝関節と足関節，肘関節と手関節を含めて固定する．

②固定の際には関節を良肢位で固定する．良肢位とは固定が長期間となった場合，関節機能の損失を最小限にとどめる肢位である（表1）．

表1　各関節の機能的良肢位

関節	機能的良肢位
肩関節	60〜80°外転，30°内分廻し（水平屈曲），20°外旋
肘関節	90°屈曲位
手関節	10〜20°背屈位
手指	20〜30°屈曲位
股関節	15〜30°屈曲位，0〜10°外転位，0〜10°外旋位
膝関節	20〜30°屈曲位
足関節	中間位（0°底背屈）

C. インフォームドコンセントでの注意点

外固定は確実な固定ではないため，固定中でも転位を起こす可能性があること，その場合に考えられる治療法について説明する．また先に述べた合併症につき説明する．ギプス・副子固定後に帰宅させる場合は，起こりうる合併症の徴候や症状を，患者本人や家族に平易な言葉で説明する．ギプス固定後の注意書きを記したパンフレットなどを作成しておくとよい．

D. 準備物品と手技の手順

救急領域では石膏ギプスを使用することはほとんどなく，プラスチックギプスが用いられる．ギプス・シーネ固定法には，①全周ギプスを巻いてから内外側に割を入れて

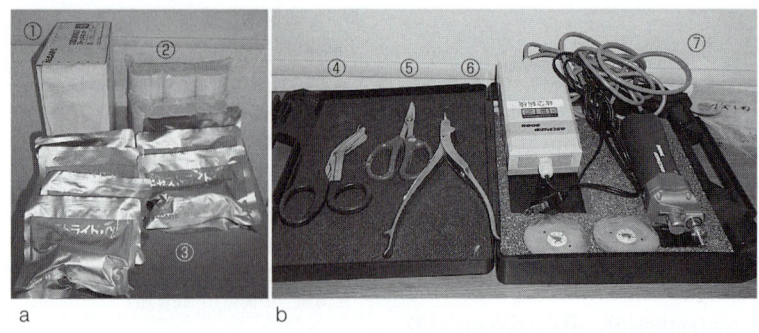

図1 ギプス固定時の準備物品
a. ギプス巻き時に最低限必要な物品，b. ギプス除去あるいはカット時に必要な物品．
①ストッキネット，②下巻き（綿包帯），③プラスチックギプス，④下巻きカット用はさみ，⑤ギプス用はさみ，⑥スプレッダー，⑦電動ギプスカッター

シャーレとする方法，②ギプスロールを5〜6層（下肢では少し厚めに8層程度）折り重ねたものを，シーネとして用いる方法，③プラスチックギプス素材を折り重ねたものとフェルトパッドが一体化された市販の商品を用いる方法がある．ここでは③の方法につき解説する．

1 ギプス固定法

1 準備物品
ギプス固定時の準備物品を図1に示す．ギプス装着後のカットなどには特別な器具が必要であり，これらの物品も準備しておく．

2 手技の手順（図2）

① ストッキネットで皮膚を覆う．この際十分に伸長させ皺にならないように注意する．

② 下巻きを巻く．転がすように巻いて締めつけないように注意する．骨の突出部は多めに巻くか，フェルトを当てる．普通に巻くと関節の伸側は薄く，屈側は分厚くなるので，伸側部では折り返して分厚くして巻くようにする．

③ 次にギプスを巻くが，ポリウレタン樹脂は硬化する前に素手で触ると粘着して取れにくいため，プラスチック手袋を使用する．ギプスはパックを開放するとすぐ固化が始まるので1巻ずつ巻く．石膏ギプスはぬるま湯に漬けるのに対し，プラスチックギプスでは常温の水に漬ける．水中で2,3回揉むようにして気泡を除去して，水がギプスロール全体に浸み込むようにする．水から取り出して軽く握って余分な水分を絞り出し，手早く巻く．

④ ギプスを巻く時は遠位側より一巻きごとによくこすって，上下の層を密着させながら3〜5層巻く必要がある．ロールをある程度引っ張りながら巻くと身体の形状に合いやすいが，循環障害を起こす可能性が増すため，十分に注意する．下巻き同様，関節の伸側は薄く，屈側は分厚くなりやすいので，伸側部では折り返して分厚くして巻くようにする．

⑤ ギプスが固まるまでの間，指先など狭い面積で患肢を保持するとその部位がくぼんで褥瘡などの原因になるので，助手はギプスを手掌で包むようにして保持する．

⑥ プラスチックギプスの辺縁は硬くてシャープになっており皮膚を傷つけやすいので，折り返したストッキネットをギプスで巻きこむか，または巻き終わった後にストッキネットを翻転し絆創膏で固定する．

ギプス・副子固定 859

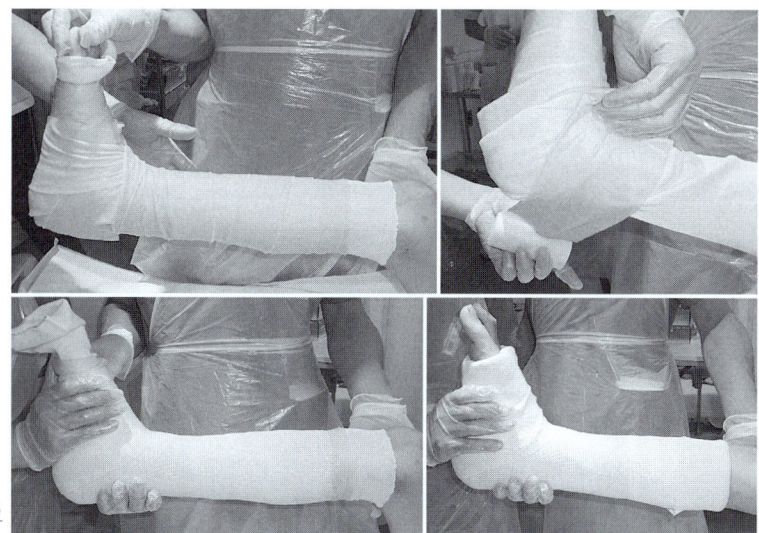

a	b
c	d

図2 ギプス装着手技
a. ストッキネットの上に下巻きを巻く．
b. 骨の突出部や伸側部では折り返して分厚くして巻くようにする．
c. ギプスを巻き終えたところ．助手はギプスを手掌で包むようにして保持する．
d. 巻き終わった後にストッキネットを翻転し，ギプスの辺縁で皮膚が傷つくのを防止する．

VIII

a b

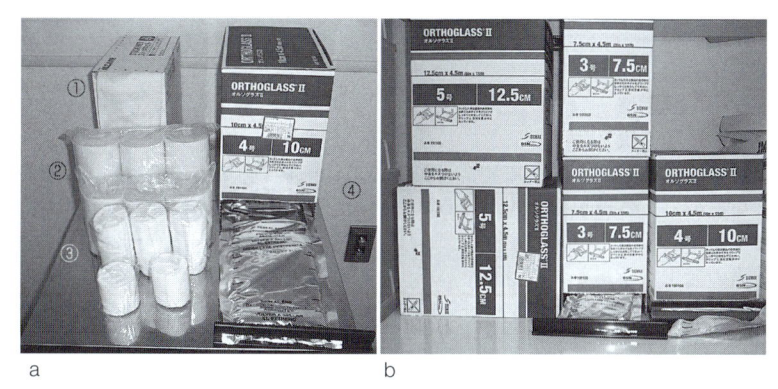

図3 ギプス・シーネ固定時の準備物品
a. 腫脹や褥瘡の発生が予想される場合やは，ギプスシャーレ時にもストッキネットや下巻きが必要になる．①ストッキネット，②下巻き，③弾力包帯，④ロール状ギプス・シーネ材
b. 部位によって固定に必要なギプス・シーネの幅が異なるので，各種類をあらかじめ準備しておく．

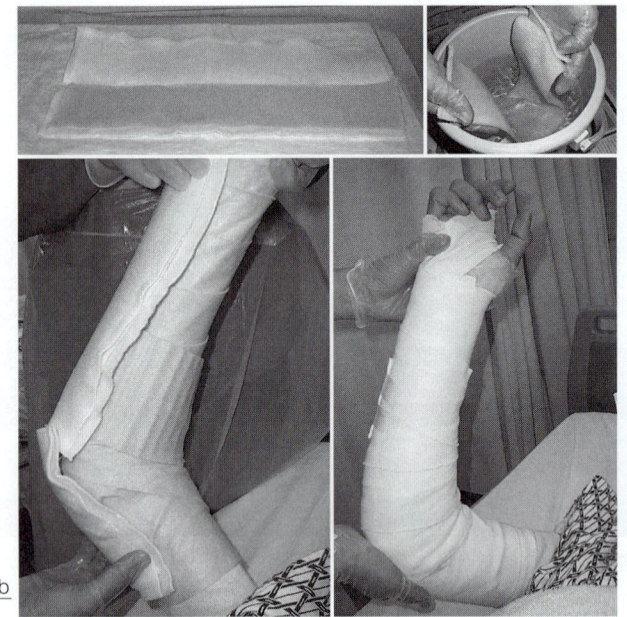

図4 ギプス・シーネ装着手技
a. プラスチックギプス素材を折り重ねたものとフェルトパッドが一体化されている．
b. 筆者らは中のギプス素材のみ取り出して水に漬け絞るようにしている．
c. 関節部は皺ができ，褥瘡の原因となるためシーネに切れ込みを入れ重なるようにするか，褥瘡ができそうな部分には先に下巻きを巻いて保護しておく．
d. 弾力包帯を巻いて固定する．

2 ギプス・シーネ固定法

1 準備物品（図3，859頁）
① 部位によって固定に必要なギプス・シーネの幅が異なるので，各種類をあらかじめ準備しておく．
② 腫脹や褥瘡の発生が予想される場合や，皮膚の状態が悪い場合は，ギプスシャーレ時にもストッキネットや下巻きが必要になるため，あらかじめ準備する．

2 手技の手順（図4）
① 部位により適当な幅のギプス・シーネを選択する．ギプス・シーネはロール型になっていることが多く，固定する部分の長さを測りシーネをあらかじめ適当な長さにカットする．
② シーネ全体を水に漬け，それを取り出し十分に絞り，さらに乾いたタオルの上で余分な水分をとる．筆者らは全体を水に漬ける代わりに中のギプス素材のみ取り出して水に漬け絞るようにしている．こうすると濡れたフェルトを乾かす手間がかなり省ける．
③ シーネを伸ばして患部に当て弾力包帯を巻いて固定する．関節部は皺ができ，褥瘡の原因となるためシーネに切れ込みを入れ重なるようにするか，褥瘡ができそうな部分には先に下巻きを巻いて保護しておく．

E. 手技終了後の留意点

① 骨折に対するギプス固定の場合，X線撮影によって整復位を確認する．
② 循環障害を予防する目的で患肢を挙上することが重要である．ベッド上で休む時は，下肢の場合は下腿を枕などの上に載せ，上肢の場合は肘の下に枕を入れる．歩行可能な場合，上肢の挙上には三角巾を用いる．
③ 固定後は創部の観察が困難になるので，滲出液や悪臭の有無に注意する．その他，先に述べた合併症に注意しつつ治療を行う．

四肢骨折牽引法
traction for fracture of extremities

山本啓雅　大阪市立大学大学院准教授・救急生体管理医学

　骨折した患肢に持続的な牽引力を作用させて，骨片転位による変形を可及的に整復し，かつその状態を維持することを目的とする．成人の長管骨骨折では術前の待機期間に，小児では骨折の保存的治療に用いられることが多い．牽引療法は安静による腫脹や疼痛の軽減が図られることや，骨片の転位による神経や血管の二次損傷が予防できること，また局所の観察と処置（創傷を伴う場合）が可能であることなどの利点を有する反面，離床や体位変換を困難にするなどの欠点がある．牽引法はフォームラバーなどを皮膚に当て，これを弾性包帯で巻いて固定したのち，皮膚を介して間接的に牽引する介達牽引と，骨にKirschner鋼線（以下，K-wire）や螺子などを刺入して牽引する直達牽引に分かれる．

A. 適応，合併症，ピットフォール

1 介達牽引

1 適応

① 介達牽引は絆創膏やテープを使用する方法もあるが，皮膚のかぶれを生じる場合も多く，市販のフォームラバーでできたトラックバンドを用いる方法が代表的である．トラックバンドを皮膚に当て，これを弾性包帯で巻いて皮膚に固定したのち，トラックバンドを牽引する．この方法は非侵襲的ではあるが皮膚との摩擦力を利用するため強い牽引力を得ることができず，適応は「小児の骨折」や「成人の短期間かつ弱い牽引力を必要とする脱臼・骨折」に限定される．
② 小児での具体的な適応は，上肢で上腕骨顆上骨折や，上腕骨骨幹部骨折，下肢では4歳程度までの大腿骨骨幹部骨折などである．成人では転位のない股関節周囲の骨折や手術後，股関節脱臼整復後など，患部の安静を目的に用いられることが多い．

2 合併症
強い牽引力で引くと皮膚への負担が大きくなり，水疱形成や褥瘡，皮膚炎を引き起こす．また包帯を強く巻きすぎると，末梢の循環障害，神経麻痺を起こすことがあり注意を要する．

3 ピットフォール

① 介達牽引での牽引力は一般には1〜2kg，強くても3kgまでである．これを超えると皮膚への負担が大きくなり，水疱形成などの原因となる．皮膚の状態によっては，弱い牽引力でも皮膚障害を起こす可能性はあり注意が必要である．
② 介達牽引の禁忌は開放骨折，神経・血管障害，コンパートメント症候群を伴う骨折，皮膚・軟部組織損傷を伴う骨折である

2 直達牽引

1 適応

① 整復位の保持に強い牽引力を必要とする骨折
② 整復後に不安定性の残る脱臼および脱臼骨折
③ 皮膚や軟部組織損傷があり，皮膚の状態を頻回に監視する必要のある骨折

が直達牽引の適応となる．K-wire刺入部位ごとに，適応となる骨折があり，これについては後述する．

2 合併症

❶ 鋼線刺入時の二次損傷：解剖を考慮し，血管・神経・関節包を避けた安全な刺入部位を選択する．特に小児では骨端軟骨を損傷しないように注意する．

❷ 鋼線刺入部位からの感染：K-wire 刺入部位からの感染が，時にみられる．日々の刺入部位への注意が必要である．骨髄炎が疑われる場合は鋼線の抜去が必要となる．

❸ 過牽引：牽引中の重錘が過量になると，骨折部の離開が生じ，麻痺や偽関節の原因となることがあるので，牽引中は X 線写真で牽引状態をチェックする．

❹ 神経麻痺：特に下肢の牽引の場合，腓骨頭部が Braun 架台などに当たって腓骨神経麻痺を起こすことがある．第 1, 2 足趾間背側の知覚障害の有無および足趾の自動背屈運動が可能かをチェックする．

以下は介達牽引にも起こる合併症であるが，直達牽引の場合，牽引期間が長期化することもあるため特に注意が必要である．

❺ 褥瘡：ベッド上で同一体位を強制するため注意が必要である．整復位を保持しながら介助し，定期的に体位変換を行う．

❼ 呼吸器合併症：可及的に坐位をとらせ，肺理学療法を積極的に行うことによって合併症を予防する

❽ 関節拘縮：牽引によるベッド上安静が長期に及ぶ場合には，罹患部に隣接する関節の拘縮を起こすことがある．また患肢以外の四肢関節も廃用により拘縮を起こす可能性がある．骨折に影響のない関節については，積極的に理学療法を行う．

3 ピットフォール

① 開放創からの鋼線刺入は，感染の可能性が高く禁忌である．

② また鋼線刺入部の中枢側の関節に靱帯損傷などの軟部組織損傷がある場合，過牽引の原因となり注意が必要である．

③ 刺入側は比較的正確に骨に刺入できるが，対側は骨を貫通している間に，狙った部位とずれる傾向にある．このため対側の麻酔はやや広範に行うようにするほか，神経・血管など危険な構造物が鋼線付近にある場合は，構造物のある側を刺入側とする方が安全である．

B. インフォームドコンセントでの注意点

局所麻酔のアレルギーなど一般的な処置の合併症の説明と，骨折自体による合併症の説明，そして先に述べた合併症について説明する．特に褥瘡，呼吸器合併症，関節拘縮などは手技と直接関係がないため忘れがちである．そして高齢者の場合，認知障害の悪化や，全身状態の悪化の可能性についても説明が必要である．

C. 準備するもの

介達牽引・直達牽引のいずれの場合もベッドに補助フレームを組み立てて，滑車を用いて牽引する．下肢の場合，患肢を Braun 架台の上に置いて牽引する場合も多いが，筆者の施設では先に述べた腓骨神経麻痺の可能性を考慮し，大腿部と下腿部をタオルやクッションで支え，腓骨頭周辺は浮いている状態として牽引を行っている（図 1）．

1 介達牽引 市販のフォームラバーでできたトラックバンドを使用する方法が一般的である．図 2 にこの方法で必要な物品を示す．

2 直達牽引 直達牽引に必要な物品を図 3 (864 頁) に示す．図 3a の物品に関しては常時滅菌して準備しておく必要がある．清潔操作終了後は図 3b に示す物品を用いて牽引を行う．

D. 手技の手順

1 介達牽引

① トラックバンドを前腕や下腿の両側に U 字を形成するようにあてがい，これを弾力包帯で固定する．

② 弾力包帯は末梢から中枢に向かって巻くようにする．

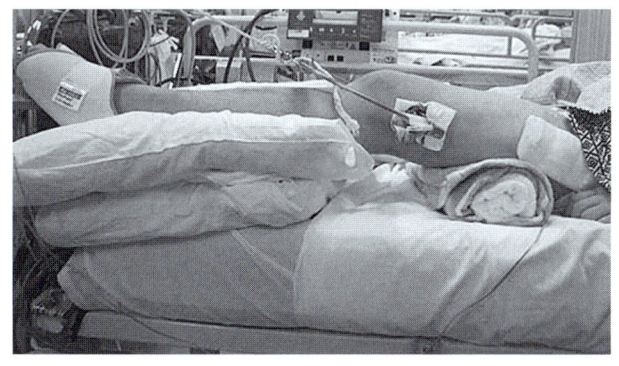

図1 直達牽引
筆者の施設では腓骨神経麻痺の可能性を考慮し，大腿部と下腿部をタオルやクッションで支え，腓骨頭周辺は浮いている状態として牽引を行っている．

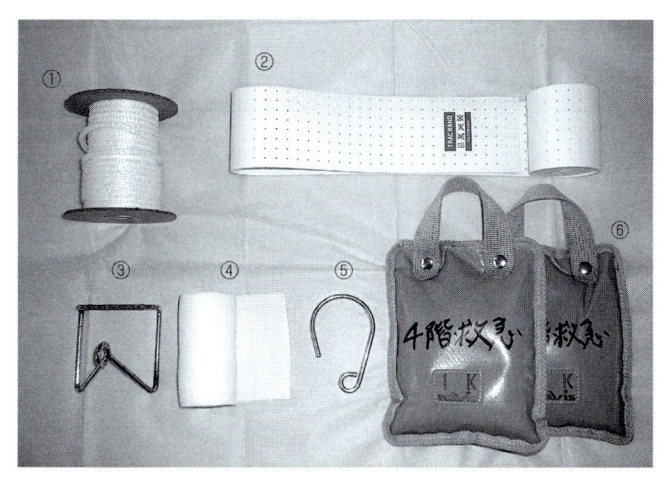

図2 介達牽引の必要物品
①牽引用ロープ，②トラックバンド，③牽引用金具，④弾力包帯，⑤重錘用フック，⑥重錘

③最後にU字の頂部に牽引用フックを装着し，これにロープをつけ，重錘で牽引をかける．

2 直達牽引

1 刺入部位 刺入部位の目安は**図4**(865頁)に示すとおりであるが，鋼線の誤刺入が起こらないよう，神経・血管など重要な構造物を触知し，これらを避けて刺入することが重要である．それぞれの刺入部位における，代表的な適応骨折，刺入方法，重錘の目安を以下に示す．ただし重錘の重量についてはあくまで目安であり，体重や筋肉量によって異なるため調整が必要である．

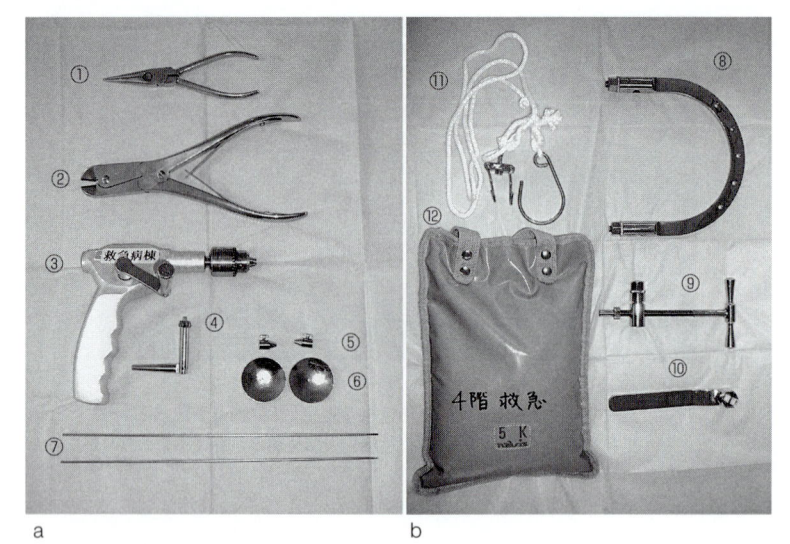

図3 直達牽引の必要物品
a. 滅菌状態での準備が必要な物品：①ワイヤーカッター，②ピンカッター，③手回しドリル，④ヤコブスチャック，⑤鋼線固定螺子，⑥鋼線固定皿，⑦K-wire
b. 滅菌が不要な必要物品：⑧馬蹄弓，⑨鋼線緊張器，⑩鋼線緊張用ボックスレンチ，⑪牽引用ロープとフック，⑫重錘

❶大腿骨遠位部
①適応骨折：大腿骨転子部骨折，大腿骨骨幹部骨折，股関節中心性脱臼，骨盤骨折（垂直剪断型）
②膝蓋骨上極レベルから2〜3cm近位で，大腿骨に垂直に鋼線を刺入し，膝関節包への刺入を避ける．この部位では神経・血管は骨の背側にあるため，鋼線を水平に保つことで安全に刺入できる．通常外側から刺入する．高齢者の大腿骨転子部骨折で4〜7kg，大腿骨骨幹部骨折で8〜12kgを目安とする．

❷脛骨近位部
①適応骨折：前述の大腿骨遠位部での牽引に加え，大腿骨顆上骨折も適応となる．大腿骨遠位の方が牽引力は強いが，後に大腿骨に手術が行われる場合は，術野と近くなるため，脛骨近位部が好ましい．
②脛骨結節より2〜2.5cm遠位，2〜2.5cm背側部に刺入する．腓骨神経が腓骨頭周辺を通っているため，過度に背側に刺入すると損傷の危険がある．外側から刺入する．

❸脛腓骨遠位部
：下腿骨骨折に行うが，遠位脛腓関節損傷の可能性もあり，あまり実施されることはない．

❹踵骨部
①適応骨折：下腿骨骨折，足関節（粉砕あるいは脱臼）骨折
②内果側は内果先端から下方に約4cm，後方に4cmあたりを，外果側は，外果先端から下方に2〜2.5cm遠位，後方に2〜2.5cmあたりを刺入部の目安とする．内果のすぐ背側に後脛骨動脈と脛骨神経があるため，筆者はこれを確認して避けつつ内側から刺入する．3〜5kgを重錘の目安とする．

❺肘頭部
①適応骨折：上腕骨顆上骨折・顆部骨折，上腕骨骨幹部骨折

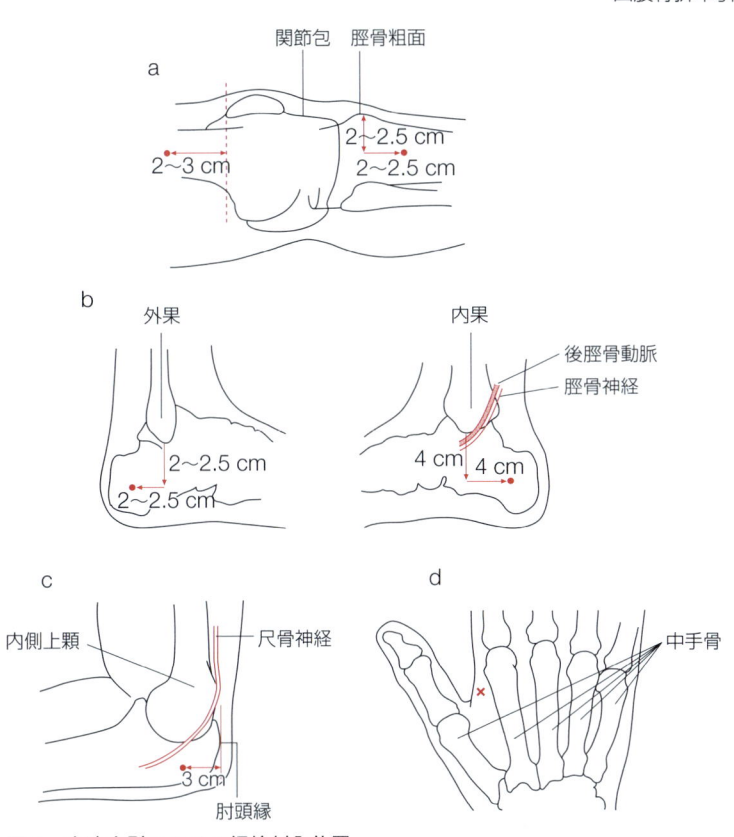

図4 直達牽引における鋼線刺入位置
a. 大腿骨遠位部および脛骨近位部, b. 踵骨部, c. 肘頭部, d. 中手骨部

②尺骨神経や肘関節包が近く難易度が高いため，整形外科医以外は行わない方がよいという意見もある．その場合は次に述べる中手骨部を選択する．肘頭部から刺入する場合は尺骨神経をよく触知すること，肘関節を屈曲して尺骨神経をできるだけ前方に移動させることが重要である．肘頭先端から3 cm末梢を目安とし，内側より刺入する．牽引は上腕を垂直方向に引くover head traction法が行われる．

❻**中手骨部**
①適応骨折：前腕骨折．ただし場合によっては上腕部の骨折にも用いられる．
②橈側より第2中手骨を触れ，骨幹部やや遠位より神経血管を避け骨軸に垂直に刺入する．同様に第3中手骨も貫通させる．牽引は上肢全体を垂直方向に引く．

②**一般的な手順**　刺入時の肢位は重要である．肘頭部刺入時には肘が屈曲位でなければならない．下肢では外旋位のまま刺入すると，牽引後も患肢が外旋位となり，腓骨神経麻痺の危険が増大する．以下に刺入時の一般的な手順を示す．
①刺入点および刺出点を中心に広く消毒．
②刺入点および刺出点の皮膚から骨膜まで十分に局所麻酔を行う．その際に麻酔用の注射針で骨の刺入点を確認する．
③K-wireを皮膚から骨膜まで，ドリルを回

さずに刺入する．
④ K-wire の先端で骨の刺入部を再確認し，ドリルを回しながら骨を貫通させる．
⑤ K-wire を，両端が刺入点，刺出点から均等な長さになる程度まで進める．
⑥刺入部，刺出部は滅菌 Y ガーゼを当て，固定用皿と固定用螺子でしっかりと固定する．
⑦馬蹄弓に K-wire を装着し，十分に緊張させ，固定する．K-wire の両端は切るか曲げ，先端をカバーするなどして医療者の事故を防止する．
⑧コネクターと牽引用ロープを用い，重錘に接続する．

E. 手技終了後の留意点
①牽引方向が骨折整復に必要な作用ベクトルの方向に一致しているかを確認する．またロープや重錘がベッドや床などに当たっていないかを確認する
②特に下肢などの場合で，10 kg 以上の牽引をかける場合，患者の体がずれて有効な牽引ができないことがある．この場合，ベッドの尾側を挙上するなどして，対抗牽引をかけるようにする．
③牽引後は経時的に X 線撮影を行って過牽引や牽引不足など整復状態を確かめ，重錘の調節を行う．また重錘量の増減だけでなく，牽引方向の変更や骨折部付近のクッションの調整などで，できるだけ良い整復位が得られるよう調節する．

IX 検査・画像診断

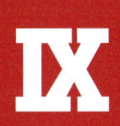

責任編集:杉本 壽

動脈血ガス分析
arterial blood gas analysis

阿野正樹　自治医科大学・救急医学
鈴川正之　自治医科大学教授・救急医学

表1　動脈血ガス分析正常値

pH	7.35〜7.45
$PaCO_2$	35〜45 Torr
PaO_2	80〜100 Torr(F_IO_2 0.21)
HCO_3^-	22〜26 mEq/L
BE	−2〜2 mEq/L
SaO_2	96〜100%

A. 検査の概要

　動脈血ガス分析は重症患者の病態を評価する上で必須の検査である．動脈血ガス分析を行うことで，主に患者の呼吸状態と酸塩基平衡異常の評価が可能となる．測定機器によっては電解質を同時に測定できないこともあるが，酸塩基平衡異常を評価するために電解質の値は必須の情報である．また，乳酸値も測定できる場合は末梢循環不全の重篤度や治療効果の判定にも役立つ．CO-HbやMet-Hbの測定も可能であり，一酸化炭素中毒やメトヘモグロビン血症の診断にも有用である．

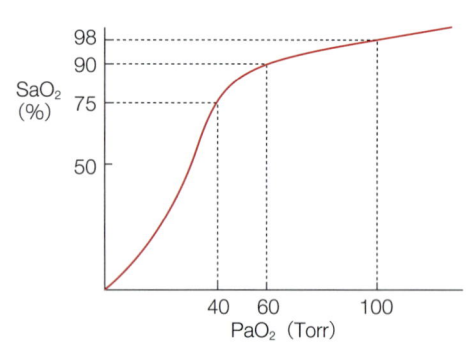

図1　酸素ヘモグロビン解離曲線(37℃，pH 7.400)

B. 検査の正常値

　表1に動脈血ガス分析の正常値を示す．

C. 呼吸状態の評価

1 酸素化障害の評価

① PaO_2，SaO_2　PaO_2は動脈血酸素分圧，SaO_2は動脈血ヘモグロビン酸素飽和度を示す(SpO_2はパルスオキシメータで非侵襲的に測定された動脈血酸素飽和度)．

$PaO_2 =$
　　$\{F_IO_2 \times (P_B - 47) - PaCO_2/R\} - (A-aDO_2)$

F_IO_2：吸入酸素濃度，P_B：大気圧，R：呼吸商，$A-aDO_2$：肺胞気動脈血酸素分圧較差

　P_Bは一定とするとPaO_2を規定する因子はF_IO_2，$PaCO_2$，$A-aDO_2$となり，高炭酸ガス血症や$A-aDO_2$の開大が低酸素血症の原因となる．$A-aDO_2$の開大は①シャント，②換気血流不均等，③拡散障害により起こる．PaO_2はSaO_2を決定する最も重要な因子であり，特にPaO_2が60 Torr以下に低下するとSaO_2の急激な現象が起こる(**図1**)．

　組織への酸素供給は心拍出量とCaO_2により規定される．CaO_2は動脈血酸素含有量であり，以下の式で示される．

$CaO_2 =$
　　(Hb値$\times 1.34 \times SaO_2$) + ($0.0031 \times PaO_2$)

　上記式からPaO_2よりもHbとSaO_2(あるいはSpO_2)のほうがCaO_2に与える影響が大きいことがわかる．

② P/F ratio　重症患者や救急患者の多くは診察時に酸素投与を実施されている．同じPaO_2であっても，室内気下と酸素10 L/分投与下では，その評価は大きく異なる．そこで，吸入酸素濃度の影響を軽減して酸素化障害を評価するために，以下の式で示されるP/F ratioを用いる．

P/F ratio $= PaO_2/F_IO_2$

　F_IO_2は50%であれば0.5で計算する．健常人のP/F ratioは450〜500である．急性肺傷害(acute lung injury：ALI)はP/F ratio

表2 酸素投与法による推定 F_IO_2

酸素投与法	酸素流量(L/分)	推定 F_IO_2
鼻カニュラ	1	0.24
	2	0.28
	3	0.32
	4	0.36
フェイスマスク	5〜6	0.40
	6〜7	0.50
	7〜8	0.60
リザーバー付きマスク	6	0.60
	7	0.70
	8	0.80
	9	0.90
	10	0.90

表3 酸塩基平衡障害の分類

酸塩基平衡異常	pH	$PaCO_2$	HCO_3^-
代謝性アシドーシス	↓	↓	↓
代謝性アルカローシス	↑	↑	↑
呼吸性アシドーシス	↓	↑	↑
呼吸性アルカローシス	↑	↓	↓

300 未満,急性呼吸窮迫症候群(acute respiratory distress syndrome:ARDS)は P/F ratio 200 未満で定義される.実際には人工呼吸管理中でなければ正確な F_IO_2 を知ることは不可能であるが,酸素投与法別の推定 F_IO_2 を表2に示す.正確に P/F ratio を評価する必要がある場合にはベンチュリーマスクを用いるとよい.ベンチュリーマスクは高流量で患者の換気状態に依存せずに 24〜50% の一定濃度の酸素投与が可能である.

2 換気の評価 $PaCO_2$ で肺胞換気の状態を評価する.$PaCO_2>45$ Torr を高炭酸ガス血症,$PaCO_2<35$ Torr を低炭酸ガス血症と定義し,それぞれ肺胞低換気,肺胞過換気の状態を示す.肺胞低換気は 1 回換気量や呼吸数の減少,あるいは死腔換気量の増大に起因する.1 回換気量や呼吸数の減少の原因としては薬物による中枢性呼吸抑制や神経筋疾患などの呼吸筋力を低下させる病態が考えられる.死腔換気量の増大は慢性閉塞性肺疾患や高度肥満でみられる.

D. 酸塩基平衡異常の評価

1 一次性酸塩基平衡異常の分類 pH,$PaCO_2$,HCO_3^- の変化により酸塩基平衡障害は代謝性アシドーシス,代謝性アルカローシス,呼吸性アシドーシス,呼吸性アルカローシスの4つに分類される(表3).同一患者に複数の酸塩基平衡障害が存在することもまれではないので,系統だった動脈血ガス分析の評価が必要である.

2 評価の手順

① pH からアシデミア(pH 7.35 以下)かアルカレミア(pH 7.45 以上)かを評価する.pH の異常が HCO_3^- の変化(代謝性)によるものか,あるいは $PaCO_2$ の変化(呼吸性)によるものかを評価する.

② anion gap(AG)を計算する.

AG = Na − (Cl$^-$ + HCO_3^-)(正常値 12±2)

AG が上昇していれば代謝性アシドーシスが存在する[*1].救急患者で AG の増加を伴う代謝性アシドーシスの原因として多いのは乳酸アシドーシスとケトアシドーシスである.低アルブミン血症では AG が低くなり,AG を増加する病態が隠されてしまうため補正 AG を計算する必要がある.

補正 AG =

 AG + 2.5×(4.5 − 血清アルブミン値)

[*1]:osmolarity gap (OG)(正常値 10 mOsm/kgH$_2$O 未満)
 AG の増加した代謝性アシドーシスを認めたときには OG を算出する.メタノールやエチレングリコールなどのアルコール類による急性中毒の診断に有用である.

表4 酸塩基平衡異常に対する代償性変化

- 代謝性アシドーシスに対する呼吸性代償
  $PaCO_2 = 1.5 \times HCO_3^- + 8$
  ↓ $\Delta PaCO_2 = 1.2 \times \Delta HCO_3^-$
- 代謝性アルカローシスに対する呼吸性代償
  ↑ $\Delta PaCO_2 = 0.7 \times \Delta HCO_3^-$
- 呼吸性アシドーシスに対する代謝性代償
  急性 ↑ $\Delta HCO_3^- = 0.1 \times \Delta PaCO_2$
  慢性 ↑ $\Delta HCO_3^- = 0.35 \times \Delta PaCO_2$
- 呼吸性アルカローシスに対する代謝性代償
  急性 ↓ $\Delta HCO_3^- = 0.2 \times \Delta PaCO_2$
  慢性 ↓ $\Delta HCO_3^- = 0.4 \times \Delta PaCO_2$

③ AG が増大していれば補正 HCO_3^- を計算する．
補正 HCO_3^- = AG の増大分 + HCO_3^-
補正 HCO_3^- が 26 mEq/L よりも高ければ代謝性アルカローシスが存在する．
④代謝性異常，あるいは呼吸性異常に対する代償性変化が適切かどうか評価する．代償性変化を表4に示す．

3 酸塩基平衡異常の原因 患者に存在する酸塩基平衡異常を同定できたら，その原因を考え治療する．4つの酸塩基平衡異常の原因となりうる病態を表5に示す．

表5 酸塩基平衡異常の原因

酸塩基平衡異常	原因
代謝性アシドーシス	**AG 増大** ・糖尿病性ケトアシドーシス ・アルコール性ケトアシドーシス ・乳酸アシドーシス ・腎不全 ・サリチル酸中毒 ・メタノール中毒 ・エチレングリコール中毒 ・パラアルデヒド中毒 **AG 正常** ・下痢 ・尿細管性アシドーシス ・過剰な Cl^- 投与
代謝性アルカローシス	・脱水 ・嘔吐，経鼻胃管からの胃液の喪失 ・低カリウム血症 ・大量輸血
呼吸性アシドーシス	・中枢神経系の抑制 ・神経筋疾患 ・慢性閉塞性肺疾患，気管支喘息
呼吸性アルカローシス	・低酸素血症 ・敗血症 ・脳圧亢進 ・不安（過換気）

OG = 実測血漿浸透圧値 − 予測血漿浸透圧値
予測血漿浸透圧値 = 2 × Na(mEq/L) + ブドウ糖(mg/dL)/18 + BUN(mg/dL)/2.8

血液型判定，交差適合試験
blood typing, cross-matching test

安里満信　前自治医科大学・救急医学
鈴川正之　自治医科大学教授・救急医学

血液型判定・交差適合試験は，緊急の輸血が必要な時に有害事象の予防を目的に行う．輸血用血液は限られた重要な医療資源であり，常に眼前の病態に対して緊急の輸血が必要であるか考えなければならない．緊急輸血時には輸血はもちろんのこと，止血についても常に考える．止血しないで輸血だけ行うのは本末転倒である．

緊急輸血時には異型輸血に注意する．異型輸血をしないために，血液型検査ではオモテ試験，ウラ試験，そして献血者血液との交差適合検査がある．

A. 輸血までの流れ

①患者の病態から輸血を施行すべきかを決定する．
②根本治療は何かを考え，その処置を速やかにする．もし自施設でできないような処置があれば転送の判断を早くする．
③輸血同意書の取得．
④各施設の緊急輸血システムに沿って進める．〔ABO 式血液型判定検査（オモテ検

査，ウラ検査），Rh 式血液型判定，不規則抗体検査〕

⑤輸血技師と医師，看護師と医師との血液製剤照合と患者確認にて輸血を開始する．
⑥輸血後，患者の状態の変化や副作用に気をつけて観察する．

- **超緊急輸血**：ABO 式血液型検査や Rh 型血液型検査を行う時間がなく数分で輸血したい場合は，O 型赤血球濃厚液輸血を施行する．しかし，血液型検査は輸血開始後でも必ず施行する．
- **緊急輸血**：ABO 式血液型判定は数分で完了するが，交差適合試験は 15 分程度かかり，その前に輸血しなければいけない場合は非交差血液の輸血とする．しかし，必ず交差適合検査は後追い検査として施行しなければならない．

B. 輸血前検査

1 ABO 式血液型判定

1 オモテ検査（ガラス板法） ABO 式血液型検査ウラ試験や Rh 式血液型検査や交差適合検査は臨床検査技師だけが行っている施設が多いが，ABO 式血液型検査は医師も施行しなければならないので，必ず身につけておく．基本事項として，以下の通りである．

- A 型血球 ⇨ A 型抗原を保有
- A 型血清 ⇨ 抗 B 抗体を保有
- B 型血球 ⇨ B 型抗原を保有
- B 型血清 ⇨ 抗 A 抗体を保有
- O 型血球 ⇨ A 型抗原保有の保有なし，B 型抗原の保有なし
- O 型血清 ⇨ 抗 A 抗体を保有，抗 B 抗体を保有

目的は，抗 A，抗 B 血液型判定用抗血清を使用し，赤血球の抗原型を見るためである．準備するものとして，抗 A 血液型判定用抗血清（青色），抗 B 血液型判定用抗血清（黄色），凝集判定のプラスチック検査版，竹串．検査手順は**図 1** を参照．

①抗 A 抗体（青）抗 B 抗体（黄）をとなりあうプラスチックの検査板に 1 滴ずつ入れる
②少量の血液を滴下する
③竹串で 30 秒間，攪拌後，血液入り抗体を広げ 2～3 分後に判定

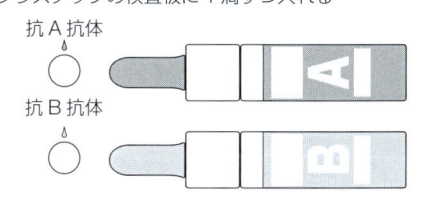

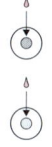

A 型：抗 A 抗体のみに凝集
B 型：抗 B 抗体のみに凝集
AB 型：抗 A 抗体と抗 B 抗体に凝集
O 型：凝集なし

図 1 ABO 式血液型判定オモテ検査

2 ウラ検査（試験管法） 目的は，被検血清中の抗 A 抗体，抗 B 抗体の有無を標準血球で調べるためである．準備する主なものとして，A 型血球試薬，B 型血球試薬，卓上遠心器，試験管，スポイト．検査手順は**図 2** を参照．オモテ検査とウラ検査の比較は**表 1** を参照．

2 Rh 式血液型判定
Rh 式血液型のなかで D 抗原陽性患者を Rh 陽性，D 抗原陰性患者を Rh 陰性と呼んでいる．抗 D 抗体を保有する D(−)患者に D(＋)血が輸血されると重篤な輸血副作用を引き起こす．日本人のなかで Rh 陰性者が 0.5% 存在しており，よほ

① 試験管 2 本に A 血球，B 血球と記入する
② 患者血清を 2 滴ずつ入れる

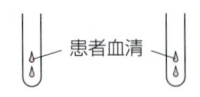

A 血球
と試験管
に記載

B 血球
と試験管
に記載

③ それぞれの試験管に標準血球試薬を 1 滴入れ混和する

A 型血球試薬　　B 型血球試薬

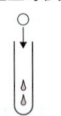

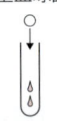

④ 卓上遠心器で 3,000 rpm 15 秒間遠心して凝集の有無を確認する

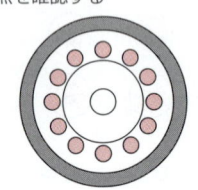

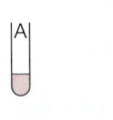

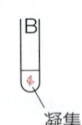

⑤
B 型血球試薬のみで凝集
→A 型と判定

図 2　ABO 式血液型判定ウラ検査

① 2 本の試験管に抗 D 抗体試薬とコントロール試薬（アルブミン液）と記入し抗 D 抗体側に抗 D 抗体試薬 2 滴，コントロール試薬側にアルブミン液を 2 滴入れる

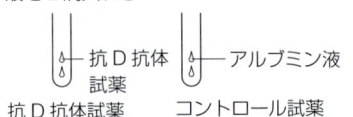

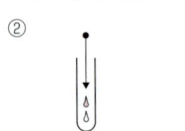

抗 D 抗体試薬　　コントロール試薬

② 両方の試験管に患者赤血球浮遊液を 1 滴ずつ入れる

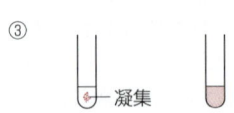

③ 凝集

卓上遠心器で 3,000 rpm で 15 秒間遠心して判定．
抗 D 抗体試薬が凝集すれば陽性
凝集しなければ陰性
上図は凝集（＋）なので Rh（＋）と判定

図 3　Rh 式血液型判定

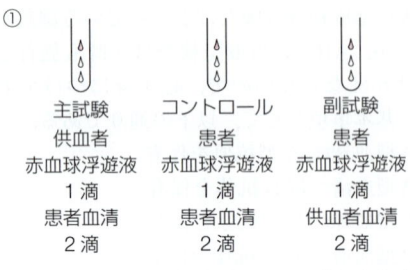

①
主試験　　　コントロール　　副試験
供血者　　　患者　　　　　患者
赤血球浮遊液　赤血球浮遊液　赤血球浮遊液
1 滴　　　　1 滴　　　　　1 滴
患者血清　　患者血清　　　供血者血清
2 滴　　　　2 滴　　　　　2 滴

上図のように血清 2 滴をたらした後に赤血球浮遊液を 1 滴入れる．遠心分離器で 3,000 rpm 15 秒遠心して判定

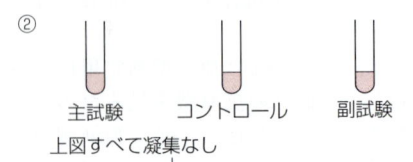

②
主試験　　コントロール　　副試験
上図すべて凝集なし
　　↓
適合血と判定
（1 つでも凝集あれば不適合血と判定）

図 4　交差適合試験（生理食塩水法）

表 1　オモテ検査とウラ検査のまとめ

血液型	オモテ検査		ウラ検査	
	抗 A 血清	抗 B 血清	A 血球	B 血球
A 型	＋	−	−	＋
O 型	−	−	＋	＋
B 型	−	＋	＋	−
AB 型	＋	＋	−	−

（＋：凝集あり　−：凝集なし）

ど緊急でない限りは Rh 式血液型判定を施行する．検査手順は図3を参照．

3 交差適合試験（クロスマッチ） 交差適合試験は患者血液（血清と赤血球）と供血者血液（赤血球と血清）との組み合わせで，それぞれ主試験と副試験を施行する．主試験と副試験の結果が陰性の場合のみ適合とする．輸血を受ける全ての患者が対象になるが超緊急時のO型赤血球濃厚液輸血と，緊急時の交差試験未実施輸血の場合は後から検査を施行する．検査手順を図4に示す．

緊急血液・尿検査
blood and urine analysis

伊澤祥光　自治医科大学・救急医学
鈴川正之　自治医科大学教授・救急医学

救急の現場においては，限られた時間内に必要最小限の検査を行って救急患者の診断や有効な治療に結びつけることが重要である．このため，バイタルサインや身体所見などに基づいて検査を選択することが要求される．

A. 血液検査

1 末梢血検査 貧血，血液濃縮，炎症，感染症，出血傾向などを鑑別するための重要な検査である．
① 赤血球数，ヘモグロビン，ヘマトクリット値の正常値を超える増加は，脱水や輸血過剰による血液濃縮を示唆する．
② 赤血球数，ヘモグロビン，ヘマトクリット値の減少は出血や血液希釈を示唆するが，注意すべき点は，急性の出血においては，出血性ショックであっても初期にはこれらの値は低下を示さないということである．
③ 白血球数の増加の多くは炎症や感染症を示唆するが，その他にも血液疾患，心筋梗塞，一般的なストレスなどでも増加することを念頭に置く必要がある．際立った白血球数の増加を示し，白血球分画で未熟な骨髄球などが出現している場合には，血液疾患や重症敗血症が鑑別に挙がる．
④ 逆に白血球数が減少している場合は，重症感染症が鑑別として挙がる．
⑤ 血小板数の減少は重症感染症，肝硬変，播種性血管内凝固（disseminated intravascular coagulation：DIC），外傷による凝固能異常などで認められる．血小板数 $5×10^4/μL$ 以下で出血傾向を示す．

2 血液生化学検査
1 血糖（Glu） 意識障害の鑑別で重要な検査である．
① 低血糖は 60 mg/dL 以下とされ，血糖降下薬やインスリンによるもの，肝硬変，アルコール，インスリノーマなどで認められる．
② 高血糖は何らかの侵襲が生体に影響を及ぼした場合に認められ，ショック，敗血症，外傷などで認められる．糖尿病性昏睡にみられるように，高血糖自体により意識障害を生じる．
2 蛋白（TP）
① 蛋白の減少は，重症感染症，熱傷，ネフローゼ，腎不全，心不全などで認められる．
② 蛋白の増加は多発性骨髄腫で認められる．
3 尿素窒素（BUN），クレアチニン（Cr）
BUN も Cr も腎障害で上昇する．他にも，消化管出血により BUN が増加し，筋肉量に比例して Cr が増加する．BUN/Cr 比は鑑別に有用であり，これが上昇する場合は，前腎性腎不全，消化管出血，異化亢進などを鑑別として考える．逆にこの比が低下する場合は，急性腎不全，筋崩壊を考える（表1）．
4 ビリルビン ビリルビン増加は問題となる．
① 直接ビリルビン優位である場合は，肝細胞型と胆汁うっ滞型に分類され，前者では脂肪肝，肝障害，肝炎，肝硬変，伝染性単核球症などが鑑別に挙がり，後者では腫瘍や結石などによる肝胆道系閉塞疾患が鑑別に挙がる．薬剤性肝障害は肝細胞型と胆汁うっ滞型の双方の可能性がありうる．
② 間接ビリルビン優位である場合は，溶血性

表1　BUN/Cr比による鑑別

BUN/Cr比 10以上	消化管出血 脱水，前腎性腎不全 心不全 高蛋白食 ステロイド投与などによる異化亢進
BUN/Cr比 10未満	腎性腎不全 筋崩壊 飢餓 重症肝不全

表2　ビリルビン値による鑑別

直接型	肝細胞型	急性・慢性肝炎 劇症肝炎 アルコール性肝障害 肝硬変 伝染性単核球症 脂肪肝 薬剤性
	胆汁うっ滞型	肝胆膵系の癌による胆道の閉塞 胆道結石 ウイルス性胆汁うっ滞 薬剤性
間接型		溶血性貧血 敗血症 広範囲熱傷 血腫の吸収 メトヘモグロビン血症

貧血，敗血症，広範囲熱傷，血腫の吸収などが鑑別に挙がる(表2)．

5 **血清トランスアミナーゼ(AST, ALT)**
AST，ALTは人体各所の細胞内に存在するが，AST/ALT比が鑑別に有用である．AST/ALT比が1未満では急性ウイルス性肝炎や肝損傷，薬剤性肝障害などが救急の現場では鑑別に挙がり，AST/ALT比が1以上の場合は，心筋梗塞，肝硬変などが鑑別に挙がる．1.5以上の場合には，筋肉障害や溶血性疾患も鑑別に入れる．

6 **乳酸脱水素酵素(LDH)**　全身の細胞損傷の有無を反映し，臓器障害の程度により増減する．敗血症，重症感染症，癌，膠原病などで増加する．LDHアイソザイムによって損傷臓器の推測ができる．

7 **アミラーゼ(AMY)**　膵臓由来(P型)のものと唾液腺由来(S型)のものに分けられ，その優位性で鑑別が挙がるが，その優位性はアイソザイム分析で推測できる．P型優位となる鑑別疾患は，膵炎，腸閉塞などであり，S型優位となる鑑別疾患は，唾液腺疾患，ショック，熱傷などである．

8 **C反応性蛋白(CRP)**　炎症の指標として有用であり，感染症，外傷，心筋梗塞などで増加する．炎症が生じてから6〜12時間後に増加してくるという点に注意が必要である．また，免疫能の低下した白血病などで高値を示さないことがある．

9 **プロカルシトニン(PCT)**　細菌感染による高炎症性サイトカイン血症状態において，全身の様々な臓器からプロカルシトニンが生産され血中に分泌される．ウイルス感染の際にはプロカルシトニンは抑制され，真菌感染症では顕著な上昇は認められないことが報告されており，細菌感染のマーカーとして用いられている．市販の簡易迅速キットにより約30分で半定量診断が可能である．

3 **電解質**　これらは酸塩基平衡と密接に関連しており，病態によっては血液ガス分析所見とともに解析する必要が生じる．

1 **ナトリウム(Na)**
①増加する場合には，脱水，尿崩症，下痢，過剰発汗，浸透圧利尿などが鑑別に挙がる．
②減少する場合は，腎不全，SIADH，水中毒，下痢・過剰発汗後の塩分の補給不足などで認められる．

2 **カリウム(K)**
①増加ではアシドーシス，腎不全，組織の破壊などが鑑別となる．
②減少では，下痢や嘔吐，ループ利尿薬などで認められる．

4 **凝固系検査**　出血や出血傾向が認められる

表3 トライエージ®DOA検出薬物と偽陽性を示す主な薬剤

検出薬物		偽陽性を示す主な薬剤
PCP	フェンシクリジン類	
BZO	ベンゾジアゼピン類	
COC	コカイン系麻薬	
AMP	アンフェタミン類	エフェドリンでも偽陽性
THC	大麻	
OPI	アヘン誘導体	ジヒドロコデインでも偽陽性
BAR	バルビツール酸類	
TCA	三環系抗うつ薬類	

場合に必要となる．一般的には，PT，APTT，FDP，フィブリノゲンが緊急検査として広く行われている．緊急手術時の術前検査としても重要である．

5 アンモニア 増加は肝硬変，腎不全，ショックで認められる．アンモニアの蓄積で意識障害が生じるため，意識障害の鑑別には重要である．

6 薬物血中濃度 抗痙攣薬，ジゴキシン，テオフィリンなどが救急の現場では有用である．

B. 尿検査

比重，pH，糖，蛋白，ビリルビン，ウロビリノゲン，ケトン体，潜血，アミラーゼなどは迅速に検査が可能であり有用性も高い．ミオグロビン尿定性は横紋筋融解症の鑑別に使用する．また，HCGも尿定性検査が可能であり，子宮外妊娠に対する有用な検査である．

トライエージ®キットは，ベンゾジアゼピン系，抗精神病薬，バルビツール系，モルヒネ系，覚醒剤などの複数の尿定性検査を同時に行うことができる．意識障害の鑑別や種類が特定できない薬物中毒の診断には有用である．その一方で，偽陽性を示すことがあり，注意が必要である(**表3**)．

C. 病態別の有用な緊急採血・尿検査の組み合わせ

以下に，各病態において初期診療の際に有用な緊急採血・採尿検査項目の組み合わせを提示する．重症度や各疾患内のバリエーションで取捨選択を行って，検査を進める．

1 循環器系疾患 末梢血，凝固系(大動脈解離と肺塞栓の鑑別においてDダイマーは感度高・特異度低)，心筋マーカー(トロポニン，h-FABP，CK-MB，AST，LDH，CPK)を含む生化学，BNP，甲状腺ホルモン(不整脈の原因鑑別)，電解質，血液ガス，血液型・交差試験(緊急手術時)．

2 呼吸器系疾患 血液ガス，末梢血，凝固系，CRP，生化学，尿中抗原(肺炎球菌，レジオネラ)，血液培養．

3 意識障害の鑑別検査 末梢血，凝固系，生化学，電解質，CRP，血液ガス，薬物血中濃度，血糖，尿検査(トライエージ®)，アンモニア，内分泌系．

4 脳神経疾患 末梢血，凝固系，生化学，電解質，CRP，血液ガス，薬物血中濃度(抗痙攣薬)，血糖．

5 消化器系疾患
① 末梢血，凝固系，生化学(ビリルビン，肝胆道系酵素，アミラーゼを含む)，電解質，CRP，血液ガス，アンモニア，血液型・交差試験，血液培養．
② 心窩部痛の鑑別では，心筋マーカーも考慮に入れる．

6 高体温，低体温
① 末梢血，凝固系，生化学，電解質，血液ガス．
② 低体温の場合は原因検索のため，感染症(CRP，プロカルシトニン，尿中抗原など)，低栄養，代謝内分泌系，循環器系(心筋マーカー)，薬物(トライエージ®)などに関する項目を適宜追加する．

7 外傷 末梢血，凝固系，生化学，電解質，血液ガス，血液型・交差試験，尿検査(潜血)．

心電図検査
electrocardiography(ECG)

長尾 建　駿河台日本大学病院・循環器・心肺蘇生／救急心血管治療部長

A. 心電図検査

迅速かつ簡便に実施でき救急診療に必要不可欠な検査である．救急現場・救急室（ER）で，可及的速やか(患者接触後10分以内)にECGを記録し，その所見から病態を把握することが要求される．なぜならば，そのECG評価から救命救急処置(循環管理)・救急治療の第一選択が異なるからである．

救急ECGの，評価要点は以下のごとくである．

❶どのような救命救急処置が必要か？
❶心停止時の主要3病態の把握に有用：①心室細動・無脈性心室頻拍，②無脈性電気活動，③心静止
❷ショック時の主要3病態の把握に有用：①容量の問題，②ポンプの問題，③心拍リズムの問題

❷どのような救急治療が必要か？
❶急性冠症候群の主要2病態の把握に有用：①ST上昇型急性心筋梗塞，②非ST上昇型急性心筋梗塞・不安定狭心症
❷不整脈の主要2病態の把握に有用：①頻拍性，②徐拍性，③その他（R on T, QT延長，Brugada症候群など）

B. 主要な救急ECG所見の病態と判読のポイント

❶心停止とECG波形　この心停止の原因には，6H6Tがある．

循環血液量減少（hypovolemia），低酸素（hypoxia），アシドーシス（hydrogen），低／高カリウム血症（hypo-/hyperkalemia），低血糖（hypoglycemia），低体温（hypothermia），毒物（toxin），心タンポナーデ（tamponade, cardiac），緊張性気胸（tension pneumothorax），血栓症（冠動脈／肺動脈）（thrombosis, coronary-/ pulmonary artery），外傷（trauma）がある．

① 心室細動（ventricular fibrillation : VF）（図1）　心筋細胞が無秩序に興奮し心拍出量は微量で頸動脈拍動を触知せず．基線がない，QRS波形は幅広・不定，QRS間隔は不規則．

② 無脈性心室頻拍（pulseless ventricular tachycardia : pulseless VT）（図1）　心室は規則的に興奮するも心拍出量はごく少量で頸動脈拍動を触知せず．

QRS波形は幅広，QRS間隔は規則的．

③ 無脈性電気活動（pulseless electrical activity : PEA）　心臓の電気活動は有するが心拍出量は微量で，頸動脈拍動を触知せず．心室細動・無脈性心室頻拍を除く，あらゆる脈なしQRS波形の総称．この中に，偽性電気収縮解離・心室固有調律・徐脈性心静止調律（毎分6回以上；10秒に1回以上のQRS波形）などが含まれる．

④ 心静止（asystole）　心停止の最終波形で心臓の電気活動も消失した波形．ただし，P波のある心静止（心房活動あり）・毎分6回未満（10秒に1回未満）のQRS波形などが含まれる．

❷ショックとECG波形

① 容量の問題
①第1選択の循環管理は，急速輸液．
②ECG所見の多くは，洞性頻脈（100回/分超），一部右心過負荷の所見（右側胸部誘導V_3R, V_4RのST上昇；急性右室梗塞），（$SIQⅢTⅢ$・右脚ブロック・V_{1-3}誘導の陰性T波・aV_RのR'波・V_6のS波など；急性肺血栓塞栓症）

② ポンプの問題
①第1選択の循環管理は，カテコールアミン製剤．
②ECG所見の多くは，洞性頻脈（100回/分超），広範囲な誘導（Ⅰ・aV_L・$V_{1～6}$／Ⅱ・Ⅲ・aV_F・$V_{5,6}$など）に及ぶ急性冠症候群のECG波形（ST-T変化・異常Q波・新

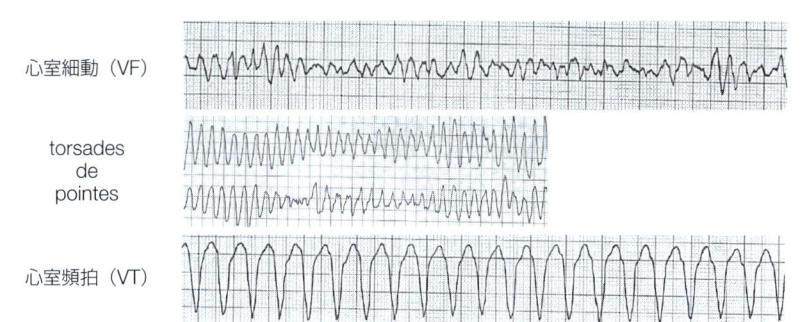

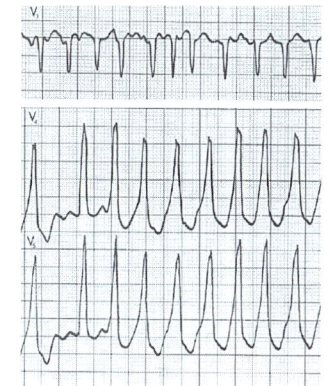

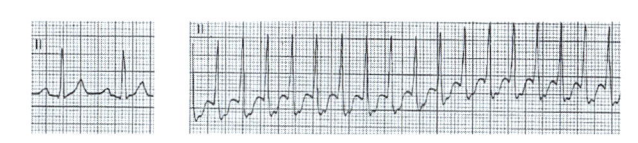

図1 頻脈性不整脈
(Sabdoe E and Sigurd B：Arrhythmia—A Guide to clinical electrocardiology. pp1-373, Publishing Partners, 1991 より)

規出現 wide QRS など).

③心拍リズムの問題
①第1選択の循環管理は，頻脈性不整脈ではQRS波同期電気ショックまたは徐脈性不整脈では経胸壁ペーシング.
②この頻脈性不整脈(心房細動，心房粗動，上室性頻拍，単形性/多形性 VT など)の心拍数は 150 回/分超である.
③この徐脈性不整脈(完全/Ⅲ度房室ブロック・高度房室ブロック，洞機能不全；持続する洞徐脈・洞停止・洞房ブロックなど)の心拍数は 60 回/分未満である.

3 急性冠症候群の ECG 波形
1 ST 上昇型急性心筋梗塞(ST-elevation myocardial infarction：STEMI)(図2)
①ST 上昇型急性心筋梗塞は，迅速な緊急冠再灌流療法が必須である．ST 上昇型は心筋全層(内膜側〜外膜側心筋)が虚血に陥っていることを意味する．
②ECG 所見の特徴は，心筋虚血発作中は，刻々と ST-T と QRS 所見が変化することである．発症ごく早期には，40% に T 波の尖鋭・増高(hyperacute T)を，発症1〜2時間以内には，ST 上昇・R 波減高(刻々と変化)を，その後異常 Q 波が出現してくる．この ST 上昇型急性心筋梗塞には，新

ST 上昇型
急性心筋梗塞（STEMI）

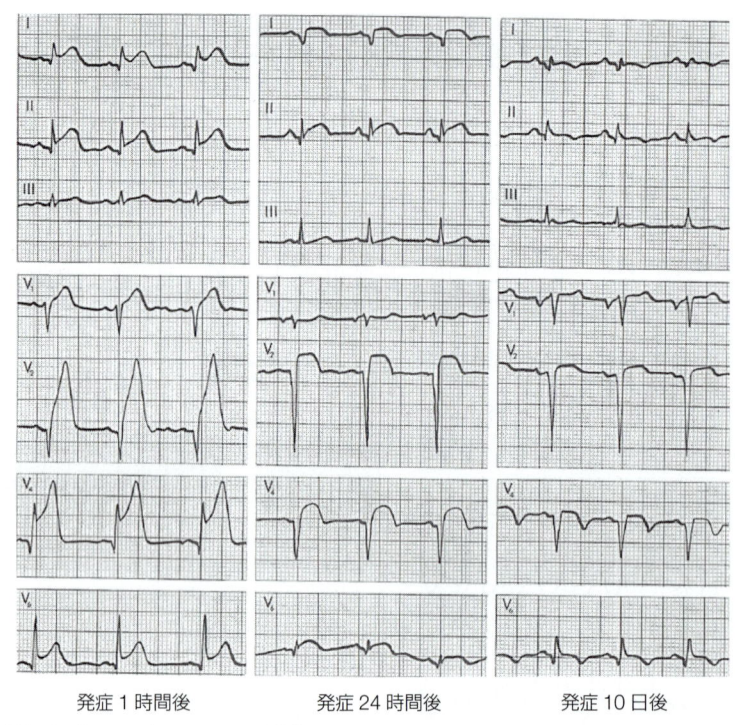

発症 1 時間後　　発症 24 時間後　　発症 10 日後

図2　ST 上昇型急性心筋梗塞（STEMI）の ECG の推移
(Sabdoe E and Sigurd B：Arrhythmia-A Guide to clinical electrocardiology, pp1-373, Publishing Partners, 1991 より)

規に出現した脚ブロック（発作前の ECG との比較が有益）も包括される．この脚ブロック型は，左主幹・左前下行枝超近位部の閉塞で，心筋虚血領域が広範囲である重篤な急性心筋梗塞を意味する．
③心筋虚血発作中には，様々な不整脈を併発し，VF に進展することが多い．
④ T 波の早期陰転化（発症 24 時間以内）は，早期の冠再灌流により心筋虚血が救済され心筋壊死が少ないことを意味する．
⑤その類似波形には，aV_R を除く広範な誘導で ST 上昇を呈する急性心膜炎がある．

2 非 ST 上昇型急性心筋梗塞 (non ST-elevation myocardial infarction：NSTEMI)，不安定狭心症 (unstable angina：UA)
①非 ST 上昇型急性心筋梗塞・不安定狭心症では，場合により緊急冠再灌流療法が必要となる．これらの ECG 所見の特徴は，心筋虚血発作中，刻々と ST 低下程度が変化し，虚血が解除されると ST は基線に復することが多い．
② ST 上昇型と比較すると，非 ST 上昇型は心筋虚血領域が心内膜側心筋に限局していることが多い．

4 救急治療が必要な不整脈波形
1 症候・循環動態が比較的安定しているも，救急治療が必要な不整脈には，頻脈性不整脈〔心房細動・心房粗動（図 1）・上室性頻拍（図 1）・単形性／多形性 VT など〕と徐脈性不整脈（完全／Ⅲ度房室ブロック・高度Ⅱ度房室ブロック，洞機能不全など）がある．
また VF や torsades de pointes（図 1）を高

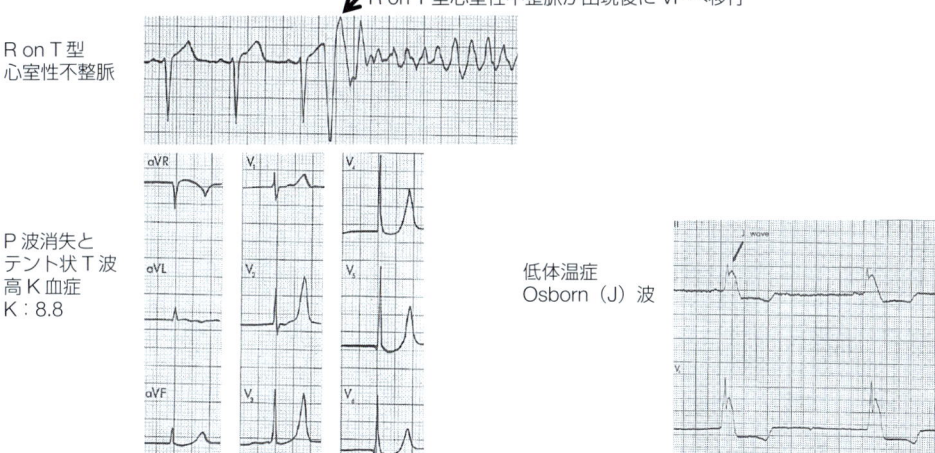

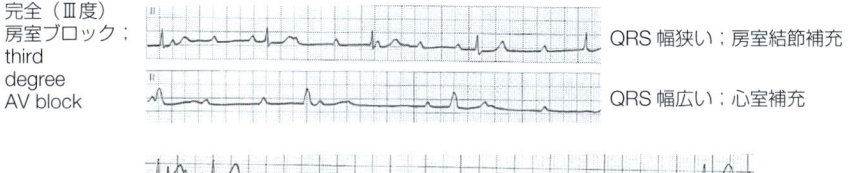

図3 危険な不整脈と徐脈性不整脈
(Sabdoe E and Sigurd B：Arrhythmia－A Guide to clinical electrocardiology, pp1-373, Publishing Partners, 1991 より)

頻度に誘発させる危険な ECG 所見として，R on T 型心室性期外収縮(図3)，QT 延長，Brugada(ブルガダ)症候群などがある．

これらの不整脈は，不整脈原性・心筋原性(心筋虚血/炎症など)・心負荷原性(心不全)・その他に大別される．

2 その他(電解質，体温，中毒など)の ECG 波形

❶電解質異常

①特に血清 K 高値は，T 波尖鋭($K=5.5〜6.0$ mEq/L)，PQ 間隔延長と QT 間隔延長($K=6.0〜6.5$ mEq/L)，P 波消失と ST 低下($K=6.5〜7.0$ mEq/L)，QRS 幅拡大($K=7.0〜8.0$ mEq/L)，VT・VF 様波形($K=7.0〜10.0$ mEq/L)，PEA ($K>10$ mEq/L)などを呈する(図3)．一方，低 K 血症では，U 波・T 波平坦化・ST 変化・PEA などを呈する．

②高 Mg・低 Mg 血症はともに K 異常と同様な ECG 波形を呈するも，低 Mg 血症では，torsades de pointes(図1)と治療抵抗性 VF が特徴である．

❷低体温では，Osborn(J)波(図3)を呈することがある．

❸中毒では，様々な不整脈を呈する．

超音波検査(FAST, 急性腹症, 心エコー, 静脈血栓)
ultrasonography

池側　均	大阪大学医学部附属病院・高度救命救急センター
鍬方安行	大阪大学大学院准教授・救急医学

A. 救急医療における超音波検査の位置づけ

1 手順と考え方　超音波検査は簡便で侵襲が少ない検査であり，繰り返し行うことが容易なため，経時的な変化を追うのに適している．また検査に引き続き，超音波ガイド下に穿刺を行うことで，より診断の質を高めることができる．さらに超音波ガイド下にドレナージをすることも可能で，治療につなげることもできる．超音波検査は，救急医療において，かなり利便性が高い手技である．本項では，このような今日的な視点から，救急領域における超音波検査の位置づけをとらえて，要点を整理する．

2 注意点　救急医療の現場では，時間的・空間的な制約を受け，どうしても精度が落ちることはやむをえない．予定検査と異なり，前処置はされていないし，体位や呼吸に制限があり，必ずしも患者の協力が得られるわけではない．描出できる範囲，臓器にも限度があることもある．そういう条件の中で検査を行っていることを念頭に置く．つまり，見落としのない検査を心掛けるのは当然であるが，漫然と全体を観察するのではなく，患者個々における病態を考えながら必要な所見を，できるだけ短時間で得るようにする．その際には，陽性な所見のみを拾い上げるのではなく，陰性な所見，所見が認められないということも重要となる．

また，どうしても所見が得られない場合は，いたずらに時間を費やすのではなく，躊躇せず他の画像診断を併用すべきである．

以下に，代表的な救急病態を取り上げ，超音波検査の活用法について述べる．

B. FAST (focused assessment sonography for trauma)

外傷初期診療ガイドラインのprimary surveyにおける画像診断の1つに位置づけられる．外傷症例において，心嚢，腹腔および胸腔の液体貯留の検索を目的とした迅速簡易検査法である．外傷症例がショックに陥る原因として，閉塞性ショックと出血性ショックが挙げられる．そこで超音波を用いて，ショックの原因検索の一環として，心タンポナーデの有無，および体腔(腹腔，胸腔)内の液体貯留を検索することとなる．検査部位を限り，液体貯留の有無のみを判別すると目的を限定することで，超音波検査を短時間で行えるように限定した手技である．

診療中には繰り返し本手技を行い，経時的変化を捉えるべきである．診察開始時にだけ行うのではなく，バイタルサインが変動した場合には必ずFASTを行い，心嚢内，腹腔内(図1, 3)あるいは胸腔内(図2, 4)に新たな貯留液が出現していないか，その量が増加していないか，確認していかなければならない．

C. 急性腹症

消化器疾患だけでなく，大血管や尿路，婦人科疾患が急性腹症の原因になりうる．性別，年齢，病歴などを念頭に置き，①腹腔内液体貯留，②実質臓器の変化，③管腔臓器の閉塞起点などに着目して，検査を進める．

腹痛に腹腔内貯留液が伴えば，腹腔内感染症(消化管穿孔，急性化膿性胆管炎，急性膵炎など)だけでなく，腹部大動脈破裂や子宮外妊娠も考慮に挙げられる．身体所見や他の画像所見から，診断が確定すればよいが，鑑別が困難な場合は，腹腔内貯留液を超音波ガイド下に穿刺・吸引し，血液か否か，あるいは細菌感染を伴うものか検索を追加する．

実質臓器の観察は，腫脹やエコー輝度の変

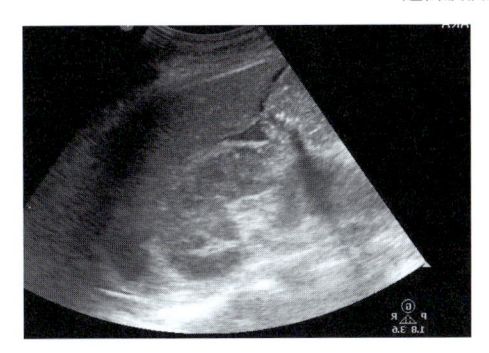

図1 FAST：モリソン窩
モリソン窩に貯留液の存在を認める．

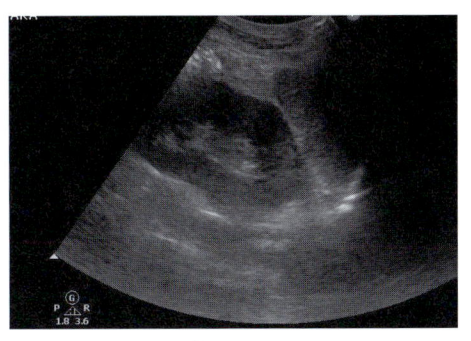

図3 FAST：脾腎境界

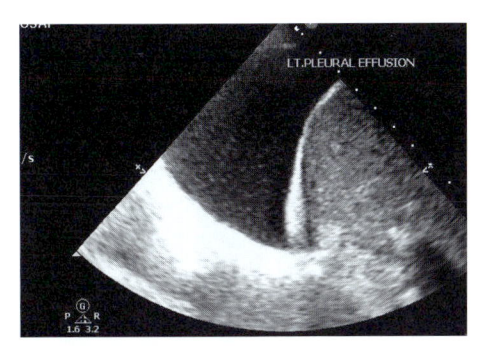

図2 FAST：右胸腔内
大量の胸腔内貯留液を認める．

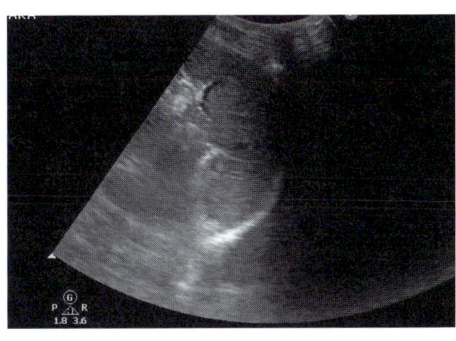

図4 FAST：右胸腔内

化に注意し，膿瘍形成などの炎症性変化を見落とさないようにする．胆石や急性胆囊炎では，胆囊の壁肥厚が有意な所見となる．消化器実質臓器だけでなく，尿路結石時の水腎症や卵巣囊腫茎捻転など泌尿器・婦人科疾患も原因となっている場合もある．

消化管の拡張や内容物の存在は，超音波検査の方が単純X線よりもむしろ鮮明に描出できる．小腸拡張による襞（ヒダ）の観察が可能である．

大血管病変の場合も，カラードプラを用いることで診断しうる．

D. 心エコー

心機能評価，血管内容量評価と心原性疾患の鑑別に超音波は非常に有用である．可能な限り胸骨左縁，心尖部，心窩部からのアプローチを行い，画像を得るようにする．

1 心機能評価，血管内容量評価における心エコー 心エコーでは，前負荷としての容量の評価ならびに壁運動として収縮能および拡張能を評価する．胸骨左縁左室短軸断層像で心囊液の存在を確認する（図5）．胸骨左縁左室長軸断層像の検索レベルでのMモードにて，左室測定としては，左室拡張末期径（LVDd）と左室収縮末期径（LVId）を測定する．現在，広く普及している超音波装置なら

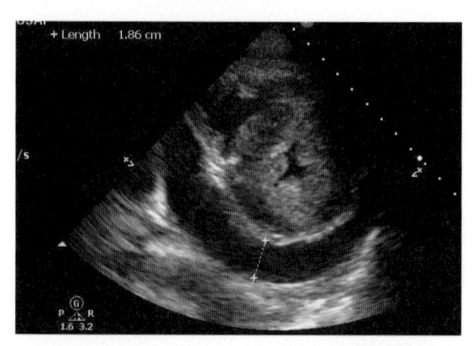

図5 胸骨左縁アプローチ，左室短軸断層像
心嚢液が多量に貯留している．

図7 心窩部アプローチ，下大静脈長軸像

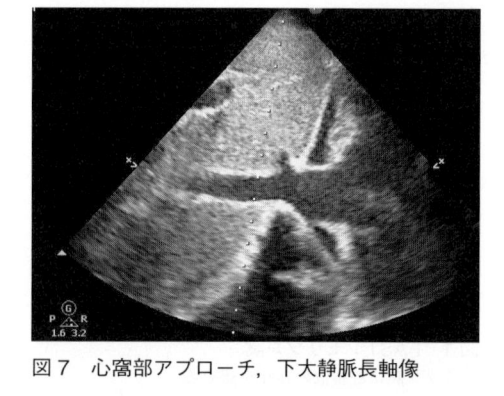

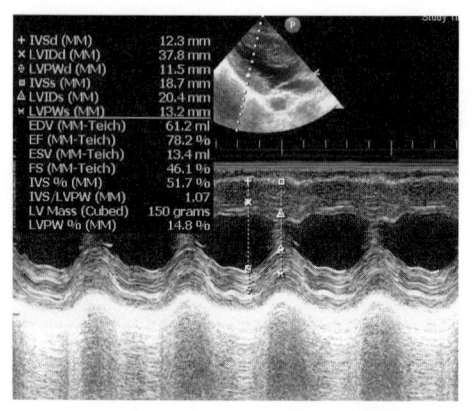

図6 胸骨左縁アプローチ，左室長軸断層像
検索レベルでのMモードにて，左室の各計測を行う．エコー内の測定プログラムで，容積や駆出率は算出される．

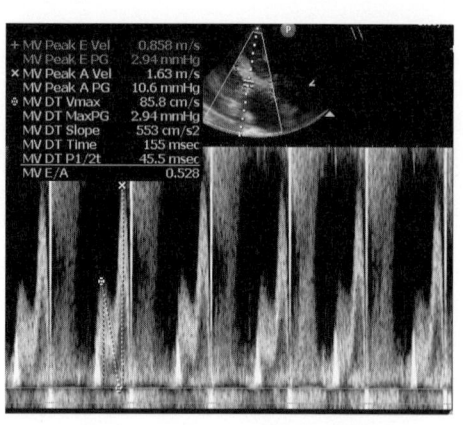

図8 心尖部アプローチ，左室長軸断層像
カラードプラ下にパルスドプラ法により左室流入血流を測定する．

ば，これらの計測を行えば，同時に左室内径短縮率，左室拡張末期容量，左室収縮末期容量，駆出率，1回心拍出量などが算出される（図6）．また，同じ画面で断層を得るレベルを変えて，大動脈弁レベルでのMモードで大動脈径と左房径を測定する．心窩部アプローチにて下大静脈の血管径を計測する（図7）．

ただし，Mモードではとらえている断面の情報以外は結果に反映されず，一次元の情報が均一に全体で起こっているとの過程によ

り，測定値が算出されるため正確ではない．そこで心尖部アプローチで得られた画像による断層法による評価も同時に行うべきである．様々な測定手法が提唱されているが，それらの特徴をとらえて，左室腔容積などを測定すべきである．

次いでドプラ法も行う．心尖部アプローチで得た画面で左室流入血流波形を計測する（図8）．左室流入血液波形は，拡張早期波（E波）と心房収縮波（A波）の二峰性を呈し，左室拡張能の評価に用いられる．また，それぞ

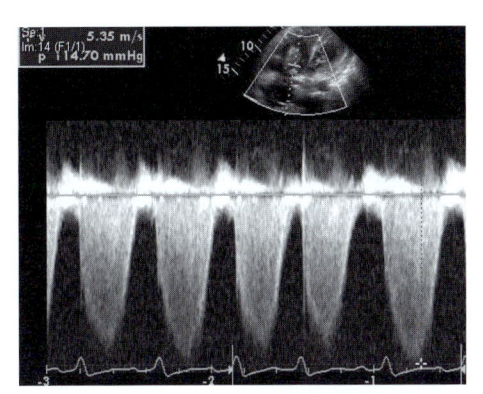

図9 心尖部アプローチ，四腔断層像
カラードプラ下にパルスドプラ法により肺動脈圧を測定する．

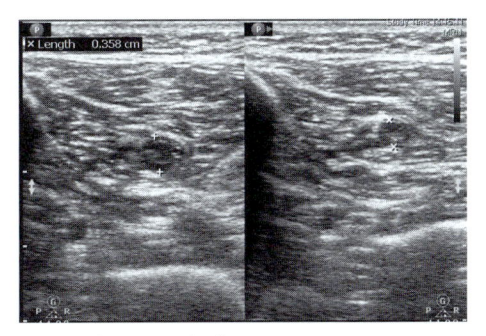

図10 右下腿の断層像
後脛骨静脈内に壁在血栓を認める．右は，プローブで強く圧迫を加えたところ．壁在血栓が存在するので，圧迫しても静脈は虚脱しない．

れの弁の逆流の有無を確認する．肺動脈弁逆流があればドプラを用いて圧較差を計測し，肺高血圧（右心負荷）の程度を評価する（図9）．

2 虚血性心疾患における心エコー 3次元の広がりをもつ心室壁の動態を観察するためには，可能な限り多方向多断面の観察が必要である．壁運動は，一般には心内膜の動きを指すため，心内膜面が鮮明に描出されていない心エコー像では評価が困難であるので，評価を下す際には，心内膜が鮮明な画像で行わなければならない．また壁厚の変化も参考所見になる．ただし壁運動異常＝心筋虚血ではなく心筋疾患の可能性もあり，心電図や採血結果も考慮する．右心系の著明な拡張を呈している場合は，右室流出路の障害である肺塞栓血栓症を考える．

E. 静脈血栓

成因としてのVirchow（ウィルヒョー）の3因子（血流うっ滞，血管壁損傷，血液凝固亢進）が有名であるが，臨床的には疼痛や下肢周囲径差を呈する場合や，Dダイマーが高値となった場合に，静脈血栓の存在を疑う根拠となる．また逆に，肺血栓塞栓症を生じた症例に対して，解剖学的な特徴から，静脈が

圧迫を受ける位置として左総腸骨静脈，総大腿静脈，膝窩静脈，下腿静脈が挙げられ，注意深く観察しなければならない．検査でのポイントは，静脈は圧が低いので，強く抑えすぎると虚脱しているかにみえるので，プローブを接触させる程度で走査することである．基本的には，血管内異常エコー像の有無と血管の形態の観察である．

深部静脈血栓症を診断するためには，壁在血栓を直接視認し確認するか，血流情報から静脈内閉塞を確認する必要がある．壁在血栓が存在すれば，プローブを強く圧迫しても内腔が虚脱してしまうことはない（図10）．壁在血栓存在の間接的な証明手段として，大腿静脈血流速度の呼吸性変動や下腿ミルキング反応の確認があり，ともに十分な変化が観察されない場合には，静脈閉塞ととらえてよい．

単純X線撮影
X-ray photography

鍬方安行　大阪大学大学院准教授・救急医学

X線CTやMRIの高速化，およびその画像再構成技術の進歩はめざましく，救急領域

の画像診断においても，旧来単純あるいは造影X線撮影によって診断していた病変や損傷のかなりの部分は，新しいモダリティによって診断がなされるようになった．一方で，単純X線撮影は，CTやX線透視に比べれば被曝量が少なく，比較的繰り返し施行しやすい利点があるし，また近年のデジタル化により，ビューワーを用いれば，一度の撮影で軟部から骨組織まで，様々な条件下での観察が可能である．本項では，このような今日的な視点から，救急領域における単純X線撮影の位置づけをとらえて，要点を整理する．

A. 頭部，顔面，頸部

　血管造影を除く頭部・顔面の単純X線撮影の診断的価値は，大半が骨折診断であるが，現在ではそのほとんどがCTあるいはMRIにとってかわられている．その中で，CT能力の補完あるいは検査の簡便性・迅速性から，なお優先順位の高い撮影法がいくつか存在する．

1 **頭部**　横断像のみのCT撮影や，比較的スライス幅の厚いCT再構成画像では，頭蓋骨の横骨折線を見逃しやすい．特に中硬膜動脈を横切る横骨折は，急性硬膜外血腫形成を予見する情報であり，この観点から単純X線による頭蓋骨側面写の意義は今なお大きい．

2 **顔面**　眼窩，視束管，副鼻腔，上顎，下顎を含め，単純X線撮影の診断能力は，thin slice CT・再構成画像に及ばず，CTが不可能な場合のスクリーニング法として以外，選択の価値は少ない．

3 **頸部**　頸椎の不安定性をきたすような第2～6頸椎椎体の粗大な頸椎骨折（**図1**）や脱臼を簡便に発見する方法として，頸椎側面撮影の意義は大きい．一方で，環椎や軸椎歯突起骨折，頸椎椎弓骨折などに関しては，単純X線撮影の検出力はCTにはるかに及ばない．

B. 胸部

　胸部には，骨性組織以外にも，心・肺・大血管などvital organが集中しており，それぞれが特徴的な単純X線画像を構成している．このため，胸部単純X線撮影は，救急領域の迅速診断情報として，あるいはスクリーニング情報として大きな意義を持つ．特に，循環動態に影響の大きな病変，急性の低酸素血症をきたす病変の認識が重要である．

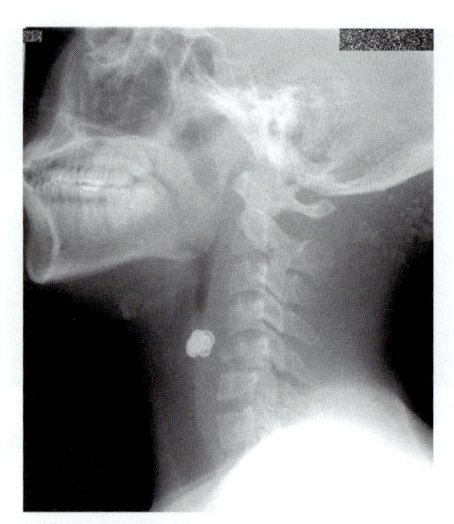

図1　頸椎損傷．頸椎側面単純X線撮影，仰臥位
第5頸椎椎体の骨折および第5・第6頸椎間の脱臼を認める．本例は，同部位での頸髄損傷を合併した．

1 **胸腔**　気胸（**図2**）は，本来肺野であるべき部分に透亮像として認識され，気胸を生じて縮小した肺の輪郭に沿って，臓側胸膜のラインが識別できる．このラインが不明瞭な場合でも，肺血管影を中枢部から末梢側へ追っていき，気胸と接するところで血管影が一様に途絶するのを確認することで境界を識別できる．気胸は重力方向と反対に移動するので，少量の気胸は臥位撮影では検出不能となる．一方，血胸や胸水（**図3**）は，本来肺野であるべき部分のX線透過性の低下として認識される．癒着のない胸腔内では重力方向へ移動し，立位・坐位では水準面を形成し，臥位では

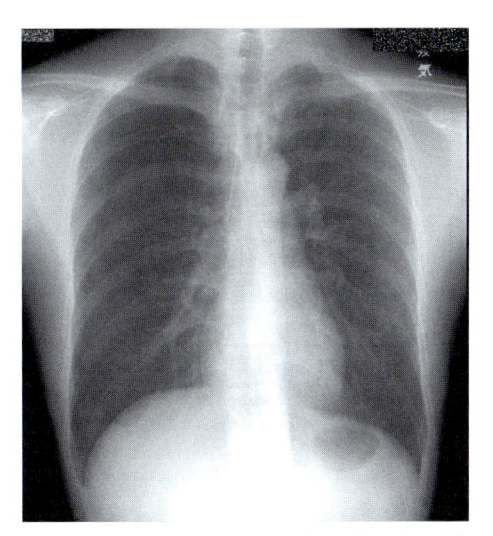

図2 右自然気胸.胸部正面単純X線撮影,立位
本例では認めないが,気胸側の胸腔に,わずかでも水準面を認めて胸腔内液体貯留を疑う際には,自然血気胸の存在を念頭に置かねばならない.この際には,穿刺やドレナージを実施する前に,排液が血液である可能性を十分に説明する必要がある.

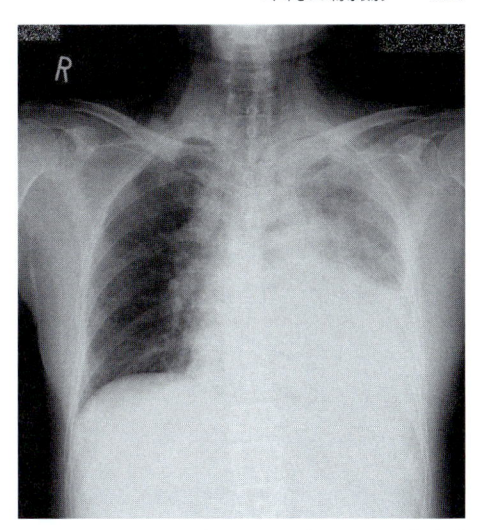

図3 胸水貯留,無気肺,縦隔気腫.特発性食道破裂症例の胸部単純X線撮影,仰臥位
左肺野の透過性低下を広範囲に認める.これは,左胸水貯留(左肺野全般),左肺下葉無気肺(下行大動脈のラインの消失,横隔膜ラインの消失)の両方によるものである.本例では,縦隔気腫の合併があり,特に頸部縦隔・上縦隔で目立つ.食道造影で食道・胃接合部近傍の好発部位で発症した特発性食道破裂と確定診断した.

一側肺野全体の透過性低下として認識される.

2 上縦隔の拡大 胸部単純X線撮影の上半分の中心影は,胸部大動脈とその分枝,気管,食道,胸腺,および胸骨・椎体周囲の軟部・結合織で構成されており,そのいずれかの容積が大きくなると,上縦隔の拡大として認識される.特に重篤な救急病態には,胸部大動脈瘤破裂,解離性大動脈瘤,外傷性胸部大動脈損傷(図4),縦隔血腫,縦隔炎(図3)などがある.

3 心陰影の拡大 胸部単純X線撮影の下半分の中心影は,心陰影である.様々な要因での心拡大・心肥大,心嚢液貯留(図5)などで,拡大をみる.

4 胸郭 肋骨骨折に伴う皮下気腫(図6)は,胸膜・肺の損傷合併を示唆しており,強い外力が働いた証左となる.

5 肺野 肺のX線透過性の低下をみた場合,容積の減少を伴う病変が無気肺(図7),そう

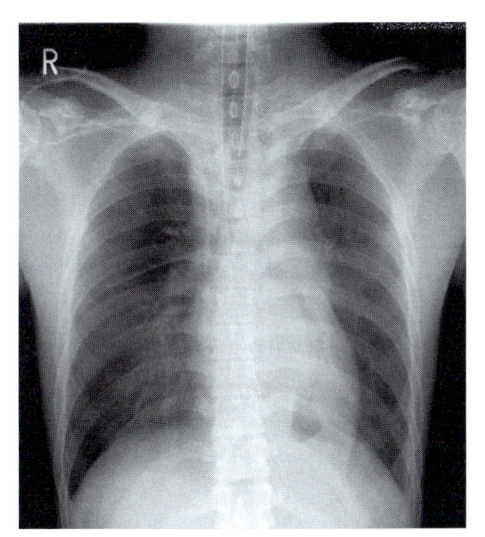

図4 上縦隔の拡大.鈍的外傷に伴う胸部大動脈損傷例の胸部正面単純X線撮影,仰臥位
縦隔血腫形成による上縦隔幅の拡大を認める.

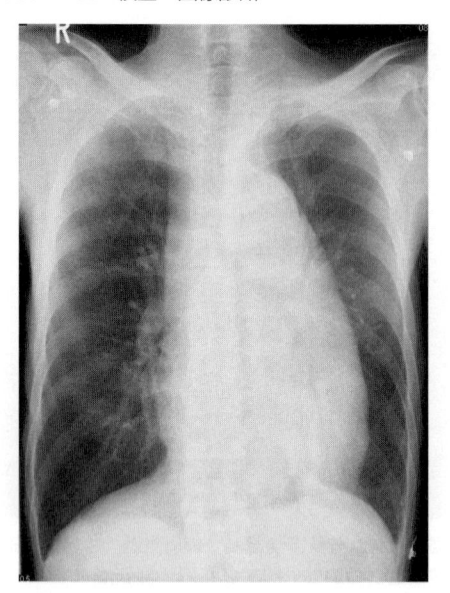

図5 心囊液貯留．顕著な心陰影の拡大を呈する胸部正面単純X線撮影，仰臥位
超音波検査で心囊液貯留を確認し，胸部造影CTで解離性大動脈瘤に合併した心タンポナーデと確定診断した．

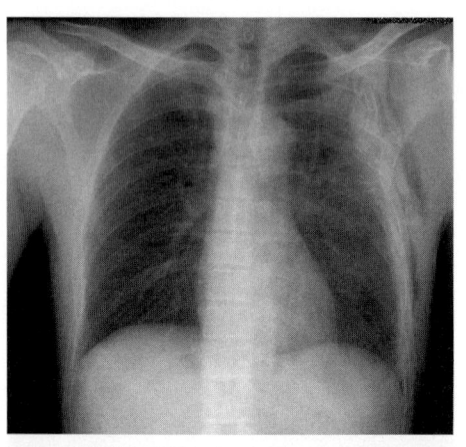

図6 多発肋骨骨折と皮下気腫．胸部正面単純X線撮影，仰臥位
左第2～第6肋骨骨折と，皮下気腫（近傍の軟部組織内の不規則な透亮像）を認める．この写真では気胸は明確に指摘できないが，CTで骨折部近傍の肺挫傷と気胸形成を確認した．

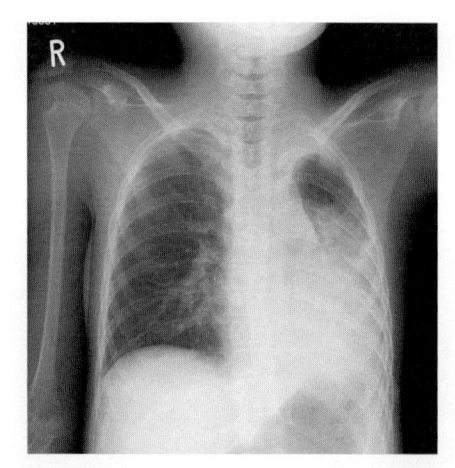

図7 無気肺．胸部正面単純X線撮影，仰臥位
左肺野の容積減少と透過性の低下を呈する無気肺像である．

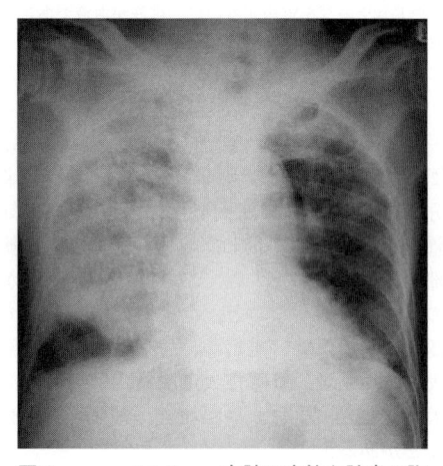

図8 consolidation．右肺の広範な肺炎の胸部正面単純X線撮影，仰臥位
右肺野の透過性が低下しているが，容積の変化はほとんど伴わないconsolidation像である．

でない病変がconsolidation（**図8**）である，と考えると理解しやすい．前者は文字通り無気肺で，腫瘍・異物・分泌物などによる気管支の閉塞機転の存在を示唆する．後者は，肺

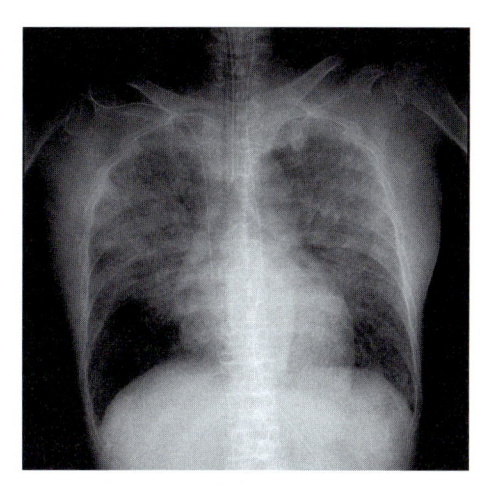

図9 びまん性間質陰影増強．皮膚筋炎に合併した急性間質性肺炎の胸部正面単純X線写真，仰臥位
両側上肺野のびまん性間質陰影の増強をみる．

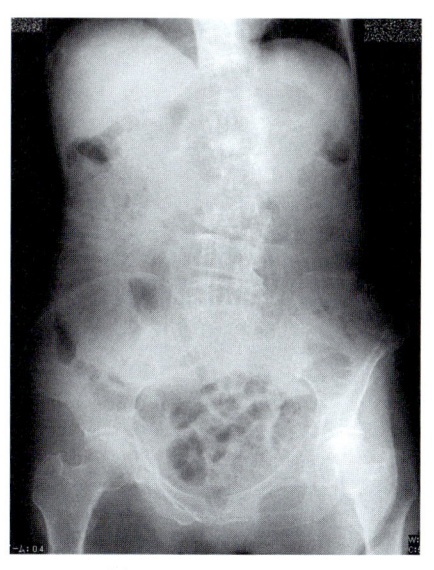

図10 消化管通過障害．内ヘルニアによる小腸の機械的通過障害の腹部正面単純X線写真，仰臥位
拡張した小腸の Kerckring 皺襞を多数認め，結腸ガスは周辺部に圧排されている．

炎，肺挫傷などを示唆する．明確な腫瘤陰影は，肺腫瘍や肺挫傷後の肺内血腫形成を示唆する．肺間影のびまん性増強は，肺水腫や間質性肺炎（図9）でみられる．いずれも，急速に肺酸素化能が低下する要因となり，救急の現場で重要な所見である．

C．腹部，骨盤

　腹部単純X線写真には様々な情報が含まれているが，内因・外因を問わず実質臓器・後腹膜病変に関しては，超音波検査・CT・MRIの画像情報には及ばない．今日の救急診療では，主として腸管ガスの分布，消化管異物影，骨性支持組織の確認などが，腹部単純X線撮影の主たる目的になっている．消化管穿孔による腹腔遊離ガス像の検出にも体位を工夫して用いられるが，実際の検出能はCTの方が優れている．

1 **腹部**　正常人では，胃泡と大腸ガスが大半を占め，小腸ガスはほとんどみられない．小腸ガスが目立つ場合には，異常な呑気，あるいは機能的・器質的腸管通過障害（図10）の存在を疑う．経時的な消化管ガス移動の有無をみて，腸管運動の状態や腸管閉塞部位の推定を行う．また，消化管ガスの異常な偏位は，血腫（図11）や腫瘍など，後腹膜の占拠病変を示唆することが多い．

2 **骨盤**　外傷初期診療手順では，単純腹部X線撮影は割愛され，骨盤正面X線撮影を必須条項としている（腹腔内出血の検出は腹部超音波で行う）．これは，骨盤骨折（図12）に伴う後腹膜出血が生命徴候を脅かすほどの量に及ぶ可能性があるからである．

D．四肢

1 **四肢骨**　現在でも，四肢骨の骨折・脱臼などの初期診断には，単純X線を第一選択としている．

2 **軟部異常ガス像**　軟部組織異常ガス像は壊死性筋膜炎・ガス壊疽（図13）といった重症病態診断のきっかけとなる重要な所見である．

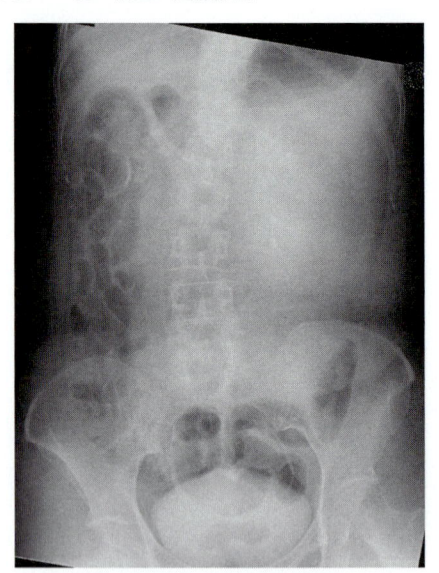

図11 後腹膜血腫．左腎腫瘍破裂による後腹膜血腫の腹部正面単純X線写真，仰臥位
腸管ガスの右側への偏位を認め，左腸腰筋影が消失している．

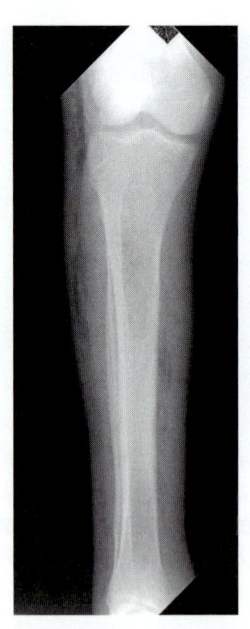

図13 軟部組織の異常ガス像．下肢ガス壊疽（壊死性筋膜炎）の単純X線撮影
糖尿病性足趾壊疽から感染の進展した例で，下腿に異常ガス像を認める．

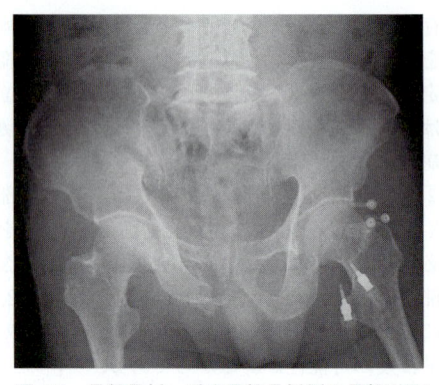

図12 骨盤骨折．重症骨盤骨折例の骨盤正面単純X線写真，仰臥位
右腸骨，恥・坐骨に骨盤を縦断するような骨折を生じている．

CT・MRI 検査
CT, MRI

鵜飼　勲　　兵庫県立西宮病院・救命救急センター医長

I．X線CT

A．救急領域におけるCTの位置づけ

　救急診療では正確さだけでなく，状況に応じた診断治療のスピード感が重要である．緊急度と重症度に見合った診断治療を進める．放射線科医を介する間もなく診断治療を進めることもあり，治療エリアに近いところでvolume DATAを診断できる環境を準備する．

B. CT を用いた治療

CT 透視や CT アンギオ装置といったモダリティも集中治療領域で利用される．

1 CT 透視 膵膿瘍や腸腰筋膿瘍を始めとする深部膿瘍穿刺などでリアルタイムに断面像を表示する CT 透視が利用できる．CT のガントリー径による穿刺器具の制限，患者および術者の被曝などの制約がある．

2 CT アンギオ装置 CT とアンギオ装置を組み合わせたもので，テーブルのスライドや，CT ガントリー移動機構を用いて，同じ寝台上で CT と血管撮影を実施する．本来は腫瘍の栄養血管同定に用いられるが，深部の穿刺・ドレナージを CT で確認しながら安全に実施する際にも有用である．

3 コーンビーム CT デジタル血管造影装置の C アーム単体で CT 画像を得ることを指す．空間分解能は CT 装置に遜色ないが，散乱線の影響で濃度分解能が劣る．またアームの回転に 5～20 秒を要するため動きに弱い（図 1）．

C. CT を用いた機能的診断

造影 CT の一種である perfusion CT, xenon CT, さらに 2 管球または管圧を変化させながら撮影する dual Source CT, dual energy CT が出現し，CT は解剖学的診断から機能的診断へと発展しつつある．脳梗塞急性期などで血流障害を評価する．

1 xenon CT 吸入装置や解析ソフトを用いて，xenon による CT 値増加を画像化する．撮影に 1 分強を要し，局所的に数十回の撮影を行うため被曝は多い．

2 perfusion CT 通常の造影剤のインジェクターとの組み合せで撮影できるため，急性期脳梗塞に対する t-PA 治療の一般化とほぼ時を同じくして急速に普及した．被曝は多い．

3 dual source CT, dual energy CT CT を撮影する際に管圧を変えると CT 値が変化するが，物質ごとにこの変化量が異なるという性質を利用して，特定の物質の分布などを表示する機能である．ヨード造影剤の分布のみを表示させる iodine MAP（CT 画像）や，腱組織を他の組織から分離した画像を作成できる．管圧を高速で切り替えて撮影するか，2 管球 CT で撮影する．相対的な血流しか表示できないが，被曝を増やさずに撮影できる（図 2, 891 頁）．

D. 撮影と造影 CT の設定

1 患者の体位など

①頭頸部を含めた撮影の場合は頭側からガントリーに入る head first, 胸腹部から下肢のみの撮影の場合は足側から入る foot first に設定する．

②上肢の骨によるアーチファクトを排除するため，頭頸部の撮影時は手をおろして，胸腹部の撮影時は手を頭上に挙上する．③その他アーチファクトの原因となる心電図電極やリード，造影用の点滴ルートなどが撮影時にガントリー内を通らないように配置する．

2 造影 CT の設定

①造影 CT の撮影では撮影タイミングと撮影範囲を指定する．造影剤投与量は 300 mg/dL ヨードの標準的な造影剤で 2 mL/kg を目安に，1.5～4 mL/秒に設定し，インジェクターを用いて投与する．動脈を明瞭に描出するには 3～4 mL/秒で投与するが，20 G 以上の太い末梢ルートが必要で，肘正中もしくは肘窩の尺側皮静脈から新たに穿刺したものを用いる．中枢ルートを使用する際は，十分に太くて短いチャンネルでなければ，注入抵抗が高く必要な投与速度を得られない．

②造影 CT の撮影タイミング決定法は施設や運用によって 3 通りに分かれる．Pre Scan 法（Test Bolus 法，Test Injection 法など）では，事前に少量の造影剤を投与して撮影し動脈の dye-density カーブから，ピーク CT 値が出るタイミングを測定しておく．

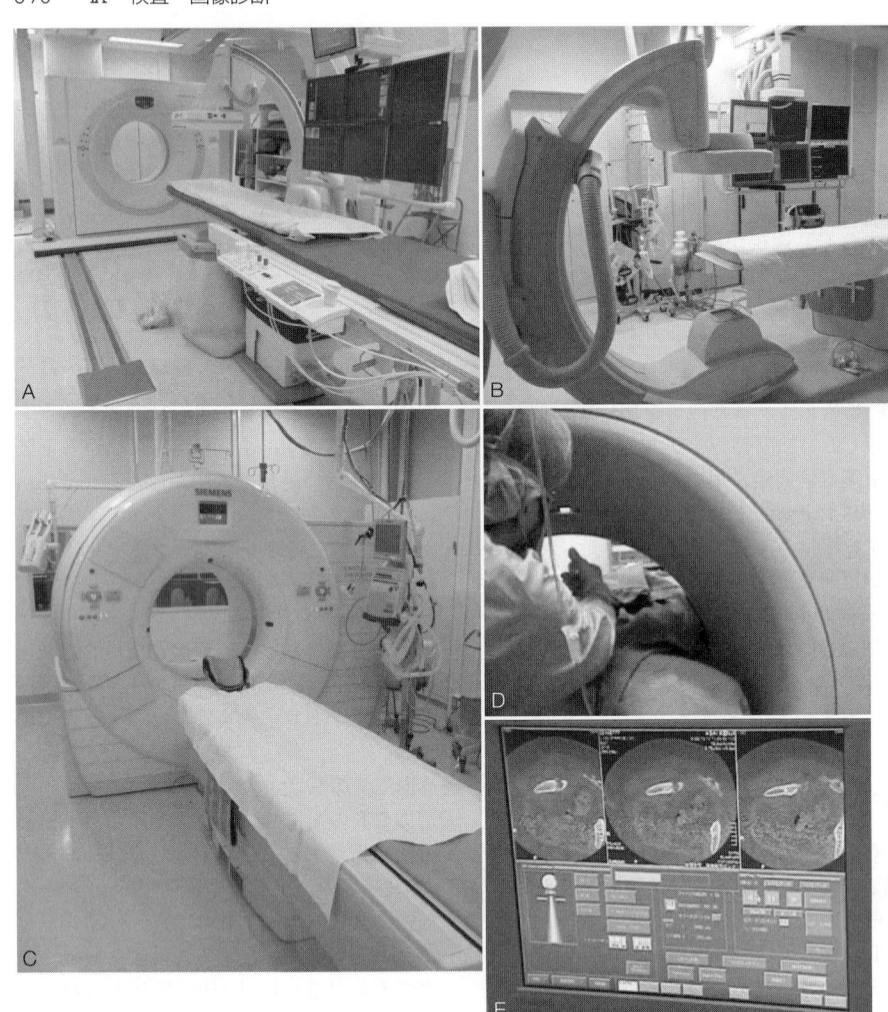

図1 様々なCT装置
A. CTアンギオ装置：移動するCTガントリーとCアームの組み合せ．本装置ではコーンビームCTも可能．
B. コーンビームCT撮影が可能な汎用血管撮影装置：コーンビームCTと血管造影その他の透視検査処置を移動せずに実施できる．
C. 2管球CT：90°に配置された2つの管球を用いて，全身4秒の高速撮影や，ヨードマップ撮影などの機能系撮影が可能．
D. CT透視を用いた処置：術者は断面を観察しながら穿刺処置を行う．
E. CT透視の参照画面：3断面をリアルタイムで参照する．

Bolus Tracking法（Care Bolus法，Real Prep法，Smart Prep法など）では，造影剤投与後5〜10秒後にモニタリングスキャンを開始し，リアルタイムでダイナミックスキャンを見ながら動脈のCT値が上がってきたところで本スキャンを開始する．平

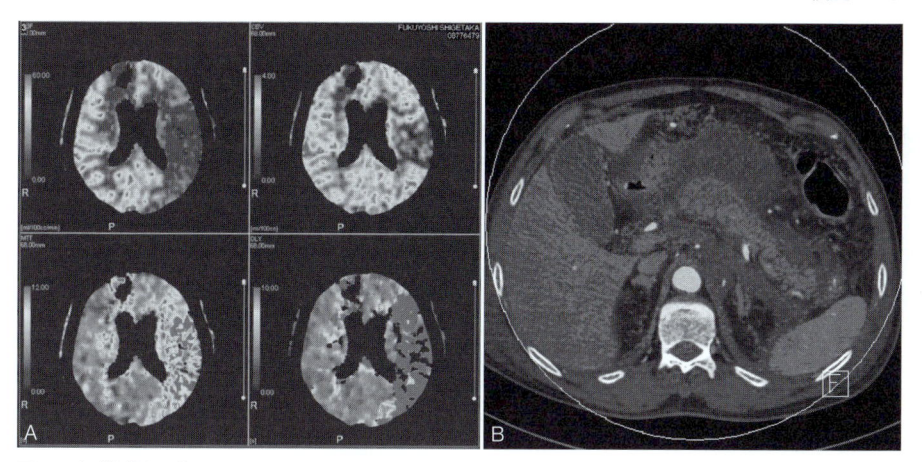

図2 組織灌流画像
A. CT perfusion 画像：左中大脳動脈領域の広汎な血流低下を認める．
B. 2管球CTによるヨードマップ：重症急性膵炎症例の壊死範囲スクリーニングのため，ヨードマップを参照した．

均的な動脈相のタイミングは，肘正中静脈からなら23～30秒後，内頸や鎖骨下の中枢ルートからなら15～25秒後が目安となる．心不全やショックの状態では造影遅延が起こる．造影開始後45～70秒が門脈相，60～90秒が静脈平衡相，2～3分後が尿路相である．

3 CT撮影時の注意事項 X線被曝以外にも造影剤によるアレルギーやアナフィラキシーショック，ルート漏れによる軟部組織傷害，複合的要因で発生する迷走神経反射によるショックなどの有害事象は一定の率で避けられない．以下のような対策が求められる．
① 造影開始時の数秒間はルート先端の漏れチェックのために医師または専属の看護師が患者サイドで観察を行う．
② 初療時や集中治療中の撮影には，X線防護衣を着用して観察を継続する．
③ テーブル移動に伴うチューブ，ルート類のトラブル，患者の体動に伴うトラブルなどに対処するとともに，患者状態のモニタリングも継続する．

4 読影ツールと画像表示モード（図3，892頁）
専用のビューワーやワークステーションを用いた使用したモニター診断が一般化してきた．カルテの電子化や画像診断のPACS化，フィルムレス化の流れとも一致している．特にvolume DATA の読影にはMPR画像を自在に見ることができるワークステーションが便利で，操作に習熟しておく必要がある．

1 MPR（multi planner reconstruction：**多断面画像**） DATAを任意の断面で表示する．輪状断・横断像をaxial画像，冠状断をcoronal画像，矢状断をsagittal画像と呼ぶが，消化管の読影には冠状断，脊椎は矢状断が便利で，大動脈の診断には血管に沿った矢状断から回転させた画像が有用である．冠動脈の評価には，血管の走向に沿って断面を作成するCPR（curved MPR）を用いる．

2 VR，3-D（volume rendering, surface rendering：**立体画像**） CT値に応じて色と影をつけてリアルな立体画像を表示する．脳動脈瘤や血管解剖の理解，骨折の詳細な評価などに使用される．

3 MIP（maximum intensity projection：**最大**

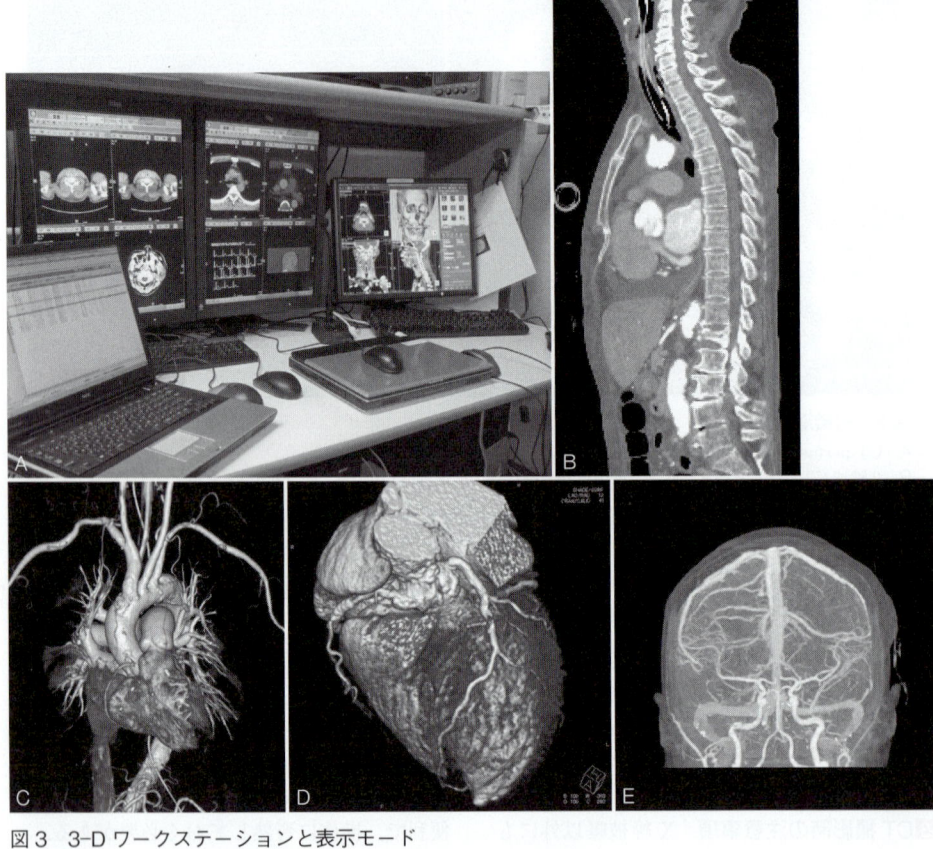

図3 3-Dワークステーションと表示モード
A. 3-Dワークステーションコンソール：電子カルテ端末と画像診断用端末，3-Dワークステーションを参照できる環境．
B. MPR画像：1mm間隔のvolume DATAから再構成した矢状断画像．
C. VR画像：CT値と形状を元に骨を除去して表示．
D. VR画像：冠動脈精査のため，心臓以外の部分はカットされる．
E. MIP画像：頭蓋骨を除去したデータを用いて，全脳MIP画像を作成．

値投影画像）　血管の途絶や解剖の評価，瘤のスクリーニグにはMIPが便利である．厚みを持たせた断面の，CT値の最大値を表示している．あらかじめ骨や金属を消しておいたデータのMIP画像では，血管造影様の画像を得ることができる．

4 その他消化管のスクリーニングにはMinIP (minimum intensity projection) 最小値投影画像，vertual colonoscopyなどのfly through VRなどが使用される．

E. 病態ごとのCT撮影手順と診断手順

1 外傷

① JATEC®の手順に従って呼吸循環を安定させた患者において，解剖学的外傷診断のためにCTを撮影する．ヨーロッパでは初療室に隣接したCTを用いたFACTT (Focused Assessment of CT for Trauma) (エ

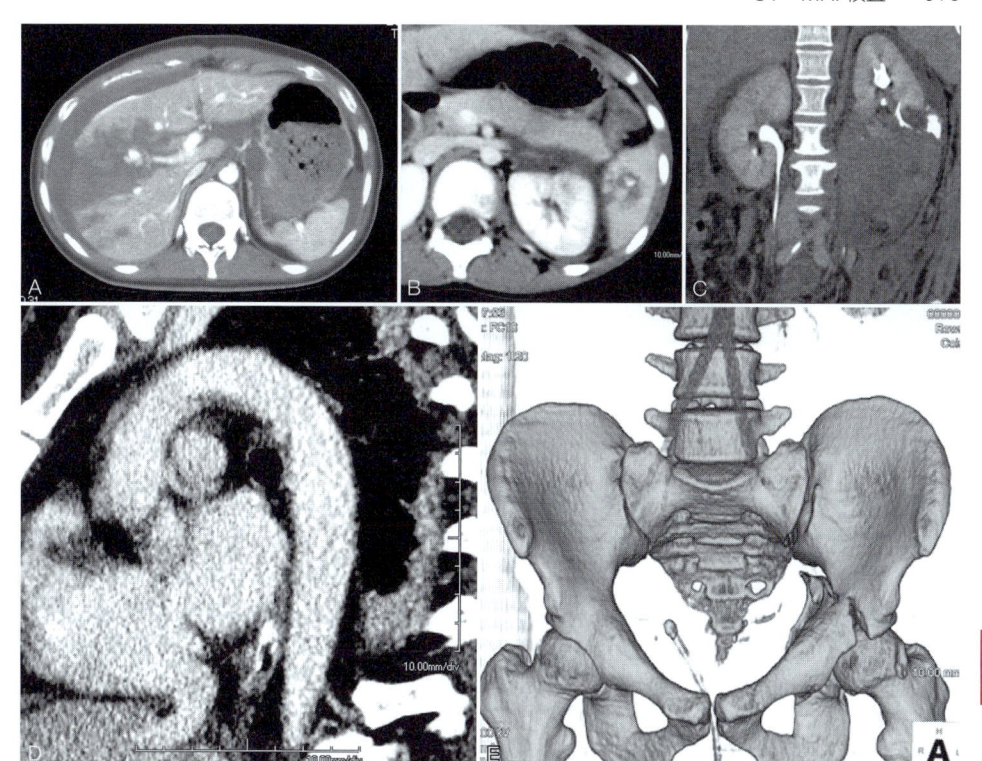

図4　外傷のCT画像
A. 肝損傷Ⅲb（A）型：肝右葉の広汎な損傷と活動性出血がみられる．
B. 脾損傷Ⅲa型：脾臓の下極に損傷を認め，損傷部に仮性瘤がみられる．
C. 腎損傷Ⅲc（H2）型：左腎の広汎な損傷と周囲の血腫，活動性出血がみられる．
D. 大動脈損傷 Is Ⅲb型：大動脈損傷の好発部位である峡部の仮性瘤形成．ステントグラフトで治療した．
E. 骨盤損傷Ⅱa（l.H1）（VR像）：左寛骨〜臼蓋骨折と左仙腸関節離解がみられる．

コーのFASTに対応）を primary survey に組み込もうという動きがある．体幹外傷では造影が必須であるが，頭部は単純CTが必須である．血管損傷のスクリーニングとしては造影の volume CT も欠かせない．
②造影CTを撮影する際は3〜4 mL/秒の急速注入を行い，損傷部位を中心に動脈相と早めの静脈平衡相，必要に応じて尿路相を撮影する．緊急度の高い出血や消化管損傷についてはその場でモニター診断を行い，その後，精密な臓器別診断を行う．救急医が読影をする際は，臓器別に順に読影を進めていくのが基本である．頭蓋底骨折やそれに伴う血管損傷，顔面骨骨折，頸椎損傷，頸部血管損傷，大動脈損傷，腹部実質臓器損傷，消化管損傷，骨盤骨折などでは volume DATA の診断能が高い（図4）．

2 脳卒中　急性期診断には単純CTが必須である．くも膜下出血に対しては造影の volume CT による動脈瘤や異常血管のスクリーニングを行い，急性期脳梗塞が疑われる場合は perfusion CT や造影 volume CT を撮影するのか，緊急MRIか，それらなしで血栓溶解療法を適用するのか，時間との勝負であ

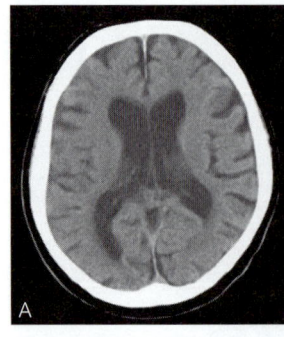

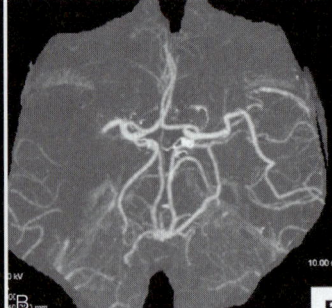

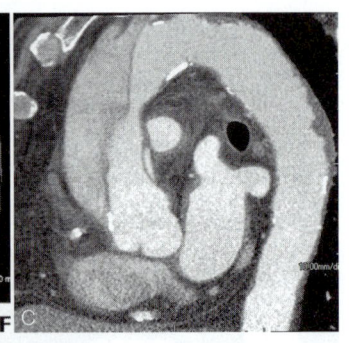

図5 疾病のCT画像
A. 右脳梗塞のearly CTサイン：右側頭葉の皮髄境界がわずかに不鮮明で，急性期脳梗塞が疑われる．
B. 同一症例の3-D CTアンギオグラフィ：右中大脳動脈が途絶しており，MRIでも同領域のDWI高信号を認めた．
C. DeBakey Ⅱ型，Stanford A型解離：CTで診断の後緊急手術となった．

る．early CTサインと呼ばれる脳梗塞初期の微細な浮腫像の検出には，helical scanではなく厚みのあるconventional scanが要る．

3 急性冠症候群（acute coronary syndrome） 心電図同期の冠動脈CTを主体に診断治療計画を立てるのか，緊急冠動脈造影を優先するのかは，施設によって異なる．冠動脈CTは撮影，再構成，ワークステーションでの診断に一定の時間とスキルを要する．緊急で利用するためには平時の体制構築が重要である．

4 大血管疾患 大動脈解離や切迫破裂の診断にはMPR画像を得られるvolume DATAが便利であり，ステントグラフト内挿術の術前計画には必須である．術後の経過観察にも造影CTを用いる（図5）．

F．その他

1 CTと被曝 非医療従事者の年間被曝許容量を基準にすると，腹部の単純CT撮影1回がその約半年分に相当する．脳のperfusion CTでは同一箇所を何十回と撮影するため，皮膚の放射線傷害をきたした例がある．妊娠中の女性では，特に器官形成期は胎児の放射線感受性が強く，撮影の要否は慎重に検討する．

2 CT撮影と心臓ペースメーカー 植込み型ペースメーカー・メドトロニックInSync 8040がCT撮影時に部分的にリセットされる事象が報告されている．これを受けて以下の勧告がなされている．
① ペースメーカー本体に5秒以上X線束を照射しない．
② ICD（植込み型除細動器）にX線束を照射しない．

Ⅱ．MRI（magnetic resonance imaging：核磁気共鳴画像）

A．救急医療におけるMRIの位置づけ

① 緊急MRIが適用されるのは，現時点では血栓溶解療法，すなわちt-PA投与の可能性がある脳卒中疑い症例である．外傷では脊椎・脊髄損傷の局在診断や，頭部外傷のびまん性軸索損傷の存在診断で有用であるが，多くの場合は亜急性期以降に精査する．
② MRI検査室内では，実質的な救急処置ができない．強力な磁場故に出入りの制約も大きく，ガントリー内は患者へのアプローチも制約されるため，状態の不安定な患者は検査しない．

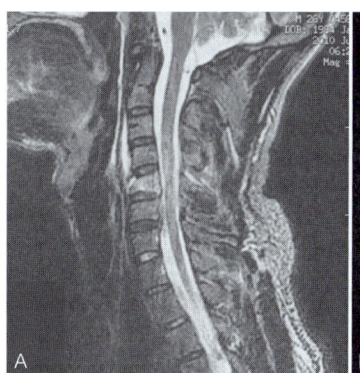

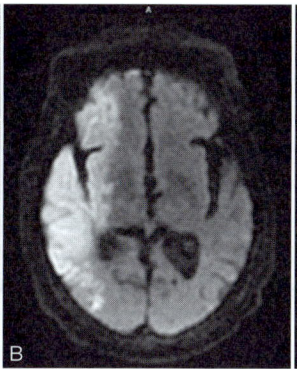

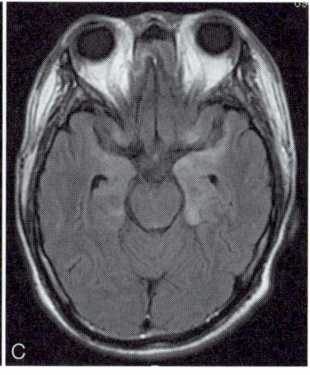

図6 救急領域のMRI
A. 頸椎・頸髄損傷のMRI：T_2WIでC4の骨折と同レベルの髄内高信号を認める．
B. 脳梗塞急性期のDWI像：右中大脳動脈領域の高信号を認める．直前のCTで異常所見はみられなかった．
C. ヘルペス脳炎のFLAIR像：両側頭葉に不均一な高信号域を認める．

B. MRI検査の欠点・限界

① 高磁場が必須のMRI検査では，磁性体と通電体の扱いに制約がある．ペースメーカーやICDの植込み患者は検査できない．金属片の周囲はアーチファクトが強く，磁性体は体内で動く可能性がある．ループ状の通電体では誘導電流が発生して発熱する．特に撮像範囲内に金属成分を含むマスカラや入れ墨がある場合は，熱傷発生のリスクがある．

② また，MRI未対応の電子機器は検査室に入れられない．特に高磁場装置の検査室内に，酸素ボンベや磁性体を含む通常のストレッチャー，点滴台や車椅子を持ち込むことは厳禁である．いったん装置に吸着されると磁場を切らないと外せず，数百万円の損失が生じる．

C. 各画像の特徴

① T_1強調画像（T_1 weighted image）では水は低信号（low intensity），脂肪は高信号（high intensity）で描出される．T_2強調画像（T_2 weighted image）では水も脂肪も高信号となる．慢性期の脳梗塞巣や急性期の脊髄損傷が高信号で描出され，特に脊髄損傷では髄腔の形態描出に優れる．

② 脳梗塞の急性期診断には拡散強調画像（diffusion weighted image：DWI）を用いる．T_2強調画像では描出されない急性期梗塞巣が高信号で得られる．FLAIRではT_2強調画像の水の高信号を抑え，脳室周囲の病巣の描出に優れる．T_2*は鉄分沈着が低信号となり，出血の存在診断として利用される．

③ 流れる血流では無信号になることを利用したのがMRAで，流れの遅い液体成分を極端なT_2強調画像で描写するのがMRCPである．

D. 各論　病態ごとのMRI診断（図6）

1 外傷

① 頭部外傷におけるびまん性軸索損傷の存在診断にはMRIが優れている．T_2強調画像で脳梁の一部が高信号に描出される．

② 脊髄損傷では，損傷部の脊髄がT_2強調画像で高信号になり，脊髄腔の狭窄も明瞭に描出される．その他の体幹外傷ではMRI

はあまり使用されない．

2 脳血管障害
①頭蓋内出血の描出にはMRIよりCTが優れる．
②くも膜下出血の出血源血管病変の検出には，3-D CTアンギオグラフィや血管造影とならんで，非侵襲的なMRAが使用される．
③急性期虚血性病変の描出には圧倒的にMRI拡散強調画像の有用性が高く，麻痺や意識障害の精査には，CTによる出血のスクリーニングとMRI拡散強調画像を組み合わせるパターンが多い．T_1強調画像，T_2強調画像，拡散強調画像にMRAやFLAIRを加えることもある．

3 脳炎
ヘルペス脳炎では，T_2強調画像における側頭葉の高信号が典型的で有名である．脳炎のMRI画像は非特異的なT_2強調画像高信号域の散在という形を呈することが多い．

内視鏡検査
endoscopic examinations

小豆畑丈夫　日本大学講師・救急医学系救急集中治療医学
丹正勝久　日本大学主任教授・救急医学系救急集中治療医学

消化管内視鏡はわが国において非常に発展を遂げた検査法であり，上部消化管内視鏡は消化管内視鏡専門医でなくても広く行われている．近年は小腸内視鏡も積極的に行われるようになったが，緊急ではまだ一般的ではないこと，小腸疾患に緊急性を要するものが少ないことより，この項では言及しない．

救急医療における消化管内視鏡は消化管出血，消化管異物に対して診断と治療を同時にできる利点を有しており，第一選択とされることが多い．しかし，消化管出血によるショック状態でかつ大量輸液を行ってもバイタルサインの改善が得られない場合，内視鏡は行うべきではない．食道静脈瘤破裂による出血でなければ緊急開腹手術を選択すべきである．

また消化管穿孔に対して内視鏡を行う場合，その後の開腹手術を前提とする必要がある．

ショック状態で内視鏡を行うことは非常に危険である．内視鏡的診断・治療にこだわりすぎることなく，患者のバイタルサインを常にモニタリングしながら，いつでも検査を中断して手術に踏み切る判断を求められる．したがって，状態の悪い患者を内視鏡的に治療する場合は，即外科手術に移行できる体制が必要である．その環境が整わない場合には，しかるべき施設に転送すべきである．

本項では，緊急内視鏡を行う上での全身管理と適応・手技上の注意点について述べるが，器具の準備と処置の具体的方法については成書を参照されたい．

A. 全身管理

緊急内視鏡を施行する上での条件が2つある．
①第一に患者の全身状態を正確に把握し，検査中に厳重にバイタルサインのモニタリングを行うこと．状態が多少でも悪ければ，ECGモニター，SpO_2経皮酸素飽和度モニター，自動血圧計を装着して検査を行う．これらに異常が認められたらバイタルサイン安定化を重視すべきであり，検査の中止を躊躇してはいけない．
②第二にバイタルサインの悪化に対して即対応できる準備をしておくこと．可能ならば18G以上の留置針で静脈確保し急速輸液ができるようにしておく．吐血などで急速輸血を要する場合はダブルルーメンの中心静脈カテーテルを挿入するか，困難であれば末梢血管ルートの2ルート確保が勧められる．また，大量吐血には気管挿管による確実な気道確保が必須である．血液による誤嚥性肺炎は非常に強い急性肺傷害をきたし，止血に成功しても肺炎が原因で救命できないことがある．加えて，意識障害を認

表1 出血の性状と内視鏡的止血法の選択

性状	止血法
噴出性(拍動性)出血	クリップ法，局注法(純エタノール，HSE)，フィブリン接着剤，ヒータープローブ法，高周波凝固法
露出血管	クリップ法，局注法(純エタノール，HSE)，フィブリン接着剤，ヒータープローブ法，高周波凝固法
oozing	アルゴンプラズマ凝固法，トロンビン撒布法，フィブリン糊撒布法
静脈瘤出血	EIS，EVL，S-B tube，シアノアクリレート局注法

〔日本消化器内視鏡学会卒後教育委員会(編)：内視鏡止血ガイドライン．消化器内視鏡ガイドライン第2版，pp 178-193，医学書院，2002より一部改変〕

める場合も検査の前に気管挿管をしておくべきである．

B. 適応

1 吐血，タール便

1 吐血，タール便 通常トライツ靱帯より口側の腸管，すなわち食道・胃・十二指腸の上部消化管からの出血が原因である．胃酸に触れると血液は塩酸ヘマチンにより暗黒色になるので，赤黒い吐血は胃・十二指腸からの出血を疑う．逆に，赤い鮮血を吹き出すように吐血する場合は，食道からの出血，多くは食道静脈瘤の破裂である．鮮血で大事なのは喀血との鑑別である．喀血は鮮血として認められるため食道出血との鑑別が必要である．血液が泡沫状である時には喀血を疑う．また，喀血の場合何らかの肺疾患が原因となっているので，呼吸状態の悪化，胸部X線撮影・CTの異常を認めれば喀血を強く疑う．いずれにしても喀血の場合は呼吸状態が悪化して気管挿管による呼吸管理が必要となる．挿管チューブ内に血液の流出を認めれば，喀血と診断できる．喀血を否定した上で，吐血とタール便は上部消化管内視鏡の適応となる．

2 食道静脈瘤破裂 一般に食道静脈瘤破裂に対しては，内視鏡的硬化療法(endoscopic injection sclerotherapy：EIS)もしくは内視鏡的静脈瘤結紮術(endoscopic vericeal ligation：EVL)が行われる．状態の悪い患者に対してはEVLが低侵襲な上に比較的安全に行えるので適している．ショック状態から離脱できないかあるいはEVLにより止血が困難な場合には，いったん治療を中断してSengstaken-Blakemore tube(S-B tube)を挿入し，一時止血を行った後12～24時間以内に再検する．胃・十二指腸潰瘍からの出血に対しては，①クリップ止血法，②局注法(純エタノール局注法，高張Na-epinephrine局注法)，③熱凝固法(高周波凝固法，ヒータープローブ法，アルゴンプラズマ凝固法)，④薬物撒布法(トロンビン散布法，フィブリン糊撒布法)，などの方法があり，出血の状態にあわせて使い分けることが大切である(**表1**)．癌からの出血の場合には，内視鏡的止血術では止血できないことが多く緊急開腹による止血を余儀なくされることが多い．

2 下血

① トライツ靱帯より肛門側の腸管より出血した血液は胃酸の影響を受けないので，タール状にならずに赤色の下血として認識される．したがって，下血の原因部位は小腸，結腸，直腸と広範囲にわたる．しかし，下血の多くは結腸・直腸が病変なので，下部消化管内視鏡は診断・治療に有意義である．ただし，腸閉塞を合併している場合は内視鏡は禁忌である．

② また，結腸は胃と違って，腸管壁が非常に薄く穿孔を起こしやすいので，止血操作は

表2　各種異物摘出術の比較

	長所	短所
内視鏡的異物除去術	・侵襲が比較的少ない ・異物の材質にかかわりなく施行可能 ・成人は外来で施行可能	・異物の形状や大きさに限界あり ・回収時に消化管損傷の可能性あり ・乳幼児には全身麻酔が必要
磁石付き胃チューブ（マグネットチューブ）	・最も低侵襲 ・乳幼児でも全身麻酔の必要がない ・外来で施行可能	・磁石に接着する材質に限られる ・異物の形状や大きさに限界あり（比較的小さく，鈍な形状に限る）
外科的異物摘出術	・異物の形状，大きさ，材質に制限なし ・回収時に消化管を損傷することがない ・穿孔や腸閉塞を合併していても施行可能	・侵襲が大きい ・入院治療が必要

〔日本消化器内視鏡学会卒後教育委員会（編）：異物摘出術ガイドライン．消化器内視鏡ガイドライン第3版，pp. 206-214，医学書院，2006より一部改変〕

慎重を要し方法も制限される．クリップ止血法で止血困難な場合，ためらわずtranscatheter arterial embolization（TAE）もしくは開腹手術による止血に切り替えるべきである．

3 消化管異物　消化管異物のすべてが，内視鏡検査の適応になるわけではない．まずは異物が緊急に除去すべき異物かの判断が必要である．①消化管壁を損傷する可能性がある（針など），②腸閉塞を起こす可能性がある（胃石，ビニール袋など），③毒性のある内容物を含有するもの（乾電池，ボタン電池など）は除去すべき異物である．さらに除去に内視鏡を用いるかどうかの適応の判断が必要で，**表2**にそれぞれの異物除去法の特徴を示す．

内視鏡的に異物除去した際，再度内視鏡を挿入して異物による消化管壁の損傷の有無と回収操作による噴門部や食道壁の損傷の有無を確認する．損傷を認めた場合は消化管穿孔を疑って検査をし，穿孔の所見がなくとも数日禁食で入院経過観察を行うことが望ましい．

4 消化管穿孔　消化管穿孔の診断は腹部単純CTで行う．その上で，内視鏡を行う意義は手術を前提とした部位と悪性腫瘍の可能性の診断のみである．保存的加療を考慮する時は内視鏡は施行せず，部位診断は水溶性造影剤によるX線透視で行うことが望ましい．また，下部消化管穿孔が疑われる場合には大腸内視鏡が必要になることはまれで，上部消化管穿孔を否定し開腹手術を速やかに行うべきである．内視鏡を行うことで手術までの時間を浪費してはいけない．

5 酸・アルカリ飲用　酸・アルカリ飲用は自殺目的で行われることが多く，入手しやすい消毒薬・洗剤によることが多い．酸性物質では粘膜面で凝固壊死を起こし，生理的狭窄部位における瘢痕狭窄を起こす．アルカリ製剤は消化管壁の蛋白融解による腐食性壊死を起こすので，その傷害は深部まで及び狭窄は強度であり，時には穿孔を起こすこともある．酸・アルカリ飲用の急性期は，いずれの場合も服用後早期（12時間以内）に上部消化管内視鏡を行い，傷害の部位・程度を判定することが重要とされている（**表3**）．また，傷害物質の洗浄・希釈・粘膜保護の目的で牛乳とアルギン酸ナトリウム（アルロイドG®）の撒布が有効とされている．

C. 緊急内視鏡施行時の注意点

緊急内視鏡には，緊急であるがゆえでの独特な注意点がある．

1 上部消化管内視鏡

①前処置として，時間がある場合にはリドカイン（キシロカイン®）ビスカスによる咽頭麻酔を行うが，リドカイン（キシロカイ

表3 酸・アルカリによる傷害の内視鏡所見の stage 分類と各 stage の予後・手術適応

stage 分類	病巣	予後	手術適応
I	粘膜に限局した変化:浮腫,びらん,発赤	Reepithelization 全快する	なし
II	粘膜,粘膜下組織,筋組織の壊死:潰瘍形成,出血巣	潰瘍形成 瘢痕性狭窄	①試験開腹術 ②二次的拡張術(ブジー)
III	全層に及ぶ壊死:組織の軟化,脆弱化,急性壊死性穿孔	穿孔 腹膜炎 縦隔炎	①緊急手術 ②段階的再建術

(佐藤重仁, Baud F, Bismuth C, 他:強アルカリ剤による中毒. 救急医 9:505-509, 1985)

ン®)スプレーのみで行われることも多い.禁忌でなければブチルスコポラミン臭化物(ブスコパン®)は 1A を数分前に筋注するか,直前に 1/2A を静注する.鎮静を得るためには concious sedation が理想的でフルニトラゼパム(サイレース®)0.5〜1 mg またはミダゾラム(ドルミカム®)2.5〜5 mg を静注する.

②吐血時の胃管挿入による胃洗浄は,内視鏡を前提としている場合あまり意義はないと考える.細い口径の胃管を挿入しても十分な洗浄効果は得られないためである.筆者らは,胃管を上部消化管出血の存在診断に利用することが多い.また,オーバーチューブを併用することで血液の誤嚥予防を期待できる.大量出血の場合,送気により大量の血液を嘔吐することがあり,止血処置の場合は口腔内吸引を他の医師に依頼する.止血に関しては,バイタルサインの確認や輸液・輸血の調節を行う医師・クリップ操作を行うスタッフが必要なので,3〜4 名のスタッフが必要である.

2 下部消化管内視鏡

①前処置として,直腸の病変以外,ニフレック®による腸管洗浄が必要である.意識障害などで経口摂取が困難な場合,胃管を挿入しニフレック®を 1,000 mL/2 時間で注入する.ほとんどの場合,この前処置で検査が施行できる.下血によるショックでニフレック®の投与が困難な場合,TAE や開腹手術による止血を行ったほうが安全であり,内視鏡は行わないほうがよい場合もある.

②止血処置に関して,胃壁に比べて結腸壁は薄いので高周波凝固方やエタノール局注法では穿孔を合併することがあるのでクリップ法や高張 Na-epinephrine 局注法を選択する.また自然止血する確率も高いので,止血に自信がないときには無理をせず出血部位の確認やマーキングのみを行い,下血が遷延するときは TAE や開腹手術を行うほうが安全な場合もある.

"専門外"の救急処置！ 対処に自信はありますか？

マイナーエマージェンシー

- ■原著者　Philip Buttaravoli
- ■監　訳　大滝 純司（東京医科大学）
- ■編　集　齊藤 裕之（金井病院）

B5判　764頁　オールカラー
定価14,700円（本体14,000円 税5％）
ISBN978-4-263-73122-2

日本でもすでに大好評の邦訳版．11領域から171事例をピックアップ．三大救急疾患（心筋梗塞・脳卒中・急性腹症）を除いたマイナーエマージェンシーを網羅．「ただちに命にかかわるほどではないが，すぐに対応しなければならない」さまざまな疾患や病態に対する対処法を解説．

おもな目次
神経・精神科領域の急患例／眼科領域の急患例／耳鼻咽喉科領域の急患例／口腔科領域の急患例／肺・胸部領域の急患例／消化管領域の急患例／泌尿器科領域の急患例／婦人科領域の急患例／筋・骨格系領域の急患例／軟部組織領域の急患例／皮膚科領域の急患例

緊急度をどのように判断するか
小児救急トリアージを各施設で実践するために必要な事項を完全網羅！

小児救急トリアージテキスト

- ■伊藤龍子（国立看護大学校）／矢作尚久（国立成育医療研究センター）編著
- ■B5判　156頁　定価3,780円（本体3,600円 税5％）　ISBN978-4-263-23536-2

現場の医師に要求される救急処置のポイントや注意事項をわかりやすくまとめた救急マニュアル

各科に役立つ救急処置・処方マニュアル

- ■北村 諭（自治医科大学名誉教授）ほか編
- ■B6判変型　680頁　定価6,300円（本体6,000円 税5％）　ISBN978-4-263-20663-8

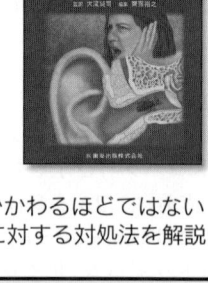

医歯薬出版株式会社　〒113-8612 東京都文京区本駒込1-7-10　TEL03-5395-7610　FAX03-5395-7611　http://www.ishiyaku.co.jp/

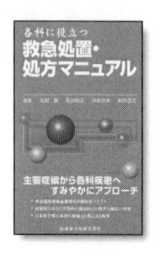

X 救急医療と社会

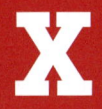

責任編集：杉本　壽

救急医療体制
emergency medical system

有賀　徹　昭和大学教授・救急医学/昭和大学病院・病院長

A. わが国の救急医療体制

　救急医療体制は，①需要に対する病院などでの医療提供，②救急隊などによる患者の搬送，③これらを繋ぐ医療情報に与る，おおむね3つの体制からなる．医療の提供と搬送については，昭和50年代から初期救急施設，二次救急施設，三次救急施設の整備がそれぞれ進められ，「上り搬送」を主体とする体制構築が進められた．そして，救急隊が患者を適切に搬送するために，消防本部は管轄地域における病院情報についての収集の仕組みや，利用の方法についてまさに地域ごとに工夫を重ねてきた．

　診療所や病院など医療提供施設については，厚生労働省から都道府県の衛生部門を経て地域医師会や二次医療圏などへと連絡の体系などが確保されている．その一方で，患者の搬送を担う消防本部は基本的に市町村ごとに組織され，それらを総務省消防庁が束ねている．つまり，都道府県には県下の消防本部を束ねる行政部署があったとしても多くが実効性を有しておらず，前述の医療情報について全県にわたって収集し，実際に利用できている体制は大阪府や東京都などに限られている．

　このような状況下にあって，救急医療に関する需要と供給の不均衡がこの数年来顕著になり，2009年10月に改正消防法が施行されるに至った．そして消防庁次長と厚生労働省医政局長の連名による通知「傷病者の搬送及び受入の実施に関する基準の策定について」（2009年10月27日）に従って，救急隊の搬送業務と医療機関での患者受け入れとについて，より体系的かつ有機的に協調させることが都道府県，つまり地方政府に課された．こ

こでは救急医療体制についての直近の変革という観点から，消防法の改正に関連した考察を進めたい．

B. 消防法の一部改正—消防と医療の連携

　消防法の一部改正に伴って，都道府県は救急患者の搬送や，患者受け入れのルールなどを話し合う「協議会」を設置することとなった．これは，従来から行われていたメディカルコントロール（MC）協議会について，その所掌業務の拡大ないし位置付けの強化に関する議論[1]の延長上にあるものと理解できる．すなわち，MC協議会は，救急救命士の実施する処置などの質向上に資する従来から担ってきた活動に加えて，適切な搬送先の選定など，搬送のあり方や，受け入れ体制の整備に関する提言についてもその活動範囲に含めようというものである．

　地域によっては二次医療圏ごとにMC協議会が開催されていたり，都道府県の救急医療対策協議会などが保健医療計画の一翼を担っていたりするなどあって，上記の協議会が地域でどのように展開するべきかについては今後の問題ではあろう．しかし，少なくともMC協議会の立場からみれば，今回の改正は，MC協議会の法的，行政的な位置付けを明確にし，例えば脳卒中急性期の救急医療連携というテーマを地域で議論する上でも大きな意味があると考えられる．

C. 協議会の意義について—脳卒中急性期における連携構築を例に

　図1は消防法の一部改正を説明する資料からの抜粋[2]である．そこには①医療機関のリスト，②リストから選定する基準などを都道府県が策定し，公表するとある．すでに東京都で，脳卒中急性期に対応できる医療機関の一覧をインターネット上に公開している（東京都医療機関案内サービス「ひまわり」）．

　東京都における脳卒中急性期の連携構築そのものは消防法の改正に先立って行われた

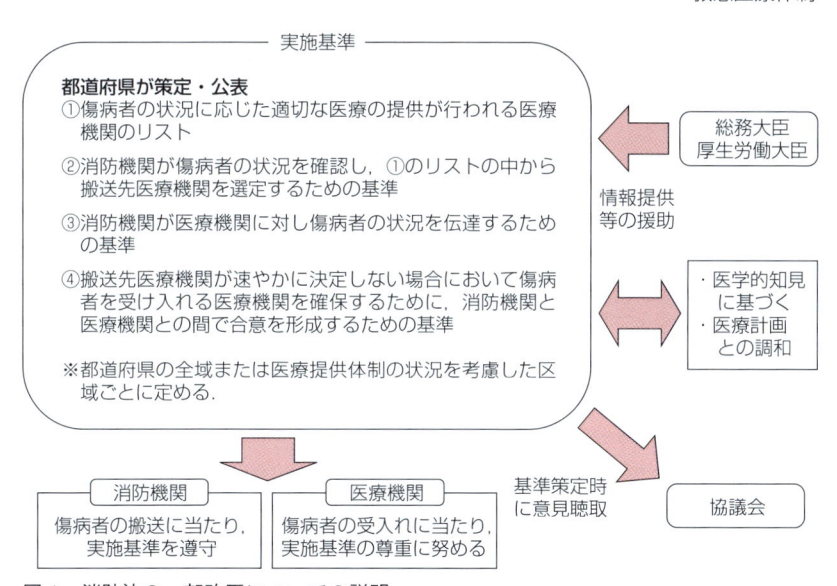

```
┌─────────────── 実施基準 ───────────────┐
│ 都道府県が策定・公表                      │
│ ①傷病者の状況に応じた適切な医療の提供が行われる医療  │
│   機関のリスト                          │
│ ②消防機関が傷病者の状況を確認し，①のリストの中から │
│   搬送先医療機関を選定するための基準             │
│ ③消防機関が医療機関に対し傷病者の状況を伝達するため │
│   の基準                              │
│ ④搬送先医療機関が速やかに決定しない場合において傷病 │
│   者を受け入れる医療機関を確保するために，消防機関と │
│   医療機関との間で合意を形成するための基準         │
│ ※都道府県の全域または医療提供体制の状況を考慮した区 │
│   域ごとに定める．                        │
└─────────────────────────────────────┘
```

図1　消防法の一部改正についての説明
（総務省消防庁：平成20年度救急業務高度化推進検討会報告書，2009年3月，参考資料p2）

が，このことを具体的に振り返ることは，改正後のMC協議会がどのような作業過程を辿って消防と医療の連携をより有機的なものへと発展させうるかを考察する上で有意義である．

1 東京都MC協議会

東京都MC協議会は，現在5つの消防本部（東京消防庁と稲城市，大島町，八丈町，三宅村各消防本部）と都衛生部門，都医師会，救急医学の専門医から構成される．都全体が1つのMC協議会に束ねられていて，事務局は東京消防庁が担当している．MC協議会の下に，事後検証委員会などいくつかの委員会が組織されているが，図1の②と③に関わる作業は救急処置基準委員会が担う．

東京都MC協議会救急処置基準委員会では，脳卒中患者であるという判断とそれに伴う処置，引き続く搬送先の選定とに関するルールについてまとめ，その後MC協議会の了承を得た．東京消防庁には救急活動基準が既にあって，他の消防本部も基本的にはこれに従った救急活動を行っていた．そこに基本的な観察項目について過不足はなかったものの，病院前救護における脳卒中の観察と処置の標準化を示したPSLS（prehospital stroke life support）を参照し，シンシナティ脳卒中スケール（CPSS）を強調したプロトコールへと改変した．救急隊は，後述する東京都脳卒中医療連携協議会から示された脳卒中医療機関Aと同Bの当番表に従って，脳卒中を疑った患者について2009年3月からプロトコールに則った搬送を開始した（図2）．

すでに地方都市では先進的に脳卒中急性期の救急医療連携に取り組んでいるところもある．しかしその一方で，管内人口規模が小さい消防本部ほど連携の実施割合も低いという報告がある[3]．東京の例は，大都市の「顔の見えない関係」においてもルール作りができることを示したと言うことができる．

2 救急医療対策協議会

都道府県には保健医療計画を策定するなどを目的として，救急医療対策協議会ないし類

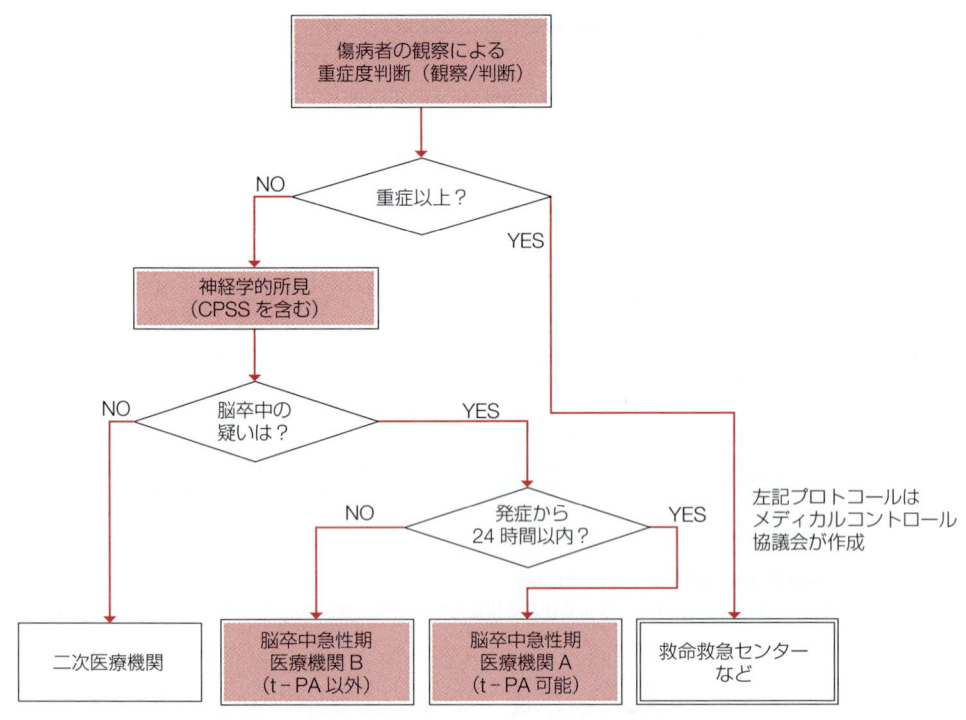

図2 脳卒中急性期医療機関選定プロトコール

(東京都福祉保健局:東京都脳卒中救急搬送体制実態調査報告書,2011年3月,p4,p79)

条件	t-PA以外 必須項目	t-PA可能 t-PA治療病院 の必須項目
1. 経験を有する医師およびコメディカルスタッフ	○	○
2. CT, MRIおよび臨床検査	○	○
3. 急性期リハビリ PTまたはOT	○	○
4. 脳神経外科医	○	○
5. 脳卒中学会のt-PA講習受講者		○
6. t-PA開始まで1時間以内		○
7. t-PA使用後36時間の観察		○

上記の表は脳卒中医療連携協議会が作成

似の名称を冠する協議会がおかれている.東京都ではその下部組織として,都医師会,急性期病院,東京消防庁,脳卒中・救急医学の専門医から構成される東京都脳卒中医療連携協議会が衛生部門を事務局として作られた.そこでは提供できる医療資源について把握することなどの検討から議論が開始された.

東京都医師会救急委員会などに協力を仰ぎ,脳卒中急性期医療機関について図2に示すように,一般的な脳卒中医療機関(t-PA以外)の項目と,tissue-plasminogen activatorを投与する場合の追加項目(t-PA可能)とを作成した.後者を満たす脳卒中急性期医療機関は100余か所であり,前者のみの医療

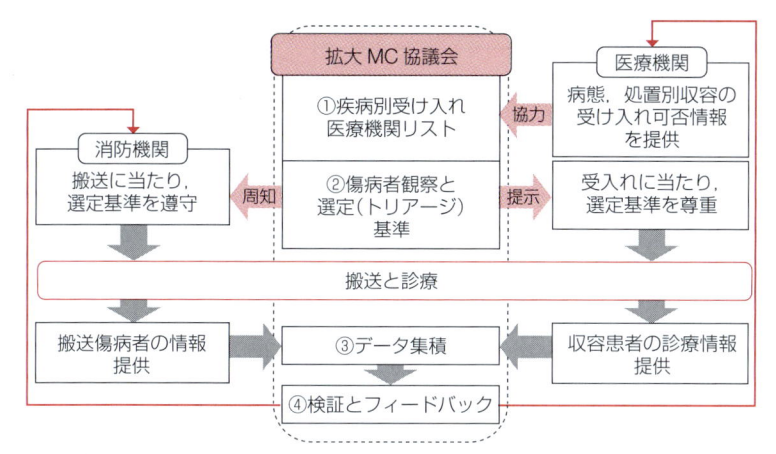

図3 拡大MC協議会（仮称，堺市二次医療圏）の概要
〔横田順一朗：傷病者の搬送及び受け入れの実施基準等に関する検討会作業部会（2009年9月11日，配布資料）〕

機関は60か所程度である．これらの公表（図1の①）については前述した．

3 総括

以上の議論を経て，脳卒中を疑う患者の搬送について図2のようにルール化された．現在では月に1,000～1,200件の脳卒中疑い症例が搬送されている．引き続いて具体的な搬送事例の集積と検証とが極めて重要となる．つまり，消防法の改正では図3における①と②が当面の目標ではあるが，搬送先の選定についての質向上については同じく③と④とがまさに眼目である．そのような検証は脳卒中をはじめ，様々な病態についても必要となる．救急隊が様々な病態ごとに適切な医療機関に搬送するということは，病院の救急外来（ER）において適切に患者の振り分けを行うことにも相当する（図4）．このことから，検証とフィードバック（図3③④）により，地域における搬送に関する質向上を図ることが極めて重要な作業であることが理解できる．

D. 救急医療と社会のあり方

救急医療は地域にとって基本的なセーフティネットであり，社会の重要な要素である．地域社会から見れば，救急医療を含めた包括的な医療提供体制こそ肝要である[4]．そして救急医療に配分できる社会資源に限りがあることを考えれば，救急医療体制の構築において緊急性の高い場合に，より多くの資源を配分することこそ望ましい．

患者の緊急度の判断と選別については，病院の救急外来において，特に小児患者を対象にした試みなどが知られている．東京都や横浜市では，それぞれ救急隊が救急現場において搬送の適否を判断したり，119番通報時にその緊急度によって救急隊出動の水準に差を設けたりしている．このような判断の尺度が一般家庭でも利用できれば，その意義は極めて大きいに違いない．これら諸々の試みを考察すると，救急医療を含めた社会のあり方にも言及しうる．救急医療体制を論じるなら，このように広いスペクトラムへと発展する．

文献

1) 横田順一朗（作業部会長），他：メディカルコントロール作業部会報告書．総務省消防庁：平成20年度救急業務高度化推進検討会

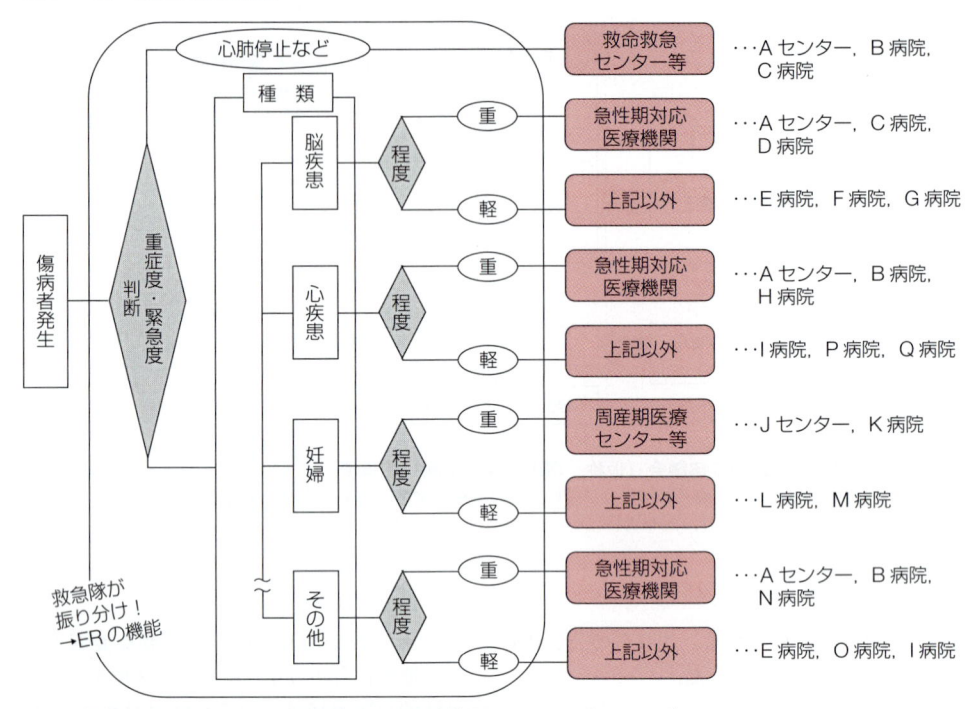

図4 傷病者の状況に応じた搬送先となる医療機関のリスト（イメージ）
（総務省消防庁：傷病者の搬送及び受入れの実施基準に関する検討報告書，2009年10月，p8より改変）

2) 総務省消防庁：平成20年度救急業務高度化推進検討会報告書，2009年3月，参考資料p2．
3) 宮松直美，奥村智教，有賀徹，他：脳卒中発作早期の救急搬送体制に関する調査．木村和美（主任研究者）：平成20年度厚生労働科学研究費補助金循環器疾患等生活習慣病総合研究事業超急性期脳梗塞患者の救急搬送及び急性期病院受け入れ体制に関する実態調査研究，平成20年度報告書（平成21年3月），pp 155-73．
4) 栗原正紀：地域救急医療体制のあり方．日臨救医誌 10：348-356，2007．

救急医療の関連法規
Emergency medicine and the related laws

堤　晴彦　埼玉医科大学教授・総合医療センター・高度救命救急センター

A. 救急医療に関する法律

1 診療義務

「診療に従事する医師は，診察治療の求があった場合には，正当な事由がなければ，これを拒んではならない」（医師法第19条，応招義務）．どのような場合が正当な事由に当たるかは規定されていないが，おおよそ，①医師が不在の場合，②医師が病気のために診療が事実上不可能な場合，③他に緊急性のある患者を診察中で，事実上診療することが不

可能な場合，などとされている．なお，この診療義務には罰則規定はなく，倫理規定であると解される．ただし，救命救急センターにおいては，「満床のために受入れ困難な病院に患者が救急搬送された事案で，少なくとも応急の治療は行い得た」として正当事由を否定した事例（千葉地判 昭 61），すなわち，民事上の責任を認めた判例がみられる．

このように，法律の適用は具体的な事例ごとに判断されること，さらには，法律の解釈は判例によって作られるという法の構造があることである．

2 守秘義務

「医師，薬剤師，医薬品販売業者，助産婦，弁護士，弁護人，公証人，又はこれらの職にあった者が，正当な理由がないのに，その業務上取り扱ったことについて知り得た人の秘密を漏らしたときは，6月以下の懲役又は10万円以下の罰金に処する」（刑法第134条）．このように，医師には秘密保持の義務があり，医師は正当な事由なく，業務上知りえた他人の秘密を漏洩してはならないとされる．

また，守秘義務においては，個人情報保護法において，非常に細かい運用上の注意点が示されている．詳細については，厚生労働省の「医療・介護関係事業者における個人情報の適切な取扱いのためのガイドライン」に記載されている．

3 診断書の交付の義務

1 死亡診断書と死体検案書　「診察若しくは検案をし，又は出産に立ち会った医師は，診断書若しくは検案書又は出生証明書若しくは死産証書の交付の求があつた場合には，正当の事由がなければ，これを拒んではならない」（医師法第19条2）．

死亡診断書と死体検案書の使い分けに関連する法律などについては，①医師法第20条但書に関する件（昭和24年4月14日医発385，各都道府県知事宛厚生省医務局長通知）に，「第1項：死亡診断書は，診療中の患者が死亡した場合に交付されるもの，第3項：死体検案書は，診療中の患者以外のものが死亡した場合に，死後その死体を検索して交付されるもの」と記載されている．

なお，記載内容の詳細については，厚生労働省大臣官房統計情報部・医政局編集で作成された「死亡診断書（死体検案書）記入マニュアル」が通知で出されている．

2 主治医退職後の診断書の記載　保険会社や勤務先に提出する診断書など，多くの診断書を求められる．しかしながら，主治医が退職した後に診断書の請求がある場合がある．この場合，主治医以外の医師が診断書を作成すると，医師法の無診察診療の禁止に違反する可能性がある．すなわち，「医師は，自ら診察しないで治療をし，若しくは診断書若しくは処方せんを交付し，自ら出産に立ち会わないで出生証明書若しくは死産証書を交付し，又は自ら検案をしないで検案書を交付してはならない．但し，診療中の患者が受診後24時間以内に死亡した場合に交付する死亡診断書については，この限りでない」（医師法第20条）．

したがって，このような場合には，診断書ではなく証明書を発行することが望ましい．

3 照会文書など

❶ 捜査関係事項照会書：事件性のある場合，捜査関係事項照会書という文書が捜査機関（検察庁など）から送付されてくる．これは，「捜査については，公務所又は公私の団体に照会して必要な事項の報告を求めることができる」（刑事訴訟法197条2項）に基づく照会である．

警察庁の通達によると，回答義務については，「本照会は，公務所等に報告義務を負わせるものであることから，当該公務所等は報告することが国の重大な利益を害する場合を除いては，当該照会に対する回答を拒否できないものと解される」ようである．ただし，回答を拒否した場合でも罰則はなく，強制力を持つものではない．しかしながら，「社会正義の実現」の協力のために，誠実に迅速に

表1 届出・報告の義務のある疾病など

法規	届出義務	届出先	届出期限	罰則
医師法	異状死体など	所轄警察署	24時間以内	あり，罰金
麻薬及び向精神薬取締法	麻薬中毒患者	都道府県知事	すみやかに	あり，罰金,懲役
児童虐待防止法[*1]	児童虐待	福祉事務所または福祉相談所	すみやかに	なし
DV防止法[*2]	配偶者からの暴力	配偶者暴力相談支援センターまたは警察	(発見したとき)	なし
高齢者虐待防止法[*3]	高齢者の虐待	市町村の地域包括支援センター	発見した時はすみやかに	なし
食品衛生法	食中毒(疑いを含む) 食中毒(死亡)	保健所長	ただちに	あり，罰金,懲役
感染症予防法	一類〜四類感染症(結核を含む)	保健所長を経由して都道府県知事	ただちに	あり，罰金
	五類感染症(全例報告)		7日以内に	
	五類感染症(定点報告)		翌週の月曜日までに	なし

[*1] 児童虐待の防止等に関する法律
[*2] 配偶者からの暴力の防止及び被害者の保護に関する法律
[*3] 高齢者虐待の防止，高齢者の養護者に対する支援等に関する法律

回答することが勧められる．なお，本照会文書に回答しても，医師の守秘義務で患者側から訴えられる心配はない．

❷弁護士法第23条による照会文書：「弁護士は，受任している事件について，所属弁護士会に対し，公務所又は公私の団体に照会して必要な事項の報告を求めることを申し出ることができる」(弁護士法第23条)．これにより，弁護士会経由で照会文書が送られてくることがある．多くは交通事故の被害者側弁護士からのもので，飲酒の有無など加害者側の過失を問い合わせてくることが多い．この場合は，安易に回答すると，加害者側から守秘義務違反で訴えられることもある．

4 その他の診断書　労働者災害補償保険法に基づく労災診断書，自動車損害賠償保障法に基づく自賠責診断書，後遺障害診断書，介護保険法に基づく主治医意見書など，数多くの種類の診断書があり，各々関係文書に目を通しておく必要がある．

B. 届出義務など(表1)

1 警察との関係

1 異状死の届け出　異状死の届け出義務とは，「医師は，死体または妊娠4ケ月以上の死産児を検案して異状があると認めたときは，24時間以内に所轄警察署に届け出なければならない」(医師法21条)に基づく．

通常，死亡は病死，自然死，異状死のいずれかである．すなわち，内因性死亡と断定できないものはすべて異状死である．なお，厚生労働省は平成12年国立病院部政策医療課の「リスクマネージメントマニュアル作成指針」において，「医療過誤によって死亡又は傷害が発生した場合又はその疑いがある場合には，施設長は，速やかに所轄警察署に届出を行う．」と通達している．これは通達であり，国立病院以外の医療機関においても拘束されるか否かは不明であった．一方，広尾病院事件の最高裁判決(最判平16)により，医師は，医療過誤あるいはその疑いのある死亡の場合

にも届け出なければならないことになった．しかしながら，診療行為に関連した死亡を異状死として警察に届け出るか否かについては，法の解釈として議論のあるところである．

2 検視 外因死の場合は，その外因が発生した所轄警察に，それ以外の異状死の場合は，地元の警察に届け出る．ここでの異状死体とは，犯罪死体，非犯罪死体，変死体の3種に分類される．検視については，医師の立ち会いを求められることもあるが〔死体取扱規則(昭和33年11月27日国家公安委員会規則第4号)第6条2項 死体の見分を行うに当たって必要があるときは，医師の立ち会いを求めなければならない〕，強制ではない．

❶ 犯罪死体：警察による捜査が開始される．遺体を警察が引き取り，診療録，X線写真などを，警察に貸し出す必要がある．司法解剖に付される．

❷ 非犯罪死体：死体見分に引き続き検視が行われ，死因の調査，遺族への引き渡し，市町村長への報告など，行政手続き上必要な調査が行われる．これを行政検視と呼ぶ．検視の結果，解剖が必要と判断されるものは，食品衛生法や検疫法に基づき死因の究明が必要な場合や，乳幼児突然死症候群(SIDS)の疑いのような特殊な場合に限られる．これを行政解剖と呼ぶ．この場合，遺族の承諾が基本的に必要とされ，監察医(東京都23区等の特定地域のみ)によって行われる家族の承諾が不要な行政解剖と区別するために，承諾解剖とも呼ばれる．承諾解剖が行われない場合，警察から死因を聴かれる．なお，行政解剖であっても(病理解剖であっても)，解剖中に犯罪が疑われる場合には，警察への届出が必要となる．「死体を解剖したものは，その死体について犯罪と関係のある異状があると認めたときは，24時間以内に，解剖した地の警察署長に届け出なければならない」(死体解剖保存法第11条 犯罪に関係する異状の届け出)．

❸ 変死体：犯罪死体か非犯罪死体かの区別が明白といえない死体を指す．この場合，犯罪の嫌疑の有無を明確にするために，検視を行う．遺体を警察が引き取り，刑事訴訟法に基づき検察官による司法検視か，司法警察員による代行検視が行われる．これらの検視には医師の立ち会いが必須で，通常警察嘱託医が立ち会っている．検視の結果，犯罪の嫌疑なしと判断されれば，死亡診断書を書くように要請されることがある．犯罪の嫌疑ありと判断されれば，捜査が開始され，多くの場合司法解剖に付され，死亡診断書あるいは死体検案書を書く必要はない．

3 証拠物品の提出など

❶ 証拠物品供出調書(任意提出書)：犯罪(交通事故など業務上過失傷害を含む)の被害者，犯罪被疑者(麻薬覚醒剤中毒者などを含む)などを診療したときに，患者の衣服，血液，尿などの供出を，警察から求められる場合がある．この依頼にしたがって，医療関係者が直接供出すると，証拠物品供出調書(任意提出書)を取られ，後日裁判の折りに証人として喚問される場合があるので注意が必要である．また，守秘義務ないし個人情報保護法の立場から，患者に無断で提出すると，後日，民事訴訟の対象にされる危険性がある．

対応としては，①患者自身に判断能力が残っている場合すべて患者の判断に任せる．②患者に家族などの関係者がいる時には，患者の所持品はすべていったん返却し，関係者から供出してもらう方が安全である．

❷ 捜査関係資料提供書：捜査関係資料提供書，あるいは，裁判所による証拠品押収令状が提示された場合，決して法的な強制力を持つものではないが，これに基づいた供出によって医療側が責任を問われることはないので，供出しておいた方が無難である．

4 警察官による入院患者・主治医に対する事情聴取

❶ 入院患者に対する事情聴取：被害者であっても通常2～3時間を要するので，純粋に医学的見地から判断して許可を与えることが望まれる．

❷警察官による主治医に対する調書：犯罪に関わる患者を診察した場合，入院・外来を問わず，主治医が事情聴取を受けて調書を取られることが多い．長時間を要し大変であるが，これを拒否すると裁判の時に喚問されることもあるので，適切に対応することが望ましい．調書の内容が自分の供述したものと完全に一致することを確認してから署名・押印する．

❷麻薬・覚醒剤などの中毒者の届出など

①**中毒者の届け出義務** 「医師は，診察の結果受診者が麻薬中毒であると診断したときは，すみやかに，その者の氏名，住所，年齢，性別その他厚生省令で定める事項をその者の居住地の都道府県知事に届け出なければならない」(麻薬及び向精神薬取締法第58条の2)．さらに，「官吏又は公吏は，その職務を行うことにより犯罪があると思料するときは，告発をしなければならない」(刑事訴訟法第239の2)とされており，国家公務員または地方公務員としての医師は，届け出ることが求められている．しかしながら，逆に，公務員としての守秘義務(国家公務員法第100条，地方公務員法第34条)や医師の守秘義務(刑法第134条)などがあり，事例ごとに慎重な判断が求められる．もちろん，告発しなかったからといって，直ちに罰せられるわけではない．

なお，覚醒剤については届け出の義務は規定されていない．

②**麻薬・覚醒剤などの定性・定量検査の実施における留意点** 覚醒剤・麻薬の血中濃度測定，尿中定性検査などを施行する場合には，必ず患者本人の同意を取らねばならない．同意によらない検査に基づいて診断して，届け出を行った場合，上記の刑法134条に抵触するおそれがある．

❸虐待に関する届出

①**児童虐待の届出** 児童虐待の防止対策の1つである早期発見・早期対応に関しては，医師からの通告が重要な役割を担っている．法律上，医師は児童虐待の早期発見に努める義務を負うとされる(児童虐待の防止等に関する法律)．児童虐待が疑われた時には(事実が確認できない状況であっても)，保護者の意向にかかわらず，福祉事務所または児童相談所に通告する．この通告義務はきわめて重要で，医師の守秘義務を理由にためらうことがあってはならない．また通告したが，結果的に児童虐待がなかったと確認されたとしても，責任を問われることはない．

なお，児童虐待とは，保護者がその監護する児童(18歳に満たないものをいう)について行う以下の行為，すなわち，①身体的虐待，②性的虐待，③ネグレクト，④心理的虐待を指し，各々同法において細かく規定されている．

②**ドメスティックバイオレンス(家庭内暴力，DV)ならびに高齢者への虐待の届出** 近年では，ドメスティックバイオレンス(DV)や高齢者への虐待も大きな社会問題となっている．配偶者からの暴力については，医師は，被害者本人の意思に配慮した上で警察や配偶者暴力相談支援センターへの通告を行うことができるとされる(配偶者からの暴力の防止及び被害者の保護に関する法律第6条)．また，養護者による高齢者への虐待についても，医師は早期発見義務を負い，発見した場合には市町村(地域包括支援センター)への通告の義務を負っている(高齢者虐待の防止，高齢者の養護者に対する支援等に関する法律)．

以上のように，医師その他の医療関係者は，被害者を発見しやすい立場にあることから，被害者の発見および通報において積極的な役割が期待されており，医師は，これらの被害者を発見した場合には，守秘義務を理由にためらうことなく，警察などに対して通報することが望ましい．

❹感染症の届出

従来の伝染病予防法，性病予防法，らい予防法，後天性免疫不全症候群の予防に関する

法律は廃止され，1998年新たに感染症の予防及び感染症の患者に対する医療に関する法律（感染症法）が制定され，さらに2007年従来の結核予防法も同法に統合されている．届出義務のある感染症，届出期限，届出先など感染症によって細かく規定されている．さらに，届出義務違反のほか，患者の秘密を漏らした医師などにも罰則が科せられる．

5 食中毒の届出

食品衛生法第58条（中毒患者又はその死体の届け出）により，「食品，添加物，器具若しくは容器包装に起因して中毒した患者若しくはその疑いのある者を診断し，又はその死体を検案した医師は，直ちに最寄りの保健所長にその旨を届け出なければならない」とされている．

C. 精神科救急関連

1 入院の形態

精神保健及び精神障害者福祉に関する法律（精神保健福祉法）は，精神障害者の医療および保護を行い，その社会復帰の促進およびその自立と社会経済活動への参加の促進のために必要な援助を行うことなどを目的として制定されている．その中で，救急医療に直接関係するものとして，入院形態がある．精神障害者自身の同意に基づいて入院となる「任意入院」と，同意に基づかない4つの入院形態，すなわち，「医療保護入院」，「応急入院」，「措置入院」，「緊急措置入院」について，各々細かく手続きなどが定められている．

2 自殺企図者の治療

患者の承諾がなければ医療行為を行ってはいけない．一方，自殺企図者の場合，患者の死にたいという意思に反して，医師が医療を行っても違法にはならない．それは，自殺行為そのものが公序良俗（民法第90条）に反する行為とされているからである．

3 自殺企図者の医療費

保険医療においては，被保険者が自己の故意の犯罪行為や故意に事故を発生させた時は，保険給付ができないことになっている（健康保険法第90条）．自殺は，自らの行為によって行われるものであるが，故意の事故によるものか否かを判断することは困難なことが多く，必ずしもこの規定に該当するとはいえない．

D. メディカルコントロール（MC）に関する法律など（表2）

1 MC体制に関する法的根拠

MCについては，「メディカルコントロール協議会の設置促進について（消防庁次長・厚生労働省医政局長連名通知，平成14年7月23日）」という通知に記載されているだけである．すなわち，MCにかかわる活動の直接的な根拠は，報告書ならびに通知にすぎず，現時点では法的に何の拘束力もないと考えられる．また，通知であるがゆえに違反しても罰則はないとされる．

2 救急救命士が医療行為を行える法的根拠

「医師でなければ医業をなしてはならない」（医師法第17条）と定められており，医業は医師という資格によって独占されている．救急救命士といえども医療行為を行えるわけではない．救急救命士が医療行為を行える法的根拠は，救急救命士法第43条，「救急救命士は，診療の補助として救急救命処置を行うことを業とすることができる.」，同第44条「救急救命士は，医師の具体的な指示を受けなければ，厚生労働省令で定める救急救命処置を行ってはならない」と定められている．これに違反すれば同法第31条第1号の規定により2年以下の懲役または2万円以下の罰金に処せられる．それでは，なぜ救急救命士は医師の指示なく除細動という医療行為が行えるのであろうか．その理由は以下の4条件を満たした場合，医師による指示があったとみなされるからである（包括指示）．すなわち，①MC体制が整備されていること，②プロトコールに沿って実施すること，③除細動に関する講習（4時間以上）を受けていること，④

表2 救急隊員ならびに救急救命士，MCに関係する法律などの位置づけ

法	・消防法 ・消防組織法 ・救急救命士法
政令	・消防法施行令 ・救急救命士法施行令
省令	・救急救命士法施行規則 ・救急救命士法施行規則の一部を改正する省令（厚生労働省令第26号，平成17年3月10日）
告示	・救急隊員の行う応急処置等の基準 ・厚生労働大臣の指定する薬剤（厚生労働省告示第65号，平成17年3月10日）
通達	・非医療従事者による自動体外式除細動（AED）の使用について（医政発第0701001号，平成16年7月1日） ・救急救命士の救急救命処置における事故防止の徹底について（平成20年6月11日消防庁救急企画室の通達）
通知	・メディカルコントロール協議会の設置促進について（消防庁次長・厚生労働省医政局長連名通知，平成14年7月23日） ・救急業務高度の推進化の推進について（救急救助課長通知，平成13年7月4日） ・火災・災害等即報要領（昭和59年10月15日付け消防災第267号消防庁長官通知）

事後検証体制が整備されていること，の4条件である．

③救急救命士の特定行為で医療事故があった場合の対応

救急救命士による食道挿管などの医療事故が発生した時，従来その報告ルートは必ずしも明らかでなかった．その後，消防庁救急企画室の通達（平成20年6月11日）「救急救命士の救急救命処置における事故防止の徹底について」の中で，「社会的影響度が大きいと考えられる事案については，常に危機管理意識をもって対応し，『火災・災害等即報要領』（昭和59年10月15日付け消防災第267号消防庁長官通知）の中の『その他報道機関に取り上げられる等，社会的影響度が高い救急・救助事故』に基づき遅滞なく都道府県を通じ消防庁に報告すること」という通達がなされており，公務員である消防職員には報告の義務が課せられることになった．

④救急隊員による死亡者の取扱い

近年，救急救命士によって不適切な「死亡」の判断が行われた事例が報じられている．死の診断は，もちろん医師の独占業務であり，医師以外は死亡宣告を行えない．もし，救急隊員が死亡宣告を行ったとしたら，それは医師法違反になる．

ただし，救急業務実施基準について（改正平成11年7月消防救176号）第15条（死亡者の取扱い）において，「隊員は，傷病者が明らかに死亡している場合又は医師が死亡していると診断した場合は，これを搬送しないものとする」と定められており，救急隊員は死亡の判断をしているのではなく，不搬送の判断をしていると解される．

法律に基づいた脳死判定

diagnosis of brain death by the revised organ transplantation law

横田裕行　日本医科大学教授・救急医学

2009年7月の国会で「臓器の移植に関する法律の一部を改正する法律（いわゆる，改正臓器移植法）」[1]が成立し，2010年7月17日から本人の臓器提供に関する生前意思が存在しなくても，家族の承諾があれば脳死下臓器提供が可能となった．それに伴い15歳未満の小児からの脳死下臓器提供も可能となり，小児脳死判定，すなわちどのように脳死判定を行うか，どのような施設でどのような資格を有する医師が判定すべきかなどに関して新しい制度や取り決めがなされた．

本項では救急医療施設における法律に基づいた脳死判定の方法についても解説する．

表1 年齢による法的脳死判定

年齢	15歳以上	6歳～15歳未満	生後12週*～6歳未満
判定基準	昭和60年度厚生省脳死判定基準	昭和60年度厚生省脳死判定基準	平成11年度厚生省小児脳死判定基準
判定医	6学会専門医2名以上*1	6学会専門医2名以上*1	6学会専門医2名以上*1
判定施設	五類型*2	五類型*2	五類型*2
2回の判定間隔	6時間	6時間以上	24時間
その他	18歳未満については被虐待児への院内対応	被虐待児への院内対応	被虐待児への院内対応

＊在胎週数が40週未満であった者にあっては，出産予定日から起算して12週
*1 6学会専門医：小児法的脳死判定の場合は脳神経外科医，神経内科医，救急，麻酔・蘇生科，集中治療医，または小児科医で学会専門医または学会認定医の資格をもち，脳死判定に豊富な経験を有し，かつ移植医療にかかわらない医師である．判定は上記の資格を有する医師2名以上で行い，そのうちの少なくとも1人は第1・2回目の判定を継続して行う．
*2 五類型：大学病院，日本救急医学会指導医施設，救命救急センター，日本脳神経外科学会専門医訓練施設A項施設と認定された施設，および日本小児総合医療施設協議会施設の中で，施設内の倫理委員会等で承認が得られ，厚生労働省に届け出た施設．

A. 法律に則った脳死判定

1 法的脳死判定の判定医資格

法的脳死判定は，脳神経外科医，神経内科医，救急医，麻酔・蘇生科・集中治療医，または小児科医であって，それぞれの学会専門医，または学会認定医の資格を持ち，かつ脳死判定に関して豊富な経験を有し，しかも移植にかかわらない医師が2名以上で行うことになっている[2]．また，臓器提供施設においては，脳死判定を行う医師について，あらかじめ倫理委員会等の委員会において選定を行うとともに，選定された医師の氏名，診療科目，専門医等の資格，経験年数等について，その情報の開示を求められた場合には，提示できるようにしておくことが必要である．また，被虐待児への対応，生前意思の有効年齢，小児脳死判定基準の適応年齢等により年齢によって法的脳死判定自体やその手順が異なることも確認しておかなけらばならない（表1）．

2 脳死下臓器提供の施設条件

脳死下臓器提供は，当面の間，以下のいずれの条件を満たす施設に限定されている[2]．

① 臓器摘出の場を提供する等のために必要な体制が確保されており，当該施設全体について，脳死した者の身体からの臓器摘出を行うことに関して合意が得られていること．なお，その際，施設内の倫理委員会等の委員会で臓器提供に関して承認が行われていること．
② 適切な脳死判定を行う体制があること．
③ 救急医療等の関連分野において，高度の医療を行う次のいずれかの施設であること．
  ・大学附属病院
  ・日本救急医学会の指導医指定施設
  ・日本脳神経外科学会の専門医訓練施設（A項）
  ・救命救急センターとして認定された施設
  ・日本小児総合医療施設協議会の会員施設

B. 脳死判定前の確認

1 脳死判定前の確認事項

法的脳死判定前には以下の項目の確認が必要である[3]．

① 意思表示カードなど，脳死の判定に従い，

かつ臓器を提供する意思を示している本人の書面(存在する場合)
②法的脳死判定対象者が18歳未満である場合には虐待の疑いがないこと[4]
③知的障害などの臓器提供に関する有効な意思表示が困難となる障害を有する者でないこと
④臓器を提供しない意思，および脳死判定に従わない意思がないこと
⑤脳死判定承諾書(家族がいない場合を除く)
⑥臓器摘出承諾書(家族がいない場合を除く)
⑦小児においては，年齢が生後12週以上(在胎週数が40週未満であった者にあっては，出産予定日から起算して12週以上)

2 脳死判定に必要な物品

法的脳死判定には例えば以下のような物品が必要となる．

- 滅菌針，または滅菌した安全ピンなど：意識レベルの評価，毛様脊髄反射の確認時に使用
- ペンライト：対光反射の確認時に使用
- 瞳孔径スケール：瞳孔径の評価に使用
- 綿棒，あるいは綿球：角膜反射の確認時に使用
- 耳鏡，または耳鏡ユニット付き眼底鏡：鼓膜損傷などについて診断する際に使用
- 外耳道に挿入可能なネラトン，吸引用カテーテル：前庭反射の確認時に使用
- 氷水(滅菌生理食塩水)100 mL以上：前庭反射の確認時に使用
- 50 mL注射筒：前庭反射の確認時に使用(6歳未満では25 mL注入でよい)
- 膿盆：前庭反射の確認時に使用
- 喉頭鏡：咽頭反射の確認時に使用
- 気管内吸引用カテーテル：咳反射の確認時に使用
- パルスオキシメータ：無呼吸テスト時の低酸素血症を検出

表2 法的脳死判定の除外項目

全年齢を通じて ・急性薬物中毒 ・代謝・内分泌障害 ・有効な意思表示が困難となる障害を有する者 **被虐待児** ・被虐待児，または虐待が疑われる18歳未満の児童(児童虐待防止法の適用) **年齢不相応の血圧(収縮期血圧)** ・1歳未満　　＜65 mmHg ・1歳以上13歳未満　＜(年齢×2)＋65 mmHg ・13歳以上　＜90 mmHg **低体温** ・6歳未満　＜35℃ ・6歳以上　＜32℃

3 前提条件の確認

1 器質的脳障害により深昏睡，および無呼吸を呈している症例

① 深昏睡
Japan Coma Scale(JCS)：300
Glasgow Coma Scale(GCS)：3

② 無呼吸：人工呼吸器により呼吸が維持されている状態

2 原疾患が確実に診断されている症例

病歴，経過，検査(CT, MRIなどの画像診断は必須)，治療などから確実に診断された症例

3 現在行いうるすべての適切な治療をもってしても回復の可能性が全くないと判断される症例

4 除外例(表2)

1 脳死と類似した状態になりうる症例

① 急性薬物中毒：周囲からの聴き取り，経過，臨床所見などで薬物中毒により深昏睡，および無呼吸を生じたと疑われる場合は脳死判定から除外する．可能ならば薬物の血中濃度の測定を行い判断する．ただし，薬物の半減期の個人差は大きいことを考慮する．

② 代謝・内分泌障害：肝性昏睡，糖尿病性昏睡，尿毒症性脳症，その他の代謝・内分泌障害で昏睡を呈している場合は判定から除

外する.
2 知的障害者などの臓器提供に関する有効な意思表示が困難となる障害を有する者
3 被虐待児，または虐待が疑われる18歳未満の児童
4 年齢不相応の血圧（収縮期血圧）
　　1歳未満　　　＜65 mmHg
　　1歳以上13歳未満　＜（年齢×2）+65 mmHg
　　13歳以上　　＜90 mmHg
5 低体温（直腸温，食道温などの深部温）
　　6歳未満　＜35℃
　　6歳以上　＜32℃
5 生命徴候の確認
1 体温（直腸温，食道温などの深部温）
　　6歳未満　≧35℃
　　6歳以上　≧32℃
2 血圧の確認
　　1歳未満　　　≧65 mmHg
　　1歳以上13歳未満　≧（年齢×2）+65 mmHg
　　13歳以上　　≧90 mmHg
3 心拍，心電図などの確認をして重篤な不整脈がないこと

C. 法的脳死判定の実際

❶ 深昏睡の確認：全く顔をしかめない場合，JCS 300，GCS 3で深昏睡と判定する．
❷ 瞳孔散大・固定の確認：瞳孔径は室内の通常の明るさの下で測定する．左右の瞳孔径が4 mm以上で（正円でない場合は最小径），刺激に対して反応が欠如していることを確認．
❸ 脳幹反射消失の確認：眼球，角膜の高度損傷や欠損がある症例において，瞳孔反応や眼球偏位の観察，および角膜への刺激が不可能な場合，当面の間は法的脳死判定を行わない．
① 対光反射の消失：一側の瞳孔に光を当てると同側，および対側の瞳孔が縮瞳する．同側の瞳孔が縮瞳を直接対光反射といい，対側の瞳孔が縮瞳することを間接対光反射という．上部脳幹（中脳）の機能を反映している．脳死判定では両側で直接反射，および間接反射の消失を確認する．

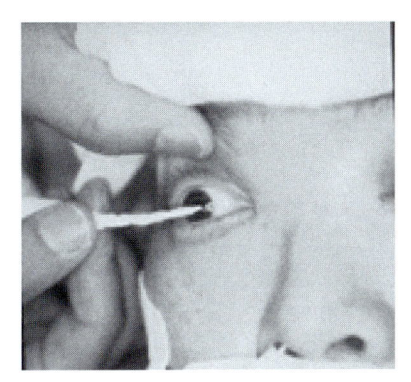

図1　角膜反射

② 角膜反射の消失：求心路三叉神経で，遠心路は顔面神経である．「こより」で一側眼球の角膜を刺激した際の瞬目を確認する（図1）．脳死では両側性に角膜反射は消失する．瞬目がなくても上下眼瞼など眼周囲の動きが認められた場合は角膜反射ありと判断する．コンタクトレンズなどで角膜が損傷されている場合は，脳死でなくても消失するので注意する．
③ 毛様脊髄反射の消失：顔面の疼痛刺激に対して両側の瞳孔が散大するのが正常である．両側とも疼痛刺激による瞳孔散大が認められない時のみ，毛様脊髄反射なしと判定する．明らかな瞳孔散大でなくても，瞳孔の動きが認められる場合は毛様脊髄反射ありと判定する．
④ 眼球頭反射の消失：頭部を30°挙上し両側の眼瞼を挙上しつつ，頭部を正中位から急速に一側に回転させる．眼球は頭部と反対側に偏位する．求心路は前庭神経が主体であるが，頸部の筋からの固有知覚求心路も関与している．前庭神経から内側縦束で動眼神経，滑車神経，外転神経に連絡し遠心路となる．橋・延髄移行部背側から上部脳正中部の検査である．左右どちらの方向に頭部を回転しても眼球が固定しているとき反射がないと判定する．

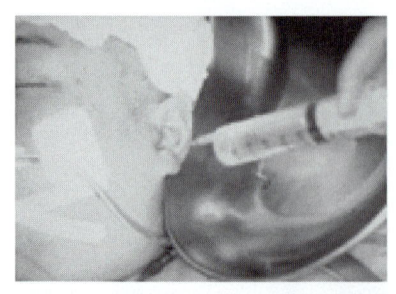

図2　前庭反射

⑤前庭反射の消失：耳鏡により両側の外耳道に異物がないことを確認する（「前庭反射の消失」については，鼓膜損傷があっても検査が可能である）．求心路は前庭神経で，遠心路は動眼神経，滑車神経，外転神経で反射路は眼球頭反射と類似している．頭部を30°挙上し，外耳道に氷水を50mL以上，20～30秒かけて注入する（図2）．本反射の前に耳鏡により両側の鼓膜の損傷がないことを確認しておく必要がある．脳幹機能が保たれている際には対側への眼振や刺激側への眼球偏位が認められるが，脳死症例ではこれらの所見は認められない．また，エアーカロリックテストは現在のところ温度刺激が十分でないとの理由から脳死判定の際には行うべきでないとされている．

⑥咽頭反射の消失：喉頭鏡を使用しつつ，咽頭後壁を吸引用カテーテルなどで刺激すると，咽頭筋が収縮し，嘔吐反射が出現する．求心路は舌咽神経，および迷走神経で，遠心路は三叉神経，迷走神経，副神経，および舌咽神経である．

⑦咳反射の消失：気管チューブより十分に長い吸引用カテーテルにて気管支粘膜を機械的に刺激すると咳を生じる反射をいう．主として迷走神経が関与する．脳死では気管挿管，あるいは気管カニューレが挿入されているが，吸引用カテーテルで気管内を刺激しても咳反射は出現しない．

❹平坦脳波の確認：いわゆる平坦脳波（electrocerebral inactivity：以下 ECI）の確認するが，少なくとも4誘導の同時記録を単極導出（基準電極導出）および双極導出で行う．電極間は7cm以上離すことが望ましい．全体で30分以上の連続記録を行い，50μV/20mm以上の感度でも記録する．途中，呼名刺激や疼痛刺激も加えて記録する．

❺自発呼吸消失の確認（無呼吸テスト）：自発呼吸消失の確認（無呼吸テスト；以下，テスト）開始前は35～45mmHgであることが望ましく，自発呼吸の不可逆的消失の確認には60mmHg以上に上昇したことの確認が必要である．

ただし80mmHgを超えないことが望ましいとされている．無呼吸テストの際の収縮期血圧は年齢によって以下の基準を満たす必要がある．また，テスト中は下記の血圧計や心電図モニター，パルスオキシメータを装着する．

1歳未満　　　　　　≧65mmHg
1歳以上13歳未満　　≧（年齢×2）+65mmHg
13歳以上　　　　　　≧90mmHg

なお，酸素化能低下・血圧低下などにより継続が危険と判断した場合はテストを中止．

❻判定間隔：第1回目の脳死判定が終了した時点から6歳以上では6時間以上，6歳未満では24時間以上を経過した時点で第2回目の脳死判定を開始する．

❼法的脳死の判定：脳死判定は2名以上の判定医で実施する．第1回の脳死判定ならびに第2回の脳死判定ですべての項目が満たされた場合，法的脳死と判定する．死亡時刻は第2回の判定終了時とする．

なお，法的脳死の判定にあたっては，脳波検査にあわせて聴性脳幹誘発反応（auditory brainstem response：ABR）を行いⅡ波以降の消失を確認しておくことが望ましい．

D. 救急医療施設と臓器提供

日本救急医学会は2006年2月21日に「脳死判定と判定後の対応について―見解の提

言」を公表し，「臓器移植手術を妥当な医療と認識し，脳死下臓器摘出と臓器提供は不可欠なものと理解する」と述べている[5]．法律により脳死下で臓器が提供できる施設とそうでない施設に区別されてしまった以上，臓器提供に関する救急医療施設や救急医の考え方が異なることは当然である．しかしながら，臓器提供を生前意思として有していた場合は，その意思を実現するように配慮することが救急医としての重要な役割である．

参考文献

1) 臓器の移植に関する法律の一部を改正する法律 最終改正：平成21年7月17日法律第83号．
2) 「臓器の移植に関する法律」の運用に関する指針（ガイドライン）平成22年7月17日一部改正．
3) 平成22年厚生労働省科学研修費補助金（厚生労働科学特別研究事業）「臓器提供施設における院内体制整備に関する研究」脳死判定基準のマニュアル化に関する研究班 法的脳死判定マニュアル．
4) 平成21年度厚生労働省科学研修費補助金（厚生労働科学特別研究事業）「小児の脳死判定および臓器提供等に関する調査研究」小児法的脳死判定基準に関する検討．
5) 「脳死判定と判定後の対応について―見解の提言」日本救急医学会 平成18年2月21日．

臓器移植のシステム
The system for organ procurement from heart beating donor

荒木　尚　足利赤十字病院・救命救急センター副部長
横田裕行　日本医科大学教授・救急医学

2010年7月17日「臓器の移植に関する法律の一部を改正する法律（いわゆる改正臓器移植法）」が施行された．これに伴い，本人の臓器提供に関する生前意思が存在しなくとも，家族の承諾によって脳死下臓器提供が可能となり，同時に従来設けられていた年齢制限が撤廃されたため，15歳未満の小児からの脳死下臓器提供も可能となった．また親族優先提供の機会も設けられた．今後，国内の法的脳死判定および脳死下臓器提供の機会の増加が予想されている．特にわが国では未だ小児における法的脳死判定の実施と，脳死下臓器提供の経験が存在しないため，この度の改正により脳死判定基準，臓器提供施設や判定医の資格の問題，被虐待児除外の手法などが新たに定められた．臓器提供における具体的な手続きは，「臓器の移植に関する法律施行規則」，「臓器の移植に関する法律の運用に関する指針（ガイドライン）」に則った方法で行うこととされている．

A. 脳死判定の現況

2006年度厚生労働省科学特別研究事業の「脳死者の発生等に関する研究」（主任研究者：有賀徹・昭和大学救急医学教授）の報告によると，アンケート回答施設全体の年間死亡者数は30,856例で，そのうち17.8％に当たる5,496例が脳死（推定を含む）死亡者数であった．その中で何らかの基準を用いて脳死と判定されたのは1,601例（5.1％）である．

一部改正されたガイドラインでは，脳死下臓器提供はいわゆる従来の四類型施設（大学病院，日本救急医学会指導医施設，救命救急センターおよび日本脳神経外科学会専門医訓練施設A項）にて行うことに変化はないが，特に小児からの臓器提供施設に関する規定が設けられ，①救急医療等の関連分野において高度の医療を行う施設であること，②虐待防止委員会等の虐待を受けた児童への対応のために必要な院内体制が整備されていることを要件とし，四類型施設以外に日本小児総合医療施設協議会の会員施設が加えられた．過去国内において87例（2010年7月現在）の法的脳死判定，86例の脳死下臓器提供が行われたが，その経験に基づき検討された結果，主に以下のような点において提供施設の負担軽減が問題となっている．

1）脳死下臓器提供を行う施設における日常

業務への支障軽減，地域救急医療体制の支援
2) 脳死判定や脳波判読など公的支援システムの構築
3) 脳死家族へのグリーフケアの確立と普及
4) 家族へのオプション提示の手法

　また小児法的脳死判定については国内でこれまで経験がないために，法的脳死判定実施自体への支援(特に虐待除外の判断)，グリーフケアを含めた家族対応などについても支援の必要性が強く要望されている．

B. コーディネーターの役割

　臓器移植ネットワークシステムの基盤となる組織は，社団法人日本臓器移植ネットワーク(以下，ネットワーク)，都道府県コーディネーター，臓器提供施設の院内コーディネーターである．この三者が連携して，臓器移植時の業務，すなわち意思確認，ドナー評価・管理，臓器斡旋，臓器搬送などを行っている．ネットワークは臓器の移植に関する法律の規定に基づき，臓器斡旋を行うほか，都道府県コーディネーターは設置者の承諾を得てネットワークからの委嘱を受け，臓器提供発生時の業務の一部を行っている．また都道府県は臓器提供協力施設内に院内コーディネーターを設置して，所属施設長の承諾と都道府県からの委嘱を受けて施設内の業務が円滑に進むように努めている．また，ネットワーク医療本部は国民全体への普及啓発，広報や専門機関における教育・研修活動や一般普及啓発にも取り組んでいる．また移植システムの経済的基盤体制作りにも貢献している．

C. 移植システムの標準的手順

① 改正法の施行後も従来通り，提供病院(主治医)は重篤な脳神経系疾患患者の神経学的評価の一環として前提条件，除外項目を慎重に確認し，臨床判断として脳死(法に規定する脳死判定を行ったとしたなら，脳死とされうる状態)であることを診断する．

② 主治医または院内コーディネーターは，臓器提供の説明を聞く意思を確認する．臓器提供の意思が表示された場合には法的脳死判定の実施について調整が始まる．

③ 小児患者の場合，「被虐待児の除外」が前提となるため，家族の意思を確認する段階に先んじて院内虐待診断チームにより被虐待児ではないことが判断されなくてはならない(なお，虐待除外診断のためのチェックリストは平成21年度厚生労働省科学研究事業報告により公表されている)．

④ 臓器移植の対象となる患者(児童)であると判断され，家族が臓器提供の説明を聞く希望があった場合に主治医または院内コーディネーターはネットワークに連絡する．

⑤ ネットワークはコーディネーターを派遣し，医学的情報収集が行われ，ドナー適応が判断される．

⑥ コーディネーターは家族に対して，(1)脳死判定の概要，(2)臓器移植を前提とした法に規定する脳死判定により脳死と判定された場合には，法において死と判定されること，(3)本人が脳死判定に従う意思がないことを表示していない場合であって，「本人が臓器を提供する意思を書面により表示し，かつ，家族が摘出及び脳死判定をこばまないとき」または「本人が臓器を提供する意思がないことを表示しておらず，かつ，家族が摘出及び脳死判定を行うことを書面により承諾しているとき」のいずれかに該当するときに，脳死下臓器提供ができることなどを説明する．

⑦ 家族が承諾した場合，脳死判定についての家族の意思の確認，臓器提供についての家族の意思の確認を行う．これにより脳死下臓器提供を希望された場合，脳死判定承諾書・臓器摘出承諾書作成がなされる．また心停止下提供希望について意思の確認がなされ，親族提供希望と合わせて家族に説明される．

⑧ この後，法的手順に従い提供病院の医師が

第1回「法的」脳死判定を実施する．
⑨第1回脳死判定が終了後直ちに，メディカルコンサルタントが派遣され，どの臓器が移植可能であるか評価される．
⑩その結果，レシピエント検索が開始され，移植施設への連絡・意思確認が行われる．
⑪第2回法的脳死判定を実施する．脳死判定記録書，脳死判定的確実施の証明書が作成された時点で確定する．その結果，脳死と判定された場合には2回目の脳死判定検査終了時刻が死亡時刻となる．
⑫死亡確認後，必要であれば検死が行われる．
⑬移植を受諾した移植施設は摘出チームを提供病院へ派遣する．臓器摘出術の準備が開始される．
⑭摘出臓器が搬送される．
⑮各施設にて臓器移植術が行われる．

D. 虐待の除外について

「臓器の移植に関する法律」の改正により，附則に「（検討）5 政府は，虐待を受けた児童が死亡した場合に当該児童から臓器が提供されることのないよう，移植医療に係る業務に従事する者がその業務に係る児童について虐待が行われた疑いがあるかどうかを確認し，及びその疑いがある場合に適切に対応するための方策に関し検討を加え，その結果に基づいて必要な措置を講ずるものとする」と規定された．このため，平成21年度厚生労働省科学研究費補助金（厚生労働科学特別研究事業）の「小児の脳死判定及び臓器提供等に関する調査研究」（研究代表者：貫井英明・山梨大学名誉教授）の中に，「脳死下臓器提供者から被虐待児を除外するマニュアル」に関する検討（山田不二子・日本子ども虐待医学研究会事務局長）が加えられた．特に被虐待児を除外する手順やフローチャート，チェックリストなどが規定されており，あくまでも臓器提供者から被虐待児を除外するための方法が述べられている．たとえば，被虐待児ではないことが確実であるための要綱として，

　1）外因性疾患 ①第三者目撃のある家庭外事故で受傷転機に不審な点などがない ②乗り物乗車中の交通事故 ③誤嚥による窒息事故で第三者目撃あり，

　2）内因性疾患 ④原疾患が先天性疾患，或いは明らかな疾患で不審なところがない，等の記載がある．

E. 意思確認後の家族対応

救急医療従事者は，脳死下臓器提供の有無にかかわらず，できる限りの方法を尽くして全力で患者の救命に努める．しかし無念にも結果として脳死という point of no return を迎えた場合，大きく思考のシフトチェンジを行い，患者あるいは家族の貴重な意思を尊重するため適切な脳死下臓器提供の実施に尽力するという使命を抱えている．改正法の実施により，移植医療の普及を国内に推進する時勢にあるが，日本固有の文化的・倫理的背景を踏まえ，これまで行われてきた脳死下臓器提供同様，家族感情に十分な配慮を施した，成熟した移植医療体制の構築を官民挙げて行わなくてはならない．このためには，やはり救急医療の質の充実を図り，「脳死」を作らない努力が前提であることはいうまでもない．しかしながら不幸にも救命が不能な患者に対して，脳死判定に関わるチームが正確に脳死を診断するための技術を向上させること，脳死判定から臓器摘出・移植実施までの経過の透明性を確保すること，ドナー本人や家族に対し畏敬の念をもって温かく包む社会の構築を目指すこと，などを目標として一例一例の経験を真摯に積み重ねていく必要がある．

現時点ではコーディネーター業務の中に，①意思確認後の家族対応（看取り医療を含む），②提供後ドナー家族の対応，などが盛り込まれ，広く実践されており，ドナー家族への支援を行う組織の構築やスタッフ養成なども今後の課題として挙げられている．

臓器提供を実施する施設の負担が軽減さ

れ，個々のスタッフの知恵と経験が集積し円滑な移植医療が普及していく中で，臓器提供の意思表示をされた方々の命の尊さに改めて感謝し，共に助け合うような社会の成熟に向けて私たちは努力をしなくてはならない．

災害医療体制
The system of disaster medical responce in Japan

甲斐達朗 済生会千里病院副院長・救命救急センター長

A. 災害時医療の法的骨格

1 災害救助法

災害救助法は，災害により一定規模以上の家屋被害や多数の人命が危険にさらされている時に適用される．国が地方公共団体・日本赤十字社や国民の協力の下に応急救助を行い，被災者の保護と社会秩序の保全を図ることを目的とする．第23条では，「収容施設（応急仮設住宅を含む）の供与，炊出しその他による食品の給与および飲料水の供与，衣服・寝具その他生活必需品の給与又は貸与，医療及び助産，災害にかかった者の救出，災害にかかった住宅の応急修理，埋葬，等」の各種の救助が定められている．第24条および第26条では，「都道府県知事は医療関係者を救助に関する業務に従事させること，また病院，診療所を管理・使用することもできる」と定められている．第45条には，罰則規定も定められている．市町村あるいは都道府県が災害時の救出救助・医療の提供・食料および水の提供，埋葬の提供を行う法的根拠となっている．

2 災害対策基本法

災害救助法は災害が発生した後の緊急災害対応を中心とした法律であったので，総合的かつ計画的な防災行政体制の整備を目的に災害対策基本法が策定された．本法は，防災に関する責任の所在の明確化，国および地方

表1　防災・災害医療に関連した法律および厚生労働省通達など

1947年	災害救助法
1961年	災害対策基本法
1962年	中央防災会議設置
1963年	災害基本計画決定
1966年	地震保険に関する法律
1978年	大規模地震対策特別措置法
1995年	地震防災対策特別措置法，被災者生活再建支援法，自衛隊法一部改正（災害派遣）
2000年	原子力災害対策特別措置法
2001年	NBCテロ対処現地関係機関連携モデル（通達）
2004年	国民保護法
2005年	防災基本計画一部改定（DMAT，広域患者搬送計画の記載）
2007年	救急医療用ヘリコプターを用いた救急医療の確保に関する特別措置法

を通じた防災体制の確立，防災の計画化，災害予防対策の強化，災害応急対策の迅速・適正化，災害復旧の迅速化など災害対策全般にわたる施策の基本の確立を柱としている．本法に基づき，国は防災業務計画の策定，都道府県・市町村は地域防災計画を策定している．

3 その他の法律

その他，防災および災害医療に関する法律および厚生労働省通達などを表1に上げる．

B. 災害医療体制の再構築

1 阪神淡路大震災の教訓

①災害時でも機能する病院の必要性：病院建築物・医療資器材のほか，電気・水道・ガスなどのインフラが被害を受けたため，多くの医療機関が機能不全・機能低下に陥った．特に人的・物的資源を多く必要とする重度外傷患者に対する治療は困難を極めた．

②医療従事者への災害医療の教育プログラムの提供の必要性：被災地の医療機関に院内災害計画，多数傷病者受入計画がなかったため，医療現場は混乱した．また，医療従事者にトリアージの概念をはじめ，災害医療の知識がなかった．

③災害時でも機能し，被災地内外の状況が共有できる情報伝達システムの必要性：被災地内外の医療機関間の情報伝達の不備，医療機関・消防・行政機関との情報伝達の不備が指摘された．このため，初期の医療チームの派遣，患者の転搬送に大きな障害が出た．

④発災後3日間の急性期に災害現場で活動できるDMAT（災害医療支援チーム，後述）の必要性：災害発生3日間の負傷者の救命につながる初期の医療救護チームは，情報の欠如，派遣要請がなかったことで機能しなかった．災害救助法に基づく，発災3日以降の避難所を中心とする医療救護は機能した．

⑤重症負傷者をいち早く，被災外の医療機関へ広域搬送する必要性：震災後15日間に入院加療した挫滅症候群・外傷・疾病の死亡率が，被災地内の医療機関と被災地外の医療機関で異なることが示された．

2 防災業務計画の改定

厚生省の防災業務計画の主な骨子は，①人口30万人の二次医療圏に1か所の災害医療支援拠点病院（災害拠点病院）を整備，②災害医療に関する普及啓発，③災害時に備えての研修・訓練の実施，③広域災害・救急医療情報システムの整備，④地方防災会議への医療関係者の参加，⑤災害時における応援協定の締結，⑥災害時における救急患者の搬送体制の確保，⑦災害時の医療薬品の安定供給体制の確保，⑧医療施設の災害時の安全確保，などである．2005年度の改訂では，日本DMATと自衛隊が協力し災害時に被災地から被災地外の災害拠点病院へ広域患者搬送を行うなど広域大規模災害時の災害医療体制が構築されてきた．

C. 広域大規模災害医療体制

1 災害拠点病院

災害拠点病院（地域災害医療センター，基幹災害医療センター）は，人口30万人の二次医療圏に1か所の割合で**表2**の要件を満たす医療機関が都道府県により指定されている．現在，約500の病院が地域災害医療センター，約50の病院が基幹災害医療センターである．災害拠点病院の主な医療従事者は，厚生労働省が主催する5日間の災害拠点病院医療従事者研修を受講し，災害医療の教育・研修を受け，院内外の災害医療の中心的な役割を担っている．また，DMATを有しており，被災地への派遣，重症負傷者の広域患者搬送のエスコート，搬送拠点で患者治療などにあたる．院内災害計画の策定，多数患者受入計画の策定と，それに基づいた年2回の災害訓練も義務付けられている．災害時の二次医療圏のコーディネーションを担っている．

2 日本DMAT

日本DMAT（Disaster Medical Assistant Team）とは，厚生労働省医療局長の認定を得た災害医療支援チームである．1チームは，医師2名・看護師2名・ロジ担当事務1名の5名からなる．2009年12月現在，

表2 災害拠点病院（地域災害医療センター）の要件

- 耐震構造
- ライフラインの維持機能
- 災害時に多発する重篤な救急患者の救命活動を行う高度の診療機能を有すること
  ①病室，②ICU，③診療室，④検査室，⑤X線室，⑥手術室，⑦人工透析室
- 大規模災害では2倍の入院患者，5倍の外来患者に対応可能なスペースを有すること
  広域災害・救急医療情報システムの末端，情報本部機能
- 搬入・搬出を行う広域搬送への対応機能を有すること
  ①患者搬送用の緊急車両，②ヘリパッドの確保
- 自己完結型の医療救護チームの派遣機能
  ①携帯式医療資器材，②医薬品，③トリアージタッグ，④テント，⑤発電機，⑥飲料水・食料，⑦生活用品など，を携帯したチーム
- 基幹災害拠点病院では，地域災害拠点病院，関連医療機関に対する災害医療の教育・啓蒙機能を有する

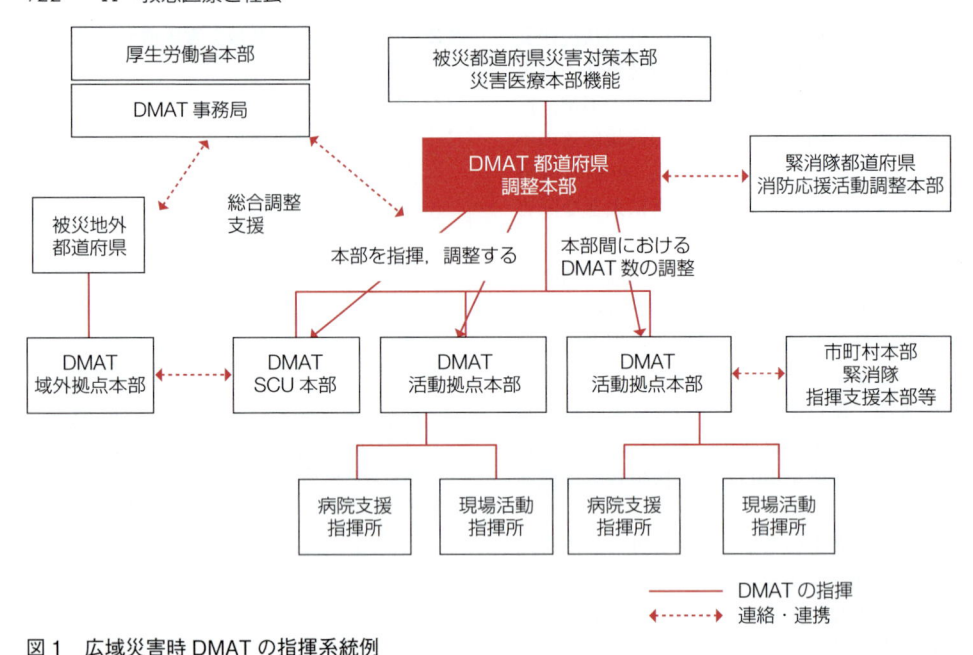

図1 広域災害時DMATの指揮系統例

(統括DMAT研修会資料より)

DMAT指定医療機関は，345施設あり，DMAT数571隊，隊員数3,424名を有する．目標は，1,000隊の養成である．DMATを有する災害拠点病院は，都道府県と災害時の業務計画を明示し，運用に関する必要な事項について協定を締結している．災害発生時のDMATは，急性期(3日間)の被災地内の災害拠点病院の支援，広域患者搬送の支援(後述)の任務を負う．広域災害時のDMATの指揮系統例を図1に示す．

3 広域搬送システム

図2に，広域搬送システムの概略図を示す．広域大規模災害が発生すれば，被災地の遠隔災害拠点病院のDMATは，指定された広域搬送拠点(多くは空港)に参集し，被災地から搬入される重症負傷者の診療・搬出基地であるSCU(Staging Care Unit)を設営し，被災地から搬入された負傷者を被災地外の医療機関へ搬出する．他のDMAT隊員は，被災地内の広域搬送拠点に航空機で移動し，同様のSCUを設営し，被災地内の重症患者の受入・再トリアージ・応急処置・搬出を行う．重症負傷者の搬送時には，DMAT隊員が航空時に同乗し搬送中の患者管理を行う．

2007年度には，救急医療用のヘリ搬送に関する特別措置法が策定され，すべての都道府県で救急医療用のヘリ運用が決められた．これらのヘリコプターも災害時の患者搬送に活躍することが期待されている．

4 広域災害・救急医療情報システム

阪神大震災後，都道府県の広域ネットワークとしてインターネットを活用した「広域災害・救急医療情報システム」が構築された．平時は，従来どおりに日常の救急医療情報が管理運用されているが，災害発生時には，災害モードに切り替わり，被災地の医療機関からは要請情報として，被害状況・負傷者数・医師，看護師の不足や医薬品の備蓄情報などが入れられる．一方，被災地外の医療機関からは支援提供情報として，受入可能な病床

図2　DMATの活動

（統括DMAT研修会資料より）

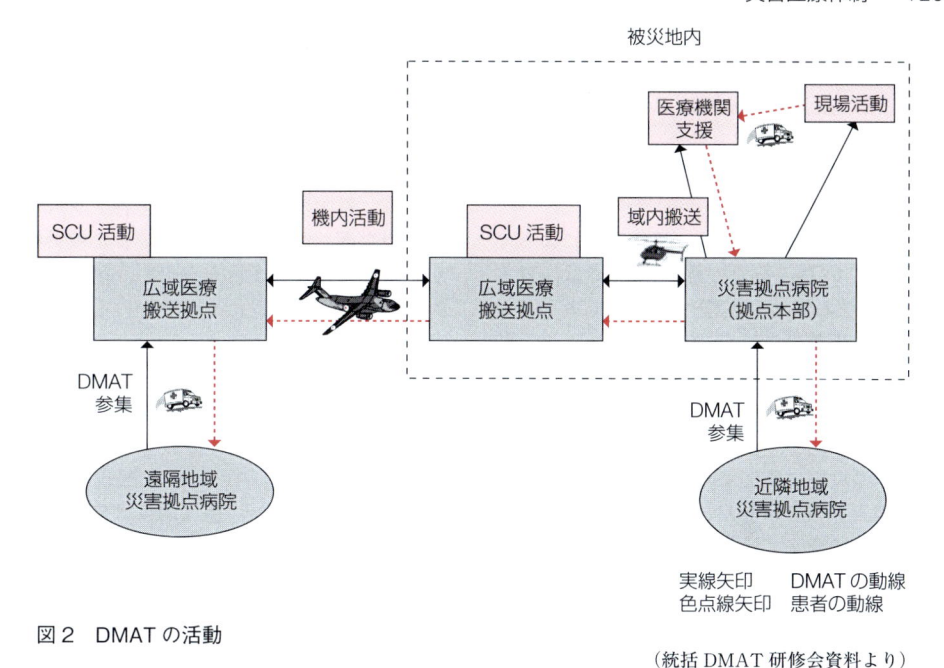

数，医師・看護師の派遣可能数などの情報が入れられ，関係医療機関，災害関係機関で情報が共有される．また，災害が発生すれば，DMAT隊員には携帯電話のメール機能で災害情報，出動要請，待機要請，参集場所などの情報がただちに伝達される．

5 主要災害対応組織の対応と連携

①消防：全国の消防隊員より緊急消防援助隊を組織．緊急消防援助隊は，指揮支援部隊・都道府県隊指揮隊・消火部隊・救助部隊・救急部隊などからなり，2008年現在，全国で789消防本部から3,961部隊が登録されている．

②警察：全国の都道府県警察に設置されている災害対策専門部隊（先行情報班，救出救助班，特別救助班，交通対策班）から構成される広域緊急援助隊をもつ．国内で地震・台風などの自然災害や大規模な事故が発生した際に，被災地での救出・救助，避難誘導，情報収集，緊急交通路確保，治安維持警備などを行う．

③自衛隊：自衛隊法第83条で災害派遣が自衛隊と任務のひとつとして挙げられている．災害派遣では，行方不明者の捜索・被災者の救出・負傷者の治療・遺体の収容，搬送・人員・物資の輸送などを行う．

6 広域大規模災害医療計画

広域大規模災害が発生すれば，被災地内では災害拠点病院が二次医療圏のコーディネートを行いつつ多数傷病患者の受け入れを行う（図2）．域内搬送は，搬送可能であれば域内の消防が受け持つが多くは家族や隣人で行われる．大規模災害の情報を受けた政府は，規模に応じて内閣内に災害対策本部を設置する．厚労省のDMAT事務局は，EMIS（Emergency Medical Information System）を用い，DMAT隊員に災害情報を伝達する．近隣地域災害拠点病院には，被災地内の災害拠点病院への参集指令を出し，命令を受けたDMAT隊は，域内に災害拠点病へ向かい，病院・域

内搬送などの支援を行う．遠隔地域の災害拠点病院のDMAT隊は，域内外の広域災害拠点のSCU設営や広域搬送での機内活動を行う．

D. 局地型災害の災害医療体制

局地型災害医療体制は，都道府県によって異なっている．多くの都道府県では，日本DMAT隊の局地型災害への派遣を考えているが，大事故情報の伝達，DMAT隊の常時確保の困難性，DMAT現場派遣の足の確保，大都市では，DMAT隊数の不足など問題点も多い．

局地型災害に対応できるように東京・大阪などの大都市では独自にDMATを養成し局地型災害に備えている．

国際災害医療協力体制
The framework of medical assistance for the international disaster relief

高田洋介　神戸大学大学院保健学研究科国際保健領域

A. 災害時に活躍する国際機関

1 UNOCHA

災害時，様々な国際機関が専門分野のリーダーシップをとって援助を実施する．この専門分野に関わる組織の塊をクラスターと呼び，現在の災害援助はクラスターアプローチが基本である．UNOCHA（United Nations Office for the Coordination of Humanitarian Affairs；国連人道問題調整事務所）はこのクラスターを統括し，LEMA（Local Emergency Management Authority：現地災害対策本部）や被災国の国連事務所のRC/HC（常駐調整官または人道調整官）と連携し，援助の適切な配分を調整する（図1）．特に災害急性期においてはUNDAC（United Nations Disaster Assessment and Coordination；国連災害評価調整チーム）がUNOCHAの要請を受けて派遣される．

チームメンバーは派遣要請からおよそ24時間以内に被災地に入り，OSOCC（On-Site Operation Coordination Center；現地活動調整本部）を設立．そして被災状況をアセスメントし，外国からの援助団体を各クラスターへとつなぎ，活動調整をする．また被災状況から復興に必要な予算を算出し，国際社会に対して救援資金の提供を呼びかけるための資料も作成する．

地震の際には，世界中からUSAR Team（都市捜索救助隊）が援助に入る．UNDACはこの救助隊に対して直接的に調整する．UNOCHAやUNDACは被災国政府の代わりに活動調整を行い，被災国政府の負担を大きく軽減させる．支援を行う海外の団体は，被災国政府の負担にならないよう，まずは国連にコンタクトをとって適切な調整を受けることが大切である．

2 調整業務の状況を確認できるWebサイト

1 One Response（http://oneresponse.info/pages/default.aspx）

IASCの要望で設立された．2008年にミャンマーを襲ったサイクロン，ナルギスの災害の際に試行された新しい情報管理システムで，UNOCHAが管理している．人道的危機が生じると24時間以内に専用のページが作成され，クラスターごとの詳細な情報が国ごとに管理される．すべてのクラスターが重要な情報をアップしているのが特徴で，contact list, assessment report, situation report, meeting schedule, mapなどが入手できる．

2 Virtual OSOCC（http://ocha.unog.ch/virtualosocc/VOLogin.aspx）

UNOCHAが直接運営している．その目的は，大規模災害に対して国際的な救援団体が対応するか否かの意思決定を促進させることである．本サイトでもsituation report, contact list, mapなどの情報を入手できるが，One Responseと大きく異なる点は，リアル

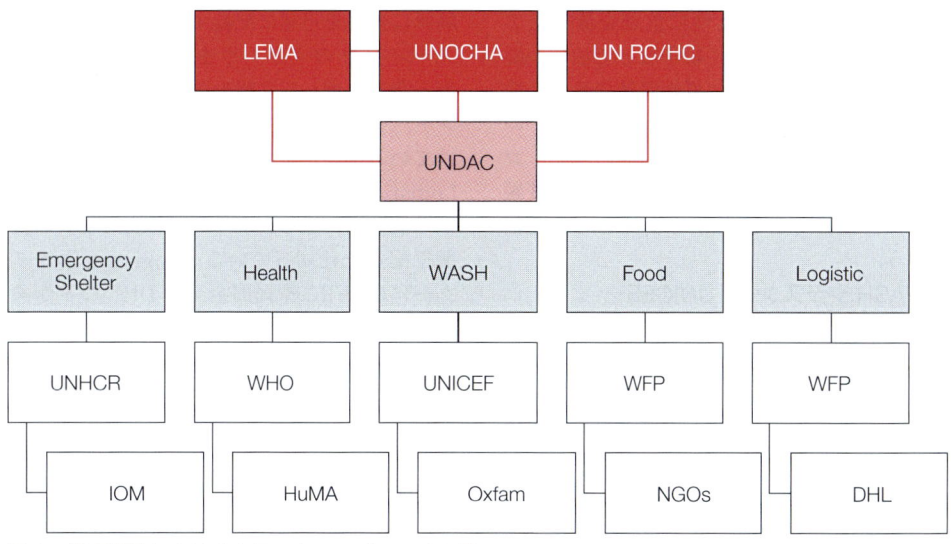

図1 災害援助におけるクラスターアプローチの例

タイムかつ双方向に情報交換ができることである．大規模な災害が起きるとただちに専用のページが作成され，UNOCHA から関係情報がアップロードされる．それと同時に登録ユーザーが掲示板に情報を書き込む形で情報交換を行う．書き込まれた情報は E-mail や携帯電話の SMS で世界中の登録者に同時配信される．また UNDAC チームの派遣要請や調整も本サイトで行われる．その他に各種トレーニングや会議の日程情報の提供と参加者の登録，さらには掲示板でのディスカッションを行うこともできる．本サイトの利用にはユーザー登録が必要である．

B. 主なクラスターリーダー

1 Emergency shelter クラスター：UNHCR

Emergency shelter および Camp Coordination/Management クラスターのリーダーは UNHCR（国連難民高等弁務官事務所）である．UNHCR は難民の認定，保護，救済を専門とする国際機関である．国境を超えると難民となるが，災害時，家を失っても国内にとどまっている人々は IDPs（国内避難民）と呼ばれ，UNHCR は IDPs に対しても支援を行う．災害時には主にテントおよび日常生活用品（毛布，鍋などの調理器具，水タンクなど）の速やかな配布を行っている．ひとたび大地震が起これば何千人もの人が同時に家を失うため，UNHCR の緊急対応は人々の生活の大きな支えとなる．このクラスターには IOM（国際移住機関）や UN-HBITAT（国際連合人間居住計画）が参加している．

2 Health クラスター：WHO

Health を担当する国際機関は WHO（世界保健機関）の他に UNICEF（国連児童基金）と UNFPA（国連人口基金）がある．WHO は医療の専門機関として Health クラスターをリードする．海外からの医療チームを調整し，Emergency Health Kit の編成と分配を行う．また疫学調査のプログラム編成，データ収集，疫学データの分析から，ワクチンの実施計画を立てたり，感染症の流行状況を注意喚起したりする．

そして UNFPA は女性に重点を置いたアプローチを行う．災害や紛争などで治安が混乱するような状況では，妊娠関連の死亡と性暴力が増加する．UNFPA は緊急産科ケアのために医療器具の調達や生理用品の配布，コンドームなどの避妊具を配布し，安全な妊娠と出産，性暴力や HIV から女性を守る役割を担う．

3 WASH クラスター：UNICEF

UNICEF は子どもの生存と開発，基礎教育と平等なジェンダーの確立，HIV/AIDS 対策をはじめとする子どもの健康対策，暴力や虐待などからの子どもの保護などを行う国際機関である．災害時には，WASH，Nutrition，Education クラスターのリーダーとなる．WASH は，清潔で安全な水の供給，トイレの整備や衛生の維持を行う分野である．UNICEF は WASH クラスターに参加する団体の調整と協働を促進し，管理知識の改善を行う．

WASH クラスターで有名な団体として Oxfam がある．イギリスのオックスフォードにある人道支援部には 24 時間体制でスタッフが駐在し，緊急時には世界中にあるネットワークから情報収集を行い，13 時間以内に支援物資を空輸できる．単に水タンクを設置するだけではなく，簡易井戸掘り用具の提供や水質検査，浄水剤の配布，適正かつ低価格な水供給方法の開発などを行う水のエキスパート集団である．そして Oxfam は SPHERE standard という難民キャンプにおける最低限の国際基準に定められている 1 日に必要な 1 人当たりの水 15 L の供給を忠実に守っている．これら水の供給以外に衛生教育・食糧・生活必需品の供給も行っている．

4 Food & Logistics クラスター：WFP

WFP（国連世界食糧計画）は，食糧配給を専門とする国際機関であるため，Food クラスターのリーダーである．また道路が寸断されていたり，砂漠や山岳地帯であったり紛争地域であったりするような支援が行きにくい場所に食糧を迅速に配給するという輸送ロジスティックのノウハウをもっており，陸・海・空を駆使して食糧や医薬品，トイレ，テント，シェルターなどを届けることに最も長けている国際機関である．そのため WFP が Logistics クラスターリーダーとして世界中から被災国に送られてくる緊急支援物資の税関や配送を仕切っている．Logistics クラスターには IFRC や民間企業の DHL などが参加している．WFP はその他に，Emergency Telecommunications のクラスターリーダーも狙う．

C．代表的な NGO

1 IFRC/ICRC

IFRC（国際赤十字・赤新月社連盟）は自然災害での救援活動を主な任務としている．一方，ICRC（国際赤十字委員会）は，戦争や武力紛争の犠牲を強いられた人々に対して人道的保護と支援を行う組織である．IFRC には ERUs（緊急対応ユニット）といわれる標準化された救援機材を 1 つにまとめたもの（表 1）とそれらを取り扱うために訓練された人員を持っており，被災地で迅速に救援活動ができるようになっている．

2 MSF

時として，外国からの援助を拒む政府があるが，MSF（Médecins Sans Frontières；国境なき医師団）は医療を必要とするための人道的医療援助を専門とする国際 NGO の 1 つで，誰にも干渉されず人種や政治，宗教にかかわらず分け隔てなく医療提供することで有名である．自然災害だけではなく紛争地や難民キャンプにおいて医療を受けることができなくなった人々を対象とし，診療，外科手術，予防接種，心理ケア，母子保健，栄養補給・栄養治療，水と衛生，医療・援助物資の配給と現地病院の再建支援を行う．1971 年にフランスで設立されたが，本部は持たず，19 か国にある支部が MSF の憲章を基にネットワークを保ちつつ独立して活動している．

表1　ERUs(緊急対応ユニット)

- Logistics ERU：大量に入ってくる救援物資の通関と倉庫管理，輸送支援を行う．
- Water and sanitation ERU：水とトイレを供給するほかに衛生と健康増進プログラムもある．
- Referral hospital ERU：120～150ベッドを持ち手術もできる
- Basic health care ERU：3万人の外来患者に対応できる
- IT/Telecommunications ERU：現地通信ネットワークの復旧およびIFRC本部との通信を確保してIFRCの活動を情報通信の分野で支援する．
- Relief ERU：援助物資の配給やキャンプのセットアップを支援する
- Base Camp ERU：赤十字スタッフのためのベースキャンプ．

これらを組み合わせてIFRCは災害時の救援活動を展開する．

1999年にはノーベル平和賞を受賞した．

D. 日本の医療チーム

1 国際緊急援助隊医療チーム

　国際緊急援助隊医療チームは日本政府の医療チームで，外務省が派遣の決定を，JICA(国際協力機構)がその実務を担っている．この医療チームはボランティアで登録している医療従事者で構成されている．現在約1,000名の登録者がおり，派遣時は医師4名，看護師7名，薬剤師1～2名，医療調整員3～5名，業務調整員(JICA職員)3～5名が選考の上派遣される．外来診療を主としたフィールドクリニックではあるが，超音波検査やX線撮影，簡単な血液検査が可能である．活動期間は2週間であり必要であれば二次隊の派遣要請を行って支援の延長を行うことができる．派遣要請から48時間以内で出国することが原則だが，近年ではチャーター機が使えるようになり，24時間以内に救助チームと同時派遣したこともあった．将来的には手術や人工血液透析，入院ができる機能を持つことが計画されている．国際緊急援助隊には医療チームの他に，救助チーム，専門家チーム，自衛隊チームをもち，場合によっては各チームが連携した援助を行う．

2 HuMA

　HuMA (Humanitarium Medical Assistance；災害人道医療支援会)は災害時の緊急医療を得意とする日本のNGOである．創設メンバーはJMTDR(Japan Medical Team for Disaster Relief：国際緊急援助隊医療チームの前身)の設立に関わってきたメンバーで，国際緊急援助のノウハウを多く持っている．JMTDRの活動はカンボジア難民救援から始まったが，その後に法整備がなされ，難民に対する支援はPKO法によって主に自衛隊が行うこととなった．そのため，JMTDRの援助対象が自然災害の対応に限定されてしまい，難民に対する医療支援ができなくなってしまった．そのためMSFと同様に国籍や人種，政治，宗教を問わず，すべての災害被災者に人道的な医療援助活動を行うNGOを設立した．2003年イラク戦争の際にはヨルダンでMSFと協働で難民キャンプでの医療支援にあたり，その後も多くの災害に対応してきた．その他に日本で国際緊急医療支援を行っているNGOとして，徳洲会病院の医師が中心となってできたTAMTや世界中にネットワークを持つAMDAなどがある．

書籍とWEBの融合により、変貌を遂げた改訂第7版

標準放射線医学

第7版

編集
西谷　弘　徳島大学名誉教授
遠藤啓吾　群馬大学大学院教授
松井　修　金沢大学大学院医学系研究科教授
伊東久夫　千葉大学大学院教授

今版から疾患別の記載形式にスタイルを変更し、さらに各章末の頁には所見別のまとめを一覧にした。膨大な情報を簡潔かつ洗練された記述で整理・解説している。また、前版にあったCD-ROMは、装いも新たにWEB版へリニューアル。本書に掲載された画像を部位別・所見別に、またどこが異常な所見を呈しているのかアプローチでき、習熟度のチェックにも使える読影問題も盛り込んだ。ネットにアクセスできる環境ならば、どこでも閲覧可能である。書籍とWEB版双方の活用で、医学生、研修医はもちろん、放射線科医にとっても有用な「新たな形式のテキスト」がここに誕生。

●B5　頁860　2011年
定価10,500円
（本体10,000円＋税5%）
[ISBN978-4-260-00597-5]

●目次

I. 画像診断
1　診断総論
2　X線検査総論
3　核医学検査総論
4　超音波検査総論
5　磁気共鳴検査総論
6　脳・頭蓋骨
7　脊髄
8　頭頸部
9　甲状腺・副甲状腺
10　胸部（呼吸器・縦隔）
11　乳房
12A　心臓・脈管：心臓・大血管
12B　心臓・脈管：末梢血管・リンパ管
13　消化管・腹部一般
14　肝・胆・膵・脾
15A　泌尿器：腎・尿路・男性器
15B　泌尿器：副腎
15C　泌尿器：女性器
16　骨・関節・軟部組織・脊椎
17　血液疾患・悪性リンパ腫
18　小児放射線医学
19　救急疾患の画像診断

II. 核医学
1　脳
2　甲状腺・副甲状腺
3　胸部（呼吸器・縦隔）
4A　心臓・脈管：心臓・大血管
4B　心臓・脈管：末梢血管・リンパ管
5　腹壁・腹膜・消化管
6　肝・胆・膵・脾
7　腎・尿路・男性器
8　副腎
9　骨・関節・軟部組織・脊椎
10　悪性リンパ腫
11　RI内用療法

III. IVR

IV. 放射線治療
1　放射線治療学 総論
2　中枢神経系腫瘍
3　頭頸部腫瘍
4　胸部腫瘍
5　乳癌
6　消化器癌
7　婦人科腫瘍
8　泌尿器系腫瘍
9　小児悪性腫瘍
10　リンパ系腫瘍
11　皮膚・骨・軟部腫瘍

V. 放射線障害・防護・安全管理

消費税率変更の場合、上記定価は税率の差額分変更になります。

医学書院
〒113-8719　東京都文京区本郷1-28-23
[販売部]TEL：03-3817-5657　FAX：03-3815-7804
E-mail：sd@igaku-shoin.co.jp　http://www.igaku-shoin.co.jp　振替：00170-9-96693

携帯サイトはこちら

付録　救急医薬品リスト

宮武　諭　済生会宇都宮病院・救急診療科医長

Point

- 適応，薬効，用法・用量，副作用，極量など，救急医薬品を使いこなすための知識を普段から整理しておく．
- 救急医薬品は欠品がないようリストを作成して点検する（院内薬剤師に管理してもらうのがよい）．
- 救急医薬品は緊急時に使用しやすいよう救急患者の診療スペースの近くに配置し，医師のみならず医療従事者全員にその種類と収納場所を周知する．
- 精密持続静注を行う救急医薬品（昇圧剤など）については，院内で標準の溶解方法・投与量を記した一覧表を作成しておくと投与ミスを防ぐのに役立つ．
- 緊急時でも薬剤投与前に，アレルギー歴，既往歴，常用薬，妊娠の有無の確認を怠らない．

注）　以下は救急診療で使用している方法であり，一部に添付文書の適応・用法・用量と異なる点があることに注意．
　　　表中の略語は，IV：静注，DIV：点滴静注・持続静注，IM：筋注，SC：皮下注．
　　　商品名・規格が複数あるものは，代表的なものを数個提示した．また，抗菌薬，軟膏類は紙面の都合により割愛した．

1 循環器系薬剤

1）強心薬，昇圧薬

一般名	商品名・規格	適応	使用法	作用・副作用・注意
アドレナリン	ボスミン® 1 mg/1 mL/A アドレナリン® 0.1％注シリンジ 1 mg/1 mL/筒 など	①心停止 ②アナフィラキシー ③他剤無効の徐脈	①心停止では1 mg bolus IV，無効なら3〜5分毎に繰り返す ②アナフィラキシーショックでは0.3 mg IM．ショックが遷延する場合は，生理食塩水500 mLにアドレナリン1 mgを混注し30 mL/時（1 μg/分）でDIV．反応をみて滴下量を調整（1〜4 μg/分） ③徐脈では2〜10 μg/分 DIV	[作用] α・β 受容体刺激 [副作用] 心室性不整脈
	エピペン®注射液 0.3 mg/筒，0.15 mg/筒	アナフィラキシー	患者，保護者などが使用できる自己注射製剤．成人は0.3 mg製剤，小児は体重に応じて0.15 mg製剤または0.3 mg製剤（0.01 mg/kgが基準）を用い，大腿部にIM．	[注意] 使用方法を十分に指導した上で処方する．

（次頁に続く）

(前頁より続く)

一般名	商品名・規格	適応	使用法	作用・副作用・注意
ドパミン塩酸塩	イノバン® 100 mg/5 mL/A, カコージン D® 200 mg/200 mL/V など	ショック(急速輸液に反応しない原因不明のショックでは第一選択薬), 徐脈, 心不全	2～20 μg/kg/分 DIV	[作用] 0.5～2 μg/kg/分で腎血流増加(ドパミン受容体刺激). 2～10 μg/kg/分で陽性変力作用(β受容体刺激). 10～20 μg/kg/分で末梢血管収縮(α受容体刺激) [副作用] 頻脈性不整脈
ドブタミン塩酸塩	ドブトレックス® 100 mg/5 mL/A, ドブポン®注 0.3% シリンジ 150 mg/50 mL/筒 など	心不全(収縮期血圧70～100 mmHgのポンプ不全でショック徴候がない場合)	2～20 μg/kg/分 DIV	[作用] β受容体刺激 [副作用] 頻脈性不整脈
ノルアドレナリン	ノルアドレナリン®1 mg/1 mL/A	重症ショックの血圧維持	0.5～1.0 μg/分で DIV 開始. 血圧が改善するまで適宜増量(最高で 30 μg/分まで)	[作用] 主にα受容体刺激 [副作用] 不整脈 [注意] 血圧維持に必要な最小量を使用し早期に離脱

2) 抗不整脈薬

一般名	商品名・規格	適応	使用法	作用・副作用・注意
アトロピン硫酸塩水和物	硫酸アトロピン 0.5 mg/1 mL/A	①徐脈, ②心停止(心静止), ③有機リン剤中毒	① 0.5 mg IV ② 1 mg IV ①・②ともに無効なら 3～5 分毎に繰り返す(総量 3 mg まで)③心拍数, 瞳孔径などを目安に大量静注(15～30 分毎に 2～5 mg)	[注意] 前立腺肥大, 緑内障では禁忌 ②に対するルーチンの使用は AHA ガイドライン 2010 では推奨されていない
アミオダロン塩酸塩	アンカロン®注 150 mg/3 mL/A	心室細動, 心室頻拍	125 mg を 5% ブドウ糖液 100 mL に希釈し 10 分間で DIV. (ガイドラインでは, 心室細動・無脈性心室頻拍に対し 300 mg IV. 必要に応じ 150 mg を追加)	[副作用] 間質性肺炎, 肝機能障害, 徐脈, 心不全
プロカインアミド塩酸塩	アミサリン® 100 mg/1 mL/A, 200 mg/2 mL/A	上室性頻拍, 心室頻拍	20～30 mg/分以下の速度で DIV (総量 17 mg/kg まで)	[副作用] 低血圧(陰性変力作用), QT 延長 [注意] 心不全では慎重に投与. 刺激伝導障害では禁忌
ニフェカラント塩酸塩	シンビット® 50 mg/V	心室細動, 心室頻拍	0.3 mg/kg を 5 分間で IV	[副作用] 催不整脈, 徐脈, QT 延長
塩酸リドカイン	静注用キシロカイン®2% 100 mg/5 mL/A	①心室性不整脈, ②心室細動, 心室頻拍	1.0～1.5 mg/kg IV. その後, 5～10 分毎に 0.5～0.75 mg/kg ずつ追加(総量 3 mg/kg まで) 維持量: 1～4 mg/分 DIV	[副作用] 痙攣, 意識障害, 徐脈 [注意] 高齢者, 心不全, 肝機能障害では維持量を減じる

(次頁に続く)

(前頁より続く)

一般名	商品名・規格	適応	使用法	作用・副作用・注意
アデノシン三リン酸二ナトリウム水和物（ATP）	アデホスLコーワ® 10 mg/2 mL/A, 20 mg/2 mL/A, 40 mg/2 mL/A	発作性上室性頻拍（保険適用外）	10 mg bolus IV. 無効なら 20 mg bolus IV	[副作用]徐脈, 悪心, 嘔吐, 気管支攣縮 [注意]気管支喘息は禁忌. アンプルの用量に注意
硫酸マグネシウム・ブドウ糖	マグネゾール® 2 g/20 mL/A	① torsades de pointes, 心室性不整脈, ②子癇（子癇以外は保険適用外）	① 1〜2 g を 1〜2 分かけて IV　② 4 g を 20 分以上かけて IV	[副作用]Mg 中毒（熱感, 口渇, 中枢神経抑制, 心機能抑制など） [注意]心ブロックは禁忌. 腎機能障害は慎重投与
ベラパミル塩酸塩	ワソラン® 5 mg/2 mL/A	発作性上室性頻拍, 心房粗動・細動による頻脈	初回 2.5〜5 mg を 1〜2 分以上で緩徐に IV. 必要なら 15〜30 分後に 5 mg を追加	[副作用]房室ブロック, 低血圧（陰性変力作用） [注意]重症心不全, 洞不全症候群, 房室ブロック, 低血圧, WPW 症候群を伴う心房細動, では禁忌
ジゴキシン	ジゴシン® 0.25 mg/1 mL/A	心房粗動・細動による頻脈	0.25〜0.5 mg IV. 15〜30 分で効果出現. 最大効果は 1.5〜3 時間後	[副作用]ジギタリス中毒（特に低 K 血症で注意） [注意]房室ブロック・洞房ブロック, WBW 症候群を伴う心房細動, HOCM では禁忌

3) 降圧薬, 血管拡張薬, 利尿薬

一般名	商品名・規格	適応	使用法	作用・副作用・注意
ジルチアゼム塩酸塩	ヘルベッサー® 10 mg/A, 50 mg/A	①高血圧緊急症, ②発作性上室性頻拍, 心房細動による頻脈	① 5〜15 µg/kg/分 DIV, ② 10 mg を 3 分で IV	[副作用]徐脈, 低血圧 [注意]高度房室ブロック, 洞不全症候群は禁忌
ニカルジピン塩酸塩	ペルジピン® 2 mg/2 mL/A, 10 mg/10 mL/A, 25 mg/25 mL/A	高血圧緊急症	0.5〜6 µg/kg/分 DIV	[副作用]低血圧, 反射性の心拍数上昇 [注意]添付文書では頭蓋内出血で止血が完成していない患者, 脳卒中急性期で頭蓋内圧亢進は禁忌
プロプラノロール塩酸塩	インデラル® 2 mg/2 mL/A	他薬剤に不応の頻脈性不整脈, 心機能正常で頻脈を伴う高血圧（急性大動脈解離の降圧など）	1 回 1〜3 mg を緩徐（1 mg/分以下）に IV	[副作用]徐脈, 心不全 [注意]刺激伝導障害, 心不全, 気管支喘息では禁忌
ニトログリセリン	①ミリスロール® 5 mg/10 mL/A, 25 mg/50 mL/V, 50 mg/100 mL/V ②ミオコールスプレー® 0.3 mg/1 噴霧	心筋虚血, 心不全	① 0.1〜5 µg/kg/分 DIV, ②胸痛時 1 回噴霧（追加 1 回）	[副作用]低血圧（極端な徐脈, 頻脈では血圧が低下しやすい） [注意]右室梗塞は禁忌. ホスホジエステラーゼ 5 阻害作用を有する薬剤（バイアグラ®など）内服中は禁忌. ポリ塩化ビニル製の輸液路に吸着されるため, ポリ塩化ビニルを含まない輸液路を使用する.

(次頁に続く)

(前頁より続く)

一般名	商品名・規格	適応	使用法	作用・副作用・注意
硝酸イソソルビド	①ニトロール® 5 mg/10 mL/A, ②ニトロールスプレー® 1.25 mg/1噴霧	心筋虚血, 心不全	① 1.5〜8 mg/時 DIV ②胸痛時1回噴霧(追加1回)	[副作用]・[注意] ニトログリセリン参照
ニコランジル	シグマート® 12 mg/V	心筋虚血	2 mg/時でDIV開始. 最大で6 mg/時まで	[副作用]低血圧
フロセミド	ラシックス® 20 mg/2 mL/A	うっ血性心不全, 腎性浮腫, 肝性浮腫	1回20 mg IV. 反応がなければ40 mg IV. 持続投与：0.25〜0.75 mg/kg/時 DIV	[副作用]脱水, 低血圧, 低K血症
カルペリチド	ハンプ® 1,000 μg/V	心不全	0.1 μg/kg/分 DIV (0.2 μg/kg/分まで)	[副作用]低血圧

2 呼吸器系薬剤

一般名	商品名・規格	適応	使用法	作用・副作用・注意
サルブタモール硫酸塩	ベネトリン®吸入液 5 mg/mL	気管支喘息	1回0.3〜0.5 mL(小児は0.1〜0.3 mL)を生理食塩水で希釈しネブライザー吸入	[作用]β_2刺激吸入薬 [副作用]不整脈, 低K血症
アミノフィリン水和物	ネオフィリン® 250 mg/10 mL/A	気管支喘息	1回250 mgを希釈して60分でDIV(最初の半量を15分, 残りの半量を45分で投与)	[副作用]不整脈, 悪心, 嘔吐 [注意]すでに他医で投与されている場合があり中毒に注意. 有効血中濃度は8〜20 μg/mL

3 脳圧降下薬, 脳梗塞治療薬

＊tPA製剤は血栓溶解薬の項を参照

一般名	商品名・規格	適応	使用法	作用・副作用・注意
濃グリセリン	グリセオール® 20 g/200 mL, 50 g/500 mL/袋	脳浮腫(マンニトールと比べてリバウンドが少ない)	1回200〜500 mL, 1日1〜2回, 100〜200 mL/時の速度でDIV	[注意]添付文書では,「急性の硬膜下・硬膜外血腫が疑われる患者には, 出血源を処理し, 再出血のおそれのないことを確認してから本剤を投与すること」
D-マンニトール	マンニットール®(20%) 60 g/300 mL/V, 100 g/500 mL/V	脳浮腫, 眼圧亢進	1回1〜3 g/kg (5〜15 mL/kg)を100 mL/3〜10分の速度でDIV. 1日量200 gまで	[注意]脱水(利尿作用による). 添付文書では,「急性頭蓋内出血は禁忌(脳圧により一時止血していたものが頭蓋内圧の減少と共に再出血することもあるため, 出血源を処理し再出血のおそれがないことを確認しない限り投与しないこと)」

(次頁に続く)

(前頁より続く)

一般名	商品名・規格	適応	使用法	作用・副作用・注意
アルガトロバン水和物	ノバスタン HI®, スロンノン HI® 10 mg/2 mL/A	脳血栓症（発症後48時間以内）	1日60 mgを24時間 DIV（2日間）．その後5日間は1回10 mg DIV（3時間），1日2回	[注意]脳塞栓症には禁忌
オザグレルナトリウム	カタクロット®, キサンボン® 20 mg, 40 mg/V	脳血栓症（発症後48時間以内）	1回80 mg/日を2時間でDIV，1日2回	[注意]脳塞栓症には禁忌
エダラボン	ラジカット® 30 mg/20 mL/A	脳梗塞急性期	1回30 mgを希釈して30分でDIV，1日2回	[注意]腎障害では禁忌

4 消化器系薬剤

一般名	商品名・規格	適応	使用法	作用・副作用・注意
ランソプラゾール	タケプロン® 静注用 30 mg/V	上部消化管出血	1回30 mgを希釈して緩徐にIV，1日2回	[副作用]肝機能障害
ファモチジン	ガスター® 20 mg/2 mL/A	上部消化管出血	1回20 mgを希釈して緩徐にIV，DIV，1日2回	[副作用]過敏症，血液障害，肝機能障害 [注意]腎不全では投与量を減じる
肝性脳症改善アミノ酸注射液	アミノレバン® 200 mL, 500 mL/袋	肝性脳症	1回500〜1,000 mL DIV. 投与速度は500 mL/3〜5時間	[副作用]過敏症状，悪心
ブチルスコポラミン臭化物	ブスコパン® 20 mg/1 mL/A	消化管運動機能亢進，消化器疾患の鎮痙	1回10〜20 mg IM, IV	[注意]緑内障，前立腺肥大，重篤な心疾患，麻痺性イレウスでは禁忌
塩酸メトクロプラミド	プリンペラン® 10 mg/2 mL/A	消化器機能異常（悪心・嘔吐，食欲不振など）	1回10 mg IM, IV	[副作用]錐体外路症状，内分泌異常 [注意]パーキンソン病，褐色細胞腫では禁忌

5 神経系薬剤

1) 鎮痛薬

一般名	商品名・規格	適応	使用法	作用・副作用・注意
モルヒネ塩酸塩	モルヒネ塩酸塩® 10 mg/1 mL/A	鎮痛・鎮静（心筋梗塞の胸痛など），肺水腫	1〜3 mgを緩徐にIV（1〜5分かけて）．効果をみて5〜30分ごとに追加	[副作用]呼吸抑制，血圧低下，徐脈，悪心・嘔吐，便秘
ペンタゾシン	ソセゴン®, ペンタジン® 15 mg/1 mL/A, 30 mg/1 mL/A	鎮痛	1回15 mg SC, IM	[注意]呼吸抑制，依存性．頭蓋内圧上昇では禁忌
ブプレノルフィン塩酸塩	レペタン® 0.2 mg/1 mL/A, 0.3 mg/1.5 mL/A	鎮痛	1回0.2 mg IM, IV	[注意]呼吸抑制，依存性．頭蓋内圧上昇では禁忌

2) 鎮静薬，麻酔薬

一般名	商品名・規格	適応	使用法	作用・副作用・注意
ジアゼパム	セルシン®，ホリゾン® 10 mg/2 mL/A	痙攣発作，不安・興奮の軽減	1回5〜10 mgを緩徐にIV．痙攣重積では10 mg（小児は0.3〜0.5 mg/kg［最大10 mg］）IV，無効なら同量追加	[副作用]呼吸抑制，低血圧，精神症状，依存性，血管痛 [注意]呼吸抑制に備え，バッグマスクを準備して使用する．抗痙攣作用は20分以内と短い
ハロペリドール	セレネース® 5 mg/1 mL/A	統合失調症，躁病（急激な精神運動興奮に対して用いる）	1回5 mg IM，IV．1日1〜2回	[副作用]血圧低下，不整脈，錐体外路症状
ヒドロキシジン	アタラックスP® 25 mg/1 mL/A，50 mg/1 mL/A	神経症による不安・緊張，蕁麻疹，悪心・嘔吐	25〜50 mgをIV，DIV（投与速度は25 mg/分以下）．50〜100 mg IM	[注意]高齢者は慎重投与
プロポフォール	ディプリバン® 200 mg/20 mL	①気管挿管の導入，②人工呼吸中の鎮静	① 1.0〜2.5 mg/kg IV ② 0.3〜3 mg/kg/時 DIV	[副作用]血圧低下
ミダゾラム	ドルミカム® 10 mg/2 mL/A	①気管挿管の導入，②人工呼吸中の鎮静	① 0.15〜0.3 mg/kg IV，② 0.03〜0.06 mg/kg/時でDIV開始，適宜増減（0.03〜0.18 mg/kg/時で調整）	[副作用]血圧低下，依存性

3) 筋弛緩薬

一般名	商品名・規格	適応	使用法	作用・副作用・注意
スキサメトニウム塩化物	スキサメトニウム注 20 mg/1 mL/A 40 mg/2 mL/A 100 mg/5 mL/A	気管挿管時の筋弛緩（効果発現が早く，持続が短いためRSI［rapid sequence intubation］の筋弛緩に適する）	1.0〜1.5 mg/kg IV	[作用]脱分極型筋弛緩薬 [副作用]悪性高熱症，横紋筋融解症 [注意]重症熱傷，広範性挫滅性外傷，尿毒症，四肢麻痺，ジギタリス中毒の既往あるいは最近ジギタリスを投与された患者には禁忌（高K血症による心停止の危険あり）
ベクロニウム臭化物	マスキュラックス® 4 mg/A，10 mg/V	気管挿管時の筋弛緩	0.1 mg/kg IV	[作用]非脱分極型筋弛緩薬 [注意]バッグマスク換気が困難な患者は禁忌．効果発現に2〜3分を要し，持続時間は30分前後．

4）抗痙攣薬

一般名	商品名・規格	適応	使用法	作用・副作用・注意
フェニトイン	アレビアチン® 250 mg/5 mL/A	①てんかんの痙攣発作 ②ジギタリスによる不整脈	1回125〜250 mgを50 mg/分以下でIV, DIV	[副作用]低血圧，徐脈，血管痛 [注意]刺激伝導障害では禁忌．溶解には生理食塩水を用いる
フェノバルビタール	フェノバール® 100 mg/1 mL/A	てんかん発作の予防	1回50〜200 mg IM	[副作用]過敏症，肝機能障害，精神神経症状
フェノバルビタールナトリウム	ノーベルバール® 250 mg/V	てんかん重積状態	15〜20 mg/kgを緩徐に（100 mg/分以下で）IV, DIV	[副作用]呼吸抑制（呼吸状態に注意），過敏症，肝機能障害，依存症

6 電解質補充，ビタミンなど

一般名	商品名・規格	適応	使用法	作用・副作用・注意
炭酸水素ナトリウム	7%メイロン® 1.4 g/20 mL/A, 17.5 g/250 mL/袋	①緊急に補正を要する代謝性アシドーシス（pH＜7.2）②高K血症 ③薬物中毒（アルカリ利尿が有効な中毒，三環系抗うつ薬中毒）④末梢性めまい	①初期投与量：1 mEq/kg あるいは必要量［-BE (mEq/L) ×BW (kg) ×0.3］の半量補正．②，③1 mEq/kg IV．アルカリ利尿では尿pH＞7.5に保つ．④1〜2Aを緩徐にIV	[注意]代謝されてCO_2を産生するため換気を保つよう注意．心肺停止（高K血症，三環系抗うつ薬中毒が原因を除く）には無効
グルコン酸カルシウム	カルチコール® 10 mL/A ［1 mLあたりCaとして7.85 mg］	高K血症，低Ca血症，Ca拮抗薬中毒	高K血症では1Aを2〜5分でIV	[注意]ジギタリス投与中の患者は禁忌
塩化カリウム	KCL注20 mEqキット 20 mEq/20 mL/筒 など	低K血症	投与総量は低K血症の程度により異なる．必ず緩徐に DIV（10 mEq/時以下）	[注意]急速静注により致死的不整脈．血管痛あり
プロスルチアミン	アリナミン® 10 mg/2 mL/A	Wernicke脳症，脚気衝心，アルコール性ケトアシドーシス	1日5〜100 mg緩徐にIV	[副作用]ショック
メナテトレノン	ケイツーN® 10 mg/2 mL/A	クマリン系抗凝固薬（ワルファリン）投与による出血傾向	1回10〜20 mg DIV	[副作用]ショック
40%ブドウ糖液	大塚糖液40%® 8 g/20 mL/A など	低血糖性意識障害	40 mL bolus IV	[注意]投与後も血糖測定を行い遷延性低血糖に注意．

7 ホルモン・抗アレルギー薬

1) 副腎皮質ステロイド

一般名	商品名・規格	相対的力価	半減期(分)	適応	使用法	副作用・注意
ヒドロコルチゾンコハク酸エステルナトリウム	ソル・コーテフ® 100 mg, 500 mg, 1000 mg/V	1	90	アレルギー性疾患(気管支喘息発作,アナフィラキシー),副腎機能不全,脊髄損傷急性期など	病態により異なる 脊髄損傷では,受傷8時間以内に30 mg/kgを15分でIV, 45分休止, 5.4 mg/kg/時を23時間DIV	[副作用]消化性潰瘍,耐糖能障害,創傷治癒遅延,感染症誘発・増悪,骨粗鬆症,副腎不全など. [注意]アスピリン喘息ではコハク酸エステル型の静注用ステロイドは禁忌
ヒドロコルチゾンリン酸エステルナトリウム	水溶性ハイドロコートン® 100 mg/2 mL/V, 500 mg/10 mL/V	1	90			
プレドニゾロンコハク酸エステルナトリウム	水溶性プレドニン® 10 mg, 20 mg, 50 mg/A	4	200			
メチルプレドニゾロンコハク酸エステルナトリウム	ソル・メドロール® 125 mg, 500 mg, 1,000 mg/V	5	200			
デキサメタゾンリン酸エステルナトリウム	デカドロン® 2 mg/0.5 mL/A, 4 mg/1 mL/A, 8 mg/2 mL/A	25〜30	300			
ベタメタゾンリン酸エステルナトリウム	リンデロン® 2 mg/0.5 mL/A, 4 mg/1 mL/A, 20 mg/5 mL/A	25〜30	300			

2) その他

一般名	商品名・規格	適応	使用法	作用・副作用・注意
インスリン注射液	ヒューマリンR® 100単位/mL など	①糖尿病性ケトアシドーシス,非ケトン性高浸透圧性昏睡 ②高K血症(GI療法)	① 0.1 単位/kg IV, 0.1 単位/kg/時で DIV 開始.血糖値を頻回に測定して持続投与量を調整 ② 40% ブドウ糖 50 mL にインスリン6単位を混注し30分でIV	[副作用]低血糖,低K血症
バソプレシン	ピトレシン® 20単位/1 mL/A	心停止(保険適用外)	初回もしくは2回目のアドレナリンの代わりに40単位 IV	[注意]心停止への投与は保険適用外
クロルフェニラミンマレイン酸塩(dL 体)	クロール・トリメトン® 10 mg/1 mL/A	アナフィラキシー,急性蕁麻疹	1回10 mg IV	[注意]緑内障・前立腺肥大症では禁忌

8 蛋白分解酵素阻害薬

一般名	商品名・規格	適応	使用法	作用・副作用・注意
ナファモスタットメシル酸塩	フサン® 10 mg, 50 mg/V	①急性膵炎 ②DIC	① 10 mg を 5% ブドウ糖液 500 mL に溶解して1日1〜2回 DIV. ② 0.06〜0.2 mg/kg/時 DIV	[副作用]ショック,過敏症,肝機能障害,静脈炎,電解質異常(高K血症,低Na血症)
ガベキサートメシル酸塩	エフオーワイ® 100 mg, 500 mg/V	①急性膵炎, ②DIC	*① 1 回 100 mg を 5% ブドウ糖液 500 mL に希釈して DIV. 初期投与量は 100〜300 mg/日(症状により 600 mg/日まで). ② 20〜39 mg/kg/日 DIV	[副作用]ショック,過敏症,静脈炎

*注)上記の①急性膵炎の使用法は保険診療上の用量.重症急性膵炎に対する蛋白分解酵素阻害薬の大量持続点滴静注で有効性が報告されている投与量はこれを超えている.

9 血栓溶解薬,抗凝固薬

一般名	商品名・規格	適応	使用法	作用・副作用・注意
アルテプラーゼ(t-PA 製剤)	アクチバシン® 600万 IU/V, 1,200万 IU/V, 2,400万 IU/V	①急性期脳梗塞(発症後3時間以内), ②急性心筋梗塞(発症後6時間以内)	① 34.8 万 IU/kg IV ② 29 万〜43.5 万 IU/kg IV. 投与方法は総量の 10% を 1〜2 分で急速投与し,残りを1時間で投与	[注意]出血のリスクとなる多くの禁忌事項があるため,投与前に必ず禁忌事項の除外を行うこと.①の適応については重篤な頭蓋内出血の副作用を起こしうるため,脳卒中の診療体制が整った施設において,経験のある医師が投与すること
モンテプラーゼ(t-PA 製剤)	クリアクター® 40万 IU/V, 80万 IU/V, 120万 IU/V	①急性心筋梗塞(発症後 6 時間以内), ②急性肺塞栓症(血行動態不安定)	① 27,500 IU/kg IV ② 13,750〜27,500 IU/kg IV(出血のリスクがある場合は低用量を考慮).投与方法は 8 万 IU/mL に希釈し 10 mL/分	[注意]出血のリスクとなる多くの禁忌事項があるため,投与前に必ず禁忌事項の除外を行うこと
ヘパリンナトリウム	ヘパリン® 1,000 単位/mL	血栓塞栓症	投与量は APTT をモニタリングしながら病態により調整する.	[副作用]出血,血小板減少

10 解毒薬，拮抗薬

一般名	商品名・規格	適応	使用法	作用・副作用・注意
ナロキソン塩酸塩	ナロキソン塩酸塩注射液 0.2 mg/1 mL/A	麻薬による呼吸抑制・覚醒遅延	1回 0.2 mg IV．効果がなければ2分毎に 0.2 mg を追加	[作用]麻薬拮抗薬 [副作用]血圧上昇・頻脈（麻薬による抑制の解除）．[注意]呼吸抑制の再発に注意
フルマゼニル	アネキセート® 0.5 mg/5 mL/A	ベンゾジアゼピン系薬剤による鎮静解除，呼吸抑制の改善	0.2 mg IV．反応がなければ 0.1 mg ずつ追加（総量 2 mg まで）	[作用]ベンゾジアゼピン拮抗薬 [注意]呼吸抑制の再発に注意．三環系抗うつ薬を内服している場合は痙攣を誘発しうるため投与しない
プラリドキシムヨウ化物	パム® 500 mg/20 mL/A	有機リン剤中毒	1回 1 g を緩徐に IV．症状が改善しなければ 0.5 g/時で DIV	[注意]摂取・曝露してからできるだけ早く投与（摂取後 24〜48 時間までは投与が推奨される）
亜硝酸アミル	亜硝酸アミル 2.5 mL/A	シアン中毒，硫化水素中毒（保険適用外）	被覆を除かず破砕し，内容を被覆に吸収させ鼻孔から吸入	[副作用]血圧低下
3％亜硝酸ナトリウム	市販の製剤なし	シアン中毒，硫化水素中毒	10 mL を3分間で IV	[副作用]血圧低下 [注意]市販されておらず注射用水 20 mL に亜硝酸ナトリウム 0.6 g を溶解して製する
チオ硫酸ナトリウム	デトキソール® 2 g/20 mL/A	シアン中毒	125 mL を 10 分間で IV．（亜硝酸-チオ硫酸療法として上記の亜硝酸薬と共に投与することが推奨される）	硫化水素中毒では無効．ヒドロキソコバラミンと併用しない
アセチルシステイン	アセチルシステイン 17.6％ [176.2 mg/mL] 20 mL/V	アセトアミノフェン中毒	初回 140 mg/kg を内服．4時間後から 70 mg/kg を4時間毎に17回，計18回まで内服	[注意]誤って静脈内投与しないこと．
活性炭（薬用炭）		薬物中毒	50 g を水 200 mL に懸濁して胃管より投与	気道保護ができない場合は禁忌

11 その他

一般名	商品名・規格	適応	使用法	作用・副作用・注意
沈降破傷風トキソイド	沈降破傷風トキソイド 0.5 mL/A	破傷風の予防	0.5 mL IM	定期接種の非対象者が免疫獲得を希望する場合は，初回投与から 4〜8 週後に2回目，その1年後に3回目を追加接種
抗破傷風人免疫グロブリン	テタノブリン-IH® 250 IU/V	破傷風の予防	250 IU IV，DIV	[副作用]ショック，過敏症状

12 経口薬，坐薬

一般名	商品名・規格	適応	使用法	作用・副作用・注意
アスピリン	バファリン®81 mg 81 mg/錠，バイアスピリン® 100 mg/錠	急性冠症候群に対する初期治療(抗血小板療法)	1回2錠を噛んで内服	[注意]アスピリン喘息は禁忌
スマトリプタンコハク酸塩	イミグラン® 50 mg/錠	片頭痛	発作時に1回1錠を内服．効果不十分な場合2時間以上あけて1錠追加	[注意]心筋梗塞，虚血性心疾患，脳血管障害，一過性脳虚血発作の既往は禁忌
ジクロフェナクナトリウム(坐薬)	ボルタレン®サポ® 12.5 mg，25 mg, 50 mg/個	鎮痛・消炎	1回25〜50 mgを直腸内に挿入	[注意]アスピリン喘息，インフルエンザ，妊婦，消化性潰瘍，重篤な肝障害・腎障害・血液異常では禁忌
アセトアミノフェン(坐薬)	アンヒバ®，アルピニー®坐薬 50 mg, 100 mg, 200 mg/個	小児の解熱・鎮痛	1回10〜15 mg/kgを直腸内に挿入	[注意]重篤な肝障害・腎障害，アスピリン喘息では禁忌
ジアゼパム(坐薬)	ダイアップ®坐薬 4 mg，6 mg，10 mg/個	小児の熱性痙攣，てんかんの痙攣発作	1回0.4〜0.5 mg/kgを直腸内に挿入	[副作用]呼吸抑制

一般臨床医が日常よく遭遇するものの，困ってしまうメンタルな患者への対応

メンタルな疾病・問題を抱える患者は近年増加傾向にあり，精神科・心療内科が併設されていない，または併設されていてもコンサルトしがたい状況の内科・外科の臨床医，研修医にとっては，彼らへの対応に困ることがよくあるのではないだろうか？本書では，ケースをあげて診断から手堅い初期治療まで，わかりやすく解説。苦手意識を持つ前に，是非読んでおきたい1冊。

- B5 頁200 2011年
- 定価3,675円（本体3,500円+税5%）
- [ISBN 978-4-260-01215-7]

消費税率変更の場合，上記定価は税率の差額分変更になります。

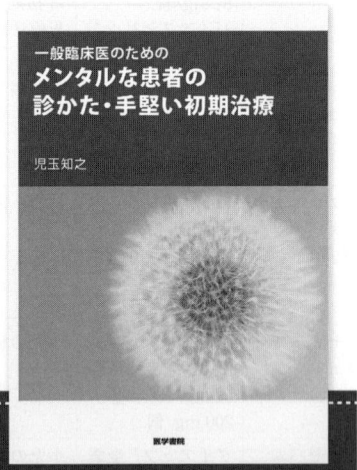

一般臨床医のための
メンタルな患者の診かた・手堅い初期治療

著 児玉 知之

目次

▼症状編

1. **不眠症**
   眠れないけど，どうしたらいいですか？
2. **身体表現性障害，疼痛性障害**
   原因不明の症状があります
3. **うつ状態　適応障害からうつ病まで**
   涙ぐむ・表情が暗い…
4. **希死念慮**
   「死にたい」といわれたら
5. **認知症かもしれない？**
   物忘れがあります！
6. **幻視**
   おかしなことをいっています①
7. **幻聴・妄想**
   おかしなことをいっています②
8. **コンサルトする際の注意点**
   精神科・心療内科にうまくコンサルトしたいけど

▼各科別編

1. **外科全般　周術期管理①**
   患者に精神科疾患の既往があったら？
2. **外科全般　周術期管理②**
   術後せん妄・術後のうつ状態
3. **内科全般**
   ステロイド長期使用，ステロイドパルス後の精神疾患
4. **終末期医療**
   ターミナルケアでの精神科
5. **循環器内科・心臓血管外科**
   心臓神経症とパニック障害
6. **内分泌内科**
   甲状腺・副甲状腺，糖尿病に関連した精神疾患
7. **腎臓内科・泌尿器科**
   腎障害時・透析で注意すべき向精神薬
8. **神経内科**
   脳梗塞後うつ病，ドパミン調節異常症候群
9. **消化器内科・外科**
   アルコール依存症・インターフェロン導入後精神症状
10. **救急対応**
    リストカット，過量服薬，その他中毒患者の対応方法

医学書院
〒113-8719 東京都文京区本郷1-28-23
[販売部] TEL：03-3817-5657　FAX：03-3815-7804
E-mail：sd@igaku-shoin.co.jp　http://www.igaku-shoin.co.jp　振替：00170-9-96693

携帯サイトはこちら

和文索引

1. 配列は初字は電話帳式，2字目以降は五十音順とした．欧文で始まる語は，次の欧文索引を参照されたい(本文中の用語はできるだけ統一に努めたが，外来語，略語等は和文，欧文両方の索引で検索されたい)．
2. ページ数の f は図中，t は表中に索引語があることを示す．

ギリシャ

β アドレナリン遮断薬，中毒 724
γ ヒドロキシ酪酸，中毒 751

数字

Ⅰ型呼吸不全 18
Ⅰ度熱傷 652
Ⅱ型呼吸不全 18
Ⅱ度熱傷 652
Ⅲ度熱傷 654
3L 593
3R 589
5H5T 457
5-MeO-DPT，中毒 752
5の法則 649f
5-メトキシ-N，N-ジイソプロピルトリプタミン，中毒 752
6H6T，心停止の原因 876
9の法則 649f

あ

アイウエオチップス 47
アシデミア 347
アジ化ナトリウム，中毒 743
アスピリン，中毒 728
アセチルサリチル酸塩，中毒 728
アセトアミノフェン 65
——，中毒 722,728
アテトーシス 72
アテローム血栓性脳梗塞 161
アトロピン，徐脈性不整脈 242
アドレナリン，徐脈性不整脈 243
アナフィラキシー 90,140,144
アナフィラキシーショック 37
——，小児の 467
アニオンギャップ 347,712
アフタードロップ 762
アヘン類，中毒 751
アメリカ海軍治療表，減圧症 770
アルカリ
——，化学損傷 662
——，中毒 731
—— 溶液による中毒 716
アルカレミア 347
アルコール中毒 733
アルテプラーゼ 164t

アルバータグループの重症度分類 517t
アレルギー疾患，急性増悪 440
アレルギー性紫斑病，小児の 509
亜硝酸塩，中毒 724
悪性症候群への薬物対応 584t
足関節捻挫 685
圧挫症候群 61,631
圧モニタリングキット 827f
安静時振戦 71
安定狭心症 233

い

イソシアネートによる化学損傷 664
イソプレナリン，徐脈性不整脈 243
イソプロピルアルコール，中毒 727
イブプロフェン，中毒 728
イレウス 301
イレウス管挿入 823
インク消しによる中毒 717
インフルエンザ 393
インフルエンザ菌，市中肺炎 199t
いびき 11
医療・介護関連肺炎 20
医療施設関連肺炎 201
医療従事者のスタンダード・プリコーション 377
医療ネグレクト 547
胃管挿入 820
胃・十二指腸潰瘍 285
胃洗浄 708,820
——，薬物吸収阻害 542
胃損傷 618
胃内異物，小児の 540
異状死の届け出 908
異物誤飲，小児の 538
意識障害 45
——，小児の 467
意識レベルの判定，小児の 471t
一次救命処置 6
——，成人の 8f
一次止血異常 147
一次性頭痛 62,65
一過性意識消失発作 69
一過性脳虚血発作 166
一酸化炭素中毒，トキシドローム 712
一般薬中毒 727
院内肺炎 201
陰イオンギャップ 347

陰茎折症 567,627
陰嚢剥皮症 628
陰部外傷 627

う

ウイルス肝炎 332t
ウイルス性食中毒 294
ウェルシュ菌，食中毒 295
ウェルニッケ脳症，アルコール多飲 735
ウラ検査(試験管法)，血液型判定 871
うっ血性心不全 90,98
植込み型除細動器 241
腕の外傷 675
運動麻痺 50

え

エアウェイ 12
—— による気道確保 786
エイズ 386
エタノール 733
——，中毒 714,727
エダラボン 165
エチルアルコール 733
エチレングリコール，中毒 718,744
エンドトキシンショック 34
会陰部，外傷 628
壊死性筋膜炎 145,402,578
壊死性軟部組織感染症 402
塩酸，中毒 730
塩酸モルヒネ 29
塩素系漂白剤による中毒 716

お

オーバートリアージ 591
オザグレル 165
オピオイド，トキシドローム 709
オベルスト法 838f
オモテ検査(ガラス板法)，血液型判定 871
悪心・嘔吐 111
黄色ブドウ球菌
——，市中肺炎 199t
——，食中毒 295
黄疸 118
横骨折 677f
嘔吐，小児の 496

和文索引

か

横隔膜損傷　613
カツオノエボシ, 刺咬傷　646
カテコラミン製剤　29
カドミウム, 中毒　743
カニの爪様陰影　524f
カバキコマチグモ　645
カフェイン, 中毒　729
カポジ水痘発疹症　576
カリウム, の補充　345
カルシウム拮抗薬, 中毒　724
カルバマゼピン, 中毒　722
カルペリチド　28
カンピロバクター, 食中毒　295
ガーゼパッキング, 鼻出血　82
ガス壊疽　402
ガス中毒　744
　——, 解毒薬　747t
　——, トキシドローム　745t
カテーテル療法, 肺血栓塞栓症　218
ガソリン, 中毒　742
ガングリオシド　192
かぜ症候群　195
下顎挙上法　788
下顎引き上げ法　788
下肢
　—— の外傷　687
　—— の筋損傷　693
下垂体前葉機能低下症　431
下腿骨骨折　689
下部尿路感染症　127
下部尿路症状　366
化学性食中毒, 食中毒　295
化学損傷　662
化膿性髄膜炎, 小児の　483
家庭用品による中毒　714
過換気症候群　59,224
過敏性腸症候群　116,118,289
過ホウ酸ナトリウムによる中毒　717
蝸牛症状　79
介達牽引　861
回収液評価法　808
回腸損傷　618
回転性めまい　80
海洋生物, 中毒　750
解離性昏迷　451
外殻温度　756
外痔核　318
外出血止血　842
外傷
　——, CT 検査　892
　——, MRI 診断　895
　——, 小児の　533
外傷後ストレス障害　451
外傷性頸部症候群　625,668
外傷性精巣脱出　628
外傷性頭部症候群　668
外旋法　852,853f
咳嗽　99

き

角膜混濁　551
角膜反射, 脳死判定　915
角膜ヘルペス　577
核磁気共鳴画像　894
核心温度　756
覚醒剤, 中毒　751
顎関節脱臼　852
顎骨骨折　562
顎先挙上法　788
肩関節脱臼　673,852
肩の外傷　672
活性炭　708,726t
　——, 薬物吸収阻害　543
脚気によるニューロパチー　57
喀血　95
褐色細胞腫クリーゼ　269
川崎病　509
完全上気道閉塞　13
肝損傷　617
冠動脈空気塞栓　610
患肢切断　634
乾性咳嗽　101
乾性ラ音　17
乾燥剤による中毒　718
嵌頓包茎　567
感覚障害　55
感情調整薬　719t
感染症指定医療機関　381
感染症の届出　911
感染症分類　382
感染症法　381
感染性ショック　34
感染性腸炎　115
感染性粉瘤　579
寛骨臼骨折　619
関節穿刺　155,815
関節痛　154
関連痛　59,105f
簡易固定法, 緊急止血　621
眼科救急　550
眼窩吹き抜け骨折　609
眼窩壁骨折　609
眼球結膜　120
眼球損傷, 爆傷　636
眼振　79
眼軟膏　552
癌　438
癌性ニューロパチー　57
顔面外傷　597,606
顔面単純 X 線撮影, 検査　884

キノコ中毒　296,750
キュンメル圧痛点　309
ギプス固定　856
ギラン・バレー症候群　54,190
気管異物　556
気管支異物　556
気管支炎　97
気管支拡張症　97

気管支喘息　90,204
　—— 発作, 小児の　511
気管支肺胞洗浄　210
気管挿管　14,787
　—— 困難予測　14t
気管挿管下陽圧人工呼吸　20
気胸　84,90,218,612
気腫性腎盂腎炎　564
気絶心筋　177
気道異物　13,298,519,556
　——, 小児の　539
　—— の 3 徴　13
気道確保　11,519
　——, JATEC　592
　——, 手技　786
気道出血, 肺損傷に起因する　611
気道熱傷　648
奇脈　31
器械的換気　792
偽膜性腸炎　293
義歯洗浄剤による中毒　714,717
北村マスク　558f
拮抗薬, 中毒　709
逆流性食道炎　276
吸気時喘鳴　13
急性アルコール中毒　733
急性胃炎　283
急性胃粘膜病変　283
急性陰嚢症　568,569t
急性咳嗽　101
急性肝炎　330
急性間質性肺炎　209,420
急性冠症候群　60,85,269
　——, CT 検査　893
急性感染性腸炎　292
急性呼吸促迫症候群　16,27,209,211
急性呼吸不全　15
急性高山病　772
急性喉頭蓋炎　555
　——, 小児の　518
急性硬膜下血腫　605
急性硬膜外血腫　605
急性上気道閉塞疾患　520t
急性腎盂腎炎　133
急性腎障害　360
急性腎不全　359
急性心外膜炎　88
急性心筋炎, 小児の　529
急性心不全　27,248
急性膵炎　326
急性精巣上体炎　568
急性声門下喉頭炎　555
急性前立腺炎　133
急性大動脈解離　84,269
急性胆管炎　324
急性胆嚢炎　322
急性中耳炎　368,554
急性虫垂炎　308
急性腸炎　292
急性腸間膜虚血　305t
急性動脈閉塞症　269

和文索引

急性脳症
——，小児の 479
—— の頭部CT/MRI 481f
急性肺傷害 211
急性肺損傷 16
急性腹症 552,572
——，検査 880
——，産婦人科救急 573t
急性副腎不全 356
急性放射線症 776
急性末梢動脈閉塞 61
急性薬剤性腸炎 292
急性薬物中毒 702
急速加温 656
急速体温冷却 758
救急医療体制 902
救急医療の関連法規 906
救急救命士 911
虚血性腸炎 116,304
胸郭運動 17
胸腔穿刺法 798
胸腔ドレナージ法 798
胸腔内穿破型，特発性食道破裂 282
胸骨圧迫，BLS 8
胸骨剣状突起下心膜切開，心タンポナーデ 256
胸背部痛 84
胸部外傷 98,597,610
——，小児の 537
胸部打診 17
胸部大動脈瘤 264f
胸部単純X線撮影，検査 884
胸部聴診 17
胸部への穿通性外傷 611
胸腹部刺創 639
強心薬 29
強制利尿 708
境界性パーソナリティ障害 451
凝固異常 444
局所止血剤貼付，鼻出血 82
局所浸潤麻酔 838f
局所性皮疹 145
局所麻酔法 836
筋萎縮性側索硬化症 419
筋疾患，急性増悪 416
筋膜切開 634
筋無力症クリーゼ 188t
緊急血液検査 873
緊急尿検査 873
緊急ペーシング，手技 784
緊張型頭痛 66
緊張性気胸 30,610
緊張病性昏迷 451
緊縛法，止血 842

く

クモ咬傷 645
クラゲ，中毒 750
クラッシュ症候群 631
クリーゼ 187

クループ症候群，小児の 515
クレブシエラ菌，市中肺炎 199t
クロム酸による化学損傷 664
クロロホルム，中毒 744
グラスゴーコーマスケール 46,471
グリホサート，中毒 739
グルタラール，中毒 726
グルホシネート，中毒 739
くも膜下出血 64,173
空気注腸法 525
空腸損傷 618
偶発性低体温症 759
釘による外傷 666
群発型痙攣重積 475
群発頭痛 66

け

ケベック分類 668
化粧品による中毒 714
下血 108
——，内視鏡検査 897
下痢 114
——，小児の 496
外科的気道確保 787
解毒薬 709
解熱鎮痛薬，中毒 722
経カテーテル動脈塞栓術 622
経口エアウェイ 788
経口気管挿管 788
経鼻エアウェイ 788
経鼻気管挿管 789
経鼻バルーンカテーテル留置，鼻出血 82
脛骨プラトー骨折 695
軽症胃腸炎関連痙攣 472
痙攣 66
——，小児の 472
—— に対する抗てんかん薬 480t
痙攣重積 66,474f
—— 治療，小児の 474
—— 治療薬，小児の 475t
傾眠 45
憩室炎 311
頸静脈怒張 17
頸椎捻挫 625
頸椎保護，JATEC 592
頸部骨折 687
頸部挫傷 668
頸部刺創 639
頸部単純X線撮影，検査 884
頸腰椎捻挫 668
血圧低下，蕁麻疹 374
血液型判定・交差適合試験 870
血液検査 873
血液疾患，急性増悪 443
血液浄化法 634,709
血液分布異常性ショック 34,42
——，小児の 465,467
血管性紫斑病，小児の 509
血管性浮腫 141

血管迷走神経性失神 74
血胸 612
血行動態性TIA 168
血小板機能異常 148
血小板減少(症) 148,444
血栓性外痔核 320
血栓溶解療法 162,218
血中甲状腺ホルモン過剰 431
血尿 129
血友病A 149
血流障害，イレウス 301
結核 97
—— 患者の取り扱い 381
—— 性髄膜炎 182
結核菌感染症 412
結膜下出血 551
結膜充血 551
結膜浮腫 551
月経周期 105
肩甲回施法 675f
肩甲骨骨折 673
肩甲骨マニピュレーション法 852
肩鎖関節脱臼 673
剣状突起下穿刺法 802
検査異常を表す薬物 712
検死 909
嫌気性菌，市中肺炎 199t
嫌気性菌感染症 409
幻覚性キノコ，中毒 752
幻覚妄想 585
減圧症 767
減張切開 844,845

こ

コインの位置鑑別 15
コカイン，中毒 751
コーディネーター，臓器移植 918
コリン作動性クリーゼ 188t
コリン作動性トキシドローム 710,745
コルヒチン，中毒 723
コンタクトレンズの使用 550
コンパートメント症候群 61,844
コンパートメント内圧測定 844
コンビチューブ 15
股関節脱臼 854
呼気終末二酸化炭素 223
呼吸，JATEC 592
呼吸器疾患，急性増悪 419
呼吸器症状，アナフィラキシー 144
呼吸困難 88,519
——，蕁麻疹 374
呼吸障害，小児の 487
呼吸状態の評価 868
呼吸不全 221
個人用防護具 394,506
誤診例のパターン，ERの現場 3
工業用品による中毒 740
口腔外科救急 560
口舌ジスキネジア 73

和文索引

甲状腺機能亢進症　354, 431
甲状腺機能低下症　431
甲状腺クリーゼ　353
甲状腺中毒症　431
広範囲挫滅損傷　631
交感神経興奮作用薬，トキシドローム
　　　　710
交差適合試験　873
向精神薬中毒　719
抗インフルエンザ薬　396
抗うつ薬，中毒　720
抗凝固療法　162, 217
抗血小板療法　165
抗コリン薬，トキシドローム　711
抗甲状腺薬　354
抗精神病薬，中毒　719
抗躁薬，中毒　720
抗てんかん薬
　――，痙攣に対する　480t
　――，中毒　722
抗破傷風人免疫グロブリン　401
抗ヒスタミン薬，中毒　725, 728
抗不安薬，中毒　721
虹彩脱出　551
咬傷　645
後頭神経痛　66
後部尿道　566
紅斑，小児の　508f
高圧酸素療法　405
高エネルギー事故　591
高カリウム血症　126, 351
高カルシウム血症　352
高気圧酸素治療　769
高血糖，急性増悪　431
高血圧緊急症　266
高血圧性急性左心不全　269
高血圧性切迫症　266
高血圧性脳症　268
高血圧性脳内出血　173t
高山病　771
高次医療機関への転送基準　599
高浸透圧性高血糖状態　342
高地性肺高血圧症　773
高地脳浮腫　772
高地肺水腫　772
高ナトリウム血症　350
喉頭異物　516, 556
喉頭蓋炎　516
硬膜外膿瘍　86, 88
絞扼性イレウス　301
膠原病，急性増悪　447
国際緊急援助隊医療チーム　927
国際災害医療協力体制　924
骨盤ガーゼパッキング　623
骨盤外傷　597, 619
骨盤正面Ｘ線写真　621f
骨盤単純Ｘ線撮影，検査　887
昏睡　45
昏迷　45, 451
昆虫刺咬傷　146

さ

サソリ，刺咬傷　645
サドル外傷　627
サリチル酸
　――，トキシドローム　711
　――，中毒　722
サルモネラ，食中毒　295
嗄声　13
鎖骨下静脈穿刺　796
挫滅損傷　631
再加温ショック　762
再膨張性肺水腫　220
災害医療体制　920
災害救助法　920
災害対策基本法　920
細菌性ショック　34
細菌性食中毒　294
細菌性髄膜炎　179f, 182
催淫薬，中毒　751
催眠薬，トキシドローム　710
魚刺傷，中毒　750
殺菌薬，中毒　726
三環系抗うつ薬，中毒　720
三叉神経痛　66
産婦人科救急　572
酸
　――，化学損傷　662
　――，中毒　730
酸・アルカリ飲用，内視鏡検査　898
酸塩基平衡異常　346
　――の評価　869
酸化染料による中毒　716
酸欠症　762
酸素療法　792

し

シアン化合物，中毒　742
シーネ　856
シェーンライン・ヘノッホ紫斑病
　　　　146
シャンプーによる中毒　716
シュウ酸による中毒　717, 731, 733
ショック
　――，アナフィラキシー　145
　――，血液分布異常性　34
　――，循環血液減少性　34
　――，小児の　463
　――，心外閉塞・拘束性　34
　――，心原性　34
　――の病態分類，小児の　465
シンナー，中毒　742
ジアゼパム静注　67
ジエチレングリコール，中毒　744
ジギタリス，中毒　724
ジクワット，中毒　738
ジストニア　72
ジフェンヒドラミン，中毒　728
ジャパンコーマスケール　46

止血剤　843
四肢外傷，小児の　537
四肢骨折患者　690f
四肢骨折牽引法　861
四肢単純Ｘ線撮影，検査　887
四肢痛　156
四肢麻痺　54
市中肺炎　197, 201
　――の重症度分類　396
自然気胸　88, 218
自然毒(食)中毒　294, 748
死体検案書　907
死の３徴　616
死亡診断書　907
刺激性ガストキシドローム，中毒
　　　　744
刺咬傷　645
刺創　638
　――，腹部　617
脂肪族化合物，化学損傷　662
閉鎖孔ヘルニア　314
視床障害　59
視床痛　59
視束管骨折　609
紫斑，小児の　508f
歯科救急　560
嗜眠　45
次亜塩素酸ナトリウムによる中毒
　　　　716
自殺企図，小児の　541
自動体外式除細動器　6
耳鼻咽喉科救急　553
児童虐待　546
　――の届出　910
痔疾　317
痔瘻　318
失神　45, 74
　――，血管迷走神経性　74
　――，神経起因性　74
失神性めまい　73
失外套症候群　45
湿性咳嗽　102
湿性ラ音　17
膝蓋骨骨折　696
膝蓋骨脱臼　696
斜骨折　677f
守秘義務　907
腫瘍，急性増悪　438
腫瘍崩壊症候群　446
周囲浸潤麻酔　838f
舟状骨骨折　683
臭素酸塩による中毒　715
修正液による中毒　717
十二指腸損傷　618
重症筋無力症　185, 419
　――クリーゼ　186
重症薬疹　580
重複骨折　677f
銃創　641
縦隔気腫　207
縦隔内限局型，特発性食道破裂　282

縦隔に及ぶ穿通性外傷 611
出血傾向 146
出血性ショックの重症度 24
循環, JATEC 593
循環器疾患, 急性増悪 422
循環血液量減少性ショック
　　　　　　　　　　20, 34, 500
　——, 小児の 465, 467
循環呼吸系薬, 中毒 724
除細動, 手技 782
徐脈性不整脈 241, 878f
　——, 小児の 527
小腸損傷 618
小児
　—— CPA 459
　—— 化膿性髄膜炎 486f
　—— 心肺停止 488f
　—— の ALS 457
　—— のショック 500
　—— の心肺蘇生 457
　—— の静注用抗痙攣薬 475t
　—— の診かた 456
　—— 腹部外傷 494f
消化管異物 298
　——, 内視鏡検査 898
消化管穿孔, 内視鏡検査 898
消化管損傷, 爆傷 636
消化器疾患, 急性増悪 426
消化器症状, アナフィラキシー 144
消毒法 383
消毒薬, 中毒 726
消防法の一部改正 902
硝酸, 中毒 730
硝酸塩, 中毒 724
硝酸薬 28
焦点感覚発作 60
踵腓靱帯 685
上気道閉塞 11, 140
上室性頻拍, 小児の 526
上腸間膜動脈血栓症 306
上部尿路症状 366
上腕骨内側上顆骨折 680
上腕骨遠位端骨折 676
上腕骨顆上骨折 679
上腕骨外顆骨折 680
上腕骨近位端骨折 676
上腕骨骨幹部骨折 676
上腕骨骨折 675
静脈血栓, 検査 883
静脈血栓塞栓症 214
静脈路確保 795
食中毒 294
　—— の届出 911
食道静脈瘤 278
食道（内）異物 299, 558
　——, 小児の 539
褥瘡 580
心エコー, 検査 881
心外閉塞・拘束性ショック 34
　——, 小児の 466, 467
心筋炎 244

心原性 TIA 168
心原性ショック 25, 27, 34
　——, 小児の 465, 467
心原性脳塞栓症 161
心室細動 6, 876
心室性頻拍, 小児の 526
心静止 876
心タンポナーデ 30, 253, 610, 613
心電図検査 876
心囊開窓術 803
心囊穿刺 87, 801
　——, 心タンポナーデ 254f
心囊ドレナージ 801
心肺蘇生 6
心肺停止 6
心不全 25
心膜炎 256
心膜切開, 心タンポナーデ 255
神経起因性失神 74
神経原性ショック 41
　——, 小児の 467
神経疾患, 急性増悪 416
神経痛 59
真性電撃傷 658
振戦 71
浸透圧ギャップ 348f, 712
深部温度 756
深部静脈血栓症 142, 214, 772
診療義務 906
新生児期の嘔吐 498
人工呼吸 8
靱帯損傷 696
腎盂腎炎 127
腎後性乏尿 125
腎疾患, 急性増悪 435
腎性乏尿 126
腎前性乏尿 125
腎損傷 564, 618
蕁麻疹 145, 373, 579

す

スキューバダイビング 767
スクラブ法 386
スタンダード・プリコーション, 医療
　従事者の 377
スティープルサイン 516
スティーブンス・ジョンソン症候群
　　　　　　　　　　　　　　145
スライムによる中毒 718
スワブ法 386
頭痛 62
水銀, 中毒 743
水銀化合物, 中毒 743
水銀蒸気吸引 60
水酸化カリウム, 中毒 731
水酸化ナトリウム, 中毒 731
水痘, 小児の 509
水疱, 小児の 508f
睡眠薬, 中毒 721
膵損傷 618

髄膜炎 178
　——, 小児の 483

せ

セアカゴケグモ 645
セレウス菌, 食中毒 295
セロトニン症候群, トキシドローム
　　　　　　　　　　　　　712
ゼングスターケン・ブレイクモア
　チューブ挿入留置 817
せつ（癤） 579
せん妄 45, 585
成人の一次救命処置 8f
成人の二次救命処置（ALS） 9f
声門上器具を用いた気道確保 786
性器出血 572
　——, 産婦人科救急 575f
青酸, 中毒 742
精索捻転 569
精神科救急 581
精神科疾患, 急性増悪 451
精神症状, 治療薬による 583t
精巣破裂 570f, 571, 628
脊髄圧迫 447
脊髄後根の障害 57
脊髄ショック 42
脊髄小脳変性症 419
脊髄性感覚障害 58
脊椎外傷, 小児の 537
脊椎脊髄外傷 623
切迫窒息 519
石鹸による中毒 714, 716
舌咬傷 69
舌根沈下 11
疝痛発作 562
洗眼 552
洗剤による中毒 716
洗浄剤による中毒 714, 716
穿孔性眼外傷 552
穿通性外傷 697
鮮度保持剤による中毒 718
全身性炎症反応症候群 102, 407
全身被ばく 779
前眼部の観察 551
前距腓靱帯 685
　—— 断裂 685
前脊髄動脈症候群 60
前庭反射, 脳死判定 916
前部尿道 566
　—— 損傷 627
前房出血 551

そ

鼠径ヘルニア 316
爪下異物 698
爪下血腫 697
爪根脱臼 698
爪床裂創 698
爪部切断 699

創傷処置　839
創傷被覆材　654t
僧帽弁狭窄　98
造影剤注腸法　524
臓器移植のシステム　917
臓器移植法　912
足趾　686
———の外傷　683
続発性便秘　117

た

ターニケット　843f
タール便，内視鏡検査　897
タバコ，異物誤飲　541
ダグラス窩穿刺　812
多系統萎縮症　419
多発性硬化症の急性増悪　418
打撲痕　614
大麻，中毒　751
代謝疾患，急性増悪　431
代謝性アシドーシス　345,347
代謝性アルカローシス　349
代謝性筋腎症候群　270
代償性ショック，小児の　465
対光反射　551
帯状疱疹　88,146,576
———によるニューロパチー　57
大血管疾患，CT検査　893
大腿骨顆上骨折　695
大腿骨近位部骨折　687
大腿骨骨幹部骨折　688
大腸腫瘍　118
大腸損傷　618
大動脈解離　60,86,258
大動脈損傷　613
大動脈瘤　151,262
脱臼整復法　850
脱肛　317
脱水　137
———，小児の　496
———の補正　756
脱水症　136
丹毒　577
単一末梢神経障害　56
単純X線撮影　883
単純血漿交換，ギラン・バレー症候群
　　　　　193
単純ヘルペス脳炎　182
単純疱疹　576
単麻痺　54
胆管炎　322
炭酸リチウム，中毒　721
炭化水素　746
断酒剤中毒　735

ち

チアノーゼ　17
チオグリコール酸による中毒　715
チョークサイン　11

治療薬による精神症状　583t
窒息性トキシドローム，中毒　745
窒息による低酸素血症　764f
中耳炎　368
中心静脈穿刺　796
中枢神経系，JATEC　593
中枢神経障害　625
中枢側圧迫法，止血　842
中毒110番　544
中毒患者の診かた　702
中毒起因物質　702t
中毒者の届け出義務　910
中毒性表皮壊死症　145
———，小児の　510
中毒データベース検索システム　544
中毒の標準的治療　706
虫垂炎　308
虫垂穿孔　310
肘関節脱臼　854
肘頭骨折　682
肘内障　680
超音波下注腸法　525
超音波検査　880
腸炎ビブリオ，食中毒　295
腸間膜損傷　618
腸間膜動脈塞栓症　304
腸管壊死　307
腸管出血性大腸菌感染症　297
腸管内腔閉塞　301
腸重積症，小児の　522
腸洗浄　708
———，薬物吸収阻害　544
腸閉塞　117,301
腸腰筋徴候　309
直接圧迫法，止血　842
直達牽引　861
鎮静，精神科救急　581
鎮静薬，トキシドローム　710

つ

釣り針
———，皮下異物摘出法　849
———による外傷　665,666
対麻痺　54
槌指　684
爪の外傷　697

て

テオフィリン，中毒　725
テトロドトキシン　296
デキサメサゾン®　518
デキサメタゾン　485
デキストロメトルファン，中毒　725
デルマトーム　57f
手指切断　685
手指の外傷　683
低カリウム血症　350
低カルシウム血症　352
低血糖症　339

低血圧性ショック，小児の　465
低髄圧性頭痛　66
低ナトリウム血症　349
転子部骨折　688
転送基準，高次医療機関への　599
伝染性紅斑，小児の　509
伝染性膿痂疹，小児の　510
電解質異常　349
———，急性増悪　435
電解質の補充　756
電気ショック，BLS　10
電気的除細動　6
電気火傷　658
電撃傷　658
電撃痛　59
電池，異物誤飲　541

と

トキシドローム　704,709
トライエージ®　49,542,705,713
トリカブト，中毒　751
トリクロロエチレン，中毒　744
トリクロロメタン，中毒　744
トリプタン　65,66
トルエン，中毒　742
ドパミン　36
———，徐脈性不整脈　243
ドブタミン　36
ドメスティックバイオレンスの届出
　　　　　910
ドンペリドン　114
とげによる外傷　665
吐血　108
———，内視鏡検査　897
徒手筋力テスト　51t
閉じこめ症候群　45
灯油，中毒　742
凍傷　655
橈骨遠位端骨折　684
頭蓋骨陥没骨折　605
頭蓋底骨折　609
頭蓋内圧管理　603
頭頂葉皮質・皮質下障害　59
頭部外傷　597,602
———，小児の　537
頭部後屈顎先挙上法　788
頭部神経痛　66
頭部単純X線撮影，検査　884
透視下ガイドワイヤー　133
糖尿病，急性増悪　431
糖尿病性壊疽　578
糖尿病性ケトアシドーシス　342
糖尿病性ニューロパチー　57
同期下ショック，手技　783
動悸　94
動脈カニュレーション　826
動脈血ガス分析　868
導尿カテーテル　133,593
瞳孔の観察　551
特発性食道破裂　86,88,280

和文索引　947

特発性便秘　117
毒キノコ　296
突発性発疹，小児の　509

な

ナトリウムの補充　345
内頸静脈　796
内視鏡検査　896
内視鏡的静脈瘤結紮術　279
内痔核　318
内部被ばく　779
内分泌疾患，急性増悪　430

に

ニトロプルシド，中毒　724
ニューキノロン系抗菌薬　127
二次救命処置　6,242f
ーー，成人の　9f
二次性頭痛　62
日本中毒情報センター
　　　　　　538,544,714t,729
乳酸リンゲル　10
乳幼児突然死症候群　459
尿管結石　131
ーー嵌頓　562
尿管閉塞性腎盂腎炎　564
尿検査　130,875
尿道炎　127
尿道損傷　566,627
尿道留置カテーテル挿入　809
尿のアルカリ化　544
尿閉　123,565
尿路感染症　365
尿路結石　362
妊娠と虫垂炎　310

ぬ

縫い針，皮下異物摘出法　850

ね

ネグレクト　547
熱傷
　ーーの局所管理　652
　ーーの全身管理　648
熱性痙攣　472
熱中症　756
熱凝固止血法　843
粘着電極パッド　782
粘膜消毒法　833
粘膜皮膚眼症候群　580

の

ノルアドレナリン　36
ノロウイルス，食中毒　295
脳炎　178
　ーー，MRI診断　896

脳幹障害　58
脳血管障害　268
　ーー，MRI診断　896
脳梗塞　160
脳挫傷　605
脳死　45
脳死判定　912
脳性ナトリウム利尿ペプチド　27
脳卒中　60
　ーー，CT検査　893
脳動脈瘤破裂　177f
脳内血腫　605
脳内出血　170
脳浮腫，小児DKA　346
　ーー管理　162
脳ヘルニア，小児の　472t
脳保護療法　165
農薬中毒　737
膿腎症　368
膿瘍排膿　847

は

ハイムリック法　12f
ハチ，中毒　748
ハチ毒　645
ハブ　645
　ーー，中毒　748
ハブクラゲ，刺咬傷　646
ハロゲン化炭水水素トキシドローム
　　　　　　　　　　　　746
バッグバルブマスク　12
バリスムス　73
バルビツール　67
バルビツール酸系，中毒　721
バルプロ酸ナトリウム，中毒　722
パーキンソン症候群　72f
パニック障害　451
パラコート，中毒　738
バルーンカテーテル　810
ばち指　17
羽ばたき振戦　333f
破傷風　397
播種性血管内凝固症候群　444
肺炎　90,97
肺炎球菌，市中肺炎　199t
肺化膿症　97
肺癌　97
肺血栓塞栓症　30,214
肺梗塞　98
肺挫傷　612
肺水腫　211,360
肺塞栓　84,86
肺塞栓症　90
肺塞栓除外ルール　90
肺動脈カテーテル挿入　829
敗血症　34,35t,407
敗血症性ショック　35t,34
　ーー，小児の　467
排尿障害　132
　ーーを起こしやすい薬剤　133t

排尿痛　132
爆傷　635
橋本病　432
発熱　134
　ーー，小児の　502
　ーー，生後3か月未満児の　505t
発熱小児へのアプローチ　504f
鼻出血　554

ひ

ヒドロキシジン塩酸塩　114
ヒドロコルチゾン　36
ヒョウモンダコ，刺咬傷　645
ビタミンB₁欠乏症によるニューロパ
　チー　57
びまん性軸索損傷　49
びまん性肺浸潤　213t
びまん性肺胞傷害　420
日焼け　146
皮下異物摘出法　849
皮疹　144
皮膚黄染　121
皮膚科救急　576
皮膚症状，アナフィラキシー　144
皮膚消毒法　833
非ST上昇型急性心筋梗塞　231,878
非心原性　168
非侵襲的陽圧換気療法　18,223
非ステロイド性抗炎症薬，中毒　723
非穿孔性眼外傷　552
非代償性ショック，小児の　465
非定型抗精神病薬，中毒　720
非閉塞性腸間虚血　305
砒素，中毒　743
泌尿器科救急　562
被ばく　777
脾損傷　618
鼻出血　81
膝関節脱臼　695
膝の外傷　693
肘の外傷　679
左下・左上腹部痛の原因となる疾患
　　　　　　　　　　　　105
病原性大腸菌，食中毒　295
頻尿　127
頻拍　237f
頻脈性不整脈　236,877f
　ーー，小児の　526

ふ

フェニトイン　67
　ーー点滴静注　67
フェノールによる化学損傷　664
フェノチアジン系，中毒　719
フェノバルビタール　67
フグ　296
フグ中毒　749
　ーー生食　60

和文索引

フッ化水素
　——，中毒　731
　——に対する処置　732
フッ化水素酸による化学損傷　664
フレイルチェスト　612
フロセミド　28
プールハーフェ症候群　280
ブチロフェノン系，中毒　719
ブドウ球菌性熱傷様皮膚症候群，小児の　510
プルンベルグ徴候　309
ブロムワレニル尿素，中毒　729
ブロモバレリル尿素，中毒　729
プロポフォール　67
不安定型骨盤骨折　619
不安定狭心症　231
不完全上気道閉塞　13
不随意運動　70
不整脈，小児の　526
不凍液による中毒　718
不眠，精神科救急　585
不明熱　135
浮腫　17,139
腐食性芳香族，化学損傷　662
舞踏運動　72
風疹，小児の　509
副子固定　856
副腎クリーゼ　356
副腎不全，急性増悪　431,434
復温手技　761
腹腔穿刺　804
腹腔洗浄　804,806
腹痛　103
　——，産婦人科救急　574f
　——，小児の　492
腹部外傷　597,613
　——，小児の　537
腹部コンパートメント症候群　597
腹部大動脈瘤　265f
腹部単純X線撮影，検査　887
腹部膨隆　614
腹壁ヘルニア　316
腹膜炎　118,334
複合性局所疼痛症候群　59
伏針　666
防ぎ得た外傷死　588
粉砕骨折　677f
文房具による中毒　714,717

へ

ヘビ，中毒　748
ヘビ咬傷　645
ヘルニア　314
　——嵌頓　316
ベイスン法　386
ベックの3徴　31
ベンゾジアゼピン　67
　——，中毒　721
ペーパーバッグ療法　224
ペンシルサイン　516

ほ

ホスホジエステラーゼ阻害薬　29
ホルマリン，中毒　726
ホルムアルデヒド，中毒　743
ボスミン　517
ボタン電池　559f
　——，異物誤飲　541
ボツリヌス菌，食中毒　295
ポリニューロパチー　56
保冷剤による中毒　714,718
放散痛　59,105f
放射線医学総合研究所　778
法定伝染病患者の取り扱い　381
蜂窩織炎　145,577
乏尿　123
房室ブロック　785t
膀胱炎　127
膀胱穿刺　810
膀胱タンポナーデ　565
膀胱破裂　566
膀胱瘻造設　810
発疹，小児の　506
本態性振戦　72

ま

マーフィー徴候　121
マグネシウムの補充　345
マグネットカテーテル　540f
マジックマッシュルーム，中毒　752
マックバーニー圧痛点　309
マムシ　645
　——，中毒　748
マリファナ，中毒　751
麻疹，小児の　509
麻薬，中毒　751
末梢循環の改善，凍傷　656
末梢静脈穿刺　796
末梢神経性感覚障害　56
慢性咳嗽　101
慢性呼吸不全の急性増悪　15
慢性高山病　773
慢性閉塞性肺疾患　206

み

ミオクローヌス　73
ミュンヒハウゼン症候群　547
未分画ヘパリン　87
右下腹部痛の原因となる疾患　104
右上腹部痛の原因となる疾患　104
耳損傷，爆傷　636

む

ムカデ，刺咬傷　645
むち打ち損傷　625,668
無気肺　514
無機ヨード剤　354
無菌性髄膜炎，小児の　483
無作為化比較臨床試験　405
無動性無言　45
無脈性心室頻拍　6,876
無脈性心室頻脈　6
無脈性電気活動　30,876

め

メタンフェタミン，中毒　751
メチシリン耐性黄色ブドウ球菌　390
メディカルコントロール　911
メディカルコントロール協議会　902
メトクロプラミド　114
めまい　73
免疫グロブリン大量静注療法　193

も

モノニューロパチー　56
モラクセラ・カタラーリス，市中肺炎　199t
モンゲ病　773

や

ヤコビ線　814
ヤマカガシ　645
　——，中毒　748
薬剤過敏症症候群，小児の　510
薬剤性浮腫　141
薬剤によるニューロパチー　57
薬疹　145
　——，小児の　510
薬物中毒，小児の　541
薬物離脱症候群，トキシドローム　711

ゆ

揺さぶられっ子症候群　459
輸液公式，熱傷初期の　651t
有機リン，中毒　737
有痛性対麻痺　54
指ブロック　838f

よ

ヨード剤　354
溶血性尿毒症症候群　293,296
溶血性連鎖球菌
　——，市中肺炎　199t
　——，小児の　509
腰椎穿刺　484,814

腰痛　150
腰部捻挫　671
抑うつ状態　585

ら

ラクナ梗塞　161
ラップ四角形圧痛領域　309
ラビング法　386
ラムゼイ・ハント症候群　577
ラリンゲアルマスク　15
ランツ圧痛点　309
螺旋骨折　677f
乱用薬物中毒　751

り

リステリア属菌，食中毒　295

リゼルギン酸ジエチルアミド，中毒　751
リン酸三ナトリウムによる中毒　717
リンによる化学損傷　664
利尿薬　28
立位負過試験　76t
硫化水素中毒，トキシドローム　712
硫酸，中毒　730
両上肢麻痺　54
良性乳児痙攣　472
緑内障急性発作　552
緑内障の既往　550
緑膿菌，市中肺炎　199t
輪状甲状間膜(靱帯)切開　789
輪状甲状間膜(靱帯)穿刺　15,789,791

れ

レジオネラ，市中肺炎　199t

レスキュー治療，肺水腫　214
冷却法，熱中症　757t
裂肛　318
連続型痙攣重積　474

ろ

ローヴシング徴候　309
ローゼンシュタイン徴候　309
ロタウイルス，食中毒　296
ロングフライト血栓症　30
肋骨骨折　612

わ

ワーファリン®の投与方法　149t
腕神経叢障害　57

欧文索引

A

ABO 式血液型判定　871
ACS　233,597
ACTH 単独欠損症　431
AED　6
　──の装着　9
AEIOUTIPS　47
AGML　283
AHA/ACC ガイドライン　228
AIDS　386
AIP　209
air leak syndrome　514
akinetic mutism　45
AKI　360t,437
ALI　16,211
Allen テスト　828f
ALS　6,7
AMS　772
APACHE Ⅱスコア　37
apallic syndrome　45
ARDS　16,27,209,211
ARF　359
Artz の基準　651t
ATLS　22
A 型肝炎ウイルス, 食中毒　296

B

BAL　210
Basedow 病　431
Basic Trauma Life Support(BTLS)　588
Beck の 3 徴　31,86,91
Bennett 骨折　684
BGA　18
Bh 式血液型判定　871
BLS(basic life support)　6,7,459
Blumberg 徴候　309
BNP　27
BPD　451
brain death　45
BTLS　588
Burn Index　648
burn wound sepsis　663
bystander CPR　8

C

Canadian Cardiovascular Society 狭心症分類　233
CAP　197
capilary refill time　21
CO_2 ナルコーシス　221
coma　45
CO 中毒, トキシドローム　712
COPD　90,206
CoSTR 2005　7
CPAOA, 小児の　459
CPR　6
crescendo TIA　168
CRT　21,497
crush injury　631
crush syndrome　631
CT 検査　888
CVA tenderness　127,130

D

D ダイマー　92
DAI　49
damage control surgery(DCS)　597,617
DeBakey 分類, 大動脈解離　259f
deep sulcus sign　219f
dellirium　45
DeQuervain 腱鞘炎　683
DIC　148,444
Diehr のルール　100t
DIHS, 小児の　510
DIP　363
DKA　342
DMAT　921
DNAR　7,438
DOPE　92
DVT　142,214,272
DV の届出　910

E

ECG　876
echo free space　32
ECPR　8
ECS　46
emergency coma scale　46
ER 受診患者
　──の特徴　5

ER 受診患者の診かた　2
ER の機能　2
ESWL　364
$ETCO_2$　223
EVL　279

F

FAST　593,610,615,880
Fisher の CT 分類　176f
five "P" s　270
FIXES　594
Forrester 分類　28t
FSSG　277t

G

GBS　190
GCS　46t,471
GERD　276
GHB, 中毒　751
Glasgow Coma Scale　46t,471
golden hour　588
GRACE スコア　232
Guillain-Barré 症候群　54,190

H

H. pylori　285
H_2S 中毒, トキシドローム　712
HACE　772
HAP　201
HAPE　772
HAPH　773
HCAP　201
Heckerling スコア　100t
hematoma irrigation with trephination therapy　605
HHS　342
HITT　605
HIV 感染症　386
HuMA　927
Hunt and Hess グレード　176t
HUS　293,296
hypertensive urgencies　266

I

IBS　289
ICD　241
ICH　170

J

ICLS 6
ILCOR 7
injury severity score 595
IPF 209
ISS 595

J

Jacoby line 814
Japan Coma Scale 46t, 471
JATEC 592, 602
JCS 46t, 471
JPTEC 588
JRC 8
JSSRS 55

K

Killip の分類 249t
KUB 363
Kümmel 圧痛点 309

L

Lambert-Eaton 症候群 54
Lanz 圧痛点 309
LEMON 14t
lethargy 45
load and go 589
local wound DPL 808
locked-in syndrome 45
LSD, 中毒 751
Lund and Browder 法 649f

M

Mallampati 分類 14f
man-in-the-barrel 症候群 54
MC 911
McBurney 圧痛点 309
MC 協議会 902
MDMA, 中毒 751
meralgia paresthetica 59
MG, 重症筋無力症 185
Milch 法 852, 853f
Mini-lap 法 807
MMT 51t
MONA 229
Monge's disease 773
MRI 894
―― 検査 888
MRSA 感染症 390
MSBP 547
Münchausen syndrome by proxy 547
Murphy sign 121

N

narrow QRS 頻拍 239f
needle manometer 法 845

NERD 276
NHCAP 202
NIH Stroke Scale 52t
NIHSS 52t, 164
NOMI 305
non-pitting edema 141
Noria のプロフィール 424f
NPPV 18, 209, 223f
―― マスク 794
NSAIDs, 中毒 723
NSAP 103
NSTEMI 231, 878
NYHA の分類 250

O

OHP 405
OMI 108
Opalski 症候群 54
ORT 116

P

PAD 8
PALS(pediatric advanced life support) 459
pancreatitis bundle 329t
Parkinson 病の症状悪化 418
PAT 464, 496
PCI 87
PCPS 8, 31, 215
PCWP 832f
PDE 阻害薬 29
PEA 30, 876
pediatric trauma score 536t
pediatric assessment triangle (PAT) 464f, 496, 523
PEF 205
pelvic C-calmp 623
PFRC ルール 90t
pitting edema 141
PNL 365
PP 108
preventable trauma death (PTD) 588
primary survey, JATEC 592
psoas 徴候 309
PTD 588
PTE 214
PTSD 451

Q

Quebec 分類 668
QRS 幅増大 713
QTc 延長 713

R

rapid rewarming 656
Rapp 四角形圧痛領域 309

RAST 法 375
RCT 405
revised trauma score 595
Rome-Ⅲ 291
Rookwood 法 675f
Rosenstein 徴候 309
Rovsing 徴候 309
RT-PCR 検査 395
rt-PA 162, 164t
RTS 595

S

S-B チューブ挿入留置 817
SAH 64, 173
SAMPLE 104, 456, 493
SBS 459
Schönlein-Henoch 紫斑病 146, 509
secondary survey, JATEC 593
sepsis 35t
septic shock 35t
SIDS 459
SIRS 103, 249, 407
―― の診断法 119
SJS 145
SMA 血栓症 305
SMA 塞栓症 305
SMV 血栓症 306
SNOOP 62
SNRI, 中毒 720
SOFA スコア 37
somnolence 45
SSRI, 中毒 720
SSSS, 小児の 510
Stanford 分類, 大動脈解離 80, 259f
STEMI 228, 877, 879f
Stevens-Johnson 症候群 580
――, 小児の 510
Stimson 法 675f
stupor 45
ST 上昇型急性心筋梗塞 228, 877, 879f
syncope 45

T

TAE 622
TEN 145
――, 小児の 510
Terson 症候群 177
tertiary survey, JATEC 594
TIA 166
TIMI リスクスコア 87, 232
TLS 446
toxic shock syndrome 83
trauma and injury severity score 596
TRISS 596
TUL 364

U

UA 878
UNOCHA 924

V

VALI 213

VF 876
von Willebrand 病 149
VT 876
VTE 214

W

Wells 基準 90*t*
WENS 分類 176*t*

Wernicke 脳症 735
Westley の重症度スコア 517*t*
wide QRS 頻拍 237*f*

X

X 線 CT 888